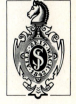

E. Steinegger R. Hänsel

Lehrbuch der Pharmakognosie und Phytopharmazie

Vierte, vollständig neubearbeitete Auflage
von Rudolf Hänsel

Mit 496 Abbildungen und 51 Tabellen

Springer-Verlag Berlin Heidelberg New York
London Paris Tokyo

Professor Dr. Ernst Steinegger
vormals Dozent für Pharmakognosie und Phytochemie
am Pharmazeutischen Institut der Universität Bern
Baltzerstraße 5, CH-3012 Bern

Professor Dr. Rudolf Hänsel
Institut für Pharmakognosie und Phytochemie
der Freien Universität Berlin
Königin-Luise-Straße 2–4, D-1000 Berlin 33

ISBN 3-540-17830-9 Springer-Verlag Berlin Heidelberg New York
ISBN 0-387-17830-9 Springer-Verlag New York Heidelberg Berlin

CIP-Kurztitelaufnahme der Deutschen Bibliothek.
Steinegger, Ernst: Lehrbuch der Pharmakognosie und Phytopharmazie / E. Steinegger; R. Hänsel.
4., vollst. von R. Hänsel neubearb. Aufl.
Berlin; Heidelberg; New York; London; Paris; Tokyo: Springer, 1988
ISBN 3-540-17830-9 (Berlin...) Geb.
ISBN 0-387-17830-9 (New York...) Geb.
NE: Hänsel, Rudolf:

Dieses Werk ist urheberrechtlich geschützt. Die dadurch begründeten Rechte, insbesondere die der Übersetzung, des Nachdrucks, des Vortrags, der Entnahme von Abbildungen und Tabellen, der Funksendung, der Mikroverfilmung oder der Vervielfältigung auf anderen Wegen und der Speicherung in Datenverarbeitungsanlagen, bleiben, auch bei nur auszugsweiser Verwertung, vorbehalten. Eine Vervielfältigung dieses Werkes oder von Teilen dieses Werkes ist auch im Einzelfall nur in den Grenzen der gesetzlichen Bestimmungen des Urheberrechtsgesetzes der Bundesrepublik Deutschland vom 9. September 1965 in der Fassung vom 24. Juni 1985 zulässig. Sie ist grundsätzlich vergütungspflichtig. Zuwiderhandlungen unterliegen den Strafbestimmungen des Urheberrechtsgesetzes.

© Springer-Verlag Berlin Heidelberg 1988
Printed in Germany

Die Wiedergabe von Gebrauchsnamen, Handelsnamen, Warenbezeichnungen usw. in diesem Werk berechtigt auch ohne besondere Kennzeichnung nicht zu der Annahme, daß solche Namen im Sinne der Warenzeichen- und Markenschutz-Gesetzgebung als frei zu betrachten wären und daher von jedermann benutzt werden dürften.

Produkthaftung: Für Angaben über Dosierungsanweisungen und Applikationsformen kann vom Verlag keine Gewähr übernommen werden. Derartige Angaben müssen vom jeweiligen Anwender im Einzelfall anhand anderer Literaturstellen auf ihre Richtigkeit überprüft werden.

Satz: Brühlsche Universitätsdruckerei, Gießen
Druck: Saladruck, Berlin; Bindearbeiten: Lüderitz & Bauer, Berlin
2127/3020-5432102

*Meiner Frau als Dank
für ihre wissenschaftliche und redaktionelle Mitarbeit
gewidmet*

Vorwort

Das Lehrbuch ist in erster Linie für Studierende der Pharmazie bestimmt, denen es als Vorbereitung für das Fach pharmazeutische Biologie im zweiten Prüfungsabschnitt und für das Fach Pharmazeutische Praxis im dritten Prüfungsabschnitt dienlich sein soll. Im Vorwort zur dritten Auflage, die unter dem Titel „Lehrbuch der Pharmakognosie auf phytochemischer Grundlage„ erschienen ist, wurde das Lehrziel des Buches dahingehend formuliert, es vermittle die wissenschaftlichen Grundlagen für eine Spezialitätenkunde für die Arzneimittel biogener Herkunft, insbesondere für die Phytotherapeutika. Die vierte Neuauflage verfolgt dieses Ziel noch konsequenter. Es werden nicht nur Herkunft und chemische Zusammensetzung pflanzlicher Arzneidrogen beschrieben, vielmehr werden auch Probleme der pharmazeutischen Qualität pflanzlicher Arzneistoffe (der Extrakte sowie isolierter Reinstoffe) und auch pflanzlicher Fertigarzneimittel behandelt.

Über Arzneistoffe und Arzneimittel kann nur sinnvoll gesprochen werden, wenn die Ergebnisse der medizinischen Fächer, die sich mit Arzneimittelwirkungen befassen, berücksichtigt werden. Wichtig sind Pharmakodynamik, Toxikologie und Arzneitherapie, soweit diese Fachgebiete der biochemischen und biologischen Denkweise zugänglich sind. Mit der vierten Auflage wird somit eine multidisziplinäre Beschreibung pflanzlicher Arzneistoffe vorgelegt, womit die Erweiterung des Titels in Lehrbuch der Pharmakognosie und Phytopharmazie gerechtfertigt ist.

Man wird vielleicht Einwände dagegen vorbringen, daß Wirkungen und therapeutische Anwendung der pflanzlichen Arzneistoffe relativ breit abgehandelt werden. Würden die pflanzlichen Arzneitstoffe in den Lehrbüchern der Pharmakologie für Pharmazeuten die Beachtung finden, die sie – allein schon ihrer häufigen Anwendung nach – verdienen, so wäre vielleicht eine Abhandlung im Rahmen eines vorwiegend phytochemisch und pharmazeutisch orientierten Lehrbuchs überflüssig. Nach Ende des Universitätsstudiums sieht sich der Offizinapotheker weitgehend unvorbereitet hunderten von Arzneimitteln gegenüber, den „Phytopharmaka", „Phytotherapeutika", „Naturheilmitteln", „Homöopathika", homöopathischen Komplexmitteln u.a.m., über die ein kritisches Urteil zu bilden ihm das Studium wenig Voraussetzungen mitgegeben hat. Ganz ähnlich dürfte es dem jungen Arzt in der Allgemeinpraxis ergehen, der im Vergleich zur Klinik sich der Notwendigkeit gegenüber sieht, neben den stark wirksamen spezifischen Arzneimitteln auch ein Arsenal an einfachen, nebenwirkungsarmen Arzneimitteln zur Verfügung zu haben. Zwei Reaktionen sind in dieser Situation verständlich: Alle Arzneimittel, die nicht im Pharmakologiebuch genannt sind, als bloße Plazebos abzutun, und die andere, den Informationen des Arzneimittelherstellers unkritisch Glauben zu schenken, wobei übersehen wird, daß die Begrifflichkeit der naturwissenschaftlich orientierten Medizin in der Werbung geschickt dazu genutzt werden kann, den Anwender zur Verordnung oder zum Kauf des Präparates zu bewegen. Man wird bald feststellen, daß auf dem Gebiete der pflanzlichen Arzneimittel nicht selten zu einem Sachverhalt einander widersprechende Ansichten vorgetragen werden, die sich alle gleichwohl auf wissenschaftliche Gutachten stützen können. Es fällt in der Tat nicht schwer, einer beliebigen Meinung einen wissenschaftlichen Anstrich zu verschaffen, wenn man die Fakten einseitig auswählt.

Wie aber kann es gelingen, zwischen zwei Extremen – der Überschätzung eines momentanen Standes der Wissenschaft auf der einen Seite und einer unkritischen Gläubigkeit auf der anderen Seite – zu einem begründeten Urteil über Qualität, Wirkung und Wirksamkeit und Unbedenklichkeit pflanzlicher Arzneimittel zu gelangen? Letztlich nur durch eine lebenslange Fortbildung im Beruf. Das Buch möchte auch dabei eine Hilfe sein, wozu vor allem auch das umfangreiche Kapitel 10 geschrieben wurde, in das die pflanzlichen Arzneistoffe aufgenommen wurden, welche nicht weltweit als rationale Therapeutika anerkannt sind. Ein ausführliches Literaturverzeichnis mit vollständiger Angabe der Titel ermöglicht einen raschen Zugriff zu weiterführender Literatur, die vom Autor vorgetragene Darstellung zu überprüfen.

In dem Buch steckt aber nicht nur eine kritische Darstellung der Phytotherapie aus naturwissenschaftlicher Sicht. Ein weiterer Schwerpunkt ist die analytische Phytochemie. Als Teilgebiet der Naturstoffchemie befaßt sie sich mit der Isolierung, dem chemischen Aufbau sowie der Identifizierung und Charakterisierung niedermolekularer, insbesondere biologisch aktiver Verbindungen, die bei höheren Pflanzen vorkommen. Somit dürfte das Buch auch für den Studenten der Lebensmittelchemie und Biochemie interessant sein.

Naturstoffe, die im Tierreich vorkommen oder die durch Mikroorganismen gebildet werden, sind nicht aus mangelndem Interesse herausgelassen: Die Fülle des Materials und die großen Fortschritte der letzten Jahre, insbesondere auf dem Gebiet der mikrobiologischen Arzneimittel, sind in einem einbändigen Lehrbuch nicht adäquat abzuhandeln, wenn mehr als eine Vokabularerläuterung geboten werden soll.

Bewußt verzichtet wurde auch auf eine Beschreibung der Biosynthesewege für sekundäre Pflanzenstoffe. Nicht nur, weil zu diesem Thema in den letzten Jahren ausgezeichnete Monographien erschienen sind, vor allem deswegen, weil dieses Spezialgebiet der Pflanzenstoffe keinen Beitrag zur Kenntnis der Pflanzenstoffe als Arzneistoffe leistet. Wenn im vorliegenden Lehrbuch biosynthetische Betrachtungen eingestreut sind, dann nur deskriptiv-biochemische Betrachtungen zum vergleichenden Molekülaufbau, aus rein didaktischen Gründen, weil die Kenntnisse der wenigen immer wiederkehrenden Bauelemente es dem Studenten ermöglichen, sich in der Fülle komplizierter Pflanzenstoffe rasch zurechtzufinden.

Bei der Breite und der Fülle des zu bewältigenden Stoffes sowie in Anbetracht dessen, daß neben Tatsachenvermittlung auch Deutungen und Plausibilitätserwägungen die Darstellung wesentlich mitbestimmen, rechnet der Autor selbstverständlich damit, daß Spezialisten Fehler finden werden. Der Autor hält es mit K. P. Popper, der am Schluß zitiert sei: „Wir müssen uns klar werden, daß wir andere Menschen zur Entdeckung und Korrektur von Fehlern brauchen."

Berlin, im Januar 1988   Rudolf Hänsel

Inhaltsverzeichnis

Gebräuchliche Abkürzungen in Pharmazie und Biochemie XXIX

1	**Allgemeines über pflanzliche Arzneimittel**	**1**
1.1	Grundbegriffe	1
1.2	Herkunft pflanzlicher Arzneistoffe.............	1
1.2.1	Frischpflanze und Droge als Ausgangsstoff	1
1.2.2	Verwendete Pflanzenteile und deren morphologische Kennzeichnung........................	2
1.2.2.1	Radix-Drogen (Wurzeldrogen)	2
1.2.2.2	Rhizom-Drogen......................	2
1.2.2.3	Tubera (Knollen)	2
1.2.2.4	Cortex-Drogen (Rindendrogen)	2
1.2.2.5	Folia-Drogen (Blattdrogen)...............	3
1.2.2.6	Bulbus-Drogen (Zwiebeldrogen)............	3
1.2.2.7	Flores-Drogen (Blütendrogen)	3
1.2.2.8	Fructus-Drogen (Fruchtdrogen)	3
1.2.2.9	Semina-Drogen Samendrogen)	4
1.2.2.10	Herba-Drogen (Krautdrogen).............	4
1.2.2.11	Lignum-Drogen (Hölzer)................	5
1.3	Pflanzliche Arzneimittel: Einfache Zubereitungen	5
1.3.1	Zubereitungen aus Frischpflanzen	5
1.3.2	Zubereitungen aus Drogen	5
1.3.2.1	Wäßrige Drogenauszüge	5
1.3.2.2	Tassenfertige Tees....................	6
1.3.2.3	Alkoholische Auszüge	7
1.3.2.3.1	Tinkturen	7
1.3.2.3.2	Alkoholische Extrakte.................	7
1.3.2.3.3	Medizinische Weine	8
1.3.2.3.4	Aromatische Spiritusse.................	8
1.3.2.5	Sonstige Zubereitungen: Arzneiliche Öle, Badezusätze ...	8
1.4	Die pflanzliche Arzneidroge als Extraktionssystem	9
1.4.1	Allgemeines über pflanzliche Extraktivstoffe	9
1.4.2	Extrakttypen: Totalextrakte, gereinigte Extrakte, Wirkstoffe	10
1.4.3	Isolierte Reinstoffe	11
1.5	Pharmazeutische Qualität pflanzlicher Arzneidrogen und daraus hergestellter Zubereitungen	13
1.5.1	Definition (Qualität, Standardisierung, Nomierung) ...	13
1.5.2	Untersuchung von Drogen nach dem Arzneibuch	14
1.5.2.1	Aufbau einer Drogenmonographie...........	14
1.5.2.2	Bezeichnung der Drogen................	14
1.5.2.3	Beschreibung der Droge	14

1.5.2.3.1	Sensorische Prüfungen	14
1.5.2.3.2	Pharmakognostische Prüfung mit Lupe und Mikroskop	15
1.5.2.4	Prüfung und Identität	16
1.5.2.5	Prüfung auf Reinheit	17
1.5.2.5.1	Übersicht	17
1.5.2.5.2	Fremde Bestandteile	17
1.5.2.5.3	Extraktgehalt	17
1.5.2.5.4	Trocknungsverlust	18
1.5.2.5.5	Aschebestimmung	18
1.5.2.5.6	Chemische Kontamination	18
1.5.2.5.7	Mikrobiologische Kontamination	18
1.5.2.6	Gehaltsbestimmung	19
1.5.2.7	Lagerung	19
1.6	Verkehr mit Arzneimitteln	19
1.7	Wirkung und Wirksamkeit pflanzlicher Arzneimittel	20
1.7.1	Unterscheidung zwischen Wirkung und Wirksamkeit	20
1.7.2	Essentielle und traditionelle Arzneimittel	20
1.7.3	Placebo-Effekte	21
1.8	Unbedenklichkeit pflanzlicher Arzneimittel	22
1.8.1	Toxizität	22
1.8.2	Mutagenes Wirkungspotential	23
1.8.3	Pflanzenstoffe mit teratogener und fetotoxischer (embryotoxischer) Potenz	24
1.8.4	Natürliche vorkommende Karzinogene	24
1.8.5	Allergisches Risiko beim Umgang mit Drogen oder bei der Anwendung pflanzlicher Arzneimittel	25
1.8.5.1	Einführung	25
1.8.5.2	Beispiele für pflanzliche Allergene	27
	Literatur	30
2	**Pflanzenfette, Wachse und verwandte Stoffe**	**34**
2.1	Fettsäuren	34
2.1.1	Nomenklatur, Einteilung	34
2.1.2	Gesättigte und ungesättigte Fettsäuren, Divinylmethananordnung, Eigenschaften einiger Säuren	34
2.1.3	Fettsäuren mit ungewöhnlicher Struktur	36
2.1.4	Abbauprodukte von Fettsäuren	36
2.1.4.1	Acetylenderivate (Polyine)	36
2.1.4.2	Bildung von Aromastoffen durch Hydroperoxid-Abbau	38
2.2	Triacylglyceride, einige in der Pharmazie verwendete Pflanzenfette	38
2.2.1	Nomenklatur, Einteilung	38
2.2.2	Schmelzverhalten, einige chemische Eigenschaften	40
2.2.3	Verderben der Fette	41
2.2.4	Analytik	42
2.2.4.1	Chemische Kennzahlen	42
2.2.4.2	Farbreaktionen	43
2.2.4.3	Chromatographie	43
2.2.4.3.1	Prüfung und Identität: Dünnschichtchromatographie der Triacylglyceride	43

2.2.4.3.2	Prüfung auf fremde Öle: Dünnschichtchromatographie der freien Fettsäuren	45
2.2.4.3.3	Prüfung auf fremde Öle: Gaschromatographie der Fettsäuremethylester	45
2.2.5	Vorkommen, Biosynthese in pflanzlichen Organismen	46
2.2.5.1	Vorbemerkung	46
2.2.5.2	Orte der Speicherung	46
2.2.5.3	Bildung von Triacylglyceriden aus Stärke	46
2.2.5.3.1	Abbau der Stärke zu Glukose	46
2.2.5.3.2	Abbau der Glukose zum Acetat	46
2.2.5.3.3	Biosynthese gesättigter Fettsäuren aus Acetat	46
2.2.5.3.4	Modifizierung der gesättigten Fettsäuren	47
2.2.5.3.4.1	Weitere Elongation	47
2.2.5.3.4.2	Desaturase-Reaktion, Bildung der ungesättigten Fettsäuren	47
2.2.5.3.5	Bereitstellung von Glyzerin	48
2.2.5.4	Umwandlung von Fett in Kohlenhydrate	48
2.2.6	Biologische Eigenschaften von Fetten, Anwendung	49
2.2.6.1	Triacylglyceride mit essentiellen Fettsäuren	49
2.2.6.2	Verwendung	52
2.2.6.2.1	Pharmazeutisch-technologische Verwendung	52
2.2.6.2.2	Therapeutische Verwendung	54
2.2.7	Gewinnung	54
2.2.8	Einzelne Öle	55
2.2.8.1	Baumwollsaatöl	55
2.2.8.2	Kokosfett und andere Palmfette	55
2.2.8.2.1	Kokosfett	55
2.2.8.2.2	Palmkernfett	55
2.2.8.2.3	Mittelkettige Triglyceride	55
2.2.8.3	Erdnußöl	56
2.2.8.4	Getreidekeimöle	56
2.2.8.4.1	Weizenkeimöl	56
2.2.8.4.2	Maiskeimöl	57
2.2.8.5	Kakaobutter	57
2.2.8.6	Leinöl	57
2.2.8.7	Mandelöl	58
2.2.8.8	Olivenöl	58
2.2.8.9	Rizinusöl	58
2.2.8.10	Rüböl (Rapsöl)	60
2.2.8.11	Safloröl	61
2.2.8.12	Sesamöl	61
2.2.8.13	Sojaöl	61
2.3	Phospholipide, Lezithin	61
2.4	Pflanzliche Wachse	61
2.4.1	Definitionen, Übersicht	61
2.4.2	Einzelne Wachse	63
2.4.2.1	Carnaubawachs	63
2.4.2.2	Jojobaöl	63
2.4.2.3	Javanisches Pflanzenwachs	64
2.4.2.4	Blütenwachse	64
2.4.2.5	Anhang: Einige Wachse tierischer Herkunft	64
2.5	Die Convolvulazeenharze (Glykoretine)	65
	Literatur	68

3 Kohlenhydrate als Inhaltsstoffe ... 70

3.1 Definitionen, Einleitung ... 70
3.2 Monosaccharide ... 70
3.2.1 Konstitution, Konfiguration und Konformation: Formelwiedergabe ... 70
3.2.2 Einfache Nachweisreaktionen ... 74
3.2.3 Glukose (Dextrose) ... 75
3.2.4 Fruchtzucker ... 76
3.2.5 Gereinigter Honig ... 77
3.2.6 Durch Abwandlung von Glukose gebildete Monosaccharide . 79
3.2.6.1 Biochemische Beziehungen zur D-Glucose ... 79
3.2.6.2 Uronsäuren ... 80
3.2.6.3 Cyclitole (Zyklite) ... 83
3.2.6.4 Desoxyzucker ... 84
3.2.6.5 Verzweigtkettige Zucker ... 87
3.2.6.6 Zuckeralkohole ... 87

3.3 Oligosaccharide ... 89
3.3.1 Trehalose- und Maltosetyp, Schreibweise ... 89
3.3.2 Rohrzucker (Saccharose) ... 92
3.3.3 Laktose und Laktoseumwandlungsprodukte ... 93

3.4 Polysaccharide (Glykane) ... 95
3.4.1 Chemischer Bau, Eigenschaften, Unterteilung ... 95
3.4.2 Zellulose (Cellulose) ... 99
3.4.2.1 Vorkommen, chemischer Aufbau ... 99
3.4.2.2 Produkte aus Baumwolle ... 101
3.4.2.3 Zellulosepulver ... 102
3.4.2.4 Produkte aus Zellstoff ... 102
3.4.2.5 Steriler Leinenfaden ... 104
3.4.2.6 Partialsynthetisch abgewandelte Zellulosen ... 104
3.4.3 Weizenkleie ... 105
3.4.4 Stärke und Stärkemehl ... 106
3.4.4.1 Einführung ... 106
3.4.4.2 Eigenschaften ... 106
3.4.4.3 Beispiel für eine Trennung von Amylose und Amylopektin . 107
3.4.4.4 Struktur und Eigenschaften von Amylose ... 107
3.4.4.5 Struktur und Eigenschaften von Amylopektin ... 107
3.4.4.6 Spaltung von Amylose und Amylopektin durch Amylasen . 107
3.4.4.7 Stärkesorten (Übersicht) ... 108
3.4.4.8 Gewinnung von Stärke (Stärkemehl) ... 108
3.4.4.9 Verwendung ... 109
3.4.5 Abbauprodukte der Stärke ... 110
3.4.5.1 Stärkesirup ... 110
3.4.5.2 Dextrine ... 110
3.4.5.3 Malzextrakte und Kindermehl ... 110
3.4.6 Fruktosane (Fructane) ... 110
3.4.6.1 Chemischer Aufbau ... 110
3.4.6.2 Inulin ... 110
3.4.6.3 Queckenwurzelstock ... 111
3.4.7 Mannane und Galaktomannane ... 111
3.4.7.1 Chemische Charakteristik ... 111
3.4.7.2 Hydrokolloide aus Samenendosperm ... 112

3.4.8	Hydrokolloide als Exsudate aus Hölzern: Gummen und Gummosis	114
3.4.8.1	Gummi arabicum (Acacia-Gummi)	114
3.4.8.2	Tragant (Astragalus-Gummi)	116
3.4.8.3	Karaya-Gummi (Sterculia-Gummi, indischer Tragant)	118
3.4.8.4	Kutira-Gummi	119
3.4.9	Pektine	119
3.4.10	Zelluläre Drogen, die Hydrokolloide enthalten (Schleimdrogen)	122
3.4.10.1	Schleimdrogen: Aufbau, Wertbestimmung, Anwendung	122
3.4.10.2	Lindenblüten	123
3.4.10.3	Malvenblüten	124
3.4.10.4	Malvenblätter	125
3.4.10.5	Stockrosenblüten	125
3.4.10.6	Eibischwurzel	125
3.4.10.7	Huflattichblätter	126
3.4.10.8	Leinsamen	128
3.4.10.9	Flohsamen	129
3.4.10.10	Indische Flohsamen	130
3.4.10.11	Bockshornkleesamen	131
3.4.10.12	Quittensamen	131
3.4.10.13	Salepknollen	131
3.4.11	Hydrokolloide in Flechten	132
3.4.11.1	Aufbau der Lichenine	132
3.4.11.2	Isländisches Moos	132
3.4.12	Hydrokolloide aus Meeresalgen	133
3.4.12.1	Allgemeines über Algen. Unterscheidung zwischen Reserve- und Zellwandpolysacchariden	133
3.4.12.2	Agar	135
3.4.12.3	Carrageen, Carrageenan und Carrageenate	136
3.4.12.4	Alginsäure (Alginate)	138
3.4.12.5	Furcelleran	140
3.4.13	Polysaccharide aus Pilzen und Bakterien	
3.4.13.1	Dextrane	140
3.4.13.2	Xanthan	141
3.4.13.3	Hefepolysaccharide (Zymosan)	142
3.5	Anhang: Fruchtsäuren	142
3.5.1	Einführung	142
3.5.2	Apfelsäure	142
3.5.3	Weinsäure	142
3.5.4	Zitronensäure	142
3.5.5	Ascorbinsäure	144
3.5.6	Drogen, die Fruchtsäuren enthalten	147
3.5.6.1	Tamarindenmus	147
3.5.6.2	Hibiskusblüten	148
3.5.6.3	Hagebutten	148
3.5.7	Drogen, die bevorzugt Ascorbinsäure führen	
3.5.7.1	Barbadoskirsche (Acerolakirsche)	149
3.5.7.2	Jaboticafrucht	149
3.5.7.3	Sanddornbeeren	149
3.5.8	Fruchtsäfte	149
	Literatur	151

4	**Isoprenoide als Inhaltsstoffe**	**154**
4.1	Terminologie, die Isoprenregel, Einteilung, Vorkommen...	
4.2	Mono- und Sesquiterpene, die in ätherischen Ölen vorkommen (s. Kap. 5)	156
4.3	Iridoide	156
4.3.1	Terminologie, Unterteilung	156
4.3.2	Iridoidglykoside	157
4.3.3	Secoiridoidglykoside	158
4.3.4	Nichtglykosidische Iridoide	162
4.3.4.1	Valepotriate	162
4.3.4.2	Anhang: Lipophile Iridoide als Signalstoffe	164
4.4	Sesquiterpene	164
4.4.1	Häufig vorkommende Strukturvarianten; Einteilung	164
4.4.2	Eigenschaften einiger biologisch aktiver Vertreter	166
4.4.2.1	Caryophyllen	166
4.4.2.2	Bisabolol	166
4.4.2.3	Nootkaton	166
4.4.2.4	Santonin	167
4.4.2.5	Artemisinin	168
4.4.2.6	Thapsigargin	168
4.4.2.7	Poygodial	169
4.4.2.8	Pikrotoxin	169
4.4.2.9	Matricin	170
4.4.2.10	Guajazulen	170
4.4.2.11	Helenalin	171
4.4.2.12	Valerensäure	171
4.4.3	Sesquiterpenlaktone als Auslöser allergischer Kontaktekzeme	171
4.4.4	Sesquiterpene als Inhaltsstoffe pflanzlicher Arzneistoffe	173
4.5	Diterpene	175
4.5.1	Lipophile und hydrophile Vertreter, einige häufige Strukturtypen	175
4.5.2	Vorkommen und Eigenschaften biologisch aktiver Vertreter	177
4.5.2.1	Atractylosid	177
4.5.2.2	Columbin	178
4.5.2.3	Forskolin	178
4.5.2.4	Gibberelline	179
4.5.2.5	Andromedotoxin	180
4.5.2.6	Steviosid	181
4.5.2.7	Aconitin	181
4.5.2.8	Ryanodin	184
4.6	Triterpene einschließlich Steroide	185
4.6.1	Übersicht über die pharmazeutisch interessierenden Stoffgruppen	185
4.6.2	Allgemeine Nachweisreaktionen	186
4.6.3	Squalen	188
4.6.4	Glycyrrhetinsäure, Süßholzwurzel	188
4.6.4.1	Glycyrrhetinsäure	189
4.6.4.2	Süßholzwurzel	189
4.6.5	Phytosterole (Phytosterine)	191
4.6.6	Cucurbitacine	195
4.6.7	Saponine (Saponoside)	197
4.6.7.1	Begriffsbestimmung	197

4.6.7.2	Vorkommen, chemische und physikalische Eigenschaften, Einteilung	198
4.6.7.3	Analytik von Saponindrogen	199
4.6.7.4	Saponine als Hämolysegifte, Hämolytischer Index, Strukturspezifität	200
4.6.7.5	Hinweise zur Pharmakokinetik, Toxikologie und Pharmakologie	203
4.6.7.6	Triterpensaponine	207
4.6.7.6.1	Hedera-helix-Saponine	207
4.6.7.6.2	Saponin aus Gypsophila-Arten	207
4.6.7.6.3	Rote Seifenwurzel	209
4.6.7.6.4	Qillajasaponine	209
4.6.7.6.5	Calendula-officinalis-Saponine	210
4.6.7.6.6	Verbascosaponine	210
4.6.7.6.7	Primulasaponine und Primelwurzel	210
4.6.7.6.8	Aescin	211
4.6.7.6.9	Senegine und Senegawurzel	212
4.6.7.6.10	Herniaria-Saponine, Bruchkraut	213
4.6.7.6.11	Ginsengsaponine	213
4.6.7.7	Steroidsaponine	214
4.6.7.7.1	Struktur und Vorkommen	214
4.6.7.7.2	Digitonin	216
4.6.7.7.3	Smilax-Saponine	216
4.6.7.7.4	Glykoside des Diosgenins und verwandter Spirost-5-ene	217
4.6.7.7.5	Dioscorea-villosa-Wurzel	219
4.6.7.8	Steroidalkaloidsaponine (Glykoalkaloide, Azasteroide)	219
4.6.7.8.1	Allgemeines	219
4.6.7.8.2	Solasonin und Solasodin	221
4.6.7.8.3	Solanum-dulcamara-Stengel	221
4.6.8	Herzwirksame Glykoside	222
4.6.8.1	Allgemeines	222
4.6.8.1.1	Begriffsbestimmung, Geschichtliches	222
4.6.8.1.2	Aufbau der herzwirksamen Glykoside	223
4.6.8.1.3	Einige chemische Eigenschaften, Farbreaktionen	226
4.6.8.1.4	Verbreitung im Pflanzenreich, Unterscheidung von Glykosiden erster und zweiter Ordnung (Digitaloide)	228
4.6.8.1.5	Digitaliswirkungen auf biochemischer Ebene	229
4.6.8.1.6	Lipid- und Wasserlöslichkeit, Resorption, „Steuerbarkeit"	230
4.6.8.1.7	Gehaltsbestimmung	232
4.6.8.2	Digitalis lanata und Lanataglykoside	233
4.6.8.2.1	Digitalis-lanata-Blätter	233
4.6.8.2.2	Digoxin und patialsynthetische Derivate	234
4.6.8.3	Digitalis purpurea und Purpureaglykoside	235
4.6.8.3.1	Digitalis-purpurea-Blätter	235
4.6.8.3.2	Digitoxin	237
4.6.8.3.3	Gitoxin und Pengitoxin	237
4.6.8.4	Strophanthin und andere Reinglykoside mit großer Abklingquote	237
4.6.8.4.1	g-Strophanthin (Ouabain)	237
4.6.8.4.2	k-Strophanthin	239
4.6.8.4.3	Cymarin	239
4.6.8.4.4	Proscillaridin	240
4.6.9	Anhang: Vincetoxin	241

4.7	Tetraterpene: Karotinoide und biochemisch verwandte Pflanzenstoffe	241
4.7.1	Chemischer Aufbau, Einteilung, Nomenklatur	241
4.7.2	Physikalische und chemische Eigenschaften, Stabilität	243
4.7.3	Analytik	244
4.7.4	Vorkommen, Lokalisation, Hinweise auf Karotinoidführung in Drogen	244
4.7.5	Schicksal der Karotinoide im Säugetierorganismus	245
4.7.6	Einige Drogen und ihre Anwendung	247
4.7.7	Apokarotinoide und andere Karotinoidabbauprodukte	248
4.7.7.1	In lebenden Organen und postmortal vor sich gehende Abbauvorgänge	248
4.7.7.2	Bixin (Anatto)	250
4.7.7.3	Safran	250
4.7.7.4	Ionone, Irone, Iriswurzel	251
	Literatur	252
5	**Ätherische Öle und Drogen, die ätherische Öle enthalten**	**258**
5.1	Einführung	258
5.1.1	Natürliche und künstliche Öle	258
5.1.2	Terpenfreie Öle, naturbelassene Öle	258
5.1.3	Extraktionsöle	258
5.1.4	Extrakte aus Ätherischöldrogen	259
5.1.5	Blütenwässer, Blütenwasseröle, aromatische Wässer	259
5.1.6	Aromastoffe	259
5.1.7	Parfüms	261
5.1.8	Vorkommen	261
5.2	Eigenschaften	262
5.2.1	Einige physikalische und organoleptische Eigenschaften	262
5.2.2	Zur chemischen Zusammensetzung	262
5.2.2.1	Übersicht	262
5.2.2.2	Terpene als Bestandteile, ätherischer Öle, Isoprenregel	264
5.2.3	Qualitätskontrolle, Gehalts- und Wertbestimmung	267
5.2.3.1	Möglichkeiten der Verfälschung und Streckung phytogener Öle	267
5.2.3.2	Organoleptik (Sinnesprüfung), Probleme einer verbalen Beschreibung von Gerüchen	268
5.2.4	Hinweise zur Lagerung und Aufbewahrung	271
5.2.5	Wirkungen	271
5.2.5.1	Eine wichtige Unterscheidung: Wirkungen ätherischer Öle und Wirkungen aus Ätherischöldrogen	271
5.2.5.2	Hinweise zur Pharmakokinetik	272
5.2.5.3	Wirkungen, Anwendungen	273
5.3	Gewürze	275
5.3.1	Gewürze, Gewürzmischungen, Gewürzzubereitungen. Gesundheitliche Aspekte des Würzens	275
5.3.2	Galgant	276
5.3.3	Ingwer	276
5.3.4	Korianderfrüchte	278
5.3.5	Majoran	278
5.3.6	Paprika	279
5.3.7	Pfeffer	281
5.3.8	Piment	283

5.3.9	Vanille	283
5.3.10	Zimt	284
5.3.10.1	Übersicht über die Handelssorten	284
5.3.10.2	Ceylon-Zimt	285
5.4	Stomachika, Cholagoga, Karminativa	286
5.4.1	Stomachika, hier „Aroma-Aromatika"	286
5.4.1.1	Begriffserklärung: Wirkweise, Anwendung	286
5.4.1.2	Hopfenzapfen	286
5.4.1.3	Kalmuswurzel	289
5.4.1.4	Kaskarillarinde. (Cascarilla)	291
5.4.1.5	Pomeranzenschale	291
5.4.1.6	Römische Kamille	293
5.4.1.7	Salbeiblätter und dreilappiger Salbei	295
5.4.1.8	Wermutkraut	295
5.4.2	Cholagoga	297
5.4.2.1	Begriffe, allgemeine Angaben zur Wirkweise	297
5.4.2.2	Boldoblätter	298
5.4.2.3	Kurkumawurzelstock und Javanische Gelbwurz	299
5.4.2.4	Eberwurz	301
5.4.2.5	Pfefferminzblätter und Pfefferminzöl	302
5.4.3	Karminativa	304
5.4.3.1	Begriffserklärung	304
5.4.3.2	Anis und Anisöl	304
5.4.3.3	Asa foetida (Stinkasant)	306
5.4.3.4	Fenchel und Fenchelöl	307
5.4.3.5	Kamillenblüten	308
5.4.3.6	Kardamomen	313
5.4.3.7	Kümmel und Kümmelöl	313
5.4.3.8	Melissenblätter	314
5.4.3.9	Schafgarbenkraut	317
5.4.3.10	Wacholderbeeren	319
5.5	Ätherische Öle als Expektoranzien	321
5.5.1	Vorstellungen zur Wirkweise	321
5.5.1.1	Lokale Reizwirkungen. Zweiphasische Dosis-Wirkungs-Beziehungen (Umkehreffekt)	321
5.5.1.2	Direkte Stimulation der serösen Drüsenzellen	321
5.5.2	Ätherische Öle, die bevorzugt inhalativ angewendet werden	322
5.5.2.1	Allgemeines über inhalative Anwendung	322
5.5.2.2	Muskatnuß und ätherisches Muskatöl	323
5.5.2.3	Zitronellaöle (Citronellöle, indisches Melissenöl)	324
5.5.2.4	Terpentinöl (gereinigtes Terpentinöl)	325
5.5.2.5	Fichtennadelöle	327
5.5.3	Bevorzugt systemisch oder reflektorisch wirkende ätherische Öle	328
5.5.3.1	Übersicht über die Anwendungsformen	328
5.5.3.2	Eukalyptusöl und Eukalyptol	329
5.5.3.3	Myrtol und andere Myrtazeenöle	331
5.5.3.4	Thymian und Thymianfluidextrakt	332
5.5.3.5	Quendelkraut	333
5.5.3.6	Anethol und verwandte Propenylbenzole	334
5.5.3.7	Tolubalsam	334
5.5.4	Ätherische Öle in Arzneiform zum Lutschen	335
5.5.5	Ätherischöldrogen als Bestandteil von Brusttees	336

5.6	Ätherische Öle zur Mundpflege und zum Gurgeln	337
5.6.1	Allgemeines über Mundsprays, Mundwässer und Gurgelwässer (Gargarismen)	337
5.6.2	Ätherische Öle aus Menthaarten	338
5.6.2.1	Pfefferminzöl	338
5.6.2.2	Minzöl	340
5.6.2.3	Krauseminzöl	342
5.6.3	Salbei und Salbeiöle	343
5.6.4	Thymianöl und Thymol	345
5.6.4.1	Thymianöl	345
5.6.4.2	Thymol	346
5.6.5	Wintergrünöl	346
5.6.6	Myrrhe	348
5.6.7	Benzoe	348
5.6.7.1	Handelssorten	348
5.6.7.2	Siambenzone	349
5.6.7.3	Sumatrabenzoe	350
5.7	Ätherische Öle in Rhinologika	350
5.8	Ätherische Öle als Zusatz zu Externa	350
5.8.1	Übersicht	350
5.8.2	Hyperämisierende Einreibungen	351
5.8.2.1	Vorstellungen zur Wirkweise. Anwendungsformen und Anwendungsgebiete	351
5.8.2.2	Methylsalicylat	353
5.8.2.3	Gereinigtes Terpentinöl	353
5.8.2.4	Kampfer (Campher)	353
5.8.2.5	Rosmarinöl	354
5.8.2.6	Oleoresin aus Paprika (Paprikaextrakt)	355
5.8.2.7	Franzbranntwein	355
5.8.3	Juckreizstillende Mittel (Antipruriginosa)	356
5.8.3.1	Abnorme Juckbereitschaft: Ursachen und künstliche Erzeugung	356
5.8.3.2	Thymol	357
5.8.3.3	Menthol	357
5.8.4	Mittel zur Durchblutung der Kopfhaut	358
5.8.5	Anhang: Nelkenöl und Eugenol in der konservierenden Zahnheilkunde	360
	Literatur	361
6	**Phenolische Verbindungen**	**366**
6.1	Allgemeine Einführung	366
6.1.1	Definition	366
6.1.2	Dünnschichtchromatographie, Farbreaktionen	366
6.1.3	Biosynthetische Einordnung	368
6.1.4	Oxidative Kupplung von Phenolen	368
6.1.5	Enzymatische Bräunungsreaktion	368
6.1.6	Pharmakologische und toxikologische Eigenschaften	368
6.2	Phenolcarbonsäuren und Derivate	372
6.2.1	Freie Phenolcarbonsäuren	372
6.2.2	Ester mit anderen Säuren	373
6.2.3	An Zucker glykosidisch gebundene Phenolcarbonsäuren	375

6.3	Kumarine	376
6.3.1	Allgemeine Merkmale	376
6.3.2	Hinweise zur Analytik	377
6.3.3	Beispiele für Kumarine als Analytische Leitstoffe	377
6.3.4	Wirkungen	379
6.3.5	Lichtsensibilisierende Kumarine	379
6.3.6	Steinkleekraut, Dicumarol	381
6.3.6.1	Die Droge	381
6.3.6.2	Mikrobiologische Bildung von Dicumarol	381
6.3.7	Cumarin als Aromatikum: Waldmeisterkraut	382
6.4	Lignane	383
6.4.1	Einführung	383
6.4.2	Lignane als analytische Leitstoffe	385
6.4.3	Podophyllin	386
6.4.4	Indisches Podophyllin	387
6.4.5	Zygophyllazeenharze	387
6.4.6	Larrea-tridendata-Kraut	389
6.5	Flavone und Flavonoide	389
6.5.1	Geschichtliche Einleitung	383
6.5.2	Bauprinzip, Einteilung	390
6.5.3	Chalkone	390
6.5.4	Flavanone	392
6.5.5	Flavone einschließlich Flavonole	394
6.5.6	Anthocyane (Anthocyanoside)	400
6.5.7	Proanthocyanidine	404
6.5.7.1	Begriffe	404
6.5.7.2	Flavan-3,4-diole	404
6.5.7.3	Oligomere Proanthocyanidine	404
6.5.7.3.1	Vorkommen	404
6.5.7.3.2	Analytik	406
6.5.7.3.3	Wirkungen, biologische Wertbestimmung	408
6.5.7.3.4	Bioverfügbarkeit bei peroraler Zufuhr	409
6.5.7.3.5	Ratanhiawurzel	409
6.5.7.3.6	Tormentillwurzel	409
6.5.7.3.7	Eichenrinde	409
6.5.8	Phlobaphene	410
6.6	Hydrolysierbare Gerbstoffe (Gallotannine)	411
6.6.1	Chemischer Aufbau, Farbreaktionen	411
6.6.2	Einige Drogen, die überwiegend Gallotannine enthalten	412
6.6.2.1	Bärentraubenblätter s. Kap. 10.8.8.	412
6.6.2.2	Pflanzengallen	412
6.6.2.3	Tannin (Gallusgerbsäure)	413
6.6.2.4	Hamamelisrinde	413
6.7	Anthranoide und Emodindrogen	413
6.7.1	Einleitung, Begriffe	413
6.7.2	Chemie	414
6.7.2.1	Aufbau, biogenetische Einordnung, Varianten	414
6.7.2.2	Analytik	417
6.7.3	Metabolisierung	422
6.7.4	Wirkweise	423
6.7.5	Anwendung, unerwünschte Wirkungen	423
6.7.6	Faulbaumrinde	424

6.7.7	Kreuzdornbeeren	425
6.7.8	Sennesblätter und Sennesfrüchte	425
6.7.9	Aloe	428
6.7.10	Cascararinde	431
6.7.11	Rhabarberwurzel	433
	Literatur	435

7	**Stickstoff im Molekül enthaltende Inhaltsstoffe außer Alkaloide**	**440**
7.1	Nichtproteinogene Aminosäuren mit biologischer Aktivität	440
7.1.1	Einführung	440
7.1.2	Einzelne Aminosäuren	440
7.1.2.1	Toxische Aminosäuren	440
7.1.2.2	Lathyrinogene Aminosäuren	443
7.1.2.3	Aminobuttersäuren	444
7.1.2.4	Dihydrophenylalanin (DOPA)	444
7.1.2.5	5-Hydroxytryptophan	444
7.1.2.6	Heterozyklische Aminosäuren	445
7.1.2.6.1	Cucurbitin	445
7.1.2.6.2	Coprin	445
7.1.2.6.3	Kaininsäure	445
7.1.2.6.4	Ibotensäure und Muscazon	445
7.2	Biogene Amine	446
7.2.1	Nachweisreaktionen	447
7.2.2	Aliphatische Amine und Derivate	447
7.2.3	Amine mit Phenyl als Substituenten	449
7.2.3.1	Einfache Amine	449
7.2.3.2	Peyotl und Mescalin	449
7.2.3.3	Ephedrakraut und (−)-Ephedrin	450
7.2.3.4	Kat (Kath)	453
7.2.4	Tryptamin und verwandte Amine	454
7.2.4.1	Einfache Indolylalkylamine	454
7.2.4.2	Physostigmin	455
7.2.5	Histamin	456
7.3	Betaine	457
7.4	Säureamide	457
7.4.1	Scharfstoffe des Paprikas	457
7.4.1.1	Capsaicin und Capsaicinoide	457
7.4.1.2	Paprika als Gewürz s. Kap. 5.3.6.	460
7.4.1.3	Paprikaextrakt (Oleoresin) für externe Anwendung s. Kap. 5.8.2.6.	460
7.4.2	Piperin	460
7.4.3	Theanin, ein zentraldämpfendes Prinzip des Tees	461
7.4.4	Palustrin, das toxische „Alkaloid" in Equisetum-Arten	461
7.4.5	Aliphatische Säureamide des Spermins	462
7.5	Cyanogene Glykoside, Blausäureglykosid-Drogen	462
7.6	Glucosinolate	466
7.6.1	Chemie, Biochemie	466
7.6.2	Senf	470

7.6.3	Hydrolyseprodukte von Glucosinolaten, die kropferzeugend wirken	471
7.7	Peptide	472
7.7.1	Nomenklatur, Schreibweise, Einteilung	472
7.7.2	Glutamylpeptide	473
7.7.2.1	Glutathion	473
7.7.2.2	Weitere Glutamylpeptide	474
7.7.3	Gifte der Knollenblätterpilze	474
7.7.4	Peptidalkaloide	477
7.7.4.1	Einführung	477
7.7.4.2	Peptidalkaloide des Mutterkorns	478
7.7.5	Viscotoxine	482
7.7.6	Peptidantibiotika	483
7.8	Proteine höherer Pflanzen mit therapeutischer oder toxikologischer Bedeutung	483
7.8.1	Einteilung der in Pflanzen vorkommenden Proteine	483
7.8.2	Proteine mit süßem Geschmack	485
7.8.2.1	Über Süßstoffe allgemein	485
7.8.2.2	Monellin	486
7.8.2.3	Thaumatine	487
7.8.2.4	Miraculin	487
7.8.3	Proteaseinhibitoren	488
7.8.4	Prolamine, gluteninduzierte Sprue (Zöliakie)	488
7.8.5	Pollenproteine als Allergene	489
7.8.6	Pflanzliche Proteinasen	489
7.8.6.1	Papain	489
7.8.6.2	Bromelaine	490
7.8.7	Lektine	491
	Literatur	493
8	**Alkaloide**	498
8.1	Einleitung, Allgemeines	498
8.1.1	Definition	498
8.1.2	Vorkommen	498
8.1.3	Bindungszustand in der Pflanze	500
8.1.4	Gewinnung	500
8.1.4.1	Basizität von Alkaloiden	500
8.1.4.2	Anreicherungsverfahren	500
8.1.4.3	Artefaktbildung	502
8.1.5	Analytik	503
8.1.5.1	Fällungs- und Farbreaktionen	503
8.1.5.2	Dünnschichtchromatographie (DC)	503
8.1.5.3	Quantitative Bestimmung	504
8.1.6	Nomenklatur	505
8.1.7	Bedeutung der Alkaloide	506
8.2	Alkaloide mit biogenetischer Beziehung zum Ornithin	506
8.2.1	Kokain (Cocain) und verwandte Alkaloide	507
8.2.2	Tropanalkaloide der Solanazeen	511
8.2.2.1	Chemie und Stereochemie	511
8.2.2.2	Vorkommen; die Stammpflanzen der Tropanalkaloide führenden Drogen	511

8.2.2.3	Gewinnung der Alkaloide	514
8.2.2.4	Eigenschaften der offizinellen Alkaloidsalze; Prüfung auf Identität und Reinheit	514
8.2.2.5	Arzneibuchdrogen, welche Tropanalkaloide führen	515
8.2.2.5.1	Belladonnablätter	515
8.2.2.5.2	Hyoscyamusblätter	516
8.2.2.5.3	Stramoniumblätter	516
8.2.2.6	Wirkungen, Anwendungen	516
8.2.2.7	Toxizität	517
8.2.3	Pyrrolizidinalkaloide (Senecio-Alkaloide)	518
8.2.4	Nikotin	521
8.3	Alkaloide mit biogenetischer Beziehung zum Dihydroxyphenylalanin (DOPA)	522
8.3.1	Biosynthesebausteine; Haupttypen	522
8.3.2	Papaverin	522
8.3.3	Phthalidisochinolinalkaloide	524
8.3.3.1	Noscapin	524
8.3.3.2	Hydrastin	525
8.3.3.3	Bicucculin	525
8.3.4	Aporphinalkaloide	525
8.3.5	Protoberberinalkaloide	525
8.3.6	Benzophenanthridinalkaloide	527
8.3.6.1	Chelidonin und verwandte Alkaloide	527
8.3.6.2	Schöllkraut	528
8.3.7	Opium und die Hauptalkaloide des Opiums	529
8.3.7.1	Opium	529
8.3.7.2	Gewinnung und allgemeine Eigenschaften einiger Opiumalkaloide	532
8.3.8	Bisisochinolinalkaloide	533
8.3.9	Colchicum-Alkaloide	534
8.3.9.1	Colchicin	534
8.3.9.2	Herbstzeitlosensamen	536
8.3.10	Ipecacuanha-Alkaloide	536
8.3.10.1	Ipecacuanhawurzel	536
8.3.10.2	Emetin	538
8.4	Alkaloide mit biogenetischer Beziehung zum Tryptophan	539
8.4.1	Mutterkornalkaloide	539
8.4.1.1	Lysergsäure	539
8.4.1.2	Ergometrin (Ergobasin, Ergonovin)	541
8.4.1.3	Peptidalkaloide des Mutterkorns s. Kap. 7.7.4.2.	542
8.4.1.4	Anhang: Lysergsäureamide in höheren Pflanzen	542
8.4.2	Baupläne und Vorkommen der monoterpenoiden Indolalkaloide	542
8.4.3	Yohimbin s. ergänzend Kap. 10.3.5.2.	542
8.4.4	Rauwolfia-Alkaloide	544
8.4.4.1	Einleitung	544
8.4.4.2	Rauwolfiawurzel	544
8.4.4.3	Reserpin	547
8.4.4.4	Ajmalin	547
8.4.4.5	Ajmalicin (Raubasin)	547
8.4.5	Aspidosperma-Alkaloide	548
8.4.6	Vincamin	548

8.4.7	Antineoplastische Indolalkaloide (Vincaleukoblastin und Leucocristin)	549
8.4.8	Strychnin und Brucin	550
8.4.9	C-Toxiferin und Calebassen-Curare	551
8.4.10	Cinchona-Alkaloide	552
8.4.10.1	Die verschiedenen Chinarinden und ihre Verwendung in Übersicht	552
8.4.10.2	Chinarinde: Arzneibuchqualität s. Kap. 10.3.2.2.6	553
8.4.10.3	Chininsulfat	553
8.4.10.4	Chininhydrochlorid	556
8.5	Jaborandiblätter und Pilocarpin	556
8.6	Anhang: Besenginsterkraut und Spartein	558
	Literatur	559
9	**Mineralische Inhaltsstoffe**	562
9.1	Allgemeines zum Mineralstoffgehalt von Pflanzen	562
9.2	Kalium	563
9.2.1	Kalium und Ernährung	563
9.2.2	Kalium als Inhaltsstoff diuretisch wirkender Drogen	563
9.2.2.1	Wirkungsweise und Anwendung von Nieren- und Blasentees	563
9.2.2.2	Einige Einzeldrogen	564
9.2.2.2.1	Birkenblätter	564
9.2.2.2.2	Brennesselkraut	565
9.2.2.2.3	Brennesselwurzel	565
9.2.2.2.4	Goldrutenkraut	565
9.2.2.2.5	Hauhechelwurzel	565
9.2.2.2.6	Orthosiphonblätter	566
9.2.2.2.7	Queckenwurzel	566
9.2.2.2.8	Bohnenhülsen	566
9.3	Kieselsäurepflanzen	566
9.3.1	Biologische Bedeutung des Siliziums	566
9.3.2	Kieselsäuredrogen	567
9.3.2.1	Hohlzahnkraut	567
9.3.2.2	Schachtelhalmkraut	567
9.3.2.3	Vogelknöterich	568
9.4	Jod führende Drogen	568
9.4.1	Jod in Meeresalgen	568
9.4.2	Fucus vesiculosus (Blasentang)	568
9.4.2.1	Die Droge und ihre volksmedizinische Anwendung	568
9.4.2.2	Anhang: Jodthyronine und Energiestoffwechsel	569
9.5	Selen als essentielles Spurenelement	570
	Literatur	571
10	**Sondergebiete. Arzneistoffe, die vorwiegend als Extrakte angewendet werden (Phytopharmaka)**	572
10.1	Digitaloide	572
10.1.1	Extraktpräparate aus Digitaloiddrogen	572
10.1.1.1	Allgemeines	572

10.1.1.2	Adoniskraut	574
10.1.1.3	Maiglöckchenkraut	574
10.1.1.4	Oleanderblätter	575
10.1.1.5	Meerzwiebel	576
10.1.1.6	Anhang: Uzarawurzel	579
	Literatur (zu 10.1)	579
10.2	Antihypoxidotika. Mittel, welche die Hypoxietoleranz verbessern	579
10.2.1	Vorbemerkungen	579
10.2.2	Weißdornpräparate	580
10.2.3	Ammi-visnaga-Früchte	584
10.2.4	Ginkgo-biloba-Präparate	586
10.2.5	Vitamin-E-Präparate	589
	Literatur (zu 10.2)	592
10.3	Tonika. Geriatrika	594
10.3.1	Definiton	594
	Literatur (zu 10.3.1)	595
10.3.2	Tonika bei Magen-Darm-Beschwerden (Antidyspeptika)	595
10.3.2.1	Allgemeine Einführung	595
10.3.2.2	Appetitanregende Bittermittel	595
10.3.2.2.1	Enzianwurzel	595
10.3.2.2.2	Tausendgüldenkraut	599
10.3.2.2.3	Swertia-chirata-Kraut	599
10.3.2.2.4	Bitterklee (Fieberklee)	599
10.3.2.2.5	Kondurangorinde	601
10.3.2.2.6	Chinarinde	601
10.3.2.3	Bittermittel, welche die Gallen- und/oder Pankreassekretion anregen sollen	603
10.3.2.3.1	Andornkraut	603
10.3.2.3.2	Artischockenkraut mit Wurzeln	603
10.3.2.3.3	Benediktenkraut	605
10.3.2.3.4	Löwenzahnkraut und/oder Löwenzahnwurzel	605
10.3.2.3.5	Bitterholz	607
10.3.2.3.6	Haronga	608
10.3.2.3.7	Teufelskrallenwurzel	608
	Literatur (zu 10.3.2)	609
10.3.3	Koffein als leistungssteigerndes Mittel	610
10.3.3.1	Kolanuß, Kolanußpräparate	610
10.3.3.2	Guarana	612
	Literatur (zu 10.3.3)	612
10.3.4	Resistenzsteigernde Mittel (Adaptogene)	612
10.3.4.1	Einführung, Definition	612
10.3.4.2	Ginsengwurzel	615
10.3.4.3	Acanthopanax (Eleuterococcus)	622
10.3.4.4	Leuzea carthamoides	624
10.3.4.5	Eiweißanabole Wirkung von Phytoecdysonen	624
10.3.4.6	Pangamsäure	625
10.3.4.7	Pharmaka, die das Lernen erleichtern	626
	Literatur (zu 10.3.4)	627
10.3.5	Mittel, die aphrodisisch wirken sollen (Aphrodisiaka)	628
10.3.5.1	Definition, Übersicht	628
10.3.5.2	Yohimbin	629
10.3.5.3	Strychnin	630

10.3.5.4	Eryngium	630
10.3.5.5	Damiana	630
10.3.5.6	Muira Puama	631
10.3.5.7	Anhang: Kanthariden	631
	Literatur (zu 10.3.5)	631
10.3.6	Mittel als Adjuvanzien gegen Atherosklerose	632
10.3.6.1	Allgemeines	632
10.3.6.2	Knoblauch und Knoblauchpräparate	633
10.3.6.3	Pflanzenlezithin (essentielle Phospholipide)	637
10.3.6.4	Sitosterin	639
	Literatur (zu 10.3.6)	639
10.4	Pflanzliche Mittel zur unspezifischen Therapie	640
10.4.1	Pflanzliche Arzneistoffe, welche immunstimulierend wirken sollen	640
10.4.1.1	Paramunitätsinduktoren und Immunadjuvanzien: Ihre Wirkweise als Modelle für pflanzliche Immunstimulanzien	640
10.4.1.2	Medizinische Hefe	642
10.4.1.3	Mistelkraut	644
10.4.1.4	Dionaea-muscipula-Kraut	646
10.4.1.5	Phytolacca	646
10.4.1.6	Echinacea	647
10.4.1.7	Baptisia-tinctoria-Wurzel	648
10.4.1.8	Aristolochiasäure	649
10.4.2	Mittel zur unspezifischen Reizkörpertherapie	650
10.4.2.1	Allgemeines	650
10.4.2.2	Cayennepfeffer	651
10.4.2.3	Senfsamen	652
10.4.2.4	Allylsenföl (ätherisches Senföl)	653
10.4.2.5	Krotonöl	655
10.4.3	Drogen für schweißtreibende Tees	655
10.4.3.1	Die Rolle der Diaphoretika bei einer Schwitzanwendung	655
10.4.3.2	Lindenblüten s. Kap. 3.4.7.2	655
10.4.3.3	Holunderblüten	655
10.4.3.4	Spierblumen (Mädesüßblüten)	656
10.4.3.5	Stiefmütterchenkraut	656
10.4.4	Umstimmungsmittel	657
10.4.4.1	Versuch zur Präzisierung des Begriffes	657
10.4.4.2	Arzneistoffe zur Dufttherapie	657
10.4.4.3	Umstimmungsmittel und bedingte Reaktion	658
	Literatur (zu 10.4)	659
10.5	Drogen, die schlafanstoßend wirken können	661
10.5.1	Pflanzliche Sedativa als Arzneistoffe und als Bestandteile von Kombinationspräparaten	661
10.5.2	Piper-methysticum-Rhizom	661
10.5.3	Piscidiawurzelrinde	663
10.5.4	Corydalisknollen	665
10.5.5	Baldrian und Valepotriate	666
10.5.5.1	Valerina-officinalis-Wurzel	666
10.5.5.2	Valepotriate und Baldrianöl	671
10.5.6	Indische Narde	672
10.5.7	Passionsblumenkraut	672
10.5.8	Johanniskraut	672
10.5.9	Anhang: Hopfenzapfen	674
	Literatur (zu 10.5)	674

10.6	Adjuvanzien bei Lebererkrankungen	675
10.6.1	Vorbehalte	675
10.6.2	Inosit	675
10.6.3	Cholin	676
10.6.4	Betain	677
10.6.5	Phospholipide und Sojabohnenlezithin	678
10.6.6	Mariendistelfrüchte	679
10.6.7	Cianidanol	681
	Literatur (zu 10.6)	681
10.7	Venenmittel	682
10.7.1	Vorbemerkungen. Definition	682
10.7.2	Einteilung und Wirkweise der Arzneistoffe	682
10.7.3	Flavonoide	684
10.7.4	Roßkastaniensamen und daraus hergestellte Präparate	685
10.7.5	Ruscus-aculeatus-Wurzelstock	688
10.7.6	Steinklee-Extrakt	690
	Literatur (zu 10.7)	691
10.8	Drogen, die als Antiseptika der Harnwege Anwendung finden	692
10.8.1	Stellung in der Therapie heute	692
10.8.2	Benzylsenföl	692
10.8.3	Sandelholzöl	694
10.8.4	Kopaivabalsam	694
10.8.5	Buccoblätter	695
10.8.6	Kubeben	696
10.8.7	Piper-methysticum-Rhizom	696
10.8.8	Bärentraubenblätter	696
	Literatur (zu 10.8)	699
10.9	Mittel bei prämenstruellen Spannungen	699
10.9.1	Allgemeines	699
10.9.2	Phytotherapeutische Mittel	700
10.9.2.1	Äußere Mittel zur Menstruationsförderung	700
10.9.2.2	Emmenagog wirkende ätherische Öle und Ätherischöldrogen	700
10.9.2.2.1	Petersilienfrüchte und Apiol	700
10.9.2.2.2	Poleiminze	701
10.9.2.2.3	Rautenkraut	702
10.9.2.3	Weitere lokal reizende Stoffe mit emmenagoger Wirkung	702
10.9.2.3.1	Gottesgnadenkraut	703
10.9.2.3.2	Anthranoiddrogen	703
10.9.2.4	Iridoiddrogen	704
10.9.2.4.1	Eisenkraut	704
10.9.2.4.2	Vitex-agnus-castus-Früchte	705
10.9.2.4.3	Ehrenpreiskraut	706
10.9.2.5	Roßkastaniensamen	706
10.9.2.6	Nachtkerzenöl	706
10.9.2.7	Mittel, die der Homöopathie entlehnt sind	706
10.9.2.7.1	Cimicifuga	706
10.9.2.7.2	Caulophyllum	708
	Literatur (zu 10.9)	709
11	**Topisch anzuwendende pflanzliche Arzneistoffe**	710
11.1	Drogen für heiße Kataplasmen	710
11.1.1	Einleitung	710

11.1.2	Heublumen	710
11.1.3	Leinsamen	711
11.1.4	Bockshornsamen	711
11.2	Mittel bei leichten Quetschungen und Verstauchungen	712
11.2.1	Einführung	712
11.2.2	Arnikablüten	712
11.2.3	Beinwellwurzel	713
11.2.4	Aescin	714
11.2.5	Heparin und Heparinoide	715
11.3	Bestandteile von Wund- und Heilsalben	715
11.3.1	Echinacea	716
11.3.2	Asiaticosid	716
11.3.3	Kamillenöl, Bisabol und Guajazulen	717
11.3.4	Calendulaöl	718
11.3.5	Johanniskrautöl	718
11.3.6	Aloe-barbadensis-Gel	718
11.4	Epikutane Warzenmittel, lokal antivirale Mittel	719
11.4.1	Podophyllin	719
11.4.2	Chelidonium, Thuja, Sabina	720
11.5	Lokale Psoriasismittel	722
11.5.1	Chrysarobin und Anthralin	722
11.5.2	Xanthotoxin (8-Methoxypsoralen, Methoxalen)	723
	Literatur	724

Anhang 1: Synonym-Verzeichnis der pflanzlichen Arzneidrogen 726

**Anhang 2: Abkürzungen der Botanikernamen
(Autorenverzeichnis der Pflanzennamen)** 742

Sachverzeichnis 749

Gebräuchliche Abkürzungen in Pharmazie und Biochemie

A	Absorption
A als Suffix	hinter Symbolen für Zucker: Abkürzung für Säure (acid) z. B. Glc-A = Glucuronsäure
$[\alpha]_{20}^{D}$	Spezifische Drehung
2. AB-DDR	Arzneibuch der DDR, 2. Ausgabe, 6 Bände, Akademie Verlag, Berlin (DDR) 1975
ADP	Adenosinphosphat
Ara	Arabinose
Arg	Arginin
Asn	Asparagin
Asp	Asparaginsäure
ATP	Adenosinphosphat
cAMP	zyklisches Adenosinmonophosphat
CoA	Coenzym (Koenzym) A
D 1, D 2, D 3, usw.	In der Homöopathie übliche Kennzeichnung der Dezimalpotenz
DAB 6	Deutsches Arzneibuch 6. Ausgabe
DAB 7	Deutsches Arzneibuch 7. Ausgabe 1968, Deutscher Apotheker Verlag Stuttgart und Govi Verlag Frankfurt
DAB 8	Deutsches Arzneibuch 8. Ausgabe 1978, Deutscher Apotheker Verlag Stuttgart und Govi Verlag Frankfurt
DAB 9	Deutsches Arzneibuch 9. Ausgabe 1986, Deutscher Apotheker Verlag Stuttgart und Govi Verlag Frankfurt
DAC	Deutscher Arzneimittel Codex 1979 Govi Verlag – Pharmazeutischer Verlag Frankfurt/M. und Deutscher Apotheker Verlag Stuttgart
DC	Dünnschichtchromatogramm
dc	dünnschichtchromatographisch
Dox	Digitoxose
Dte	Digitalose
Erg. B. 6	Ergänzungsbuch zum Deutschen Arzneibuch 6. Ausgabe
Extr.	Ectractum (Extrakt)
Extr. aquos. sicc.	Extractum aquosum siccum (wässriger Trockenextrakt)
Extr. fl.	Ectractum fluidum (Flüssigextrakt)
f	als Suffix: Furanose
Fließmittel	Die Angaben in Klammern z. B. Wasser-Dimethylsulfoxid-Methanol (15+15+70) beziehen sich auf Volumenteile des Gemisches
Fru	Fructose
Fru$f$	Fructofuranose
Fru$p$	Fructopyranose
Fuc	Fucose
GABA	γ-Aminobuttersäure
Gal	Galaktose
GH	Growth hormone, Wachstumshormon
Glc	Glucose

Glc*p*	Glucopyranose
Glc 6-P	Glucose-6-phosphat
Gln	Glutamin
Glu	Glutaminsäure
Gly	Glycin
GTP	Guanosintriphosphat
G/V	Gewicht/Volumen
HPLC	Hochdruckflüssigkeitschromatographie (*H*igh *p*ressure *l*iquid *c*hromatography)
His	Histidin
I.E.	Internationale Einheit
Ile	Isoleucin
IR	Infrarot
KG	Körpergewicht
LD_{50}	Die statistisch ermittelte Menge einer Substanz, die nach Verabreichung in der vorgeschriebenen Weise den Tod der Hälfte der Versuchstiere innerhalb einer bestimmten Zeit herbeiführt
Lys	Lysin
λ	Wellenlänge
m/V	Prozentgehalt Masse in Volumen (Konzentrationsangabe)
NAD-H	Nicotinamid-adenin-dinucleotid (reduzierte Form)
NAD	Nicotinamid-adenin-dinucleotid
NADP	Nicotinamid-adenin-dinucleotidphosphat
NADP-H	Nicotinamid-adenin-dinucleotidphosphat (reduzierte Form)
NF XV	The National Formulary fifteenth edition 1980, United States Pharmacopeial Convention, Inc.
ÖAB	Österreichisches Arzneibuch 2 Bände, einschl. 1. Nachtrag 1983. Verlag der Österreichischen Verlagsdruckerei, Wien 1981
Orn	Ornithin
p	als Suffix: Pyranose
PG	Prostaglandine
PGE	Prostaglandine E_1 bis E_3
Phe	Phenylalanin
Ph. Helv. VI	Pharmacopoea Helvetica, Editia sexta Verlag: Eidgenössische Drucksachen- und Materialienzentrale, Bern 1971. Mit Corrigenda 1977, 1979 und 1981
P_i	anorganisches Phosphat
PP	Diphosphat (Pyrophosphat)
Pro	Prolin
RES	Retikulo-endotheliales System
Rf	Ein in der Chromatographie verwendeter Ausdruck; Quotient aus Laufstrecke der Substanz zur Laufstrecke der mobilen Phase
Rha	Rhamnose
Rib	Ribose
Rst	Ein in der Chromatographie verwendeter Ausdruck; Quotient aus Laufstrecke der Substanz zur Laufstrecke einer Referenz-Substanz
Rul	Ribulose
Schmp	Schmelzpunkt
Ser	Serin
STH	Somatotropin

T3	Triodthyronin
T4	Thyroxin
Thr	Threonin
Tinct.	Tinctura (Tinktur)
Trp	Tryptophan
Tyr	Tyrosin
UTP	Uridinitriphosphat
UV 254 (366):	ultraviolettes Licht bei 254 (366) nm Wellenlänge
V/V	Volumen/Volumen
Val	Valin
Xyl	Xylose
ZNS	Zentralnervensystem

1 Allgemeines über pflanzliche Arzneimittel*

1.1 Grundbegriffe

Unter dem Begriff **Droge** im weiten Sinne sind Rohstoffe aus dem Pflanzen- und Tierreich zu verstehen, die zu Arzneimitteln, Riechstoffen, Gewürzen, Geschmackskorrigenzien und Hilfsstoffen der Arzneiformung verwendet werden. Unter **pflanzlichen Arzneidrogen** versteht man

- die durch Trocknen in den Drogenzustand übergeführten Pflanzen oder Pflanzenorgane oder Teile von Pflanzenorganen,
- ferner die aus Pflanzen gewonnenen Produkte, die keine Organstruktur mehr aufweisen wie die ätherischen Öle, fette Öle, Harze und Gummen

Im angelsächsischen Sprachgebrauch bezeichnet das Wort „*drug*" Arzneimittel allgemein, also auch diejenigen synthetischer Herkunft; ferner bedeutet es soviel wie Rauschgift, eine Nebenbedeutung, die sich auch im Deutschen eingebürgert hat.

Unabhängig davon, ob es sich um Kraut-, Wurzel-, Rinden- oder Blütendrogen handelt, werden in der Umgangssprache als **Heilkräuter** diejenigen Drogen bezeichnet, deren therapeutische Breite sehr groß ist. Von **Giftkräutern** wird gesprochen, wenn die Einnahme zu Vergiftungserscheinungen führt.

Unter einem **Drogeninhaltsstoff** versteht man einen in der Regel niedermolekularen, mit Lösungsmittel extrahierbaren Einzelbestandteil der Droge. Die in einer Droge vorkommenden Drogeninhaltsstoffe können zugleich auch Inhaltsstoffe eines pflanzlichen Arzneimittels sein. Viele Drogeninhaltsstoffe gelangen, aus unterschiedlichen Gründen, nicht in das pflanzliche Arzneimittel.

Unter **spezifischen Wirkstoffen** versteht man diejenigen Inhaltsstoffe eines pflanzlichen Arzneimittels, an welche die therapeutische Wirksamkeit gebunden ist (z. B. Belladonnatinktur und Hyoscyamin). Nur bei einem kleinen Teil der pflanzlichen Arzneimittel sind spezifische Wirkungen definierbar.

Es ist sinnvoll, zwischen **Arzneistoff** (Ausgangsmaterial) und **Arzneimittel** (Fertigarzneimittel) zu unterscheiden. Jedes Arzneimittel enthält neben dem Arzneistoff formgebende und/oder stabilisierende Stoffe. Beispielsweise enthält eine Digoxintablette à 0,1 mg Digoxin den Arzneistoff Digoxin neben der tausendfachen Menge (100 mg) an pharmazeutischen Hilfsstoffen.

Ein Extrakt aus einer pflanzlichen Arzneidroge kann sowohl Arzneistoff als auch Arzneimittel sein. Die Baldriantinktur – das ist ein ethanolischer Extrakt im Verhältnis 1:5 – ist ein Arzneimittel; verdampft man das Lösungsmittel und verarbeitet man den Rückstand zu Baldriandragees, dann ist der Extrakt als Arzneistoff anzusehen.

1.2 Herkunft pflanzlicher Arzneistoffe

1.2.1 Frischpflanze und Droge als Ausgangsstoff

Pflanzliche Arzneimittel werden entweder aus frisch geernteten Pflanzenorganen oder aus getrockneten und aufbereiteten Pflanzenteilen (= Drogen) als Ausgangsstoffe gewonnen.

Die unmittelbare Verwendung der frischen Pflanze ist immer dann angebracht, wenn die wirksamen Inhaltsstoffe labil sind und sich bereits während des Trocknungsprozesses zersetzen. Beispiele: In der Volksmedizin verwendet man zur Behandlung von Warzen (*verruca vulgaris,* hervorgerufen durch ein DNA-Virus) den frischen Milchsaft von *Chelidonium majus*; die kaustischen Eigenschaften gehen beim Trocknen verloren. Oder: Die Blätter des Katstrauches (von *Catha edulis*) sind nur frisch als Genußmittel brauchbar, da das in frischen Blättern enthaltene weckaminartig wirkende Cathinon eine labile Verbindung darstellt.

---
* Literatur s. Seite 30

In der Regel sind die Inhaltsstoffe vergleichsweise stabil und verändern sich beim Trocknen der frisch geernteten Pflanze nicht oder in unbedeutendem Maße. In diesen Fällen lassen sich die geernteten Pflanzenorgane durch Wasserentzug konservieren; die Verarbeitung der Frischpflanze zur Droge ist die gebräuchlichste und zugleich die wirtschaftlichste Methode, die Wirkstoffe führenden Pflanzenteile haltbar zu machen, bis sie zu den eigentlichen Arzneipräparaten (Galenika, Industriepräparate) weiter verarbeitet werden können. Die Konservierung durch Wasserentzug beruht darauf, daß Fäulnis und Pilzinfektionen verhindert werden, die nur bei einem bestimmten Feuchtigkeitsgehalt des organischen Substrats angehen; auch chemische und biochemische (enzymatisch bedingte) Reaktionen werden mit abnehmendem Wassergehalt erschwert bis verhindert.

Die chemischen Veränderungen zu untersuchen,

- die während der Trocknung und Lagerung von Drogen vor sich gehen,
- die bei der Weiterverarbeitung der Drogen zum Arzneimittel eintreten, und
- die sich während der Lagerung des Fertigarzneimittels vollziehen (Stabilitätsprüfungen)

ist eine zentrale Aufgabe der pharmazeutischen Forschung. Sie wurde bisher kaum in Angriff genommen, da an die Qualität pflanzlicher Arzneimittel bisher keine entsprechenden Anforderungen erhoben worden sind.

1.2.2 Verwendete Pflanzenteile und deren morphologische Kennzeichnung

In der Regel verwendet man nicht die gesamte Pflanze (z. B. Wurzel plus oberirdische Teile) als Droge, sondern nur ein bestimmtes Pflanzenorgan. Im folgenden wird eine allgemeine, kurze morphologische Charakteristik der Pflanzenteile gegeben, die als Arzneidrogen verwendet werden.

1.2.2.1 Radix-Drogen (Wurzeldrogen)

Die Radix-Droge setzt sich aus den Haupt- und Pfahlwurzeln einer Arzneipflanze zusammen. Allerdings deckt sich die pharmazeutische Bezeichnung *Radix* (= Wurzel) nicht immer mit dem morphologischen Begriff „Wurzel". Es gibt eine ganze Anzahl von „*Radix*-Drogen", die aus Wurzeln und Teilen der Sproßachse bestehen. Dabei kann es sich um Rhizome handeln, die zusammen mit den Wurzeln gesammelt werden, oder um Rhizome, die nach unten allmählich in die Wurzel übergehen. Ferner können „Rüben" als *Radices* bezeichnet werden (z. B. *Gentianae Radix* von *Gentiana lutea*). Pharmakopöen, die auf eine Übereinstimmung der pharmazeutischen mit den morphologischen Bezeichnungen Wert legen, bevorzugen für die genannten Pflanzenteile den Terminus „*Radix et Rhizoma*".

1.2.2.2 Rhizom-Drogen

Rhizome (Wurzelstöcke) sind unterirdisch wachsende, verdickte Sproßachsen ausdauernder Kräuter mit manchmal (bei horizontalem Wachstum) ausgeprägter Dorsiventralität. Auf der unteren Seite sind sie bewurzelt, die andere Seite entwickelt alljährlich neue und nach der Fruchtreife wieder absterbende Sprosse. Die Blatt- und Sproßnarben sind es auch, welche bei der pharmakognostischen Analyse schon makroskopisch auf das Vorliegen eines Rhizoms hinweisen. Die Rhizome der *Liliatae* geben sich durch verstreute Anordnung der Leitbündel zu erkennen; Rhizome der *Magnoliatae* weisen den Bau einer Sproßachse nach sekundärem Dickenwachstum auf.

1.2.2.3 Tubera (Knollen)

Knollenförmig angeschwollene Speicherorgane werden als Tubera bezeichnet. Es gibt Wurzelknollen (z. B. Salepknollen) und Sproßknollen (z. B. Die Kartoffel). *Aconiti tuber* hingegen sind kleine Rüben.

1.2.2.4 Cortex-Drogen (Rindendrogen)

Cortex als pharmazeutische Bezeichnung deckt sich nicht mit dem morphologischen Begriff Rinde. Rinde nennt man in der Morphologie die Gewebe außerhalb des Zentralzylinders. Die Rinden-Drogen oder *Cortices* stammen ausschließlich von ausdauernden Holzpflanzen nach sekundärem Dickenwachstum. Die Bezeichnung meint den Teil der Sproßachse oder der Wurzel dieser Holzpflanzen, der außerhalb des Kambiumringes liegt. Der Teil innerhalb des Kambiumringes hingegen liefert *Lignum*-Drogen. Darüber hinaus legen die Arzneibücher für jeden Einzelfall fest, ob unter der betreffenden *Cortex* der gesamte außerhalb des Kambiums gelegene Teil von Sproßachse und Wurzel zu verstehen ist, oder ob Teile der Rinde zu entfernen sind. Schließlich gehört zur pharmazeutischen Definition der jeweiligen Rinden-Droge, ob Stammrinde oder Wurzelrinde gemeint ist.

1.2.2.5 Folia-Drogen (Blattdrogen)

Unter *Folia*-Drogen versteht man Laubblätter. Das Laubblatt gliedert sich in einen Blattgrund (oft mit Nebenblättern = *Stipulae* oder einer Blattscheide = *Ochrea* ausgestattet), einen Blattstiel (*Petiolus*), der auch fehlen kann und die Blattspreite (*Lamina*). Diese kann ungeteilt (*Belladonnae folium*) oder geteilt sein (fußförmig geteilt z. B. *Helleborus*, fiederartig bei *Juglandis folium*). Bei gefiederten Blättern heißt die Spreitenachse in Fortsetzung des Blattstiels Blattspindel (= *Rachis*). Nebenblattbildungen sind oft Familiencharakteristika, so die Nebenblätter der *Rosaceae*, die *Ochrea* (eine Stipularöhre) bei den *Polygonaceae* usw. Für manche Familien ist eine Blattscheide typisch (*Apiaceae*, *Poaceae*). Diagnostisch wichtig kann die Ausbildung des Blattrandes sein, ferner der Verlauf der Leitbündel, die Nervatur. Von größtem diagnostischem Wert – insbesondere bei der Analyse von Pflanzenpulvern – ist die mannigfache Ausgestaltung der Epidermis in den verschiedenartigsten Haarbildungen (z. B. Rosazeenhaare, Labiatendrüsenschuppen). Diagnostisch wichtig sind ferner:

- Bau der Spaltöffnungen,
- die Anordnung von Pallisaden- und Schwammparenchym, d. h. die Ausgestaltung des Mesophylls zwischen oberer und unterer Epidermis: *Uvae-ursi folium* ist ein Beispiel für ein dorsiventrales (= bifaziales) Blatt; *Sennae folium* für ein isolaterales (= äquifaziales) Blatt,
- das Auftreten von Exkreträumen (z. B. bei den Rutazeen),
- das Vorkommen von Schleimzellen (Malvazeen) und,
- von verschiedenartigen Kristallbildungen (darauf beruht z. B. die Unterscheidungsmöglichkeit von Solanazeenblättern).

1.2.2.6 Bulbus-Drogen (Zwiebeldrogen)

Die Zwiebel ist ein metamorphisierter, meist unterirdischer Speichersproß, dessen Achse scheibenförmig abgeflacht ist und dessen fleischig angeschwollene Blätter mit Reservestoffen gefüllt sind. Zwiebeldrogen stellen nicht immer die Zwiebel in ihrer Gesamtheit dar; z. B. besteht die Meerzwiebel, *Scillae bulbus*, lediglich aus den getrockneten, mittleren fleischigen Zwiebelschuppen.

1.2.2.7 Flores-Drogen (Blütendrogen)

Eine Blütendroge kann aus getrockneten Einzelblüten oder aus getrockneten Blütenständen bestehen. Morphologisch ist die Blüte derjenige Sproßabschnitt, dessen Blätter für geschlechtliche Fortpflanzung umgestaltet sind. Eine vollständige Blüte besteht aus Kronblättern (Petalen), Andrözium, Gynözium und Kelchblättern (Sepalen). Der morphologische Begriff Blüte und der pharmazeutische Begriff *Flos* (Blütendroge) sind in der Regel nicht deckungsgleich. Beispiele:

- Lindenblüten, *Tiliae flos*, bestehen aus dem gesamten Blütenstand zusammen mit einem Hochblatt,
- Arnikablüten, *Arnicae flos*, bestehen aus den getrockneten Blütenständen,
- Hibiscusblüten, *Hibisci flos*, bestehen aus getrockneten Kelchen und Außenkelchen,
- Lavendelblüten, *Lavandulae flos*, bestehen aus den Blütenknospen mit den Kelchen und Hochblättern,
- Gewürznelken, *Caryophylli flos*, stellen ebenfalls Blütenknospen, nicht eigentlich Blüten dar,
- Safran, *Croci Stigma* Ph. Eur. (*Flos Croci*, ÖAB 10), besteht lediglich aus den Narbenschenkeln.

1.2.2.8 Fructus-Drogen (Fruchtdrogen)

Auch bei Fruchtdrogen deckt sich die historisch-pharmazeutische Namensgebung nicht immer mit den morphologischen Termini. Ein Beispiel für diese Nichtkongruenz sind die Hagebutten. Die Sammel-Scheinfrüchte von *Rosa canina* bezeichnet der Apotheker als *Fructus* bzw. *Pseudofructus*, die innen befindlichen Kerne als *Semina*. Die Morphologie zeigt: Das fleischige Gebilde der Hagebutte ist eine umgewandelte Blütenachse, die sich becherförmig eingebogen hat; die im Inneren verborgenen Kerne (*Cynosbati semen*) sind keine Samen, vielmehr stellen sie aus einem apokarpen Gynözium hervorgegangene Nußfrüchte dar.

Der Begriff „Frucht" ist nicht eindeutig in einem einzigen Satz einzufangen. Die Botanik versteht unter Frucht alle diejenigen Organe der Pflanze, welche die Samen bis zur Reife umschließen und dann zu deren Verbreitung dienen. Frucht- und Samenbildung sind aber nicht zwangsläufig miteinander verknüpft; es gibt Früchte, deren Samenbildung durch Züchtung unterdrückt wurde (Banane, Ananas, kernlose Orangen u. a.). Von den Blütenteilen beteiligt sich am Aufbau der Frucht in jedem Fall der Fruchtknoten (Einzelfrüchte), in anderen Fällen (bei Scheinfrüchten) noch andere Blütenteile wie die Blütenachse (besonders bei den Sammelfrüchten), Perianth, Infloreszenzachse und Brakteen (bei den Fruchtständen). Dementsprechend lassen sich die Früchte wie folgt unterteilen (Rauh 1950):

- Einzelfrüchte,
- Sammelfrüchte,
- Fruchtstände,
- Samenlose Früchte.

Die pharmazeutisch verwendeten „*Fructus*-Drogen" gehören in ihrer Mehrzahl in die Gruppe der Einzelfrüchte, die daher im folgenden noch kurz charakterisiert werden.

Einzelfrüchte gehen aus dem Fruchtknoten einer einzelnen Blüte hervor, deren Fruchtknoten aus einem Fruchtblatt oder aus mehreren – zu einem einheitlichen Gehäuse verwachsenen – Fruchtblättern besteht. Die Fruchtknotenwand bezeichnet man bei der fertigen Frucht als Perikarp (Fruchtwand) und gliedert dieses in Exokarp, Mesokarp und Endokarp. Einzelfrüchte können **Öffnungs-** oder **Schließfrüchte** sein. Bei Öffnungsfrüchten springt das Perikarp bei der Fruchtreife auf, die Verbreitungseinheit ist der Same; Vertreter dieser Fruchtform sind der **Balg** (Beispiele: *Strophanthus, Aconitum*), die **Hülse** (Beispiel: Sennesfrüchte), die **Kapsel** (Beispiele: Mohn, Kardamomen, Vanille). Die **Schote** ist eine Sonderform der Kapsel. Bei den Schließfrüchten ist die Verbreitungseinheit nicht der Same. Je nach Ausbildung des Perikarps unterscheidet man Beere, Nuß und Steinfrucht. Bei der meist vielsamigen **Beere** ist das Perikarp fleischigsaftig, manchmal trocken. Beispiele: Heidelbeeren (*Myrtilli fructus*), Koloquinthen (*Colocynthidis fructus*) Cayennepfeffer (*Capsici fructus acer*). Bei der einsamigen **Nuß** verwandelt sich das Perikarp in ein Sklerenchym und stirbt bei der Reife ab (z. B. *Cynosbati semen*). Sonderformen sind die **Karyopse** (Perikarp hautartig) der Gräser und die **Achäne** der Kompositen (Beispiel: Mariendistelfrüchte, *Cardui mariae fructus*) bzw. die Spaltfrucht der *Apiaceae* (z. B. Anis, *Anisi fructus*). Das Perikarp der in der Regel nur einsamigen Steinfrüchte zeichnet sich durch eine sklerenchymatische Innenzone (Steinkern) und einen beerenartigen Außenteil aus (Beispiele: Lorbeerfrüchte: *Lauri fructus* und Oliven = *Olivae fructus*).

1.2.2.9 Semina-Drogen (Samendrogen)

Semen (*Semina*) entwickeln sich aus der befruchteten Samenanlage. Im fertigen Samen unterscheidet man den Embryo, das Nährgewebe und die Samenschale. Ein Same läßt sich auch auffassen als eine junge Pflanze (Embryo) im Ruhezustand, die von einer Samenschale geschützt und mit Reservestoffen versorgt ist. Samen werden von allen Samenpflanzen gebildet. Die pharmazeutisch verwendeten „*Semina*" stammen von Öffnungsfrüchten wie Kapseln (*Lini semen, Ricini semen*), Hülsen (*Calabar semen*) und Schoten (*Sinapis semen*); oder sie werden Beeren (*Strychni semen*) und Steinfrüchten (*Coffeae semen*) entnommen. Auch Teile von Samen können unter der pharmazeutischen Bezeichnung „Semen" laufen; z. B. gelangen die *Colae semen* ohne Samenschale in den Handel.

1.2.2.10 Herba-Drogen (Krautdrogen)

Herba-Drogen bestehen aus den oberirdischen Teilen von Pflanzen mit nicht verholzendem Stengel, seltener aus den krautigen Triebspitzen von Halbsträuchern. Gesammelt werden Kräuter in der Regel zur Blütezeit. Beispiele:

- Adoniskraut, *Adonidis herba*, besteht aus den zur Blütezeit gesammelten, getrockneten, oberirdischen Teilen (DAB 9),
- Thymian, *Thymi herba*, besteht aus den abgestreiften und getrockneten Laubblättern und Blüten (DAB 9),

- Wermutkraut, *Absinthii herba*, besteht aus den getrockneten zur Blütezeit gesammelten oberen Sproßteilen und Laubblättern oder den getrockneten basalen Laubblättern oder einer Mischung der aufgeführten Pflanzenteile (DAB 9).

1.2.2.11 Lignum-Drogen (Hölzer)

Holz, lateinisch *Lignum*, ist warenkundlich das Gewebe aus den Wurzeln oder Sprossen älterer Bäume oder Sträucher („Holzpflanzen"), das innerhalb des Kambiums liegt. Beispiele für Holzdrogen: Guajakholz, Sandelholz, Sassafrasholz, Wacholderholz und Muira-puama (Potenzholz). Ligna-Drogen werden heute kaum noch verwendet.

1.3 Pflanzliche Arzneimittel: Einfache Zubereitungen

1.3.1 Zubereitungen aus Frischpflanzen

Aus Frischpflanzen gewinnt man die sog. Pflanzensäfte und die homöopathischen Essenzen.

Pflanzensäfte. Die frisch geernteten Pflanzenorgane werden mit Wasser mazeriert und ausgepreßt. Durch Pasteurisierung oder Ultra-Kurzzeit-Hocherhitzung (= Uperisation) macht man sie haltbar. Pflanzensäfte werden nur von Arzneipflanzen hergestellt, die keine stark wirksamen Inhaltsstoffe enthalten. Sie enthalten zwar die in Wasser löslichen Inhaltsbestandteile der verarbeiteten Pflanze, nicht aber die lipophilen Wirkstoffe. Über die chemische Zusammensetzung der Pflanzensäfte und über mögliche Umsetzungen im wäßrigen Milieu ist ansonsten wenig bekannt. Pflanzensäfte gehören zu den freiverkäuflichen Arzneimitteln, die hauptsächlich zur Selbstmedikation verwendet werden.

Homöopathische Tinkturen. Sie unterscheiden sich von den Tinkturen des DAB und Ph. Eur. darin, daß sie in der Regel nicht aus Drogen, sondern aus frischen Pflanzenorganen hergestellt werden. Das frische Pflanzenmaterial wird zerkleinert und mit der gleichen Gewichtsmenge Ethanol (90%ig) versetzt; nach einer gewissen Mazerationszeit wird abgepreßt. Manche exotischen Frischpflanzen sind frisch nur schwer zu beschaffen; in diesen Fällen wird auch die homöopathische Tinktur aus getrocknetem Ausgangsmaterial hergestellt. Unverdünnte homöopathische Tinkturen (Urtinkturen) können wie allopathische Galenika angewendet werden, d. h. es ist mit Arzneimittelwirkungen im Sinne der Schulmedizin zu rechnen. Es ist dies wissenswert für den Fall, daß ein anderweitig schwer zu beschaffendes Arzneimittel vom Arzt oder vom Patienten gewünscht wird. Beispiel: *Tct. Chinae* HAB enthält (0,03 bis 0,1% Alkaloide (Schindler 1955). Die eigentlichen homöopathischen Arzneimittel werden aus den Tinkturen durch Verdünnung (*Dilution*) hergestellt.

1.3.2 Zubereitungen aus Drogen

1.3.2.1 Wäßrige Drogenauszüge

Nach DAB 8 sind wäßrige Drogenauszüge Zubereitungen, die aus zerkleinerten Pflanzenteilen hergestellt werden und zum baldigen Verbrauch bestimmt sind. Das Mengenverhältnis Droge zu Wasser wird durch die Rezeptur vorgegeben; es beträgt im Durchschnitt 1:10. Je nach Herstellungsverfahren werden Abkochungen (*Decocta*), Aufgüsse (*Infusa*) und Mazerate (*Macerata*) unterschieden.

Die Zubereitungsform einer Abkochung wählt man dann, wenn es sich darum handelt, härtere Drogen (Hölzer, Rinde, Samen, Früchte) zu extrahieren oder Drogen, die sehr flüchtige und langsam lösliche Substanzen (z.B. Kieselsäure) enthalten. Nach dem DAB 8 werden Abkochungen in der Weise hergestellt, daß die Droge in Wasser von über 90° geschüttet und der Ansatz in ein Wasserbad eingehängt und dort 30 min bei 90° gehalten wird. Danach wird heiß koliert. Ist nach schwachem Auspressen das vorgeschriebene Gewicht nicht erreicht, wird der Rückstand mit siedendem Wasser nachbehandelt.

Im Haushalt wird eine Abkochung hergestellt, indem man die Droge mit kaltem Wasser ansetzt, zum Kochen bringt und 10 bis 15 min im leichten Sieden erhält, wobei man das evtl. verdampfte Wasser nachfüllt. Vor dem Absehen kann man noch 15 min ziehen lassen.

Aufgüsse werden vorwiegend aus Drogen hergestellt, deren Wirkstoffe sich beim Kochen

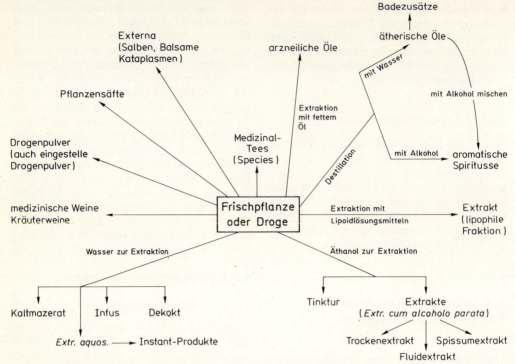

Abb. 1.1. Zubereitungsformen von Drogen und Frischpflanzen: Übersicht

zersetzen oder verflüchtigen (z. B. ätherisches Öl enthaltende Drogen). Nach dem DAB 8 werden Aufgüsse in der Weise hergestellt, daß man 1 Teil Droge mit 3 bis 5 Teilen Wasser durchknetet, 15 min lang stehen läßt und dann den Rest (7 bis 5 Teile) des inzwischen zum Sieden erhitzten Wassers hinzugibt. Das Gemisch wird in ein Wasserbad gehängt und 5 min lang unter wiederholtem Anrühren bei einer Temperatur von über 90° gehalten. Danach bleibt der Ansatz bedeckt stehen, bis er sich auf etwa 30° abkühlt. Man koliert dann.

Im Haushalt geht man so vor, daß man die vorgeschriebene Drogenmenge mit kochendem Wasser übergießt, 10 bis 15 min ziehen läßt und dann durch Mull oder ein rostfreies Sieb abseiht.

Für Drogen, deren Hauptwirkstoffe Schleime darstellen (Beispiel: Eibischwurzel) wird sehr häufig das Mazerationsverfahren empfohlen. Dazu wird nach DAB 8 die zerkleinerte Droge mit der vorgeschriebenen Menge Wasser von Raumtemperatur übergossen; man läßt unter gelegentlichem Umrühren stehen und koliert den Auszug nach 30 min.

Das Zubereiten eines Teeaufgusses mit kaltem Wasser ist jedoch nicht empfehlenswert: Es können Getränke mit hoher Keimzahl resultieren, die mikrobiologisch nicht mehr unbedenklich sind (Repplinger 1985; Hameister 1984). Durch Überbrühen hergestellte Teeaufgüsse sind auch bei mikrobiologisch kontaminierter Ausgangsdroge unbedenklich, sofern man sie sofort trinkt. Bei Stehzeiten ab fünf Stunden schreitet die Keimvermehrung allerdings weit voran, so daß bei empfindlichen Personen unter bestimmten Bedingungen Magen- und Darmstörungen eintreten können.

1.3.2.2 Tassenfertige Tees

Grundlage dieser Teearzneiform ist ein aus Drogen hergestellter Extrakt. Die meist pulverförmigen Trockenextrakte (*Extracta aquosa sicca*), seltener pastenförmigen Produkte (*Extracta aquosa spissa* oder *fluida*), lösen sich sofort und rückstandslos bei Zugabe von Wasser („tassenfertige Tees"). Als Trocknungsverfahren kommen hauptsächlich die

Sprühtrocknung, die Vakuum- und die Gefriertrocknung in Frage. Über mögliche Verluste lipophiler Extraktivstoffe liegen keine Untersuchungen vor. Ätherische Öle werden in einigen Fällen den fertigen Produkten zugesetzt. Ob ein *lege artis* in der Apotheke oder im Haushalt aus Drogen hergestellter Tee (Infus, Dekokt, Mazerat) und eine Lösung des entsprechenden Trocken- oder Spissumextraktes der pharmazeutischen Qualität nach gleichwertig sind, muß von Fall zu Fall experimentell entschieden werden.

Es ist in diesem Zusammenhang angebracht, an die Gesetzmäßigkeiten der Resorbierbarkeit oral applizierter Pharmaka zu erinnern: Das Intestinalepithel verhält sich wie eine Lipidbarriere, weshalb lipidlösliche, elektrisch neutrale (ungeladene) Wirkstoffe besonders gut resorbiert werden. Gerade aber diese Lipoidfraktion der pflanzlichen Arzneidrogen – die potentielle Wirkstoff-Fraktion also – kann bei bestimmten technischen Trocknungsverfahren verlorengehen. Nur bei Wirkstoffen, die nicht resorbiert werden sollen, entfällt diese Problematik (Beispiel: Anthraglykosiddrogen in Abführtees).

1.3.2.3 Alkoholische Auszüge

1.3.2.3.1 Tinkturen

Tinkturen sind Auszüge aus Drogen, die in der Regel mit Ethanol verschiedener Konzentration so hergestellt werden, daß 1 Teil Droge mit 5 Teilen Extraktionsflüssigkeit ausgezogen wird. Tinkturen, deren Ausgangsdrogen stark wirksame Verbindungen enthalten (lt. DAB 9, „Drogen die vorsichtig zu lagern sind") werden abweichend im Verhältnis 1:10 hergestellt. Tinkturen werden durch Mazeration und Perkolation hergestellt, oder durch Lösen von Trockenextrakten in Ethanol entsprechender Konzentration. Falls Tinkturen durch Lösen von Trockenextrakten hergestellt werden, muß lt. DAB 9 sichergestellt sein, daß die Lösungen in ihren Kennzahlen und auch in den sonstigen Eigenschaften den durch Mazeration oder Perkolation hergestellten Tinkturen gleichwertig sind.

1.3.2.3.2 Alkoholische Extrakte

Unter Extrakten versteht man Auszüge (Mazerate, Perkolate) aus Drogen, die entweder teilweise oder vollständig vom Extraktionsmittel befreit wurden. Je nach Restmenge an Lösungsmittel erhält man Produkte unterschiedlicher Beschaffenheit:

- Fluidextrakte (*Extracta fluida*; gießbar; Extraktivstoffe aus 1 Teil Droge sind in 1 bis maximal 2 Teilen Extrakt enthalten),
- Zähflüssige Extrakte (= Dickextrakte; *Extracta spissa*; 15–25% Restwasser enthaltend),
- Trockenextrakte (*Extracta sicca*; lassen sich zerreiben; Feuchtigkeitsgehalt maximal 5%).

Für Spissum- und Fluidextrakte werden Ethanol-Wasser-Gemische verwendet. Trockenextrakte sind Produkte, in denen keine Restmengen des eingesetzten Lösungsmittels enthalten sind. Es können daher auch toxikologisch bedenkliche Lösungsmittel wie z.B. Methanol als Extraktionsmenstruum eingesetzt werden. Deklariert wird dies durch den Zusatz „*cum carbinolo paratum*" (abgekürzt: *c. carb. par.*).

Alkoholische Extrakte enthalten zum Unterschied von wäßrigen Extrakten u.a. keine Schleimstoffe, Gummen, Pektine und Proteine, so daß die wirksamen Verbindungen in der Regel in höheren Konzentrationen vorliegen im Vergleich zu wäßrigen Extrakten. Welche Stoffe im Einzelnen aus der Droge extrahiert werden, hängt u.a. von der Ethanolkonzentration ab. 50–70%iges Ethanol extrahiert neben lipophilen Stoffen hohe Anteile auch von polaren Aminosäuren und Zuckern; höherprozentiger Alkohol löst vor allem die ätherischen Öle und Harze.

Nach DAB 9 werden Fluidextrakte hergestellt, indem man aus 1 Teil Droge zunächst 1 Teil Perkolat gewinnt, den Drogenrückstand nach 2 Tagen auspreßt, Preßflüssigkeit und Perkolat vereinigt, 5 Tage bei Temperaturen unter 15 °C stehen läßt und filtriert.

Bei Trockenextrakten gewinnt man aus 1 Teil Droge 3 bis 4 Teile Perkolat, das im Vakuum unter 70 °C eingeengt wird.

Wichtiger Hinweis. Nach Vorschrift der Arzneibücher hergestellte Extrakte sind vollwertige Drogenzubereitungen, d.h. sie enthalten noch weitgehend die mit dem Menstruum (Alkohol, Ethanol-Wasser) extrahierbaren Extraktivstoffe. Für einen Teil der industriell hergestellten Extrakte trifft dies nicht zu, wenn zu drastische Verfahren des Einengens gewählt werden.

1.3.2.3.3 Medizinische Weine

Medizinische Weine werden entweder durch Extraktion von Drogen mit Wein oder durch Mischen von Arzneistoffen, Tinkturen, Extrakten etc. mit Wein hergestellt. Als Träger differenter Arzneimittel kommen medizinische Weine schon wegen fehlender Dosierungsgenauigkeit nicht in Frage. Sie sind beliebt als Stomachika und Tonika. Zu den unerwünschten Nebenwirkungen zählt, daß die Alkoholkrankheit gefördert werden kann.

Beispiel: Chinawein, *Vinum Chinae*, hergestellt durch Mischen von 5 Teilen Chinafluidextrakt, 80 Teilen Xereswein, 1 Teil Pomeranzentinktur, 15 Teilen Rohrzucker und 0,15 Teilen Zitronensäure.

Als Kräuterwein bezeichnet man in der Lebensmittelchemie ein weinhaltiges Getränk, dessen Weinanteil mindestens 70% beträgt und das als aromagebende Stoffe ausschließlich Extraktivstoffe aus aromatischen Kräutern (*Aromatica, Amara-Aromatica, Acria, Acria-Aromatica* (siehe dazu Abschnitt 5.4.1) enthält. Wenn eine Droge die Geschmacksrichtung trägt, darf der Wein mit dem Namen dieser Droge bezeichnet werden. Beispiel: Wermutwein, wird hergestellt aus *Artemisia absinthium* oder *Artemisia pontica* sowie anderen würzenden Pflanzenteilen (z. B. Zimt, Nelken, Pomeranzen- und Zitronenschalen).

1.3.2.3.4 Aromatische Spirituse

Aromatische Spirituse, auch als arzneiliche Spirituosen (*Spirituosa medicata*) bezeichnet, sind lt. ÖAB 9 und DAB 6 alkoholische oder wäßrig-alkoholische Lösungen von flüchtigen Substanzen. In der Umgangssprache bezeichnet man sie als „Geiste" (z. B. Melissengeist, Himbeergeist, Brombeergeist). Sie werden entweder durch Lösen von ätherischen Ölen in Alkohol hergestellt (z. B. *Spiritus Melissae comp.*, DAB 6) oder durch Destillation.

Bei der Herstellung durch Destillation werden die zerkleinerten Drogen mit Alkohol versetzt; man läßt so lange stehen, bis die flüchtigen Bestandteile aus dem Drogenverband (den Ölzellen, Öldrüsen, Ölräumen) herausgelöst sind, und destilliert schließlich ab.

Unerwünschte Nebenwirkungen der arzneilichen Spirituosen: Gefahr des Nicht-mehr-Aufhörenkönnens, d. h. es kann eine alte Alkoholkrankheit erneut aktiviert oder eine bestehende verstärkt werden.

1.3.2.5 Sonstige Zubereitungen: Arzneiliche Öle, Badezusätze

Arzneiliche Öle sind Zubereitungen, die Arzneistoffe in nichttrocknenden Ölen (wie Olivenöl, Erdnußöl, Mandelöl) gelöst oder suspendiert enthalten. Die mit Öl aus Drogen extrahierbaren Stoffe sind im wesentlichen fette Öle, fettlösliche Vitamine, Phytosterine und Phytosterinester, fettlösliche Farbstoffe (Carotinoide, Chlorophyll) lipophile Mono- und Sesquiterpene (Kampfer) einige Alkaloide als lipophile Basen u. a. m. Beispiele:

- Knoblauch-Ölmazerate (1:1) werden dadurch hergestellt, daß Knoblauchzehen zerkleinert und mit pflanzlichen Fetten, vorzugsweise mit Sojabohnenöl, in der Kälte oder unter gelindem Erwärmen ausgelaugt werden. Der von den Rückständen befreite Ölauszug wird entwässert und in Weichgelatinekapseln gefüllt,
- Johanniskrautöl wird aus den frischen blühenden Zweigspitzen oder besser aus den frischen Blüten des Johanniskrauts (s. Kap. 10.5.8) hergestellt. Dazu werden die frischen Pflanzenteile zerquetscht, mit Oliven- oder Erdnußöl verrührt und 10 Tage lang mazeriert. Nach dem Abpressen wird das Öl mit Natriumsulfat entwässert, um das Ranzigwerden zu bremsen,
- Arnikablütenöl ist ein aus Arnikablüten (s. Kap. 11.2.2) hergestelltes Ölmazerat. Man verarbeitet das Produkt zu Salben.

Badezusätze. Die in verschiedener Form angebotenen Badepräparate – Badegele, Badeessenzen, Badesalze, Badetabletten – enthalten neben den das Produkt konstituierenden Bestandteilen wie Mineralsalze, Tenside, Fette, Farbstoffe, oft Zusätze in Form von Pflanzenextrakten, ätherischen Ölen oder Pflanzen-Einzelstoffen (Menthol, Azulene, Escin). Als Zusätze werden angeboten (Beispiele nach Fey und Otte 1985):

- für sensible Haut: Johanniskraut, Kamille, Calendula, Schafgarbe, Hopfen,
- für großporige Haut: Salbei, Quendel, Weidenrinde,
- für fettige Haut: Schachtelhalm, Huflattich,
- für trockene, schuppige Haut: Calendula, Kamille, Lindenblüten.

Medizinische Wirkungen sind plausibel für:
- Gerbstoffe, die lokal adstringierend und somit entzündungswidrig wirken,
- und für Aromastoffe, die im Sinne der Aromatherapie bei psychosomatischen Erkrankungen nützlich sind; Beispiel: Mit Koniferenduft parfumierte Bäder beruhigen erregte Nerven und bringen Entspannung (Schweisheimer 1975).

Nicht sinnvoll ist es hingegen, Wirkungen von Drogen, die für innere Anwendungen gelten, für Badezusätze ungeprüft zu reklamieren.

1.4 Die pflanzliche Arzneidroge als Extraktionssystem

1.4.1 Allgemeines über pflanzliche Extraktivstoffe

Eine Droge besteht aus einer großen Zahl von Einzelstoffen; bei der chemischen Analyse werden die Bestandteile nicht alle einzeln, sondern – abgesehen von Einzelfällen – als Stoffgruppen erfaßt. Eine Gesamtanalyse sieht wie folgt aus:

Tabelle 1.1. Zusammensetzung lufttrockener Kakaokerne (Lange u. Fincke 1970)

Bestandteile	Gehalt %
Wasser	5,0
Fette (Lipide)	54,0
Koffein	0,2
Theobromin	1,2
Polyhydroxyphenole	6,0
Aminosäuren und Proteine	11,5
Zuckerarten	1,0
Stärke	6,0
Pentosane	1,5
Zellulose	9,0
Organische Säuren	1,5
Sonstige Stoffe	0,5
Mineralstoffe	2,6

Wie inhomogen eine Stoffgruppe sein kann, verdeutlicht das Beispiel der organischen Säuren der Kakaokerne:

- Flüchtige Säuren: Essigsäure, Propionsäure, α-Ketobuttersäure, Iso-capronsäure,
- Nichtflüchtige Säuren: Zitronensäure, Oxalsäure, Milchsäure, Phenylessigsäure, Vanillinsäure, p-Hydroxybenzoesäure, Maleinsäure, o- und p-Hydroxyphenylessigsäure.

Nicht alle Drogenbestandteile sind mit den Lösungsmitteln, die zur Extraktherstellung herangezogen werden, herauslösbar. Unter Extraktivstoffen versteht man alle jenen Stoffe, die unter den jeweiligen Extraktionsbedingungen herauslösbar sind. Die Summe an Extraktivstoffen bildet nach Verjagen des Extraktionsmenstruums den Extrakt. Die Drogenbestandteile, die nicht extrahierbar sind, bilden den Rückstand. Der Rückstand besteht zur Hauptsache aus den Gerüststoffen, welche die Pflanzenstruktur aufbauen: aus Zellulose, aus Hemizellulosen, Ligninen und Pektinen. Neben diesen auch als „Rohfaser" bezeichneten hochpolymeren Pflanzenstoffen enthält der Rückstand, abhängig von der Art des Extraktionsmittels, auch niedermolekulare Bestandteile. Beispiele:

- Saponine bleiben im Rückstand, wenn mit Ether oder 90%igem Ethanol extrahiert wird,
- Ätherische Öle bleiben weitgehend im Rückstand, wenn man mit Wasser mazeriert.

Extrahieren bedeutet somit Selektionieren.
Die Extraktivstoffe sind aus therapeutischer und aus pharmazeutischer Sicht von sehr unterschiedlichem Gewicht. Extraktivstoffe, welche pharmakologische oder biologische Wirkungen aufweisen, bezeichnet man als Wirkstoffe. Extraktivstoffe, an welche therapeutische Wirksamkeit gebunden ist, nennt man **spezifische Wirkstoffe**. Extraktivstoffe, die in vielen Drogen vorkommen, bezeichnet man als häufig vorkommende oder als **ubiquitäre Bestandteile** (z. B. Kalium-Ionen, chlorophyll, β-Sitosterin, Saccharose). Stoffe, die nur selten auftreten, sind oft für ein Taxon – Varietät, Unterart, Art, Gattung – charakteristisch, weshalb man von **taxoncharakteristischen Inhalts- bzw. Extraktivstoffen** spricht. Bei der Prüfung von Extrakten auf Identität und Reinheit sind selten auftretende (taxonspezifische) Stoffe wesentlich aussagekräftiger als häufig auftretende Stoffe.

1.4.2 Extrakttypen: Totalextrakt, gereinigte Extrakte, Wirkstoffpräparate

Fall A. Es soll zunächst von Drogen ausgegangen werden, deren wirksamkeitsbestimmende Inhaltsstoffe (spezifischen Wirkstoffe) bekannt sind. Die Inhaltsstoffe einer Arzneidroge lassen sich für diesen Fall unterteilen in:

Fall B. Vielfach sind die spezifischen Wirkstoffe einer pflanzlichen Arzneidroge nicht oder nur unvollständig bekannt; in anderen Fällen sind bestimmte Inhaltsstoffe zwar pharmakologisch aktiv, jedoch nicht allge-

standardisieren, sie unterscheiden sich in der Höhe des Wirkstoffgehaltes.

Extraktivstoffe (Charakteristik)	Beispiele
A 1 Spezifische Wirkstoffe: Extraktivstoffe, an welche die therapeutischen Eigenschaften der Droge ganz oder zum überwiegenden Teil gebunden sind.	Emetin/Cephaelin in der Brechwurzel; Hyoscyamin/Scopolamin im Belladonnblatt; Cardenolidglykoside im Maiglöckchenkraut; Anthranoide der Sennafrucht; Coffein im schwarzen Tee.
A 2 Erwünschte Begleitstoffe: Extraktivstoffe, welche die Hauptwirkung unterstützen; die Einnahme erleichtern; die Resorption erhöhen; die Stabilität des Extraktes erhöhen.	Flavonolglykoside erhöhen die Resorptionsgeschwindigkeit von Solanazeenalkaloiden. Saponine in Digitaloiddrogen verhindern die Ausfällung der in Wasser schwer löslichen Cardenolide. Die Aroma- und Gerbstoffe des schwarzen Tees bedingen den hohen Genußwert im Vergleich zu einer reinen Coffeinlösung.
A 3 Unerwünschte Extraktivstoffe: Es handelt sich um im Extraktionsmittel lösliche Stoffe, von denen feststeht, daß sie nicht zur Gruppe A 1 oder A 2 zählen und die Nachtrübungen, Ausfällungen etc. verursachen und somit die Haltbarkeit des Fertigarzneimittels ungünstig beeinflussen.	Die Alkaloide der Chinarinde bilden mit Gerbstoffen schwer lösliche Komplexe. Die Extrahierbarkeit der Alkaloide aus der Droge ist erschwert. Liquidazubereitungen neigen zu Ausfällungen. Schwermetall-Ionen lösen Oxidationen zahlreicher Drogeninhaltsstoffe aus (Ursache für die Instabilität der Hopfenbitterstoffe und zahlreicher anderer Phenole). Ansonsten sind häufig Wachse, Chlorophylle, Schleime und Eiweißstoffe Ursache von Nachtrübungen.

Aufgrund der Zusammensetzung lassen sich die folgenden Extrakttypen unterscheiden:

- Totalextrakte (Primärextrakte): sie enthalten die Stoffgruppen A 1, A 2 und A 3,
- Gereinigte Extrakte bestehen aus den Stoffgruppen A 1 und A 2,
- Eingestellte Extrakte sind Extrakte, die auf einen bestimmten Gehalt durch Zugabe von gleichnamigen Extrakt mit geringem Gehalt, mit Aerosil oder Maltodextrinen bzw. Dextrinen eingestellt (normiert) werden. Voraussetzung ist, daß die Substanz, auf die eingestellt wird, zur Stoffgruppe 1 gehört und als Wirkprinzip der Ausgangsdroge anerkannt ist. Sowohl Primärextrakte als auch gereinigte Extrakte lassen sich

mein als Wirkprinzip (im Sinne der therapeutischen Wirksamkeit) anerkannt. Dennoch kann nicht darauf verzichtet werden, die pharmazeutische Qualität von Extrakten auch der Drogentypen B zu bewerten. Man behilft sich damit, daß man die pharmakologisch aktiven Inhaltsstoffe zur Beurteilung der Extraktqualität heranzieht. Liegen Arzneidrogen vor, von denen auch keine pharmakologisch aktiven Extraktivstoffe bekannt sind, dann sollte behelfsweise ein möglichst drogenspezifischer Inhaltsstoff als „Leitstoff" der Extraktqualität herangezogen werden.

Für pflanzliche Arzneidrogen der Gruppe B ergibt sich die folgende Einteilung der Extraktivstoffe:

Extraktivstoff (Charakteristik)	Beispiele
B1 Stoffe, die pharmakologische Wirkungen aufweisen; Stoffe, die phytochemisch die Droge gut kennzeichnen.	Valerensäure der Baldrianwurzel; Bittersäuren des Hopfens, Kurkuminoide des Curcumaxanthorrhiza-Rhizoms; Bisabolol und/oder Matrizin in Kamillenblüten.
B2 Weitere sekundäre Pflanzenstoffe.	Saponine, Flavonoide, Tannine, Phenolcarbonsäuren.
B3 Technologisch unerwünschte Extraktivstoffe: Stoffe, welche Nachtrübungen verursachen, die Stabilität anderer Extraktivstoffe vermindern, die sensorischen Eigenschaften (Farbe, Geruch, Geschmack) ungünstig beeinflussen.	Wachse, Pektine, Chlorophyllabbauprodukte, Salze von Schwermetallen.

Extrakte aus der Gruppe B stellen naturgemäß in der Regel Totalextrakte (Primärextrakte) dar. In einigen Fällen bietet sie der Handel als eingestellte Extrakte an: z. B. Baldrianextrakt eingestellt auf Valerensäure, Curcumaextrakt auf Curcuminoide, Kamillenextrakt auf ätherisches Kamillenöl und Bisabolol.

Wenn gereinigte Extrakte der Gruppe B verwendet werden, so müssen sie pharmakologisch und klinisch geprüft werden. Beispiele für diese Art des Vorgehens sind:

- Roßkastanienextrakt mit angereicherten Saponinen,
- Mariendistelextrakt mit Flavonoiden oder
- Ginkgoextrakt mit angereicherten Flavonoiden neben Bilobalid und Ginkgoliden.

Diese Sonderfälle sind vergleichbar den azellulären Drogen, die dadurch charakterisiert sind, daß sie aus Pflanzen durch einfache physikalische Prozesse gewonnen werden und zu denen die folgenden Produkte zählen:

- Harze,
- Balsame,
- Gummen,
- ätherische Öle und
- fette Öle.

Entfernt man aus gereinigten Extrakten (=Stoffgruppen 1+2) die Begleitstoffe der Gruppe 2, so gelangt man zu reinen Wirkstoffpräparaten. **Reine Wirkstoffpräparate** entsprechen annähernd Gemischen von isolierten Reinsubstanzen. *In praxi* ist ein reines Wirkstoffpräparat oft ein gereinigter Extrakt, der lediglich von einem Teil der Begleitstoffe der Gruppe 2 befreit worden ist.

1.4.3 Isolierte Reinstoffe

Die Konzentrationen, in denen Wirkstoffe in Drogen vorkommen, können innerhalb weiter Grenzen schwanken, durchschnittlich zwischen 0,1 und 2% (Tab. 1.2).

Die Methoden, die angewendet werden, um zu reinen, kristallisierbaren Wirkstoffen zu gelangen, sind die in der Chemie zur Auftrennung von Stoffgemischen üblichen Fraktionierungsverfahren wie Extraktion, Sublimation, Chromatographie und Verteilungsverfahren. Da die chemischen und physikalischen Eigenschaften der gesuchten Wirkstoffe zunächst unbekannt sind, besteht eines der wich-

Tabelle 1.2. Beispiele dafür, in welchen Konzentrationen spezifische Wirkstoffe in pflanzlichem Ausgangsmaterial vorliegen können

Hauptwirkstoff	Enthalten in	Konzentration %
Morphin	Opium	1×10^1
Santonin	Cinae flos	2×10^0
Hyoscyamin	Hyocyami folium	5×10^{-1}
Reserpin	Rauwolfiae radix	1×10^{-2}
Penicillin	Fermentationsbrühe	1×10^{-2}
Vitamin B_{12}	Fermentationsbrühe	1×10^{-4}
Zum Vergleich:		
Mg^{++}	Meerwasser	1×10^{-1}
Gold	Meerwasser	1×10^{-11}

tigsten Probleme darin, einen biologischen Test zu finden, der den Chemiker bei der Aufarbeitung der Droge führt, der ihm als Leitfaden dienen kann. Allerdings gelingt es dem Pharmakologen nicht immer, dem Chemiker einen Test an die Hand zu geben, der ein wirkliches Äquivalent wäre für den Effekt, welcher der Heilwirkung am Menschen entspricht. In hohem Maße ist die Erforschung der pflanzlichen Wirkstoffe nicht allein von den Fortschritten der chemischen Methodik, sondern auch von den Fortschritten auf pharmakologisch-methodischem Gebiet abhängig. Nicht zufällig gelang es daher zu allererst, diejenigen Pflanzenstoffe zu isolieren, die sich bereits den groben Sinnen durch auffallende Eigenschaften zu erkennen geben, wie Geschmackstoffe (Bitterstoffe, *Acria* u. a.), die Geruchstoffe und die Farbstoffe. Die von Scheele in reiner Form gewonnene Weinsäure (1769) und die Zitronensäure (1784) – die erst rein dargestellten Pflanzenstoffe überhaupt – sind Beispiele dafür. Ein bequemer Leitfaden bei der Fraktionierung ist weiterhin das Merkmal der Toxizität, da sich Toxizitätsprüfungen relativ leicht im Tierversuch durchführen lassen. Nicht selten ist das dann isolierte toxische Prinzip gleichzeitig auch das Wirkstoffprinzip der Droge. Aber nicht immer braucht der Weg der chemischen Analyse über den biologischen Test zu führen: Auch die Verallgemeinerung zufälliger Einzelbeobachtungen kann zu sinnvollen Arbeitshypothesen über die zweckmäßige Wahl der Fraktionierungsmethode führen. Eine seit Sertürner bekannte – und überdies die erfolgreichste derartiger Arbeitshypothesen – ist die, daß die Drogenwirkung an die basischen Inhaltsstoffe von Pflanzen geknüpft sein kann: Hunderte von Drogenwirkstoffen (Alkaloiden) konnten auf diese Weise isoliert werden, ohne daß es des Einsetzens tierexperimenteller Methoden während der phytochemischen Aufarbeitung bedurft hätte. Ähnliche antizipierende Arbeitsphyothesen sind die Prüfung auf Anthranoide bei Drogen, denen laxierende Wirkung nachgesagt wird, oder auf Cardenolide, deren Herzwirksamkeit bekannt ist. Wenn die wirksamkeitsbestimmenden Inhaltsstoffe einer großen Anzahl von pflanzlichen Arzneidrogen noch immer nicht bekannt sind, so kann das verschiedene Gründe haben:

- Es fehlt der geeignete pharmakologische Test, an Hand dessen die Fraktionierung möglich würde. Dies ist besonders bei Vorliegen von additiver Wirkungskumulation der Fall (Beispiel: s. Abb. 10.8 betr. Crataegusextrakt).
- Die spezifischen Wirkstoffe sind labil und werden durch die Isolierungsprozedur zerstört.
- Die pflanzliche Arzneidroge ist pharmakologisch inert, die ihr nachgerühmte Wirkung ist suggestiver Natur.

Die Isolierung der Wirkstoffe ist aus mehreren Gründen angezeigt:

- In der Arzneidroge liegen die Wirkstoffe in ungleichen Mengen und Mischungsverhältnissen vor, so daß eine Dosierung nicht möglich ist. Beispiel: *Infusum Digitalis* im Vergleich zur Digitoxintablette.
- Der Wirkstoff wird in der Pflanze von so großen Mengen an indifferenten Ballaststoffen begleitet, daß in Form von Gesamtauszügen die erforderliche hohe Dosis nicht appliziert werden kann. Das gilt für die Antibiotika und viele Vitamine.
- Der Wirkstoff wird durch die Darmwand nur unvollständig aufgenommen, ein unkontrollierbarer Anteil wird noch vor der Resorption zerstört; der Reinstoff bietet die Möglichkeit zur Entwicklung parenteral anwendbarer Arzneimittel (z. B. Strophanthin, Lobelin).
- Das genaue Studium der Reinstoffe führt oft zur Auffindung neuer Wirkungen, welche eine Erweiterung der klinischen Verwendung bedeuten (Lobelin als Kreislaufanaleptikum; Reserpin als Psychosedativum).
- Die Isolierung des Wirkstoffes ist die Voraussetzung für seine Konstitutionsaufklärung, seine Synthese und arzneimittelsynthetische Abwandlung, um zu billigeren (z. B. Cortison) oder dem Naturstoff in seinen therapeutischen Eigenschaften überlegeneren Arzneimittel zu gelangen (z. B. die Lokalanästhetika).

1.5 Pharmazeutische Qualität pflanzlicher Arzneidrogen und daraus hergestellter Zubereitungen

1.5.1 Definitionen (Qualität, Standardisierung, Normierung)

Man versteht unter **pharmazeutischer Qualität** die „Beschaffenheit eines Arzneimittels, die nach Identität, Reinheit, Gehalt und sonstigen chemischen, physikalischen und biologischen Eigenschaften oder durch das Herstellungsverfahren bestimmt wird" (Arzneimittelgesetz der Bundesrepublik Deutschland vom Jahre 1976).

Von einer **Standardisierung** spricht man dann, wenn die pharmazeutische Qualität durch Vergleich mit einem Standard festgelegt wird. Für Drogen legen die Arzneibücher, der Arzneimittelcodex, für Gewürzdrogen auch die Lebensmittelcodices der verschiedenen Staaten, Standards fest. In besonderen Fällen kann ein Standard auch betriebsintern festgelegt werden.

Daß eine Droge dem Standard entspricht, wird durch den Zusatz, wie Ph. Eur., DAB 9, Ph. Helv. VI usw., angezeigt. Fehlt dieser Zusatz, so kann eine Droge vorliegen, die nach Kennzahlen oder Gehalt dem Standard nicht entspricht; es kann sich um eine ähnliche Ersatzdroge handeln. Beispielsweise kann sich hinter der Deklaration Baldrianwurzel verbergen, daß nicht *Valeriana-officinalis*-Wurzel, sondern *Valeriana-walichii*- oder *Valeriana-edulis*-Wurzel vorliegt. Bei *Curcumae rhizoma* ohne den Zusatz DAB 9 kann sowohl *Curcuma-xanthorrhiza*- als auch *Curcuma-longa*-Rhizom vorliegen.

Bei Drogen mit differenten Inhaltsstoffen und entsprechend geringer therapeutischer Breite reicht es nicht aus, lediglich einen Mindestgehalt festzulegen. Eine genaue Dosierung ist nur möglich, wenn die Droge und das daraus

Tabelle 1.3. Beispiel für eingestellte (normierte) Präparate im DAB 9

	Gehalte	Einstellen durch
Eingestelltes Opium	Mindestens 9,8% und höchstens 10,2% Morphin	Verreiben mit Milchzucker
Opiumtinktur	Mindestens 0,95% und höchstens 10,2% Morphin	Verdünnen mit Ethanol-Wasser-Mischung
Eingestelltes Ipecacuanhapulver	Mindestens 1,9% und höchstens 2,1% Gesamtalkaloide	Verreiben mit Milchzucker oder mit pulverisierter Ipecacuanhawurzel mit geringerem Alkaloidgehalt
Ipecacuanhaextrakt	Mindestens 1,9% und höchstens 2,10% Gesamtalkaloide	Verreiben mit Milchzucker oder Dextrin
Eingestelltes Belladonnapulver	Mindestens 0,28% und höchstens 0,32% Gesamtalkaloide ber. als Hyoscyamin	Verreiben mit pulverisiertem Milchzucker oder pulverisierten Belladonnablättern mit geringerem Alkaloidgehalt
Belladonnaextrakt	Mindestens 1,30% und höchstens 1,45% Alkaloide ber. als Hyoscyamin	Verreiben mit Milchzucker oder Dextrin
Eingestelltes Adonispulver	Wirkwert am Meerschweinchen entsprechend 0,2% Cymarin	Verschneiden mit Adoniskrautpulver von niedrigerem oder höherem Wirkwert
Eingestelltes Digitalis-lanata-Pulver	Wirkwert entsprechend 0,5% Digoxin	Verschneiden mit Blattpulver von niedrigerem oder höherem Wirkwert
Eingestelltes Meerzwiebel-Pulver	Wirkwert entsprechend 0,2% Proscillaridin	Verschneiden mit Meerzwiebelpulver

hergestellte Arzneimittel auf einen Normwert eingestellt ist. Das Einstellen einer Droge oder eines Extraktes auf einen vorher festgelegten Wert nennt man **Normierung**. Das Einstellen (die Normierung) erfolgt bevorzugt auf diese beiden Arten:

- chemische Gehaltsbestimmung und Festlegung eines Mindest- und eines Höchstgehalts,
- biologische Wirksamkeitsbestimmung und Festlegung eines biologischen (oder toxikologischen) Wirkäquivalents.

Die Normierung ist, anders als die Standardisierung, stets mit einer Manipulation dergestalt verbunden, daß das Drogenpulver oder der Extrakt, um die Norm zu erzielen, verdünnt wird: bei Drogenpulver wird mit einer Drogencharge verdünnt, die gehaltsarm ist; bei Extrakten verdünnt man mit inertem Material (Tab. 1.3).

1.5.2 Untersuchung von Drogen nach dem Arzneibuch

1.5.2.1 Aufbau einer Drogenmonographie

Eine Drogenmonographie ist wie folgt gegliedert:

```
1    Bezeichnung der Droge
2    Beschreibung
2.1  Sensorische Eigenschaften
2.2  Makroskopische Beschreibung
2.3  Mikroskopische Beschreibung
3    Prüfung auf Identität
4    Prüfung auf Reinheit
5    Gehaltsbestimmung
6    Lagerung
7    Hinweise
```

1.5.2.2 Bezeichnung der Droge

Die Haupttitel sind in Deutsch, die Untertitel in Lateinisch angegeben (DAB 9) oder umgekehrt (Ph. Eur.). Die lateinische Bezeichnung setzt sich aus zwei Teilen zusammen: Einer Bezeichnung, die auf die botanische Herkunft Bezug nimmt im Genitiv; es folgt im Nominativ singularis der lateinische Name für das verwendete Pflanzenorgan. Beispiel: *Digitalis lanatae folium* (Digitalis-lanata-Blätter). Anstelle des vollen Artnamens steht in anderen Fällen die Gattung (z. B. *Matricariae flos*) oder eine historische Bezeichnung (z. B. *Chamomillae romanae flos* = römische Kamille oder *Sennae folium* = Sennesblätter).

Zur Bezeichnung gehören sodann Angaben über den verwendeten Drogenteil (s. Kap. 1.2) sowie darüber, welche Arten – gegebenenfalls auch Unterarten oder Varietäten – als Stammpflanzen zugelassen sind. In vielen Fällen gehört zur Drogenbezeichnung eine Spezifikation über Art und Menge bestimmter Inhaltsstoffe. Wenn sich in der Drogendefinition darüber Angaben finden, dann bringt die Monographie im späteren Teil entsprechende Vorschriften zum Nachweis und zur Gehaltsbestimmung. Wenn die Gehalte auf die getrocknete (wasserfreie) Droge zu berechnen sind, dann enthält die Monographie auch die Vorschrift, den Trocknungsverlust zu bestimmen.

1.5.2.3 Beschreibung der Droge

Die unter „Beschreibung" aufgeführten Merkmale sind keine bloßen Angaben über Eigenschaften, sondern im Grunde Prüfvorschriften zur Sinnesprüfung sowie zur Prüfung der Droge mit Lupe und Mikroskop.

1.5.2.3.1 Sensorische Prüfungen

Analytisch-sensorische Prüfungen geben wichtige Hinweise auf Identität, Reinheit und Qualität der Drogencharge. Eine Drogenzubereitung, die geruchlich oder geschmacklich von der gewohnten Norm abweicht, wird auch vom Anwender abgelehnt.

Viele Drogen besitzen einen charakteristischen Geruch, der sich in Worten nur selten gut beschreiben läßt. Es ist daher unerläßlich, authentische Vergleichsmuster zum Vergleich heranzuziehen. Bei Drogen, die nicht in Pulverform vorliegen, wird für die Geruchsprobe eine kleine Menge zerkleinert, meist durch Zerreiben zwischen den Fingern. Selbst Verfälschungen, die mikroskopisch nur schwer zu erkennen sind, können durch abweichenden Geruch sehr leicht festgestellt werden, z. B. die echte Pfefferminze von anderen Mentha-Arten. Aber auch dann, wenn keine Drogenverfälschung oder Verwechslung vorliegt, kann die Geruchsprobe außerordentlich nützlich sein. Mangelnder oder schwacher Geruch kann auf Verlust an wirksamen Inhaltsstoffen hinweisen; modriger oder fauler Geruch auf Pilzbefall oder auf Verdorbenheit. Wesentlich ist dabei die Abweichung von einer Norm: denn selbstverständlich kann ein widerlicher Geruch auch einer einwandfreien Drogenprobe eigentümlich sein, der dann ein Hilfsmittel zur Identifizierung darstellt (z. B. Hyoscyamusblätter).

Beim Geschmack lassen sich vier Qualitäten unterscheiden: bitter, süß, sauer, salzig. Drogen mit Inhaltsstoffen, welche auf die Geschmackrezeptoren einwirken, setzen diese Stoffe mit unterschiedlicher Geschwindigkeit frei; auch wirken die schmeckenden Stoffe nicht alle mit gleich anhaltender Intensität ein, so daß man bei Drogen nicht selten auf Angaben über hintereinander auftretende, unterschiedliche Geschmacksempfindungen stößt (sehr charakteristisch für die *Dulcamarae stipites* von *Solanum dulcamare* [Name!]: sie schmecken zunächst bitter, dann anhaltend süß).

Zwar gibt es nur vier Typen von Geschmacksrezeptoren und damit nur die vier obengenannten „reinen Geschmacksqualitäten". Am Zustandekommen des Geschmacks sind daneben aber noch die verschiedensten anderen Sensationen beteiligt. Man spricht von einem scharfen, einem adstringierenden, einem schleimigen und einem kratzenden Geschmack. Ferner kennzeichnet das Arzneibuch den Geschmack von Rosmarinöl als kühlend, den der Leinsamen als ölig, den des Safrans als würzig. Der scharfe Geschmack ist eine Mischsensation als Ergebnis der Reizung sowohl von Thermorezeptoren als auch von Schmerzrezeptoren. Kühlend empfinden wir einen Stoff, der imstande ist, die Reizschwelle für die Thermorezeptoren zu verschieben im Sinne einer Schwellensenkung gegenüber Kaltreizen. Als zusammenziehend oder adstringierend empfinden wir Stoffe, welche oberflächlich liegende Proteine denaturieren (koagulieren). Auf Teilen der Mundschleimhaut bildet sich ein dünner Film einer Koagulationsmembran. Fette Öle verteilen sich dank ihrer Grenzflächenspannung als dünner Film im Mund: Dies führt zu der Empfindung des öligen Geschmacks. Ebenfalls wenig definiert ist der kratzende Geschmack, der vor allem lokal reizenden Stoffen eigentümlich ist, nicht selten mit einer zum Husten reizenden Begleitkomponente. Demgegenüber steht der schleimige Geschmack, der die Geschmacksrezeptoren gegenüber zahlreichen anderen Reizen abschirmt. An einer Geschmacksempfindung sind demnach neben den eigentlichen Geschmacksrezeptoren noch weitere Sinnesempfindungen beteiligt, nicht zuletzt auch der Tastsinn (z. B. wenn von schleimig oder sandig gesprochen wird). Auch die Abtrennung des Geschmacks vom Geruch ist *in praxi* nicht immer strikt durchgehalten, so wenn das Arzneibuch von einem aromatischen Geschmack (bei Süßholz und Anis) und einem würzigen Geschmack (bei Safran) spricht. Vielleicht meint würzig die Kombination von scharf schmeckend und angenehm riechend, eine Kombination, die bei zahlreichen Gewürzdrogen wiederkehrt. Demgegenüber riecht Opium „eigenartig", weist somit eine Geruchsnote auf, die einmalig nur bei dieser Droge anzutreffen ist.

Die Konsistenz der Drogen stellt man durch Betasten, Drücken mit den Fingern und Fingernägeln und durch Brechen und Zerreiben der Drogenprobe fest. Javanische Gelbwurz z. B. läßt sich leicht brechen, und der Querbruch ist glatt und feinkörnig. Demgegenüber fühlt sich Kalmuswurzel weich und schwammig an. Brüchigwerden von Drogen und leichtes Zerbröckeln ist oft ein guter Hinweis für durch Insektenfraß verdorbene Ware.

Schließlich gehören zur Sinnesprüfung noch Angaben über Farben. In der Monographie über *Curcumae xanthorrhizae rhizoma* heißt es: „Beim Kauen färbt sie den Speichel gelb." Oder bei der *Liquiritiae radix sine cortice*: „Oberfläche ist hell- bis dunkelgelb." Andere Farbangaben sind weniger gut nachzuvollziehen; insbesondere gilt das für die verschiedenen Schattierungen von Grau, Braun bis Schwarz. Als Beispiel nach DAB 8: „Die Fruchtschale (von *Cardui mariae fructus*) ist glänzend braunschwarz oder matt graubraun, dunkel- oder weißgrau gestrichelt." Auch bei Farbangaben ist die beste Beschreibung in der Praxis von wesentlich geringerem Nutzen als das Vergleichen mit authentischen Mustern.

1.5.2.3.2 Pharmakognostische Prüfung mit Lupe und Mikroskop

Neben der Sinnesprüfung gehört zur Drogenbeschreibung die morphologische Betrachtung. Sie wird mit bloßem Auge durchgeführt oder zusätzlich mit der Lupe. Das Verständnis der morphologischen Beschreibung setzt Kenntnisse in der Pflanzenmorphologie voraus, wie sie in den pharmakobotanischen Praktika gelehrt werden.

Auf diese makroskopische Beschreibung der Ganzdroge folgt unter der Kennzeichnung „Mikroskopische Merkmale" die mikroskopisch-morphologische Beschreibung der Ganzdroge und im Anschluß daran unter der Kennzeichnung „Pulverdroge" die mikroskopische Beschreibung der Pulverdroge.

Drüsenhaare und Spaltöffnungstypen spielen als diagnostische Merkmale eine besondere Rolle.

Das DAB 9 hebt insbesondere zwei Typen von Drüsenhaaren heraus, die als Drüsenhaare Typ A und Typ B gekennzeichnet werden. Drüsenhaare vom Typ A bestehen aus mehreren, meistens 3 bis 5 übereinanderstehenden Etagen von 2 Zellen und erscheinen in der Aufsicht als quergestellte Ellipsen (Kompositendrüsenhaare; *Asteraceae*). Drüsenhaare vom Typ B besitzen 1 bis 2 kurze Stielzellen und meistens 8 kreisförmig nebeneinanderliegende Exkretionszellen mit abgehobener Kutikula und erscheinen in der Aufsicht kreisförmig bis leicht oval (Labiatendrüsenschuppen; *Lamiaceae*).

Die Ph. Eur. unterscheidet vier Typen von Spaltöffnungen, die durch Form und Anordnung der Nebenzellen voneinander abweichen und für die mikroskopische Analytik von Blattdrogen von Bedeutung sind.

- Anomocytischer Typ oder Ranunculazeen-Typ (unregelmäßige Zellen): Die Spaltöffnungen sind von einer unterschiedlichen Anzahl Zellen umgeben, die sich im allgemeinen nicht von den übrigen Epidermiszellen unterscheiden (z. B. *Digitalis pupureae folium*).
- Anisocytischer Typ oder Cruciferen-Typ (ungleiche Zellen): Die Spaltöffnungen sind normalerweise von 3 oder 4 Nebenzellen umgeben, von denen eine auffallend kleiner ist (z. B. *Belladonnae folium*).
- Diacytischer Typ oder Caryophyllazeen-Typ (transversale Zellen): Die Spaltöffnungen sind von 2 Nebenzellen begleitet, deren Längsachsen einen rechten Winkel mit der Achse der jeweiligen Spaltöffnung bilden (z. B. *Menthae piperitae folium*).
- Paracytischer Typ der Rubiazeen-Typ (parallele Zellen): Die Spaltöffnungen besitzen 2 Nebenzellen, deren Längsachsen parallel zu der Achse der jeweiligen Spaltöffnungen liegen (z. B. *Sennae folium*).

1.5.2.4 Prüfung auf Identität

Nur Drogen, welche bei der Sinnesprüfung und bei der pharmakognostischen Prüfung den Anforderungen entsprechen, werden auf chemischem Wege auf Identität geprüft. Die Prüfung auf Identität erfolgt

- mittels Farbreaktionen und/oder
- mit Hilfe der Dünnschichtchromatographie.

Die Bildung gefärbter Verbindungen aus zuvor farblosen Stoffen durch Umsetzen mit verschiedenen Reagenzien ist eines der ältesten und eines der einfachsten analytischen Hilfsmittel. Der Chemismus der Farbbildung ist in vielen Fällen bekannt und somit theoretisch deutbar (s. die einzelnen Stoffgruppen); in anderen Fällen handelt es sich um rein empirisch gefundene Reaktionen. Die Arzneibücher lassen Farbreaktionen in zweierlei Weise durchführen:

- als Umsetzung im Reagenzglas oder
- als Tüpfelreaktion in einer Porzellanschale (Abdampfschale).

Im Rahmen der dünnschichtchromatographischen Prüfung dienen Farbreaktionen zum Sichtbarmachen farbloser Substanzzonen auf Chromatogrammen. Bei den **Sprühreagenzien** handelt es sich quasi um die Sonderform einer Tüpfelreaktion, bei der das chromogene Reagenz nicht zugetropft, sondern durch Zerstäuben aufgebracht wird.

Keine Droge gleicht der anderen nach Art und Menge der Inhaltsstoffe. Daher liefern die Extraktivstoffe nach dünnschichtchromatographischer Auftrennung ein charakteristisches Muster, das als „**Fingerprintchromatogramm**" bezeichnet wird. (Abb. 1.2). Die Dünnschichtchromatographie ist somit eine zur Identitätsprüfung hervorragend geeignete und dennoch einfache Methode. Die Beschreibung eines Chromatogramms in den Pharmakopöen orientiert sich an den Rf-Werten, den Farben und den Intensitäten der Zonen (Hefendehl u. Lander 1984). Bei der Auswertung der Chromatogramme wäre die Beurteilung dann am sichersten, wenn zum Vergleich eine authentische Drogenprobe in der gleichen Weise auf-

1.5 Pharmazeutische Qualität pflanzlicher Arzneidrogen und daraus hergestellter Zubereitungen

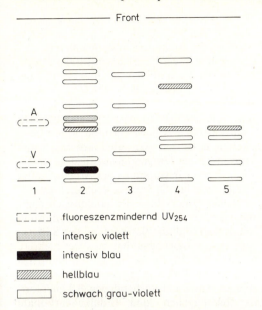

Abb. 1.2. Dünnschichtchromatogramm der aus offizineller Baldrianwurzel hergestellten Tinctura Valerianae im Vergleich mit Tinkturen aus nichtoffizinellen Baldrianherkünften. 1 Vergleichslösung (A = *p*-Anisaldehyd, V = Vanillinsäure); 2 Tinktur aus *Valerian officinalis* L. s. l.; 3 Tinktur aus chinesischem Baldrian (Handelsware unbekannter botanischer Herkunft); 4 Tinktur aus pakistanischem Baldrian von *V. walichii* DC; 5 Tinktur aus mexikanischem Baldrian von *V. edulis* ssp. *procera* MEYER. Die Sichtbarmachung erfolgte mit Anisaldehyd-Schwefelsäure-Reagens

gearbeitet und chromatographiert werden könnte. Die „Fingerprints" beider Chromatogramme müßten im Falle von Identität volle Übereinstimmung zeigen. Man behilft sich statt dessen mit einem Referenzchromatogramm, das man durch Cochromatographie einer Lösung sogenannter Leitstoffe erhält. Als Referenzsubstanzen (Leitsubstanzen) fungieren entweder Stoffe, die als Inhaltsstoffe in der zu prüfenden Droge erwartet werden, oder es übernehmen die Referenzfunktion fremde Stoffe vergleichbarer Polarität; als Leitstoffe beliebt sind Farbstoffe.
In der Regel lassen die Pharmakopöen dünnschichtchromatographische Prüfungen halbquantitativ durchführen. Sind die Intensitäten der Zonen schwächer als die der Leitstoffe bzw. die einer authentischen Drogenprobe und treten neue Zonen auf, dann ist dies ein Hinweis dafür, daß eine Verfälschung oder eine Verunreinigung vorliegt. Die dünnschichtchromatographische Prüfung ist somit nicht nur eine Identitätsprüfung sondern zugleich auch eine Prüfung auf Reinheit.

1.5.2.5 Prüfung auf Reinheit

1.5.2.5.1 Übersicht

Bei der Reinheitsprüfung einer Droge geht es darum, fremde Beimengungen aufzufinden, die gesundheitsschädlich (giftig) sind oder die den Wert der Droge mindern. Unter Reinheitsprüfungen können folgende Prüfpunkte fallen:

- Fremde Bestandteile,
- Elektrolytgehalt,
- Trocknungsverlust,
- Asche, Sulfatasche und salzsäureunlösliche Asche,
- Chemische Kontamination,
- Mikrobiologische Kontamination.

1.5.2.5.2 Fremde Bestandteile

- Teile der Pflanze selbst, die aber nicht der Definition der Droge entsprechen. Beispiel: Stengelteile in einer Blattdroge, Teile fremder Pflanzen,
- grobe mineralische Stoffe (z. B. Sand), Insekten und andere tierische Verunreinigungen.

Die fremden Bestandteile werden durch Prüfen mit dem Auge oder mit Hilfe einer Lupe bestimmt. Eine bestimmte Drogenmenge wird in dünner Schicht ausgebreitet; die fremden Bestandteile werden ausgelesen und gewogen; ihr Prozentgehalt darf höchstens 2% betragen.

1.5.2.5.3 Extraktgehalt

Unter Extraktgehalt versteht man die Menge der aus einer Droge mit einem bestimmten Menstruum und unter genau festgelegten Extraktionsbedingungen ausziehbaren Stoffe. Man wägt den Rückstand nach Abdampfen des Lösungsmittels und berechnet den Prozentgehalt. Beimengungen von Drogenpartien, die bereits vorextrahiert wurden, sind durch Gehalte erkennbar, die unter der Arzneibuchnorm liegen. Beispiele für die Verwendung des Extraktgehaltes als Beurteilungskriterium im DAB 9:

Droge	Beurteilungskriterium
Baldrianwurzel	Mazerat mit Ethanol-Wasser (12+8): mindestens 15%
Myrrhe	Grenzwert der in Ethanol (96%ig) löslichen Bestandteile: mindestens 35%
Süßholzwurzeln	Mazerat mit Wasser: mindestens 20%

1.5.2.5.4 Trocknungsverlust

Der Trocknungsverlust ist der in Prozent (m/m) angegebene Masseverlust, den die pulverisierte Droge beim Trocknen im Exsiccator über Phosphor(V)oxid oder im Trockenschrank bei einer vorgeschriebenen Temperatur erleidet. Das Prüfverfahren erfaßt den Verlust an Wasser sowie gegebenenfalls an anderen flüchtigen Stoffen. Der Feuchtigkeitsgehalt einer Droge darf ein bestimmtes Maß nicht überschreiten (<10%), um stoffliche Veränderungen durch pflanzeneigene Enzyme oder durch Pilzbefall zu verhindern.

1.5.2.5.5 Aschebestimmung

Man versteht unter Asche den nach vollständiger Verbrennung eines Körpers erhaltenen nichtflüchtigen Rückstand. Pflanzenaschen bestehen vorwiegend aus Alkali- und Erdalkali-Carbonaten neben -Phosphaten, -Chloriden und -Sulfaten. Für eine „physiologische Pflanzenasche" ist es demnach typisch, daß sie bis auf geringe Restmengen in Salzsäure löslich ist. Unlöslich in Salzsäure sind hingegen die Silikate, die von Verunreinigungen (Erde, Sand, Staub) stammen können. Damit wird die Bestimmung der „salzsäureunlöslichen Asche" zu einer empfindlichen Prüfmethode auf anorganische Verunreinigungen. Wichtig ist diese Prüfung einmal bei Drogen, denen von der Gewinnung her Erde anhaften kann (wie z. B. der Rauwolfiawurzel oder dem Rhabarber), sodann aber auch bei Drogen, die infolge ihrer morphologischen Beschaffenheit „Schmutzfänger" sind (wie z. B. Huflattichblätter). Es gibt allerdings einige Drogen (so das Schachtelhalmkraut DAB 9), für die ein höherer Gehalt Kieselsäure endogen bedingt ist.

Die salzsäureunlösliche Asche definiert die Ph. Eur. als den „Rückstand", der nach Extraktion der Sulfatasche oder Asche mit Salzsäure erhalten wird, bezogen auf 100 g Droge. Es gibt demnach offensichtlich neben der Bestimmung der Asche (Asche DAB 9), noch die Bestimmung der Sulfatasche. Unter Sulfatasche werden die in Prozent angegebenen nichtflüchtigen Anteile verstanden, die beim Glühen einer mit Schwefelsäure versetzten Substanz (oder Drogenpulver) zurückbleiben. Zwischen der Bestimmung der Asche und der Sulfatasche bei Drogen besteht kein grundsätzlicher Unterschied. Es handelt sich mehr um ein methodisches Problem. Die Erfahrung hat gezeigt, daß die Bestimmung der Sulfatasche besser reproduzierbar ist, was mehrere Gründe hat. Abhängig von der Glühtemperatur kann bei Bestimmung der Asche ein wechselnder Anteil der vorhandenen Alkalichloride flüchtiggehen, und Erdalkalicarbonate können sich zersetzen. In anderen Fällen ist die Verbrennung nur unvollständig, indem sich ein Gemisch von Kohle, Asche und unverbrannter Substanz bildet, das sich trotz weiteren Erhitzens nicht mehr verändert. Führt man die Verbrennung jedoch in Gegenwart von Schwefelsäure durch, so hinterbleiben die beständigen und nicht flüchtigen Sulfate, zugleich wird durch das Anfeuchten der Droge mit konzentrierter Schwefelsäure die vollständige Verbrennung erleichtert.

1.5.2.5.6 Chemische Kontamination

Die Prüfung umfaßt Pflanzenbehandlungsmittel und Schwermetalle. In den Pharmakopöen gibt es dazu keine verbindlichen Vorschriften. Bei Vorliegen von Verdachtsgründen kann sich der Prüfer an entsprechende Höchstmengenverordnungen der Lebensmittelgesetze, und zwar betreffend teeähnliche Erzeugnisse, halten.

1.5.2.5.7 Mikrobiologische Kontamination

Die Arzneibücher enthalten die Vorschrift, daß Drogen frei von Schimmel sein müssen. Verschimmelte Ware ist nicht mehr verkehrsfähig, nicht zuletzt auch deshalb, weil dann eine Aflotoxinbildung zumindest bei fetthaltigen Drogen möglich ist. Ansonsten ist jede Droge von einer ihr eigenen Mikroflora umgeben, die vom Nährstoffgehalt und von den

Trocknungs- und Lagerungsbedingungen abhängt. Nährstoffreiche Rhizom- und Wurzeldrogen sind in der Regel stärker verkeimt als Blätter. Keimzahllimits festzulegen, haben die Pharmakopöen bisher nicht für nötig erachtet, vermutlich zu Recht, da die Drogen in der Regel vom Endverbraucher nicht direkt eingenommen werden, sondern in Form eines Infuses oder Dekoktes. Für Kräuterdragees, das sind feinste Drogenpulver zu Dragees geformt, sowie für Drogen, die als Kaltmazerate getrunken werden, sollten allerdings erhöhte Ansprüche an die mikrobiologische Reinheitsprüfung gestellt werden.

1.5.2.6 Gehaltsbestimmung

Erst wenn Identitäts- und Reinheitsprüfung den Anforderungen der Arzneibuchmonographie entsprechen, wird man – sofern gefordert – eine quantitative Bestimmung des Gehaltes an bestimmten Inhaltsbestandteilen durchführen. Die quantitative Bestimmung kann erfassen:

- eine große Zahl von Inhaltsstoffen z. B. Gehalt an in Ether löslichen Bestandteilen (Convolovulazeenharze s. Kap. 2.5) oder ethanollöslichen Bestandteilen (Baldrianwurzel),
- eine Gruppe von Inhaltsstoffen, z. B. ätherische Öle, Gesamtalkaloide, Gesamtphenole, Flavonoide, Anthranoide,
- Einzelstoffe.

Zwischen den Ergebnissen einer Gehaltsbestimmung und einer zu erwartenden biologischen, toxikologischen oder pharmakologischen Wirkung besteht ein Zusammenhang nur dann, wenn die mit chemischen oder physikalischen Verfahren erfaßten Stoffe zugleich für die Wirkung verantwortlich sind. In diesen Fällen ist die Gehaltsbestimmung indirekt auch eine Wirkwertbestimmung. Bei Drogen, deren spezifische Wirkstoffe nicht bekannt sind, muß man sich mit der Bestimmung beliebiger Inhaltsstoffe der Droge begnügen. Sinnvoll ist es, dazu Inhaltsstoffe zu wählen, die nicht nur in der Droge vorliegen, die vielmehr darüber hinaus auch in den arzneilich verwendeten Extrakt und somit in das Fertigarzneimittel gelangen. Durch diese quantitative Erfassung von Leitsubstanzen gewinnt man ein Kriterium für die pharmazeutische Qualität nicht nur der Droge selbst, sondern – was

wichtiger ist – zugleich auch für die aus der Droge hergestellten Arzneimittel. Pharmazeutische Qualität im vorliegenden Zusammenhang besagt konkret: die Deklaration, welche Drogenmenge zum Fertigarzneimittel verarbeitet wurde, wird überprüfbar, vorausgesetzt, daß die Leitsubstanz bzw. die Leitsubstanzgruppe tatsächlich aus der Droge stammt und nicht etwa künstlich zugesetzt worden ist.

1.5.2.7 Lagerung

Folgende allgemeine Begriffe werden in den Pharmakopöen verwendet:

- Dicht verschlossen (vor Verunreinigungen durch fremde Stoffe geschützt).
- Luftdicht verschlossen (bei mehrfacher Entnahme muß die Dichtigkeit nach dem Wiederverschließen gewährleistet sein).
- Vor Feuchtigkeit geschützt.
- Vor Licht geschützt

Ein weiterer wichtiger Faktor bei der Vorratshaltung von Drogen ist die Temperatur: Sie sollten möglichst bei Temperaturen unter 25 °C gelagert sein.
Alle die Drogenqualität mindernden Prozesse laufen um so schneller ab, je größer der Zerkleinerungsgrad ist: Pulverdroge > Concisdroge > Ganzdroge. In besonderem Maße gilt dies für Drogen, die ätherisches Öl führen. Zur Lagerdauer von Drogen enthalten die Monographien keine Angaben. Wünschenswert ist es, jeweils nur Drogen der neuen Ernte anzubieten.

1.6 Verkehr mit Arzneimitteln

Pflanzliche Arzneimittel werden der äußeren Aufmachung nach in dreifacher Form angeboten: als einfache Droge (z. B. die Sennesblätter), als galenische Zubereitung (z. B. Baldriantinktur) und als Arzneimittelspezialität, worunter eine Arzneimittel gleichbleibender Zusammensetzung mit abgabefertiger Verpackung und besonderer Bezeichnung (Warenzeichen und international gebräuchlicher Freiname) verstanden wird. Das Arzneimittelgesetz der Bundesrepublik Deutschland von 1976 kennt den Begriff der Arzneispezialität nicht, sondern nur den des Fertigarznei-

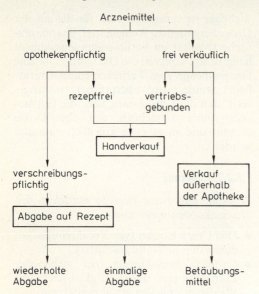

Abb. 1.3. Arzneimittelvertriebswege (nach E. Rahner 1980; verändert). Die Abgabe von Arzneimitteln unterliegt gesetzlichen Bestimmungen. Man beachte: Dem Arzt steht es frei, ein an sich rezeptfreies Arzneimittel receptaliter zu verordnen. Ferner: Arzneimittel, die zwar zum Verkauf außerhalb der Apotheke freigegeben sind, können durch Vertriebsbindung des Herstellers an die Apotheken den apothekenpflichtigen, rezeptfreien Arzneimitteln *de facto* gleichgestellt werden. In der Gruppe der rezeptfreien und der frei verkäuflichen Arzneimitteln bestreiten pflanzliche Arzneimittel einen erheblichen Anteil; doch sind sie auch in den übrigen Gruppen vertreten, wie beispielsweise Opium oder Kokain bei den Betäubungsmitteln

mittels. Fertigarzneimittel im Sinne dieses Gesetzes sind Arzneimittel, die im voraus hergestellt und in einer zur Abgabe an den Verbraucher bestimmten Packung in den Verkehr gebracht werden. Auch die Drogen und die Galenika (Extrakte, Tinkturen) sind Fertigarzneimittel im Sinne dieses Gesetzes dann, wenn sie abgepackt vorrätig gehalten werden.

Hinsichtlich der Abgabe wird unterschieden zwischen apothekenpflichtigen Arzneimitteln, die nur in Apotheken verkauft werden dürfen und frei verkäuflichen Arzneimitteln, die auch außerhalb von Apotheken im Einzelhandel (Drogerien, Reformhäuser, Supermärkte, Kaufhäuser) vorrätig gehalten, feilgeboten und verkauft werden dürfen. Die apothekenpflichtigen Arzneimittel wiederum sind entweder verschreibungspflichtig, d. h. sie dürfen vom Apotheker nur nach Vorlage eines ärztlichen Rezeptes abgegeben werden, oder sie sind rezeptfrei (Abb. 1.3). Diese Differenzierung der Arzneimittel hat ihre Gründe in den unterschiedlichen Gefahren zu mißbräuchlicher Verwendung. Opium wirkt suchterregend, Zubereitungen aus *Digitalis*- oder *Belladonna*-Blättern wirken bei nicht sachgemäßer Anwendung giftig; Trinken von Lindenblüten- oder Pfefferminztee ist dagegen ziemlich risikolos. In erster Näherung läßt sich sagen, daß Drogen mit geringer therapeutischer Breite rezeptpflichtig und Drogen mit großer therapeutischer Breite freiverkäuflich sind.

1.7 Wirkung und Wirksamkeit pflanzlicher Arzneimittel

1.7.1 Unterscheidung zwischen Wirkung und Wirksamkeit

Unter den Wirkungen eines Arzneimittels versteht man sämtliche Veränderungen eines biologischen Systems (Gewebe, Organ, Gesamtorganismus), die in meßbarer, fühlbarer oder sonst erkennbarer Weise unter dem Einfluß des Pharmakons auftreten. Wirksamkeit ist demgegenüber in erster Linie ein ärztlich wertender Begriff, der die tatsächlich festgestellten Wirkungen zu dem gewünschten oder erwarteten Therapie-Erfolg in Relation setzt. Wirksamkeit ist erkennbar als Heilung oder Linderung einer Krankheit oder Mißbefindlichkeit, Besserung des Befindens, Vermeidung einer Krankheit oder Komplikation (Schuster 1981).

Von der Verwürfelung der beiden Begriffe lebt zum Teil die unseriöse Werbung. Wenn beispielsweise ein Arzneimittel die Phagozytose steigert, so ist dies nicht notwendigerweise ein Hinweis für die Wirksamkeit bei viral bedingter Erkältung.

1.7.2 Essentielle und traditionelle Arzneimittel

Arzneimittel, die bei ernsten Erkrankungen rasch wirksam sind, werden in allen Ländern der Erde gleichermaßen als unentbehrlich angesehen: Gross (1978) bezeichnet sie als essen-

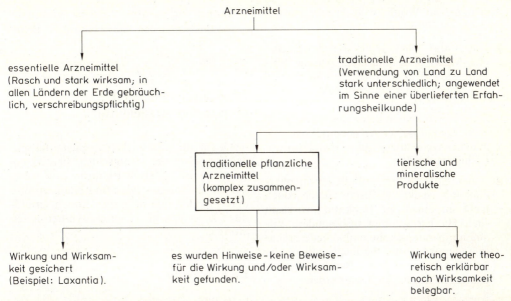

Abb. 1.4. Neben den essentiellen Arzneimitteln werden auch heute noch in großem Umfange traditionelle Arzneimittel verwendet, wobei im europäischen Kulturkreis die pflanzlichen Arzneimittel überwiegen. Diesen pflanzlichen Arzneimitteln kommt vom Standpunkt der naturwissenschaftlich orientierten Medizin aus ein unterschiedlicher Stellenwert zu

tielle Arzneimittel. Demgegenüber gibt es einen von Kulturkreis zu Kulturkreis unterschiedlichen Bestand an Arzneimitteln: Es sind dies die traditionellen Arzneimittel. (Man kann sich den Sachverhalt dadurch klarmachen, daß man das Arzneimittelangebot beispielsweise einer deutschen mit dem einer Apotheke in China vergleicht). Das von Land zu Land unterschiedliche Angebot hängt in der Hauptsache mit den jeweils unterschiedlichen medizinischen Traditionen zusammen, aber es wird auch von der jeweiligen Arzneimittel-Gesetzgebung beeinflußt, und zwar über die Anforderungen, die hinsichtlich Unbedenklichkeit und Wirksamkeit erhoben werden (Abb. 1.4).

Zwei Möglichkeiten bieten sich an, um für dieses Phänomen des fehlenden Konsenses der wissenschaftlichen Gemeinschaft eine Erklärung zu suchen:

- Die bisherigen Methoden der naturwissenschaftlich orientierten Arzneimittelforschung sind nicht suffizient genug, um die Wirkungen dieser Arzneimittelgruppe zu belegen. Nachweis von Langzeiteffekten (Wirkungsmechanismen) sowie Nachweis von Einflüssen auf allgemeine Regulationen liegen außerhalb des gegenwärtigen Horizonts der Forschung.
- Mißverständnisse, entstanden dadurch, daß bestimmte Symptome einmal im Gefolge einer organischen Krankheit, im anderen Fall im Gefolge einer psychosomatischen Erkrankung beeinflußt wurden. Die „ungebührliche Breite der Indikationsspektren", die für traditionelle Arzneimittel charakteristisch ist, kann ein Hinweis darauf sein, daß Symptome einer psychosomatischen Krankheit beeinflußt werden.

1.7.3 Placebo-Effekte

„Unter einem Placebo versteht man ein Arzneimittel, das entweder bewußt zur Erzielung eines psychophysiologischen (psychodynamischen) Effektes gegeben wird oder das wegen vermuteter Wirkungen am Patienten angewandt wird, aber objektiv ohne spezifische Wirksamkeit bei der zugrundeliegenden Erkrankung ist" (A. K. Shapiro u. L. A. Morris 1979). Die Gruppe der in der Therapie angewendeten Scheinarzneien ist nicht homogen. Es lassen sich drei Gruppen unterscheiden (in

Anlehnung an Wolff 1959; Anschütz 1977; Piechowiak 1981):

- Das „wahre" oder „reine" Placebo. Es sind dies Mittel ohne pharmakologische Wirkung wie z. B. eine Tablette aus Stärke und Milchzucker oder ein Zäpfchen aus reaktionsloser Suppositorienmasse.
Die unbestreitbaren therapeutischen Erfolge homöopathischer Arzneimittel hat man in dieser Weise interpretiert (Kuschinsky u. Lüllmann, 1964).
- Pseudoplacebos. Sie enthalten zwar pharmakologisch aktive Substanzen, die jedoch nicht im Sinne der Indikation wirksam sind. Hierher gehören insbesondere Vitaminpräparate, alkoholenthaltende Präparate (Tonika) sowie die nicht-indikationsgerechte Anwendung von Beruhigungsmitteln gegen allgemeine Beschwerden.

Eine Placebo-Arznei darf auf keinen Fall schaden; daher sollte sie möglichst indifferente Mittel enthalten. Vitamin E beispielsweise, in den USA nahezu eine Art Allheilmittel, führt bei mißbräuchlicher Anwendung zu schweren Schäden (Roberts 1981). Bei einer Reihe freiverkäuflicher Mittel in Europa liegt eine besondere Gefahr in deren Alkoholgehalt, worauf der Apotheker bei der Abgabe hinweisen sollte. Eine mögliche mißbräuchliche Verwendung von Beruhigungsmitteln hat primär der Arzt zu verantworten.

- Unvollständige (unreine) Placebos sind ebenfalls Pseudoplacebos. Sie enthalten zwar Stoffe, die im Sinne des Indikationsanspruches wirken können, die jedoch in einer zu kleinen Dosis verabreicht werden. Die therapeutische Wirksamkeit ist stärker, als es von der relativ geringen Substanzmenge zu erwarten wäre. Nach Piechowiak (1981) gehören hierher vor allem die Phytotherapeutika, aber auch eine große Zahl der freiverkäuflichen Arzneimittel. Dem von Piechowiak (1981) vertretenen Standpunkt kann man wohl nur dann zustimmen, wenn eine Plazeboarznei als ein Arzneimittel definiert wäre, für dessen Wirksamkeit die naturwissenschaftliche Arzneimittelforschung heute noch keine Erklärung parat hat. Mit fortschreitender Forschung dürfte die Wirkungsweise zahlreicher, bislang als Plazebo abgestempelter, Phytopharmaka eine rationale Wirkungsbasis finden. Beispielsweise stehen Arzneistoffe, die nach dem Therapieprinzip „Steigerung körpereigener Abwehr" wirken (= Adaptogene), erst am Beginn ihrer Erforschung.

1.8 Unbedenklichkeit pflanzlicher Arzneimittel

Auch für die pflanzlichen Arzneimittel gilt, daß sie neben der erwünschten Zielwirkung unerwünschte Nebenwirkungen aufweisen können. Pflanzenextrakte und Pflanzenstoffe unterscheiden sich in dieser Hinsicht grundsätzlich nicht von chemisch synthetisierten Stoffen.

1.8.1 Toxizität

Man differenziert in

- Toxizität bei einmaliger Verabreichung (akute Toxizität) und in
- Toxizität bei wiederholter Verabreichung (subchronische und chronische Toxizität).

Die Prüfungen der akuten Toxizität haben die qualitative und quantitative Prüfung eines Einzelstoffes oder eines Extraktes auf schädliche Wirkungen nach einmaliger Gabe zum Ziel. Die daneben gewonnenen Erkenntnisse sollen eine Bewertung über mögliche Schädigung an den Organen, den Organsystemen oder am Applikationsort zulassen.
Als Maßstab für die Giftigkeit einer Substanz gilt die tödliche Dosis, die meist an kleinen Tieren ermittelt wird.

Die akute Toxizität, als LD_{50} angegeben, ist die einmalige Dosis, bei welcher 50% der behandelten Tiere sterben. Die LD_{50} hängt von der Applikationsart ab. Im allgemeinen ist die LD_{50} nach parenteraler Zufuhr kleiner als nach *peroraler* Zufuhr, vor allem dann, wenn die Resorptionsquote gering ist. Es gibt aber auch den gegenteiligen Fall. So ist Prunasin, ein cyanogenes Glykosid nach *i.v.*-Zufuhr kaum giftig, da es nicht zu HCN metabolisiert wird; in den tieferen Darmabschnitten führt bakterieller Abbau hingegen nach *peroraler* Zufuhr zur (partiellen) Freisetzung von HCN (Rauws et al. 1982–1983).
Über die akute Toxizität von Pflanzen, pflanzlichen Arzneidrogen und pflanzlichen

Arzneimitteln liegt ein großes Erfahrungsmaterial vor. Aufgrund eben dieser langen Erfahrung sind bei bestimmungsgemäßem Gebrauch akut-toxische Nebenwirkungen nicht zu befürchten.

Die Prüfungen der Toxizität bei wiederholter Verabreichung haben zum Ziel, funktionelle und morphologische Veränderungen als Folge der wiederholten Verabreichung eines Einzelstoffes oder Extraktes zu erfassen. Damit sollen Anhaltspunkte für mögliche ähnliche Wirkungen auf den Menschen gemessen werden. Die **subakute Toxizität** ist ein mittellanger Versuch mit in der Regel hohen Dosen, meist an zwei Tierarten.

Die **chronische Toxizität** ist ein Langzeitversuch. Seine Dauer und die verwendeten Dosierungen hängen von der am Menschen vorgesehenen Verabreichungsquote ab.

Prüfungen auf chronische Toxizität wurden bisher, von wenigen Ausnahmen abgesehen, nicht durchgeführt. Eine Langzeitanwendung oder gar Daueranwendung von Phytotherapeutika (insbesondere auch von Tees) erfolgt daher ohne toxikologische Rückversicherung.

1.8.2 Mutagenes Potential

Ziel der Mutagenitätsprüfung ist es, Informationen darüber zu erhalten, ob von dem Arzneistoff vererbbare Veränderungen im genetischen Material menschlicher Keimzellen hervorgerufen werden können. Keimzell-Tests an Säugetieren sind nur mit einem für die Routineprüfung nicht vertretbaren Aufwand durchführbar. Orientierende Mutagenitätsprüfungen lassen sich an folgenden Objekten durchführen:

- Blütenpflanzen,
- Mikroorganismen (s. den AMES-Test),
- *Drosophila melanogaster*,
- Zellkulturen von Säugetieren und von Menschen.

An Blütenpflanzen lassen sich in einfachster Weise (durch Mikroskopie) Chromosomenaberration während Meiose und Mitose nachweisen. Der Nachweis von Punktmutationen erfordert hingegen langjährige Kreuzungsversuche. In der schnellen Generationsfolge liegt ein Vorteil von Mikroorganismen, die daher zum Nachweis von Punktmutationen im Prinzip hervorragend geeignet sind. Allerdings sind die Ergebnisse wenig aussagekräftig, da die DNA von Bakterien weniger mit Proteinen besetzt sind als die der Zellen höherer Organismen: Daher dürfte die Angreifbarkeit durch chemische Substanzen unterschiedlich sein.

Obwohl von der mutagenen Potenz im Bakterientest auf diejenige im menschlichen Organismus nicht geschlossen werden darf, wird der sogenannte AMES-Test, benannt nach dem Biologen Bruce N. Ames, viel verwendet. Er erlaubt zumindest, gewisse Prioritäten zu setzen, wenn es darum geht, welche verdächtigen Substanzen an Kleinsäugern geprüft werden sollen, was finanziell und zeitlich sehr aufwendig ist. Testobjekt beim AMES-Test ist eine Histidin-Defekt-Mutante eines Salmonellen-Stammes. Hat die zu prüfende Substanz mutagene Eigenschaften, dann vermehren sich die Salmonellen, ohne daß dem Kulturmedium exogenes Histidin zugesetzt wurde: Die mutagene Substanz hat eine Rückmutation bewirkt. Die Zahl an Revertanten-Kolonien ist linear proportional der Konzentration an zugesetztem Mutagen; es gibt somit für Mutagenität keine unwirksame Schwellenkonzentration.

Aussagekräftiger als der AMES-Test ist das Ergebnis mit der Fruchtfliege *Drosophila melanogaster*, ein wegen der raschen Vermehrung und leichten Züchtbarkeit in der Genetik viel benutztes Versuchstier. Die aus *Drosophila* gewonnenen Ergebnisse finden in der Regel an Kleinsäugern ihre Bestätigung.

Tabelle 1.4. Inhaltsstoffe höherer Pflanzen, die sich in einfachen Testsystemen, bisher aber nicht am Menschen, als mutagen wirksam erwiesen haben (Lewis u. Elvin-Lewis 1977)

Pflanzenstoff	Vorkommen
Citronellal	Im ätherischen Öl von *Citrus limon* (Zitronenöl), *Cymbopogon*-Arten (Lemongrasöl), *Melissa officinalis* (echtes Melissenöl)
Colchicin	*Colchicum autumnale*
Nikotin	*Nicotiana*-Arten
Pyrrolizidine	*Senecio*- und *Symphytum*-Arten
Sinigrin	*Brassica*- und *Sinapis*-Arten (Senf), *Armoracia rusticana* (Meerrettich)

Inwieweit die in einfachen Testsystemen experimentell ermittelte Mutagenität für den Menschen relevant ist, bedarf von Fall zu Fall detaillierter Untersuchungen bei denen pharmakokinetisches Verhalten und Konzentration des betreffenden Stoffes berücksichtigt werden müssen.

1.8.3 Pflanzenstoffe mit teratogener und fetotoxischer (embryotoxischer) Potenz

Die Frucht im Mutterleib bis zum dritten Schwangerschaftsmonat wird als Embryo, danach als Fetus bezeichnet. Gelegentlich gebraucht man beide Ausdrücke gleichsinnig. Substanzen, die eine Schädigung des Embryo verursachen und zu Mißbildungen führen, bezeichnet man als Teratogen (vom griechischen *teras* = Wunder, Mißbildung und *genao* = entstehen). Neben der Dosis ist der Zeitpunkt der Einverleibung wichtig, und zwar liegt beim Menschen die sensible Phase der Schwangerschaft etwa zwischen der vierten bis zehnten Woche. Im Tierversuch zeigt sich ein hoher Prozentsatz der stark wirksamen Arzneimittel, soweit bisher geprüft, als teratogen wirksam. Bei Haustieren wie Kühen und Schafen führen die folgenden Alkaloide enthaltenden Pflanzen zu Mißbildungen (Keeler 1978).

Pflanzen	Alkaloidtyp
Lupinen	Chinolizidinalkaloide (Lupamin, Anagyrin)
Conium maculatum	Piperidinalkaloide (Coniin, γ-Conicein)
Veratrum-Alkaloide	Steroidalkaloide vom Jervintyp[a]

[a] Experimentell, im Hamstertest, ist auch das Steroidalkaloid Solasodin (s. Kap. 4.6.7.8 und Abb. 4.60) teratogen wirkend. Solasodin ist u. a. in den Auberginen (Früchte von *Solanum melongena* L.) enthalten.

Die tierexperimentellen Befunde dürfen aber nicht ohne weiteres auf den Menschen übertragen werden. Beispielsweise kann Coffein in hohen Dosen nur an der Ratte Mißbildungen erzeugen, obwohl der Kaffeegenuß für den Menschen sicher kein teratogenes Risiko darstellt. Als Pflanzenstoff mit hinreichend gesicherter teratogener Nebenwirkung ist bisher nur das Chinin bekannt, allerdings nur dann, wenn es mißbräuchlich, d. h. in hohen Dosen (es wurde früher als Abortivum verwendet) eingenommen wird (Fried 1976).

Da viele pflanzliche Arzneimittel alkoholische Zubereitungen darstellen, muß auf die erhebliche Potenz des Ethylalkohols hingewiesen werden. Das fetale Alkoholsyndrom wurde erst vor kurzem eingehend beschrieben (Brown et al. 1979). Es besteht in Dysfunktionen des Zentralnervensystems (u. a. unterdurchschnittliche Intelligenz), in Mikrozephalie, verzögertem Wachstum und bestimmten Anomalien im Gesicht (Ausbildung von Nase, Oberlippe, Augenlidern).

Arzneistoffe, die Embryo oder Fetus schädigen, ohne daß es zu ausgesprochenen Mißbildungen kommt, bezeichnet man als embryo- bzw. fetotoxisch. Die Schädigungen können so erheblich sein, daß sie das Absterben der Frucht zur Folge haben. Pflanzenprodukte mit embryo- und fetotoxischer Potenz spielten früher im Volke als Abortiva eine Rolle. Neben Chinin verwendete man bestimmte Drogen mit ätherischen Ölen, insbesondere solche mit Thujongehalt wie den Lebensbaum (*Thuja occidentalis*), den Sadebaum (*Juniperus sabina*) und den Rainfarn (*Tanacetum vulgare*). Weitere durch Gehalt an ätherischem Öl giftige und potentiell abortiv wirkende Pflanzen sind die Raute (*Ruta graveolens*), die römische Kamille (*Anthemis nobilis*), der Muskatbaum (*Semen Myristicae* von *Myristica fragrans*) und die Petersilie (*Petroselini aetheroleum* mit Apiol als Hauptwirkstoff). Die toxikologische Erfahrung hat gezeigt, daß keines dieser einst gebrauchten Mittel selektiv toxisch allein auf die Frucht wirkt; es kommt zugleich zu schweren, nicht selten tödlich endenden Vergiftungen auch der Mutter.

1.8.4 Natürlich vorkommende Karzinogene

Definition: Karzinogene (oder Kanzerogene) sind Stoffe, die beim Menschen und/oder im Tierversuch in einer entsprechend exponierten Population die Wahrscheinlichkeit der Entstehung maligner Neoplasien erhöhen (Cottier 1980). Man unterscheidet:

- Stoffe mit Initialwirkung. Sie induzieren die Transformation einer normalen in eine neoplastische Zelle.
- Ko-Karzinogene. Sie erhöhen bei gleichzeitiger Verabreichung mit einem Initiator dessen karzinogene Wirkung.
- Stoffe mit Promotorwirkung. Sie besitzen selbst keine nennenswerte Initiationswirkung, erhöhen aber die kanzerogene Wirkung eines Initiators, auch wenn sie zeitlich später gegeben werden.

Zu den pflanzlichen Karzinogenen gehören Cycasin und verwandte Stoffe, bestimmte Pyrrolizidinalkaloide sowie das Safrol und verwandte Alkenylbenzole.

Cycasin kommt im sog. falschen Sago vor, der aus den Stämmen zweier zu den Gymnospermen gehöriger Palmfarne – aus *Cycas circinalis* L. in Indien und Sri Lanka und aus *Cycas revoluta* THUNB. in Japan – gewonnen wird. Cycasin ist ein β-D-Glucosid, dessen Aglykon Diazomethan CH_2N_2 freisetzt, das als stark wirkendes Alkylans bekannt ist.

Pyrrolizidin-Alkaloide. Zum chemischen Aufbau sowie zum Vorkommen s. Kap. 8.2.3. Toxisch wirksam sind nicht eigentlich die Alkaloide, sondern Metabolite, die nach Resorption in der Leber gebildet werden (Abb. 1.5). Das üblicherweise der Entgiftung dienende System der mischfunktionellen Oxygenasen führt somit im Falle der Pyrrolizidin-Alkaloide zum Gegenteil: einer „Giftung". Das Interesse für die Pyrrolizidin-Alkaloide in der Phytotherapie beruht auf Beobachtungen, wonach sie in einer ganzen Anzahl häufig verwendeter Drogen enthalten sind (Bull et al. 1968).

Safrol und verwandte Alkenylbenzole. Mit am besten untersucht ist das Safrol, chemisch gleich dem Eugenol (Abb. 5.4) ein Allylbenzol (4-Allyl-1,2-methylendioxybenzol). Es kommt als Nebenkomponente in mehreren ätherischen Ölen vor, insbesondere im Sassafras-Öl (von *Sassafras albidum* [NUTT]. NEES Familie: [*Lauraceae*]). Bei der Ratte induziert Safrol Hepatome. Caseinzufuhr verstärkt, Biotinzusatz zur Nahrung hemmt die hepatokarzinogene Potenz des Safrols.
Dem Safrol nahe verwandt ist das Asaron (Abb. 5.26) ein Bestandteil des Kalmus.

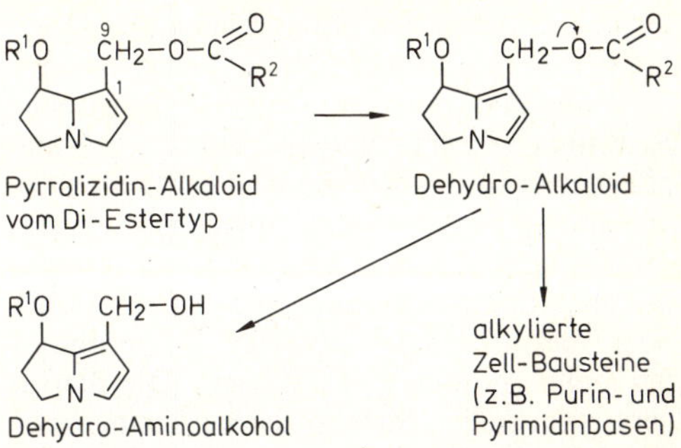

Abb. 1.5. Die hepatotoxische und insbesondere die hepatokanzerogene Wirkung von Pyrrolizidin-Alkaloiden ist an bestimmte Strukturmerkmale gebunden, und zwar müssen sie eine Δ^1-Doppelbindung im Ring enthalten, der 9-C-Substituent muß als primäre Alkoholgruppe ausgebildet sein, und die Alkoholgruppe muß mit einer aliphatischen Säure verestert sein (R^1 und R^2 = verschiedene Alkylreste), es muß m. a. W. Allylester-Struktur vorliegen. Die Alkaloide gelangen in die Leber und werden dort metabolisch oxidativ, (über hydroxylierte Zwischenstufen mittels mischfunktioneller Oxygenasen) in die Dehydroderivate überführt. Die Dehydroderivate sind hoch reaktionsfähige Alkylanzien, die mit elektronenreichen Systemen wie den DNA-Strängen Verbindungen eingehen, wodurch deren Funktion beeinträchtigt wird (nach C.C.J. Culvenor et al. 1971 und 1976)

Asaron führendes Kalmusöl. Es ist enthalten in bestimmten Herkünften des Kalmuswurzelstocks von *Acorus calamus* L. (Kap. 5.4.1.3). Zufuhr in hohen Dosen (500 bis 5000 ppm Öl mit 80% *cis*-Asaron) induziert bei der Ratte nach etwa 2 Jahren bösartige Tumoren im Bereich des Zwölffingerdarms. Für arzneiliche Zwecke sollten Drogensorten verwendet werden, die nur wenig oder gar kein *cis*-Asaron enthalten.

1.8.5 Allergologisches Risiko beim Umgang mit Drogen oder bei der Anwendung pflanzlicher Arzneimittel

1.8.5.1 Einführung

Allergien im engen Sinne sind krankhaft überschießende Immunreaktionen des Organismus, die sich in unterschiedlichster Symptomatik äußern können: Als anaphylaktischer Schock, als Serumkrankheit, als Arzneimittelfieber, als Krankheiten des Blutes, der Organe, des Nervensystems und als Dermatiden der Haut. Ausgelöst werden diese allergischen Reaktionen durch Allergene. Der klinisch manifesten Symptomatik geht – nach außen unbemerkt – eine Sensibilisierungsphase voraus; während dieser Phase wird die Bildung spezifischer Antikörper (humorale Allergie) und/oder spezifisch sensibilisierter T-Lymphozyten (zelluläre Allergie) induziert. Die hierfür verantwortlichen Substanzen bezeichnet man ebenfalls als Allergene oder auch als Sensibilisatoren (Stüttgen u. Schaefer 1974).

Haptene sind wie folgt definiert: proteinfreie Substanzen, die aufgrund ihres chemischen Aufbaues mit den spezifischen Antikörper-Bindungsstellen auf dem Antikörpermolekül oder mit den spezifischen Bindungsstellen an der Oberfläche sensibilisierter T-Lymphozyten eine Bindung eingehen, aber selbst nicht die Bildung von Antikörpern oder sensibilisierten T-Lymphozyten veranlassen (Humphrey u. White 1972).

Niedermolekulare Haptene, die als solche eine Sensibilisierung nicht induzieren, können durch kovalente Bindung an körpereigene Proteine zu sensibilisierenden „Vollantigenen" werden. Dies hängt damit zusammen, daß für die Spezifität der Allergene ein nur verhältnismäßig kleiner Molekülteil, die Determinante, verantwortlich ist.

Für die Ausbildung von Arzneimittelallergien sind oft nicht die Arzneistoffe als solche verantwortlich, vielmehr fungieren Metabolite dieser Arzneistoffe als Haptene. Vom Penicillin G z. B. kennt man sieben allergenaktive Bruchstücke (Klinger 1980).

Das **allergologische Risiko** hängt von zahlreichen Faktoren ab, darunter von der Art des Allergens, ausdrückbar durch seinen sensibilisatorischen Index, sowie von der Dosis und Dauer seiner Einwirkung. Der **sensibilisatorische Index** liegt zwischen 0 und nahezu 100%; er gibt die Häufigkeit allergischer Reaktionen an. Für pflanzliche Allergene liegen allerdings keine Angaben vor. Bei der echten Kamille gehören allergische Reaktionen zu den größten Seltenheiten; der sensibilisatorische Index bei oraler Anwendung dürfte gegen Null konvergieren. Am aktiven anderen Ende der Skala steht der Giftsumach, der mit einer Wahrscheinlichkeit von 70 bis vielleicht 100% zur Kontaktdermatitis führt.

Prädilektionsstellen arzneimittelallergischer Reaktionen. Die Erscheinungsbilder der Arzneimittelallergie sind außerordentlich vielfältig. Im Prinzip kann jedes Allergen jede Form auslösen. Doch zeigt die Erfahrung, daß es Zusammenhänge zwischen Art des Antigens und seiner Applikationsart auf der einen Seite und dem Krankheitsbild auf der anderen Seite gibt. Ein wesentliches Moment ist die Eindringpforte des Allergens. Allergene können eingeatmet werden (Inhalationsallergene), sie können durch den Mund oder mittels Injektionen in den Körper gelangen und sie können mit der Haut in Kontakt kommen. Für allergische Reaktionen des Respirationstraktes kommen in erster Linie Inhalationsallergene, für die des Gastrointestinaltraktes neben Nahrungsmitteln und Gewürzen oral aufgenommene Arzneistoffe mit allergenen Eigenschaften, für allergische Reaktionen der Haut Kontaktallergene als Auslöser in Frage.

Zwischen Zufuhr des Allergens und Manifestation der klinischen Erscheinungen liegt eine **Latenzzeit**, die Minuten bis Tage betragen kann. Anhand der Geschwindigkeit des Reaktionsablaufes bzw. der Latenzzeiten werden die Allergieformen in allergische Reaktionen vom Soforttyp (humorale Allergieformen) und vom Spättyp (zelluläre Allergieformen) unterschieden. Nach einem Nomenklaturvorschlag von Coombs und Gell unterteilt man heute in die vier Grundtypen:

- Typ I oder anaphylaktische Reaktion. Träger sind die IgE-Antikörper, die sich an Rezeptoren von Gewebsmastzellen oder basophilen Granulozyten festsetzen. Spezifische Bindung des Antigens durch IgE aktiviert die Mastzelle zur Freisetzung von Mediatoren der Entzündung. Beispiel: allergische *Rhinitis* u. *Asthma bronchiale* (lokal), anaphylaktischer Schock (systemisch), Insektenallergie, *Urticaria* (lokal und systemisch).

- Typ II oder zytotoxische Reaktion. Die auslösende Antigen-Antikörper-Reaktion spielt sich auf der Oberfläche zellulärer Elemente des Blutes (den Erythrozyten, Thrombozyten, Leukozyten) ab. Der Arzneistoff bindet sich an die Zelloberfläche und wird dadurch zu einem komplexen Antigen. Spezifische Antikörper vom IgG- (seltener IgM-)Typ reagieren mit dem Antigen der Zelloberfläche. Das dadurch akti-

vierte Komplement stellt das eigentlich schädliche Agens dar: die betroffene Zelle wird lysiert (= Zytolyse). Beispiele: hämolytische Anämie, *Thrombozytopenie* (*Purpura*) u. *Granulozytopenie*.
- Typ III oder Immunkomplexmechanismen. Immunkomplexe entstehen durch Wechselwirkungen zwischen zirkulierenden Antigenen und zirkulierenden Antikörpern. Sie bilden sich während der normalen Abwehr und sind insofern physiologische Reaktionsprodukte. Erhöhte Bildung unter Beteiligung multivalenter Antigene und Ablagerung größerer Komplexe in den Gefäßwänden setzt entzündliche Reaktionen in Gang. Beispiele: *Vasculitis allergica*, Serum-Krankheit.
- Typ IV oder Allergie vom Ekzemtyp. Sowohl die sensibilisierende als auch die allergieauslösende Dosis wird durch Hautkontakt vermittelt.

Der Kontaktsensibilität liegt ein immunologischer Mechanismus zugrunde, an dem keine Antikörper beteiligt sind, weshalb man auch von zellvermittelter Allergie spricht. Beim Zweitkontakt ist wesentlich, daß das eigentliche Zusammentreffen zwischen spezifischen Effektorzellen und Hapten ein an sich unscheinbares Ereignis ist, unfähig, eine sichtbare Hautreaktion auszulösen. Das entscheidende Moment ist der Verstärkermechanismus über lösliche Lymphozytenmediatoren, die Lymphokine; dadurch werden unspezifische Zellen aus der Blutzirkulation in die allergische Reaktion einbezogen.

Hinweis. Eine Arzneimittelallergie darf nicht mit einer Arzneimittelüberempfindlichkeit verwechselt werden. Eine Überempfindlichkeitsreaktion ist stoffspezifisch; das bedeutet, daß das Wirkungsspektrum quantitativ dem der normalen Arzneimittelwirkung gleicht, daß nur die Intensität überdurchschnittlich ist. Das Symptomenbild der Arzneimittelallergie zeigt keine Ähnlichkeit mit dem pharmakodynamischen Wirkungsspektrum des Arzneimittels selbst. Das Pharmakon wirkt lediglich als Starter eines präformierten Reaktionsablaufs (Scheler 1980).

1.8.5.2 Beispiele für pflanzliche Allergene

Einatmen von Pulverstaub verschiedener Drogen. An erster Stelle ist die Brechwurzel zu nennen. Sie war früher, als die Droge sehr häufig *receptaliter* verordnet wurde, die wichtigste Ursache berufsbedingter Sensibilisierungen bei Apothekern. Spuren reichen aus, um bei Sensibilisierten schwerste Asthmaanfälle auszulösen. Verantwortlich sind Glykoproteine, über deren chemische Struktur keine näheren Angaben vorliegen. Inhalative Sensibilisierungen sind ansonsten durch den Staub zahlreicher anderer Drogen möglich, darunter durch den Staub der Iriswurzel, von Rizinussamen, von Senf- und Leinsamen sowie von Pflanzengummen. In allen Fällen handelt es sich um Allergien vom Typus I.

Nahrungsmittel- und Gewürzallergie. Allergien vom Typus I können auch nach *peroraler* Zufuhr ausgelöst werden. Mandeln, Erdnüsse, Haselnüsse und Kokosnüsse können sehr stark sensibilisieren. Neben intestinalen Erscheinungen können auch Nesselsucht (*Urticaria*), Quincke-Ödem, Asthma und anaphylaktische Reaktionen ausgelöst werden. Auch Produkte aus Nüssen, (z. B. Rizinusöl, Nußöl, Erdnußöl) sind allergenverdächtig.

Gewürzallergien sind in der Praxis ziemlich bedeutsam. Wenig bewußt macht man sich, daß Gewürzextrakte, und damit potentielle Allergene, in vielen Pflanzenpräparaten enthalten sind, beispielsweise in Drogenauszügen aus Pflanzen mit ätherischem Öl. Gewürze können nicht nur selbst als Allergen wirksam sein, sie können durch Schleimhautreizung die Resorption anderer Allergene begünstigen (Jäger 1983). Als Auslöser von Gewürzallergien kommen u.a. die folgenden Drogen oder Drogeninhaltsstoffe in Frage: Produkte aus Citrus-Arten, Eugenol, Fenchel, Ingwer, Karotten, Knoblauch, Koriander, Kümmel, Liebstöckel, Majoran, Melisse, Muskatnuß, Pfeffer, Salbei, Senf, Vanille.

Pollenallergene. Siehe Kap. 7.8.5

Beispiele für Allergien vom Typ II (Zytotoxine). Allergische Reaktionen des blutbildenden Systems durch Arzneistoffe kommen relativ häufig vor. Von Naturstoffen weiß man seit langem, daß Digitoxin, Chinin und Chinidin *thrombopenische Purpura* hervorrufen können. Nach Chinidin sind außerdem immunhämolytische Anämien beobachtet worden.

Ein neuer Fall ist der des **Catechins** (= Cianidanols), das als Reinstoffpräparat zur Behandlung bestimmter Lebererkrankungen verwendet worden ist. Das Arzneimittel wurde vom Markt genommen, nachdem Fälle von hämolytischen Anämien aufgetreten sind.

Daß Catechin Allergien vom zytotoxischen Typ auslösen würde, war um so weniger vorstellbar, als Catechin als Bestandteil des schwarzen Tees von Millionen Menschen Tag für Tag eingenommen wird. Möglicherweise spielt die Quantität des Allergens eine Rolle.
Klinisches Dextran kann eine Immunkomplexkrankheit (Allergietyp III) auslösen. Über klinisches Dextran s. Kap. 3.4.13.1.
Klinisches Dextran weist zwei immunologische Eigenschaften auf, die auf den ersten Blick nicht miteinander vereinbar zu sein scheinen:

- Es hat keine sensibilisierende Qualität, d. h. es vermag nicht die Bildung dextranaktiver Antikörper zu induzieren,
- bei der Anwendung, selbst dann, wenn der Patient zum ersten Mal in seinem Leben eine Dextraninfusion enthält, kann es unerwartet zu einer lebensbedrohlichen schockartigen Reaktion kommen.

Wie man herausfand, handelt es sich um eine IgG-vermittelte Immunkomplex-Anaphylaxie (Ring 1982). Offensichtlich liegt im klinischen Dextran ein „Elicitor" vor, der zwar eine Antigen-Antikörperreaktion auslösen kann, ohne jedoch für die Allergisierung (Sensibilisierung) verantwortlich und befähigt zu sein. Screening-Untersuchungen ergaben, daß etwa 70% der untersuchten Personen im Plasma dextranreaktive Antikörper der IgG-Klasse präformiert enthalten (Hedin et al. 1979, Laubenthal et al. 1981). Diese Antikörper sind nicht das Resultat einer Immunisierung gegen klinisches Dextran: Ihre Bildung ist gleichsam fremd-provoziert durch Antigene, mit denen der Organismus im Laufe des Lebens in Kontakt kommt. Potentielle antigene Stimuli sind:

- Native Dextrane in Zahnbelägen, in Nahrungsmitteln (z. B. Dextran in Eiskrem, Sauerkraut, Bier), als Verunreinigung von Zuckern,
- kreuzreaktive Polysaccharide (Oberflächenantigene) von Pneumokokken, Streptokokken, Salmonellen, Klebsiellen.

Wenn der Antikörpertiter sehr hoch ist (>1:515) – es trifft dies auf etwa 4% der untersuchten Patienten zu – reagieren die Dextranmoleküle mit den dextranreaktiven Antikörpern unter Bildung von Immunkomplexen; diese Immunkomplexe können dann zur Aktivierung von Komplement, zur Schädigung und Aggregation von Leukozyten und Thrombozyten sowie zur Freisetzung vasoaktiver Mediatoren führen, die letztlich die klinischen Reaktionen verursachen (Kabat u. Mayer 1961; Hedin u. Richter 1982).

Kontaktallergien durch Pflanzen und Pflanzenextrakte (Hausen 1982). Als Ursache kommen sehr unterschiedliche Pflanzeninhaltsstoffe und viele Pflanzensorten in Frage. Unter den chemisch identifizierten Kontaktallergenen finden sich neben Phenolen, Terpenen, Flavonen und Kumarinen besonders häufig lipophile Benzochinone, Naphtochinone und Sesquiterpenlaktone mit exozyklischer (reaktionsfähiger) Doppelbindung. Pflanzen mit sensibilisierenden Eigenschaften werden besonders häufig in den folgenden Pflanzenfamilien angetroffen: *Alliaceae, Anacardiaceae* (*Rhus*-Arten), *Apiaceae, Asteraceae, Euphorbiaceae, Primulaceae* und *Rutaceae*.

An der Spitze aller Pflanzenfamilien, die Arten mit sensibilisierenden Eigenschaften enthalten, stehen die Korbblütler (*Asteraceae* = *Compositae*). Die Häufigkeit der durch Korbblütler hervorgerufenen allergischen Kontaktdermatitiden beruht auf dem Zusammenwirken zweier Faktoren (Hausen 1982):

- häufiges Vorkommen von Korbblütlern in der Umwelt des Menschen: Wiesenkräuter (Löwenzahn, Disteln), Zierpflanzen (Dahlien, *Chrysanthemum*-Arten), Gemüsepflanzen (Artischocke, Salatpflanzen [*Lactuca*- und *Cichorium*-Arten], Schwarzwurzel, Sonnenblume), als Gewürze (Estragon, Beifuß), als Arznei- und Kosmetika-Drogen (Arnika, Benediktenkraut, Kamille, Ringelblume, Schafgarbe).
- Häufiges Auftreten von Sesquiterpenlaktonen als Kompositeninhaltsstoffe mit einem Strukturmerkmal, das die Allergenität bedingt (Phänomen der Kreuzallergie). Das für die Sensibilisierung maßgebliche Strukturmerkmal ist die α-Methylen-γ-butenolidgruppe. Über Sesquiterpenlaktone als Auslöser von Kontaktekzemen siehe Abb. 1.6 und das Kap. 4.4.3.

Kolophonium-Allergene (Hausen et al. 1982). Kolophonium, der Rückstand der Terpentindestillation aus dem Balsam von *Pinus*-Arten, wirkt durch das Vorkommen von Abietinsäurederivaten (Abb. 1.7) und weiteren, bisher nicht näher identifizierten Bestandtei-

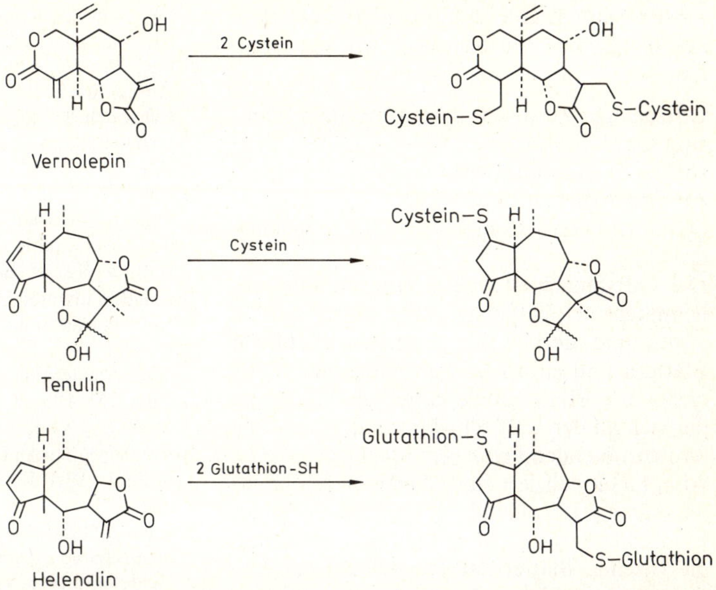

1.8 Unbedenklichkeit pflanzlicher Arzneimittel

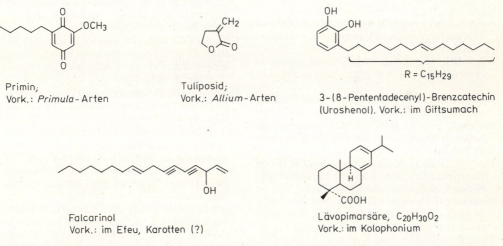

Abb. 1.6. Biologische Nukleophile vom Typus der Sequiterpene binden sich kovalent nach Art einer Michael-Addition an Cysteinreste von Proteinen; aus den Haptenen werden auf diese Weise Vollantigene

Primin;
Vork.: *Primula*-Arten

Tuliposid;
Vork.: *Allium*-Arten

3-(8-Pententadecenyl)-Brenzcatechin
(Uroshenol). Vork.: im Giftsumach

Falcarinol
Vork.: im Efeu, Karotten (?)

Lävopimarsäre, $C_{20}H_{30}O_2$
Vork.: im Kolophonium

Abb. 1.7. Einige Pflanzenstoffe, die Kontaktellergien auslösen können. Siehe auch Abb. 4.21 und 4.22 (betr. Sesquiterpenlaktone)

len allergogen. Die Zahl der modifizierten Kolophoniumprodukte ist nahezu unübersehbar. Pharmazeutisch wichtige Anwendungsgebiete sind Klebematerialien für Pflaster und Wundverbände. Unter der Bezeichnung „Mastix" verwendet man eine Lösung von Kolophonium in Ether (50%ig) in der Chirurgie als Hilfsmittel bei ungenügender Haftung auf stark transpirierender Haut. Wegen der hohen allergenen Potenz des Kolophoniums hält man die Zusätze zur Klebemasse von Heftpflastern möglichst niedrig, doch enthalten selbst die „hypoallergenen" Heftpflaster noch Spuren von Allergenen, die bei hochgradig sensibilisierten Kolophoniumallergikern starke allergische Pflasterreaktionen hervorrufen.

Giftsumach. Zu den Pflanzen mit dem höchsten sensibilisatorischen Index und der intensivsten Entzündungswirkung gehören *Toxicodendron*-Arten, insbesondere *T. quercifolium* (MICHX.) GREEN (Synonym: *Rhus toxicodendron* L).
Der Giftsumach ist eine in Nordamerika beheimatete Holzpflanze mit aufsteigenden Ästen und derben langgestielten 3zähligen Blättern und eiförmigen grobgesägten Blättchen. Alle Pflanzenteile enthalten Milchsaft, der sich an der Luft schwärzt und in dem die hautirritierenden Prinzipien, die Uroshiole (s. Abb. 1.7) lokalisiert sind, darunter das hochwirksame Uroshenol (3-[8-Pentadecenyl]-brenzcatechin). In der Homöopathie werden die frischen Blätter zur Herstellung der Urtinktur verwendet.

Literatur

Adler R, Cohen N (1975) Behaviorally conditioned immunosuppression. Psychosomatic Medicine 37:333–340

Ames BN: Identifying environmental chemicals causing mutations and cancer. Science 204:587–593

Anschütz R (1977) Placebo-Wirkung und Indikation. Diagnostik 10:3–6

Berrens L, Young E (1962) Identification of the allergen in ipecacuanha. Biochem Biophys Acta 63:559–561

Bier OG, Götze D, Mota I, Dias da Silva W (1979) Experimentelle und klinische Immunologie. Springer, Berlin Heidelberg New York

Brekhman JJ, Dardymov JV (1969) New substances of plant origin which increase nonspecific resistance. Annual Rev Pharmacol 9:914–430

Brisse B (1976) Herz und Kreislauf. In: Sturm A, Birkmeyer WG (Hrsg) Klinische Pathologie des vegetativen Nervensystems. Fischer, Stuttgart, S 642–660

Brown NA, Goulding EH, Fabro S (1979) Ethanol embryotoxicity: direct effects on mammalian embryos in vitro. Science 206:573–575

Brück K (1976) Thermoregulation. In: Sturm A, Birkmeyer WG (Hrsg) Klinische Pathologie des vegetativen Nervensystems. Fischer, Stuttgart, Bd 1 S 333–362

Brüggemann W (Hrsg) (1976) Würzburger Gespräche über die Kneipptherapie, Bd 3, Phytotherapie. Verlag Kneipp-Forschungszentrum, Bad Wörishofen

Bürger M (1962) Biomorphose des Menschen. In: Rosemann HU (Hrsg) Landois-Rosemann, Lehrbuch der Physiologie des Menschen, 2. Bd. Urban & Schwarzenberg, München Berlin S 954–989

Büttner G, Hensel H, Hildebrandt G (1974) Über Arzneimittel der anthroposophischen Medizin und die adäquate Beurteilung ihrer Wirksamkeit. Büttner, Kassel (Bärenreiter-Druck)

Bull LB, Culvenor CCJ, Dick AT (1968) The pyrrolizidine alkaloids – their chemistry, pathogenicity and other biological properties. North-Holland, Amsterdam

Bykow KM (1953) Großhirnrinde und innere Organe. Verlag Volk und Gesundheit, Berlin

Bykow KM, Turzin IT (1966) Kortiko-viszerale Pathologie. VEB Verlag Volk und Gesundheit, Berlin

Cottier H (1980) Pathogenese – Ein Handbuch für die ärztliche Fortbildung. 2. Bd. Springer, Berlin Heidelberg New York, S 180

Cousins N (1979) Anatomy of an illness – reflections of healing and regeneration. Bantam Books, Toronto New York London

Culvenor CCJ, Edgar JA, Jago MV, Outteridge A, Peterson JE, Smith LW (1976) Hepato- and pneumotoxicity of pyrrolizidine alkaloids and derivatives in relation to molecular structure. Chem Biol Interact 12:299–324

Culvenor CCJ, Edgar JA, Smith LW, Jago MV, Petersen JE (1971) Active metabolites in the chronic hepatotoxicity of pyrrolizidine alkaloids. Nature (London) 229:255–256

Demling L (1976) Volksmedizin, Erfahrungstherapie – Ein Bestandteil moderner Behandlung? Fortschr. Med 94:1193–1245

Dijk H van, Voermans GAGM (1978) Immunstimulating properties of the cytostatic drug 6-thioguanin. In: Werner GH, Floc'h F (eds) The pharmacology of Immunoregulation, Academic Press, London New York San Fransisco, pp 301–304

Eggensberger W (1982) Die „gesicherte Wirksamkeit eines Präparates" aus der Sicht des niedergelassenen Arztes. Medikament und Meinung (Zeitschrift für Arzneimittel- und Gesundheitswesen) 5: Nr 10, S 3

Eichholtz F (1957) Lehrbuch der Pharmakologie. Springer, Berlin Göttingen Heidelberg, 9. Aufl.

Eichler O (1976) Kaffee und Coffein. Springer Berlin Heidelberg New York, 2. Aufl.

Fey H, Otte I (1985) Wörterbuch der Kosmetik. Wissenschaftliche Verlagsgesellschaft Stuttgart, S 32

Fintelmann V (1977) Ist therapeutischer Nihilismus bei Leberkrankheiten berechtigt? Zeitschrift für Allgemeinmedizin, S 333–337

Fishbein L, Flamm WG, Falk HL (1970) Chemical mutagens. Academic Press, New York London

Fregert S (1982) Kontaktdermatitis. Thieme, Stuttgart New York

Fried M (1976) Pharmakogenetik. In: Kuemmerle HP et al. (Hrsg) Klinische Pharmakologie und Pharmakotherapie Urban & Schwarzenberg, S. 123–144

Frohne D (1982) Anstiftung zu fahrlässiger Tötung? Pharmazeutische Zeitung 127:371

Gábor M (1975) Abriß der Pharmakologie von Flavonoiden. Verlag Akadémiai Kiadó, Budapest

Gebhardt KH (1981) Beweisbare Homöopathie. Haug, Heidelberg

Gebhardt KH (1982) Homöopathie und Allopathie – eine Standardbestimmung. Deutscher Apotheker Zeitung 122:727–729

Gell PGH, Coombs RRA, Lachmann PJ (1975) Clinical aspects of immunology, 3. Aufl. Blackwell, Oxford

Gillmann H (1981) Physikalische Therapie – Grundlagen und Wirkungsweisen. Thieme, Stuttgart New York, 5. Aufl

Gracza L (1980) Pharmakologische und toxikologische Aspekte der Phytotherapie. Z Allg Med 56:2309–2317

Graf E (1976) Phytopharmaka. In: W. Brüggemann (Hrsg) Würzburger Gespräche über die Kneipptherapie, Kneipp-Werke Bad Wörishofen S 13

Gross F (1979) Die pharmazeutische Industrie auf der Suche nach essentiellen Arzneimitteln in „Vorlesungsreihe Schering", Berlin und Bergkamen

Gysling E (1976) Behandlung häufiger Symptome – Leitfaden zur Pharmakotherapie. Verlag H Huber, Bern Stuttgart Wien

Haas H, Fink H, Härtfelder G (1959) Das Placeboproblem. In: Jucker E (Hrsg) Drug research. Birkhäuser, Basel Stuttgart, Bd 1, S 279–454

Hänsel R (1981) Anti-infektiöse Prophylaxe durch Immunstimulantien – unter besonderer Berücksichtigung der Phytopharmaka. Zeitschrift für angewandte Phytotherapie 2:172–180

Hänsel R (1977) Die milden Phytopharmaka, naturwissenschaftlich gesehen. Physikalische Medizin und Rehabilitation 18:283–292

Hänsel R (1986) Phytotherapie unter besonderer Berücksichtigung der Arzneitherapie nach Kneipp. In: W. Brüggemann (Hrsg) Kneipptherapie – Ein Lehrbuch, 2. Aufl Springer Berlin Heidelberg New York, S 108–145

Hänsel R, Schulz J, Stahl E (1983) Prüfung der Baldriantinktur auf Identität. Archiv der Pharmazie 316:646–647

Hahn KJ (Hrsg) (1981) Nutzen und Risiken der Selbstmedikation. Perimed, Erlangen

Hameister W (1984) Entkeimung und Entwesung von Drogen. In: Hanke G (Hrsg) Qualität pflanzlicher Arzneimittel. Wissenschaftliche Verlagsgesellschaft, Stuttgart, S 81–93

Hamm H (Hrsg) (1980) Allgemeinmedizin – Familienmedizin. Thieme, Stuttgart New York

Hausen BM (1980) Arnikaallergie. Der Hautarzt 31:10–17

Hausen BM (1982) Kontaktallergien durch Pflanzen und Pflanzenextrakte. Pharmazeutische Zeitung 127:1248

Hausen BM (1979) Phytoekzematogene. Allergologie 2:275–281

Hausen BM, Kuhlwein A, Schulz KH (1982) Kolophonium-Allergie. Dermatosen in Beruf und Umwelt 30:107–105, 145–152

Hedin H, Kraft D, Richter W, Scheiner O, Devey M (1979): Dextran reactive antibodies in patients with anaphylactoid reactions to dextran. Immunobiology 156:289

Hedin H, Richter W (1982) Pathomechanisms of Dextran-induced anaphylactoid/anaphylactic reactions in man. Internation archives of allergy and applied immunology 68:122–126

Hefendehl FW, Lander C (1984) Qualitätssicherung pflanzlicher Arzneimittel-Anforderungen bei der Zulassung. In: Hanke G (Hrsg) Qualität pflanzlicher Arzneimittel, Wissenschaftliche Verlagsgesellschaft Stuttgart, S 35–55

Hensel H (1980) Fieber, nicht automatisch „runter damit". Neue Untersuchungen bestätigen alte ärztliche Erfahrung über positive Funktion. Medical Tribune 37:48–49

Heubner W (1937) Allobiose und Kumulation. In: 1. Intern. Kongr. Ther. Union. Huber-Verlag, Bern, S 468

Hoff F (1957) Fieber, unspezifische Abwehrvorgänge, unspezifische Therapie. Thieme, Stuttgart

Hoff F (1959) Die therapeutischen Methoden der naturwissenschaftlichen Medizin. In: Wege der Heilung. Kröner, Stuttgart, S 58–72

Hollaender A (Hrsg) (1971) Chemical mutagens, 2. Bd. Plenum Press, New York London

Humphrey JH, White RG (1972) Kurzes Lehrbuch der Immunologie. Thieme, Stuttgart

Jäger L (1983) Klinische Immunologie und Allergologie, 2. Bd. Fischer, Stuttgart

Kabat EA, Mayer MM (1961) Experimental immunochemistry, 2nd edn. Thomas, Springfield

Kaiser HE (1967) Cancer promoting effects of phenols in tea. Cancer 20:614–616

Keeler RF (1978) Alkaloid teratogens from lupinus, conium, veratrum and related genera. In: Keeler RF, van Kampen KR, James LF (eds) Effects of poisonous plants of livestock. Academic Press, New York San Fancisco London

Klinger W (1980) Arzneimittelnebenwirkungen. Fischer, Stuttgart New York

Kuschinsky G, Lüllmann H (1964) Kurzes Lehrbuch der Pharmakologie und Toxikologie, 7. Aufl Thieme, Stuttgart, S 31

Lange H, Fincke A (1970) Kakao und Schokolade. In: Handbuch der Lebensmittelchemie, Bd VI. Springer, Berlin Heidelberg New York, S 210–308

Laubenthal H, Peter K, Richter W, Kraft D, Selbmann HK, Messmer K (1983) Anaphylaktoide/anaphylaktische Reaktion auf Dextran: Pathomechanismus und Prophylaxe. Diagnostik und Intensivtherapie 8:4–14

Laubenthal H, Peter K, Seemann C, Richter W, Messmer K (1981) Anaphylaktoide Reaktionen nach Dextran III. In: Steinbereithner K, List W (Hrsg) Beiträge zur Infusionstherapie, Bd 8: Infusionstherapie mit Dextranen. Karger, Basel New York

Lembeck F (1971) Das 1 × 1 des Rezeptierens. Thieme, Stuttgart, 6. Aufl

Lewis HL, Elvin-Lewis MPF (1977) Medical botany – plants affecting man's health. J Wiley, New York

List PH (1971) Arzneiformen. In: List PH, Hörhammer L (Hrsg) Hagers Handbuch der Pharmazeutischen Praxis, Bd 7, Teil A. Springer, Berlin Heidelberg New York, S 199–1015

Mayr A, Raettig H, Stickl H, Alexander M (1979) Paramunität, Paramunisierung, Paramunitätsinducer. Fortschr Med 97:1159–1165, 97:1205–1210

Mitchell J, Rook A (1979) Botanical dermatology – plants and plant products injurious to the skin. Greengrass, Vancouver

Morton JF (1972) Further associations of plant tannins and human cancer. Quart J Crude Drug Res 1:1829–1841

Morton JF (1968) Plants associated with esophageal cancer cases in Curaçao. Cancer Res 28:2268–2271

Morton JF (1970) Tentative correlations of plant usage and esophageal cancer zones. Econ Botany 24:217–226

Nagell A (1984) Qualitätssicherung bei Rohstoffen unter besonderer Berücksichtigung der Pestizid-Analytik. In: Eberwein B, Helmstaedter G, Reimann J, Schoenenberger H, Vogt C (Hrsg) Pharmazeutische Qualität von Phytopharmaka. Deutscher Apotheker Verlag, Stuttgart, S 74–84

O'Gara RW, Lee C, Morton JF (1971) Carcinogenicity of extracts of selected plants from Curaçao after oral and subcutaneous administration to rodents. J Nat Canc Inst 46:1131–1137

Pachaly P (1983) Dünnschichtchromatographie in der Apotheke. Schnelle und einfache Identifizierung gebräuchlicher Arzneistoffe, Drogen, Extrakte in Tinkturen, 2. Aufl. Wissenschaftliche Verlagsgesellschaft, Stuttgart

Pauling L (1972) Vitamin C und der Schnupfen. Verlag Chemie, Weinheim

Pawlow JP (1954) Sämtliche Werke. Akademie-Verlag, Berlin

Petkov V, Staneva-Stoicheva D (1963) The effect of an extract of ginseng on the adrenal cortex. In: Chen KK, Mukerji B (eds) Pharmacology of oriental plants. Pergamon Press, Oxford, pp 39–45

Piechowiak H (1981) Die namenlose Pille – Über Wirkungen und Nebenwirkungen im Umgang mit Placebo-Präparaten. Schweiz Med Wochenschr 111:1222–1232

Rademacher P (1975) Chemische Karzinogenese. Chemie in unserer Zeit 9:79–84

Rahner E (1981) Umfang der Selbstmedikation in der Bundesrepublik Deutschland. Pharmazeutische Zeitung 126:375–380

Rauh W (1950) Morphologie der Nutzpflanzen. Quelle & Meyer, Heidelberg

Rauws AG, Olling M, Timmermann A (1982–1983) The pharmacokinetics of prunasin, a metabolite of amygdalin. J Toxicol Clin Toxicol 19(8):851–856

Reimann J (1982) Phytopharmaka – scheitern sie am Wirksamkeitsnachweis? Apotheker-Journal, März, S 64–69

Repplinger (1985) Qualitätskontrolle von bearbeiteten Drogen, Extrakten und Fertigarzneimitteln. In: Harnischfeger G (Hrsg) Qualitätskontrolle von Phytopharmaka. Thieme, Stuttgart New York, S 80–103

Ring J (1982) Zur Problematik der Dextran-Unverträglichkeit und ihrer spezifischen Prophylaxe durch Hapten-Hemmung. Fortschr Med 100:1917–1921

Roberts HJ (1981) Perspective on vitamin E as therapy. Am Med Assoc 246:(2)129–130

Roe FJC, Peirce WEH (1960) Tumor promotion by citrus oils, tumors of the skin and urethral orifice in mice. J Nat Cancer Inst 24:1389–1403

Röder E (1982) Nebenwirkungen von Heilpflanzen. Deutsche Apotheker Zeitung 122:2081–2092

Schaefer H (1976) Der Krankheitsbegriff. In: Blohmke M et al. (Hrsg) Handbuch der Sozialmedizin. Bd III. Ehnke, Stuttgart, S 15–31

Schaefer H (1979) Plädoyer für eine neue Medizin. Piper, München Zürich

Scheler W (1980) Grundlagen der Allgemeinen Pharmakologie. Fischer, Stuttgart

Scheline DR (1978) Mammalian Metabolism of Plant Xenobiotics. Academic Press, London New York San Francisco

Schilcher H (1980) Kleines Heilkräuter-Lexikon. Deutscher Reform-Verlag, Bad Homburg

Schilcher H (1985) Rückstandsanalytik bei Drogen und Drogenzubereitungen. Deutsche Apotheker Zeitung 125:47–52

Schimmel K (1979) Anwendungsmöglichkeiten der Naturheilverfahren in der Praxis. In: Naturheilverfahren heute – eine Einführung. Medizinische Literarische Verlagsges., Uelzen, S 49–59

Schindel L (1967) Placebo und Placebo-Effekte in Klinik und Forschung. Arzneimittel-Forsch 17:892–918

Schindler H (1955) Inhaltsstoffe und Prüfungsmethoden homöopathisch verwendeter Heilpflanzen. Editio Cantor, Aulendorf

Schmidt KL (1981) Präventive Geriatrie in der ärztlichen Praxis. Kneipp-Physiotherapie 1, Heft 4

Schönhöfer PS, Füllgraf G (1979) Arteriosklerose und Durchblutungsstörungen. In: Füllgraf F, Palm D (Hrsg) Pharmakotherapie, Klinische Pharmakologie. Fischer, Stuttgart New York, S 103–114

Schulz KH, Hausen BM (1975) Kontaktekzeme durch Pflanzen und Hölzer. Hautarzt 26:93–96

Schuster J (1981) Wirkung und Wirksamkeit – Relativität des Wirksamkeitsbegriffs. Pharma-Recht 4:57–61

Schweisheimer W (1975) Parfum in der Medizin. Med Klin 70:1717–1720

Seidler E (1980) Diskussionsbemerkung. In: Neuhaus GA (Hrsg) Pluralität in der Medizin – der geistige und methodische Hintergrund. Umschau-Verlag, Frankfurt, S 29

Selye H (1971) Hormones and resistance, 2 Bd. Springer, Berlin Heidelberg New York

Shapiro AK, Morris LA (1979) The placebo effect in medical and psychological therapies. In: Garfield SL, Bergin AE (eds) Handbook of psychotherapy and behavior change. Wiley, New York, p 369

Stüttgen G, Schaefer H (1974) Funktionelle Dermatologie. Springer, Berlin Heidelberg New York, S 383

Thaler H (1982) Leberkrankheiten – Histologie, Pathophysiologie, Klinik. Springer, Berlin Heidelberg New York

Trunzler G (1980?) Phytotherapie heute – Gesundheitspolitische Aspekte. Z angew Phytother 1:2–4

Tympner KD (1981) Der Immunbiologische Wirkungsnachweis von Pflanzenextrakten. Z angew Phytother 2:181–184

Vorlaender KO (1983) Immunologie, Grundlagen – Klinik – Praxis, 2. Aufl Thieme, Stuttgart New York

Walter H (1972) Unsere Arzneimittel, ihre Herkunft, Anzahl und Klassifizierung. Pharmazie heute, S 25–32 (Beilage zur Deutschen Apotheker Zeitung Heft 4, Jan 1972)

Weiss RF (1980) Lehrbuch der Phytotherapie, 4. Aufl. Hippokrates-Verlag, Stuttgart, bes. die Seiten 13–15

Weiss RF (1976) Das Placeboproblem heute. Physikalische Medizin und Rehabilitation 17:126–129

Wichtl M (1984) Standardisierung pflanzlicher Drogen und daraus hergestellte Zubereitungen. In: Oelschläger H (Hrsg) Fortschritte der Arzneimittelforschung, Wissenschaftliche Verlagsgesellschaft Stuttgart, S 149–158

Willuhn G (1986) Arnika-Kontaktdermatitis und die sie verursachenden Kontaktallergene. Deutsche Apotheker Zeitung 126:2038–2044

Wolf S (1959) The pharmacology of placebos. Pharmacol Rev 11:689–704

2 Pflanzenfette, Wachse und verwandte Stoffe*

2.1 Fettsäuren

2.1.1 Nomenklatur, Einteilung

Als Fettsäuren werden die biogenen aliphatischen Monocarbonsäuren bezeichnet. Diese Gruppenbezeichnung bezieht sich auf ihr Vorkommen als integrierende Bestandteile tierischer und pflanzlicher Fette. Aus dem reichlichen Vorkommen in ganz bestimmten Fetten leiten sich für die einzelnen Fettsäuren Trivialnamen ab: Myristinsäure kommt vor im Fett der Muskatnußgewächse, Palmitinsäure im Palmfett, Linol- und Linolensäure im Leinöl (*Linum usitatissimum* L), Arachinsäure im Öl von *Arachis hypogaea* L. (Erdnußöl) u. a. m. Gelegentlich ist die Trivialbezeichnung irreführend: Die bekannte Arachidonsäure (5,8,11,14-Eicosantetraensäure) kommt nicht im *Arachis-hypogaea*-Öl vor, sondern findet sich als Esterkomponente im Fischtran und in tierischen Phosphaten.

Zur rationellen Kurzbezeichnung der Fettsäuren bedient man sich einer Kurzschreibweise, indem lediglich die Zahl der Kohlenstoffatome sowie die Zahl der Doppelbindungen angegeben wird; die Lage der Doppelbindungen und deren Konfiguration (*cis* oder *trans*) kann als Klammerausdruck hinzugefügt werden (Tabelle 2.1).

Die Fettsäuren können nach verschiedenen Gesichtspunkten unterteilt werden:

- nach chemischen Charakteristika in gesättigte, ungesättigte und substituierte Fettsäuren,
- entsprechend der Kettenlänge in kurzkettige mit 1–7 C-Atomen, in mittlere mit 8–12 C-Atomen und in höhere Fettsäuren mit mehr als 12 C-Atomen,
- ernährungsphysiologisch in essentielle und nichtessentielle Fettsäuren,
- nach Häufigkeit des Auftretens in ubiquitäre (weit verbreitete) und seltene Fettsäuren,

Tabelle 2.1. Häufiger vorkommende Fettsäuren

Trivialname	Bruttoformel	Kurzschreibweise
Myristinsäure	$C_{14}H_{28}O_2$	14:0
Palmitinsäure	$C_{16}H_{32}O_2$	16:0
Stearinsäure	$C_{18}H_{36}O_2$	18:0
Ölsäure	$C_{18}H_{34}O_2$	18:1 (9*c*)
Linolsäure	$C_{18}H_{32}O_2$	18:2 (9*c*, 12*c*)
Linolensäure	$C_{18}H_{30}O_2$	18:3 (9*c*, 12*c*, 15*c*)
Arachinsäure	$C_{20}H_{40}O_2$	20:0

- nach dem Mengenverhältnis in einem bestimmten Produkt (Fett, Phospholipid) in dominierende Fettsäuren und in Fettsäuren, die in nur geringen Mengen vorkommen (Minorfettsäuren; vom englischen „minor products", Nebenstoffe).

2.1.2 Gesättigte und ungesättigte Fettsäuren, Divinylmethananordnung, Eigenschaften einiger Säuren

Von den in Pflanzen vorkommenden Fettsäuren gehören die meisten zur Gruppe der langkettigen, unverzweigten, gesättigten und un-

Tabelle 2.2. Ungeradzahlige, unverzweigte Fettsäuren

Trivialname	Systematischer Name	Bruttoformel	Kurzbezeichnung
Valeriansäure	Pentansäure	$C_5H_{10}O_2$	5:0
Önanthsäure	Heptansäure	$C_7H_{14}O_2$	7:0
Pelargonsäure	Nonansäure	$C_8H_{18}O_2$	9:0
	Pentadecansäure	$C_{15}H_{30}O_2$	15:0
Margarinsäure	Heptadecansäure	$C_{17}H_{34}O_2$	17:0

---
* Literatur s. Seite 68

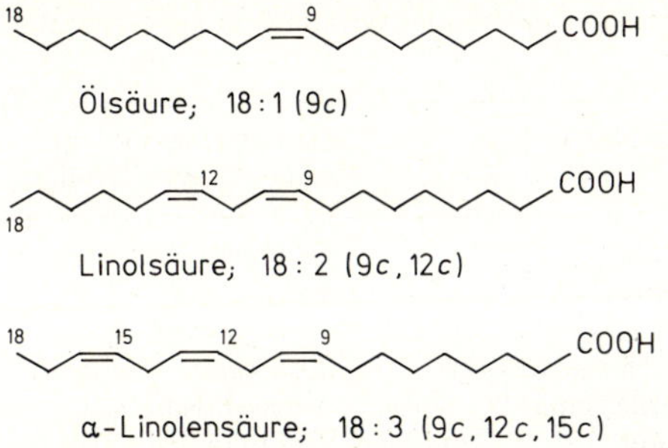

Ölsäure; 18:1 (9c)

Linolsäure; 18:2 (9c,12c)

α-Linolensäure; 18:3 (9c,12c,15c)

Abb. 2.1. Fettsäuren mit nichtkonjugierten *cis*-Doppelbindungen. Die erste Doppelbindung liegt jeweils zwischen den C-Atomen C-9 und C-10; man spricht von einer Δ^9-Familie. Linol- und Linolensäure zeigen die Divinylmethan-Anordnung der *cis*-Doppelbindungen

gesättigten Fettsäuren mit gerader Anzahl von Kohlenstoffatomen. Fettsäuren mit ungerader Kohlenstoffatom-Zahl machen in natürlichen Lipiden weniger als 1% der Gesamtfettsäuren aus. Daß die Geradzahligkeit mit ihrer Biosynthese aus C_2-Einheiten – Acetat aus Acetyl-Coenzym A über Malonyl-Coenzym A – zusammenhängt –, darauf sei lediglich hingewiesen (s. Kap. 2.2.5.3.3)

Der Häufigkeit nach überwiegen bei Fetten pflanzlicher Herkunft die ungesättigten Fettsäuren. Genuin liegen die Doppelbindungen als *cis*-Isomere vor. Wenn im Molekül mehr als nur eine *cis*-Doppelbindung auftritt, dann sind die Doppelbindungen jeweils durch eine Methylengruppe voneinander getrennt: Man spricht von einer Divinyl-Anordnung; die entsprechenden Fettsäuren werden als Isolenfettsäuren bezeichnet (s. Abb. 2.1 und 2.2).

Über die sensorischen Eigenschaften der Fettsäuren lassen sich schwer allgemeine Aussagen machen. Geruchsaktiv sind sie nur dann, wenn sie als undissoziierte Säuren vorliegen. Gesättigte Fettsäuren mit mehr als 12 C-Atomen weisen keinen Geschmack auf.

n-Capronsäure (6:0) kommt in Mengen <1% im Kokosnußöl und in verschiedenen Palmölen vor. Farblose, unangenehm schweißartig riechende, ölige Flüssigkeit. Dient zur Darstellung von Capronsäureestern (Fruchtaromen).

Myristinsäure (14:0; *n*-Tetradecansäure) findet sich zu 70%–80% im Muskatnußfett, zu etwa 20% im Palmkernöl, als Minorbestandteil in sehr vielen Fetten. Bei Raumtemperatur kristalline Substanz. Verwendung als Tensid. Die Zn- und Mg-Salze dienen als Pudergrundlage.

Palmitinsäure (16:0; n-Hexadecansäure) ist Bestandteil vieler Pflanzenfette (z. B. des Palmfettes) und Pflanzenwachse (z. B. Japanwachses; stammt von den Beerenfrüchten mehrerer Sumacharten, z. B. von *Rhus verniciflua* oder *Rh. succedanea*). Weiße, blätterige Masse, unlöslich in Wasser, löslich in heißem Ethanol. Für Hautcremes.

Ölsäure (*cis*-9-Octadecensäure; 18:1). Die flüssige Ölsäure erstarrt bei +14 °C. Sie weist

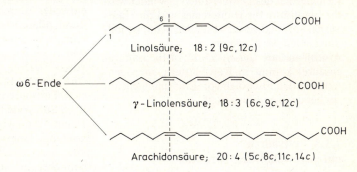

Linolsäure; 18:2 (9c,12c)

γ-Linolensäure; 18:3 (6c,9c,12c)

Arachidonsäure; 20:4 (5c,8c,11c,14c)

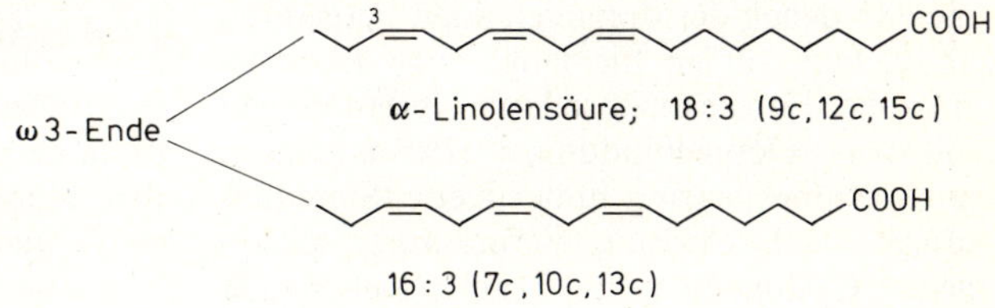

α-Linolensäure; 18:3 (9c,12c,15c)

16:3 (7c,10c,13c)

Abb. 2.2. Weitere Fettsäuren mit Divinylmethan-Anordnung von *cis*-Doppelbindungen. Die erste Doppelbindung liegt hinter dem sechsten C-Atom vom ω-Ende des Moleküls her gezählt. Man spricht von einer ω6-Familie. Liegt sie hinter dem dritten C-Atom, so liegen Fettsäuren der ω3-Familie vor

Tabelle 2.3. Fettsäuren mit ungewöhnlicher Struktur. Systematischer Name, Vorkommen in bestimmten Pflanzenfamilien. Strukturformeln s. Abb. 2.3

Trivialname	Besonderes Merkmal	Systematischer Name	Vorkommen in Samenfetten (Familien)
Lignocerinsäure	Langkettig	n-Tetracosansäure	*Fabaceae, Sapindaceae*
Erucasäure	Langkettig	13-Docosensäure	*Brassicaceae, Tropaeolaceae*
Parinarsäure	*trans*-Konfiguration	(9-*cis*,11-*trans*,13-*trans*,15-*cis*)-Octadecatetraensäure	*Rosaceae, Balsaminaceae*
Taririnsäure	Acetylenbindung	Octadea-6-insäure	*Simarubaceae*
Vernolsäure	Epoxidring	*cis*-12,13-Epoxyoctadec-*cis*-9-ensäure	*Oenotheraceae, Asteraceae*
Ricinolsäure	Hydroxygruppe	(R)-(+)-12-Hydroxyoctadecansäure	*Euphorbiaceae*
Sterculiasäure	Cyclopropanring	8-(2-n-Octylcycloprop-1-enyl)octansäure	*Sterculiaceae*
Chaulmoograsäure	Cyclopentenylring	13-*cyclo*-Pent-2-enyl-n-tridecansäure	*Flacourtiaceae*

einen charakteristischen „fettigen" Geruch auf. Chemisch reine Ölsäure ist schwer zugänglich.

Linolsäure (*cis, cis*-Octadeca-9,12-diensäure) ist mengenmäßig dominierende Fettsäure in vielen Pflanzenölen: im Baumwollsamenöl, Sojabohnenöl, Mohnöl, Sonnenblumenöl, Leinsamenöl, Maiskeimöl und vor allem im Safloröl (Öl aus den Achänen von *Carthamus tinctorius* L., eine zur Familie der *Asteraceae* zählende Pflanze). Bei Zimmertemperatur flüssig. Weist den typischen, wenig angenehmen Geruch des Leinöls auf. Verwendet wird die Linolsäure für Hautcremes und für Hautöle bei Sprödigkeit der Haut, bei Schuppenbildung, auch bei Ekzemen.

Arachidonsäure (*all-cis*-5,8,11,14-Eicosatetraensäure) kommt in Rapsblättern, in Algenfetten und in Fischölen vor. Eine unangenehm riechende ölige Flüssigkeit.

2.1.3 Fettsäuren mit ungewöhnlicher Struktur

Zu den Fettsäuren mit Strukturmerkmalen, die von denen der dominierenden Fettsäuren abweichen, zählen die langkettige Lignocerin- und Erucasäure, sodann Verbindungen mit *trans*-Doppelbindungen (Parinarsäure), mit Cyclopropanring in der Kette (Sterculiasäure), mit Epoxidring (Vernolsäure), mit einem Cyclopentenylrest am Kettenende (Chaulmoograsäure) und schließlich Hydroxyfettsäuren (z. B. Ricinolsäure).

Wird eine Fettsäure in Position C-4 hydroxyliert, so besteht die Möglichkeit, daß sich ein Laktonring ausbildet. Nonalacton z. B. ist der Geruchsträger der Kokosnuß, Undecalacton ein typischer Duftstoff der Pfirsiche (Abb. 2.3).

2.1.4 Abbauprodukte von Fettsäuren

Abbauprodukte von Fettsäuren entstehen entweder durch Autoxidation oder aber durch pflanzeneigene Enzyme. Enzymatischer Abbau wiederum kann im Zuge geordneter Abbauvorgänge in noch lebenden Organen vor sich gehen, er kann aber auch postmortal ein Teilvorgang der Autolyse sein. Postmortal sind Fettsäuren (und Acyllipide) schließlich noch Substrate für mikrobiellen Abbau.

Nachfolgend wird auf zwei geordnete Abbauvorgänge hingewiesen, auf die „Biosynthese" von Acetylenderivaten und auf die Bildung einfacher alipathischer Carbonylverbindungen.

2.1.4.1 Acetylenderivate (Polyine)

In Pflanzen vorkommende Verbindungen mit dreifach ungesättigten Bindungen werden in der Literatur vielfach als Polyacetylene oder als Polyine bezeichnet. Die Zahl der Dreifachbindungen liegt zwischen 1 und 5, so daß das

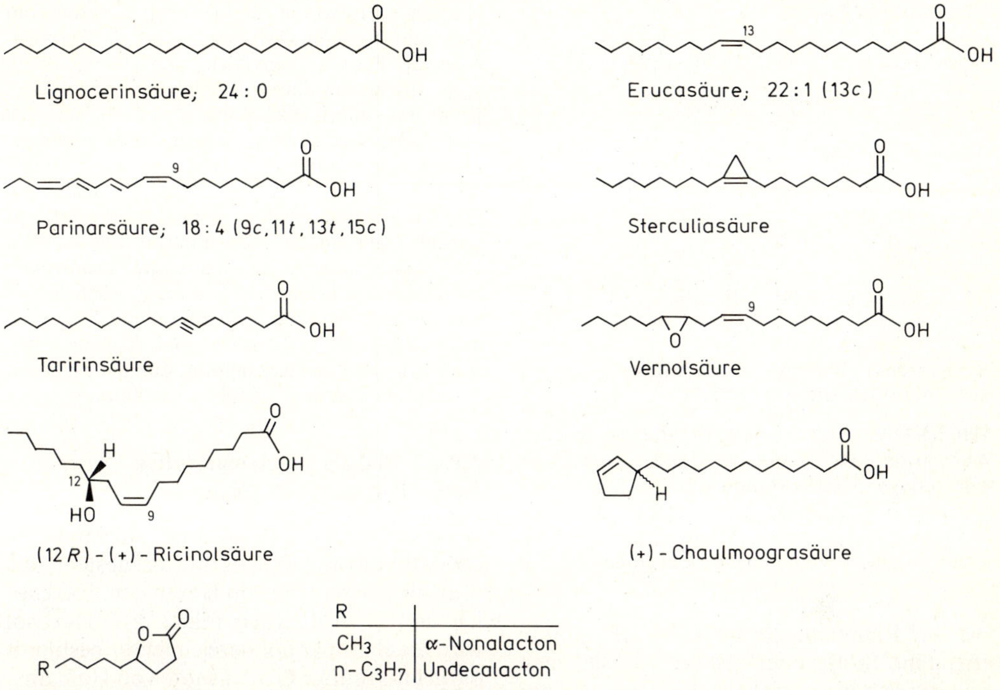

2.1 Fettsäuren

Abb. 2.3. Einige Fettsäuren mit ungewöhnlicher Struktur

- Lignocerinsäure; 24:0
- Erucasäure; 22:1 (13c)
- Parinarsäure; 18:4 (9c,11t,13t,15c)
- Sterculiasäure
- Taririnsäure
- Vernolsäure
- (12R)-(+)-Ricinolsäure
- (+)-Chaulmoograsäure

R	
CH₃	α-Nonalacton
n-C₃H₇	Undecalacton

Praefix „Poly" die Stoffgruppe nicht korrekt kennzeichnet.

Die Acetylenverbindung entsteht biogenetisch durch Dehydrierung einer Ethylenbindung. Muttersubstanz vieler Acetylenderivate ist die C_{18}-Ölsäure. Ein Biosyntheseschema zeigt die Abb. 5.37 (Ölsäure → Carlinaoxid). Die Carboxylgruppe geht im Zuge der biosynthetischen Prozesse verloren, so daß viele Acetylene eine ungerade Zahl von Kohlenstoffatomen aufweisen.

Acetylenverbindungen gibt es in großer Strukturmannigfaltigkeit: Bisher sind an die 500 Varianten bekannt. Im Pflanzenreich trifft man sie gehäuft bei Arten aus den artenreichen Familien der *Araliaceae, Apiaceae (Umbelliferae)* und *Asteraceae (Compositae)*. Sie werden anscheinend nirgendwo in hohen Konzentrationen gespeichert, typisch ist geradezu, daß sie bei höheren Pflanzen in nur sehr geringen Konzentrationen enthalten sind (s. Abb. 2.4 und 2.5).

Acetylenderivate sind vorwiegend lipophile Verbindungen. Bei der Pflanzenanalyse trifft man auf sie entweder als Begleitstoffe ätherischer Öle (z. B. im Kamillenöl, s. Kap. 5.4.3.5 und Abb. 5.46) oder als Begleitstoffe fetter

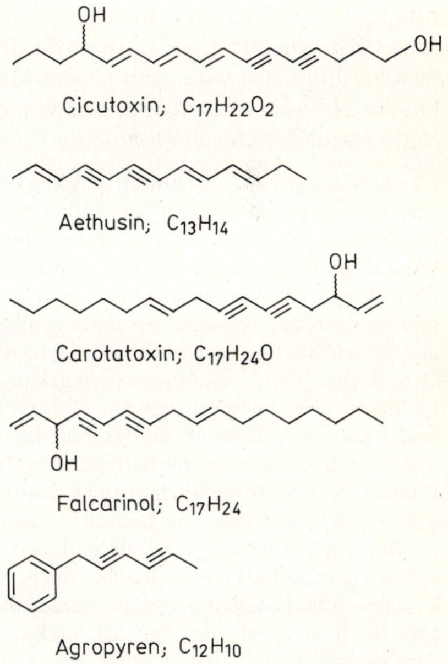

- Cicutoxin; $C_{17}H_{22}O_2$
- Aethusin; $C_{13}H_{14}$
- Carotatoxin; $C_{17}H_{24}O$
- Falcarinol; $C_{17}H_{24}$
- Agropyren; $C_{12}H_{10}$

Abb. 2.4. Cicutoxin, Aethusin und Carotatoxin sind toxische Acetylenderivate, die in einigen Pflanzenarten aus der Familie der *Apiaceae* vorkommen. Das untoxische Falcarinol kommt u. a. im ätherischen Öl der Petersilienwurzel vor; Agropyren ist charakteristischer Bestandteil der Queckenwurzel

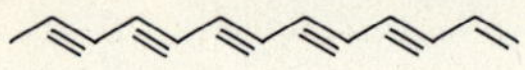

Tridec-1-en-3,5,7,9,11-pentain; $C_{13}H_6$ (1)

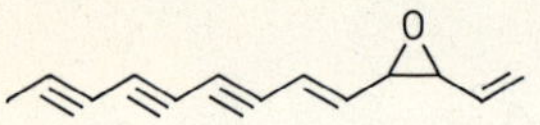

Tridec-1,5-dien-3,4-epoxy-7,9,11-triin; (Penticaepoxid); $C_{13}H_{10}O$ (2)

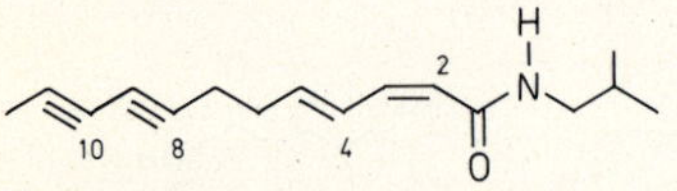

(2 cis, 4 trans)-Dodeca-2,4-dien-8,10-diinylsäure-isobutylamid (3)

Abb. 2.5. Drei Acetylenderivate, die in frischen Wurzeln und/oder Kraut von *Echinacea*-Arten in sehr geringer Konzentration (etwa 0,001%) vorkommen. In *Echinacea*-Extrakte enthaltenden Fertigarzneimitteln sind sie wahrscheinlich, wegen der Instabilität der Verbindungen, nicht enthalten

Öle. Bei Raumtemperatur stellen sie farblose kristalline Stoffe oder viskose Flüssigkeiten dar, die sich oft in heißem Wasser lösen, ansonsten in Ethanol, Chloroform und Diethylether.
Einige Acetylenderivate sind giftig; insbesondere trifft dies für die Inhaltsstoffe des Wasserschierlings, *Cicuta virosa* L., der Hundspetersilie, *Aethusa cynapium* L. und von der Safranrebendolde, *Oenanthe crocata* L., zu

Cicuta virosa (*virosus*, lateinisch = giftig) ist eine in Europa und in den gemäßigten Teilen Asiens vorkommende krautige Umbellifere. Bevorzugte Standorte sind Verlandungszonen von Teichen und Flußufern. Von anderen Doldenblütlern unterscheidet sich der Wasserschierling vor allem durch die hohlen Stengel und die knollenartig verdickte Grundachse, die durch Querwände gekammert ist. In diesen übereinanderliegenden Hohlräumen befindet sich ein gelblicher, an der Luft bald orange und dann braun werdender Saft. In allen Teilen der Pflanze, besonders reichlich aber im Saft der Stengelkammern, kommen die toxischen Acetylenverbindungen Cicutoxin (Abb. 2.4) und 14-Desoxycicutoxin (= Cicutol) vor. Je frischer die Pflanzenteile, um so höher ist der Giftgehalt, da sich die Acetylene rasch zersetzen und dadurch inaktiviert werden; es soll aber dennoch selbst das getrocknete Kraut zu Vergiftungen (von Pferden) ausreichen (Bentz, 1969).
Cicutoxin ist ein zentral angreifendes Krampfgift. Das Vergiftungsbild – klonisch-epilepitforme, später heftige tonische Krämpfe – ähnelt einer Pikrotoxin- oder Strychninvergiftung.

Zu den Giftpflanzen infolge Acetylenderivatführung gehört sodann *Oenanthe crocata*, die in Südeuropa, im Westen Frankreichs und auf den Britischen Inseln verbreitet vorkommt.
In nichttoxischen Konzentrationen hat man ein Acetylenderivat, das Carotatoxin, auch in der gewöhnlichen Karotte, *Daucus carota* L., gefunden. Bei Mäusen kommt es nach intraperitonealer Zufuhr von 100 mg/kg KG zu neurotoxischen Erscheinungen. Da in einem Kilogramm Karotten lediglich 2 mg Carotoxin enthalten sind, besteht kein Anlaß, Intoxikationen beim Menschen für möglich zu halten. Offen bleiben muß allerdings die Frage, ob nicht eine einseitige Ernährung mit Karotten, beispielsweise als Abmagerungskur, durch die Carotatoxinzufuhr verstärkt schädlich sein könnte.

2.1.4.2 Bildung von Aromastoffen durch Hydroperoxid-Abbau

In Abb. 2.6 ist als Beispiel die enzymatische Oxidation von Linolensäure dargestellt, die u. a. zur Freisetzung von Hexenalen, Hexenolen und C_9-Aldehyden führt. *cis*-3-Hexenol wird als Blattalkohol bezeichnet; er bestimmt die grün-krautige Geruchsnote von Hamamelisextrakten (Janistyn 1974). *trans*-2-Hexenal, der Blattaldehyd, ist eine Geruchskomponente des Schwarzen Tees (*Camellia sinensis*) und des ätherischen Öles der Süßorange (*Citrus sinensis*). *trans*-3-Hexenol (Hex-3-en-1-ol) ist eine Teilkomponente des eigenartigen Geruchsaromas der Süßholzwurzel. Ansonsten bilden die Oxidationsprodukte der Linolensäure Aromastoffe in Gemüsen: *trans*-2-Hexenal findet man neben *cis*-3-Hexenal und *cis*-3-Hexenol im Aroma frischer Tomaten. *cis*-2-Hexenal ist das geruchliche Prinzip des grünen Apfels. *trans*-2-*cis*-6-Nonadienal ist für den Geruch einer frisch angeschnittenen Gurke verantwortlich.

2.2 Triacylglyceride, einige in der Pharmazie verwendete Pflanzenfette

2.2.1 Nomenklatur, Einteilung

Produkte, die überwiegend Mischungen aus Triacylglyceriden darstellen, werden in der Alltagssprache unterschiedlich benannt, wobei Konsistenz der Produkte und Herkunft in die Bezeichnungen eingegangen sind. Man spricht von Fetten, Ölen, Tranen (Fischölen),

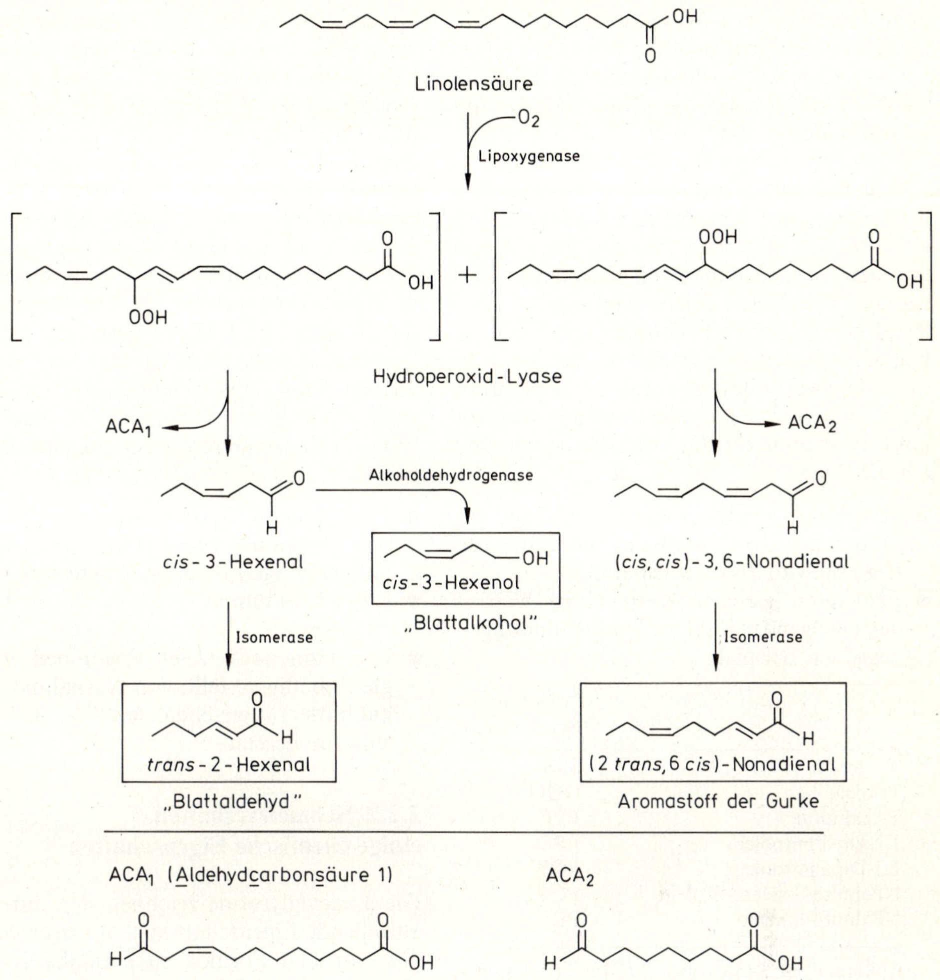

2.2 Triacylglyceride, einige in der Pharmazie verwendete Pflanzenfette

Abb. 2.6. Bildung von Aromastoffen durch enzymatischen Hydroperoxid-Abbau während der Trocknung und Lagerung von pflanzlichem Material (nach Kindl u. Wöber 1975, sowie nach Galliard et al. 1976). Die Lipoxygenase katalysiert mit hoher Stereospezifität ungesättigte Fettsäuren, wobei ein optisch aktives Hydroperoxid mit einem *cis-trans*-konfigurierten Diensystem entsteht. In Chloroplasten kommen Enzyme vor, welche die Hydroperoxide in flüchtige Aldehyde überführen.
Blattalkohol und Blattaldehyd verleihen frisch geernteten Pflanzen den charakteristischen Geruch „nach Frische". Ein besonders gut untersuchtes Beispiel ist die Bildung von Aromastoffen bei der Gurke (*Cucumis sativus* L.)

Talg und Schmalz. Im wissenschaftlichen Schrifttum differenziert man vielfach lediglich in Öle und Fette. Öle sind bei Raumtemperatur flüssig; Fette stellen halbfeste Massen dar. Vielfach wird der Begriff Fett auch in einem erweiterten Sinne, Fette und Öle, beide umfassend, verwendet.
Die natürlichen Fette bestehen aus Estern des dreiwertigen Alkohols Glyzerin mit drei Molekülen Fettsäuren d. h. aus Triacylglyceriden (= Triglyceriden). Diglyceride und Monoglyceride, in denen zwei oder nur eine OH-Gruppe des Glyzerins mit Fettsäuren verestert vorliegt, Diacyl- und Monoacylglyceride, sind in Naturfetten nur in geringen Anteilen von 0,1–0,4% enthalten. In den nicht hoch raffinierten Speiseölen findet man etwa 5%, in den stark gereinigten um die 2% Fettbegleitstoffe. Sie bestehen aus verseifbaren Phosphoglycerolipiden (= Phosphatiden) und aus

dem unverseifbaren Anteil, einem Lipoidgemisch aus Kohlenwasserstoffen (z. B. Squalen, s. Kap. 4.6.3) Phytosterolen (s. Kap. 4.6.4), Tocopherolen (s. Kap. 10.2.5) und Karotinoiden (s. Kap. 4.7).

Die das Fett aufbauenden Triacylglyceride unterscheiden sich nach Art und Position der drei mit Glyzerin veresterten Fettsäuren. Sind alle drei OH-Gruppen mit derselben Säure verestert, so spricht man von einsäurigen Glyceriden (Beispiele: Tristearylglycerid, Trioleylglycerid). Gemischtsäurige Glyceride enthalten zwei oder drei verschieden Säuren, z. B. das Dipalmito-oleyl-glycerid (=Dipalmitoolein, abgekürzt P_2O) oder das Palmito-oleolinolein, abgekürzt (POL). Bei der Benennung gilt die Regel:

- Fettsäuren werden nach Kettenlänge geordnet, d. h. die Fettsäure mit der kürzesten C-Kette wird als erste genannt.
- Fettsäuren gleicher Kettenlänge werden nach steigender Zahl an Doppelbindungen geordnet. Beispiele:

	Abgekürzte Schreibweise
Tristearin	SSS
Triolein	OOO
Tripalmitin	PPP
1,2-Dipalmitoolein	PPO
1,3-Dipalmitoolein	POP
1-Palmito-3-stearo-2-olein	POS
1-Palmito-linolein	PLL

Abkürzungen: S (Stearin-), O (Öl-), P (Palmitin-), L (Linolensäure).

Gemischtsäurige Triacylglyceride können sich dadurch unterscheiden, daß die Fettsäure unterschiedliche Positionen des Glyzerins besetzen kann; es existieren mehrere stellungsisomere Glyceride. Nicht zuletzt ist es die große Zahl an gemischtsäurigen Triacylglyceriden, welche ein Fett zu einem komplexen physikalischen Gemisch werden läßt. Bei einem Fett, das nur zwei verschiedene Fettsäuren enthält, können diese Säuren aus 6 verschiedenen Triacylglyceriden stammen; und mit drei Fettsäuren sind theoretisch bereits 18 positionsisomere Glyceride möglich. Allgemein steigt die Zahl N der Triacylglyceride mit der Zahl n der Fettsäuren nach der Formel:

$$N = \frac{n^3 + n^2}{2}$$

Da etwa 50 verschiedene Fettsäuren bekannt sind, sind mehr als 60000 unterschiedliche Triacylglyceride möglich. Dabei sind die stereochemischen Verhältnisse nicht berücksichtigt: Im Triacylglyceridmolekül entsteht ein chirales Zentrum an C-2 des Glyzerins dann, wenn die beiden primären OH-Gruppen mit zwei verschiedenen Fettsäuren verestert sind. Allerdings erfolgt in der Natur die Verteilung der Fettsäuren über die Glyzerinmoleküle nicht statistisch wahllos; die Veresterung wird durch zelleigene Enzyme bestimmt mit dem Ergebnis, daß die Zahl der natürlich vorkommenden Triacylglyceride wesentlich niedriger ist als die Zahl der theoretisch errechenbaren. Für die Pflanzenfette wurden folgende Regeln ermittelt:

- Die primären Hydroxylgruppen des Glyzerins (Positionen 1 und 3) sind vorzugsweise mit gesättigten Fettsäuren verestert.
- Linolsäure nimmt vorzugsweise die Position 2 ein.
- Die dann noch freien Positionen werden gleichmäßig verteilt, von Ausnahmen (Kakaobutter) abgesehen, mit Öl- und Linolensäure besetzt.

2.2.2 Schmelzverhalten, einige chemische Eigenschaften

Die Triacylglyceride zeichnen sich durch die auffallende Eigenschaft aus, in verschiedenen polymorphen Formen zu kristallisieren. Im Falle der Kakaobutter wurden beispielsweise sechs kristalline Modifikationen gefunden. Man ist heute der Ansicht, daß für jedes Triacylglycerid mindestens drei polymorphe Formen existieren, die als α-, β- und β'-Formen bezeichnet werden. Die drei Formen unterscheiden sich durch ihre Schmelzpunkte: Die β-Form weist als die stabilste Form den höchsten Schmelzpunkt auf, die instabile α-Form den niedrigsten. Schnelles Abkühlen eines flüssigen Triacylglycerids führt zum Auskristallisieren der instabilsten α-Form, wohingegen bei sehr langsamem Abkühlen die stabile β-Form kristallisiert (s. Abb. 2.7).

Bei Schmelzpunktbestimmungen von Fetten muß folglich darauf geachtet werden, daß die zu untersuchende Probe in der stabilsten Form vorliegt. Man erreicht dies oft dadurch, daß die Fettprobe 24 h lang, oder länger, bei niedrigen Temperaturen gelagert wird. In anderen Fällen sorgt man durch lang-

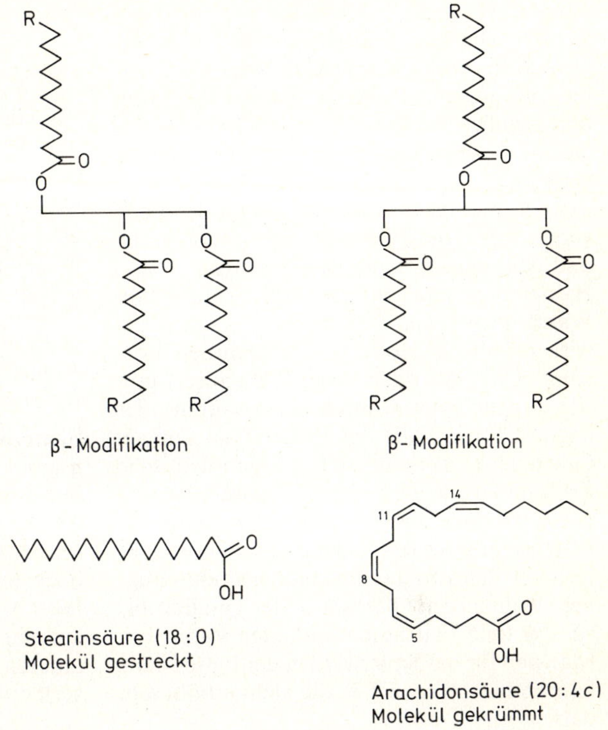

Abb. 2.7. Triacylglyceride können in mehreren Konformationen vorliegen, von denen die „Stuhlform" (β) und die „Stimmgabelform" (β') im Kristallgitter, die β- bzw. β'-Modifikation der Gitterstruktur determinieren. Glyceride mit gesättigten Fettsäuren sind im Gitter dicht gepackt (höhere Schmelzpunkte); ungesättigte Fettsäuren sind gekrümmt und stören daher die regelmäßige Anordnung der Moleküle im Kristall (die Schmelzpunkte sinken)

β-Modifikation

β'-Modifikation

Stearinsäure (18:0)
Molekül gestreckt

Arachidonsäure (20:4c)
Molekül gekrümmt

sames Abkühlen dafür, daß die β-Modifikation vorliegt (z. B. im Falle der Kakaobutter nach der Methode des DAB 9).

Daß die Eigenschaften der Fette zum wesentlichen Teil von den Eigenschaften der sie aufbauenden Fettsäuren abhängen werden, läßt sich bereits vermuten, wenn man die Molekulargewichte der Säuren und Glyceride vergleicht. Die Molekulargewichte der Säuren schwanken zwischen 650 und 970, das Molekulargewicht des Glyzerins beträgt 92; daher entfallen auf die Fettsäuren bis zu 90% des Gesamtgewichtes. Ungesättigte Fettsäuren haben einen niedrigeren Schmelzpunkt als entsprechende gesättigte Fettsäuren; daher neigen Fette mit einem hohen Anteil an Glyceriden der ungesättigten Fettsäuren dazu, bei Zimmertemperatur flüssig zu sein. Ferner sind die Glyceride der gesättigten Säuren an der Luft relativ beständig, diejenigen der ungesättigten verändern sich mehr oder weniger rasch, und zwar in Abhängigkeit von der Zahl der Doppelbindungen. Das „Trocknen" bestimmter Öle (z. B. des Leinöls), die Grundlage der Firnisfabrikation, ist eine rasche Oxidation an der Luft, gefolgt von Polymerisation und Verharzung. Allerdings lassen sich die Eigenschaften der Fette keineswegs vollständig aus denen der sie aufbauenen Fettsäuren ablesen. Dazu ein Beispiel: Kakaobutter (*Oleum cacao*) und Rindertalg weisen eine sehr ähnlich Zusammensetzung auf, wenn man die drei Säuren Palmitinsäure (16:0), Stearinsäure (18:0) und Ölsäure (18:1) der Betrachtung zugrunde legt. Allein schon die Sinnesprüfung, mehr noch die Prüfung des Schmelzverhaltens, wertet die beiden Fette jedoch als sehr verschieden. Kakaobutter ist hart und spröde und schmilzt in einem engen Temperaturintervall; Rindertalg schmilzt höher, in einem breiteren Temperaturbereich und ist wesentlich plastischer (Belitz u. Grosch 1985). Maßgebend für die Unterschiede ist die unterschiedliche Verteilung der Fettsäuren auf die Glyceride: Der Anteil an SOS (81%) ist in der Kakaobutter wesentlich höher als im Rindertalg und zwar zu Lasten an SSO (1% zu 16%).

2.2.3 Verderben der Fette

Beim Lagern von Fetten laufen Vorgänge ab, die man sinnesphysiologisch wahrnehmen kann und die als „Fettverderben" bezeichnet werden. Die dem Verderben von Fetten zugrunde liegenden chemischen und/oder mikrobiologischen Prozesse sind vielgestaltig und ziemlich kompliziert: Es sei auf entsprechende Lehrbücher der Lebensmittelchemie verwiesen.

Bei den rein chemischen Prozessen des Fettverderbens handelt es sich um hydrolytische und/oder um autoxidative Vorgänge.

Hydrolysen sind an die Anwesenheit von Wasser gebunden; Wärme, Licht, katalytisch wirkende Begleitstoffe begünstigen den Vorgang. Das Auftreten freier Fettsäuren gibt sich organoleptisch durch einen sauren oder auch (z. B. im Falle des Kokosfetts) seifigen Geschmack zu erkennen. Die organoleptische Prüfung gibt jedoch keinen Hinweis für das Ausmaß einer eingetretenen Hydrolyse. So machen im Falle des Kokosfettes Säuregehalte unter 0,001% das Produkt genußuntauglich, wohingegen Olivenöl bester Qualität bis zu 2% freie Fettsäuren enthalten kann. Ein Maßstab für das Sauerwerden der Fette ist die Säurezahl (s. Kap. 2.2.4), die nicht erhöht sein darf.

Anfällig für Autoxidationen sind Fette mit ungesättigten Fettsäuren. Der oxidative Fettverderb läuft um so rascher ab, je größer die Zahl an allylischen Doppelbindungen im Fettsäureteil ist. Ansonsten hängt er noch von zahlreichen weiteren Faktoren ab, vom Wassergehalt, von der Anwesenheit von Antioxidanzien oder von Prooxidanzien, von Temperatur, von Licht. Die oxidativen Veränderungen sind radikalische Reaktionen, die mit einer Peroxidierung der Fettsäuren eingeleitet werden. Es schließen sich Reaktionen an, die zu polymeren Molekülen führen – man spricht von Verharzung oder auch vom Trocknen der Öle –, und andere, die eine Molekülfragmentierung bedeuten und die mit dem Auftreten kurzkettiger Aldehyde und Ketone verbunden sind. Gerade die niedermolekularen Abbauprodukte beeinträchtigen die sensorischen Qualitäten der Fette ganz erheblich.

Der Umfang der oxidativen Veränderungen läßt sich analytisch erfassen.
- durch die Peroxidzahl,
- durch die fotometrische Auswertung des Thiobarbitursäuretests,
- durch die fotometrische Auswertung des Kreis-Tests (Analytik s. Kap. 2.2.4).

2.2.4 Analytik

2.2.4.1 Chemische Kennzahlen

Zur Charakterisierung der Zusammensetzung und des Zustandes von Fetten hat man in der Lebensmittelchemie eine Reihe von Kennzahlen definiert, die aus dem Verbrauch von Reagenz bei der quantitativen Analyse bestimmter funktioneller Gruppen berechnet werden. Durch die Entwicklung neuer Analysenmethoden gelten die meisten Kennzahlen in der modernen Fettchemie als überholt. In der Arzneibuchanalytik zieht man sie nach wie vor zur Kennzeichnung von Fetten heran.

Säurezahl (SZ). Sie gibt an, wieviel Milligramm KOH zur Neutralisation der in 1 g Substanz vorhandenen freien Fettsäuren notwendig sind. Je nach Fettart darf die SZ zwischen 0,5 und 2,0 liegen (z. B. bei Olivenöl höchstens den Wert 2,0 oder bei Rizinusöl den Wert 1,0 erreichen). Eine zu hohe SZ deutet auf partielle Hydrolyse der Triacylglyceride hin, ein Indiz für das Vorliegen eines überlagerten Fettes.

Die Verseifungszahl (VS) gibt an, wieviel Milligramm KOH zur Neutralisation der freien Säuren und zur Verseifung der Ester von 1 g Fett notwendig sind. Die VZ liefert einen Anhaltspunkt für das durchschnittliche Molekulargewicht der das Triacylglyceridgemisch aufbauenden Fettsäuren: Sie ist damit ein Reinheitskriterium für Fette. Beispiele:

Öl bzw. Fett	Fettsäureanteile der Kettenlängen (%)			VZ
	8–14	14–16	18	
Kokosfett	79	7	12	256
Palmöl	–	41,5	58	199
Olivenöl	–	13	86	190

Die Hydroxylzahl (OHZ) gibt an, wieviel Milligramm KOH der von 1 g Fett bei der Acetylierung gebundenen Essigsäure äquivalent sind. Erfaßt werden Hydroxyfettsäuren, Fettalkohole, Mono- und Diacylglyceride sowie freies Glycerin. Beispiel: Die Hydroxylzahl des Rizinusöls soll den Wert von 160–165 erreichen.

Die Iodzahl (IZ) gibt an, wieviel Halogen, als Iod berechnet, von 100 g Fett gebunden werden. Die IZ liefert einen Vergleichsmaßstab für den Gehalt an ungesättigten Fettsäuren. Beispiele:

Fett bzw. Öl	Fettsäureanteil (%)			JZ
	16:0 und 18:0	18:1	18:2 und 18:3	
Kakaobutter	62	34	3	33– 42
Olivenöl	11	76	9	78– 90
Leinöl	10	18	72	165–190

Die Peroxidzahl (POZ) gibt die Peroxidmenge in Milliäquivalenten aktivem Sauerstoff an, die in 1000 g Öl enthalten sind. Eine Bestimmungsmethode beruht darauf, daß die im Fett vorliegenden Peroxide zugesetztes Iodid zu Iod oxidieren, dessen Konzentration sich durch Titration mit 0,01 N-Natriumthiosulfat-Lösung messen läßt.

Zum Nachweis von sehr geringen Hydroperoxidkonzentrationen ist die Reduktion mit Fe(II)-Ionen besser geeignet: Die dem Peroxid äquivalente Konzentration an Fe(III) kann als Eisen-Rhodanidkomplex sehr empfindlich fotometrisch erfaßt werden.
Die Höhe der Peroxidkonzentration gibt nur in den Anfangsstadien der Autoxidation Aufschluß über das Ausmaß des Oxidationszustandes von Fetten, da in den fortgeschrittenen Stadien der Zerfall der Hydroperoxide einsetzt.

Unverseifbare Anteile sind die in Prozent angegebenen Stoffe, die sich mit einem organischen Lösungsmittel aus einer Lösung des zu untersuchenden fetten Öles nach Verseifung extrahieren lassen und bei 105 °C nicht flüchtig sind. Zu den unverseifbaren Stoffen gehören natürlicherweise die Sterine. Eine Verfälschung mit Mineralölen würde das Gewicht der unverseifbaren Anteile (Normalwerte 1% bis 2%) erhöhen.

2.2.4.2 Farbreaktionen

Gegenüber verschiedenen Reagenzien verhalten sich Fette unterschiedlich. Farbreaktionen erlauben Rückschlüsse:

- auf den Oxidationszustand von Fetten oder
- auf die Identität und Reinheit des Produktes.

Der Kreis-Test. Leicht ranzige Fette färben nach dem Kochen mit Resorcin-Salzsäure oder mit Phloroglucin-Salzsäure die wäßrige Phase rotviolett. Man weist Malondialdehyd nach, das mit dem Reagenz Trimethinfarbstoff bildet (Abb. 2.8 und 2.9).
Der Thiobarbitursäuretest. Malondialdehyd kondensiert mit 2-Thiobarbitursäure zu einem Farbstoff (Abb. 2.9), der ebenfalls Ranzidität anzeigt.

Reaktion nach Hauchecorne. Eine Probe des Öls wird mit einem bestimmten Volumen Salpetersäure geschüttelt. Auftreten einer Rot- oder Braunfärbung wird als positiv gewertet, was ein Hinweis darauf ist, daß Samenöle vorliegen oder anderen Ölen beigemischt worden sind. Auch unzulässige Bearbeitung oder Überalterung bestimmter Öle können sich durch die Färbung anzeigen. Beispiel: Prüfung des Olivenöls nach DAB 8; es darf keine rote oder rotbraune Verfärbung auftreten.

Reaktion nach Baudouin (Furfural und Salzsäure). Damit lassen sich Beimengungen von Sesamöl nachweisen. Sesamöl enthält als charakteristisch im unverseifbaren Anteil Lignane, darunter das Sesamolin, das unter der Einwirkung starker Säuren zu Sesamol (1-Hydroxy-3,4-methylendioxylbenzol) abgebaut wird. Sesamol kondensiert mit Furfural zu Produkten, welche Ähnlichkeiten mit den Triphenylmethanfarbstoffen aufweisen. (Abb. 2.10).

Reaktion nach Halphen. Die Reaktion ist charakteristisch für das Baumwollsaatöl (= Cottonöl). Erhitzt man eine Probe mit einer Lösung von Schwefel in Schwefelkohlenstoff auf 70–80 °C, so tritt Rotfärbung auf. Cyclopropylidenfettsäuren vom Typus der Sterculiasäure (Abb. 2.3) gelten als für die Nachweisreaktion verantwortlich.

2.2.4.3 Chromatographie

2.2.4.3.1 Prüfung auf Identität: Dünnschichtchromatographie der Triacylglyceride

Dünnschichtchromatographisch lassen sich die Triacylglyceride als sehr lipophile Verbindungen adsorptionschromatographisch auf Kieselgel mit lipophilen Fließmitteln trennen. Die meisten in der Literatur beschriebenen Verfahren arbeiten jedoch mit Phasenumkehr, die Ph. Eur. speziell mit Kieselgur/Par-

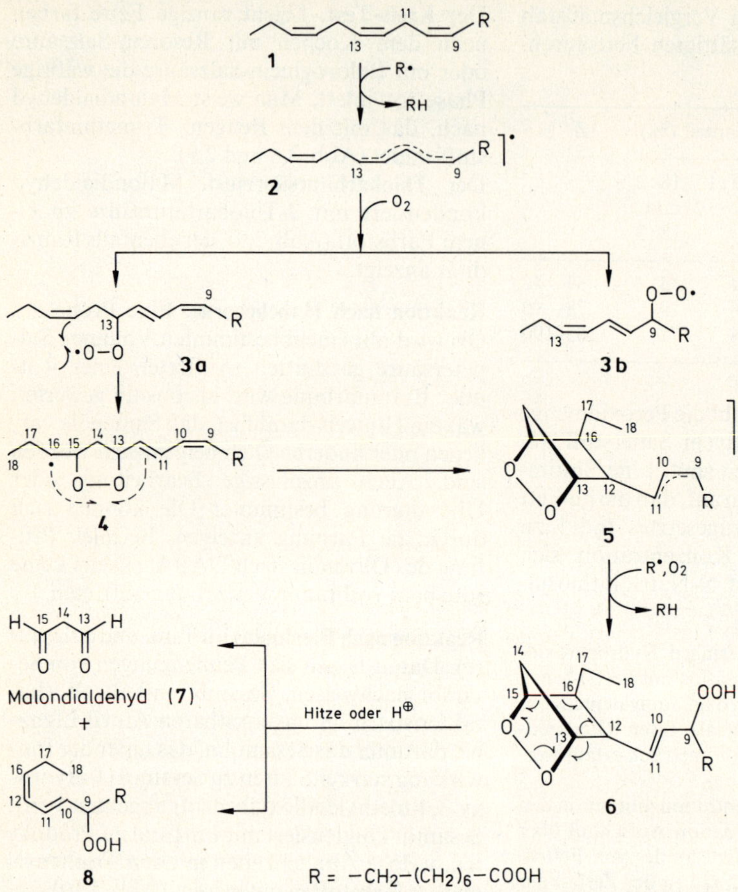

Abb. 2.8. Bildung von Malondialdehyd (**7**) der sich leicht aus der Vorstufe **6** bei der Behandlung mit Salzsäure oder beim Erhitzen bildet (Grundlage der Kreisschen Reaktion, s. Abb. 2.9). Aus der Linolensäure (**1**) entsteht durch H-Abstraktion zunächst das Pentadienylradikal **2**, das sich unter Ausbildung eines Diensystems zu den Peroxyradikalen **3a**, **3b** und **4** stabilisiert. Von **4** führt eine von mehreren Varianten der Autoxidation (s. auch Abb. 2.6) zum bizyklischen Endoperoxid **6**, das in **7** und **8** fragmentiert

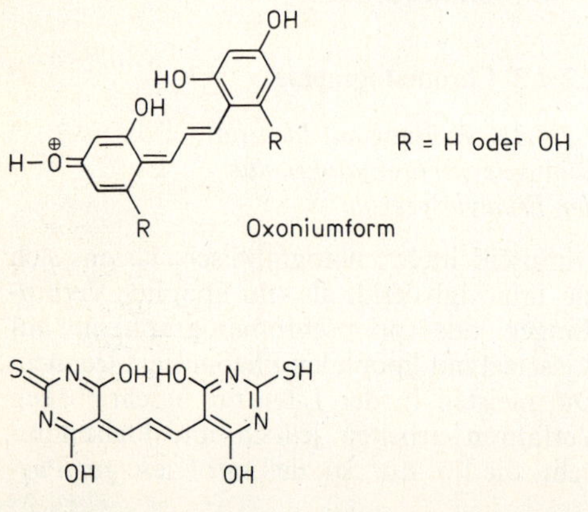

Abb. 2.9. Prüfung von Fetten auf Verdorbenheit. Sie beruht darauf, daß bei der Behandlung von verdorbenen Fetten mit Salzsäure Malondialdehyd (s. Abb. 2.8) entsteht, der sich mit einer Reihe von Reagenzien nachweisen läßt. Mit dem Reagens nach Kreis – Phloroglucin oder Resorcin in Salzsäure – bildet sich ein phenolbegrenzter Trimethinfarbstoff. Mit 2-Thiobarbitursäure bildet sich ein rot-gelbes Kondensat aus 2 Molekülen Thiobarbiturat und 1 Molekül Malondialdehyd unter Abspaltung von 2 Molekülen Wasser. Aufgrund der guten Reproduzierbarkeit und Stabilität der Färbung kann der Thiobarbituratsäuretest auch quantitativ zur Bestimmung des Oxidationszustandes ausgewertet werden

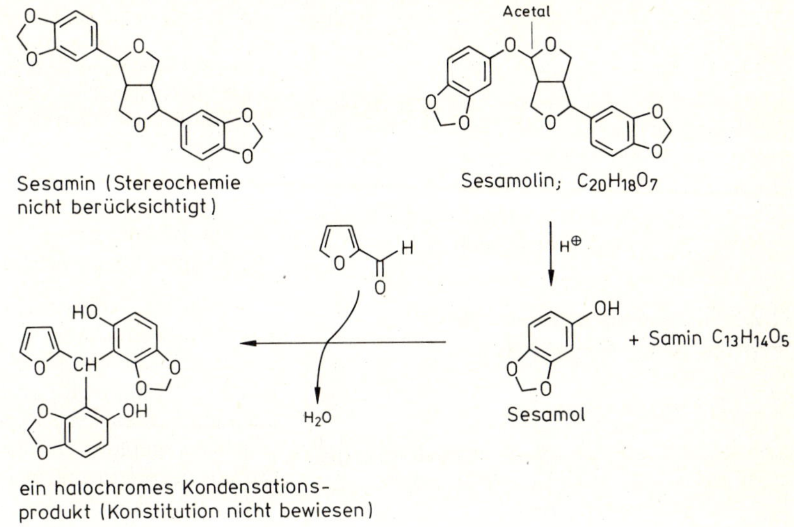

2.2 Triacylglyceride, einige in der Pharmazie verwendete Pflanzenfette

Abb. 2.10. Zum Baudouin-Test. Typisch für Sesamöl ist der Gehalt an Lignanen (z. B. Sesamin) und an einem modifizierten Lignan Sesamolin, das ein Acetal darstellt. Bereits im schwach sauren Milieu zerfällt das Acetal in das Halbacetal Samin und in das Phenol Sesamol. Phenole reagieren mit 2-Furaldehyd, gleich wie mit aromatischen Aldehyden (Benzaldehyd, Vanilin, 4-Dimethylaminobenzaldehyd u. a. m.), zu lebhaft gefärbten halochromen Kondensationsprodukten

affin als stationäre und Eisessig als mobile Phase. Die einzelnen Triacylglyceride können auf den Chromatogrammen – sofern sie ungesättigte Fettsäuren als Komponenten enthalten – mittels Joddämpfen und Stärkelösung sichtbar gemacht werden. Es resultiert ein für jedes fette Öl mehr oder weniger charakteristisches Bild, das auf das des Maisöls als Leitchromatogramm bezogen wird.

Die Laufhöhen der einzelnen Triacylglyceride hängen von der Polarität der sie aufbauenden Fettsäuren ab, und zwar steigt die Polarität mit zunehmender Zahl von Doppelbindungen. Bei Fettsäuren mit der gleichen Zahl an Doppelbindungen steigt die Polarität mit abnehmender Kettenlänge.

Beispiel: Leinöl stimmt im niederen und mittleren Rf-Bereich mit dem Maisöl überein, weist jedoch abweichend drei weitere Flecke mit höheren Rf-Werten auf. Offensichtlich handelt es sich dabei um Triacylglyceride mit zunehmendem Gehalt an Linolensäure.

2.2.4.3.2 Prüfung auf fremde Öle: Dünnschichtchromatographie der freien Fettsäuren

Das auf Reinheit zu prüfende Öl wird verseift; ansonsten wird analog wie im Falle einer Auftrennung der Triacylglyceride verfahren (s. Kap. 2.2.4.3.1). Man erhält das dc-Fettsäuremuster, allerdings ohne die gesättigten Fettsäuren mitzuerfassen, da sich nur ungesättigte Fettsäuren mit Joddämpfen anfärben lassen. Beimengungen von Ölen mit ähnlichem Fettsäuremuster lassen sich mit der dc-Methode nicht erkennen.

2.2.4.3.3 Prüfung auf fremde Öle: Gaschromatographie der Fettsäuremethylester

Zur gaschromatographischen Trennung sind die Triacylglyceride wegen ihrer geringen Flüchtigkeit nicht unmittelbar geeignet. Nach Verseifung erhält man die freien Fettsäuren, deren Carboxylgruppen zur Erleichterung der Trennung durch Methylierung depolarisiert werden müssen. Dafür stehen drei gute Verfahren zur Verfügung:

- Methylierung mittels Diazomethan.
- Umsetzung der Silbersalze von Fettsäuren mit Methyljodid.
- Veresterung mit einem Überschuß an Methanol in Gegenwart einer Lewis-Säure, und zwar von Bortrifluorid, als Katalysator.

Die Ph. Eur. schreibt ein viertes Verfahren vor, das der Umesterung: Kochen des Öles mit einem großen Überschuß an wasserfreiem Methanol unter Zusatz von methanolischer KOH-Lösung.

Der Vorteil der gaschromatographischen Trennung im Vergleich mit der dc-Trennung des Fettsäuregemisches besteht darin, daß die quantitative Auswertung leichter möglich ist, sowie darin, daß auch die gesättigten Fettsäuren analytisch miterfaßt werden.

2.2.5 Vorkommen, Biosynthese in pflanzlichen Organismen

2.2.5.1 Vorbemerkung

Die Bezeichnung Fett wird in zweifacher Bedeutung angewandt. In der Biochemie versteht man darunter Triacylglyceride definierter Zusammensetzung; in der Lebensmittelchemie und Pharmazie technische Produkte, die Gemische aus Triacylglyceriden und anderen Begleitstoffen darstellen (s. Kap. 2.2.1). Aus dem Zusammenhang wird im allgemeinen klar, in welchem Sinne der Begriff gebraucht wird.

2.2.5.2 Orte der Speicherung

Die Fette sind ausgesprochene Reservestoffe. Bereits bei den niederen Pflanzen, insbesondere bei den Pilzen, ist die Fähigkeit zur Fettspeicherung vorhanden. So entfällt beim Mutterkorn – das ist die Ruheform des Pilzes *Claviceps purpurea* – 20–40% seines Trockengewichtes auf fettes Öl, das sich aus Öl-, Linolen- und Ricinolsäure aufbaut. Bei den Samenpflanzen wird fettes Öl im Fruchtfleisch, in den Samen und in vegetativen Organen (als Depotfett) gespeichert. Man schätzt, daß vier Fünftel aller zu den *Spermatophyta* zählenden Arten Fett als Hauptreservestoff in den Samen speichern. Dementsprechend stammen auch die meisten Speisefette aus Samen (Samenfette). Speicherung im Fruchtfleisch tritt demgegenüber zurück: Größere wirtschaftliche Bedeutung haben nur die Fruchtfleischfette der Oliven (s. Kap. 2.2.8.8) und der Ölpalme (s. Kap. 2.2.8.2.2).

Holzgewächse speichern Fett im Stamm und in den Ästen. Genauer: man hat zwischen Stärke- und Fettbäumen zu differenzieren. In beiden Gruppen werden die Reservestoffe zunächst in Form von Stärke abgelagert. Bei den „Stärkebäumen" – dazu zählen die meisten Harthölzer (wie Eiche, Ulme, Esche) – bleibt die Stärke den Winter über erhalten. Anders die „Fettbäume" – dazu zählen die weichholzigen Laubbäume (z. B. die Birke und die Linde) sowie die Nadelhölzer –, bei ihnen wird die Stärke bei Eintritt der Winterruhe großenteils in Fett umgewandelt.

2.2.5.3 Bildung von Triacylglyceriden aus Stärke

Der pflanzliche Organismus verfügt offenbar über die Möglichkeit, Kohlenhydrate in Fett zu überführen; und umgekehrt werden bei der Mobilisierung der Reservestoffe – z. B. im keimenden Samen – die Reservestoffe wieder zu Zucker abgebaut. Die Biochemie dieser Umwandlungen kann nicht in ihren Einzelheiten (siehe dazu Lehrbücher der Biochemie), sondern nur als Übersicht dargestellt werden.

Der Gesamtprozeß der Fettbiosynthese läßt sich in die folgenden Teilschritte gliedern: Abbau der Stärke zu Glukose; Abbau der Glukose zu Acetat, Aufbau gesättigter Fettsäuren aus Acetat, Modifizierung der gesättigten Fettsäuren (weitere Elongation, Desaturase-Reaktion), Bereitstellung von Glyzerin, Verknüpfung der Fettsäuren mit Glyzerin.

2.2.5.3.1 Abbau der Stärke zu Glukose

Die in den Zellen der Pflanze gespeicherte Stärke wird durch den Angriff mehrerer Enzyme (α-Amylase, β-Amylase, R-Enzyme, Phosphorylase) vollständig zu Glukose und Glucose-1-phosphat abgebaut. Die beiden C_6-Körper werden dann, nach Umwandlung in Glucose-6-phosphat, zum weiteren Abbau in die Glykolyse eingeschleust.

2.2.5.3.2 Abbau der Glukose zum Acetat

Glykolyse bedeutet Spaltung des Glukosemoleküls in kleinere Einheiten; sie führt unter Freisetzung von Wasserstoff zur Brenztraubensäure. Die oxidative Decarboxylierung der Brenztraubensäure führt schließlich zur Bildung von „aktivierter Essigsäure" oder Acetyl-Coenzym A (Abkürzung: $CH_3CO\text{-SCoA}$).

2.2.5.3.3 Biosynthese gesättigter Fettsäuren aus Acetat

Die Fettsäuren werden schrittweise aus Acetat aufgebaut, allerdings nicht direkt, sondern nach weiterer Aktivierung durch Überführung in Malonyl-SCoA. Die Carboxylierung des Acetyl-SCoA zu Malonyl-SCoA, wobei CO_2 unter Verbrauch eines Moleküls ATP gebunden wird, bedeutet eine zusätzliche Erhöhung des Energiegehaltes. Der erste eigentliche Biosyntheseschritt besteht in der Kondensation von Acetyl-SCoA (als „Startermodell") mit Malonyl-SCoA unter Abspaltung von CO_2 und Austritt eines Moleküls Coenzym A (H-SCoA) zu einem C_4-Körper (CH_3-$COCH_2$-SCoA). Die Triebkraft der Kondensationsreaktion ist die Freisetzung von CO_2. Ehe der nächste Verlängerungsschritt eingeleitet wird, muß die Carbonylgruppe zur Methylengruppe reduziert werden ($-CO-CH_2 \rightarrow -CH_2-CH_2-$), was in der folgenden Reaktionsfolge vor sich geht:

- Erster Reduktionsschritt
  ($-CO-CH_2 \rightarrow CHOH-CH_2-$).
- Dehydratation
  ($-CHOH-CH_2 \rightarrow -CH=CH-=$.
- zweiter Reduktionsschritt
  ($-CH=CH- \rightarrow CH_2-CH_2-$).

Dieser Vorgang wiederholt sich nach jeder Kettenverlängerung so lange, bis die Kettenlänge der Palmitinsäure 16:0 oder die der Stearinsäure 18:0 erreicht ist.

Diese verschiedenen, für die Fettsäurebiosynthese aus Acetyl-SCoA und Malonyl-SCoA notwendigen Reaktionsschritte werden durch einen sog. Multienzymkomplex (Fettsäuresynthese-Enzymkomplex) katalysiert. Dem chemischen Aufbau nach handelt es sich um ein typisches globuläres Protein, das einen hohen Grad von geordneten Strukturen aufweist, ein Ordnungsgefüge verschiedener Enzyme, die untereinander durch schwache Wechselwirkungskräfte verbunden sind. Warum bei einer Kettenlänge von C_{16} oder C_{18} die Kondensation zum Abschluß kommt, darüber gibt es kein gesichertes Wissen. Die Abschlußreaktion besteht darin, daß der fertige Palmityl- oder Stearylrest auf HS-CoA übertragen und damit vom Multienzymkomplex abgespalten wird (Palmityl- oder Stearyl-Transferreaktion).

2.2.5.3.4 Modifizierung der gesättigten Fettsäuren

2.2.5.3.4.1 Weitere Elongation

Fettsäuren können über eine Kettenlänge von C_{18} hinaus verlängert werden. Hefe z. B. besitzt ein System, um aus Stearinsäure (16:0) C_{26}-Säuren aufzubauen. Die C_2-Einheiten, welche sukzessive ankondensiert werden, sind Acetyl-CoA, nicht Malonyl-CoA; die zur Kondensation nötige Energie wird durch NADP-H und NAD-H geliefert. Es handelt sich im Prinzip um eine Umkehrung der β-Oxidation des Fettsäureabbaues. Zum Unterschied von der extramitochondrialen Elongation am Multienzymkomplex können intramitochondrial auch ungesättigte Fettsäuren verlängert werden.

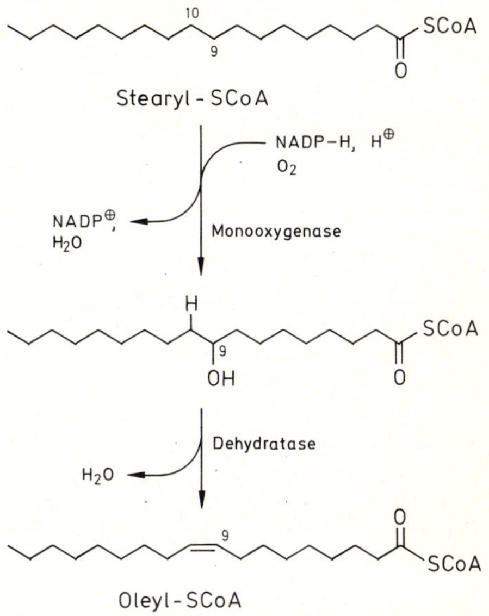

2.2.5.3.4.2 Desaturase-Reaktion, Bildung der ungesättigten Fettsäuren

Vorläufer der ungesättigten Fettsäuren sind die gesättigten Fettsäuren in aktivierter Form (z. B. Stearyl-SCoA). Die Einführung einer cis-Doppelbindung (Desaturierung) erfolgt wahrscheinlich durch Hydroxylierung und

Abb. 2.11. Hypothetische Vorstellung zur Wirkungsweise der Desaturase, eines Enzymsystems, das cis-Doppelbindungen in Fettsäuremoleküle einführt. Die „Desaturierungs-Reaktion" würde danach in der Hydroxylierung durch eine spezifische Monooxygenase bestehen; aus dem Hydroxyacyl-CoA kann sich Enoyl-CoA durch Wasserabspaltung bilden. Hefe ist nicht imstande, die postulierte Zwischenstufe Hydroxyacyl-CoA (Palmitat oder Stearat) in Gegenwart von Luft-O_2- umzusetzen, so daß zumindest im Falle der Hefe die chemische Konstitution des O-enthaltenden Zwischenproduktes ungeklärt ist

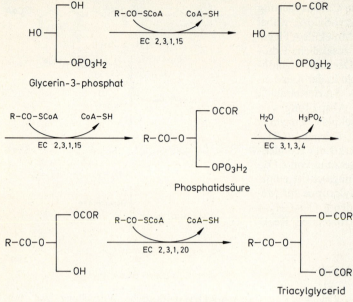

Abb. 2.12. Biosynthese der Triglyceride (Triacylglyceride, Fette). Ausgangspartner sind Glycerin-3-phosphat und die durch das Coenzym A (Abkürzung: CoA-SH) aktivierten Fettsäuren (R-CO-SCoA). Zunächst werden die beiden freien Hydroxyle des Glycerinteils zur Phosphatidsäure verestert. Das dafür verantwortliche Enzym ist die Glycerophosphattransacylase, nach der Klasseneinteilung (Nomenklaturempfehlung der internationalen Union für Biochemie, dem Enzymkodex [EC], das Enzym 2.3.1.15). Aus der Phosphatidsäure spaltet die Phosphatidphosphatase (EC 3.1.3.4) Phosphat ab. Das entstandene Diglycerid (Diacylglycerid) reagiert mit einem weiteren Acyl-CoA zum Triacylglycerid, katalysiert durch Diglycerid-acyltransferase (EC 2.3.1.20)

anschließende Dehydratisierung. Jedenfalls handelt es sich um eine aerobe Reaktion durch NADP-H-abhängige Enzyme (Monooxygenasen): Ein O-Atom des Luft-O_2 wird zunächst als Hydroxylgruppe in das Substrat (= gesättigte Fettsäure) eingeführt unter Bildung von Hydroxylacyl-CoA, das andere O wird durch NADP-H zu Wasser reduziert. Aus dem Hydroxylacyl- entsteht das entsprechende Enoyl-CoA durch stereospezifische Wasserabspaltung. Beispiel: Stearyl-CoA → Oleyl-CoA (Abb. 2.11). Bei den mehrfach ungesättigten Fettsäuren werden die Doppelbindungen schrittweise eingeführt (s. Kap. 2.2.6; und Abb. 2.13 und 2.14).

Durch die Kombination von Elongation und Desaturation entsteht die Vielfalt der in Pflanzen vorkommenden Fettsäuren.

2.2.5.3.5 *Bereitstellung von Glyzerin*

Sie erfolgt aus Dihydroxyacetonphosphat, einem Zwischenprodukt des glykolytischen Abbaues. Mit NAD-H als Wasserstoff-Überträger entsteht aus Dihydroxyacetonphosphat Glycerin-3-phosphat.

2.2.5.3.6 *Verknüpfung der Fettsäuren mit Glyzerin*

Die bei der Fettsäurebiosynthese entstehenden Acyl-SCoA-Verbindungen werden mit Glycerin-3-phosphat zur sogenannten Phosphatidsäure verestert, die nach Hydrolyse mit einem dritten Fettsäuremolekül zum Triacylglycerid verestert wird (Abb. 2.12).

2.2.5.4 Umwandlung von Fett in Kohlenhydrate

Grünen Pflanzen und Mikroorganismen dient Fett nicht nur als Energielieferant, sie sind imstande, Fett auch wieder in Kohlenhydrate umzuwandeln. Die Fettmobilisierung setzt mit einer Hydrolyse der Triacylglyceride ein, gefolgt von einem Abbau der Fettsäuren durch β-Oxidation zu den C_2-Einheiten der

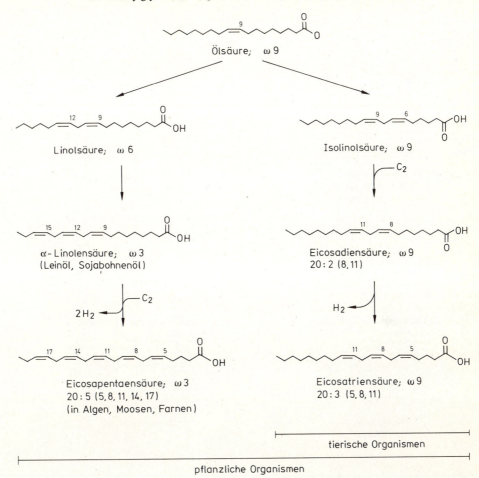

Abb. 2.13. Pflanzliche Organismen können Doppelbindungen sowohl in Richtung auf das Methylende (in ω-Richtung), als auch in Richtung auf das Carboxylende einführen. Demgegenüber verfügen Säugetiere und Mensch nur über die biochemische Möglichkeit, Doppelbindungen in Richtung auf das Carboxylende einzuführen. Wird ihnen keine Linolsäure angeboten – bei Mangel an Linolsäure in der Nahrung – wird die Ölsäure zu Isolinsäure und zu Folgeprodukten dehydriert, die aber nicht die physiologischen Funktionen der Linolsäurefamilie (ω6-Familie) übernehmen können

aktivierten Essigsäure. Der Aufbau beginnt mit einer Kondensation der C_2-Einheiten im sogenannten Glyoxylatzyklus zu Oxalacetat; Oxalacetat kann nach Phosphorylierung und Decarboxylierung in Phosphoenolpyruvat übergehen, aus dem sich – in Umkehr der Glykolysereaktion – Glucose-6-phosphat bildet. Zum Unterschied von Mikroorganismen und grünen Pflanzen ist der tierische Organismus zur Glukoneogenese aus Fett nicht befähigt: Es fehlen dem Säugetierorganismus die Schlüsselenzyme Isocitratlyase und Malatsynthase.

2.2.6 Biologische Eigenschaften von Fetten, Anwendung

2.2.6.1 Triacylglyceride mit essentiellen Fettsäuren

Der Körper verfügt über Enzyme, um gesättigte Fettsäuren in Position 9 zu dehydrieren (Stearinsäure → Ölsäure; Palmitinsäure → Palmitoleinsäure) und weitere Doppelbindungen in Richtung auf das Carboxylende einzuführen. Bei einem ausschließlichen Angebot an Palmitin-, Palmitolein-,

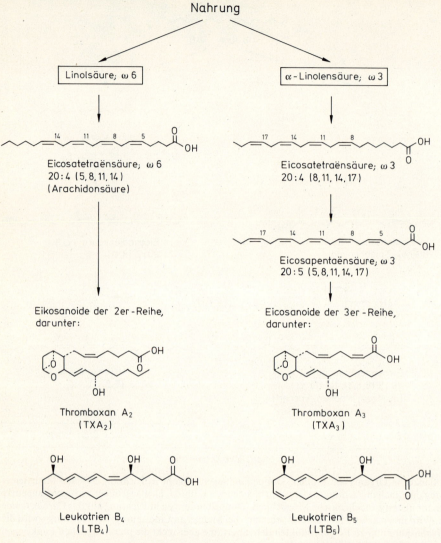

Abb. 2.14. Durch Einführung einer weiteren Doppelbindung (mittels Desaturasen) werden Linol- und Linolensäure in Eikosansäuren (griechisch eikos = zwanzig) und schließlich in Eikosanoide übergeführt. Da der menschliche Organismus über kein Enzymsystem verfügt, Doppelbindungen in Richtung ω-Ende (Methylende) einzuführen, so bleibt das Merkmal ω6- oder ω3-Ende die gesamte Biosynthesereihe hindurch konstant. Bei exogener Zufuhr der ansonsten raren ω3-Fettsäuren werden Eikosanoide der 3er-Reihe aufgebaut, die in ihrer Wirkungscharakteristik erheblich günstiger zu sein scheinen, als die „normalen" Eikosanoide der 2er-Reihe (Tabelle 2.4)

Stearin- und Ölsäureglyceriden stehen zum Aufbau körpereigene Lipide somit nur ω7- und ω9-Fettsäuren zur Verfügung (Abb. 2.14). Offenbar müssen jedoch die körpereigenen Lipide – etwa in den Membranen der Mitochondrien und Mikrosomen – einen bestimmten Anteil auch an ω6- und/oder ω3-Fettsäuren aufweisen, die nur aus der Nahrung stammen können. Man bezeichnet diese Fettsäuren als essentielle Fettsäuren.

Junge Tiere entwickeln bei fehlender Zufuhr eine Reihe von Mangelsymptomen, darunter Hautveränderungen, verminderte Kapillarresistenz, erhöhte Gefäßpermeabilität sowie Neigung zu ischämischen Herz-Kreislauferkrankungen. Mangel an essentiellen Fettsäuren bewirkt elektronenmikroskopisch nachweisbare Strukturveränderungen der Mitochondrien; zugleich erweisen sich die mitochondrialen Funktionen als beeinträchtigt.

Eine weitere wichtige Funktion der essentiellen Fettsäuren besteht in der Versorgung des Organismus mit Eikosanoiden, ein Sammelbegriff für die aus 20 (griech. eikos = zwanzig) Kohlenstoffatomen aufgebauten Prostaglandine, Leukotriene und Thromboxane (Abb. 2.15 und 2.16). Eikosanoide kommen, wenn auch oft in nur sehr geringen Konzentrationen $<10^{-7}$ ng/g, in allen Geweben vor. Bezüglich der vielfältigen Beeinflussung physiologischer und pathophysiologischer Prozesse durch Eikosanoide muß auf Lehrbücher der physiologischen Chemie und Pharmakologie verwiesen werden.

Reich an essentiellen Fettsäuren (Zahlenangabe in % der Gesamtglyceride) sind die folgenden Fette:

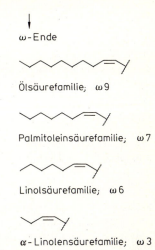

Abb. 2.15. Die verschiedenen Fettsäurefamilien unterscheiden sich durch den Abstand zwischen der endständigen Methylgruppe und der nächsten Doppelbindung. Die Zahl zeigt die Lage der ersten Doppelbindung, vom ω-Ende her gezählt, an

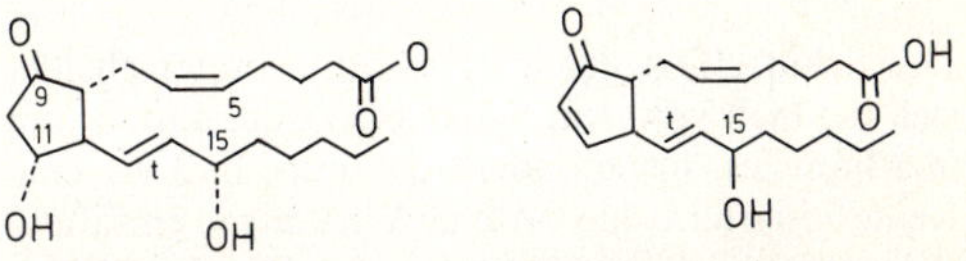

Fett	ω6-Familie Linolsäure	γ-Linolensäure	ω3-Familie α-Linolensäure
Leinöl	15	–	58
Maiskeimöl	57	–	1
Nachtkerzenöl	71	10	–
Safloröl	78	–	0,5
Sojabohnenöl	56	–	8
Sonnenblumenöl	63	–	0,5
Weizenkeimöl	44	–	10

Prostaglandin E_2 (PGE$_2$)

15-Epiprostaglandin A_2 (15-Epi-PGA$_2$) Vork.: Korallen

Abb. 2.16. Zwei Prostaglandine: PGE$_2$ als Beispiel für die als Gewebshormone fungierenden Arachidonsäurederivate, die in tierischen Geweben nahezu ubiquitär in Konzentrationen $<10^{-7}$ ng (Nanogramm pro g) auftreten. 15-Epi-PGA$_2$ als Beispiel für ein biologisch aktives Prostaglandin aus Korallen, in denen wesentlich höhere Konzentrationen auftreten, in *Plexaura homomalla* bis zu 1,5%

Wie alle im Körper zur Aufrechterhaltung der Homöostase dienenden Systeme, so kann auch die Bildung von Eikosanoiden nützlich oder schädlich sein. Man glaubt Hinweise dafür zu haben, daß speziell für die Prophylaxe arteriosklerotischer Prozesse sowie zur Herabsetzung des Infarktrisikos die Versorgung des Organismus mit ω3-Fettsäuren einen besseren Schutz liefert als die alleinige Zufuhr von ω6-Fettsäureglyceriden. Die ω3-Fettsäuren induzieren ein verändertes Syntheseprofil der Eikosanoide (Abb. 2.14), was mit Änderungen in deren physiologischen Wirkungen einhergeht (Tabelle 2.4). Besonders reich an ω3-Fettsäuren ist das Leinöl, im Bereich tierischer Fett sind es die Fischöle.

Die Verwendung von Fischölkonzentraten ist in Mode gekommen, seit bekannt wurde, daß Eskimos trotz einer hochkalorischen, sehr fettreichen Ernährung sehr selten arteriosklerotische Gefäßerkrankungen entwickeln und folglich auch nur selten an dem in westlichen Industrieländern so häufigen Herzinfarkt erkranken. Nachdem genetische Faktoren als Ursache für dieses Phänomen ausgeschlossen werden konnten – emigrierte Eskimos, die sich nicht mehr traditionell von Fisch ernähren, erkranken genau so häufig an Gefäßerkrankungen wie Europäer – wurde der Schutzeffekt der im Fischfett vorkommenden ω3-Fettsäuren entdeckt.

2 Pflanzenfette, Wachse und verwandte Stoffe

Tabelle 2.4. Eikosanoide der 2er-Reihe, die sich biosynthetisch von der Linolsäure herleiten, zeigen in ihrem Wirkungsspektrum Unterschiede im Vergleich mit Eikosanoiden der 3er-Reihe, die von der α-Linolensäure herstammen (Weber et al. 1986). Abkürzungen: TX = Thromboxan, PG = Prostaglandin, LT = Leukotrien

Wirkort	Eikosanoid	Wirkung
Thrombozyt	TX A_2	Aggregation begünstigend
	TX A_3	Aggregation nicht begünstigend
Endothel	PG I_2	Aggregation hemmend
	PG I_3	Aggregation hemmend
Periphere Granulozyten, Makrophagen	LT B_4	Stark chemotaktisch
Periphere Granulozyten, Makrophagen	LT B_5	Schwach chemotaktisch

Der Schutzeffekt der ω3-Fettsäuren unterscheidet sich deutlich von dem Schutzeffekt der Linolsäure (ω6-Familie), insbesondere dadurch, daß sie eine Reihe antiarteriosklerotischer Wirkungen entfalten. Wesentliche Effekte betreffen die Regulation der Serum-Lipidkonzentration sowie die des Blutdruckkes (Schack 1984; Weber 1985; Kasper 1985). Die Thrombozyten zeigen ein vermindertes Aggregationsverhalten.

2.2.6.2 Verwendung

2.2.6.2.1 Pharmazeutisch-technologische Verwendung

An erster Stelle zu nennen ist die Verwendung von **Ölen für Injektionszwecke.** Lipophile Arzneistoffe, die nicht *peroral* zugeführt werden können, verabreicht man in einer injizierbaren Form als ölige Lösung. Wegen der Gefahr einer Fettembolie dürfen sie jedoch nie in die Blutbahn oder in den Liquor injiziert werden. Welche Öle als Lösungsmittel verwendet werden können, hängt wesentlich von deren thermischer Resistenz ab, da die Injectabilia vor ihrer Verwendung einer Heißluftsterilisation unterzogen werden müssen. Nach DAB 8 ist Erdnußöl zu verwenden, falls keine anderweitigen Angaben gemacht werden. Andere Öle, die zur Injektion in Frage kommen, sind: Mandelöl, Maisöl, Olivenöl, Rizinusöl und Sesamöl. Die Verwendbarkeit aller Öle ist an den Säuregrad gebunden, der nicht über 0,2–0,25 betragen darf. Gegebenenfalls müssen Öle für Injektionszwecke mit Alkalien neutralisiert werden: *Oleum Arachidis neutralisatum, Oleum amygdalae neutralisatum* usw.

Eine weitere Verwendung beruht auf der fettenden Wirkung ölhaltiger **Externa.** Besonders in emulgierter Form dringen Pflanzenfette in die Haut ein, durchfetten sie, was vor allem bei rauher, schuppiger und „trockener" Haut angenehm lindernd empfunden wird. Das gleiche gilt, wenn die Haut in starkem Maße durch Tenside oder Lösungsmittel entfettet ist (Gloor 1982).

Das Eindringungsvermögen in die Interzellularräume des *Stratum corneum* ist nicht für alle Öle gleich. Dafür einige Beispiele (Jacobi 1971):

Fett/Öl	Eindringungsvermögen
Erdnußöl	Nahezu fehlend
Olivenöl	Gering
Avocadoöl	Mäßig
Mandelöl	Gut
Sesamöl	Gut
Rizinusöl	Sehr gut

Die fettende Wirkung von Pflanzenölen wird sodann in den Badeölen ausgenutzt. **Badeöle** sollen das nach dem Baden auftretende Gefühl der Trockenheit der Haut beseitigen, eine sogenannte Rückfettung der Haut erreichen. Badeöle bestehen aus dem eigentlichen Öl (Weizenkeimöl, Erdnußöl, Rizinusöl), dem 10–20% Emulgator beigemischt werden. Mit Wasser bilden sich milchähnliche Emulsionen; ohne Emulgatorzusatz würde das Öl auf dem Wasser schwimmen und als fettender Film auf der Haut liegen.

Triacylglyceride sind Ausgangsmaterial zur Herstellung zahlreicher Produkte, die in der pharmazeutischen Technologie und in der kosmetischen Industrie weitgehend an Stelle der früher dafür verwendeten Naturprodukte verwendet werden. Es handelt sich um die **Grundstoffe** für Salben, Emulsionen, Cremes, Pflaster, Seifen, Linimente und um Hilfsstoffe bei der Herstellung von Dragees, Tabletten und Injectabilia (Lösungs- und Suspensionsmittel). Beispiele:

Hydrierte Öle. Es handelt sich um die sogenannte „Fetthärtung", die auf der Hydrierung der ungesättigten Acylglyceride mit Nickel als Katalysator beruht; je nach Wahl der näheren Versuchsbedingungen lassen sich teilgehärtete (teilhydrierte) oder vollhydrierte Fette herstellen. Hydrierte Öle sind als Rohstoffe für die Margarineherstellung von wirtschaftlich großer Bedeutung. In der pharmazeutischen Technologie verwendet man hauptsächlich die folgenden Produkte:

- gehärtetes Erdnußöl, das *Oleum Arachidis hydrogenatum* ÖAB, eine weiße, streichbare Masse, die man in Dermatika anstelle des früher üblichen Schweineschmalzes verwendet. Seine Eigenschaften hängen wesentlich daran, daß sich bei dem Herstellungsprozeß geringe Anteile von Mono- und Diacylglyceriden bilden, die einmal Emulgatoreigenschaften aufweisen und die sodann ein gewisses Wasserbindungsvermögen haben, so daß damit hergestellte Salben bis zu 20% Wasser aufnehmen können. Nachteilig ist, daß die Haltbarkeit beschränkt ist.

- Hydrierte Baumwollsaatöle. Angeboten werden teilgehärtete Produkte von schmalzähnlicher Konsistenz (Schmp. ~35 °C) und vollhydriertes Fett (Schmp. 62–63 °C). Das vollhydrierte Produkt ist stabil; es ist ein Hilfsstoff für feste Arzneiformen.

- Hydriertes Rizinusöl. Das vollhydrierte Produkt besteht aus Glyceriden der Hydroxystearinsäure (ca. 86%) und der Stearinsäure (ca. 14%). Es schmilzt zwischen 80–85 °C. Verwendung: als Hilfsmittel für feste Arzneiformen sowie zur Konsistenzerhöhung in Salben und Cremes.

Halbsynthetische und „synthetische" Fette. Sowohl zur Herstellung von halbsynthetischen als auch von sogenannten vollsynthetischen Fetten bilden natürliche Öle das gleiche Ausgangsmaterial. Die Öle werden zunächst verseift. Werden nach Verseifung die Fettsäuren vollständig abgetrennt und durch Destillation fraktioniert, bevor sie zur neuerlichen Veresterung mit Glyzerin eingesetzt werden, so erhält man die sogenannten vollsynthetischen Fette. Werden hingegen nach der Fettspaltung aus dem Fettsäure-Glyzeringemisch nur die kurzkettigen Fettsäuren abgetrennt, worauf in einem Zwischenstufenprozeß Hydrierung und neuerliche Veresterung erfolgt, so erhält man die halbsynthetischen Fette. Im chemischen Sinne handelt es sich in beiden Fällen um Halbsynthesen (Partialsynthesen). Geht man von Koskosfett oder Palmkernöl aus, so erhält man Produkte, die weitgehend den Anforderungen entsprechen, die an eine ideale **Suppositorienmasse** zu stellen sind (Fischer 1978).

Glyzerinmonostearat bildet sich, wenn Gemische von Stearin- und Palmitinsäure mit Glycerol im molaren Verhältnis 1:1 verestert werden. Im Glyzerinmonostearat liegt demnach ein Gemisch zweier Monoglyceride vor. Eine weiße, wachsähnliche Masse mit einer Verseifungszahl 164–170. In Wasser unlöslich, jedoch mittels geringer Mengen anderer oberflächenaktiver Stoffe in heißem Wasser dispergierbar. Anwendung als Emulgator, besonders für Wasser-in-Öl-Emulsionen und als stabilisierender Zusatz für Öl-in-Wasser-Cremes.

Sorbitanfettsäureester entstehen, wenn Fettsäuren anstelle mit Glyzerin mit Sorbit verestert werden. Es bilden sich jedoch nicht einfache Monoester des aliphatischen Hexits. Unter den Bedingungen der Reaktion geht Sorbit zunächst durch intramolekulare Wasserabspaltung in 1,4- und 1,5-Stellung in das entsprechende Tetrahydrofuran- bzw. Pyranderivat (= Sorbitane) über. Anschließend reagieren 1 Mol Sorbitan mit 1 Mol Fettsäure so, daß im Mittel eine der freien Hydroxygruppen, vorzugsweise die primäre 6-OH verestert wird. Anwendung: als Emulgator.

Polysorbate. Setzt man Sorbitanfettsäureester mit 20 Mol oder auch >20 Mol Ethylenoxid um, so bilden sich unter Polyaddition Polyoxyethylenketten, die sich statistisch auf die freien OH-Gruppen verteilen; zusätzlich erfolgen Umesterungen so, daß vorzugsweise die endständigen OH-Gruppen der Polyoxyethylenkette verestert sind. Je nach eingesetzter Fettsäure und je nach molaren Verhältnissen erhält man Polysorbate mit unterschiedlichen Eigenschaften. Die Konstitution der verschiedenen Polysorbate wird gekennzeichnet durch Angabe der eingesetzten Säure sowie durch eine Zahl, welche die Zahl der Polyethyleneinheiten angibt. In das DAB 9 sind die folgenden Polysorbattypen aufgenommen:

Name	Konstitution
Polysorbat 20	PEG (20)-S-monolaureat
Polysorbat 60	PEG (20)-S-monostearat
Polysorbat 80	PEG (20)-S-monooleat

Abkürzungen: PEG = Polyethylenglykol, S = Sorbit plus Sorbitane; (20) = kopolymerisiert mit annähernd 20 Mol Ethylenoxid.

Polysorbate werden als Netzmittel für Suspensionen, als Lösungsvermittler und als Emulgatoren für O/W-Emulsionen verwendet. In Wasser unlösliche Stoffe lassen sich „solubilisieren" (Steinkohlenteer, Ichthyol, Vitamine, Steroide, ätherische Öle u. a.).

2.2.6.2.2 Therapeutische Verwendung

In Dosen von 30 bis 60 ml wirken pflanzliche Öle innerlich gegeben als mildes Laxans (z. B. Olivenöl, Erdnußöl, Leinöl). Sie wirken in unverseifter Form als Gleitmittel, nach Hydrolyse (durch hohe Konzentration an freien Fettsäuren) im Darmlumen leicht reizend auf die Darmschleimhaut. Fette, bei denen hydrolytisch Hydroxyfettsäuren freigesetzt werden, sind wesentlich stärker antiabsorptiv und hydragog wirksam. Glyceride der Ricinolsäure (D-12-Hydroxyölsäure) sind außer im Rizinusöl (s. Kap 2.2.8) auch im Traubenkernöl (von *Vitis vinifera* L., *Vitaceae*) und im afrikanischen Dingilöl (von *Cephaloctroton cordofanus* MUELL. ARG., *Euphorbiaceae*).
Bei Stuhlverhalten (*Dyschezie*) werden Pflanzenöle zur Erweichung von hartem Kot rektal appliziert.
Lokal verwendet man Pflanzenöle, insbesondere das Olivenöl, zur Entfernung von Krusten und Borken sowie zur Reinigung der Haut von anhaftenden Salben.

2.2.7 Gewinnung

Allgemeines. Zur technischen Gewinnung von Pflanzenfetten bzw. Ölen gibt es grundsätzlich zwei Verfahren: Das Auspressen und die Extraktion. Fruchtfleischfette, dazu zählen Olivenöl und Palmöl gewinnt man durch Auspressen. Zur Gewinnung von Samenfetten werden heute beide Verfahren – Pressung und Extraktion – kombiniert angewendet.
Bei Samenfetten wird die zerkleinerte Saat zunächst mit Wasserdampf vorbehandelt. Dadurch zerreißen noch intakt gebliebene Zellen, Enzyme werden inaktiviert, das im Gewebe eingeschlossene Öl wird dünnflüssiger, vereinigt sich leichter zu Tropfen und läuft rascher ab; durch die Feuchtigkeit verliert das Samengewebe viel von seiner fettaufsaugenden Wirkung, so daß die Ausbeuten höher ausfallen. Mit Schneckenpressen wird der Hauptteil des Öles abgepreßt; das im Preßrückstand verbliebene Öl wird anschließend extrahiert. Als Extraktionsmittel verwendet man niedrigsiedende Kohlenwasserstoffe (Benzin, vorzugsweise die Hexanfraktion).

Raffination der Öle. Die gewonnenen Öle enthalten, je nach Ausgangsmaterial wechselnde Mengen an Begleitstoffen: Phospholipide, freie Fettsäuren, arteigene Geruchs- und Geschmacksstoffe, Farbstoffe (Chlorophyll, Karotinoide und Abbauprodukte), Phenole, Metallspuren und Kontaminanten (Reste von Pestiziden). Zur Herstellung von Ölen, die für den Verzehr sowie für pharmazeutische Zwecke bestimmt sind, müssen sie einer Raffination unterzogen werden. Erwünschte Begleitstoffe, insbesondere die Vitamine und natürliche Antioxidanzien sollen dabei nach Möglichkeit erhalten bleiben. Es lassen sich bei der Fettreinigung die folgenden Schritte unterscheiden.

- Vorreinigen zur Entfernung von Lezithinen und Schleimen. Die Lezithine (Phospholipide) sind ursprünglich im Öl gelöst; Proteine und Kohlenhydrate (Schleim) feinst verteilt. Durch Zusatz von Wasser quellen Lezithine und Kohlenhydrate auf; Proteine werden durch Zusatz von wenig Phosphorsäure ausgefällt. Der nach längerer Lagerung ausgeschiedene „Schlamm" wird durch Zentrifugieren abgetrennt.
Rohöl aus Sojabohnen ist besonders reich an Phospholipiden; der „Schlamm" stellt hier ein Rohlezithin dar, das nach entsprechender Reinigung Pflanzenlezithin liefert.

- Entsäuerung. Die freien Fettsäuren können durch Extraktion mit Natronlauge als Seifen entfernt werden. In Sonderfällen ist die Abtrennung freier Fettsäuren mittels Wasserdampfdestillation wirtschaftlicher.

Auch durch Verestern mit Glyzerin lassen sich einige Öle entsäuern.
- Bleichung. Nach der Entschleimung und Entsäuerung behalten einige Öle eine dem Verbraucher ungefällige Eigenfarbe. Man entfärbt in der Regel mittels fester Adsorptionsmittel wie Aluminiumsilikaten (sog. Fuller-Erden) und/oder Aktivkohlen (sog. Entfärbungskohlen).
- Dämpfung. Es handelt sich im Prinzip um eine im Vakuum durchgeführte Wasserdampfdestillation (Druck 0,5–10 mbar; Temperatur 190–250 °C), die mit dem Ziele durchgeführt wird, unerwünschte Aromastoffe abzutrennen.

2.2.8 Einzelne Öle

2.2.8.1 Baumwollsaatöl

Es stellt ein Nebenprodukt des Baumwollanbaues dar (s. Kap. 3.4.2.2). Bevor die Baumwolle verarbeitet werden kann, muß sie „entkernt" werden, was maschinell erfolgt. Die 4–5 mm großen Samen enthalten etwa 15% Öl, das aus Glyceriden der Öl- (30%) und der Linolensäure (45%) besteht. Das rohe Öl enthält im unverseifbaren Anteil eine toxisch wirkende Verbindung, das Gossypol ($C_{30}H_{30}O_8$), das bei der Raffination abgetrennt werden muß.

Die Giftwirkung des Gossypols läßt sich wie folgt charakterisieren (Abou-Donia 1976):
- Akute Toxizität ist gekennzeichnet durch Kreislaufversagen,
- Die subakute Toxizität durch Ausbildung eines Lungenödems und
- die chronische Toxizität durch Krankheitsgefühl und Unterernährung.

Bei Schwangeren kann Gossypol infolge seiner Antiprogesteron- bzw. Anti-Corpus-luteum-Wirkung Abort herbeiführen. Ganz besondere Forschungsaktivität hat Gossypol als (potentielle) „Pille für den Mann" auf sich gezogen: Infolge Hemmung mehrerer spermaspezifischer Enzyme verlieren die Samen ihre Beweglichkeit und werden dadurch befruchtungsunfähig.
Gossypol ist chemisch ein dimeres Naphtholderivat wobei jeder Naphthalinteil durch drei phenolische, eine Aldehydo- und eine Isopropylgruppe substituiert ist. Biochemisch handelt es sich um ein Bi-Sesquiterpen. Es bildet gelbe Kristalle, die sich in Ethanol, Diethylether sowie in wäßriger Natriumcarbonatlösung gut lösen.

2.2.8.2 Kokosfett und andere Palmfette

2.2.8.2.1 *Kokosfett*

Kokosfett wird aus einem als „Kopra" bezeichneten Handelsprodukt gewonnen. Kopra wiederum besteht aus dem zerkleinerten und getrockneten Nährgewebe der Kokosnuß, das ist die Steinfrucht der in den Tropen heimischen Kokospalme, *Cocos nucifera* L. (Familie: *Arecaceae*, auch *Palmae*).
Kokosfett ist durch hohe Gehalte an Laurinsäure (12:0) und Myristinsäure (14:0) charakterisiert, mit zugleich relativ hohen Anteilen der noch kürzerkettigen Capryl- (8:0) und Caprinsäure (10:0). Da der Anteil der gesättigten Fettsäuren sehr hoch ist (etwa 90%), ist Kokosfett bei Raumtemperatur fest („Palmin"); es wird aber wegen des niedrigen Schmelzpunktes von 23–38 °C leicht flüssig. Es schmilzt unter Aufnahme einer erheblichen Schmelzwärme, was sich im Mund als angenehmer Kühleffekt äußert, der Grund, weshalb man Kokosfett gerne bestimmten Süßwaren (als Waffelfüllung, als Eiskonfekt) zusetzt. Gereinigtes Koskosfett ist neben dem Palmkernfett ein wichtiger Bestandteil von Pflanzenmargarinen.

2.2.8.2.2 *Palmkernfett*

Palmkernfett ist ein Nebenprodukt bei der Gewinnung des Palmöles aus den Früchten der Ölpalme *Elaeis guineensis* JACQ. (Familie: *Arecaceae*, früher *Palmae*). Während das aus dem Fruchtfleisch (Mesokrap) erhältliche Öl zur Hauptsache aus Triacylgyceriden der Öl- und Palmitinsäure besteht, gleicht das aus den Samenkernen (Endosperm) gewonnene Palmkernfett in seiner chemischen Zusammensetzung weitgehend dem Kokosfett. Das raffinierte Fett ist bei Raumtemperatur fest (Erstarrungstemperatur zwischen 20 und 24 °C). Für Speisezwecke ungeeignete Chargen verwendet die Industrie zur Herstellung von Seifen oder zur Gewinnung von Laurinsäure, dem Grundstoff für verschiedene Tenside (Natrium-laurylsulfat, Polyethylenglykolsorbitan-monolaurat [Tween 20], Sorbitanmonolaurat [Span/Arlacel 20] u.a.m.).

2.2.8.2.3 *Mittelkettige Triglyceride*

Mittelkettige Triglyceride (*Triglycerida mediocatenalia* DAB 9; *Fractionated Coconut oil*

BP) bestehen aus Triacylglyceriden gesättigter Fettsäuren, hauptsächlich der Capryl- (8:0) und der Caprinsäure (10:0).
Es handelt sich um ein partialsynthetisches Produkt. Palmkernfett oder Kokosfett werden zunächst hydrolytisch gespalten, die Laurin- und Myristinsäurefraktion wird weitgehend angetrennt, die hauptsächlich aus C_6- bis C_{10}-Fettsäuren bestehende Fraktion wird schließlich mit Glycerin (Glycerol) wieder verestert.
Eine klare, farblose bis schwach gelb gefärbte Flüssigkeit, nahezu ohne Geruch und Geschmack. Mischbar mit Alkohol und fetten Ölen, unlöslich in Wasser. Verträgt Hitzesterilisation bei Temperaturen bis 150 °C (1 h).
Mittelkettige Fettsäuren verwendet man zur Herstellung von Diätetika, die bei Zuständen von ungenügender Fettresorption (*Steatorrhöe, Enteritis,* Dünndarmresektion) anstelle der üblichen Speisefette verwendet werden. Die Triacylglyceride mit mittelkettigen Fettsäuren werden im Organismus leichter hydrolysiert als die mit den üblichen C_{18}-Fettsäuren; zudem können sie vom Magen-Darm-Trakt aus auch ohne Hilfe von Gallenflüssigkeit und Pankreassaft resorbiert werden. Allerdings können sie nach Resorption so gut wie nicht gespeichert werden, und zwar weder als Triacylglycerid noch als Phosphatid.
Als unerwünschte Nebenwirkung treten nicht selten Bauchschmerzen und Diarrhöe auf. Bei Patienten mit Leberinsuffizienz kommt es zu überhöhten Fettgehalten im Blut sowie u. U. zum Leberkoma.
Ein weiteres Anwendungsgebiet für mittelkettige Triglyceride liegt auf pharmazeutisch-technologischen Gebiet. Man löst oder supendiert in ihnen oral anzuwendende Arzneistoffe, welche gegenüber Wasser instabil sind.

2.2.8.3 Erdnußöl

Das Erdnußöl ist nach der Definition der Pharmakopöen das aus den Samen von *Arachis hypogaea* L. (Familie: *Fabaceae*) gewonnene und durch Raffination gereinigte Öl.
Die Erdnüsse enthalten 42–50% Öl. das früher ausschließlich durch Pressung gewonnen wurde. Die erste, kalte Pressung liefert ein beinahe farbloses Öl von sehr angenehmem Geschmack; die zweite, warme Pressung liefert ein eben noch brauchbares Speiseöl, während die dritte Pressung ein an freien Fettsäuren reiches, nur für technische Zwecke verwendbares Produkt ergibt. Heute wird Erdnußöl bevorzugt durch Extraktion mit Lösungsmitteln (Hexan) gewonnen und dann einem Raffinationsprozeß unterworfen. Da sich kalt gepreßte Öle von extrahierten Ölen nach deren Raffination analytisch nicht mehr unterscheiden lassen, verzichtet das DAB 9 auf die Forderung, für pharmazeutische Zwecke, nur kalt gepreßtes Öl zuzulassen. Erdnußöl gehört zu den nichttrocknenden Ölen; es ist durch einen hohen Anteil an Ölsäure (42–62%) gekennzeichnet. Charakteristisch ist das Vorkommen längerkettiger (C>18) Fettsäuren, wie der Arachinsäure $C_{20}H_{40}O_2$ und der Lignocerinsäure. (Man beachte aber, daß keine Arachidonsäure als Säurekomponente gefunden wird, die vielmehr für tierische Fette typisch ist).

2.2.8.4 Getreidekeimöle

2.2.8.4.1 Weizenkeimöl

Weizenkeimöl ist ein Nebenprodukt der Müllerei: Man gewinnt es durch Auspressen oder durch Extraktion aus den Embryonen der Weizenkörner. Der Weizen ist sehr fettarm. Die Ölgewinnung wurde erst lohnend, als Verfahren gefunden wurden, den relativ fettreichen Teil der Weizenfrucht, eben den Keimling, mechanisch abzutrennen. Die modernen Mahlprozesse sind so angelegt, daß sich außer Mehl und Kleie zusätzlich die Embryonen als eine besondere Fraktion anreichern. Die Weizenkörner stellten wie alle Getreidefrüchte sog. Karyopsen dar, Schließfrüchte, bei denen Frucht- und Samenschalen zu einem einheitlichen Gewebe verwachsen sind. Die Samen- bzw. Fruchtschalen umschließen ein mächtiges Endosperm und einen kleinen unscheinbaren Embryo. Die äußerste Zellschicht des Endosperms bezeichnet man als Aleuronschicht; sie ist eiweißreich und enthält die Eiweißverbindungen in Form der sog. Aleuronkörner. Die darunter liegenden Zellreihen des Endosperms sind mit Stärkekörnern angefüllt. Gewichtsmäßig fallen 84% des Weizenkorns auf das Endosperm, 14% auf Frucht- und Samenschale und bloß 2% auf den Keimling.
Der Fettgehalt der Keimlingsfraktion schwankt zwischen 7–12%. Der Hauptanteil (~85%) der Gesamtfettsäuren des Weizenkeimöls sind ungesättigte Fettsäuren: Linol-

säure (~53%), Ölsäure (~25%) und Linolensäure (~6%). Weizenkeimöl ist ferner reich an Vitamin E.

2.2.8.4.2 Maiskeimöl

Maiskeimöl ist billiger als Weizenkeimöl. Es fällt in größeren Mengen an, da beim Mais, *Zea mays* L. (*Gramineae*), der Fettgehalt des Kornes höher ist (~5%) und der Embryo einen gewichtsmäßig höheren Anteil des Gesamtkornes ausmacht. Auf die Linol- und die Ölsäure entfällt der Hauptanteil der Gesamtfettsäuren.

Der unverseifbare Anteil des Maisöles macht 1–3% des Gesamtöles aus, wovon der Hauptanteil auf die Sterine entfällt. Die kristallisierbare Sterinfraktion ist jedoch uneinheitlich und besteht hautpsächlich aus drei isomeren Sitosterinen, die als α-, β- und γ-Sitosterin bezeichnet werden, und aus Dihydrositosterin. Im Dihydrositosterin ist die Doppelbindung im Ring B des Steringerüstes abgesättigt.

2.2.8.5 Kakaobutter

Kakaobutter (Kakaofett) ist das durch Abpressen gewonnene, filtrierte oder zentrifugierte Fett aus Kakaokernen oder Kakaomasse der Samen von *Theobroma cacao* L.

Der zur Familie der *Sterculiaceae* gehörende Kakaobaum wird im wilden Zustande bis zu 15 m hoch; in den Pflanzungen wird er durch starkes Beschneiden auf 4–8 m Wuchshöhe niedrig gehalten, um die Ernte der Früchte zu erleichtern. Bemerkenswert ist die als Kauliflorie bekannte Erscheinung; die Blüten entspringen direkt dem Stamm. Ihre Bestäubung scheint vorwiegend durch kleine Fliegen zu erfolgen. Aus den Fruchtknoten entwickeln sich etwa 25 cm lange, gurkenartige Beeren. Nach der Ernte überläßt man die Früchte einer kurzen Nachreife, öffnet sie dann und entnimmt die Samen. Die Samen werden fermentiert, d. h. 3–9 Tage eng gepackt sich selbst überlassen: durch die Fermentation erhalten sie erst das feine Aroma; der ursprünglich vorhandene bittere Geschmack wird gemildert, die Farbe verändert sich von weiß nach braunrot. Nach der Fermentation röstet man die Samen, was das Aroma weiter verbessert, außerdem die Entfernung der Samenschalen (Kakaoschalen) erleichtert. Die eigentliche Droge besteht demnach praktisch nur aus dem Keimling, dessen dicke Kotyledonen mit dem Nährgewebe den Hauptanteil ausmachen. Zur Gewinnung von Kakaomasse, *Massa cacaotina*, wird das sandig schmeckende Würzelchen des Embryo entfernt und der Rest sehr fein gemahlen. Durch den reichlichen Fettgehalt und die Erwärmung beim Mahlen entsteht ein Brei, der anschließend in Blöcke gegossen wird und die *Massa cacaotina* darstellt. Diese Kakaomasse enthält 1–2% Theobromin und etwa 0,2–0,3% Coffein. Durch Zusatz von Zucker und Gewürzen wird aus der Kakaomasse die Schokolade hergestellt. *Massa cacaotina* besteht zur Hälfte aus Kakaobutter, *Oleum Cacao*. Die Kakaobutter wird durch Pressen mit hydraulischen Pressen aus den Samenkernen gewonnen. Die Preßrückstände werden zu Kakaopulver vermahlen.

Die Kakaobutter ist demnach ein Nebenprodukt bei der Verarbeitung der Kakaokerne zu Kakaopulver. Sie hat elfenbeinartige Farbe, harte spröde Konsistenz und feines Kakaoaroma. Der relativ hohe Schmelzpunkt (der stabilen Modifikation) von 32 °C bis 35 °C hängt mit den hohen Anteilen von Triacylceriden der Palmitin- und Stearinsäure (55–57%) zusammen (s. Kap. 2.2.2); auf die Ölsäure entfallen 38%. Der Ölsäureanteil bedingt, daß Kakaobutter vor allem im geraspelten Zustand und in wasserhaltigen Suppositorien leicht dem Fettverderb unterliegt. Aber auch wegen dem geringen Aufnahmevermögen für hydrophile Flüssigkeiten kann die Kakaobutter als Suppositorienmasse mit den halbsynthetischen Fetten heute nicht mehr konkurrieren.

2.2.8.6 Leinöl

Leinöl ist das durch Pressen oder durch Extraktion aus den Samen von *Linum usitatissimum* L. (Familie: *Linaceae*) gewonnene Öl.

Der Lein, der zur Fasergewinnung gezogen wird, und der Lein, der als Ölfrucht gebraucht wird, gehören zwar beide zu derselben Spezies *Linum usitatissimum*, jedoch zu verschiedenen Varietäten. Als Faserpflanze wählt man Rassen, die sich wenig verzweigen und einen möglichst langen Stengel besitzen; beim Saatlein zur Samen- bzw. Ölgewinnung zielt man auf reiche Blütenbildung und wählt daher sich stark verzweigende Rassen. *Linum usitatissimum* gehört zu den *Linaceae*, einer kleinen Pflanzenfamilie von Kräutern und Sträuchern mit verwandtschaftlichen Beziehungen zu den *Erythroxylaceae* (Ordnung: *Geraniales*). Die Familie umfaßt 25 Gattungen mit 500 Arten, von denen beinahe die Hälfte allein zur Gattung *Linum* gehört. Die Früchte sind aus fünf Fruchtblättern entstandene Kapseln, die durch Scheidewände zehnfächrig sind; jedes Fach enthält einen Samen.

Leinsamen enthalten etwa 30–40% fettes Öl. Leinöl ist dadurch charakterisiert, daß es bei

Raumtemperatur leichter beweglich (weniger viskos) ist als viele andere Pflanzenöle und daß es einen besonders hohen Anteil an ungesättigten Fettsäuren enthält. Wegen des stark ungesättigten Charakters reagiert das Öl an der Luft rasch mit Sauerstoff; Leinöl ist der Prototyp der sog. trocknenden Öle, die in dünner Schicht aufgetragen, einen gleichmäßigen, festen Film ergeben. Die charakteristische Säure der Leinölglyceride ist die Linolensäure; weiterhin kommen vor Ölsäure und geringere Mengen (zwischen 5% und 17%) gesättigter Fettsäuren.

2.2.8.7 Mandelöl

Die Früchte des Mandelbaumes, *Prunus dulcis* D. A. WEBB (*Rosaceae*) sind Steinfrüchte; abweichend von den anderen *Prunoideae* wie Aprikosen, Pflaumen, Pfirsichen und Kirschen ist das Mesokarp der Mandel trocken und ledrig und öffnet sich bei der Reife. Der Mandelbaum wird in zahlreichen Varietäten gezogen, die man in zwei Hauptgruppen gliedern kann; in süße und in bittere Mandeln. Der Unterschied beruht auf dem Fehlen oder Vorkommen von Amygdalin. Zur Ölgewinnung können beide Mandelsorten herangezogen werden; in Wirklichkeit kommen nur die bitteren Mandeln in Frage, da süße Mandeln ein viel zu kostbares Handelsprodukt darstellen. Mandelöl ist ohnehin eines der teuersten Öle, das als Speiseöl, aber auch als Bestandteil von Kosmetika, sehr geschätzt wird. Die wichtigsten Anbaugebiete für Mandeln sind die Mittelmeerländer sowie Kalifornien, Südaustralien und Südafrika.

Der Ölgehalt der bitteren Mandeln wechselt stark; im Mittel liegt er bei 40–55%. Die Glyceride des Mandelöls sind hauptsächlich aus Ölsäure und Linolsäure aufgebaut; daneben treten geringe Mengen an Myristin- und an Palmitinsäure auf.

2.2.8.8 Olivenöl

Olivenöl ist das aus frischen Früchten von *Olea europaea* L. (Familie: *Oleaceue*) bei der ersten Pressung ohne Wärmezufuhr gewonnene, klar filtrierte Öl.

Der Ölbaum wird in zahlreichen Kulturvarietäten im Mittelmeergebiet sowie in Ländern ähnlichen Klimas (Südafrika, Kalifornien, Australien) gezogen. Es handelt sich um einen kleinen, immergrünen Baum, der durch seinen knorrigen, vielfach gedrehten Stamm und durch die grausilberne Behaarung der Blätter an Weiden erinnert. Der Ölbaum wächst sehr langsam. Die ersten Früchte setzt er in einem Alter von etwa 10 Jahren an; weitere zwei Jahrzehnte sind notwendig, bis die Ernten voll ergiebig werden. Bäume, die 100 Jahre alt sind und darüber, sind in den Kulturen keine Seltenheit.

Olivenöl enthält hauptsächlich Glyceride der Ölsäure, die über 75% der Gesamtfettsäuren ausmachen. Neben Glyceriden der Palmitin- und der Linolsäure kommen auch geringe Mengen freier Fettsäuren vor. Der Gehalt des Öles an diesen freien Fettsäuren ist eine Art Maßstab für die Güte des Öles, da die zweite und dritte Pressung mit ihren energischen Bedingungen (Temperatur, Druck) Öle höheren Säuregehaltes mit entsprechend strengerem Geschmack liefern. Ein das Olivenöl analytisch besonders charakterisierender Bestandteil ist das **Squalen**, das in Mengen bis zu 0,6 Prozent enthalten sein kann.

In erster Linie ist Olivenöl ein sehr begehrtes Speiseöl. In der Pharmazie dient es zur Herstellung von Linimenten, Salben und Pflastern; auch zieht man es als Vehikel zur Herstellung öliger Lösungen und Suspensionen (für Injektionszwecke) heran.

2.2.8.9 Rizinusöl

Man gewinnt das Öl aus den Samen von *Ricinus communis* L. (*Euphorbiaceae*). Wie auch bei anderen Fetten werden von Rizinusölen verschiedene Qualitäten angeboten: Arzneibuchware muß durch Pressen ohne Wärmezufuhr hergestellt werden. Die Herstellung durch Kaltpressung soll sicherstellen, daß das toxische Lektin (Ricin) im Preßkuchen zurückbleibt. Eine weitere Raffination ist möglich und führt zum Raffinierten Ricinusöl DAB 9.

Rizinusöl weist einen sehr schwachen, aber charakteristischen Geruch auf; der Geschmack ist zunächst mild, später kratzend.

Ricinus communis wird seit den ältesten Zeiten kultiviert; im Altertum wurde das Öl der Rizinussamen als Brennöl verwendet. Die Verwendung des Rizinusöls als Abführmittel kam hingegen erst im 18. Jahrhundert auf. *Ricinus communis* ist eine sehr variable Pflanze; in gemäßigten Gegenden mit Winterfrösten ist sie einjährig, im suptropischen Klima wächst sie baum- oder strauchartig und erreicht gelegentlich Höhen bis zu 10 m. Die Infloreszenz trägt in ihrem unteren Teil männliche, in ihrem oberen weibliche Blüten. Wie bei den meisten Euphorbiazeen wird der Fruchtknoten aus drei Fruchtblättern gebildet; bei der Reife umschließt die dreifächerige Kapsel drei Samen. Die ellipsoidisch gestalteten, etwas abgeflachten Samen sind 9–22 mm lang und weisen eine harte, verschieden gesprenkelte Schale auf, die mit einem wurzelähnlichen Anhängsel, der *Caruncula*, versehen ist (= Besonderheit der Familie der *Euphorbiaceae*); die *Caruncula* stellt eine Verdickung der äußeren Integumente in der Region der Mikropyle dar. Auf der im Vergleich zur Dorsalseite schwächer gewölbten Ventralseite (Bauchseite) zieht sich ein Strang die Raphe entlang, die an der Abbruchstelle des Samens, dem Nabel (*Hilum*) endet, der aber nur undeutlich hervortritt. Der Samenkern setzt sich aus einem weißen, öligen, einen zentralen Spalt aufweisenden Endosperm und einem kleinen Embryo zusammen. Die dünnwandigen Endospermzellen enthalten ein Ölplasma mit Aleuronkörnern.

Die Glyceride des Rizinusöles bestehen zu einem Anteil von 77% aus dem einsäurigen Triricinolein. Am Aufbau der gemischtsäurigen Triacylglyceride sind Ricinol-, Öl-, Linol-, Stearin- und Dihydroxystearinsäure beteiligt.

Analytik, Prüfung und Reinheit. Ergänzend zu den für Fette üblichen Kennzahlen sind die folgenden Prüfungen vorgeschrieben:

- Messung der Extinktion, die bei 268–270 nm einen bestimmten Wert nicht überschreiten darf. Werden höhere Werte gefunden, liegt ein durch Heißpressung oder durch Lösungsmittelextraktion gewonnenes, stark raffiniertes Öl vor. Ursache der Ektinktionszunahme ist die Bildung von Triensäuren durch Zersetzung von Hydroperoxiden sowie Dehydratisierungen als Folge einer intensiven Raffination mit aktiven Bleicherden.
- Messung der optischen Drehung. Das die sekundäre OH-Gruppe tragende C-Atom der Ricinolsäure ist chiral; es werden positive Drehwerte gemessen. Alle anderen Öle sind unter den angegebenen Meßbedingungen optisch inaktiv, so daß es sich bei Bestimmung des Drehwertes zugleich um eine Prüfung auf Identität und Reinheit handelt.
- Prüfung der Löslichkeit in Ethanol und Petrolether. Zum Unterschied von anderen Ölen ist Rizinusöl mit Ethanol klar mischbar; Zusatz fremder Öle geben sich durch Trübungen zu erkennen. Andererseits lösen sich fremde Öle in Petrolether, wohingegen Rizinusöl (10,0 ml) und Petrolether (20,0 ml) zwei Phasen bilden (die untere „Ölschicht" muß mindestens 16,0 ml betragen).
- Prüfung der Viskosität. Bedingt durch den hohen Anteil an dem einsäurigen Triricinol unterscheidet sich Rizinusöl von anderen pflanzlichen Ölen durch eine deutlich erhöhte Viskosität (950–1 100 cP).

Wirkungen. Zwischen dem Rizinusöl und den anderen Fetten besteht kein grundsätzlicher Unterschied. Rizinusöl bewirkt wie alle Öle eine brüske Entleerung der Gallenblase und in deren Gefolge verstärkte Peristaltikkontraktionen des Dünndarms. Die Triacylglyceride werden durch die Pankreaslipasen gespalten, Ricinolsäure wird resorbiert und metabolisch verwertet. Allerdings bestehen quantitative Unterschiede: Bedingt durch die größere Polarität ist die Resorptionsquote kleiner mit dem Ergebnis, daß größere Darmabschnitte eine längere Zeit hindurch dem stimulierenden Effekt der Ricinolsäure ausgesetzt sind. Ricinolsäure besitzt antiabsorptive und hydragoge Wirkungen. Es gibt molekularpharmakologische Hinweise für ein Zustandekommen dieser Wirkungen über

- eine Hemmung der Adenin-nukleotidtransferase und über
- eine Stimulierung der Prostaglandinbiosynthese (E-Reihe).

Damit die wirksame Ricinolsäure freigesetzt wird, bedarf es des Zusammenwirkens von Gallenflüssigkeit und Pankreassaft; daher hat Rizinusöl keine laxierende Wirkung dann, wenn die physiologische Fettverdauung insuffizient ist.

Anwendungsgebiete

- Innerlich als Laxans. Je nach Dosis tritt die laxierende Wirkung unterschiedlich rasch ein: nach Einnahme von 1 Teelöffel voll nach etwa 8 h, nach Einnahme von 15–30 g (1 bis 2 Eßlöffel) innerhalb von zwei bis vier Stunden. Es bilden sich weiche, selten wäßrige Stühle; auch treten selten unerwünschte kolikartige Schmerzen auf. Höhere Dosen führen zu keiner weiteren Verstärkung der Abführwirkung, da das Öl nicht mehr voll verseift wird, schnell über den Darmin-

halt hinwegläuft und so einen Pseudodurchfall erzeugt. Unerwünschte Wirkungen sind: Es können sich dyspeptische Beschwerden einstellen. In Stadien fortgeschrittener Schwangerschaft können höhere Dosen die Wehen auslösen.
- Äußerlich in der Dermatologie, in fetthaltigen Salben als Emolliens; wegen seiner Löslichkeit in Ethanol als Fettzusatz in alkoholischen Externa, insbesondere in alkoholhaltigen Haartonikas.

Anmerkung. Man versteht unter einem *Emolliens* ein Mittel, das die Haut weich und geschmeidig macht.

Hinzu kommt eine „abdeckende Wirkung": Öle bilden einen mechanischen Schutz gegen eindringende Schädlichkeiten; Schrunden und Fissuren heilen unter der durch das Öl gebildeten Schutzdecke besser.
- In der kosmetischen Industrie. Die hohe Viskosität in Verbindung mit der guten Löslichkeit in Ethanol macht das Öl zu einem geeigneten und erwünschten Zusatz für zahlreiche Kosmetika (Haarbrillantinen, Pflegemittel für Augenwimpern u. a.).
- In der Technik, wegen seiner gleichbleibenden, von der Temperatur weitgehend unabhängigen Viskosität als Schmieröl für Motoren (z. B. Düsentriebwerken), auch für hydraulische Pumpen, und als Bremsflüssigkeit.

Große Mengen werden partialsynthetisch modifiziert. Dehydratisierung führt zu einem trocknenden Öl mit der technischen Verwertbarkeit trocknender Öle. Sodann dient Rizinusöl zur Darstellung von Sebacinsäure, die u. a. bei der Weichmacherfabrikation gebraucht wird. Durch Erhitzen von Rizinusöl oder von Ricinolsäure mit NaOH gewinnt man im technischen Maßstabe Sebacinsäure (Name: lat. *Sebum* = Talg), der chemischen Nomenklatur nach Octan-1,8-dicarbonsäure, die ein wichtiges Ausgangsmaterial für Polyamide, für Polystyrole, für Schmiermittel und insbesondere für Weichmacher darstellt.

Aufbewahrung. Vor Licht geschützt, in dicht verschlossenen, dem Verbrauch angemessenen, möglichst vollständig gefüllten Gefäßen. Öle aus verschiedenen Lieferungen dürfen nicht miteinander gemischt werden. Bei der Lagerung von raffinierten Ölen muß die Autoxidation so weit wie möglich verhindert werden. Das erfordert Schutz vor Licht, Luft und Feuchtigkeit. Oberfläche und damit, indirekt, Zutritt von Luft sind klein zu halten.

2.2.8.10 Rüböl (Rapsöl)

Zwei botanisch verwandte, zur Familie der Kreuzblütler (*Brassicaceae*, auch *Cruciferae*) zählende Arten liefern in ihren Samen ein Fett mit nahezu identischer Zusammensetzung:

- *Brassica napus* L. var. *napus* (der Raps oder Ölraps) und
- *Brassica rapa* L. VAR. *silvestris* (LAM.) BRIGGS, ssp. *oleifera* DC (der Rübsen oder Ölrübsen).

Beide Arten sind gelbblühende Kräuter mit den typischen vierzähligen Cruciferenblüten. Der Rübsen hat grasgrüne Blätter, er wird etwa 80 cm hoch; der Raps hat mehr blaugrüne Blätter, er erreicht die doppelte Höhe. Der kleinere Rübsen benötigt eine kürzere Vegetationsperiode, er ist widerstandsfähiger gegen Frost, Krankheiten und Schädlinge. Das Öl ist in den Keimblättern der (endospermlosen) Samen lokalisiert.

Das aus Raps und Rübsen gewonnene Rohöl ist bräunlich gefärbt und von stechendem Geruch, bedingt durch seinen Gehalt an Allylsenföl. Durch geeignete Verfahrenslenkung gelingt es heute, das für die Spaltung der Glucosinolate (s. Abschn. 7.6) verantwortliche Enzym, eine Thioglucosidase (EC 3.2.3), zu inaktivieren. In geringem Umfange trotzdem gebildete Senföle werden bei der Raffination vollständig beseitigt.

Die chemische Zusammensetzung des Rüböls hängt stark von der Sorte ab. Züchtungen liefern Öle mit Anteilen von 50% Erucasäure, 22:1 (13), eine Fettsäure, welche gesundheitsschädlich ist. Neue Züchtungen liefern Öle mit Erucasäuregehalten unter 2%. Bei erucasäurearmem Öl verteilen sich die Fettsäuren der Triacylglyceride auf die Öl-, Linol- und Linolensäure.

Toxikologie der Erucasäure. Nach Zufuhr größerer Mengen von erucasäurereichem Rapsöl kommt es bei Versuchstieren zu Fettinfiltration in Herz, Leber und Nebennieren, sowie zu schweren Myokardschädigungen (Herzmuskelneurosen). Vor allem die Nebennieren und die Herzmitochondrien haben eine besondere Affinität zur Erucasäure und tauschen sie gegen Linolsäure aus. Erucasäure hemmt sodann das Enzymsystem, das in den Mitochondrien des Herzens für die Oxidation von Fettsäuren verantwortlich ist, mit dem Ergebnis, einer nahezu selektiv-toxischen Wirkung auf das Herz.

Den Hauptteil an Rüböl verwendet die Industrie für technische Zwecke, vor allem zur Gewinnung einer elastischen Masse – durch Erwärmen mit Schwefel auf 150–180 °C –, die als Füllmaterial des Kautschuks zur Herstellung von Gummiwaren gebraucht wird; sodann als Schmieröl, Lederöl und Brennöl. Erucasäurefreies, raffiniertes Rüböl ist als Speiseöl verwendbar.

2.2.8.11 Safloröl

Carthamus tinctorius L. (Familie: *Asteraceae, Compositae-Tubiflorae*). Saflor oder Färberdistel, ist eine anspruchslose krautige Pflanze, die auch in trockenen Gebieten kultiviert wird (Iran, Nordafrika, Westen der USA). Die bis zu 1 Meter hohen Pflanzen haben sonnenblumenähnliche Früchte; in den Embryonen der Achänen wird Fett gespeichert, das zu etwa 70% aus Glyceriden der Linol- und zu etwa 10% aus Glyceriden der Linolensäure besteht.

Das Öl ist als Speiseöl geeignet. Es wird diätetisch als Donator von essentiellen Fettsäuren verwendet.

2.2.8.12 Sesamöl

Sesamöl gewinnt man von *Sesamum indicum* L. (Familie: *Pedaliaceae*), einer in tropischen Regionen (Indien, Burma, Ostafrika) viel kultivierten Pflanze. Die Pflanze erinnert in Habitus und Blütenbau an den roten Fingerhut (*Digitalis purpurea* L.). Die 2–3 cm langen Kapselfrüchte enthalten zahlreiche, kaum 2 mm große Samen, die einen Fettgehalt von 45–63% aufweisen. Das Öl besteht zu gut einem Drittel aus Glyceriden der Linolsäure. Es ist, wenn schonend raffiniert, wasserhell und gilt als eines der besten Speiseöle. Es ist gut haltbar, da es neben Tocopherolen ein weiteres natürliches Antioxidans, das Sesamol (s. Abb. 2.10) enthält.

2.2.8.13 Sojaöl

Sojabohnenöl (Sojaöl) steht heute in der Weltproduktion von den zur Ernährung geeigneten Pflanzenfetten an erster Stelle. Hauptanbaugebiete sind die USA, Brasilien, China und Japan.

Die Stammpflanze *Glycine max* (L.) MERR. (= *Soja hispida* MOENCH) gehört zur Familie der *Leguminosae* = *Fabaceae*. Solange die Pflanzen jung sind, erinnern sie an gewöhnliche Gartenbohnen, später werden sie größer und aufrechter. Die Frucht ist eine etwa 10 cm große, behaarte Hülse, in der 2–4 kugelige Samen enthalten sind. Neben 40% Eiweiß enthalten die Samen 13–26% Öl. Als Nebenprodukt der technischen Ölgewinnung fallen große Mengen Pflanzenlecithin (Sojabohnenlecithin) an, das daher ein wohlfeiles Produkt darstellt.

Die Triacylglyceride des Sojaöls verteilen sich auf die der Palmitinsäure ($\sim 10\%$), der Ölsäure ($\sim 20\%$) und der Linolsäure ($> 50\%$); bemerkenswert ist der relativ hohe Gehalt ($\sim 8\%$) an α-Linolsäure (18:3, [9, 12, 15]) einer ω3-Fettsäure.

Die Sojabohne ist reich an Eiweiß, an Fett und an Lezithin. Sie wird daher seit den ältesten Zeiten kultiviert und zu den verschiedensten Lebensmitteln verarbeitet: Unreife Samen liefern ein Gemüse, die gemahlenen Bohnen eine Art Milch, die gekocht und vergoren durch *Aspergillus oryzae* die bekannte Shoju-Soße ergibt. Die Verwendung der Sojabohnen als Ölfrucht ist relativ neueren Datums.

2.3 Phospholipide, Lezithin

(s. Kap. 10.3.6.3)

2.4 Pflanzliche Wachse

2.4.1 Definitionen, Übersicht

Der Begriff Wachs wird in dreierlei Bedeutung verwendet.

Chemisch sind Wachse Ester von Fettsäuren mit aliphatischen, unverzweigten einwertigen Alkoholen, gewöhnlich Cetylalkohol (Hexadecanol) und Octadecylalkohol (Octadecanol), oft auch höheren Alkoholen bis zu C_{36}. Als Fettsäurekomponente – meist handelt es sich um gesättigte Fettsäuren – kommt am häufigsten die Cerotinsäure (Hexacosansäure) vor; gelegentlich werden auch Hydroxysäuren gefunden (s. Abb. 2.17). In vielen na-

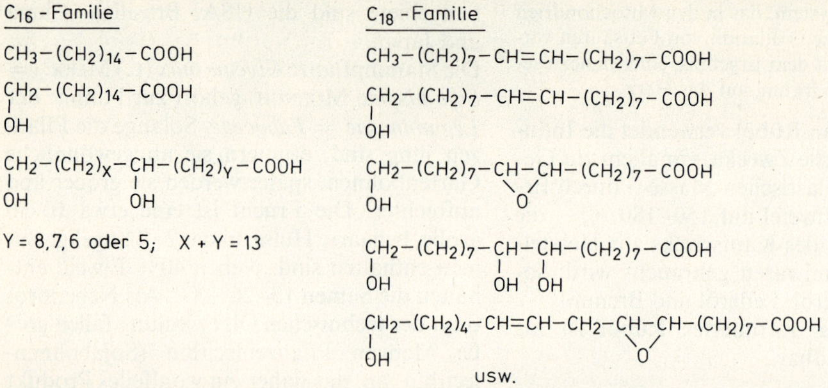

2 Pflanzenfette, Wachse und verwandte Stoffe

C_{16} - Familie

$CH_3-(CH_2)_{14}-COOH$

$CH_2-(CH_2)_{14}-COOH$
$|$
OH

$CH_2-(CH_2)_x-CH-(CH_2)_y-COOH$
$||$
$OHOH$

Y = 8, 7, 6 oder 5;   X + Y = 13

C_{18} - Familie

$CH_3-(CH_2)_7-CH=CH-(CH_2)_7-COOH$

$CH_2-(CH_2)_7-CH=CH-(CH_2)_7-COOH$
$|$
OH

$CH_2-(CH_2)_7-CH-CH-(CH_2)_7-COOH$
$|\backslash/$
OHO

$CH_2-(CH_2)_7-CH-CH-(CH_2)_7-COOH$
$|||$
$OHOHOH$

$CH_2-(CH_2)_4-CH=CH-CH_2-CH-CH-(CH_2)_7-COOH$
$|\backslash/$
OHO

usw.

Abb. 2.17. Es lassen sich zwei Familien von Kutinsäuren (=Cutinsäuren) unterscheiden: die C_{16}-Familie mit Palmitinsäure und die C_{18}-Familie mit der Ölsäure. Charakteristisch ist die ω-Hydroxylierung. Die Kutinsäuren sind die monomeren Bausteine des Kutins, das ein Biopolyester aus Hydroxyfettsäuren darstellt. Die sekundären Hydroxyle im Inneren der Fettsäurenmoleküle ermöglichen die Quervernetzung zu polymeren Ketten.
ω-Hydroxyfettsäuren treten auch als Komponenten der Pflanzenwachse auf

Verbindungstyp		Bereich der Kettenlängen
n-Alkane	$CH_3-(CH_2)_n-CH_3$	$C_{25} - C_{35}$
Isoalkane	$CH_3-CH-(CH_2)_n-CH_3$ mit CH_3	$C_{25} - C_{35}$
Alkene	$CH_3-(CH_2)_n-CH=CH-(CH_2)_m-CH_3$	$C_{17} - C_{33}$
Monoketone	$CH_3-(CH_2)_n-C(=O)-(CH_2)_m-CH_3$	$C_{24} - C_{33}$
β-Diketone	$CH_3-(CH_2)_n-C(=O)-CH_2-C(=O)-(CH_2)_m-CH_3$	$C_{31} - C_{33}$
sekundäre Alkohole	$CH_3(CH_2)_n-CH(OH)-(CH_2)_m-CH_3$	$C_{20} - C_{33}$
Wachs-Ester	$CH_3-(CH_2)_n-C(=O)-O-(CH_2)_m-CH_3$	$C_{30} - C_{60}$
primäre Alkohole	$CH_3-(CH_2)_n-CH_2-OH$	$C_{12} - C_{36}$
normale Fettsäuren	$CH_3-(CH_2)_n-COOH$	$C_{12} - C_{36}$
ω-Hydroxyfettsäuren	$HO-CH_2-(CH_2)_n-COOH$	$C_{10} - C_{34}$

Abb. 2.18. Häufig auftretende Bestandteile pflanzlicher Kutikularwachse. Es handelt sich durchweg um Stoffe mit hydrophoben Eigenschaften. Der Nutzen für die Pflanze ist offensichtlich: der Wachsüberzug bietet – zusammen mit der Kutikula (Cuticula) – einen Schutz gegen Verdunstung; überdies ist das Festsetzen und Eindringen pathogener Mikroorganismen erschwert. Während die Kutikula ein Biopolymeres darstellt, setzt sich der Wachsüberzug aus vergleichsweise kleinen und einfach gebauten Molekülen zusammen

türlichen Wachsen haben die Fettsäure und der Alkohol die gleiche Kettenlänge.
In pflanzenphysiologischer Sicht sind Wachse wasserabweisende, bei normaler Temperatur feste Stoffausscheidungen oberirdischer Pflanzenteile. Die Wachsbildung steht in engem Zusammenhang mit der Bildung der Kutikula, einem kontinuierlichen Häutchen, das an dem der Luft zugewandte Teil der Epidermis als Verdunstungsschutz aufgelagert ist. Die Bildung der Kutikula ist ein „Ergußprozeß" (Troll 1973); die Kutikularsubstanz ist anfänglich flüssig, sie passiert die Zellwände durch enge Poren und erhärtet erst an der Luft. Das Wachs kann dabei über die Kutikula hinausquellen und in Form von Körnchen oder Stäubchen oberflächliche, leicht abwischbare Überzüge bilden (z. B. der glänzende Reif von Pflaumen, Trauben und Kirschen). Auf den Blättern bestimmter Pflanzen wird Wachs in solcher Menge erzeugt, daß es durch einfaches Abbürsten gewonnen werden kann. Bei manchen Kakteen (*Ariocarpus*-Arten) bilden die Wachsüberzüge so dicke und feste Krusten, daß die lebende Pflanze leicht anzündbar ist und beim Löschen der Flamme einen an Kerzenrauch erinnernden Geruch verbreitet.

Die Kutikularwachse bestehen nicht nur aus Estern; als Begleitkomponenten treten Triterpensäure, Sterinester, freie Fettsäuren und Kohlenwassenstoffe auf (s. Abb. 2.18). Bei bestimmten Weintraubensorten enthält der Wachsüberzug an die 70% Oleanolsäure (Strukturformel s. Abb. 4.46).

In technologischer Hinsicht, von der Anwendung her gesehen, nennt man Wachs alle Produkte, die in ihren physikalisch-chemischen Eigenschaften dem Prototyp aller Wachse, dem Bienenwachs, ähneln. Dazu zählen

- Tierische Wachse wie Wollwachs, Walrat, Bürzeldrüsenfett.
- Mineralwachse wie Hartparaffin, Ozokerit, Ceresin.
- Flüssige Wachse, d. s. synthetisch hergestellte Fettsäureester, die bei Raumtemperatur flüssig sind, wie z. B. Oleyloleat (*Oleylis oleas*) DAB 9 oder Isopropylmyristat und Isopropyloleat.
- Rekonstruierte Wachse wie z. B. Cetylesterwachse (synthetisches Walrat).
- Höhere Fettalkohole (Lanette-Wachse) wie z. B. Cetylstearylalkohol DAB 9, ein Gemisch aus Cetylalkohol $C_{16}H_{33}OH$ und Stearylalkohol $C_{18}H_{37}OH$. Die Synthese geht von gesättigten Fettsäuren aus, die katalytisch hydriert werden.

2.4.2 Einzelne Wachse

2.4.2.1 Carnaubawachs

Es findet sich als Überzug auf den bis zu 2 m langen Fächerblättern der in Nordbrasilien wild vorkommenden Carnaubapalme, *Copernicia prunifera* (MILL.) H. E. MOORE (Familie: *Arecaceae* [*Palmae*]). Die Ernte erfolgt in der Trockenzeit. Die Blätter werden abgeschnitten und auf Matten getrocknet. Sobald die Blätter zu schrumpfen beginnen, werden die feinen Wachsschuppen locker und lassen sich abklopfen; weiteres Wachs wird abgeschabt. Der Wachsstaub wird durch Kochen in Wasser gereinigt, geschmolzen und nach dem Festwerden in Stücke gebrochen. Er wird auch in Pulver- und Flockenform angeboten.

Carnaubawachs besteht zu etwa 80% aus Estern der Cerotinsäure $C_{25}H_{51}COOH$ und Myricylalkohol $C_{30}H_{61}OH$. Der Rest entfällt auf Ester von ω-Hydroxycarbonsäuren und von Zimtsäuren mit den genannten Wachsalkoholen.

Carnaubawachs ist ein sehr hartes Wachs: Unter allen natürlichen Wachsen besitzt es den höchsten Schmelzpunkt, weshalb man es weichen Wachsen zusetzt, um deren Schmelzpunkt zu erhöhen.

Verwendung. In der pharmazeutischen Technologie als Poliermittel für Dragees, meist zusammen mit Bienenwachs.

2.4.2.2 Jojobaöl

Ein natürliches, flüssiges Wachs, das aus den Früchten der „Jojoba", *Simmondsia chinensis* (LINK) SCHNEID. (Familie: *Buxaceae*), gewonnen wird. Der kleine (0,6–3 m), trockenresistente Strauch wächst wild in den Trockengebieten Kaliforniens, Mexikos und Arizonas. Die Frucht ist eine etwa 4 cm große Kapsel mit 1–3 Samen. Das physiologisch Ungewöhnliche besteht darin, daß die Embryonen als Reservestoff nicht Triacylglyceride, sondern eben flüssiges Wachs (etwa 50%) enthalten; es wird während der Keimung, wie sonst

Fett, verwertet. Technisch gewinnt man das Wachs durch Pressen.

Hellgelbe Flüssigkeit, die nicht ranzig wird und die bis 300 °C temperaturbeständig ist. Jojobaöl besteht aus Estern einfach ungesättigter C_{20}- und C_{22}-Fettsäuren (Eicosen- und Decosensäure) mit deren entsprechenden C_{20}- und C_{22}-Alkoholen. Es ist ein guter Ersatz für Walrat, dessen Verwendung nunmehr verboten ist.

Die Indianer pflegten das Jojobaöl, das angenehm riecht und schmeckt, als Speiseöl zu verwenden. Allerdings kann es, anders als die Triacylglyceride, durch Lipasen nicht gespalten, daher auch nicht verdaut und kalorisch verwertet werden. Es wurde daher schon die Empfehlung ausgesprochen, Jojobaöl als Reduktionskost einzusetzen (Franke 1981).

2.4.2.3 Javanisches Pflanzenwachs

Im Milchsaft des auf Ceylon und Java vorkommenden Wachsfeigenbaumes *Ficus ceriflua* JUNGH. (Familie: *Moraceae*) kommt Wachs in Form fein suspendierter Tröpfchen vor. Nach Eindicken des Saftes und Mischen mit Wasser scheidet sich das Wachs ab. Man verwendet es wie Stearin zur Kerzenherstellung; in der Pharmazie und Kosmetik scheint es bisher unbekannt zu sein.

2.4.2.4 Blütenwachse

Blütenwachse sind Rückstände der Blütenextraktionsöle (der konkreten Blütenöle), die bei deren Reinigung mittels Alkohol als unlösliche Rückstände anfallen (Kap. 5.1.3). In der kosmetischen Industrie werden Rosenblütenwachs und Jasminblütenwachs zur Herstellung von Festparfüms, Lippenstiften und Pomaden verwendet.

2.4.2.5 Anhang: Einige Wachse tierischer Herkunft

Wollwachs stellt die wachsartige Hautausscheidung der Schafe dar: In der Rohwolle, die bei der Schur anfällt, ist es in der Größenordnung von 20% enthalten. Um Rohwolle weiter verarbeiten zu können, muß man sie reinigen, was mit sodahaltiger Seifenlauge geschieht. Aus diesen als Nebenprodukt bei der Herstellung von gewaschener Wolle anfallenden Wollwaschwässern läßt man grobe Verunreinigungen wie Sand, Schmutz und Wollflocken sich absetzen. Das Wollwachs wird nun mittels hochtouriger Spezialzentrifugen aus dem Waschwasser direkt zur Abscheidung gebracht, vergleichbar der Rahmgewinnung aus Milch. Rohwollwachs enthält neben Wasser vor allem freie Fettsäuren. Es ist dunkel gefärbt und von unangenehmem Geruch. Fettsäuren lassen sich durch Neutralisieren und Auswaschen entfernen. Stark gefärbte Produkte werden mit Aktivkohle, Bleicherden oder Peroxiden gebleicht. Das Hauptproblem besteht im Desodorieren des unangenehm riechenden Rohwollwachses. Dazu können Oxidationsmittel wie H_2O_2 oder $KMnO_4$ herangezogen werden; jedoch dürfte in erster Linie mehrstündiges Einblasen von überhitztem Wasserdampf angewandt werden. Dem Fertigprodukt werden Antioxidanzien (z. B. Butylhydroxytoluol) zugesetzt, um das Ranzigwerden zu verhindern.

Wollwachs besteht zu etwa 95% aus Estern der folgenden Alkohole:

- alipathische Alkohole (etwa 20%), darunter C_{18}–C_{30}n-Alkohole, C_{16}–C_{26}i-Alkohole, C_{18}n-Alkandiole, $C_{18}C_{24}$i-Alkan-1,2-diole.
- Cholestane (etwa 30%), darunter Cholesterin, 7-Ketocholesterin und Cholestan-3,5,6-triol.
- Lanostane (etwa 27%), darunter Lanosterin, Dihydrolanosterin, Agnosterin und Dihydroagnosterin.

In der Säurefraktion wurden identifiziert:

- geradzahlige C_{10}- bis C_{26}n-Fettsäuren
- C_{14}- und C_{16}-Hydroxyfettsäuren
- C_{10}- bis C_{28}-Isopropylfettsäuren und
- C_9- bis C_{21}-Isobutylfettsäuren

Prüfung auf Identität. Da das Vorkommen von Steroiden für das Wachs charakteristisch ist, können Steroidreaktionen wie die Liebermann-Burchard-Reaktion (s. Kap. 4.6.2) zum Nachweis herangezogen werden. Lösungen von Wollwachs färben sich zunächst rot, dann blau und schließlich grün.

Zur Prüfung auf Reinheit werden die unter Fette (s. Kap. 2.2.4.1) genannten Kennzahlen herangezogen. Wie alle Wachse, so ist auch Wollwachs schwer verseifbar (4 h mit 0,5N-ethanolischer KOH-Lösung kochen); ein Zusatz von Xylol erhöht die Verseifungsgeschwindigkeit.

Wollwachsalkohole. Aus Wollwachs werden die Wollwachsalkohole gewonnen: Sie stellen im wesentlichen den unverseifbaren Anteil dar, der aus dem Verseifungsgemisch mit organischen Lösungsmitteln extrahiert, sodann desodoriert und gebleicht wird.

Wollwachsalkohole bilden eine spröde, wachsartige Masse, die in der Wärme plastisch knetbar wird. Der Zusammensetzung nach handelt es sich um komplexe Gemische der im Wollwachs auftretenden Sterole und aliphatischen Alkohole; etwa 30% entfallen auf Cholesterin (Cholesterol).

Für die Qualität der Handelsprodukte ist deren Wasseraufnahmevermögen entscheidend; die Arzneibücher schreiben entsprechende Prüfungen vor.

Bienenwachs ist ein von der Honigbiene durch Bauchdrüsen ausgeschiedenes wachsartiges Sekret, das zum Wabenbau dient. Technologisch ist Bienenwachs das durch Ausschmelzen der entleerten Waben der Honigbiene (*Apis mellifera* L.) mit heißem Wasser gewonnene und durch Waschen und Filtrieren von allen Fremdstoffen befreite Produkt. Die Arzneibücher beschreiben zwei Produkte: Gelbes Wachs und Gebleichtes Wachs.

Zur Gewinnung des Gelben Wachses geht man im einzelnen folgendermaßen vor: Die Bienenwaben werden entnommen und der in ihnen enthaltene Honig wird ausgeschleudert oder abgepreßt. Mit heißem Wasser oder Wasserdampf werden sodann die Waben geschmolzen, wobei Honigreste gelöst werden und sich das Rohwachs an der Oberfläche des Wassers abscheidet. Das Rohprodukt enthält im Durchschnitt noch 2–6% Verunreinigungen (tote Bienen, Blütenstaub), weshalb es entweder noch mehrmals umgeschmolzen wird, wobei sich Verunreinigungen am Boden des Behälters absetzen, oder man transportiert die noch warme Wachsschicht über engmaschige Siebe oder Tuchfilter.

Das so gereinigte Bienenwachs besteht aus gelben oder bräunlich- bis rötlichgelb gefärbten Stücken oder Tafeln (= *Cera flava* DAB 9). Die gefärbten Wachse können durch die Einwirkung von Licht und Sonne oder durch Behandeln mit chemischen Bleichmitteln aufgehellt werden: Man erhält *gebleichtes Wachs (Cera alba)* DAB 9. allerdings ist das Verfahren der Naturbleiche heute weitgehend durch die chemische Bleiche ersetzt. Es kommen alle sauerstoffabgebenden Verbindungen (Peroxide) in Frage; ferner Chromsäure und Kaliumpermanganat. Bei der chemischen Bleiche wird leider meist der angenehme, dem gelben Bienenwach eigentümliche Geruch zerstört. Adsorptive Verfahren (Durchpressen über heiße Kohlefilter) wirken schonender.

Bienenwachs enthält 70–75% Esterwachse, die sich hauptsächlich aus Estern der Palmitin-, 15-Hydroxypalmitin- und Cerotinsäure mit Myricylalkohol zusammensetzen. Ein Teil der Hydroxypalmitinsäure fungiert als Alkoholkomponente und liegt mit Palmitinsäure verestert vor. Weitere Inhaltsstoffe des Wachses sind freie Fettsäuren (etwa 13%) und Alkane (etwa 12%).

Walrat ist eine wachsartige Substanz, die aus den Hohlräumen des Schädels und Rückgratknochens des Pottwals (*Physeter catodon*) gewonnen werden kann. Im Speck des Tieres ist neben Tran weiteres Walrat enthalten; nach dem Ausschmelzen des Specks bilden in der Kälte Fett und Wachs zwei Phasen, die sich trennen lassen. Walrat, ein ziemlich kompliziert zusammengesetztes Gemisch von Wachsestern, liefert als Verseifungsprodukt Palmitin-, Myristin-, Laurin- und Stearinsäure; und als Alkoholkomponenten Cetyl-, Stearyl- und Myristylalkohol. Da der Pottwal vom Aussterben bedroht ist, soll heute anstelle des Walrats grundsätzlich das pflanzliche Jojobaöl Kap. 2.4.2.2) oder das partialsynthetisch aus entsprechenden Fettsäuren zugängliche Gemisch aus Cetyl- und Stearylalkohol (= Cetylstearylalkohol DAB 9) verwendet werden.

2.5 Die Convolvulazeenharze (Glykoresine)

Definitionen. Convolvulazeenharze nennt man die aus Wurzeln oder Rhizomknollen (Tubera) bestimmter Windengewächse hergestellten Extrakte, die sich durch eine drastische Abführwirkung auszeichnen.

Glykoresine oder Glykosidharze sind komplexe Mischungen, die nach Hydrolyse Zucker und Gemische von Harzsäuren liefern (Tyler et al. 1981). Glykoresin fungiert auch als Sammelbezeichnung für den Stoffkomplex bestehend aus den Esterglykosiden der Convolvulazeenharze (Schneider 1985).

Glykoretine, abgeleitet vom lateinischen *reta* (= Netz), wegen der „Quervernetzung" einfacher Hydroxyfettsäureglykoside zu Makromolekülen, ist ein Sammelname für Glykoside von Hydroxyfettsäuren, auch miteinander verestert, in denen die OH-Gruppen der Zukker mit flüchtigen organischen Säuren verestert sind (Frohne u. Jensen 1985).

Durch Behandlung mit Diethylether lassen sich die Convolvulazeenharze (Glykoresine) in eine lösliche und in eine unlösliche Fraktion trennen. Inhaltsbestandteile der in Ether löslichen Fraktion bezeichnen manche Autoren als Jalapine, die der in Ether unlöslichen als Convolvuline (Graf et al. 1965).

Herkunft der Drogen sowie der aus ihnen gewonnenen Harze

Die Literatur über Convolvulazeenharze ist sehr widersprüchlich. Dies betrifft einmal die taxonomisch-botanischen Artbezeichnungen und sodann Angaben über die div. Drogenherkünfte. Verwirrend sind auch die phytochemischen Termini: Im angelsächsischen Schrifttum wird die etherlösliche Fraktion der Gesamtharze mit Convolvulin bezeichnet, auf dem Kontinent die in Ether unlösliche. Zwischen Glykoretinen, den typischen Glykolipid-Inhaltsstoffen der Convolvulazeen, und Glykoresinen, der Bezeichnung für die aus Convolvulazeen erhältlichen, laxierend wirkenden Harzfraktionen, wird vielfach nicht differenziert.

Jalapenwurzel (*Jalapenwurzelknollen*). Der Drogenname leitet sich von dem früheren Sammel- und Bezugsort der Droge, dem mexikanischen Xalapa her. Die Stammpflanze, *Ipomoea purga* (Synonym: *Exogonium purga*) ist ein ausdauerndes Windengewächs, das in den feuchten Wäldern der mexikanischen Kordilleren beheimatet ist. Die Droge besteht aus den getrockneten, harten, hühnereigroßen verdickten Nebenwurzeln der Pflanze.

Der Rückstand des Ethanolextraktes bildet das **Jalapenharz.** Charakteristisch ist der hohe Anteil (mindestens 85%) von etherunlöslichen Anteilen (Unterschied zu den anderen Convolvulazeenharzen).

Jalapenharz kommt als braune, bröcklige Masse oder als hellbraunes Pulver in den Handel. Es riecht eigentümlich und weist einen faden, kratzenden Geschmack auf. Neben nicht exakt aufgeschlüsselten Glykoretinen kommen Phytosterole, Kumarine (Scopoletin), Zuckeralkohole (Mannit) und reichlich Mineralstoffe vor.

Brasilianische Jalapenknollen bestehen aus den getrockneten, rübenförmigen Wurzelknollen von *Operculina macrocarpa* (L.) URB.

Tabelle 2.5. Übersicht über die Drogen, die Glykoretine enthalten und aus denen Convolvulazeenharze (Glykoresine) hergestellt werden. Artherkünfte nach Hegnauer (1964)

Handelsbezeichnungen	Pharmazeutische Bezeichnung[a]	Stammpflanze
Mexikanische Jalapenwurzel, Jalapenwurzelknollen	Jalapenwurzel	*Ipomoea purga* HAYNE (Synonym: *Exogonium purga* BENTH)
Orizaba Jalape, mexikanische Jalape	Mexikanische Skammoniawurzel	*Ipomoea orizabensis* (PELLET.) LEDANOIS
Brasilianische Jalapenknollen	Brasilianische Jalapenknollen	*Merremia tuberosa* (L.) RENDLE (Synonym: *Ipomoea tuberosa* L.) und/oder *Operculina macrocarpa* (L.) URB.
Indische Jalape Turpethwurzel	–	*Operculina turpethum* (L.) SILVA MANSO (Synonym: *Ipomoea turpethum* R.BV.)
Skammoniawurzel	Skammoniawurzel	*Convolvulus scammonia* L.

[a] Die lateinischen Pharmakopöenamen können dem Anhang entnommen werden.

oder *Meremia tuberosa* (L.) RENDLE. Die Knollen werden vor dem Trocknen in Scheiben geschnitten. Extraktion der zerkleinerten Droge mit Ethanol und Eindampfen des ethanolischen Auszuges liefert das **brasilianische Jalapenharz.**

Mexikanische Skammoniawurzel stammt von *Ipomoea orizabensis* LEDANOIS ex STEUDEL ebenfalls einer Kletterpflanze, mit einer etwa 60 cm langen, spindelförmigen Wurzel. Die Droge wird im mexikanischen Staat Orizaba gesammelt und über Vera Cruz exportiert. Vor dem Trocknen wird die Wurzel in ungleiche Stücke geschnitten. Die Droge weist einen schwachen Geruch und einen schwach kratzenden Geschmack auf. Nach Extraktion mit Ethanol erhält man das mexikanische Skammoniaharz als bräunliches Pulver mit etwa 65% etherlöslichen Bestandteilen.

Mexikanische Skammoniawurzel kam zuerst als Ersatz für die kaum noch zu beschaffende Jalapenwurzel in den Handel. Ihren Inhaltsstoffen nach äh-

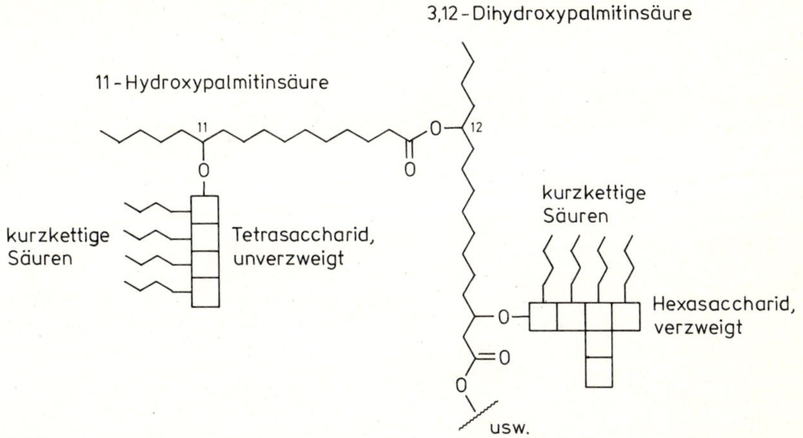

2.5 Die Convolvulazeenharze

Abb. 2.19. Vorstellungen zum chemischen Bau der Glykoretine. Hydroxyfettsäuren sind glykosidisch an Oligosaccharide gebunden; der Zuckerteil wiederum ist partiell mit kurzkettigen flüchtigen Säuren verestert. Die Carboxylgruppe der einen Fettsäure kann zudem mit der Hydroxygruppe einer nächsten Fettsäure verestert sein. Beispiele: Fettsäuren: 11-Hydroxymyristinsäure; 11-Hydroxypalmitinsäure; 3,12-Dihydroxypalmitinsäure. Zucker: D-Glucose; L-Rhamnose; L-Fucose; D-Chinovose. Flüchtige Säuren: Essigsäure, Valeriansäure, Tiglinsäure, Isobuttersäure

nelt sie aber mehr der „echten", kleinasiatischen Skammoniawurzel, die von *Convolvulus scammonia* L. stammt.

Skammonia ist ein antiker Pflanzenname für Purgierwinden. Die altweltliche *Convolvulus scammonia* L. besitzt eine mächtige, bis 1 m lange und oben bis 10 cm dicke Hauptwurzel. Das echte **Skammoniaharz** (*Resina Scammoniae*) gewann man in der Antike durch Einschnitte in die frische Wurzel. Das Parenchym des Holzkörpers ist mit Milchsaftschläuchen durchsetzt. Beim Einschneiden tritt der Milchsaft nach außen, er erstarrt langsam und kann abgekratzt werden.

Turpethwurzel besteht sowohl aus Rhizom- als auch aus Wurzelteilen der auf Sri Lanka und in Indien verbreiteten *Operculina turpethum* SILVA MANSO. Ihr Harzgehalt ist niedriger als der der mexikanischen Jalapenwurzel.

Chemischer Aufbau der Glykoretine, Analytik. Es handelt sich um höhermolekulare Stoffe; nur einige der vergleichsweise niedermolekularen Glykoretine (mit M zwischen 1 000 und 2 000) sind in ihrem Aufbau einigermaßen bekannt. Ein Oligosaccharid mit verzweigter oder unverzweigter Kette ist glykosidisch an eine Hydroxygruppe von Hydroxyfettsäuren gebunden. Ein Teil der freien Hydroxyle im Zuckerteil sind mit kurzkettigen, wasserdampfflüchtigen aliphatischen Säuren, vorzugsweise Tiglinsäure, verestert (Abb. 2.19).

Diesem Aufbau entsprechend liefert die alkalische Hydrolyse der Glykoretine die niederen Fettsäuren; saure Hydrolyse spaltet in Zucker und Hydroxyfettsäuren.

Die Prüfung auf Identität und Reinheit bietet keine besonderen Schwierigkeiten dann, wenn die Ganzdroge vorliegt, da dann auf die mikroskopische Analyse zurückgegriffen werden kann. Zur Analytik der Extrakte liegen bisher keine befriedigenden Methoden vor. Einige Pharmakopöen schreiben die Bestimmung der Säure- und Verseifungszahl vor: auch kann zur Charakterisierung die Prüfung der Löslichkeit in Ether, Chloroform, Ethanol und Wasser nützlich sein. Orizabaharz z. B. erkennt man daran, daß sich hohe Anteile (70%) in Ether lösen. Nicht laxierend wirkende Inhaltsstoffe der Harze können in einigen Fällen als Indikatoren zur Prüfung auf Identität herangezogen werden, Zum Beispiel ist das Auftreten von Exogonsäure (Abb. 2.20) für das brasilianische Jalapenharz typisch, β-Methyleskuletin (= Scopoletin) für echtes Jalapenharz. Keine chemische Methode ist bekannt, um die wirksamen Inhaltsbestandteile quantitativ zu bestimmen.

Wirkungen, Anwendung. Die Convolvulazeenharze gehören, zusammen mit dem Podophyllin und dem Koloquinthenextrakt, zu den sogenannten Drastika. Drastika deshalb, weil

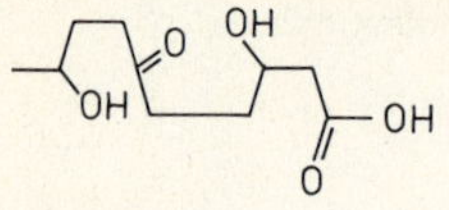

Abb. 2.20. 3,9-Dihyroxy-6-oxo-decansäure (**1**) führt bei innerer Ketalisierung zur 7-Methyl-1,6-dioxaspiro [4,4] nonan-2-essigsäure (= Exogonsäure, **2**). Das Auftreten freier Exogonsäure ist charakteristisch für brasilianisches Jalapenharz. Nachweis und quantitative Bestimmung beruht auf der Fähigkeit zur Oximbildung (**2 → 1**-Oxim). Qualitativ erkennt man die Oximbildung am Indikatorumschlag infolge Freisetzung von Protonen; die quantitative Bestimmung folgt den ausgearbeiteten Methoden der sog. Oximtitration

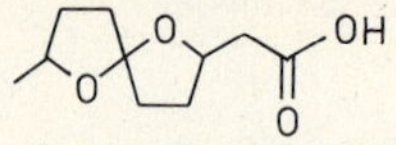

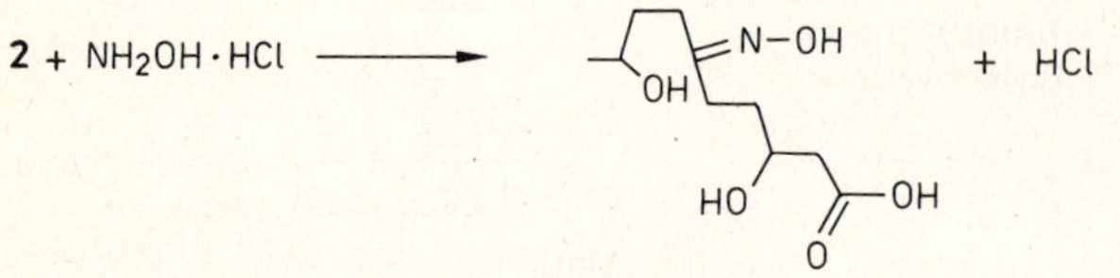

sie, in geeigneten (mittleren) Dosen verabreicht, innerhalb von kurzer Zeit, in der Regel im Laufe von 1–2 h, zu zahlreichen wäßrigen Entleerungen führen. Das Abführen ist mit starken Unterleibsschmerzen verbunden. Die Wirkung erstreckt sich, wie Röntgenuntersuchungen zeigten, auf das gesamte Darmgebiet, also auf Dünndarm und Dickdarm. Bei Dosiserhöhung kann es zu einer schweren Gastroenteritis kommen.

Was die Wirkungsweise anbelangt, so stellt man sich vor, daß die Glykoretine im Dünndarm bei Anwesenheit von Galle gespalten werden, und daß die freigesetzten Hydroxyfettsäuren, vergleichbar der Ricinolsäure, schleimhaut- und gewebsreizende Eigenschaften aufweisen. Demgegenüber sprechen Beobachtungen dafür, daß die Drastikumwirkung an die ungespaltenen Glykoretine mittleren Molekulargewichts gebunden ist (Auterhoff u. Demleitner 1955). *In vitro* lassen sich Lecithine durch Jalapenharz auffallend gut emulgieren, weshalb man an eine Art von Phospholipidentzug aus der Darmwand als Ursache der Drastikawirkung gedacht hat (Hauschild 1956). Auffallend ist ferner die stark hydragoge Wirkung der Drastika, was – bei den zahlreichen wäßrigen Entleerungen – zu beträchtlichem Wasserverlust des Organismus führt; damit wird verständlich, warum man früher die Drastika als „Diuretika" (wassertreibende Mittel) bei Ödemen gegeben hat.

Wegen der gefährlichen Nebenwirkungen sollten die Convolvulazeenharze möglichst nicht mehr angewendet werden. Sie sind, allerdings in ganz kleinen Dosen, noch immer häufiger Bestandteile von Abführmittel-Kombinationspräparaten.

Literatur

Abuo-Donia MB (1976) Physiological effect and metabolism of gossypol. Residue Reviews 61:125–161

Ahmed K, Thomas BS (1974) The effects of long-chair fatty acids on sodium plus potassium ion-stimulated adenosine triphosphatase of rat brain. J Biol Chem 246:103–109

Auterhoff H, Demleitner N (1955) Vergleichende Untersuchungen von Convolvulazeenharzen. Arzneimittelforschg (Drug Res) 5:402–407

Becker H (1983) Das Öl der Nachtkerze Oenothera biennis, eine Quelle therapeutisch und diätetisch interessanter Fettsäuren. Zeitschrift für Phytotherapie 4:531–536

Belitz H-D, Grosch K (1985) Lehrbuch der Lebensmittelchemie, 2. Aufl. Springer, Berlin Heidelberg New York, S. 130–205

Bentz H (1969) Nutztiervergiftungen, Erkennung und Verhütung. Fischer, Jena zit. nach: Frohne D, Pfänder J (1982) Giftpflanzen, Ein Handbuch für Apotheker, Ärzte, Toxikologen und Biologen. Wissenschaftliche Verlagsgesellschaft, Stuttgart, S. 39

Bohlmann F, Grenz M (1966) Über die Inhaltsstoffe aus Echinacea-Arten. Chem Ber 99:3197–3200

Bohlmann F, Burkhardt T, Zdero C (1973) Naturally Occuring Acetylenes. Academic Press, London

Deas AHB, Holloway PJ (1977) The intermolecular structure of some plant cutins. In: Tevin M, Lichtenthaler HK (eds) Lipids and lipid polymers in higher plants. Springer, Berlin Heidelberg New York. pp 293–299

Fischer FX (1978) Arzneiformen für die Körperhöhlen, Suppositorien. In: Sucker F, Fuchs P, Speiser P (Hrsg) Pharmazeutische Technologie. Thieme, Stuttgart, S. 498–508

Forth W, Henschler D, Rummel W (1983) Pharmakologie und Toxikologie, 4. Aufl. Bibliographisches Institut, Mannheim Wien Zürich, S. 320

Franke W (1981) Nutzpflanzenkunde. Nutzbare Gewächse der gemäßigten Breiten, Subtropen und Tropen, 2. Aufl. Thieme, Stuttgart New York, S. 427

Frohne D, Jensen U (1985) Systematik des Pflanzenreichs unter besonderer Berücksichtigung chemischer Merkmale und pflanzlicher Drogen, 3. Aufl. Fischer, Stuttgart New York, S. 270

Galliard T, Phillips DR, Reynolds J (1976) The formation of cis-3-nonenal, 2-trans-nonenal and hexanal from linoleic acid hydroperoxide isomers by a hydroperoxide cleavage enzymesystem in cucumber (cucumis sativus) fruits. Biochem Biophy Acta 441:181–186

Gaginella TS, Phillips SF (1975) Ricinolic acid: current view of an ancient oil. Digestive Diseases 20:1171–1177

Gloor M (1982) Pharmakologie dermatologischer Externa. Springer, Berlin Heidelberg New York

Graf E, Dahlke F, Voigtländer HW (1965) Über die Convolvuline, neue Bausteine und Unterscheidungsreaktionen. Arch Pharmaz 198:81–91

Hauschild F (1956) Pharmakologie und Grundlagen der Toxikologie. Thieme, Leipzig

Hegnauer R (1964) Chemotaxonomie der Pflanzen, Bd 3. Birkhäuser, Basel

Hitchcock C, Nichols BW (1971) Plant lipid biochemistry, Academic Press, London New York

Jacobi O (1971) Methodische Prüfung von in Hautschutz- und Hautpflegemitteln einsetzbaren Öl- und Fettstoffen auf ihr Eindringvermögen in das Stratum corneum. Berufsdermatosen 19:207–215

Janistyn H (1974) Taschenbuch der modernen Parfumerie und Kosmetik. Wissenschaftliche Verlagsgesellschaft, Stuttgart

Kasper H (1985) Ernährungsmedizin und Diätetik, 5. Aufl. Urban & Schwarzenberg, München Wien Baltimore

Kindl H, Wöber G (1975) Biochemie der Pflanzen. Ein Lehrbuch. Springer, Berlin Heidelberg New York

Kolattukudy PE (ed) (1976) The chemistry and biochemistry of natural waxes. Elesevier North Holland Publ.

Lang K (1979) Biochemie der Ernährung. Steinkopff, Darmstadt, S. 53–122

Lindner E (1979) Toxikologie der Nahrungsmittel. Thieme, Stuttgart

Luckner M (1984) Secondary metabolism in microorganisms, plants and animals, 2nd edn. Springer, Berlin Heidelberg New York Tokyo, pp 143–159

Rehm S, Espig G (1976) Die Kulturpflanzen der Tropen und Subtropen. Ulmer, Stuttgart

Schack v C, Siess W, Lorenz P, Weber C (1984) Ungesättigte Fettsäuren, Eicosanoide und Arteriosklerose. Internist 25:268–274

Schneider G (1985) Pharmazeutische Biologie, 2. Aufl. Bibliographisches Institut, Mannheim Wien Zürich, S. 373

Schulte KE, Rücker G, Perlick J (1967) Das Vorkommen von Polyacetylen-Verbindungen in Echinacea purpurea und Echinacea angustifolia. Arzneimittelforschg (Drug Res) 17:825–829

Shellard EJ (1961) The Chemistry of some concolvulaceous resins Planta Medica 9:102–115; 141–152

Tevini M, Lichtenthaler HK (1977) Lipids and lipid polymers in higher plants. Springer, Berlin Heidelberg New York

Thompson GA (1980) Plant lipids of taxonomic significance. In: Bell EA, Charlwood, (eds)) Encyclopedia of plant physiology, New Series, Vol 8, secondary plant products. Springer, Berlin Heidelberg New York, pp 535–551

Troll W (1973) Allgemeine Botanik. Ein Lehrbuch auf vergleichend-biologischer Grundlage, 4. Aufl., mitbearbeitet von Höhn K, Enke Stuttgart

Tyler VE, Brady LR, Robbers JE (1981) Pharmacognosy, 8th ed. Lea & Fiebiger, Philadelphia, p 145

Vaartjes WJ, Kemp A, Jouverijn JHM, Berg SG Van Den (1972) Inhibition by fatty acyl esters on adenine nucleotide translocation in rat liver mitochondria, FEBS Lett 23:303–308

Weber PC (1985) Omega-3-Fettsäuren aus Fisch: Zellfunktion, Gesundheit. Deutsches Ärzteblatt, S. 3688

Weber PC, Schack v C, Lorenz R (1986) Hochungesättigte Fettsäuren vom ω3-Typ. Prävention und Therapie. Deutsche Apotheker Zeitung 126:1–6

3 Kohlenhydrate als Inhaltsstoffe*

3.1 Definitionen, Einleitung

Unter dem Sammelbegriff Kohlenhydrate faßt man Naturstoffe zusammen, welche ihrem chemischen Aufbau nach primäre Oxidationsprodukte mehrwertiger Alkohole (Polyhydroxyaldehyde und Polyhydroxyketone) darstellen; auch strukturell ähnlich gebaute Stoffe, insbesondere solche, deren Carbonyl reduziert oder oxydiert ist, sowie substituierte Derivate, werden in die Stoffgruppe mit einbezogen.

Kohlenhydrate sind in der Regel optisch aktiv. Sie kommen im Tier- und Pflanzenreich vor. Bei den pflanzlichen Organismen entfällt auf Kohlenhydrate die Hauptmasse der die Organismen aufbauenden Materie: als Gerüstsubstanzen (Zellulose, Pentosane, Pektine), als Reservestoffe (Stärke, Inulin, andere Fruktosane), als Primärmetaboliten (eingebaut in Nukleinsäuren und Enzyme) und als Heteroside mit oft auffallenden Eigenschaften auf den tierischen und menschlichen Organismus.

Man unterteilt die sehr umfangreiche Klasse der Kohlenhydrate in folgende drei Gruppen:

- einfache Kohlenhydrate oder Monosaccharide, das sind Kohlenhydrate, die sich hydrolytisch nicht weiter in kleinere Bausteine zerlegen lassen (Abb. 3.1 und 3.2)
- Oligosaccharide, das sind Kohlenhydrate, die aus 2–10 Monosaccharidbausteinen aufgebaut sind und die sich zu den monomeren Bausteinen hydrolytisch spalten lassen.
- Polysaccharide, das sind polymere Kohlenhydrate (Biopolymere), die sich aus über 10 monomeren Bausteinen aufbauen.

Wenn man von Zuckern schlechthin spricht, meint man die beiden Gruppen der Mono- und Oligosaccharide. Die Eigenschaften der Polysaccharide weichen von denen der Zucker erheblich ab: sie lösen sich schlecht in Wasser, sie schmecken nicht süß und sie sind chemisch reaktionsträge.

3.2 Monsaccharide

3.2.1 Konstitution, Konfiguration und Konformation: Formelwiedergabe

Nach der Zahl der im Molekül vorhandenen Kohlenstoffatome unterteilt man die Monosaccharide in Triosen, Tetrosen, Pentosen, Hexosen, Heptosen usw., wenn die Oxofunktion auf eine Aldehydgruppe entfällt; sonst in Triulosen, Tetrulosen, Pentulosen, Hexulosen, Heptulosen usw., wenn es sich um Polyhydroxyketone handelt.

Die freien Monosaccharide sind in der Regel als solche nicht existent: sowohl im Kristall als auch in Lösung liegen sie intramolekular zyklisiert als Halbacetale vor. Die Diastereomere, die sich ausschließlich an jenem C-Atom unterscheiden, das erst bei der Acetalisierung chiral wird (C-1 bei Aldosen; C-2 bei Ketosen), bezeichnet man als anomere Formen und bringt sie durch die Symbole α und β zur Unterscheidung (s. Abb. 3.3). Je nach Ringgröße der Halbacetale unterscheidet man Furanosen und Pyranosen (Abb. 3.4). Bei den Pyranosen sind die Sesselformen am stabilsten, bei den Furanosen die sog. E- und T-Konformationen (s. Abb. 3.5 und 3.6).

Konfigurations- und Konformationsformeln zeichnerisch wiederzugeben, ist immer dann sinnvoll, wenn es darum geht, Eigenschaften oder Reaktionsverhalten an ihnen abzulesen. In anderen Fällen wird eine einfache Buchstabensymbolik, wie sie in der Proteinchemie für die Aminosäuren seit langem in Gebrauch ist, den gleichen Informationswert aufweisen. Die Kurzbezeichnungen werden aus den ersten drei Buchstaben des Trivialnamens des betreffenden Zuckers gebildet: es gibt Ausnahmen, wenn mehr als ein Zucker mit den gleichen Silben beginnt oder wenn andere Abkürzungen

* Literatur s. Seite 151

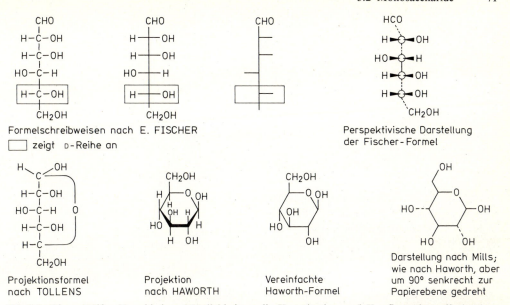

Abb. 3.1. *Obere Hälfte*: Verschiedene Möglichkeiten, die Konstitution und Konfiguration offenkettiger Zucker wiederzugeben. Nach der Konvention von Fischer hat man sich die Kohlenstoffkette vertikal zu denken, und zwar so, daß sich das Carbonyl-Kohlenstoffatom in der oberen Hälfte befindet. Die Bezifferung erfolgt von oben nach unten: Die Liganden an den einzelnen C-Atomen 2, 3, 4, 5 sind räumlich so angeordnet zu denken, daß sie zum Betrachter hin zeigen.
Untere Hälfte: Durch Addition des 5-OH an die 1-Oxygruppe bildet sich ein Halbacetal aus. Die Formel nach Tollens läßt die Beziehung zur Fischer-Produktionsformel erkennen, gibt jedoch den räumlichen Bau schlecht wieder. Im allgemeinen benutzt man zur formelmäßigen Darstellung der zyklischen Zuckerformen die Haworth-Projektionsformeln. Die Projektionsformeln nach Mills (1956) haben den großen Vorteil, stereochemische Symbole zu benutzen, wie sie auch bei anderen Naturstoffreihen, beispielsweise bei den Steroiden und Terpenen üblich sind

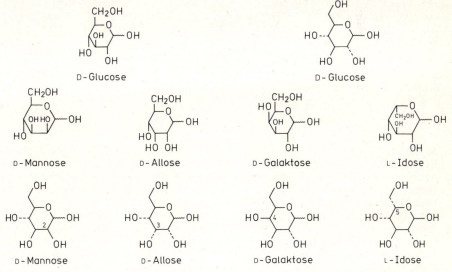

Abb. 3.2. Von der D-Glucose leiten sich 4 epimere Hexapyranosen ab, die Trivialnamen führen. Ordnet man die epimeren C-Atome in der Reihenfolge 2, 3, 4, 5, dann ergeben die Anfangsbuchstaben der Trivialbezeichnung das Merkwort MAGI. Die Formeln sind einmal in der Schreibweise nach Haworth wiedergegeben, die allgemein angewendet wird, und zum Vergleich die Schreibweise nach Mills (1955)

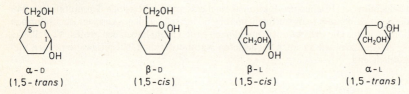

Abb. 3.3. C-1-epimere (anomere) Zucker unterscheidet man durch die Präfixe α und β. Nach den IUPAC-Regeln (Rule Carb-21) bedeutet α, daß in der Fischer-Projektion Bezugs-Asymmetriezentrum und anomeres Zentrum die gleiche Konfiguration aufweisen; bei Vorliegen von β-Konfiguration weisen sie entgegengesetzte Konfiguration auf. Bezugs-Asymmetriezentrum ist dasjenige Asymmetriezentrum, das in der Kohlenstoffkette am weitesten von der Carbonylfunktion entfernt steht (hier C-5). Es ist zugleich dasjenige Chiralitätszentrum, das für die Einordnung eines Zuckers in die D-Reihe (Konfiguration wie im D-Glycerinaldehyd) oder in die L-Reihe (L-Glycerinaldehyd) bestimmend ist. In den Projektionsformeln nach Haworth ragt bei α-Konformation das α-OH unter die Ringebene, wenn die D-Reihe vorliegt, über die Ringebene, wenn die L-Reihe vorliegt. In den Projektionsformeln nach Mills ist in der D-Reihe das α-Atom vom Betrachter weg gerichtet, in der L-Reihe zeigt es zum Betrachter hin.

Die beiden anomeren Formen unterscheiden sich außer im Löslichkeitsverhalten und im Schmelzpunkt durch das optische Drehvermögen: In der D-Reihe ist das Anomer mit dem höheren positiven Drehwert die α-Form, in der L-Reihe umgekehrt. Beispiele $[\alpha]_D^{20}$: α-L-Arabinose $+55$; β-L-Arabinose $+191$; α-D-Galaktose $+151$; β-D-Galaktose $+53$

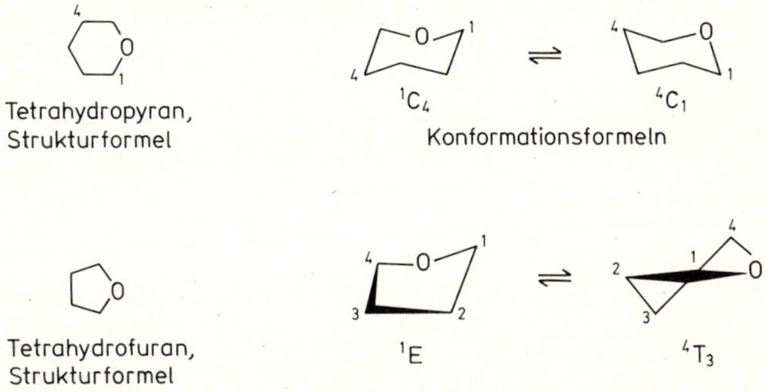

3.2 Monosaccharide 73

Tetrahydropyran, Strukturformel

$^1C_4$ ⇌ $^4C_1$
Konformationsformeln

Tetrahydrofuran, Strukturformel

^1E $^4T_3$

Abb. 3.4. Die Halbacetale der Pyranosen stellen Derivate des Tetrahydropyrans dar, das vergleichbar dem Cyclohexan in Sessel- und Wannenkonformationen vorliegen kann. Bei den Pyranosen sind die Sesselkonformationen am stabilsten. Zur Wiedergabe von Konformationen wurden die folgenden Vereinbarungen getroffen: In den C-Konformationen (vom englischen "chair" für Sesselform) soll das C-1 entweder rechts oder links unten, das C-4 entsprechend links bzw. rechts oben liegen, was auch durch entsprechende Indices angezeigt werden kann.
Bei den Furanosen, die sich als Derivate des Tetrafurans auffassen lassen, sind die Briefumschlagkonformationen E (vom englischen "envelope") und die verdrehten Konformationen T ("twisted") am stabilsten

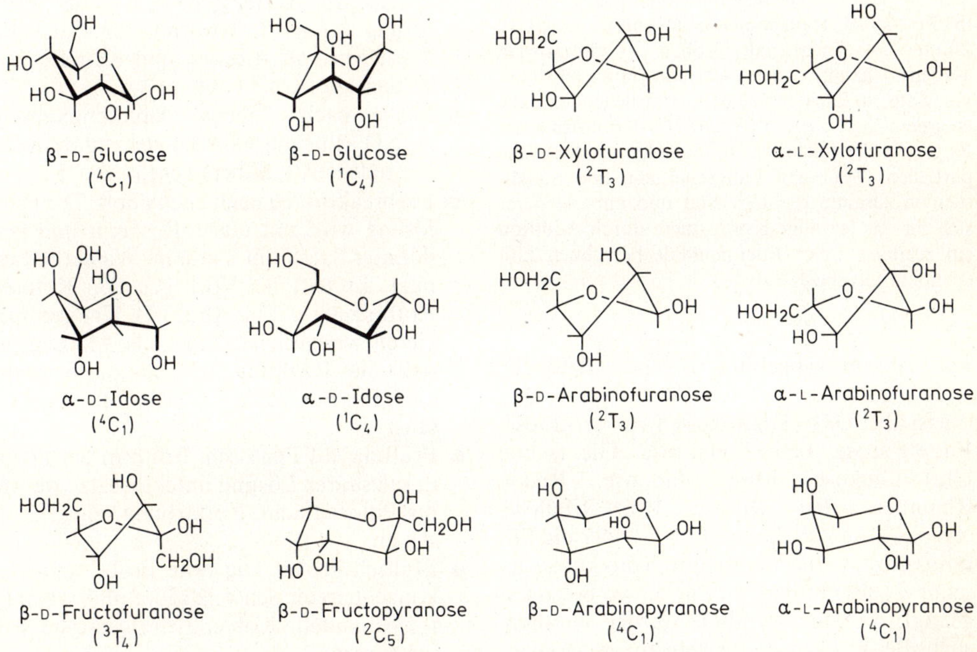

β-D-Glucose ($^4C_1$) β-D-Glucose ($^1C_4$) β-D-Xylofuranose ($^2T_3$) α-L-Xylofuranose ($^2T_3$)

α-D-Idose ($^4C_1$) α-D-Idose ($^1C_4$) β-D-Arabinofuranose ($^2T_3$) α-L-Arabinofuranose ($^2T_3$)

β-D-Fructofuranose ($^3T_4$) β-D-Fructopyranose ($^2C_5$) β-D-Arabinopyranose ($^4C_1$) α-L-Arabinopyranose ($^4C_1$)

Abb. 3.5. Konformationsformeln einiger häufig vorkommender Monosaccharide. Von den beiden möglichen C-Konformationen liegt in der Reihe der D-Pyranosen im allgemeinen die $^4C_1$-Konformation vor, da hier die meisten „sperrigen Substituenten", die 5-Hydroxymethyl- und die Hydroxygruppen, äquatorial angeordnet sind, wobei in erster Linie die 1,3-diaxialen Wechselwirkungsenergien zu Buche schlagen. Von den acht möglichen Aldohexosen ist die β-D-Glucose bemerkenswert dadurch, daß in der $^4C_1$-Konformation sämtliche fünf Substituenten äquatoriale Lage einnehmen können. Daß aber bei den Hexosen auch die $^1C_4$-Konformation angetroffen wird, zeigt das Beispiel der α-D-Idose, bei der die 5-CH$_2$-OH axial steht. Konformationsformeln sollten im Schrifttum nur benutzt werden, wenn die Konformation tatsächlich bekannt ist

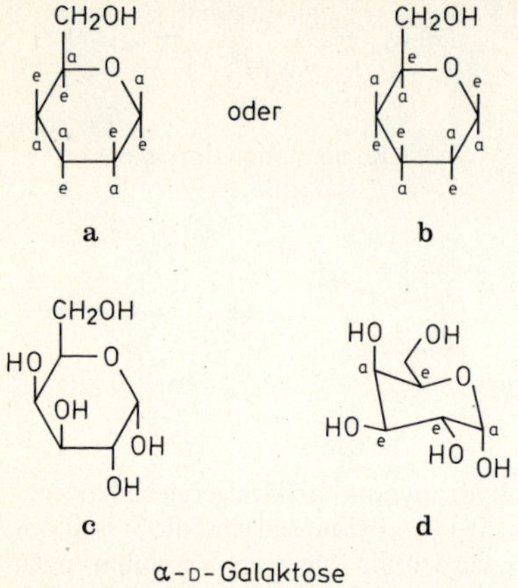

α-D-Galaktose

Abb. 3. 6 a-d. Schema, das es ermöglicht, eine Konfigurationsformel in die wahrscheinliche Konformationsformel „umzuschreiben". Substituenten, die auf derselben Seite des Moleküls stehen, sind jeweils alternierend axial-äquatorial angeordnet (**a** bzw. **b**). Unter der Annahme, daß die 5-CH$_2$OH in äquatorialer Lage die Konformation **b** begünstigt, läßt sich beispielsweise die Formel **c** sofort in Formel **d** transponieren (1-unten → axial; 2-unten → äquatorial; 3-oben → äquatorial; 4-oben → axial; 5-oben → äquatorial). Geht man von **a** aus, so führt dies zu der im vorliegenden Falle energieärmeren (instabileren) $^1C_4$-Konformation. Es gibt in der Fachliteratur Tabellen, in denen die partiellen Wechselwirkungsenergien der Substituenten zusammengestellt sind und anhand derer sich für das jeweilige Konformere durch Addition ein relativer freier Energieinhalt berechnen läßt (Belitz u. Grosch 1985)

seit langem eingebürgert sind. Beispiele: Ara = Arabinose; Dte = Digitalose, Dox (meist aber Dx) = Digitoxose, Fru = Fruktose, Fuc = Fucose, Gal = Galaktose, Glc (selten Glu) = Glukose, Man = Mannose, Rha = Rhamnose, Rib = Ribose, Rul = Ribulose, Xyl = Xylose. Ob die Pyranose – oder die Furanoseform vorliegt, wird durch das kursiv gesetzte *p* oder *f* hinter den Zuckersymbolen angezeigt; die Stereosymbole werden vorangestellt. Beispiel: α-D-Gal*p* steht für α-D-Galactopyranose.

3.2.2 Einfache Nachweisreaktionen

Die einfachen Nachweisreaktionen für die Monosaccharide beruhen auf den reduzierenden Eigenschaften der acetalischen OH-Gruppen (als „maskierte" Aldehyde oder Ketone) oder auf der Bildung reaktionsfreudiger Dehydratisierungsprodukte bei Säureeinwirkung. Aus Pentosen entsteht Furfural (Furanaldehyd), aus 6-Desoxyhexosen, z.B. aus Rhamnose, 5-Methylfurfural, aus Hexosen und Ketosen 5-Hydroxymethylfurfural, das teilweise in Lävulinsäure zerfällt. Die Furfurale sowie Lävulinsäure kondensieren mit Phenolen zu Farbstoffen (s. Abb. 3.7). Abhängig von Reaktionstemperatur, Säurestärke und Konstitution des Phenols, verläuft die Farbstoffbildung deutlich abgestuft, je nachdem, ob es sich um Pentosen oder Hexosen, um Aldosen oder Ketosen handelt; dabei zeigen die Ketosen die größte Reaktivität. Die Farbreaktionen sind nicht für Monosaccharide spezifisch, auch bei Oligosacchariden fallen sie positiv aus.

Einzelne Tests:

- Prüfung nach Luff-Schorl: Eine Kupfer(II)-citrat-Lösung wird mit der Prüflösung auf 40 °C erwärmt (Ph. Eur.). Bei Vorliegen von Aldosen und Ketosen fällt gelboranges Cu_2O aus.
- Probe nach Tollens. Ammoniakalische $AgNO_3$-Lösung wird zu elementarem Silber reduziert („Silberspiegelprobe").
- Farbreaktionen nach Seliwanoff: Die Prüflösung wird mit etwas Resorcin und verdünnter Salzsäure 2 min im Wasserbad erhitzt. Es tritt bei Vorliegen von Ketosen Rotfärbung auf (s. Abb. 3.7). Ketosen reagieren wesentlich rascher als Aldosen, so daß die Reaktion bei Standardisierung nach Ph. Eur. relativ spezifisch für Fruktose ist.
- Prüfung auf Pentosen: Erhitzen der Probe in salzsaurer Lösung unter Zusatz von wenig Phloruglucin: Rotfärbung zeigt Pentosen an.
- Molisch-Probe: Die feste Probe wird mit konzentrierter Schwefelsäure und α-Naphtol behandelt. Kohlenhydrate färben sich purpurrot.
- Keller-Kiliani-Reaktion: Ein wenig Substanz (etwa 0,5 mg) wird in Eisessig gelöst, mit 1 Tropfen Fe(III)-chloridlösung versetzt und die Mischung mit 1 ml Schwefelsäure unterschichtet. Beim Stehenlassen tritt nach und nach eine grüne, später blaue Färbung in der oberen Schicht ein (nach Ph. Eur.).

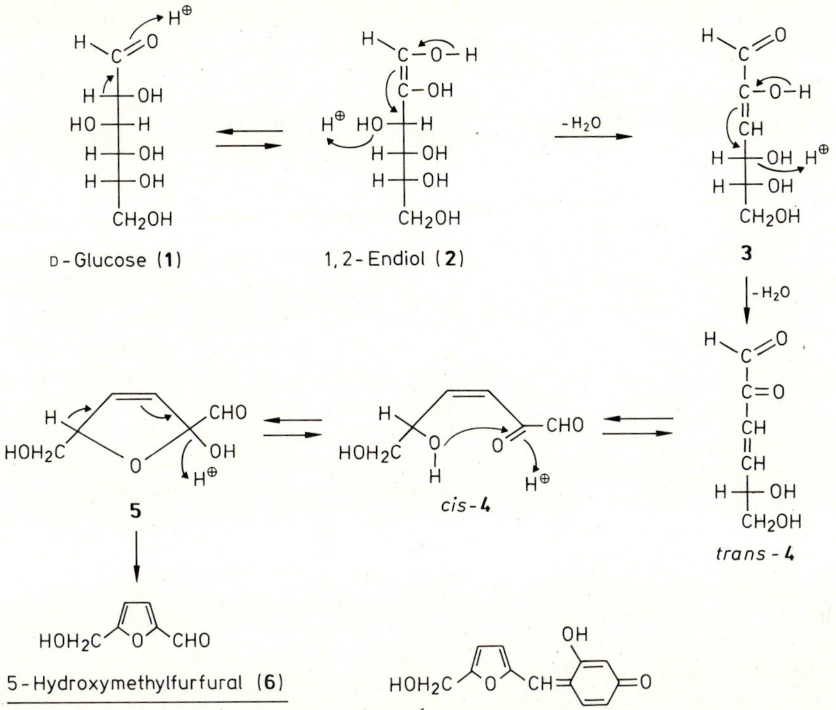

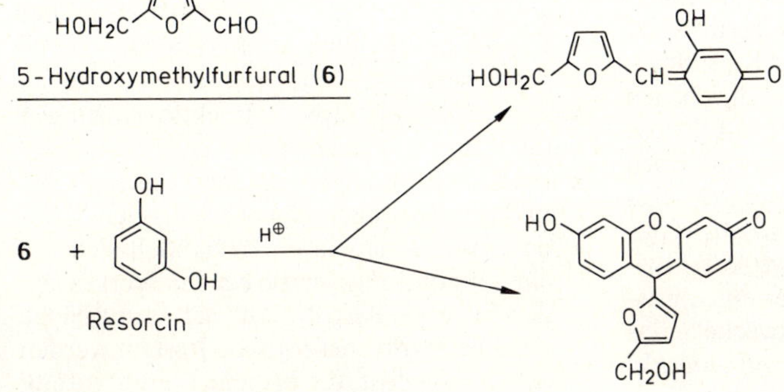

3.2 Monosaccharide

Abb. 3.7. Bildung von 5-Hydroxymethylfurfural aus Glukose durch säurekatalytische Wasserabspaltung (Belitz u. Grosch 1985). Das Furfural **6** kondensiert mit 1 oder 2 mol Resorcin zu Triarylmethanfarbstoffen

- Gärprobe: Die Vergärbarkeit durch Hefen kenntlich an der CO_2-Entwicklung im „Gärröhrchen", ist für einige wenige Zucker, insbesondere für D-Glucose, D-Mannose, D-Galactose und D-Fructose, ein sehr spezifisches Kennzeichen. Pentosen sind nicht gärfähig.
- Monosaccharid-Gemische können mikroanalytisch am besten mittels Papierchromatographie oder dünnschichtchromatographisch auf Platten mit Celluloseschichten getrennt werden. Ein bekanntes Fließmittel setzt sich zusammen aus n-Butanol-Essigsäure-Wasser (60+20+20). Um die Zucker auf dem entwickelten Chromatogramm sichtbar zu machen, gibt es zahlreiche Reagenzien. Viel verwendet werden Anilinphthalat für reduzierende Zucker und Natriummetaperjodat-Benzidin, das auf alle Substanzen mit einer α-Diolgruppierung anspricht.

3.2.3 Glukose (Dextrose)

Glukose (D-Glucose, Dextrose, Traubenzucker, Stärkezucker) wird als essentielles Stoffwechselprodukt in allen pflanzlichen und tierischen Organismen angetroffen. Höhere Konzentrationen finden sich allerdings relativ selten. Am bekanntesten als Glukosequelle sind die Obstsorten, in denen neben Glukose noch andere Zucker, vorzugsweise Fruktose und Saccharose vorkommen, wie die Beispiele in Tabelle 3.1 zeigen.

Auch als Drogeninhaltsstoff kommt Glukose ziemlich häufig vor, insbesondere in Rhizom- und Wurzeldrogen (z. B. in der Baldrianwurzel oder im Süßholz).

76 3 Kohlenhydrate als Inhaltsstoffe

Tabelle 3.1. Zuckergehalte verschiedener Obstsorten in % des eßbaren Anteils. (Nach Belitz u. Grosch 1985)

Obstart	Glukose	Fruktose	Saccharose
Apfel	1,8	5,0	2,4
Banane	5,8	3,8	6,6
Dattel	32,0	23,7	8,2
Feige	5,5	4,0	0,0
Pflaume	3,5	1,3	1,5
Weintraube	8,2	8.0	0,0

Technisch gewinnt man Glukose aus Stärke, vorwiegend aus Mais-, Kartoffel- und Weizenstärke. Die „Verzuckerung" der Stärke erfolgt entweder rein enzymatisch mit α-Amylasen und mikrobiellen Amyloglucosidasen oder in einem kombinierten Verfahren, bestehend in partieller Säurehydrolyse und nachfolgender Einwirkung von Amyloglucosidasen (aus *Aspergillus niger*). Das Hydrolysat wird gereinigt, eingedickt und zur Kristallisation gebracht. Unter den so beschriebenen Herstellungsbedingungen fällt die D-Glucose in Form des α-Glucosemonohydrats an. Eben diese Form ist unter der Bezeichnung *Dextrosum monohydricum ad usum parenterale* (Glukosemonohydrat für Injektionszwecke) offizinell (Ph. Eur.). Offizinell ist ferner eine „wasserfreie Glukose für Injektionszwecke", das *Dextrosum anhydricum ad usum parenterale*. Beide Arzneibuchpräparate bestehen – solange sie in fester Form vorliegen – aus α-D-Glucose.

Aus Wasser kristallisiert bei Temperaturen unter 50 °C α-Glucose in Form des Monohydrats aus. Man erhält wasserfreie α-Glucose durch Trocknen des Monohydrats in einem warmen Luftstrom oder durch Umkristallisieren aus Ethanol, Methanol oder Essigsäure. Glukose ist ein weißes kristallines Pulver von rein süßem Geschmack. Die Süßkraft ist um etwa ein Drittel geringer als die der Saccharose (relative Süßwerte 69:100).

Nach peroraler Zufuhr wird Glucose aktiv aus den oberen Darmabschnitten heraus ins Blut transportiert. Nach Resorption wird sie entweder zur Energiegewinnung verstoffwechselt (Glykolyse → Zitronensäurezyklus → CO_2; Pentosephosphatzyklus → $CO_2 + H_2O$) oder sie wird zu Glykogen aufgebaut und in dieser Form in Leber und Muskeln gespeichert. Der Glukosegehalt des menschlichen Bluts („Blutzucker") liegt normalerweise zwischen 0,6 und 1,0 g/l. An der Aufrechterhaltung der Homöostase ist u. a. Insulin beteiligt, das den Transport von Glukose durch Zellmemebranen hindurch beschleunigt.

Die Glukose hat eine Reihe arzneilicher Anwendungsgebiete gefunden:

- Zu „Mastkuren", die bei langanhaltenden Fieberzuständen angebracht sein können: 1–2 Eßlöffel auf 1 Glas Wasser morgens nüchtern. Es wird das Hungergefühl angeregt, eine Wirkung, die auf der Mobilisierung von Insulin beruht.
- Bei zehrenden Fieberzuständen verhindert Glukose (bis zu einem gewissen Grade) den unerwünschten Abbau von Eiweißen und die Ausscheidung von Stickstoff.
- Zur Behandlung von infektiös bedingten Diarrhöen. Sie besteht in der Zufuhr von Salzlösungen, denen man D-Glukose zusetzt, um den Transport der Salze und der Flüssigkeit ins Blut durch Mitschleppen zu verbessern.
- Zur Osmotherapie; Injektionslösungen (50%ig) zur Venenverödung.
- Äußerlich in hypertonischer Lösung oder in Salbenform bei schlecht heilenden Wunden und Geschwüren. Es handelt sich um ein entzündungsverstärkendes Verfahren: der Flüssigkeitsstrom aus der Wundfläche wird verstärkt, nekrotische Partien werden besser losgelöst, die örtliche Durchblutung verbessert, die örtlichen Abwehrvorgänge gesteigert. Zu den unerwünschten Wirkungen zählt, daß der Wundschmerz erhöht wird, da alle hypertonischen Lösungen Schmerzen hervorrufen.

3.2.4 Fruchtzucker (D-Fructose)

D-Fructose kommt, stets von D-Glucose und Saccharose begleitet, in freier Form in vielen süß schmeckenden Früchten vor (s. auch Tabelle 3.1), weshalb man sie auch als Fruchtzucker bezeichnet. Lävulose nennt man sie, weil sie zum Unterschied von der D-Glucose (der „Dextrose") die Ebene des polarisierten Lichtes nach links dreht. In gebundener Form ist Fruktose Bestandteil mehrerer Oligosaccharide (Saccharose, Gentianose, Stachyose) und der monomere Grundbaustein der Polyα-D-Fructopyranose   β-D-Fructopyranose (stabilste Form)

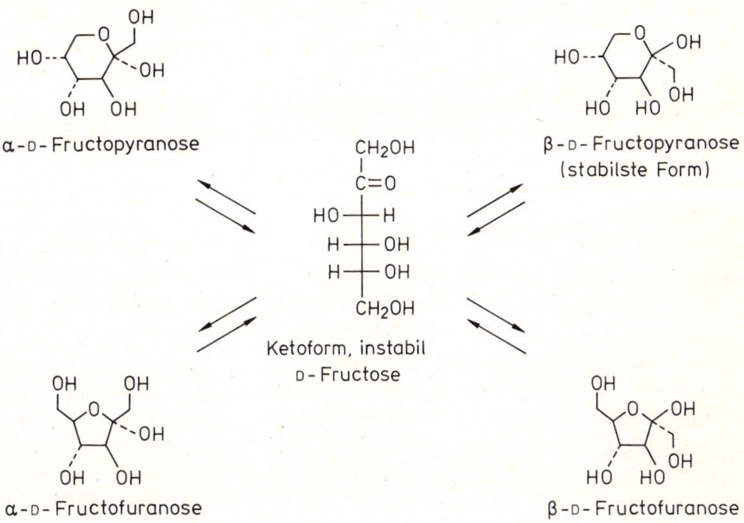

Ketoform, instabil
D-Fructose

α-D-Fructofuranose   β-D-Fructofuranose

Abb. 3.8. D-Fructose liegt in wäßriger Lösung in zwei Furanose- und in zwei Pyranoseformen vor; das Gleichgewicht ist temperatur- und pH-abhängig, wobei die β-Pyranoseform überwiegt. In kristalliner Form liegt D-Fructose ausschließlich in der relativ stabilen β-Pyranoseform vor. Glykosidisch gebundene D-Fructose (in der Saccharose, im Inulin) liegt hingegen in der Furanoseform vor

fruktosane, zu denen u.a. das Inulin gehört (Abb. 3.22).
Technisch gewinnt man Fruktose aus Invertzucker (hydrolysierte Saccharose) durch chromatographische Abtrennung. Geruchloses, weißes, kristallines Pulver von stark süßem Geschmack (relativer Süßwert 114; Saccharose = 100).
Fruktose wird nach peroraler Zufuhr wesentlich langsamer als Glukose resorbiert, jedoch schneller, als wenn eine Aufnahme allein durch passive Diffusion angenommen wird. Die metabolische Verwertung in der Leber erfolgt leichter und rascher als die der Glukose; außerdem ist der Einfluß auf Blutzuckerspiegel und Insulinsekretion gering. Wegen dieser langsamen Resorption und der schnellen Verwertung im Stoffwechsel verwendet man Fruktose als Kohlenhydratquelle für Diabetiker; Tagesmengen bis 50 g können der Diät zugelegt werden, ohne daß die Insulindosis erhöht zu werden braucht.
Der Fruktose wird nachgesagt, daß sie den Abbau von Ethylalkohol beschleunigt, weshalb sie zur Behandlung akuter Intoxikationen mit Ethylalkohol angewendet wird. Kontraindiziert ist Fruktose auf jeden Fall bei Methylalkoholvergiftungen, weil sie die Oxidation von Methanol zu Formaldehyd beschleunigt.

Eine Gegenanzeige für Fruchtzucker ist die (seltene) hereditäre Fruktoseintoleranz. Bei diesem Leiden ist die Aktivität eines abbauenden Enzyms, der Aldolase B, stark reduziert, so daß sich Fructose-1-phosphat in der Leber und in der Darmwand anreichert. Akut kommt es zu Erbrechen; chronische Zufuhr kann zur Zirrhose führen.

3.2.5 Gereinigter Honig

Honig ist der süße Stoff, den Bienen erzeugen, indem sie Nektariensäfte oder auch andere, an lebenden Pflanzenteilen sich vorfindende süße Säfte aufnehmen, durch körpereigene Stoffe bereichern, in ihrem Körper verändern, in Waben aufspeichern und dort reifen lassen (Begriffsbestimmung der Honig-Verordnung). Gereinigter Honig (*Mel depuratum* der Pharmakopöen) ist ein von Pollen, Wachs, Schmutz, Eiweißstoffen und anderen Verunreinigungen befreites Präparat. Der Reinigungsprozeß besteht im Lösen des Honigs in Wasser, im Klären der Lösung durch Abheben des sich absetzenden Schaums, im Filtrieren und schließlich im Eindicken bis zur Dichte von 1,33–1,34.
Gereinigter Honig ist eine dicke, sirupartige Flüssigkeit von hellgelber bis rötlichbrauner Farbe. Bei längerem Aufbewahren kann die

zunächst klare Flüssigkeit opak werden, indem ein Teil der Glukose ausfällt. Honig weist einen sauren pH-Wert (von etwa 3,7) auf. Farbe und Konsistenz des Honigs sind auf seine Güte ohne Einfluß; maßgeblich sind allein Reinheit, Geschmack und Aroma.

Gewinnung. Je nach Gewinnungsart unterscheidet man folgende Honige:

- Leckhonig, der aus brutfreien, zerkleinerten Waben freiwillig ausfließt. Bei sehr zähflüssigen Honigen (z. B. beim Heidehonig) ist diese Gewinnungsart nicht möglich.
- Schleuderhonig wird durch Zentrifugieren, meist unter lindem Erwärmen, ausgeschleudert. Nach diesem Verfahren wird die Hauptmenge an Honig hergestellt.
- Preßhonig wird aus brutfreien Waben durch Auspressen mit hydraulischen Pressen in der Kälte gewonnen.

Honigarten. Nach der Pflanzenherkunft unterscheidet man Blütenhonig und Honigtauhonige.

Blütenhonige haben einen von der Tracht abhängigen typischen aromatischen Geschmack und Duft. In Süddeutschland und in der Schweiz besuchen Bienen im Frühjahr meist Obstbäume, Löwenzahn, *Anthriscus*-Arten und Raps; im Sommer Klee, *Heracleum*-Arten und Wildbäume (Ahorn, Linden). In Norddeutschland sind Raps (*Brassica napus* L.), Esparsette (*Onobrychis viciifolia* Scop.) und Heidekraut [*Calluna vulgaris* (L.) Hull] wichtig. Akazienhonig kommt aus Ungarn und Jugoslawien; in Osteuropa dient auch Buchweizen (*Fagopyrum*-Arten), in Südeuropa Rosmarin, Thymian und Lavendel als Bienentracht.

Honigtauhonige (Blatthonige) stammen nicht aus Blütennektar, sondern aus Honigtau. Unter Honigtau versteht man zuckerhaltige Ausscheidungen auf Blättern von Bäumen wie der Linde, dem Ahorn, vor allem aber den Koniferen, weshalb auch von Tannen- oder Fichtenhonig gesprochen wird.

Die Abscheidung von Honigtau auf Blättern ist teils Ausdruck einer pathologischen Stoffwechselstörung – bekannt ist die Ausscheidung auf Roggenblüten unter dem Einfluß von *Claviceps purpurea* – teils werden auch physiologisch durch Guttation Flüssigkeiten ausgeschieden, die Zucker und andere organische Substanzen enthalten.

Honigtauhonige sind meist weniger süß, sie sind dunkel gefärbt und weisen im Falle der Koniferenhonige einen gewürzhaften und harzigen terpentinartigen Geruch und Geschmack auf.

Zusammensetzung. Der chemischen Zusammensetzung nach stellt der Honig eine konzentrierte wäßrige Auflösung von Invertzucker dar, im allgemeinen mit einem Überschuß an Fruktose:

- Wasser 17,2% (Mittelwert)
- Fruktose 38,2%
- Glukose 31,3%

Daneben kommen geringere Mengen Disaccharide (Saccharose 1,3%, Maltose 7,3%)

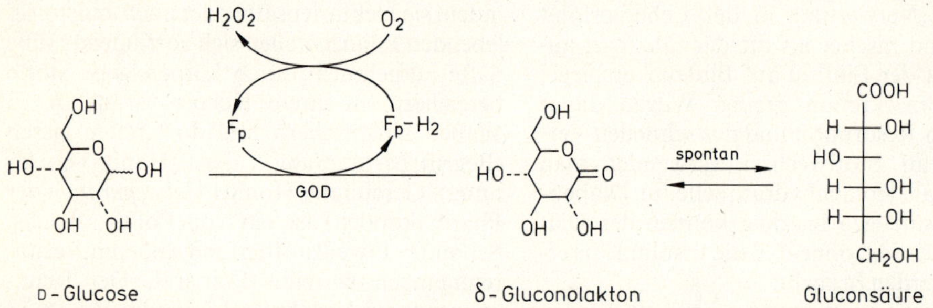

Abb. 3.9. Die mengenmäßig vorherrschende Säure im Honig ist die Gluconsäure, die im Gleichgewicht mit Gluconolakton vorliegt. Sie bildet sich durch enzymatische Oxidation mittels einer Glucoseoxidase (Abkürzung: GOD) aus D-Glucose. GOD gehört in die Gruppe der Sauerstoff-Oxidoreduktasen (EC 1.1.3.4), die Flavoprotein enthält (F_p = oxidierte, F_p–H_2 = reduzierte Form des Flavoproteins). Man beachte, daß im Zuge der enzymatischen Oxidation Wasserstoffperoxid freigesetzt wird, das im unerhitzten Honig nachweisbar ist und für dessen bakterizide Eigenschaften verantwortlich gemacht wird. Die Glucoseoxidase stammt nicht aus dem Blütennektar, sondern wie eine Reihe anderer Enzyme (α-Glucosidasen, α- und β-Amlasen) aus Speicheldrüse und Honigblase der Biene

und höhere Zucker (1,5%) vor. Die saure Reaktion (pH 3,3–4,9) wird durch Gluconsäure hervorgerufen, die sich unter der Einwirkung von Glucoseoxidasen bildet.

Die Säurekonzentration hängt wesentlich von der Zeitspanne ab, die zwischen der Nektaraufnahme durch die Biene und dem Zeitpunkt liegt, wenn die Zellen der Honigwaben mit einem Wachsdeckel verschlossen werden: Sobald nämlich der Wassergehalt der Honigmasse auf 16–19% absinkt, verliert die Glucoseoxidase, die an die Anwesenheit von Wasser gebunden ist, allmählich ihre Aktivität.
Bei der enzymatischen Oxidation von D-Glucose mittels Glucoseoxidase wird Wasserstoffperoxid gebildet (Abb. 3.9); auf dessen Vorkommen im Honig beruhen die seit langem bekannten bakteriziden Eigenschaften des Honigs.

Anwendung. Durch seinen Gehalt an leicht resorbierbaren Kohlenhydraten und an Aromastoffen ist Honig in erster Linie ein wichtiges und vielseitig verwendetes Lebensmittel. Mit Getreideprodukten und Milch kombiniert wird er zu Kindernährmitteln verarbeitet. Die medizinische Bedeutung hingegen ist gering. Beliebt ist der Zusatz zu Hustensäften für Kinder (Fenchelhonig, *Mel Rosatum*). In der Wundbehandlung (am besten unverdünnt) wirkt er, vergleichbar der Glukose (s. Kap 3.2.3) auf osmotischem Weg wundreini-

gend. Von Zeit zu Zeit erscheinen Publikationen, die dem Honig außergewöhnliche Heilwirkungen bei den unterschiedlichsten Krankheiten zuschreiben; diese Indikationsansprüche sind kaum begründet.

Unerwünschte Wirkungen. Honig sollte Säuglingen, die unter 1 Jahr alt sind, in keiner Form zugeführt werden, da er die Ursache einer speziellen kindlichen Botulismusform ist. Honig kann *Clostridium-botulinum*-Sporen enthalten, deren Aufnahme – im Gegensatz zu Botulismustoxin – für den Menschen zwar völlig unschädlich ist: Bei Säuglingen mit einer bestimmten Mikroflora kommt es jedoch zur Toxinbildung im Magen-Darm-Trakt und somit zur Entwicklung von Botulismus (Grossman 1982).

3.2.6 Durch Abwandlung von Glukose gebildete Monosaccharide

3.2.6.1 Biochemische Beziehungen zur D-Glucose

Die mannigfachen Monosaccharide, die in Pflanzen angetroffen werden, lassen sich allein schon aufgrund ihrer Strukturähnlichkeit als Varianten der D-Glucose auffassen. Bio-

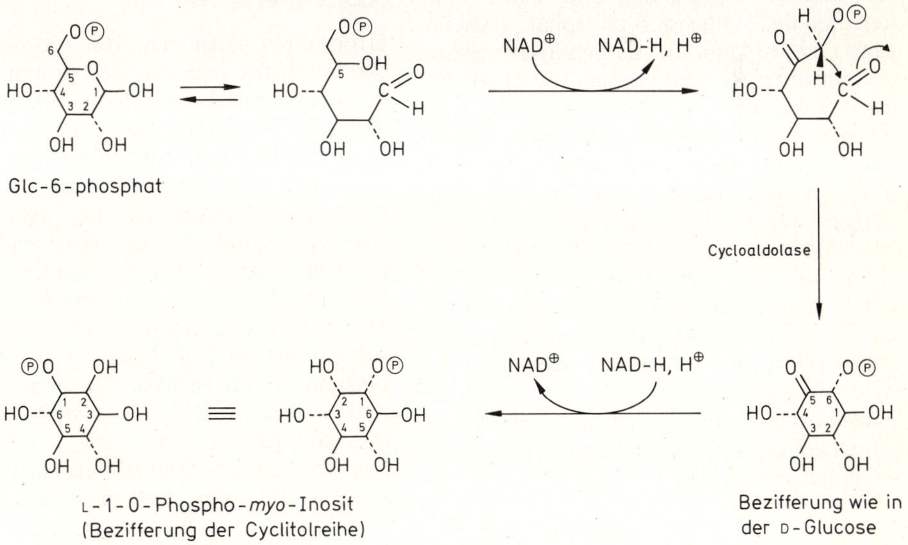

Abb. 3.10. Wahrscheinliche Reaktionsfolge der Umwandlung von Glucose-6-phosphat in 1L-*myo*-Inositol-1-phosphat. Der entscheidende Schritt der Zyklisierung mittels einer Synthetase (Cycloaldolase, EC 5.5.1.4) ist in chemischer Sicht eine intramolekulare Aldoladdition. Dadurch wird verständlich, warum die Reaktion NAD$^+$-abhängig ist: das 5-OH wird intermediär zum 4-Keton oxidiert. Die Aldoladdition verläuft stereospezifisch unter Austritt des *pro*-6R-Wasserstoffatoms

chemisch ist aber weniger Glukose selbst die Schlüsselsubstanz für deren Biosynthesen, sondern Glucose-6-phosphat (Abkürzung: Glc-6P). Zwei Grundprozesse bilden die Voraussetzung für die weitere Abwandlung des Glukosemoleküls: die Bildung nukleotidgebundener Zucker und der oxidative Hexosephosphat-Pentose-phosphat-Zyklus (Abkürzung: HP-PP-Zyklus).

Eine einfache Epimerisierung führt von der D-Glukose zur D-Galaktose (s. Abb. 3.12)
Bedeutung und Funktion des Pentosephosphatzyklus lassen sich, wie folgt zusammenfassen (Müller 1978):

- Abbau von Hexosen zur Pentosen,
- Bereitstellung von NADP-H für hydrierende Biosyntheseschritte,

```
Photosynthese → Glucose-6-phosphat ⇌ Glucose-1-phosphat
                        ↓                      ↓
                   oxidativer              nukleotidgebundene
                   Pentosephosphat-        Zucker
                   Zyklus
```

Die Bildung der Monosaccharide läßt sich folglich zurückverfolgen:

- auf Glucose-6-phosphat,
- auf nukleotidgebundene Glukose oder
- auf Zwischenprodukte des oxidativen Glukoseabbaus im Pentaphosephosphat-Zyklus.

Jede der drei Möglichkeiten soll an einem Beispiel verdeutlicht werden.
Indem die primäre Alkoholgruppe der D-Glucose mit Phosphorsäure verestert wird, wird das Molekül energiereich und somit reaktionsfreudig. Glucose-6-phosphat (Abkürzg Glc-6P) kann als die Schlüsselsubstanz des gesamten Kohlenhydratstoffwechsels betrachtet werden: Von Glc-6P zweigt der Pentosephosphat-Zyklus ab; nach Isomerisierung durch Glukosephosphomutase zu Glc-1P führt der Biosyntheseweg zu den Nukleotidzuckern. Die Cyclitole (Zyklite) werden unmittelbar aus Glc-6P gebildet. (s. Abb. 3.10)
Nukleotidzucker werden aus einem Nukleotidtriphosphat (Adenosintriphosphat=ATP, Uridintriphosphat=UTP. Guanosintriphosphat=GTP) und aus Glucose-6-phosphat (Glc-6P) unter der Einwirkung einer Pyrophosphorylase biosynthetisiert; anorganisches Diphosphat PP_i (= Pyrophosphat) wird dabei freigesetzt, z. B.

Glc-6P + UTP ⇌ UDP-Glukose + PP_i.

Die verschiedenen Nukleotidzucker dienen als Substrate für zahlreiche Enzyme, welche die Umwandlung von Glukose in eine Vielzahl anderer Kohlenhydratbausteine katalysieren.

- Bereitstellung von Pentosen (Ribose) für Nukleinsäuren,
- Bildung von Zwischenprodukten für bestimmte Biosynthesen (z. B. von Erythrose-4-phosphat für die Bildung aromatischer Verbindungen).

Die Abb. 3.11 läßt erkennen, daß eine ganze Reihe von Monosacchariden – eine Triose, eine Tetrose, mehrere Pentosen und Hexosen sowie eine Heptulose – als Zwischenprodukt des Pentosephosphatwegs gebildet werden.

3.2.6.2 Uronsäuren

Uronsäuren entstehen aus Aldosen durch Oxidation der endständigen primären Alkoholgruppe mittels spezifischer Dehydrogenasen (Abb. 3.13). Die Namensgebung erfolgt, indem an den Stamm der betreffenden Hexose die Endung „-uronsäure" angefügt wird: Glukose → Glucuronsäure, Mannose → Mannuronsäure usw. (Struktur und Stereoformeln s. Abb. 3.14). Uronsäuren sind als Polyuronide sowie als Bestandteile von Heteropolysacchariden und Mucopolysacchariden in der Natur weit verbreitet.
D-Guluronsäure ist Bestandteil von Gummen und Schleimen, z. B. des *Gummi arabicum*.
D-Galacturonsäure ist am Aufbau von Pektinen und Schleimstoffen, insbesondere höherer Pflanzen, beteiligt. D-Mannuronsäure und L-Guluronsäure kommen als Reserve und Strukturpolysaccharide der Braunalgen vor. L-Iduronsäure schließlich ist Bauelement des Heparin.
Bestimmte Pentosen entstehen aus Uronsäuren durch enzymatische Decarboxylierung

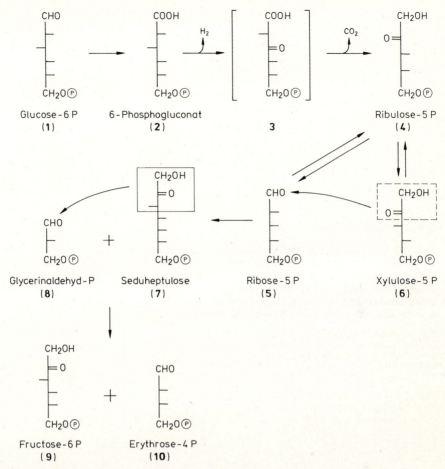

Abb. 3.11. Teilreaktionen des Pentosephosphatzyklus. Zur besseren Übersichtlichkeit sind die Zucker in einer vereinfachten Fischer-Projektion wiedergegeben: Der Querstrich symbolisiert die Alkoholgruppe. Glucose-6-phosphat (**1**) wird zu 6-Phosphogluconsäure (**2**) oxydiert und durch eine Dehydrogenase oxidativ decarboxyliert (**2** → **3** → **4**). Ein Teil des Ribulose-5-phosphats (**4**) wird durch eine Epimerase in die Ketopentose **6**, ein anderer Teil durch eine Isomerase in die Aldopentase **5** überführt. Aus Xylulose-5-phosphat (**6**) und Ribose-5-phosphat (**5**) wird durch das Enzym Transketolase der C_7-Zucker Seduheptulose-7-phosphat (**7**) und Glycerinaldehyd (**8**) gebildet, indem ein C_2-Fragment („aktiver Glykolaldehyd") der Pentose **6** auf die Pentose **5** übertragen wird. In einer weiteren Transketolasereaktion wird aus der Heptulose **7** ein C_3-Fragment auf Glycerindaldehyd-3-phosphat (**8**) unter Bildung von Fructose-6-phosphat (**9**) und Erythrose-4-phosphat (**10**) übertragen

(Abb. 3.15); es handelt sich um diejenigen Pentosen, die ähnlich den Uronsäuren als häufige Bestandteile von Reserve- und Strukturpolysacchariden auftreten.

D-Guluronsäure → D-Xylose

D-Galacturonsäure → D-Arabinose

L-Mannuronsäure → L-Lyxose

D-Xylose kommt in freier Form höchst selten vor, vorzugsweise gebunden in den sog. Xylanen, die als Komponenten der Hemizellulosen in den Zellwänden verletzter Pflanzenorgane eingelagert sind. Ferner ist D-Xylose Bestandteil von Schleimstoffen, von Pektinen und einigen Heterosiden. In gebundener Form wurde D-Xylose in Pflanzenarten aus über 50 Pflanzenfamilien gefunden.

Auch die L-Arabinose ist nur als Hydrolyseprodukt von Zellwandsubstanzen von Pektinen, Gummen, Pflanzenschleimen und Heterosiden bekannt. Sie kommt über das ganze

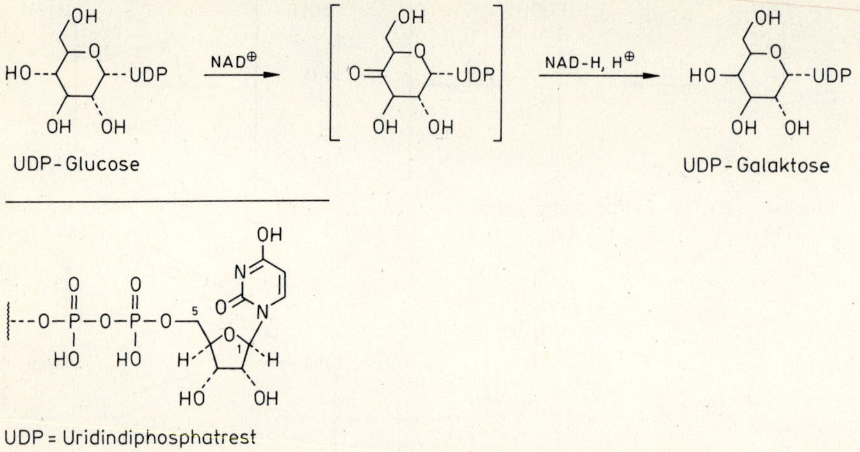

UDP = Uridindiphosphatrest

Abb. 3.12. Galaktose entsteht durch 4-Epimerisierung aus D-Glucose, katalysiert durch eine UDP-D-Glucose-4-Epimerase (EC 5.1.3.2), deren Wirkung an die Anwesenheit von NAD$^+$ gebunden ist. Der erste Reaktionsschritt besteht in der Übertragung eines Hydrid-Ions (H-4) auf NAD$^+$; an das intermediär gebildete 4-Ketoderivat überträgt NAD-H Wasserstoff, nunmehr „von der anderen Seite", d.h. unter Inversion des Chiralitätszentrum C-4. Ganz analoge 4-Epimerisierungen wurden für die Epimerenpaare D-Glucuronsäure → D-Galakturonsäure und D-Xylose → L-Arabinose gefunden (Abb. 3.15)

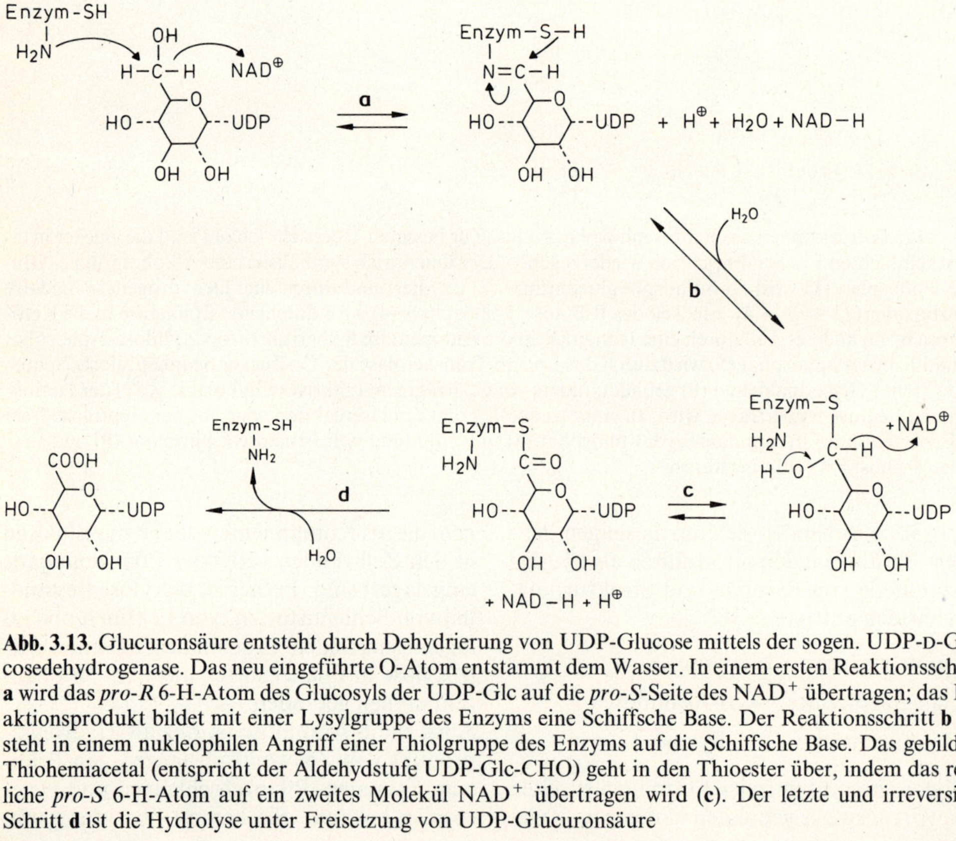

Abb. 3.13. Glucuronsäure entsteht durch Dehydrierung von UDP-Glucose mittels der sogen. UDP-D-Glucosedehydrogenase. Das neu eingeführte O-Atom entstammt dem Wasser. In einem ersten Reaktionsschritt **a** wird das *pro-R* 6-H-Atom des Glucosyls der UDP-Glc auf die *pro-S*-Seite des NAD$^+$ übertragen; das Reaktionsprodukt bildet mit einer Lysylgruppe des Enzyms eine Schiffsche Base. Der Reaktionsschritt **b** besteht in einem nukleophilen Angriff einer Thiolgruppe des Enzyms auf die Schiffsche Base. Das gebildete Thiohemiacetal (entspricht der Aldehydstufe UDP-Glc-CHO) geht in den Thioester über, indem das restliche *pro-S* 6-H-Atom auf ein zweites Molekül NAD$^+$ übertragen wird (**c**). Der letzte und irreversible Schritt **d** ist die Hydrolyse unter Freisetzung von UDP-Glucuronsäure

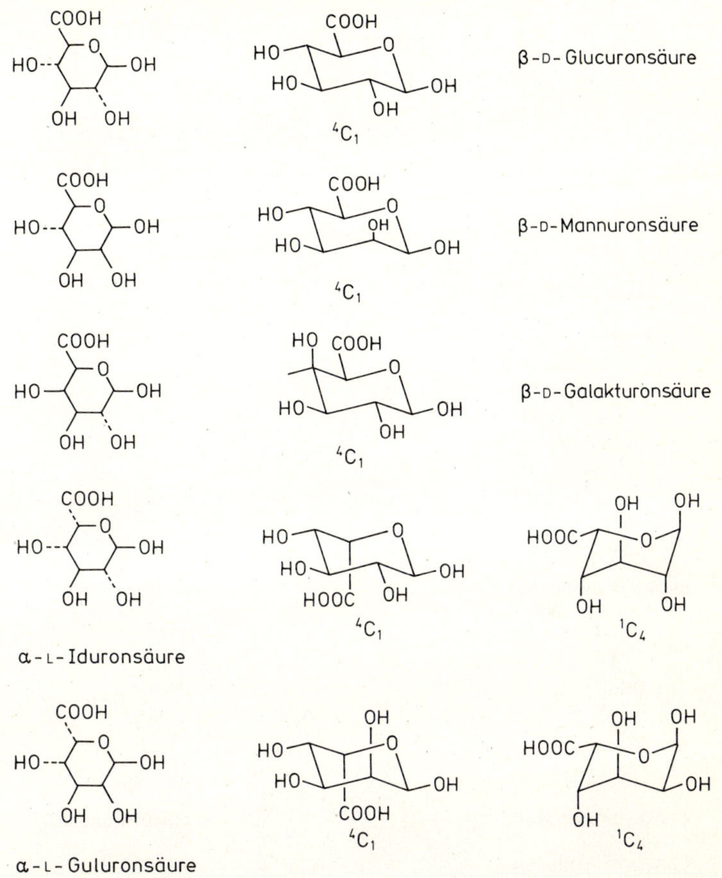

Abb. 3.14. Die wichtigsten im Pflanzenreich vorkommenden Uronsäuren. Die D-Mannuronsäure ist das 2-Epimere, die D-Galacturonsäure das 4-Epimere und die L-Iduronsäure das 5-Epimere der D-Guluronsäure. Die α-L-Glucuronsäure wiederum ist das 5-Epimere der D-Mannuronsäure. In den beiden Uronsäuren der L-Reihe befindet sich das Carboxyl axial am Pyranosering angeordnet; demnach dürften sie in $^4C_1$-Konformation vorliegen, da in den $^1C_4$-Konformationen die Wechselwirkungen der axialen OH destabilisierend wirken

Pflanzenreich verbreitet vor, besonders häufig aber bei Rosengewächsen (*Rosaceae*), z. B. im Quittenschleim und im Apfelpektin.

3.2.6.3 Cyclitole (Zyklite)

Unter Cyclitolen (eingedeutscht Zyklite) oder Inositolen versteht man eine weitverbreitete Naturstoffgruppe, die sich vom 1,2,3,4,5,6-Hexahydroxycyclohexan ableitet. Die einzelnen Cyclite unterscheiden sich in der unterschiedlichen räumlichen Anordnung der Substituenten, die oberhalb oder unterhalb der Cyclohexanmolekülebene angeordnet sein können. In der Schreibweise symbolisiert man die einzelnen *cis*-, *trans*-Isomere dadurch, daß die Positionsziffern der Hydroxyle zwischen einen „Bruchstrich" gesetzt werden: OH-Gruppen im Zähler sind oberhalb der Molekülebene, OH-Gruppen im Nenner sind unterhalb angeordnet zu denken. Beispielsweise läßt sich das *meso*-Inositol (*myo*-Inosit) als

1,2,3,5/4,6-Inositol schreiben; zu lesen wie *cis*-1,2,3,5-*trans*-4,6-cyclohexanhexol. Chirale Formen beziffert man im Uhrzeigersinn, wenn es sich um die L-Reihe, entgegen dem Uhrzeigersinn, wenn es sich um die D-Reihe handelt (s. Abb. 3.10 und 3.16). Der Cyclohexanring der Zyklite liegt in einer Sesselform vor; dabei ist diejenige Sesselform bevorzugt, bei der die kleinste Zahl von OH-Gruppen die axiale Position einnimmt.

myo-Inosit (*meso*-Inosit) ist, in reiner Form dargestellt, eine farblose, optisch inaktive Substanz, die süß schmeckt und sich in Wasser leicht löst. Sie kommt in der gesamten lebenden Natur vor. Für viele Mikroorganismen hat sie den Charakter eines Wuchsstoffes. In höheren Pflanzen entfallen von 1 g Trockengewicht 1–10 mg auf *meso*-Inosit. Im menschlichen Organismus beträgt der Gesamtgehalt etwa 40 g; vorzugsweise liegt hier *meso*-Inosit als Phosphorsäureester in den Phospholipiden vor. Für einige Tierarten hat

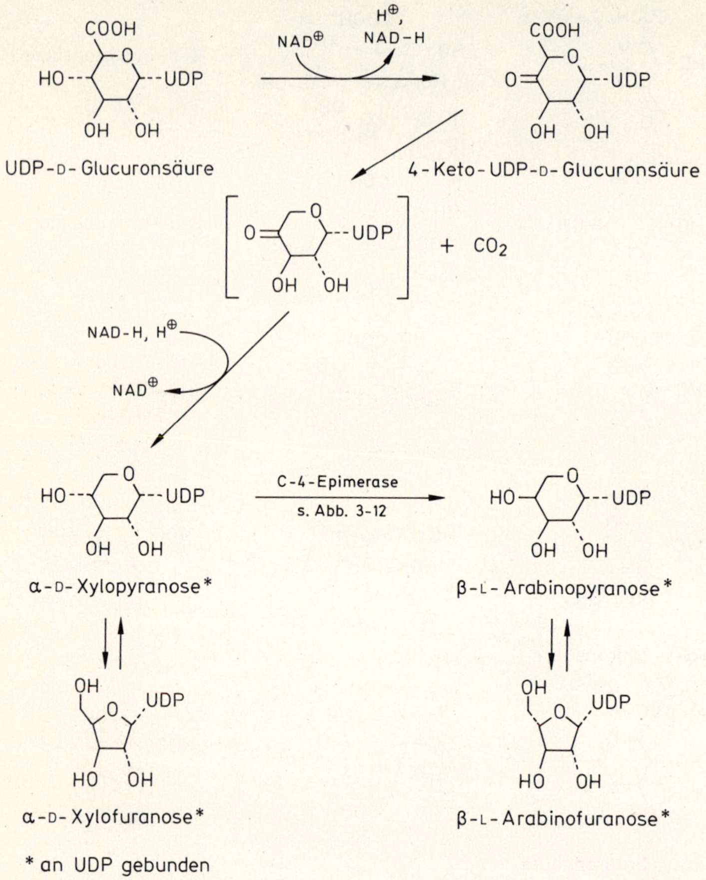

Abb. 3.15. D-Xylose wird von der UDP-D-Glucuronatdecarboxylase (EC 4.1.1.35) aus D-Glucuronsäure gebildet. Das Enzym kommt in allen Pflanzen vor, was bei der Bedeutung der Pentosen D-Xylose und L-Arabinose – als Bestandteil pflanzlicher Gerüststoffe – verständlich ist. Die Reaktion ist NAD^+-abhängig, ein Hinweis, daß eine 4-Ketozwischenstufe durchlaufen wird; die elektronenziehende 4-Ketogruppe erleichtert die irreversible Abspaltung von CO_2. (Analogie: Isocitrat → Oxalsuccinat → α-Ketoglutarsäure im Zitronensäurezyklus). Die Hydrierung des 4-Ketoderivats führt stereospezifisch zur D-Xylopyranose. Eine C-4-Epimerase, die mit der Decarboxylase meist vergesellschaftet vorkommt, katalysiert die Epimerisierung zur L-Arabinose

die Substanz, gleichsam als essentielles Kohlehydrat, Vitamincharakter; bei Mäusen und Ratten führt Mangeldiät zu Gewichtsverlust und Haarausfall, bei Hunden zu einer Verlangsamung der Peristaltik von Magen und *Jejunum*.

In höheren Pflanzen findet sich *myo*-Inosit nicht nur in freier Form, sondern auch als Phytinsäure, das ist der Hexaphosphorsäureester des *myo*-Inosits. Reich an Phytinsäure sind die Cerealien Weizen, Roggen und Hafer. In den Globoiden der Aleuronkörper kommen große Mengen Ca-Mg-Salze der Phytinsäure vor, die auch als Phytin bezeichnet werden. Die Phytinsäure ist Speicher- und Reservestoff höherer Pflanzen für das wichtige Phosphat.

3.2.6.4 Desoxyzucker

Monosaccharide, bei denen Hydroxylgruppen durch Wasserstoff ersetzt sind, bezeichnet man als Desoxyzucker (Abb. 3.17 und 3.18). Betroffen sind die Positionen 2-OH oder 6-OH oder auch beide Positionen (2,6-Didesoxyzucker). Zu den Desoxyzuckern, bei denen nur das 2-OH reduziert ist, gehört der wichtige DNA-Baustein 2-Desoxy-D-Ribose. Zu den

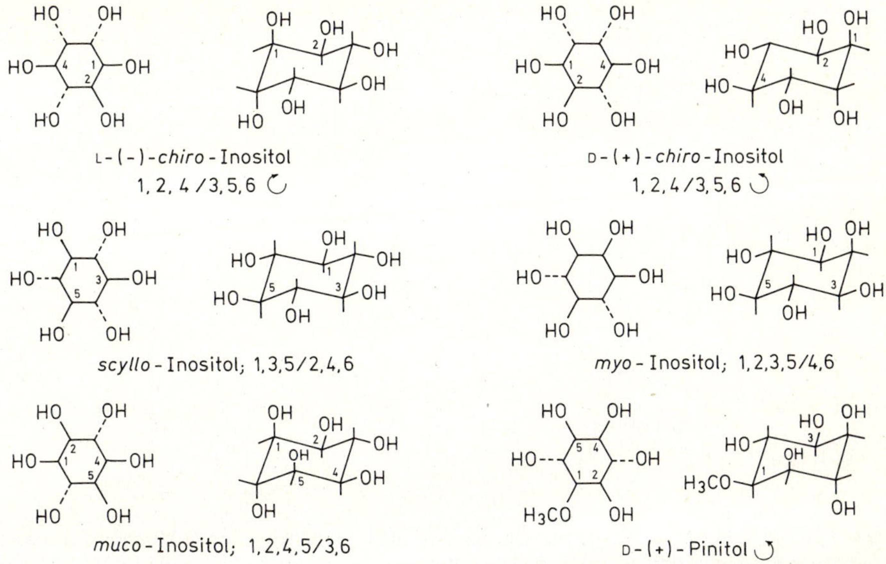

3.2 Monosaccharide   85

L-(−)-chiro-Inositol
1,2,4/3,5,6 ↺

D-(+)-chiro-Inositol
1,2,4/3,5,6 ↻

scyllo-Inositol; 1,3,5/2,4,6

myo-Inositol; 1,2,3,5/4,6

muco-Inositol; 1,2,4,5/3,6

D-(+)-Pinitol ↻

Abb. 3.16. Cyclitole (Zyklite) oder Inositole („Inosite") werden Hexahydroxycyclohexane der Bruttoformel $C_6H_{12}O_6$ genannt. Es gibt 8 *cis-trans*-isomere Formen; eine davon ist in die beiden optischen Antipoden, in L- und D-*chiro*-Inositol, spaltbar. Die 7 symmetrisch gebauten Derivate werden durch die Präfixe gekennzeichnet: *cis, epi, allo, neo, myo, muco* und *scyllo*. Die zuletzt genannten drei isomeren Inositole sind formelmäßig wiedergegeben. Die Bezifferung ist so vorzunehmen, daß die niedrigsten Zahlen die C-Atome mit Hydroxylen oberhalb der Molekülebene (hier: die β-ständigen Hydroxyle, zum Betrachter hinweisend) zugeteilt erhalten. Wird durch Substitution aus einem prochiralen ein chirales Inositol (z. B. *muco*-Inositol → Pinitol), so muß das chirale C-Atom eine möglichst kleine Zahl erhalten. Ergibt sich dann eine Zifferfolge entgegen dem Uhrzeigersinn ↺ so wird das betreffende Inositol der D-Reihe zugeordnet; andernfalls ↻ der L-Reihe

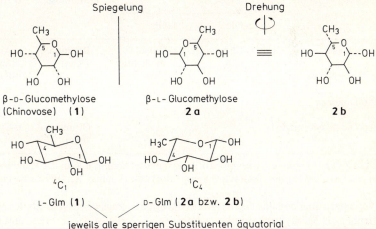

β-D-Glucomethylose
(Chinovose)   (1)

β-L-Glucomethylose
2a

2b

L-Glm (1)
$^4C_1$

D-Glm (2a bzw. 2b)
$^1C_4$

jeweils alle sperrigen Substituenten äquatorial

Abb. 3.17. Bei den Desoxyzuckern finden sich auch Derivate ungewöhnlicher stereochemischer Reihen, insbesondere der L-Glucose und der L-Mannose. Man gelangt formal aus der D- in die L-Reihe dadurch, daß in den Konfigurationsformeln die Substituenten an chiralen Zentren invers geschrieben werden (1 → 2b). Der Übergang von der D- in die L-Reihe ist in der Regel auch mit einer Konformationsänderung verknüpft. Als Regel kann gelten: Desoxyzucker der D-Reihe liegen in der $^4C_1$-Konformation, solche der L-Reihe von der $^1C_4$-Konformation vor.
In Verbindung mit den Angaben der Tabelle 3.2 ist es möglich, für jeden dort aufgeführten Desoxyzucker die Konfigurations- und Konformationsformel selbst zu entwickeln

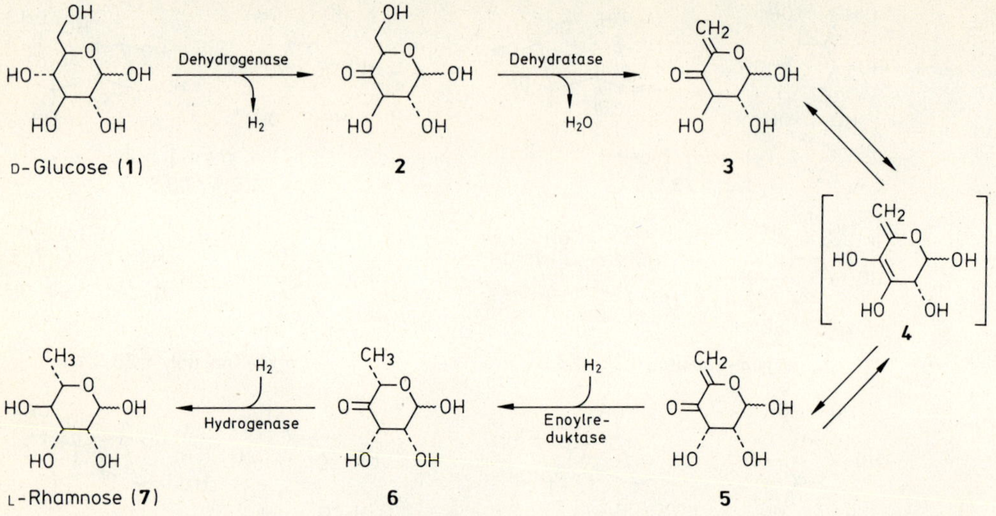

Abb. 3.18. Hypothetisches Biosyntheseschema. L-Rhamnose entsteht wie alle Monosaccharide letztlich aus D-Glucose. Die Umwandlung geht von Glc-1-phosphat aus und spielt sich auf der Ebene der Nukleotidzukker ab (nicht eingezeichnet). Vergleicht man die beiden Zucker **1** und **7**, so erkennt man, daß sie sich der Konfiguration nach an drei Chiralitätszentren unterscheiden. Folglich müssen im Zuge der Biosynthese die drei Chiralitätszentren (C-3, C-4 und C-5) intermediär achiral werden. Die Endiol-Zwischenstufe **4** entspricht dieser Forderung. Die Reduktion einer Hydroxymethyl- zur Methylgruppe könnte – ähnlich wie bei der Biosynthese von Fettsäuren – über eine Enonzwischenstufe verlaufen

Tabelle 3.2. Häufigere in Pflanzen vorkommende Desoxyzucker und ihre Strukturbeziehungen zu den „Stammzuckern" Glukose, Mannose, Allose und Galaktose

Strukturvariation	Glukose		L-Mannose	D-Allose	D-Galaktose
	D-Glc	L-Glc			
6-Desoxy	D-Chinovose (Chi)	L-Glucomethylose	L-Rhamnose (Rha)	D-Allomethylose (Alm)	D-Fucose (Fuc)
6-Desoxy-3-methyl		L-Thevetose (The)		D-Pachymonose (Pac)[a]	D-Digitalose (Dal)
2,6-Didesoxy				D-Digitoxose (Dox)	
2,6-Didesoxy-3-methyl			L-Oleandrose (Ole)	D-Cymarose (Cym)	D-Diginose (Din)

[a] Die 3-O-Methyl-6-deoxy-D-allose (D-Pachymonose) kommt u. a. in der Kondurangorinde vor; sie wurde zuerst aus *Pachycarpus lineolatus* (DECNE.) BULLOCK (Familie: *Asclepiadaceae*) isoliert

Vertretern mit endständiger 6-Methylgruppe (früher als Methylpentosen bezeichnet) gehören L-Fucose und L-Rhamnose.
L-Fucose (6-Desoxy-L-Galactose) kommt im Seetang (*Fucus*-Arten) vor, in Pflanzenschleimen sowie als glykosidische Komponente in Heterosiden (Cardenolidglykosiden, Aminoglykosidantibiotika u. a.).
L-Rhamnose kommt frei im Pflanzenreich vor, z. B. in Blättern von *Solanum*-Arten, vorzugsweise aber als Komponente in Heterosiden sowie in Pflanzenschleimen.
2,6-Didesoxyzucker vom Typus der D-Digitoxose (2,6-Didesoxy-D-Allose) interessieren pharmazeutisch als Zuckerkomponenten der herzwirksamen Glykoside. In einigen Fällen sind die Desoxyzucker methyliert (Tabelle 3.2) oder auch acetyliert (3-Acetyldigitoxose in den *Digitalis-lanata*-Cardenolidglykosiden, Kap. 4.6.8).

3.2.6.5 Verzweigtkettige Zucker

Monosaccharide, deren Kohlenstoffkette verzweigt ist, kommen vor allem in Mikroorganismen vor; als Zuckerkomponente der Aminoglykosidantibiotika hat man bisher mehr als 20 unterschiedliche Strukturen gefunden, von denen die Streptose als Komponente des Streptomycins am längsten bekannt ist.

In grünen Pflanzen konnten bisher nur zwei Vertreter, die D-Apiose und die D-Hamamelose, aufgefunden werden (s. Abb. 3.19). Die Apiose findet sich in verschiedenen Glykosiden, z. B. in Frangulin B, und als Baustein von Zellwandkomponenten in Wasserpflanzen, z. B. in Form von Apiogalakturanen, das sind Pektine der Wasserlinse, *Lemma minor* L.

D-Hamamelose kommt im Pflanzenreich weit verbreitet vor: in 3 von 4 Pflanzenarten aus 111 Pflanzenfamilien wurde sie nachgewiesen. Pharmazeutisch interessiert D-Hamamelose als Komponente der Gerbstoffe, die in *Hamamelis*-Arten vorkommen.

3.2.6.6 Zuckeralkohole

Man versteht unter Zuckeralkoholen Hexosen und Ketosen (Abb. 3.20), deren Oxogruppen zum korrespondierenden Alkohol reduziert ist. Der Zahl der Kohlenstoffatome nach lassen sie sich in Tetritole, Pentitole, Hexitole und Heptitole unterteilen. Der einfachste Zuckeralkohol und zugleich das einzig mögliche Triitol ist das Glyzerin (Glycerol). Ursprünglich bezeichnete man die Zuckeralkohole nach dem Vorkommen: Sorbit (Sorbitol) in *Sorbus*-Arten, Adonit (Adonitol) in *Adonis*-Arten, Mannit (Mannitol) im Manna der Manna-Esche (*Fraxinus ornus* L.). Historisch ist auch der Usus, die Namen mit der Silbe „-it" enden zu lassen; es wäre richtiger durch das Suffix „-itol" auf den Alkoholcharakter hinzuweisen. Nach den geltenden Nomenklaturregeln sollten die Zuckeralkohole ferner nach den ihnen zugrundeliegenden Aldosen benannt werden.

Beispiele: D-Glucitol, nicht D-Sorbit; Galactitol, nicht Dulcit; Ribitol, nicht Adonitol usw. Im folgenden werden die Zuckeralkohole nach dem Zucker benannt, indem die Endung „-ose" oder „-ulose" durch die Endung „-it" ersetzt wird.

Xylit. Dieses Pentitol, das sich von der D-Xylose ableitet, kommt in der Natur lediglich in Spuren vor. Daher läßt es sich auch nicht durch Extraktion gewinnen, vielmehr stellt man es partialsynthetisch durch katalytische

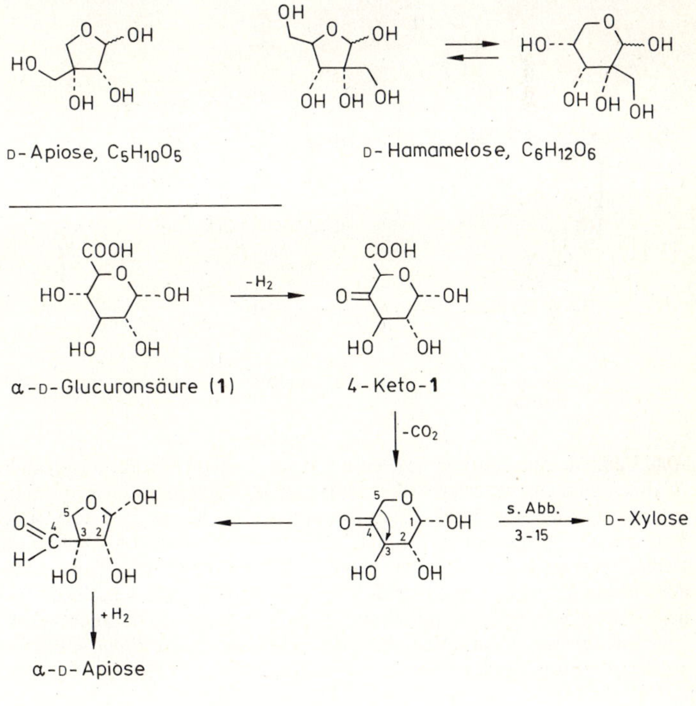

Abb. 3.19. *Oben*: Die beiden bisher einzigen verzweigtkettigen Zucker grüner Pflanzen. Die Hamamelose kristallisiert sehr schwer, offensichtlich deshalb, weil in Lösung ein Gleichgewicht zwischen 2 furanoiden und 2 pyranoiden Formen vorliegt (nur je 1 Struktur gezeichnet, s. auch Abb. 3.8). Hamamelose entsteht biosynthetisch aus D-Fructose durch Spaltung des Fruktosemoleküls in zwei C_3-Hälften und Neuverknüpfung (innermolekulare Umlagerung). Der Biosyntheseweg zur Apiose ist als ein Seitenweg der Xylosebiosynthese aus Glucuronsäure (s. Abb. 3.15) anzusehen. Die Verzweigung des Moleküls ist das Ergebnis einer Ringverengerung auf der 4-Ketozwischenstufe

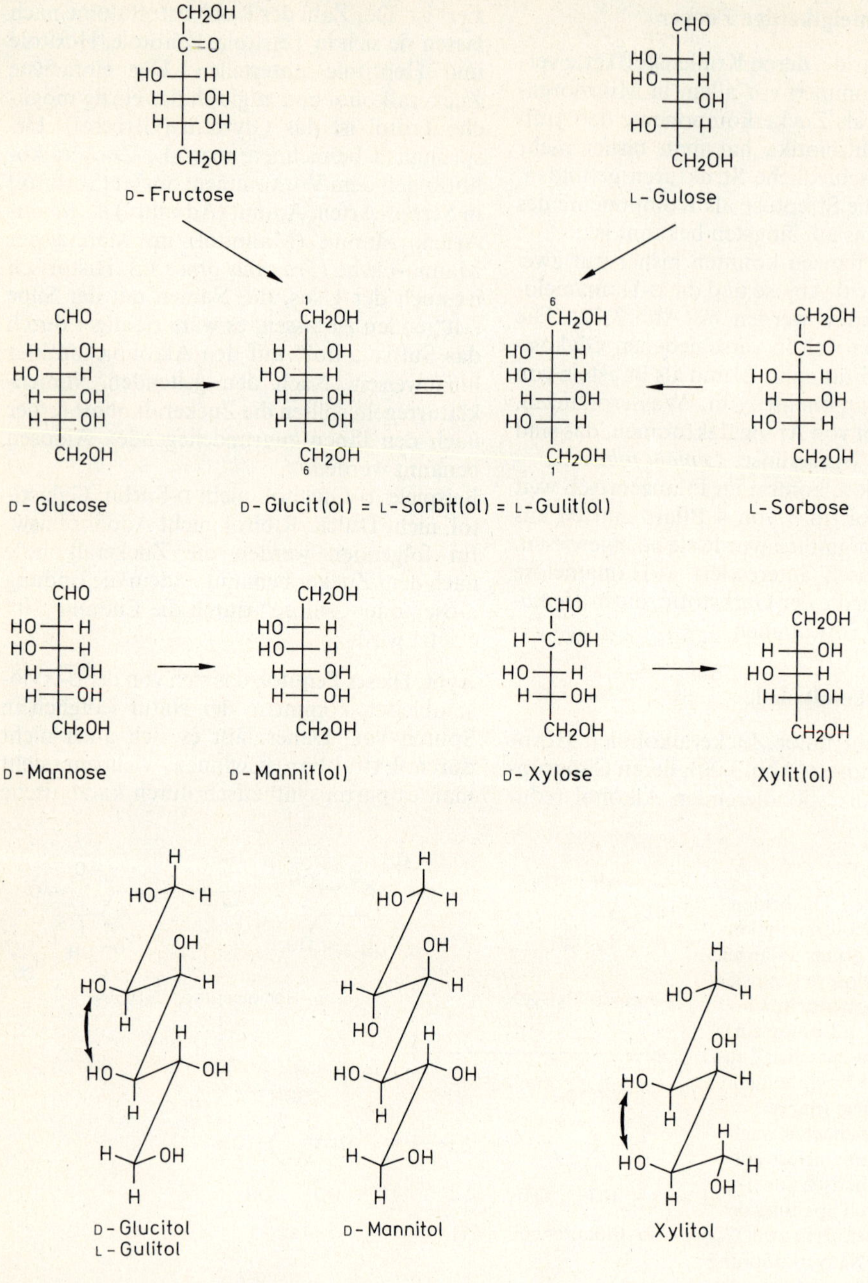

Abb. 3.20. Die Zuckeralkohole (Pentite, Hexite) stellen Reduktionsprodukte von Monosacchariden dar. Im Pflanzenreich am weitesten verbreitet ist der D-Glucit, der sich von der D-Glucose ableitet. Außer von der D-Glucose kann man diesen Hexit formal auch noch von der L-Gulose (einer Aldohexose) sowie von den beiden Ketohexosen D-Fructose und L-Sorbose sich herleiten. Daß ein- und derselbe Hexit einmal der D-Reihe, dann auch der L-Reihe zugeordnet werden kann, liegt daran, daß der „Kopf" der Kette im Sinne der Fischer-Projektion nicht definiert ist, da beide Enden denselben Oxidationsgrad aufweisen. Zur Verdeutlichung der sterischen Beziehungen sind die Zucker in der nichtzyklischen Oxoform gezeichnet.
Unten: Konformationsformeln der 3 Zuckeralkohole. Die *Pfeile* sollen *syn*-axiale Wechselwirkungen symbolisieren. (Nach Stoddart 1971)

Hydrierung von D-Xylose dar, die ihrerseits bei der Zersetzung von Xylanen (z. B. aus Stroh und Haferschalen) freigesetzt wird. Xylit ist eine weiße Substanz, die sich in Wasser leicht löst und angenehm süß schmeckt; der relative Süßwert entspricht mit 102 in etwa dem der Saccharose (definitionsgemäß = 100; zum Vergleich D-Xylose = 67).

Für den Säugetierorganismus ist Xylit keine körperfremde Substanz. Er entsteht intermediär beim Abbau von Glucuronsäure zu L-Xylulose, die in den Hexosemonophosphatweg erst nach Umwandlung in das D-Isomer eingeschleust werden kann. Eben diese Isomerisierung durch eine NADP-H-abhängige D-Isomerase verläuft über Xylit als Zwischenstufe.

Xylit wird bei oraler Zufuhr nur zu etwa 20% resorbiert; in höherer Dosierung gegeben wirkt er folglich auf osmotischem Wege laxierend. Resorbierter Xylit wird in der Leber, auch in den Erythrozyten, metabolisch verwertet, indem er über D-Xylulose in Fructose-6-phosphat umgewandelt wird. Diese Reaktionsschritte sind insulinunabhängig, weshalb Xylit als Zuckeraustauschstoff für Diabetiker verwendet wird (Dosis: 40–80 g über den Tag verteilt). Zu bedenken ist jedoch, daß die weitere Verwertung – Einschleusung in den Glykolyseweg, oder auch Umwandlung zu Glukose sowie deren Speicherung – unter der Kontrolle von Insulin steht.

Xylit wirkt im Unterschied zu Glukose und Rohrzucker nicht kariogen, ein weiterer Grund dafür, ihn in Diätetika als Zuckeraustauschstoff zu verwenden.

D-Sorbit (D-Glucit) wurde aus Vogelbeeren, den Früchten von *Sorbus aucuparia* L. isoliert. Er ist in der Familie der Rosengewächse weit verbreitet und kommt in höheren Konzentrationen in Weißdornfrüchten, in Äpfeln, Birnen, Pflaumen, Aprikosen oder Kirschen vor. Die technische Gewinnung erfolgt partialsynthetisch durch Hydrierung von D-Glukose in Gegenwart von Nickelkatalysatoren.

Sorbit ist ein weißes, geruchloses, süß schmeckendes mikrokristallines Pulver. Die Süßkraft ist etwa halb so groß wie die der Saccharose. Er wirkt leicht kariogen; in größerer Dosis genommen abführend. Im Organismus entsteht aus D-Sorbit Fruktose, die in der Leber schneller als Glukose und unabhängig von Insulin in Glykogen umgewandelt wird. In der pharmazeutischen Technologie wird Sorbit als Hilfsstoff zur Herstellung von Sublingual- und Lutschtabletten sowie für Schicht- und Manteltabletten eingesetzt. In Salben und Lotionen wird er anstelle von Glyzerin verwendet. Er ist Ausgangsprodukt für die Ascorbinsäuresynthese. Groß ist auch die Bedeutung der Sorbitanhydride (der Sorbitane und Sorbide), die nach Veresterung mit Fettsäuren und Umsetzung mit Ethylenoxid zu den Polysorbaten („Tweenen") führen, welche viel als Emulgatoren und Lösungsvermittler verwendet werden.

Mannit (D-Mannitol) ist im Pflanzenreich ziemlich weit verbreitet; besonders vertreten ist er bei den Arten, die zu den Ölbaumgewächsen (*Oleaceae*) und den Rachenblütlern (*Scrophulariaceae*) gehören. Angereichert findet er sich als Ausscheidung auf der Rinde von Ölbäumen, besonders aber von Manna-Eschen (*Fraxinus ornus* L.), die das Manna der Arzneibücher liefern. Mannit ist weiterhin häufiges Stoffwechselprodukt von Bakterien, Pilzen und Algen. Bakterielle Zersetzung der Fruktose des Silofutters führt zur Anreicherung von Mannit während der Silage. Der pharmazeutisch benötigte Mannit wird nicht durch Isolierung aus Naturprodukten gewonnen, man stellt ihn partialsynthetisch durch elektrolytische Reduktion von Glukose her.

Mannit ist ein weißes, geruchloses, süß schmeckendes kristallines Pulver mit einem Süßwert, der dem der Glukose entspricht. Peroral zugeführter Mannit wird nur zu einem kleinen Prozentsatz resorbiert; er stellt daher ein osmotisch wirksames Abführmittel dar. Die resorbierte Menge wird in der Leber bis zu Kohlenstoffdioxid abgebaut. Als Zuckeraustauschstoff z. B. für Diabetiker hat er sich nicht eingebürgert: Er wird nicht immer gut vertragen; zu den unerwünschten Nebenwirkungen zählen Brechreiz, Erbrechen und Diarrhöen.

3.3 Oligosaccharide

3.3.1 Trehalose- und Maltosetyp, Schreibweise (Abb. 3.21)

Die Monosaccharide liegen in ihrer zyklischen Form als Halbacetale vor. Tritt das acetalische 1-OH eines Monosaccharids mit einer OH-Gruppe eines zweiten Moleküls zum

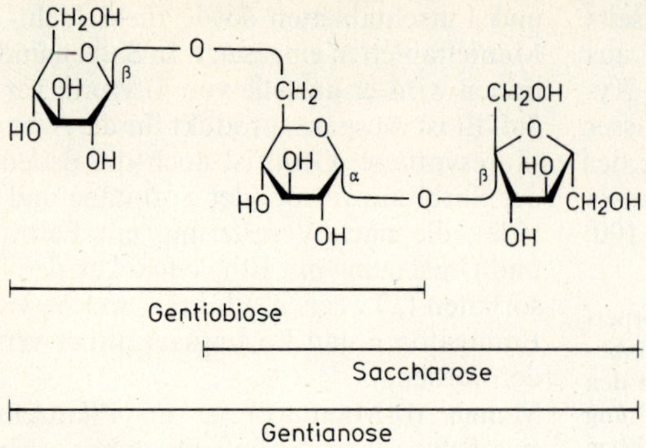

3 Kohlenhydrate als Inhaltsstoffe

1

|—— Gentiobiose ——|
  |—— Saccharose ——|
|———— Gentianose ————|

2 β-D-Glucopyranosyl-(1→6)-α-D-glucopyranosyl-(1→2)-β-D-Fructofuranosid

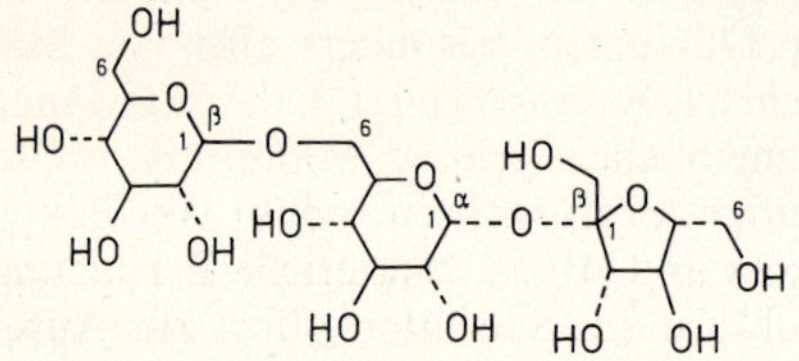

3

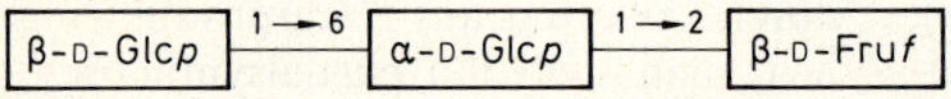

4 [β-D-Glc*p*] —1→6— [α-D-Glc*p*] —1→2— [β-D-Fru*f*]

Hinweis:

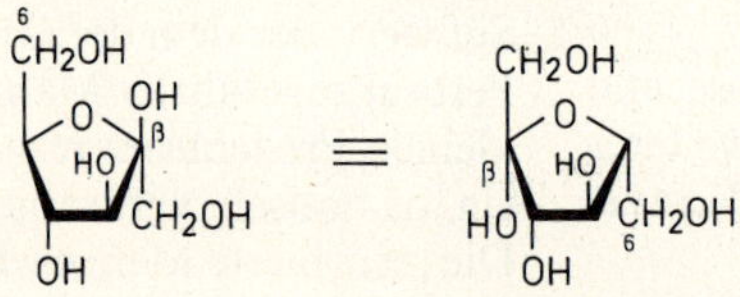

β-D-Fructofuranose

Abb. 3.21. Es gibt mehrere Möglichkeiten, um Konstitution und Konfiguration von Oligosacchariden wiederzugeben. Im Lehrbuch wird im allgemeinen die Kurzschreibweise *4* bevorzugt

Vollacetal zusammen, so gelangt man zum Discaccharid. Man unterscheidet zwei Typen von Disacchariden: den Trehalosetyp, bei dem beide halbacetalischen OH unter Austritt von H_2O reagieren [in Kurzschreibweise α-D-Glc-(1 ↔ 1)-α-D-Glc] und den Maltosetyp, bei dem die halbacetalische (glykosidische) Hydroxygruppe des einen und eine alkoholische OH-Gruppe des zweiten Monosaccharids verknüpft sind, z. B.:

β-D-Glc-(1 → 4)-β-D-Glc oder

β-D-Glc-(1 → 6)-β-D-Glc.

Disaccharide vom Maltosetyp verhalten sich noch weitgehend wie Monosaccharide, indem sie reduzierend wirken und Mutarotation zeigen.

Mutarotation ist das Phämomen, daß die wäßrige Lösung eines Kohlenhydrats ihren Drehwert innerhalb einer gewissen Zeitspanne verändert. Sie beruht darauf, daß im festen Zustand eine der beiden diastereomeren Formen (α- oder β) vorliegt und nach dem Lösen sich ein Gleichgewicht einstellt.

Oligosaccharide dürften in allen pflanzlichen Arzneidrogen anzutreffen sein. In Früchten, Wurzeln, Knollen und Rhizomen kommen sie in freier Form vor. Sie haben in diesen Organen den Charakter von Speicherstoffen. Ihr wichtigster Vertreter ist die Raffinose, ein Trisaccharid, das aus Saccharose und α-D-Galac-

3.3 Oligosaccharide

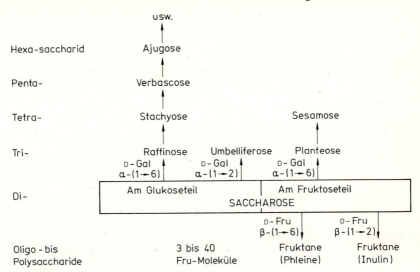

Abb. 3.22. Die Mehrzahl der als Drogeninhaltsstoffe vorkommenden und in freier Form (nicht an Nichtzucker gebunden) vorliegenden Oligosaccharide leiten sich von der Saccharose (s. Abb. 3.21) ab. Sie werden daher als Saccharosyl-Oligosaccharide (Sucrosyl-Oligosaccharide) bezeichnet. Anheftung immer neuer Galaktosemoleküle über α-(1 → 6)-Verknüpfung führt über die Raffinose zu Zuckern mit bis zu 9 Bausteinen (Nonasacchariden). Anheftung der Galaktose über α-(1 → 2)-Verknüpfung führt zur Planteose, einem in *Plantago*-Arten vorkommendem Trisaccharid. Anheftung von Fruktosemolekülen über β-(2 → 6)-Verknüpfung ergibt die Fruktane vom Phleintyp, welche in Gramineen weit verbreitet sind; über β-(1 → 2)-Verknüpfung zu Fruktanen vom Inulintyp, welche die typischen Reservestoffe der Kompositen darstellen. An den Fruktanen läßt sich erkennen, daß der Übergang von den Oligo- zu den Polysacchariden fließend ist

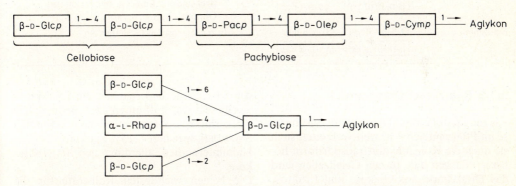

Abb. 3.23. Eine unverzweigte, aus 5 Zuckern bestehende Kette (Pentasaccharidkette) kommt als Zuckerkomponente in den Kondurangoglykosiden A_1 und C_1 (Kap. 10.3.2) vor. Vielfach sind die Ketten aber verzweigt, wofür die Zuckerkette des Sarsaparillosids, eines Steroidsaponins (Kap. 4.6.7.7) als Beispiel aufgeführt wird. Benutzte Abkürzungen: Glc$p$ = Glucopyranose; Pac$p$ = Pachymonose = 3-O-Methyl-6-desoxy-D-allose; Ole$p$ = Oleandropyranose; Cym$p$ = Cymaropyranose; Angaben zur Struktur s. Tabelle 3.2 und Kap. 3.2.6.4

tose besteht; durch Anheftung weiterer Galaktosebausteine leiten sich Stachyose als Tetra- und Verbascose als Pentasaccharid ab (Abb. 3.22). Eine zweite Gruppe von Oligosacchariden liegen an Milchzucker gebunden, als Glykoside (Heteroside) vor. Als Monosaccharidkomponenten treten ziemlich häufig seltene Zucker auf, wie das Beispiel der Kondurangoglykoside zeigt (Abb. 3.23). In der Tabelle 3.3 sind einige Oligosaccharide zusammengestellt, die als Drogeninhaltsstoffe häufiger vorkommen.

Tabelle 3.3. Einige Beispiele für Disaccharide, die als Bestandteile von Glykosiden (Heterosiden) vorkommen

Trivialname	Struktur (abgekürzte Schreibweise; 2 Darstellungen)	Beispiele für Vorkommen
Cellobiose	O-β-D-Glc$p$-(1→4)-D-Glc$p$ β-D-Glc$p$ —1→4— β-D-Glc$p$	Grundeinheit der Zellulose und des Lichenins; nicht frei vorkommend
Gentiobiose	O-β-D-Glc$p$-(1→6)-D-Glc$p$ β-D-Glc$p$ —1→6— β-D-Glc$p$	In β-Heterosiden (Ginsenoside, Amygdalin)
Maltose	O-α-D-Glyc$p$-(1→4)-D-Glc$p$ α-D-Glc$p$ —1→4— α-D-Glc$p$	Grundeinheit von Glykogen und Stärke; vereinzelt frei vorkommend (Zuckerrübe)
Sophorose	O-β-D-Glc$p$-(1→2)-β-D-Glc$p$ β-D-Glc$p$ —1→2— β-D-Glc$p$	In β-Heterosiden (Ginsenosiden)
Primverose	O-β-D-Xyl$p$-(1→6)-D-Glc$p$ β-D-Xyl$p$ —1→6— β-D-Glc$p$	In β-Heterosiden (Primverin, Monotropin, Ruberythrinsäure)
Laktose	O-β-D-Gal$p$-(1→4)-D-Glc$p$ β-D-Gal$p$ —1→4— α,β-D-Glc$p$	In β-Heterosiden (Calendulosid, Gypsosid); in der Milch als Gleichgewichtsform ($\alpha \rightleftarrows \beta$) vorliegend
Neohesperidose	O-α-L-Rha$p$-(1→2)-D-Glc$p$ α-L-Rha$p$ —1→2— β-D-Glc$p$	In β-Heterosiden (Naringin, Neohesperidin)
Rutinose	O-α-L-Rha$p$-(1→6)-D-Glc$p$ α-L-Rha$p$ —1→6— β-D-Glc$p$	In β-Heterosiden (Hesperidin, Rutin), Apigenin
Saccharose	O-β-D-Fru$f$-(2→1)-α-D-Glc$p$ β-D-Fru$f$ —2↔1— α-D-Glc$p$	Saccharose, in Pflanzen weit verbreitet (frei und als Baustein der Saccharid-Oligosaccharide, s. Abb. 3.22)
Scillabiose	O-β-D-Glc$p$-(1→3)-α-Rha$p$ β-D-Glc$p$ —1→3— α-L-Rha$p$	In α-Heterosiden (Scillaren A)

3.3.2 Rohrzucker (Saccharose)

Als Inhaltsstoff von Pflanzen ist die Saccharose im Pflanzenreich sehr weit verbreitet, stellt sie doch die Kohlenhydrattransportform höherer Pflanzen dar. In den Geleitzellen wird das Disaccharid aus Glukose und Fruktose aufgebaut, von da in die Siebröhren befördert und mit dem Siebröhrenstrom nach den Orten des Bedarfs. Die Kohlenhydratspeicherform ist im allgemeinen die Stärke; nur wenige Pflanzenarten speichern Rohrzucker in einer hinreichend hohen Konzentration, um eine technische Ausbeutung zur Zuckergewinnung lohnend zu machen. Vom Standpunkt der technischen Rohrzuckergewinnung ist es wichtig, daß die Saccharose nicht mit anderen Zuckern wie Glukose oder Fruktose vergesellschaftet vorkommen darf: Begleitzucker erschweren ganz erheblich die Kristallisation der Saccharose und machen die Extraktion aus diesem Rohstoff unrentabel. Beispiel: Die Zuckerhirse, *Sorghum dochna* (FORSK.) SNOWDEN, speichert 7–15% Saccharose in den Halminternodien, allerdings neben viel Glukose.

Die beiden wichtigsten Rohstoffe für die Rohrzuckergewinnung sind:

- das Zuckerrohr, *Saccharum officinarum* L. (Familie: Poaceae = Gramineae) und
- die Zuckerrübe, *Beta vulgaris* L. ssp. *vulgaris* var. *altissima* DÖLL. (Familie: Chenopodiaceae).

Das Zuckerrohr, ein bis 7 m hohes mehrjähriges Gras, ist eine ausgesprochene Tropenpflanze. Die Zuckerspeicherung in den Internodien setzt erst nach dem Abschluß des Internodienwachstums ein, weshalb die ältesten, untersten Internodien die höchste Ausbeute geben; die Spitzen der Halme werden verworfen, weniger wegen des geringen Saccharosegehaltes, sondern wegen des Gehaltes an Glukose, welche die Saccharosekristallisation stört.

Zur Zuckergewinnung wird das Zuckerrohr sofort nach der Ernte – andernfalls wird ein Teil des Zuckers rasch veratmet – zerkleinert und in Mühlen ausgepreßt. Der Zuckerrohrsaft, der sauer reagiert, wird mit Kalkmilch gereinigt und nach Klärung auf ein kleines Volumen eingeengt. Das Kristallisat wird vom Muttersirup durch Zentrifugieren getrennt. Der gelbbraune Rohrzucker wird schließlich einer Raffination unterzogen. Zuckerraffination besteht in der einfachen chemischen Operation des Umkristallisierens aus wenig Wasser; sie ist, im technischen Maßstab durchgeführt, ein hochkomplizierter Prozeß (s. „Kochschema für Weißzucker", Belitz u. Grosch 1985).

Die Zuckerrübe ist eine zweijährige Pflanze, die im ersten Jahr eine verdickte Rübe bildet, der eine Blattrosette aufsitzt. Diese „einjährigen" Rüben bilden das Ernteprodukt. Im zweiten Jahr käme es zur Sproßbildung, wobei die in der Rübe gespeicherten Speicherstoffe aufgebraucht würden. Zur Zuckergewinnung werden die Rüben nach dem Waschen und Schnitzeln mit Wasser von etwa 80° extrahiert. Der Rohsaft wird gereinigt, eingeengt und aus der übersättigten Lösung zur Kristallisation gebracht. Der nichtkristallisierende Anteil, ein hochviskoser brauner Sirup, wird als Melasse bezeichnet.

Saccharose wird in unterschiedlichen Handelsformen angeboten, als Puderzucker, Kristallzucker, Sandzucker, Kandiszucker, Würfelzucker und Hutzucker. Die Ph. Eur. beschreibt Saccharose als ein weißes, kristallines Pulver (entspricht wohl dem Sandzucker) oder als trockene, farblose, glänzende Kristalle (entspricht dem Kristallzucker), die süß schmecken und die in Wasser sehr leicht, in wasserfreiem Ethanol wenig löslich sind.

Saccharose enthält sowohl eine α- als auch eine β-glykosidische Bindung im Molekül. Sie ist dementsprechend durch zwei Typen von Glykosidasen spaltbar: durch bestimmte α-Glucosidasen (Glucosidosaccharasen), die am Glucoseteil angreifen und durch β-Fructosidasen (Saccharasen), für deren Wirkung die Fruktosehälfte des Moleküls bestimmend ist. Die an die Darmepithelzellen des menschlichen Dünndarms gebundenen „Saccharasen" gehören zum erst genannten Typus, die Saccharase der Hefe zum β-Fructosidasetyp. Saccharose ist daher vom gesunden Menschen voll verwertbar; Enzymmangel ist als Saccharose-Isomaltose-Malabsorption in der medizinischen Literatur beschrieben.

Rohrzucker kann nach peroraler Zufuhr in unveränderter Form nicht resorbiert werden. Infundiert man Saccharose direkt in die Blutbahn, so wird sie unverändert über die Nieren ausgeschieden.

In der Pharmazie verwendet man Rohrzucker als Geschmackskorrigens: Er ist vor allem Hilfsstoff für die Herstellung von Hustensäften und Lutschpastillen; die Grundmischung für die Lutschpastillen besteht außer aus Saccharose aus *Gummi arabicum* (zu ca. 7%) oder Tragant.

3.3.3 Laktose und Laktoseumwandlungsprodukte

Laktose oder Milchzucker findet sich in freier Form in der Milch von Säugetieren (Kuhmilch 4,5–5,5%) und in Frauenmilch (etwa 7%), in gebundener Form als Zuckerkomponente von Heterosiden im Pflanzenreich, wenn auch selten, beispielsweise in den Calendulosiden D und E und in Gypsosiden. Laktose gehört zum Maltosetyp der Disaccharide (s. Kap. 3.3.1): Sie zeigt Mutarotation und kommt in zwei anomeren Formen, als α- und β-Lactose vor.

Technisch wird Milchzucker aus Molke gewonnen, die bei der Herstellung bestimmter Käsesorten anfällt. Durch Erhitzen befreit man sie vom Milcheiweiß; beim Einengen des Filtrats fällt der Zucker in Form eines gelblich gefärbten Rohprodukts an. Der Rohzucker wird durch mehrfaches Umkristallisieren aus Wasser gereinigt. Wenn dabei bei Temperaturen unterhalb von 93,5 °C gearbeitet wird, kristallisiert die Laktose in der α-Form, als α-Lactose-Monohydrat, aus. Das *Saccharum lactis* der Ph. Eur. besteht aus diesem α-Lactosemonohydrat. Durch Erhitzen in wäßrig-konzentrierter Lösung auf über 93,5 °C und rasches Trocknen des Kristallisats auf Vakuumwalzentrocknern entsteht die anomere, kein Kristallwasser im Molekül enthaltende β-Lactose; β-Lactose ist in Wasser besser löslich als die α-Lactose; sie schmeckt süßer und ist leichter verdaulich.

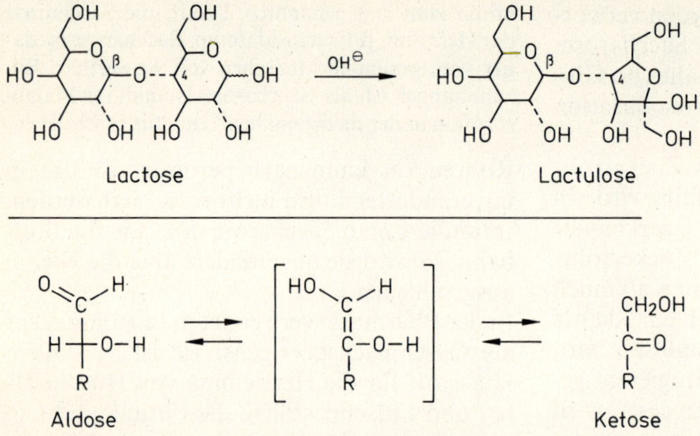

Abb. 3.24. Laktulose ist ein partialsynthetisches Produkt, das man durch alkalikatalysierte Isomerisierung aus Laktose erhält. Die Handelsprodukte enthalten in der Regel Beimengungen von unveränderter Laktose, von Glukose und Galaktose. Die Partialsynthese entspricht einer Aldose-Ketose-Epimerisierung, einem Reaktionstyp, der – allerdings enzymkatalysiert – für den Kohlenhydratstoffwechsel lebender Organismen von großer Bedeutung ist. Diese 1,2-Epimerisierung ist in der unteren Hälfte der Abbildung am offenkettigen Monosaccharidteil formuliert; man diskutiert Endiole als Intermediärformen

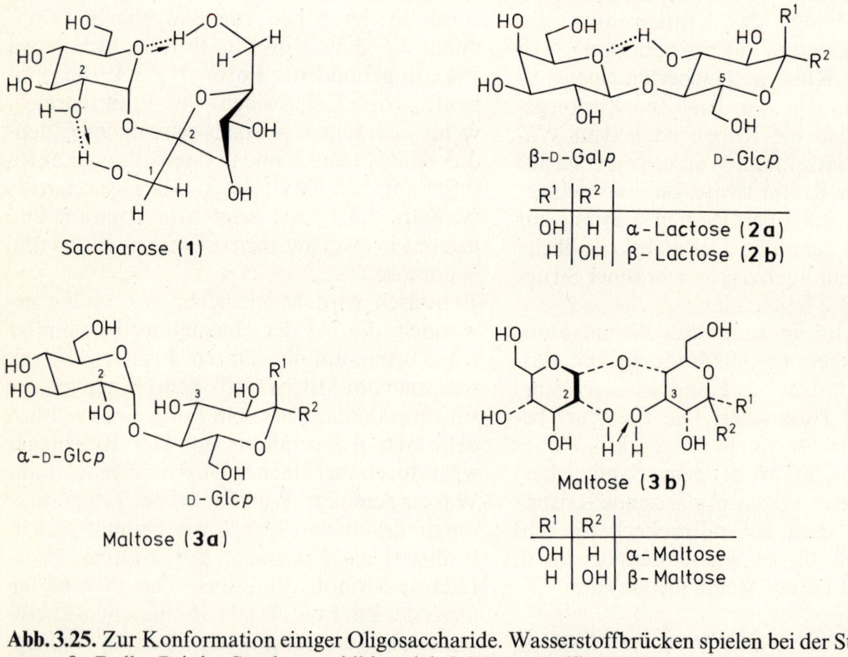

Abb. 3.25. Zur Konformation einiger Oligosaccharide. Wasserstoffbrücken spielen bei der Stabilisierung eine große Rolle. Bei der Saccharose bilden sich 2 Wasserstoffbrücken aus, und zwar einmal zwischen der 2-OH des Glukoseteils und dem primären 1-OH der Fruktose und sodann zwischen dem 1-OH der Glukose und der 6-OH der Fruktose. Die Laktose bildet eine Wasserstoffbrücke zwischen der 3-OH des Glucosylrests und dem Ringsauerstoff (1-O) der Galaktose. Bei der Maltose liegt im kristallinen Zustand (gemäß Röntgenstrukturanalyse) eine Wasserstoffbrücke zwischen der 2-OH des Glucosylteils und der 3-OH des Glukoserests vor, was sich in der üblichen Formelwiedergabe **3a** schlecht symbolisieren läßt, ohne Schwierigkeiten hingegen in der Konfigurationsformel **3b**. *Zeichenerklärung:* → Symbol für Wasserstoffbrückenbindung

Hinsichtlich Resorption und Metabolisierung nach peroraler Zufuhr verhält sich Laktose analog wie Saccharose. Sie muß in der Dünndarmwand (Bürstensaum) durch eine Disaccharidase, die Lactase, gespalten werden. Dieses Enzym ist eine β-Galactosidase (β-D-Galactosid-galactohydrolase EC. 3.2.1.23). Bei Aufnahme größerer Laktosemengen wird ein Teil der Laktose unzersetzt resorbiert, kann aber nicht metabolisiert werden und wird praktisch quantitativ mit dem Harn ausgeschieden.

Für die Ernährung des Säuglings ist Milchzucker essentiell: Laktose ist in den ersten Lebensmonaten das praktisch einzige Nahrungskohlenhydrat; sie ist wichtig für die Aufrechterhaltung einer normalen Darmflora; sie erfüllt eine wesentliche Funktion im Kalziumhaushalt, möglicherweise über die Bildung leicht löslicher, nicht ionisierter Ca^{2+}-Komplexe.

β-Lactose wird zu Kindernährmitteln verwendet. α-Lactose ist in der Pharmazie ein viel verwendeter Hilfsstoff zum Tablettieren und zum Verdünnen von Arzneistoffen (vor allem in den homöopathischen Verreibungen).

Abwandlungsprodukte der Laktose erhält man durch Hydrolyse und durch Epimerisierung.
Hydrolyse mit Säuren oder Enzymen führt zum Monomerengemisch Glukose und Galaktose, einem Produkt, dessen Süßkraft doppelt so stark ist wie die des Disaccharids.
Epimerisierung mit Alkalien (α-D-Glucopyranoseteil → -D-Fructofuranose) führt zur Laktulose, chemisch als 4-O-(β-D-Galactopyranosido)-β-D-fructofuranose gekennzeichnet (Abb. 3.24). Die Substanz schmeckt süßer als Laktose (Abb. 3.25).

Laktulose kann nach peroraler Zufuhr in der Dünndarmwand nicht abgebaut werden, da eine spezifische Disaccharidase fehlt. Der Zucker gelangt unverändert in die unteren Dünndarmbereich und in den Enddarm; es kommt daher zu einer osmotischen Laxanswirkung. Von der Intestinalflora wird Laktulose vorzugsweise zur Essig- und Milchsäure abgebaut; es hat dies eine pH-Verschiebung des Koloninhaltes (nach pH 5–5,5) zur Folge und wahrscheinlich auch eine Unterdrückung der NH_3-Bildner unter der Intestinalflora (Avery et. al. 1972). Die pH-Verschiebung scheint sodann die mikrobielle 7α-Dehydroxylase zu hemmen, welche Chenodesoxycholsäure zur Lithocholsäure umwandelt: Es resultiert ein (unerwünschter) Anstieg der Chenodesoxycholsäure.

Angewendet wird Laktulose als Laxans (mittlere Tagesdosen 7–10 g), sodann zur symptomatischen Therapie bestimmter chronischer Leberkrankheiten, die mit exzessiver NH_3-Bildung im Blut einhergehen (führt zu Enzephalopathien).
Laktulose senkt die Lithogenität der Galle; doch steht die klinische Bewertung der Laktulosetherapie zur Steinprophylaxe noch aus (Kienzle u. Wuchter 1984).

3.4 Polysaccharide (Glykane)

3.4.1 Chemischer Bau, Eigenschaften, Unterteilung

Polysaccharide – sie werden auch als Glykane bezeichnet – sind hochmolekulare Naturstoffe, in denen die monomeren Zucker durch glykosidische Bindungen zu Makromolekülen vereinigt sind. Sie sind im Pflanzenreich weit verbreitet und haben Bedeutung als

- strukturbildende Stoffe (Zellulose, Hemizellulosen, Pektine),
- Reservestoffe (Stärke, Fruktane, Dextrane),
- wasserbindende Stoffe (Schleimstoffe in Schleimvakuolen bei Sukkulenten, als Zellwandschleime bei Dikotyledonen, als Interzellularschleimstoffe bei Algen; Gummiarten, wie beispielsweise *Gummi arabicum* oder Kirschgummi).

Diese sehr unterschiedlichen Funktionen von Polysacchariden beruhen auf sehr unterschiedlichen Eigenschaften, die von völliger Unlöslichkeit in Wasser (Zellulose) bis zu großer Quellbarkeit und Löslichkeit in heißem oder auch kaltem Wasser (Stärke, pflanzliche Hydrokolloide) reichen; einige Polysaccharide bilden bereits in niedriger Konzentration Gele (Alginate, Pektine).

Die Eigenschaften von Polysacchariden hängen ihrerseits vom chemischen Aufbau ab, und zwar – ähnlich wie bei den Proteinen – weniger von der chemischen Konstitution der monomeren Bausteine als vielmehr von der jeweiligen Sekundär-, Tertiär- und Quartärstruktur.

Die verschiedenen Ebenen einer Polysaccharidstruktur. Ähnlich wie beim Aufbau der Proteine lassen sich auch im Aufbau der Polysaccharide vier Ebenen unterscheiden:

- Die Primärstruktur macht Aussagen über Konstitution und Konformation der monomeren Bausteine sowie über die Art ihrer Verknüpfung.

- Die Sekundärstruktur zeigt auf, wie sich aus der Primärstruktur bestimmte räumliche Strukturen ergeben (s. Abb. 3.26), wie Bänder oder helikale Anordnung.
- Tertiärstruktur: Die Bauelemente der Sekundärstruktur können sich zu Gebilden höherer Ordnung zusammenlagern, zu Doppel- oder Tripelhelices etwa oder zu Doppelbändern.
- Die Quartärstruktur beschreibt die Architektur hinsichtlich der räumlichen Anordnung von tertiärstrukturierten Bauteilen. Beispiele: Doppelbänder von Zellulosemolekülen ordnen sich zu Molekülgruppen, den sog. Mizellen; oder Agarosemoleküle, die sich zu einem dreidimensionalen Netzwerk verdrillen (Gelbildung, Abb. 3.30).

Die monomeren Bausteine. Am Aufbau von Polysacchariden beteiligt sind:

- Einfache Monosaccharide, wie Glukose, Galaktose, Fruktose, Mannose, Agarose, Arabinose, Xylose, Rhamnose.
- Uronsäuren, wie Glucuronsäure, Galakturonsäure, Mannuronsäure und Guluronsäure.
- Aminozucker (vor allem als Zellwandbausteine bei Bakterien, insbesondere Glukosamin und N-Acetylglukosamin.

Sekundärstruktur. Polysaccharide (= Glykane) können aus nur einer Sorte von monomeren Bausteinen aufgebaut sein, man spricht dann von Homoglykanen; Heteroglykane bestehen demgegenüber aus mehrerlei Bausteinen. Die Sequenz der Monosaccharide bei den Heteroglykanen kann periodisch sein (Zellulose,

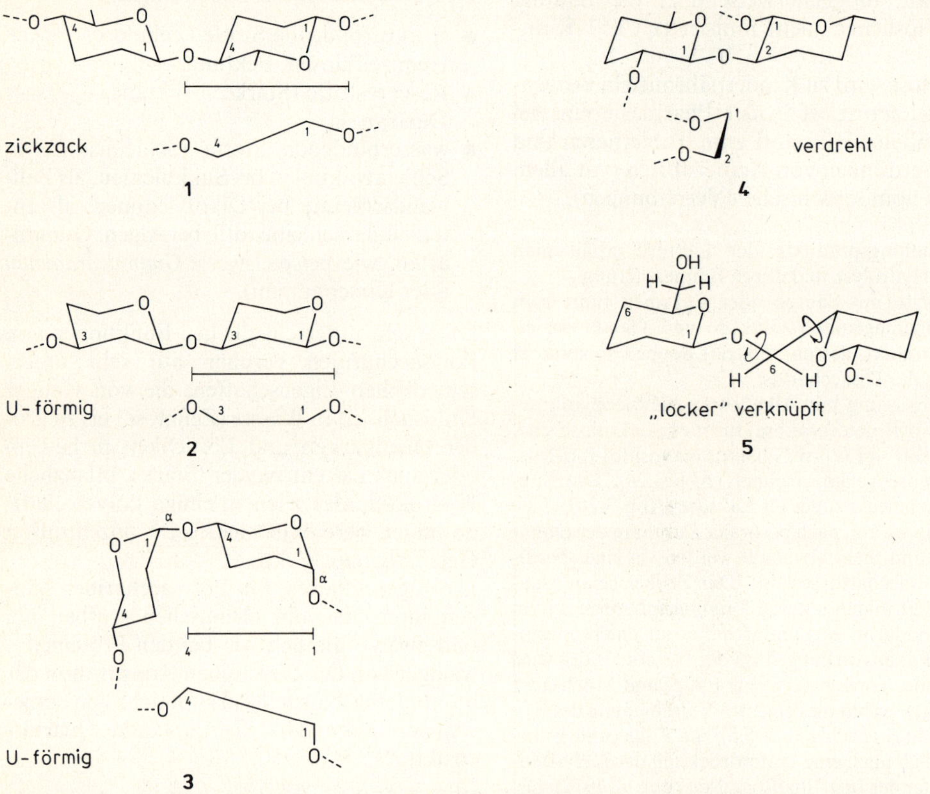

Abb. 3.26. Art und Weise, wie die monomeren Bausteine miteinander verknüpft sind, bestimmen Tertiär- und Quartärstruktur der Polysaccharide. Maßgeblich sind die von den Monomeren ausgehenden Bindungen zu den Sauerstoffatomen, welche die monomeren Bausteine zum Polymer verbrücken. Es lassen sich die 4 wiedergegebenen Typen unterscheiden. Man beachte, daß U-förmige Geometrie sowohl bei β-1,3-Verknüpfung (**2**) als auch bei α-1,4-Verknüpfung (**3**) vorliegt. Von „lockerer" Verknüpfung im Falle der Geometrie **5** spricht man deshalb, weil die monomeren Bausteine räumlich weiter entfernt liegen und durch den zusätzlichen Freiheitsgrad der Rotation nicht in fixierte Lagen gezwungen werden

Amylose) oder es können periodische Abschnitte von aperiodischen Abschnitten (unregelmäßige Folge von Monosachariden) getrennt sein (alle pflanzlichen Hydrokolloide); durchweg aperiodisch sind die Kohlenhydratkomponenten von Glykoproteinen.

Ein weiterer wichtiger Gesichtspunkt ist das Auftreten oder Fehlen von Verzweigungen. Nach den Merkmalen der Primärstruktur von Polysaccharidketten unterteilt man Polysaccharide in:

- Perfekt-lineare Polysaccharide: Sie setzen sich aus nur einer Sorte, und zwar neutralen Monosaccharidbausteinen zusammen; es tritt nur ein einziger Bindungstyp auf. Sie sind im Wasser schwer oder überhaupt nicht löslich. Unter drastischen Bedingungen in Lösung gebracht sind diese Lösungen hochviskos und tendieren zur erneuten Abscheidung („Retrogradation" der Stärke). Beispiele: Zellulose, Amylose.
- Verzweigte Polysaccharide weisen eine Glykankette auf, die aus dem Bindungstyp a (beim Glykogen beispielsweise α-1,4-verknüpfte D-Glukosemoleküle) besteht, die aber über einen anderen Bindungstyp b (z. B. α-1,6) an eine Seitenkette gebunden ist. Da sich die Seitenketten ihrerseits verästeln, bilden sich stark verzweigte Riesenmoleküle. Beispiel: Amylopektin, Glykogen.
  Verzweigte Polysaccharide binden in weit stärkerem Maße Wasser als die perfekt-linearen Glukane. Bei hohen Konzentrationen neigen sie zur Klebrigkeit, wahrscheinlich infolge Wechselwirkungen (Ineinandergreifen, Verschlingung) von Seitenketten (Belitz u. Grosch 1985).
- Linear-verzweigte Polysaccharide bestehen aus langen Ketten und vielen kurzen Seitenketten. Ähnlich den linearen Ketten bilden sie hochviskose Lösungen; ähnlich den stark verzweigten Glukanen ist ihre Löslichkeit in Wasser gut, d. h. auch konzentrierte Lösungen sind stabil und zeigen keine Neigung zur Retrogradation.
- Polysaccharide mit Carboxylgruppen sind als Alkisalze durch Abstoßung der Carboxylationen relativ gestreckt; sie bilden Lösungen hoher Viskosität. Im sauren Bereich (pH < 3) können sie ausfallen, und zwar infolge Wegfalls der elektrostatischen Abstoßung und durch Assoziation undissoziierter Carboxylgruppen über Wasserstoffbrücken. Beispiele: Pektine, Alginate. Zur Gelbildung s. S. 99.

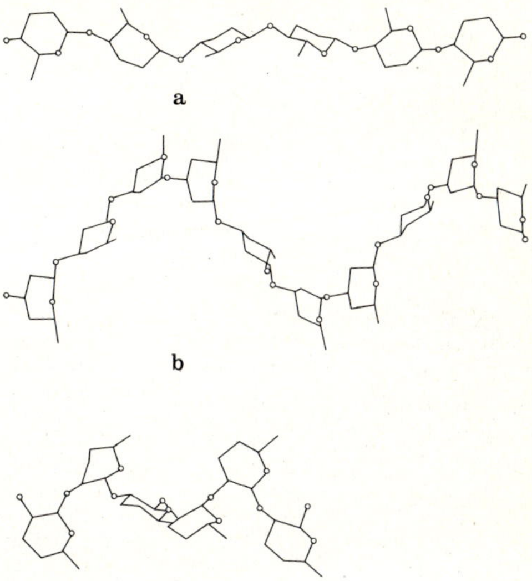

Abb. 3.27 a–c. Beispiele von Polysacchariden, dargestellt an einigen D-Glucanen. Die von den Monomeren ausgehenden Bindungen (s. Abb. 3.26) determinieren die Konformation in folgender Weise: Liegt Zickzackgeometrie vor (Formel **1** in Abb. 3.26) so bedeutet dies, daß die Verbindungsstellen der monomeren Bausteine alle in einer Ebene liegen; das Polymer nimmt eine gestreckte, bandartige Konformation **a** an ("ribbon type"). Liegt U-förmige Geometrie der Verknüpfung vor (Formeln **2** und **3** in Abb. 3.26), dann liegen die Verbindungsstellen der Moleküle nicht mehr in einer Ebene, sondern jeweils in einem bestimmten und konstanten Winkel räumlich gegeneinander versetzt; an Molekülmodellen läßt sich nachvollziehen, daß sich dadurch ein Makromolekül ausbildet, das die Form einer Halbspirale **b** ("hollow helix type") aufweist; man spricht auch von schraubenartiger oder helikaler Konformation. Liegt verdrehte Geometrie der Verknüpfung vor (Formel **4** in Abb. 3.26) so führt dies zu einer stark verdrehten Konformation **c** der Polysaccharidkette. (Nach Rees 1977)

Konformation der Glukane. Konstitution der Monosaccharide und Art ihrer glykosidischen Verknüpfung (α oder β nach C_2, C_3, C_4, oder C_6) determinieren die Konformation der Polysaccharide (s. Abb. 3.26 bis 3.29). Es lassen sich 4 Konformationsfamilien unterscheiden (Rees 1977):

- *Ribbon family* (Bandfamilie), gestreckte, bandförmige Konformation; Beispiel: 1,4-

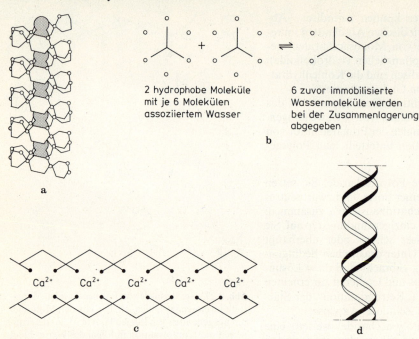

Abb. 3.28 a–d. Ein Polymermolekül hat aus Gründen der Entropie das Bestreben, in den ungeordneten Zustand (statistisches Knäuel) überzugehen. ein geordneter Zustand kann sich nur dann stabilisieren, wenn der Molekülbau nichtbindende Wechselwirkungen ermöglicht. Die am längsten bekannte Stabilisierungsmöglichkeit einer Kohlenhydrathelix ist die Bildung einer Einschlußverbindung mit Jod: Jodmoleküle werden in den Hohlraum eingeschlossen, der von der spiralig aufgewundenen α-Glucankette gebildet wird (**a**; nach Rees 1977). Für Polysaccharide sind die ausschlaggebenden Wechselwirkungen Wasserstoffbrückenbindungen, Dipolkräfte, Ionenbeziehungen, sowie Solvatationsterme. Der zuletzt genannte Begriff wird in **b** verdeutlicht (nach Huber 1977). **c** Eine Zickzack-Kette wird in der geknickten Lage dadurch fixiert, daß zufällig Hohlräume zwischen 2 Ketten die richtige Größe haben, um ein Ca^{2+}-Ion unterzubringen. Die ausgefüllten Kreise symbolisieren Carboxylgruppen von Uronsäuren, die das Kalzium koordinativ binden (Eierschachteltyp, engl. "egg box type") (s. auch Abb. 3.41). **d** Eine schraubige Polymerenkette kann sich als Helix dadurch stabilisieren, daß sich eine Doppelhelix ausbildet

verknüpfte β-D-Glucopyranosen; 1,4-verknüpfte α-D-Galactopyranosen.
- *Hollow helix family* („Hohlspiralfamilie"), an eine Drahtspiralfeder erinnernd; Beispiele: 1,3-verknüpfte β-D-Glucopyranosen; 1,4-verknüpfte α-D-Glucopyranosen; 1,4-verknüpfte β-D-Galactopyranosen.
- *Loosely jointed family* (Familie der locker verbundenen Polysaccharide); Ketten mit großer Flexibilität, die dadurch zustande kommt, daß die Brücke zwischen zwei Monomeren aus drei frei drehbaren Bindungen besteht und daß die Pyranosylreste weiter voneinander entfernt sind. Beispiel: 1,6-verknüpfte β-D-Pyranosen.
- *crumpled family* (Polysaccharide mit verdrehter Konformation), die Monomere sind in der Kette stark gegeneinander verdrillt. Beispiel: 1,2-verknüpfte β-D-Glucopyranosen.

Räumlicher Bau von Glykanen (höherer Ordnung). Glykanketten mit geordneter Sekundärstruktur können sich mittels schwacher Wechselwirkungskräfte (Wasserstoffbrückenbindung, van-der-Waal-Kräfte) zusammenlagern. Je nach Konformation der Glykankette entstehen räumliche Strukturen höherer Ordnung: helikale Ketten können zu Doppel- und Tripelhelices und zu Bündeln von Doppelhelices zusammentreten; bandförmige Ketten ordnen sich zu Bündeln; sobald sie stärker gefaltet sind, zu Konformationen, die an eine Eierschachtel erinnern („egg box typ"). Von

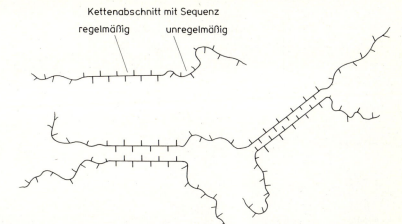

Abb. 3.29. Die Polysaccharidketten von Gelbbildnern (Alginate, Pektine, Carrageene) sind dadurch charakterisiert, daß sie lange Abschnitte mit regelmäßiger Sequenz aufweisen, die durch aperiodische Abschnitte unterbrochen werden. Geordnete Abschnitte zweier oder mehrerer Ketten können miteinander in Wechselwirkung treten; aperiodische Abschnitte hingegen sind mit einer geordneten Assoziation unvereinbar. Eine Konsequenz dieses Aufbaus besteht darin, daß eine einzelne Kette mit mehr als einem Partner in Wechselwirkung treten kann. Dabei wird ein dreidimensionales Netzwerk aufgebaut, eine wichtige Voraussetzung für Gelbildung. Die aperiodischen Teile bilden eine Porenstruktur, in die sich Hydratationswasser einlagert. (Nach Rees u. Welsh 1977)

besonderem Interesse sind Glykanketten, die aperiodisch gebaut sind, bei denen geordnete Bereiche mit ungeordneten Bereichen abwechseln. Während die geordneten Abschnitte einer Kette mit entsprechenden Abschnitten anderer Ketten Doppelhelices ausbilden können, ist das in den ungeordneten (unregelmäßig gebauten) Teilbereichen nicht möglich (s. Abb. 3.29). Es resultiert ein dreidimensionales Netzwerk mit Hohlräumen, das große Mengen an Wasser festzuhalten vermag. Das durchschnittliche Wasserbindungsvermögen von Polysacchariden beträgt 5 ml/g, liegt zum Teil aber sehr viel höher. Der aperiodische Aufbau ist insbesondere die strukturelle Voraussetzung zur Gelbildung (s. Abb. 3.30 und 3.31)

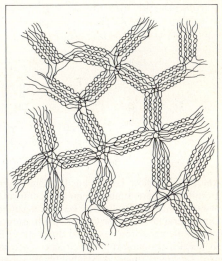

Abb. 3.30. Schematische Darstellung des Netzwerks aus Agarosemolekülen. Die regulären Teile der Moleküle bilden Doppelhelices aus; die unregelmäßig gebauten Teile führen zur Verknotung der Doppelhelices. Man beachte, daß das Netzwerk dreidimensional aufgebaut ist. (Nach Arnott et al. 1974)

3.4.2 Zellulose (Cellulose)

3.4.2.1 Vorkommen, chemischer Aufbau

Zellulose ist das Strukturpolysaccharid grüner Pflanzen. Sie bildet als Gerüstsubstanz den Hauptbestandteil der pflanzlichen Zellwand, in der sie in der Regel mit Hemizellulosen und Pektinen vergesellschaftet und mit Lignin inkrustiert vorliegt. Aus fast reiner Zellulose bestehen die seit alters her als verspinnbare Fasern bekannten Bastfasern des Leins, Chinagrases (*Boehmeria*-Arten) oder die Samenhaare von *Gossypium*-Arten. Auch im

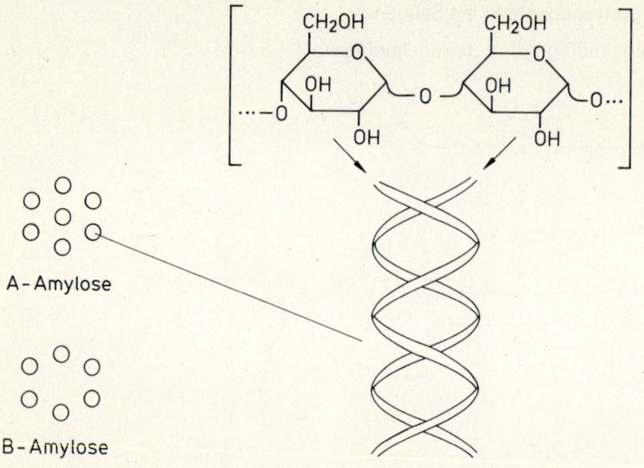

Abb. 3.31. Anordnungen von Doppelhelices bei A-Amylose und B-Amylose. Jeder **Kreis** symbolisiert eine Doppelhelix in Aufsicht. Die Doppelhelices sind antiparallelhexagonal gepackt; es resultiert eine echte kristalline Struktur. Die Amylosemodifikation B, die beispielsweise in Kartoffelstärke anzutreffen ist, besteht aus Doppelhelices, die einen zentralen Kanal bilden, der mit Wasser gefüllt ist. In der Amylosemodifikation A, die beispielsweise in Getreidestärken vorliegt, ist der zentrale Kanal mit einer weiteren Doppelhelix ausgefüllt, so daß sich Wasser nur zwischen den Doppelhelices einlagert. (Nach Belitz u. Grosch 1985)

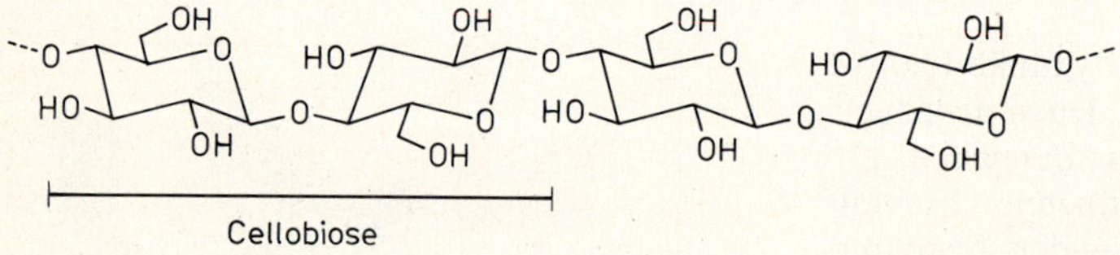

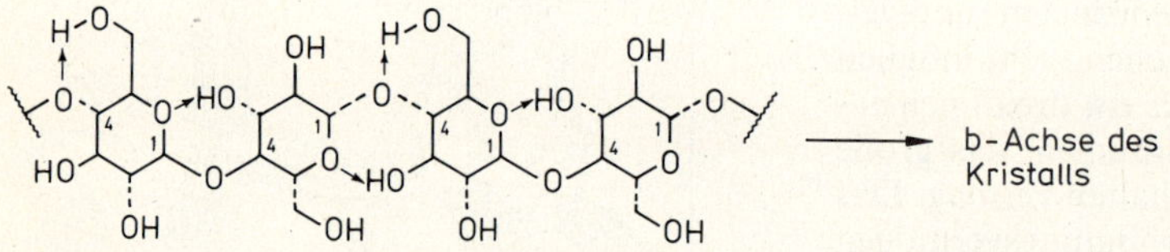

Abb. 3.32. Zellulose besteht aus β-D-Glucopyranoseresten, die über (1 → 4)-Bindungen miteinander verknüpft sind. Unter Einbeziehung der Konformation läßt sich erkennen, daß der eigentliche Grundbaustein in dem Disaccharid Cellobiose besteht. Bestimmte Enzyme (Cellulasen) bauen Zellulose bis zu eben diesem Disaccharid ab. Zellulose liegt in der Pflanzenzellwand kristallin (monoklin) vor. In Richtung der b-Achse sind die Pyranosylreste nicht nur durch die O-Brücken geordnet verknüpft; die Ketten sind leicht gefaltet, so daß sich intramolekulare H-Brücken zwischen O-4 und O-6 sowie zwischen O-3 und O-5 ausbilden können. *Zeichenerklärung:* → Symbol für Wasserstoffbrückenbindung

Holundermark liegt fast reine Zellulose vor. Im Vergleich dazu weist das Holz der Nadel- und Laubbäume lediglich einen Zellulosegehalt zwischen 40 % und 60 % auf.
Aus pflanzlichem Material wird die in Wasser und organischen Lösungsmitteln unlösliche Zellulose dadurch gewonnen, daß die Begleitstoffe elimiert werden. So werden die Pektine durch Alkalien herausgelöst, Lignin wird durch Kochen mit Kalziumsulfit zu wasserlöslichen Verbindungen umgesetzt, Wachse und Fett lassen sich durch Behandeln mit Natriumhypochloritlösung entfernen.
Totalhydrolyse der Zellulose mittels Mineralsäuren liefert D-Glukose; daher ist Zellulose ein Homoglukan. Milde Hydrolyse (Acetoly-

se oder enzymatisch mittels Cellulasen) liefert das Disaccharid β-D-Glucopyranosyl-(1,4)-D-glucopyranose (Trivialname: Cellobiose), das somit als die Grundeinheit der Zellulose angesehen werden kann (s. Abb. 3.32). Zellulose ist hochpolymer: Je nach Herkunft werden Polymerisationsgrade von 1 000 bis 14 000 angegeben, das entspricht Molekulargewichten in der Größenordnung 200 000 bis 2 Millionen.

In der Zellwand sind die Zellulosemoleküle parallel gelagert und nach einem bestimmten Plan in monokliner Gitterstruktur zusammengehalten. In jeder der drei Gitterrichtungen bewirken andere Kräfte den Zusammenhalt:

- In Richtung der b-Achse, d. h. entlang der Kettenachse, sind die Glucosepyranosen durch Hauptvalenzen verbunden. Die Ketten sind wahrscheinlich etwas gefaltet, so daß sich zusätzlich intramolekulare H-Brücken ausbilden können (s. Abb. 3.32).
- In Richtung der a-Achse liegen intermolekulare Wasserstoffbrücken vor, deren Ausbildung durch die räumliche Nähe infolge paralleler Lagerung der Moleküle ermöglicht wird.
- In der dritten Richtung, in Richtung der c-Achse, spielen van-der-Waal-Kräfte und hydrophobe Wechselwirkungen als Gitterkräfte die Hauptrolle. Die kristalline Struktur ist nicht durchgehend eingehalten, vielmehr sind die geometrisch angeordneten Bereiche durch amorphe Abschnitte unterbrochen. In nativer Zellulose beträgt der Anteil kristalliner Zellulose im Durchschnitt 60%.

Im Gegensatz zur Stärke wird Zellulose durch Jod nicht angefärbt. Nach Vorbehandlung mit starken Quellmitteln wie Zink(II)-chloridlösung oder 70%iger Schwefelsäure reagiert sie unter Blaufärbung. Durch das Quellmittel werden die Intermizellar-Räume erweitert, so daß es den Jodmolekülen offenbar ermöglicht wird, in die Räume zwischen den Kristalliten einzudringen und sich „komplex" zu binden.

2.2 Produkte aus Baumwolle

Verbandwatte aus Baumwolle (*Lanugo gossypii absorbens* Ph. Eur., *Gossypium depuratum* ÖAB.) besteht aus gereinigten, entfetteten und gebleichten Haaren oder Kämmlingen neuer Baumwolle guter Qualität, die von der Samenschale verschiedener Arten der Gattung *Gossypium* L. stammen (Definition nach Ph. Eur.).

Die Gattung *Gossypium* (Familie: *Malvaceae*) umfaßt zahlreiche Arten und Hybriden, die teils in der Alten Welt (wie *G. arboreum* L. und *G. herbaceum* L.) teils in der Neuen Welt (wie *G. hirsutum* L. und *G. vitifolium* LAM.) beheimatet sind. Interessanterweise hat sich auch die Kultur der Baumwolle unabhängig voneinander bizentrisch entwickelt: in der Alten Welt in Indien und in der Neuen Welt in Peru. Als die Spanier Südamerika eroberten, fanden sie in Peru und in Mexiko eine ausgedehnte Baumwollkultur vor.

Die deutsche Bezeichnung „Baumwolle" ist irreführend: Es gibt zwar eine perennierende, verholzte Art (*G. arboreum*), doch wird heute in allen Anbaugebieten der Welt (vom 35. bis zum 45. Grad nördlicher Breite) Baumwolle nur als einjährige krautige Pflanze (*G. herbaceum*) gezogen. Die Baumwolle ist reif, wenn die aus 3 oder 5 Fruchtblättern gebildete Kapsel aufplatzt. Sie enthält 5–10 nierenförmige, schwarze Samen, die in einen dichten, meist weißen, faustgroßen Wollbausch eingehüllt sind. Botanisch betrachtet besteht dieser Baumwollbausch aus Haaren, die aus Epidermiszellen der Samen hervorgegangen sind; als sog. Schwebehaare dienen sie der Verbreitung der Samen.

Bei der Baumwollernte werden die Haare samt Samen abgelesen oder maschinell eingesammelt. Dann entfernt man die Samen. In Ballen gepreßt kommt die Baumwolle auf den Weltmarkt. In den Wattefabriken wird der Preßballen aufgelockert, von Staub und restlichen Schalenteilen befreit. Dann werden Fett und Wachs, welche die Saugfähigkeit unbehandelter Baumwolle nahezu völlig aufheben, durch Kochen mit sodahaltiger Seifenlauge unter Druck entfernt. Anschließend bleicht man und wäscht gut aus. Nach Trocknen und Auflockern wird die Watte verpackt.

Verbandwatte aus Baumwolle besteht zur Hauptsache aus Fasern reiner Zellulose. Sie enthält 6–8% Wasser, noch etwas Eiweiß (0,1–0,3%), Mineralstoffe und nach dem Bleichen verbliebene Restmengen von Fett und Wachs. Da die lipophilen Fette und Wachse für die Saugqualität der Watte wichtig sind, läßt die Ph. Eur. auf einen maximal zulässigen Gehalt an mit Ether extrahierbaren Stoffen prüfen. Für die pharmazeutische Verwendung ist vor allem die Saugfähigkeit der Watte entscheidend, die nach Ph. Eur. durch bestimmte Anforderungen an die Absinkdauer und das Wasserhaltevermögen garantiert sind. Das hohe Bindevermögen für Wasser hängt mit dem molekularen und übermolekularen Aufbau der Zellulose zusammen. An die hydrophilen OH-Gruppen wird das Wasser nebenvalenzartig als sog. Hydrationswasser in bestimmter Ordnung gebunden. Dies ist vor allem im ungeordneten Bereich außerhalb der Mizelle möglich, wo die geringe Wirksamkeit der Wasserstoffbrückenbindung ein Eindringen des Wassers unter Beseitigung der schwachen Bindungen leichter erlaubt. Es wird z. B. aus einer Wasserdampfatmosphäre zuerst wohl in monomolekularer, später polymolekularer Schicht angelagert. Mit steigender Wasseraufnahme nimmt die Bindungsfestigkeit und in gleichem Grade auch die Ordnung ab. Es tritt Quellung unter Auflockerung, möglicherweise auch teilweiser Lösung der amorphen Zellulosebezirke ein. Das so aufgenommene Wasser wird als Quellungswasser bezeichnet. Weitere Wassermengen werden im intermizellaren und kapillaren Raum durch Kapillarkräfte festgehalten.

Verbandmull aus Baumwolle (*Tela gossypii absorbens*) ist nach Ph. Eur. wie folgt definiert: „Verbandmull aus Baumwolle besteht aus gebleichtem, gereinigtem und praktisch geruchlosem, saugfähigem Baumwollgewebe in Leinwandbindung. Er enthält kaum Webfehler und nur Spuren von Blattresten und Samenschalen oder anderen Verunreinigungen."

3.4.2.3 Zellulosepulver

Zellulosepulver ist von Lignin und anderen Begleitstoffen befreite, gereinigte, gebleichte und zerkleinerte Zellulose pflanzlicher Herkunft. „Cellulosepulver DAB 9" wird aus sogenannter α-Cellulose hergestellt, das ist der hochmolekulare (in 17,5%-iger NaOH unlösliche) Anteil der Gesamtzellulosefraktion. Mikrokristallines Zellulosepulver wird aus Zellstoff (Kap. 3.4.2.4) durch partielle Hydrolyse mit Salzsäure, anschließender mechanischer Zerkleinerung und Sprühtrocknung hergestellt..
Zellulosepulver bilden farb- und geruchlose Pulver ohne Geschmack; unlöslich in Wasser, verdünnten Säuren und organischen Lösungsmitteln.
Nach peroraler Zufuhr wird Zellulose von den körpereigenen Enzymen des menschlichen Intestinaltraktes nicht angegriffen; sie wird weitgehend unverdaut wieder ausgeschieden.
Mikrokristalline Zellulose wird ausgiebig als pharmazeutischer Hilfsstoff verwendet: als Trockenbindemittel, als Zerfallshilfsstoff und als Sedimentationsverzögerer für Suspensionen. Sie dient ferner als Ballaststoff für kalorienarme Diätetika sowie, in der Lebensmittelbranche, als kalorienvermindernder Zusatz zu Salatsoßen, Desserts und Eiscremes.

3.4.2.4 Produkte aus Zellstoff

Zellstoffgewinnung. Als Zellstoff bezeichnet man die aus Holz und Stroh nach saurer Hydrolyse (Sulfitaufschluß) oder nach alkalischer Hydrolyse (Sulfataufschluß oder Sodaaufschluß) isolierbaren Bestandteile, die vorwiegend aus Zellulose bestehen. Beim Aufschluß werden die Begleitstoffe der Zellulosefasern, wie Lignin und Hemizellulosen, zum Teil herausgelöst: die zuvor fest miteinander verkitteten Zellulosefasern verlieren ihren Zusammenhalt. Das Verfahrensziel besteht beim Aufschluß folglich darin, die Zellulose des Holzes möglichst unverändert zu lassen, die Nichtzellulosebestandteile hingegen in Lösung zu bringen. In der Praxis müssen gewisse Kompromisse geschlossen werden; je nach Art des Ausgangsmaterials gelangen mehr oder weniger hohe Prozentsätze an Hemizellulosen und Ligninen in das Endprodukt.

Beim alkalischen Aufschluß z. B. werden Aryletherbindungen zwischen benachbarten Bausteinen des Lignins gelöst, wobei die entstehenden Bruchstücke in Lösung gehen. Zugleich bilden sich unter den Reaktionsbedingungen aus den Hemizellulosen, lösliche Produkte, deren chemische Struktur anscheinend nicht bekannt ist. Da im chemischen Aufbau zwischen Hemizellulosen und Zellulosen ein grundsätzlicher Unterschied nicht besteht, kann es nicht überraschen, daß auch ein Teil der Zellulose dem Abbau unterliegt.

Der durch Kochen hergestellte und von Ablauge befreite Zellstoff enthält noch Verunreinigungen (Sand, unaufgeschlossenes Holz, Astansätze, Rindenreste), die durch mehrere Waschprozesse entfernt werden. Oft schließt sich daran der Bleichvorgang an, der nicht nur das Ziel hat, die Farbe des Zellstoffs aufzuhellen, sondern durch den es zugleich gelingt, einen großen Teil des noch vorhandenen Lignins zu entfernen. Der so erhaltene Fasergrundstoff wird in Entwässerungs- und Trockenmaschinen entwässert und bis auf einen Wassergehalt von 10–20% getrocknet. In Preßballen verpackt wird der Zellstoff (Holz-

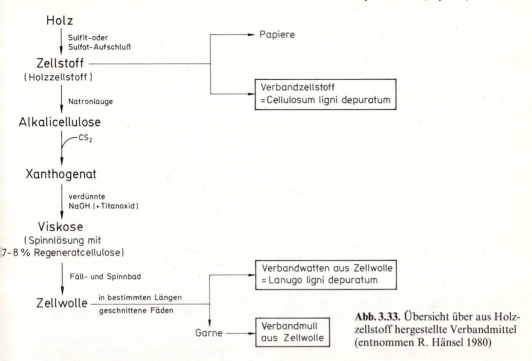

Abb. 3.33. Übersicht über aus Holzzellstoff hergestellte Verbandmittel (entnommen R. Hänsel 1980)

zellstoff) zur Weiterverarbeitung versandt. Pharmazeutisch interessieren die Verbandzellstoffe und die Verbandwatten aus Zellwolle. Verbandzellstoffe werden ähnlich wie Druckpapiere unmittelbar aus Holzzellstoff hergestellt; Verbandwatten aus Zellstoff dagegen aus sog. „Regeneratzellulose" (s. Abb. 3.33).

Verbandzellstoff. Der Verbandzellstoff, auch Zellstoffwatte oder (vom Verbraucher) kurz Zellstoff genannt, ist ein Erzeugnis besonderer Fabrikationszweige der Papierindustrie und aufgrund der Herstellungsweise als Spezialpapier anzusehen. Zur Herstellung wird der Holzzellstoff erneut mit viel Wasser zu einem Faserbrei aufgeschwemmt, in besonderen Maschinen zur guten Verfilzung der Fasern weiterverarbeitet und in ganz dünner Schicht über geheizten Trommeln getrocknet. Er kann dann nach dem Trocknen in Form einer dünnen, zusammenhängenden Faserschicht mit charakteristischer Kreppung, der sog. Zellstoffwatte, von den Trommeln gelöst werden. Die Bezeichnung Zellstoffwatte für das papierartige Produkt ist nicht besonders treffend und gibt oft zu Mißverständnissen Anlaß. Je nach dem Verwendungszweck werden verschiedene Lagen übereinandergelegt und der so gewonnene Verbandzellstoff in die gebräuchlichen Formate geschnitten und verpackt. Dank seiner Saugfähigkeit findet der Verbandzellstoff vielfach Verwendung in der Körperpflege, für Gesichts- und Taschentücher, in hygienischen Binden, ferner zu Polsterungszwecken und in der Kranken- und Kinderpflege als Unterlage zur Absorption von Urin und Stuhl.

Regenerierte Zellulose (Regeneratzellulose) erhält man aus nativem Zellstoff durch Umlösevorgänge. Es sind eine Reihe von Lösungsmitteln bekannt; das pharmazeutisch wichtigste Verfahren – als Grundprozeß zur Herstellung von Verbandwatte aus Zellstoff – ist das Viskoseverfahren. Ausgangsmaterial ist nativer Zellstoff, der (s. oben) meist in Plattenform gepreßt angeliefert wird. Die Zellstofftafeln werden zunächst in Tauchpressen mit Natronlauge getränkt und dann auf ein bestimmtes Gewicht abgepreßt. Dabei bildet sich Alkalizellulose, und gleichzeitig wird der Rest von etwa 5% Hemizellulose, die laugenlöslich ist, entfernt. Die alkalisierten Zellstoffplatten werden zerfasert und im Reifekeller während mehrerer Stunden gelagert. Bei dieser Vorreife werden die Moleküle der Zellulose partiell oxidativ abgebaut und dabei verkürzt; dieser Abbau ist technisch erforderlich, damit die spätere Spinnlösung die geeignete Viskosität aufweist, um sich durch Spinndüsen hindurchpressen zu lassen. Nichtabgebaute Zellulose wäre zu zähflüssig, um weiter verarbeitet zu werden. Die so vorbereitete Alkalizellulose wird nun mit Schwefelkohlenstoff behandelt, wodurch sich Zellulosexanthogenat bildet. Dieses Xanthogenat – auch Xanthat genannt – wird erneut in Alkalilauge gelöst und liefert die als „Viskose" bezeichnete Spinnlösung. Die im Vakuum entlüftete und filtrierte Viskoselösung leitet man jetzt durch feine Düsen in ein Säurespinnbad, wo die Xanthogenatreste vollständig abgespalten werden und sich die Zellulose in Faserform zurückbildet. Durch Zerschneiden des Fadens auf eine bestimmte Stapellänge erhält man *Lanugo cellulosi absorbens* (= Verbandwatte aus Zellstoff) Ph. Eur. Sie ist hygroskopischer als Verbandwatte aus Baumwolle; ihre Saug- und Quellfähigkeit ist größer, das Wasserzurückhaltevermögen geringer als bei der Baumwolle.

3.4.2.5. Steriler Leinenfaden

Steriler Leinenfaden, *Filum lini sterile*, besteht nach dem DAB 9 aus perizyklischen Fasern von *Linum usitatissimum* L. (Familie: *Linaceae*). Die Fasern von 2,5–5 cm Länge werden zu Bündeln von 30–80 cm zusammengefaßt, darauf zu kontinuierlichen Fäden bis zum gewünschten Durchmesser gesponnen. Der Naturzwirn ist cremeweiß; er wird im allgemeinen schwarz gefärbt, um den Faden im Wundgebiet besser sichtbar zu machen: Zwirn wird, da aus Zellulose bestehend, nicht resorbiert.

Der Lein oder Flachs (s. auch Kap. 2.2.8.6) wie die alte Kulturpflanze noch genannt wird, ist einjährig. Baut man sie zur Fasergewinnung an, so braucht sie etwa 100 Tage bis zur Ernte; die Ernte beginnt, sobald der zuvor grüne Stengel sich gelb verfärbt. Die Pflanzen werden aus dem Boden gerissen, in dünnen Garben getrocknet, Kapselfrüchte und Seitenäste werden entfernt. Das mechanische Herauslösen der Sklerenchymfasern aus dem Gewebeverband der Stengelrinde wird erst möglich, nachdem das Gewebe des Flachssprosses auf mechanischem Wege weitgehend mazeriert wurde. Dieser als „Flachsröste" bekannte Vorgang besteht darin, die Stengelbündel 14–20 Tage lang in Becken zu legen, die mit Wasser von 35 °C beschickt werden. Auf der Oberfläche bildet sich bald eine dichte Kahmhaut. Die anaeroben Röstbakterien, vor allem *Bacillus macerans* und *B. amylobacter*, bauen vor allem die aus Pektinen bestehenden Mittellamellen ab, was zur Lockerung und schließlich zum Zerfall des Rindenparenchyms führt, ohne aber die Bastfasern selbst anzugreifen. Die übelriechenden Stengelbündel werden nach Beendigung der Röste aus dem Wasser gehoben und getrocknet. Rein mechanisch – durch „Weichschlagen", Brechen und mehrfaches Knikken – werden die Bastfasern von den übrigen Teilen des Stengels (dem Werg) isoliert.

3.4.2.6 Partialsynthetisch abgewandelte Zellulosen

In dem linear-polymeren Molekül der Zellulose stehen – bezogen auf den monomeren Baustein D-Glucose – maximal drei freie alkoholische Gruppen für chemische Umsetzungen, bevorzugt Ether- und Esterbildungen, zur Verfügung. Der Substitutionsgrad kann auch < 3 sein und er kann im statistischen Mittel auch nichtganzzahlige Werte annehmen. Als Hilfsstoff in der pharmazeutischen Technologie spielen vor allem partiell veretherte Derivate eine Rolle. Methylzellulosen werden durch Umsetzen von Alkalizellulosen mit Methylchlorid gewonnen. Bei einem durchschnittlichen Substitutionsgrad von 1,4–2,0 sind die Produkte wasserlöslich. Weitgehend substituierte Methylzellulosen (mit Substitutionsgraden von 2,4–2,8) sind nicht mehr im Wasser, dafür aber in organischen Lösungsmitteln löslich. In diesem Zusammenhang sei erinnert, daß Zellulose selbst in Wasser unlöslich ist; dies besagt, daß Methylierung von Zellulose deren Löslichkeit in Wasser steigert, und zwar bis zu einem Maximum, um dann bei zunehmendem Methylierungsgrad wieder abzusinken. Bezüglich dieser Gesetzmäßigkeit zeigt die Zellulose ein ähnliches Verhalten wie Pektin.

Weitere Zellulosederivate sind die Hydroxyethylzellulosen, bei denen ein Teil der OH-Gruppen durch den Hydroxyethylrest (CH_2CH_2OH) ersetzt ist. Sie werden durch Umsetzen von Ethylenoxid mit Alkalizellulose erhalten. In der pharmazeutischen Technologie dienen Hydroxyzellulosen zur Einkapselung von hydrophoben Arzneimitteln, zur Härtung der Kapselhülle, als Emulgator für gefriergetrocknete Arzneimittel, als wasserlösliches Bindemittel für Tabletten und zahlreiche weitere Zwecke. Bei den Natrium-Carboxymethylzellulosen ist ein bestimmter Prozentsatz der OH-Gruppen mit Natriumglykolat ($OCH_2COO^-Na^+$) veräthert. Sie werden durch Umsetzen von Alkalizellulosen mit dem Natriumsalz der Monochloressigsäure gewonnen. Der Substitutionsgrad beträgt 0,7. In der pharmazeutischen Technologie wird Carboxymethylcellulose-Natrium in Schüttelmixturen, in Schutzsalben, zum Tablettieren, Granulieren und Dragieren verwendet; in Röntgenkontrastmitteln dient sie als Dispergiermittel.

3.4.3 Weizenkleie

Herkunft. Das Weizenkorn ist botanisch eine Frucht (Karyopse), bei der Frucht- und Samenschale miteinander verwachsen sind und die gemeinsam Nährgewebe (Endosperm) und Keimling umschließen. Das Nährgewebe ist stärkereich; es wird auch als Mehlkörper bezeichnet und macht 83% des Weizenkorns aus. Die Kleie, auf die 17% entfallen, besteht aus der Fruchtschale, der Samenschale und der eiweißreichen Aleuronschicht. Die Kleie, wie sie beim Mahlprozeß anfällt, enthält noch geringe Anteile des Mehlkörpers. Somit ist Weizenkleie keineswegs kalorienfrei; 100 g haben einen kalorischen Nutzwert von 153 kcal = 641 kJ. Zum Vergleich: 100 g Weizenmehl: 370 kcal = 1549 kJ. Daß 100 g Weizenmehl mit 41 g Weizenkleie isokalorisch sind, ist bei der Verwendung der Kleie zur Reduktionsdiät zu berücksichtigen.

Chemische Zusammensetzung. Kleie enthält 63% Kohlenhydrate, die sich wie folgt aufschlüsseln:

- Pentosane und Hemizellulosen (27%),
- Zellulose (22%),
- Stärke (9%),
- Mono- und Oligosaccharide (5%).

Neben Eiweiß (15%) und Fett (5%) kommen Mineralstoffe (7%) sowie Vitamine der B-Gruppe und Tocopherole („Vitamin E") vor. Für die medizinische Verwendung der Kleie sind die Pentosane von Interesse, die man in lösliche und unlösliche Pentosane unterteilt. Die lösliche Pentosanfraktion bildet unter Wasseraufnahme hochviskose Lösungen. Die unlöslichen Pentosane – sie werden von einigen Autoren nicht sehr treffend als Hemizellulosen bezeichnet – quellen bei Wasserzufuhr sehr stark auf. Der chemischen Zusammensetzung nach sind die Pentosane Gemische aus Polysacchariden und Glykoproteinen. Die Polysaccharide der Weizenpentosanfraktion enthalten als monomere Bausteine D-Xylose (50–60%), L-Arabinose (30–35%) und D-Glukose (6–7%) (s. Abb. 3.34). Die Glykoproteine der Pentosanfraktion enthalten verzweigte Arabinoxylane, die an bisher nicht näher analysierter Weise mit einer Peptidkomponente verknüpft sind.

Wirkung und Anwendung. Weizenkleie ist ein Diätetikum, um eine ballastarme Kost zu ergänzen. Nach der Einnahme wird das Sättigungsgefühl rasch erreicht; die Verweildauer der Nahrung im Magen wird verlängert und das Hungergefühl verzögert; Weizenkleie ist folglich ein Hilfsmittel bei der kalorienarmen Ernährung. Die Quellung der Pentosane vergrößert das Volumen des Darminhaltes, die Peristaltik wird verstärkt, die Darmpassage beschleunigt, der Stuhl wird lockerer und ge-

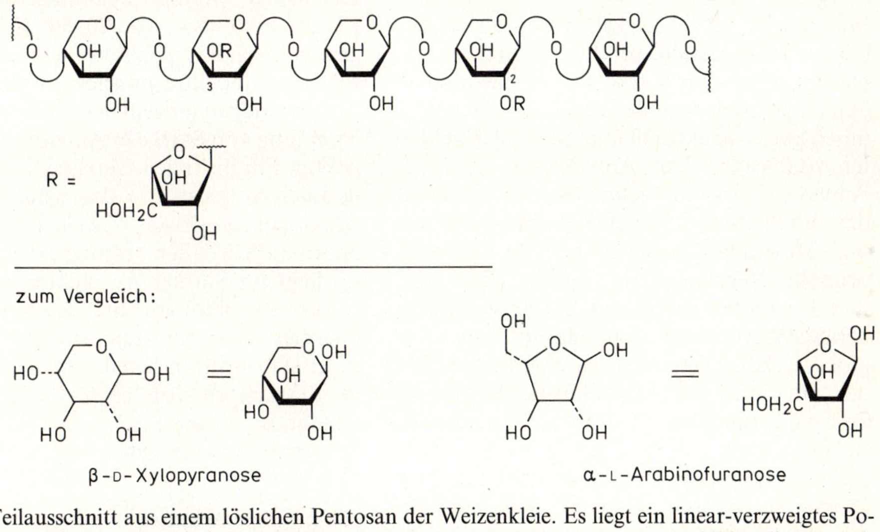

Abb. 3.34. Teilausschnitt aus einem löslichen Pentosan der Weizenkleie. Es liegt ein linear-verzweigtes Polysaccharid vor. Die Hauptkette wird von (1,4)-verknüpften β-D-Xylopyranoseresten gebildet; die Verzweigungen durch α-L-Arabinofuranosen, die an das 2-OH oder an das 3-OH der Xylopyranosen gebunden sind

schmeidiger. Die Symbiotenflora baut die Pentosane teilweise bis zu kurzkettigen Fettsäuren ab, die stimulierend auf die Darmmotorik wirken können. Weizenkleie erleichtert somit die Darmentleerung, was beispielsweise bei Hämorrhoidalbeschwerden nützlich sein kann. Weizenkleie scheint hingegen, sehr zum Unterschied von einigen anderen Ballaststoffen, keinen cholesterinspiegelsenkenden Effekt zu haben (Kasper, 1985).

Dosierung. Die Menge an Weizenkleie, die zur Normalisierung der Darmentleerung erforderlich ist, muß vom Patienten selbst ermittelt werden. Sie liegt im allgemeinen zwischen 15 und 40 g pro Tag (Kasper 1985).
Mit viel Flüssigkeit einnehmen.

Unerwünschte Wirkungen. Meteorismus und krampfartige Schmerzen, als Folge bakteriellen Abbaus der Pentosane im Kolon, können besonders in der Initialphase auftreten, verschwinden aber fast immer nach wenigen Tagen.

Anmerkung: Weizenkleie-Präparate müssen den Vorschriften des Lebensmittelgesetzes entsprechen, insbesondere, was den Gehalt an Pflanzenschutzmitteln anbelangt (Höchstmengenverordnung). Von der Verwendung der billigen Futterkleie ist abzuraten.

3.4.4 Stärke und Stärkemehl

3.4.4.1 Einführung

Man unterscheidet zwischen den als Stärke bezeichneten Handelsprodukten, den Stärkemehlen, und der Stärke im biochemischen Sinn. Chemisch besteht Stärke aus einem Gemisch zweier strukturell unterschiedlich gebauter α-Glucane, dem Amylopektin und der Amylose. Stärke im technologischen Sinne ist das von Spelzen, Schalenteilen, Eiweiß-, Fett- und Mineralbestandteilen befreite Getreideprodukt. Neben Getreide werden aber auch Knollen und Wurzeln zur Stärkegewinnung herangezogen (Kartoffel-, Maranta- und Tapiokastärke). Diese Stärken enthalten neben den Glukanen der Stärkekörner Reste von Zellwandtrümmern (1–1,5%), Eiweißstoffe (Kleber 0,1%), Wasser (10–20%) und anorganische Bestandteile. Zu den stärkehaltigen Produkten gehören außer den Stärkemehlen die eigentlichen Mehle. Während die Stärken technologisch durch Naßverfahren gewonnen werden, gewinnt man die Mehle durch trockene Mahlverfahren: Zerreiben des Getreides zwischen rotierenden Walzen und nachfolgende mechanische Trennung der Mahlprodukte.

Stärke ist das wichtigste Assimilationsprodukt der Photosynthese, das im Gegensatz zu Glukose und Saccharose nicht osmotisch wirksam ist und sich daher als Speicherform besonders eignet. Innerhalb der pflanzlichen Gewebe liegt die Stärke nicht amorph-unstrukturiert vor, sondern in Form von Stärkekörnern, die einen geschichteten Aufbau zeigen. Die Stärkekörner sind in kaltem Wasser unlöslich; darauf beruhen letztlich die Verfahren, die Stärke aus stärkereichen Produkten durch Ausschlämmen des zerriebenen Materials zu gewinnen.

Stärke besteht, wie oben erwähnt, aus Amylose und Amylopektin. Züchterischen Bemühungen ist es gelungen, diese natürliche Relation nach beiden Seiten hin zu verschieben. So gibt es Maissorten (den Amylomais), bei denen der Amyloseanteil 50–80% beträgt; der Wachsmais enthält praktisch 100% Amylopektin, gleichermaßen die Wachshirse.

Die beiden das Stärkekorn aufbauenden Glukane, Amylose und Amylopektin, verhalten sich gegenüber Wasser unterschiedlich. Dabei muß streng zwischen der Lösungsgeschwindigkeit – aus dem Stärkekorn heraus – auf der einen Seite und der Löslichkeit der Produkte als isolierte Substanz auf der anderen Seite unterschieden werden. Behandelt man Stärkekörner mit Wasser von 70–80 °C, so läßt sich ziemlich selektiv Amylose herauslösen, während Amylopektin ungelöst zurückbleibt. Es ist dies eine seit langem bekannte Methode zur Trennung von Stärke in Amylose und Amylopektin. Für die freien Glukane trifft jedoch zu, daß sich Amylose in Wasser schlechter löst als Amylopektin. Zwei Ursachen dürften das anormale Verhalten bedingen: das Amylopektin liegt im Stärkekorn dichter gepackt und stärker geordnet vor; und die Amylose kann überdies, ihres linearen Aufbaus wegen, rascher herausdiffundieren, zumal da das einzelne Stärkekorn von einer dünnen Proteinschicht, in einigen Fällen auch von einer Zellulosemembran umgeben ist.

3.4.4.2 Eigenschaften

Stärken (Stärkemehle, Amyla) sind geschmacklose Pulver, die beim Reiben zwischen den Fingern knirschen. Unlöslich in kaltem Wasser und in Ethanol, löslich in verdünnter Lauge sowie in einigen organischen Medien, wie Formamid, Ameisensäure und Chloralhydrat.

Stärke ist optisch aktiv, und zwar rechtsdrehend, α_D etwa $+190°$. Beim Erwärmen eines Stärkemehls in Wasser kommt es unter Quellung zur Bildung eines Stärkekleisters, der ein System von stark gequollenen Stärkekörnern in Stärkelösung ist. Der Grad der Verkleisterung in Abhängigkeit von der Temperatur läßt sich mikroskopisch verfolgen (durch Auszählen des Anteils verkleisterter Stärkekörner) oder durch Viskositätsmessungen der Stärkesuspension bestimmen. Trägt man den Meßparameter gegen die Temperatur T auf, so erhält man eine Verkleisterungskurve, deren Verlauf bei verschiedenen Stärken sehr unterschiedlich ist. Beim Abkühlen eines Stärkekleisters bildet sich ein Stärkekegel.

Stärkekleister gibt mit Iod/Kaliumiodid-Lösung eine Blaufärbung. Sie beruht auf einer kettenförmigen Einlagerung von I_2-Molekülen in die halbzylinderartige Struktur der Amylose-Helix.

3.4.4.3 Beispiel für eine Trennung von Amylose und Amylopektin

Das genuine Stärkekorn ist von einer dünnen Proteinhülle umgeben, weshalb das Stärkemehl zunächst mit Dimethylsulfoxid vorbehandelt wird. Versetzt man eine wäßrige Suspension des Produkts mit Thymol oder einem anderen Komplexbildner, so scheidet sich Amylose als unlöslicher Komplex ab, der sich umkristallisieren läßt und nach seiner Zerlegung reine Amylose ergibt. Amylopektin bleibt nach dem Abzentrifugieren des Amylosekomplexes in Lösung; man gewinnt reines Amylopektin durch Gefriertrocknung dieser Lösung (Green et al. 1975)

3.4.4.4 Struktur und Eigenschaften von Amylose

Amylose besteht aus linearen Ketten von Glucopyranosemolekülen, die durch α-(1,4)-glykosidische Bindungen miteinander verknüpft sind. Insofern gehört Amylose in die Gruppe der perfekt-linearen Polysaccharide; allerdings spaltet β-Amylase das Molekül nicht quantitativ zu Maltose, so daß eine sehr geringe Verzweigung über α-(1,6)-glykosidische Bindungen angenommen werden muß (zur Wirkweise der β-Amylasen s. 3.4.4.6). Der mittlere Polymerisationsgrad, d. h. die Zahl der Glukoseeinheiten pro Molekül Amylose, ist eine für die Stärke einer bestimmten Pflanze charakteristische Größe: Bei Getreidestärken liegt er zwischen 1 000 und 2 000, bei Kartoffelstärke kann er bis 4 500 betragen.

3.4.4.5 Struktur und Eigenschaften von Amylopektin

Amylopektin gehört in die Gruppe der verzweigtkettigen Polysaccharide. Neben α-(1,4)-glykosidischen Bindungen kommen auch α-(1,6)-glykosidische Bindungen vor. Da deren Zahlenverhältnis 15:1 bis 30:1 beträgt, besteht Amylopektin aus α-(1,4)-glykosidischen α-Pyranoseketten, die 15–30 Glukoseeinheiten lang sind und die über α-(1,6)-glykosidische O-Brücken miteinander verknüpft sind. Dabei sind die Verzweigungsstellen statistisch unregelmäßig verteilt. Auf ca. 400 Glykoside kommt ein esterartig gebundener Phosphatrest. Das Molekulargewicht ist sehr hoch und liegt im Bereich von 10^7 bis $20 \cdot 10^7$ Dalton, was Polymerisationsgraden von 60 000 bis etwa 1,2 Millionen entspricht.

Überraschenderweise geht der Hauptanteil kristalliner Strukturen im Stärkekorn auf Amylopektin zurück. Man schließt dies u. a. daraus, daß Wachsmaisstärke, die praktisch ausschließlich aus Amylopektin besteht, die gleiche Kristallinität wie normale Maisstärke aufweist.

3.4.4.6 Spaltung von Amylose und Amylopektin durch Amylasen

Amylasen sind für den tierischen und menschlichen Organismus lebenswichtig, da sie Stärken abbauen und für Resorption und die weitere Verwertung geeignet machen. Auch bei grünen Pflanzen, bei denen Stärke das wichtigste Reservekohlenhydrat darstellt, ermöglichen Amylasen die Verzuckerung und damit den Transport und die Einschleusung in den aktiven Stoffwechsel. Man unterscheidet zwei Gruppen von Amylasen, die α- und die β-Amylasen: Die α-Amylasen setzen aus Stärke

Tabelle 3.3. Stärkesorten, die in der Pharmazie verwendet werden

Bezeichnung		Vorkommen		
Deutsch	Lateinisch	Pflanzenart	Organ	Gehalt [%]
Kartoffelstärke	Amylum solani	*Solanum tuberosum* L.	Knolle	18
Maisstärke	A. maydis	*Zea mays* L.	Karyopse	60
Reisstärke	A. oryzae	*Oriza sativa* L.	Karyopse	75
Weizenstärke	A. tritici	*Triticum aestivum* L.	Karyopse	65

Maltose in der α-Form, die β-Amylasen unter Inversion des Asymmetriezentrums C-1 Maltose in der β-Form in Freiheit. Die beiden Enzyme unterscheiden sich noch in anderer Hinsicht: die β-Amylasen sind *exo*-wirkende Enzyme (Exoenzyme), die das Makromolekül nur vom nichtreduzierten Ende her angreifen und, sukzessive fortschreitend, Maltosemoleküle abspalten. Die α-Amylasen sind *endo*-wirkende Enzyme (Endoenzyme) und greifen das Makromolekül von „innen her" an mehreren Stellen gleichzeitig an.

Amylose enthält nur einen Bindungstyp, α-(1,4)-glykosidische Bindungen; daher bedarf es zum Abbau Amylose → Maltose eines einzigen Enzymtyps. Sowohl α- als auch β-Amylasen bauen Amylose praktisch quantitativ zu Maltose ab.

Im Amylopektin hingegen liegen zwei Sorten von glykosidischen Bindungen vor: α-1,4- und α-(1,6)-Bindungen. Zum Abbau dieses Moleküls bedarf es daher auch des Zusammenwirkens zweier Enzyme. β-Amylasen bauen von den jeweiligen Kettenenden das Amylopektinmolekül nur so lange ab, bis der Abbau an die jeweiligen Verzweigungsstellen gelangt: Der Rumpf des Moleküls – er macht etwa das halbe Molekül aus – bleibt als sog. Grenzdextrin liegen. Die Spaltung der α-(1,6)-Bindungen besorgt bei grünen Pflanzen das sogenannte R-Enzym.

Die α-Amylasen des menschlichen und tierischen Organismus (die Speichel- und die Pankreasamylasen) sollten als Endoenzyme beliebige 1,4-Bindungen des Amylopektins so lange spalten, bis nur noch die beiden Disaccharide Maltose und Isomaltose, d. i. α-D-Glc*p*-(1 → 6)-D-Glc*p* (von den Verzweigungsstellen herrührend) vorliegen. Es treten aber bereits auf der Dextrinstufe des Abbaus die 1,6-Glucosidasen des Dünndarms in Aktion. Endprodukte des Abbaus sind viel Maltose neben weniger Isomaltose und Glukose.

3.4.4.7 Stärkesorten (Übersicht)

Trotz der weiten Verbreitung der Stärke im Pflanzenreich werden nur relativ wenige Pflanzenarten zur Stärkegewinnung in großem Maßstab herangezogen: Weizen, Mais, Reis, Kartoffel, Arrowroot (Rhizome von *Maranta arundinacea* L.; Familie: *Marantaceae*), Tapioka (Wurzelknolle von *Manihot esculenta* CRANTZ; Familie: *Euphorbiaceae*), Sago (Stärke aus dem Markparenchym von *Metroxylon sagu* ROTTB.; Familie *Arecaceae* = *Palmae*). Pharmazeutische Verwendung finden vorzugsweise die in Tabelle 3.3 aufgeführten Stärkesorten.

3.4.4.8 Gewinnung von Stärke (Stärkemehl)

Allgemeines. Die fabrikmäßige Gewinnung der Stärke fußt auf dem Absetzen der Stärkekörner aus einer wasserreichen Stärke-Wasser-Suspension. Die Stärkekörner sind in kaltem Wasser unlöslich und können durch wiederholte Auswasch-, Dekantier- und Zentrifugiervorgänge aus dem zerkleinerten Pflanzenmaterial von Begleitstoffen abgetrennt und isoliert werden. Grundsätzlich sind alle Verfahren zur Gewinnung von Stärke Naßverfahren, im Gegensatz zur Mehlherstellung. Die Einzelheiten des Verfahrens richten sich danach, welches stärkehaltige Produkt verarbeitet wird; denn davon wiederum hängt ab, welche Begleitstoffe vorliegen, die abgetrennt werden müssen, sowie die Lokalisation der Stärke: beispielsweise können die Stärkekörner lose in den Zellen eingelagert sein wie bei der Kartoffel – es genügt dann, die Zellwände aufzureißen –, sie können aber auch in eine Matrix aus Protein (Kleber) eingebettet sein (z. B. beim Mais); in diesen Fällen ist es notwendig, auch die Eiweißeinbettung zu zerstören. Die Darstellung der Stärke aus Samengewebe ist somit stets komplizierter und schwieriger als die aus Knollen, nicht nur, weil die Aufschlußverfahren komplizierter sind (Freisetzen der Stärkekörner aus dem Gewebeverband), sondern weil die begleitenden Eiweiße in der Dichte mit der Stärke nahezu übereinstimmen, wodurch die Trennung erschwert ist.

- Gewinnung von *Kartoffelstärke*. Die Knollen werden gewaschen und mechanisch zu einem feinen Brei zermahlen. Vor der Zerkleinerung kann man – in Abwandlung des Grundverfahrens – die zerkleinerten Knollen auch einige Zeit sich selbst überlassen. Dadurch werden in den Geweben der Knollen chemische Veränderungen in Gang gesetzt, die zwar nicht eingehend studiert sind, die aber jedenfalls darauf hinauslaufen, daß die Zellulosewände angegriffen und teilweise in Lösung gebracht werden. Der Brei (= Pulpe) wird auf Sieben ausgewaschen; es läuft eine milchige Flüssigkeit ab – sie enthält suspendiert die Stärke und gelöst Salze sowie (lösliche) Proteine –, aus der sich Stärke niederschlägt, die man durch Waschen oder Zentrifugieren reinigt. Mehrfach während dieser Prozesse setzt man Schwefeldioxid zu, um Verfärbungen des Produkts zu verhindern (Hemmung oxidierender Enzyme). Getrocknet wird bis auf ein Restwasser von etwa 18%.

- Gewinnung von *Maisstärke*. Das Weichen der Körner bildet eine wesentliche Phase der Fabrikation. Es bewirkt, daß die verschiedenen Komponenten des Maiskorns beim späteren Vermahlen sich leichter trennen, daß vor allem die Keime leicht entfernt werden können. Bei einer Fabrikationsart wird der Mais 2 Tage lang in warmem (50 °C) SO_2-haltigem Wasser eingeweicht. Der SO_2-Gehalt des Weichwassers soll die Entwicklung von Mikroorganismen während des Weichvorganges hemmen. Die dem Weichprozeß folgenden Manipulationen sind rein physikalischer Natur. Das geweichte Korn wird zunächst grob zermahlen; Hülle, Keim und Endosperm werden getrennt. Die Keime werden in sog. Keimseparatoren entfernt und zu Maiskeimöl weiter verarbeitet. Die Reste des Korns werden nunmehr fein zermahlen; nach Abtrennung faseriger Partikel resultiert eine Stärkemilch, die noch Gluten enthält. Gluten und Stärke können durch Zentrifugieren voneinander getrennt werden.

- Gewinnung von *Reisstärke*. Die Reisstärke ist besonders dicht gepackt, weshalb die Aufschließung der Körner durch energische Prozeduren erfolgen muß. Man verwendet zum Lösen des Klebers schwach alkalisch gemachtes Wasser (z. B. 0,4%ige Sodalösung). Anders als beim Mais wird auf die Abtrennung der Keime, da sie wesentlich kleiner sind, verzichtet. Der gequollene Reis wird gemahlen und mit Wasser aufgeschwemmt; die Stärke wird durch Zentrifugieren abgetrennt.

3.4.4.9 Verwendung

In der pharmazeutischen Technologie als Konstituens für Puder und Streupulver und als Bindemittel für Tabletten und Pillen. Ansonsten wird Stärke in zahlreichen weiteren Industriezweigen verwendet; zur Herstellung von Lebensmitteln, in der Klebstoffindustrie, zur Appretur von Papier und Textilien.

Therapeutisch ist die Verwendung von Stärke als eines lokalen Antiphlogistikums von Bedeutung. Stärkehaltige Hautpuder haben zunächst einmal die Aufgabe, entzündungssetzende Reize – wie sie beispielsweise durch das Scheuern von Windeln und Kleidungsstücken oder durch Schweiß in Hautfalten gesetzt werden – vorbeugend abzumildern. Doch sind sie wegen ihrer Anfälligkeit gegenüber Mikroorganismen nicht für Babypuder geeignet. Bei Vorliegen akuter Entzündungen wirken sie indirekt entzündungswidrig, indem sie Sekret oder Hautfett aufsaugen und – bei Zutritt von Feuchtigkeit – zugleich die Abdunstung erhöhen (kühlender Effekt). Je größer die verdunstende Oberfläche, um so größer wird dieser Kühleffekt sein; daher sind für therapeutische und kosmetische Zwecke die kleinkörnigen Gramineenstärken besonders günstig. Stärke kann sodann quellen; es kommt dann der lokal reizmindernde Effekt eines Mucilaginosums zur Geltung. Zu beachten ist eine bereits oben erwähnte Nebenwirkung der lokalen Stärkeapplikation: es kann, sofern den Pudern hemmende Zusätze fehlen, möglicherweise zu einer Zersetzung der Stärke durch Gärungsprozesse kommen.

3.4.5 Abbauprodukte der Stärke

3.4.5.1 Stärkesirup

Durch Kochen mit verdünnten Säuren wird Stärke zu D-Glucose abgebaut. Die Stärkehydrolyse wird technisch zur Gewinnung von Stärkesirup und D-Glucose durchgeführt. Stärkesirup ist ein viel verwendetes Ingredienz beim Dragieren. Gegenüber dem *Sirupus simplex* hat er den Vorteil, keine kristallinen Bestandteile beim Lagern der Dragees auszuscheiden. Dies dürfte damit zusammenhängen, daß es sich um ein Gemisch aus Glukose mit wechselnden Anteilen von Di-, Oligo- und Polysacchariden handelt.

3.4.5.2 Dextrine

Führt man den Stärkeabbau nur sehr partiell durch – durch trockene Röstung, durch Erhitzen mit Wasser unter Druck, mit verdünnten Säuren, durch Behandeln mit Enzymen (Malz, Diastase) – so resultiert ein Gemisch von Polysacchariden, das als Dextrin bezeichnet wird. *Dextrinum* DAB 9 ist ein entsprechendes Produkt, das durch Teilhydrolyse aus Stärke gewonnen wird. Dextrine sind je nach Herstellung unterschiedlich zusammengesetzt, d. h. es variiert das Mengenverhältnis an Verbindungen unterschiedlicher Molekulargröße. Im Unterschied zum Ausgangsprodukt Stärke sind die Dextrine in Wasser leicht löslich. Gemeinsam ist den Dextrinen: sie sind rechtsdrehend; sie sind schwerlöslich in Ethanol; sie werden durch Hefen nicht vergoren.

3.4.5.3 Malzextrakte und Kindermehl

Malzextrakte erhält man durch Eindampfen von Malzwürzen im Vakuum. Der Extraktherstellung voran gehen die technologischen Prozesse der Malzbereitung und des Maischens mit dem Ziel der Diastasebildung und der Verzuckerung der Gerstenstärke. Die Malzbereitung besteht darin, Gerstenkörner künstlich zum Keimen zu bringen und den Keimungsprozeß zu einem geeigneten Zeitpunkt zu unterbrechen. Wird das Malz mit Wasser von etwa 50 °C angerührt – ein Vorgang der als Einmaischen bezeichnet wird – so setzt in zunehmendem Maß der enzymatische Abbau der Stärke zu Zucker ein. Sobald die Umwandlung der Stärke zu Maltose genügend weit fortgeschritten ist, filtriert man ab und engt die so erhaltene Würze zu einem dickflüssigen Extrakt ein.

Man unterscheidet zwei Typen von Malzextrakten: die Nährmalzextrakte und die diastasereichen Extrakte. Nährmalzextrakt besteht aus den wasserlöslichen Abbauprodukten der Gerstenstärke, wie sie sich unter der Einwirkung der pflanzeneigenen Gerstendiastase bilden. Die Extraktherstellung kann aber auch so geleitet werden, daß im Extrakt die Diastase angereichert enthalten ist. Die diastasereichen Malzextrakte können nun dazu verwendet werden, um Stärke anderer Herkunft als die von Gerste hydrolytisch zu spalten. Kindermehle z. B. stellen Gemische dar aus eingedickter Milch mit „aufgeschlossenem", d. h. dextriniertem bzw. verzuckertem Weizenmehl. Auch Nährzwieback und Nährzucker enthalten mehr oder weniger weit diastatisch abgebaute Stärke.

3.4.6 Fruktosane (Fruktane)

3.4.6.1 Chemischer Aufbau

Als Fruktosane oder Fruktane bezeichnet man Polysaccharide, die ganz oder überwiegend aus Fruktose aufgebaut sind. Monomere Grundeinheit ist die β-D-Fructofuranose (Abkürzung: Fru$f$.). Die ketalische 2-OH der Fru$f$ ist bei den natürlichen Fruktosanen glykosidisch an eine der beiden primären alkoholischen OH-Gruppen (1-OH oder 6-OH) gebunden. Man unterscheidet:

- den Inulintyp mit Verknüpfung $2 \rightarrow 1$,
- den Phleintyp mit der Verknüpfung $2 \rightarrow 6$,
- den Inulin-Phlein-Mischtyp, der sowohl $(2 \rightarrow 1)$-Bindungen (in der Hauptkette) als auch $(2 \rightarrow 6)$-Bindungen (in den Seitenketten) aufweist (Abb. 3.35).

3.4.6.2 Inulin

Inulin wurde zuerst aus *Inula*-Arten (Familie: *Asteraceae* [*Tubuliflorae*]) isoliert. Es kommt als Reservekohlenhydrat in allen mehrjährigen Kompositen vor. Beispiele für Inulin führende Pflanzen sind:

- *Cichorium intybus* L. var *sativum* DC speichert Inulin in der Rübe und liefert die Wurzel- oder Kaffeezichorie.
- *Helianthus tuberosus* L. speichert Inulin in Sproßknollen und liefert Topinambur.

Ansonsten ist Inulin Inhaltsstoff einer Reihe von Drogen, aber nicht nur aus der Familie der Kompositen (Löwenzahnwurzel, Wurzel

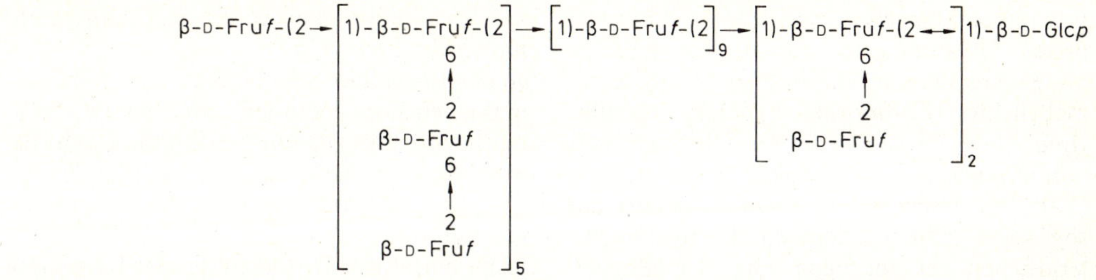

$$\beta\text{-}D\text{-}Fruf\text{-}(2\rightarrow \left[1)\text{-}\beta\text{-}D\text{-}Fruf\text{-}(2 \underset{\substack{6\\\uparrow\\2\\\beta\text{-}D\text{-}Fruf\\6\\\uparrow\\2\\\beta\text{-}D\text{-}Fruf}}{}\right]_5 \rightarrow \left[1)\text{-}\beta\text{-}D\text{-}Fruf\text{-}(2\right]_9 \rightarrow \left[1)\text{-}\beta\text{-}D\text{-}Fruf\text{-}(2 \underset{\substack{6\\\uparrow\\2\\\beta\text{-}D\text{-}Fruf}}{} \rightarrow 1)\text{-}\beta\text{-}D\text{-}Glcp\right]_2$$

Abb. 3.35. Aufbau eines Fructosans vom Inulin-Phlein-Mischtyp. Wiedergegeben ist das Fruktan aus einem Agavensproß (von *Agave vera-cruz* MILL., nach Shrinivasan u. Bhatia 1953). Triticin, das Fruktan der Queckenwurzel ist ähnlich aufgebaut: es liegen (2 → 1) und 2 → 6)-Bindungen, etwa im Verhältnis 1:1 vor; das einzelne Molekül ist aus etwa 30 Fruktosemolekülen aufgebaut. Man beachte, daß am Aufbau aller Fruktane ein Molekül β-D-Glcp, beteiligt ist, da die Biosynthese von der Saccharose ihren Ausgang nimmt

von *Echinacea*-Arten) sondern auch anderer Pflanzenfamilien, wie der Boraginazeen (Wurzel von *Symphytum officinale*) oder der Gentianazeen (*Gentiana-lutea*-Wurzel).

Eigenschaften. Inulin ist ein weißes, geschmack- und geruchloses Pulver, das sich leicht in heißem Wasser ohne Kleisterbildung löst. Die wäßrige Lösung ist linksdrehend $\alpha_D = -40°$. Jod gibt keine Färbung. Mit α-Naphtol-Schwefelsäure violette Farbreaktion. Bedeutend leichter hydrolytisch spaltbar als Stärke (Halbwertszeit in 0,5 M H_2SO_4 bei 20 °C 370–390 min; s. Szetjtli et al. 1971).

Schicksal im Organismus. Nach peroraler Zufuhr von Inulin scheint ein kleiner Teil gespalten zu werden und zur Resorption zu gelangen. Die größte Menge gelangt ungespalten in den Dickdarm und wird dort durch die Intestinalflora abgebaut. Nach Aufnahme größerer Mengen Inulin kommt es zu Meteorismus und enteritischen Erscheinungen.

Intravenöse Zufuhr von Inulin führt zu rascher Elimination in unveränderter Form über die Nieren nach glomerulärer Filtration. Man verwendet Inulin in Form einer 10%igen Lösung als diagnostisches Reagens zur Messung der glomerulären Filtrationsrate.

3.4.6.3 Queckenwurzelstock

Die Droge besteht aus Rhizomen, Wurzeln und kurzen Stengelabschnitten von *Agropyron repens* (L.) P. BEAUV., Synonym: *Elymus repens* (L.) GOULD (Familie: *Poaceae* = *Graminaea*.), einem 1,5 m hohen Gras, das in Europa, dem nördlichen Asien, in Nordamerika und Australien vorkommt. Die Droge ist ohne Geruch; sie schmeckt fade, schwachsüßlich. Queckenwurzel ist ausgezeichnet durch ihren hohen Gehalt an löslichen Fruktanen, hauptsächlich aus Triticin (3–18%) bestehend. An weiteren Kohlenhydraten wurden nachgewiesen: Schleimstoffe, freie D-Fructose (etwa 3%) und Zuckeralkohle (Mannit, Inosit; 2–3%). Ferner sind enthalten 0,01–0,05% eines ätherischen Öls, das hauptsächlich aus Agropyren (einem Acetylenkohlenwasserstoff, zur Struktur s. Abb. 2.4) und aus Carvon besteht.

In Form des Infuses (etwa 1%ig) ein mildes Laxans und Mucilaginosum. Für die zahlreichen Indikationen der Phytotherapie und der Volksmedizin – *Cystitis, Urethritis, Prostatitis*, gutartige Prostatahypertrophie, Steinleiden, Gicht, rheumatische Beschwerden und chronische Hautkrankheiten – gibt es keine rationale Begründung, auch keine kontrollierten Studien für eine Wirksamkeit.

3.4.7 Mannane und Galaktomannane

3.4.7.1 Chemische Charakteristik

Während die im vorigen Abschnitt besprochenen Fruktane in den Vakuolen gespeichert werden, handelt es sich bei den Mannanen und verwandten Glykanen um Polysaccharide, die in den Zellwänden gespeichert werden. Mannane bauen sich aus einer linearen Kette von β-D-Mannopyranosemolekülen auf, die miteinander in 1,4-Stellung verknüpft sind. Wenn im Molekül weniger als 10% andere Monosaccharide eingebaut sind, spricht man von reinen Mannanen, sonst von Glukomannanen, Galaktomannanen usw. Ein sehr reines Mannan kommt im Endosperm der Kümmelfrüchte (*Carum-carvi*-Früchte; Familie: *Apiaceae* = *Umbelliferae*) vor. Die Steinnüsse von *Phytelephas macrocarpa* RUIZ et PAV. (Familie: *Arecaceae* = *Palmae*) liefern das sog. vegetabilische Elfenbein, das für Drechslerarbeiten herangezogen wird. In den verdickten Zellwänden des Endosperm vieler anderer Samen werden Mannane als Reservestoff gespeichert: in der Arecanuß, den Samenkernen von Dattelfrüchten, der Kaffeebohne, der Roßkastanie und in vielen anderen Samen.

3.4.7.2 Hydrokolloide aus Samenendosperm

Johannisbrotkernmehl (Carubin)

Ceratonia siliqua L., der Johannisbrotbaum (Familie *Caesalpiniaceae*) ist an den Mittelmeerküsten beheimatet. Er trägt immergrüne, gefiederte Blätter, büschelige Blütentrauben und als Karoben bezeichnete Hülsenfrüchte. Blütezeit ist der Herbst; Fruchtreife das Frühjahr. *Ceratonia siliqua* kommt wild (var. *silvestris*) und kultiviert vor (var. *edulis*). Drei Produkte sind von Interesse:

Johannisbrot oder die *Ceratonia-siliqua*-Früchte (= *Ceratoniae fructus*); derbe, bis 20 cm lange und etwa 2–3 cm breite, platte, dunkelbraune Hülsen, die sich nicht öffnen. Die Hülsen sind durch falsche Scheidewände gekammert und schließen in jedem Fach einen Samen in einem Fruchtmus ein. Das Fruchtmus enthält Invertzucker (etwa 13%), Saccharose (etwa 20%) neben Pektin (2–3%), Schleimstoffen (etwa 3%), Fruchtsäuren und Proteinen (etwa 4%). Die Karoben schmecken süß; infolge der Bildung von Isobuttersäure zuweilen schwach ranzig.

Johannisbrotsamen (*Ceratoniae semen*; im Handel als „locust beans"); glänzend-braune, abgeplattete, sehr harte Samen. In getrocknetem Zustand wiegen sie 180–200 mg; von den Arabern als Karat bezeichnet, dienten sie als Einheit zum Wiegen von Gold und Edelsteinen (1 metrisches Karat heute = 200 mg). Die Johannisbrotbaum-Samen bestehen zu 23–25% aus dem Keimling und zu 42–46% aus Endosperm. Samen vorreif geernteter Früchte dienen geröstet als Nahrungsmittel, u.a. zur Erzeugung von Kaffeezusatzstoffen (Karob-

kaffee). Reife Samen verarbeitet man zu Johannisbrotkernmehl.

Johannisbrotkernmehl besteht aus dem vermahlenen Endospermteil reifer Samen. Technisch wird etwa wie folgt verfahren. Nach chemischer Vorbehandlung, z. B. mit kochender 4%iger Sodalösung, brechen die Samenschalen auf und lassen sich durch Auswaschen leicht entfernen. Das Material der Kerne läßt man zwischen Walzen passieren, wonach das fast intakt bleibende, sehr harte Endosperm von den pulverisierten Samenteilen (Keimling) mechanisch getrennt werden kann. Johannisbrotkernmehl setzt sich zusammen aus Galaktomannoglykanen (etwa 88%), anderen Polysacchariden (5%), Protein (6%) und Mineralstoffen (1%).

Das in der Literatur auch als Carubin bezeichnete Galaktomannoglykan des Johannisbrotkernmehls ist folgendermaßen charakterisiert:

- Das Molekulargewicht liegt bei 310 000 Dalton, entsprechend einem Polymerisationsgrad von etwa 1 900.
- Es gehört zu den verzweigt-linearen Heteropolysacchariden. Die Hauptkette besteht aus (1 → 4)-verknüpften β-D-Mannopyranosylresten mit (1 → 6)-angehefteten α-D-Galactopyranosylresten als Seitenketten. Aus dem Verhältnis Mannose/Galaktose folgt, daß durchschnittlich jeder vierte bis fünfte Mannoserest eine Seitenkette trägt.
- Es bildet bereits bei niedriger Konzentration hochviskose Lösungen (1–3% binden 97–99% Wasser).

Johannisbrotkernmehl wird sehr vielseitig verwendet:

- medizinisch-diätetisch als kalorienarme Schlankheitskost,
- als nebenwirkungsarmes natürliches Antidiarrhoikum zur Behandlung von Durchfallerkrankungen, vor allem bei Säuglingen, Kleinkindern und Kindern,
- in der pharmazeutischen Technologie als viskositätserhöhender Hilfsstoff,
- in der Lebensmitteltechnologie als Dickungs- und Bindemittel für Salatsaucen, Suppen, Eiscremes, Wurstwaren, Fleischkonserven und ähnlichen Produkten.

Guarkernmehl (Guar)

Die Guarbohne (englisch „clusterbean") stammt von *Cyamopsis tetragonoloba* (L)

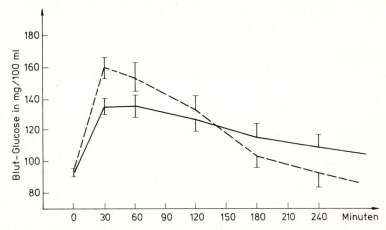

Abb. 3.36. Das Verhalten der mittleren Glukosekonzentration im Serum von Versuchspersonen nach oraler Gabe von Glukose mit und ohne Zusatz von 12 g Guarmehl. Ohne Guar ----- mit Guar ——— (Nach Tunali et al. 1976)

TAUB. (Familie: *Fabaceae*), einem einjährigen Kraut mit dreizählig gefingerten Blättern und Trauben rosafarbiger Schmetterlingsblüten. Die 5–10 cm langen Hülsen stehen bei der Reife aufrecht und enthalten 5–12 erbsengroße Samen. Die Guarbohne ist eine alte indische Kulturpflanze, die heute auch in anderen Ländern (USA, Texas) angebaut wird.

Wie beim Johannisbrotkernmehl werden Samenschale und Keimling mechanisch entfernt; das weitgehend reine Endosperm wird zum Guarmehl vermahlen. Das Produkt enthält bis zu 85% eines als Guaran bezeichneten Galaktomannans; daneben Protein (5–6%), Rohfaser (2,5%) und mineralische Bestandteile (<1%).

Guaran ähnelt in seinem chemischen Aufbau weitgehend dem Carobin; doch ist die lange Mannosehauptkette an jedem zweiten Molekül verzweigt, so daß das Verhältnis Mannose/Galaktose auf etwa 2:1 erhöht ist.

Infolge des sehr ähnlichen chemischen Aufbaus, der sich auch in den physikalischen Eigenschaften wiederspiegelt, verwendet man Guar(mehl) für die gleichen Zwecke wie das Johannisbrotkernmehl. Ein spezielles Anwendungsgebiet hat Guar in der Diättherapie des *Diabetes mellitus* gefunden. Man weiß seit längerem, daß die verschiedensten Ballaststoffe (Guar, Traganth, Pektine, Methylzellulosen u.a.) die Resorption von Nährstoffen verzögern. Als Folge davon erreichen Glukosekonzentrationen weniger hohe Spitzenwerte (s. Abb. 3.36), was wiederum die postprandiale Insulinfreisetzung vermindert: Bei Diabetikern lassen sich orale Antidiabetika und Insulindosen reduzieren. Da täglich 20–30 g Ballaststoff verzehrt werden müssen, ist – bei der hohen Viskosität dieser Stoffe – die Akzeptanz das Hauptproblem der Therapie. Durch partielle Depolymerisierung – die Produkte werden dadurch besser in Wasser löslich – sowie durch Verarbeitung zu Granulaten ist es gelungen, Präparate zu entwickeln, die wesentlich einnehmfreundlicher sind.

Hinweis: Guar enthaltene Diätetika sind, wie alle Ballaststoffpräparate, mit viel Flüssigkeit einzunehmen.

Tamarindenkernmehl (Tamrindenpolyose)

Die in Kap. 3.5.6.1 vorgestellten Tamarindenfrüchte sind zugleich auch Ausgangsmaterial zur Herstellung von Tamarindenkernmehl, das auch unter der Bezeichnung Tamarindenpolyose angeboten wird (Abb. 3.37). Das in den Samen enthaltene Polysaccharid wird mit heißem Wasser, in dem es kolloidal löslich ist, extrahiert und hinterbleibt nach dem Einengen des Lösungsmittels in Form eines blaßgelben, geruchlosen Pulvers. Es verhält sich wie Pektin und bildet stabile Gele.

Tamarindenpolyose verwendet man in der pharmazeutischen Technologie als Hilfsstoff: als Bindemittel für Tabletten, zum Suspendieren unlöslicher Pulver sowie als Emulgierhilfsmittel. In der Lebensmitteltechnologie anstel-

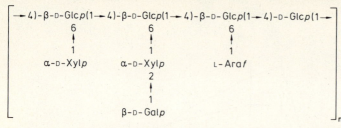

Abb. 3.37. Die Tamarindenpolyose weist eine Glukankette auf mit dichter (6 ← 1)-Verzweigung. An den Verzweigungsstellen hängen Xylosyl-, Galactosylxylosyl- und (selten) Arabinofuranosylreste. Diese Reste besetzen die Verzweigungsstellen nach dem Zufallsprinzip, d. h. es kommen keine repetiven Einheiten vor. Tamarindenpolyose zählen die Biochemiker zu den sog. „Amyloiden", weil sie sich mit Iod/Kaliumiodid-Lösung blau anfärben läßt (Kooiman 1960, 1961). Die Natur des Iod-Polyosekomplexes ist anscheinend nicht bekannt

le von Pektin für die Herstellung von Marmeladen und Gelees.

Tarakernmehl (Tara-Gum)

Als neue Quelle für Hydrokolloide vom Typus des Johannisbrotkernmehls wurde die in Südamerika einheimische *Caesalpinia spinosa* (MOL.) O. KUNTZE (Familie: *Caesalpiniaceae*) erschlossen. Man gewinnt aus dem Samenkern das Tarakernmehl, ein Galaktomannan, das aus Mannose und Galaktose im Verhältnis 3:1 aufgebaut ist. Zum Vergleich:

	Mannose/Galaktose
Johannisbrotkernmehl	4:1
Tarakernmehl	3:1
Guaran	2:1

3.4.8 Hydrokolloide als Exsudate aus Hölzern: Gummen und Gummosis

Unter Gummosis oder Gummifluß versteht man das Austreten einer zähen Flüssigkeit aus Holzpflanzen, verursacht durch ungünstige Standortbedingungen, ungünstiges Klima (Wassermangel), Insektenfraß oder künstliche Verletzungen. Aus physiologischer Sicht besteht die Gummosis in der Umbildung von kompakter Zellwandsubstanz (Pektine plus Zellulose) in Schleimstoffe: Gummibildung ist gleichsam ein krankhafter Verschleimungsprozeß. Ein Gummi ist folglich ein Heteropolysaccharid, das nach mechanischer Verletzung aus einem Holzgewächs ausfließt und an der Luft erstarrt. Dem chemischen Aufbau nach läßt sich zwischen Gummi- und Schleimstoffen keine strenge Unterscheidung treffen. Auch das Merkmal der Adhäsivität (Klebrigkeit) ist zur Abgrenzung wenig brauchbar.

3.4.8.1 Gummi arabicum (Acacia-Gummi)

Gummi arabicum ist das an der Luft erhärtete Gummi, das auf natürliche Weise oder nach Einschneiden des Stammes und der Zweige von *Acacia senegal* WILLD. oder verwandter *Acacia*-Arten (Familie: *Mimosaceae*) austritt.

Herkunft. Zur Gummigewinnung dienen wildwachsende oder kultivierte (Kordofan) Exemplare von *Acacia senegal*. Daneben liefern auch noch einige andere afrikanische Arten wie *A. seyal* und *A. nilotica* arabisches Gummi. Im Februar und März werden in die etwa 6jährigen Bäumchen mit einer kleinen Axt querlaufende Einschnitte in Stamm und Zweige gemacht und die Axt dabei so gedreht, daß die Rinde gelöst wird. Oberhalb und unterhalb des Einschnittes zieht man die Rinde so weit ab, daß das Kambium auf einer Fläche bis zu 7 × 90 cm freigelegt und zur Bildung neuer Rinde angeregt wird. Gleichzeitig beginnt der als Vergümmung (Gummosis) bezeichnete Prozeß, der aber nur während der Trockenzeit an Bäumen auf sehr trockenem Standort in Gang kommt. Gummi scheidet sich nach außen ab und wird nach 20–30 Tagen in Form kugeliger Gebilde abgelesen, von Verunreinigungen befreit, sortiert und getrocknet; früher wurde noch an der Sonne gebleicht. Hauptproduktionsgebiet ist der Sudan; die beste Sorte stammt aus Kulturen in Kordofan. Die

Ausbeuten pro Baum und Jahr liegen im Durchschnitt zwischen 1 und 2 kg.

Eigenschaften. Das Handelsprodukt besteht aus rundlichen, weiß-gelblichen, manchmal bernsteinfarbenen, rissigen Tränen, die kaum wahrnehmbar riechen und fad-schleimig schmecken.

Im kalten Wasser löst sich arabisches Gummi nur sehr langsam auf; doch ist die Löslichkeit selbst außerordentlich gut, so daß Lösungen mit Gehalten bis zu 50% hergestellt werden können. Die Lösungen reagieren schwach sauer und drehen die Ebene des polarisierten Lichtes nach links.

Arabisches Gummi ist kein einfaches Polymergemisch, sondern ein Gemisch nahe verwandter Heteropolysaccharide mit Molekulargewichten (Gewichtsmittel) von 260 000–1 160 000 Dalton. Sie sind verzweigtkettig, und zwar so extrem, daß von kugelförmiger Gestalt der Quartärstruktur gesprochen werden kann. Am Aufbau sind die folgenden Monosaccharide beteiligt: L-Arabinofuranose, L-Arabinopyranose, D-Galactopyranose und D-Glucuronsäure. Die prozentuale Verteilung ist sortenabhängig; für *Acacia-senegal*-Gummi wurde sie wie folgt gefunden:

Arabinose 38%
Galaktose 32%
Rhamnose 12%
Glukuronsäure 18%

Die Hauptketten bestehen aus β-D-Gal*p*-Resten, die über (1 → 3)-Bindungen verknüpft sind; die langen Seitenketten sind über (6 → 1)-Bindungen mit der Hauptkette verknüpft.

Bei Gummi arabicum handelt es sich um einen sauren „Schleim" insofern, als Glukuronsäuremoleküle eingebaut sind; die Glykanmoleküle liegen als leicht saure Salze vor, wobei Kalzium-, Magnesium- und Kaliumionen als Gegenionen fungieren.

Als Nichtkohlenhydratbestandteil des Gummi arabicum sind Enzyme, insbesondere Oxidasen und Peroxidasen, zu erwähnen. Bei der Verwendung der Droge als Emulgator können sie die Stabilität von Arzneistoffen beeinflussen, so daß sie mittels Hitze inaktiviert werden müssen. Das ÖAB kennt ein *Gummi arabicum desenzymatum,* das durch Behandeln der wäßrigen Lösung (1+2) im strömenden Wasserdampf (30 min) hergestellt wird. Das Lösungsmittel wird abgedampft, der Rückstand fein gepulvert. Handelsprodukte werden durch Sprühtrocknung hergestellt. Der Umweg über den Wasserzusatz ist deshalb wichtig, weil Enzyme im trockenen Zustand ziemlich temperaturresistent sind. Einfacher inaktiviert man Gummi-arabicum-Lösungen mit Ethanol (15 min), das sich dann leicht wieder abdestillieren läßt.

Eine der auffallendsten physikalischen Eigenschaften des arabischen Gummis ist die starke Abhängigkeit der Viskosität von der Konzentration. Erst bei hohen Konzentrationen, zwischen 40% und 50% werden, dann fast sprungartig, maximale Viskositätswerte erreicht. Unterhalb dieses Bereiches bildet es mit Wasser schwach viskose, kolloidale Lösungen; er zeigt keine Neigung zur Gelbildung. In organischen Lösungsmitteln (Chloroform, Ether, Ethanol, Glyzerin, fetten Ölen) ist Gummi arabicum praktisch unlöslich.

Anwendung. Eingesetzt wird Gummi arabicum als Emulgator und Verdickungsmittel immer dann, wenn die Präparationen zur oralen Einnahme bestimmt sind. Auch im Lebensmittelbereich gehört das arabische Gummi zu denjenigen Verdickungsmitteln, die allgemein und deklarationsfrei zugelassen sind. Die verschiedenen Hustenpastillen und Lutschtabletten (im pharmazeutischen Bereich und gleichermaßen die Gummibonbons der Süßwarenindustrie) enthalten Zusätze von Gummi arabicum, um sicherzustellen, daß die Pastillen sich beim Lutschen hinreichend langsam auflösen; ein Nebeneffekt besteht darin, daß das Auskristallisieren von Zucker verhindert wird.

Ein wichtiges modernes Anwendungsgebiet ist die Mikroverkapselung, insbesondere von ätherischen Ölen – man denke an die sog. Instanttees (sofortlösliche Tees) aus Drogen, die ätherisches Öl enthalten. Produkte hoher Qualitätsstufe enthalten nicht einfache Verreibungen ätherischer Öle, sondern mikroverkapselte Öle, die hergestellt werden, indem man die Öle mit Gummi-arabicum-Lösung emulgiert und anschließend sprühtrocknet. Das Polysaccharid bildet um die Öltröpfchen einen Film, der die oft sehr luftempfindlichen Inhaltsbestandteile vor chemischen Veränderungen schützt.

Unerwünschte Wirkungen. Eine Sensibilisierung nach Einatmen von Staubteilchen der Droge oder nach peroraler Zufuhr gehört zu den großen Seltenheiten.

3.4.8.2 Tragant (Astragalus-Gummi)

Definition. Tragant (*Tragacantha*) oder *Astragalus*-Gummi ist die an der Luft erhärtete, gummiartige Ausscheidung, die natürlich oder nach Einschneiden von Stamm und Ästen von *Astragalus gummifer* LABILL. und von gewissen anderen westasiatischen Arten der Gattung *Astragalus* ausfließt (nach Ph. Eur.).

Herkunft. Neben *A. gummifer* werden als Stammpflanzen noch *A. kurdicus* BOISS. und *A. microcephalus* WILLD. genannt (Familie: *Fabaceae = Papilionaceae*; Ordnung: *Fabales = Leguminosae*). Astragalus-Arten bilden 0,5–2 m hohe Sträucher mit Fiederblättern. Zu Beginn der Trockenzeit werden die Fiedern abgeworfen, während die Blattspindeln verdorren.
Astragalussträucher bestimmen das Vegetationsbild der Bergregionen von Anatolien, Kurdistan und Armenien, die zugleich Hauptproduktionsländer des Tragant sind.
Hinsichtlich der Gummosis zeichnen sich *Astragalus*-Arten dadurch aus, daß die Zellen des Markes und der Markstrahlen spontan verschleimen, d. h. stark verdickte Zellmembranen ausbilden, so daß ganze Gewebepartien – bis auf Zellwand- und stärkehaltige Plasmareste – aus Schleimstoffen bestehen. Die Gummosis braucht, anders als bei *Acacia*, bei *Astragalus* nicht erst durch größere mechanische Manipulationen ausgelöst werden. Durch Wasseraufnahme quellen die Schleime auf und beginnen auf das umliegende Rindengewebe einen hohen Druck auszuüben, so daß bei der geringsten Verletzung des Stämmchens die Schleimmasse nach außen fließt und an der Luft erstarrt. Es kann sich dabei um zufällige (spontane) Verletzungen handeln – sie führen zum sog. Körnertragant – doch induziert man zur eigentlichen Drogengewinnung das Auspressen des vorgebildeten Schleimes durch künstliche Verwundung der Stämme und Äste. Je nach Art der Öffnung entstehen unterschiedlich geformte Produkte:

- Längsschnitte führen zu Bandtragant,
- Stichwunden liefern den Faden oder Wurmtragant.

Eigenschaften. Arzneibuchware (Bandtragant) besteht aus flachen, unregelmäßig gebo-

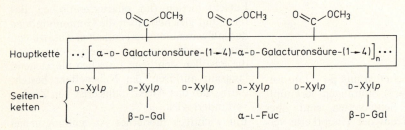

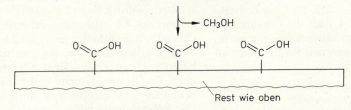

Abb. 3.38. Schema zum Aufbau der Polysaccharide des Tragant. Die linearen Hauptketten bestehen aus $(1 \to 4)$-verknüpften α-D-Galacturonsäuren, deren Carboxylgruppen – vorzugsweise wohl mit Methanol – verestert sind. Die Mehrzahl der Galacturonsäurereste tragen eine $(2 \to 1)$-verknüpfte D-Xylopyranosylgruppe; jeder zweite Xyloserest wiederum ist $(2 \to 1)$-verknüpft mit β-D-Galactopyranose oder α-L-Fucopyranose. Die Polysaccharide, deren Carboxylgruppen verestert vorliegen, bilden die in Wasser schwer lösliche, aber gelbildende Bassorinfraktion. Analog gebaute Polysaccharide, deren Carboxylgruppen frei vorliegen, bilden die wasserlösliche Tragacanthinfraktion

genen, bandartigen Stücken einer hornartigen, weißen oder gelblichen Masse. Meist wird er als Tragantpulver angeboten und verwendet. Tragant weist weder einen auffallenden Geruch oder besonderen Geschmack auf. Im Unterschied zu arabischem Gummi ist Tragant in Wasser weniger gut löslich; er quillt vielmehr zu einer homogenen, klebrigen, gelartigen Masse auf.

Chemische Zusammensetzung. Tragant besteht aus einer in Wasser löslichen Fraktion, dem Tragacanthin (30–40%), und einer unlöslichen, als Bassorin bezeichneten Fraktion (60–70%). Bassorin, der für die Tragantverwendung nützliche Anteil, quillt in Wasser unter Gelbildung bis zum 40fachen seines Volumens auf (10%ige Tragantlösungen haben Gelkonsistenz).

Die lösliche Fraktion besteht aus einem Gemisch saurer Polysaccharide – die Carboxyle liegen offenbar unverestert vor. In der unlöslichen Fraktion sind die Carboxylgruppen hingegen verestert; bei deren Hydrolyse bilden sich Polysaccharide der löslichen Fraktion (s. Abb. 3.38).

Bausteine beider Fraktionen sind D-Galacturonsäure, D-Galactose, L-Fucose und L-Arabinose. Das Molekulargewicht liegt bei 840 000 Dalton. Die Polysaccharide des Tragant gehören zu den linearverzweigten Polysacchariden mit Überwiegen des linearen Charakters ($450 \times 1,9$ nm). Es bestehen starke Ähnlichkeiten im Aufbau zu den Pektinen (s. Kap. 3.4.9).

Weitere Bestandteile des Tragant sind neben Wasser (10–20%) bis zu 3% Stärke und Zellulose.

Analytische Kennzeichnung

Prüfung auf Identität

- Beim Kochen mit Bariumhydroxidlösung färben sich Tragantlösungen intensiv gelb. Diese Reaktion beruht auf den Galakturonsäuren, die den Tragant aufbauen, sie ist insofern wenig spezifisch.
- Nach salzsaurer Hydrolyse werden reduzierende Zucker mittels Fehling-Lösung nachgewiesen (Ph. Eur.), eine Reaktion, die von allen Polysacchariden gegeben wird.
- Nach Zusatz von Cu^{2+}-acetatlösung zu einer Tragant-Kolloidlösung tritt ein weißblauer Niederschlag auf (Stahl u. Turgul 1981).

Prüfung auf Reinheit

- Das Hydrolysat darf keine Sulfationen enthalten, worauf mittels Bariumchloridlösung geprüft wird (Prüfung auf Agar: Agarpektin enthält Galaktosemoleküle, die teilweise in 6-Stellung mit Schwefelsäure verestert sind).
- Beimengung von Dextrin erkennt man unter dem Mikroskop im Glycerin-Wasser-Präparat nach Zusatz von Jodlösung: Rotbraune bis violette Schollen müssen fehlen.
- Die Quellungszahl in 55%igem Ethanol darf einen bestimmten Wert nicht überschreiten, im Unterschied zu *Sterculia*-Gummi (= indischer Tragant), der auch in ethanolischer Lösung noch gutes Quellungsvermögen zeigt.
- Eine Suspension in Wasser gibt nach Zusatz von Blei(III)-acetat-Lösung einen Niederschlag. Nach Filtration wird basisches Bleiacetat zugesetzt. Tritt erneut ein Niederschlag auf, dann spricht das für Verunreinigung mit arabischem Gummi.
- 5,00 g Tragant dürfen nach Säurehydrolyse höchstens 50 mg unlöslichen Rückstand hinterlassen (Prüfung auf fremde Stoffe).

(Weitere Möglichkeiten der Wertbestimmung s. Stahl u. Turgul 1981).

Anwendung

- Medizinisch als Füllungsperistaltikum, allerdings selten, da andere Tragantarten (s. indischer Tragant) preiswerter sind. Ähnlich wie Guarmehl vermindert Tragant die postprandiale Blutzuckerkonzentration und Insulinfreisetzung (s. S. 113).
- Als Mucilaginosum zur Verbesserung der Gleitfähigkeit von Kathetern und chirurgischen Instrumenten. Die Präparate sind vor Verwendung zu sterilisieren, da Tragantschleim ein guter Nährboden für Mikroorganismen ist.
- Als Haftpulver für Zahnprothesen.
- In der pharmazeutischen Technologie als Stabilisator für Emulsionen. Vor allem aber ist Tragant die Basis für fettfreie Salben (Bassorinpasten).
- In der kosmetischen Industrie als Binde- und Verdickungsmittel, z.B. in Zahnpasten.
- In der Nahrungsmittelindustrie als Verdickungsmittel zur Viskositätserhöhung sowie

als Stabilisator zur Emulsionserhaltung (Mayonnaisen) und als Rekristallisationsverhinderer (Speiseeis).

Unerwünschte Wirkungen. Allergische Reaktionen nach Einatmen von Staubpartikelchen und nach peroraler Zufuhr sind sehr selten. Auch Kontaktdermatitiden sind selten beschrieben (Reynolds 1982).

3.4.8.3 Karaya-Gummi (Sterculia-Gummi, indischer Tragant)

Ein dem *Astragalus*-Tragant sehr ähnliches Produkt wird als *Sterculia*-Tragant (= indischer Tragant) angeboten. Man gewinnt indischen Tragant von verschiedenen *Sterculia*-Arten, hauptsächlich wohl von *Sterculia urens* ROXB. (Familie: *Sterculiaceae*). Zur Gewinnung werden im tropischen Asien während der trockenen Jahreszeit von Oktober bis Januar und April bis Juni die äußeren Teile des Stammes durch einen flachen handgroßen Schnitt entfernt. Es tritt ein dickflüssiger Schleim aus, der am Stamm zu Klumpen, Tränen oder wurmförmigen Stücken eintrocknet und gesammelt wird.

Die Droge besteht aus grauweißen, bisweilen rötlichbraunen Stücken, die einen deutlichen Geruch nach Essigsäure erkennen lassen. Die pulverisierte Droge ist ein weiß bis braungelb gefärbtes Pulver, das einen Mindestgehalt von 10% flüchtigen Säuren (berechnet als Essigsäure) aufweisen soll. Gegenüber Wasser verhält sich Karaya-Gummi ähnlich wie *Astragalus*-Tragant: eine etwa 10%ige Lösung quillt zu einer homogenen, klebrigen gelatinösen Masse auf. Unterschiede sind quantitativer Natur, beispielsweise ist die Löslichkeit in Wasser geringer; auch wird das Quellvermögen durch Ethanolzusatz weniger stark beeinflußt. Durch die Fähigkeit, noch in 55%igem Ethanol zu quellen, läßt sich Karaya-Gummi analytisch von Tragant unterscheiden.

Die das Karaya-Gummi aufbauenden Heteropolysaccharide sind in bezug auf den Verzweigungstyp linear-verzweigt, in bezug auf die Sekundärstruktur gehören sie zu den Galakturono-Rhamnanen (s. Abb. 3.39).

Charakteristisch für Karaya-Polysaccharide ist, daß viele Hydroxylgruppen durch Veresterung mit Essigsäure verschlossen sind (Acetylgehalt: 8%), wodurch die schlechte Löslichkeit des Karaya-Gummi in Wasser erklärlich wird.

Karaya-Gummi wird in der Medizin als Füllperistaltikum verwendet (Präparatebeispiel: Normacol): Die Droge ist unverdaulich, sie bindet auch im alkalischen Milieu des Darmes Wasser an sich und regt durch den Füllungsdruck die Peristaltik an. Ihrer wasserentziehenden Eigenschaften wegen ist sie aber auch als Antidiarrhoikum brauchbar.

Ihr Klebevermögen wird bei der Herstellung von Beuteln zur Kolostomie- und Ileostomieversorgung ausgenutzt (Beutel mit „Karayaring"); ferner als Haftpulver für Zahnprothesen. In der kosmetischen Industrie als Gel oder Lotion zur Haarfixierung. Für viele andere Zwecke ist Karaya-Gummi weniger gut geeignet als Astragalus-Tragant, da durch Alterung die Viskosität abnimmt.

Für die innerliche Einnahme gelten dieselben Modalitäten wie für alle Ballaststoffdrogen: mit viel Flüssigkeit einzunehmen.

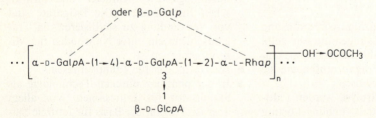

Abb. 3.39. Schema zum Aufbau des Karaya-Gummis (von *Sterculia urens* ROXB.), sowie des Kutira-Gummis (von *Cochlospermum gossypium*). Das Molekül ist, vergleichbar dem der Pektine, aus (1 → 4)-verknüpften α-D-Galacturonsäuren aufgebaut, in die (1 → 2)-α-L-Rhamnopyranosylreste eingeschoben sind. Spezifisch ist, daß erstens in die Hauptkette auch β-D-Galactopyranosemoleküle eingeschoben sind, daß zweitens einige der α-D-Galacturonsäuren verzweigt sind, indem sie an β-D-Glucuronsäuren geknüpft sind und daß drittens ein Teil der alkoholischen Gruppen acetyliert ist

3.4.8.4 Kutira-Gummi

Kutira-Gummi stammt von *Cochlospermum gossypium* DC, einem kleinen Baum aus der Familie der *Cochlospermaceae* (Ordnung: *Violales*), der in Indien seiner gelben Blätter wegen gern in der Nähe von Tempeln kultiviert wird. Beheimatet ist er in den trockenen Regionen des nördlichen Vorderindien am Fuße der westlichen Himalayaberge.

Die Droge besteht aus unregelmäßig geformten, ledergelben Klümpchen. Im chemischen Aufbau und in allen seinen Eigenschaften stimmt *Cochlospermum*-Gummi mit Karaya-Gummi überein, obwohl die beiden Stammpflanzen botanisch nicht miteinander verwandt sind. Zum Aufbau s. Abb. 3.40. In Indien wird Kutira-Gummi sehr viel verwendet; dank seines niedrigen Preises wird er auch in Europa wie Karaya-Gummi verwendet. Sein Nachweis gelingt leicht mikroskopisch aufgrund seines Gehalts an Kalziumoxalatdrusen.

3.4.9 Pektine

Definitionen. In der Pharmazie und Lebensmittelchemie versteht man unter *Pektinen* polymerhomologe Reihen von Galakturonsäuren, deren Carboxylgruppen teilweise mit Methanol verestert sind und welche die Eigenschaft haben, daß ihre wäßrigen Lösungen unter bestimmten Bedingungen erstarren (daher die Bezeichnung Pektine vom griechischen pektos = erstarrt).

Protopektine sind die in der Pflanzenzellwand als inkrustierende Kittsubstanzen vorkommenden Pektine. Sie sind in Wasser unlöslich. Es handelt sich um Molekülaggregate bestehend aus Pektinketten, die durch Ca^{2+}- und Mg^{2+}-Ionen quervernetzt sind. Die Pektinketten sind in der Regel keine reinen Polygalakturonide, sondern Rhamnogalakturonane (s. Abb. 3.40 und 3.41). Protopektin kommt als Matrixsubstanz der Zellwand kovalent an Glukane, an Lignin und an Glykoproteine gebunden vor; sie bilden miteinander ein die ganze Zelle umspannendes, makromolekulares Netzwerk (Kindl u. Wöber 1975). Bei der Fruchtreife geht wasserlösliches Protopektin zunehmend in lösliches Pektin über, indem durch die Aktivität mehrerer Enzyme die Bindungen an Nichtenzyme gelöst, die Pektinketten verkürzt und partiell demethyliert werden.

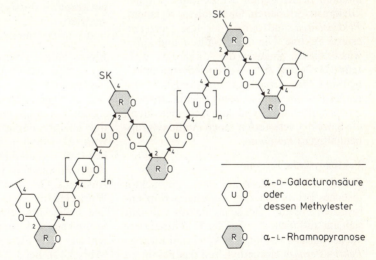

Abb. 3.40. Schema zum grundsätzlichen Aufbau eines Pektins. Rückgrat eines typischen Pektins ist eine D-Galacturono-L-Rhamnankette, die Seitenketten (SK) tragen kann. Die Galakturonrhamnankette besteht aus α-D-Galactopyranoseresten, die glykosidisch über (1 → 4)-Bindungen miteinander verknüpft sind. Unterbrochen ist diese Kette in der Regel durch α-L-Rhamnopyranosemoleküle, die über (1 → 2)-Stellung an die Uronsäure angeheftet sind (nach Kindl u. Wöber 1975). Die in Medizin, Pharmazie und Lebensmitteltechnologie verwendeten Pektine aus Apfeltrestern und aus der inneren Rinde von Zitrusfrüchten sind eine Ausnahme insofern, als Rhamnosemoleküle und Seitenketten fehlen. Apfelpektine liefern bei vollständiger Hydrolyse zu 95% und Zitruspektine 100% D-Galacturonsäure

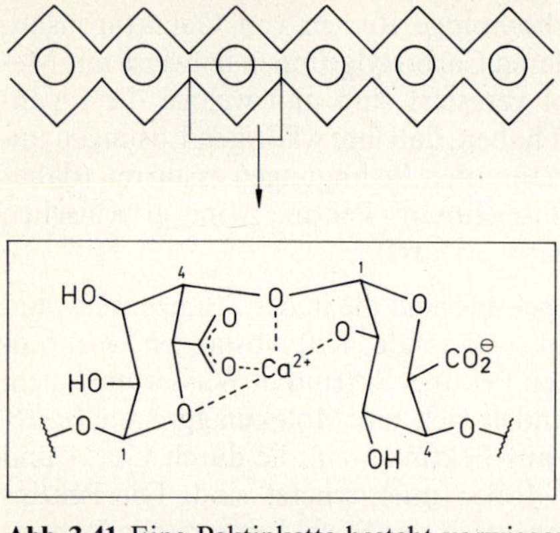

Abb. 3.41. Eine Pektinkette besteht vorwiegend aus (1 → 4)-verknüpfter α-D-Galacturonsäure. Dies bedingt eine Band-Tertiärstruktur ("ribbon-type"), doch ist das Band geknickt und verdreht. Zwei Ketten dieser Tertiärstruktur können sich nicht eng zusammenlagern; es bleiben Zwischenräume. Die Stabilisierung einer höheren Struktur ist überhaupt nur möglich, wenn die Zwischenräume mit kleinen Molekülen aufgefüllt werden. Im Falle der Pektinkette übernimmt das Ca(II)-Ion diese Funktion. Man nennt diesen Typus von Konformation, weil er an eine Eierschachtel erinnert, den "egg-box-type" (Eierschachteltyp). (Nach Rees 1977)

Pektinstoffe sind Gemische von Pektinen mit anderen Begleitstoffen der Zellulose wie den Glykanen (Arabanen, Galaktanen, Xylanen). *Pektinsäuren* sind ganz oder fast ganz entesterte Pektine. Die freien Säuren sind kaum wasserlöslich, hingegen die Alkalisalze, während Ca^{2+}- und Al^{3+}-Salze wiederum unlöslich sind. Man bezeichnet Salze der Pektinsäuren als *Pektate* (sie sind wenig oder nicht methoxylgruppenhaltig) und unterscheidet davon die Salze der veresterten (noch methoxylgruppenhaltigen) *Pektinate*.

Pektinolytische Enzyme

Protopektinasen setzen aus dem Protopektin lösliches Pektin frei. Der Übergang vom unlöslichen Pektin in lösliches Pektin vollzieht sich am auffallendsten bei der Fruchtreife zunächst harter Früchte, wie Äpfel und Birnen.
Pektinesterasen entmethylieren das Pektin zu Pektinsäure; sie kommen in grünen Pflanzen und in Mikroorganismen weit verbreitet vor.
Pektinasen (Polygalakturonidasen) spalten die α-(1 → 4)-glykosidische Bindung zwischen den Galakturonsäuren. Die einzelnen Pektinasen unterscheiden sich darin, ob sie das Molekül im Inneren spalten (Endo-Pektinasen) oder vom Ende her angreifen (Exo-Pektinasen); ferner, darin, ob sie Pektin angreifen (Polymethylgalakturonidasen) oder Pektinsäure (Polygalakturonidasen). Die von bestimmten Mikroorganismen gebildeten Pektinasen zeigen in ihren enzymchemischen Eigenschaften Unterschiede zu den „pflanzeneigenen" Pektinasen, z. B. im pH-Optimum: 8,5–9,5 (im Vergleich: pH 5–5,6); man bezeichnet sie als Pektin- und Pektatlyasen.

Gewinnung. Zur technischen Gewinnung dienen Apfeltrester und Fruchtschalen (Albedoschicht) von Zitrusfrüchten mit Gehalten von 10–20% bzw. 20–40%. Da im Extraktionsgut die Protopektine vorliegen, müssen durch Säuren Kalziumionenbrücken zwischen den Polysaccharidketten gelöst und hydrolytisch auch Bindungen zwischen Glukuroniden und Nichtglukuroniden gelöst werden. Andererseits darf die Kettenverkürzung nicht zu weit getrieben werden. Die Extraktion erfolgt mit Wasser unter Zusatz von Milch- und Zitronensäure bei pH 1,5–3 und 60–100 °C. Der Extrakt wird gereinigt (durch Einwirkung besonderer Enzyme zur Entfernung von Stärke und Eiweißstoffen; Ionenaustausch zur Elimination von Ca^{2+}- und Mg^{2+}-Ionen. Behandlung mit Bleicherden zur Entfärbung) und entweder zu flüssigen Pektinpräparaten konzentriert oder zu Trockenextrakten (Sprüh- und Walzverfahren) weiterverarbeitet.

Eigenschaften. Pektin ist ein weißes oder gelblich-weißes Pulver; fast geruchlos; mit schleimigem Geschmack. In Wasser (1:20) löst es sich zu einer viskösen, opaleszierenden Flüssigkeit. Die auffallendste Eigenschaft der Pektine ist ihre Fähigkeit, in wäßriger Lösung vom Solzustand in den Gelzustand überzugehen (Sol = kolloidale Lösung; Gel = verfestigter Zustand einer kolloidalen Lösung. Der Ausdruck Gel wurde in Anlehnung an das Wort Gelatine gebildet).
Die Gelierfähigkeit der Pektine hängt von zahlreichen Faktoren ab; wichtig sind Anwesenheit von Zucker, Säuren, Ca^{2+}-Ionen (Abb. 3.42). Bei den hochveresterten Pektinen erfolgt die Vernetzung der Moleküle bevorzugt über Wasserstoffbrücken; der Zucker bewirkt einen starken Wasserentzug, d. h. eine Bindung und Orientierung des Lösungswassers und der Hydrathüllen der Pektine an die Zuckermoleküle (Hydratationseffekt); der Säurezusatz drängt die Dissoziation der

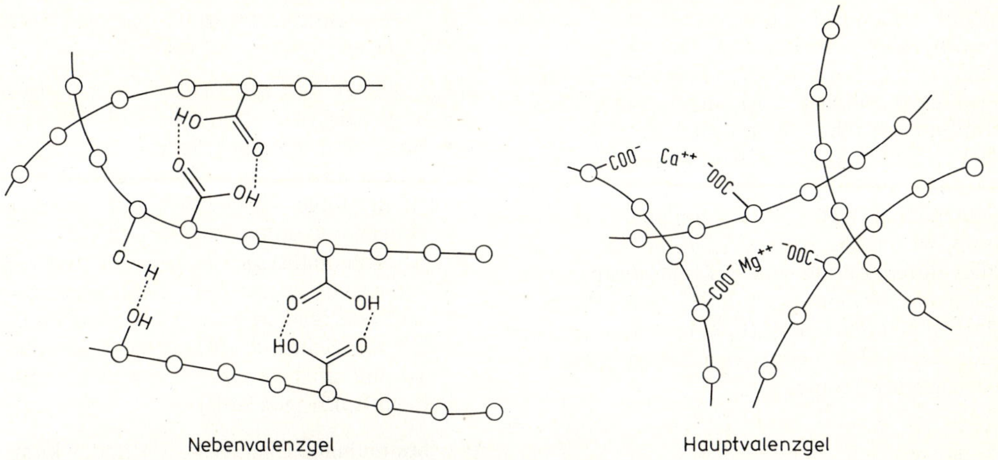

Nebenvalenzgel　　　　　　　　　　　　Hauptvalenzgel

Abb. 3.42. Schema zur Gelbildung der Pektine. Verlauf und Bedingungen sind unterschiedlich, je nachdem, ob es sich um hochveresterte (55–75%) oder niederveresterte (15–44%) Pektine handelt und ob niedrig- oder hochmolekulare Pektine vorliegen. Hochveresterte Gele sind als Nebenvalenzgele aufzufassen, d. h. der Zusammenhalt der einzelnen Pektinketten erfolgt über Wasserstoffbrücken. Pektingele bilden sich allein schon mit Ca^{2+}-Ionen oder in Anwesenheit anderer polyvalenter Kationen. Die Quervernetzung der Ketten zu einem dreidimensionalen Gerüst erfolgt über heteropolare Hauptvalenzbindungen, weshalb man von Hauptvalenzgelen spricht. (Nach Heimann 1976)

noch freien Carboxylgruppen zurück, so daß die Ausbildung von H-Brücken über die Carboxyle möglich wird. Niederveresterte Pektine mit ihren freien Carboxylen können allein schon mit Ca^{2+}-Ionen oder in Anwesenheit anderer polyvalenter Kationen Gele bilden, und zwar deshalb, weil die Verknüpfung der Ketten über Ionenhauptvalenzen erfolgt (Kalziumpektate) (nach Heimann 1976).

Anwendung. Pektin dient – bei Kindern am einfachsten in Form frischer geriebener Äpfel oder einer Bananenbreidiät – zur symptomatischen Behandlung von Störungen des Verdauungstrakts (unspezifische Diarrhö, Gastroenteritis). Die Wirksamkeit beruht nur zum Teil auf der Bildung eines Schutzfilmes durch das Hydrokolloid. Pektine sind unverdaulich, gelangen in die unteren Darmabschnitte, wo sie durch die Bakterienflora zu niedermolekularen Säuren abgebaut werden. Die pH-Verschiebung führt für die den Durchfall verursachenden darmfremden Bakterien zu ungünstigen Lebenbedingungen.

Sterile Pektinlösungen, Pulver oder Pasten verwendet man äußerlich zur Behandlung von Wunden und Wundliegen; sie wirken nicht nur reizmildernd, sondern auch blutstillend.

Pektin verringert die Blutungszeit und beschleunigt die Blutkoagulation. Erwünscht ist dabei auch die indirekte antibakterielle Wirkung: alle sauren Polysaccharide wirken als Hyaluronidasehemmer und hemmen dadurch die Ausbreitung der Bakterien im Gewebe (Gibian 1951).

Pektin beeinflußt die Serumcholesterinkonzentration. In Dosen von 6 bis maximal 30 g pro Tag kann die Serumcholesterinkonzentration um 5 (bis maximal 18%) des Ausgangswerts sinken. Es handelt sich wahrscheinlich um einen der Cholestyraminwirkung vergleichbaren Effekt, der über vermehrte Gallensalzausscheidung mit dem Blut zustande kommt (Kasper 1985). Ähnlich wie Guar (s. S. 121) verzögert Pektin die Resorption von Nahrungsstoffen, so daß es die postprandiale Glukosekonzentration sowie die Insulinfreisetzung vermindert.

In der Pharmazie wie in der Nahrungsmittelindustrie dient Pektin als Verdickungs-, Gelier- und Emulgiermittel. Während es bei saurem pH sehr effektiv ist, zersetzt es sich bei alkalischem pH, was seine Anwendbarkeit einschränkt.

Technologisch können Pektine auch störend wirken, so bei der Verarbeitung von pektinreichen Früchten zu Fruchtsäften (z. B. von

Himbeeren und Johannisbeeren). Die Pektine müssen daher abgebaut werden: am einfachsten fermentativ. In den Früchten ist meist genügend Pektase vorhanden, unter ihrem Einfluß entsteht die unlösliche Pektinsäure. Sie erschwert aber das Auspressen des Saftes und machte ein Filtrieren unmöglich. Durch Hefen kann Pektin zwar, wenn auch nur langsam, weiter abgebaut werden. Schneller geht dies durch Zusatz von Pektinasepräparaten, die eine Saftklärung in 1–2 Tagen erlauben. Die so behandelten Säfte haben aber ein von den durch Hefe vergorenen Säften etwas abweichendes Aroma.

3.4.10 Zelluläre Drogen, die Hydrokolloide enthalten (Schleimdrogen)

3.4.10.1 Schleimdrogen: Aufbau, Wertbestimmung, Anwendung

Zwischen den in den vorhergehenden Abschnitten besprochenen Schleimdrogen vom Typus des Guarmehls, der Gummen und der Pektine und den im folgenden zu besprechenden „typischen Schleimdrogen" besteht in biochemischer Hinsicht kein gundsätzlicher Unterschied. Wenn man differenzieren will, so orientiert man sich am besten an den Unterschieden im chemischen Aufbau der Zellwandbestandteile. Wir finden:

- Zellulose-Elementarfibrillen,
- Homoglykane (z. B. Arabinane, Galaktane),
- Heteroglykane (z. B. Arabinogalaktane),
- Rhamnogalakturonane (Pektine),
- Wandproteine (sie sind im vorliegenden Zusammenhang nicht von Interesse).

Daraus ergibt sich die Stoffgliederung in 1) Zellulose, 2) Glykane („neutrale Schleime"), 3) Polyuronsäuren (saure Schleime, Gummen und Pektine).
Mit Ausnahme der unter 3.4 beschriebenen Salepknollen sind die unter 1), 2) und 3) fallenden Drogen keine Drogen im engen Wortsinn (getrocknete Pflanzenorgane), sondern azelluläre Produkte, teils von der Natur unmittelbar geliefert (Gummi arabicum, Tragant), teils durch technische Extraktions- und Reinigungsverfahren hergestellt (die Leguminosenkernmehle, Pektine). Die als Schleimdrogen bezeichneten Drogen lassen sich demgegenüber wie folgt charakterisieren:

- Es handelt sich um strukturierte Drogen d. h. getrocknete Pflanzenorgane, die als solche unmittelbar gebraucht werden.
- Die Schleimfraktion ist insofern komplex, als in der Regel Mischungen von neutralen Glykanen und sauren Polyuroniden (Galakturonorhamnantyp) vorliegen. Mit anderen Worten: Mit geeigneten Methoden lassen sich die aus Schleimdrogen mit Wasser ausziehbaren Schleime in eine oder mehrere saure und in eine oder mehrere neutrale Schleimfraktionen zerlegen.

Wertbestimmung. Chemische Methoden kommen deshalb nicht in Betracht, weil für den therapeutischen Wert einer Schleimdroge Tertiär- und/oder Quartärstruktur maßgeblich sind, die nur in Einzelfällen und mit größtem apparativen Aufwand analysierbar sind. Am einfachsten ist es, diejenigen physikalischen Eigenschaften direkt zu messen, die für die Nützlichkeit der Schleimdrogen relevant sind: das sind Viskosität und Quellvermögen.

Quellvermögen. Unter der Quellungszahl versteht man das Volumen in Millimeter, das 1 g Droge samt dem anhaftenden Schleim nach 4stündigem Quellen einnimmt.

Hierzu wird die Droge in einem mit eingeschliffenen Stopfen versehenen Meßzylinder, der eine vom Boden an zählende, 25 ml umfassende, mindestens in 0,2-ml-Schritte unterteilte und etwa 125 mm hohe Graduierung aufweist, mit 25 ml Quellflüssigkeit, meist Wasser, gut gemischt. Die Mischung wird während 1 h in Zeitabständen von je 10 min kräftig geschüttelt und dann während 3 bzw. 6 h stehengelassen. Dann liest man das Volumen der Droge samt dem anhaftenden Schleim ab.

Messung der Viskosität. Unter Viskosität oder innerer Reibung einer Flüssigkeit ist diejenige Kraft definiert, die einer verschiebenden Schwerkraft entgegengesetzt wird. Man mißt sie mit relativ einfachen Meßgeräten:

- In dem Kapillarviskosimeter nach Ostwald wird die Zeit gemessen, die ein bestimmtes Volumen einer Flüssigkeit aus einer Kapillare zum Ausfließen benötigt.
- Im Kugelviskosimeter nach Höppler ist Meßparameter die Fallgeschwindigkeit einer Kugel in der zu bestimmenden Flüssigkeit. Die Meßflüssigkeit besteht im vorliegenden Fall in wäßrigen Drogenauszügen

(0,1–10%ig, je nach Droge und Schleimkonzentration).

Korrekt, weil eine SI-Einheit, ist die Angabe der Meßergebnisse in der Maßeinheit für dynamische Viskosität Poise (P) bzw. Zentipoise (cP). Bisher üblicher ist die Angabe in der Einheit für kinematische Viskosität Stokes (St) bzw. Zentistokes (cSt). Die Umrechnung der einen Einheit in die andere ist nur möglich, wenn die absolute Dichte der Meßlösung bekannt ist.
Es gilt: Stoke $[cm^2 \cdot s^{-1}] \times$ Dichte $[g \cdot cm^{-3}]$ = Poise $[g \cdot cm^{-1} \cdot s^{-1}]$.

Histochemische Nachweise. Am einfachsten ist ein Anfärbeversuch mit Tusche, da zwar Wasser, nicht aber Tuschepartikel in die Schleimmasse eindringen können: Unter dem Mikroskop gibt sich der Schleim als heller Hof in dem sonst dunklen Präparat zu erkennen. Der Tuschenachweis gelingt bei neutralen und bei sauren Schleimen. Saure Schleime lassen sich mit bestimmten basischen Farbstoffen, beispielsweise mit Methylenblau anfärben und von neutralen Schleimen unterscheiden. Zahlreiche weitere Reagenzien (Jodkali; Jodschwefelsäure, Kongorot, Safranin, Rutheniumrot u. a.) sind bekannt und ermöglichen weitere Differenzierungen.

Wirkungsweise und Anwendungsgebiete. Im wesentlichen haben Schleimdrogen nur örtliche Wirkungen. Wie im Falle der bereits besprochenen Polysacchariddrogen dominieren drei Wirkungen.

- Sie wirken lokal reizmildernd, d. h. sie sind Antireizstoffe (keine Antiphlogistika im Sinne der modernen Pharmakologie).
- Sie wirken adsorbierend.
- Sie wirken kühlend (als Wasserdepot für die Haut).

Die Verwendung von Schleimdrogen geht auf ganz alltägliche Erfahrungen zurück; bei verdorbenem Magen (Entzündungen im Bereich des Magen-Darmtrakts) sind einhüllende Speisen wie z. B. Haferschleim verträglicher als stark gewürzte Speisen; oder bei Reizhusten sind harte, bröselige Speisen eher geeignet, den Hustenreflex auszulösen als beispielsweise ein warmer Lindenblütentee.
Bei entzündlichen Vorgängen im Bereich der Schleimhäute ist die natürliche Muzinschicht in ihrer Funktion beeinträchtigt; durch die Zufuhr von Schleimstoffen gelingt es offenbar, die bloßliegenden Nervenendigungen gegen weitere Reize abzudecken, so daß sich der Entzündungsvorgang nicht weiter verstärkt. Gleichzeitig saugen sie Sekrete auf und neutralisieren auf diese Weise pathologische Zersetzungsprodukte im Darm.
Die reizmildernde Wirkung läßt sich auch ausnutzen, um örtlich reizende und entzündungserregende Medikamente besser verträglich zu machen.
Bei beginnender Erkältung mit Reizhusten geht der Hustenreflex häufig vom trockenen oder entzündeten Pharynx oder von anderen Stellen des oberen Verdauungstrakts aus: ein Hustentee aus Schleimdrogen setzt die Reizschwelle herab.
Sodann können die Schleimdrogen bei exzessiv gesteigerter Schleimsekretion im Bronchialbaum (Asthma, Bronchitis) zu einer erwünschten Verminderung der Bronchialsekretion führen, und zwar in den Fällen, bei denen die Bronchialsekretion durch Reize von Pharynx, Ösophagus und Magen her ausgelöst oder verstärkt werden. Ob und gegebenenfalls welche Rolle beim Genuß eines heißen Teegetränks daneben die örtliche und reflektorische Wärmehyperämie spielt, ist nicht geklärt.
Die beliebten Lutschpastillen – meist enthalten sie Gummi arabicum als Basis – wirken wohl weniger aufgrund ihres Schleimgehalts. Über den Wohlgeschmack lösen sie reflektorisch die Speichelsekretion aus und halten sie über einen längeren Zeitraum hin aufrecht. Speichel enthält u. a. als Muzine bezeichnete körpereigene Schleimstoffe (ein Glykoproteingemisch). Die einfache Lutschpastille (Hustenbonbon) induziert auf diese Weise die Bildung eines gleichsam körpereigenen Schutzstoffes.

3.4.10.2 Lindenblüten

Herkunft. Lindenblüten sind die getrockneten Blütenstände von *Tilia cordata* MILLER und *Tilia platyphyllos* SCOPOLI. Die Droge riecht schwach aromatisch und hat einen süßlichen Geschmack. Die Stammpflanzen sind stattliche Bäume aus der Familie der *Tiliaceae*. Die Blüten sitzen zu 4–15 (*T. cordata* = Winterlinde) bzw. zu 2–5 (meist zu dritt bei *T. platyphyllos* = Sommerlinde) zu einem trugdoldigen Blütenstand vereinigt an einem Stiel der seinerseits einem flügelartigen Vorblatt (Tragblatt) entspringt. Die Lindenblüten werden zur Zeit ihrer vollen Blüte – die Sommerlinde blüht im Juni, die Winterlinde etwas später im Juli – geerntet. Vielfach werden ganze Äste abgeschnitten und die Blüten am Boden abgezupft. Das Erntegut wird vorsichtig im Schatten getrocknet, um das Blütenaroma möglichst voll zu erhalten.

Verwechslungen oder Verfälschungen kommen vor, da außer den beiden offizinellen *Tilia*-Arten eine Reihe weiterer Arten bevorzugt als Alleebäume gezogen wird. Es finden sich vor allem *T. tomentosa* MOENCH (*T. argentea* DESF.), *T. americana* L. und deren Hybriden, ferner *T. europea* L. eine Hybride aus *T. cordata* und *T. platyphyllos*. Die „Lindenblüten" von nicht offizinellen *Tilia*-Arten sind geschmacklich weniger angenehm als echte Ware.

Die Blütenstände der offizinellen *Tilia*-Arten und deren Bastarde (*T. europea*) lassen sich leicht von den übrigen erwähnten Arten anhand ihrer unbehaarten Hochblätter unterscheiden. Die Blüten von *T. tomentosa* und *T. argentea* fallen zudem durch ihre sterilen, blumenblattartigen Staubblätter auf.

Die Haupterzeugerländer für Lindenblütentee sind Polen, die UdSSR und Jugoslawien.

Sensorische Eigenschaften. Geruch: schwach aromatisch. Geschmack: süß-schleimig, angenehm.

Inhaltsstoffe

- Ätherisches Öl (etwa 0,02%) mit den Duftkomponenten Farnesol, Farnesylacetat, Gerianol u. a.
- Flavonolglykoside (etwa 1%), insbesondere Glykoside des Quercetins und Kämpferols, so Quercitrin (Quercetin-3-rhamnosid) und Tilirosid (Kämpferol-3-β-D-glucosid, dessen 6-OH mit *p*-Hydroxyzimtsäure verestert ist).
- Flavonoide vom Bicatechintyp (dimere Proanthocyanidine; B_2- und B_4-Typen).
- Phenolcarbonsäuren (Chlorogen- und Kaffeesäure).
- Gerbstoffe (etwa 2%) vom Catechin- und Gallocatechintyp.
- Schleimstoffe (reichlich): Quellungszahl =12; zum Vergleich: Tragant 10, Malvenblüten 15, Eibischwurzel 8–10

Charakterisierung der Schleimstoffe aus Lindenblüten. Ein Gemisch aus neutralen und sauren Schleimen. Fraktion I besteht aus neutralem Polysaccharid mit einem für die Polysaccharide sehr niedrigen Molekulargewicht (ca. 10 000) mit den Zuckerbausteinen Galaktose, Glukose und Mannose. Bei Fraktion II und III handelt es sich um Polysaccharidgemische mit einem durchschnittlichen Molekulargewicht von 18 000 bzw. 36 500, bestehend aus den Zuckerbausteinen Galaktose, Arabinose und Uronsäuren. Fraktion IV besteht nach den durch Ultrazentrifugation gewonnenen Erkenntnissen aus zwei Unterfraktionen, von denen eine ein sehr hohes Molekulargewicht von etwa 550 000, die zweite von etwa 100 000 aufweist. Für Fraktion V konnte ein Molekulargewichtsbereich von 128 000 bis 158 000 ermittelt werden. Galaktose, Rhamnose und Uronsäuren bestimmen den molekularen Aufbau der Fraktionen IV und V, wobei Fraktion IV mit 63% den höchsten Uronsäureanteil aufweist.

Wirkungsweise und Anwendungsgebiete. Lindenblütentee ist ein viel gebrauchtes Mittel „zum Schwitzen" bei Erkältungskrankheiten. Diaphoretisch wirksame Prinzipien – analog wie etwa das Pilocarpin in den Jaborandiblättern – wurden nie gefunden. Die Wärmezufuhr durch das heiße Wasser ist offenbar das eigentliche Wirksame. Die in Lindenblüten enthaltene Stoffkombination, bestehend aus Aromastoffen, Schleimstoffen, Gerbstoffen und gelb-rötlichen Farbstoffen, macht das Infus zu einem wohlschmeckenden Getränk, das auch bei anderen Gelegenheiten – bei Magenverstimmung, abends zum besseren Einschlafen anstelle von koffeinhaltigen Tee, bei Nervosität, selbst als Haustee – gern getrunken wird.

3.4.10.3 Malvenblüten

Herkunft. Getrocknete Blüten von *Malva neglecta* WALLR. und/oder *Malva sylvestris* L. (Familie: *Malvaceae*).

Die Gattung *Malva* umfaßt etwa 30 Arten, die im gemäßigten Europa, Asien, Nordafrika und Nordamerika beheimatet sind. Innerhalb der Familie der Malvengewächse zeichnen sich die *Malva*-Arten durch 2 oder 3 freie, am Kelchgrund eingefügte Außenkelchblätter aus. *Malva neglecta* ist eine einjährige oder ausdauernde, bis 45 cm hohe Pflanze mit niederliegendem oder schwach aufsteigendem Stengel, sehr lang gestielten Laubblättern und kleinen Kronblättern, die etwa doppelt so groß wie der Kelch sind. Die zweijährige bis ausdauernde *Malva sylvestris* mit aufrechtem Stengel wird bis 120 cm hoch. Ihre Kronblätter sind etwa 5mal länger als der Kelch. Zur Drogengewinnung wird eine andere Art bzw. Unterart, *Malva sylvestris* L. subsp. *mauritiana* (L.) ASCHERSON et GRAEBNER (= *Malva mauritiana* L.) mit dekorativen rosavioletten, dunkler längsgestreiften, z.T. gefüllten Blüten angebaut. Kulturen finden sich besonders in Belgien, Nordfrankreich, Thüringen und auf dem Balkan. *Malva neglecta* wird nicht angebaut.

Sensorische Eigenschaften. Ohne Geruch. Geschmack schleimig.

Inhaltsstoffe. Gemisch zahlreicher Schleimstoffe, neutraler und saurer, die wahrscheinlich ähnlich aufgebaut sind wie die Schleimstoffe der *Althaea-officinalis*-Wurzel: aus Rhamnogalakturonanen, Glukanen und Arabinogalaktanen. Die sauren Schleimstoffe vom Rhamnogalakturonantyp wiederum enthalten Bauelemente, wie sie auch den Karaya-Gummi (s. 3.4.7.3) mit aufbauen, β-D-GlcpA-(1 → 3)-α-D-GalpA-(1 → 2)-α-L-Rhap, indem nämlich das disaccharidische Bauelement Galakturonsäure-Rhamnose durch Glukuronsäure erweitert ist.
Weitere Inhaltsstoffe: Anthocyanfarbstoffe, insbesondere Malvin (Diglucosid mit Glucose an 3-OH und 5-OH; Seitenphenyl: 3,5-Dimethoxy-4-hydroxy-Substitution), das sich mit Säuren rot, mit Alkali grün färbt. Gerbstoffe (Art und Menge unbekannt). Mineralstoffe (Aschegehalt etwa 17%).

Wirkungsweise und Anwendungsgebiete. Schleimdroge zur Linderung bei Schleimhautentzündungen im Bereich des Mund- und Rachenraumes (*Pharyngitis* und *Tracheitis*) sowie im Bereich des Magen-Darm-Trakts. Malvenblüten sind beliebt als Zusatz zu Brust- und Hustentees.

Hinweis. Im Lebensmittelhandel versteht man unter Malventee die *Hibiscus-sabdariffa*-Blüten (s. 3.5.6.2).

3.4.10.4 Malvenblätter

Herkunft. Die gleichen Stammpflanzen, wie unter Malvenblüten (s. S. 124) beschrieben.

Inhaltsstoffe. Schleim (etwa 8%); ansonsten wenig untersucht.

Anwendung. Ähnlich wie die Malvenblüten als Infus allein oder mit anderen Drogen aufgrund des Schleimgehalts bei Katarrhen der oberen Luftwege sowie bei unspezifischen Magen- und Darmstörungen.

3.4.10.5 Stockrosenblüten

Die Stockrose, *Alcea rosea* L. [Synonym: *Althaea rosea* (L.) CAV.], ist eine zwei- bis mehrjährige Malvazee, die in vielen Züchtungen als Zierpflanze, bei uns häufig in Bauerngärten, weltweit kultiviert wird. Stengel aufrecht, behaart; 5- bis 7-lappige, filzigbehaarte Blätter; die schwarzpurpurnen Blüten sitzen in endständiger lockerer Traube. Es gibt Züchtungen mit roter, gelber oder weißer Blütenfarbe.
Die Droge besteht aus den getrockneten, voll erblühten ganzen Blüten samt Kelch.
Stockrosenblüten sind chemisch nicht befriedigend untersucht. Sie enthalten Schleim, der vermutlich dem Aufbau nach dem Membranschleim anderer Malvazeen entsprechen dürfte.
Auch die Anwendung entspricht derjenigen der Malvenblüten.

3.4.10.6 Eibischwurzel

Herkunft. Eibischwurzel besteht aus den getrockneten, ungeschälten oder geschälten Wurzeln von *Althaea officinalis* L. (Familie: *Malvaceae*). Die Stammpflanze ist eine mehrjährige 100–150 cm hoch werdende Pflanze, die in Europa vorkommt und an feuchten, salzhaltigen Standorten (Küstennähe) gut gedeiht. Die tief 3- bis 5-lappigen Blätter sind ebenfalls wie der Stengel samtig behaart. Die Blüten sind rosa oder violett gefärbt. Die Frucht ist eine Spaltfrucht, die in einzelne, einsamige Teilfrüchte zerfällt.
Zur Drogenernte werden die Wurzeln im Spätherbst gegraben, gut gesäubert, jedoch nicht gewaschen. Sofern geschälte Droge gewonnen werden soll, müssen die Wurzeln in noch frischem Zustand von der äußeren Rindenschicht befreit werden. Dicke Wurzeln werden, um das Trocknen zu erleichtern, der Länge nach gespalten. Das Trocknen soll möglichst kurz nach der Ernte und bei leicht erhöhter Temperatur (~40 °C) erfolgen, da sonst die Ware gelblich oder grau verfärbt wird. Ein nachträgliches, künstliches Aufhellen unansehnlich gewordener Drogen (sog. Schönen) ist unzulässig.

Sensorische Eigenschaften. Die Droge hat einen schwachen, eigenartigen Geruch, darf aber nicht muffig riechen; Geschmack schleimig, etwas süßlich. Die Droge darf nicht säu-

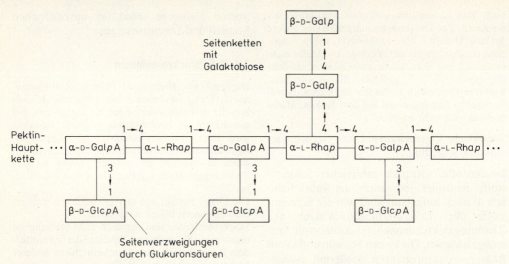

Abb. 3.43. Strukturfragment, eine Undekasaccharid-Untereinheit, aus einer Schleimfraktion der *Althaea-officinalis*-Wurzel (nach Franz 1966; Tomoda et al. 1980). Man erkennt als Grundelement die Rhamno-Galakturonsäure-Hauptkette, wie sie für Pektine typisch ist. Die Galakturonsäurereste sind durch Glukuronsäurereste substituiert, ein Teil der Rhamnosereste durch Galaktobiose

erlich riechen und schmecken, was auf eine Fermentation des Schleims infolge feuchter Aufbewahrung und/oder Überalterung der Droge schließen läßt.

Inhaltsstoffe. Wechselnde Mengen an Schleimstoffen (6–12% Rohschleim), komplizierte Gemische aus mindestens 3 Hauptfraktionen:

- einer neutralen Glukanfraktion,
- einer neutralen Arabinogalaktanfraktion,
- einer sauren Rhamnogalakturonanfraktion, die dadurch charakterisiert ist, daß die Trisaccharideinheit β-D-Glucuronyl-$(1\rightarrow 3)$-α-D-galacturonyl-$(1\rightarrow 4)$-α-L-rhamnose in mehrfacher Wiederholung erscheint (s. Abb. 3.39 und 3.43).

Der Schleimgehalt ist stark saisonabhängig. Die höchsten Gehalte werden im Spätherbst (November) erreicht, im Frühjahr (März bis Mai) liegt das Minimum (Franz 1966).

Die Droge enthält weitere Polysaccharide: große Mengen Stärke, Rohrzucker (etwa 10%) und Invertzucker (etwa 1%).

Analytische Charakterisierung. Bestimmung der Quellungszahl (≥ 10) oder der Viskosität (26–36 cSt) als physikalisches Maß für den Schleimgehalt. Erwärmen der gequollenen Droge nach Zusatz von Phosphorsäure darf kein SO_2 in Freiheit setzen, das mit Kaliumjodat-Stärkepapier nachgewiesen wird. Es handelt sich um eine Prüfung auf Vorbehandlung der Droge mit SO_2. „Schwefeln der Droge" wirkt zum einen konservierend; es dient aber auch zum Bleichen, um gelbliche oder bräunlich-mißfarbige Wurzeln zu schönen. SO_2 wird zum Teil an die Droge adsorbiert, zum Teil mit den Kalzium(II)-Ionen der Droge zu Calciumhydrogensulfat umgesetzt. Durch Phosphorsäure wird SO_2 in Freiheit gesetzt und kann, wie beschrieben, nachgewiesen werden.

Anwendung. Beruhigend bei Reizhusten; vorzugsweise im Initialstadium einer Erkältung.

Anwendungsformen. Als Kaltmazerat im Verhältnis 1:10. Als Heißwasserauszug (etwa 1 Teelöffel = 3 g pro Tasse): Es wird neben den Schleimstoffen auch Stärke herausgelöst, wodurch die Viskosität erhöht wird. Diese Zubereitungsart ist hygienischer als das Mazerat.
Als Eibischsirup: Er besteht im wesentlichen aus einer Mischung eines Mazerats mit Zuckersirup. In der Kinderpraxis beliebt. In Lutschbonbons ähnlich wie arabisches Gummi (s. 3.4.10.6).

3.4.10.7 Huflattichblätter

Herkunft. Getrocknete Blattspreiten – der Anteil an Blattstengeln ist auf 10% begrenzt –

von *Tussilago farfara* L. (Familie: *Asteraceae* = *Compositae*). Die Gattung *Tussilago*, deren sich von „tussis" und „agere" ableitender Name auf die Verwendung als Hustenmittel hindeutet, ist monotypisch. Ihr einziger Vertreter, *Tussilago farfara*, ist über Europa, West- und Nordasien und Nordafrika verbreitet sowie in Nordamerika eingeschleppt. Ihre meist vor den Laubblättern erscheinenden gelben Blütenköpfchen finden sich unter den ersten Frühlingsblüten. Die Blätter sind in der Jugend beiderseits filzig behaart, später oberseits kahl. Aus landwirtschaftlicher Sicht stellt der Huflattich wegen des massenhaften Auftretens, der großen schattengebenden Blätter und des stark ausgebildeten Wurzelwerks ein lästiges Unkraut dar. Daher besteht auch kein Bedarf für eine Drogenkultur: Huflattich ist eine reine Sammeldroge von wildwachsenden Pflanzen.

Sensorische Eigenschaften. Beim Zerreiben der Blätter entsteht ein leicht honigartiger Geruch. Der Geschmack ist leicht süßlich, schleimig.

Inhaltsstoffe. Etwa 8% einer komplexen Polysaccharidfraktion, die sich in mancher Hinsicht wie eine Schleimfraktion verhält: mit Wasser extrahierbar und mit Ethanol ausfällbar. Auszüge mit Tussilago-farfara-Schleim führen allerdings zu einer nur unbedeutenden Viskositätserhöhung (Thiele 1954). Einige Fraktionen zeigen die chemische Zusammensetzung wie Glukane, andere erinnern im Aufbau an Pektine (Galakturonsäure, D-Galactose, D-Glucose und L-Arabinose als monomere Komponenten).

Weitere Inhaltsstoffe: Inulin; Gerbstoff (im Mittel 4,5%); Flavonoide (etwa 0,8% berechnet als Hyperosid), darunter Quercetin und Kämpferol; mineralische Stoffe, darunter viel Kalium- und Zinkionen. Von toxikologischer Bedeutung ist das Vorkommen von Pyrrolizidinalkaloiden (Senkirkin) in Konzentrationen – je nach Provenienz – zwischen 1,0 und 47 ppm. Zur Chemie und Toxikologie der Pyrrolizidine s. 1.8.4.

Analytische Kennzeichnung. Eine Quellzahl läßt sich messen (Wert = 9; im Vergleich Leinsamen 4,0–4,5), hingegen sind die Viskosimeterwerte zu vernachlässigen (zum Vergleich: Leinsamen 18–24 cST).
Die Arzneibuchanalytik zielt auf die Unterscheidung von der möglichen Verwechslung oder Verfälschung mit Blättern von *Petasites*-Arten; in Frage kommen u. a. *P. hybridus* (L.) PH. GÄRTN., B. MEY et SCHERB, *P. spurius* (RETZ) RCHB. und *P. albus* (L.) GAERTN.

- *Petasites*-Blätter führen im Unterschied zu Tussilago-farfara-Blättern keine „Schleimstoffe". Nachweis: Wasserextrakt gibt nach Zusatz von Ethanol einen Niederschlag, der sich auf einem Filter sammeln läßt und der in Wasser löslich, mit Ethanol erneut fällbar ist.

- Einige *Petasites*-Arten enthalten Petasine, das sind bizyklische Sesquiterpenketone; andere *Petasites*-Arten sind petasinfrei, führen jedoch phenolische Körper, die in *Tussilago farfara* nicht vorkommen. Die Prüfung auf Beimengungen durch *Petasites* erfolgt dünnschichtchromatographisch anhand sog. chromatographischer „Fingerprints": durch Vergleichen der Zonen, ihrer Farben, ihrer Fluoreszenzen und der Fluoreszenzlöschungen (unter der Analysenquarzlampe).

Der Anteil der in Salzsäure unlöslichen Asche darf 3% nicht übersteigen. Silikate sind in Salzsäure nicht löslich; daher erfaßt man erdige und sandige Verunreinigungen, die sich in den Haaren der Blattunterseite leicht verfangen.

Anmerkung: Dringend geboten erscheint es, einen Höchstgehalt für Pyrrolizidinalkaloide, speziell für Senkirkin festzulegen, um Drogensorten, die diesen Grenzwert überschreiten, von der Verwendung auszuschließen. Der therapeutische Nutzen von Huflattich ist als nicht sehr hoch zu veranschlagen; dementsprechend ist es nicht vertretbar, ein, wenn auch nur geringes Risiko einzugehen.

Anwendung. Zur Reizlinderung bei *Pharyngitis* und *Tracheitis*. Der wahre Grund, warum Huflattich in so vielen pflanzlichen Fertigarzneimitteln enthalten ist, dürfte darin zu sehen sein, daß es sich um eine sehr wohlfeile Droge handelt. In industriell hergestellten Teemischungen übernehmen die Huflattichblätter die Funktion eines Konstituens: die filzige Behaarung verhindert ein Entmischen von Drogen unterschiedlichen spezifischen Gewichts, die in der Rezeptur enthalten sind.

Unerwünschte Wirkungen. Der Alkaloidgehalt – er beträgt maximal 0,000045% (45 ppm)

(Lüthi et al. 1980) – ist zu gering, um akute Intoxikationserscheinungen befürchten zu müssen. Bei Ratten wurden in Langzeitversuchen und bei hoher Dosis (10% der DL_{100}) erhöhte Lebersarkombildungsraten nachgewiesen. Ob mit einer längeren Anwendung von Huflattichtee ein Risiko verbunden ist, wird kontrovers beurteilt.

3.4.10.8 Leinsamen

Herkunft. Die reifen, getrockneten Samen von *Linum usitatissimum* L. (Familie: *Linaceae*).

Die Stammpflanze ist ein 30–150 cm hohes, einjähriges Kraut mit lanzettlichen Blättern und radiären, himmelblauen Blüten. *Linum usitatissimum* L. ist eine der ältesten Kulturpflanzen überhaupt. Über Ursprung und Heimat scheint noch keine völlige Klarheit zu herrschen. Wahrscheinlich stammt die Pflanze vom mediterranen *Linum angustifolium* ab. Man unterscheidet verschiedene Varietäten und Formen, so den Spring- oder Klanglein mit bei der Reife aufspringender Kapsel und den hauptsächlich angebauten Schließ- oder Dreschlein. Vom letzteren gibt es einen in unseren Gebieten wenig kultivierten Winterlein und einen hier bevorzugten Sommerlein, den man je nach dem Samengewicht in die offizinelle Forma macrospermum mit Tausendkorngewicht von 5,4–15 g und in die nicht pharmakopöekonforme Forma microspermum mit Tausendkorngewicht 3,4–5,3 g unterteilt. Weiter gibt es noch die pharmazeutisch gleichwertigen pigmenthaltigen und pigmentfreien Rassen. Je nach dem Ziel unterscheidet man den zur Fasergewinnung dienenden Faserlein und den zu Samen- bzw. Ölgewinnung verwendeten Öllein. Man hat durch Kreuzung sog. Kreuzungsleine gezogen, die gleichzeitig für beide Zwecke dienen können.

Leinsamen sind länglich-eiförmige, 4–6 mm lang und etwa 2 mm breit mit gelb-brauner bis rötlich-brauner Oberfläche (Pharmakopöeware). Neben den von den Arzneibüchern (DAB 9, ÖAB, Pharm. Helv) geforderten braunen Samen gibt es noch gelbe (helle) Samen, die von Sorten stammen, die speziell auf die arzneiliche Verwendung als Schleimdroge hin gezüchtet werden. Sie sollen nicht nur hohe Schleimgehalte aufweisen, sondern vor allem geschmackliche Vorzüge aufweisen (Schilcher 1985).

Sensorische Eigenschaften. Leinsamen sind geruchlos und schmecken beim Kauen schleimig und mild ölig.

Inhaltsstoffe

- Schleimstoffe (3–6%), in der Epidermis der Samenschale lokalisiert, Gemisch aus mindestens einer neutralen und zwei sauren Fraktionen, die bei der Hydrolyse D-Galacturon- und Mannuronsäure (ca. 30%), D-Galactose (8–12%), L-Arabinose (9–12%), L-Rhamnose (13–24%) und D-Xylose (25–27%) liefern. Solbildende, keine gelbildenden Schleime.
- Fettes Öl (etwa 30–45%, vorwiegend Triglyceride der Linol-, Linolen- und Ölsäure; s. Abb. 2.1
- Proteine (etwa 25%);
- Cyanogene Glykoside (Linamarin und Lotaustralin s. 7.5; sortenabhängig);
- ein als Linatin bezeichnetes γ-Glutamylderivat des N^1-Amino-D-prolins;
- Phosphatide ($\sim 0,7\%$);
- Phytosterole;
- Mineralstoffe inklusive Spurenelemente (mit etwa 0,2 mg Cadmium/kg).

Analytische Charakterisierung. Bestimmung des Quellungsfaktors: bei der Ganzdroge mindestens 4, bei nicht entöltem Pulver mindestens 5 und bei entöltem Pulver mindestens 7.

Wirkungsweise und Anwendungsgebiete. Leinsamen zeichnen sich durch einen hohen Nährstoffgehalt aus, wenn man sie in entsprechend „aufgeschlossener" Form dem Organismus zuführt. Bei der Anwendung von Leinsamen als Diätetikum oder in der Therapie kommt es darauf an, möglichst selektiv die in der Samenschale (Epidermis) lokalisierten Schleimstoffe sowie die unverdauliche Rohfaser (Ballaststoffe) zur Geltung zu bringen, ohne den Organismus kalorienmäßig zu belasten.
Der Schleim wirkt einhüllend. Entsprechende Zubereitungen (Abkochung) können daher als schleimhautschützendes Mittel bei Reizzuständen des Respirationstraktes (*Gastritis*, *Enteritis*) verwendet werden.
Einnahme der Samen *in toto* führt zu einer Vermehrung des Darminhalts, was indirekt die Darmmotilität erhöht. Leinsamen werden daher als Stuhlregulierungsmittel bei leichter Obstipation verwendet, auch als Ausgleich bei ballaststoffarmer Diät.
Leinsamenpulver oder -preßkuchen (entöltes Samenpulver) nimmt man äußerlich für heiße Packungen (Näheres über Kataplasmen s. Kap. 11.1).

Leinsamen dienen zur Gewinnung von Leinöl (s. Kap. 2.2.8.6).

Anwendungsformen

- Einnahme *in toto* ist die Regel. 1 Eßlöffel voll unzerkleinerter Leinsamen (15 g) mit möglichst viel Flüssigkeit, mindestens 150 ml (= 1 Tasse) einnehmen; 2 bis 3mal täglich.
Die Diätmittelindustrie bietet Leinsamen an, dessen Oberfläche durch eine spezielle mechanische Bearbeitung rissig ist, so daß die Magen-Darm-Passagezeit ausreicht, die volle Quellwirkung zu entfalten
- Als Dekokt aus geschrotetem Leinsamen (1:5 bis 1:10) zur kurzfristigen Behandlung von unspezifischen Magen-Darm-Störungen.

Unerwünschte Wirkungen. Bei bestimmungsgemäßen Gebrauch keine. Veschiedentlich wird die toxikologische Relevanz der in Leinsamen enthaltenen toxischen Inhaltsstoffe diskutiert. Linatin, ein Peptid der Glutaminsäure, ist ein Antagonist des Pyridoxins, da es mit diesem Vitamin-B-Kofaktor einen vom Organismus nicht verwertbaren Komplex bildet. Die Linatinkonzentration im Leinsamen ist offenbar zu niedrig, als daß Zufuhr von Leinsamen beim Menschen Vitamin-B-Mangelerscheinungen herbeiführen könnte.
Akute Cyanwasserstoffvergiftungen infolge Abspaltung von Blausäure aus Linamarin und Lotaustralin sind nie beobachtet worden, im Unterschied etwa zu Intoxikationen nach dem Essen von bitteren Mandeln, von denen bei Erwachsenen 60 Stück, bei kleinen Kindern 5–10 Stück tödlich sein können. Dieses Nichtwirksamwerden der cyanogenen Glykoside im Falle der Leinsamen hat wohl mehrere Gründe: die niedrige Konzentration; die schlechte „Bioverfügbarkeit" bei Anwendung der Ganzdroge; vor allem aber die geringe Aktivität der Linamarase, die pro Zeiteinheit weit weniger HCN freisetzt als vom Organismus entgiftet werden kann. Der Körper verfügt über eine Sulfattransferase (Rhodanase), welche die Umsetzung von Thiosulfat, das in der Leber gebildet wird, mit HCN katalysiert, wobei sich Thiocyanat (= Rhodanid) und Sulfit bilden. Pro Stunde können 30–60 mg HCN entgiftet werden. Zwar muß die Frage einer möglichen chronischen Toxizität von Thiocyanat als ungeklärt gelten, doch sind nach dem gegenwärtigen Stand des Wissens Gesundheitsschäden nicht zu erwarten (Schilcher 1985).

3.4.10.9 Flohsamen

Die Samen mehrerer *Plantago*-Arten (Familie: *Plantaginaceae*) werden medizinisch oder in der Lebensmitteltechnologie genutzt. In Frage kommen hauptsächlich die in Tabelle 3.4 zusammengestellten Arten.
Nicht näher bezeichnete Handelsware und Fertigarzneimittel können von den Arten 1, 2, 3 oder 4 stammen. Die US-National Formulary läßt unter der Bezeichnung *Psyllium* die drei Herkünfte 1, 2, und 3 zu. Das DAB 9 hingegen differenziert in

- Flohsamen; sie stammen von 1 und/oder 2 (Zählung gem. Tabelle 3.4);
- indische Flohsamen (= Ispaghulasamen); sie stammen von 3.

Alle aufgezählten *Plantago*-Arten sind einjährige Kräuter. *P. psyllium* und *P. arenaria* sind 10–50 cm hohe Kräuter mit verzweigten Stengeln, schmalen gegenständigen Blättern und unscheinbaren weißlichen Blüten, die auf dünnen, aufrechten Stielen in zylindrischen bis kugeligen Ähren sitzen. *P. ovata* ist hingegen fast stengellos (akauleszent).
Die Samen von *P. psyllium* und *P. arenaria* sind 2–3 mm lang, von elliptischer Gestalt, dunkelbraun bis nahezu rotschwarz; die von *P. ovata* sind etwa 3 mm lang, von schiffchenförmiger Gestalt, heller, graubrauner Farbe mit einem leichten Anflug nach rosa hin und einem rotbraunen ovalen Fleck auf der konvexen Seite der Oberfläche.

Tabelle 3.4. *Plantago*-Arten zur Gewinnung von Flohsamen

Nr.	Artname (Synonym)	Heimat
1	*P. psyllium* L. (*P. afra* L.)	Westliche Mittelmeerländer
2	*P. arenaria* WALDST. et KIT. (*P. indica* L.)	Südliches und östliches Europa; südwestliches Asien
3	*P. ovata* FORSK. (*P. ispaghula* ROXB.)	Indien, Pakistan, Iran
4	*P. albicans* L.	Ägypten

Sensorische Eigenschaften. Nahezu geruchlos. Fader Geschmack; beim Zerkauen schleimig.

Inhaltsstoffe. Die für die Verwendung wichtigen Schleimstoffe sind in der Epidermis der Samenschale lokalisiert: Für die Flohsamen 1 und 2 werden Konzentrationen von 10–12%, für indische Flohsamen Nr. 3 bis zu 25% angegeben. Die Schleimkonzentration korreliert nicht mit dem Quellungsvermögen:

1 g Samen	Quillt auf zu
P. psyllium	19,2 ml
P. arenaria (*P. indica*)	14,3 ml
P. ovata	10,9 ml
Zum Vergleich:	
P. lanceolata	4,9 ml

Die Schleimstoffe stellen komplexe Gemische von neutralen und sauren Schleimstoffen dar, wobei die ersteren bevorzugt kolloidale Lösungen bilden (= solbildender Anteil), die sauren Polyuronide mehr gelbildende Eigenschaft aufweisen. Tertiärstrukturen sind nicht bekannt. Auffallend an Plantaginazeenschleimstoffen ist, daß L-Rhamnose als Bauelement sehr zurücktritt, in vielen Arten überhaupt fehlt (s. Tabelle 3.5).
Weitere Inhaltsstoffe:

- Weitere Kohlenhydrate: lösliche Zucker, hauptsächlich Planteose, ein Trisaccharid mit folgendem Aufbau: α-D-Gal$p$-(1 → 6)-β-D-Fru$f$-(1 ↔ 2)-α-D-Glc$p$, daneben Saccharose, Glukose und Fruktose (keine Mengenangaben). Stärke fehlt.
- Eiweiß (15–20%);
- fettes Öl (5–13%) mit Linol- und Ölsäure als Hauptkomponenten der Glyzeride;
- das Iridoidglykosid Aucubin (je nach Herkunft Spuren bis 0,6%; zur Konstitution s. Abb. 7.4);
- Monoterpenalkaloide, darunter (+)-Boschniakin (=Indikain) und Indicainin (Cyclopenta(c)pyridinalkaloide);
- Triterpene (α- und β-Amyrine) und Phytosterine (β-Sitosterol, Stigmasterol, Campesterol; keine Mengenangaben).

Wirkweise, Anwendungsgebiete. Da der Schleim in der Epidermis lokalisiert ist, quellen Flohsamen in Wasser schon innerhalb weniger Minuten stark auf; es bildet sich eine klare, gelatinöse, zusammenhängende Masse. Nach peroraler Zufuhr gelangen die Samen, da unverdaulich, in die tieferen Darmabschnitte und bewirken, daß die Fäzes wasserhaltig und geschmeidig bleiben; über die Volumenzunahme wird die Peristaltik angeregt. Nach Einnahme wirksamer Dosen (Dosisbereich: 4–15 g/Tag) tritt die Wirkung in der Regel 12–24 h später ein; doch kann es auch 2–3 Tage dauern, bis die volle Wirkung eintritt.

Einnahmemodalitäten. Die Richtdosis, beispielsweise 1 Teelöffel voll (= 6,3 g), in Wasser einrühren, mehrere Stunden lang in wenig Wasser quellen lassen, einnehmen und viel Flüssigkeit nachtrinken.

Unerwünschte Wirkungen. Bei bestimmungsgemäßem Gebrauch ist mit Nebenwirkungen kaum zu rechnen. Es sollten jedoch nur die unzerkleinerten Samen oder besser die Samenschalen (s. 3.4.10.10) verwendet werden: Nach Einnahme des Samenmehls soll es zur Freisetzung eines Pigments kommen, das sich in den Nierentubuli ablagert (BeMiller 1973, zit. nach Leung 1980). Bei Entzündungen im Bereich des Magen-Darm-Trakts kann die Einnahme der Samen einen zusätzlichen Reiz bedeuten, zu Spasmen führen und die Obstipation u. U. verstärken. Patienten mit Neigung zu Schluckbeschwerden (bei Achalasie, Kardiaspasmus) sollten im allgemeinen Quellmittel nur nach Konsultation des Arztes einnehmen.

3.4.10.10 Indische Flohsamenschalen

Ausgangsmaterial sind die im vorhergehenden Abschnitt bereits vorgestellten Samen von

Tabelle 3.5. Charakterisierung zweier Plantaginazeenschleime. (Nach Hegnauer 1969)

Plantago arenaria (*P. indica*)	*Plantago ovata* (= *P. ispaghula*)
Etwa 70% Xylose, 10% Arabinose, 3% Galaktose und 13–15% Aldobiuronsäuren (zur Hauptsache 4α-D-Galacturonosido-D-xylopyranose). Ebenfalls Rhamnose; durch Fraktionierung läßt sich ein neutrales Galaktoarabinoxylan gewinnen	Bausteine: Etwa 46% Xylose, 7% Rhamnose und 40% Aldobiuronsäuren (hauptsächlich 2-D-Galacturonosido-L-rhamnose) im kaltwasserlöslichen Schleim und etwa 14% Arabinose, 80% Xylose und wenig Galaktose und Uronsäuren im wasserlöslichen Schleim. In den gelbildenden Anteilen ebenfalls 4-O-Methylglucuronsäure

Plantago ovata FORSK. Die Samen werden zerstoßen und mechanisch durch Gebläse in Samenschale und Samenkerne getrennt. Die Droge besteht überwiegend aus der Schleimepidermis und den angrenzenden Schichten der Samenschale.

Die kleinen hellbräunlichen, brüchigen Flokken nehmen sehr schnell Wasser auf unter Bildung eines steifen Schleimes. Bestandteile: Schleimstoffe (s. S. 130) und Hemizellulosen. Anwendung wie die Flohsamen; doch benötigt man eine kleinere Dosis (0,5–2 g).

3.4.10.11 Bockshornkleesamen

Die Samen von *Trigonella foenum-graecum* L. (Familie: *Papilionaceae*) enthalten 20–30% Schleimstoffe, die bei Hydrolyse D-Galactose und D-Mannose im Verhältnis 5:6 liefern; sie gehören zu den verzweigt-linearen Heteropolysacchariden vom Galaktomannoglykantyp, der für die Leguminosen-Membranschleime typisch ist (s. Guar, 3.4.7.2). Da die Schleimstoffe im Endosperm lokalisiert sind, müssen Bockshornkleesamen für den Gebrauch als Schleimdroge zerkleinert werden. Der Quellungsfaktor der zerkleinerten Droge muß mindestens den Wert 7 aufweisen.

Weitere Angaben zur Droge und ihrer Anwendung s. 11.1.4.

3.4.10.12 Quittensamen

Die reifen, getrockneten Samen der Früchte von *Cydonia oblonga* MILL. (Synonym: *Cydonia vulgaris* PERS.) (Familie: *Rosaceae*), die in zwei gestaltlich unterschiedlichen Varietäten, der Apfelquitte (var. *maliformis*) und der Birnenquitte (var. *pyriformis*) kultiviert wird. Der Strauch oder kleine Baum trägt große rosafarbige oder weiße Blüten, deren unterständiger Fruchtknoten zu einer apfel- oder mehr birnenförmigen Scheinfrucht heranwächst.

Die Samen sind vielfach miteinander verklebt, so wie sie zu 8–16 in den Fächern der Scheinfrüchte zu Reihen angeordnet sind. Die rotbraunen bis braunvioletten, abgeplatteten Quittenkerne erscheinen durch den eingetrockneten Schleim außen wie mit Reif beschlagen. Der Quellungsfaktor soll mindestens 12 betragen.

In der Epidermis von *Semen Cydoniae* ist bis zu 22% Schleim lokalisiert, der vorwiegend wasserlöslich, zum nur kleineren Teil quellend ist. Er ist aus Arabinose und Xylose mit Uronsäure (z. T. methyliert) aufgebaut. Da *Semen Cydoniae* nur unzerkleinert als Schleimdroge verwendet werden soll, kommt dem im Embryo lokalisierten fetten Öl und dem Amygdalin keine Bedeutung zu. In der unreifen, weniger in der reifen Quitte, ist ein sehr gelierfähiges Pektin enthalten. Es läßt sich aus unzerquetschten Samen mit warmem Wasser extrahieren und zu einem Produkt verarbeiten, das mit Wasser eine viskose Lösung bildet und mit verdünnter Kochsalzlösung zu einem Gelee aufquillt.

Als Gel oder in Salbenform findet der Quittenschleim äußerlich Verwendung bei Lippen- und Brustwarzenrhagaden, bei Dekubitus sowie – in der Kosmetik – zu Handgelees und für Haarfixative.

Innerlich wirkt Quittenschleim bei Magen-Darm-Störungen reizmildernd und antidiarrhöisch: 1 Kaffeelöffel voll ganze Samen mit 1 Tasse lauwarmem Wasser mehrere Stunden quellen lassen und den Schleim von den Samen abkolieren. Gequollene ganze Quittensamen können auch als mildes Abführmittel verwendet werden.

3.4.10.13 Salepknollen

Die Salepknollen bestehen aus dem unterirdischen Speicherorgan verschiedener *Orchis*-Arten; als Stammpflanzen werden genannt: *O. mascula* L., *O. morio* L., *O. militaris* und *Anacamptis pyramidalis* (L.) L.C.RICH. Die Knollen werden gegraben, mit kochendem Wasser gebrüht und erst danach getrocknet. Die Droge stammt aus Wildvorkommen Kleinasiens und Griechenlands. Salepknollen können bis zu 50% Salepglykane („Schleim") enthalten. Am besten charakterisiert ist das Salepglykan aus *Orchis morio*:

- Es baut sich aus 665 Monosaccharidbausteinen auf.
- Das Verhältnis von D-Mannose zu D-Glucose beträgt 3,3:1.
- Es gehört zum Typus der linear-verzweigten Polysaccharide: Hauptkette β-(1 $\rightarrow$ 4)-verknüpft mit wenigen Verzweigungsstellen in C-3-Position.
- Ein Teil der OH-Gruppen liegt nicht frei, sondern an Essigsäure gebunden vor (etwa 5%).

Salepschleim stellt man her durch Kochen der gepulverten Droge mit Wasser (im Verhältnis 1 : 100). Verwendet wird er (selten) in der Kinderpraxis als Antidiarrhoikum.

3.4.11 Hydrokolloide in Flechten

3.4.11.1 Aufbau der Lichenine

Die Reservekohlenhydrate der Flechten sind Homopolysaccharide vom Glukantyp, von denen sich wiederum zwei Typen unterscheiden lassen:

- β-Glucane oder Lichenine und
- α-Glucane oder Isolichenine.

In vielen Flechtenarten kommen ausschließlich α-Glukane vor; in anderen Flechtenarten, und zu ihnen gehören die *Cetraria*-Arten, werden sowohl α- als auch β-Glucane gespeichert.
Lichenine sind lineare Polysaccharide, deren D-Glucopyranose-Einheiten β-(1 → 3)- oder β-(1 → 4)-verknüpft sind. Im Falle des gut charakterisierten *Cetraria*-Lichenins liegen 70% β-(1 → 4)- und 30% β-(1 → 3)-Bindungen vor. Über die Verteilung der beiden Bindungstypen über das β-Glucanmolekül (Polymerisationsgrad: 60–200) weiß man nur so viel, daß jeweils Cellotriose-Bauelemente (drei Moleküle β-(1 → 4)- verknüpfte Glucopyranosen) vorliegen, die miteinander durch β-(1 → 3)-Glc*p*-Moleküle getrennt sind. Lichenin wirkt auf Fehling-Lösung nicht reduzierend, ebensowenig reagiert es mit Jod. In heißem Wasser ist es löslich; beim Erkalten erstarrt die Lösung zu einer Gallerte.

Lichenine kommen nicht nur in Flechten vor: Auch die Schleimstoffe der Getreidearten, vor allem die von Hafer und Gerste, bestehen aus β-Glucanen vom Lichenintyp. Selbst das Verhältnis 7:3 von (1 → 4)- und (1 → 3)-Verknüpfungen wird bei den Getreidelicheninen wiedergefunden. Unterschiede betreffen lediglich das Verteilungsmuster von (1 → 4)- und (1 → 3)-verknüpften β-D-Glucopyranosen über das Gesamtmolekül.

Isolichinine (mittlerer Polymerisationsgrad 42–44) bauen sich aus α-(1 → 3)- und α-(1 → 4)-verknüpften Glucopyranosen auf, die im Verhältnis 3:2 vorliegen. Die Sequenzen sind nicht voll periodisch, entweder wird ein einzelnes (1 → 3)-Molekül oder ein (1 → 3)-Disaccharid jeweils an beiden Seiten von einem (1 → 4)-Glc*p*-Molekül flankiert. Die Isolichenine sind bereits in kaltem Wasser löslich und färben sich mit Jod blau; insofern verhalten sie sich ähnlich wie die Stärkeamylase.

Nach peroraler Zufuhr verhalten sich Lichenine und Isolichenine sehr unterschiedlich. Die Lichenine sind als β-Glucane genau so wenig als Nahrungskohlenhydrat verwertbar wie die Zellulose. Verwertbar sind hingegen die α-Glucane. Man kennt eine ganze Anzahl eßbarer Flechten, unter ihnen *Lecanora*-Arten, die wahrscheinlich das biblische Manna bildeten: *Lecanora affinis* EVERSM., *Lecanora esculenta* (PALL.) EVERSM. Diese Flechten bewachsen weite Partien der unfruchtbaren Gebirge und Ebenen in Westasien und Nordafrika, bei langdauernder Trockenheit rollen sie sich ein, lösen sich los und werden vom Wind aufgrund ihrer Leichtigkeit oft weite Strecken durch die Luft getragen, bis sie schließlich „vom Himmel fallen".

3.4.11.2 Isländisches Moos

Je nach Arzneibuch wird eine der beiden nachfolgenden Stammpflanzen genannt:
- *Cetraria islandica* (L.) ACH., eine etwa 10 cm hohe, bodenbewachsende, strauchig verzweigte Flechte, die massenhaft in den arktischen Gebieten der nördlichen Hemisphäre sowie in Mittel- und Hochgebirgen der gemäßigten Zonen vorkommt;
- *C. tenuifolia (*RETZ) (Synonym: *C. ericetorum* OPIZ), die im Verbreitungsgebiet der *C. islandica* auftritt.

Auch morphologisch sind sich beide Arten sehr ähnlich. Ein Unterschied betrifft, wie der Artname anzeigt (*tenuifolius*, lateinisch = dünnblättrig), die Ausbildung der Lappen, die bei *C. islandica* mehr bandförmig breit, bei *C. tenuifolia* hingegen sehr schmal ausgebildet sind.

Die Droge Isländisch Moos (*Lichen islandicus*) besteht aus den getrockneten Thalli der genannten Arten (ÖAB und Ph. Helv. VI nennen nur *C. islandica*). Sie weist einen eigenartigen Geruch auf; sie schmeckt schleimig und bitter. Ein 5%iges Dekokt geliert nach Abkühlen.

Inhaltsstoffe. Wasserlösliche Polysaccharide (~50%) darunter hauptsächlich Lichenine und Isolichenine (s. 3.4.11.1); Bitterstoffe (2–3%), insbesondere die depsidischen Flechtensäuren der Protocetrar-, Cetrar- und Fumarprotocetrarsäure.

Analytische Kennzeichnung. Dünnschichtchromatographie eines methanolischen Aus-

3.4 Polysaccharide (Glykane)

zugs und Nachweis der Flechtensäuren, die als Phenole mit Fe^{3+}-Chloridlösung violett gefärbte Eisenchelatkomplexe bilden.
Bestimmung der Quellungszahl: mindestens 4,5 (als Pulverdroge).

Verwendung. Als Bestandteil von Brust- und Hustentees. Eingedickte *Aquosa*-Extrakte als Hustenpastillen. Die Bitterstoffe wirken sialagog; der Speichel (mit „körpereigenen Schleimstoffen") wirkt bei Reizhusten wahrscheinlich lokal reizmildernd.

3.4.12 Hydrokolloide aus Meeresalgen

3.4.12.1 Allgemeines über Algen. Unterscheidung zwischen Reserve- und Zellwandpolysacchariden

Die Algen sind morphologisch außerordentlich verschieden: Mikroskopisch klein sind die 10 000 Arten umfassenden Diatomeen; eine Größe von mehreren Metern erreichen die im Meer lebenden Braun- und Rotalgen (Tange). Die Braunalge *Macrocystis* gehört mit ihren

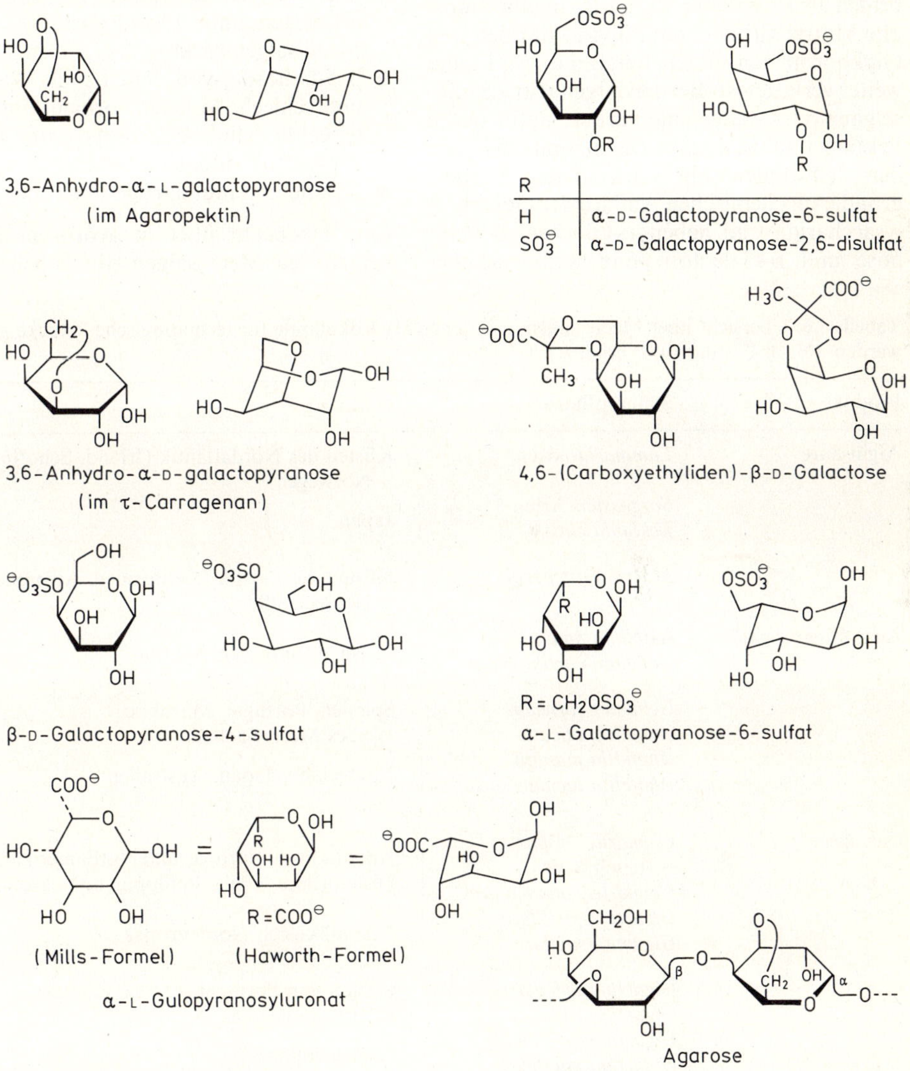

3,6-Anhydro-α-L-galactopyranose
(im Agaropektin)

R	
H	α-D-Galactopyranose-6-sulfat
$SO_3^\ominus$	α-D-Galactopyranose-2,6-disulfat

3,6-Anhydro-α-D-galactopyranose
(im τ-Carragenan)

4,6-(Carboxyethyliden)-β-D-Galactose

β-D-Galactopyranose-4-sulfat

α-L-Galactopyranose-6-sulfat
$R = CH_2OSO_3^\ominus$

(Mills-Formel)   (Haworth-Formel)
$R = COO^\ominus$

α-L-Gulopyranosyluronat

Agarose

Abb. 3.44. Konfigurations- und Konformationsformeln der in Algenpolysacchariden als Bauelemente auftretenden seltenen Zucker. Im Molekül der 4,6-(Carboxyethyliden)-β-D-Galactose steckt neben der Galaktose die Brenztraubensäure CH_3-CO-COOH, deren Carboxylgruppe mit der 6-OH und der 4-OH zum Ketal reagiert. 3,6-Anhydrogalactopyranose tritt sowohl als D- als auch als L-Zucker auf

Wedeln von bis zu 100 und mehr Metern Länge sogar zu den größten Pflanzen der Erde. Braun- und Rotalgen sind sehr weit verbreitet; man hat geschätzt, daß durch ihre photosynthetische Aktivität im Jahr ungefähr 10^{11} Tonnen Kohlenstoff gebunden werden, ebensoviel wie durch alle Landpflanzen der Erde zusammen! Als Wasserpflanzen benötigen sie kein starres Stützskelett. Sie müssen vielmehr leicht beweglich bleiben und verzichten daher auf einen Aufbau der Zellwände, wie er für Landpflanzen charakteristisch ist: Zellulosefibrillen als kristalliner Kern, der in eine amorphe Matrix aus anderen Polysacchariden und Glykoproteinen eingebettet und durch Lignin weiter verkittet ist. Bei den Algen tritt Zellulose ganz oder weitgehend zurück; dafür treten Pektine und Schleimstoffe in und zwischen den Zellwänden sehr stark in den Vordergrund. Am chemischen Aufbau der Gerüstpolysaccharide sind neben D-Glucose, D-Mannose und D-Galactose eine Reihe seltener Zucker beteiligt (s. Abb. 3.44); das Auftreten von Sacchariden mit den stark sauren Sulfatgruppen ist besonders hervorzuheben, da die entsprechenden Gele auch noch im stark sauren Bereich beständig bleiben.

Neben den Polysacchariden, die als Strukturelemente der Algenzellen fungieren, gibt es in Algen vorkommende Polysaccharide, deren Funktion – vergleichbar der Funktion der Stärke bei höheren Pflanzen – darin besteht, als Reservestoff zu dienen. Es handelt sich um

- α-D-Glucane, die in zwei Typen auftreten: als sogenannte Florideenstärke und als Meeresalgenstärke.
- β-D-Glucane, von denen es in Wasser gut und schlecht lösliche Formen gibt, darunter echte Zellulose. Prototyp eines Algen-β-D-Glucans ist das Laminarin.
- Xylane und inulinartige Fruktane.

Eine Übersicht über in größerem Rahmen verarbeitete Meeresalgen gibt Tabelle 3.6.

Tabelle 3.6. Übersicht über Meeresalgen, aus denen Hydrokolloide für technologische Zwecke gewonnen werden. (Nach Franke 1981, ergänzt)

Produkt	Stammpflanze	Herkunft
Alginsäure	*Laminaria*-Arten	Küsten des Nordatlantik (Irland, Schottland, Norwegen)
	Sargassum-Arten *Ecklonia cava*	Japan
	Macrocystis pyrifera	Küsten des Pazifik (Kalifornien, Australien, Neuseeland)
Agar (Agar-Agar)	*Gelidium amansii* *Gelidium cartilagineum*	Japan, Kalifornien, Mexiko
	Gelidium carneum	Spanien, Portugal, Marokko
	Ahnfeltia plicata	Weißes Meer, Sachalin
	Ahnfeltia pinnata *Ahnfeltia lucida*	Neuseeland, Japan, Australien
Carrageen	*Chondrus crispus* (Irisch Moos) *Chondrus canaliculatus*	Atlantikküste Europas und Nordamerikas, Pazifikküsten (Peru, Chile, Philippinen, Neuseeland)
	Gigartina pistillata *Gigartina stellata*	Atlantikküsten Nordeuropas
	Gigartina avicularis	Küsten von Portugal, Afrika, Kanada
	Gigartina radula	Küsten Südafrikas, Australien
	Gigartina intermedia *Gigartina pacifica*	Küsten Japans
Furcellaran (Dänischer Agar)	*Furcellaria fastigiata*	Küsten Dänemarks

3.4.12.2 Agar

Als Agar bezeichnet man die Gallerte, die man durch Auskochen verschiedener Rotalgen erhält: in den Handel gelangt Agar möglichst befreit von Wasser und Salzen. Das erreicht man durch Ausfrieren und Trocknen. Agar liefernde Algen sind Vertreter der *Rhodophyta (Rhodophyceae)*, und zwar der Klasse der *Florideae*. Sie gehören vor allem zur Gattung *Gelidium (Gelidiaceae)*; aber auch *Acanthopeltis* und *Pterocladia* der gleichen Familie; *Euchema (Solieraceae), Ceramium (Ceramiaceae), Phyllophora (Phyllophoraceae)* und *Gracilaria (Gracilariaceae)* nebst einigen anderen Gattungen dienen zur Agargewinnung. *Gelidium amansi*, als wichtigster Agarlieferant, ist eine zarte, fiedrig verzweigte, bis 25 cm lange Pflanze, die – an Felsen fest verwachsen – in Tiefen bis zu 30 m gedeiht.

Agar ist Bestandteil der Zellwände (Mittellamelle), er löst sich in heißem Wasser, jedoch nicht in kaltem; daher erstarrt eine heiße Lösung beim Abkühlen zu einem steifen Gel (selbst wenn das Polysaccharid in Konzentrationen unter 1% enthalten ist). Dieses Agargel läßt sich durch Ausfrieren und Wiederauftauen trocknen, um beim Auflösen in Wasser erneut wieder das ursprüngliche Gel zu liefern. Darauf beruht die Methode seiner Gewinnung.

Die Algen werden besonders in den Monaten April bis September mit der Hand oder mittels Spezialrechen losgerissen. Man breitet sie am Ufer aus, wo sie, von Zeit zu Zeit mit Wasser befeuchtet, allmählich ausbleichen. Das getrocknete Rohprodukt gelangt nunmehr in die eigentlichen Produktionsgebiete im Inneren des Landes; hier werden die Algen zunächst mit Süßwasser gewaschen und von anhaftenden Verunreinigungen befreit. Dann breitet man sie auf Bambusmatten aus und bleicht unter ständigem Feuchthalten mit Süßwasser nochmals aus. Nach dem Trocknen werden die Rotalgen gebündelt bis zur Aufarbeitung gespeichert. Zur eigentlichen Agargewinnung, die nur während der Wintermonate Dezember bis März möglich ist, kocht man die Algen in Bottichen mit Wasser aus; dies dauert mehrere Stunden. Um Eiweißstoffe auszufällen, kocht man schließlich noch einmal kurz unter Zusatz von Essig- oder Schwefelsäure. Man filtriert durch Leinentücher und gießt die Lösung in Holztröge von etwa 60 cm Länge; 30 cm Breite und 10 cm Tiefe, wo sie zu einer Gallerte erstarrt. Die Gallerte wird der Länge nach in etwa 10 cm breite Stücke zerschnitten. Die einzelnen Barren gibt man in passende Holzbehälter, die an einem Ende mit einem Sieb verschlossen sind, und preßt von der anderen Seite her die Gallerte durch das Sieb, so daß – je nach Form der einzelnen Sieböffnungen – Bänder oder Fäden entstehen. Diese Bündel legt man, so wie sie entstehen, über Nacht auf Matten ins Freie, wo sie gefrieren. Das Wasser trennt sich in Form von Eiskristallen vom wasserarmen Gel und tropft beim Auftauen am nächsten Tag mit den darin gelösten Salzen ab. Nach mehrmaligem Gefrieren und Auftauen bleibt der eigentliche Agar in Form einer lockeren Masse zurück. Dieses Verfahren benötigt ganz bestimmte klimatische Bedingungen mit abruptem Wechsel von kalt und warm, wie sie in einigen Gegenden Japans und Koreas während der Wintermonate vorkommen. Während man in Japan auch heute noch größtenteils nach diesem Verfahren arbeitet, ist das Verfahren der Agarbereitung in Amerika und Europa weitgehend mechanisiert: Entfärbt und gereinigt wird der Auszug durch Kohle und durch Filtrieren in Filterpressen, die Gallerte wird künstlich zum Einfrieren gebracht. Die heute auf dem Weltmarkt befindlichen Agarsorten sind recht unterschiedlich; das hängt einerseits mit der unterschiedlichen Herstellung zusammen, andererseits werden verschiedenartige Stammpflanzen zur Gewinnung herangezogen, so neuerdings *Chondrus-* und *Gigartina-*Arten, die Stammpflanzen des Carrageen.

Handelsagar ist keine einheitliche Verbindung. Neben Wasser, Asche, N-haltigen Stoffen, Spuren von Fett und Rohfasern macht die Kohlenhydratfraktion den überwiegenden Anteil von über 90% des getrockneten Produkts aus. Im Gegensatz zu früheren Ansichten ist auch diese Fraktion nicht einheitlich und ändert sich zudem je nach dem zur Agargewinnung verwendeten Ausgangsprodukt. Sie enthält mindestens zwei Bestandteile: Agarose und Agaropektin.

- *Agarose*: Agarose ist kettenförmig aufgebaut. Vorherrschendes Bauelement sind β-D-Galactopyranose und 3,6-Anhydro-α-L-galactopyranose, die alternierend über $(1 \rightarrow 4)$- und $(1 \rightarrow 3)$-Bindungen verknüpft sind. Dieses Disaccharidelement ist unter dem Namen Agarose bekannt (s. Abb. 3.44). Die Ketten sind in nur geringem Umfang mit Schwefelsäure verestert.

- *Agaropektin*: Während bei der Agarose nur etwa jeder zehnte Galaktoserest mit Schwefelsäure verestert ist, ist beim Agaropektin der Veresterungsgrad wesentlich höher; ferner kommt im Molekül Brenztraubensäure in ketalischer Bindung (4,6-(1-Carboxyethyliden)-D-galactose (zur Konstitution s. Abb. 3.44) vor. Eine typische Teilsequenz eines Agaropektins sieht wie folgt aus: 6-Methyl-D-galactose, β-(1 → 4)-verknüpft mit Anhydro-L-galactose, α-(1 → 3)-verknüpft mit Ketal-D-galactose, β-(1 → 4)-verknüpft mit α-L-Galactosyl-6-sulfat.

Agar ist in kaltem Wasser unlöslich. In heißem Wasser löst es sich; beim Abkühlen bildet sich ein Gel. Gele verflüssigen sich generell bei höherer Temperatur. Im Falle des Agar geliert eine 1,5%ige Lösung im Bereich von 32–39 °C, die aber erst im Bereich von 60–97 °C wieder aufschmilzt. Die große Differenz zwischen Gelier- und Schmelztemperatur ist eine bemerkenswerte und einzigartige Eigenschaft von Agar (nach Belitz u. Grosch 1985).
Für die Verwendung in Medizin und Pharmazie ist maßgeblich, daß Agar praktisch unverdaulich ist, wärmeresistente Gele bildet sowie emulgierende und stabilisierende Eigenschaften aufweist.

Verwendung. Agar quillt im Darm auf, macht den Darminhalt voluminös und schlüpfrig, ist daher ein mildes Laxans. Die Ph. Helv. VI verlangt einen Quellungsfaktor von mindestens 20. In der Galenik dient Agar zur Herstellung fettfreier Salbengrundlagen, von Suppositorien, Vaginalkugeln und Emulsionen; in der Bakteriologie spielen Agarnährböden eine große Rolle. Agar, wie auch Carrageen hemmt die Entwicklung von Viren. Man führt diese Eigenschaft auf den Galaktananteil ihrer Polysaccharide zurück.

3.4.12.3 Carrageen, Carrageenan und Carrageenate

Definitionen. Terminologisch besteht in der Literatur keine Einigkeit über den Gebrauch der verschiedenen Begriffe. Im allgemeinen wird wie folgt unterschieden:

- Carrageen meint die auch als irländisches Moos bezeichnete Droge.
- Carrageenan hat zwei Bedeutungen: einmal versteht man darunter aus der Droge hergestellte Handelsprodukte, im wesentlichen Rückstände der Heißwasserextrakte darstellend; sodann ist Carrageenan die Sammelbezeichnung für die anionischen Inhaltsstoffe der Droge oder des Handelsprodukts.
- Carrageenane oder Carrageenate (auch weniger glücklich Carrageenine) nennt man die anionischen Polysaccharidinhaltsstoffe des Carrageens und des Carrageenans.

Irländisches Moos (Carrageen). Das irländische Moos oder Carrageen besteht aus den getrockneten und gebleichten Thalli verschiedener Rotalgen (*Rhodophyta*) aus den Gattungen *Chondrus, Gigartina, Gloiopeltis, Iridea* und *Euchema*. Die Pharmakopöen nennen als Stammpflanzen die beiden Arten *Chondrus crispus* (L.) STACKH. und *Gigartina stellata* (STACKH.) BATT. (Synonym: *G. mamillosa* J.G. AGARDH) (Familie: *Gigardinaceae*). Standorte der höchstens handgroßen (5–15 cm langen) Rotalgen sind felsige Stellen der Atlantikküsten Europas und Nordamerikas unmittelbar unter dem Ebbespiegel. Früher wurden sie hauptsächlich an den nördlichen Küsten Irlands gesammelt (daher die Bezeichnung Irländisch Moos) und in der irischen Küstenstadt Carragheen versandfertig gemacht.
Die im frischen Zustand vom Seewasser ans Land gespülten oder die zur Ebbezeit abgeschnittenen Algen sind violett bis grünrot und von gallertartiger, fleischiger Beschaffenheit. Beim wiederholten Waschen und Trocknen (Bleichen) an der Sonne werden sie hellgelb, durchscheinend und knorpelig-hornartig.
Die Droge besteht aus Schleimstoffen (etwa 80% Interzellularschleime, hauptsächlich Carrageenane), aus Proteinen (etwa 7%) und aus mineralischen Bestandteilen (Aschegehalt: höchstens 16%), darunter kleine Mengen von Jod und Brom. Eine Abkochung von 1 Teil Droge mit 30 Teilen Wasser (10 min lang) liefert eine Gallerte, die beim Erkalten dick wird; sie schmeckt fade; mit Jod/Jodkalium-Lösung darf sie sich nicht anfärben.

Irisch-Moos-Extrakt (Carrageenan). Die Gewinnung erfolgt aus getrockneten Rotalgen durch Heißwasserextraktion. Der Extrakt wird von zelluloseartigen Begleitstoffen und von Pflanzenpigmenten durch Filtration über Kieselgur befreit. Aus dem im Vakuum konzentrierten Filtrat wird Carrageenan durch Alkoholzusatz ausgefällt, abgeschleudert und getrocknet. Das Produkt stellt ein mehr oder weniger feines, gelblich-weißes Pulver dar, das nahezu geruchlos ist und schleimig schmeckt. Mit Wasser bildet Carrageenan thixotrope

Gele. Die Viskosität einer 2%igen Lösung variiert innerhalb extremer Werte von 50–300 Centipoise (gemessen bei 40 °C); sie hängt sehr stark von Art und Menge ionischer Bestandteile ab, wobei Natriumionen die Viskosität steigern. Kalium-, Kalzium- und Ammoniumionen begünstigen die Gelbildung. Durch unterschiedliche Zusätze – neben Ionen verbessern auch Zusätze von Karobengummi oder Guar die Geleigenschaften – lassen sich somit Handelsprodukte mit den jeweiligen Verwendungszwecken angepaßten Eigenschaften herstellen.

Carrageenane sind dem mikrobiellen Verderb ausgesetzte Produkte, die daher konserviert werden müssen.

Chemischer Aufbau der Carrageenane (Carrageenate). Das Carrageenan ist ein komplexes Gemisch von Natrium-, Kalium-, Kalzium- und Magnesiumsalzen verschiedener Polygalaktopyranosesulfate mit Molekulargewichten zwischen 100 000 und 800 000. Durch fraktionierte Fällung mit Kaliumionen läßt es sich in 5 Fraktionen trennen, die mit den griechischen Buchstaben ι (Jota) bis ν (Nü) gekennzeichnet werden. Zwei Hauptkomponenten sind das in Gegenwart von Kalium unlösliche κ-Carrageenat (Kappa-Carrageenat) und das unter diesen Bedingungen in Wasser unlösliche λ-Carrageenat (Lambda-Carrageenat) Lambda-Carrageenat löst sich leicht in kaltem Wasser, Kappa-Carrageenat erst beim Erhitzen. Die Wasserlöslichkeit der Carrageenate ist generell um so besser, je höher der Gehalt an Sulfatresten und je niedriger der Gehalt an Anhydrogalaktosen ist (zum chemischen Aufbau der Monosaccharidbausteine s. Abb. 3.44).

- κ-Carrageenat enthält als typische Sequenz D-Galactopyranose-4-sulfat, das β-(1 → 4) mit der 3,6-Anhydro-α-D-galactopyranose verknüpft ist. Der Galactose-4-sulfatrest ist jeweils über die 3-OH mit der Anhydrogalactose (3 → 1) verbunden. Eine regelmäßige Folge dieser Disaccharid-Sequenzen führt zur Ausbildung von Helix- bzw. Doppelhelixstrukturen. Allerdings ist an zahlreichen Stellen des Makromoleküls der Anhydrogalactoserest durch einen anderen Rest, vornehmlich durch Galactose-6-sulfat ersetzt; dies führt zu einem Knick in der Helix. Schließlich ergibt sich für ein κ-Carrageenatmolekül die folgende Tertiärstruktur: Innerhalb des Moleküls gibt es Regionen mit geordneten, periodischen Sequenzen, die Helices und Doppelhelices ausbilden können; diese periodischen Abschnitte sind von völlig unregelmäßigen, aperiodischen Abschnitten unterbrochen. κ-Carrageenat ist folglich ein guter Gelbildner (Schema der Abb. 3.30).

- κ-Carrageenat ist durch einen höheren Sulfatgehalt ausgezeichnet. Es handelt sich im wesentlichen um ein lineares Copolymerisat aus D-Galactose-2-sulfat und D-Galactose-2,6-disulfat. Dadurch ist die Ausbildung eines Zickzackbandes begünstigt; gelbildende Eigenschaften fehlen, dafür bildet es viskose Lösungen, und zwar unabhängig davon, welche Gegenionen vorliegen.

Biologische Eigenschaften und Anwendung der Carrageenane. Carrageenane mit relativen Molekülmassen über 100 000 werden nach peroraler Zufuhr vom Körper weder verwertet noch resorbiert, was für ihre Anwendung als Lebensmittelzusatzstoffe sowie als Hilfsstoffe in der Pharmazie wichtig ist. Sie gelten nach allgemeiner Erfahrung als unbedenklich, obwohl chronische Toxizitätsprüfungen anscheinend bisher nicht durchgeführt wurden. Weniger harmlos sind die „abgebauten" Carrageenate mit relativen Molekülmassen um 20 000, die eine Zeitlang zur Behandlung von Magengeschwüren empfohlen wurden, da sie die proteolytische Wirkung des Magensafts hemmen. Ein Zusatz von 0,1% zum Trinkwasser, führt bei Ratten zu Geschwüren im Dickdarm und im Enddarm (Lindner 1979). Carrageenan wirkt im Tierversuch, oral appliziert, senkend auf den Blutcholesterinspiegel, hemmend auf die Nährstoffresorption, hemmend auf die Magensaftsekretion sowie wasserbindend auf den Darminhalt. Parenteral appliziert wirkt es blutgerinnungshemmend, blutdrucksenkend und immunsuppresiv (nach Leung 1980). Injektionen in die Rattenpfote führen zu einer gut reproduzierbaren Entzündung, die zu einem viel verwendeten Modell ausgebaut wurde, um die Wirkung antiphlogistischer Stoffe zu messen.

Die Anwendung von Carrageenan in der pharmazeutischen Technologie, in der Nahrungsmittelindustrie und in der kosmetischen Industrie beruht auf seiner Eigenschaft, Gele zu bilden, die Viskosität von Lösungen zu erhöhen, als Emulgator zu fungieren und Suspensionen stabil zu halten. Beispiele: In der Pharmazie zur Herstellung fettfreier Salbengrundlagen, als Verdickungsmittel für Lotionen, als Klärmittel für trübe Flüssigkeiten und als Tablettierungshilfe. In der Kosmetik: viel zu Zahnpasten verwendet, da Carrageenan gegen Kalziumionen wenig empfindlich ist.

Aus dem gleichen Grunde verwendet man Carrageenan in der Lebensmitteltechnologie bevorzugt als Verdickungsmittel und Stabilisator bei Milchprodukten aller Art (Kondensmilch, Frischkäse, Schokoladen, Eiskrems).

Als Therapeutikum sind Carrageen und Carrageenan ohne besondere Bedeutung; gelegentlich dürften Abkochungen der Droge als reizmilderndes Mittel bei Husten und unspezifischen Diarrhöen verwendet werden.

3.4.12.4 Alginsäure (Alginate)

Einführung. Alginate sind die charakteristischen Zellwandbestandteile (Interzellularschleime) der Braunalgen (Klasse: *Phaeophyceae*). Zur technischen Gewinnung bedeutsam sind bestimmte Arten aus den Gattungen *Ascophyllum, Laminaria* und *Macrocystis*.

Die Braunalgen, mit etwa 1 500 Arten eine außerordentlich mannigfaltige Algengruppe, sind vorwiegend Meeresbewohner der gemäßigten und kälteren Gebiete. Es handelt sich um vielzellige Pflanzen sehr verschiedener Gestalt und Größe, die mit Rhizoiden am Untergrund festsitzen. Die Alginat liefernden Braunalgen gehören zu den größten Algen überhaupt: der Thallus des an der amerikanischen Westküste verbreiteten Riesentanges *Macrocystic pyrifera* (L.) AGARDH. wird bis 60 m lang und mehrere Tonnen schwer; auch *Laminaria*-Arten werden mehrere Meter lang, der Stammteil ist mehrere Zentimeter dick, knorpelig und starr.

Gewinnung. Die Alginatherstellung beginnt mit einem Waschvorgang der zerkleinerten Algen, um störende Salze zu entfernen. Die Alginsäure löst man aus dem Extraktionsgut mit Sodalösung oder verdünnten Alkalien als Natriumsalze heraus; die dicke, viskose Masse läßt man klären. Durch Zusatz von Mineralsäuren kann die freie – in Wasser unlösliche – Alginsäure ausgefällt werden, die dann wiederum durch berechnete Mengen an NaOH in Natriumalginat überführt wird. Die Handelsprodukte sind vorzugsweise Natriumalginate.

Eigenschaften. Natriumalginat ist ein weißes bis bräunlichweißes Pulver; nahezu geruchlos und ohne auffallenden Geschmack.

Chemischer Aufbau. Alginsäure ist ein lineares Polyuronid, in dem (1 → 4)-verknüpfte β-D-Mannopyranuronsäuren und α-L-Gulopyranosyluronsäuren als Bausteine auftreten (Abb. 3.45). Die beiden Bausteine sind im Makromolekül jeweils als Block angeordnet, wobei ein Block vom anderen durch zufällig verteilte oder durch alternierende Mannuron- bzw. Guluronsäurereste getrennt ist.

Hinsichtlich der Anordnung monomerer Bausteine im Polysaccharid unterscheidet man drei Aufbautypen: den periodischen, den unterbrochenen und den aperiodischen Aufbau. Nach Abb. 3.45 ist Alginat dem unterbrochenen Aufbau zuzuordnen.

Das Molekulargewicht erreicht Werte von 190 000. Bereits im Zuge der Isolierungsprozeduren findet ein partieller Abbau der langen Kettenmoleküle unter Kettenverkürzung statt; mehr noch beim Erwärmen von Alginaten auf Temperaturen über 50 °C oder bei Einwirkung stark alkalischen Milieus. Freie Alginsäure quillt in Wasser stark auf, ohne sich zu lösen. Na-, K-, Mg-, NH_4-Salze sind dagegen wasserlöslich. Die Lösungen sind hochviskös, ohne aber – bei nicht zu hoher Konzentration – ein Gel zu bilden. Durch Zusatz geeigneter Mengen zwei- oder mehrwertiger Metallionen entstehen durch Bildung unlöslicher Alginate Gele. Die Viskosität der Lösungen ist abhängig vom Molekulargewicht.

Wirkungen und Anwendungsgebiete. Alginate gehören zu den unverdaulichen Polysacchariden. Nach allen bisherigen Erfahrungen, auch gestützt auf Tierversuche, sind sie untoxisch. Natriumalginat zeichnet sich durch die Eigenschaft aus, die Resorption von Radiostrontium zu hemmen, ohne zugleich die Kalziumaufnahme zu beeinflussen. Auch die Resorption anderer zweiwertiger radioaktiver Metallionen wird vermindert, und zwar in folgender Reihenfolge:

Ba > Sr > Sn > Cd > Mn > Zn > Hg.

Wie viele andere unverdauliche Kohlenhydrate hat auch Alginat die Eigenschaft, den Blutcholesterinspiegel zu senken (Versuchstier Ratte).

Lösungen von Alginaten, z. B. von Natriumalginat, bilden nach dem Eintrocknen einen zusammenhängenden, abwaschbaren Film.

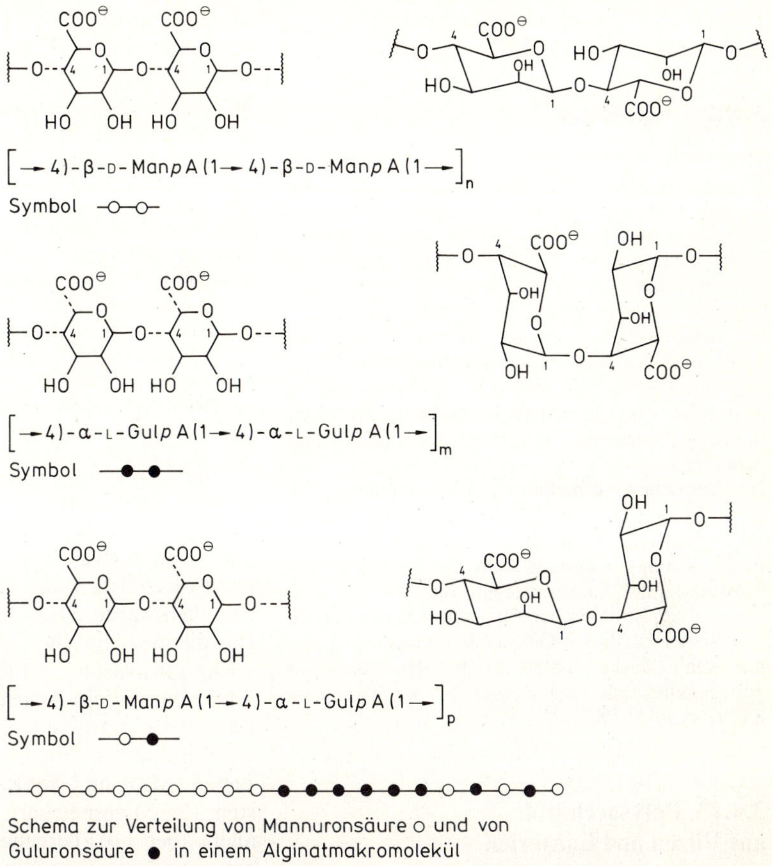

3.4 Polysaccharide (Glykane) 139

$[\rightarrow 4)-\beta\text{-D-Man}p\text{A}(1\rightarrow 4)-\beta\text{-D-Man}p\text{A}(1\rightarrow]_n$
Symbol —○—○—

$[\rightarrow 4)-\alpha\text{-L-Gul}p\text{A}(1\rightarrow 4)-\alpha\text{-L-Gul}p\text{A}(1\rightarrow]_m$
Symbol —●—●—

$[\rightarrow 4)-\beta\text{-D-Man}p\text{A}(1\rightarrow 4)-\alpha\text{-L-Gul}p\text{A}(1\rightarrow]_p$
Symbol —○—●—

Schema zur Verteilung von Mannuronsäure ○ und von Guluronsäure ● in einem Alginatmakromolekül

Abb. 3.45. Bausteine der Alginate sind β-D-Mannuronsäure und α-D-Guluronsäure, die über (1 → 4)-Bindungen verknüpft sind, wobei im allgemeinen das Verhältnis 3:2 zugunsten der Mannuronsäure vorliegt. Bei partieller Hydrolyse werden drei Typen von Bruchstücken erhalten: überwiegend aus D-Mannuronsäure bstehende, überwiegend aus L-Guluronsäure bestehende und Bruchstücke, die beide Uronsäuren im Verhältnis 1:1 enthalten. Das Ergebnis erklärt sich aus dem unterbrochenen Aufbau ("interrupted type") des Makromoleküls, das Kettenabschnitte aus nur Mannuronsäure, aus nur Guluronsäure und aus alternierend auftretenden Uronsäuren aufweist

Sie eignen sich als blutstillendes Mittel, da sich das Alginat mit dem Blutkalzium zum unlöslichen Ca-Alginat verbindet und dadurch eine die Wunde verschließende Haut bildet. Gewisse Salze, wie das Ca-Salz, lassen sich zu Fäden oder Garn bzw. gaze- oder watteähnlichen Produkten verarbeiten. Diese haben den Vorteil, daß sie vom Körper resorbiert werden. Man stellt sie durch Einpressen von Alginatlösung in dünnem Strahl durch Düsen in eine $CaCl_2$-Lösung dar.

Alginate sind als Gelbildner Bestandteil von Fertigarzneimitteln (*Antacida*), die zur Behandlung der Refluxösophagitis verwendet werden.

Technologische Verwendungsgebiete. Alginate sind geeignet als Binde- und Sprengmittel in Tabletten, als Basis für Lutschtabletten; als Suspensionsstabilisator und Dickungsmittel in wasserhaltigen Lotionen, Cremes und Hautgelen. Kaliumalginat, zusammen mit Gips und Natriumphosphat, dient als Gebißabdruckmasse in der Zahnprothetik.

Am meisten verwendet werden Alginate in der Lebensmittelindustrie: als Dickungsmittel und Emulgator für Speiseeis, Saucen, Mayonnaisen und Kakaogetränke; als Gelierungsmittel zur Herstellung der verschiedensten Gele (Kaltpudding, Dessertgelee); Alginatzusätze verhindern das Absetzen von Trub in

Frucht- und Pflanzensäften; sie verbessern die Schaumfähigkeit von Bier.

3.4.12.5 Furcelleran

Dieses Produkt, auch dänischer Agar genannt, wurde während des zweiten Weltkriegs entwickelt, als Europa von den Agarquellen abgeschnitten war. *Furcellaria fastigiata*, eine Rotalge, wird nach dem Einsammeln mit Alkali behandelt und als Salz mit heißem Wasser extrahiert. Der im Vakuum eingeengte Extrakt wird in eine KCl-Lösung eingespritzt; die sich abscheidenden Gelfäden werden durch Ausfrieren konzentriert, abzentrifugiert und getrocknet. Das Produkt liegt als Kaliumsalz vor. Es ist in kaltem Wasser praktisch unlöslich; es löst sich in heißem Wasser und erstarrt beim Abkühlen zu einem Gel.

Im chemischen Aufbau ähnelt das Furcelleran sehr stark dem κ-Carrageenat; allerdings ist der Sulfatgehalt niedriger, indem auf 3–4 Zuckerreste ein Sulfatrest kommt, während beim κ-Carrageenat ein Sulfatrest auf 2 Zuckerreste entfällt.

Anwendbar ist dänischer Agar ähnlich wie Pektin; von Vorteil ist, daß er Gele auch in Gegenwart von nur wenig Zucker bildet. Als für den Menschen unbedenklich gilt eine Zufuhr bis zu 75 mg/kg KG (Reynolds 1982).

3.4.13 Polysaccharide aus Pilzen und Bakterien

3.4.13.1 Dextrane

Als Dextrane bezeichnet man die von zahlreichen Milchsäurebakterien extrazellulär aus Saccharose (Rohrzucker) gebildeten β-1,6-Glucane. Für die technische Herstellung dienen Stämme von *Leuconostoc mesenteroides* u. *L. dextranicum*. Dextrane gehören zwar in die Gruppe der linear-verzweigten Polysaccharide, doch befinden sich 95% der Glukosereste in der Hauptkette, so daß sie den perfekt-linearen Polysacchariden nahekommen. Die Seitenketten sind vorwiegend über 1,3-Bindungen, teilweise auch durch 1,2- und 1,4-Bindungen verknüpft.

Die Dextranproduktion erfolgt in Gärtanks, wobei das Nährmedium neben dem Hauptsubstrat Saccharose anorganische Salze (Phosphate, Fe, Mn, als Spurenelemente) und eine N-Quelle (Maisquellwasser) enthalten muß. Die Dextranbiosynthese verläuft ohne O_2-Bedarf, so daß eine Belüftung wie bei der Antibiotikaproduktion nicht nötig ist. Die Lösung dickt sich im Verlauf der Fermentation immer mehr ein, so daß schließlich Dextran in Form einer gallertartig-schleimigen Masse entsteht. Die Dextrane lassen sich aus der Nährlösung mit Alkohol oder Aceton ausfällen und durch Umfällen reinigen.

Die Biosynthese des Polysaccharids Dextran aus dem Disaccharid Rohrzucker ist eine Reaktion, bei der Energie freigesetzt wird; daher kann man sie auch *in vitro*, ohne lebende Mirkoorganismen, allein mit dem entsprechenden Enzym (Dextransaccharose) ablaufen lassen. Offensichtlich ist der Energiegehalt der glykosidischen Bindung vom Trehalosetyp größer als die „lockere" 1,6-Bindung, die zu Strukturen führt, bei denen die Glucosylreste räumlich entfernter stehen.

Die nach dem Ausfällen erhältlichen Produkte, die Nativdextrane, weisen Molekulargewichte von einigen bis zu mehreren Millionen auf: Man verwendet sie im Lebensmittelbereich als Verdickungsmittel und Stabilisator (bei Backwaren, Süßwaren, Speiseeis u. a.).

Für die medizinische Verwendung – um Wasser im intravasalen Raum festzuhalten – müssen Dextrane ein wesentlich kleineres Molekulargewicht aufweisen. Je größer die Moleküle sind, um so länger werden sie in Nieren, Leber, Milz und retikuloendothelialem System (RES) gespeichert; um so größer ist vor allem aber ihre allergene Potenz. Rasch eliminiert, und zwar auf renalem Wege werden Dextranmoleküle mit einem Molekulargewicht unter 50 000.

Durch gelenkte Säurehydrolyse baut man die großen Nativ-Dextranmoleküle zu kurzkettigen Molekülen ab. Angeboten werden drei Typen von Dextranlösungen.

- Dextran 60 mit einem mittleren Molekulargewicht von 60 000 (Schwankungsbreite zwischen 25 000 und 110 000).
- Dextran 40 mit einem mittleren Molekulargewicht von 40 000 (Schwankungsbreite zwischen 15 000 und 70 000).
- Dextran 1 mit einem mittleren Molekulargewicht von 1 000.

Anwendung. In Form von hyperonkotischen Lösungen als Infusion. Pro Gramm Dextran 40 oder 60 werden 20–25 ml Wasser in die Blutbahn retiniert. Dextran 60 wird zur Volumensubstitution bei Blutverlusten angewendet, um die Zirkulation aufrecht zu erhalten und peripheres Kreislaufversagen zu verhindern. Die relativ großen Dextranmoleküle und das an sie gebundene Wasser verlassen den Intravasalraum mit einer Halbwertszeit von etwa 24 h. Dextran-40-Lösung ist wegen der kurzen Eliminationshalbwertszeit von 3–4 h als Plasmaersatz nicht geeignet (die Hypovolämie käme zu rasch wieder). Man verwendet es zur Hämodilution, da es sehr wirksam Wasser aus dem Extravasalraum in die Kapillaren zieht: prophylaktisch, um bei Hämokonzentration der Gefahr von Gefäßthrombosen vorzubeugen; therapeutisch, um bei Durchblutungsstörungen die Fließeigenschaften des Blutes – aus der Hämodilution resultiert eine verminderte Viskosität – zu verbessern.

Unerwünschte Wirkunge. Es können anaphylaktoide Reaktionen aller Schweregrade ausgelöst werden (in etwa 3 von 10000 Anwendungen); Erstkontakt mit Sensibilisierung erfolgt wahrscheinlich durch Dextrane enthaltende Lebensmittel. Die Unverträglichkeitsreaktion gehört zum Typus der durch Immunkomplexe ausgelösten Allergieformen (Typ III in der Einteilung nach Gell u. Coombs). Blockiert man die dextranaktiven Immunglobuline IgG durch kleine Dextranmoleküle mit nur einer determinanten Gruppe (monovalente Antigene), so kann es nicht zur Bildung größerer Aggregate kommen. Daraus resultiert die prophylaktische Maßnahme, vor einer Infusion mit Dextran 40 oder 60 eine bestimmte Dosis Dextran 1 langsam intravenös zu geben.

3.4.13.2 Xanthan

Mittels industrieller Fermentationsverfahren lassen sich heute Polysaccharide gewinnen, die in ihren Eigenschaften dem Tragant, dem arabischen Gummi oder den Alginaten nahekommen. Besonders unter den Pseudomonaden, gramnegativen aeroben Stäbchenbakterien, finden sich Stämme, die extrazellulär Glykane bilden. Von größerer Bedeutung ist *Xanthomonas campestris*, ein Bakterium, das zur Gewinnung von Xanthangummi geeignet ist. Xanthan wird in Medien produziert, die Glukose, ein Aminosäuregemisch, NH_4Cl sowie Mineralstoffe enthalten müssen. Aus dem Kulturfiltrat wird das Polysaccharid mit Isopropanol in Gegenwart von KCl abgeschieden.

Xanthan(gummi) ist ein cremefarbenes, geruchloses, leicht fließendes Pulver. Beim Einrühren in Wasser bildet es bereits in niedriger Konzentration viskose Lösungen, deren Viskosität weitgehend temperaturunabhängig ist. Xanthan ist ein Heteroglykan, das D-Glukose, D-Mannose und D-Glucopyranosyluronsäure im molaren Verhältnis 2,8:2:2 enthält. Einige Zuckerreste sind acetyliert, einige Glukosereste liegen als Ketale mit Pyruvat vor, eine Monosaccharidvariante, die auch im Agar auf-

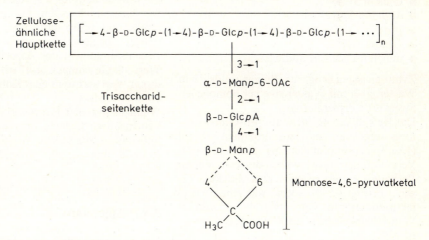

Abb. 3.46. Xanthan, ein bakterielles Polysaccharid aus *Xanthomonas campestris*, weist Pentasaccharid-Wiederholungseinheiten auf. Die Hauptkette hat die gleiche Struktur wie Zellulose. An jeden zweiten Glukoserest ist ein Trisaccharid gebunden, das aus α-D-Mannose-6-acetat, aus β-D-Glucuronsäure und aus dem 4,6-Pyruvatketal der β-D-Mannose besteht. Es handelt sich um ein verzweigtes Polysaccharid. Die Kette ordnet sich zu einer fünfzähligen Helix (Rees u. Welsch 1977)

tritt (Abb. 3.46). Die Sequenz besteht aus einer Periode von 16 Resten, davon 3 Reste in der Seitenkette. Das Molekulargewicht beträgt mindestens 10^6 Dalton.

In der pharmazeutischen Technologie bewährt sich Xanthangummi als Suspensionsstabilisator, der geringe Temperatur-, pH- und Salzempfindlichkeit zeigt. In der Nahrungsmittelindustrie ist Xanthan besonders nützlich zur Stabilisierung ätherischer Öle in wäßrigen Lösungen (Getränke); für Instantpuddings wird die Eigenschaft ausgenutzt, mit Johannisbrotkernmehl, Tetranatriumpyrophosphat und Milch Gele zu bilden (Belitz u. Grosch 1985). Sehr vielseitige Verwendung findet Xanthangummi auch in der kosmetischen Industrie (Cremes, Zahnpasten usw.).

3.4.13.3 Hefepolysaccharide (Zymosan)

Über Hefe s. 10.4.1.2. Die Polysaccharide der Hefe unterscheiden sich physiologisch von den bisher besprochenen Polysacchariden mikrobieller Herkunft darin, daß es sich nicht um extrazelluläre Polysaccharide handelt, sondern um Bestandteile der Hefezellwand. Die Hefezellwand besteht aus Glukomannanen, und zwar die äußerste Zone aus phosphorylierten Mannanen, die inneren Zonen aus Glukanen. Rohe Hefezellwandpräparate sind unter dem Handelsnamen Zymosan bekannt. Zymosan setzt sich zusammen aus:

- Glukan 51–58%,
- Mannan 17–22%,
- Protein 13–17%,
- Lipiden 6–7%,
- mineralischen Bestandteilen 3%.

Zymosan ist ein hellgraues Pulver, unlöslich in Wasser, aber mit Wasser zu einer homogenen Suspension dispergierbar.

Das Hefeglukan ist linear aus β-D-Glucopyranose aufgebaut, und zwar kommen sowohl $(1 \rightarrow 3)$-Verknüpfungen als auch $(1 \rightarrow 6)$-Verknüpfungen vor, wobei die ersteren im Verhältnis 9:1 überwiegen. Das Molekulargewicht beträgt 6500 Dalton, was einem Polymerisierungsgrad von etwa 40 entspricht. Wahrscheinlich liegt α-helikale Tertiärstruktur vor.

Zymosan hat die folgenden Wirkungen (parenterale Applikation):

- Es stimuliert sehr wirksam das endotheliale System (RES).
- Es inaktiviert den Faktor C′3 des Komplementsystems.
- Es verstärkt die spezifische Abwehr des Organismus durch Aktivierung des Properdinsystems.

Hefeglukan stimuliert die Makrophagenaktivität und löst erhöhte Antikörperproduktion aus: Es wirkt sowohl auf zelluläre als auch auf humorale Abwehrmechanismen stimulierend. Man hat es klinisch auf seine Wirksamkeit zur Krebsimmuntherapie geprüft. Bei gleicher Wirksamkeit wie die bekannten Immunstimulanzen BCG *(Bacillus Calmette-Guérin)*, *Corynebacterium parvum* und Levamisol ist es nahezu untoxisch (Mansell et al. 1978).

3.5 Anhang: Fruchtsäuren

3.5.1 Einführung

Unter Fruchtsäuren versteht man organische Säuren, wie die Apfel-, Wein- und Zitronensäure (Abb. 3.47), die angereichert im Obst vorkommen und dessen Geschmackswert mitbedingen. Auch ihre Verwendung in Medizin und Lebensmittelindustrie verdanken die Fruchtsäuren ihrem angenehm sauren Geschmack, der in Verdünnungen ab 1:10000 bis 1:5000 deutlich feststellbar ist. Zum Teil werden sie auch wegen bestimmter konservierender und antioxidativer Eigenschaften eingesetzt. Begleitet werden die eigentlichen Fruchtsäuren von der Ascorbinsäure; deren Wert als Geschmacksstoff tritt jedoch hinter ihrem Wert als essentielles Kohlenhydrat (Vitamin C) zurück.

Wenn sie in reiner Form vorliegen, bilden die Fruchtsäuren farblose oder weiße kristalline Substanzen, die sich in Wasser gut lösen, in Lipoidlösungsmitteln hingegen unlöslich sind.

3.5.2 Apfelsäure

Die linksdrehende (−)-L-Apfelsäure ist die vorherrschende Fruchtsäure im Kern- und Steinobst; zusammen mit Zitronensäure kommt sie auch im Beerenobst vor. Technisch gewinnen läßt sich (−)-L-Apfelsäure aus dem

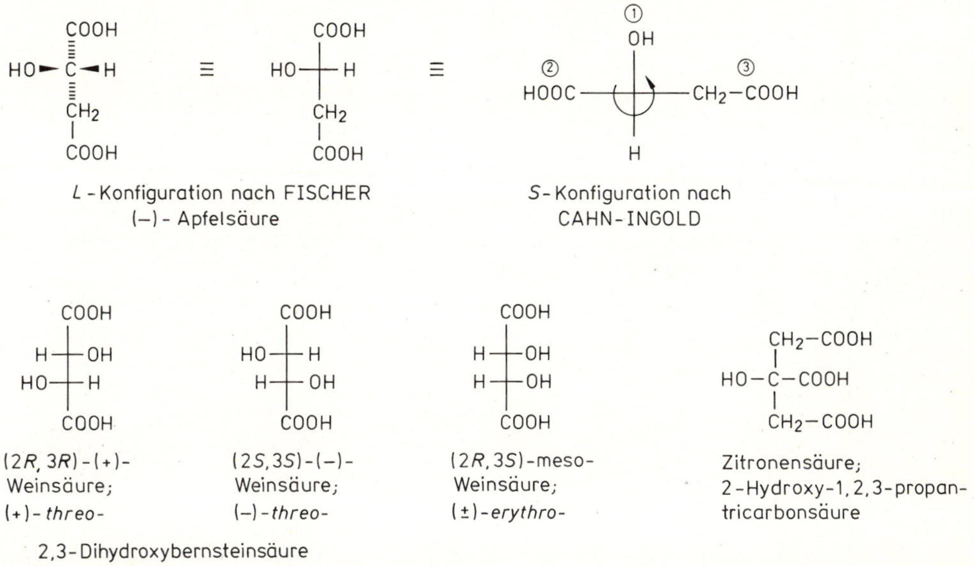

3.5 Anhang: Fruchtsäuren

```
   COOH              COOH                     ① OH
   ‖                  |                         |
HO—C—H      ≡    HO——H        ≡    ② HOOC——(⤴)——CH₂—COOH ③
   ‖                  |                         |
   CH₂                CH₂                       H
   |                  |
   COOH              COOH

L-Konfiguration nach FISCHER              S-Konfiguration nach
     (−)-Apfelsäure                          CAHN-INGOLD
```

```
   COOH        COOH        COOH                CH₂—COOH
   |           |           |                   |
H——OH      HO——H        H——OH              HO—C—COOH
   |           |           |                   |
HO——H       H——OH        H——OH               CH₂—COOH
   |           |           |
   COOH        COOH        COOH

(2R,3R)-(+)-  (2S,3S)-(−)-  (2R,3S)-meso-    Zitronensäure;
Weinsäure;    Weinsäure;    Weinsäure;       2-Hydroxy-1,2,3-propan-
(+)-threo-    (−)-threo-    (±)-erythro-     tricarbonsäure

2,3-Dihydroxybernsteinsäure
```

Abb. 3.47. Die häufigsten in Früchten vorkommenden Säuren sind die (−)-Apfelsäure, die (+)-Weinsäure und die Zitronensäure. (−)- und *meso*-Weinsäure wurden als Inhaltsstoffe in einigen Angiospermen (in Blättern) entdeckt

Preßsaft der Vogelbeeren, den Früchten der Eberesche, *Sorbus aucuparia* L. Sie wird als schwer lösliches Kalziummalat abgetrennt; das Ca-Salz wird mit der berechneten Menge Oxal- oder Schwefelsäure in freie Apfelsäure und in Ca-Oxalat bzw. Ca-Sulfat zerlegt.

(−)-L-Apfelsäure ist als normales Glied des Zitronensäurezyklus keine körperfremde Substanz und wird vom Organismus rasch umgesetzt. Doch wird auch die enantiomere „unphysiologische" (+)-D-Apfelsäure, dementsprechend auch die razemische Apfelsäure, verwertet, da der Organismus über eine Racemase verfügt, die D- und L-Malat wechselseitig ineinander überführt.

3.5.3 Weinsäure

Von der Weinsäure (2,3-Dihydroxybernsteinsäure) sind vier Formen bekannt: die rechtsdrehende (2R, 3R)-(+)-Weinsäure, die linksdrehende (2S, 3S)-(−)-Weinsäure, die optisch inaktive *rac*-(±)-Weinsäure sowie die ebenfalls optisch inaktive (2R, 3S)-*meso*-Weinsäure (Abb. 3.47). Von tierischen Lebewesen wird keine der vier Formen synthetisiert; von pflanzlichen Organismen wird (RR)-(+)-Weinsäure gebildet, von bestimmten Pilzen, *Aspergillus*- und *Penicillium*-Arten, auch (SS)-(−)-Weinsäure. Fast nur auf (RR)-(+)-Weinsäure entfällt die Säurefraktion der Tamarinden; die Weintrauben enthalten neben Weinsäure auch Apfelsäure, wobei je nach Sorte und Klima die eine oder andere Säure überwiegt. Technisch wird (RR)-(+)-Weinsäure aus Rückständen der Weinherstellung, aus Weinhefen und Weintrestern, hergestellt. Da Weinsäure von tierischen Organismen nicht gebildet wird, stellt sie eine körperfremde Substanz – ein Xenobiotikum – dar. Trotzdem vermögen Mensch und Tier die Säure zu verwerten. Die Resorptionsquote aus dem Darm beträgt beim Menschen 20–30%; zwischen 10 und 20% der absorbierten Menge werden unverändert im Harn ausgeschieden.

3.5.4 Zitronensäure

Die Zitronensäure ist in der lebenden Natur universell verbreitet; gespeichert wird sie vor allem in Obst, z. B. im Saft von Zitronen (bis 10%), in Himbeeren, Johannis- und Preiselbeeren (1–2%). Ursprünglich wurde Zitronensäure technisch aus Zitronen hergestellt; man fällt sie aus dem Saft als in der Wärme schwer lösliches Ca-Citrat aus und zerlegt nach

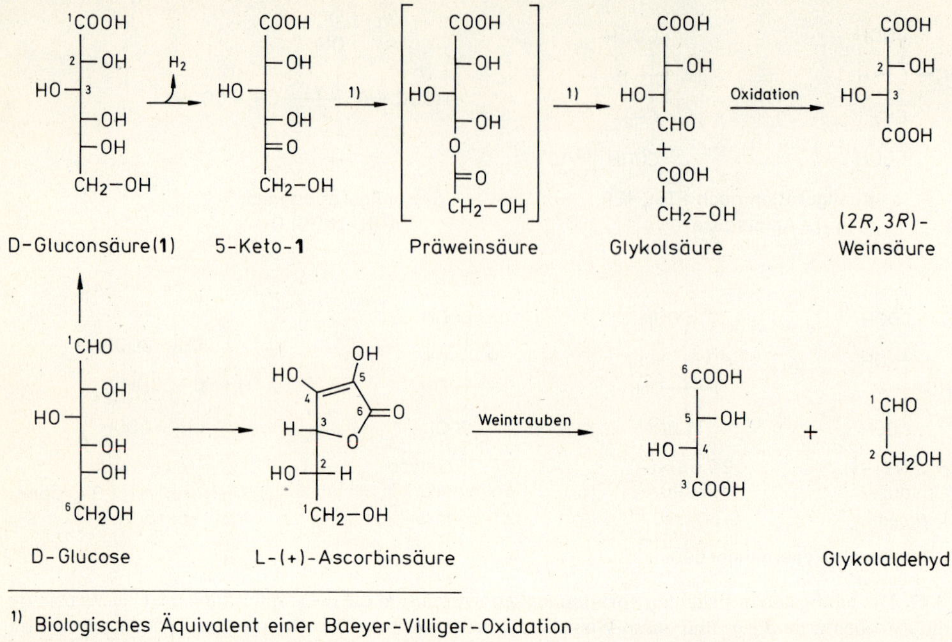

144 3 Kohlenhydrate als Inhaltsstoffe

¹⁾ Biologisches Äquivalent einer Baeyer-Villiger-Oxidation

Abb. 3.48. (2R, 3R)-Weinsäure (L-*threo*-2,3-Dihydroxybernsteinsäure) entsteht auf verschiedenen Wegen, letztlich aber immer oxidativ aus D-Glucose. In *Gluconobacter suboxidans* bildet sich die Säure über 5-Ketogluconat, wobei ein oxidativer Spaltungsmechanismus wahrscheinlich gemacht wurde, der in Analogie zu der bekannten Bayer-Villiger-Oxidation verläuft (Kotera et al. 1972). Auch reifende Weintrauben biosynthetisieren Weinsäure aus D-Glucose; da L-(+)-Ascorbinsäure eine höhere Einbaurate aufweist, scheint, zumindest in bestimmten Entwicklungsstadien der Fruchtreife, Ascorbinsäure die unmittelbare Vorstufe zu sein. Die Spaltung erfolgt so, daß die Kohlenstoffatome 3 bis 6 des Ascorbats in der Weinsäure auftauchen, die Atome 1 und 2 im C_2-Fragment. (s. Gander 1982)

dem Abfiltrieren das Salz mittels Schwefelsäure. Heute gewinnt man sie durch Fermentation mittels *Aspergillus niger*, wobei vor allem Zuckerrüben- und Zuckerrohrmelasse als C-Quelle eingesetzt werden. Man erreicht Ausbeuten bis zu 60% des eingesetzten Zuckers. Zitronensäure bindet Fe^{3+}- und Cu^{2+}-Ionen komplex, eine Eigenschaft, auf der die Anwendung als Synergist für Antioxidanzien beruht. Auch Ca^{2+} und Mg^{2+} können komplex gebunden werden, worauf die bekannte blutgerinnungshemmende Wirkung (Gewinnung von Citratplasma) beruht. Der Kalziumstoffwechsel des Organismus wird durch Zitronensäurezufuhr so gut wie nicht beeinflußt, offenbar deshalb nicht, weil auch größere Citratmengen rasch verstoffwechselt werden. Wenn allerdings die Kapazität der Umsetzung überfordert wird – durch die Infusion größerer Mengen von konserviertem Blutplasma kann diese Situation eintreten – können zu hohe Citratkonzentrationen im Blut zur Entionisierung von Kalzium führen mit schweren toxischen Folgen.

3.5.5 Ascorbinsäure

Ascorbinsäure ist als die Enolform des 3-Oxo-L-gulofuranolactons ein Derivat der Kohlenhydrate (s. Abb. 3.49–3.50). Die beiden Chiralitätszentren an C-4 und C-5 ermöglichen die Existenz von vier optisch aktiven Ascorbinsäuren. Die als Vitamin C bekannte Form ist die sogenannte L-(+)-*threo*-Ascorbinsäure, bei der nach der Fischer-Konvention am C-4 das laktonische O auf der rechten Seite der C-Atomkette zu liegen kommt, das für die Zuordnung zur L-Reihe maßgeblich freie 5-OH hingegen auf der linken Seite.

Eigenschaften. Farbloses kristallines Pulver, das sich im Sonnenlicht bräunlich verfärbt. Geschmack in wäßriger Lösung: angenehm

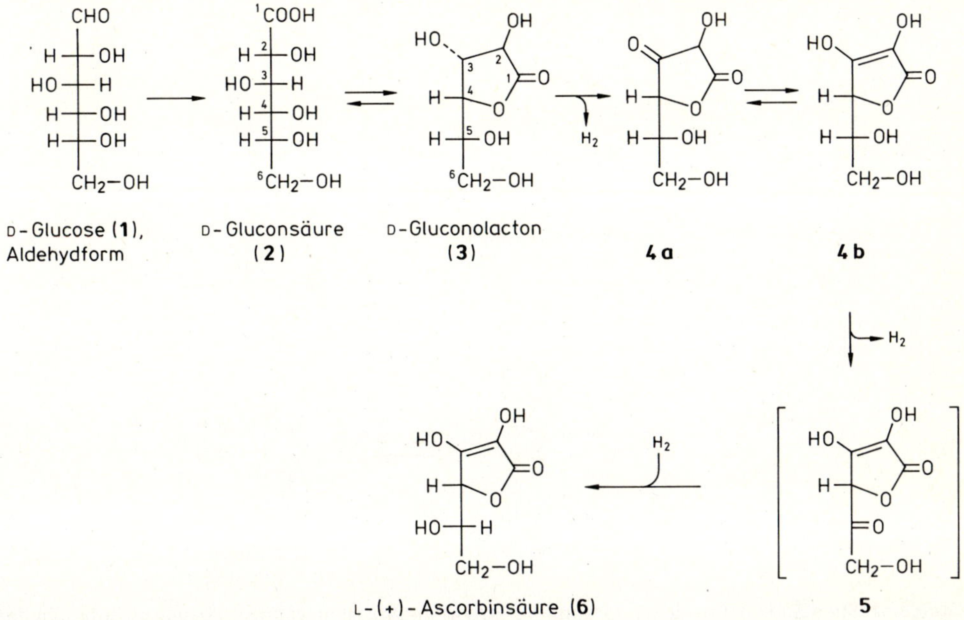

3.5 Anhang: Fruchtsäuren 145

Abb. 3.49. Hypothetisches Biosyntheseschema der Ascorbinsäure in grünen Pflanzen. Der Biosyntheseweg ist nicht identisch mit dem der tierischen Organismen, welche Ascorbinat über Reaktionen des Glucuronatweges aufbauen (Abb. 3.50). Einzelheiten sowie genaue Reaktionsfolge sind bisher nicht bekannt. Drei wesentliche Reaktionsschritte führen von der D-Glucose zu L-Ascorbinat: Oxidation am C-1; Epimerisierung an C-5 und Dehydrierung an C-3 (oder, wenn auch weniger wahrscheinlich) an C-4. Möglicherweise liegt der Epimerisierungsschritt (**4b → 5 → 6**) in der zeitlichen Abfolge noch vor der Dehydrierung an C-3

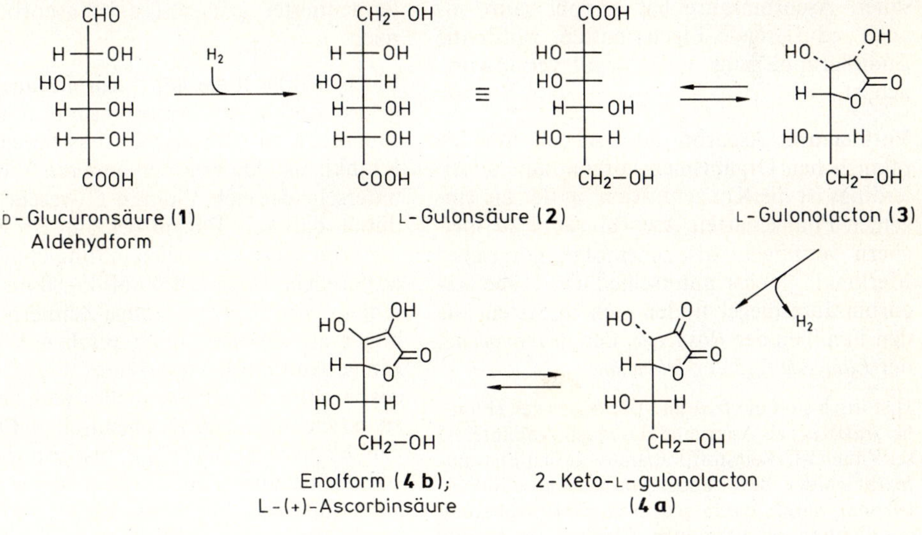

Abb. 3.50. Im tierischen Organismus (Ausnahmen: Mensch, Affe, Meerschweinchen) führt die Reaktion von D-Glucuronat zuerst zu L-Gulonat und in einem nächsten Schritt, katalysiert durch eine Aldonolactonase (**2 → 3**), zu L-Gluconolacton. Oxidation von **3** mittels der Gulonlactonoxidase und NAD^+ als Wasserstoffakzeptor liefert 2-Keto-L-gulonolacton (**4a**), das spontan zu Ascorbinat (**4b**) enolisiert

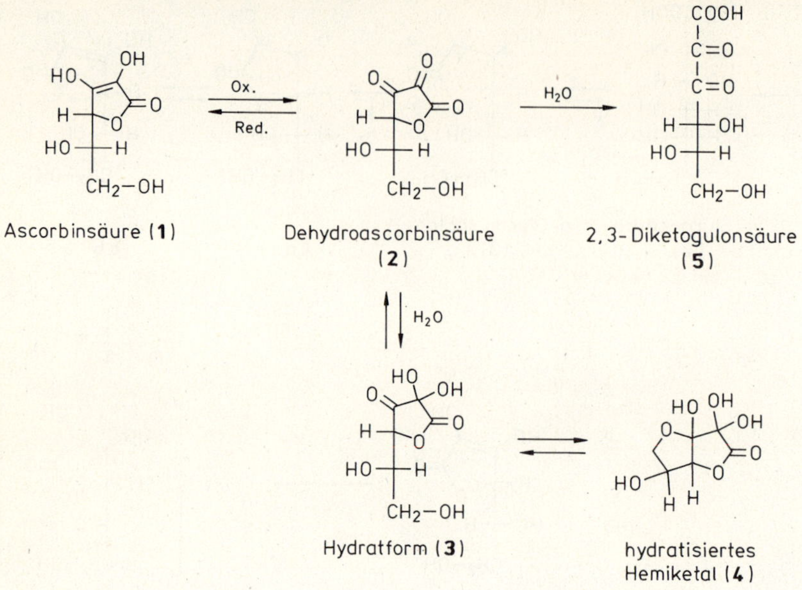

Abb. 3.51. Spontanoxidation der Ascorbinsäure. Ascorbinsäure ist in wäßriger Lösung nicht beständig. Sie wird leicht und reversibel zu Dehydrosascorbinsäure oxidiert, die in wäßriger Lösung als hydratisiertes Hemiketal vorliegt; die dehydrierten Derivate **2**, **3** und **4** besitzen noch die biologische Wirkung von **1**; die Wirkung geht verloren, sobald durch eine irreversible Öffnung des Laktonringes **5** entsteht. In Anwesenheit von Spuren bestimmter Schwermetallionen (insbesondere von Cu^{2+} und Fe^{3+}-Ionen) verläuft die Spontanoxidation wesentlich rascher; sie führt außerdem über **5** hinaus zu Pentosen, zu Furfural, Furancarbonsäuren und anderen Produkten. Man darf annehmen, daß vergleichbare Reaktionen auch bei der Lagerung der Ascorbinsäure führenden Arzneidrogen und von Pflanzensäften zu Verlusten führen

sauer. Ascorbinsäure hat sowohl saure als auch reduzierende Eigenschaften, wofür die Endiolgruppierung im Molekül verantwortlich ist.

Vorkommen. Ascorbinsäure scheint in allen pflanzlichen Organismen vorzukommen. Allerdings ist die Konzentration, in der die einzelnen Pflanzenarten Ascorbinsäure zu speichern vermögen, als „chemotaxonomisches Merkmal" höchst unterschiedlich. Hohe Ascorbinsäurespiegel finden sich in Arten aus den Familien der *Rosaceae*, der *Brassicaceae*, der *Liliaceae* und der *Iridaceae*.

Historisch sind die *Iris*- und *Gladiolus*arten (Familie: *Iridaceae*) als Ascorbindsäurequelle von Interesse. Vitamin-C-Reinstoffpräparate für den Pharmamarkt wurden, bevor Partialsynthesen aus Glukose bekannt waren, durch Extraktion und Isolierung aus Blättern der bekannten Ziergladiolen gewonnen.

Die für die menschliche Ernährung wichtigsten Quellen sind Obst und Gemüse. Auch unfermentierter grüner Tee ist ascorbinsäurereich.

Biochemische Rolle der Ascorbinsäure. Mangelnde Zufuhr von Ascorbinsäure führt beim Menschen zu dem als Skorbut bezeichneten Krankheitsbild. Von den anderen Vitaminen unterscheidet sich Vitamin C wesentlich dadurch, daß kein Enzym bekannt ist, bei dem Ascorbinsäure als Coenzym fungieren würde; der tägliche Bedarf, der auf 45–80 mg veranschlagt wird, liegt um einige Zehnerpotenzen höher als derjenige der typischen Vitamine. Einige Autoren bevorzugen es daher, die Ascorbinsäure als ein essentielles Kohlenhydrat zu bezeichnen. Die biochemischen Funktionen der Ascorbinsäure sind bisher nur unvollständig bekannt. Gut studiert ist die Beteiligung an Hydroxylierungsreaktionen. Beispiele:

- Hydroxylierung von Prolin zu Hydroxprolin am Protokollagenmolekül: Diese Hydroxylierung schafft die biochemische Vor-

aussetzung zur Quervernetzung und damit zur Biosynthese der Kollagenfaser.
- Cosubstrat und Wasserstoffdonator bei bestimmten Monooxygenasenreaktionen, so bei der Seitenkettenhydroxylierung von Dopamin zu Noradrenalin. 1 mol des vom Ascorbat abgegebenen H_2 wird zur Aufnahme des einen [O] aus dem Luft-O_2 (Bildung von H_2O) verbraucht.
- Hydroxylierung von Corticosteroiden (11-β-Hydroxylierung von Desoxycorticosteron; 17β-Hydroxylierung von Corticosteron). Bei diesen unter Beteiligung von Cytochrom-P-450 ablaufenden Hydroxylierungen fungiert die sehr reaktionsfähige und kurzlebige Semidehydroascorbinsäure als Elektronenakzeptor, die sofort wieder zu Ascorbinsäure reduziert wird; diese Hydroxylierungen erfordern lediglich katalytische Mengen an Ascorbinsäure.
- Metabolisierung von Pharmaka und anderen körperfremden Substanzen in den Mikrosomen der Leberzellen: Es handelt sich im wesentlichen um die Funktionsfähigkeit des zuvor erwähnten Cytochrom-P-450-Hydroxylierungssystems.

Hinweise zu Kinetik und Stoffwechsel. Die mit der Nahrung oder als Arzneimittel zugeführte Ascorbinsäure wird im Duodenum und Jejunum rasch resorbiert. Die gute Resorbierbarkeit einer so stark polaren Substanz findet ihre Erklärung in dem Nachweis, daß ein aktiver Transportmechanismus durch die Dünndarmschleimhaut existiert. Zugleich wird damit auch verständlich, warum die Absorptionsquote von der zugeführten Dosis abhängig ist: Von einer oralen Einzelgabe in Höhe von 1 g werden 75% resorbiert, bei einer Gabe von 5 g nur noch etwa 20%.
Im Serum liegt die Ascorbinsäure hauptsächlich als Dehydroderivat vor; man vermutet im weniger hydrophoben Dehydroderivat das Vorliegen der Transportform, da eine Permeation durch Membranen mit zunehmender Lipophilität erleichtert ist. In den Leukozyten und den Thrombozyten findet eine gewisse Anreicherung an Ascorbinat statt; auch halten die Leukozyten die Substanz bei Mangelzuständen hartnäckiger fest als andere Zellen und Gewebe. Reich an Ascorbinsäure sind sodann Nebennieren und Hypophyse. Diese Lokalisationen lassen sich als Hinweise deuten, daß Ascorbinsäure wichtige Funktionen im Dienste der Aufrechterhaltung der Homöostase zu erfüllen hat; in Streßsituationen dürfte folglich der Bedarf erhöht sein.
Die Ausscheidung der Ascorbinsäure erfolgt mit dem Harn als Ascorbin- und Dehydroascorbinsäure sowie in Form der Metaboliten 2,3-Diketogulursäure und Oxalsäure. Überschüssige, vom Organismus nicht benötigte Säure wird nicht gespeichert, sondern *via* Harnwege ausgeschieden, was meist von einer milden Diurese begleitet ist.

Anwendungsgebiete. Welchen Nutzen man sich von der Anwendung pharmakologischer Gaben, d. h. von Mengen, die weit über dem Tagesbedarf liegen, erwarten kann, darüber gehen die Meinungen auseinander. Zu unterscheiden ist zwischen protektiv-präventiven und therapeutisch-kurativen Situationen. Beispielsweise kann man mit prophylaktischen i. v.-Gaben von 1–2 g Ascorbinsäure den Operationsschock in seinen Auswirkungen gering halten (Literaturübersicht Körner u. Völlm 1976). Kontrollierte Studien liegen auch dafür vor, daß Vitamin C bei höherer Leistungsabforderung über die Mobilisation von Katecholaminen die Bereitstellung der energiereichen Fettsäuren bewirkt, was in einer Zunahme der Arbeitskapazität zum Ausdruck kommt (Howald et al. 1975).
Ein umstrittenes Anwendungsgebiet ist die Erkältungskrankheit. In kontrollierten Studien wurde mehrfach gezeigt, daß prophylaktische Gaben von 1–2 g Ascorbinsäure pro Tag Dauer und Schwere des Verlaufs günstig beeinflussen können. Therapeutische Effekte bei bereits manifester Erkältung sind hingegen nicht zu erwarten.

3.5.6 Drogen, die Fruchtsäuren enthalten

3.5.6.1 Tamarindenmus

Die Tamarinde, *Tamarindus indicus* L., ein etwa 20 m hoher Baum aus der Familie der *Caesalpiniaceae,* ist in Indien, dem tropischen Afrika und in der Karibik verbreitet. Charakteristisch für die Hülsenfrüchte der Tamarinde, die bei der Reife nicht aufspringen, sind eigenartige Einschnürungen zwischen den einzelnen Samen. Eingebettet sind die Samen in ein sehr klebriges braunes Fruchtfleisch.

Um das Fruchtmus zu gewinnen, wird die brüchige Fruchtschale zertrümmert; grobe Fruchtteile und Samen werden entfernt, das Mus zu einer schwarzbraunen, etwas zähen, weichen Masse verknetet. Hieraus wird gereinigtes Tamarindenmus gewonnen, indem man das Rohprodukt mit siedendem Wasser zu einem Brei anrührt, durch Haarsiebe treibt, bis zur Konsistenz eines dicken Extraktes eindampft und, zum Zweck der Konservierung, mit 20 Teilen Rohrzucker vermischt. Gereinigtes Tamarindenmus riecht angenehm fruchtig und schmeckt angenehm süßsauer.

Zusammensetzung. Invertzucker (25–40%); Fruchtsäuren (etwa 14%), hauptsächlich Weinsäure, daneben Kaliumhydrogentartrat und wenig Apfel- und Ascorbinsäure; Pektine; Aromastoffe, darunter Monoterpene (Limonen, Geraniol, Geranial), aromatische Verbindungen (Safrol, Zimtaldehyd, Ethylcinnamat, Methylsalicylat) und Pyrazine.

Gereinigtes Tamarindenmus besitzt eine mild abführende Wirkung die auf dem Gehalt an Fruchtsäuren und Pektinen beruht. Meist kombiniert man Tamarindenmus mit stärkeren Laxansdrogen, insbesondere mit Sennesblattextrakt.

3.5.6.2 Hibiskusblüten

Hibiskusblüten bestehen aus den zur Fruchtzeit geernteten, fleischigen, leuchtend roten oder dunkelvioletten Kelchen und Außenkelchen der Sorte *ruber* von *Hibiscus sabdariffa* L. var. *sabdariffa*.

Hibiscus sabdariffa L. ist ein einjähriges, aufrechtes, etwa 1–1,5 m hohes Kraut (Familie: *Malvaceae*). Kulturen befinden sich im Sudan, Thailand, Mexiko und China. 2–3 Wochen nach der Blütezeit werden die Kelche geerntet, und zwar meist zusammen mit den Fruchtkapseln, die mit eigenen Geräten (Stechern) entfernt werden müssen. Die Handelsware kann daher durch Fruchtanteile mehr oder weniger verunreinigt sein. Hibiskusblüten weisen einen schwachen Geruch und einen angenehm säuerlichen Geschmack auf.

Inhaltsstoffe

- Fruchtsäuren (>13,5% nach DAB) darunter vor allem Zitronensäure, Hydroxyzitronensäure (Laktonform = Hibiscussäure);
- Anthocyanglykoside (etwa 1%), darunter Delphinidin-3-xyloglucosid (= Hibiscin) und Cyanidin-3-xyloglucosid;
- Flavonolglykoside, insbesondere Gossypetin-3-glucosid;
- Schleimstoffe.

Anwendung. Der Gehalt an Fruchtsäuren in Verbindung mit dem hohen Schleimgehalt, der den sauren Geschmack mildert, macht das Infus aus Hibiskusblüten zu einem koffeinfreien Erfrischungsgetränk, das zudem – bedingt durch den hohen Anthozyanidingehalt – auch das Auge anspricht.

In der Lebensmittelindustrie verwendet man die Droge zum Einfärben von Gelees und Konfitüren.

3.5.6.3 Hagebutten

Herkunft. Die Hagebutten stammen von der Heckenrose *Rosa canina* L. (Familie: *Rosaceae*) und verwandten, bei uns heimischen Wildrosenarten ab. *R. canina* ist ein 1–5 m hoher Strauch mit überhängenden Zweigen und derben, sichelförmigen „Dornen" (botanisch-morphologisch Stacheln). Die radiären Blüten sind hellrosa oder weiß. *Rosa pendulina* L. var. *pendulina*, die Alpenheckenrose, wird bis 2 m hoch und ist „dornenlos". Blütenfarbe: dunkelrosa.

Die Droge stellt eine Sammelfrucht dar, bestehend aus den Achsenbechern und den darin sitzenden Früchtchen (pharmazeutisch als *Cynosbati semen* bezeichnet). Da die Fruchtsäuren im fleischigen Teil der Sammelfrucht lokalisiert sind, sollte der Anteil an harten Kernen auf keinen Fall über 55% ausmachen. Es sind auch entkernte Hagebutten (*Rosa-canina*-Früchte ohne Samen) im Handel. Die Hagebuttenkerne (*Rosa-canina*-Samen) bilden ihrerseits ein eigenes Handelsprodukt.

Sensorische Eigenschaften. Hagebuttenschalen riechen aromatisch-fruchtig; der Geschmack ist fruchtig, süß-säuerlich (je nach Reifungsgrad).

Inhaltsstoffe

- Fruchtsäuren, insbesondere Apfel-, Zitronen- und Ascorbinsäure;
- Karotinoide (Lycopin, Xanthophyll);
- Zucker (10–14% Invertzucker, 2% Saccharose) und, typisch für Rosazeen, der Zuckeralkohol D-Glucit (Sorbit);
- Gerbstoffe und Pektine.

Hinweise. Frisch geerntete und bei Raumtemperatur getrocknete Hagebutten können bis zu 1% Ascorbinsäure enthalten; die übliche Handelsware weist sehr oft keinen Vitamingehalt mehr auf (Gliniecki et al. 1982).

Anwendung. Als Infus. Hagebuttentee ist ein angenehm säuerlich schmeckender Tee, der kalorienarm ist und dem die erregende Koffeinwirkung des schwarzen Tees abgeht. Hagebutten werden gern mit Hibiskusblüten kombiniert.

3.5.7 Drogen, die bevorzugt Ascorbinsäure führen

Vitamin C (L-(+)-*threo*-Ascorbinsäure) steht heute preiswert als partialsynthetisch aus D-Glukose herstellbares Produkt zur Verfügung. Daneben werden Vitamin-C-Präparate angeboten, die Fruchtpulver aus ascorbinsäurereichen Früchten in Tablettenform darstellen. Diese „natürliches Vitamin C" enthaltenden Präparate sind verhältnismäßig teuer; dafür sollen sie den Vorteil aufweisen, daß die im Pflanzenmaterial enthaltene Ascorbinsäure vom Organismus besser ausgenutzt werden kann als reines Vitamin C. Demgegenüber muß festgestellt werden: Die Wirkungen einer Substanz sind von der Vorgeschichte der Substanz unabhängig, d.h. Vitamin C hat identische Wirkungen, gleichgültig, ob es synthetisch, partialsynthetisch oder durch Extraktion aus Pflanzenmaterial gewonnen wird. Richtig hingegen ist, daß Metallionen eine Lösung von reinem Vitamin C rascher oxidieren, als wenn der Lösung natürliche Komplexbildner vom Typus der Flavone zugesetzt werden. Daß aber die natürlichen Begleitstoffe die Ascorbinsäurewirkung auch in einer *In-vitro*-Situation zu modifizieren imstande sind, dafür gibt es keine Beweise.

3.5.7.1 Barbadoskirsche (Acerolakirsche)

Die Stammpflanze, *Malpighia emarginata* (Synonym: *M. punicifolia* L.) wird in ganz Mittelamerika bis in den Süden der USA als 3–5 m hoher, buschiger Baum kultiviert, der kirschenartige rote Steinfrüchte trägt. Die Frucht schmeckt süß-sauer, das Fruchtfleisch wird roh oder als Kompott gegessen, vor allem aber zu Fruchtsaftkonzentraten weiter verarbeitet. Unreife Früchte enthalten bis 2%, reife etwa 1% Ascorbinsäure. Daneben kommen Apfelsäure und Spuren von Zitronensäure vor. Der Zuckergehalt entfällt auf Glukose und Fruktose neben wenig Saccharose.

3.5.7.2 Jaboticafrucht

Die Gattung *Myrcaria* (Familie: *Myrtaceae*) umfaßt mehrere in den Tropen und Subtropen der Neuen Welt vorkommende Arten, welche eßbare (beerenartige) Früchte liefern. In Brasilien sind die Jaboticafrüchte beliebt, die von *Myrcaria cauliflora* BERG oder von *M. jabotica* BERG stammen, niedrig wachsenden Bäumen oder Sträuchern. Die Früchte der *M. cauliflora* sitzen direkt auf dem Hauptstamm und an den Stämmen größerer Zweige (Kauliflorie, ähnlich wie bei der Kakaofrucht). Im Aussehen erinnern sie an große Weintrauben: 2–3 cm im Durchmesser groß, blaurote Fruchtschale, mit hellem Fruchtfleisch, das süß-sauer und aromatisch schmeckt. Am Amazonas wächst die verwandte *M. paraensis* BERG, deren Früchte von den einheimischen Indianern als Camu-camu bezeichnet werden. Mit einem Ascorbinsäuregehalt von 2–3% gehören sie zu den Vitamin-C-reichsten Früchten überhaupt.

3.5.7.3 Sanddornbeeren

Der in Europa und Asien beheimatete Sanddorn, *Hippophae rhamnoides* L. (Familie: *Elaeagnaceae*), ist ein zweihäusiges, stark sproßdorniges, bis 4 m hohes Holzgewächs mit lineallanzettlichen, unterseits silbrig beschilferten Blättern. Auffallend sind im Herbst die weiblichen Pflanzen, die dann Massen orangeroter, erbsengroßer Früchte tragen. Die saftige, gelbliche und klebrige Fruchtmasse ist genießbar. Die Pulpa ist reich an Ascorbinsäure (0,2–0,9%, je nach Standort und Reifungsgrad), sie enthält außerdem Apfelsäure, Flavonoide (Glykoside des Kämpferols, Isorhamnetins und Quercetins), Mannit und fettes Öl. Verwendung finden Sanddornbeeren zur Herstellung von Preßsäften, Konzentraten und Sirupen.

3.5.8 Fruchtsäfte

Fruchtsäfte werden im allgemeinen durch mechanische Verfahren aus frischem Obst herge-

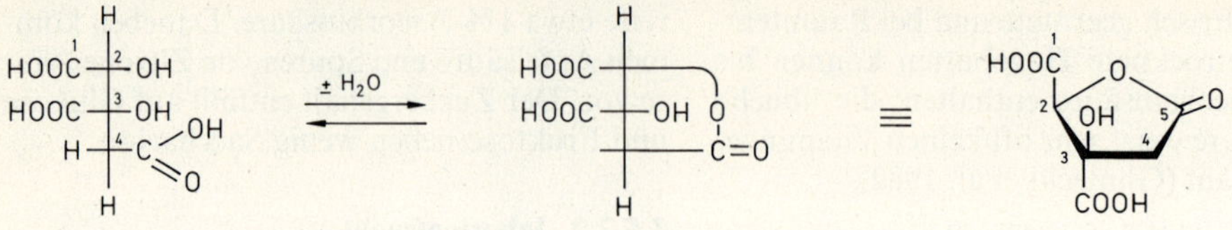

(+)-*allo*-Hydroxycitronensäure = Hibiskussäure.
erythro-Reihe

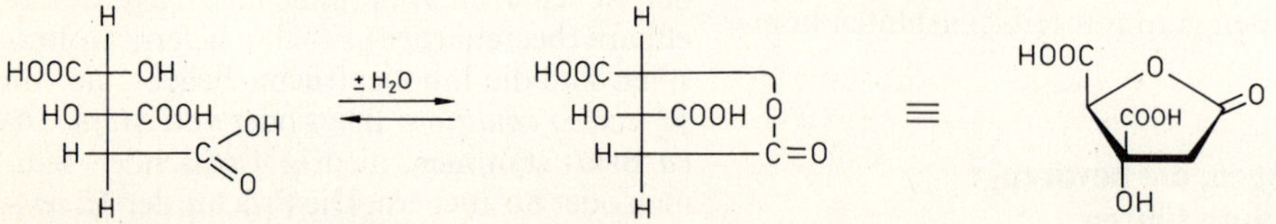

(−)-Hydroxycitronensäure = Garciniasäure.
threo-Reihe

Abb. 3.52. Neben Apfel-, Wein- und Zitronensäure enthalten Hibiskusblüten (Malvenblütentee, Karkade) als spezifische Säure Hibiskussäure, die Lactonform einer Hydroxyzitronensäure. Hydroxyzitronensäure hat 2 Asymmetriezentren, die Kohlenstoffatome C-2 und C-3, so daß vier optisch aktive Formen denkbar sind, die alle synthetisiert wurden. In der Natur wurden bisher nur zwei der vier möglichen Formen gefunden: Neben der Hibiskussäure die zu ihr diastereomere Garciniasäure, ein Inhaltsstoff der sog. „Malabar-Tamarinde", das ist die Fruchtschale von *Garcinia cambogia* DESR. (Familie: *Clusiaceae* = *Guttiferae*) (Lewis u. Neelakantan 1965)

stellt. Die Herstellung umfaßt vier Stufen: das Vorbereiten der Früchte, die Entsaftung, die Saftbehandlung und die Haltbarmachung. Die Vorbereitung besteht im wesentlichen aus dem Waschen, dem Aussortieren verdorbener Früchte, dem Entkernen oder Entstielen, und (häufig) dem Fermentieren mit dem Ziel, das Fruchtgewebe mit pektinolytischen und zellulolytischen Enzymen zu verflüssigen, um die Saftausbeute zu erhöhen. Zur Entsaftung werden in der Regel Pressen eingesetzt. Die Saftbehandlung hat das Ziel, ein späteres Trübwerden der Fruchtsäfte zu verhindern: Pektine läßt man durch Pektinasen abbauen, Polyphenole werden durch Gelatine ausgefällt, Proteine durch Tanninzusatz eliminiert. Die eigentliche Klärung erfolgt durch Filtration oder Zentrifugieren. Das übliche Verfahren der Haltbarmachung von Fruchtsäften ist die Pasteurisierung.

Viel gebraucht werden Säfte aus Südfrüchten, d. h. Zitronen-, Orangen- und Grapefruitsaft. In diesen Säften können Fruchtsäuren in Mengen von 2% enthalten sein; davon entfallen 70–75% auf die Zitronen-, 15% auf die Bernstein- und etwa 10% auf die Apfelsäure (Abb. 3.47). Der Ascorbinsäuregehalt liegt zwischen 0,2 und 0,8%. Wie weiter oben erwähnt, belasten die Fruchtsäuren den Organismus nicht mit metabolischer Arbeit, um sie eliminierbar zu machen; vielmehr werden die resorbierten Anteile rasch vom Organismus zu CO_2 verbrannt. Salze der Fruchtsäuren wirken indirekt im Organismus alkalisierend, da das saure Anion verbrannt wird. Für Orangensaft wurde eine alkalisierende Wirkung von 20–40 mval/l gefunden.

Die diätetischen Eigenschaften der Obstsäfte beruhen auf dieser alkalisierenden Wirkung, aber auch darauf, daß sie mild abführend wirken. Laxierende Effekte erwartet man sich besonders vom Pflaumensaft („Pflaumentrunk"). Die mild laxierende Wirkung der Pflaumen, der Steinfrüchten von *Prunus domestica* L. subspec. *domestica* (Familie: *Rosaceae*), ist ausgeprägter, wenn unreife Früchte gegessen werden. Die Wirkung dürfte auf dem Zusammenwirken mehrerer Inhaltsstoffe beruhen:

- der Pektine, Arabane und der zelluloseartigen Ballaststoffe,
- der Fruchtsäuren und
- von Sorbit (D-Dulcit).

Fruchtnektar gewinnt man durch Homogenisieren von Früchten unter Zusatz von Zucker und Wasser; bei einigen Obstsorten darf Zitronensäure und/oder Ascorbinsäure zugesetzt werden.

Fruchtpulver. Diese Produkte werden aus Fruchtsaft oder Fruchtmark durch Trocknung auf einen Restwassergehalt von 3–4% als hygroskopisches Pulver erhalten.

Fruchtsirupe. Dickflüssige Zubereitungen aus jeweils nur einer Obstart, die durch Aufkochen des Fruchtsafts mit Zucker entstehen. Beispiel: *Sirupus Rubi idaei* (Himbeersaft) des DAB 6, *Cherry Sirup* (U. S. N. F.), hergestellt aus Kirschsaft, das ist der ausgepreßte Saft reifer Früchte von *Prunus cerasus* L.

Fruchtsaftkonzentrate. Fruchtsäfte werden auf eine Trockenmasse von 60–75% konzentriert: durch Eindampfen, Gefrieren oder Druckfiltration. Beispiel: *Concentrated Raspberry Juice* (B. P.).

Literatur

Anygal SJ (1969) Zusammensetzung und Konformation von Zucker in Lösung. Angew Chem 81:172–182

Arnott S, Scott WE, Rees DA, McNab CGA (1974) J Med Biochem 90:253–267, zitiert nach: Metzler DE (1977) Biochemistry, The chemical reaction of living cells. Academic Press, New York San Francisco London pp 91

Aszalos A (editor) (1981) Antitumor compounds of natural origin: Chemistry and biochemistry, vol. 1. CRC Press, Bocaraton Florida, USA

Avery GS, Davies EF, Brogden RN (1972) Lactulose: a review of its therapeutic and pharmacological properties with particular reference to ammonia metabolism and its mode of action in portal systemic encephalopathy. Drugs 4:7–48

Bässler KH, Lang K (1975) Vitamine. Steinkopff, Darmstadt

Belitz HD, Grosch W (1985) Lehrbuch der Lebensmittelchemie. Springer, Berlin Heidelberg New York

Counsell JN, Hornig DH (Hrsg.) (1982) Vitamin C (Ascorbic Acid). Applied Science Publ, London New Jersey

Davidson RL (ed) (1980) Handbook of water-soluble gums and resins. McGraw-Hill, New York

Fitzpatrik FW, Di Carlo FJ (1964) Zymosan, Ann NY Acad Sci 118:235–260

Franke W (1981) Nutzpflanzen. Nutzbare Gewächse der gemäßigten Breiten, Subtropen und Tropen. Thieme, Stuttgart

Franz G (1966) Die Schleimpolysaccharide von Althaea officinalis L. und Malva silvestris L. Planta Med 14:90–110

Franz G (1969) Untersuchungen über die Schleimpolysaccharide von Tussilago farfara L., Symphytum officinalis L., Borago officinalis L. und Viola tricolor L.. Planta Med 17:217–220

Franz G (1986) Polysaccharides in pharmacy. In: Dusek K (ed) Advances in polymer science, vol. 76. Springer, Berlin Heidelberg New York, pp 1–32

Gander JE (1982) Polyhydroxy acids: relation to hexose phosphate metabolism. In: Plant carbohydrates (Encyclopedia of Plant Physiology; new ser. vol. 13 A) Springer, Berlin Heidelberg New York, pp 77–102

Gedeon J (1951) Zur Frage über das wirksame Prinzip im Huflattich – Tussilago farfara. Pharmazie 6:173

Gibian H (1951) Chemische, biologische und klinische Anwendung der Hyaluronidase. Angew Chem 63:105–117

Gliniecki K, Hagemann U, Kuhne W, Lander C (1982) Hagebutten – Bestimmung des Vitamin-C-Gehaltes. Pharmazeut Z 127:823–826

Green MM, Blankenhorn G, Hart H (1975) Which starch is watersoluble, amylose or amylopectin? J Chem Educ 52:729–730

Grisebach H, Schmid R (1972) Chemie und Biochemie verzweigtkettiger Zucker. Angew Chemie 84:192–206

Grossman M (1982) Botulism. In: Rudolf AM (ed) Pediatrics. 17th Ed Appleton-Century-Crofts, New York, pp 521–522

Haaland E (1972) Studies on pectins from the leaves of Tussilago farfara L. Act Chem Scand 26:2322–2328

Hänsel R (1980) Pharmazeutische Biologie, Springer, Heidelberg TB Band 205 S 435

Hegnauer R (1969) Chemotaxonomie der Pflanzen, Bd 5. Birkhäuser, Basel Stuttgart, S 333–334

Heimann W (1976) Grundzüge der Lebensmittelchemie. Steinkopff, Darmstadt

Herrmann K (1983) Exotische Lebensmittel. Inhaltsstoffe und Verwendung. Springer, Berlin Heidelberg New York

Howald H, Segesser B, Körner WF (1975) Ascorbic acid and athletic performance, 2nd Conf. on Vitamin C. New York Oct 1974. Ann NY Acad Sci 258:458–464

Huber R (1977) Enzyme als Biokatalysatoren. In: Hoppe W, Lohmann W, Markl H, Ziegler H (Hrsg) Biophysik – Ein Lehrbuch, 1. Aufl. Springer, Berlin Heidelberg New York, S 278–288

IUPAC (1971) Tentative rules for carbohydrate nomenclature Eur J Biochem 21:455–477

Kandler O, Hopf H (1982) Oligosaccharides based on sucrose (sucrosyl oligosaccharides) In: Loewus FA, Tanner W (eds) Encyclopedia of Plant

Physiology, Vol. 13A, Plant Carbohydrates. Springer, Berlin Heidelberg New York, pp 348–393

Kasper H (1985) Ernährungsmedizin und Diätetik, 5. Aufl. Urban & Schwarzenberg, München Wien Baltimore

Kienzle HF, Wuchter J (1984) Gallensteinleiden: Grundlagen, Diagnostik, Therapie. Thieme, Stuttgart New York, S 50

Kindl H, Hoffmann-Ostenhof O (1960) Cyclite: Biosynthese, Stoffwechsel und Vorkommen. (Fortschr. Chemie Organ. Naturstoffe, Bd. 24) Springer, Wien New York, S 149–205

Kindl H, Wöber G (1975) Biochemie der Pflanzen. Ein Lehrbuch. Springer, Berlin Heidelberg New York

Körner WF, Völlm J (1976) Vitamine. In: Kümmerle HP, Garret ER, Spitzy KH (Hrsg) Klinische Pharmakologie und Pharmakotherapie, 3. Aufl. Urban & Schwarzenberg, München Berlin Wien, S 361–402

Kooiman P (1960) On the occurence of amyloids in plant seeds. Acta Bot Neerl 9:208–219

Kooiman P (1961) The constitution of Tamarindusamyloid. Rec Trav Chim Pay-Bas 80:849–865

Kotera U, Kodama T, Minoda Y, Yamada K (1972) Isolation and chemical structure of a new oxidation product of 5-ketogluconic acid, and a hypothetical pathway from glucose to tartaric acid through this new compound. Agr Biol Chem 36:1315–1325

Kram G, Franz G (1983) Untersuchungen über die Schleimpolysaccharide aus Lindenblüten. Planta Med 49:149–153

Kram G, Franz G (1985) Structural investigations on the watersoluble polysaccharides of lime tree flowers (Tilia cordata L.). Pharmazie 40:501–502

Kremer BP (1985) Marine Makroalgen. Stoffwechselspezialisten und vielseitige Naturstofflieferanten. Pharmazie in unserer Zeit 14:138–148

Lehmann J (1976) Chemie der Kohlenhydrate. Thieme, Stuttgart

Leung AY (1980) Enycylopedia of common natural ingredients. Wiley, New York Chichester Brisbane Toronto, pp 93–95, 273

Lewis YS, Neelakantan S (1965) (−)-Hydroxycitric acid: the principal acid in fruits of Garcinia camboyia Desr. Phytochemistry 4:619–625

Linder E (1979) Toxikologie der Nahrungsmittel, 2. Aufl. Thieme, Stuttgart, S 143–146

Lüthi J, Zweifel U, Schlatter Ch, Benn MH (1980) Pyrrolizidin-Alkaloide im Huflattich (Tussilago farfara L.) verschiedener Herkunft. Mitt Gebiete Lebensm Hyg 71:73–80

Mansell PWA, Rowden G, Hammer C (1978) Clinical experiments with the use of glucan. In: Chirigos MA (ed) Immune modulation and control of neoplasia by adjuvant therapy Raven Press, New York, pp 255–280

Matzkies F (1976) Bedeutung der Pflanzenfasern in der Nahrung. Fortschr Med 94:11–14

Matzkies F (1980) Über die Wirkung von Weizenkleie auf Partialfunktionen von Darm und Stoffwechsel. Fortschr Med 98:905–910

Menßen HG, Staesche K (1974) Hibiscusblüten, Hibisci flos – Herkunft, Morphologie, Anatomie. Dtsch Apoth Z 114:1211–1216

Meyer H, Reid JSG (1982) Reserve polysaccharides other than starch in higher plants. In: Loewus FA, Tanner W (eds), Plants carbohydrates I (Encyclopedeia of Plant Physiology, New Series, vol. 13A, pp 418–471) Springer, Berlin Heidelberg New York

Meyskens FL, Prasad KN (1983) Modulations and mediation of cancer by vitamins. Karger, Basel

Mills JA (1955) The stereochemistry of cyclic derivates of carbohydrates. Adv Carbohydr Chem 10:1–53

Müller O (1978) Grundlagen der Biochemie, Bd 2. Thieme, Stuttgart, S 37

Nürnberg E, Bleimüller G (1981) Molekulargewicht von pharmazeutisch verwendbaren Galaktomannanprodukten. Pharma Acta Helv 56:148–150

Pauling L (1972) Vitamin C und der Schnupfen. Verlag Chemie, Weinheim

Rees DA (1977) Polysaccharides shapes. Chapman & Hall, London

Rees DA, Welsh EJ (1977) Sekundär- und Tertiärstruktur von Polysacchariden in Lösungen und Gelen. Angew Chem 89:228–239

Rehm HJ (1980) Industrielle Mikrobiologie, 2. Aufl. Springer, Berlin Heidelberg New York (besonders S 384–397)

Reynolds JEF (ed) (1982) Martindale. The extra pharmacopoeia, 28th edn. Pharmaceutical Press, London

Schilcher H (1985) Kleines Heilkräuter-Lexikon. Diaita, Basel Homburg, S 55–57

Seib PA, Tolbert BM (eds) (1982) Ascorbic acid: chemistry, metabolism, and uses. Advances in Chemistry Series 200. American Chemical Society, Washington DC

Shallenberger RS (1982) Advanced sugar chemistry, principles of sugar stereochemistry. Ellis Horwood, Chichester

Srinavasan M, Bhatia IS (1953) The carbohydrates of Agave vera cruz Mill. Biochem J 55:286–289

Stahl E, Turgul L (1981) Zur Identifizierung und Wertbestimmung des Tragants. Dtsch Apoth Z 121:1409–1413

Stephen AM (1980) Plant Carbohydrates. In: Bell CA, Charlwood BV (eds) Secondary plant products Springer, Berlin Heidelberg New York (Encyclopedia of Plant Physiology, New Series, vol. 8, pp 555–584)

Stoddart JF (1971) Stereochemistry of carbohydrates. Wiley, New York, London Sidney Toronto

Strahlmann B (1976) Hydrokolloide auf Polysaccharidbasis, Ernährungs-Umschau 23:331–338

Szejtli J, Henriques RD, Castimeira M (1971) The acid hydrolysis of inulin. Acta Chim Acad Sci Hung 70:379–389

Szejtli J (1976) Säurehydrolyse glykosidischer Bindungen. Einfluß von Struktur und Reaktionsbedingungen auf die Säurespaltung von Glykosiden, Disacchariden, Oligo- und Polysacchardien. VEB Buchverlag, Leipzig

Tegge G (1984) Stärke und Stärkederivate. Behr, Hamburg

Thiele J (1954) Beiträge zur Bewertung der Viskositätsergiebigkeit medizinisch verwendeter Schleimdrogen. Dissertation Univ. Kiel

Tomoda M, Satoh N, Shimada K (1980) The structural features of Althaea-mucilage O, a representative mucous polysaccharide from the roots of Althaea officinalis. Chem Pharm Bull 28:824–830

Tunali G, Cremer HD, Huth K (1976) Vergleichende Untersuchungen der Glukose- und Galaktoseassimilation bei Verabfolgung von Füll- und Quellstoffen. Akt Ernährung 2:76

Wellhöner HH (1982) Allgemeine und systematische Pharmakologie und Toxikologie, 3. Aufl. Springer, Berlin Heidelberg New York

Wintermeyer U (1981) Vitamin C. Entdeckung, Identifizierung und Synthese – heutige Bedeutung in Medizin und Lebensmitteltechnologie. Deutscher Apotheker Verlag, Stuttgart

4 Isoprenoide als Inhaltsstoffe*

4.1 Terminologie, die Isoprenregel, Einteilung, Vorkommen

Isoprenoide, auch als Terpene und Terpenoide bezeichnet, sind Naturstoffe, deren Struktur sich durch Vervielfachung von C_5-Isopren-Einheiten (Isopren = 2-Methylbutadien) aufbaut (Abb. 4.1 und 4.2).
Die Gruppeneinteilung der Terpene orientiert sich jedoch nicht an diesem biologischen Bildungsprinzip aus C_5-Bausteinen. Basiseinheit bilden die aus 10 Kohlenstoffatomen, d. h. aus zwei C_5-Einheiten, bestehenden Monoterpene (Abb. 4.3). Nach der Anzahl der zum weiteren Aufbau verwendeten C_{10}-Monoterpene unterscheidet man die Sesquiterpene (*sesqui* lat. eineinhalb), die Di-, Tri-, Tetra- und Polyterpene. Innerhalb jeder Gruppe unterteilt man weiter in azyklische und zyklische Terpene; bei den zyklischen Vertretern trifft man die weitere Unterscheidung nach der Zahl der carbozyklischen Ringe im Molekül (bi-, tri-, tetra-, pentazyklisch).

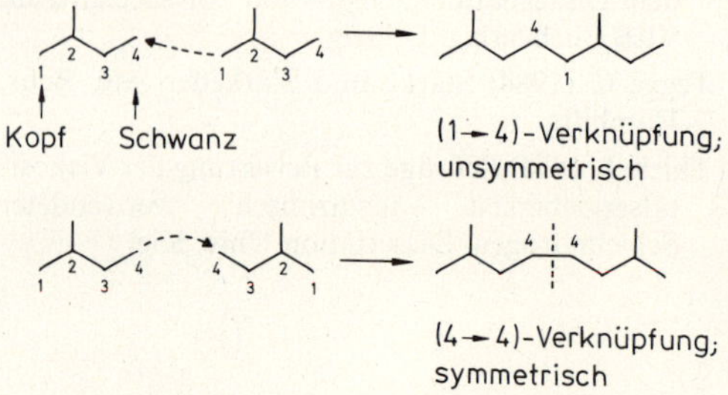

Abb. 4.2. Isoprene können im Zuge der Biosynthese auf zweierlei Weise miteinander verknüpft werden: entweder es wird das C-1 der einen Einheit mit dem C-4 der anderen verbunden (= Kopf-Schwanz-Verknüpfung; Abkürzung: K-S) oder die Kondensation erfolgt über die beiden C-4-Enden (= Schwanz-Schwanz-Verknüpfung; Abkürzung: S-S)

Die **Isoprenregel** besagt, daß man durch schematische Ringöffnung eines Terpens azyklische Strukturformeln erhält, die sich formal in Isoprenbausteine zerlegen lassen, d. h. in bestimmten Abständen an C_4-Resten Methylgruppen tragen. Wenn dabei das Kohlen-

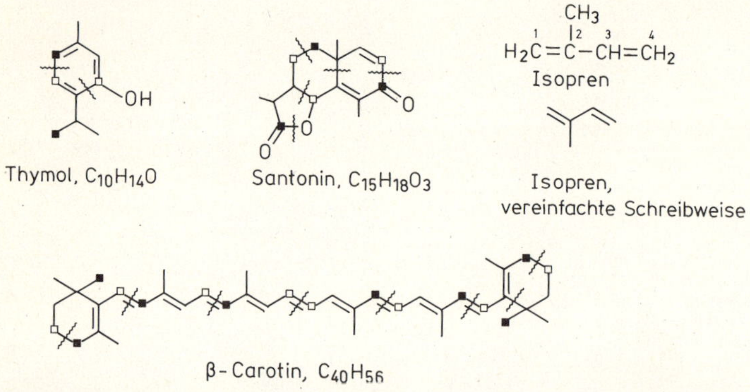

Thymol, $C_{10}H_{14}O$

Santonin, $C_{15}H_{18}O_3$

Isopren

Isopren, vereinfachte Schreibweise

β-Carotin, $C_{40}H_{56}$

Abb. 4.1. Zu den Isoprenoiden gehören Naturstoffe mit unterschiedlichsten physikalisch-chemischen Eigenschaften und unterschiedlichem chemischen Aufbau. Die Abb. bringt drei Beispiele dafür. Thymol ist eine wasserdampfflüchtige Substanz der Aromatenreihe. Santonin ist farb- und geruchlos, chemisch ein Lacton mit dem C-Gerüst eines partiell hydrierten Naphthalins. β-Carotin ist ein rot gefärbter Stoff, der chemisch zu den Kohlenwasserstoffen gehört. Gemeinsam ist den drei Substanzen ihr Aufbau aus Isoprenen. Das Kohlenwasserstoffatom C-1 ist jeweils durch ■, das C-4 durch □ symbolisiert. Abbildung entnommen R. Hänsel (1980)

---
* Literatur s. Seite 252

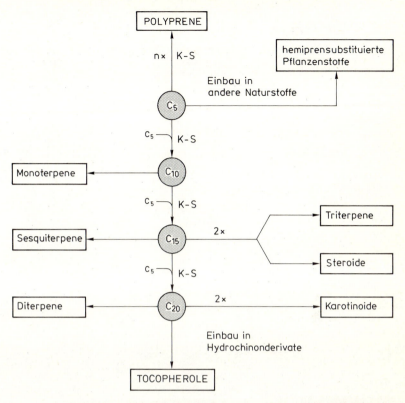

Abb. 4.3. Übersicht über die Hauptgruppen der Isoprenoide. Die Einteilung erfolgt nach der Zahl der C-Atome, wobei man von einem C_{10}-Körper als Grundeinheit ausgeht, in Monoterpene, Sequiterpene (*sesqui* = eineinhalb), Di-, Tri, Tetra- und Polyterpene. Die Grundeinheiten der jeweiligen Isoprenoidgruppe kommen durch 1,4-Verknüpfung („Kopf-Schwanz-Verknüpfung") zustande, die Dimerisierungen hingegen über eine 4,4-Verknüpfung

stoffskelett dem des jeweiligen Grundkohlenwasserstoffs entspricht (Abb. 4.4) spricht man von regulär verknüpften Terpenen; andernfalls bezeichnet man den Aufbau als irregulär (Abb. 5.9).

Terpenoid ist eine Erweiterung des Begriffs Terpen, um auch natürliche Abbau- und Umlagerungsprodukte der Terpene in dieselbe Naturstoffklasse wie die eigentlichen Terpene einordnen zu können. Beispiele:

- Secoiridoidglykoside bei den Cyclopentanmonoterpenen (s. Kap. 4.3Y).
- Cholesterin und die anderen Steroide bei den tetrazyklischen Triterpenen (s. Kap. 4.6.5);
  Loliolid (C_{11}-Inhaltsstoff der Spitzwegerichblätter, s. Kap. 4.7.7.1) bei den Tetraterpenen;

Ionone (C_{13}-Duftstoffe) bei den Tetraterpenen (s. Kap. 4.7.7.4).

Vorkommen. Isoprenoide kommen in allen Organismen vor, in größter Mannigfaltigkeit jedoch in den grünen Pflanzen (Abb. 4.5). Gegenwärtig sind an die 6 000 natürlich vorkommenden Isoprenoide bekannt. Sie sind nicht wahllos über das ganze Pflanzensystem verteilt; bestimmte Isoprenoide oder deren Kombinationen sind oft charakteristisch für einzelne Pflanzenarten, so daß Isoprenoidmuster als „biochemische Merkmale" in der Chemotaxonomie zur Kennzeichnung herangezogen werden. Nur von ganz wenigen Terpenoiden kennt man eine Funktion. Essentiell sind bestimmte Karotinoide für den Photosyntheseprozeß der Pflanzen; andere, wie die Gibberelline, fungieren als Hormone. Tierische Organismen enthalten ebenfalls Terpenoide: Sie

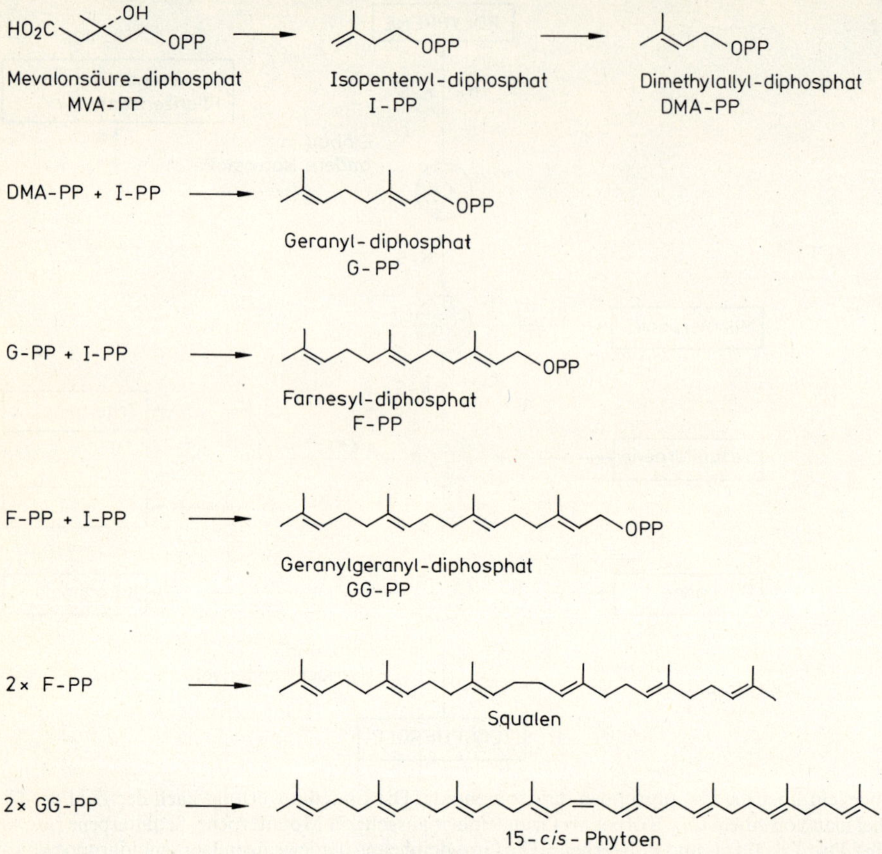

Abb. 4.4. Biosynthese der azyklischen Kohlenwasserstoffe, welche die Muttersubstanzen der Terpene darstellen. G-PP ist Muttersubstanz der etwa 400 Monoterpene, F-PP der etwa 1 000 Sesquiterpene, Squalen vieler Hunderter von Triterpenen und Steroiden; Phytoen der Karotinoide und vieler Karotinoidabbauprodukte. Zyklische Terpene, die nach formaler Öffnung der Ringe dieselbe Verteilung der Methylgruppen aufweisen, wie die Muttersubstanz der jeweiligen Reihe, sind regulär gebaut; andernfalls spricht man von irregulärem Aufbau

werden entweder mit der Nahrung aufgenommen oder biosynthetisiert. Charakteristische Isoprenoide des Tierreichs sind das Cholesterin und die Steroidhormone. Taxoncharakteristische Isoprenoide finden sich unter den Insektenlockstoffen (Pheromonen). Auf das Kantharidin, das toxikologisch interessiert, sei hingewiesen (s. Kap. 10.3.5.7).

Bedeutung für Medizin und Pharmazie
Wegen der sehr unterschiedlichen chemischen und physikalischen Eigenschaften der Isoprenoide lassen sich keine allgemeinen Aussagen machen. Die stärker lipophilen Mono- und Sesquiterpene finden sich vorwiegend als Bestandteile von ätherischen Ölen.

4.2 Mono- und Sesquiterpene, die in ätherischen Ölen vorkommen
(s. Kap. 5)

4.3 Iridoide

4.3.1 Terminologie, Unterteilung

Iridoide sind Naturstoffe mit dem Kohlenstoffgerüst des Cyclopentan-Monoterpens sowie mit mindestens zwei Sauerstofffunktionen im Molekül. Von dem einfachsten Grundkörper der Reihe, dem Iridodial ($C_{10}H_{16}O_2$), das im Wehrsekret von *Iridiomyrmex*-Arten (Ameisen) gefunden wurde, leitet die Stoff-

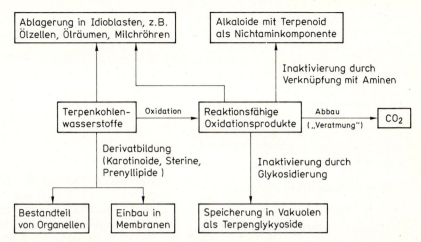

Abb. 4.5. Die ersten Biosyntheseprodukte, die Terpenkohlenwasserstoffe (Abb. 4.4), werden taxonspezifisch modifiziert und gespeichert. In Öldrüsen, Ölzellen und Ölräumen werden vorzugsweise lipophile Mono- und Sesquiterpene gespeichert; in Milchröhren lipophile Triterpene und Polyterpene. Je stärker die Terpene oxidativ verändert werden, um so reaktionsfreudiger und auch um so zelltoxischer werden sie; durch Bindung an Zucker oder an Amine verlieren sie an Reaktionsfreudigkeit, zugleich werden sie im Vakuolenraum speicherungsfähig. In allen Organen, Geweben und Zellen kann mit dem Vorkommen von Terpenoiden gerechnet werden. Alle Lipophilitätsstufen sind vertreten, so daß im Hexanextrakt als auch im Wasserextrakt Terpenoide enthalten sein können

gruppe ihre Bezeichnung her. Im typischen Fall besteht somit das Molekülgerüst aus zehn Kohlenstoffatomen; doch gibt es neben den C_{10}-Iridoiden (z. B. Loganin) auch Vertreter mit neun, seltener auch mit acht Kohlenstoffatomen (Aucubin bzw. Unedosid). Offenbar werden im Zuge der Biosynthese C_1-Bruchstücke, vermutlich als CO_2, eliminiert. Eine weitere Modifikation besteht in der oxidativen Aufspaltung des Cyclopentanringes: Man gelangt zu den Secoiridoiden.

Für die Secoiridoide trifft die oben gegebene Definition für Iridoide als Cyclopentan-Monoterpenoid nicht mehr zu. Die nahe biosynthetische Verwandtschaft liefert jedoch einen triftigen Grund, sie zu den Iridoiden (im weiten Sinne) zu stellen (Hegnauer 1966; Sticher u. Junod-Busch 1975; Lexikon Biochemie 1981).

Schwerpunkt der Verbreitung von Iridoiden im Pflanzenreich sind die beiden Unterklassen

- der *Cornidae* mit den pharmazeutisch wichtigen Pflanzenfamilien der *Valerianaceae*, *Ericaceae*, *Gentianaceae*, *Loganiaceae*, *Menyanthaceae*, *Oleaceae* und *Rubiaceae*,
- der *Lamiidae* (= *Tubiflorae* s. l.) mit den *Lamiaceae*, den *Plantaginaceae* und den *Scrophulariaceae*.

Die Iridoide werden in die folgenden drei Gruppen unterteilt:

- Iridoidglykoside,
- Secoiridoidglykoside,
- Nichtglykosidische Iridoide.

4.3.2 Iridoidglykoside

Mehr als 80% der bisher bekannten Iridoide gehören in diese Gruppe der glykosidischen Vertreter. Sie haben die folgenden Eigenschaften:

- farblose Kristalle oder weiße hygroskopische Pulver;
- gut löslich in Wasser und Ethanol; praktisch unlöslich in Chloroform, Ether und Petrolether;
- optisch aktiv;
- durch Säuren oder β-Glucosidasen werden sie zersetzt und liefern ein nicht faßbares Aglykon, das zu schwarzen Massen polymerisiert (Ausnahme: Verbenalin liefert Verbenalol, das faßbar ist);
- sie weisen einen stark bitteren Geschmack auf.

Analytische Kennzeichnung. *Extraktion und Anreicherung.* Als vergleichsweise hydrophile Pflanzenstoffe lassen sich die Iridoidglykoside mit Wasser, Methanol oder Ethanol aus der Droge herauslösen. Mit extrahiert werden dabei freie Zucker und Aminosäuren sowie Flavone, Phenole und Gerbstoffe. Eine grobe Abtrennung kann durch adsorptive Filtration über Aluminiumoxid erfolgen, welches Flavone und Phenole stark adsorbiert und folglich zurückhält. Im Schema:

Droge mit Ethanol heiß extrahieren
↓ Eindampfen
Rückstand in heißem Wasser aufnehmen
↓ Mit Ether ausschütteln
  (zur Entfernung lipophiler Extraktivstoffe)
Wäßrige Lösung über Aluminiumoxid filtrieren
↓
Filtrat eindampfen
↓
Rückstand in organischem Lösungsmittel aufnehmen; aliquoten Teil auf DC-Platte auftragen.

Dünnschichtchromatographie. Es eignen sich die zur Trennung polarer Stoffe bekannten Fließmittel, beispielsweise Essigester-Methanol-Wasser (100+16,5+13,5) (nach Sticher u. Weisflog, 1975). Zur Sichtbarmachung nimmt man Sprühreagenzien, die Mineralsäuren enthalten, beispielsweise Phloroglucin-Salzsäure.

Iridoide als Leitstoffe in Drogen und Fertigarzneimitteln. Viele alte Arzneidrogen – einige von ihnen sind bis heute in Gebrauch (Tabelle 4.1) – enthalten Iridoidglykoside. Bis jetzt ist es aber nicht gelungen, irgendwelche auffallenden pharmakodynamischen Eigenschaften zu entdecken, welche die jahrhundertelange empirische Anwendung wissenschaftlich begründen könnte. Bedeutung haben sie hingegen in der analytischen Pharmakognosie:

- das Iridoidmuster ist artspezifisch und kann daher zur Identitätsprüfung herangezogen werden.
- Unsachgemäßes Trocknen der Droge oder Aufbewahrung in feuchter Atmosphäre führt zu Verfärbung des Drogengutes, was sich auch analytisch durch Abnahme des Iridoidgehaltes anzeigt.
- Nur bei sorgfältiger Extraktherstellung bleiben die Iridoide erhalten, so daß sie ein Indikator für die Qualität des Herstellungsverfahrens sind. Beispiel: Ein frisch hergestelltes Spitzwegerichinfus enthält 75–85% des in der Droge enthaltenen Aucubins. Viele käufliche Tees vom Typ der sofortlöslichen Tees sind dagegen aucubinfrei.

Hinweise zur Pharmakokinetik. Untersuchungen über das Schicksal von Iridoidglykosiden nach peroraler Zufuhr im menschlichen Organismus liegen bisher nicht vor. Aufgrund der großen Hydrophilie ist es wenig wahrscheinlich, daß die Resorptionsquote nennenswert ist. Beim Versuchstier Maus gelangen anscheinend die Iridoidglykoside unzersetzt bis in den Dickdarm, wo durch die Mikroflora das Aglykon frei gesetzt wird und eine beachtliche purgative Wirkung induziert (Yamauchi et al. 1976).

Wirkungen

- Aucubin, Agnusid und Asperulosid wirken in Gegenwart von β-Glucosidase antimikrobiell u.a. gegen *Staphylococcus aureus*.
- Harpagosid zusammen mit Emulsin wirkt in Dosen von 20 mg/kg KG (Ratte), intraperitoneal appliziert, protektiv gegen experimentell ausgelöste Entzündungen (Eichler u. Koch 1970).
- Verbenalin wirkt beim Menschen synergistisch zu Prostaglandin E_2 und hat daher wehenauslösende Eigenschaften (Research Group 1974).

Hinweis: Iridoiden und Prostaglandinen ist der substituierte Cyclopentanring gemeinsam; daher sind Iridoide als Ausgangsstoffe für die Synthese von Prostaglandinen geeignet (Weinges et al. 1983).

4.3.3 Secoiriddoidglykoside

Secoiridoidglykoside leiten sich formal von den Iridoidglykosiden ab, indem die Kohlenstoff-Kohlenstoffbindung zwischen den Atomen C-7 und C-8 des Cyclopentanringes gesprengt wird (Abb. 4.6 und 4.8).
Secoiridoidglykoside, wie Amarogentin, Gentiopikrin oder Oleuropein stellen in reiner

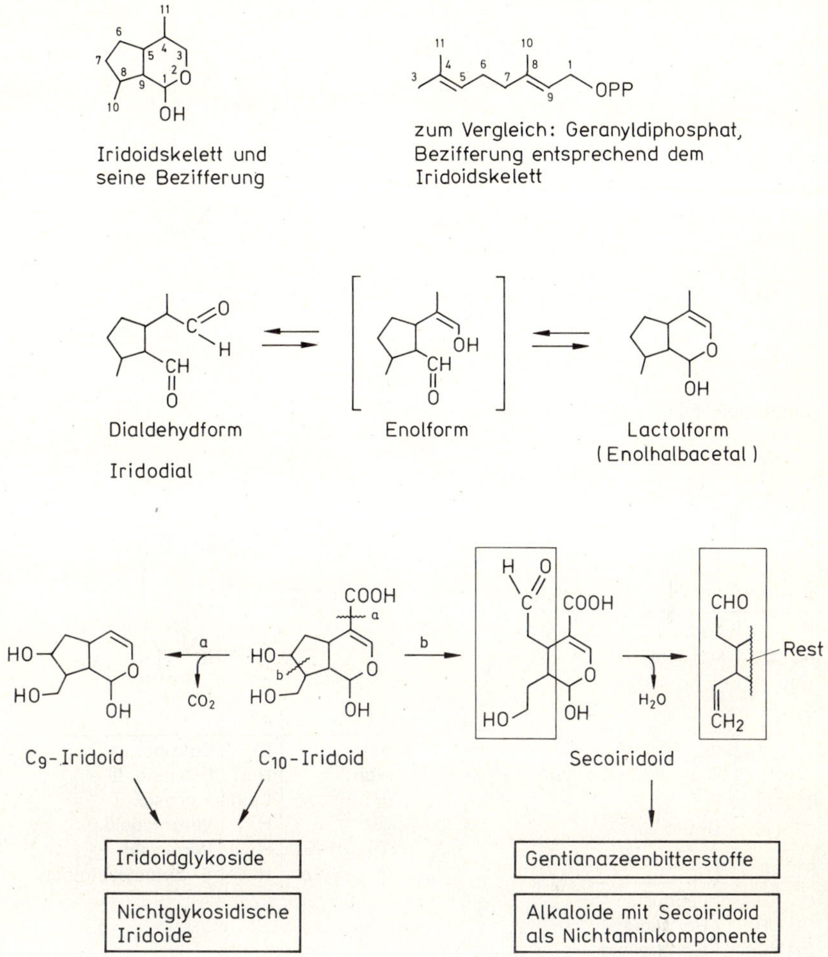

4.3 Iridoide

Iridoidskelett und seine Bezifferung

zum Vergleich: Geranyldiphosphat, Bezifferung entsprechend dem Iridoidskelett

Dialdehydform — Enolform — Lactolform (Enolhalbacetal)

Iridodial

C_9-Iridoid — C_{10}-Iridoid — Secoiridoid

Iridoidglykoside
Nichtglykosidische Iridoide

Gentianazeenbitterstoffe
Alkaloide mit Secoiridoid als Nichtaminkomponente

Abb. 4.6. Naturstoffe mit Iridoidskelett lassen sich – im Sinne der Isoprenregel – nach formaler Öffnung der Bindungen zwischen C-5 und C-9 sowie zwischen C-1 und 2-O in ein reguläres azyklisches Monoterpen zerlegen. Iridoide enthalten mindestens zwei O-Atome; das Iridoid ist somit der eigentliche Grundkörper der Reihe. Weitere Oxidation an zahlreichen Stellen des Moleküls führt zu reaktionsfähigen Verbindungen, die mit anderen (nichtterpenoiden) Stoffwechselprodukten reagieren. Glykosidierung führt zur Stabilisierung des Lactolringes; außerdem werden die Verbindungen dadurch hinreichend hydrophil und müssen nicht mehr, wie die lipophilen Monoterpene, in speziellen Öldrüsen und Ölbehältern abgelagert werden. Iridoidglykoside sind daher im Pflanzenreich weiter verbreitet als „ätherische Öle"; sie können in allen Organen – von der Wurzel bis zu den Samen – gespeichert werden. Verknüpfung der Secoiridoide mit Glukose führt zu Secoiridoidglykosiden, von denen pharmazeutisch die Gentianazeenbitterstoffe am bekanntesten sind. Verknüpfung mit Tryptamin führt zu therapeutisch wichtigen Indolalkaloiden. Einzelheiten der Biosynthese sind nicht bekannt

Form farblose, optisch aktive Kristalle dar, die in Wasser – anders als die Iridoidglykoside – nur mäßig löslich sind. Einige Secoiridoidglykoside – aber gerade die pharmazeutisch interessanten Glykoside Amarogentin, Amaroswerin, Amaropanin und Oleuropein – enthalten Phenolcarbonsäuren, die esterartig an die D-Glukose gebunden sind: Sie lassen sich nach Umsetzung mit Phenolreagenzien auf Chromatogrammen nachweisen oder nach Elution photometrisch quantitativ bestimmen. Allgemein anwendbar ist die Hochdruckflüssigkeitschromatographie (=HPLC) (Sticher u. Meier 1980).

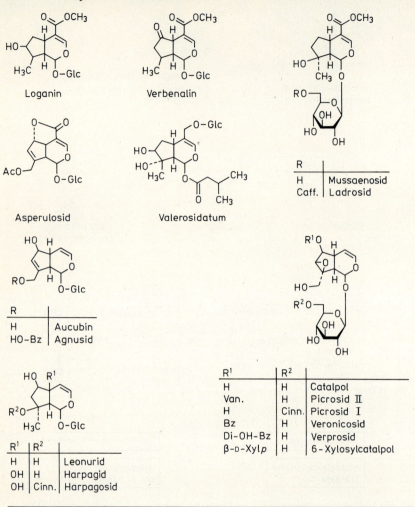

Abb. 4.7. Konstitutions- und Konformationsformeln von Iridoidglykosiden, die in Tabelle 4.1 als Leitstoffe von Drogen aufgeführt sind. Valerosidatum unterscheidet sich von allen anderen Iridoidglykosiden darin, daß die β-D-Glucopyranose an das primäre 11-CH_2OH gebunden ist, während sonst das acetalische 1-OH des Iridoidsekeletts glykosidisch verschlossen ist. Die Variation der Iridoide ist einmal durch die unterschiedliche Ausgestaltung des C-4-Substituenten gegeben: 4-CH_3, 4-CH_2OH, 4-CHO (Boschnalosid; Formel nicht wiedergegeben), 4-COOH, 4-$COOCH_3$, 4-H(C_9-Iridoide, z. B. Aucubin). Weitere Variationsmöglichkeit bietet der Cyclopentanring: er kann zwischen C-7 und C-8 einen Epoxidring tragen; die Positionen 6, 7 oder 8 können hydroxyliert sein. Schließlich können alkoholische Gruppen des Iridoidaglykons oder der β-D-Glucose (vorzugsweise die 6-CH_2OH) mit aromatischen Carbonsäuren verestert sein

4.3 Iridoide

Tabelle 4.1. Iridoidglykoside als Leitstoffe von Drogen. Der dünnschichtchromatographische Nachweis kann zur Identitätsprüfung der Droge herangezogen werden; das Vorkommen in Extrakten und Fertigarzneimitteln läßt auf eine schonende Verarbeitung schließen

Droge	Stammpflanze (Familie)	Iridoidglykoside
Agnus-castus-Früchte	*Vitex agnus-castus* L. (*Verbenaceae*)	Aucubin, Agnusid (10-Benzoylaucubin)
Augentrostkraut	*Euphrasia officinalis* L. und andere europäische *Euphrasia*-Arten (*Scrophulariaceae*)	Aucubin, Catalpol, Ixorosid
Badrianwurzel	*Valeriana officinalis* L. s. l. (*Valerianaceae*)	Valerosidatum (bis 1,5%)
Ehrenpreiskraut	*Veronica officinalis* L. (*Scrophulariaceae*)	Catalpol, Veronicosid, Verprosid, Mussaenosid, Ladrosid
Eisenkraut	*Verbena officinalis* L. (*Verbenaceae*)	Verbenalin, Hastatosid
Fieberkleeblätter	*Menyanthes trifoliata* L. (*Menyanthaceae*)	Loganin (neben Secoiridoiden)
Herzgespannkraut	*Leonurus cardiaca* L. (*Lamiaceae*)	5-Desoxyharpagid
Kurukraut	*Picrorhiza kurrooa* ROYLE (*Scrophulariaceae*)	6'-Cinnamoyl-catalposid (Picrosid I), 6-Vanilloyl-catalposid (Picrosid II)
Spitzwegerichblätter	*Plantago lanceolata* L. (*Plantaginaceae*)	Aucubin, Catalposid
Teufelskralle	*Harpagophytum procumbens* D.C. (*Pedaliaceae*)	Procumbid, Harpagid, Harpagosid
Valeriana-wallichii-Wurzel	*Valeriana wallichii* D.C. (*Valerianaceae*)	Valerosidatum (bis 5%)
Waldmeisterkraut	*Galium odoratum* (L.) SCORP. (*Rubiaceae*)	Asperulosid
Wollblumen	*Verbascum densiflorum* BERTOL. (*Scrophulariaceae*)	Aucubin, Catalpol, 6-β-D-Xylosyl-catalposid

Wirkungen. Drogen mit Secoiridoiden verwendet man als Bittermittel (s. Kap. 10.9.2.4). Durch einen von den Geschmacksknospen der Zunge ausgehenden Reflex führen sie zu verstärkter Sekretion von Speichel- und Magensaft.

Bittermittel verleihen Arzneimitteln einen „therapeutischen Charakter". Viele Patienten erwarten von einem Arzneimittel, daß es einen bitteren Geschmack aufweist. Man darf daher annehmen, daß Bitterstoffe über bedingte Reflexe den Placeboeffekt von Arzneimitteln verstärken.

Swertiamarin wirkt in Dosen von 25–100 mg/kg Maus *i.p.* zentral dämpfend: es verstärkt die Hexobarbitalnarkose, wirkt antagonistisch zu Amphetamin und antikonvulsiv (Bhattacharya et al. 1976). Diese Wirkungen kommen bei der Anwendung von Gentianazeendrogen als Bittermittel nicht zum Tragen, da die Dosen viel zu gering sind.

Tabelle 4.2. Bitterwerte einiger Reinstoffe (Münzing-Vasirian 1974)

	Bitterwert[a]
Amarogentin	58 000 000
Amaroswerin	58 000 000
Amaropanin	20 000 000
Gentiopikrin (= Gentiopicrosid)	12 000
Zum Vergleich:	
Brucin-HCl	3 000 000
Chinin-HCl	200 000

[a] Reziproker Wert jener Verdünnung, in der 1 g Substanz gerade schon als deutlich bitter empfunden wird.

Oleuropein wirkt in Dosen von 30 mg/kg KG (intravenös, Versuchstier Maus) hypotensiv und spasmolytisch (Petkov u. Manolov 1972).

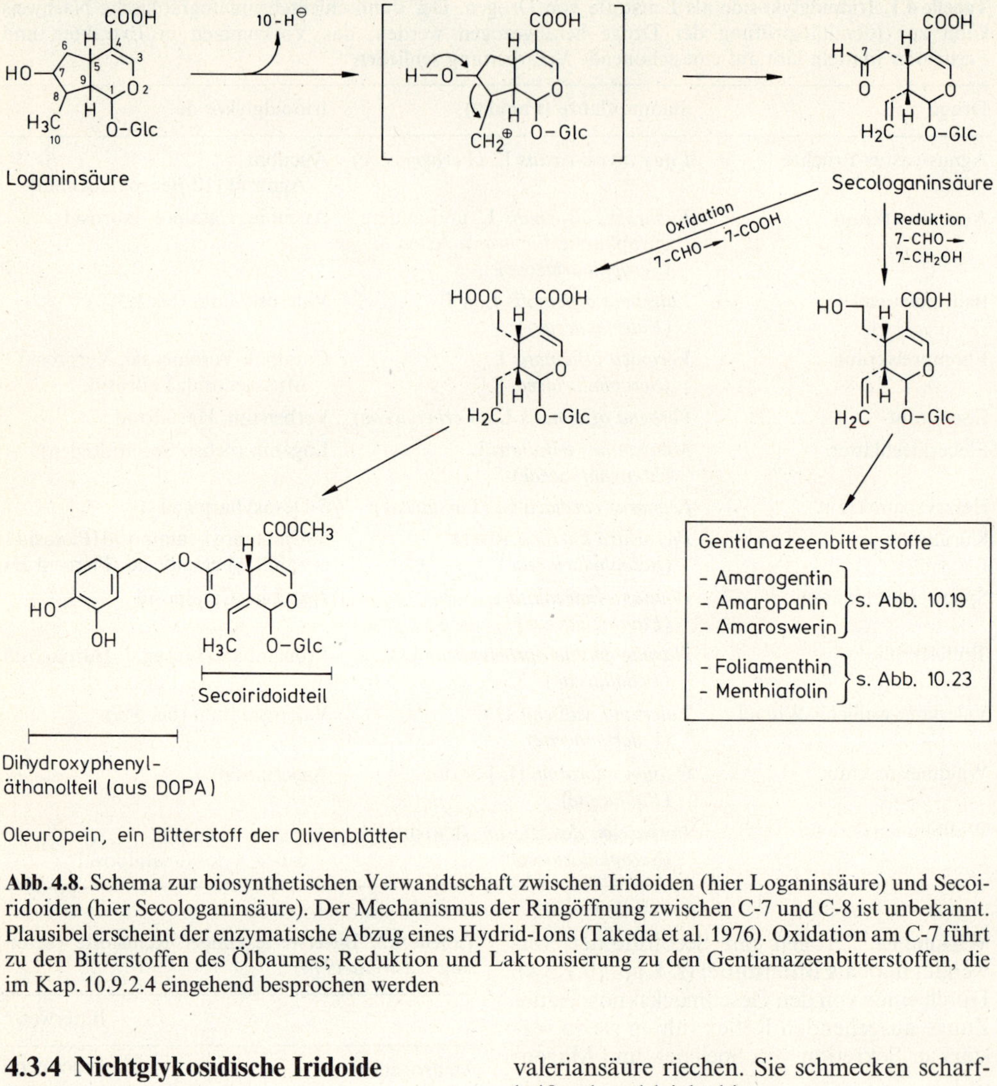

Abb. 4.8. Schema zur biosynthetischen Verwandtschaft zwischen Iridoiden (hier Loganinsäure) und Secoiridoiden (hier Secologaninsäure). Der Mechanismus der Ringöffnung zwischen C-7 und C-8 ist unbekannt. Plausibel erscheint der enzymatische Abzug eines Hydrid-Ions (Takeda et al. 1976). Oxidation am C-7 führt zu den Bitterstoffen des Ölbaumes; Reduktion und Laktonisierung zu den Gentianazeenbitterstoffen, die im Kap. 10.9.2.4 eingehend besprochen werden

4.3.4 Nichtglykosidische Iridoide

4.3.4.1 Valepotriate

Wenn von Valepotriaten die Rede ist, kann es sich handeln:

- um chemisch definierte Einzelstoffe,
- um standardisierte Gemische mehrerer Valepotriate,
- um chemisch undefinierte Extrakte aus *Valeriana-wallichii*- oder *Valeriana-mexicana*-Wurzeln.

In reiner Form sind die Valepotriate weiße kristalline Substanzen, die in Wasser schwer, in Lipoidlösungsmitteln leicht löslich sind. Nach längerem Lagern können sie nach Isovaleriansäure riechen. Sie schmecken scharfbeißend und leicht bitter.

Chemische Eigenschaften (Struktur- und Stereoformeln Abb. 4.9, insbes. aber Abb. 10.60 bis 10.63). Die Valepotriate sind, wie folgt, gekennzeichnet:

- es handelt sich um C_{10}-Iridoide,
- sie tragen neben der obligaten acetalischen 1-OH eine sekundäre OH am C-7 und eine primäre OH am C-11,
- die drei Hydroxyle sind mit kurzkettigen Fettsäuren (Essigsäure, Isovaleriansäure, Acetoxyisovaleriansäure) substituiert,
- zwischen C-8 und C-10 ist ein Epoxidring ausgebildet,

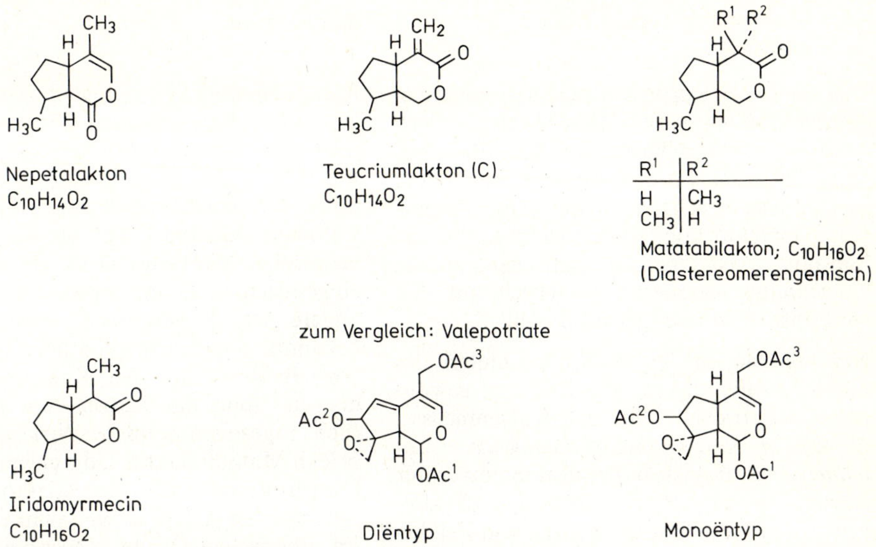

4.3 Iridoide

Nepetalakton
$C_{10}H_{14}O_2$

Teucriumlakton (C)
$C_{10}H_{14}O_2$

R^1	R^2
H	CH_3
CH_3	H

Matatabilakton; $C_{10}H_{16}O_2$
(Diastereomerengemisch)

Iridomyrmecin
$C_{10}H_{16}O_2$

zum Vergleich: Valepotriate

Diëntyp

Monoëntyp

Abb. 4.9. Beispiele für Signalstoffe, die zwischen Individuen unterschiedlicher Art wirksam sind (sog. *Allelochemicals*). Wehrsekrete und Blütendüfte gehören hierher. Die in der Abbildung formelmäßig wiedergegebenen Strukturen beschränken sich auf Stoffe mit chemischer Verwandtschaft zu den Valepotriaten, die aber selbst keine Signalstoffe darstellen. Das im Baldrian enthaltene Prinzip, welches Katzen anlockt, ist bisher nicht isoliert.
Abkürzungen: Ac^1, Ac^2 und Ac^3 = Acylreste aus kurzkettigen Säuren mit 2 (Acetyl), 5 (Isovaleranoyl) oder 7 (Acetoxyisovaleranoyl) Kohlenstoffatomen

- der Cyclopentanring ist entweder ungesättigt (Doppelbindung zwischen 5,6 = Diëntyp) oder gesättigt (Monoëntyp).

Die Valepotriate sind thermo-, säure- und alkalilabil. Rascher Abbau erfolgt in alkoholischer Lösung, stark verlangsamter Abbau in Lipoidlösungsmitteln (trifft auch für Valepotriate in den Baldrianölen zu). Es ist daher schwierig, wenn nicht sogar unmöglich, Valepotriate zu stabilen Fertigarzneimitteln zu verarbeiten. Hauptabbauprodukte sind Polymerisate, die sich aus reaktionsfäigen Zwischenstufen bilden. In geringen Mengen kann sich Baldrinal bilden.

Baldrinal $C_{12}H_{14}O_4$, ist kristallisierbar und bildet intensiv gelb gefärbte Kristalle.

Hinweise zur Pharmakokinetik. Die Valepotriate werden nach oraler Applikation in nur sehr geringem Umfang systemisch verteilt. Es gibt keine Hinweise dafür, daß pharmakologisch relevante Dosen in das Zentralnervensystem gelangen könnten. Die Verweildauer *peroral* gegebener Valepotriate ist unverhältnismäßig lang; das dürfte mit einer festen Bindung der Substanzen an die Schleimhäute zusammenhängen (Braun et al. 1982).

Toxizität. Die Kurzzeittoxizität beträgt für das Versuchstier Maus (Eickstedt u. Rahman 1969):

Substanz	LD_{50}	
	Intraperitonal	Perorale Zufuhr
Valtrat	64 mg/kg KG	>4600 mg/kg K
Didrovaltrat	125 mg/kg KG	>4600 mg/kg K
Acevaltrat	150 mg/kg KG	>4600 mg/kg K

Die sehr unterschiedlichen LD_{50}-Werte bei intraperitonealer und oraler Applikation deuten darauf hin, daß die orale Resorptionsquote sehr gering ist. Hinsichtlich möglicher akuttoxischer Eigenschaften dürften die Valepotriate unbedenklich sein. Hingegen fehlen noch immer Studien zur subchronischen und chronischen Toxizität, was in Anbetracht der Tatsache, daß Valepotriate *in vitro* alkylierend wirken (Braun et al. 1982, 1985) wenig verständlich ist.

4.3.4.2 Anhang: Lipophile Iridoide als Signalstoffe

Iridomyrmecin wurde aus der argentinischen Ameise *Iridiomyrmex humilis* MAYR., isoliert; es ist der wirksame Bestandteil des Abwehrsekrets. In reiner Form farblose Kristalle, die sich in Wasser schwer, in Lipoidlösungsmitteln (Tetrachlorkohlenstoff) leicht lösen. Die Substanz weist einen aromatischen, an die Katzenminze erinnernden Geruch auf. Sie wirkt insektizid und antimikrobiell.

Nepetalakton ist der Hauptbestandteil des durch Destillation mit Wasserdampf gewonnenen ätherischen Öles der Katzenmelisse, *Nepeta cataria* L. (Familie: *Lamiaceae = Labiatae*). Als Reinstoff bei Raumtemperatur flüssig; optisch aktiv (schwach rechtsdrehend). Der Geruch lockt Katzen und Feliden (katzenartige Raubtiere) an (Waller et al. 1969). Die erregende Wirkung kommt aber nur zustande, wenn die Substanz über die Einatmungsluft auf die Geruchsrezeptoren einwirkt; nach *peroraler* Zufuhr oder nach intraperitonealer Applikation – bei Umgehung der Osmorezeptoren – bleiben die typischen Zeichen der Erregung aus, im Gegenteil, es können dann ZNS-dämpfende Wirkungen beobachtet werden (Hatch 1972; Harney et al. 1978).

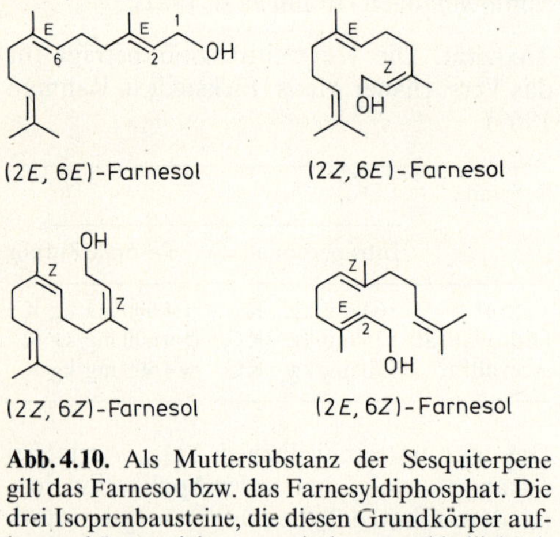

Matatabilakton läßt sich als Diastereomerengemisch neben chemisch ähnlichen Stoffen (z. B. dem Matataether) aus Blättern von *Actinidia polygama* (SIEB. et ZUCC.) MAXIM (Familie: *Actinidiaceae*; Ordnung: *Dilleniales*) extrahieren. Es handelt sich um ein in Ostasien heimisches Rankengewächs, dessen Früchte eingesalzen in Japan gegessen werden. Eine andere Art, *A. chinensis* PLANCH., liefert die bekannte Kiwifrucht. Ähnlich, wie bei uns vom Baldrian und der Katzenminze, weiß man in China, daß Katzen vom Actinidiageruch angezogen werden. Wirksam sind die beiden Matatabilaktone, die chemisch als 3,4-Dihydroderivate des Nepetalaktons identifiziert wurden (Cavill 1969; Sakan 1959).

Im ätherischen Öl von *Teucrium marum* L., (Familie: *Lamiaceae = Labiatae*), einer Pflanze, die volkstümlich als Katzenkraut bezeichnet wird, kommt **Teucriumlakton C** vor. Die Substanz lockt Marder und Füchse an.

4.4 Sesquiterpene

4.4.1 Häufig vorkommende Strukturvarianten, Einteilung

Das Kohlenstoffskelett der Sesquiterpene besteht aus 15 Kohlenstoffatomen, die sich in drei Isoprene zerlegen lassen (regulär gebaute Sesquiterpene), die aber vielfach durch Wanderung von Methylgruppen (Abb. 4.11: Pseudoguiane) oder durch sekundäre Spaltung von Ringen (Abb. 4.11: Xanthane) keinen regulären Aufbau mehr erkennen lassen (irregulär gebaute Sesquiterpene). Die Sesquiterpene sind mit über 1 000 Vertretern die umfangreichste Gruppe der Terpene. Man teilt sie nach unterschiedlichen Gesichtspunkten ein: nach chemischen Gesichtspunkten unter Berücksichtigung der Zahl der Ringe (azyklisch, mono-, bi-, tri-, oder tetrazyklisch) und/oder der funktionellen Gruppen (Sesquiterpenkohlenwasserstoffe, Sesquiterpenalkohole, Sesquiterpenlaktone); nach biosynthetischen Gesichtspunkten unter besonderer Berücksichtigung der Farnesolvorstufe und der Zyklisierungsweise (Abb. 4.10 und 4.11) (Cane 1981; Rücker 1973).

Abb. 4.10. Als Muttersubstanz der Sesquiterpene gilt das Farnesol bzw. das Farnesyldiphosphat. Die drei Isoprenbausteine, die diesen Grundkörper aufbauen, können sich geometrisch unterschiedlich addieren, so daß stereoisomere Farnesylderivate entstehen. Insgesamt sind vier diastereomere Formen denkbar, die allem Anschein nach alle vier in der Natur intermediär realisiert werden: Zumindest erklärt diese Annahme am einfachsten die unterschiedlichen Zyklisierungstypen, die in der Sesquiterpenklasse angetroffen werden (Abb. 4.11 und 5.8)

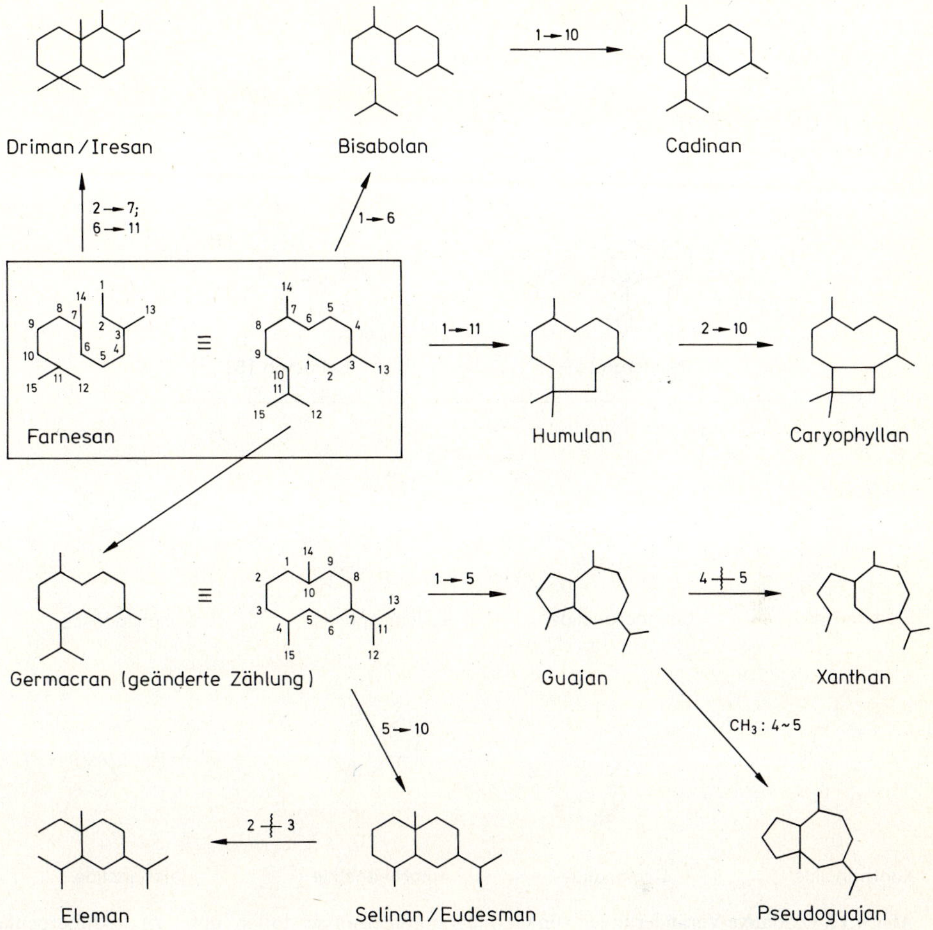

4.4 Sesquiterpene

Abb. 4.11. Die häufiger vorkommenden Typen von monozyklischen und bizyklischen Sesquiterpenen und ihre formalen Beziehungen zum offenkettigen Farnesanskelett

Die stofflichen Eigenschaften der Sesquiterpene hängen wesentlich von der Art und der Zahl der O-Funktionen ab, mit denen das Sesquiterpenskelett substituiert ist. Es lassen sich unterscheiden:

- Sesquiterpenkohlenwasserstoffe; mit Wasserdampf unzersetzt flüchtige Substanzen; bei Raumtemperatur ölige Flüssigkeiten.
- Sesquiterpenalkohole; in der Regel mit Wasserdampf unzersetzt flüchtig; bei Raumtemperatur ölige Flüssigkeiten oder kristallisierend; in Ethanol besser löslich als die Kohlenwasserstoffe.
- Stark oxidierte Sesquiterpene; in der Regel mehrere funktionelle Gruppen (alkoholische Gruppen, Epoxide, Aldehyde, Carbonsäuren, Laktone, Ester mit kurzkettigen Fettsäuren); nur schwer oder gar nicht durch Destillation mit Wasserdampf abtrennbar; Anreicherung kann durch Extraktion mit Lipoidlösungsmitteln, wie Chloroform oder Dichlormethan, und anschließende Flüssig/Flüssig-Verteilung (Methanol-Wasser-Chloroform) erfolgen; bei Raumtemperatur kristalline Verbindungen; in Arzneibereitungen infolge ihrer Reaktionsfreudigkeit meist wenig stabil; biologisch meist aktiv: schmecken bitter oder scharf, wirken sehr stark lokal hautreizend, viele wirken allergisierend, viele sind nach systemischer Zufuhr ziemlich toxisch.
- Sesquiterpenglykoside. Nur mit polaren Lösungsmitteln (Ethylacetat, Ethanol) ex-

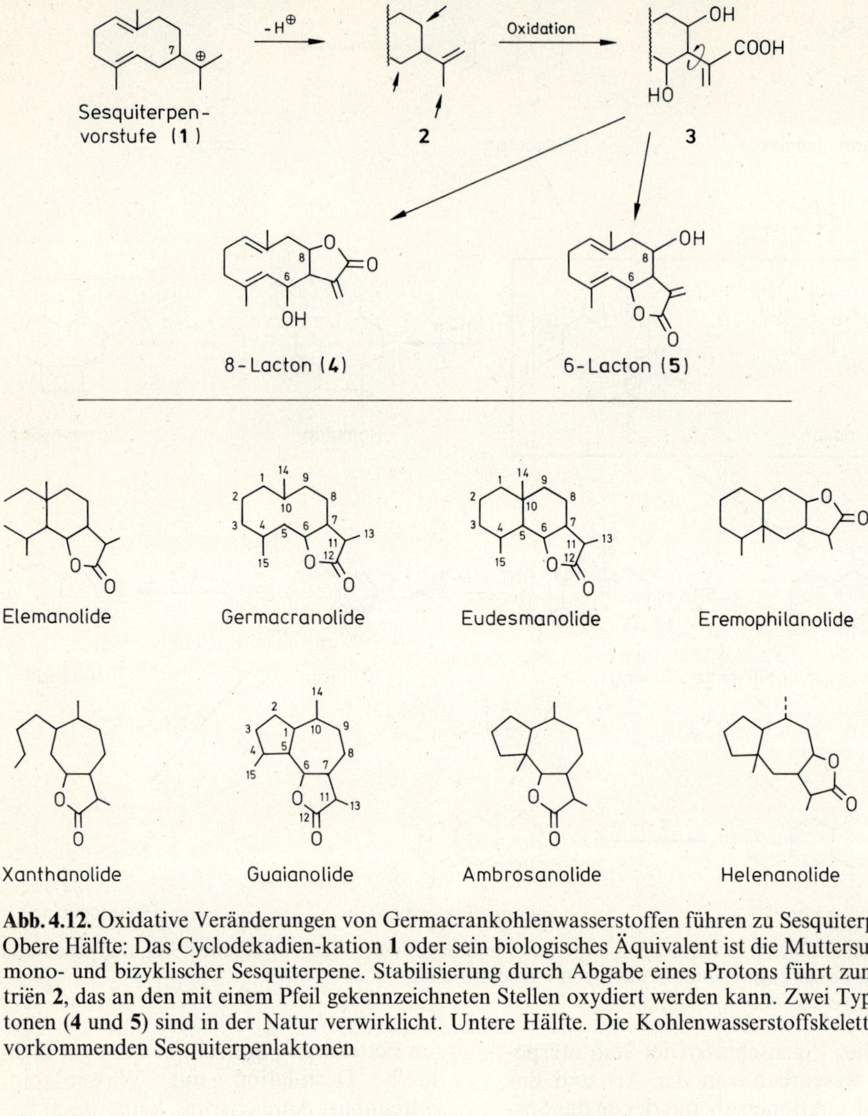

Abb. 4.12. Oxidative Veränderungen von Germacrankohlenwasserstoffen führen zu Sesquiterpenlaktonen. Obere Hälfte: Das Cyclodekadien-kation **1** oder sein biologisches Äquivalent ist die Muttersubstanz vieler mono- und bizyklischer Sesquiterpene. Stabilisierung durch Abgabe eines Protons führt zum Germacratriën **2**, das an den mit einem Pfeil gekennzeichneten Stellen oxydiert werden kann. Zwei Typen von Laktonen (**4** und **5**) sind in der Natur verwirklicht. Untere Hälfte. Die Kohlenwasserstoffskelette von häufig vorkommenden Sesquiterpenlaktonen

trahierbar. Bisher sind nur ganz wenige Vertreter bekannt (Beispiel: Taraxinsäureglucosid der Abb. 4.22).

4.4.2 Eigenschaften einiger biologisch aktiver Vertreter

4.4.2.1 Caryophyllen

Caryophyllen (Strukturformel s. Abb. 5.74) kommt in vielen ätherischen Ölen vor, meist vergesellschaftet mit Humulen. Es wurde zuerst aus dem Nelkenöl isoliert. Eine farblose, ölige Flüssigkeit mit Nelkengeruch.

4.4.2.2 Bisabolol

Bisabolol (s. Abb. 5.43) kommt als linksdrehendes (−)-α-Bisabolol in den Kamillenblüten vor. Eine farblose, luftempfindliche Flüssigkeit mit blumigem Geruch. Hat entzündungshemmende und spasmolytische Wirkung.

4.4.2.3 Nootkaton

Nootkaton (s. Abb. 5.1), $C_{15}H_{12}O$ läßt sich durch Extraktion aus Grapefruitschalen herstellen. Eine farblose Flüssigkeit mit dem typischen Geruch nach Grapefruit. Kommt als

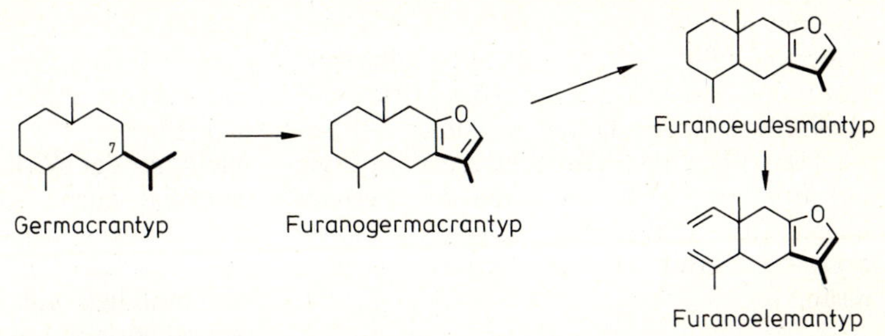

Abb. 4.13. Eine weitere Variationsmöglichkeit, die unter Einbeziehung der 7-Isopropylgruppe erfolgt, besteht in der Ausbildung von Furanringen. Die C-Skelette der vier häufiger vorkommenden Furanosesquiterpentypen sind formelmäßig wiedergegeben

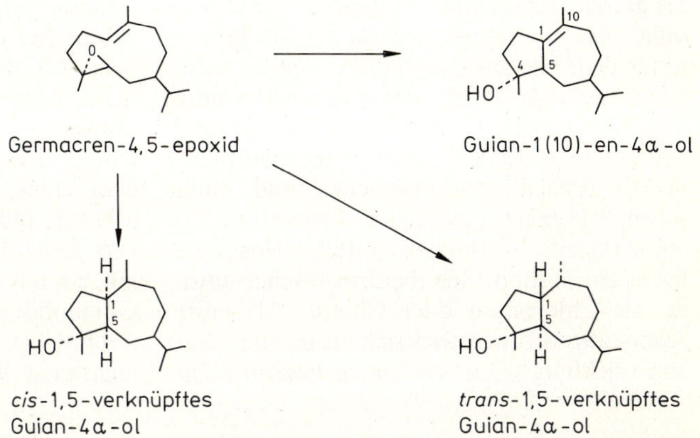

Abb. 4.14. Zur großen Mannigfaltigkeit an Strukturtypen tragen bei den Sesquiterpenen der Guaianreihe die unterschiedliche Verknüpfung der beiden Ringe bei

rechtsdrehende Form in *Citrus*-Früchten vor. Bemerkenswert ist, daß das linksdrehende Enantiomere ca. 2000mal stärker riecht, ein Beispiel für drastische Unterschiede der Geruchsschwellenwerte bei spiegelbildisomeren Formen. Hat keine pharmazeutische Bedeutung, allenfalls als Geschmackskorrigens.

4.4.2.4 Santonin

Santonin (Abb. 4.15), $C_{15}H_{18}O_3$, ein bizyklisches Sesquiterpenlakton vom Selinan/Eudesman-Typ. Wird durch Extraktion aus Zitwerblüten, das sind die getrockneten Blütenköpfchen von *Artemisia cina* (BERG) WILLK. (Familie: *Asteraceae*) gewonnen. Santonin ist in wässrig-alkalischem Medium löslich, da sich der Laktonring unter Bildung der entsprechenden Hydroxycarbonsäure öffnet. Nach Ansäuern bildet sich der Laktonring zurück; das rezyklisierte Santonin ist mit Lipoidlösungsmitteln (z. B. mit CHCl$_3$) extrahierbar und fällt beim Einengen kristallin an.

Dieses Verfahren kann technisch genutzt werden.
Kristalline Substanz; sehr schwer löslich in Wasser; lichtempfindlich, färbt sich gelb; ohne Geschmack, jedoch mit bitterem Nachgeschmack; wirkt schleimhautreizend. Santonin ist in Dosen von 0,06–0,09 g ein sehr zuverlässig wirkendes Mittel gegen Spulwürmer (Askariden), die nicht innerhalb des Organismus getötet, die vielmehr lebend ausgestoßen werden. Da die therapeutische Breite relativ gering ist, empfiehlt die Weltgesundheitsorganisation Reduzierung der Dosis und Kombina-

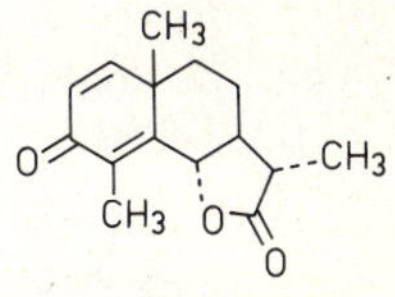

Abb. 4.15. Konstitution und Konfiguration des α-Santonins, $C_{15}H_{18}O_3$, eines Sesquiterpenlaktons vom Eudesmanolidtyp (s. Abb. 4.12)

tion mit Kainsäure (s. Kap. 7.1.2.6.3). Überdosierung führt zu Sehstörungen (Gelbsehen, Xanthopsie), die bei Absetzen des Mittels verschwinden. Große Dosen (ab 0,5 g für Erwachsene) bewirken eine schwere Vergiftung mit Erscheinungen von seiten des Verdauungstraktes (Erbrechen, Diarrhö) sowie zentraler Natur (Bewußtlosigkeit, Koma, Krämpfe).

4.4.2.5 Artemisinin

Artemisinin (= Qinghaosu) (Abb. 4.16) ist ein Inhaltsstoff einer alten chinesischen Arzneidroge, dem Kraut von *Artemisia annua* L. (Familie: *Asteraceae*), die seit etwa 2000 Jahren unter dem Namen Qinghao verwendet wird. Kristallisiert in Nadeln, die optisch aktiv sind. Die LD_{50} (mg/kg KG Maus) beträgt oral 5105 und i. p. 1558. In breit angelegten pharmakologischen, toxikologischen und klinischen Prüfungen erwies sich Artemisinin als ein wirksames Antimalariamittel, welches die Parasiten in ihrer Gewebeform rascher abtötet als Chloroquin oder Chinin. Als beste Applikationsform erwies sich die intramuskuläre Injektion (0,3 g pro Tag, insgesamt 3 Tage lang). Es wurden auch Fälle von *Falciparum*-Malaria geheilt, die gegenüber anderen Chemotherapeutika resistent waren (Klayman 1985).

Nicht nur der Wirkweise nach ist Artemisinin neuartig: auch die chemische Struktur ist ziemlich ausgefallen. Das Kohlenstoffskelett stellt ein Seco-Cadinan dar. Die O-Funktionen entfallen auf einen Oxepanring, einen sechsgliedrigen Laktonring und auf eine Peroxidbrücke.

4.4.2.6 Thapsigargin

Thapsia garganica L. ist eine in Nordafrika heimische, gelbblühende Umbellifere mit einem Saft, der stark lokal reizende, blasenziehende Eigenschaften hat. In der traditionellen arabischen und europäischen Medizin, vor allem Frankreichs, werden Zubereitungen aus dem Harz, vergleichbar dem Kantharidenpflaster, äußerlich gegen rheumatische Leiden verwendet. Hauptwirkstoff ist das Thapsigargin, ein mit sechs Hydroxygruppen beladenes Guianolid, von denen vier verestert sind (Abb. 4.17). Die Verbindung konnte bisher nicht kristallisiert werden. Thapsigargin führt

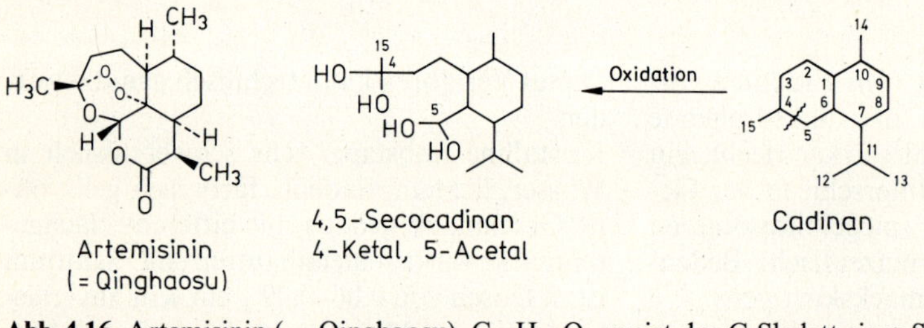

Abb. 4.16. Artemisinin (= Qinghaosu), $C_{15}H_{22}O_5$, weist das C-Skelett eines Secocadinans auf. Die oxidative Spaltung zwischen den Kohlenstoffatomen C-4 und C-5 führt zu einer hypothetischen Zwischenstufe mit einer 4-Keto- und einer 5-Aldehydgruppe, die in der jeweiligen Hydratform weiter reagieren. Die Biosynthese des Artemisinins ist bisher nicht bekannt

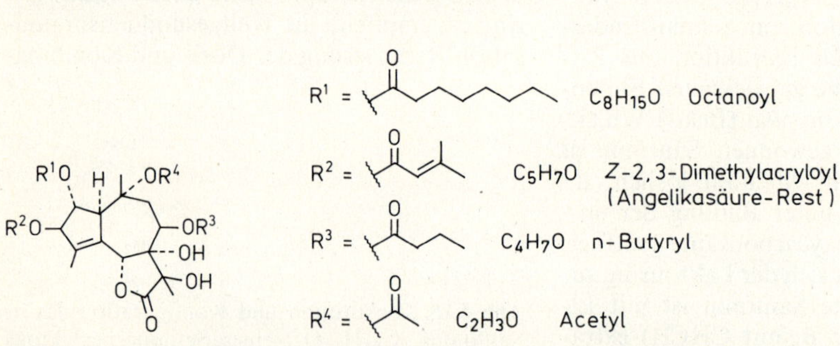

Abb. 4.17. Thapsigargin, ein Tetraester eines Hexahydroxyguianolids

4.4 Sesquiterpene

in einer Konzentration von 0,1 µg/ml zu einer Histaminfreisetzung aus Gewebemastzellen (Patkar et al. 1979).

4.4.2.7 Polygodial

Polygodial wurde zuerst aus dem Wasserpfeffer, dem getrockneten Kraut von *Polygonum hydropiper* L. (Familie: *Polygonaceae*) isoliert. Polygodial, $C_{15}H_{22}O_2$, ist eine kristalline, in Wasser wenig lösliche Verbindung mit scharfem Geschmack und schleimhautreizenden Eigenschaften. Während es im einheimischen Wasserpfeffer in einer Konzentration von 0,05% vorkommt, enthalten die in Japan heimischen Moose der Gattung *Porella* mehrere Prozent dieses Scharfstoffes. In chemischer Hinsicht ist bemerkenswert: einmal das sehr seltene bizyklische Sesquiterpenskelett vom Drimantyp und sodann die Dialdehystruktur. Naturstoffe mit freien Aldehydgruppen sind äußerst selten; daß zwei Aldehydgruppen auftreten, ist bisher einzigartig.

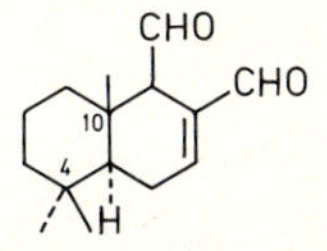

4.4.2.8 Pikrotoxin

Pikrotoxin ist das bitter und zugleich hochgiftige Prinzip der sog. Kokkelskörner, das sind

Abb. 4.18. Polygodial (Synonym: Taddeonal), eine Dialdehyd der Bruttoformel $C_{15}H_{22}O_2$ mit dem Driman/Iresan-Grundskelett, das durch zwei geminale CH_3-Gruppen in Position 4 und einer angularen CH_3-Gruppe in Position 10 gekennzeichnet ist (s. Abb. 4.11). Polygodial ist das scharf schmeckende Prinzip des Wasserpfeffers *Polygonum hydropiper* L (Familie: *Polygonaceae*)

die Früchte des auf Sri Lanka und im Indo-Malaiischen Archipel heimischen Schlingstrauches *Anamirta cocculus* WIGHT et ARN. (Familie: *Menispermaceae*). Die beerenartigen, roten Steinfrüchte sind kugelig, 0,5–1 cm im Durchmesser, runzelig, dunkelbraun. Die dünne Fruchtschale ist ohne Geschmack. Der Bitterstoff ist im Samen lokalisiert (Gehalt etwa 1,5% Pikrotoxin). Pikrotoxin ($C_{30}H_{34}O_{13}$) ist eine Molekularverbindung aus Pikrotoxinin ($C_{15}H_{16}O_6$) und Pikrotin ($C_{15}H_{18}O_7$). Pikrotoxin ist eine intensiv bitter schmeckende, schön kristallisierende Sub-

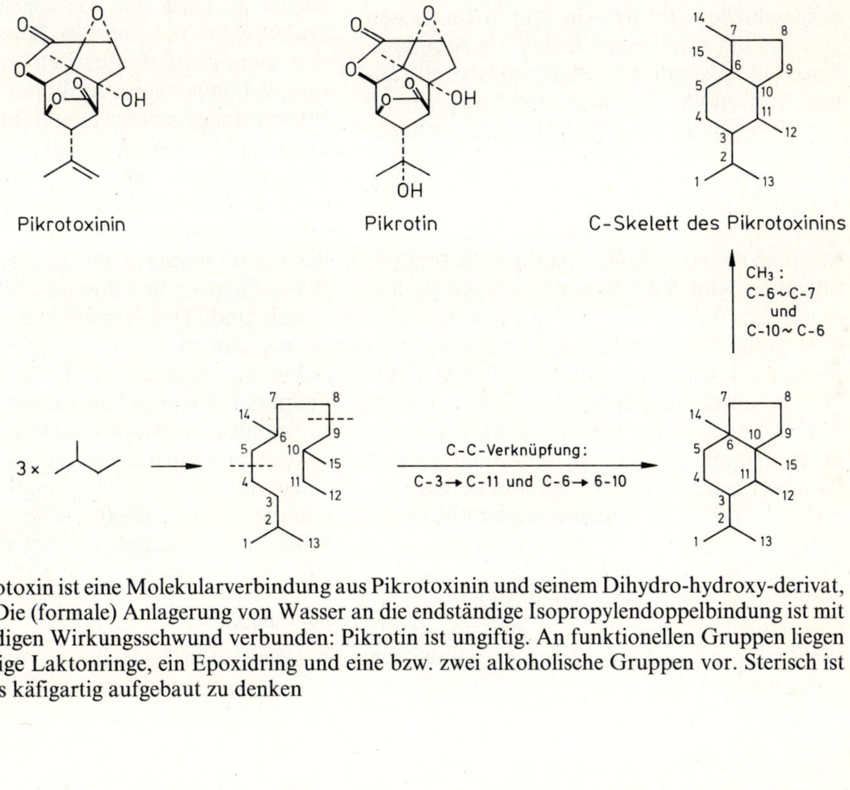

Pikrotoxinin   Pikrotin   C-Skelett des Pikrotoxinins

Abb. 4.19. Pikrotoxin ist eine Molekularverbindung aus Pikrotoxinin und seinem Dihydro-hydroxy-derivat, dem Pikrotin. Die (formale) Anlagerung von Wasser an die endständige Isopropylendoppelbindung ist mit einem vollständigen Wirkungsschwund verbunden: Pikrotin ist ungiftig. An funktionellen Gruppen liegen zwei fünfgliedrige Laktonringe, ein Epoxidring und eine bzw. zwei alkoholische Gruppen vor. Sterisch ist das Molekül als käfigartig aufgebaut zu denken

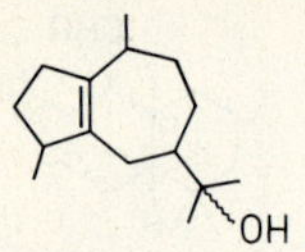

Guajol, C₁₅H₂₆O
farblose Kristalle

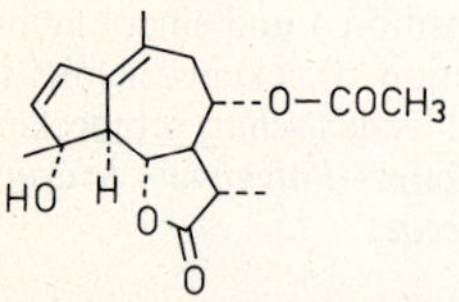

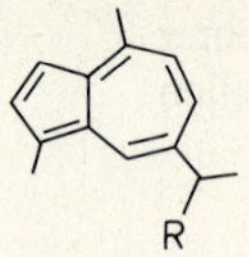

R		
CH₃	Guajazulen	C₁₅H₁₈
H	Chamazulen	C₁₄H₁₆

blaue Öle

Matricin, C₁₇H₂₂O₅
farblose Kristalle

Abb. 4.20. Guajol ist ein Azulenbildner, d. h. eine farblose Substanz, die durch Dehydrierung in einen tief blau gefärbten bizyklischen Sesquiterpenkohlenwasserstoff überführt werden kann. Die Azulene sind nichtbenzoide Aromaten mit elektronenverarmtem 7-Ring und elektronenreichem 5-Ring, womit die tiefblaue Farbe in Zusammenhang steht.
Zum Unterschied von den Azulenbildnern vom Typ des Guajols, erfordert die Azulenbildung aus dem „Proazulen" Matricin keine Dehydrierung, vielmehr – bedingt durch mehrere Hydroxy- bzw. Acetoxygruppen – genügt einfache Säurekatalyse oder Thermolyse (Abb. 5.45)

stanz, die sich in heißem Wasser und heißem Alkohol löst; sie ist farb- und geruchlos.
Vom Magen-Darmtrakt aus wird nur ein geringer Teil resorbiert (keine Angaben zur Resorptionsquote); resorbiertes Pikrotoxin wird rasch in unveränderter Form mit dem Urin ausgeschieden. Pikrotoxin wurde (in Dosen von 3–6 mg intravenös) früher als Atemanaleptikum, besonders bei Barbituratvergiftungen, verwendet. Es ähnelt toxikologisch im Vergiftungsbild (Krampfgift) dem Strychnin.

4.4.2.9 Matricin

Matricin (s. Abb. 5.44) kommt in Kamillenblüten (s. Kap. 5.4.3.5) vor und kann daraus durch Extraktion mit Chloroform und weitere Reinigung des Extraktes gewonnen werden. Farblose Kristalle, die nicht unzersetzt mit Wasserdampf flüchtig sind. Matricin gehört zu den Azulenbildnern (= Proazulenen), worunter man Stoffe versteht, die unter milden Bedingungen in Azulene, das sind tiefblau gefärbte Sesquiterpenkohlenwasserstoffe, übergehen.
Matricin ist Vorläufer des Chamazulens: in schwach saurer Lösung bildet sich zunächst Guajazulencarbonsäure, die bei ca. 50 °C leicht unter CO_2-Abspaltung in Chamazulen übergeht (s. Abb. 5.45).

4.4.2.10 Guajazulen

Guajazulen (Abb. 4.20) kommt als solches nicht in der Natur vor, vielmehr bildet es sich als Artefakt bei der Gewinnung und Aufarbeitung bestimmter ätherischer Öle. Von praktischem Interesse sind die sogenannten Guajazulenbildner; es sind dies Pflanzenstoffe, die sich leicht partialsynthetisch durch Dehydrierung in Guajazulen überführen lassen. Guajazulenbildner sind in großer Zahl bekannt, darunter das Guajol, das zuerst im Guajakholz (von *Guajacum*-Arten, Familie: *Zygophyllaceae*) entdeckt wurde. Guajazulen ist auch rein synthetisch zugänglich.
Bei Zimmertemperatur blaue Kristalle, die in Wasser schwer, in Ether oder Chloroform gut löslich sind. Der Handel bietet in der Regel Guajazulen nicht in Form kristalliner Produkte an, sondern (wohl weniger rein) in Form tiefblau gefärbter Flüssigkeiten.
In bestimmten pharmakologischen Modellen erweist sich Guajazulen, ebenso wie Chamazulen, als lokal entzündungshemmend und antiallergisch wirksam. Die therapeutische Relevanz der nachgewiesenen Effekte ist umstritten.

Anwendung:
● innerlich in Einzeldosen von 20 mg (*peroral*) gegen ein Vielzahl entzündlicher Pro-

zesse im Bereich des Magen-Darm-Trakts, der Atemwege sowie der Haut (Ekzeme, Dermatiden),
- äußerlich als Bestandteil von Pudern oder Salben zur Hautpflege (Körperpflege, Säuglings- und Kleinkinderpflege), auch bei entzündlichen Hauterkrankungen sowie bei Sonnenbrand,
- in der Kosmetik, hier außerordentlich vielfältig, für Hautcremes, Lippenstifte, Schminken, Zahnpasten, Haaröle u.a.m.

Anmerkung. Guajazulen wird wie natürliches Chamazulen verwendet. Dagegen ist wenig einzuwenden. Allerdings wird oft der Verbraucher, der ein „rein pflanzliches Produkt" zu erwerben wünscht, durch die auf Kamille abgestellte Werbung in die Irre geführt.

4.4.2.11 Helenalin

Helenalin wurde zuerst aus *Helenium*-Arten (Familie: *Asteraceae*) isoliert; die etwa 40 zur Gattung *Helenium* zählenden Arten sind in Nordamerika heimisch; *H.*-Hybriden werden in Europa als Zierpflanzen gezogen. Helenalin ist eine farblose kristalline Substanz, die stark bitter schmeckt und schleimhautreizend, insbesondere Niesen erregend wirkt. In Wasser nur mäßig löslich; gut löslich in Alkohol und Chloroform. Dem chemischen Aufbau nach gehört Helenalin in die Gruppe der Pseudoguianolide. In Position C-6 ist das Molekül durch eine α-ständige OH-Gruppe substituiert. In Arnikablüten kommen neben freiem Helenalin C-6-substituierte-Ester niederer Fettsäuren vor (s. Kap. 10.2.2).
In pharmakologischen Modellen zur Testung antiphlogistischer Effekte (durch Carrageen induziertes Rattenpfotenödem, chronische Adjuvansarthritis) wirkt Helenalin in Dosen von 2,5 mg/kg KG (intraperitoneal) entzündungshemmend (Hall et al. 1979). Eine Reihe weiterer Wirkungen wurden nachgewiesen: antimikrobielle (Lee et al. 1977), antihyperlipidämische (Hall et al. 1980), antiallergische (Hall et al. 1980), antineoplastische und zytotoxische (Petit et al. 1974). Eine klinische Verwertung dieser Effekte ist bisher nicht in Sicht.
Höhere Dosen sind für den Säugetierorganismus stark giftig. Die DL_{50} (Maus) beträgt 150 mg/kg KG. Beim Menschen äußern sich Intoxikationen in schweren Gastroenteritiden; auch kann es zu Lähmungen der Willkür- und Herzmuskulatur kommen. Helenalin gehört zur Gruppe jener Sesquiterpenlaktone, welche zu Kontaktdermatiden führen können.

4.4.2.12 Valerensäure

Valerensäure (s. Abb. 10.59) kommt neben dem Hydroxy- und Acetoxyderivat in Mengen von 0,1–0,3% im offizinellen Baldrian vor. Weiße Kristalle, geruch- und geschmacklos; in Wasser schwer, in Alkohol gut löslich; gegenüber schwachen Säuren und Alkalien stabil; nicht empfindlich gegenüber Luftsauerstoff; daher während der Lagerung von Drogen und Baldrianfertigarzneimitteln innerhalb der üblichen Lagerdauer stabil.
Valerensäure wirkt in Dosen von 5 mg/kg KG (Versuchstier: Maus; intraperitoneale Injektion) ZNS-dämpfend, meßbar durch Aktivitätshemmung im Lichtschrankentest, und durch negativen Einfluß auf das Drehstabverhalten (Hendriks et al. 1981). *In vitro* wurde Hemmung des γ-Aminobuttersäureabbaues festgestellt (Riedel et al. 1982).

4.4.3 Sesquiterpenlaktone als Auslöser allergischer Kontaktekzeme

Sesquiterpenlaktone bilden die Hauptgruppe an Pflanzenstoffen, die als Phyto-Ekzematogene bezeichnet werden und worunter chemisch definierte niedermolekulare Stoffe zusammengefaßt werden, die ein allergisches Kontaktekzem hervorrufen können (Hausen 1979). Der Terminus Kontaktekzem besagt, daß sich die Ekzemreaktion primär an der Kontaktstelle mit der allergenen Substanz entwickelt, beispielsweise an der Auftragstelle von Salben, von Lotionen oder von kosmetischen Präparaten (örtlich begrenzte Rötungen, Schwellungen, Blasen, Schuppungen verbunden mit Juckreiz). Das Ekzem kann akut sein und rasch abklingen, es kann auch chronisch werden. Schließlich gibt es Formen, die sich nicht auf die Kontaktstelle beschränken, sondern Formen, die „springen", und Formen, die generalisieren. Von praktischer Bedeutung ist das Phänomen der Kreuzallergie. Hierbei handelt es sich um immunologische Kreuzreaktionen gegen Substanzen, die dem Originalallergen chemisch nahe verwandt

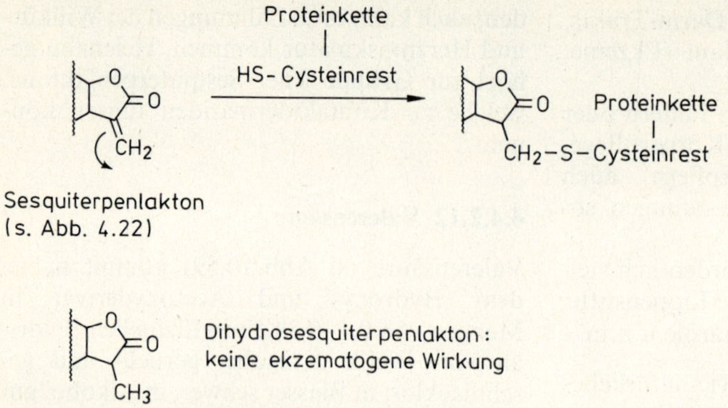

4 Isoprenoide als Inhaltsstoffe

Sesquiterpenlakton
(s. Abb. 4.22)

HS-Cysteinrest → Proteinkette, CH$_2$–S–Cysteinrest

Dihydrosesquiterpenlakton: keine ekzematogene Wirkung

Abb. 4.21. Sesquiterpenlaktone mit einer exozyklischen Methylengruppe haben nukleophile Eigenschaften; sie können nach Art einer Michael-Addition mit Aminogruppen und vor allem mit SH-Gruppen von Hautproteinen reagieren. Wahrscheinlich kommt es als Folge dieser Bindung zu einer Konformationsänderung des gesamten Proteinmoleküls, das nunmehr von den Immunozyten (Langerhanszellen der Haut, T-Lymphozyten) wie ein „körperfremdes Protein" bekämpft wird. Sesquiterpene, denen die exozyklische Doppelbindung fehlt, erzeugen keine allergische Kontaktdermatitis

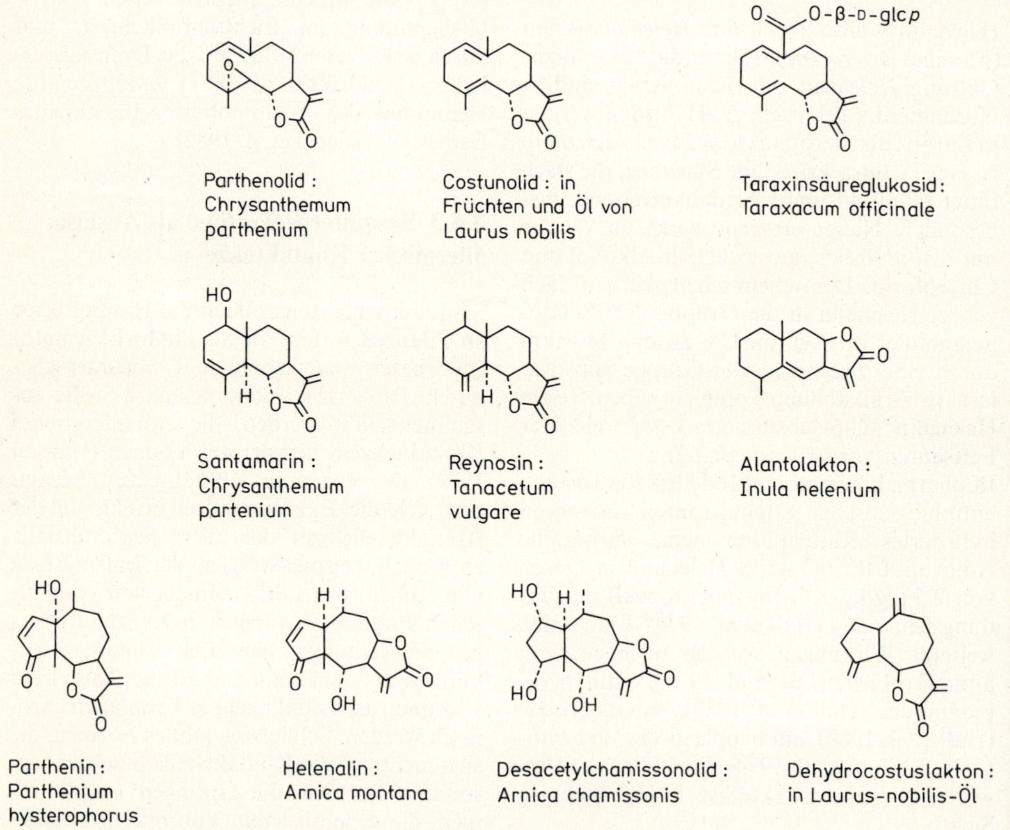

Parthenolid: Chrysanthemum parthenium

Costunolid: in Früchten und Öl von Laurus nobilis

Taraxinsäureglukosid: Taraxacum officinale

Santamarin: Chrysanthemum partenium

Reynosin: Tanacetum vulgare

Alantolakton: Inula helenium

Parthenin: Parthenium hysterophorus

Helenalin: Arnica montana

Desacetylchamissonolid: Arnica chamissonis

Dehydrocostuslakton: in Laurus-nobilis-Öl

Abb. 4.22. Einige Sesquiterpenlaktone, von denen bewiesen wurde, daß sie allergische Kontaktdermatitiden hervorrufen (Hausen 1979; Rodriquez et al. 1976; Kresken 1984). Die durch *Parthenium hysterophorus* L. ausgelöste Dermatitis tritt in Indien epidemieartig auf (Hausen 1978). Hinweis: Die Stereochemie des Dehydrocostuslaktons ist bisher nicht ermittelt

sind. Es scheint so, als wären Kreuzaktivitäten gegenüber allen Sesquiterpenlaktonen möglich, sofern sie eine exozyklische Methylengruppe in Konjugation zur Laktonfunktion aufweisen (Abb. 4.21). Man stellt sich vor, daß über die Doppelbindung der Methylengruppe das Sesquiterpen an körpereigenes Protein gebunden wird: das Hapten wird zum Vollantigen. Sesquiterpenlaktone mit exozyklischer Methylengruppe kommen bei den Kompositen weit verbreitet vor; an die 150 allergieinduzierende Arten sind in der Literatur beschrieben. Die allergene Potenz ist allerdings unterschiedlich: stark sensibilisierend wirken *Chrysanthemum-* und *Arnica*-Arten, schwach sensibilisierend Löwenzahn und Beifuß (Hausen 1978). Möglicherweise ist die Konzentration wichtig, in der sie zur Einwirkung gelangen. Auch sind einige der an sich sensibilisierend wirkenden Sesquiterpenlaktone chemisch unbeständig, was z. B. für die Taraxinsäurederivate des Löwenzahn zutrifft; damit würde verständlich, warum beim Umgang mit frischen Pflanzen Kontaktallergien häufiger beobachtet werden, als beim Umgang mit den entsprechenden Drogen.

Wie kommt es, daß so vergleichsweise winzige Substanzmengen an Sesquiterpenlaktonen derart schwerwiegende Entzündungen hervorrufen können? Kurz skizziert läuft die Reaktion beim allergischen Kontaktekzem folgendermaßen ab (Macher et al. 1983):
Nach perkutaner Resorption des Sesquiterpenlaktons unter Bindung an epidermale Proteine (Abb. 4.21) wird das Vollantigen von den Makrophagen der Epidermis, den sogen. Langerhans-Zellen, einem zufällig vorbeiwandernden T-Lymphozyten präsentiert. Die durch den Antigenkontakt stimulierten Lymphozyten stimulieren ihrerseits im Lymphgewebe die Bildung neuer Lymphozyten, die dann den identischen antigenerkennenden Rezeptor auf ihrer Oberfläche tragen. Diese Induktionsphase läuft vom Patienten unbemerkt ab. Kommt aber das nunmehr sensibilisierte Individuum erneut mit dem gleichen Antigen in Kontakt, so tritt innerhalb von 24–28 h an der Kontaktstelle eine entzündliche Reaktion ein. Die sensibilisierten Lymphozyten haben das Antigen „erkannt". Der Erkennungsprozeß besteht wesentlich in einer Bindung des Antigens an den spezifischen Rezeptor der Lymphozytenoberfläche. Dies wiederum ist ein Signal zur Freisetzung chemotaktischer Faktoren (Lymphokine), welche alle erreichbaren Lymphozyten und Makrophagen an den Ort des Geschehens locken. Diese Zellen bilden das entzündliche Infiltrat; indem sie zahlreiche Enzyme freisetzen – Proteinasen, Kollagenasen, Komplementfaktoren – schädigen sie das Gewebe der gesamten Nachbarschaft.

4.4.4 Sesquiterpene als Inhaltsstoffe pflanzlicher Arzneidrogen

Sesquiterpene kommen als Inhaltsstoffe in vielen pflanzlichen Arzneidrogen vor, vor allem natürlich in Drogen, die ätherisches Öl führen. Von besonderem Interesse ist ihr Vorkommen dann, wenn ihr Vorkommen die Ursache dafür ist, daß die Drogen toxisch oder allergieinduzierend wirken; ferner dann, wenn die Sesquiterpene als Leitstoffe zur Identitäts- und Reinheitsprüfung herangezogen werden können.

Alantwurzelstock. Stammpflanze: *Inula helenium* L. (Familie: *Asteraceae*). Enthält Eudesmanolide, darunter Alantolakton, Isoalantolakton und 11,13-Dihydroalantolakton. Alantolakton wirkt anthelminthisch, bakterizid und fungizid; es ist ein potentes Kontaktallergen.

Chrysanthemum-parthenium-Blatt. Stammpflanze: *Chrysanthemum parthenium* (L.) BERNH. (Synonyma: *Tanacetum parthenium* SCHULTZ BIP., *Matricaria parthenium* L.) (Familie: *Asteraceae*). Eine mehrjährige, 30–80 cm hohe Pflanze mit fiederförmigen Laubblättern. Enthält Germacranolide, darunter Parthenolid. Die Droge soll in der Dosis 1 Blatt pro Tag Migräneanfälle verhindern können (Johnson et al. 1985). Wirkt antiphlogistisch durch Hemmung der Phospholipase (Makheja et al. 1981). Parthenolid ist ein Kontaktallergen.

Arnikablüten (s. Kap. 10.2.2) enthalten 0,2% Sesquiterpenlaktone, darunter Helenalin und Helenalinester sowie Dihydrohelenalin und Dihydrohelenalinester. Die verschiedenen Herkünfte – Spanien, Jugoslawien, Mitteleuropa – lassen sich anhand des Sesquiterpenmusters dünnschichtchromatographisch unterscheiden (Willuhn, Kresken et al. 1983), was wichtig ist, um Sorten mit hoher allergener Potenz (Enonlaktone vom Helenalintyp) von der Verwendung auszuschließen.

Nordamerikanische Wiesenarnika. Stammpflanze ist *Arnica chamissonis* subspec. *foliosa* LESS (Familie: *Asteraceae*). Enthält mindestens 24 Pseudoguajanolide, darunter Cha-

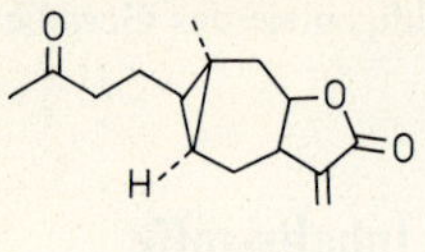

Carabron

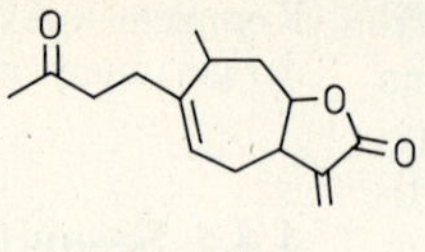

Xanthalongin

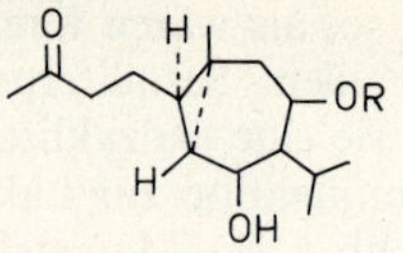

R = Cinnamoyl
Cinnamoylechinaxanthol

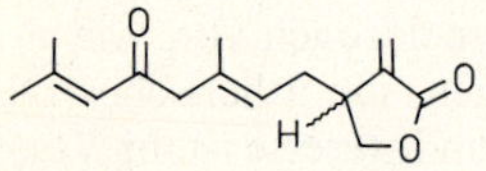

Anthemis-cotula-Lakton:
Anthemis cotula

Abb. 4.23. Drei Secoguajanderivate, die in der Drogenanalytik Bedeutung haben: Carabron und Xanthalongin zur dünnschichtchromatographischen Unterscheidung der verschiedenen Arnikaarten; Cinnamoylechinaxanthol neben Germacranolidestern zur Prüfung auf Verfälschung von *Echinacea-purpurea-* und *Echinacea-angustifolia*-Wurzeln mit Wurzeln von *Parthenium*-Arten. In der Hundskamille, *Anthemis cotula* L. kommt ein vom offenkettigen Farnesol sich ableitendes Enonlakton vor, das ekzematogene Potenz aufweist. Es fehlt in der echten Kamille, die Kontaktallergien nur dann auslöst, wenn sie mit *Anthemis-nobilis*-Blüten verfälscht ist

missonolid- und Desacetylchamissonolidester sowie Helenalin und Helenalinester. Tierexperimentell wurden für die Chamissonolide kontaktallergene Potenz nachgewiesen (Kresken 1984). Die Art *A. chamissonis* Less wird in drei Unterarten unterteilt:

- subspec. *foliosa* (Nutt.) Maguire,
- subspec. *incana* (A. Gray) Maguire,
- subspec. *genuina* Maguire.

Als Ersatz für die bisher nicht kultivierbare *A. montana* wird von neueren Pharmakopoen die kultivierbare *A. chamissonis* subspec. *foliosa* zugelassen. In ihrer Sesquiterpenführung unterscheidet sich die Kulturform sowohl von den anderen Unterarten der Species *chamissonis* als auch von denen der *A. montana*, so daß die dünnschichtchromatographische Prüfung der Sesquiterpenfraktion zur Prüfung auf Identität und Reinheit geeignet ist (Willuhn u. Herrmann 1978).

Echinacea-purpurea-Wurzel (s. Kap. 10.4.1.6). Diese aus den USA importierte Droge wird seit Jahren durch die Wurzel von *Parthenium integrifolium* L. (Familie: *Asteraceae*) verfälscht. Partheniumwurzel enthält zum Unterschied von der Echinaceawurzel etwa 1% Zimtsäureester von Sesquiterpenalkoholen des Germacran-, Guajan- und Xanthantyps (Bauer et al. 1986). Die genannten Sesquiterpenester sind somit nützlich als analytische Leitstoffe zur Prüfung von Echinacea-purpurea-Wurzeln und den daraus hergestellten Arzneimitteln auf Identität und Reinheit.

Kamillenblüten (s. Kap. 5.4.3.5) werden vielfach zu den Drogen gezählt, welche Kontaktdermatitiden auslösen können (Mitchell 1975). Es ist dies nur in einem eingeschränkten Sinne richtig. Einmal dann, wenn die echten Kamillenblüten mit Blüten der von *Anthemis cotula* L. stammenden Hundskamille verfälscht sind; *Anthemis-cotula*-Blüten enthalten bis zu 1,8% Anthecotulid (Abb. 4.23), das sich als starkes Allergen erwies. Sodann existieren innerhalb der Art *Chamomilla recutita* (L.) Rauschert Chemotypen (z. B. der Bisabololoxid B-Typ), die gleichfalls Anthecotulid, wenn auch in weitaus geringerer Konzentration (bis etwa 0,25%) führen. Diese Konzentration reicht nur in seltenen Fällen aus, allergische Hautreaktionen auszulösen (Hausen et al. 1984). Jedenfalls sollten generell in Pharmazie und Kosmetik möglichst nur anthecotulidfreie Chemotypen verwendet werden.

Die Sesquiterpenführung der Kamille hat sodann analytische Aspekte. Verfälschungen oder Verwechslungen der Kamillenblüten geben sich in einfacher Weise daran zu erkennen, daß sie keine Proazulene enthalten, die mit Phosphorsäure in Azulene überführbar sind. Daher dient der Proazulennachweis den

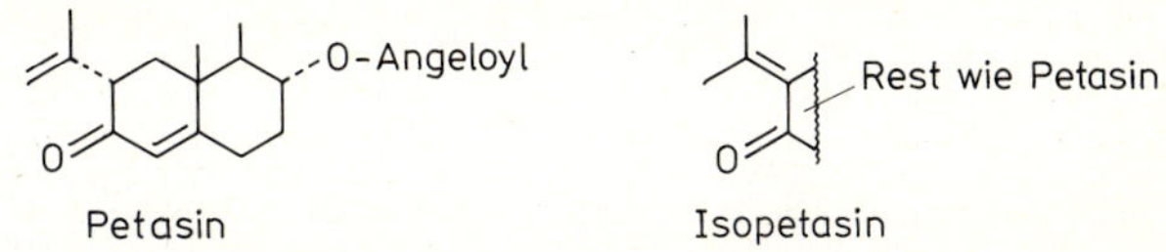

Abb. 4.24. Eine Beimischung von *Petasites*-Blättern zu *Tussilago-farfara*-Blättern nachzuweisen, ist mikroskopisch-morphologisch ziemlich mühsam. Nach DAB 9 geben sich einige *Petasites*formen bei der dünnschichtchromatographischen Reinheitsprüfung durch ihre Sesquiterpenführung zu erkennen. Petasin und Isopetasin sind mit Petrolether extrahierbar. Mit dem Fließmittel Chloroform (Kieselgelplatten) wandern sie mäßig rasch (RF ∼ 0,3 bzw. 0,35). Nachweis durch Anisaldehyd-Schwefelsäure: gelbgrüne Fluoreszenz

Pharmakopöen zur phytochemischen Prüfung auf Identität.

Römische Kamille (s. Kap. 5.4.1.6) enthält Germacranolide mit exozyklischer Methylengruppe; die Droge ist folglich ein potentielles Kontaktallergen.

Kardobenediktenkraut (s. Kap. 10.3.2.3.3) enthält Germacranolide mit exozyklischer Methylengruppe; die Droge ist ein potentielles Kontaktallergen.

Javanische Gelbwurz (s. Kap. 5.4.2.3) enthält, ähnlich wie der *Curcuma-longa*-Wurzelstock im ätherischen Öl zahlreiche Sesquiterpene vom Bisabololtyp. Artspezifisch ist ein phenolisches Bisabolenderivat, das Xanthorrhizol, das daher als Leitstoff zur Identitäts- und Reinheitsprüfung geeignet ist (s. Abb. 5.36).

Löwenzahnkraut mit Wurzel (s. Kap. 10.3.2.3.4) enthält Eudesmanolide und Germacranolide, die relativ wenig beständig sind. Die allergene Potenz der frischen Pflanze dürfte daher erheblich größer sein als die der Droge und daraus hergestellter Arzneimittel.

Lorbeerfrüchte sind die getrockneten, reifen Steinfrüchte des im ganzen Mittelmeergebiet heimischen und kultivierten Lorbeerbaumes, *Laurus nobilis* L. (Familie: *Lauraceae*), eiförmige Gebilde von etwa 1 cm Durchmesser. Lorbeeren haben einen streng-aromatischen Geruch und herben, würzigen und bitteren Geschmack. Durch Auspressen oder durch Auskochen der frischen Früchte gewinnt man ein als Lorbeeröl bezeichnetes, grünes, salbenartiges Produkt, das ein Gemisch aus fettem Öl und ätherischem Öl darstellt. Die Verwendung als „Hausmittel" zur Behandlung rheumatischer Beschwerden führt in einem ziemlich hohen Prozentsatz zu allergischer Kontaktdermatitis. Das ätherische Öl besteht aus Dehydrocostuslakton (46%) und Costunolid (26%) (Abb. 4.22), die beide hohe Sensibilisierungspotenz aufweisen.

Pestwurzblätter, die getrockneten Blätter von verschiedenen *Petasites*-Arten (Familie: *Asteraceae*) sind von einem gewissen Interesse, da sie oft als Verunreinigung in Huflattichblättern (s. Kap. 3.4.10.7) auftreten. Einige, aber nicht sämtliche, Formen dieser Arten enthalten Sesquiterpenalkohole von Eremophilantyp (Petasin und Isopetasin), die sich dünnschichtchromatographisch nachweisen lassen (Abb. 4.24).

Rainfarnkraut besteht aus den zur Blütezeit geernteten oberirdischen Teilen des Rainfarns *Chrysanthemum vulgare* (L.) BERNH. Die Droge enthält 0,2–0,6% ätherisches Öl mit α- und/ oder β-Thujon, was die frühere Anwendung als Anthelmintikum erklärlich macht. Die potentiellen Allergene sind Reynosin und 1-β-Hydroxyarbusculin-A.

Schafgarbenkraut (s. Kap. 5.4.3.9) wird häufig wie Kamille verwendet. Auch scheint es vorzukommen, daß Kamillenextrakte mit Schafgarbenextrakten gestreckt werden. Es ist dies deshalb nicht unerheblich, da die Schafgarbe zum Unterschied von der echten Kamille zu den Kompositendrogen mit Sensibilisierungsvermögen gehört. Die potentiellen Allergene sind in ihrer Konstitution bisher unbekannt.

4.5 Diterpene

4.5.1 Lipophile und hydrophile Vertreter, einige häufige Strukturtypen

Bis jetzt kennt man etwa 600 Diterpene, die je nach Fachgebiet nach unterschiedlichen Gesichtspunkten unterteilt werden. In phytoche-

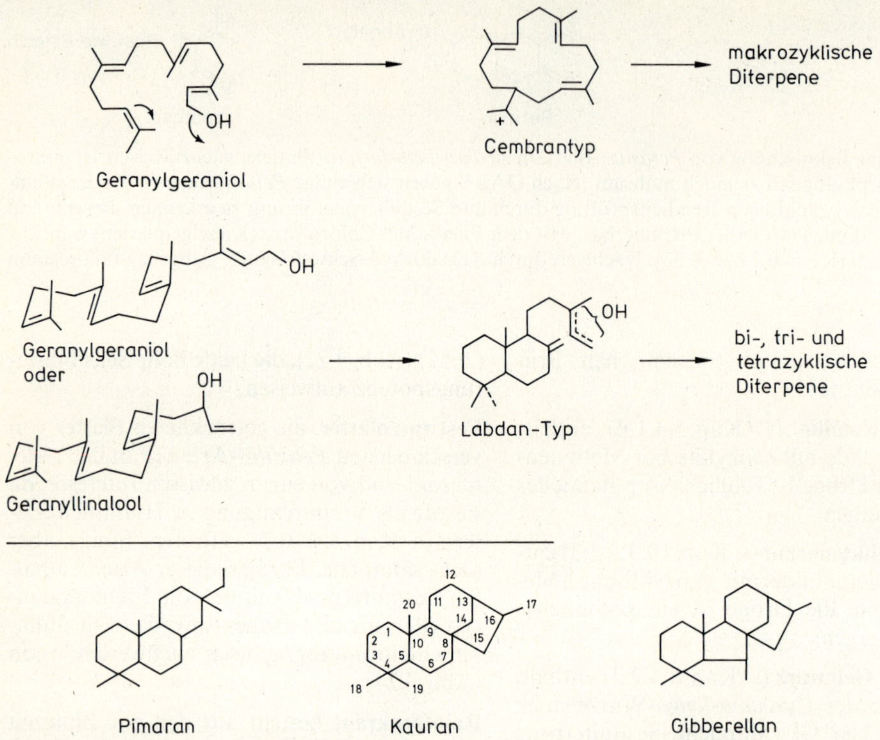

Abb. 4.25. Entsprechend der Iosprenregel kann entweder Geranylgeraniol oder Geranyllinalool als Vorstufe der zyklischen Diterpene fungieren. Je nach Vorfaltung eröffnen sich Biosynthesewege in zwei Hauptgruppen von zyklischen Diterpenen. Untere Reihe: Kohlenstoffgerüste einiger tri- und tetrazyklischer Diterpene

mischer und pharmazeutischer Sicht ist die Lipophilie bzw. Polarität der Diterpene bedeutsam: einmal haben sich daran die Anreicherungs- und Trennverfahren zu orientieren; des weiteren hängen davon biologische, pharmakologische und toxikologische Eigenschaften in besonderem Maße ab.

Wie bei den Sesquiterpenen lassen sich zwei Haupttypen bilden. Die lipophilen Diterpene enthalten keine oder nur eine kleine Zahl von Sauerstofffunktionen im Molekül. Als Vertreter sind zu nennen:

- Phytol, ein integrierender Bestandteil des Chlorophyllmoleküls sowie Baustein der Tokopherole und des Vitamin K_1.
- Abietinsäure als Beispiel für einen Balsam-Inhaltsstoff. Während Sesquiterpene in ihrer Mehrzahl flüchtig sind, bleiben die Diterpene als „Harz" zurück.
- Die weitaus größte Zahl an lipophilen Diterpenoide kommt als Bestandteil der Wachsschicht grüner Pflanzen vor. Mengenmäßig kann der Diterpenanteil der Wachsschicht 30–50% ausmachen. Bei der Trocknung von Blattdrogen, vorzugsweise bei der Fermentation, werden sie freigesetzt und sind dann Träger der typischen Aromen. Virginia- und Burley-Tabaksorten produzieren Cembranoide, andere Tabaksorten Kohlenwasserstoffe vom Labdanoidtyp (Seehofer 1983).

Die polaren Diterpene, substituiert mit Hydroxy-, Epoxy-, Carbonyl- und Carboxylgruppen, sind nicht nur chemisch sehr aktiv; sie sind auch in biologischen Systemen sehr aktive Substanzen: als Wuchsstoffe für Pflanzen (Gibberelline), als Bitterstoffe (in Labiaten, z.B. Pikroslavin), als Hautreizstoffe (in Euphorbiazeen und Thymeliazeen, z.B. die Phorbolester), als systemische Gifte und Allergene (Grayanotoxine). Durch Verknüpfung mit einfachen Aminen werden Diterpene als Diterpenalkaloide zu den stärksten Giften überhaupt (Beispiel: Aconitin).

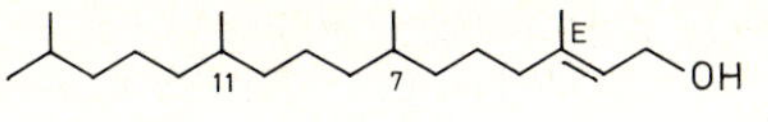

(7R,11R)-E-Phytol; $C_{20}H_{40}O$

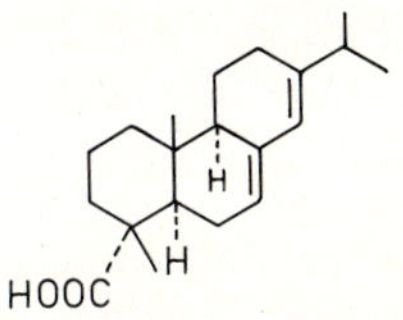

Abietinsäure, $C_{20}H_{30}O_2$ 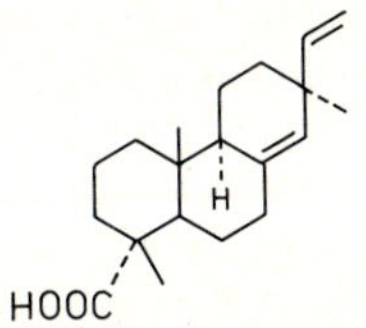   Pimarsäure, $C_{20}H_{30}O_2$

Abb. 4.26. Beispiele für Diterpene mit relativ lipophilen Eigenschaften. Phytol kommt in der Natur in gebundener Form als Baustein des Chlorophylls vor, aus dem es durch Verseifung zugänglich ist: Als eine farblose, gegen Luftsauerstoff empfindliche Flüssigkeit mit schwach blumigem Geschmack. Abietin- und Pimarsäure sind Beispiele für Harzsäuren; sie sind Inhaltsbestandteile des Kolophoniums (s. Kap. 5.5.2.4). Farblose kristalline Substanzen; in Wasser unlöslich; löslich in Benzol

Was die Variation der Strukturtypen anbelangt: Wenn man vom weit verbreiteten Phytol absieht, kommen fast nur zyklische Diterpene vor. Am häufigsten trifft man auf das bizyklische Labdangerüst, in dem, gemäß der Isoprenregel, die Methylgruppenverteilung der Muttersubstanz Geranylgeraniol bzw. Geranylfarnesol vorliegt. Die große strukturelle Vielfalt in der Diterpenreihe kommt aber durch sekundäre Reaktionen zustande: Sie bestehen in Ringerweiterungen, Ringverengerungen, Ringöffnungen sowie in Umlagerungen (1,2-Verschiebungen) von Methylgruppen. Da die medizinische und pharmazeutische Bedeutung der Diterpene vergleichsweise gering ist, wird auf eine systematische Darstellung der Chemie und Analytik verzichtet. Im folgenden werden lediglich diejenigen Diterpene aufgezählt, die sich durch auffallende biologische, pharmakologische oder toxikologische Eigenschaften auszeichnen.

4.5.2 Vorkommen und Eigenschaften biologisch aktiver Vertreter

4.5.2.1 Atractylosid und Atractylin

Atractylosid ist ein für den Menschen hochgiftiges Diterpenglykosid (Abb. 4.27) mit einem ganz spezifischen primären Angriffspunkt. Atractylosid hemmt die Translocase und verhindert auf diese Weise, daß das in den Mitochondrien gebildete ATP aus den Mitochondrien herausgeschleust werden kann: Jegliche Synthesetätigkeit im Cytosol erlischt. Vergiftungen äußern sich beim Menschen in schweren Krämpfen, die an Strychninvergif-

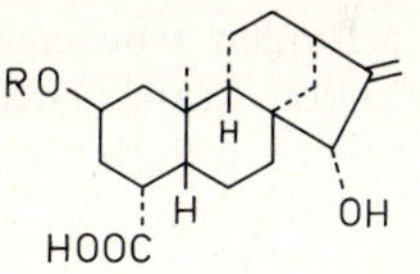

R		Vorkommen
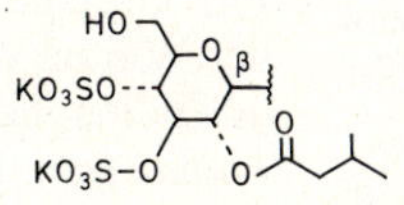 HO, KO₃SO--, KO₃S-O (Zucker mit Isovaleryl-Ester)	Atractylosid $C_{30}H_{44}K_2O_{16}S_2$	Atractylis gummifera
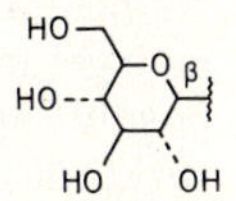 HO, HO--, HO, OH (Glucose)	Atractylin $C_{25}H_{38}O_9$	in Kaffeebohnen von Coffea arabica und Coffea robusta

Abb. 4.27. Atractylosid ist eine kristalline Substanz, die für den Menschen hochgiftig ist. Sie ist löslich in Wasser, wenig löslich in Alkohol. Mit Vanillin-Schwefelsäure färbt sie sich intensiv rot an. Bei der Hydrolyse zerfällt sie in 1 Mol Atractyligenin, 1 Mol D-Glucose, 1 Mol Isovaleriansäure und 2 Mol Kaliumhydrogensulfat. Atractylogenin ist ein C_{19}-Diterpen, dem – im Vergleich zum Kauran – eine der beiden geminalen Methylgruppen am C-4 fehlt. Die zweite Methylgruppe des Kaurans liegt im Atractylogenin als α-Carboxylgruppe vor. Das dem Atractylosid sehr eng verwandte Atractylin kommt in kleinen Mengen in Kaffeebohnen vor. Die möglichen toxikologischen Implikationen bei chronischem Kaffee-Abusus sind bisher nicht geklärt

tungen erinnert. Blutdruckabfall, vorübergehende Hyperglykämie, dann Hypoglykämie sind weitere Intoxikationsfolgen. Der Tod tritt durch Atemstillstand ein.

Vorkommen. Atractylosid kommt in allen Organen von *Atractylis gummifera* L. vor, am stärksten konzentriert im Rhizom. Die Stammpflanze, eine Komposite (Familie: Asteraceae) wird botanisch-taxonomisch bei den *Carduae,* und zwar in der Subtribus *Carlininae* eingeordnet und steht daher der Eberwurz, *Carlina acaulis* (s. Kap. 5.4.2.4) nahe. Auch *Atractylis gummifera* bildet eine Grundrosette von grob fiederschnittigen Blättern mit lanzettlichem Umriß. Die großen, rosafarbenen Blütenköpfchen führen einen Kranz von stacheligen Hüllkelchblättern.

Atractylis gummifera kommt in Nordafrika und Kleinasien verbreitet vor; in Europa auf der iberischen Halbinsel, auf Sardinien und Sizilien.

Das getrocknete Rhizom der Pflanze ist in der *Materia medica* des Dioskurides als Arzneidroge aufgeführt. In der traditionellen Medizin der Mittelmeerländer spielt die Droge bis heute eine gewisse Rolle; in kleinen Dosen äußerlich verwendet man sie zur Behandlung von Furunkeln und Abszessen.

Ein dem Atractylosid chemisch eng verwandtes Glykosid ist das **Atractylin** (Abb. 4.27), das als Inhaltsstoff der grünen und auch gerösteten Kaffeebohnen gefunden wurde. Von *Coffea arabica* stammender Arabica-Kaffee weist wesentlich höhere Werte auf als *Coffea robusta*-Kaffee (im Mittel 32 mg% bzw. 3 mg%) (Maier u. Wewetzer 1978). Die Glykoside werden verstoffwechselt und vom Menschen als 15-Keto-16,17-dihydroatractyligenin mit dem Harn ausgeschieden (Obermann et al. 1976). Der harngängige Metabolit ist überraschend stärker lipophil als die zugeführten Atractyline. Ob die chronische Zufuhr kleiner Atractylinmengen gesundheitlich unbedenklich ist, ist mit letzter Sicherheit nicht belegt. Die Atractyline wurden bereits verdächtigt, für die erhöhte Pankreas-Ca-Inzidenz der Kaffeetrinker verantwortlich zu sein (Pegel 1981).

4.5.2.2 Columbin

Columbin ist eine weiße kristalline Substanz, die bitter schmeckt (Bitterwert ~60000). In Wasser praktisch unlöslich, mäßig löslich in Ethanol; sehr gut löslich in Chloroform. Inhaltsstoff der Kolombowurzel.

Kolombowurzel besteht aus den oberen, rübenförmig verdickten, fleischigen Teilen der Nebenwurzeln von *Jateorhiza palmata* MIERS., einer im tropischen Ostafrika heimischen Kletterpflanze (Familie: *Menispermaceae*). Die Droge kommt in Scheiben geschnitten in den Handel; Durchmesser der schmutziggelb gefärbten Scheiben 3–6 cm. Kolombowurzel ist fast geruchlos; sie schmeckt etwas schleimig und bitter.

Der bittere Geschmack beruht auf dem Vorkommen von Columbin (Abb. 4.28); ähnlich gebaut sind Chasmanthin (das 12-epimere Columbin) und Palmarin (Epoxy-Columbin). Am Bittergeschmack der Droge sind ferner die Alkaloide beteiligt, insbesondere Berberin. Sie bedingen auch die gelbe Farbe der Droge. Verwendet wird Kolombowurzel als Antidysenterikum. Einzeldosis 0,5–2 g; Zubereitungen entsprechend. Bei Überdosierung machen sich Vergiftungserscheinungen zunächst in Form von Brechdurchfällen bemerkbar; zentrale Lähmungserscheinungen können folgen (Paris u. Moyse 1967). In Anbetracht der potentiellen Giftwirkung erscheint eine Verwendung als appetitanregendes Bittermittel und als Karminativum – so die British Herbal Pharmacopoeia 1983 – nicht empfehlenswert, zumal an toxikologisch weitgehend inerten Bittermitteln kein Mangel herrscht (über Bittermittel s. Kap. 10.3.2.2).

4.5.2.3 Forskolin

Forskolin gewinnt man durch Extraktion aus der Wurzel von *Coleus forskohlii* BRIG., einer in Indien heimischen Labiatenart (Familie: *Lamiaceae*). Dieser neue Naturstoff hat in der Arzneimittelforschung großes Interesse deshalb gefunden, weil eine Substanz vorliegt, die positiv inotrop nach einem Mechanismus wirkt, der von dem der Xanthinderivate und dem der herzwirksamen Glykoside abweicht (Metzger u. Lindner 1981). Forskolin greift direkt aktivierend an der Adenylatzyklase in Muskel- und Nervengewebe an. Es ist ein starker Inhibitor der Thrombozytenaggregation. Es wirkt antihypertensiv, eine Wirkung, die wahrscheinlich klinisch-therapeutisch nützlich werden wird.

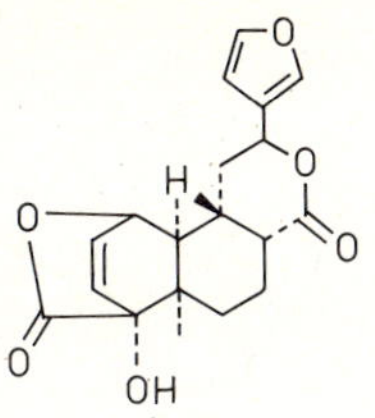

Columbin, $C_{20}H_{22}O_6$

Biogenetische Einordnung:

Labdan (1) → Umlagerungen → 2 → Oxidationen → 3 → Columbin

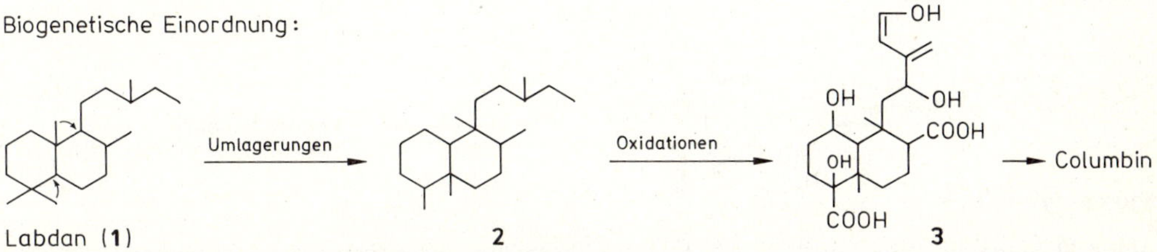

Abb. 4.28. Columbin ist ein bizyklisches Diterpen mit drei zusätzlichen heterozyklischen Ringen (2 Lakton- und 1 Furanring). Das Kohlenstoffskelett ist irregulär; es haben CH_3-Gruppen-Wanderungen stattgefunden (1 → 2), die in Analogie zu den bekannten Wagner-Meerwein-Umlagerungen erfolgen könnten. Allerdings steht damit die unübliche cis-Verknüpfung der beiden carbozyklischen Ringe im Widerspruch. Unbekannt ist auch der Mechanismus, der zur Ausbildung des Furanringes führt (2 → 3).

Abb. 4.29. Forskolin, $C_{22}H_{34}O_7$, ist ein Pflanzenstoff mit vielversprechenden Möglichkeiten zur Behandlung von Hypertonie. Es wirkt außerdem positiv inotrop. Farblose Kristalle, die gut in Dichlormethan löslich sind. Nähere Angaben zur Gewinnung fehlen. Forskolin kommt in *Coleus forskohlii* BRIQ. vor; wahrscheinlich extrahiert man die Wurzeln der Pflanze

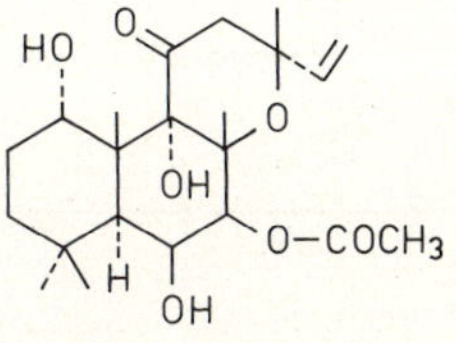

Forskolin; $C_{22}H_{34}O_7$

biogenetische Einordnung:

Labdan-Skelett

Oxidationen (↓);
Acetylierung

Forskolin

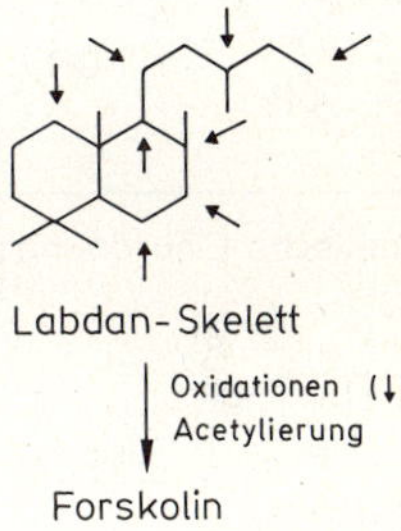

4.5.2.4 Gibberelline

Gibberelline sind Wuchsstoffe, die von Pilzen und grünen Pflanzen gebildet werden. Die Entdeckung geht auf die Erforschung einer Pflanzenkrankheit – der Bakanae-Reiskrankheit – zurück, die durch den Pilz *Gibberella fujikuroi* verursacht wird und bei der ein übersteigertes Längenwachstum der erkrankten Pflanzen auftritt. Weitere Forschungen zeigten, daß Gibberelline Stoffwechselprodukte auch der höheren Pflanzen sind und daß sie zusammen mit anderen Phytohormonen an der pflanzlichen Stoffwechselregulation beteiligt sind.

Technisch gewinnt man Gibberellinsäure GA_3 (Abb. 4.30) nach dem Submersverfahren durch Züchtung von *Gibberella fujikuroi;* durch Beimischung von Präkursoren [Mevalonsäure, (−)-Kauren bzw. (−)-Kaurenol] zum Närmedium lassen sich die Ausbeuten steigern.

Gibberelline produziert man in der Größenordnung mehrerer Tonnen jährlich. In der Brauindustrie verwendet man sie als Keimungsaktivator. In Mengen von 0,01–0,25 mg/kg der Gerste zugesetzt bewirken sie eine rasche und vermehrte Enzymbildung während des Mälzprozesses. Als Folge der vermehrten Enzyminduktion kann die Keimzeit von bisher 7 auf 4–5 Tage verkürzt werden. In der Gärtnereitechnik läßt sich bei Zierpflanzen die Blütenbildung zu einem gewünschten Zeitpunkt auslösen; bei Weintrauben erzielt man große Früchte; bei Gurken, Tomaten, Weintrauben, Bananen, Apfelsinen und einigen anderen Früchten induziert Gibberellinbehandlung Parthenokarpie, d.i. die Bildung von Früchten ohne Samen oder mit tauben Samen.

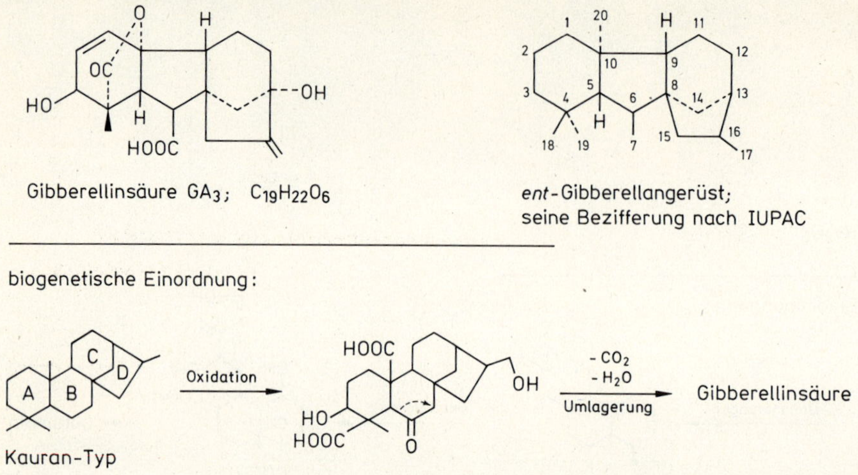

4 Isoprenoide als Inhaltsstoffe

Gibberellinsäure GA$_3$; C$_{19}$H$_{22}$O$_6$

ent-Gibberellangerüst; seine Bezifferung nach IUPAC

biogenetische Einordnung:

Kauran-Typ →Oxidation→ →$-CO_2$, $-H_2O$, Umlagerung→ Gibberellinsäure

Abb. 4.30. Man kennt bisher an die 50 verschiedene Gibberelline. Gemeinsames Strukturmerkmal ist das tetrazyklische Gibberellangerüst, das sich vom Kaurangerüst durch Kontraktion des Ringes B ableitet. Unterteilt werden die Gibberelline in die beiden Hauptgruppen der C$_{20}$- und C$_{19}$-Gibberelline. Gibberellinsäure GA$_3$ ist ein Vertreter, der technisch durch Fermentation mittels des Pilzes *Gibberella fujikuroi* gewonnen wird und der als Handelspräparat zur Verfügung steht. Bisher ist keine medizinische Anwendung bekannt geworden

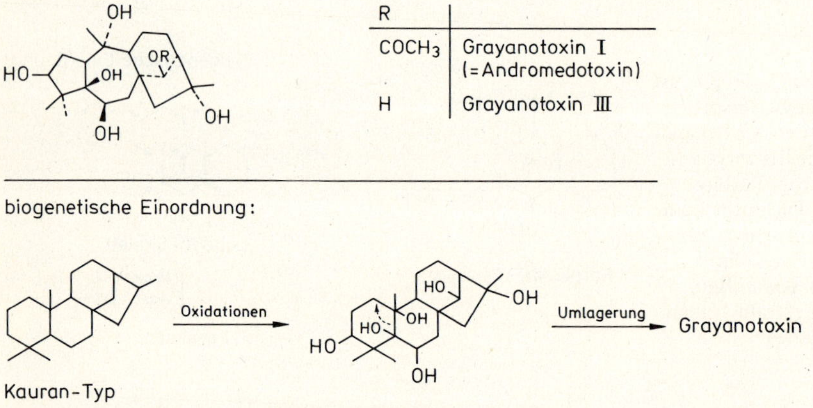

R	
COCH$_3$	Grayanotoxin I (= Andromedotoxin)
H	Grayanotoxin III

biogenetische Einordnung:

Kauran-Typ →Oxidationen→ →Umlagerung→ Grayanotoxin

Abb. 4.31. Andromedotoxin (Synonym: Grayanotoxin I) C$_{22}$H$_{36}$O$_7$, bildet farblose Kristalle mit relativ hohem Schmelzpunkt (260–270 °C), die sich in heißem Wasser und Ethanol gut lösen; in Lipoidlösungsmitteln (Benzol, Ether, Petrolether) sind sie schwer löslich. Die Grayanotoxine färben sich mit Mineralsäuren intensiv rot an. Geschmack: bitter und scharf; aber keine sensorische Prüfung durchführen: Stark giftig! Kann auch Allergien vom Soforttyp auslösen

4.5.2.5 Andromedotoxin

Andromedotoxin (Grayanotoxin) ist das giftige Prinzip zahlreicher Arten der Gattungen *Andromeda* (Lavendel- oder Rosmarinheide), *Kalmia* (Lorbeerrosen), *Leucothoë* (Traubenheide) und *Rhododendron* (Azaleen und Rhododendren), alles Gattungen aus der Familie der *Ericaceae*. Der Gehalt an Grayanotoxin ist von Art zu Art sehr unterschiedlich; daher sind einige Arten hochtoxisch – z. B. die nordamerikanische *Kalmia latifolia* L. oder *Rhododendron luteum* SWEET, eine gelbblühende, stark duftende Rhododendronart Kleinasiens. Die Giftstoffe sind hauptsächlich in den Blättern enthalten, doch können auch Nektar und Blütenpollen beachtliche Gehalte aufweisen, mit denen sie in den Azaleenhonig gelangen können. Honig, der Grayanotoxine enthält, gibt sich bereits durch einen bitteren Geschmack zu erkennen.

Die wohl älteste Beschreibung einer Vergiftung durch „Tollhonig" findet sich bei Xenophon (450–354 v. Chr.). Sie bezieht sich wahrscheinlich auf einen von *Rh. luteum* SWEET (früher *Azalea pontica* L.) stammenden Honig, den die von einem verunglückten Feldzug heimkehrenden, hungrigen griechischen Soldaten in der Nähe des heutigen Trapezunt (Trabzon) gegessen hatten: „Da waren viele Bienenschwärme, und die Soldaten, welche von dem Honig aßen, verloren sämtlich die Sinne, erbrachen und bekamen Durchfall, und keiner von ihnen war fähig, aufrecht zu stehen. Die, welche zuviel gegessen hatten, waren wie Wahnsinnige und manche sogar wie Sterbende. So lagen viele darnieder, als ob eine wilde Flucht stattgefunden hätte, und es herrschte große Mutlosigkeit. Es starb jedoch niemand, am folgenden Tag aber, um die gleiche Stunde kamen sie wieder zu Sinnen. Am dritten und vierten Tage standen sie auf, gleich als ob sie eine Arznei genommen hätten."

Das Vergiftungsspektrum ist beim Menschen durch schmerzhafte Irritation der Schleimhäute in Mund und Magen, mit Übelkeit, Erbrechen und Durchfällen gekennzeichnet; Ausfallserscheinungen in Form von Schwindel, Kopfschmerzen, Fieberanfälle, Behinderung der Atmung können hinzukommen.

Die LD_{50} Maus (intraperitoneal) beträgt 1,31 mg/kg KG.

Die Anwendung von Grayanotoxin bzw. Andromedotoxin als blutdrucksenkendes Mittel in Dosierungen von 0,6–1,0 mg pro Person und Tag hat sich nicht durchgesetzt.

4.5.2.6 Steviosid

Steviosid ist das süß schmeckende Prinzip der Blätter von *Stevia rebaudiana* (BERTONI) HEMSL. (Familie: *Asteraceae*), in denen es zu etwa 6% enthalten ist. Die Stammpflanze ist ein einjähriges, ca. 40 cm hohen Kraut, das in den höheren Lagen Paraguays beheimatet ist. Die Blätter sind lanzettlich, 2–3 cm lang, gekerbt bis ganzrandig. Beim Kauen schmeckt das Blatt intensiv süß. Es ist bereits gelungen, auch außerhalb Paraguays, so in Japan, die *Stevia rebaudiana* in Kultur zu nehmen; auch wurden Verfahren entwickelt, das Steviosid in technischem Maßstabe zu isolieren; Steviosid hat eine Süßkraft, die etwa 300 mal stärker als die des Rohrzucker ist. Warum dieser natürliche Süßstoff bisher in keinem Lande als Süß-

Steviosid; $C_{38}H_{60}O_{18}$

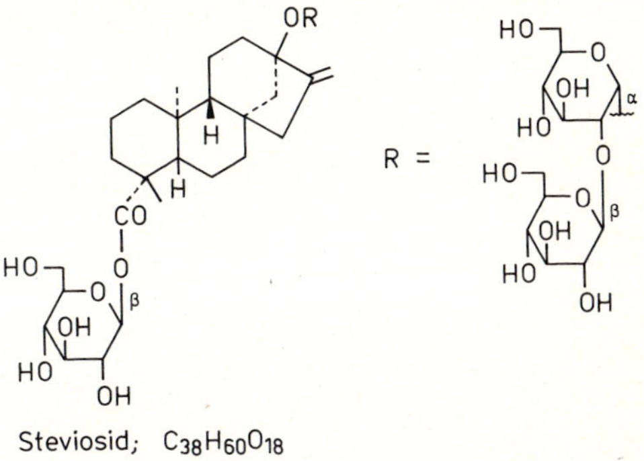

Abb. 4.32. Steviosid, ein pflanzlicher Süßstoff, stellt eine 13-α-Hydroxy-Kauran-18-carbonsäure dar; das 18-Carboxyl ist mit dem 1-β-OH eines D-Glucopyranosemoleküls verestert; das 13-Hydroxyl ist an das 1-α-OH eines Disaccharids, der 2-O-β-D-Glucopyranosyl-α-D-glucose gebunden. Die drei halbacetalischen Gruppen der Glucopyranosen liegen somit in drei verschiedenen Bindungstypen vor: esterartig und α-glykosidisch an das Diterpen, β-glykosidisch innerhalb des Disaccharids.
Steviosid ist nur mäßig löslich in Wasser (1:800), was, neben der bisher nicht geprüften Langzeittoxizität, einen gewissen Nachteil bei der Anwendung als „natürlichen Süßstoff" darstellen dürfte

stoff im Sinne der Lebensmittelgesetzgebung freigegeben worden ist, ist nicht ganz klar. Nach einer, allerdings älteren Untersuchung soll Steviosid im Tierexperiment kontrazeptive Eigenschaften haben (Mazzei-Planas 1968).

4.5.2.7 Aconitin

Aconitin ist ein in *Aconitum*-Arten (Familie: *Ranunculaceae*) vorkommendes stark wirkendes Gift, dessen tödliche Dosis mit etwa 4 mg angegeben wird. Es ist ein C_{19}-Diterpenalkaloid mit einem hexazyklischen Grundgerüst (Abb. 4.33), das mit acht alkoholischen OH-Gruppen substituiert ist. Zwei OH-Gruppen liegen mit Benzoe- und Essigsäure verestert vor (Esteralkaloid). In wäßriger Lösung ist Aconitin unbeständig; es findet partielle Verseifung zu Benzoylaconin und Aconin statt.

Eisenhut und Eisenhutknollen. Stammpflanze der früher offizinellen Eisenhutknollen ist *Aconitum napellus* L., eine in den Mittel- und Hochgebirgen Europas heimische Art. Die ausdauernde Pflanze ist gekennzeichnet durch einen aufrechten, bis 1,5 m hohen Stengel; durch geteilte Blätter und dunkel-

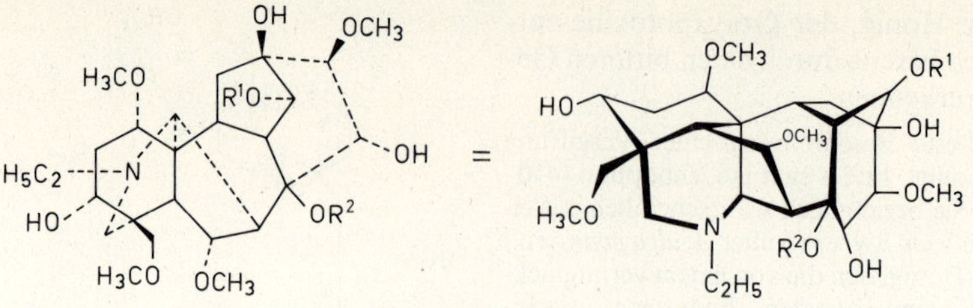

R^1	R^2	
COC$_6$H$_5$	COCH$_3$	Aconitin
COC$_6$H$_5$	H	Benzoylaconin
H	H	Aconin

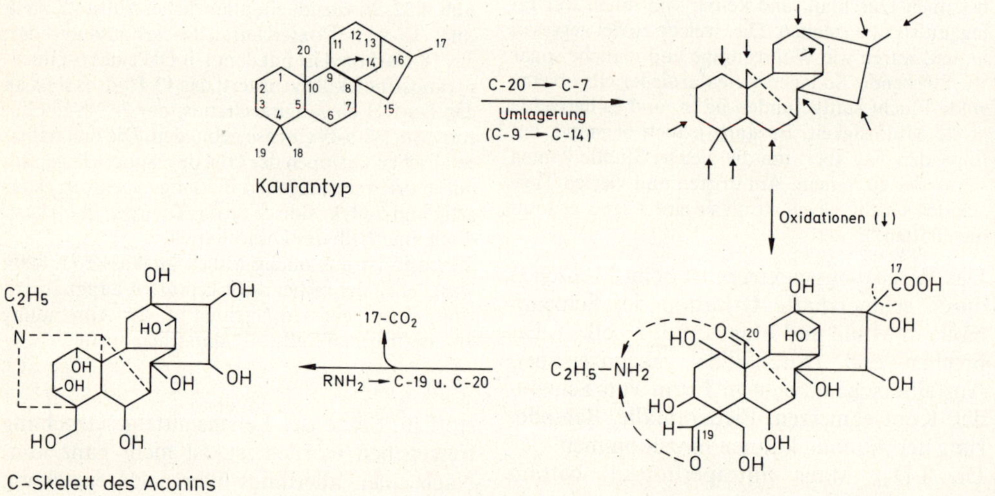

Kaurantyp

C-Skelett des Aconins

Abb. 4.33. Aconitin, $C_{34}H_{47}NO_{11}$, einer der giftigsten Pflanzenstoffe überhaupt, ist ein Diterpen, in das Ethylamin eingebaut ist: Das Diterpen wird damit zum Diterpenalkaloid. Zur biosynthetischen Einordnung: Es liegt ein Kauranderivat vor, das an zahlreichen Stellen mit O-Funktionen geradezu überladen wurde. Ein C-Atom (das C-17) wurde, man darf annehmen, als CO_2 ausgestoßen, so daß wir im Aconitin ein C_{19}-Diterpenalkaloid vorliegen haben. Im Zuge der Biosynthese wurde innerhalb der beiden mittleren Ringe eine C-C-Bindung verschoben: Aus dem Perhydronaphthalin- wurde ein Perhydroazulen-Ringsystem. Aconitin als Reinstoff besteht aus farblosen, geruchlosen, tafelförmigen Kristallen, die sich in Wasser schwer (1:4000), in absolutem Alkohol leicht lösen

blaue in Trauben angeordnete zygomorphe Blüten; das obere von den fünf Blütenblättern ist helmförmig geformt (daher die deutschen Namen Eisenhut und Sturmhut). Zur Blütezeit entwickelt sich aus der stengeltragenden Knolle eine Tochterknolle, aus der im darauffolgenden Jahr die aus der Knospe hervorgehende blühende Pflanze die nötigen Nährstoffe entnimmt. Beide, Mutter- und Tochterknolle sind alkaloidführend.

Die zur Blütezeit gesammelte Tochterknolle war früher als *Radix* oder *Tuber Aconiti* offizinell. Die Droge schmeckt anfangs süßlich, dann kratzend, zuletzt scharf und stark würgend. Bei einem Alkaloidgehalt von mindestens 0,15% (nach Ph. Helv. VI) können so geringe Mengen wie 0,5 g Droge bereits die letale Dosis für den Erwachsenen darstellen.

Hinweise zur Pharmakokinetik. Aconitin wurde früher in Form einer lokalen Einreibung oder als Pinselung verwendet; es kann offensichtlich bereits durch die unverletzte äußere Haut hindurch absorbiert werden. Nach *peroraler* Zufuhr wird es schnell resorbiert und verteilt sich auch schnell im Organismus. Nur etwa 2 Prozent werden unverändert durch die Nieren ausgeschieden. Die Metaboliten sind nicht bekannt; wahrscheinlich findet rasche Entgiftung durch Verseifung statt. Aconitin gehört nicht zu den kumulierend wirkenden Giften: Der Toxizitätsgrad hängt nicht allein von der absoluten Dosis ab, sondern zusätzlich auch von einem Zeitfaktor, d. h. der Schnelligkeit von Zufuhr und Resorption.

Wirkweise. Aconitin wirkt in toxischen Dosen zuerst stimulierend, dann lähmend auf das Nervensystem, auf das Myokard und auf andere Muskeln. Primärer Angriffspunkt sind die Natriumkanäle. Aconitin erzwingt die Erhöhung der Natriumpermeabilität der Zellmembran. Die Aktionspotentialbildung wird zunächst verstärkt, dann gehemmt.

Die frühere therapeutische Verwendung des Aconitins beruhte darauf, daß der Schwellenwert für die Ausschaltung der sensiblen Nerven vergleichsweise niedrig ist. Im Tierversuch ist das Erlöschen der Schmerzempfindung eine der ersten Wirkungen des Giftes. Damit werden auch Reflexe unterbrochen, und zwar zu einem Zeitpunkt, zu dem Spontan- und Willkürbewegung noch voll erhalten sind. Als Anwendungsgebiet galten Schmerzzustände bei Neuralgien, insbesondere aber die sonst schwer zu beeinflussenden Trigeminusneuralgien. Dosierung: zwei bis dreimal täglich 0,05 mg Aconitin in Tablettenform, eventuell steigernd bis auf dreimal 0,2–0,4 mg Aconitin pro Tag.

Aconitinextrakt und Aconitum-Reinstoffpräparat. In der traditionellen Medizin Ostasiens spielen bis heute Zubereitungen aus *Aconitum*-Arten eine große Rolle; man verwendet sie als Analgetika und als Antipyretika. Natürlich hat man sich gefragt, ob diese Aconitummedizinen nicht ein unzumutbares Vergiftungsrisiko in sich bergen. Die Lösung des Problems liegt in der seit Jahrhunderten geübten besonderen Aufbereitungsart der Droge, die nämlich vor ihrer Verwendung etwa 40 min lang auf etwa 120 °C erhitzt wird. Dabei sinkt die Toxizität auf etwa $1/400$ des ursprünglichen Wertes ab (Hikino et al. 1979). Die therapeutisch erwünschte Wirkung sinkt hingegen nicht im gleichen Maße ab (Bisset 1981).

Die Aconitumknollen enthalten neben dem Stammalkaloid Aconitin auch die beiden wenig toxischen Abbauprodukte Benzoylaconin und Aconin. Durch die besondere Drogenaufbereitung wird offensichtlich der Abbau des Aconitins wesentlich beschleunigt, so daß schließlich nurmehr wenig Aconitin, hingegen viel Aconin vorliegen dürfte. Hydrolyseprodukte aber weisen andere pharmakologische Eigenschaften auf: Benzoylaconin wirkt eher narkotisch; durch Aconin läßt sich die toxische Herzwirkung antagonisieren (Anonym 1959). Diese eigentümliche Kombination mehrerer Alkaloide, die sich teils in ihrer Wirkung unterstützen, teils in ihren Giftwirkungen dämpfen, dürfte der Grund dafür sein, daß sich in den Ländern, in denen besondere galenische Zubereitungen verwendet werden, Aconitum in Gebrauch gehalten hat, während in der modernen Medizin Aconitin keine Rolle mehr spielt.

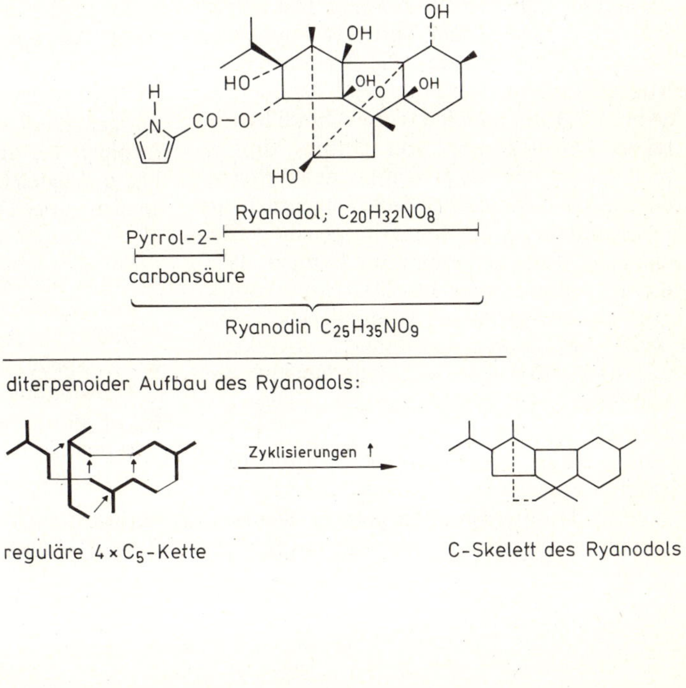

Abb. 4.34. Ryanodin ist ein natürliches Insektizid. Eine der zahlreichen alkoholischen Gruppen ist mit Pyrrolcarbonsäure verestert; daher wird die Substanz auch als Alkaloid bezeichnet. Allerdings sind die typischen Alkaloideigenschaften nicht ausgeprägt: Ryanodin bildet keine Salze; es reagiert gegen Lackmus neutral; es reagiert nicht mit den üblichen Alkaloidreagenzien

4.5.2.8 Ryanodin

Ryanodin ist ein tetrazyklisches Diterpenoid mit 7 alkoholischen OH-Gruppen und einem Ethersauerstoffatom; eine OH-Gruppe ist mit Pyrrolcarbonsäure verestert, so daß das Molekül auch als Alkaloid angesprochen werden kann.

Ryanodin ist im Stamm- und Wurzelholz von *Ryania speciosa* VAHL (Familie: *Flacourtiaceae*) enthalten, einem im tropischen Amerika heimischen Baum. Das pulverisierte Stammholz sowie Extrakte werden als selektive Fraß- und Kontaktgifte gegen Raupen eingesetzt. Reines Ryanodin, das etwa 700 mal wirksamer als das Drogenpulver ist, stellt eine farblose kristalline Substanz dar, die in Wasser, Alkohol, Aceton und Chloroform gut löslich ist. Die Wirkweise des Ryanodins auf den Säugetiermuskel ist von theoretischem Interesse; es beeinflußt die Ca^{2+}-Ionenpumpen, jedoch differenziert, je nach deren Lokalisation (Jones u. Cala 1981).

4.6 Triterpene einschließlich Steroide

4.6.1 Übersicht über die pharmazeutisch interessierenden Stoffgruppen

Die Triterpene sind eine außerordentlich umfangreiche Klasse von Terpenen. Von wenigen Ausnahmen abgesehen, kommen fast nur tetra- und pentazyklische Vertreter vor. Soweit man weiß, synthetisieren alle Organismen die Muttersubstanz aller Triterpene, das Squalen (Abb. 4.35), auf dieselbe Weise: Durch hydrierende Dimerisierung von Farnesyldiphosphat. Somit handelt es sich bei den Triterpenen, aus biochemischer Sicht, eigentlich um Disesquiterpene. Zu den Triterpenen werden auch jene Terpene gezählt, die weniger als 30 Kohlenstoffatome haben. Das Hauptkontingent an Triterpenen mit verminderter C-Zahl stellen die Steroide, die dadurch charakterisiert sind, daß von der C_{30}-Zwischenstufe drei Methylgruppen oxidativ abgespalten werden: Man erreicht die Stufe der C_{27}-Steroide mit dem wichtigen Cholesterol. Vom Cholesterol leiten sich alle übrigen Steroide ab. Es können aus C_{30}-Triterpenen auch größere Struktureinheiten abgespalten werden, wofür die Quassiabitterstoffe (s. Kap. 10.3.2.3.5) als Beispiel genannt werden können.

Die physikalisch-chemischen Eigenschaften der Triterpene und, davon abhängig, ihre physiologischen Eigenschaften (Ort der Speicherung, Reaktionsfähigkeit in biologischen Systemen) hängen von der weiteren Variation der lipophilen Präkursoren ab. Es lassen sich der Polarität und der näheren Ausgestaltung nach drei Hauptgruppen unterscheiden.

- Lipophile Triterpene. Sie kommen als Ausscheidungen unterschiedlicher Art vor: Im Blattwachs höherer Pflanzen die Phytosterole und die Phytosterolester höherer Fettsäuren; Triterpensäuren und Triterpenalkohole in den Harzen, in Milchsäften sowie in Borken von Holzgewächsen (Beispiel: Abb. 4.37).
- Hochoxidierte Triterpene. Sie stellen Verbindungen mittlerer Polarität dar, die weder in Wasser noch in Petrolether sonderlich gut löslich sind, besser in Dichlormethan, Ether und Ethanol. Analog wie in der Sesqui- und Diterpenreihe führt die Beladung auch des Triterpenmoleküls mit Hydroxy-, Epoxy-, Carbonyl-, Carboxyl- und Laktonengruppen zu biologisch sehr aktiven, oft auch hochtoxischen Derivaten. Von Interesse sind die Cucurbitacine (s. Kap. 4.6.9).
- Lipophile, glykosidische Triterpene. In diese Gruppe gehören die Saponine (s. Kap. 4.6.7).

4.6.2 Allgemeine Nachweisreaktionen

Triterpene und Steroide sind farblose Verbindungen, die sich aber mit vielen Reagenzien zu farbigen Verbindungen umsetzen lassen (Kakáč u. Vejdělek 1974). Diese Farbreaktionen spielen in der Drogenanalytik eine große Rolle:

- als Reagenzglas- oder als Tüpfelreaktion zur Vorprüfung; in den Pharmakopöen auch zur Identitätsprüfung,
- als Sprühreagenzien zum Nachweis auf Chromatogrammen,
- zur photometrischen Gehaltsbestimmung (Ginsengwurzel, Roßkastaniensamen, Fingerhutblatt).

Farbreaktionen mit aromatischen Aldehyden. Bei der Umsetzung von Hydroxytriterpenen

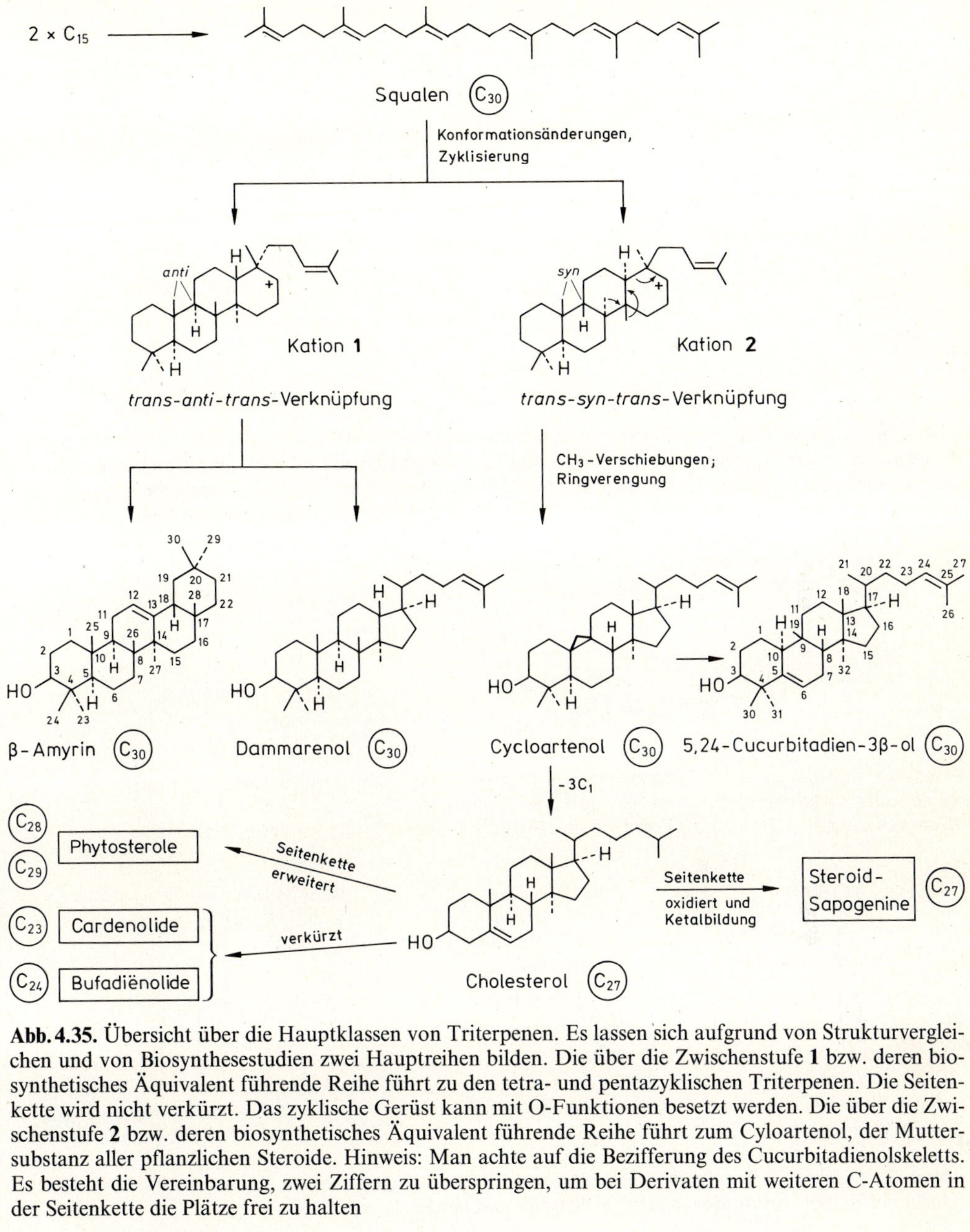

Abb. 4.35. Übersicht über die Hauptklassen von Triterpenen. Es lassen sich aufgrund von Strukturvergleichen und von Biosynthesestudien zwei Hauptreihen bilden. Die über die Zwischenstufe **1** bzw. deren biosynthetisches Äquivalent führende Reihe führt zu den tetra- und pentazyklischen Triterpenen. Die Seitenkette wird nicht verkürzt. Das zyklische Gerüst kann mit O-Funktionen besetzt werden. Die über die Zwischenstufe **2** bzw. deren biosynthetisches Äquivalent führende Reihe führt zum Cyloartenol, der Muttersubstanz aller pflanzlichen Steroide. Hinweis: Man achte auf die Bezifferung des Cucurbitadienolskeletts. Es besteht die Vereinbarung, zwei Ziffern zu überspringen, um bei Derivaten mit weiteren C-Atomen in der Seitenkette die Plätze frei zu halten

mit Anisaldehyd, Vanillin und anderen aromatischen Aldehyden in starken Mineralsäuren (z. B. Schwefelsäure, Schwefelsäure-Phosphorgemisch, Perchlorsäure) bilden sich Farbstoffe, deren Absorptionsmaximum, je nach Reaktionspartner, zwischen 510 und 620 nm liegt. Wahrscheinlich handelt es sich primär um eine Dehydrationsreaktion; die durch Doppelbindungen aktivierten Methylengruppen könnten dann mit Aldehyden farbige Kondensationsprodukte bilden. Beispiel: Zur dünnschichtchromatographischen Untersuchung von Süßholzwurzeln.
Die Aldehyd-Säure-Reaktion ist wenig spezifisch. Es reagieren zahlreiche andere Stoffgruppen: Sesqui- und Diterpene, Olefine, Phe-

1a

1b

β-Amyrin

Dammarenol (5α-Euphan-24-en)

Cycloartenol

5,24-Cucurbitadien-3β-ol

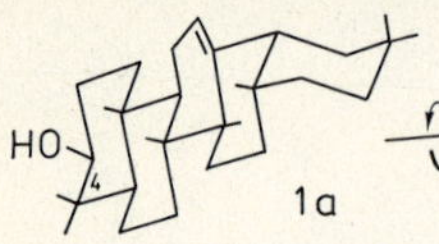

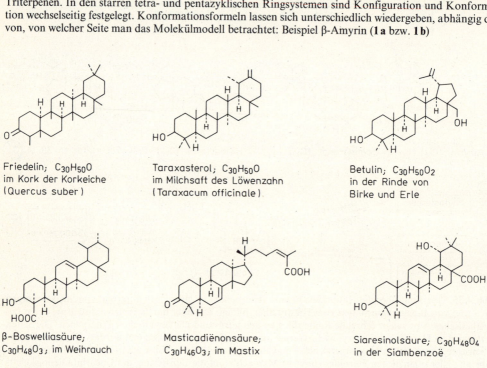

Abb. 4.36. Konfigurationsformeln der vier in der vorhergehenden Abb. 4.35 angeführten Haupttypen von Triterpenen. In den starren tetra- und pentazyklischen Ringsystemen sind Konfiguration und Konformation wechselseitig festgelegt. Konformationsformeln lassen sich unterschiedlich wiedergeben, abhängig davon, von welcher Seite man das Molekülmodell betrachtet: Beispiel β-Amyrin (**1a** bzw. **1b**)

Friedelin; $C_{30}H_{50}O$
im Kork der Korkeiche
(Quercus suber)

Taraxasterol; $C_{30}H_{50}O$
im Milchsaft des Löwenzahn
(Taraxacum officinale)

Betulin; $C_{30}H_{50}O_2$
in der Rinde von
Birke und Erle

β-Boswelliasäure;
$C_{30}H_{48}O_3$; im Weihrauch

Masticadiënonsäure;
$C_{30}H_{46}O_3$; im Mastix

Siaresinolsäure; $C_{30}H_{48}O_4$
in der Siambenzoë

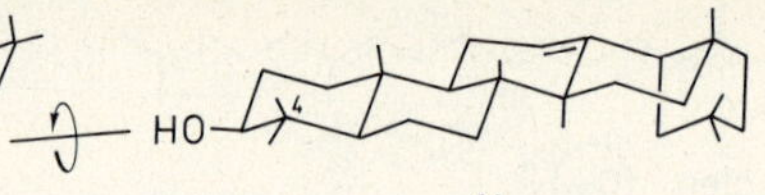

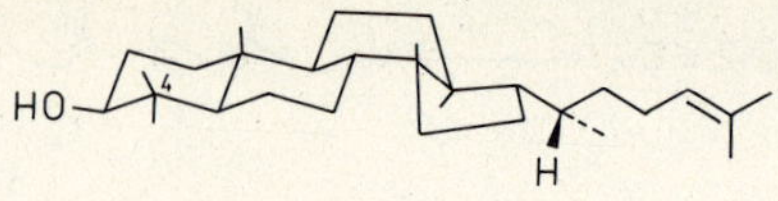

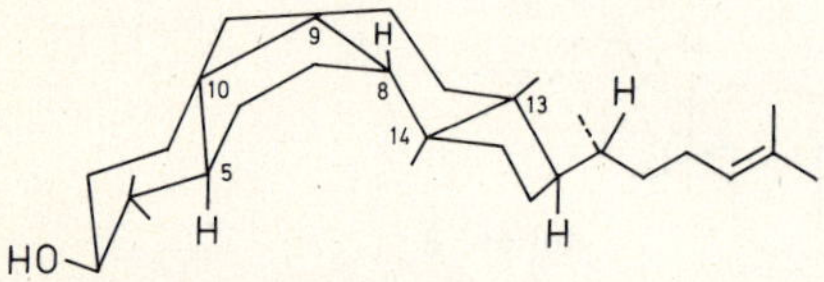

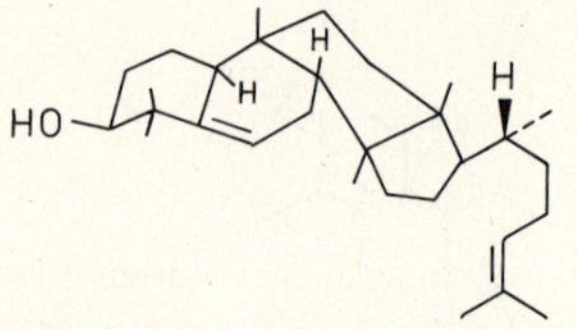

Abb. 4.37. Beispiele für Triterpene, welche lipophile Eigenschaften aufweisen. Vorkommen sind die Wachsschicht der Blätter, verkorkte Gewebe, Milchsäfte und Harze

nole, Indolderivate u. a. m. Beispielsweise läßt das DAB 9 Petasine (Sesquiterpene) mit Anisaldehyd-Essigsäure-Lösung auf Dünnschichtchromatogrammen sichtbar machen (Reinheitsprüfung von Huflattichblättern).

Reaktion mit Schwefelsäure und Acetanhydrid. Ungesättigte und hydroxylierte Triterpene und Steroide geben bei der Umsetzung mit Acetanhydrid und Schwefelsäure rote, blaue oder grüne Färbungen.

Ein Beispiel: Man suspendiert etwa 0,5 mg β-Sitosterin in 1 ml Essigsäureanhydrid und fügt dazu, unter Kühlung, 2 Tropfen konz. Schwefelsäure. Es tritt vorrübergehend eine intensiv violette, dann

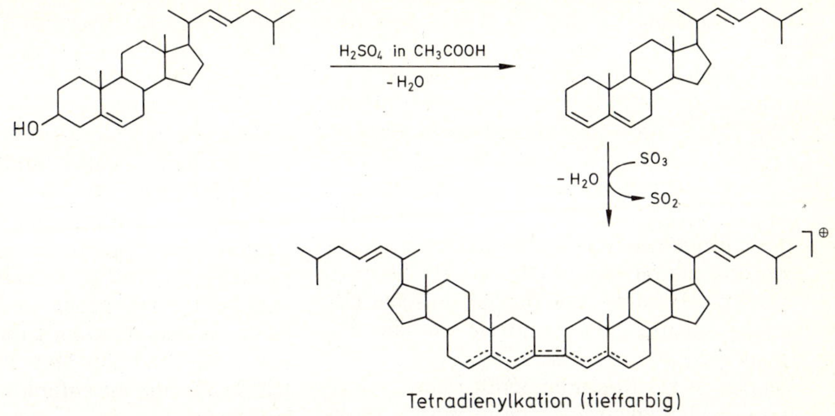

4.6 Triterpene einschließlich Steroide

Abb. 4.38. Vorstellungen zum Ablauf der Liebermann-Burchardreaktion. Konzentrierte Schwefelsäure in Eisessig wirkt dehydratisierend und oxidierend. Ausgehend von im Molekül vorhandenen alkoholischen Gruppen und Doppelbindungen bildet sich ein System von konjugierten Doppelbindungen aus. Das nach Anlagerung eines Protons mesomeriestabilisierte Carbeniumion absorbiert im sichtbaren Bereich

blaugrüne und schließlich eine smaragdgrüne Farbe auf. Farbreaktionen einiger weiterer Triterpene und Steroide:

Steroid	Farbtöne
Stigmasterin	Rot→blau→intensiv grün
Digitoxin	Braun→grün
Digoxin	Rot→violett→dunkelviolett →blaugrün
Gitoxin	Gelb→braun→grün
Diosgenin	Rötlich→braungelb→braun
g-Strophanthin	Gelblich→kräftig orangegelb
Scillarenin	Rosa→grün
Scillarosid	Intensiv violett→blau→blaugrün

Die Reaktion ist in der Literatur als Liebermann-Burchard-Reaktion (abgekürzt LBR) bekannt.
Als die farbgebenden Komponenten der LBR sieht man Carbeniumionen an. Zunächst finden Dehydrationen statt; es kommt – evtl. nach Umlagerung und/oder Kondensation mehrerer Moleküle – zur Ausbildung konjugierter Polyensysteme, die ein Proton addieren. Die Farbstoffe zerfallen leicht in Gegenwart von Wasser, weshalb sich auch Farbzonen auf Chromatogrammen nicht konservieren lassen.

Reaktion mit anorganischen Säuren und Oxidationsmitteln (Zlatkis-Zak-Reaktion: Abkürzung: ZZR). Zahlreiche ungesättigte und hydroxylierte Triterpene und Steroide geben nach Umsetzung mit anorganischen Säuren und Oxidationsmitteln Färbungen, die aber nur eine gewisse Zeit, im Mittel etwa 30 min lang, beständig sind. Als Oxidationsmittel nimmt man meist Eisen(III)-Salze, seltener Kupfer(II)- oder Cer(IV)-sulfat. Der Reaktionsmechanismus ist in Einzelheiten nicht bekannt. Wahrscheinlich finden Oxidations- und Dehydrationsreaktionen statt, die zu konjugierten Polyensystemen führen. Im Falle des Cholesterols gelang es, das Hauptreaktionsprodukt als 3,3'-Bis-(cholesta-2,4-dien) zu identifizieren. Protonierung dieses Tetraens führt zu einem gefärbten Carbeniumion. Das DAB 9 benutzt die ZZK zur Aescinbestimmung in Roskastaniensamen. Verwendet wird dabei das Eisen(III)-chlorid-Essigsäure-Reagenz. Zur Anreicherung der Saponine s. Kap. 4.6.7.3.

Reaktion mit Antimon(III)-chlorid. Als Reagens dient eine 30%-ige Lösung des Salzes in einem Eisessig-Acetanhydrid-Gemisch oder in Chloroform. Hydroxytriterpene und Hydroxysteroide geben mit dem Reagens farbige Produkte, deren Absorptionsmaxima zwischen 560 und 680 nm liegen. Durch Wasser werden die Farbkomplexe zerstört.
Die Reaktion ist wenig spezifisch. Es reagieren außer Terpenen und Steroiden die Karotinoide, die Vitamine A und D, sowie viele Flavonoide (sie bilden stabile Chelate). Die Ph. Eur. zieht die Reaktion zur Identitätsprüfung des Cholecalciferols heran.

4.6.3 Squalen

Es handelt sich um einen azyklischen C_{30}-Kohlenwasserstoff mit sechs *trans*-ständigen Doppelbindungen, der zuerst aus Haifischleber (Haie: zoologisch *Squaloideae*) isoliert worden ist. In kleinen Konzentrationen kommt Squalen als Begleitstoff in pflanzlichen Ölen sowie in einigen weiteren pflanzlichen Produkten vor: in Olivenöl (0,1–0,7%), in Getreidekeimölen und in medizinischer Hefe. Der menschliche Hauttalg enthält 5% Squalen.

Squalen ist bei Raumtemperatur eine farblose, ölige Flüssigkeit, die sich in Wasser praktisch nicht, in Lipoidlösungsmitteln gut löst. Ähnlich wie ungesättigte Fettsäuren ist auch Squalen bei Zutritt von Luftsauerstoff autoxydabel. Es hat einen schwachen, angenehmen Geruch und es weist bakterizide Eigenschaften auf.

Squalen beansprucht pharmazeutisches Interesse als analytischer Leitstoff zur Charakterisierung des Olivenöls. Die quantitative Bestimmung erfolgt am besten gaschromatographisch. In der pharmazeutischen Technologie, mehr noch in der kosmetischen Industrie, verwendet man das hydrierte Squalan (= Perhydrosqualen), für Hautcremes, Hautöle, flüssige Emulsionen, Lippenstifte und andere Produkte. Es fungiert als Lösungsmittel für fettlösliche Farbstoffe oder Wirkstoffe; es wirkt zudem „hautglättend" und ist vor allem sehr gut hautverträglich.

Squalen ist aus biochemischer Sicht ein wichtiger Körper insofern, als es ein Intermediärprodukt des Stoffwechsels ist, das zur Biosynthese von Triterpenen und Steroiden führt. Seine Zyklisierung wird durch Epoxidierung einer endständigen Doppelbindung (vermittelt durch eine mischfunktionelle Oxygenase) eingeleitet. Da die 2,3-Epoxysqualenstufe vor der Zyklisierung obligat durchlaufen werden muß, enthalten – gleichsam als Relikt – nahezu sämtliche Triterpene und Steroide in Position C-3 eine Sauerstofffunktion.

4.6.4 Glycyrrhetinsäure, Süßholzwurzel

Süßholzwurzel enthält bis zu 10% süß schmeckendes Glycyrrhizin, ein glykosidisches Triterpen, das nach Säurehydrolyse

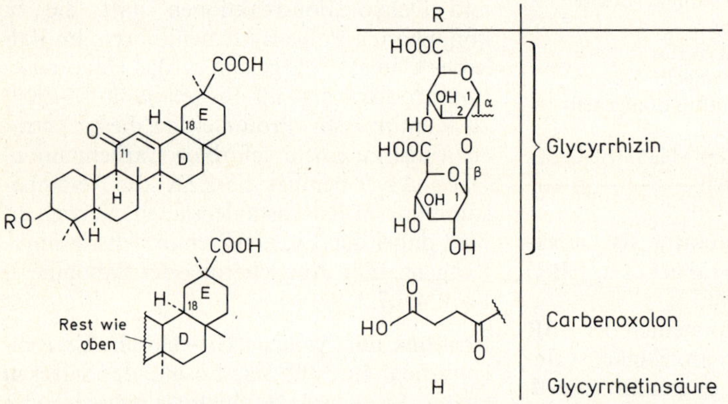

Abb. 4.39. Charakteristischer Inhaltsstoff der Süßholzwurzel ist das süß schmeckende Glycyrrhizin, eine dreibasische Säure, wobei zwei Carboxyle auf die beiden D-Glucuronsäuremoleküle (GlcpA) entfallen. Beide anomeren Formen sind am Aufbau des Diglucuronids beteiligt: α-D-GlcpA, welche an das Aglykon (Glycyrrhetinsäure), und β-D-GlcpA, die an das C-2 der Uronsäure gebunden ist. In der Pflanze liegt Glycyrrhizin als Kalium- und Kalziumsalz vor. Bei saurem pH fällt freies Glycyrrhizin aus, der Hauptgrund dafür, warum bei der Extraktherstellung durch NH_3-Zusatz die nötige Basizität aufrechterhalten werden muß. Das Aglykon, die 18β-Glycyrrhetinsäure, weist keinen süßen Geschmack mehr auf; andere Eigenschaften, wie antimikrobielle, mineralkortikoide und antiphlogistische Wirkung bleiben erhalten. Carbenoxolon, der Halbester der Bernsteinsäure mit Glycyrrhetinsäure, ist ein partialsynthetisches Produkt, das in Form des Dinatriumsalzes zur Gastritistherapie verwendet wird. Die 18α-Glycyrrhetinsäure dürfte ein Artefakt sein, das bei der Hydrolyse des Glycyrrhizins in einer Nebenreaktion entsteht. Sie ist pharmakologisch weniger aktiv als die β-Säure

Glycyrrhetinsäure liefert. Sowohl die Süßholzwurzel selbst als auch die Glycyrrhetinsäure haben arzneiliche Bedeutung.

4.6.4.1 Glycyrrhetinsäure

Glycyrrhetinsäure. Das Handelsprodukt ist keine einheitliche Substanz, sondern ein Isomerengemisch aus der α- und β-Form (Abb. 4.39); ein weißes oder schwach cremefarbenes Pulver, das sich in Wasser sehr schwer, in Ethanol und Chloroform leicht löst.

Wirkungen. Pharmakologisch wirksam ist die β-Form. Sie besitzt eine bemerkenswerte bakteriostatische Wirkung gegenüber *Bacillus anthracis* (den Erreger des Milzbrandes), Diphtheriebakterien, *Staphyllococcus aureus, Streptococcus faecalis* u. a. m. (bei einer Konzentration von 1 : 10 000 bis 1 : 20 000).
Im Säugetierorganismus entfaltet Glycyrrhetinsäure eine dem Desoxycorticosteronacetat vergleichbare mineralkortikoide Wirkung. Lokal wirkt es antiphlogistisch.

Anwendung. Als Hautgel, Lotio oder Salbe (1–1,5%-ig) bei entzündlichen Hautkrankheiten (Crippa 1978); sodann in der Kosmetik in Cremes für unreine und gerötete Haut, als Zusatz zu Mundwässern, Zahnpasten und Gesichtsmasken (Fey u. Otte 1985). In Form des besser wasserlöslichen Bernsteinsäurehalbesters (=Carbenoxolon) wird Glycyrrhetinsäure zur Ulkustherapie verwendet. Menge und Viskosität des Magenschleims wird erhöht, was einen verbesserten Schutz gegen die Säure bedeutet; bei Patienten mit Magengeschwür (*Ulcus ventriculi*) wird die Zeit bis zum Abheilen der Geschwüre verkürzt.

4.6.4.2 Süßholzwurzel

Herkunft. Süßholzwurzel besteht aus den getrockneten Wurzeln und Ausläufern süß schmeckender und gelb gefärbter Varietäten von *Glycyrrhiza glabra* L. (Familie: *Fabaceae*).
Glycyrrhiza glabra L. hat den Charakter einer Sammelart, die taxonomisch in mehrere Unterarten und Varietäten untergliedert wird. Da die taxonomische Untergliederung bisher nicht mit Unterschieden in der chemischen Zusammensetzung korelliert wurde, ist sie pharmazeutisch wenig interessant.

G. glabra ist eine mehrjährige, 1–1,5 m hohe, holzige Staude mit einem ausgedehnten Wurzelsystem, das aus Pfahlwurzeln, Nebenwurzeln und zahlreichen, meterlangen Ausläufern besteht. Die Laubblätter sind unpaarig gefiedert mit deutlich fiedernervigen, kurz stachelspitzen Blättchen in 4–8 Paaren. Aus den Blattachseln entspringen die aufrechten, 10–15 cm langen Blütentrauben mit 20–30 Einzelblüten, die (je nach Varietät) unterschiedlich gefärbt sein können (blaulila, violett, weiß-rosa).

Glycyrrhiza glabra liebt sandige Böden und findet sich auf Ödland, in ausgetrockneten Flußtälern und Überschwemmungsgebieten (Wolga). Natürliche Bestände sind so reichlich, daß es nur noch wenige Gebiete mit Süßholzkulturen gibt (in Spanien z. B. im Ebrustal bei Tortosa, in Italien auf Sizilien). Zur Ernte werden die Wurzeln und Ausläufer älterer Pflanzen – in Kulturen die der drei- bis vierjährigen Pflanzen – mit Hacken ausgerissen oder man pflügt den Boden um und sammelt die Wurzeln mit der Egge. Das Erntegut wird gewaschen und, wohl meist an der Luft, getrocknet.

Bezüglich der verschiedenen geographischen Herkünfte oder botanischer Varietäten machen die Arzneibücher keine Vorschriften. Der Handel unterscheidet:

- Spanisches Süßholz. Es stammt von der *var. typica* TEG. et HERD. und kommt in 14–20 cm langen, geraden Stücken auf den Markt; die Ware besteht aus mehr Ausläufern als aus Wurzeln. Der Geschmack ist süß, fast ohne einen bitteren Beigeschmack. Spanisches Süßholz muß nicht aus Spanien kommen; es genügt, wenn die Handelsware in Qualität und Aufmachung der spanischen Ware ebenbürtig ist.

- Russisches Süßholz stammt von der *var. glandulifera* WALD. et LIT.; es kommt in unregelmäßigen Stücken und meist geschält auf den Markt. Der Bruch ist stärker faserig. Der Geschmack ist zwar süß, doch weist er meist einen bitteren und auch kratzenden Nebengeschmack auf.

- Chinesisches Süßholz spielt auf dem europäischen Markt eine wichtige Rolle. Zur botanischen Herkunft liegen keine verläßlichen Angaben vor. Es kann sich um *Glycyrrhiza glabra* L. handeln, die in Kultur genommen wurde; auch um Sammelgut aus Wildbeständen, das von anderen *G.*-Arten, wie *G. pallida* MAXIM oder *G. uralensis* FISCH., stammt. Hinsichtlich der Qualität

entspricht das chinesische Süßholz annähernd dem russischen.
- Türkisches Süßholz gewinnt zunehmend Bedeutung, da es in seinen geschmacklichen Qualitäten dem besten Spanischen Süßholz ebenbürtig ist. Es stammt überwiegend von der *var. glandulifera*.

Sensorische Eigenschaften. Geruch: schwach, aber charakteristisch mit einer schwer zu beschreibenden Geruchsnote. Geschmack: auffallend süß, mit leicht bitterem Nebengeschmack, oft auch etwas kratzend.

Inhaltsstoffe

Vorbemerkung. Die Süßholzwurzel gehört zu den am intensivsten untersuchten Drogen mit dem Ergebnis, daß an die hundert Inhaltsstoffe beschrieben sind. Die Bedeutung vieler Untersuchungen ist schwer einzuordnen. Etliche dieser isolierten Stoffe sind bloße Artefakte, die bei der Aufarbeitung entstehen; in anderen Fällen ist die botanische Herkunft nicht gesichert, so daß nicht abzuschätzen ist, ob die betreffende Substanz in allen Sorten auftritt; und schließlich fehlen sehr oft Konzentrationsangaben, so daß es sich um bloße Spurenstoffe handeln könnte. Im folgenden sind nur mengenmäßig relevante Inhaltsbestandteile berücksichtigt.

Übersicht

- Kalium- und Kalziumsalze der Triterpencarbonsäure Glycyrrhizin (2–12%) (Abb. 4.39).
- Flavonoide (etwa 1%), darunter das gelb gefärbte Isoliquiritin und das isomere Liquiritin (s. Kap. 6.5.3).
- Zucker (etwa 15%), hauptsächlich Glukose und Saccharose.
- Stärke (25–30%).
- Aminosäuren (1–2%), hauptsächlich Asparagin.
- Mineralische Bestandteile (4–6%).

Analytische Kennzeichnung

- **Identitätsprüfung.** Versetzt man die gepulverte Droge mit 1 Tropfen konz. Schwefelsäure, färben sich die Pulverfragmente orangegelb, zahlreiche Fragmente langsamer rosarot. Erklärung. Protonierung des Carbonylsauerstoff im Isoliquiritin und Isoliquiritigenin führt zu einem mesomeriestabilisierten Kation, was mit einer bathochromen Verschiebung des Absorptionsmaximums verknüpft ist. Die zeitlich verzögert auftretende Rosafärbung dürfte von den Triterpenderivaten Glycyrrhizin bzw. Glycyrrhetinsäure herrühren, die in Analogie zu einer Liebermann-Burchard-Reaktion (s. Kap. 4.6.2) reagieren könnten.
- **Prüfung auf Reinheit.** die Droge wird mit verdünnter H_2SO_4-Lösung gekocht (Hydrolyse des Glycyrrhetins); Filtrieren, Hydrolyselösung mit Chloroform ausschütteln; einen vorgeschriebenen Volumenanteil zur halbquantitativen DC verwenden; Vergleich der Zonengrößen von Prüflösung und authentischer Glycyrrhetinsäure bekannter Konzentration. Nachweis auf der DC-Platte: Durch Fluoreszenzminderung im UV (254 nm) sowie durch blauviolette Anfärbung mit Anisaldehyd-Schwefelsäure.
- **Gehaltsbestimmung.** Es gibt eine Fülle von Vorschlägen. Einige beruhen darauf, die Liebermann-Burchard-Reaktion oder deren Variante nach Zlatkis-Zak (s. Kap. 4.6.2) direkt spektralphotometrisch auszuwerten; nach anderen Vorschlägen empfiehlt es sich eine Hydrolyse vorzuschalten, die Glycyrrhetinsäure in eine lipophile Phase überzuführen und erst dann die Umsetzung mit chromogenen Reagenzien durchzuführen.

Die Glycyrrhetinsäure kann auch mittels Hochdruckflüssigkeitschromatographie oder mittels DC von den Begleitstoffen der Hydrolyselösung abgetrennt und UV-spektralphotometrisch quantitativ bestimmt werden.

Das zuletzt genannte Verfahren der dünnschichtchromatographischen Isolierung der Glycyrrhetinsäure im Mikromaßstab und deren quantitative Messung beim Maximum $\lambda = 250$ nm, wurde in das DAB 9 (1986) aufgenommen.

Um die Verluste, die im Zuge der Isolierungsprozedur auftreten, zu kompensieren, wird in einem parallelen Analysengang mit einer Vergleichslösung, deren Glycyrrhizingehalt bekannt ist, analog verfahren: Die ermittelten Extinktionen verhalten sich wie die Konzentrationen.

Verwendung

- Als Schnittdroge zur Herstellung eines Infuses.
- Als Kombinationspartner in industriell hergestellten Teemischungen.
- Zur Herstellung von Süßholzextrakten. Es lassen sich unterscheiden: Süßholztrockenextrakte mit 9–12% Glycyrrhizin; dickflüs-

sige Süßholzextrakte (= *Succus Liquiritiae*) mit ebenfalls 9–12% Glycyrrhizin und Süßholzfluidextrakte. Der Fluidextrakt DAB 9, herstellbar durch Perkolation mit Ethanol 70%, ist normiert und enthält mindestens 4,0 und höchstens 6,0% Glycyrrhizin. Trockenextrakte stellt man heute bevorzugt mittels Sprühtrocknung her.

- Zur Herstellung der Lakritze. Ein altes Verfahren geht von frisch geernteten Wurzeln aus, die an Ort und Stelle verarbeitet werden. Das Erntegut wird zerkleinert und mit Wasser zu einem feinen, faserigen Brei zerrieben, der dann viele Stunden lang ausgekocht wird. Nach dem Kolieren und Absitzenlassen wird der Auszug in flachen Schalen über kleinem Feuer eingedickt. Heute erfolgt das Eindampfen in entsprechenden Verdampfern unter vermindertem Druck. Den noch warmen, zähflüssigen Extrakt gießt man in Formen, wo er erstarrt (*Succus Liquiritiae* in Blockform). Zur Herstellung der Stangenform (Lakritzen) wird die halbfeste Masse maschinell durch Düsen verschiedener Größe gepreßt und Stücke gewünschter Länge geschnitten.

Über Feuer eingedickter *Succus* hat gegenüber den durch Vakuumeinengung gewonnenen Präparaten einen geringeren Glycyrrhizingehalt (10–15% gegenüber 20–25%); auch ist der Anteil der glykosidisch gebundenen Flavonoide vermindert. Vakuumpräparate haben zudem eine hellere Farbe. Lakritzwaren bestehen nur zum geringen Teil aus Lakritze oder Süßholzextrakt (zu 5 bis vielleicht maximal 50%). Zur Herstellung wird Mehl verkleistert und mit Zucker, Stärkesirup, Gelatine und eingedicktem Süßholzsaft vermischt und eingedickt. Nach Formgebung (durch Gießen oder maschinelles Pressen) zu Stangen, Bändern oder Figuren wird nachgetrocknet.

Wirkung und Anwendung. Die Süßholzwurzel gilt als ein bewährtes Expektorans mit sekretolytischer und sekretomotorischer Wirkung. Zugleich wird vermutet, das Glycyrrhizin würde, vergleichbar den Saponinen oder dem Emetin, auf dem Reflexweg Schleimsekretion und Schleimtransport in den Bronchien erhöhen (Schmid 1983). Diese Wirkweise würde voraussetzen, daß Glycyrrhizin ein Saponin mit lokal reizenden Eigenschaften ist, was aber offensichtlich nicht zutrifft: Es wirkt im Gegenteil auf die Magenschleimhaut reizmildernd, wie seine Anwendung bei *Ulcus ventriculi* bezeugt (s. Kap. 4.6.3.1).

Kauen von Lakritze oder Lakritzenbonbons könnte den Hustenreiz beeinflussen, der vom Rachenraum und den oberen Luftwegen ausgeht. Durch willkürliches Schlucken läßt sich ein anbahnender Hustenstoß unterdrücken; vermehrte Speichelproduktion durch Lakritzenpräparate löst den Schluckreflex öfter aus (Walther 1979).

Zu der hustenreizstillenden Wirkung kommt möglicherweise eine zentral-antitussive Komponente: Am Versuchstier Katze hat die Glycyrrhetinsäure eine dem Codein vergleichbare Wirkung (Anderson u. Smith 1961).

Nützlich sind Süßholz und Süßholzextrakte als Geschmackskorrigenzien für Arzneimittel, die schlecht schmeckende oder Brechreiz hervorrufende Arzneistoffe enthalten, wie beispielsweise Ammoniumchlorid, Natriumjodid, Chinin oder Extrakt aus amerikanischer Faulbaumrinde. Der süße Geschmack kommt nur dem Glycyrrhizin, nicht aber dem Aglykon Glycyrrhetinsäure zu. Die Süßkraft hat den Wert $f_{sac} = 50$. Dies besagt, daß die Konzentration einer wäßrigen Glycyrrhizinlösung mit dem Wert 50 multipliziert werden muß, um die Konzentration einer isosüßen Saccharoselösung zu ergeben.

Unerwünschte Wirkungen sind nur bei Mißbrauch zu befürchten. Übermäßige Zufuhr kann zu einem Krankheitsbild führen, das dem primären Aldosteronismus sehr ähnlich ist. Beispiele (Martindale 1982): 100 g Lakritze pro Tag führte nach etwa 1 Woche bei einem 53 Jahre alten Mann zu Herzbeschwerden verbunden mit Bluthochdruck, Hypokaliämie, Ödem, Kopfschmerzen und allgemeiner Schwäche. Ein 51jähriger Mann aß täglich 70 g Lakritzenstangen; er kam mit ähnlichen Beschwerden nach 2 Monaten ins Krankenhaus.

Dosierung. 3 × täglich: 1,0–2,0 g Droge pro Tasse Wasser als Infus oder 0,5–1,0 g Süßholzextrakt.

4.6.5 Phytosterole (= Phytosterine)

Unter Phytosterolen oder Phytosterinen versteht man die in höheren Pflanzen vorkom-

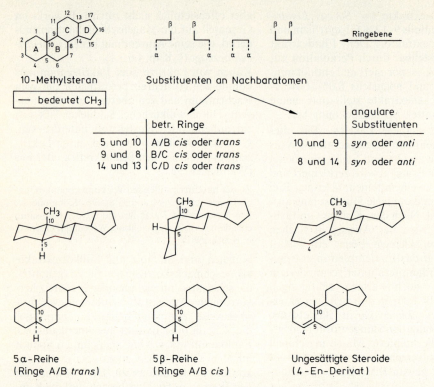

Abb. 4.40. Den Steroiden liegt das Sterangerüst (Cyclopentanoperhydrophenanthrengerüst) zugrunde. Es hat sechs in einer Reihe miteinander verbundene „asymmetrische" C-Atome (C-5, C-10, C-9, C-14 und C-13) so daß theoretisch 32 Enantiomerenpaare denkbar sind; allerdings sind in der Natur nur eine kleine Anzahl davon verwirklicht. Zur Kennzeichnung der relativen Konfiguration zweier benachbarter C-Atome verwendet man die Symbole *cis* und *trans*, wenn es sich um C-Atome handelt, die beiden Ringen gemeinsam sind; für die *cis*-Stellung benachbarter angularer Substituenten ist die Bezeichnung *syn*, für die *trans*-Stellung das Präfix *anti* in Gebrauch.

Die *cis*- oder *trans*-Stellung beliebig anderer (nicht benachbarter) Substituenten wird in bezug auf die Methylgruppe an C-10 festgelegt: α bedeutet *trans*-Stellung, β bedeutet *cis*-Stellung.

Untere Hälfte: Die Reihe mit der Verknüpfung der Ringe A und B in *trans*-Stellung wird auch als 5α-Reihe bezeichnet; die Reihe mit der Verknüpfung in *cis*-Stellung als 5β-Reihe. Einführung einer Doppelbindung in 4,5-(oder 5,6-)Stellung führt zu ungesättigten Steroiden

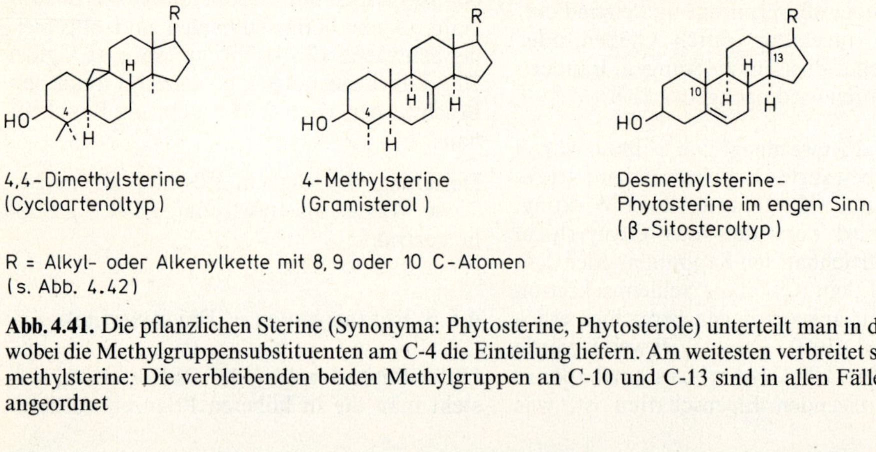

R = Alkyl- oder Alkenylkette mit 8, 9 oder 10 C-Atomen
(s. Abb. 4.42)

Abb. 4.41. Die pflanzlichen Sterine (Synonyma: Phytosterine, Phytosterole) unterteilt man in drei Klassen, wobei die Methylgruppensubstituenten am C-4 die Einteilung liefern. Am weitesten verbreitet sind die Desmethylsterine: Die verbleibenden beiden Methylgruppen an C-10 und C-13 sind in allen Fällen β-ständig angeordnet

menden Sterole (= Sterine), das sind Verbindungen, welche dem Prototyp aller Sterine, dem Cholesterin nahe stehen. Cholesterin ist ein C_{27}-Steroid; dabei entfallen 17 C-Atome auf das tetrazyklische Ringsystem, zwei C-Atome auf die beiden β-Methylgruppen an C-10 und an C-13 und 8 C-Atome auf die Alkylseitenkette an C-17. Die Mehrzahl der in höheren Pflanzen vorkommenden Sterole enthalten eine C_{10}-Seitenkette und die Mehrzahl der in Pilzen vorkommenden Sterole einen C_9-Rest. Daher teilte man früher die Sterole ein in die C_{27}-Zoosterine, die C_{28}-Mykosterine und in die C_{29}-Phytosterine. Diese Unterteilung hat ihren Sinn verloren, seitdem auch in höheren Pflanzen C_{27} und C_{28}-Sterole gefunden worden sind. Beispielsweise ist in *Solanum*- und *Nicotiana*-Arten nicht wie üblich Sitosterol, sondern Cholesterol das Hauptsterol. Auch viele Rotalgen synthetisieren und speichern bevorzugt Cholesterol.

Vorkommen. Sterole wurden aus allen nur denkbaren Organen und Geweben isoliert: Aus Blättern, Stengeln, Wurzeln, Blüten, Früchten, Samen. Die Hauptmenge ist in den intrazellulären Organellen und in den Plasmamembranen lokalisiert.

Als Bestandteil von Biomembranen kommt den Sterolen eine wichtige Funktion zu. Man vermutet, daß sie mit den Phospholipiden in Wechselwirkung treten und auf diese Weise die Membran stabilisieren und/oder deren Permeabilität kontrollieren. Jedenfalls kommt es nach Einwirkung von Polyënantibiotika, die mit Sterinen Komplexe bilden, zu einem Leckwerden der Zellen, das durch Zugabe von Sterolen behebbar ist (Mudd u. Kleinschmidt 1970).

Präparativ oder im technischen Maßstab gewinnt man Phytosterine am bequemsten aus dem sogenannten unverseifbaren Anteil von Pflanzenfetten bzw. Pflanzenölen. Der Anteil liegt zwischen 0,1 und 1%. Die Art des Sterins sowie das Mengenverhältnis bestimmter Sterine zueinander (Quotient aus Stigmasterin/Campesterin) ist für ein bestimmtes Pflanzenfett charakteristisch.

Sitosterin. Die Handelsprodukte sind nicht einheitlich. Für arzneiliche Zwecke geeignete Präparate müssen mindestens 95% Gesamtsterine enthalten und mindestens 85% ungesättigte Phytosterine, berechnet als β-Sitosterin. Die Substanz stellt ein weißes, geruch- und geschmackloses Pulver dar; unlöslich in Wasser, etwas löslich in Ethanol, gut löslich in Chloroform.

Als Rohstoff zur Gewinnung von β-Sitosterol kommen das Baumwollsaatöl und das Wachs des Zuckerrohrs in Frage. Sojabohnenöl enthält 0,2% Sitosterine, hauptsächlich γ-Sito-

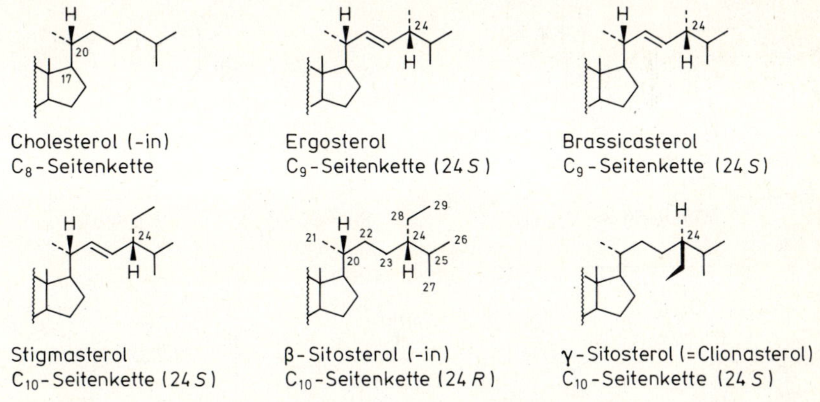

Cholesterol (-in)
C_8-Seitenkette

Ergosterol
C_9-Seitenkette (24 S)

Brassicasterol
C_9-Seitenkette (24 S)

Stigmasterol
C_{10}-Seitenkette (24 S)

β-Sitosterol (-in)
C_{10}-Seitenkette (24 R)

γ-Sitosterol (=Clionasterol)
C_{10}-Seitenkette (24 S)

Abb. 4.42. Variation der C-17 Seitenkette. Grundkörper der Reihe sind Steroide mit einer C_8-Seitenkette, wie sie im Cholesterol vorliegt. Die in Pilzen vorkommenden Sterine („Mykosterine") haben eine C_9-Seitenkette (z. B. das Ergosterol), doch kommen Vertreter auch in höheren Pflanzen vor (z. B. das Brassicasterol). Die Mehrzahl der in höheren Pflanzen vorkommenden Phytosterine ist am C-17 mit einer C_{10}-Seitenkette substituiert. Die Ethylsubstitution der C_8-Kette erfolgt, wie nähere Biosynthesestudien ergaben, in zwei Schritten, durch sukzessive Übertragung von Methylgruppen. Weitere Variation ist gegeben durch die Einführung einer Doppelbindung und durch die Konfiguration am C-24 (β bzw. γ-Sitosterol).
Hinweis. Man achte auf die Numerierung der Seitenkette. Der Ethylseitenrest erhält die Ziffern 28 und 29, Positionen, die bei der Zählung der kürzerkettigen Steroide freigelassen werden (s. auch Abb. 4.35; betr. Bezifferung des 5α-Cucurbitacins)

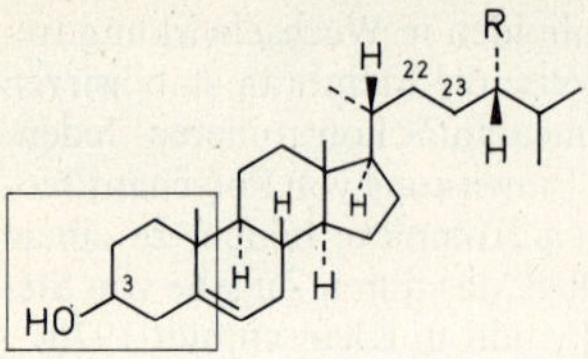

R = C$_2$H$_5$: β-Sitosterol; C$_{29}$H$_{50}$O
R = CH$_3$: Campesterol C$_{28}$H$_{48}$O

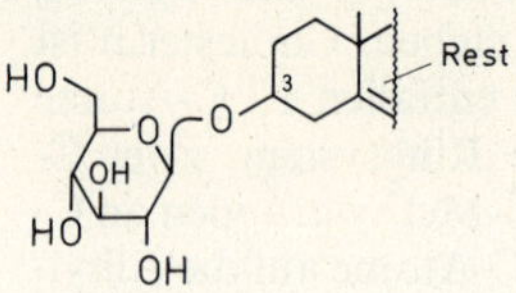

Sitosteryl-glucosid

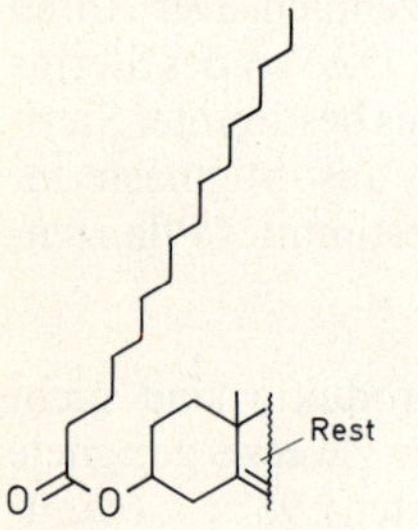

Sitosterylpalmitat

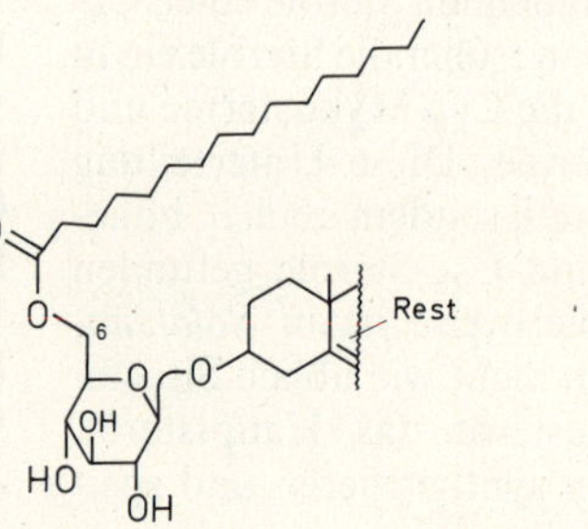

6-O-Palmitoyl-β-D-glucosyl-sitosterol

Abb. 4.43. β-Sitosterol ist ein vermutlich in allen grünen Pflanzen vorkommendes Phytosterin. Weit verbreitet ist auch das chemisch nahe verwandte Stigmasterol (= 22,23-Dehydro-β-Sitosterol) sowie das Campesterol (= 29-nor-β-Sitosterol). Phytosterole kommen in sehr unterschiedlicher Bindung vor: als D-Glucoside, als Fettsäureester und als 6-Acylglucoside

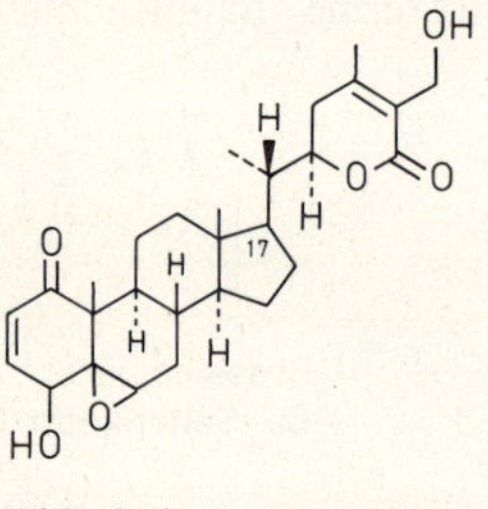

Withaferin A; C$_{28}$H$_{38}$O$_6$

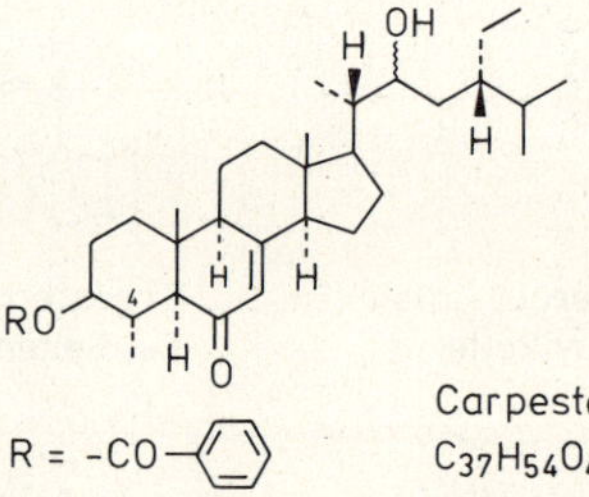

R = -CO-⌬

Carpesterol; C$_{37}$H$_{54}$O$_4$

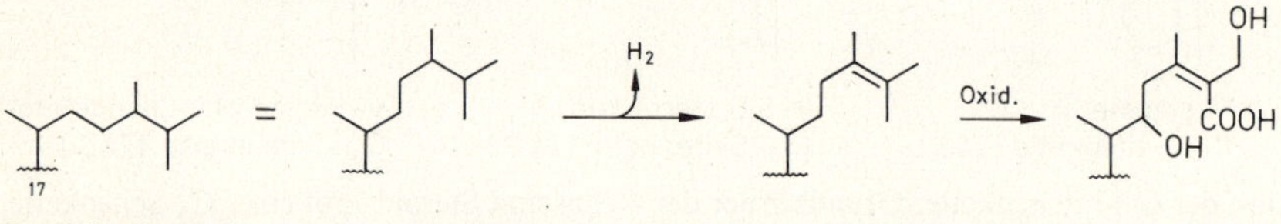

C$_9$-Seitenkette

Abb. 4.44. Withaferin A ist ein oxidativ modifiziertes Phytosterin mit einer C$_9$-Seitenkette (Typus: Brassicasterol, Abb. 4.41). Die 22-OH und das 27-Carboxyl bilden einen sechsgliedrigen Laktonring aus; das Vorkommen in *Withania*-Arten zusammen mit dem Laktonmerkmal, das in der Chemie durch das Suffix „-olid" gekennzeichnet wird, hat der ganzen Stoffgruppe den Namen Withanolide eingebracht. Im Carpesterol, einem Steroid der 4-Methylklasse mit einer C$_{10}$-Seitenkette ist die Oxidation weniger weit fortgeschritten. Beiden Stoffen gemeinsam ist eine *s-trans*-Enongruppe, wie sie auch im Cortison und Corticosteron auftritt (allerdings in 4-En-3-on-Stellung)

sterin (Abb. 4.42), d. i. das 24-Epimere des β-Sitosterins.

Sitosterin (β- oder γ-) wird nach *peroraler* Gabe zu nur etwa 5% resorbiert. Es hemmt kompetitiv die Resorption von Cholesterin, und zwar sowohl die des exogenen, mit der Nahrung zugeführten Cholesterins, als auch die Rückresorption des aus dem enterohepatischen Kreislauf stammenden Cholesterins. Auf diese Weise kann es zu einer Senkung des Serumcholesterinspiegels kommen. Um diesen Effekt zu erzielen, sind Tagesgaben von mindestens 9 g (3 × täglich 3 g) erforderlich. Als unerwünscht können Appetitmangel sowie Magen-Darmstörungen auftreten.

In Tagesgaben von etwa 50 Milligramm soll Sitosterin bei der Behandlung der benignen Prostata-Hyperplasie sowie des Weichteilrheumatismus wirksam sein (Pegel 1984; Pegel u. Walker 1984). Bei der weiten Verbreitung von Sitosterin in höheren Pflanzen nimmt der Mensch mit der täglichen Nahrung Sitosterin in weit höheren Konzentrationen auf, so daß es erstaunlich ist, daß sich mit einer Zufuhr in therapeutischer Absicht klinische Erfolge erzielen lassen (Kraft 1981).

Stigmasterin (Stigmasterol). Es unterscheidet sich vom β-Sitosterin durch eine Doppelbindung in der Seitenkette. Im Vergleich zu Sitosterin erleichtert dies den chemischen Abbau der Kette, weshalb Stigmasterin als Ausgangsmaterial zur Partialsynthese von Hormonen von Interesse ist. Es kommt mit den Sitosterinen, denen es in seinen physikalischen Eigenschaften weitgehend ähnlich ist, vergesellschaftet vor, beispielsweise im unverseifbaren Anteil des Sojabohnenöls.

Beispiele für oxidierte Phytosterine. In jeder Stoffgruppe kommen neben den sauerstoffarmen Derivaten mehr oder weniger stark oxidierte Vertreter vor, die in der Regel biologisch und pharmakologisch aktiv sind. Auch bei den Phytosterinen finden sich entsprechende O-Varianten, wofür als Beispiel Withaferin A und Carpesterol angeführt seien.

Withaferin A ist ein Vertreter der Withanolide (Abb. 4.44). Withanolide kommen in *Withania*-Arten vor, ausdauernden Gewächsen, die mit den *Solanum*-Arten botanisch-taxonomisch eng verwandt sind (Familie: Solanaceae). *Withania somnifera* DUN., die in Nordafrika, Äthiopien, Südafrika und Indien vorkommt, wird in der Volksmedizin dieser Länder verwendet. Zubereitungen aus getrockneten Wurzeln seien nützlich als Adjuvans bei Tuberkulose; auch als sexuelles Stimulans sowie in Kombination mit weiteren Drogen bei Trigeminusneuralgien (alle Angaben nach Lewis u. Elvin-Lewis 1977).

Withaferin A und chemisch ähnliche Withanolide zeigten in Laborstudien antiarthritische, antiphlogistische und antibakterielle Effekte.

Carpesterol wurde aus den Früchten mehrerer *Solanum*-Arten isoliert. In reiner Form farblose Kristalle, die sich in Wasser und in Alkohol sehr schlecht lösen. Im Rattenpfotenödemtest war es wesentlich wirksamer als Hydrocortison und Withaferin A (Bhattacharya et al. 1980):

	ED_{50} [mg/kg]	LD_{50} [mg/kg] i.p.
Carpesterol	0,9	500 ± 8
Withaferin A	12,0	110 ± 5
Hydrocortison	14,0	

4.6.6 Cucurbitacine

Cucurbitacine sind C_{30}-Steroide der 4,4-Dimethylklasse, die gehäuft in Pflanzenarten aus der Familie der Kürbisgewächse (Familie: *Cucurbitaceae*) auftreten. Sie stehen biogenetisch dem Cycloartenol nahe (Abb. 4.45); dessen Cyclopropanring ist geöffnet, aber so, daß die Methylgruppe an C-9 steht. Durch diese formale Verschiebung der 10ständigen Methylgruppe in die 9β-Position unterscheiden sich die Cucurbitacine von allen übrigen Sterinen. Die weitere Variation besteht in dem Reichtum der Cucurbitacine an O-Funktionen, ein Merkmal, das mit Reaktionsfreudigkeit und hoher biodynamischer und pharmakologischer Aktivität korreliert zu sein pflegt.

Vorkommen. Außer in Cucurbitazeen (Tabelle 4.3) sporadisch in Arten der folgenden Familien: *Begoniaceae, Brassicaceae* (Cruciferae)*, Datiscaceae, Euphorbiaceae* und *Scrophulariaceae* (hier im Gottesgnadenkraut = *Gratiola officinalis*). Sie können in jedem Organ – Wurzel, Stengel, Blatt, Früchten, Samen – gespeichert sein.

Chemische Eigenschaften. Die Cucurbitacine liegen im lebenden Gewebe als 2-O-Glykoside

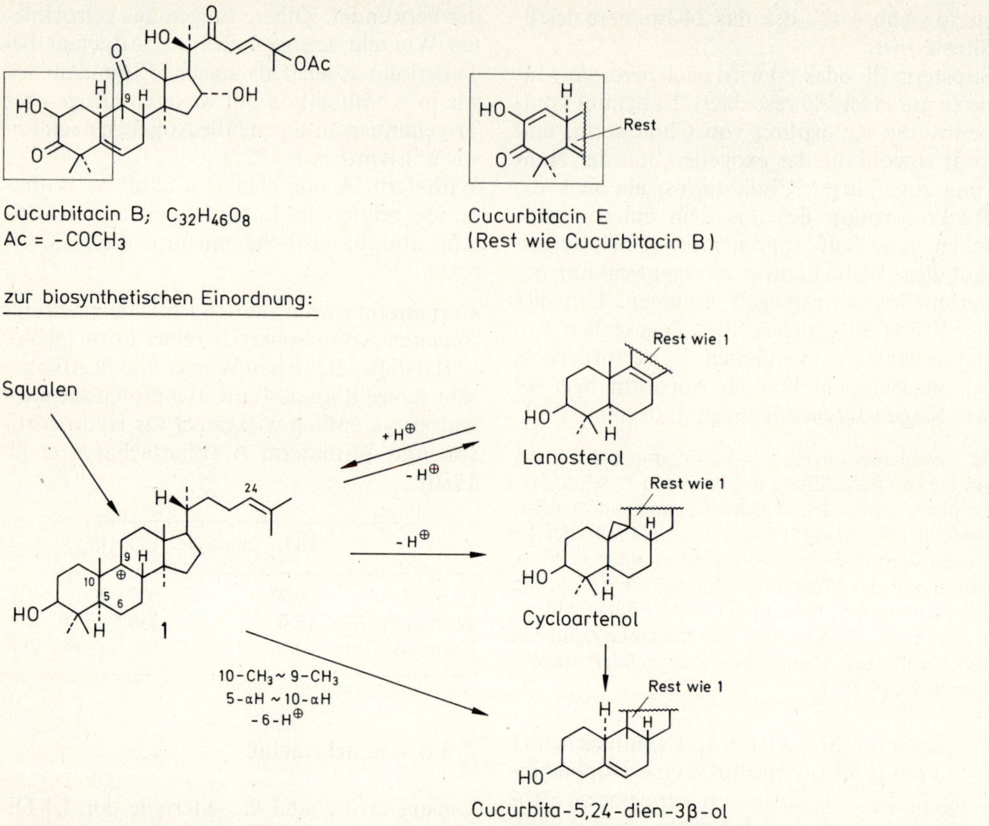

Cucurbitacin B; $C_{32}H_{46}O_8$
Ac = $-COCH_3$

Cucurbitacin E
(Rest wie Cucurbitacin B)

zur biosynthetischen Einordnung:

Squalen

Lanosterol

Cycloartenol

$10-CH_3 \sim 9-CH_3$
$5-\alpha H \sim 10-\alpha H$
$-6-H^{\oplus}$

Cucurbita-5,24-dien-3β-ol

Abb. 4.45. Die Cucurbitacine sind „echte" Sterine insofern, als sie in enger biosynthetischer Beziehung zu den beiden Grundkörpern der Sterine, dem Lanosterol und dem Cycloartenol stehen: Ein hypothetisches Carbeniumion 1 könnte sich in dreifacher Weise durch Abspaltung eines Protons stabilisieren. Das Cucurbita-5,24-dien-3β-ol, von dem sich die bisher bekannten, etwa fünfzig Cucurbitacine durch Oxidations- und Dehydrierungsreaktionen herleiten lassen, wurde bisher noch nicht als Pflanzeninhaltsstoff nachgewiesen

vor, die schwer kristallisierbar sind. Die nach Enzymeinwirkung (Elasterase, eine β-Glucosidase) sich bildenden Aglykone sind hingegen kristallisierfreudig. Farblose Kristalle, die sich gut in Ethanol lösen. Die Lösungen können die Ebene des polarisierten Lichtes nach rechts drehen (Cucurbitacin B) oder sie sind linksdrehend (z. B. Cucurbitacin E). In Gegenwart von Schwefelsäure (Tüpfelreaktion, als Sprühreagens, Lösung) werden Cucurbitacine intensiv rot oder rotviolett. Nach ihrem Verhalten Fe(III)-Salzen gegenüber läßt sich ein Diosphenoltyp (Fe(III)-positiv, z. B. Cucurbitacin E) von einem α-Ketoltyp (Fe(III)-negativ z. B. Cucurbitacin B) unterscheiden.

Dünnschichtchromatographie von Drogen, die Cucurbitacine führen (Gmelin 1967). Extraktion mit Wasser, mehrere Stunden belassen (zur Enzymeinwirkung), Extraktion mit Chloroform; DC auf Kieselgel (Fließmittel: Chloroform-Ethanol 180+20); Nachweis durch Besprühen mit Vanillin-Phosphorsäure (Violettfärbung) und/oder $FeCl_3$-Lösung (Braunfärbung).

Biologische Wirkungen. Die Cucurbitacine weisen durchweg einen bitteren Geschmack auf. Sie wirken lokal reizend, insbesondere auf die Schleimhäute des Magen-Darmtraktes. Darauf beruht die frühere Anwendung der Koloquinten und der roten Zaunrübe als Emetikum, als drastisches Purgiermittel und als Emmenagogum.
Cucurbitacine wirken zytostatisch und hemmend auf das Wachstum von experimentell erzeugten Tumoren (Misra u. Pandey 1981).

Tabelle 4.3. Übersicht über Drogen und ihre Stammpflanzen, welche Cucurbitacine enthalten

Pflanzenart	Droge	Anmerkung
Bryonia cretica L. (Synonym: *B. dioca* JACQ) (Rote Zaunrübe)	Frische oder getrocknete Wurzel	Früher als drastisches Purgans verwendet (ED, 1 g); in der Homöotherapie als D2 bis D3 bei chronischer Appendizitis und bei akutem Gelenkrheuma; als D4 bei Bronchitis, insbes. am Beginn
Citrullus colocynthis SCHRADER (Koloquinthe)	Geschälte Beerenfrüchte mit Samen	Als drastisches Abführmittel (ED=0.05 g oder 30 Tropfen der Tinktur [1:10]); früher gegen Ungeziefer verwendet.
Ecballium elaterium (L.) A. RICH. Spritzgurke)	Die unreifen Früchte frisch oder der eingetrocknete Fruchtsaft unreifer Früchte (= *Elaterium*)	Dosen von 5–10 mg wirken drastisch abführend. In der vornaturwissenschaftlichen Medizin als Ableitungsmittel bei zerebralen Erscheinungen, insbes. drohender Apoplexie.
Luffa purgans MART. (Synonym: *L. operculata* COGN.)	Früchte	In der Homöopathie als Heuschnupfenmittel

Kleine Dosen über längere Zeiträume gegeben, wirken bei Mäusen fertilitätshemmend (Shohat et al. 1972). Auch auf Insekten und Würmer wirken die Cucurbitacine toxisch; man verwendete Koloquinten früher als Wurmmittel sowie zur Ungezieferbekämpfung. Andererseits gibt es in der freien Natur bestimmte Käfer (*Diabrotica undecimpunctata*), welche auf Kürbisgewächse spezialisiert sind und die von Cucurbitacinen geradezu angelockt werden (Chambliss et al. 1966).

Citrullus colocynthis soll von den Arabern volkstümlich „Pflanzentod" genannt werden, weil alle anderen Kräuter, die in der Nähe wachsen, absterben (Leeser 1971). Vielleicht besteht ein Zusammenhang zu dem Nachweis, daß Cucurbitacine hochaktive Gibberellinantagonisten sind (Guha u. Sen 1973).

4.6.7 Saponine (Saponoside)

4.6.7.1 Begriffsbestimmung

Unter Saponinen (Saponosiden) versteht man glykosidische Pflanzeninhaltsstoffe, die, in Wasser gelöst, ähnlich wie Seifen beim Schütteln einen haltbaren Schaum geben, auf Öle emulgierend und auf Suspensionen stabilisierend wirken. Saponine sind optisch aktiv. Sie weisen eine besondere Affinität zu Cholesterin auf; die Spirostanol-Cholesterinkomplexe sind in 96%igem Ethanol sehr schwer löslich, so daß man wechselseitig Spirostanol oder Cholesterin aus alkoholischen Lösungen ausfällen kann. Viele Saponine vermögen noch in großer Verdünnung rote Blutkörperchen aufzulösen (hämolytische Aktivität). Für Fische, Kaulquappen und andere im Wasser lebende Tiere sind Saponine toxisch. Fische sterben an Hydrämie, weil es zu einer pathologischen Permeabilitätserhöhung der Kiemenepithelien kommt. Viele Saponine wirken antimikrobiell, vornehmlich gegen niedere Pilze.

Saponine schmecken kratzend und/oder bitter. Als Staub reizen sie zum Niesen; auch können sie Tränenfluß und Augenentzündungen hervorrufen. Viele Saponine haben zelltoxische Eigenschaften und wirken, intramuskulär oder subkutan appliziert, gewebsschädigend und lokal entzündungserregend.

Die aufgezählten Eigenschaften treffen nicht auf sämtliche Saponine in gleichem Maße zu. Es gibt zahlreiche Ausnahmen; in einigen Fällen, wie z. B. beim Glycyrrhizin, wird man nur sehr bedingt von einem Saponin sprechen können. Auf der anderen Seite gibt es Stoffe, wie Digitoxin und Digoxin, die mit den Saponinen viele Eigenschaften teilen, die aber wegen ihrer spezifischen Wirkungen nicht zu den Saponinen gezählt werden. Der Saponinbegriff ist somit nicht präzise definiert.

4.6.7.2 Vorkommen, chemische und physikalische Eigenschaften, Einteilung

Saponine sind im Pflanzenreich außerordentlich weit verbreitet, und zwar rechnet man, daß etwa drei von vier Pflanzenarten Saponine führen. Der Konzentrationsbereich von 0,1–30%, in der sie enthalten sind, ist, verglichen mit den Konzentrationen anderer sekundärer Pflanzenstoffe, sehr hoch. Lokalisiert sind sie in noch lebendem Gewebe, im allgemeinen wohl als Lösungsbestandteil des Zellsaftes. In einer bestimmten Pflanzenart und einem bestimmten Pflanzenorgan treten Saponine oft als komplizierte Mischung zahlreicher meist schwer trennbarer Einzelverbindungen auf.

Saponine sind in Wasser molekular- oder kolloidaldispers löslich; sie lösen sich gut in Mischungen von Wasser mit Methanol oder Ethanol; sie sind unlöslich in Lipoidlösungsmitteln wie Ether, Chloroform oder Petrolether. Duch Kochen mit verdünnter Mineralsäure (Hydrolyse) zerfallen sie in einen Geninteil (= Sapogenin) und in 1–12 Mol Monosaccharid. Ein Teil der Saponine enthält, esterartig gebunden, aliphatische Karbonsäuren, die durch Verseifung abspaltbar sind.

Die Glykosidnatur der Saponine läßt sich durch das Suffix „osid" ausdrücken, weshalb man dem französischen Sprachgebrauch folgend treffender von *Saponosiden* spricht.

Die Sapogenine sind, zum Unterschied von den Saponinen, unlöslich in Wasser und leicht löslich in absolutem Ethanol, zumeist auch in Ether und Chloroform.

Die chemische Konstitution der Sapogenine liefert für Saponine ein Einteilungsprinzip. Gemäß der Geninstruktur unterscheidet man die drei Gruppen:

- Triterpensaponine (Abb. 4.46),
- Steroidsaponine (= Spirostanolsaponine s. Abb. 4.56),
- Steroidalkaloidsaponine (Abb. 4.60).

Innerhalb jeder Gruppe unterscheidet man zwei verschiedene Typen:

- Monodesmoside („Einketter"), Saponine, die nur eine einzige Zuckerkette tragen, und
- Bisdesmoside („Zweiketter") mit zwei unabhängigen Zuckerketten.

Gebräuchlich ist auch die Einteilung der Saponine in neutrale, saure und basische Saponine. Dabei sind die Spirostanolsaponine immer neutral, die Steroidalkaloidsaponine immer basisch, während die Triterpensaponine entweder neutral oder sauer sein können. Der saure Charakter kann auf der Anwesenheit einer freien Carboxylgruppe im Triterpenteil beruhen oder darauf, daß der Zuckerteil eine Uronsäure enthält (Glycyrrhizin, s. Abb. 4.39).

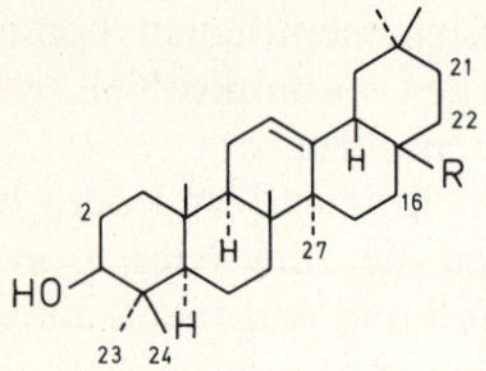

R	Weitere OH	Trivialname
CH$_3$	24	Sojasapogenol C
CH$_3$	24, 21α	„ B
CH$_2$OH	16α	Primulagenin A
CH$_2$OH	2α, 23	Barringtogenol A
CH$_2$OH	16α, 21β, 22α	„ C
CH$_2$OH	16α, 21β, 22α, 24	Protoaescigenin
CHO	16α	Primulagenin D
CHO	16α, 22α	Priverogenin A

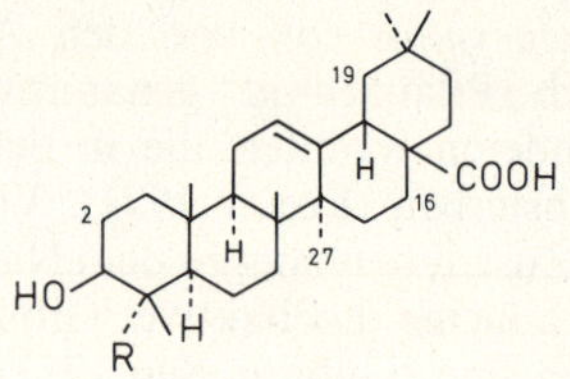

R	Weitere OH	Trivialname
CH$_3$	—	Oleanolsäure
CH$_3$	16α	Echinocystsäure
CH$_3$	19α	Siaresinolsäure
CH$_2$OH	—	Hederagenin
CH$_2$OH	2β, 16α	Polygalasäure
COOH	—	Gypsogensäure
COOH	2β	Medicagensäure
COOH	2β, 16α	16-Hydroxymedicagensäure
COOH	2β, 27	Presenegin

Abb. 4.46. Übersicht über pentazyklische Triterpensapogenine vom Typus der 12,13-Dehydro-Oleanane: linke Formel: neutrale, rechte Formel: saure Vertreter

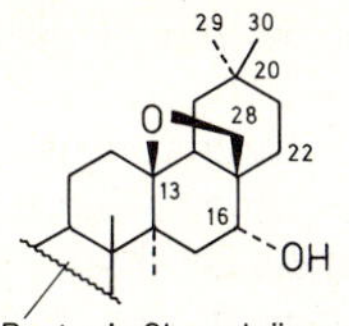

4.6 Triterpene einschließlich Steroide

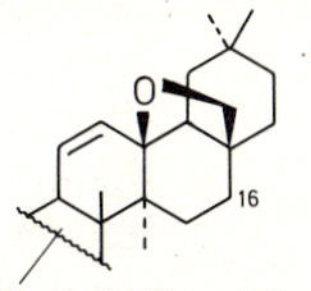

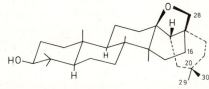

	weitere Substituenten	Saikogenine	OH
Protoprimulagenin A	—	E	16β
Priverogenin B	22α-OH	F	16β, 23
Cyclamiretin A (Aglykon des Cyclamins)	30-CHO	G	16α, 23

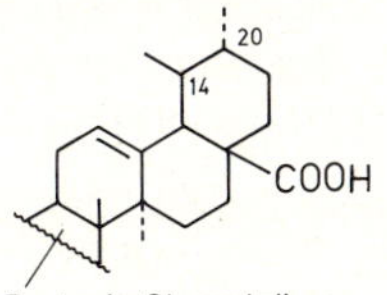

Trivialname	weitere Substituenten
Ursolsäure	—
Chinovasäure	27-COOH
Madasiatsäure	2α-OH, 23-OH
Asiatsäure	2α-OH, 23-OH
Tormentsäure	2α-OH, 19α-OH
Madecassiasäure	2α-OH, 6β-OH, 23-OH

Konformationsformel (16-Desoxy-protoprimulagenin A)

Abb. 4.47. Übersicht über pentazyklische Triterpensapogenine (Fortsetzung). Eine 13-β-OH kann mit der β-28-CH$_2$OH einen Tetrahydrofuranring ausbilden. Wenn die Ringe A, B und C als die Hauptebene des Moleküls betrachtet werden, dann steht der Tetrahydrofuranring β-ständig nahezu senkrecht zu dieser Ebene; der Ring E ist α-ständig, vom Betrachter weg, angeordnet (die Konformationsformel ist die des 16-Desoxyprotoprimulagenin A). Die Saikosaponine aus der Wurzel von *Bupleurum falcatum* L. (*Apiaceae*) enthalten in Ring D eine Doppelbindung.
Die Ursolsäurederivate unterscheiden sich von denen der Oleanolsäure dadurch, daß anstelle der geminalen CH$_3$-Gruppen an C-20 die Methylgruppen vicinal, als 19β-CH$_3$ und als 20α-CH$_3$, angeordnet sind.
Cyclamiretin ist die Aglykonkomponente des Cyclamins, eines Saponins mit außerordentlich hoher Hämolysewirkung (s. Tabelle 4.6). Die an 3-OH angeheftete Zuckerkette ist verzweigt. Sie besteht aus D-Glucose (3 Mol), Xylose (1 Mol) und Arabinose (1 Mol)

Für Saponine, welche niedere Karbonsäuren an das Aglykon gebunden enthalten, hat sich die Bezeichnung Estersaponin eingebürgert (z. B. Aescin, s. Kap. 10.7.4).
In Saponinen wurden bisher folgende Monosaccharide als Bauelemente gefunden: D-Glucopyranose (Glc*p*), D-Galactopyranose (Gal*p*), D-Xylopyranose (Xyl*p*), D-Xylofuranose (Xyl*f*), L-Arabopyranose (Ara*p*), L-Arabofuranose (Ara*f*), L-Rhamnopyranose (Rha*p*), L-Fucopyranose (Fuc*p*) sowie die Uronsäuren D-Glucuronsäure (Glc*p*A) und D-Galacturonsäure (Gal*p*A). Im Gegensatz zu den herzwirksamen Glykosiden (s. Kap. 4.6.8) enthalten Saponine somit keine seltenen Zucker. Art und Anzahl der Monosaccharide, Reihenfolge und Verknüpfungsart variieren in vielfältiger Weise. Je nach Anzahl der monomeren Zuckerbausteine charakterisiert man Saponine als Mono-, Di-, Tri- oder Tetraoside; ab der Tetraosidstufe – man kennt Saponine mit bis zu 12 Zuckerbausteinen – spricht man auch von Oligosiden (oligosidischen Saponinen). In Oligosiden ist das endständige Monosaccharid sehr häufig eine Pentose. Die Verknüpfungsart der Zucker untereinander und an das Sapogenin ist acetalisch und zwar in der Regel α-L- oder β-D-glykosidisch. Hinsichtlich der Bindung Zucker-Sapogenin lassen sich 2 Fälle unterscheiden: Bindung an eine (meist sekundäre) Hydroxygruppe des Sapogenins oder esterglykosidisch an die OH-Gruppe eines Carboxyls (=Acylglykoside).

4.6.7.3 Analytik von Saponindrogen

Der qualitative Nachweis von Saponinen in Drogen wird, verschiedenen Arzneibüchern folgend (ÖAB, Ph. Helv., AB/DDR), durch die Schaumprobe und den Hämolyseversuch erbracht; die Prüfung auf Identität erfolgt dünnschichtchromatographisch.

- **Schaumprobe.** Eine bestimmte Menge der gepulverten Droge (0,5 g) wird im Reagenzglas mit 10 ml heißem Wasser übergossen. Nach dem Abkühlen wird 10 s lang kräftig durchgeschüttelt. Sind Saponine anwesend, so entsteht ein 1–10 cm hoher Schaumring.
- **Hämolyseversuch.** eine bestimmte Menge der gepulverten Droge (0,5 g) wird mit 50 ml blutisotonischer Phosphatpufferlösung (pH = 7,4) heiß extrahiert. Das Filtrat wird nach dem Abkühlen mit einer 2%igen Aufschwemmung von Rinderblut (Zitratblut) versetzt. Bei Anwesenheit von hämolytisch wirksamen Saponinen wird die Mischung klar und durchsichtig. Zum Phänomen der Hämolyse s. Kap. 4.6.7.4.
- **Dünnschichtchromatographie.** Die Arzneibuchmethoden zielen weniger auf bestmögliche Auftrennung eines bestimmten Saponingemisches – die dc Bedingungen müßten dann für jede Droge unterschiedlich sein – vielmehr steht der Nachweis im Vordergrund, daß eine ganz bestimmte Droge vorliegt: Neben den Saponinen werden daher bei der Auswertung der Chromatogramme auch Extraktivstoffe berücksichtigt, die keine Saponine darstellen.

Da es sich bei den Saponinen um vergleichsweise polare Stoffe handelt, kommen Trennbedingungen in Frage, die eine Verteilungschromatographie darstellen, auf Kieselgelplatten vorzugsweise die Oberphase des Gemisches n-Butanol-Eisessig-Wasser (40+10+50) als Fließmittel. Saure Saponine lassen sich besser in basischen Fließmittelsystemen trennen. Beispiel: DC der Süßholzwurzel nach Ph. Eur.: Oberphase von Essigsäureethylester-1N Ammoniaklösungs-Ethanol (60+27+13). Zum Sichtbarmachen der Zonen steht eine große Auswahl an Sprühreagenzien zur Verfügung: oxidierend wirkende Mineralsäuren, Lewis-Säuren, aromatische Aldehyde zusammen mit oxidierend wirkenden Säuren u. a. m. Das DAB 9 bevorzugt Anisaldehyd-Schwefelsäure. Die Saponinzonen färben sich wie folgt an: Aescin blauviolett, Ginsengsaponine grauviolett, Senegawurzelsaponine blau, Sarsaparillawurzelsaponine grün bis oliv, Ruscus-aculeatus-Saponine rotviolett.

Um nach der dc Auftrennung spezifisch die hämolysierend wirkenden Saponine zu orten, gießt man auf die DC-Platte Blutgelatinelösung auf, die nach dem Erkalten die Platte als einen Film überzieht. Aus den Saponinzonen diffundiert Saponin in die benachbarte Gelatineschicht und hämolysiert die dort befindlichen Erythrozyten, was sich durch Ausbildung eines durchsichtigen „Hofes" zu erkennen gibt.

Photometrische Wertbestimmung. In den Pharmakopöen finden sich zwei unterschiedliche Verfahren: ein spektralphotometrisches und ein kolorimetrisches.

Beim spektralphotometrischen Verfahren wird der zu messende Inhaltsstoff dünnschichtchromatographisch abgetrennt, die entsprechende Zone wird abgekratzt, der Stoff vom Adsorbens mit warmem Ethanol eluiert; das Eluat wird (nach Filtration) in einem Wellenlängenbereich von 200–214 nm gemessen.

Die kolorimetrische Methode des DAB 9 beruht auf der Farbreaktion mit Schwefelsäure in Eisessig entweder mit $FeCl_3$-Zusatz (Roßkastaniensamen) oder ohne Zusatz (Ginsengwurzel). Die Triterpene werden mit Methanol-Wasser aus der Droge extrahiert, durch Verteilen im System 0.1 N-Salzsäure – Butanol (oder Propanol) – Chloroform angereichert und der Rückstand der organischen Phase in Eisessig aufgenommen.

4.6.7.4 Saponine als Hämolysegifte, Hämolytischer Index, Strukturspezifität

Man versteht unter Hämolyse die Zerstörung der roten Blutkörperchen: Hämoglobin und die anderen Bestandteile der Erythrozyten ergießen sich aus dem Zellinneren in das umgebende Medium. Man unterscheidet verschiedene Arten der Hämolyse:

Mechanische Hämolyse. Sie erfolgt physiologischer Weise im gesunden Organismus nach einer Lebensdauer von ca. 120 Tagen, bedingt durch die mechanische Beanspruchung des Zirkulierens in den Gefäßen. Artifiziell tritt mechanische Hämolyse immer dann auf, wenn Erythrozytenkonzentrat durch sehr feine Kanülen mit automatischen Pumpen transfundiert wird. Daraus resultieren bestimmte

Risiken der Bluttransfusion und der Dialysatoren (künstliche Nieren).

Osmotische Hämolyse. Zum Verständnis dieses Phänomens muß man wissen, daß die Eiweißkonzentrationen im Erythrozyten höher ist als im umgebenden Plasma, ferner, daß die osmotische Wirkung der höheren Eiweißkonzentration durch eine niedrigere Konzentration von K^+-Ionen auskompensiert wird, und schließlich, daß die Erythrozytenmembran für Ionen durchlässig, für die hochmolekularen Eiweiße aber undurchlässig ist. Nach Ausgleich der extra- und intrazellulären Konzentrationsunterschiede der Ionen wird der kolloidosmotische Druckgradient – der intrazelluläre höhere Eiweißgehalt bleibt bestehen – voll wirksam. Wasser strömt vermehrt in die Zelle, die zuvor bikonkaven Erythrozyten werden kugelförmig und platzen schließlich.

Osmoseänderung kann auch *in vivo* zur Hämolyse führen. Beim Ertrinken in Süßwasser wird das Wasser rasch resorbiert, verdünnt das Plasma und verursacht intravaskuläre Hämolyse (Meerwasser ist deutlich hyperton, zieht Flüssigkeit aus dem Gefäßsystem heraus und vermindert das Plasmavolumen). Bei Infusionszwischenfällen mit destilliertem Wasser handelt es sich ebenfalls um eine rein osmotische Hämolyse. Die ersten Hilfsmaßnahmen betreffen Atmung und Kreislauf (Reanimation); bei der Therapie muß der Arzt aber auch die Auswirkung der Resorption von Wasser auf den Kreislauf berücksichtigen (Kleihauer 1978).
Die Toxizität gegenüber Fischen und anderen Kiementieren beruht auf einem vergleichbaren Phänomen. Saponine bewirken eine Permeabilitätserhöhung des Kiemenepithels, wodurch lebensnotwendige Ionen in das umgebende Milieu gelangen.

Membranhämolyse tritt ein als Folge der Einwirkung stofflicher Faktoren. Stoffe, welche die Erythrozytenmembran schädigen und hämolysierend wirken, bezeichnet man als Hämolysegifte. Zu den Hämolysegiften gehören u.a. bestimmte bakterielle Enzyme (Lysine von „hämolysierenden" Strepto- und Staphylokokken), Insekten- und Schlangengifte, auch einige Pilzgifte (z. B. die des Knollenblätterpilzes). Eine ganze Reihe chemischer Substanzen, darunter auch Arzneistoffe (Sulfonamide, Chloramphenicol, Phenacetin, Penicilline, Cephalosporine u.a.m.) können *in vivo* über unterschiedliche Mechanismen – immunologische und auch nichtimmunologische – eine Zerstörung von Erythrozyten hervorrufen.

In vivo und *in vitro* hämolysierend wirksam sind oberflächenaktive Stoffe, Seifen, synthetische Detergenzien und Saponine. Deren Wirkung beruht auf der Herabsetzung der Oberflächenspannung zwischen der wäßrigen und der Lipoidphase der Erythrozytenmembran. Die Lipoide werden emulgiert und aus der Membran herausgehoben (Weiss 1980). Durch die Membranlücken strömen Na^+-ionen und Wassermoleküle in die Zelle hinein, K^+-ionen aus der Zelle heraus, so lange, bis die Membran platzt und Hämoglobin in das Plasma übertritt.
In ähnlicher Weise können Lipoidlösungsmittel wie Chloroform oder Ether durch Herauslösen von Lipidanteilen der Membran zu Lecks und damit zur Hämolyse führen. Es ist wahrscheinlich, daß Saponine auch Bestandteile der Erythrozytenmembran – vor allem Cholesterin, möglicherweise auch Eiweiß – durch Komplexbindung herauslösen.

Bestimmung der hämolytischen Wirkung. Die *in-vitro*-Hämolyse wird ausgenutzt, um eine Art „Wertbestimmung", vielleicht besser biologische Standardisierung, von Saponinen und Saponindrogen durchzuführen. Ob Hämolyse eingetreten ist, erkennt man daran, daß eine zuvor undurchsichtige, deckfarbene Blutkörperchenaufschwemmung das Aussehen einer durchsichtigen Hämoglobin-Farbstofflösung annimmt. Da vielerlei Faktoren den Hämolysevorgang beeinflussen, muß das Verfahren genormt werden; Tagesschwankungen werden ausgeschaltet durch Vergleich mit einer Standardsaponinlösung. Das Standardsaponin wird aus den Wurzeln von *Gypsophila paniculata* L. (Familie: *Caryophyllaceae*) gewonnen; man teilt ihm *per definitionem* eine hämolytische Wirkung von 30 000 zu.
Die Hämolyseversuche werden in Reagenzgläsern mit frischem Rinderblut (defibriniert, 1:50 verdünnt) durchgeführt. Durch Reihenverdünnung wird die Grenzkonzentration bestimmt, welche eben noch Totalhämolyse bewirkt. Die hämolytische Aktivität (H.I.) errechnet sich nach der Formel:

$$\text{H. I. (hämolytischer Index)} = 30\,000\,\frac{a}{b}$$

Dabei bedeutet a = die Menge an Standardsaponin in Gramm, b = die Menge an Droge in Gramm oder einer Zubereitung in Milliliter, die vollständige Hämolyse hervorrufen. Beispiele für Anforderungen der Arzneibücher:

Droge	H. I.
Bruchkraut	>1 500
Primelwurzel	>2 500
Seifenrinde (Quillajarinde)	>3 000
Seifenwurzel	>1 200
Senegawurzel	>2 500

Über die hämolytische Aktivität einiger isolierter Saponine informiert die Tabelle 4.4.
Die Grenzwertbestimmung für Saponine wird nach der PhEur. mit Rinderblut durchgeführt. In das Ergebnis geht aber nicht die Hämolyseresistenz der Rindererythrozyten als alleiniger Faktor ein. Es wird dies deutlich, wenn die Hämolyseversuche mit einer Aufschwemmung von isolierten Rindererythrozyten wiederholt werden (Vogel u. Marek 1962):

Saponin aus	H. I.	
	Vollblut	Gewaschene Erythrozyten
Aesculus hippocastanus	102 000	430 000
Agrostemma githago	19 300	25 000
Cyclamen europaeum	158 000	247 000
Digitonin	74 000	73 900
Gypsophila-Arten	28 400	72 500
Hedera helix	103 000	262 000

Beim Aescin sind die Unterschiede besonders groß; beim Digitonin wiederum sind die Unterschiede nicht beobachtbar. Die Erklärung für dieses Inkrement H. I. (Erythrozyten im Vollblut minus isolierte Erythrozyten) ergibt sich aus dem unterschiedlichen Bindungsvermögen der individuellen Saponine an Bestandteile des Blutplasmas, hauptsächlich an Albumin, aber auch an Serumcholesterin und an Globuline.

Strukturspezifität. Zahlreiche, im übrigen „typische" Saponine zeigen eine nur sehr geringe oder fast gar keine hämolytische Aktivität (Glycyrrhizin, Sarsaparillosid; Tabelle 4.4). Zwischen Hämolysefähigkeit und Struktur der Saponine hat man empirisch einige Zusammenhänge gefunden. Danach ist die Hämolysefähigkeit an das Aglykon geknüpft. Während somit das Aglykon entscheidet, ob

Tabelle 4.4. Die hämolytische Aktivität hängt sehr stark von der An- oder Abwesenheit polarer Gruppen im Ring D oder E des Aglykonteils ab. Meßanordnung: vollständige Hydrolyse isolierter Erythrozyten (Tschesche u. Wulf 1973); vereinfacht

Saponine mit polarer Gruppierung in den Ringen D oder E	Zugehörige Saponine, deren polare Gruppen verestert oder glykosidiert sind
Aescinol (>4 000)	Aescin (400 000)
Hederacosid (>4 000)	α-Hederin (333 000)
Sarsaparillosid (>4 000)	Parillin (250 000)
Convallamarosid (>4 000)	Convallamarogenin-triglykosid (500 000)

Tabelle 4.5. Qualitative Angaben zur Hämolytischen Aktivität der verschiedenen Saponintypen

Saponintyp	Hämolytische Aktivität
Triterpensaponine	
Monodesmoside	
Neutrale	Sehr stark
Saure	Sehr schwach
Acylglykosen	Sehr schwach
Bisdesmoside	
Neutrale	Sehr schwach
Saure	Mittel bis stark
Steroide	
Monodesmoside	Sehr stark
Bisdesmoside	Sehr schwach
Alkaloide	Stark

überhaupt Hämolyse eintritt, beeinflussen Zahl, Anordnung und Stellung der Zucker die Wirkungsstärke innerhalb eines weiten Bereiches. Im allgemeinen findet man Maximum der Hämolyse bei 4–5 Zuckern; Verzweigungen verstärken den Effekt. Den Haupteinfluß üben Zucker aber aus, je nachdem ob sie mit dem Aglykon an nur einer Stelle (monodesmosidisch) oder an zwei Stellen (bisdesmosidisch) verknüpft sind. Durch die Anheftung einer zweiten Zuckerkette am „anderen" Molekülende gehen die Saponineigenschaften bei den Bisdesmosiden weitgehend verloren. Bei den Triterpensaponinen ist die hämolytische Aktivität auch dann stark herabgesetzt, wenn die Aglykone (und zwar die Ringe D und E) freie polare Gruppen tragen, wie z. B. eine Carboxylgruppe oder mehrere alkoholische

Tabelle 4.6. Hämolytische Aktivität einiger Saponine (Wulf 1968; verändert). Maßparameter: Hämolytischer Index (H.I.) bestimmt nach Pharm. Helv. V, bezogen auf Schweizer Standard-Saponin (H.I. = 25000) bei einer Blutverdünnung von 1:200

Saponin	Saponintyp	Strukturformel	Vorkommen	Hämolytischer Index
Gypsosid A	Triterpen, bisdesmosidisch, sauer	Abb. 4.49	Gypsophila-Arten	29300
α-Hederin	Triterpen, monodesmosidisch, sauer (durch Aglykon)	Abb. 4.48	Hedera helix (Blätter)	150000
Primulasaponin (Gemisch)	Triterpen, monodesmosidisch, sauer (durch Zucker)	Abb. 4.51	Primula elatior (Wurzel, Phizom)	50000
Aescin (Gemisch)	Triterpen, monodesmosidisch, Estersaponin (durch Aglykon)	Abb. 10.71	Aesculus hippocastanum (Samen)	98000
Glycyrrhizin	Triterpen, monodesmosidisch, sauer (durch Zucker und Aglykon)	Abb. 4.39	Glycyrrhiza-Arten (Wurzel)	< 2000
Cyclamin	Triterpen, monodesmosidisch, neutral	Abb. 4.47	Cyclamen europaeum (Knollen)	390000
Sarsaparillosid	Steroid, bisdesmosidisch, neutral	Abb. 4.57	Smilax-Arten (Wurzel)	< 2000
Digitonin	Steroid, monodesmosidisch, neutral	Abb. 4.56	Digitalis purpurea (Samen)	88000
Tomatin	Steroid, alkalisch (basisch)	Abb. 4.60	Solanum lycopersicon (Tomatenpflanze: Blätter)	170000

Gruppen. Veresterung dieser Gruppen führt zu Saponinen mit hoher hämolytischer Aktivität (Tabelle 4.4).

Qualitative Angaben zur hämolytischen Aktivität der verschiedenen Saponintypen sind in der Tabelle 4.5 zusammengestellt.

Die experimentell ermittelten Zusammenhänge zwischen Konstitution und Wirkung lassen sich vorerst theoretisch nicht interpretieren. Wenn die Hämolyse allein dadurch zustande käme, daß die Saponine starke Komplexe mit Cholesterin oder Albumin geben und dadurch diese Bestandteile aus der Erythrozytenmembran herauslösen, dann sollte zwischen Komplexbildungsvermögen und Hämolyse Parallelität bestehen. Gerade aber so schwache Komplexbildner wie Parillin und Cyclamin wirken exzeptionell stark hämolytisch.

Ob zwischen Oberflächenaktivität und Hämolyse Gesetzmäßigkeiten herrschen, läßt sich nicht sagen, da die Oberflächenaktivitäten der Saponine nicht systematisch gemessen worden sind.

4.6.7.5 Hinweise zur Pharmakokinetik, Toxikologie und Pharmakologie

Entgegen älteren Vorstellungen können Saponine nach *peroraler* Zufuhr aus dem Magen-Darm-Trakt heraus resorbiert werden; allerdings ist die Resorptionsquote in jedem Falle niedrig. Die oralen Wirkungsäquivalente sind von Tierart zu Tierart unterschiedlich; auch sind sie stark vom individuellen Aufbau des Saponins abhängig.

An Beispielen:

- Um einen bestimmten pharmakologischen Effekt zu erzielen (anti-exsudative Wirkung in der Granulombeutel-Methode) benötigt man von den Saikosaponinen die 10fache Menge, wenn sie den Ratten oral gegeben, als wenn sie intramuskulär injiziert werden (Yamamoto et al. 1975).

- α-Aescin wird aus dem Duodenum der Ratten zu 10–20% resorbiert. Maximale Blutspiegelwerte werden nach 1 h erreicht; die Elimination erfolgt auffallend rasch mit der Galle (etwa $2/3$) und mit dem Harn (etwa $1/3$), so daß sich keine hohen Blut- und Gewebespiegel aufbauen können (Henschler et al. 1971).

- Bei mehreren Tierarten, die man mit Sojabohnensaponinen fütterte, wurden im Blut keine Triterpene nachgewiesen. Die schlechte Resorbierbarkeit hat, so glaubt man, zwei Ursachen: die Bindung an Cholesterin während der Magen-Darm-Passage zu einer nichtresorbierbaren Komplexverbindung und die Zerstörung durch die Mikroflora (Anisimov u. Čirva 1980).

- Ginsengsaponine mit 3 Molekülen Zucker (Ginsenosid Rb_1; s. Abb. 10.37) werden aus dem Magen-Darm-Trakt der Ratte zu lediglich 0,1% resorbiert. Zuckerärmere Ginsenoside mit nur 2 Molekülen Zucker (Ginsenosid Rg_1; s. Abb. 10.37) werden etwas besser, und zwar mit einem Anteil von 2–20% der zugeführten Dosis (100 mg/kg KG) resorbiert (Odani et al. 1983). Da das Glykosidgemisch der Ginsengwurzel fast nur aus Glykosiden mit drei und vier Zuckern zusammengesetzt ist, resultieren aus den pharmakokinetischen Daten große Schwierigkeiten, eine Erklärung zu finden, wie beim Menschen systemische Wirkungen zustande kommen könnten.
- Steroidsaponinalkaloide sind wesentlich besser resorbierbar. Während beispielsweise bei den Ginsenosiden die orale LD_{50} (Ratte, Maus) größer ist als 5 g/kg KG, beträgt sie für Solasodin bloße 27,5 mg/kg KG (Maus). Tägliche Verabreichung von 15 mg/kg KG führen bei der Katze am achten Tage der Verabreichung zum Tod des Tieres (Turova et al. 1961).

Wegen der schlechten Resorbierbarkeit der Saponine führen beim Menschen orale Gaben von Saponinen in Dosen, die bei intravenöser Zufuhr Intoxikationen hervorrufen würden, nicht zu akuten Vergiftungserscheinungen. Wunden oder Entzündungen im Bereich des Rachens, Magens oder des Darmes bringen jedoch die Gefahr mit sich, daß größere Dosen als beim Gesunden in die Blutbahn gelangen.
Von besonderem Interesse ist es, ob eine Langzeitzufuhr von Saponinen unbedenklich ist. Einmal, weil Saponine enthaltende Arzneimittel (Ginsengpräparate) oft über lange Zeiträume genommen werden; sodann deshalb, weil Saponine in einigen unserer Lebensmittel enthalten sind, beispielsweise in Erdnüssen, im grünen Tee (0,04%) sowie in den Gemüsen: Spinat, Rote Beete und Spargel. Bockshornkleesamen von *Trigonella foenum-graecum* L., die 0,1–0,2% Steroidsaponine enthalten, sind ein viel verwendetes Gewürz – regelmäßiger Bestandteil von Curry und anderen scharfen Gewürzmischungen. In Äthiopien und in Ägypten setzt man Bockshornkleesamen dem Brot zu. Die Samen der Reismelde, *Chenopodium quinoa* WILLD., die in den Regionen über 3 500 m in Chile und Peru das Hauptnahrungsmittel für Millionen Menschen bilden, enthalten Saponine; allerdings entfernen die Indios die Hauptmenge der bitter schmeckenden Saponine durch Auswaschen der Meldensamen in alkalischen Lösungen. Ferner werden in den USA saponinhaltige Extrakte – aus *Quillaja saponaria* MOL. sowie aus *Yucca mohavensis* SARG. – wegen ihrer Eigenschaft, einen dauerhaften Schaum zu erzeugen – Limonaden und Bieren zugesetzt. (In der Bundesrepublik Deutschland ist jedoch die Verwendung von Saponinen als Zusatzstoff zu Nahrungsmitteln und Getränken verboten). Zu der Frage, ob kleine Saponinmengen bei lange dauernder Zufuhr Schädigungen hervorrufen, liegen somit seit Jahrhunderten durchgeführte Versuche vor, ohne daß je über schädigende Wirkungen berichtet wurde. Einschränkend muß allerdings hinzugefügt werden, daß eine chronische Giftwirkung durch bloße Empirie wesentlich schwieriger aufzudecken ist als eine akute Vergiftung.

Zur **Pharmakologie der Saponine** liegt eine Fülle von Untersuchungsergebnissen vor. Allerdings sind viele Versuchsanordnungen so angelegt, daß das Saponin dem Tier in hoher Dosierung – das sind Dosen, die außerhalb des therapeutischen Bereiches liegen – parenteral appliziert wird. In der therapeutischen Situation beim Menschen sind die angewandten Saponindosen niedrig, die Anwendungsart ist die *perorale* Gabe. Daher sind die experimentellen Untersuchungen mit Vorsicht zu interpretieren, wenn es darum geht, für jahrhundertelange Anwendung von Saponindrogen nach einer rationalen Begründung zu suchen.
Von den vielen Wirkungen, welche Saponinen zugeschrieben werden, können die folgenden ein praktisches Interesse beanspruchen: Saponine sollen resorptionsfördernd, expektorierend, diuretisch, ödemprotektiv und den Stoffwechsel beeinflussend wirken.
Die **resorptionsfördernde Wirkung** der Saponine wurde sehr eindrucksvoll, wie folgt gezeigt (R. Fischer et al. 1959). Für den Igel ist *per-*

orale Zufuhr des stark lokal reizenden und toxischen Cantharidins unschädlich, da offenbar nur ein sehr kleiner Bruchteil des Giftes vom Magen-Darm-Trakt aus resorbiert wird. Verabreicht man dem Igel mit dem Cantharidin gleichzeitig Saponin (Gypsophilasaponin in unschädlicher Dosis), so erkrankt das Tier schwer. Dabei steigt der Gehalt an Cantharidin in Leber, Galle, Niere und Blase durchschnittlich auf das Vierfache an. Eine resorptionsfördernde Wirkung der Saponine konnte ferner in Tierversuchen bei Strophanthin, Curarealkaloiden, Magnesiumsulfat und Ferrosalzen nachgewiesen werden (Kofler 1932). Wie der resorptionsfördernde Effekt der Saponine zustande kommt, ist nicht eingehend studiert. Es handelt sich aber wohl kaum um eine echte Änderung der physiologischen Resorptionsvorgänge. Wahrscheinlich spielen zwei Effekte eine Rolle. Die Änderung der Bioverfügbarkeit, indem die Teilchengröße von in Wasser schwer löslichen Arzneistoffen verkleinert wird, und der schleimhautirritierende Effekt, wodurch die Diffusion von Substanzen in die Blutbahn erleichtert wird.

Ob Saponine als Begleitstoffe in Ganzdrogenzubereitungen zur Resorption von Stoffen führen, die, in reiner Form appliziert, nicht oder kaum resorbierbar sind, über diese für die Anwendung von galenischen Arzneimitteln (Extrakten) in der Phytotherapie so wichtigen Frage, liegen keine systematischen Untersuchungen vor. Postuliert wird eine „Resorptionsverbesserung" u. a. für Flavone, Phytosterine und Kieselsäure.

Expektorierende Wirkung. Als Expektoranzien werden verwendet:

- Extrakte aus Efeublättern, Senegawurzel, Primelwurzel und der roten Seifenwurzel,
- die Saponinfraktion aus Gypsophila-Arten.

Expektoranzien (= auswurffördernde Mittel) sollen das „Aushusten" von Schleim oder Fremdstoffen aus dem Bronchialsystem erleichtern. Dabei unterteilt man in die Sekretomotorika, die den Abtransport des Schleimes fördern – dazu zählt das Ephedrin (es stimuliert die Zilienbewegung) –, und in die Sekretolytika, die den Schleim verflüssigen. Von den Saponinen wird postuliert, sie würden, gleich wie Emetin (s. Kap. 8.3.10), eine Sezernierung von Sekret durch die serösen Zellen der Bronchialschleimhaut reflektorisch, vom Magen aus, induzieren. Ein solcher Mechanismus impliziert, daß lokal irritierende Saponine in Dosen angewandt werden, welche die sensiblen Nervenbedingungen so stark erregen, daß tatsächlich das Vorstadium einer Nausea (= Nauseola) ausgelöst wird. Viele Fertigarzneimittel mit Saponindrogen dürften zu schwach dosiert sein, mit dem Ergebnis, daß heute die expektorierende Wirksamkeit von Saponinen vielfach in Zweifel gezogen wird.

Zur Definition der Expektoranzien gehört eigentlich die Einschränkung, daß darunter oral verabreichte Medikamente zu verstehen sind. Eine Anregung der Bronchialsekretion läßt sich reflektorisch auch durch eine Reizung der Nasenschleimhaut erzielen, und zwar durch Anwendung von **Niespulver**. Niespulver waren früher sehr beliebt, ihre Verwendung bei Erkrankungen der Atmungsorgane gang und gäbe. Als die Nasenschleimhaut irritierendes Prinzip enthielten sie fein pulverisierte Saponindrogen, beispielsweise *Convallaria-majalis*-Blüten.

Saponine als **Beruhigungsmittel**? Bestimmte Saponindrogen stehen in der chinesischen Medizin als Beruhigungs- und als „Nervenstärkungsmittel" in hohem Ansehen. Zu erwähnen sind die folgenden Drogen (Shibata 1977):

- *Polygala tenuifolia* WILLD. (Wurzel; Familie: *Polygalaceae*).
- *Zizyphus jujuba* MILL., var. *spinosa* HU. (Samen; Familie: *Rhamnaceae*).
- *Panax japonicum* C. A. MEY. (Rhizom; Chikusetsuginseng; Familie *Araliaceae*).

Verwendet wird jeweils das wäßrige Infus. Aufs erste besehen scheint eine zentrale Wirkungsbasis der Saponine – allein schon aus pharmakokinetischen Gründen – undenkbar zu sein. Man könnte jedoch an einen ähnlichen Wirkungsmechanismus denken, wie er für die beruhigende und schlafmachende Wirkung kleiner Apomorphingaben zutrifft (v. Uexküll 1951): Das Vorstadium einer Nausea geht mit einer Erhöhung der Reizschwelle für aktivierende Reize einher, was sich subjektiv in Emotionsminderung, Müdigkeit, und Schlafneigung äußert.

Als **diuretisch** wirksam gelten die folgenden Saponindrogen:

- Bruchkraut (*Herniaria-glabra-* und/oder *Herniaria-hirsuta*-Kraut).

- Goldrutenkraut (*Solidago-virgaurea*-Kraut).
- Queckenwurzelstock (*Agropyron-repens*-Wurzelstock).
- Schachtelhalmkraut (*Equisetum-arvense*-Kraut).
- Stiefmütterchenkraut (*Viola-tricolor*-Kraut).

Die diuretische Wirkung von Saponinen stellt man sich wie folgt dar: Nach Resorption erfolgt Ausscheidung über die Harnwege; dabei wird das Nierenepithel gereizt, was zu einer Mehrdurchblutung des Gewebes und in der Folge davon zu beschleunigter Harnabsonderung führt. Zu bedenken bleibt: die Resorptionsquote von Saponinen ist gering; außerdem werden Saponine zum größeren Teil über die Galle ausgeschieden.

Tierexperimentell wurde für das Aescin ein deutlich diuretischer und natriuretischer Effekt beschrieben (Vogel u. Marek 1962), allerdings nach intravenöser Zufuhr des Natriumsalzes. Wirksame Dosis: 0,5–1,0 mg/kg KG (Ratte).

Einige Saponine haben die Fähigkeit, experimentelle Ödeme zu verhindern sowie auch bereits vorhandene Ödeme teilweise zu beseitigen. Man spricht von antiexsudativen und ödemprotektiven Eigenschaften. Die **ödemprotektiven Eigenschaften** beanspruchen Interesse, weil sie dazu herangezogen werden, die Verwendung bestimmter Saponine in Venenmitteln pharmakologisch zu begründen (s. Kap. 10.7). Substanzen mit antiexsudativen und ödemprotektiven Eigenschaften bilden eine Untergruppe der entzündungshemmenden (antiphlogistischen) Stoffe, indem sie die Initialstadien der Entzündung beeinflussen. Die Wirkungsweise ist weitgehend ungeklärt. Der natriuretische Effekt allein reicht zur Erklärung nicht aus; ebensowenig die Erhöhung des kolloidosmotischen Drucks durch Verschiebung von Na^+-ionen aus dem Plasma in die Erythrozyten. Voraussetzung für antiphlogistische Effekte der Saponine ist das Vorhandensein einer intakten Nebennierenrinde, d. h. eine ausreichende Versorgung des Versuchstieres mit Corticosteroiden. Die Annahme liegt daher nahe, es würde sich bei der Saponinwirkung um eine indirekte Cortiocosteroidwirkung handeln, indem nämlich die Saponine den physiologischen Abbau der körpereigenen Glucocortiosteroide verzögern.

Am Beispiel des Glycyrrhizins wurde diese Annahme durch *in-vitro*-Versuche erhärtet:

Konzentrationen [M]		Hemmung des Abbaues
Cortisol	Glycyrrhizin	
$4,5 \times 10^{-4}$	$0,75 \times 10^{-4}$	74%
$4,5 \times 10^{-4}$	$1,5 \times 10^{-4}$	83%
$4,5 \times 10^{-4}$	$3,0 \times 10^{-4}$	88%

(Rattenleberhomogenisat; Inkubationszeit: 60 min bei 37 °C; nach Kumagai et al. 1957.)

Beachtliche antiphlogistische Wirkung zeigten die folgenden weiteren Saponine (Shibota 1977; Turova et al. 1961)

Saponin	Art (Familie)	Pflanzenteil
Asiaticosid (s. Kap. 11.3.2)	*Hydrocotyle asiatica* (*Apiaceae*)	Kraut
Saikosaponin a	*Bupleurum falcatum* L. (*Apiaceae*)	Wurzel
Akebosid	*Akebia quinata* (*Lardizabalaceae*)	Stammrinde
Solasodin	*Solanum aviculare* G. Forst (*Solanaceae*)	Unreife Früchte

Wirkung auf den Stoffwechsel. Werden Saponine dem Futter zugesetzt, so ist die Wirkung auf das Wachstum der Tiere von der Dosis abhängig. Niedrige Dosen stimulieren das Wachstum; die Nahrungsbestandteile werden anscheinend besser ausgenutzt. Anabole Effekte wurden vor allem für die Ginsengsaponine nachgewiesen (Oura et al. 1975; Shibata 1977). Höhere Dosen hemmen das Wachstum, ein Effekt, der bei der Aufzucht von Küken und Schweinen gleichermaßen beobachtet wurde wie bei Laboratoriumstieren (Ratten und Mäusen).

Von mehreren Saponinen – u. a. von Saponinfraktionen aus *Calendula officinalis* L., aus der Zuckerrübe, *Beta vulgaris* L. var. *altissima* Döll, und aus *Aralia mandshurica* Rupr. et Maxim – wurde ferner nachgewiesen, daß nach *per-os*-Zufuhr von 50 mg/kg KG/24 h der Blutcholesterinspiegel gesenkt wird, wenn die Tiere durch fettreiche Diät künstlich hyperlipidämisch gemacht werden (Wojcicki et al. 1977; Lutomski 1983). Der Wirkungsmechanismus ist strittig. Nach einigen Autoren wird das mit der Nahrung zugeführte exogene

Cholesterin sowie das mit der Galle in den Darm abgegebene endogene Cholesterin durch Bindung an Saponine abgefangen, so daß es nicht resorbiert werden kann. Demgegenüber sprechen einige Versuche dafür, daß der Cholesterinstoffwechsel unmittelbar beeinflußt werden kann (Anisimov u. Čirva 1980).

Saponine bewirken nach oraler Verabreichung eine vermehrte Absonderung von Magensaft und anderen Verdauungssäften, wie in der Pawlow'schen Versuchsanordnung nachgewiesen wurde; auch die Pankreassekretion wird angeregt (Kofler 1932). Dies trifft auch für die Saponine des Spinats (*Spinacia oleracea* L., Familie: *Chenopodiaceae*) zu. Es dürfte unnötig sein, von einem „pflanzlichen Sekretin" (Weber 1976) im Spinat zu sprechen.

4.6.7.6 Triterpensaponine

Triterpensaponine sind bei den zweikeimblättrigen Pflanzen (*Magnoliatae = Dicotyledoneae*) weit verbreitet, insbesondere aber in Arten der folgenden Pflanzenfamilien: *Araliaceae, Caryophyllaceae, Hippocastanaceae, Poygalaceae, Primulaceae, Sapindaceae, Sapotaceae*. Saponine können in höherer Konzentration in allen Organen auftreten, vorzugsweise in Wurzeln, Rinden und Samen. Bei der Ginsengwurzel sind die Saponine in eigenen Exkretgängen lokalisiert (Langhammer 1982); doch ist dies eine Ausnahme von der Regel, da ansonsten Idioblasten, in denen Saponine abgelagert würden, fehlen, ein Hinweis vielleicht darauf, daß Saponine eine physiologische Funktion zu erfüllen haben.

Man vermutet, diese Funktion könne in einer Schutzwirkung pflanzenpathogenen Mikroorganismen gegenüber bestehen. Antibiotisch wirksam sind allerdings lediglich die monodesmosidischen Saponine. Die unwirksamen Bisdesmoside würden folglich die Transportform darstellen: Bei Infektion der Pflanze können sie rasch an die betroffene Gewebspartie herangeführt werden und dann auch schnell enzymatisch in die antibiotisch sehr wirksamen monodesmosidischen Saponine übergehen, wie das an Efeublättern tatsächlich nachgewiesen wurde (Wulff 1968).

4.6.7.6.1 Hedera-helix-Saponine

Die nativen Saponine des Efeus, *Hedera helix* L. (Familie: *Araliaceae*), gehören zu den neutralen Bisdesmosiden mit saurem Aglykon (Oleanolsäure und 28-Hydroxyoleanolsäure; Abb. 4.48). Hauptsaponin ist das Hederasaponin C, das leicht zum sauren, monodesmosidischen α-Hederin verseift. Natives Hederasaponin C und das Folgeglykosid α-Hederin unterscheiden sich in ihren Eigenschaften außerordentlich: α-Hederin ist wesentlich toxischer sowie wesentlich stärker hämolytisch wirkend; es weist (im Tierexperiment) ferner antiexsudative Eigenschaften auf, die dem Hederasaponin C völlig fehlen; auch wirkt es schleimhautreizend.

Die DL_{50} von α-Hederin beträgt 4,5 mg/kg KG (Ratte; intravenös). Oral zeigt es wenig Wirkung; präzise Zahlenangaben fehlen.

Der Efeu ist ein kriechendes oder bis zu 30 cm hoch kletterndes Holzgewächs. Die Laubblätter der Pflanze sind verschieden gestaltet: die unteren, jugendlichen, dunkelgrünen, ledrigen Blätter sind gelappt; die oberen, länglich-eiförmigen, hellgrünen Blätter ganzrandig. Als Handelsware (*Hedera-helix*-Blätter oder *Hederae helicis folium*) werden nur die gelappten Blätter verwendet. In der Homöopathie werden zur Herstellung der Urtinktur die frischen jungen Blattsprossen der blühenden Pflanze (mit ganzrandigen Blättern) herangezogen.

Die Droge weist einen schwachen, eigenartigen (etwas muffigen) Geruch auf; sie schmeckt bitter und etwas kratzend.

Bezogen auf die wasserfreie Droge sind etwa 4% Saponine enthalten. Aus Frischmaterial hergestellte Auszüge enthalten im wesentlichen Hederacosid C. Weitere Inhaltsstoffe sind Rutin, Chlorogensäure und Inositol. Nach Veraschung wurde Jod (2–3 mg%) nachgewiesen.

Saponine enthaltende Efeuextrakte und daraus hergestellte Arzneimittel gelten als nützliche Adjuvanzien bei Keuchhusten und Bronchitis. Eine rationelle, allgemein anerkannte Erklärung für die Wirkweise fehlt bisher.

4.6.7.6.2 Saponin aus Gypsophila-Arten

Das auch als Saponinum album bezeichnete Produkt gewinnt man aus den Wurzeln verschiedener *Gypsophila*-Arten (Familie: *Caryophyllaceae*) durch Extraktion mit Wasser und Ausfällen, beispielsweise mit einem Alkohol. Hauptquellen sind die osteuropäische *G. paniculata* L. (das Schleierkraut) und die kleinasia-

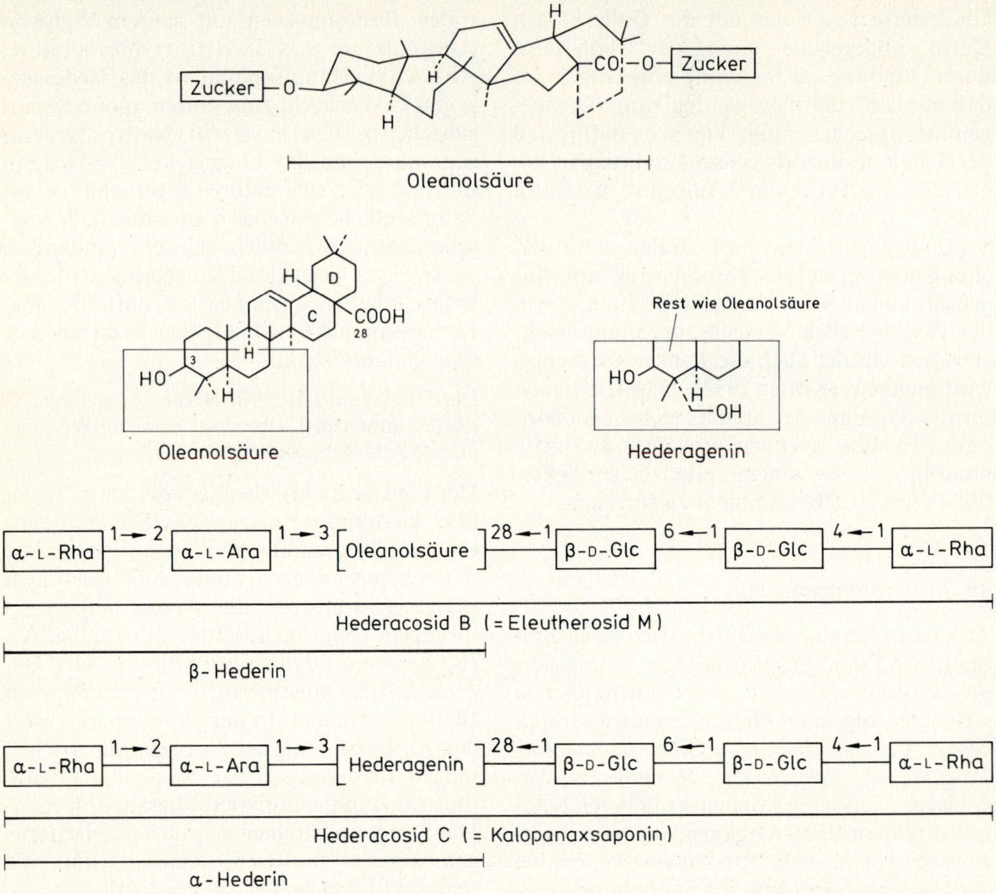

Abb. 4.48. Die genuinen Saponine des Efeublattes von Hedera helix L. gehören zum Typus der Bisdesmoside. Die sauren Aglykonkomponenten Oleanolsäure und Hederagenin zeigen *cis*-Verknüpfung der Ringe C/D; dies bedeutet, daß sie „abgeknickt" (nicht planar zueinander) stehen, so daß das 28-Carboxyl mit der Zuckerkette eine quasi-äquatoriale Lage bezüglich der Ringe A/B/C einnimmt.
Die Glykosid-Esterbindung an C-28 ist relativ locker; bereits beim Trocknungsvorgang kann die Kette abgespalten werden: Es entstehen die sauren Monodesmoside α- und β-Hederin. Anmerkung: Die Zucker liegen alle in der Pyranoseform vor

tische *G. arrosti* Guss. (liefert die weiße oder levantinische Seifenwurzel).

Gypsophila-Arten sind ausdauernde Kräuter oder Halbsträucher von xerophilem Habitus. *G. paniculata*, das Rispige Gipskraut, wird 60 bis 90 cm hoch; es wächst buschartig. Die Laubblätter sind lanzettlich, scharf zugespitzt. Der Blütenstand ist locker, aber sehr reichblütig (bis 1 000 Blüten); die Blüten sind klein (4–5 mm im Durchmesser), die Kronblätter meist weiß.

Gypsophila-Saponin ist ein weißes, stark zum Niesen reizendes Pulver von bitter-kratzendem Geschmack; es ist in Wasser leicht, in 96%igem Ethanol schwer und in Ether nicht löslich. Die wässerige Lösung bildet noch in der Verdünnung 1 : 1 000 nach dem Schütteln einen über längere Zeit beständigen Schaum. Gypsophila-Saponin stellt ein Saponingemisch dar, dessen Auftrennung noch nicht vollständig gelungen ist. Das aus *G. paniculata* rein dargestellte Gyposid A (Abb. 4.49) ist vom chemischen Standpunkt aus ziemlich kompliziert gebaut: Es gehört zu den bisdesmosidischen Saponinen und trägt insgesamt neun Zucker.

Gypsophila-Saponin liefert das Standardsaponin der Arzneibücher zur Bestimmung des hämolytischen Index. Die medizinische Be-

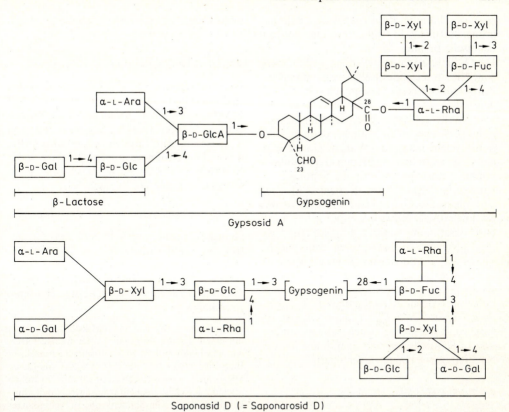

Abb. 4.49. Die Hauptsaponine aus *Gypsophila paniculata* L. (Schleierkraut; Familie: *Caryophyllaceae*) gehören ebenfalls zu den bisdesmosidischen Triterpensaponinen. Das Aglykon, Gypsogenin, unterscheidet sich vom Hederagenin dadurch, daß die 23-CH_2OH des Hederagenins zum Aldehyd aufoxidiert ist. Ein weiterer Unterschied besteht darin, daß die beiden Zuckerketten im Gypsosid und im Saponasid verzweigt vorliegen, während sie in den Hederacosiden linear sind. Kettenverzweigung ist mit Zunahme der hämolytischen Aktivität verknüpft

deutung ist gering. Es ist Bestandteil einer Reihe von Expektoranzien: Einzeldosis 1–2 mg für den Erwachsenen. Technisch wird Gypsophila-Saponin als „Schaumstoff" in Feuerlöschern sowie in Waschmitteln verwendet.

4.6.7.6.3 Rote Seifenwurzel

Die Droge besteht aus den getrockneten Wurzelstöcken, Wurzeln und Ausläufern von *Saponaria officinalis* L. (Familie: *Caryophyllaceae*). Das Gemeine Seifenkraut, eine in Europa, Vorder- und Zentralasien vorkommende Staude, wird 30–80 cm hoch; der Stengel trägt längliche, gekreuzt gegenständig angeordnete Blätter und eine büschelige Rispe mit hellrosa gefärbten bis weißen Blüten. Die Droge ist außen braunrot und im Bruch gelblich weiß. Sie enthält ca. 5% eines Saponingemisches, das vorzugsweise in der Rindenschicht lokalisiert ist. Die Saponine der Seifenwurzel gehören dem selben Typ an wie die der *Gypsophila*-Arten. Es liegen bisdesmosidische Saponine vor: das Aglykon (Gypsogenin oder Quillajasäure) gehört in die Gruppe der pentazyklischen Triterpensäuren der Oleanolsäurereihe; beide Zuckerketten sind verzweigt und bestehen aus fünf Monosen. Die medizinische Bedeutung von Droge und Saponinen ist gering. Der Extrakt ist Bestandteil phytotherapeutischer Expektoranzien.

4.6.7.6.4 Quillajasaponine

Ausgangsmaterial zur Herstellung ist die Quillaja- oder Panamarinde, die 9–10% Saponine enthält. Die Quillajarinde besteht aus der von Kork und Außenrinde befreiten Rinde von Stämmen und Ästen der *Quillaja sapona-*

ria MOL. (Familie: *Rosaceae*), das sind immergrüne, stattliche, in Chile, Peru und Bolivien heimische Bäume.

Die Quillajasaponine stellen ein weißes, stark zum Niesen reizendes Pulver von anfangs süßem, dann bitterem Geschmack dar. Sie bilden mit Wasser noch in großer Verdünnung sehr stabile Schäume. Die Trennung des Saponingemisches in einheitliche, definierte Saponine steht noch aus. Wahrscheinlich handelt es sich, ähnlich wie bei den Gypsophilasaponinen, um bisdesmosidische Saponine, allerdings vorzugsweise mit der pentazyklischen Triterpensäure, Quillajasäure (16-α-Hydroxygypsogenin) als Aglykonkomponente.

Quillajasaponin verstärkt, Impfstoffen in geringen Mengen zugesetzt, deren Immunogenität: es hat Immunadjuvanseigenschaften. In der Pharmazie verwendet man das Saponin als Suspensionsstabilisator, z. B. in der Steinkohlenteer-Lösung (Synonyma: *Picis lithanthracis liquor, Tinctura* oder *Liquor carbonis detergens*); in der kosmetischen Industrie als Zusatz zu Haarwässern und Shampoos, um das Nachfetten der Haare zu verzögern.

4.6.7.6.5 *Calendula-officinalis-Saponine*

Die Saponine der Ringelblumenblüte von *Calendula officinalis* L. (Familie: *Asteraceae*) sind relativ einfach gebaute Glykoside der Oleanolsäure. Die 3-OH der Oleanolsäure ist glykosidisch an D-Glucuronsäure gebunden, die ihrerseits an β-D-Glucose und/oder β-D-Galactose gebunden ist. Die 28-Carboxylgruppen kann mit β-D-Glucose verestert sein (28 → 1β). Mit anderen Worten: Das Gemisch der Calendula-Saponine besteht aus sauren Bisdesmosiden neben (durch Aglykon und durch Zucker) sauren Monodesmosiden. Es ist kein Anwendungsgebiet bekannt.

4.6.7.6.6 *Verbascosaponine*

Die Wollblumen, die getrockneten Korollen und Staubblätter von *Verbascum densiflorum* BERTOL, oder von *V. phlomoides* L., enthalten geringe Mengen (0,04%) Saponine mit dem Verbascosaponin als Hauptsaponin (Abb. 4.50). Die Saponine tragen zu einer möglicherweise vorhandenen expektorierenden Wirksamkeit der Wollblumen bei.

4.6.7.6.7 *Primulasaponine und Primelwurzel*

Herkunft. Primelwurzel besteht aus den getrockneten unterirdischen Organen – Rhizom und den ansitzenden Wurzeln – von *Primula veris* L. [Synonym: *P. officinalis* (L.) HILL.] und/oder *Primula elatior* (L.) HILL. (Familie: *Primulaceae*).

Beide *Primula*-Arten sind ausdauernde Pflanzen mit einem kurzen Wurzelstock, der wenige Faserwurzeln bildet; mit länglich eiförmigen, runzeligen Blättern in Rosetten; die Blüten sitzen, als Dolde angeordnet, auf einem etwa 10–20 (30) cm hohen Stiel; der Kelch ist glockenförmig aufgeblasen, fünfkantig, hellgrün; die Blumenkrone ist wenig länger als der Kelch, radförmig mit fünf Zipfeln; im radförmigen Teil bei *P. veris* tief goldgelb mit orangefarbenen Flecken am Schlundrand, bei *P. elatior* gleichmäßig schwefelgelb.

Beide Arten sind in ganz Europa und Asien, mit Ausnahme des hohen Nordens, verbreitet.

Geschichtliche Anmerkung. Primelwurzel wurde im Altertum und Mittelalter medizinisch nicht verwendet. Sie wurde im Ersten Weltkrieg als Ersatz für die amerikanische Senega-Wurzel in die Therapie eingeführt.

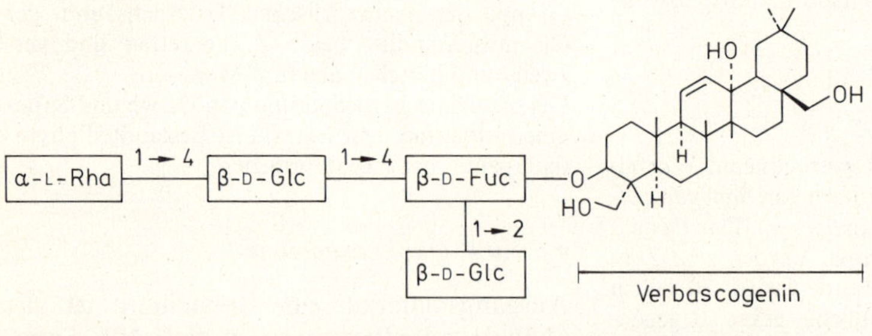

Abb. 4.50. Die Blüten von *Verbascum phlomoides* L. enthalten geringe Mengen (etwa 0,04%) eines Saponingemisches, darunter Verbascosaponin, ein neutrales monodesmosidisches Triterpensaponin. Dem Aglykon Verbascogenin kommt die Konstitution eines 11(12)-Oleanen-3,13,23,28-tetraols zu (Tschesche et al. 1980). Alle Zucker liegen in der Pyranoseform vor

4.6 Triterpene einschließlich Steroide

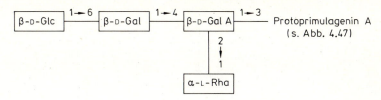

Primelwurzel-Hauptsaponin (Primulasäure A)

Abb. 4.51. Hauptsaponin sowohl der *Primula-veris*- als auch der *Primula-elatior*-Wurzel ist Primulasäure A, dessen Aglykon (Protoprimulagenin A, s. Abb. 4.47) an β-D-Glucuronsäure gebunden ist; somit liegt ein durch Uronsäure saures, monodesmosidisches Triterpensaponin vor. Alle Zucker liegen in Pyranoseform vor

Sensorische Eigenschaften. *Primula-elatior*-Wurzel ist entweder geruchlos oder sie riecht schwach nach Methylsalicylat; *Primula-veris*-Wurzel riecht schwach anisartig. Die frisch gegrabenen Wurzelstöcke sind stets geruchlos; Duftstoffe bilden sich erst aus geruchlosen, glykosidischen Vorstufen (dem Primverosid und dem Primulaverosid) – abhängig von den Trocknungsbedingungen – durch pflanzeneigene Enzyme.

Geschmack: Widerlich kratzend. Das Drogenpulver reizt beim Verstäuben stark zum Niesen.

Inhaltsstoffe. Primelwurzel enthält 5–10% Saponine.

- Im Falle der *Primula-elatior*-Wurzel besteht das Gemisch zu etwa 90% aus Primulasäure A (Abb. 4.51). Der Rest entfällt auf Glykoside, die nach Hydrolyse Echinocystsäure und 28-Dehydroprimulagenin A (Abb. 4.46) liefern.
- *Primula-veris*-Wurzel enthält das nämliche Hauptsaponin Primulasäure A, allerdings nur zu einem Anteil von etwa 50%. Der Rest stellt ein komplexes Gemisch dar; identifiziert werden konnten bisher zwei Estersaponine Priverogenin-A-16-acetat (Abb. 4.46) und Priverogenin-B-22-acetat (Abb. 4.47).

Analytische Kennzeichnung. Dünnschichtchromatographische Prüfung des mit Ethanol (70%ig) hergestellten Drogenauszuges. Fließmittel: Butanol-Essigsäure-Wasser (50+10+40; Oberphase. Nachweis: (a) Fluoreszenzlöschung im UV-Licht 254 nm; (b) Fluoreszenzen im UV-Licht 365 nm nach Besprühen mit Anisaldehyd-Schwefelsäurereagens; (c) Betrachten des besprühten Chromatogramms im Tageslicht. Auswertung gemäß (c):

	Rf (Farbe)
Primula-veris-Auszug	0,45 (blauviolett)
	0,53 (olivgrün)
Primula-elatior-Auszug	0,45 (blauviolett)
	0,53 fehlt
Zum Vergleich:	
Gypsophila-Saponin	0,1–0,3 (drei Zonen; bräunlich)
Aescin	0,4 (blauviolett)

Bei der Auswertung nach (b) geben sich Beimengungen durch *Vincetoxicum*-Wurzeln durch hellblau bis grünlich fluoreszierende Zonen im Rf-Bereich 0,1–0,4 zu erkennen. (Über Vincetoxicum s. Kap. 4.6.9).

Wirkungen, Anwendungsgebiete. Primelwurzel wirkt schleimlösend (Reflexexpectorans), leicht harntreibend und schwach abführend. Anwendungsgebiete sind: Erkältung mit Husten und zähem Sekret; unterstützende Behandlung einer chronischen Bronchitis.

Dosierung. Einzeldosis entsprechend 0,5 g Droge mehrmals täglich; z. B. 1,5 g fein geschnittene oder grob gepulverte Droge als Dekokt (100 ml) über den Tag verteilt trinken. Fluidextrakt 0,5 g. Trockenextrakt 0,1 g. Tinktur (1:5) 2,5 g.

Präparate. Extrakte als Bestandteil von Fertigarzneimitteln in Tropfenform, als Hustensaft, in sofortlöslichen Tees.

4.6.7.6.8 Aescin

Siehe Kap. 10.7.4

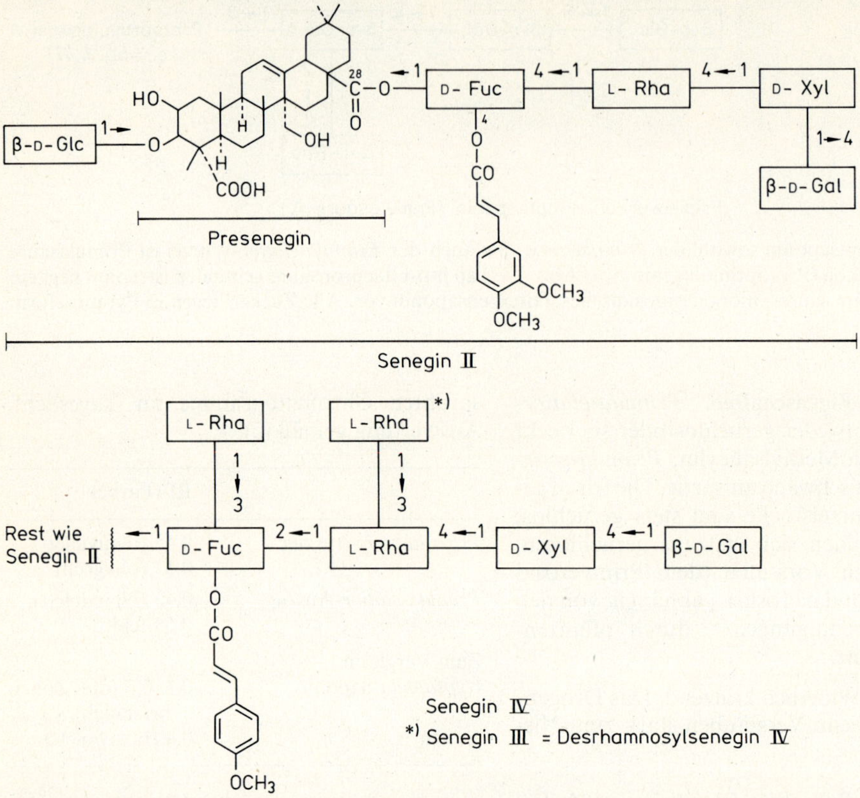

Abb. 4.52. Hauptglykosid der Senegawurzel ist das Senegin II, ein bisdesmosidisches Estersaponin: Das Aglykon Presenegin ist mit der 3-OH an ein β-D-Glucosemolekül und mit dem 28-Carboxyl esterartig an ein lineares Tetrasaccharid gebunden. Die 4-OH des Fucosylrestes ist mit 3,4-Dimethoxyzimtsäure verestert. Senegin III (= Onjisaponin A) enthält einen verzweigten Hexasaccharidrest. Die Senegine III und IV sind, abweichend vom Senegin II, im Fucoseteil nicht mit Dimethoxy- sondern mit 4-Methoxyzimtsäure verestert

4.6.7.6.9 Senegine und Senegawurzel

Herkunft. Senegawurzel stammt von *Polygala senega* L. (Familie: *Polygalaceae*), einem kleinen, 20–30 cm hohen, ausdauernden Kraut, das aus einem ganz kurzen Wurzelschopf mehrere Stengel treibt; die Blätter sind lanzettlich; die Blüten, die in ihrer Form etwas an Schmetterlingsblüten erinnern, sind weiß gefärbt. Beheimatet ist die Art in den Prärien und Wäldern Nordamerikas. Die Droge wird aus Virginia, Texas und Kanada importiert; eine in Japan kultivierte, sehr robuste Varietät *P. senega var. latifolia* TORR. et GARY kann medizinisch-pharmazeutisch als gleichwertig angesehen werden (Shibita 1977).

Sensorische Eigenschaften. Geruch: schwach aromatisch, nach längerer Lagerung auch leicht ranzig. Geschmack: zunächst süßlich, später unangenehm, kratzend. Bei längerem Kauen den Speichelfluß anregend (sialogoger Effekt). Der Staub der gepulverten Droge wirkt niesenerregend.

Inhaltsstoffe. 6–10% Saponine, die Presenegin (s. Abb. 4.46) als Aglykon enthalten. Die mengenmäßig dominierenden Senegine II, III und IV (Abb. 4.52) sind bisdesmosidische Esterglykoside.
In der frischen Pflanze kommt Primverosid vor, aus dem sich beim Trocknen durch die Einwirkung einer pflanzeneigenen Glucosidase Methylsalicylat bildet, das der nicht überlagerten Droge einen schwachen aromatischen Geruch verleiht. Die Droge enthält ferner etwa 5% fettes Öl, das anscheinend den leicht ranzigen Geruch einer überlagerten Droge bedingt.

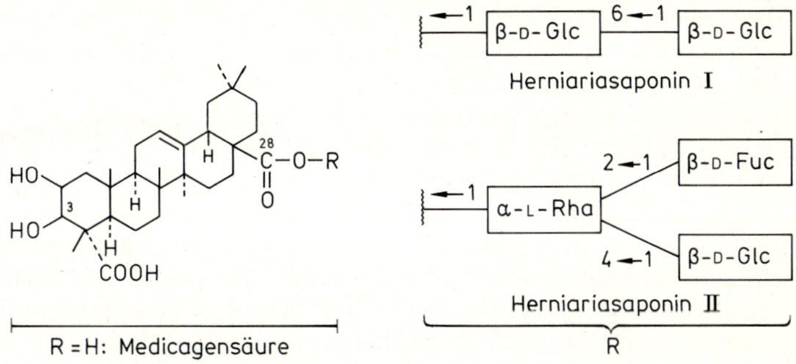

Abb. 4.53. Zwei der bisher identifizierten Saponine aus *Herniaria glabra* L. Zum Unterschied von den Seneginen (s. Abb. 4.52) fehlt die Zuckerkette an 3-OH. Die Herniariasaponine I und II gehören zum Typus der monodesmosidischen Acylglykoside (Estersaponine). Zum gleichen Typus gehören die Saponine aus *Hydrocotyle asiatica* (Abb. 11.3)

Wirkungsweise und Anwendungsgebiete. Wie Primelwurzel; siehe die Ausführungen dort (Kap. 4.6.7.6.7).

Darreichungsformen, Präparate, Dosierung

- Infus aus der fein geschnittenen oder grob gepulverten Droge: 1 g pro Tasse Wasser (bis dreimal täglich).
- Fluidextrakt (1:1 mit 60%igem Alkohol): 1 ml (bis dreimal täglich).
- Senegasirup besteht im einfachsten Fall aus einer Mischung von Senegafluidextrakt (5 Teile) mit Zuckersirup (95 Teile). Einzelgabe 10–20 g.
- Trockenextrakt. Dient als „Arzneistoff" für Fertigarzneimittel (Kombinationspräparate) in unterschiedlichen Darreichungsformen (Tropfen, Säfte, Dragees, Tabletten). Sprühtrockenextrakte sind Bestandteil von sofortlöslichen Tees.

Anmerkung. Viele Herstellungsverfahren für Senegaextrakte schreiben einen Zusatz von Ammoniak vor, offenbar um die Bildung von Niederschlägen zu verhindern. Als Estersaponine dürften die Senegawirkstoffe unter diesen Bedingungen kaum stabil sein.

4.6.7.6.10 Herniaria-Saponine, Bruchkraut

Bruchkraut ist das zur Blütezeit gesammelte und getrocknete Kraut von *Herniaria glabra* L. und/oder *Herniaria hirsuta* L. (Familie: *Caryophyllaceae*). Die Droge enthält 2–3% eines hämolytisch wirksamen Saponingemisches. Zwei Saponine, die Herniaria-Saponine I und II konnten isoliert und identifiziert werden (Abb. 4.53). Es handelt sich um monodesmosidische Acylglykoside. Dem chemischen Aufbau nach ist für diese Gruppe typisch, daß die Zuckerkette in Form einer Acylglykosidbindung an das 28-Carboxyl geknüpft ist, wohingegen die 3-OH keine Zucker trägt. Verbindungen dieses Typs – außer den Herniariasaponinen I und II gehört auch das Asiaticosid (s. Kap. 11.3.2) hierher – zeigen nicht die den 3-monodesmosidischen Saponinen eigentümlichen Eigenschaften, insbesondere ist die hämolysierende Wirkung nicht oder nur sehr schwach ausgeprägt (Tschesche u. Wulff 1973). Die Hämolysewirkung des Herniaria-Saponingemisches – der hämolytische Index der Droge beträgt nach dem ÖAB mindestens 1 500 – ist bisher nicht auf Einzelkomponenten aufgeschlüsselt worden. Auch zur Pharmakologie und Pharmakokinetik liegen keine gesicherten Untersuchungen vor.

4.6.7.6.11 Ginsengsaponine.

Die Saponine aus der Wurzel von *Panax ginseng* C. A. MEYER (Familie: *Araliaceae*) basieren, ihrem chemischen Aufbau nach, auf dem Dammarenol, einem tetrazyklischen Triterpen (s. Abb. 4.35). Die Benennung der Saponine – als Ginsenoside Ra, Rb, bis Rh – nimmt Bezug auf deren Rf-Folge auf Dünnschichtchromatogrammen, wobei die Polarität vom Index a zum Index h hin abnimmt, was sich bereits an der Zahl der Zucker ablesen läßt, die mit dem Triterpen verbunden sind:

Ginsenosid	Zahl der Zucker
Rb	5
Rc	4
Rd	3
Rg, Rf	2
Rh	1

Die Ginsenoside gehören mehrheitlich zu den neutralen bisdesmosidischen Saponinen (Rb1, Rb2, Rc, Rd, Re, Rg1), einige hingegen zu den monodesmosidischen Vertretern (Rf, Rg2); die Zuckerketten liegen jeweils unverzweigt vor (Strukturformeln der Ginsenoside s. Abb. 10.36 und 10.37).

Die Ginsenoside zeigen nur sehr schwach ausgeprägte Hämolysewirkung. Ihre Toxizität ist sehr gering: Nach *peroraler* Zufuhr ist tierexperimentell eine DL_{50} nicht meßbar (> 5 kg/kg KG, Maus); intraperitoneal liegt die DL_{50} (Maus) zwischen 305 mg/kg KG im Falle des Ginsenosids Rb2 und 1340 mg/kg KG im Falle des Ginsenosids Rf. Die Ginsenoside gehören zu den wenigen Naturstoffen, die tierexperimentell (Maus. Beaglehunde) auf chronische Toxizität geprüft worden sind: Es ergaben sich keine Anhaltspunkte für pathologische Veränderungen (Hess et al. 1983).

Die **Pharmakokinetik** der Ginsenoside ist nicht befriedigend geklärt. Das relativ lipophile Ginsenosid Rg1 wird nach *peroraler* Zufuhr zu maximal 20% resorbiert; aber weder die unveränderte Substanz selbst noch deren Metaboliten gelangen über die Blut-Hirnschranke hinaus ins ZNS (Strömbom et al. 1985). Die Ginsenoside Rb1, Re und Rg1 zerfallen im sauren Magensaft partiell zu Metaboliten, deren chemische Natur bisher unbekannt ist (Han et al. 1982).

Ginsenosid-Monopräparate stehen zur therapeutischen Verwendung nicht zur Verfügung.

Über **Ginsengwurzel** und **Ginsengextrakte** s. Kap. 10.3.4.2.

4.6.7.7 Steroidsaponine

4.6.7.7.1 Struktur und Vorkommen

Die Steroidsaponine gehören zu den C_{27}-Steroiden; sie lassen sich als Abkömmlinge des Cholesterols auffassen, dessen C_8-Seitenkette so modifiziert ist, daß sich O-Heterozyklen ausbilden können (Abb. 4.54). Nach der Ausgestaltung der Seitenkette unterscheidet man den Furostan- und den Spirostantyp (Abb. 4.55). Furostanderivate geben mit Ehrlichs-Reagens (Dimethylaminobenzaldehyd in 20%iger Salzsäurelösung) eine Rotfärbung; Spirostanderivate reagieren nicht (Kiyosawa et al. 1968).

Bei den Spirostanen ergeben sich zahlreiche Isomeriemöglichkeiten, bedingt durch die Chrialitätszentren 20, 22 und 25. Alle nativen Sapogenine scheinen übereinstimmend die 20S, 22R-Konfiguration aufzuweisen; hingegen kommen die 25-epimeren Varianten beide in der Pflanze vor, ja sie treten in der Regel gemeinsam auf. Die Vertreter der 25S-Reihe bezeichnet man als „normale" Sapogenine oder als Neosapogenine, die epimeren Vertreter der 25R-Reihe als Isosapogenine.

Bei den *Magnoliatae* (*Dikotyledonae*) hat man bisher nur in wenigen Familien und Gattungen Vertreter mit Steroidsaponinen gefunden.

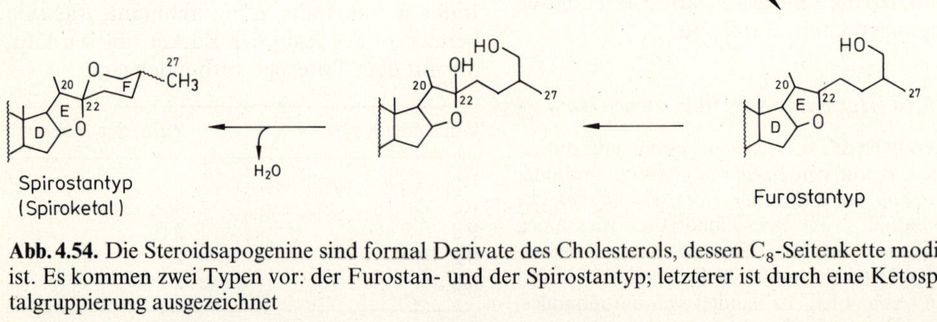

Abb. 4.54. Die Steroidsapogenine sind formal Derivate des Cholesterols, dessen C_8-Seitenkette modifiziert ist. Es kommen zwei Typen vor: der Furostan- und der Spirostantyp; letzterer ist durch eine Ketospiroketalgruppierung ausgezeichnet

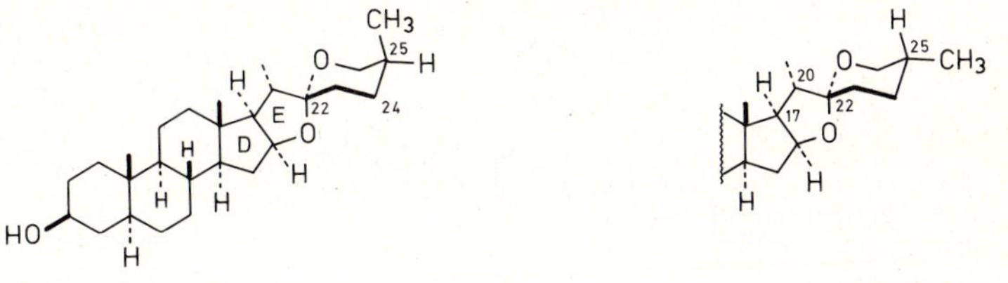

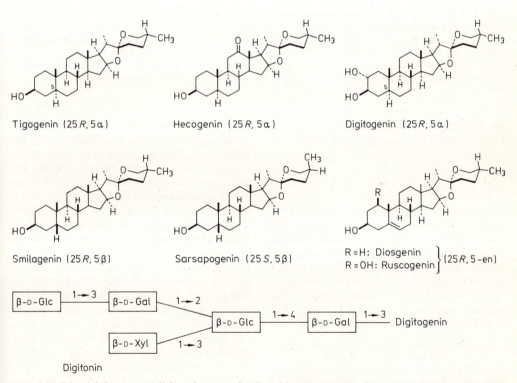

Ein Neosapogenin. 25 S-Spirostan

Ein Isosapogenin. 25 R-Spirostan

Abb. 4.55. Konfiguration von Spirostanen und Furostanen. In den nativen Spirostanen wird an den Chiralitätszentren 17 und 20 die Konfiguration beibehalten, wie sie im Cholesterol vorliegt (17-αH und 20-αCH$_3$). Die Ringe D/E sind *cis*-verknüpft; das bedeutet, daß der Ring E über die Molekülebene, die durch Ring A bis D gebildet wird, herausragt. Der Pyranring F ist etwas senkrecht gegen E verdreht zu denken: der durch die C-Atome 22, 23 und 24 gebildete Teil des Pyranringes ist dem Betrachter zugewendet zu denken, gleichermaßen wie die Methylgruppen an C-10 und C-13.

Die natürlich vorkommenden Spirostane teilt man, entsprechend der Konfiguration am C-25, in die Neosapogenine und in die Isosapogenine. Sapogenine mit abweichenden Merkmalen kennzeichnet man als Pseudosapogenine

Tigogenin (25R, 5α) Hecogenin (25R, 5α) Digitogenin (25R, 5α)

Smilagenin (25R, 5β) Sarsapogenin (25S, 5β) R=H: Diosgenin R=OH: Ruscogenin } (25R, 5-en)

Digitonin

Abb. 4.56. Die wichtigsten natürlich vorkommenden Steroidsapogenine. Die β-ständigen Substituenten sind durch besonders dicke Striche hervorgehoben. Digitonin als Beispiel für ein neutrales, monodesmosidisches Steroidsaponin

Zu diesen seltenen Vorkommen zählen Arten der Gattung *Digitalis* (Familie: *Scrophulariaceae*) sowie *Trigonella foenum-graecum* L. (Familie: *Fabaceae*). Gehäuft treten Steroidsapogenine bei Familien auf, die zu den *Liliatae* (*Monocotyledoneae*) zählen, insbesondere Familien aus der Ordnung der *Dioscoreales*, *Asparagales* und *Liliales*. Zu nennen sind hier vor allem

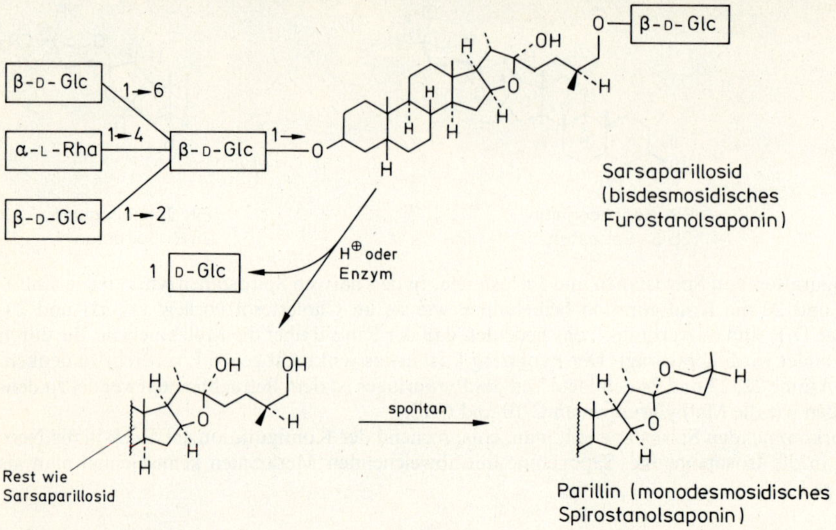

Abb. 4.57. Biosynthetischer Zusammenhang zwischen bis- und monodesmosidischen Steroidsaponinen. Die Bisdesmoside stellen gleichsam die Vorstufen für die Monodesmoside dar: Der Zucker der Seitenkette wird enzymatisch, aber auch durch Säuren, sehr viel leichter abgespalten als die Zucker an 3-OH; die dabei entstehende Verbindung mit einer Diolseitenkette stabilisiert sich sofort zum Spiroketal.
Die biologischen Unterschiede zwischen den beiden Saponinen sind beträchtlich: Parillin wirkt hämolysierend und fungistatisch; Sarsaparillosid ist hämolytisch und antimikrobiell weitgehend inaktiv

die Gattungen *Smilax* (*Liliaceae*), *Dioscorea* (*Dioscoreaceae*) sowie *Agave* und *Yucca* (*Agavaceae*).

4.6.7.7.2 Digitonin

Digitonin bedeutet zweierlei: einmal kennzeichnet es einen chemisch definierten Stoff und sodann verschieden zusammengesetzte Handelsprodukte, von denen das Digitonin oftmals nur 40% ausmacht. Gute Handelsprodukte sind, wie folgt zusammengesetzt: 70–80% Digitonin, 10–20% Tigonin plus Gitonin und weitere Begleitsaponine (wie z. B. Desglucodigitonin).

	Aglykon	Zucker
Digitonin	Digitogenin	2 Gal, 2 Glc, 1 Xyl
Tigonin	Tigogenin	2 Gal, 2 Glc, 1 Xyl
Gitonin	Gitogenin (= 15-Desoxydigitogenin)	3 Gal, 1 Xyl

Trotz ihrer uneinheitlichen Zusammensetzung stellen die Handelspräparate rein weiße, sehr schön kristallisierende Produkte dar. Ausgangsprodukt zur Gewinnung sind die Blätter von *Digitalis purpurea* L. Digitonin ist ein nützliches Reagens, aufgrund seiner bemerkenswerten Eigenschaft, mit Cholesterol einen unlöslichen, stöchiometrisch (1:1) zusammengestzten Komplex zu bilden. Cholesterolester lassen sich mit Digitonin nicht ausfällen, hingegen zahlreiche andere 3β-Hydroxysteroide.

Daß im Handels-Digitonin eine Saponinmischung vorliegt, ist für die Verwendung als Reagens zur quantitativen Bestimmung ohne Belang, da die Fällbarkeit der Begleitsaponine mit Cholesterin sehr ähnlich ist. Lediglich bei der Berechnung muß der Molgewichtsunterschied berücksichtigt werden; man setzt einen um 10% erniedrigten Faktor ein.

4.6.7.7.3 Smilax-Saponine

Man kennt zur Zeit an die 200 *Smilax*-Arten (Familie: *Liliaceae*). Es handelt sich um Kletterpflanzen mit einem ausdauernden holzigen Wurzelstock, stacheligen Stengeln und herz-eiförmigen oder pfeilförmigen Blättern. Beheimatet sind *Smilax*-Arten in den Tropen und in den wärmeren Gegenden der nördlichen Hemisphäre.

Als Drogen verwendet man die getrockneten Wurzeln bestimmter *S.*-Arten.

- Sarsaparille oder Sarsaparillwurzel besteht aus den oft meterlangen Wurzeln einiger mittelamerikanischer *S.*-Arten, insbesondere der *S. aristolochiaefolii* MILL. (Veracruzsorte), *S. regelii* KILL et C. V. MORTON (Hondurassorte), *S. febrifuga* KNUTH neben unbekannten *S.*-Arten (Guayaquil- und Costa Rica-Sorten).
- In der chinesischen Medizin verwendet man Wurzeln und/oder Rhizome der folgenden in China heimischen Arten: *S. sieboldi* MIQ., *S. stans* MAXIM, *S. scobinicaulis* C. H. WRIGHT, *S. glabra* ROXB.

Wurzeln und Rhizomteile von *S.*-Arten enthalten, soweit sie bisher untersucht wurden, 1–3% Steroidsaponine, in denen Sarsapogenin und Smilagenin (Abb. 4.56) als Aglykone auftreten. Wenn man die im Falle der Veracruz-Sarsaparille gefundenen Ergebnisse verallgemeinern darf, so liegen primär bisdesmosidische Saponine vor; die monodesmosidischen Spirostanole dürften Folgeglykoside darstellen (Abb. 4.57).

In der rationalen Pharmakotherapie spielt weder Sarsaparille noch spielen andere *Smilax*-Arten eine Rolle. Hingegen sind sie wichtige Arzneistoffe in der Volksmedizin, und zwar auffallenderweise in der Volksmedizin sehr unterschiedlicher Kulturkreise (Neue, Welt, Indien, China) für die gleiche Indikationen. So gehörte Sarsaparille Jahrhunderte über in Europa zu den Basismitteln der Lues-Therapie; in China verwendet man das Rhizom von *S. glabra* ROXB. gegen das Primärstadium der Syphilis, nach klinischen Berichten (Bluttest) angeblich mit einer Erfolgsquote von etwa 90% (Kiangsu 1977). Weitere volksmedizinische Indikationsgebiete sind: Psoriasis, chronische Hautausschläge, Furunkulose und Rheumatismus, überhaupt Krankheiten mit chronisch entzündlichem Verlauf. Man ist geneigt, an eine immunologische Wirkbasis zu denken. Allerdings: Kontrollierte Studien zur Wirksamkeit liegen nicht vor.

Die einfachste Anwendungsform ist das Dekokt (entsprechend einer ED von 1–5 g Droge; dreimal täglich). In Frage kommt ferner der Fluidextrakt.

4.6.7.7.4 Glykoside des Diosgenins und verwandter Spirost-5-ene

Von den vorhergehend beschriebenen Steroidsapogeninen unterscheidet sich das Dios-

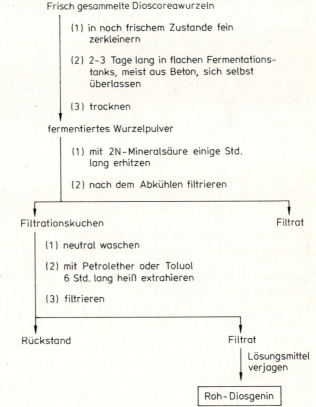

Abb. 4.58. Schema zur Gewinnung von Diosgenin aus *Dioscorea*-Arten (R. Hardman 1969). Der Nutzen der Fermentation – das Pflanzenmaterial erwärmt sich dabei selbsttätig auf Temperaturen von 35–40° – besteht in folgendem: Es gelingt auf diese Weise, die Pflanzenmasse, die es zu verarbeiten gilt, auf ein kleineres Volumen zu reduzieren; Bakterien und pflanzeneigene Enzyme setzen bereits einen Teil des Diosgenins in Freiheit; die Diosgeninausbeuten sind besser im Vergleich mit Verfahren, die lediglich (*in vitro*) mit Mineralsäuren allein hydrolysieren

genin wesentlich dadurch, daß im Ring B eine Doppelbindung vorliegt. Weitere Vertreter dieser Spirost-5-en-Reihe sind:

Trivialname	Konfiguration an C-25	Ringsubstitution
Diosgenin	25 R	3β-ol
Yamogenin (Neodiosgenin)	25 S	3β-ol
Ruscogenin	25 R	1β, 3β-diol
Neoruscogenin	25 S	1β, 3β-diol
Yuccagenin	25 R	2α, 3β-diol
Lilagenin (Neoyuccagenin)	25 S	2α, 3β-diol
Botogenin	25 R	3β-ol-12-on
Neobotogenin (Correlogenin)	25 S	3β-ol-12-on

Spirost-5-ene lassen sich leicht von den sie begleitenden 5,6-Dihydroderivaten durch eine Farbreaktion mit Antimontrichlorid in Nitrobenzol-Methanol unterscheiden. Die selektive Rot- oder Rosafärbung der Spirosta-5-ene mit Antimon (III)-Ionen dient zugleich als Basis einer photometrischen Bestimmung (Asolkar et al. 1979).

In zahlreichen *Dioscorea*-Arten kommt Diosgenin in Form der beiden Trioside Dioscin und Gracillin vor. Dioscin enthält 1 Mol D-Glukose und 2 Mol L-Rhamnose, während Gracillin 2 Mol D-Glukose und 1 Mol L-Rhamnose enthält:

α-L-Rha-(1→2)-β-D-Glc-(1→3)-Diosgenin
|
R

R	
α-L-Rha-(1→4)	Dioscin
β-D-Glc-(1→3)	Gracillin

Dioscin und Gracillin, wie überhaupt alle Saponinglykoside, werden bei *Dioscorea*-Arten im Zytoplasmaraum der Zellen gespeichert, nicht im Zellsaft der Vakuolen gelöst, was sonst die Regel zu sein scheint.

Dioscorea ist eine zu Ehren des griechischen Arztes Dioskurides (40–90 n. Chr.) benannte tropische Pflanzengattung. Bisher sind 250 Arten beschrieben. Wenn man von einigen der Stärke wegen kultivierten *D.*-Arten (Yam) absieht, welche Rhizomknollen bilden, sind die anderen *Dioscorea*-Arten durch Wurzelknollen gekennzeichnet, die aus sproßbürtigen Wurzeln der Stengelbasis hervorgehen; sie sind von keuliger Gestalt, 30–70 cm lang und bis zu 20 kg schwer. *Dioscorea*-Arten haben einjährige, windende Stengel mit meist großen herzförmigen Blättern und getrenntgeschlechtlichen Blüten, die in lockeren Trauben stehen und zweihäusig oder einhäusig verteilt sind; die Früchte sind dreifächerige Kapseln.

Einige Arten werden in Gewächshäusern ihrer schönen Blüten wegen als Zierpflanzen gezogen; andere haben in tropischen Gegenden Bedeutung als Nahrungsmittel (Yams), vergleichbar unserer Kartoffel, so *D. alata* L. (der Wasseryam) *D bulbifera* (Kartoffelyam) *D. cayennensis* LAM. (Gelber Yam), *D. esculenta* (LOUR.) BURK, (asiatischer Yam), *D. opposita* THUNB. (Synonym: *D. batatas* DECNE, die Brotwurzel).

Andere *D.*-Arten spielen in der Volksmedizin als Arzneidrogen eine Rolle, insbesondere die getrockneten unterirdischen Teile von *D. villosa* L., einer in den östlichen und mittleren Regionen der USA beheimateten Art. Infuse gelten als spasmolytisch, entzündungswidrig, antirheumatisch und cholagog wirksam. Als Indikationen werden genannt: Rheumatoide Arthritis, Muskelrheuma, Cholecystitis, Dysmenorrhoe (British Herbal Pharmacopoeia 1983).

Industrielle Bedeutung als Rohstoff zur Diosgeningewinnung haben die folgenden *Dioscorea*-Arten:

Art	Geographische Herkunft
D. composita HEMSL.	Mexiko, Guatemala
D. deltoidea WALL.	Indien, Pakistan, Nepal
D. floribunda MART. et GAL.	Mexiko, Mittelamerika
D. mexicana GUILL.	Mexiko, Mittelamerika
D. panthaica PRAIN et BURK.	China
D. prazeri PRAIN et BURK.	Indien
D. spiculiflora HEMSL.	Mexiko, Mittelamerika
D. zingiberensis C. H. WRIGHT	China

Wurzeln von Dioscorea-Arten, die zur Diosgeningewinnung gesammelt werden, bezeichnet man in Mexiko als Barbasco. Ursprünglich versteht man in den spanisch sprechenden Ländern der neuen Welt unter Barbasco jedwede als Fischgift zum Fischfang verwendbare Wurzel, gleichgültig um welche Pflanzenart es sich handelt.

Etwa die Häfte der auf dem Weltmarkt angebotenen Arzneistoffe vom Typus der Steroide – Kortikosteroide, Sexualhormone und Ovulationshemmer – stellt man partialsynthetisch aus Diosgenin her. Wichtiges Zwischen-

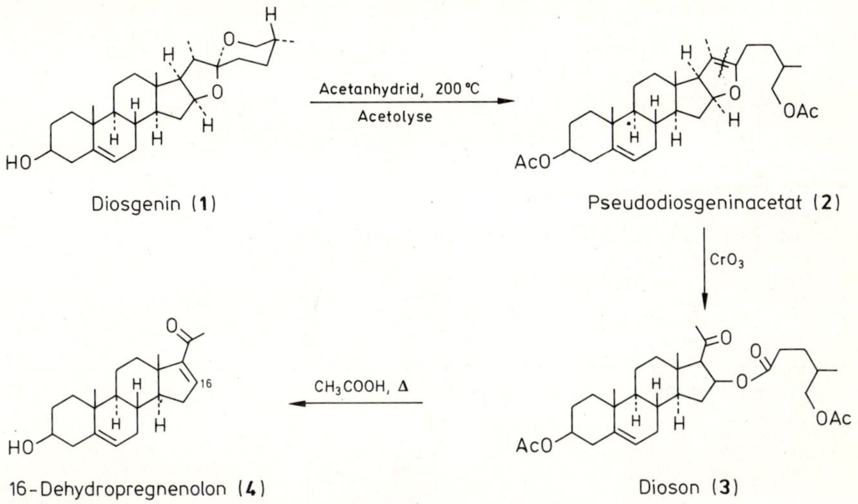

4.6 Triterpene einschließlich Steroide 219

Abb. 4.59. Abbau von Diosgenin (**1**) zum 16-Dehydropregnenolon (**4**), einer Muttersubstanz, die partialsynthetisch zu Corticosteroiden, Pregnenen, Androstenen und 19-Nor-Steroiden umwandelbar ist. Diosgenin wird im Druckkessel bei 200 °C mit Acetanhydrid gekocht. Dabei bricht der Spiroketalring unter Ausbildung einer 20,22-Doppelbindung auf: es bildet sich das als Pseudodiosgenin (ψ-Diosgenin) bezeichnete Furostanderivat **2**, das bei niederen Temperaturen mit Chromsäure zum Diketon **3** (= Dioson) abbaubar ist. Erhitzen mit Essigsäure führt zu **4** bzw. **4**-acetat

produkt ist das 16-Dehydropregnenolon (Abb. 4.59).

4.6.7.7.5 Dioscorea-villosa-Wurzel.

Dioscorea-villosa-Wurzel besteht aus den getrockneten unterirdischen Teilen von *Dioscorea villosa* L., einer in Nordamerika beheimateten, 2–5 m hohen, ausdauernden, zweihäusigen Schlingpflanze. Der Wurzelstock ist holzig, knotig, etwas zusammengedrückt, etwa 1 cm dick mit zahlreichen Wurzeln sowie Stengelnarben im oberen Teil. Farbe: hellbraun bis gelblich. Die Droge ist geruchlos. Geschmack: bitter und anhaltend scharf.
Die chemische Zusammensetzung ist wenig gut untersucht: neben Steroidsaponinen mit u. a. Diosgenin als Aglykon werden Hautreizstoffe (?) und Gerbstoffe als Inhaltsstoffe angegeben.
Indikationen der Volksmedizin: Gallenkoliken (?). Akute Phasen bei rheumatoider Arthritis. Dosierung: 2–4 g Droge als Infus oder 2–4 ml des Fluidextraktes (hergestellt mit 45%igem Alkohol). Bis dreimal täglich.

4.6.7.8 Steroidalkaloidsaponine (Glykoalkaloide, Azasteroide)

4.6.7.8.1 Allgemeines

Viele *Solanum*-Arten enthalten basische Alkaloide mit zugleich auffallenden saponinähnlichen Eigenschaften: sie wirken hämolysierend, besitzen gutes Schaumbildungsvermögen und geben mit Cholesterol schwerlösliche Komplexe. Nach hydrolytischer Abspaltung der Zucker liefern sie Alkamine mit einem C_{27}-Steroidgrundgerüst, vergleichbar dem des Cholesterols. Vom Alkamin gibt es zwei Typen, je nachdem ob der Stickstoff sekundär (Spirosolantyp) oder tertiär (Solanidantyp) gebunden vorliegt (Abb. 4.60). Die Spirosolane weisen das Aza-oxaspiransystem auf und sind somit analog den Steroidsapogeninen gebaut, mit denen sie auch vergesellschaftet auftreten. In den Solanidanen gehört das N-Atom zwei Ringen gemeinsam an, was durch das Suffix „izidin" – hier Indolizidin – angezeigt wird.
In der Regel kommen Steroidalkaloide in sämtlichen Organen einer Pflanzenart vor; allerdings sind sie in der Regel in den oberirdischen Organen in höherer Konzentration zu finden. Bei der Tomatenpflanze *Lycopersicon lycopersicum* (L.) KARST ex FARW. (Synonym: *Solanum lycopersicum* L.) sind die Blüten und jungen Früchte am alkaloidreichsten; in dem Maße wie die Frucht zur Reife gelangt, werden die Alkaloide abgebaut, bis daß reife Tomaten nur noch Spuren an Tomatin enthalten.

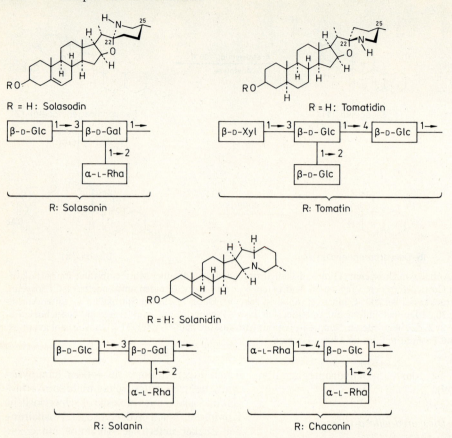

Abb. 4.60. Einige Solanumglykoalkaloide und deren Aglykone (Azasteroide). Man unterscheidet zwei Typen: die Spirosolane und die Solanidane. Die Spirosolane, zu denen das Solasodin und das Tomatidin gehören, sind Aza-Analoga der Spirostanole, d. h. sie sind durch das Aza-oxa-spiransystem charakterisiert (22R, 25R im Solasodin; 22S, 25S im Tomatidin). Die Solanidane enthalten gleichermaßen die C_8-Seitenkette des Cholesterols, jedoch durch Einbau von NH_3 zum Indolizidinsystem umgestaltet. Alle Zucker liegen in der Pyranoseform vor

Solanin, Tomatin und verwandte Glykoalkaloide stellen, in reiner Form isoliert, farblose kristalline Stoffe dar, die in Wasser und Aceton praktisch unlöslich sind, löslich hingegen in Methanol, Ethanol und Chloroform. Für die dünnschichtchromatographische Trennung kommen Verteilungssysteme in Frage, beispielsweise Ethylacetat-Pyridin-Wasser (30+10+30; obere Phase) an Kieselgel. Zum Sichtbarmachen eignen sich sowohl Steroidreagenzien (z. B. Anisaldehyd-Schwefelsäure, Chlorsulfonsäure-Essigsäure) als auch Alkaloidreagenzien [Dragendorff-Reagens, Cer (IV)-sulfat]. Zur Unterscheidung ungesättigter 5,6-Dehydroderivate (Diosgeninglykoside, Solasodinglykoside) von den gesättigten 5α- oder 5β-H-Derivaten (z. B. Tomatin) eignet sich das Antimon(III)-chlorid-Reagens: Die 5,6-Dehydroderivate färben sich bereits bei Raumtemperatur rot.

Die Giftigkeit der Glykoalkaloide scheint man auf Grund älterer Berichte stark zu überschätzen. An der Maus wurde die LD_{50} (intraperitoneale Zufuhr), wie folgt ermittelt:

	mg/kg KG
Solanin	30,0
Chaconin	27,5
Tomatin	33,5

Beim Kaninchen beträgt die Dosis letalis minima (i. p. Zufuhr) für Solanin 40 mg/kg und für Chaconin 50 mg/kg (Nishie et al. 1975). Nach *peroraler* Zufuhr von 1000 mg/kg zeigen die Tiere keine Reaktion. Man darf daher an-

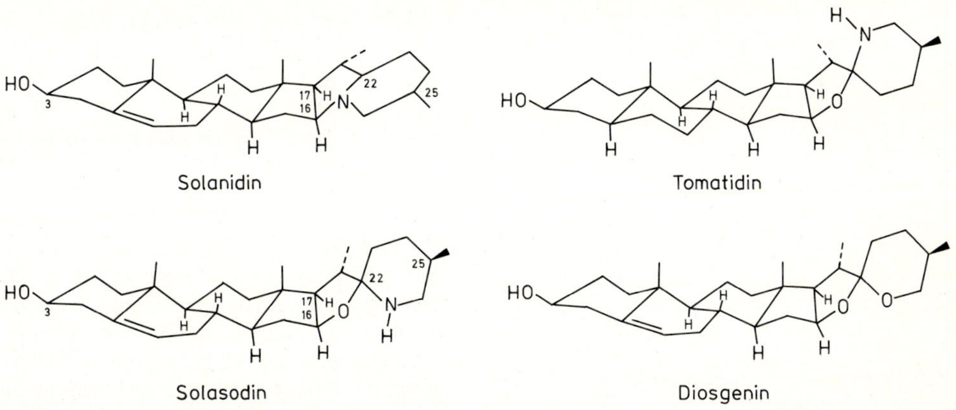

Solanidin

Tomatidin

Solasodin

Diosgenin

Abb. 4.61. Konformationsformeln der drei in Abb. 4.60 vorgestellten Azasteroide im Vergleich mit Diosgenin. Man beachte insbesondere das Solasodin als das N-analoge Diosgenin

nehmen, daß die orale Resorptionsquote sehr niedrig ist. Allenfalls resorbierte Mengen werden mit dem Harn rasch ausgeschieden (Nishie et al. 1971).

4.6.7.8.2 Solasonin und Solasodin

Solasonin und verwandte Glykoside des Solasodins wurden in bisher über 100 *Solanum*-Arten gefunden. Die Glykoside selbst haben keine Bedeutung, doch beansprucht das Solasodin ein gewisses Interesse:

- als Rohstoffe zur Partialsynthese von Steroidhormonen sowie,
- als potentieller Arzneistoff mit kortisonähnlichen Wirkungen.

Zur Solasodingewinnung eignen sich die getrockneten Früchte von *S. khasianum* CLARKE, *S. laciniatum* AIT. und *S. marginatum* L. sowie die getrockneten Blätter von *S. aviculare* G. FORST. Solasodin liegt hauptsächlich als Solasonin (1 Rha, 1 Gal, 1 Glc, Abb. 4.60) und als Solamargin (2 Rha, 1 Glc) vor. Die Glykoalkaloide werden mit Ethanol extrahiert; durch Kochen mit Salzsäure wird Solasodin freigesetzt und fällt als schwer lösliches Hydrochlorid aus; Ammoniakbehandlung liefert die freie Base Solasodin. Solasodin ist linksdrehend, reagiert gegen Lackmus in alkoholischer Lösung basisch, ist gut löslich in Chloroform, mäßig löslich in Ethanol und wenig löslich in Wasser.

Solasodin läßt sich unter den gleichen Bedingungen, wie für das Diosgenin beschrieben (Abb. 4.59), in 16-Dehydropregnenolon überführen, das seinerseits in Corticoide, Gestagene und Kontraceptiva umgewandelt werden kann.

Solasodin wurde in der UdSSR eingehend pharmakologisch und klinisch geprüft (Müller-Dietz 1972). Es zeigt im Tierversuch kortisonähnliche Wirkung; beispielsweise verringert es in gleicher Dosis wie Kortison (jeweils 10 mg/kg KG, Einzelgabe) beim Kaninchen die Gefäßpermeabilität und das experimentelle Lungenödem. Langdauernde Zufuhr führt bei Mäusen zu Hypotrophie der Nebennieren, allerdings in schwächerem Ausmaße als nach Kortisongabe. 0,2 mg/kg i. v. wirken am Katzenherzen positiv inotrop. Bei Ratten mit Kaolin-Arthritis üben Solasodin und Kortison in gleichen Dosen (0,25 mg/kg KG) die gleiche antiphlogistische Wirkung aus. (Die gleiche Wirksamkeit zeigte auch das Glykoalkaloid Solasonin).

Klinische Beobachtungen mit Solasodinzitrat am Menschen ließen ebenfalls kardiotonische, antiphlogistische und densensibilisierende Wirkungen, insbesondere bei Patienten mit rheumatischer Polyarthritis und Morbus Bechterev, erkennen. Dosierung: 1 mg Solasodinzitrat, oral, 2 × täglich über einen Zeitraum von 30 Tagen mit 1 tägiger Unterbrechung alle 3 Tage (Milimovka et al. 1966).

4.6.7.8.3 Solanum-dulcamara-Stengel

Solanum-dulcamara-Stengel oder Bittersüßstengel (*Dulcamarae stipites*) sind die getrockneten zwei- bis dreijährigen Triebe des im ganzen gemäßigten Europa und Asien heimi-

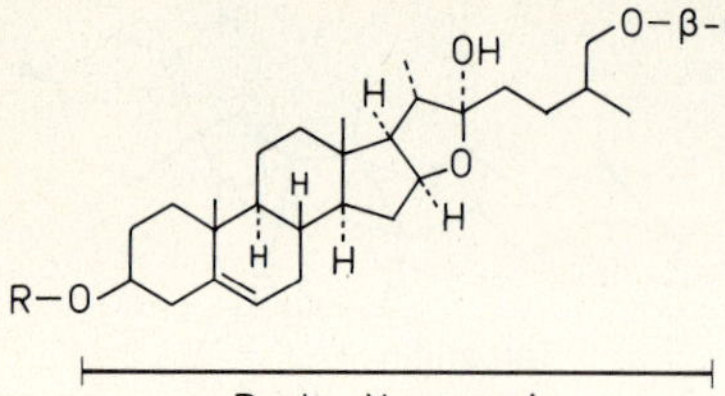

R	
Gal-Gal-Rha- | Ara	Solayamocinosid A
Rha-Rha-Glc-	Solayamocinosid B

Abb. 4.62. Die Stengel von *Solanum dulcamara* enthalten bisdesmosidische Furostanolglykoside mit Proto-Yamogenin als Aglykonkomponente. Diese als Solayamocinoside bezeichneten Inhaltsstoffe bedingen den bitteren Geschmack der Droge. Konfiguration und Verknüpfung der Zucker ist nur zum Teil gesichert. Im Falle des Solayamocinosids A liegt ein verzweigtkettiges Tetraosid vor: [Arabinopyranosyl-(1 → 2)]-[β-galactopyranosyl-(1 → 3)]-[β-galactopyranosyl-(1 → 4)]-rhamnopyranose

schen, kletternden *Solanum dulcamara* L. (Familie: *Solanaceae*). Die Droge ist geruchlos; sie schmeckt bitter, dann unangenehm süß.
Die Droge enthält Glykoalkaloide, die sich vom Solasodin (Abb. 4.60), dem 5,6-Dihydrosolasodin (=Soladulcidin) und dem 5,6-Dehydrotomatidin ableiten. Begleitet werden die Azasteroide von N-freien Spirostanglykosiden mit Diosgenin, Tigogenin und Yamogenin (zur Struktur s. Kap. 4.6.7.7.4) als Aglykonkomponente. Ferner kommen die offenkettigen Proto-Saponine, und zwar bisdesmosidische Furost-5-ene (Solayamocinoside) vor, die für den bitteren Geschmack der Droge verantwortlich sind.
„Der aus den Stengeln bereitete Tee ist ein gutes Mittel gegen chronische Hautleiden, auch gegen Asthma sowie gegen Gliederreißen und Rheumatismus" (Fischer/Krug 1980). Wenn die Angaben russischer Autoren zutreffend sind, nach denen Solasodin antiallergische, antophlogistische, analgetische, kardiotonische und Anti-Schock-Wirkungen ausübt (Müller-Dietz 1972), dann könnte die volksmedizinische Anwendung der Bittersüßstengel eine reale Basis haben. Allerdings liegen keine neuen Untersuchungen zur Wirksamkeit vor. Dosierung: Einzelgabe 0,25 g bis höchstens 1 g als Infus.

4.6.8 Herzwirksame Glykoside

4.6.8.1 Allgemeines

4.6.8.1.1 Begriffsbestimmung, Geschichtliches

Unter herzwirksamen Glykosiden versteht man eine Gruppe von Pflanzeninhaltsstoffen, die spezifische Wirkungen auf den Herzmuskel von Kalt- und Warmblütern entfalten. Niedrige (therapeutische) Dosen wirken kardiotonisch. Ein isoliertes Froschherz beispielsweise, das unter zunehmender Belastung langsam größer wird und in Diastole stehen bleibt, nimmt nach Gabe von einem Tropfen einer Glykosidlösung seine Arbeit wieder auf und verkleinert sich bereits nach wenigen Schlägen. Ähnlich kann beim Menschen der insuffiziente Herzmuskel aus einem Zustand chronischer Erschöpfung erneut zur notwendigen physiologischen Leistung stimuliert werden. Höhere (toxische) Dosen von herzwirksamen Glykosiden haben eine spezifisch toxische Wirkung auf das Herz: Es kommt zu einer dauernden Erhöhung des Herztonus, wobei die diastolische Erschlaffung zunehmend geringer wird. Hinzu treten Rhythmusstörungen und eine Blockierung des Reizleitungssystems mit ungeordnetem Funktionieren des Herzens. Schließlich steht das Herz in halbkontrahiertem Zustand (Säugetierherz) oder in maximaler Systole (Froschherz) still.
Beide Wirkungen, die kardiotonische als auch die toxische, waren in der vornaturwissenschaftlichen Ära bekannt. Die Meerzwiebel, *Scillae bulbus*, wird in allen größeren medizinisch-botanischen Werken der Antike erwähnt; Dioskorides empfiehlt sie Wassersüchtigen, ebenso Celsus und Scribonius Largus. Das Maiglöckchen, *Convallaria majalis*, spielt im Mittelalter eine vergleichbare Rolle. Der purpurrote Fingerhut (*Digitalis purpurea*) wurde zuerst in der Volksmedizin der britischen Inseln verwendet. Durch das Wirken des englischen Arztes William Withering – seine bekannte Schrift erschien im Jahre 1785 – wurden die therapeutischen Effekte der Digitalis-Blätter in der Medizin allgemein bekannt. Getrocknetes Sekret der Haut- und Ohrspeicheldrüsen von Kröten (*Bufonidae*) – eine tierische Droge mit typischer Digitaliswirkung – war ein wichtiges Herzmittel der chinesischen Medizin lange vor Christi Geburt.

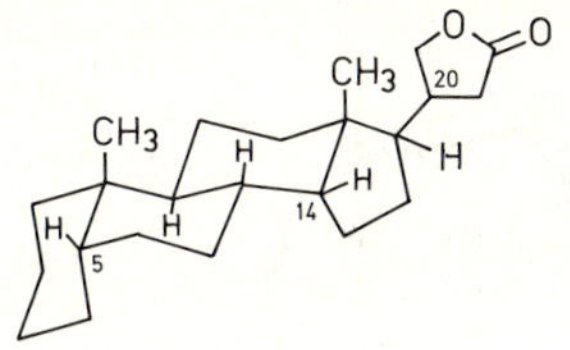

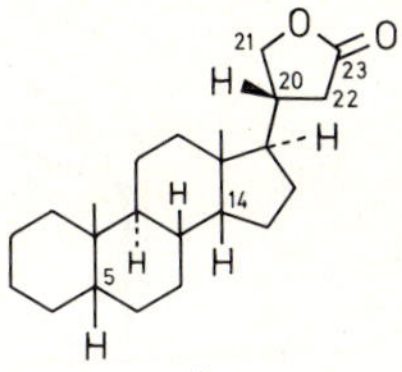

4.6 Triterpene einschließlich Steroide 223

5β, 14β - Cardanolid

(Konformationsformel)   (Konfigurationsformel)

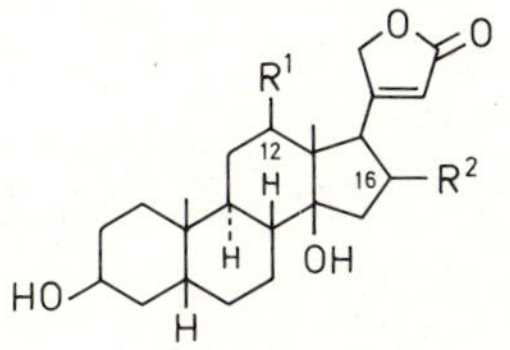

R¹	R²	
H	H	Digitoxigenin
OH	H	Digoxigenin
H	OH	Gitoxigenin
OH	OH	Diginatigenin

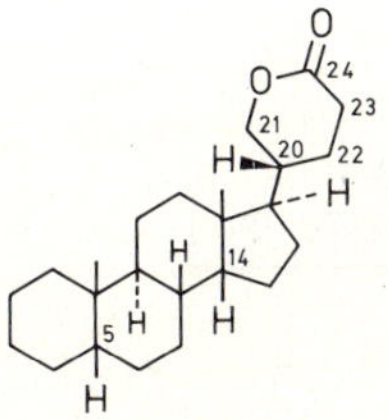

Abb. 4.63. Zur Nomenklatur der Aglykone. Nach den IUPAC-Regeln von 1967 wird der gesättigte Grundkörper der C_{23}-Steroide als Cardanolid bezeichnet; die Bezeichnung Bufanolid wird für C_{24}-Steroide verwendet, die an C-17 einen sechsgliedrigen Laktonring tragen. Damit die von den beiden Grundkörpern sich ableitenden Derivate die typische Herzwirkung aufweisen, müssen bestimmte strukturelle und räumliche Merkmale vorliegen: (1) β-ständige ungesättigte Laktonringe an C-17; (2) mindestens zwei β-ständige Hydroxygruppen an C-3 und C-14

5β, 14β - Bufanolid

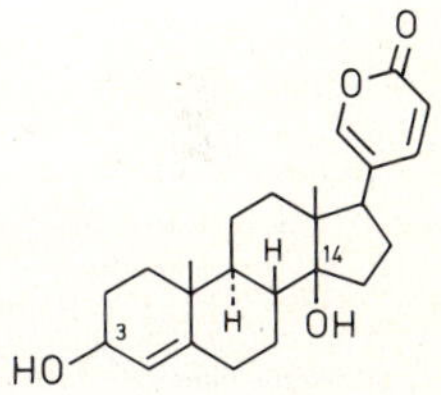

3β, 14β - Dihydroxybufa-
4, 20, 22 - trienolid
(Scillarenin)

Auch die toxischen Wirkungen von herzwirksamen Glykosiden waren bekannt. Man verwendete entsprechende Pflanzen als Pfeilgifte, so auf Borneo in Form von Extrakten aus *Antiaris toxicaria* (PERS.) LESCH. (Familie: *Moraceae*), in Westafrika als Extrakt aus Strophanthus-kombé-Samen.

4.6.8.1.2 Aufbau der herzwirksamen Glykoside

Herzwirksame Glykoside sind C_{23}- oder C_{24}-Steroide, die über die alkoholische 3-Hydroxygruppe in glykosidischer Bindung mit der zyklischen Halbacetalform eines Mono-, Di-, Tri- oder Tetrasaccharidrestes verknüpft sind.

Aglykon. Die Herzwirksamkeit ist an das steroide Aglykon (Genin) gebunden; der Zuckerteil beeinflußt lediglich die pharmakokinetischen Eigenschaften (Zeitfaktoren der Wirkung). Als Prototyp kann das Digitoxigenin gelten: Bei ihm sind alle Struktureigentümlichkeiten, die zur Herzwirksamkeit erforderlich sind, voll ausgebildet (Abb. 4.63). Die Ringe A/B/C des Steroidgerüstes weisen *cis-anti-cis*-Verknüpfung auf, wie sie auch für die Gallensäuren (Coprostan-Reihe) typisch ist. Die *cis*-Verknüpfungsweise der Ringe C/D hingegen kommt außerhalb der Herzglykosidreihe fast nicht vor (Ausnahme: Holarrhena-Alkaloide). An funktionellen Gruppen trägt das Steroidgerüst zwei β-ständige Hydroxygruppen an C-3 und C-14 sowie einen Butenolidring β-ständig an C-17.

Die Variation dieses Prototyp-Moleküls umfaßt im wesentlichen zwei Variationstypen: (a) Abwandlung des Butenolidringes und (b) Abwandlung durch Oxidation. Ad (a): Anstelle des fünfgliedrigen Lactonringes kann auch ein α-Pyron-Ring (Cumalin-Ring; Pentadienolid-Ring) vorkommen. Dementsprechend teilt man die herzwirksamen Glykoside in die Gruppe der Cardenolide und in die der Bufadienolide ein. Ad (b): Das Steroidgerüst kann an zahlreichen weiteren Stellen hydroxyliert sein; vor allem betroffen sind dabei

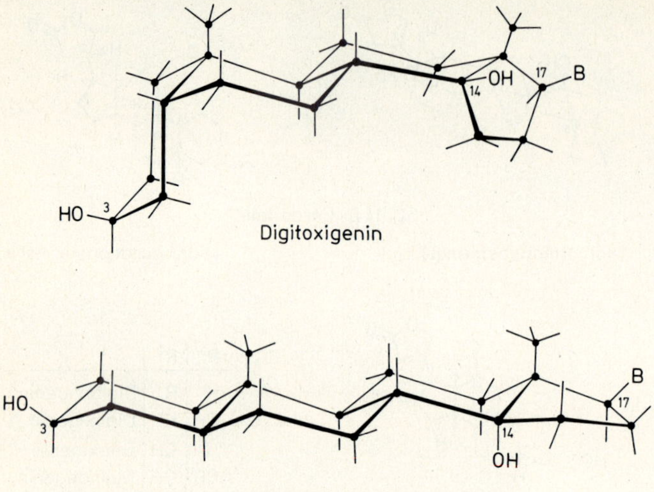

Digitoxigenin

Vergleich: alle Ringe *trans*-verknüpft

Abb. 4.64. Schattenriß von Dreiding-Modellen. Die Ringe A mit B sowie C mit D sind bei den herzwirksamen Glykosiden *cis*-verknüpft, die Ringe B mit C hingegen *trans*-verknüpft. Dies bedeutet für den räumlichen Bau des Cyclopentanoperhyodrophenanthren-Teil, daß nur die Ringe B und C annähernd flächig-eben gebaut sind, die Ringe A und D hingegen beide stark abgewinkelt sind. Zum Vergleich: ein mit Digitoxigenin isomeres Molekül mit durchgehender *trans*-Verknüpfung sämtlicher Ringe. B = Butenolidring

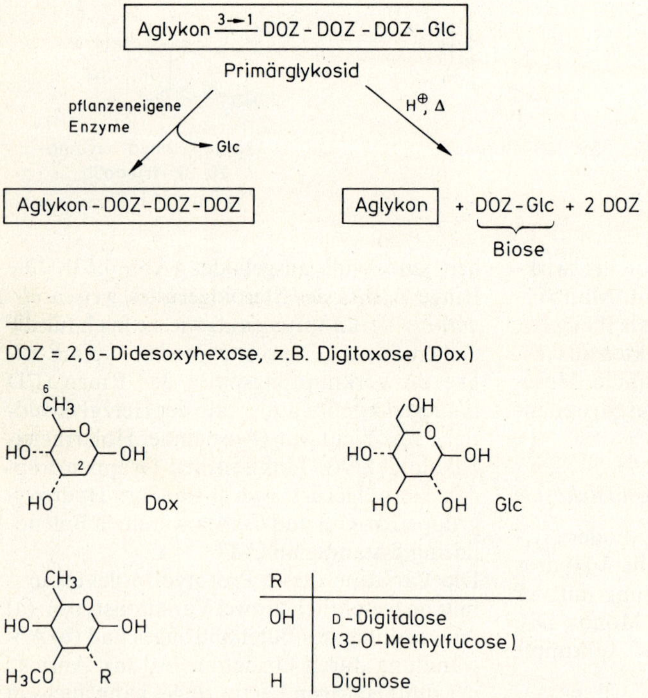

$$\text{Aglykon} \xrightarrow{3 \leftarrow 1} \text{DOZ - DOZ - DOZ - Glc}$$
Primärglykosid

pflanzeneigene Enzyme ↙ ↘ $H^\oplus, \Delta$
− Glc

Aglykon − DOZ − DOZ − DOZ   Aglykon + DOZ−Glc + 2 DOZ
                                            ⎿___Biose___⏌

DOZ = 2,6 − Didesoxyhexose, z.B. Digitoxose (Dox)

Dox

Glc

R	
OH	D-Digitalose (3-O-Methylfucose)
H	Diginose

Abb. 4.65. In der Pflanze liegen die herzwirksamen Glykoside genuin in einer zuckerreichen Form, als Tetra- oder Pentaoside, vor. Wenn die Zuckerkette Desoxyzucker (Abkürzung DOZ) neben „normalen" Hexosen enthält, so sind die DOZ unmittelbar mit dem Genin verknüpft. Pflanzen, welche herzwirksame Glykoside führen, enthalten zugleich Enzyme, welche selektiv die endständigen „normalen" Hexosen – in der Regel handelt es sich um β-D-Glucose – abspalten: Die Primärglykoside gehen in Sekundär- oder Folge-Glykoside über. Gegen Säurehydrolyse erweist sich die Bindung Aglykon-DOZ als ziemlich empfindlich, so daß neben dem Aglykon intakte Bioside nachgewiesen werden können

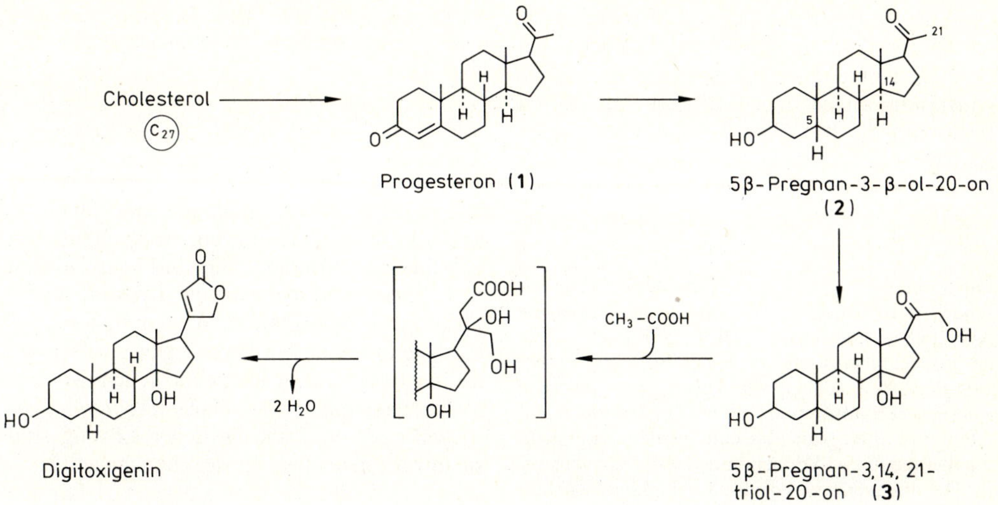

4.6 Triterpene einschließlich Steroide 225

Progesteron (1)

5β-Pregnan-3-β-ol-20-on (2)

Digitoxigenin

5β-Pregnan-3,14,21-triol-20-on (3)

Abb. 4.66. Biosynthetisch lassen sich die Cardenolide als Derivate des Cholesterols auffassen. Wie der tierische Organismus, so sind auch Pflanzen befähigt, Cholesterol zum C_{21}-Progesteron abzubauen. Hydroxylierung an C-14 und C-21 der Zwischenstufe **2** führt zum Triol **3**. Die beiden Kohlenstoffatome der C_{23}-Cardenolide stammen, wie bewiesen werden konnte (Tschesche 1971, Luckner 1984) aus Acetyl- bzw. Malonyl-CoA. Die C_3-Kette der Bufadienolide stammt aus Propionyl- oder Methylmalonyl-CoA

die Positionen C-1, C-5, C-11, C-12 und C-16. Sodann kann anstelle der Methylgruppe an C-10 eine Hydroxymethyl- oder eine Aldehyd-Gruppe vorliegen, wie das für die Cardenolide aus *Strophanthus*- und *Convallaria*-Arten charakteristisch ist.

Der biosynthetischen Verwandtschaft nach sind die Aglykone zwischen dem Cholesterol und den Pregnanen einzuordnen. Stammverbindung ist das C_{27}-Cholesterol, das zunächst zu einem C_{21}-Steroid abgebaut und durch Verknüpfung mit Malonyl-CoA bzw. einem C_3-Donator zu den C_{23}-Cardenoliden und den C_{24}-Bufadienoliden wieder aufgebaut wird (Abb. 4.66).

Zuckerteil der herzwirksamen Glykoside. Es kommen neben D-Glukose, L-Rhamnose und D-Fucose eine Reihe sonst sehr seltener 2,6-Didesoxyzucker sowie deren 3-Methylether vor (s. Kap. 3.2.6.4 mit der Tabelle 3.1 sowie Abb. 4.64). In allen bisher bekannten Glykosiden ist das Aglykon entweder β-D-glykosidisch oder α-L-glykosidisch mit der Zuckerkette verbunden, was soviel bedeutet, als daß in allen Glykosiden die Absolutkonfiguration am Anomeriezentrum C-1 stets die gleiche ist. Die Zucker der β-D-Reihe liegen in der $^1C_4$-, die der α-L-Reihe in der $^4C_1$-Konformation vor (s. Abb. 4.67). Wenn seltene Desoxyzucker und „normale" Zucker, wie D-Glucose neben-

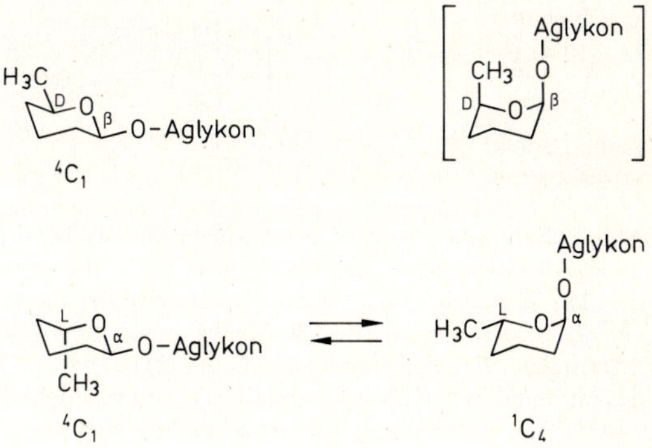

Abb. 4.67. Die Zucker der D-Reihe sind β-glykosidisch, die Zucker der L-Reihe α-glykosidisch mit dem Aglykon verknüpft. Dabei liegen die Zucker bei den β-D-Glykosiden in der $^4C_1$-Konformation vor, die der α-L-Reihe überraschenderweise bevorzugt in der $^1C_4$-Konformation. Dies bedeutet, daß in der α-L-Reihe der raumerfüllende Cardenolidrest eine axiale Position einnimmt (Reichstein u. Weiss 1962, Kubinyi 1971)

einander in der Zuckerkette auftreten, dann ist das Aglykon an einen seltenen Zucker gebunden, wohingegen die D-Glucosemoleküle endständig angeordnet sind. Enzyme spalten bevorzugt die β-D-Glucose ab. Bereits während der Aufarbeitung der Droge können sich aus den genuinen Primärglykosiden die glukosefreien Sekundärglykoside bilden (Abb. 4.65).

Die für die herzwirksamen Glykoside charakteristische Wirkung haftet am Aglykon. Dennoch sind die Aglykone selbst therapeutisch nicht brauchbar, da sie im Organismus sehr rasch metabolisiert werden. Erst der Umstand, daß die Aglykone mit seltenen Zuckern verknüpft sind, die im Organismus nicht oder nur sehr langsam abgebaut werden, ermöglicht die therapeutische Verwendung dieser Pflanzenstoffe. Die am 3-OH glykosidisch gebundene Zuckerkette verhindert nicht nur die Inaktivierung des Genins, sie erschwert auch dessen Hydroxylierung – einen entscheidenden metabolischen Schritt zur rascheren Elimination aus dem menschlichen Organismus. Wären die Genine beispielsweise direkt an D-Glucose, einen im tierischen Organismus vorkommenden Zucker gebunden, so wäre höchst wahrscheinlich die Metabolisierung dieser herzwirksamen Glykoside nicht allzusehr verzögert, und ihre therapeutische Wirksamkeit somit höchst flüchtig.

4.6.8.1.3 Einige chemische Eigenschaften, Farbreaktionen

Die herzwirksamen Glykoside sind farblose, kristallisierbare Substanzen, die einen bitteren Geschmack aufweisen. Sie sind leicht löslich in Ethanol, Chloroform und Pyridin, mäßig löslich in Ethylacetat. In Wasser sind sie, sobald sie in reiner Form vorliegen, nur schwer löslich; doch sind sie aus pflanzlichem Material durchaus mit Wasser extrahierbar.

In wäßriger oder alkoholischer Lösung sind sie nur bei neutralem sowie sehr schwach basischem und sehr schwach saurem pH-Bereich beständig. In stark saurem Bereich, vor allem bei höherer Temperatur (Hydrolysebedingungen), erfolgt leicht Dehydratisierung zu den unwirksamen 14-Anhydroverbindungen. Alkalieinwirkung führt zunächst zur Öffnung des Laktonringes; unter Verschiebung einer Doppelbindung bildet sich eine Aldehydcar-

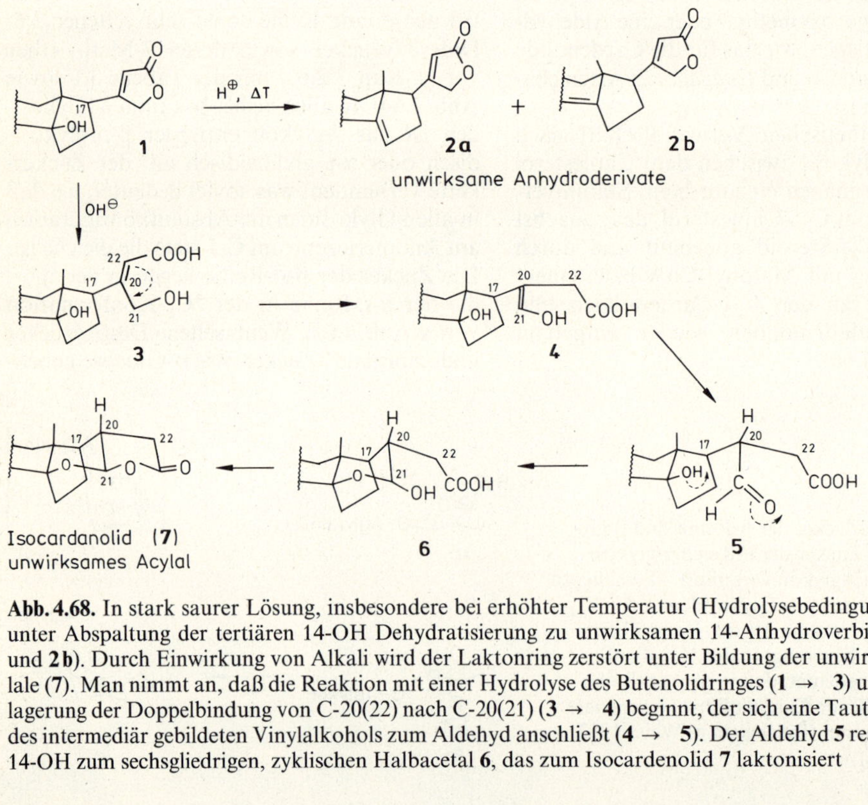

Abb. 4.68. In stark saurer Lösung, insbesondere bei erhöhter Temperatur (Hydrolysebedingungen) erfolgt unter Abspaltung der tertiären 14-OH Dehydratisierung zu unwirksamen 14-Anhydroverbindungen (**2a** und **2b**). Durch Einwirkung von Alkali wird der Laktonring zerstört unter Bildung der unwirksamen Acylale (**7**). Man nimmt an, daß die Reaktion mit einer Hydrolyse des Butenolidringes (**1** → **3**) und einer Umlagerung der Doppelbindung von C-20(22) nach C-20(21) (**3** → **4**) beginnt, der sich eine Tautomerisierung des intermediär gebildeten Vinylalkohols zum Aldehyd anschließt (**4** → **5**). Der Aldehyd **5** reagiert mit der 14-OH zum sechsgliedrigen, zyklischen Halbacetal **6**, das zum Isocardenolid **7** laktonisiert

bonsäure die nach Wiederansäuern zu den unwirksamen Isocardanoliden rezyklisiert (Abb. 4.68).

Herzwirksame Glykoside geben mit vielen Reagenzien **Farbreaktionen**, wobei der Steroidteil, der Zuckerteil oder der Laktonring für die Reaktion verantwortlich sein kann. Die Farbreaktionen sind nützlich:

- zur Charakterisierung isolierter Glykoside bzw. entsprechender Arzneistoff in Substanz,
- zum dünnschichtchromatographischen Nachweis bei der Prüfung von Arzneistoffen, Arzneimitteln und Drogen auf Identität und Reinheit,
- zur quantitativen photometrischen Bestimmung in Drogen und daraus hergestellten Arzneimitteln.

Gebräuchliche Nachweis- und Bestimmungsreaktionen sind die folgenden:

- Kedde-Reaktion: Versetzt man die alkoholische Lösung eines Cardenolids mit Dinitrobenzoesäure- und Natriumhydroxidlösung, so entsteht eine intensive Färbung: z. B. violett beim Digoxin und Digitoxin, blau im Falle des g-Strophanthin.
- Baljet-Reaktion. Sie besteht in einer orangeroten Färbung, die α,β-ungesättigte Laktone beim Umsetzen mit einer alkalischen Pikrinsäurelösung zeigen: Anwendungsbeispiele: Gehaltsbestimmung von Ouabain (g-Strophanthin), Digitoxin und Digoxin nach DAB 9.

Die Kedde- und die Baljet-Reaktion zeigen aktivierte Methylengruppen an. Sie fallen daher bei Cardenoliden, nicht aber bei Bufadienoliden positiv aus. Das Carbeniat-Anion der aktivierten (aciden) Methylengruppe reagiert mit dem aromatischen Reagens, wobei gefärbte Komplex-Anionen entstehen (Abb. 4.69).

- Die Farbreaktion nach Keller-Kiliani besteht im Erscheinen einer grünen, später blauen Färbung beim Unterschichten des in Eisessig gelösten Cardenolids mit dem gleichen Volumen Schwefelsäure unter Zusatz von 1 Tropfen Fe(III)-chlorid-Lösung.

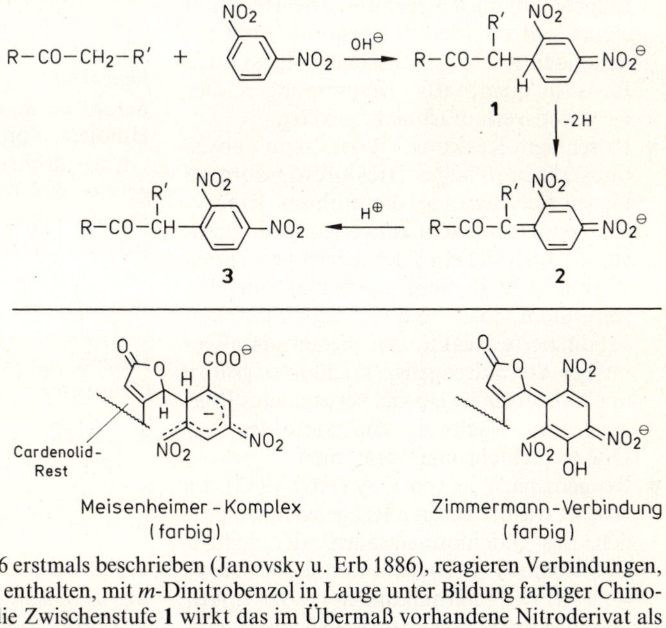

Abb. 4.69. Wie bereits im Jahre 1886 erstmals beschrieben (Janovsky u. Erb 1886), reagieren Verbindungen, die eine aktivierte Methylengruppe enthalten, mit m-Dinitrobenzol in Lauge unter Bildung farbiger Chinoide **2**; bei der Bildung von **2** über die Zwischenstufe **1** wirkt das im Übermaß vorhandene Nitroderivat als Oxidationsmittel (Kakač u. Vejdělek 1974). Die Methylengruppe des Butenolidrings herzwirksamer Glykoside reagiert in ähnlicher Weise mit aromatischen Nitroderivaten: mit 1,3-Dinitrobenzol (Raymond-Reaktion), mit 3,5 Dinitrobenzoesäure (Kedde-Reaktion) oder mit Pikrinsäure (1,3,5-Trinitrophenol; Baljet-Reaktion). Mit Pikrinsäure verläuft die Reaktion über einen Meisenheimerkomplex oxidativ zur farbigen Zimmermann-Verbindung. Mit Raymond- und Kedde-Reagens erfolgt keine Oxidation. Die Farbreaktionen erfordern basisches Milieu; im sauren Bereich findet Entfärbung statt unter Bildung substituierter Nitroderivate **3**

Anwendung: Prüfung auf Identität von Digitoxin und Digoxin nach Ph. Eur.

Mit dem Keller-Kiliani-Reagens wird sowohl der 2-Desoxyzucker als auch der Steroidanteil nachgewiesen. Die Reaktionsmechanismen sind nicht im Detail erforscht. Die 2-Desoxyzucker werden durch die Einwirkung starker Säuren zu Furfuralderivaten abgebaut, wobei die Fe(III)-Ionen den Abbau bis zu einfachen Aldehyden (z. B. Malonaldehyd) weiter treiben. Die Reaktionsfähigen Aldehyde gehen Kondensations- und Polymerisationsreaktionen ein, die zur Bildung blauer Farbprodukte führen (Kakáč u. Vejdělek 1974). Zur Reaktion des Steroidteils: s. Zlatkis-Zak-Reaktion (Kap. 4.6.2).

- Farbreaktion auf Desoxyzucker mit Xanthydrol und Essigsäure. 2-Desoxy- und 2,6 Didesoxyzucker sowie Glykoside mit diesen Desoxyzuckern als Komponente bilden bei Umsetzung mit Xanthydrol in Gegenwart von Säuren – man verwendet meist Salzsäure oder 4-Toluolsulfonsäure in Eisessig – eine Rotfärbung mit einem Absorptionsmaximum bei 530 nm. Die Reaktion eignet sich zur Identitätsprüfung von Cardenoliden in Drogenauszügen; sie ist auch Basis für quantitative Bestimmungen. Der Reaktionsverlauf ist nicht geklärt.
- Rosenheim-Reaktion. Löst man etwas Substanz in 90%iger Trichloressigsäure, so färben sich Steroide, die in ihrem Ringsystem ein Diensystem aufweisen (z. B. Ergosterin), oder die ein solches leicht zu bilden vermögen (z. B. Scillaglykoside) zunächst rosa, dann violett und schließlich tiefblau. Modifizierte Reaktionen dienen als allgemeines Steroidreagens. Trichloressigsäure in Chloroform ist ein viel verwendetes Reagens zum Nachweis von Steroiden auf Dünnschichtchromatogrammen.
- Reagens nach Jensen-Kny (Kny 1963). Es besteht wie die vorigen Reagenzien wesentlich aus Trichloressigsäure, der jedoch Chloramin T (Tosylchloramid-Na) zugesetzt ist. Die Pharmakopöen (DAB 9, AB/DDR) schreiben es zum dc-Nachweis von Cardenolide führenden Drogen bzw. von Cardenolid-Reinstoffen vor. Es bilden sich im UV-Licht charakteristisch blau oder gelb fluoreszierende Verbindungen. Der Reaktionsmechanismus ist nicht abschließend geklärt: Durch die wasserentziehende Wirkung der Trichloressigsäure werden vermutlich die Aglykone in Anhydroverbindungen übergeführt. Aus dem Gitoxigenin entsteht beispielsweise ein Dianhydroderivat mit einem System von 4 konjugierten Doppelbindungen (Trienonsystem), das bereits mit Trichloressigsäure allein blau fluoresziert. Digitoxin- und Digoxinderivate zeigen hingegen erst nach Zusatz des Oxydationsmittels gelbe bzw. weißblaue Fluoreszenzen.

4.6.8.1.4 Verbreitung im Pflanzenreich, Unterscheidung von Glykosiden erster und zweiter Ordnung (Digitaloide)

Herzwirksame Glykoside sind im Pflanzenreich weit verbreitet, und zwar sowohl bei den *Magnoliatae* (= *Dicotyledoneae*) als auch bei den *Liliatae* (= Monocotyledoneae). Pflanzenfamilien, in denen glykosidführende Gattungen vertreten sind, sind die folgenden: Liliaceae (*Convallaria, Scilla, Urginea*), Ranunculaceae (*Adonis, Helleborus*), Brassicaceae (*Cheiranthus, Erysimum*), Apocynaceae (*Acocanthera, Apocynum, Nerium Strophanthus, Thevetia*), Asclepiadaceae (*Asclepias, Gomphocarpus, Marsdenia, Xysmalobium*) und Scrophulariaceae (*Digitalis, Penstemon*). Viele Hunderte von Pflanzenarten wurden auf ihre Glykosidführung hin untersucht mit dem Ergebnis, daß heute etwa 400 verschiedene Varianten bekannt sind. Durchweg handelt es sich um Glykoside, die hinsichtlich ihres Hydroxylierungsgrades dem Strophanthin näher stehen als dem Digitoxin: Glykoside des Digitoxigenins wurden nur höchst selten gefunden. Als Arzneistoffe verwendet man drei Gruppen:

- Extrakte oder Extraktfraktionen aus den folgenden Drogen:

Art	Verwendeter Pflanzenteil
Adonis vernalis	Kraut
Apocynum cannabinum	Wurzel
Cheiranthus cheiri	Kraut
Convallaria majalis	Kraut
Helleborus niger	Wurzelstock
Helleborus viridis	Wurzelstock
Nerium oleander	Blätter
Urginea maritima	Zwiebel

- Reinglykoside: Digitoxin, Digoxin, Proscillaridin, Cymarin, g-Strophanthin (Ouabain), k-Strophanthin.
- Partialsynthetische Glykoside: α-Acetyldigoxin, β-Acetyldigoxin, Pentaacetylgitoxin, Meproscillarin, β-Methylligoxin.

Grundsätzlich zeigen alle herzwirksamen Glykoside die gleiche Wirkung; Unterschiede betreffen lediglich die Zeitfaktoren der Wirkung (Resorptionsquote, Elimination, Metabolisierung). Durch orale Bioverfügbarkeit zeichnen sich die folgenden Glykoside aus: Digitoxin, Digoxin, α-Acetyldigoxin, β-Acetyldigoxin und β-Methyldigoxin. Wenn in der rationalen Pharmakotherapie heute von herzwirksamen Glykosiden gesprochen wird, so sind diese Glykoside gemeint. Falls erforderlich kennzeichnet man sie durch den Zusatz **„Digitalisglykoside erster Ordnung"**. Alle anderen Herzglykoside enthaltenden Arzneistoffe oder Arzneimittel, insbesondere die oben aufgezählten Extrakte, bezeichnet man demgegenüber als **Digitalisglykoside zweiter Ordnung** oder auch als **Digitaloide**.

4.6.8.1.5 Digitaliswirkungen auf biochemischer Ebene

Die wesentlichste Wirkung der herzwirksamen Glykoside am Herzen beruht auf einer Steigerung der Kontraktionskraft, die zur Senkung der Schlagfrequenz und einer Verbesserung des Wirkungsgrades führt. Die biochemische Analyse der Wirkweise herzwirksamer Glykoside ergab zunächst negativ, daß die Glykosidwirkung nicht mit der Produktion, Speicherung oder Freisetzung myokardialer Energie in Zusammenhang steht: Es zeigten sich keine Wirkungen auf die Mitochondrien, auf die Energieverwertung von Substraten, darüber hinaus aber auch keine direkten Wirkungen auf die kontraktilen Elemente innerhalb der Sarkomere. Positiv wurde gefunden: (1) Herzwirksame Glykoside wirken synergetisch mit Ca^{2+}-Ionen, denen eine Schlüsselrolle bei der elektromechanischen Kopplung zukommt. (2) Ein Anstieg des intrazellulären Ca^{2+}-Spiegels verursacht einen positiv inotropen Effekt, der qualitativ und quantitativ sowie im zeitlichen Ablauf ganz dem inotropen Glykosideffekt gleichkommt. (3) Herzwirksame Glykoside haben keine Wirkung dann, wenn das intrazelluläre Ca^{2+}-Angebot maximal (optimal) ist.

Große Schwierigkeiten, eine konsistente Hypothese der Glykosidwirkung vorzulegen, ergaben sich aus Beobachtungen, nach denen Glykoside gar nicht an den eigentlichen Wirkort im Zellinneren gelangen müssen, um wirksam zu sein. Beispielsweise erwies sich das Konjugat Digitoxin-Albumin als positiv inotrop, obwohl es die Zellmembran nicht durchwandern kann. Sodann: Digoxinantikörper können sowohl die kardiotonische als auch die kardiotoxische Wirkung des Digoxins rückgängig machen, obwohl sich die Antikörper nur an die Zellmembranen binden, nicht aber ins Zellinnere eindringen. Überdies erbrachten auch direkte zytochemische Analysen keine Anhaltspunkte dafür, daß herzwirksame Glykoside innerhalb von Zellen vorhanden sind.

Eine valide Hypothese der Glykosidwirkung muß folglich zwei Phänomene in Einklang bringen:

- Veränderungen im intrazellulären Kalziumstoffwechsel und
- „Fernwirkung" auf den intrazellulären Kalziumstoffwechsel durch die herzwirksamen Glykoside von der Zellmembran aus.

Allgemein wird angenommen, daß die Bindungsrezeptoren (Digitalisrezeptoren) identisch sind mit dem extrazellulären Teil der Membran-ATPase, Rezeptoren, an die Kalium gebunden ist. Dies aber ist gleichbedeutend mit einer partiellen Hemmung desjenigen Enzymsystems, das den aktiven Na^+, K^+-Transport durch die Zellmembran katalysiert. Auf welche Weise aber eine partielle Hemmung der für die Zelle lebenswichtigen Natriumpumpe eine verstärkte Aktivierung der kontraktilen Elemente (= positiv inotrope Wirkung) bewirken kann, ist bis heute nicht eindeutig geklärt. Gemeinsam ist allen Hypothesen, daß die Veränderung der asymmetrischen K^+- und Na^+-Verteilung zu beiden Seiten der Zellmembran zunächst zu Veränderungen im intrazellulären Kalziumstoffwechsel führt. Nach einer Auffassung ist die Zunahme der intrazellulären Na^+-Ionenkonzentration entscheidend, und zwar deshalb, weil die Herzmuskelfasern über einen Ionenaustauschmechanismus intrazelluläres Natrium gegen extrazelluläres Kalzium verfügen. Die Folge: Steigerung des Ca^{2+}-Einstroms in die Zelle. Zunahme der Ca^{2+}-Konzentration im

Sarkoplasma, verstärkte Aktivierung der kontraktilen Elemente.

Im Gegensatz zu den hypothetischen Vorstellungen über den molekularen Mechanismus der kardiotonischen Wirkung herzwirksamer Glykoside, ist die Bedeutung der Membran-ATPase-Hemmung als ursächlicher Mechanismus der kardiotoxischen Wirkung unbestritten. Die toxische Wirkung erklärt sich mit einer zunehmenden Hemmwirkung auf die Membran-ATPase (=abnehmende Energiezufuhr für die Natriumpumpe). Intrazelluläres Na^+ steigt an, was aus Gründen der Aufrechterhaltung des osmotischen Gleichgewichts eine Ausschleusung des intrazellulär vorhandenen K^+ zur Folge hat. Die Abflachung des Na^+ und K^+ Gradienten wiederum bedingt einen Abfall des Membran-Ruhepotentials und führt in der Folge davon zur Erniedrigung der Reizschwelle und zur Abnahme der Leitungsgeschwindigkeit. Kaliummangel kann das Auftreten von digitalisinduzierten Arrhythmien erleichtern (Meyers et al. 1975).

Der kardiotoxische Wirkmechanismus der herzwirksamen Glykoside läßt bei Vergiftungen Auswirkungen auf den Kaliumstoffwechsel des Organismus erwarten. Es kommt bei toxischen Konzentrationen durch allgemeine Hemmung der Na^+K^+-ATPase zunächst zur Hyperkaliämie. Das vermehrt im Serum auftretende Kalium wird rasch über die Nieren ausgeschieden, so daß schließlich eine Hypokaliämie resultiert.

Bedingt durch Hemmung der Na^+K^+-ATPase in den Darmepithelien kommt es zu Störungen des Elektrolyttransportes auch im Dünn- und Dickdarm, womit sich die Durchfälle erklären, die als unerwünschte Wirkung, wenn auch selten, auftreten können. Lipophile Glykoside (Digitoxin und Meproscillarin) wirken eher laxierend als polare Glykoside (Ewe 1983).

4.6.8.1.6 Lipid- und Wasserlöslichkeit, Resorption, „Steuerbarkeit"

Der **Polaritätsgrad** eines Arzneistoffes und seine enterale Resorptionsgeschwindigkeit stehen in engem Zusammenhang. Die wesentliche Barriere, welche ein Stoff bei seiner Resorption zu überwinden hat, bilden die Zellmembranen des Mukosaepithels, an deren Aufbau in großem Maße Lipide beteiligt sind.

Tabelle 4.7. Korrelation zwischen Polaritätsgrad und Resorptionsquote herzwirksamer Glykoside. Ein grobes Maß für den Polaritätsgrad ist der relative Gehalt an freien Hydroxygruppen im Molekül, d. h. das Verhältnis der Anzahl der Kohlenstoffatome pro freie Hydroxygruppe im Molekül (C/OH). Abnehmende Polarität bzw. zunehmende Lipophilie äußert sich in größerer Wanderungsgeschwindigkeit im Dünnschichtchromatogramm (Lauterbach 1977; verändert)

Glykosid	Bruttoformel	Freie OH n	C/OH	Rf-Bereich[a]	Resorptionsquote in %
k-Strophanthosid	$C_{42}H_{64}O_{19}$	12	3,5	0,1	Etwa 4%
Convallosid	$C_{35}H_{52}O_{15}$	8	4,2	0,2	Etwa 10%
Lanatosid C	$C_{49}H_{76}O_{20}$	9	5.4	0,4	35–40
Digoxin	$C_{41}H_{64}O_{14}$	6	6,8	0,5	70–80
Digitoxin	$C_{41}H_{64}O_{13}$	5	8,2	0,7	100

[a] Kieselgel, Dichlormethan-Methanol-Formamid (80+19+1).

Die Absorptionsgeschwindigkeit eines herzwirksamen Glykosids wird daher um so größer sein, je besser lipoidlöslich (d. h. je apolarer) das Glykosid ist, wobei man voraussetzen muß, daß Diffusion (nicht aktiver Transport) für die Überwindung der Lipoidbarriere ausschlaggebend ist. Ein Maß für den Polaritätsgrad ist die Zahl an polaren Gruppen im Aglykon- und Zuckerteil des Glykosids. Ein besseres Maß für den Polaritätsgrad bzw. den Lipophilitätsgrad ergibt sich aus den Wanderungsgeschwindigkeiten in chromatographischen Verteilungssystemen. Der Tabelle 4.7 läßt sich entnehmen, daß Rf-Werte, C/OH-Quotienten und Resorptionsquoten miteinander korrelieren.

Die **Resorptionsquote** ist definiert als der Anteil einer Glykosidmenge in Prozent, der bei oraler Applikation zur Wirkung gelangt.

Die pharmakologischen Eigenschaften eines bestimmten herzwirksamen Glykosids werden aber nicht allein von der Lipophilie determiniert. Wichtig ist auch die absolute Löslichkeit in Wasser sowie die Lösungsgeschwindigkeiten (aus der Arzneiform heraus) während der Magen-Darmpassage. Der Diffusionsvorgang, durch die Lipidmembran hindurch, setzt voraus, daß sich das Glykosid zuvor in wäßrigen Verdauungssäften molekulardispers löst. Bei

den lipophilen Glykosiden (Digitoxin, Digoxin) kann eine zu geringe Lösungsgeschwindigkeit der die Resorption begrenzende Faktor sein. Die Löslichkeiten in Wasser lassen sich nicht aus der Konstitution vorhersagen. Digoxin und Gitoxin sind isomer und enthalten eine sekundäre OH-Gruppe mehr als Digitoxin: Digoxin löst sich besser, Gitoxin aber schlechter in Wasser als Digitoxin. Verschließt man im Digoxin eine OH-Gruppe durch Methylierung, so steigt überraschend die Wasserlöslichkeit stark an (Tabelle 4.8).
Ähnlich wie zwischen Lipophilie und Resorptionsquote, so besteht auch ein Zusammenhang zwischen Lipophilie (Verteilungskoeffizient) und Elimination aus dem Körper. Nimmt man als Maß die Abklingquote, so ergeben sich die in Abb. 4.70 graphisch dargestellten Zusammenhänge. Abklingquote bedeutet die Glykosidmenge in Prozent, die täglich durch Inaktivierung oder Ausscheidung eliminiert wird.
Ein Begriff der Praxis, vor allem aber wohl der Werbung, ist die sogenannte Steuerbarkeit eines Glykosides: Steuerbarkeit ist in etwa gleichbedeutend mit der Eliminationshalbwertszeit. Bei Überdosierung liefert die Eliminationshalbwertszeit einen Anhaltspunkt dafür, wie rasch mit dem Abklingen der Vergiftungserscheinungen zu rechnen ist. Im Falle einer Intoxikation durch ein stärker polares Glykosid gelangt der Patient rascher aus dem Bereich eines toxischen in den Bereich eines therapeutischen Wirkspiegels als bei einer Digitoxinüberdosierung: Das betreffende Glykosid ist „besser steuerbar". Die Eliminationshalbwertszeiten betragen:

Glykosid	Tage
Digitoxin	Etwa 5
Digoxin	Etwa 2
Acetyldigoxin	Etwa 2
k-Strophanthin	Etwa 1,8
Proscillaridin	Etwa 1,5
Oleandrosid	Etwa 1

Im Slogan „Steuerbarkeit" steckt sodann ein weiteres Element. Polare Glykoside vom Typus der Inhaltsstoffe von Digitaloiddrogen werden, wie erwähnt, in nur geringem Ausmaße resorbiert, aber rasch eliminiert. Sie werden in der Regel in nicht sehr hoher Dosierung angeboten. Alles das zusammen trägt dazu bei,

Tabelle 4.8. Löslichkeiten einiger herzwirksamer Glykoside in Wasser (Schaumann 1978; Megges 1977). Als grobes Maß der Lipophilie wird der aus der Bruttoformel zu entnehmende Quotient aus Zahl der Kohlenstoffatome und Zahl der Sauerstoffatome gebildet

Nr.	Glykosid	Bruttoformel	Quotient C/O	Löslichkeit in Wasser mg/Liter
1	Digitoxin	$C_{41}H_{64}O_{13}$	3,15	8
2	β-Methyldigoxin	$C_{24}H_{64}O_{14}$	3,00	460
3	Digoxin	$C_{41}H_{64}O_{14}$	2,92	40
4	Gitoxin	$C_{41}H_{64}O_{14}$	2,92	2
5	Pentaacetylgitoxin	$C_{51}H_{74}O_{19}$	2,68	12
6	Lanatosid C	$C_{49}H_{76}O_{20}$	2,45	86
7	Ouabain	$C_{29}H_{44}O_{12}$	2,40	11 100

daß sie im Organismus nicht bis zur vollen Wirkdosis angereichert werden und daher auch nur in den seltensten Fällen bis zur Intoxikation. „Diese Fehleigenschaft verschaffte ihnen andererseits eine gewisse Beliebtheit, da sie ‚unproblematisch' verwendbar, weder Gefahren erzeugen, noch den Patienten in eine bedrohliche Insuffizienz abgleiten lassen" (Niedner 1973). Es muß aber betont werden, daß leichte Formen der Herzinsuffizienz (Belastungsgrade I bis II und II) in der rationalen Therapie heute zu den ungesicherten Indika-

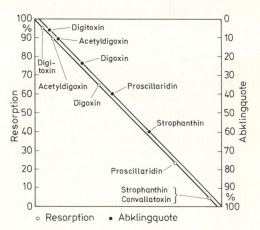

Abb. 4.70. Abhängigkeit von Resorption und Abklingquote einiger gebräuchlicher Glykoside. Entsprechend zunehmender Größe des Verteilungskoeffizienten n-Octanol/Wasser (= Lipophilie) nimmt die orale Resorptionsquote zu; die Abklingquote nimmt ab. (nach Niedner 1973; verändert)

tionen zählen (Erdmann 1984). Als nichtindiziert gilt eine „prophylaktische" Therapie (s. Kap. 10.1.1).

4.6.8.1.7 Gehaltsbestimmung

Zu unterscheiden ist zwischen biologischen Wirkwertbestimmungen und chemischen Gehaltsbestimmungen.

Arzneimittel, welche ein isoliertes, definiertes Reinglykosid enthalten, lassen sich allein durch Einwägen exakt dosieren. Zur Chargenüberprüfung genügen chemische und/oder physikalische Meßverfahren; eine biologische Standardisierung erübrigt sich. Anders im Falle von Arzneimitteln, welche Extrakte oder Extraktfraktionen der Drogen enthalten. Drogen enthalten keinen Einzelwirkstoff, vielmehr eine ganze Palette zahlreicher Glykoside mit jeweils unterschiedlichen Dosis-Wirkungs-Beziehungen. Insgesamt ergibt sich folglich die Wirkung eines Gesamtextraktes als die Summe ziemlich unübersichtlicher Einzelwirkungen. Historisch hat man versucht, das Problem zu lösen, indem die zur Verwendung gelangenden Drogen biologisch normiert wurden. Einige der zur Zeit in Geltung befindlichen Pharmakopöen schreiben noch immer biologische Methoden der Wirkwertbestimmung vor, obwohl die praktische Relevanz der biologisch standardisierten Arzneimittel sehr gering ist:

- zur Einstellung auf einen Vollwirkspiegel (Abb. 4.71) verdienen im Interesse einer Dosierungsgenauigkeit Reinglykosidpräparate den Vorzug,
- biologisch standardisierte Digitaloid-Präparate werden sehr häufig in Dosierungen verwendet, die keine Gefahr einer Intoxikation mit sich bringen; daher ist nicht einzusehen, weshalb eine chemische Gehaltsbestimmung nicht ausreichen sollte, zu garantieren, daß ein bestimmtes Präparat stets konstanter Zusammensetzung in den Handel gelangt.

Die biologischen Methoden der Wirkwertbestimmung beruhen auf der Ermittlung von Grenzdosen, die einen bestimmten Effekt, gewöhnlich den Tod oder Herzstillstand bei Versuchstieren verursachen. Bezugsgröße ist entweder ein nationales, evtl. auch internationales Standardpräparat oder ein Reinglykosid (s. Kap. 10.1.1).

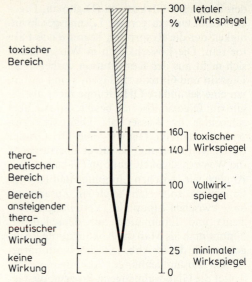

Abb. 4.71. Schematische Darstellung der Beziehungen zwischen dem minimalen toxischen und letalen Wirkspiegel (Haan u. Kreuzer 1973). Die Einstellung auf einen Vollwirkspiegel durch den Arzt bei gesicherten Indikationen (manifeste chronische Herzinsuffizienz der Schweregrade III und IV) gelingt rational und rationell nur mit Arzneimitteln welche Reinglykoside der Digitalisgruppe (Digitoxin, Acetyldigoxine, Digoxin) enthalten. Rezeptfreie Digitaloid-Extraktpräparate enthalten Digitaloide (dem Strophanthin nahe stehende Glykoside) meist in einer Dosierung, die zu einem Wirkspiegel führt, der – je nach Präparat – unterhalb des minimalen Wirkspiegels liegt oder der allenfalls im Bereich ansteigender therapeutischer Wirkung liegt

Zur quantitativen Bestimmung von definierten Arzneistoffen und cardenolidhaltigen Drogen und Extrakten werden derzeit vorwiegend photometrische Methoden eingesetzt: Beispiele:

- Alkalische Pikrinsäurelösung (Baljet-Reagens) zur Gehaltsbestimmung von Digitoxin, Digoxin und g-Strophanthin nach Ph. Eur.
- Alkalische Dinitrobezoesäurelösung (Kedde-Reagens) zur Gesamtglykosidbestimmung der Cardenolide in Digitalis-purpurea-Blättern nach DAB 9.

Zur Anreicherung werden die Glykoside mit 70 proz. Alkohol heiß extrahiert; Ballaststoffe entfernt man durch Zusatz Blei(II)-acetat, den Überschuß an Blei-Ionen mit Natriumphosphat. Im Filtrat werden die Glykoside hydrolysiert und die Aglykone mit Chloroform ausgeschüttelt. Der Rückstand der Chloroformlösung wird mit Kedde-Reagens umgesetzt. Die bei etwa 540 nm gemessene Extinktion wird mit der Extinktion eines Hydrolysats einer bekannten Digitoxinmenge in Bezug gesetzt.

- Schwefelsäure-Phosphorsäure-Ferrisulfat (Tattje-Reagens) zur Bestimmung des Gehaltes an Cardenoliden der B-Gruppe (Gitoxigeninglykoside) in Digitalis-purpurea-Blättern nach Ph. Eur. III. Das hydrolytisch frei werdende Gitoxigenin gibt mit dem Reagens eine Rotfärbung (Absorptionsmaximum 575 nm) mit spezifischen Extinktionswerten, die für das Gitoxigenin etwa 80 mal größer sind als für Digitoxigenin.

Hinweis: Der Gehalt an den eigentlich interessierenden Glykosiden der A-Gruppe (Digitoxin) ergibt sich indirekt durch die Differenz aus Gesamtglykosidgehalt nach Kedde minus Gehalt an Cardenoliden der B-Gruppe bestimmt nach Tattje.

Neben diesen Arzneibuchmethoden gibt es selektivere Analysenmethoden, die dadurch charakterisiert sind, daß das Glykosidgemisch nicht gesamthaft bestimmt wird, daß vielmehr die Einzelglykoside nach Abtrennung quantitativ einzeln bestimmt werden. Die Trennung kann papierchromatographisch, dünnschichtchromatographisch oder (besser) mittels der HPLC-Methode erfolgen.

4.6.8.2 Digitalis lanata und Lanataglykoside

4.6.8.2.1 Digitalis-lanata-Blätter

Herkunft. Digitalis-lanata-Blätter bestehen aus den getrockneten Laubblättern von *Digitalis lanata* EHRH. (Familie: *Scrophulariaceae*). Die Stammpflanze ist ein zwei- bis mehrjähriges Kraut. Im ersten Jahr bildet sich eine dem Boden angedrückte Blattrosette, deren Blätter auch im Winter grün bleiben. Im zweiten Jahr entwickelt sich der etwa 120 cm hohe aufrechte Stengel mit sitzenden Blättern, die in ihrer Form den Spitzwegerichblättern ähneln, und mit glockigen Blüten, die in einer lockeren Traube angeordnet sind. Blüten: gelb-ockerfarbene Kronröhre mit braunen Adern durchzogen; große Unterlippe, weißlich, nach abwärts gebogen. Die Blütenteile und Blütenstandsachsen sind drüsigwollig behaart („wolliger" Fingerhut = *D. lanata*). Als „pontisches Florenelement" ist *D. lanata* in Südosteuropa beheimatet; zur Drogengewinnung wird sie in zahlreichen Ländern – u. a. in den Niederlanden, in Italien, in Nordafrika sowie in den USA – kultiviert.

Hinweis: Ausgangsmaterial zur Drogengewinnung sind die im Herbst geernteten Blätter des ersten Kulturjahres (Rosettenpflanzen).

Sensorische Eigenschaften. Die Droge ist fast geruchslos. Sie schmeckt stark bitter.

Inhaltsstoffe. an die 60 Cardenolidglykoside mit einem Gesamtgehalt von 0,5–1,5%. die in Abb. 4.72 aufgeführten Lanatoside A und C sind von besonderem Interesse. Sie werden durch pflanzeneigene β-Glucosidase (Digilanidase) zu Sekundärglykosiden hydrolysiert: Lanatosid A zu Acetyldigitoxin und Lanatosid C zu Acetyldigoxin. Als Folge der Abspaltung der endständigen β-D-Glukose findet partielle Isomerisierung der nunmehr entständigen 3-O-Acetyldigitoxose zur 4-O-Acetyldigitoxose statt (Abb. 4.74). Verseifung führt zu Digitoxin bzw. Digoxin.

Verwendung. Als Ausgangsmaterial zur Gewinnung von Digoxin und Digitoxin. Digoxin wiederum liefert partialsynthetische Acetyl- und Methylderivate. Die Droge selbst wird so gut wie nicht mehr angewandt; entsprechende Galenika sind obsolet.

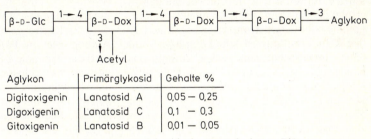

Abb. 4.72. Aufbau der Lanatoside der wichtigsten Primärglykoside der *Digitalis-lanata*-Blätter

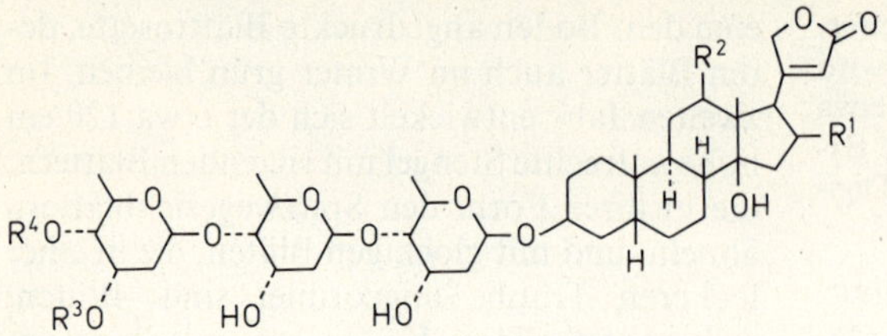

	R¹	R²	R³	R⁴
Digitoxin	H	H	H	H
α-Acetyldigitoxin	H	H	COCH₃	H
β-Acetyldigitoxin	H	H	H	COCH₃
Lanatosid A	H	H	COCH₃	β-Glc
Purpureaglykosid A	H	H	H	β-Glc
Gitoxin	OH	H	H	H
Lanatosid B	OH	H	COCH₃	β-Glc
Purpureaglykosid B	OH	H	H	β-Glc
Digoxin	H	OH	H	H
α-Acetyldigoxin	H	OH	COCH₃	H
β-Acetyldigoxin	H	OH	H	COCH₃
Lanatosid C	H	OH	COCH₃	β-Glc
Purpureaglykosid E	O–CHO	H	H	β-Glc
Gitaloxin	O–CHO	H	H	H

Abb. 4.73. Die pharmakologisch bedeutsamen herzwirksamen Glykoside, die in den Blättern von *Digitalis lanata* und/oder *D. purpurea* vorkommen bzw. aus diesen Drogen als Ausgangsmaterial darstellbar sind. Hinweis: Methylgruppen auch im Zuckerteil als bloße Valenzstriche gezeichnet. Abkürzung: β-Glc = β-D-Glucosidrest

4.6.8.2.2 Digoxin und partialsynthetische Derivate

Digoxin (12-Hydroxydigitoxin) ist ein Abbauprodukt des ursprünglich in der Pflanze genuin enthaltenen Lanatosid C. Die Abspaltung der entständigen D-Glukose und des Acetylrestes erfolgt enzymatisch durch pflanzeneigene Enzyme, die fest an die Zellmembranen gebunden sind („Desmoenzyme"). Da die Enzyme nicht herauslösbar sind, geht man so vor, die gepulverten Blätter mit Wasser anzuteigen und über mehrere Tage bei 30–37 °C zu belassen. Dann extrahiert man die Glykosidfraktion mit Wasser-Ethanol und fällt die Ballaststoffe vom Typus phenolischer Verbindungen (Flavone, Phenolcarbonsäure, Gerbstoffe) mittels Bleihydroxid aus. Nach Extraktion des Glykosidgemisches mit einem organischen Lösungsmittel (Chloroform-Methanol) erfolgt die Isolierung mittels Säulenchromatographie oder Gegenstromverteilung. Eine völlige Reindarstellung ist sehr kompliziert und daher unwirtschaftlich: Daher enthält das handelsübliche Digoxin stets noch Nebenglykoside, hauptsächlich Digitoxin und Gitoxin. Die Ph.Eur. erlaubt Beimengungen bis zu 5%.
Zum Lösen von 1 g Digoxin benötigt man 25 Liter Wasser. Relativ gut löst es sich in 80% igem Ethanol; darin ist es besser löslich als das isomere Gitoxin.

β-Acetyldigoxin wird partialsynthetisch durch selektive Acetylierung der 4-OH der terminalen Digitoxose im Digoxinmolekül erhalten, beispielsweise durch Umsetzung mit Essigsäure in Gegenwart von Dicyclohexylcarbodiimid.

α-Acetyldigoxin erhält man partialsynthetisch durch enzymatische Hydrolyse des Lanatosid C (Abspaltung der endständigen Glukose) unter pH-Bedingungen, welche die Acetylgruppe intakt lassen. Es stellt sich ein Gleichgewicht zwischen der α- und der β-Form ein (Abb. 4.74). Einfacher ist die Acetylierung von Digoxin mit Orthoessigsäureethylester in Tetrahydrofuran unter Verwendung kleiner Mengen p-Toluolsulfonsäure als Katalysator.

β-Methyldigoxin (Medigoxin) erhält man durch selektive Methylierung von Digoxin. Analog wie im Falle des β-Acetyldigoxins wird die terminale 4-OH der endständigen Digitoxose verschlossen. Im allgemeinen führt die Methylierung von alkoholischen Gruppen zu Derivaten mit geringer Löslichkeit in Wasser. Sehr überraschend steigt aber im Falle des Digoxins die Wasserlöslichkeit stark an: Es lösen sich 460 mg Medigoxin in 1 Liter Was-

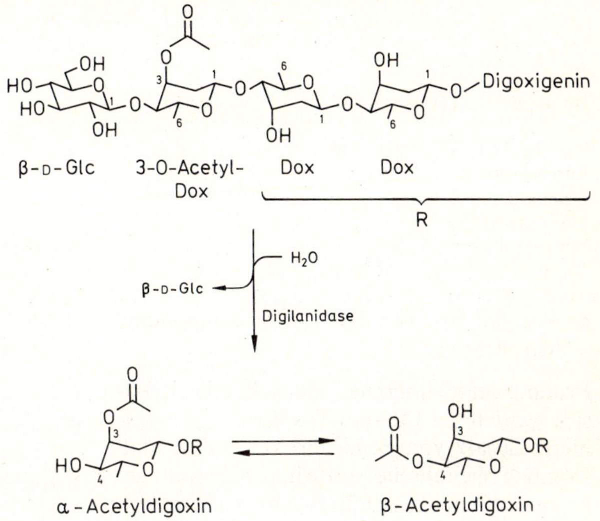

Abb. 4.74. Die Umwandlung von α-Acetyldigoxin in das mit ihm stellungsisomere (!) β-Acetyldigoxin wird verständlich, wenn die Konformationseffekte der 3-O-Acetyldigitoxose berücksichtigt werden. Die 3-Acetyl-4-glucosyl-digitoxose liegt in der $^1C_4$-Konformation vor, so daß die raumerfüllenden Substituenten (Digitoxose an 1-OH; Glucose an 4-OH) äquatoriale Position einnehmen. Kommt es zur enzymatischen Abspaltung der endständigen Glucose, so wird die zum axialen 3-Acetoxysubstituenten benachbarte äquatoriale OH-Position frei. Die Energiedifferenz zwischen e-OH plus a-OAcetyl einerseits und a-OH plus e-OAcetyl andererseits ist die treibende Kraft für die Wanderung des Acetylsubstituenten von der 3- zur 4-Position. Es stellt sich eine Gleichgewichtslage ein

ser, aber nur 40 mg Digoxin. Die Methylgruppe wird im Organismus nur langsam abgespalten. Im Vergleich zu Digoxin weist Medigoxin eine etwas längere Halbwertszeit der Elimination auf, auch scheint die erhöhte Lipophilie eine unerwünschte Tendenz zur Anreicherung im Zentralnervensystem im Gefolge zu haben.

4.6.8.3 Digitalis purpurea und Purpureaglykoside

4.6.8.3.1 Digitalis-purpurea-Blätter

Herkunft. Die Droge besteht aus den getrockneten Blättern von *Digitalis purpurea* L. (Familie: *Scrophulariaceae*). Sie enthalten mindestens 3% Gesamt-Cardenolidglykoside, bezogen auf Digitoxin.
Der rote Fingerhut ist ein 2- bis mehrjähriges Kraut; im 1. Jahr bildet sich eine mächtige Blattrosette aus und erst im 2. Jahr ein etwa 100 cm hoher, meist unverzweigter, blütentragender Stengel. Der Stengel trägt eiförmiglängliche, am Rande gekerbte und unterseits behaarte Blätter mit hervortretender Nervatur. Die in einseitswendigen Trauben stehenden Blüten sind monosymmetrisch; Blumenkrone glockig mit nur wenig ausgezogener Unterlippe, leuchtend karminrot gefärbt (zuweilen hellrot, seltener weiß) innen gefleckt. Heimat. West-Europa bis westliches Mitteleuropa.

Hinweis: Die Arzneibücher erlauben die Verwendung von Blättern sowohl der einjährigen als auch der zweijährigen Pflanze (von Rosetten- und Stengelblättern).

Sensorische Eigenschaften. Die Droge hat einen sehr schwachen charakteristischen Geruch und einen bitteren Geschmack.

Inhaltsstoffe. Bisher wurden an die 30 Cardenolidglykoside isoliert. Sie leiten sich von den Aglykonen Digitoxigenin (A-Reihe), Gitoxigenin (B-Reihe) und 16-Formylgitoxigenin (= Gitaloxigenin; E-Reihe) ab (Abb. 4.75). Vergleicht man das Glykosidspektrum der *D. purpurea* mit dem der *D. lanata*, so fallen folgende Unterschiede ins Auge:

- Digoxigeninderivate (C-Reihe) scheinen zu fehlen dafür treten Derivate des 16-Formylgitoxigenins in Erscheinung.

β-D-Glc $\xrightarrow{1\to4}$ β-D-Dox $\xrightarrow{1\to4}$ β-D-Dox $\xrightarrow{1\to4}$ β-D-Dox $\xrightarrow{1\to3}$ Aglykon

Aglykon	Primärglykosid	Gehalte %
Digitoxigenin	Purpureaglykosid A	0,02 – 0,12
Gitoxigenin	Purpureaglykosid B	0,02 – 0,08
Gitaloxigenin (16-Formyl-gitoxigenin	Purpureaglykosid E	0,01 – 0,1

Abb. 4.75. Aufbau der wichtigen Primärglykoside der Digitalis-purpurea-Blätter

- Acetyldigitoxose als Zuckerkomponente tritt nicht auf.

Prüfung auf Identität und Reinheit. Die Glykoside werden mit Ethanol-Wasser (1 + 1) extrahiert; Zusatz von Bleiacetat verhindert, daß störende phenolische Stoffe in den Extrakt gelangen; durch Ausschütteln mit Chloroform gehen die Glykoside in die Chloroformphase, die nach Trocknen über Natriumsulfat die Prüflösung darstellt.
Der Rückstand eines aliquoten Teils der Prüflösung wird mit Kedde-Reagens, ein anderer mit Xanthydrol auf Cardenolide bzw. 2-Desoxyzucker geprüft (s. Kap. 4.6.8.1.3). Ein weiterer Teil der Prüflösung wird dünnschichtchromatographisch auf Vorkommen von Purpureaglykosid B (Rf~0,2; hellblau), Purpureaglykosid A (Rf~0,25; gelblich), Gitoxin (Rf~0,5; hellblau) und auf Digitoxin (Rf~0,6; gelblich) geprüft. Nachweis: mit Reagens nach Jensen-Kny (s. Kap. 4.6.8.1.3).

Gehaltsbestimmung. Durchführung zweier photometrischer Bestimmungen (1) mit Kedde-Reagens und (2) mit Tattje-Reagens (s. Kap. 4.6.8.1.7).

Verwendung. Digitalis-purpurea-Blätter sind Ausgangsmaterial zur Isolierung von Digitoxin und Gitoxin; letzteres wird partialsynthetisch durch Acetylierung in Pengitoxin und durch Formylierung in Gitiformat übergeführt. Galenische Zubereitungen aus der Droge, wie die Tinktur oder das Infus, werden so gut wie nicht mehr verwendet; gegebenenfalls ist die standardisierte Droge – Eingestelltes Digitalis-purpurea-Pulver DAB 9 bzw. Eingestelltes Blatt des Roten Fingerhut Ph. Helv. – abzugeben.

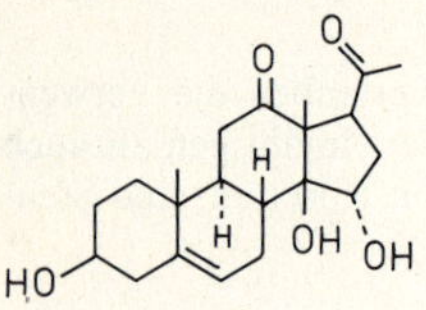

Purprogenin
5-Pregnen-3β,14β,15α-triol-12,20-dion

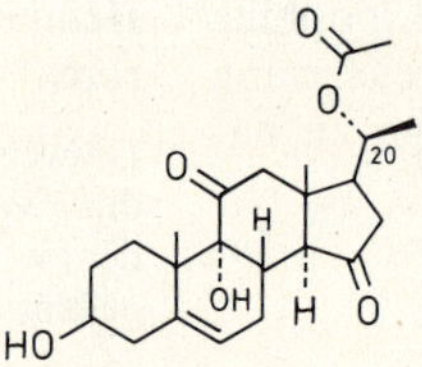

Digacetigenin

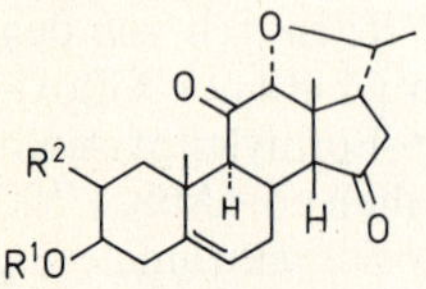

	R^1	R^2	
	H	H	Diginigenin
	Digitalosyl	H	Digitalonin
	Diginosyl	H	Diginosid
	Diginosyl	OH	Digifolein

Abb. 4.76. Außer den herzaktiven Glykosiden vom Cardenolidtyp finden sich im *Digitalis-lanata-* und *Digitalis-purpurea*-Blatt C_{21}-Steroide, die unter der Bezeichnung Digitanole oder, weniger glücklich, Digitenolide zusammengefaßt werden. Als Zuckerkomponente tragen sie dieselben seltenen Desoxyzucker wie die Cardenolidglykoside (Struktur der Zucker: s. Abb. 4.65). Sie zeigen keine Herzwirkung (Laktonring fehlt), werden aber bei der chemischen Wertbestimmung, sofern keine Abtrennung erfolgt, miterfaßt

4.6.8.3.2 Digitoxin

Dieses wichtige Glykosid läßt sich als Abbauprodukt zweier genuiner Glykoside auffassen: des Lanatosid A der Digitalis-lanata-Blätter und des Purpureaglykosids A der Digitalis-purpurea-Blätter. Somit können die Blätter beider *Digitalis*-Arten als Rohstoff zur Digitoxingewinnung herangezogen werden, wobei heute die Lanata-Blätter industriell die wesentlich wichtigere Quelle darstellen.

Die als Arzneistoffe dienenden Digitoxinpräparationen sind in der Regel nicht 100%ig rein. Sie enthalten Begleitglykoside, wobei die jeweiligen Pharmakopöen einen unterschiedlichen Spielraum lassen: nach Ph. Eur. 5%, nach USP 20%. Die „Verunreinigungen" können durchaus akzeptiert werden, da die Lösungsgeschwindigkeit verbessert wird.

Zum Lösen von 1 g Digitoxin bei 20 °C benötigt man 40 ml Chloroform oder 60 ml Ethanol oder 77 Liter Wasser.

4.6.8.3.3 Gitoxin und Pengitoxin

Gitoxin (16-Hydroxydigitoxin) ist an und für sich ein therapeutisch interessantes Glykosid deshalb, weil seine zentrale Toxizität gering ist, weil daher bei der therapeutischen Verwendung weniger mit dem Auftreten unerwünschter Nebenwirkungen von seiten des Zentralnervensystems zu rechnen ist. Der peroralen Anwendung steht jedoch die schlechte Bioverfügbarkeit entgegen. Die Löslichkeit in Wasser ist noch geringer als die des Digitoxins – sie beträgt nur etwa ein Viertel; und zugleich ist auch die Lipoidlöslichkeit gering – sie beträgt ein Fünftel derjenigen des Digitoxins. Folglich sind sowohl Lösungsgeschwindigkeit als auch Resorptionsquote außerordentlich niedrig. Durch Acetylierung des Gitoxins zum Pentaacetylderivat (**Pengitoxin**) steigt die Wasserlöslichkeit um das Vierfache, die Lipoidlöslichkeit um das Zwanzigfache. Die Bioverfügbarkeit von Pengitoxin ist entsprechend gut. Die kardiotonische Wirkung bleibt voll erhalten, da das Glykosid nach Resorption rasch zu Gitoxin desacetyliert wird. Pengitoxin ist somit ein Arzneistoff mit typischem „Prodrug"-Charakter.

4.6.8.4 Strophanthin und andere Reinglykoside mit großer Abklingquote

4.6.8.4.1 g-Strophanthin (Ouabain)

Herkunft. g-Strophanthin oder Ouabain kommt in den Samen der im tropischen Westafrika verbreiteten Liane *Strophanthus gratus* (WALL. et HOOK.) FRANCH. vor (Familie: *Apocynaceae*). Die ausgereiften Samen sind 11–19 mm lang und 3–5 mm breit, im Gegensatz zu den Samen der meisten anderen *Strophantus*-Arten kahl, von leuchtend goldgelber bis gelbbrauner Farbe. Der Geschmack ist ganz außerordentlich und lange anhaltend bitter. *Strophanthus-gratus*-Samen enthalten 4–5% Cardenolidglykoside; das Gemisch besteht zu 90–95% aus g-Strophanthin, das sich daher aus dieser Droge sehr leicht kristallin darstellen läßt.

Die zerquetschten Samen werden mit CCl_4 entfettet. Anschließend wird mit Ethanol erschöpfend extrahiert. Nach dem Einengen des Extrakts kristallisiert rohes g-Strophanthin aus, das aus Wasser umkristallisiert wird.

Historische Anmerkung. Aus den Samen von *Strophanthus gratus* gewannen die Pahuins, ein Volksstamm des westlichen Äquatorialafrikas, ein Pfeilgift. Den ostafrikanischen Somalis diente ein Ex-

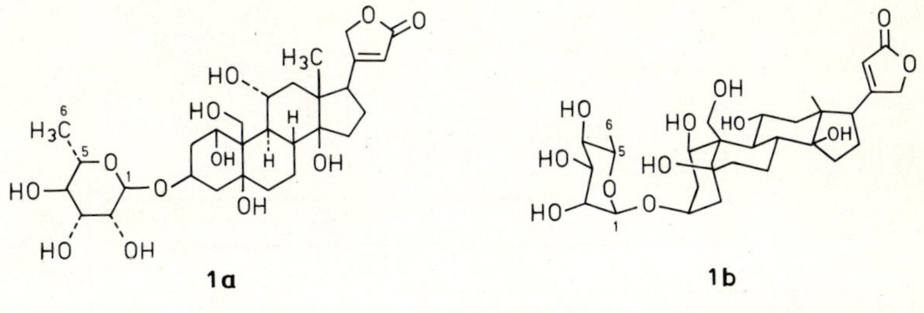

Abb. 4.77. Konfigurationsformel (**1a**) und Konformationsformel (**1b**) des g-Strophanthins (Synonym: Ouabain). In **1b** ist der Methylsubstituent sowohl im Steroid- als auch im Rhamnosylteil als bloßer Valenzstrich symbolisiert. Die α-L-Rhamnose nimmt in **1b** die $^1C_4$-Konformation ein. Von allen therapeutisch verwendeten Cardenoliden enthält das g-Strophanthin das Aglykon mit der größten Zahl an Hydroxygruppen

trakt aus der Rinde des Ouabaiobaumes, *Acokanthera ouabaio* (FRANCHET et BOISSON) CAHTELINON ex LEWIN (Familie: *Apocynaceae*) in gleicher Weise als Ingredienz für Pfeilgifte. Das aus der Ouabaiorinde isolierte Gift – der französische Wissenschaftler Arnaud belegte es mit dem Namen Ouabain – erwies sich als mit dem g-Strophanthin identisch.

Eigenschaften. g-Strophanthin ist eine farblose, kristalline Substanz von stark bitterem Geschmack. Etwas löslich in Wasser (1:70) und Ethanol (1:100), in lipophilen Lösungsmitteln praktisch unlöslich. Die wäßrige Lösung ist linksdrehend. Wenig beständig in Gegenwart von Säuren, Alkalien oder Oxidationsmitteln.

Prüfung auf Identität. g-Strophanthin färbt sich in Schwefelsäure rot bis rotbraun; die Lösung fluoresziert bei 365 nm grün. Ermöglicht die Unterscheidung von k-Strophanthin, das sich grün färbt. Weitere Reaktionen nach DAB 9.
- Prüfung mit Kedde-Reagens.
- Hydrolytische Spaltung und Nachweis der L-Rhamnose durch die Reduktionsprobe.
- dc-Vergleich mit authentischem g-Strophanthin.

Hinweise zur Bioverfügbarkeit. g-Strophanthin verliert durch die Einwirkung von Magensaft zum größten Teil seine Wirkung; es kann daher rationell nur durch intravenöse Injektion zugeführt werden. Die intramuskuläre Injektion führt zu lokaler Gewebsschädigung. Die pharmazeutische Industrie hat zur „peroralen Strophanthintherapie" mehrere Präparateformen entwickelt:
- ölige Suspensionen in Kapseln zur perlingualen Aufnahme (Resorptionsquote 0,7–2,4%). Nachteil: es kommt früher oder später zu lokalen Schleimhautreizungen;
- Kapseln mit magensaftresistentem Überzug;
- einfache Tropfen und Dragees. Nachteil: Sie entsprechen in etwa der früher viel benutzten *Tinctura Strophanthi*, die wegen der leichten Zerstörung des Strophanthins im Magen und der unberechenbaren Darmresorption seit langem als wirkungslos gilt (Braun 1949).

Die Wirkung von intravenös verabfolgtem Strophantin beim Menschen setzt innerhalb weniger Minuten ein; die Vollwirkung wird nach etwa 60 min erreicht.
Die Haftfähigkeit des Strophanthins am Herzmuskel ist gering; es wandert rasch in periphere Kompartimente ab und diffundiert von dort relativ langsam ins Blut zurück. Die Wirkungsdauer beträgt 2–3 Tage, was einer Abklingquote von etwa 40% entspricht. Die Elimination erfolgt ausschließlich über die Nieren; im Harn läßt sich der Hauptteil des zugeführten Strophanthins in unveränderter Form wiederfinden.

Anwendung. In Ampullenform, die zur intravenösen Injektion bestimmt sind, zur Behandlung schwerer Formen der Herzinsuffizienz, bei denen eine rasch einsetzende und starke Wirkung erwünscht ist.
Für die Arzneimittel zur peroralen Strophanthustherapie gelten hypoxische Herzkrankheiten sowie Prophylaxe des Herzinfarkts als Indikationsgebiete. Man vermutet als Wirkungsbasis eine spezielle Wirkung auf den Herzmuskelstoffwechsel; dieser Effekt müsse nicht notwendigerweise mit der Aufrechter-

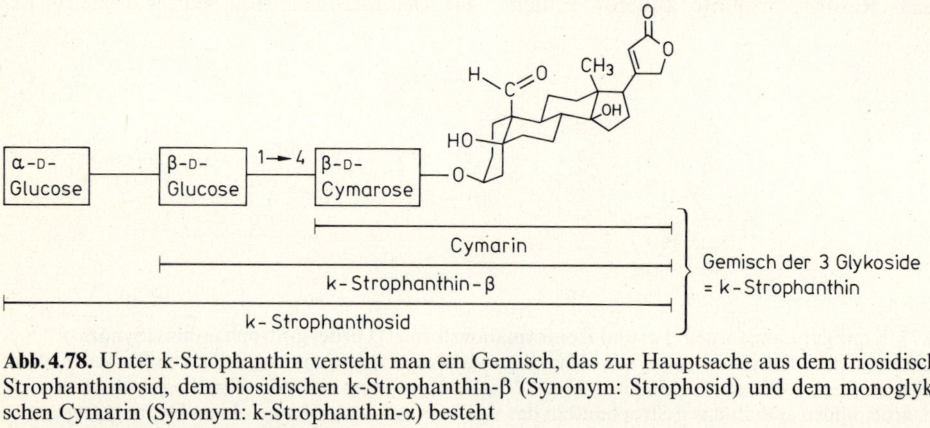

Abb. 4.78. Unter k-Strophanthin versteht man ein Gemisch, das zur Hauptsache aus dem triosidischen k-Strophanthinosid, dem biosidischen k-Strophanthin-β (Synonym: Strophosid) und dem monoglykosidischen Cymarin (Synonym: k-Strophanthin-α) besteht

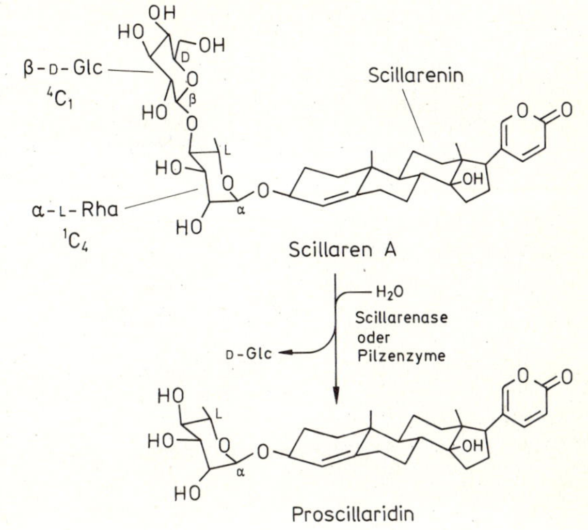

4.6 Triterpene einschließlich Steroide   239

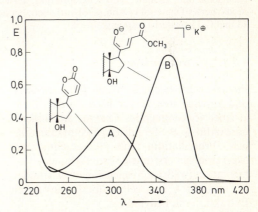

Abb. 4.79. In der Droge liegt zunächst als Primärglykosid Glucoscillaren A vor (nicht eingezeichnet); bereits beim Trocknen tritt weitgehende Hydrolyse durch die pflanzeneigene β-Glucosidase zum Scillaren A ein. Scillaren A ist somit als Sekundärglykosid anzusehen. Enzymatische Spaltung durch die pflanzeneigene Scillarenase oder (künstlich) durch Zusatz von Pilzhydrolasen führt zum Tertiärglykosid Proscillaridin. Hinweis: CH$_3$-Gruppen sind auch im Zuckerteil (L-Rhamnose) durch einen Valenzstrich symbolisiert

haltung eines bestimmten Wirkspiegels, wie er für die positiv-inotrope Wirkung essentiell ist, verbunden sein (Köhler 1976). Die perorale Strophanthintherapie ist umstritten.

Zur Dosierung. Man achte auf die sehr unterschiedliche Dosierung je nach Applikationsart und Präparatetyp. Das Gleiche gilt für die Überprüfung der Höchstdosen.

4.6.8.4.2 k-Strophanthin

k-Strophanthin ist keine einheitliche Substanz, vielmehr handelt es sich um ein standardisiertes Gemisch dreier Glykoside, die sich durch die Zuckerkomponente unterscheiden; gemeinsam ist ihnen das Aglykon Strophanthidin. Geringe Mengen weiterer Glykoside, die sich vom Strophanthidol und dem Periplogenin ableiten, können im Gemisch enthalten sein (Abb. 4.78).
Zur Gewinnung dienen die Strophanthuskombe-Samen, vielleicht auch Samen verwandter *Strophanthus*-Arten. *Strophanthus kombe* OLIV. (Familie: *Apocynaceae*) ist ein kletternder, im Raum der ostafrikanischen Seen (Tanganjika-, Njassasee) heimischer Strauch.
k-Strophanthin wird in gleicher Weise angewendet wie das g-Strophanthin (Ouabain). Nachteilig ist die leichte Autoxidierbarkeit der Aglykonkomponente in wäßriger Lösung, bedingt durch die Aldehydgruppe an C-10 (Oxidation zur Carboxylgruppe und Decarboxylierung zum unwirksamen C$_{20}$-Steroid).

4.6.8.4.3 Cymarin

Cymarin ist eine Teilkomponente des k-Strophanthins. Es läßt sich ebenfalls aus Strophanthus-kombe-Samen gewinnen. Da die di- und triosidischen Glykoside abgebaut sind, wird Cymarin auch nach oraler Gabe besser resorbiert. Ansonsten wirkt es strophanthinartig.

Abb. 4.80. Grundlage einer quantitativen Bestimmung von Bufadienoliden, hier Meproscillarin, ist die hyperchrome und bathochrome Verschiebung der Absorptionsbande beim Alkalisieren mit 1 N-methanolischer Kalilaugelösung. **A**: Meproscillarin in Methanol, $\lambda_{max} = 297$ nm, $\varepsilon = 6100$; **B**: Meproscillarin in 1 N-methanolischer Kalilaugelösung, $\lambda_{max} = 355$ nm, $\varepsilon = 44600$.
Die Verschiebung der Absorptionsbande ist durch die Aufspaltung des Laktonringes zu erklären (Einig u. Mayer 1978)

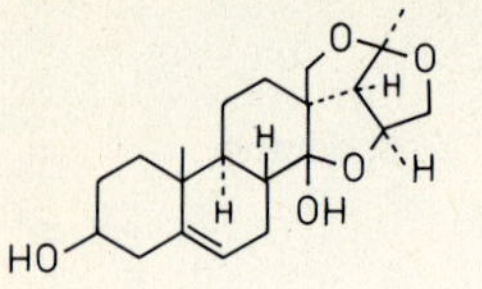

Hirundigenin; $C_{21}H_{30}O_5$

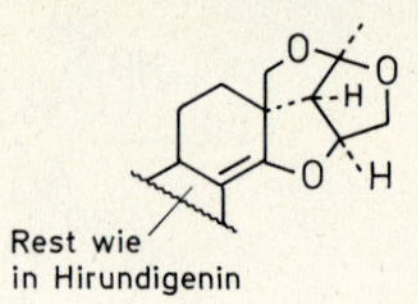

Anhydrohirundigenin
Rest wie in Hirundigenin

zur biogenetischen Einordnung

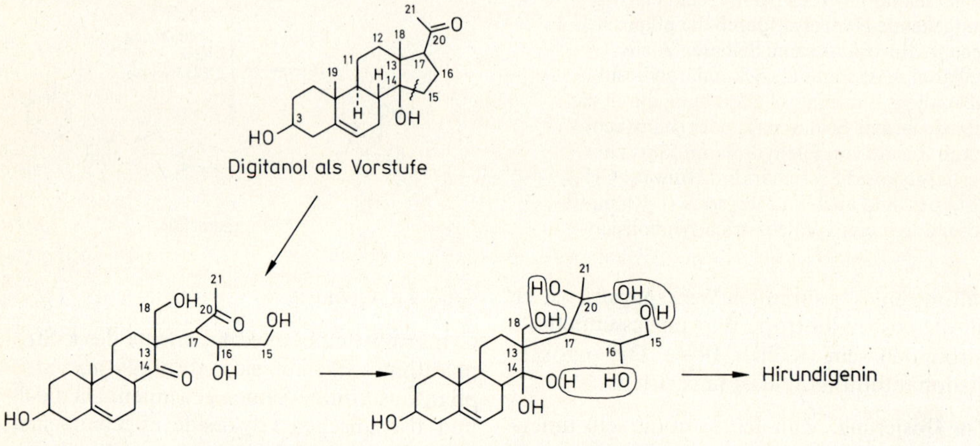

Digitanol als Vorstufe

hypothetische Ketalform

→ Hirundigenin

Abb. 4.81. Das als Vincetoxin bezeichnete Saponingemisch liefert nach Hydrolyse neben verschiedenen Zuckern (D-Cymarose, L-Thevetose, D-Digitoxose) als Sapogeninkomponente C_{21}-Steroide, darunter Hirundigenin und, vermutlich als Kunstprodukt, dessen 8,14-Anhydroderivat. Hirundigenin läßt sich als ein modifiziertes Digitanol (s. Abb. 4.76) auffassen, bei dem die Kohlenstoff-Kohlenstoffbindung zwischen C-14 und C-15 oxidativ gesprengt wurde

4.6.8.4.4 Proscillaridin

Proscillaridin bildet sich aus Glucoscillaren und aus Scillaren A durch ein in der Meerzwiebel vorkommendes Enzym, die Scillarenase (Abb. 4.79). Technisch gewinnt man folglich Proscillaridin aus feingeschnittenen Meerzwiebeln erst nach vorhergehender Fermentation (wäßrige Suspension zwei Stunden bei etwa 40 °C sich selbst überlassen) durch Extraktion mit Ethylacetat.

Farblose Kristalle von bitterem Geschmack; etwas löslich in Ethanol. Die Liebermann Reaktion zeigt eine Farbfolge von rosaviolett nach dunkelgrün. Kedde-Reaktion und die anderen Farbreaktionen mit Nitroaromaten: negativ.

Zur Reinheitsprüfung eignet sich vor allem die Dünnschichtchromatographie (z. B. Kieselgel; Ethylazetat-Methanol-H_2O [8+1+1]; Reagens nach Jensen-Kny → kräftig grün-

gelb bei Rf ~ 0,45). Zur Gehaltsbestimmung dient die UV-Spektrophotometrie. Grundlage des Verfahrens ist die stark hyper- und bathochrome Verschiebung des UV-Absorptionsmaximums (Abb. 4.80).

Proscillaridin besitzt grundsätzlich die gleichen Herzwirkungen wie die Digitalis- und Strophanthusglykoside. Die Resorptionsquote (30–35%) ist bedeutend höher als die der Strophanthine. Als Vorzug gegenüber Digitoxin und Digoxin gilt die „gute Steuerbarkeit": Toxische Erscheinungen bei Überdosierung verschwinden bereits nach einem Tag. Nachteilig dürfte sein, daß Diarrhöen etwas häufiger aufzutreten pflegen.

Anwendung. Vorzugsweise in Drageeform zur Behandlung der chronischen Herzmuskelinsuffizienz. Proscillaridin ist ferner Ausgangsmaterial zur Überführung in das halbsynthetische Meproscillarin (4'-O-Methylproscillaridin).

4.6.9 Anhang: Vincetoxin

Vincetoxin gewinnt man in Form eines amorphen Pulvers aus den Wurzeln der Weißen Schwalbenwurz, *Vincetoxicum hirundinaria* MEDIK. (Synonym: *Cynanchum vincetoxicum* (L.) PERS.) (Familie: *Asclepiadaceae*). Es handelt sich um ein Saponingemisch, das dem Kondurangin (s. Kap. 10.3.2.2.5) nahe steht. Nach Hydrolyse wurde als Sapogeninkomponente u. a. Hirundigenin isoliert, das sich als ein C_{21}-Seco-Steroid auffassen läßt (Abb. 4.81).

Die Weiße Schwalbenwurz, eine ausdauernde, 50 bis 100 cm hohe Pflanze, ist die einzige in Europa heimische Art aus der sehr artenreichen Familie der Asclepiadazeen. Die Blätter sind kurz gestielt, herzeiförmig zugespitzt; die kleinen radiären, gelbweißen Blüten stehen – in Trugdolden angeordnet – in den Blattachseln. Die Früchte sind schnabelartige gelbe Balgkapseln mit zahlreichen schwarzbraunen Samen, die einen seidigen Haarschopf tragen.

4.7 Tetraterpene: Karotinoide und biochemisch verwandte Pflanzenstoffe

4.7.1 Chemischer Aufbau, Einteilung, Nomenklatur

Karotinoide sind fettlösliche, gelbe bis rote Farbstoffe, die aus 8 Isoprenbausteinen aufgebaut sind. Da sie symmetrisch aufgebaut sind, handelt es sich, genau genommen, nicht um Tetraterpene, sondern um Bisditerpene, die über das jeweils endständige C-4-Atom der C_{20}-Kette miteinander verknüpft sind. Die Karotinoide unterteilt man in zwei Hauptgruppen: in die Karotine, das sind reine Kohlenwasserstoffe, und in die Xanthophylle, das sind sauerstoffhalte Derivate. Häufiger auftretende O-Funktionen sind Hydroxy-, Methoxy-, Epoxy- und Carbonylgruppen.

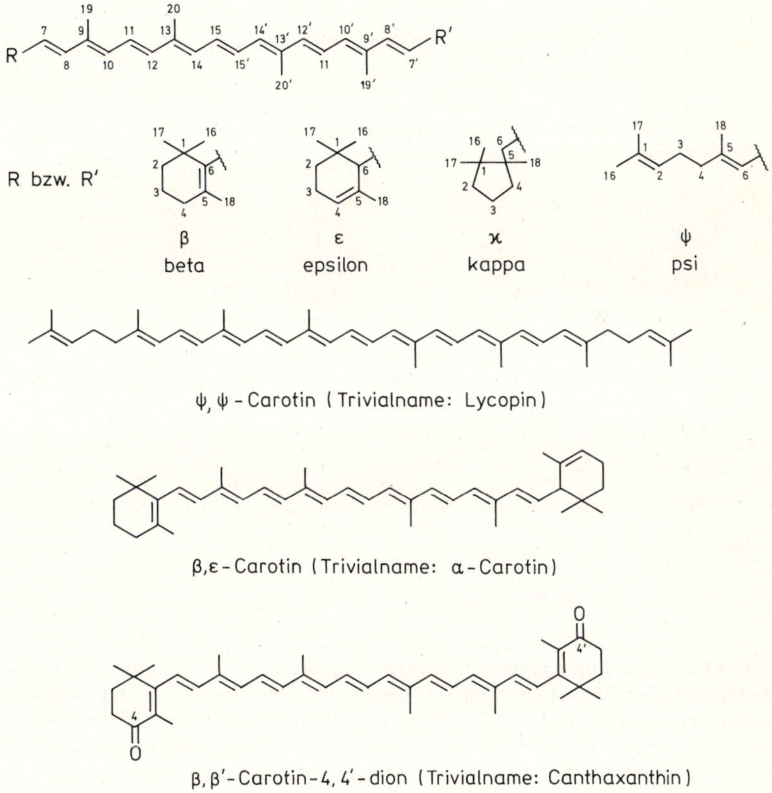

Abb. 4.82. Die in Pflanzen vorkommenden Karotinoide werden nomenklatorisch als Derivate einer aliphatischen C_{22}-Kette (oberste Formel) aufgefaßt. Für R und R' sind insgesamt neun Varianten bekannt; doch treten im Pflanzenreich nur vier Varianten (β, ε, ϰ und ψ) auf. Drei Beispiele für die Anwendung dieser semisystematischen Nomenklatur sind wiedergegeben

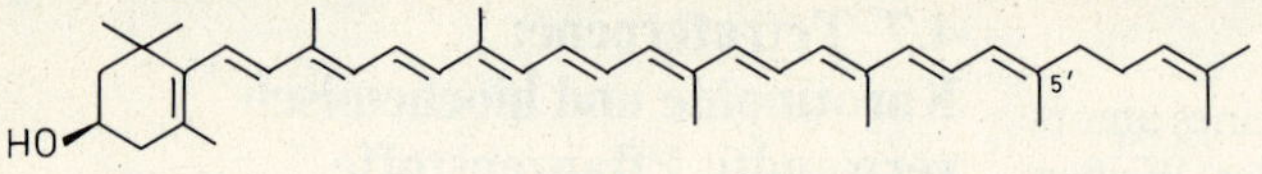

Rubixanthin
(3*R*)-β,ψ-Carotin-3-ol; 5′-*cis*-Isomere = Gazaniaxanthin

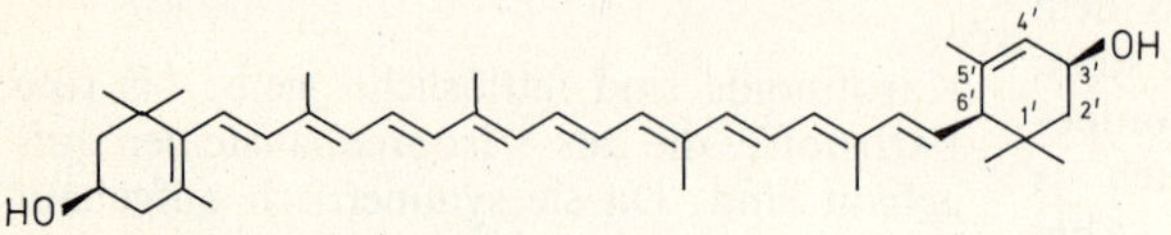

Lutein
(3*R*,3′*R*,6′*R*)-β,ε-Carotin-3,3′-diol

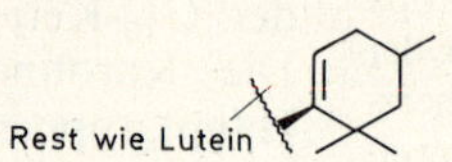

Zeaxanthin   Rest wie Lutein
(3*R*,3′*R*)-β,β-Carotin-3,3′-diol

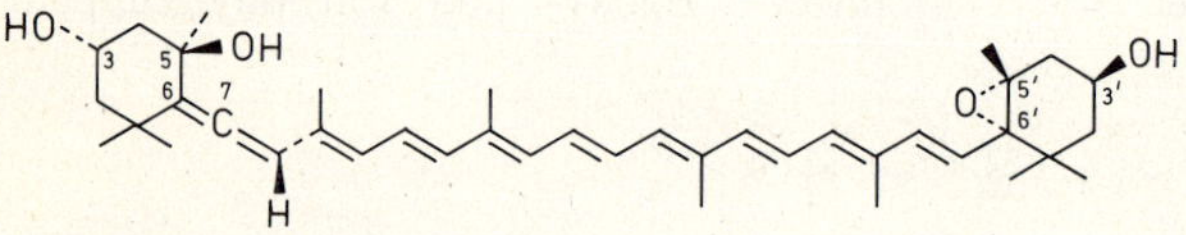

Neoxanthin
(3*S*,5*R*,6*R*,3′*S*,5′*R*,6′*S*)-5′,6′-Epoxy-6,7-didehydro-5,6,5′,6′-tetrahydro-β,β-carotin-3,5,3′-triol

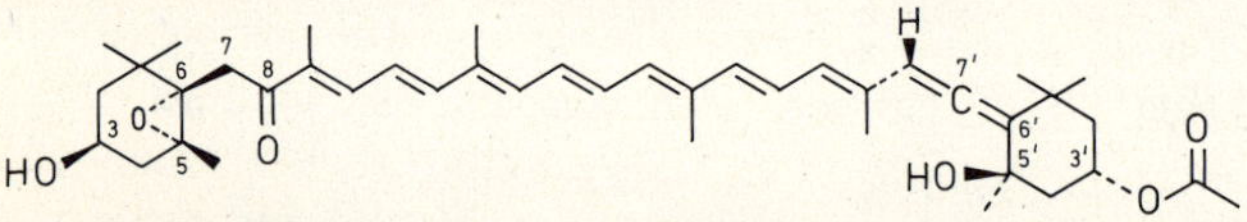

Fucoxanthin
(3*S*,5*R*,6*S*,3′*S*,5′*R*,6′*R*)-3′-(Acetyloxy)-6′,7′-didehydro-5,6-epoxy-5,5′,6,6′,7,8-hexahydro-3,5′-dihydroxy-8-oxo-β,β-carotin

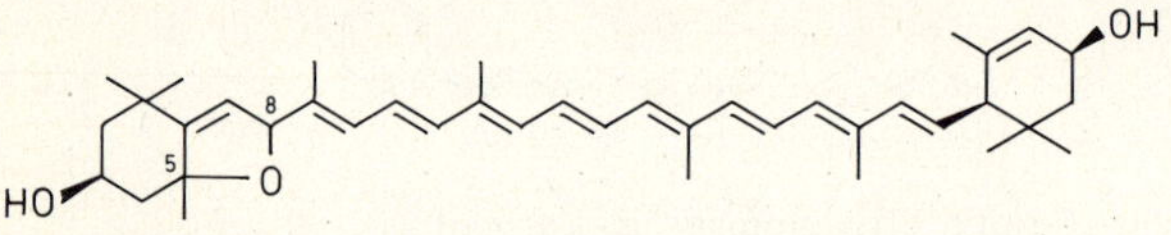

Flavoxanthin (5,8-Epoxylutein)

Abb. 4.83. Weitere im Abschn. 4.7 erwähnte Tetraterpene. Neoxanthin und Fucoxanthin sind durch zwei kumulative Doppelbindungen charakterisiert. Da der Allenteil vier unterschiedliche Substituenten trägt, sind jeweils zwei optisch aktive Formen existent, die analog wie bei Vorliegen asymmetrischer C-Atome durch die Symbole *R* und *S* gekennzeichnet werden. Bezüglich der Konfigurations-Nomenklatur von Allenen ist die der Sequenzregel übergeordnete Regel zu beachten, wonach nahe Gruppen Vorrang vor entfernten haben. Rubixanthin ist das Pigment verschiedener Rosenarten. Das 5′-cis-Isomere wurde zuerst aus Hagebutten isoliert; sein Name Gazaniaxanthin nimmt Bezug auf das Vorkommen in *Gazania*-Arten (*Rosaceae*).
Neoxanthin ist in allen grünen Pflanzen enthalten. Fucoxanthin ist der charakteristische Farbstoff vieler Meeresalgen, besonders der Braunalgen (*Phaeophta*)

Die Karotinalkohole (Hydroxyderivate) können frei oder mit Fettsäuren, beispielsweise mit Palmitinsäure verestert vorliegen. Nativ können sowohl die Karotine als auch die Xanthophylle komplex an Proteine oder Lipoproteine (z. B. der Chloroplasten) gebunden vorliegen.

Karotinoide enthalten eine größere Zahl – meist 9, 10 oder 11 – konjugierte Doppelbindungen, die in der Regel *trans*-ständig angeordnet sind. Dieses konjugierte System bedingt die intensiv gelbe bis rote Farbe.

Zur Nomenklatur. Von der offenkettigen Grundstruktur der C_{40}-Karotinoide leiten sich die verschiedenen Derivate durch unterschiedliche Ausgestaltung der beiden C_9-Enden ab. Diese C_9-Enden, man kennt insgesamt neun natürliche Varianten, symbolisiert durch zwei griechische Buchstaben, die man der Stammbezeichnung „Carotin" voranstellt (Abb. 4.82). Das Präfix „*apo*" weist auf das Carotinoid hin, aus dem die Verbindung durch den oxidativen Abbau eines Strukturteils entstanden ist (Beispiel: Abb. 4.84). Diese semi-systematische Nomenklatur verwendet man zusätzlich oder an Stelle der historischen Trivialnamen.

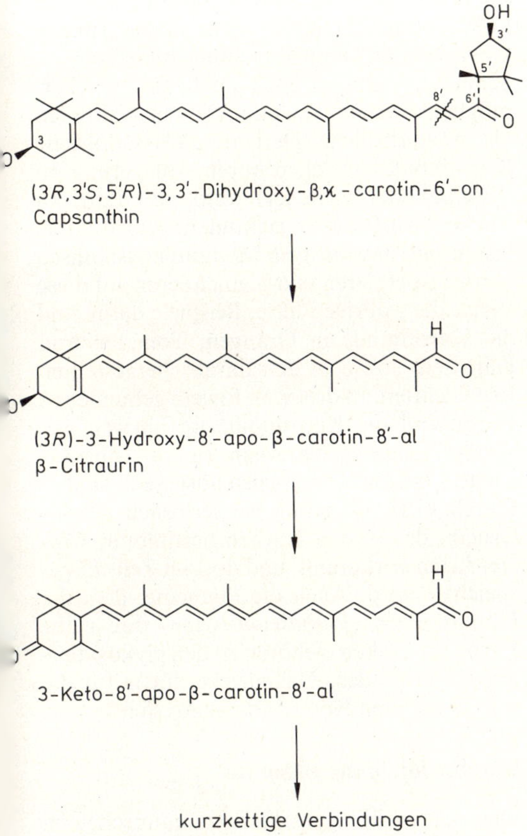

4.7.2 Physikalische und chemische Eigenschaften, Stabilität

In reiner Form bilden die Karotinoide braunrote bis dunkel purpurfarbene Kristalle. In Wasser sind sie praktisch unlöslich; wenig löslich in Methanol, Ethanol und fetten Ölen; gut löslich in Schwefelkohlenstoff und in Chloroform.

Karotinoide sind sehr empfindlich gegen Einwirkung von Luft, oxidierenden Substanzen und Licht. Emulgierte oder durch Lösungsvermittler hergestellte feine Suspensionen sind gegen Oxidation weniger empfindlich dann, wenn Antioxidanzien, beispielsweise Tocopherole, zugesetzt werden. Beschleunigt wird dagegen der oxidative Abbau durch radikalische Intermediate, wie sie bei der Lipidperoxidation (Ranzigwerden von fetten Ölen) auftreten. Der oxidative Abbau der verschiedenen Karotinoide ist gut untersucht. Beispielsweise verliert Paprikapulver beim Lagern seine leuchtend rote Farbe in dem Maße, wie das Capsanthin zu kurzkettigen Verbindungen abgebaut wird (Abb. 4.84). Der oxidative Abbau kann auch durch pflanzeneigene Enzyme vom Typ der Lipoxygenasen katalysiert werden.

Licht induziert, abhängig von Wellenlänge und Intensität, die verschiedensten Reaktionen. Zunächst einmal ist hier das Phänomen der *cis-trans*-Isomerisierung zu erwähnen. Die neun Doppelbindungen der Kette des β-Carotins könnten theoretisch jeweils in der *cis*- oder in der *trans*-Form vorliegen, so daß 81 *cis-trans*-Isomere denkbar sind. Infolge sterischer Hinderung sind allerdings nur einige der theoretisch möglichen Isomere stabil. Die partielle Umlagerung gibt sich im Absorptionsspektrum durch hyper- und hypochrome Verschiebung der Hauptabsorptionsbande zu er-

(3R,3'S,5'R)-3,3'-Dihydroxy-β,ϰ-carotin-6'-on
Capsanthin

(3R)-3-Hydroxy-8'-apo-β-carotin-8'-al
β-Citraurin

3-Keto-8'-apo-β-carotin-8'-al

kurzkettige Verbindungen

Abb. 4.84. Drogen, die Karotinoide enthalten, verändern beim Lagern ihre Farbe. Der oxidative Abbau des Capsanthins bei der Lagerung von Paprika wurde näher studiert (Philip u. Francis 1971). Unter den kurzkettigen Verbindungen finden sich u. a. auch Aromastoffe (s. Kap. 4.7.6).

kennen, dem bloßen Auge durch ein leichtes Blaßwerden der Farbtiefe.

Licht hoher Intensität führt zum Molekülabbau. Es wurden C_{15}-Abbauprodukte isoliert, wie sie auch nach Lipoxygenase-Einwirkung gefunden werden.

4.7.3 Analytik

Die Extraktion aus pflanzlichem Material erfolgt mit einem wasserfreien Lösungsmittel (Methanol, Aceton). Durch Verteilung zwischen zwei miteinander nicht mischbaren organischen Lösungsmitteln oder durch Adsorptionschromatographie reinigt man die Extrakte weiter; oft läßt sich zugleich eine Vortrennung in drei Fraktionen erreichen: in die der Karotine (Kohlenwasserstoffe), in die der Xanthophyllester und in die der freien Xanthophylle. Dünnschichtchromatographische Prüfmethoden für Karotinoide enthaltende Drogen haben die Pharmakopöen nicht vorgesehen. Die dc-Bedingungen wären ähnlich, wie sie die Ph. Eur. für Vitamin A angibt (Kieselgel; Cyclohexan-Diethylether [18+20]; Antimon(III)-chlorid-Lösung zum Nachweis).

Farbreaktionen. Mit Antimon(III)-chlorid in Chloroform färben sich Karotinoide intensiv blau; die Farbe ist wenig beständig. Diese Farbreaktion entspricht der Carr-Price-Reaktion auf C_{20}-Stoffe der Vitamin-A-Reihe. Ansonsten spielen Farbreaktionen in der Karotinoidanalytik eine untergeordnete Rolle, da sich Karotinoide durch ihre Eigenfärbung hinreichend gut lokalisieren lassen.

4.7.4 Vorkommen; Lokalisation. Hinweise auf Karotinoidführung in Drogen

Die Karotinoidkonzentration in pflanzlichem Material liegt durchschnittlich zwischen 0,02 und 0,1%, bezogen auf die wasserfreie Droge. Es wird geschätzt, daß in der Natur jährlich etwa 10^8 Tonnen Karotinoide produziert werden, vor allem Fucoxanthin (durch Braunalgen), Lutein, Violaxanthin und Neoxanthin (Lexikon Biochemie 1981).

Lokalisation. In der Regel kommen die Karotinoide an Chromatoplasten gebunden vor, die bekanntlich die Gelb- bis Rotfärbung zahlreicher Blüten und Früchte, aber auch die von Wurzeln (Beispiel: Karotten von *Daucus carota*), bedingen. Chromoplasten gehen häufig aus Chloroplasten hervor. Die Umbildung beginnt, sobald die anfangs grünen Blüten und Früchte reifen. Das Chlorophyll verschwindet; es kommt zu einer Änderung der Feinstruktur; Karotinoide und Fette reichern sich in feinen Tröpfchen an. Ähnliches spielt sich bei der Herbstfärbung der Blätter ab: das Chlorophyll wird abgebaut, die Karotinoide bleiben über und bestimmen die Pigmentierung (mit Ausnahme der Anthozyane führenden Arten).

Die Karotte oder Möhrenwurzel ist ein Beispiel für die Umwandlung von Leukoplasten zu Chromoplasten. In dem Maße wie der Karotingehalt zunimmt, nimmt der Stärkegehalt ab, schließlich werden die Chromoplasten zu kristallartigen, platten- oder nadelförmigen Gebilden, die Doppelbrechung aufweisen.

Schließlich gibt es auch noch die Speichermöglichkeit von Karotinoiden in Vakuolen als wasserlösliche Derivate. Wasserlösliche Karotinoide entstehen durch Anlagerung an Eiweiße oder (seltener) durch Bindung an Zucker. An Proteine gebundene Karotinoide lassen sich in wäßrigem Medium physikalisch feinst dispergieren und pigmentieren auf diese Weise die wäßrige Phase. Beispiele dafür sind die Karotinoide in Orangen, Tomaten und Karotten, sowie in den daraus hergestellten Fruchtsäften. In dieser an Eiweiß gebundenen Form sind die Karotinoide im übrigen wesentlich stabiler als wenn sie in Substanz Licht, Luft und Oxidanzien ausgesetzt sind.

Durch Glykosidierung wasserlöslich ist das Crocin, das in den Narben bestimmter *Crocus*-Arten vorkommt, und dort im Zellsaft gespeichert wird. Auch die Pigmente, dem die Königskerzen (*Verbascum*-Arten) ihre gelbe Farbe verdanken, gehören zu den glykosidierten Karotinoiden. Das gleiche dürfte für die gelb blühenden Rosensorten zutreffen.

Karotinoidführung allgemein

Die Blätter höherer Pflanzen unterscheiden sich in der Karotinoidführung relativ wenig, d. h. taxonspezifische Muster treten nicht auf. Es dominieren als Blattkarotinoide β-Carotin, Lutein (3,3'-Dihydro-α-Carotin), Violaxanthin und Neoxanthin (Abb. 4.82, 4.83 und 4.85).

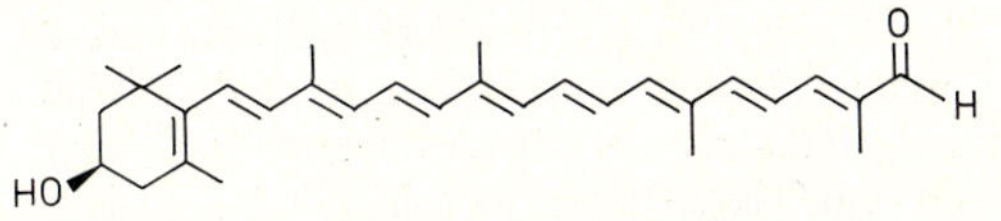

β-Citraurin; $C_{30}H_{40}O_2$

zum Vergleich:

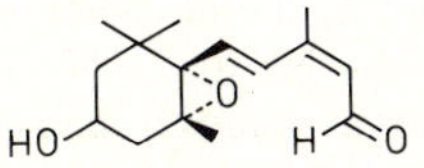

2-*cis* (+)-Xanthoxin $C_{15}H_{22}O_3$

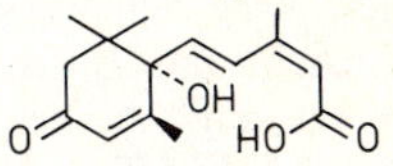

(+)-Abscissinsäure $C_{15}H_{20}O_4$

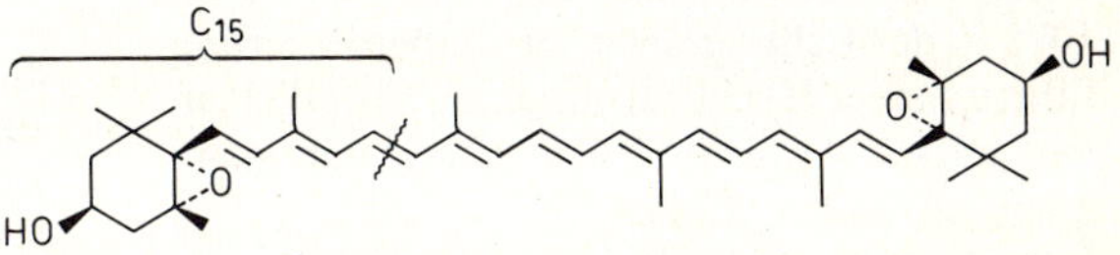

Violaxanthin; $C_{40}H_{56}O_4$

Abb. 4.85. Durch den oxidativen Abbau von Karotinoiden und/oder durch einen unvollständigen Aufbau resultieren den Karotinoiden biosynthetisch nahestehende Naturstoffe mit verkürzten Ketten. β-Citraurin, das Hauptpigment der Orangenschalen, stellt sich als ein um einen C_{10}-Rest verkürztes Zeaxanthin oder Lutein dar. Xanthoxin, eine in höheren Pflanzen weit vertreitete Substanz hat ähnliche Eigenschaften als Wachstumsregulator wie die Abscissinsäure. Beide Stoffe sind formal Sesquiterpene. Xanthotoxin bildet sich photolytisch aus Violaxanthin, so daß zumindest in diesem Falle ein Karotinoidprodukt vorliegt

Für das Organ Blatt sind Karotinoide lebenswichtige Bestandteile: Blütenblätter hingegen sind nur bei einem Teil aller Pflanzenarten karotinoidführend. Die karotinoidführenden Blüten lassen sich in zwei Hauptgruppen einteilen:

- Blüten, welche stark oxydierte Xanthophylle enthalten, insbesondere 5,8-Epoxide vom Typus des Flavoxanthins (Abb. 4.83). Beispiel: *Calendula-officinalis*-Sorten mit gelben Blüten.
- Blüten, welche Karotinoide (Kohlenwasserstoffe), vorzugsweise Lycopin, enthalten. Beispiel: orangeblühende *Calendula-officinalis*-Sorten.

Daneben gibt es „Spezialisten", wie die bereits erwähnten Crocus-Arten, welche Crocin, das ist der Bisgentiobiosylester der Diapocarotinsäure Crocetin (Abb. 4.86) enthalten.
Früchte sind in ihrem Karotinoidmuster außerordentlich vielgestaltig. Insgesamt hat man 11 Typen aufgestellt (Goodwin 1980); darunter gibt es einen Typus mit taxonspezifischen Pigmenten. Beispiele:

- 3-Hydroxy-γ-Carotin wurde bisher nur in Früchten von *Rosa*-Arten gefunden.
- Capsanthin und Capsorubin kommen nur in den roten Paprikasorten der beiden Arten *Capsicum frutescens* und *C. annuum* vor.

Karotinoidführung in Drogen. Nachdem Karotinoide im Pflanzenreich überall vorkommen, darf man erwarten, daß sie auch in sehr vielen Drogen als Inhaltsstoffe auftreten. Besondere Erwähnung verdienen die folgenden Drogen:

Droge	Nachgewiesene Karotinoide
Arnikablüten	Xanthophylle
Brennesselkraut	β-Carotin, Xanthophylle
Hagebutten	Rubixanthin
Löwenzahnkraut	Carotine, Xanthophylle, Flavoxanthin
Pomeranzenschale	Cryptoxanthin, β-Apo-8'-carotinal, β-Citraurin
Primelblüten	„Karotinoide"
Ringelblumen	Carotine und Xanthophylle, darunter Lycopin (orange Varietäten) und Flavoxanthin
Stiefmütterchenkraut	Violaxanthin, Zeaxanthin, u. a.
Wollblumen	Karotinoide und Xanthophylle

4.7.5 Schicksal der Karotinoide im Säugetierorganismus

Karotinoide der unterschiedlichsten Konstitution werden dem menschlichen Organismus tagtäglich mit Nahrungsmitteln pflanzlicher und auch tierischer Herkunft zugeführt; ein weiterer Teil ist synthetischer Herkunft, da einige Karotinoide als Lebensmittelfarbstoffe zugelassen sind. Trotz dieser lebenslangen Zufuhr hat die Forschung dem Problem, wie sich die verschiedenen Karotinoide im Organismus verhalten, wenig Aufmerksamkeit gewidmet. Vergleichsweise am besten ist in dieser Hinsicht das β-Carotin untersucht, das als Provitamin A besonderes Interesse beansprucht. Ein Teil des resorbierbaren β-Carotins wird in den Zellen der Dünndarmwand in Vitamin A umgewandelt. Überschüssiges Carotin gelangt in den Blutkreislauf; etwa 85% werden im subkutanen Fettgewebe und etwa 10% in der Leber gespeichert. Überdosierung führt zu einer Hyperkarotinämie, kenntlich an der gelben Verfärbung der Haut, vor allem auch an der auffallenden Anfärbung von Handtellern und Fußsohlen. Die Verfärbung ist nach Absetzen der Carotinzufuhr reversibel. Wichtig ist, daß die Hyperkarotinämie zu keiner Hypervitaminose führt: β-Carotin gilt als ein toxikologisch weitgehend unbedenklicher Stoff. Nur etwa ein Drittel des zugeführten β-Carotins wird resorbiert. Die genaue Resorptionsquote ist nicht genau vorhersehbar, da sie von mehreren Faktoren beeinflußt wird:

- aus unaufgeschlossenem pflanzlichen Material, beispielsweise aus Karotten, wird wesentlich weniger β-Carotin aufgenommen, als wenn es auf einer Matrix fein dispergiert als Droge oder Kapsel angeboten wird,
- oberflächenaktive Stoffe in der Nahrung verbessern die Resorptionsquote,
- Die Resorption ist an die Anwesenheit von Gallenflüssigkeit und an die von resorbierbaren Fetten gebunden: Bei Erkrankungen der Galle, der Bauchspeicheldrüse oder bei Diarrhö sinkt daher die Resorption stark ab.

Die Angaben zur Reversibilität der Hyperkarotinämie bedürfen allerdings einer gewissen Einschränkung dahingehend, daß dies nicht gleichbedeutend damit ist, als würde die gesamte zugeführte Carotinmenge aus dem Organismus eliminiert worden sein. Die Speicherung in den Fettgeweben gilt im Gegenteil als weitgehend irreversibel (Kläui u. Bauernfeind 1981). Wird z. B. das Depotfett mobilisiert, dann bleibt das dort akkumulierte Carotin zurück: Der charakteristische gelbliche Stich, den die Haut im Falle einer auszehrenden Krankheit annimmt, beruht auf der indirekten Konzentrierung in den subkutanen Fettgeweben.

Hinsichtlich der Speicherung der verschiedenen Karotinoide verhalten sich die Säugetiere ziemlich unterschiedlich. Man hat drei Gruppen gebildet (Goodwin 1952):

- Gruppe A mit Arten, welche mehr oder weniger alle Karotinoide, keinen Unterschied machend, im Fettgewebe speichern. Zu dieser Gruppe gehört der Mensch.
- Gruppe B mit Arten, welche ebenfalls das ganze Leben hindurch Karotinoide im Fettgewebe speichern, allerdings nur Kohlenwasserstoffe, also Carotine (Beispiel: Rind, Pferd).
- Gruppe C mit Arten, die keine oder allenfalls sehr geringe Mengen an Karotinoiden speichern (Beispiel: Schwein, Ziege).

Krustentiere (Hummer) verdanken ihre Färbung zum Teil Karotinoiden, die im stöchiometrischen Verhältnis 1:1 an Eiweiße gebunden sind. Man fand, daß diese hauptvalenzgebundenen Karotinproteine einen Carotinteil enthalten, der in den Positionen 4 und 4′ der Iononringe eine Ketogruppe trägt.

Das als „Bräunungsmittel" in den letzten Jahren viel verwendete Canthaxanthin ist ebenfalls ein 4,4′-Diketocarotinoid. Es ist nicht bekannt, ob die Ablagerungen in den Augen, wie sie als unerwünschte Nebenwirkung der Canthaxanthinpräparate beobachtet wurden, mit der besonderen Affinität zu bestimmten Proteinen in Zusammenhang steht.

4.7.6 Einige Drogen und ihre Anwendung

Vorbemerkung. Die meisten der heute in Pharmazie und Lebensmittelindustrie verwendeten Karotinoide werden industriell-synthetisch dargestellt. Nachstehend finden bevorzugt Drogen und Naturstoffpräparate Berücksichtigung.

β-Carotin kommt zusammen mit α- und γ-Carotin in Karotten, Palmöl und wohl den meisten grünen Pflanzen vor. Es hat für alle Säugetiere – die Katze bildet eine Ausnahme – Provitamin A-Eigenschaft. Mohrrüben- bzw. Karotten-Pflanzensäfte werden zur Vorbeugung gegen Vitamin-A-Mangel empfohlen.

Die Möhre, *Daucus carota* L. ssp. *sativa* (Familie: *Apiaceae*, früher *Umbelliferae*) ist eine sehr alte Kulturpflanze, die heute in zahlreichen Spielarten gezogen wird (Karotten, Riesenmöhren u. a. m.). Der verwendete Pflanzenteil stellt botanisch-morphologisch eine fleischig verdickte Rübe dar, an deren Bildung Hypokotyl und die Primärwurzel beteiligt sind. Frische Karotten enthalten etwa 88% Wasser und 10–20 mg/100 g (10–20 ppm) Carotin. Wie hoch der Carotingehalt in den „Fruchtsäften" (Pflanzensäften) ist, ist im allgemeinen nicht bekannt. Aus Karotten lassen sich durch Vergärung mit Hefen (*Saccharomyces*-Arten) oder Milchsäurebakterien β-Carotinkonzentrate gewinnen. Die Mikroorganismen bauen die Zucker ab, ohne dabei das β-Carotin anzugreifen, das dann in konzentrierter Form zurückbleibt (Rehm 1980).

Synthetisiertes β-Carotin und Canthaxanthin.

β-Carotin und Canthaxanthin können heute vergleichsweise billig auf rein synthetischem Wege hergestellt werden. Mikrobiologische Fermentationsverfahren wurden zur Gewinnung von β-Carotin entwickelt – so das Submersverfahren mit *Blakesleea trispora* –, doch arbeiten sie nicht hinreichend wirtschaftlich. Beide Karotinoide sind als Lebensmittelfarbstoffe zugelassen. In der pharmazeutischen Technologie verwendet man sie ebenfalls als Farbstoffe, und zwar zum Färben von Dragees, Kapseln, Suppositorien, Salben und Emulsionen (Münzel 1981). Angeboten werden sie in zwei Handelsformen: als fettlösliche und als wasserdispersierbare Präparationen.

In der Medizin dient reines β-Carotin als Arzneistoff zur systemischen Behandlung bestimmter Lichtdermatosen. Erythropoetische Porphyrien z. B. sind dadurch charakterisiert, daß im Organismus Porphyrine gebildet werden, welche photosensibilisierende Eigenschaften aufweisen. Bei den betroffenen Patienten tritt nach Sonnenbestrahlung ein klinisches Bild auf, welches von Erythemen bis zur Blasenbildung an den lichtexponierten Stellen reicht. Orale Gaben von β-Carotin – die Erhaltungsdosen betragen 0,2 bis 1,0 mg/kg Körpergewicht – verleihen einen „pharmakologischen Lichtschutz". Mit „pharmakologischem Lichtschutz" soll angezeigt werden, daß es sich bei der Carotinwirkung nicht um ein bloßes Abfiltern von schädlichem Licht handelt; β-Carotin fängt Sauerstoff des angeregten Singulett-Zustands ab und unterbricht die zu toxischen Radikalen führenden Reaktionen.

Dem chemisch nahestehenden Canthaxanthin geht diese „pharmakologische Lichtschutzwirkung" weitgehend ab. Diesen Farbstoff hat man als Kombinationspartner dem β-Carotin zugesetzt, um die bisweilen wenig ansprechende gelbliche Pigmentierung, wie sie nach β-Carotin-Zufuhr aufzutreten pflegt, zu kaschieren; die Canthaxanthinpigmentierung kommt einer natürlichen Bräune näher, sie verleiht ein „gesünderes" Aussehen. Man hat entsprechende Kombinationspräparate nicht nur therapeutisch zur Behandlung von Protoporphyrien und Pigmentanomalien eingesetzt, sondern in viel größerem Umfang rein kosmetisch zu einer Art „künstlichen Hautbräunung". Obwohl zur Langzeitanwendung bestimmt, lagen keine Untersuchungen über das Schicksal des Canthaxanthins im menschlichen Organismus vor, auch keine Untersuchungen über die Langzeittoxikologie der Substanz.

Bei der praktischen „Erprobung" in Großversuchen am Menschen stellten sich prompt unerwünschte Wirkungen ein, wie das „Goldflitterphänomen", das im Auftreten goldflitterartiger Farbpunkte am Augenhintergrund besteht, hervorgerufen durch kristalline Einlagerungen. Als funktionelle Störung wurde eine verzögerte Dunkeladaptation nachgewiesen. Canthaxanthinhaltige Bräunungsmittel für kosmetische Zwecke wurden in der Folge vom Markt genommen.

Lutein und Helenien. Lutein, das 3,3'-Dihydroxyderivat des α-Carotins (zur Stereochemie s. Abb. 4.83) kommt frei oder als Ester in allen grünen Pflanzen sowie in Rotalgen vor. Freies Lutein bestimmt die Farbe des Eidotters. Da der tierische Organismus auf die exogene Zufuhr von Karotinoiden angewiesen ist, wird einsichtig, daß vor allem in der Geflügelzucht luteinreiches Futter eine große Rolle spielt. Als Futtermittelzusatz für Eidotter- und Hautpigmentierung von Mastgeflügel nimmt man hauptsächlich pulverisiertes Luzernenmehl. Die Luzerne (englisch: *alfalfa*), *Medicago sativa* L. [Familie: *Fabaceae* [*Papilionaceae*]), ist eine in Gegenden mit warmen Klima viel angebaute Futterpflanze. Reich an Lutein sind ferner

- die Brennessel, *Urtica urens* L. und *U. dioica* (Familie: *Urticaceae*),
- verschiedene Rotalgen, die auch sonst als Nutzpflanzen wichtig sind (z. B. als Rohstoff für Hydrokolloide, s. Kap. 3.4.12),
- das Palmöl, das aus den Früchten der Ölpalme, *Elaeis guineensis* JACQ. (Familie: *Arecaceae* [*Palmae*]), durch Auspressen gewonnen wird und ein wichtiges Handelsprodukt darstellt (für die Margariner-

stellung; für Kerzen und Seifen). Das rohe Palmöl ist durch den hohen Karotingehalt tief rot gefärbt und weist bei Raumtemperatur fettartige Konsistenz auf. Im Zuge der Raffinade, zur Speiseölgewinnung, entzieht man ihm die Karotinoide. Luteinreiches Öl oder andere Ölextrakte aus luteinreichen Rohstoffen dienen zur Färbung von Lebensmittel (Butter, Teigwaren) und von pharmazeutischen Produkten.

- die Blüten von *Tagetes*-Arten (Familie: *Asteraceae* [*Compositae*]), in denen Lutein sowohl frei als auch – mengenmäßig vorherrschend – als Dipalmitinsäureester (= Helenien) vorkommt. Dieses Ester-Derivat wurde erstmalig aus den Blütenblättern von *Helenium autumnale* L. (ebenfalls eine *Asterazee*) isoliert.

Tagesextrakte wurden zur Verbesserung des Adaptationsvermögens des Auges, vor allem zur Verbesserung der Dämmerungssehleistung empfohlen. Lutein weist jedoch keine Provitamin A-Wirksamkeit auf.

4.7.7 Apokarotinoide und andere Karotinoidabbauprodukte

4.7.7.1 In lebenden Organen und postmortal vor sich gehende Abbauvorgänge

Biosynthetische Vorgänge sind nicht immer gleichzusetzen mit zunehmender Vergrößerung des Molekulargewichtes; nicht selten sind molekülabbauende Schritte dazwischengeschaltet, wie sich am wohlbekannten Beispiel der Cardenolidbiosynthese (s. Abb. 4.66) aufzeigen läßt: Aufbau eines C_{30}-Triterpens, Abbau über die C_{27}-Cholesterolstufe bis zum C_{21}-Pregnenolonderivat und Verknüpfung mit Acetoacetat zum C_{23}-Cardenolid. In vergleichbarer Weise, d. h. enzymatisch gelenkt, läßt sich die Bildung einer Reihe von Pflanzenstoffen denken, die über die C_{40}-Stufe der Karotinoide zu kürzerkettigen Pflanzeninhaltsstoffen führen. In Frage kommen: die Apokarotinoide, wie das β-Citraurin, die „Sesquiterpene" vom Typus des Xanthoxins, möglicherweise darunter auch die (R)-(+)-Abscissinsäure selbst (Abb. 4.85). Schreitet der Abbau des Karotinoidmoleküls von den beiden Molekülenden zur Molekülmitte hin fort, so erhält man „Karotinoidsäuren" mit dem Norbixin und dem Crocetin als pharmazeutisch interessierende Vertreter (Abb. 4.86). Von diesem *in-vivo*-Abbau sind postmortale Veränderungen zu unterscheiden. Nach Plasmolyse der Zellen kommen die Karotinoide mit Enzymen und oxidierend wirkenden Zellinhaltsbestandteilen in engen Kontakt; sie sind dem Luftsauerstoff und u. U. auch dem Licht ausgesetzt: Ursache für unterschiedlichste Metabolitenbildung. Unterschiedlich deshalb, da die Co-Substrate – bei der einen Art vielleicht ungesättigte Fettsäuren, bei der anderen 3-Hydroxyflavone – unterschiedlich sind, abgesehen von der Enzymausstattung. Die Konzentration an entsprechenden Karotinoidabbauprodukten (Metaboliten) ist vergleichsweise gering; sie hängt überdies von Trocknungs- und Lagerungsbedingungen ab. So kann das Loliolid im Spitzwegerichblatt in der einen Charge nachweisbar sein, in einer anderen aber fehlen. Bei der „Fermentation" bestimmter Nahrungs- und Genußmittel (Teeblatt, Tabak) werden entsprechende Vorgänge künstlich verstärkt. So entstehen im Zuge der Teefermentation aus Xanthophyllen und Karotinoiden Stoffe wie β-Ionon, Hydroxy-β-Ionon, Dihydroactinidiolid, Theaspiron, die zusammen mit anderen das Tee-Aroma des Schwarzen Tees prägen.

In anderen Fällen sind Karotinoid-Abbauvorgänge unerwünscht, so wenn bei der Lagerung von Paprikapulver die rote Farbe nach Braun umschlägt (Abb. 4.84). Auf ähnliche Weise dürften auch durch Karotinoide farbige Blütendrogen (Arnikablüten, Calendulablüten) beim Lagern unansehnlich werden.

4.7.7.2 Bixin (Anatto)

Bixin bedeutet zweierlei: einmal eine chemisch definierte einheitliche Substanz und sodann Bixin enthaltende Auszüge aus den Samen des Ruku- oder Orleanstrauches, *Bixa orellana* L. (Familie: *Bixaceae*). Bixin, $C_{25}H_{30}O_4$, bildet rote Kristalle, die sich leicht in Chloroform oder Aceton, wenig gut in Wasser lösen. Es handelt sich um den Monoester einer Dicarbonsäure mit einem System von 9 konjugierten Doppelbindungen. Im nativen Bixin liegen 8 dieser Bindungen in der *trans*- eine in der *cis*-Form vor. Mono-*cis*-Bixin ist labil und geht leicht in die entsprechende *all-trans*-Verbindung, das ist Isobixin, über. Bixin und Isobixin bilden in Wasser lösliche Alkalisalze, un-

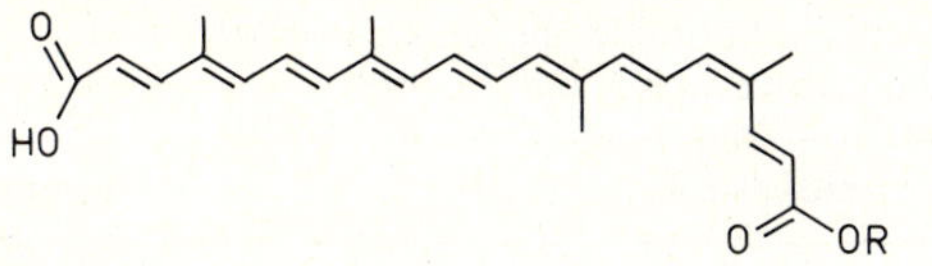

R = H: Norbixin
R = CH_3 : Bixin; $C_{25}H_{30}O_5$

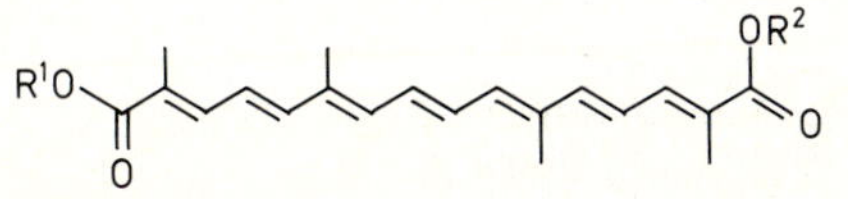

R^1	R^2	
Gen	Gen	Crocin-1
Gen	Glc	Crocin-2
Gen	H	Crocin-3
Glc	CH_3	Crocin-4
H	H	Crocetin

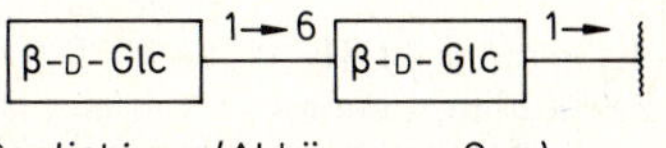

Gentiobiose (Abkürzung: Gen)

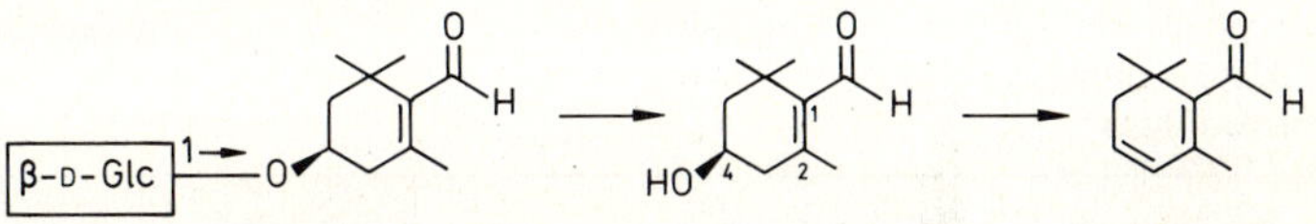

Pikrocrocin (Safranbitter)

Safranal $C_{10}H_{14}O$

Abb. 4.86. Norbixin ist eine 6,6′-Diapo-ψ,ψ-Carotindicarbonsäure, Bixin deren Monomethylester. Die genuine *cis*-Form lagert sich leicht in die stabile *all-trans*-Form um (Übergang in Iso-Bixin).
Crocetin ist eine 8,8′-Diapocarotin-8,8′-dicarbonsäure. Im Crocin ist diese Säure an vier Glucosemoleküle gebunden, was die gute Wasserlöslichkeit dieses Farbstoffs bedingt.
Pikrocrocin, eine nicht flüchtige Substanz, wird beim Trocknen der Droge in Glucose und Safranal gespalten: in dem Maße, wie der bittere Geschmack abfällt, wird der typische Safrangeruch, für den Safranal verantwortlich ist, intensiver

ter allmählicher Verseifung des Methylesters. Somit lassen sich sowohl lipoid- als auch wasserlösliche Bixinpräparationen herstellen.
Als Anatto bezeichnet man die gelb gefärbten öligen oder wäßrig-alkalischen Auszüge aus den Samen des oben erwähnten *Bixa-orellana*-Strauches. Heimat dieser Farbpflanze ist Zentral- und Südamerika. Kultiviert wird sie in Indien, Sri Lanka und Indonesien. Die walnußgroßen, zweilappigen stacheligen Kapseln enthalten 30–40 erbsengroße Samen, deren äußere Samenschale etwas fleischig ist; in diesem äußeren Teil der Samenschale ist der rote Farbstoff lokalisiert.
Fettlösliche Handelspräparate dienen zum Färben von Teigwaren, Fleischprodukten, Mayonnaisen, Karamelbonbons u. a. m. Das K^+ oder Na^+-Salz des Norbixins liefert das „wasserlösliche Bixin“, das zum Färben von Fruchtsäften, Suppen und Backwaren geeignet ist. Anatto ist auch zur Verwendung in Pharmazie und Kosmetik zugelassen.

4.7.7.3 Safran

Herkunft. Safran besteht aus den getrockneten, meist durch ein kurzes Griffelstück zusammengehaltenen Narben von *Crocus sativus* L. (Familie: *Iridaceae*), einer mit Sproßknollen ausdauernden, im Oktober blühenden Pflanze. Die Droge stammt aus Kulturen (Spanien, Frankreich, Türkei, Indien). Um 1 kg Safran zu gewinnen, werden die Narben von 100000–150000 Blüten benötigt.

Sensorische Eigenschaften. Die Droge ist dunkelorange gefärbt. Sie riecht kräftig, eigenartig (durch eine an Jodoform erinnernde Beinote) und besitzt einen würzigen, leicht bitteren Geschmack. *Anmerkung:* Die frischen Narben sind geruchlos, sie liefern bei der Wasserdampfdestillation nur Spuren eines aus Pinen und 1,8-Cineol bestehenden Öles. Erst während der Trocknung der Narbenschenkel bildet sich der typische Safrangeruch durch Spaltung des Pikrocrocins (Abb. 4.86).

4 Isoprenoide als Inhaltsstoffe

Tabelle 4.7. Inhaltsstoffe pflanzlicher Produkte, die sekundär durch oxidativen Abbau von Karotinoiden entstehen. Die Zahlen in Klammern verweisen auf die Strukturformeln der Abb. 4.87

Vorstufen	Inhaltsstoff	Vorkommen
Carotinoide mit Iononring	α-Damascon (1)	Teeblätter, Weintraube, Kaffee, Bier, Rosenöl
Carotinoide mit Iononring	β-Damscon (2)	
Carotinoide mit Iononring	Damascenon (3)	
Carotinoide mit Iononring	Dihydroactinidiolid (6)	Schwarzer Tee
α-Carotin	α-Ionon (4)	Schwarzer Tee, Tomate, Himbeere, Brombeere
β-Carotin	β-Ionon (5)	
Lycopin	6-Methyl-3,5-Heptadien-2-on (7)	Tomate
Xanthophylle mit 4 β-OH (z. B. Zeaxanthin, Lutein, Auroxanthin)	Loliolid (Synonym: Digiprolakton (8)	In Blättern zahlreicher Arten: *Digitalis purpurea, Lolium perenne, Menyanthes trifoliata, Nicotiana tabacum, Plantago lanceolata.* In den Blüten von *Verbascum*-Arten
Xanthophylle mit 4 β-OH (z. B. Zeaxanthin, Lutein, Auroxanthin)	Theaspiron (9)	In Teeblättern

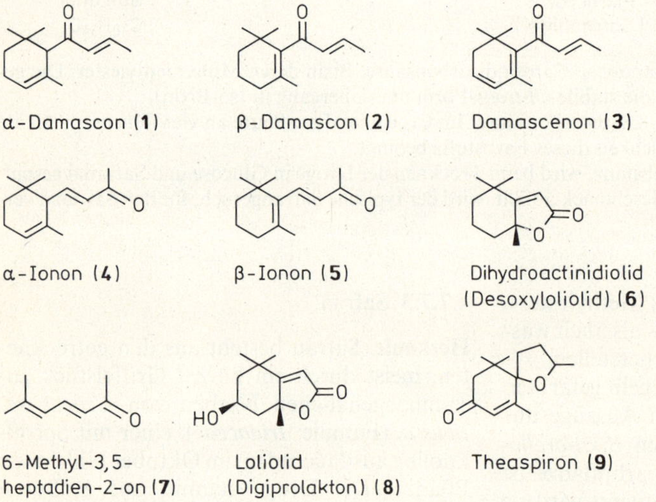

Abb. 4.87. Strukturformeln von Pflanzeninhaltsstoffen, die beim oxidativen Abbau von Karotinoiden entstehen. Diese Stoffe treten meist in nur geringer Konzentration auf; man vermutet, daß es sich um „postmortale" Metabolite entsprechender Karotinoide handeln könnte.
Damascenon (3) ist in einer Konzentration von 0,05% ein wichtiger Bestandteil des bulgarischen Rosenöls.
α- und β-Ionon kommen in zahlreichen ätherischen Ölen, aber stets nur als Spurenstoff vor

Inhaltsstoffe

- Farbstoffe, darunter Crocin (~2%) und verwandte Derivate (Abb. 4.86); ferner geringe Mengen „normaler" Karotinoide: α- und β-Carotin, Lycopin und Zeaxanthin.
- Geschmacks- und Aromastoffe. Frischer Safran enthält 4% Pikrocrocin, das leicht, vor allem beim Erwärmen, in Glucose und Safranal gespalten wird. Gute Droge enthält 0,4–1,3% ätherisches Öl mit Safranal als Hauptkomponente; daneben Hydroxysafranal, 2-Phenylethanol, Naphthalin,

3,5,5-Trimethylcyclohexenon und andere ungewöhnliche Nebenstoffe. Bei längerer oder unsachgemäßer Lagerung des Safrans verflüchtigt sich das ätherische Öl.
- Vitamine B_1 und B_2 (0,01%).
- fettes Öl (bis 7%).
- Heteropolysaccharide (Pentosane 5%, Pektine 6%).

Analytische Kennzeichnung
- Crocin läßt sich, als gut wasserlöslicher Farbstoff, leicht und vollständig mit Wasser extrahieren. Die intensiv gelbe Lösung entfärbt sich beim Erwärmen mit verdünnter Mineralsäure: es bildet sich infolge hydrolytischer Spaltung ein roter, wasserunlöslicher Niederschlag von Crocetin
- Konzentrierte Schwefelsäure färbt Safranpulver intensiv blau
- Dünnschichtchromatographische Prüfung auf Identität und Reinheit (Stahl u. Schild 1981). Nachweis von Crocin und Pikrocrocin im wäßrig-methanolischen Drogenauszug: Anisaldehyd-Schwefelsäure-Reagens färbt Pikrocrocin (Rf in Höhe der Referenzsubstanz Naphtholgelb) und Crocin (RF < Pikrocrocin) graublau an.

Wirkungen

Safranextrakte zeigen eine Reihe pharmakologischer Wirkungen: Stimulierung der Uteruskontraktion; Erniedrigung des Blutdrucks bei anästhesierten Hunden und Katzen; stark negativ inotrope Effekte am isolierten Herzpräparat (Leung 1980). Am Kaninchen als Versuchstier läßt sich eine artifizielle Hypercholesterinämie unter Crocetinbehandlung verhindern (Gainer u. Jones 1975).

Anwendung in der Volksmedizin. Safran wird als Nervenberuhigungsmittel, bei Krämpfen und als Expektorans bei Asthma angewendet. In der chinesischen Medizin vor allem bei schmerzhafter Menstruation sowie schmerzlindernd bei Nachwehen. Die Wirksamkeit bei diesen Indikationsgebieten ist nicht belegt.

Toxikologische Hinweise. Bis zu einer maximalen Tagesdosis von 1,5 g sind bislang keine unerwünschten Wirkungen dokumentiert. Die letale Dosis für den Menschen beträgt 20,0 g. Vergiftungen äußern sich in Erbrechen, blutigen Diarrhöen, profusen Metrorrhagien, Hämaturie; in Schwellung der Lippen, Lider und Gelenke, in Schwindel, Benommenheit oder auch in rauschartigen Zuständen.

Anwendung. Wird kaum noch medizinisch verwendet; auch als Farbstoffdroge ist Safran in der pharmazeutischen Technologie durch synthetische Farbstoffe ersetzt worden. Als Zusatz zu bittern Magentonika, auch zu Wermutweinen, insbesondere aber zum Färben und Aromatisieren nichtalkoholischer Getränke ist Safran nach wie vor in Gebrauch.

4.7.7.4 Ionone, Irone, Iriswurzel

Ionone (Abb. 4.87) sind C_{13}-Ketone, die in zahlreichen ätherischen Ölen, wenn auch nur in sehr geringen Mengen, aufgefunden wurden. In der Natur stellen sie oxidative Metaboliten von Karotinoiden dar. Sie sind leicht zu synthetisieren: Entsprechende Produkte finden als Riechstoffe vom Veilchentyp eine breite Anwendung in der Parfumindustrie.

Die **Irone** sind homologe Ionone, und zwar ist der Ringteil durch eine Methylgruppe substituiert. Dadurch erscheint ein weiteres Chiralitätszentrum im Molekül mit neuen Isomeriemöglichkeiten. Einige Isomere kommen in den ätherischen Ölen und Resinoiden von Iris-Arten vor (Abb. 4.88).

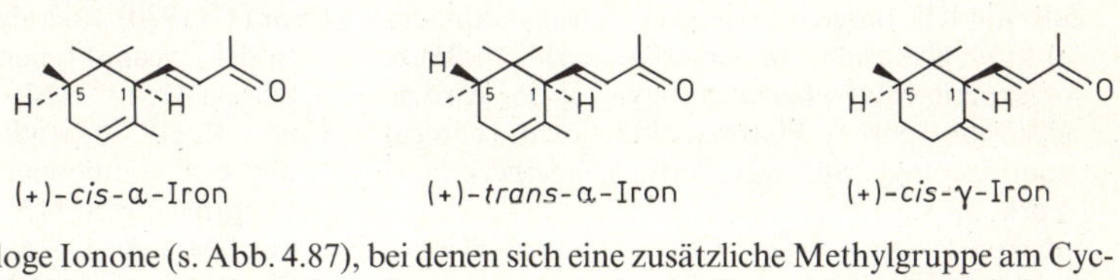

(+)-cis-α-Iron   (+)-trans-α-Iron   (+)-cis-γ-Iron

Abb. 4.88. Irone sind homologe Ionone (s. Abb. 4.87), bei denen sich eine zusätzliche Methylgruppe am Cyclohexanring befindet. Im Irisöl kommt ein komplexes Isomerengemisch vor. Hauptträger des Veilchengeruches ist das cis-γ-Iron. die Substanzen stellen bei Raumtemperatur schwach gelblich gefärbte, leicht viskose Flüssigkeiten dar. Sie sind sehr beständig.
Hinweis: Die Symbole cis bzw. trans geben die relative Konfiguration bezüglich der Kohlenstoffatome C-1 und C-5 wieder

Auf welcher Stufe der Biosynthese die „Extramethylgruppe" eingefügt wird, ist bisher nicht bekannt, ebensowenig die chemische Natur der geruchlosen Vorstufen in der Iriswurzel.

Iriswurzel oder **Veilchenwurzel** besteht aus dem von Stengeln, Blättern und Wurzeln und der Korkschicht befreiten Rhizom von *Iris germanica* L., *Iris florentina* L. oder *Iris pallida* LAM. (Familie: *Iridaceae*), drei im Mittelmeergebiet heimischen Stauden. Die im Herbst geernteten Rhizome werden noch frisch ins Wasser gelegt, sorgfältig geschält und mehrere Tage lang an der Sonne getrocknet. Nach dem Trocknen lagert man sie an die drei Jahre lang, damit sie ihr volles Aroma entwickeln können. Frisch geerntete Rhizome sind geruchslos; sie weisen einen scharfen Geschmack auf.

Der mit Wasserdampf flüchtige Anteil der Droge beträgt 0,1–0,2%, wobei etwa ein Zehntel des Öles auf die Ironfraktion und etwa acht Zehntel auf die geruchlose Myristinsäure, eine gesättigte C_{14}-Fettsäure entfallen. Die Iriswurzel setzt man fertigen Teemischungen als Geruchskorrigens zu; therapeutische Effekte sind nicht beschrieben. Mit Lipoidlösungsmitteln hergestellte Resinoide oder das ätherische Öl dienen als „Fixativ" für künstliche Parfumkompositionen auf Veilchenbasis.

Literatur

Adler C, Hiller K (1985) Bisdesmosidische Triterpene. Pharmazie 40:676–693

Agrawal SK, Rastgi RP (1974) Triterpenoid saponins and their genins. Phytochemistry 13:2623–2645

Ammon HPT (1978) Pharmakologische Aspekte der Antitussiva, Expektorantien und Laryngologika. In: Der Respirationstrakt und seine medikamentöse Beeinflussung. Schriftenreihe der Bundesapothekenkammer zur wissenschaftlichen Fortbildung, Bd 8 Frankfurt/M, S 151–169

Anderson KE, Bergdahl B (1981) Pharmacokinetics of squill glykosides. In: Greeff K. (ed) Handbook of experimental pharmacology, vol 56, cardiac glycosides, part II. Pharmacokinetics and clinical pharmacology. Springer Berlin Heidelberg New York, pp 87–94

Anderson J, Smith WG (1961) The antitussive activity of glycyrrhetinic acid and its derivatives. J Pharm Pharmacol 13:396–404

Anisimov MM, Čirfa F (1980) Die biologische Bewertung von Triterpenglykosiden. Pharmazie 35:731–738

Anonym (1959) Aconit-Dispert. Ein zuverlässiges Analgeticum bei Neuralgien und Migräne. Informationsschrift Kali-Chemie AG Hannover

Ardenne M von, Rieger F (1972) Theoretische und experimentelle Grundlagen zur außergewöhnlichen Pharmakokinetik des g-Strophanthin. Arzneimittelforschung 22:1845–1954

Asolkar LV, Chadha YR, Rawat PS (1979) Diosgenin and other steroid drug precursors. Public. & Information Directorate SCIR, New Delhi

Bader H (1982) Lehrbuch der Pharmakologie und Toxikologie. Edition Medizin, Weinheim Deerfield Basel

Bauer R, Khan I, Wagner H (1986) Echinacea, Nachweis einer Verfälschung von Echinacea purpurea mit Parthenium integrifolium. Dtsch Apoth Ztg 127:1325–1330

Bauernfeind JCh (1981) Carotenoids as colorants and vitamin A precursors, technological and nutritional applications. Academic Press, New York

Bhattacharya TK, Ghosh MN, Subramanian SS (1980) A note on anti-inflammatory activity of carpesterol. Fitoterapia 51:265–267

Bhattacharya SK, Reddy PKAP, Ghosal S, Singh Ak, Sharma PV (1976) CNS-depressant effects of swertiamarin. J Pharmac Sci 65:1547–1549

Bisset NG (1981) Arrow poisons in china. Part II. Aconitum – biology, chemistry, and pharmacology. J Ethnopharmacol 4:247–336

Braun H (1949) Pharmakologie des deutschen Arzneibuches. 3. Aufl. Wissenschaftliche Verlagsgesellschaft Stuttgart, S 317–318

Braun R, Dittmar W, Machut M, Weickmann S (1982) Valepotriate mit Epoxidstruktur – beachtliche Alkylantien. Dtsch Apoth Ztg 122:1109–1113

Braun R, Dittmar W (1985) On the availability of valepotriates in mice. IUPHAR 9th International Congress, London, Abstractbuch, 70 P

Braun R, Dittmar W, Machut M, Wendlang S (1984) Valepotriate in Fertigarzneimitteln. Dtsch Apoth Ztg 124:2049–1050

British Herbal Pharmacopoeia (1983) British Herbal Medicine Association (ed) Cowling U.K.

Cane ED (1981) Biosynthesis of Sesquiterpenes. In: Porter JW, Spurgeon SL (eds) Biosynthesis of isoprenoid compounds, vol 1. John Wiley, New York Brisbane Toronto, pp 283–374

Capra C (1970) Tolerabilità e tossicità acuta e cronica del glycamil (glicirrzinato d'ammonio). Fitoterapia 41: 133–152

Capra C (1972) Studio farmacologico e tossicologico di componenti del ruscus aculeatus L. Fitoterapia 43:99–113

Carey FM, Lewis JJ, MacGregor L, Smith M (1959) Pharmaceutical and chemical Observations on some toxic nectars. J Pharm Pharmacol (Supplement) 11:269T–275T

Cavill GWK (1969) Insect terpenoids and nepetalactone. In: Taylor W, Battersby AR (eds) Cyclo-

pentanoid terpen derivatives. Marcel Dekker, New York, pp 203–238
Chambliss OL, Jones CM (1966) Cucurbitacins: specific insect attractants in cucurbitaceae. Science 153:1392–1393
Chandel RS, Rastogi RP (1980) Triterpenoid saponins and sapogenins. Phytochemistry 19:1889–1908
Chinna Ch (1983) Panax ginseng – eine Übersicht. Österr Apoth Ztg. 37:1022–1027
Christ P, Michel H, Rosenthal P (1984) Arzneimittelallergie. In: Rahn KH (Hrsg.) Erkrankung durch Arzneimittel – Diagnostik, Klinik, Pathogenese, Therapie. Thieme, Stuttgart New York, S 40–99
Christensen SB, Rasmussen V (1984) Chemistry and structure-activity relationship of the histamine-secretagogue tharpsigargin and related compounds. In: Krogsgaard-Larsen P, Christensen SB, Kofod H (eds) Natural products and drug development, Alfred Benzon Symposium 10. Munskgaard, Copenhagen pp 405–418
Crippa F (1978) 18β-Glycyrrhetinic acid in topical preparations. Fitoterapia 49:3–9
Davies BH (1977) Carotenoids in higher plants. In: Tevini M, Lichtenthaler HK (eds) Lipids and lipid polymers in higher plants. Springer, Berlin Heidelberg New York, pp 199–230
Eichler O, Koch Ch (1970) Über die antiphlogistische, analgetische und spasmolytische Wirksamkeit von Harpagosid, einem Glykosid aus der Wurzel von Harpagophytum procumbens DC. Arzneimittelforschung (Drug Res) 20:107–109
Eickstedt KW von, Rahman S (1969) Psychpharmakologische Wirkungen von Valepotriaten. Arzneimittelforschung (Drug Res) 19:316–319
Einig H, Mayer D (1978) Entwicklung einer oralen Darreichungsform von Meproscillarin. Arzneimittelforschung (Drug Res) 28(I), (Heft 3a):527–531
El-Naggar LJ, Beal JL (1980) Iridoids, a review. J Natural Products 43:649–707
Erdmann E (1984) Stellenwert der Herzglycoside in der Therapie der chronischen Herzinsuffizienz. Klin Wschr 62:507–511
Ewe K (1983) Die Wirkung von Herzglycosiden auf den Elektrolyt- und Wassertransport im menschlichen Dünn- und Dickdarm. In: Rietbrock N, Schnieders B, Schuster J (Hrsg) Wandlungen in der Therapie der Herzinsuffizienz. Vieweg, Braunschweig Wiesbaden, S 187–193
Fey H, Otte I (1985) Wörterbuch der Kosmetik, 2. Aufl. Wissenschaftliche Verlagsgesellschaft Stuttgart, S 106
Fischer R, Folberth K, Karawya MS (1959) Zur Frage der Resistenz des Igels gegen Cantharidin. Arzneimittelforschung (Drug Res) 9:761–763
Fischer G, Krug E (1980) Heilkräuter und Arzneipflanzen, 6. Aufl. Haug, Heidelberg, S 53

Franz Ch, Jatisatien RA (1983) Pflanzliche Steroid-Rohstoffe. Wird Solasodin das Diosgenin des nächsten Jahrzehnts? Dtsch Apoth Ztg 123:1069–1072
Gainer JL, Jones JR (1975) The use of crocetin in experimental atherosclerosis. Experientia 31:548–549
Geissman TA, Crout DHG (1969) Organic chemistry of secondary plant metabolism. Freeman, Cooper and Co, San Francisco
Gmelin R (1967) Wirkstoffanalyse von Gratiola officinalis. Arch Pharmaz 300:234–240
Goodwin TW (1952) The Comparative biochemistry of the carotenoids. Chapman & Hall, London
Goodwin TW (1980) Carotenoids. In: Bell EA, Charlwood BV (eds) Secondary plant products. Encyclopedia of plant physiology, new series, vol 8. Springer, Berlin Heidelberg New York, pp 257–287
Greeff K (1973) Zum Wirkungsmechanismus der Digitalisglycoside. In: Greef K (Hrsg) Probleme der klinischen Prüfung herzwirksamer Glykoside. Steinkopff, Darmstadt, S 12–24
Grosch W, Laskawy G, Kaiser KP (1977) Co-Oxidation von β-Carotin und Canthaxanthin durch gereinigte Lipoxygenase aus Sojabohnen. Z Lebensm Unters Forsch 165:77–81
Guha J, Sen SP (1973) Antigibberellins of the Cucurbitaceae. Nature New Biol 244:223–224
Haan D, Kreuzer H (1973) Klinische Methoden. In: Greef K (Hrsg) Probleme der klinischen Prüfung herzwirksamer Glykoside. Erweiterter Bericht über ein Symposium in Hamburg mit einer Übersicht klinischer und pharmakologischer Methoden. Steinkopff, Darmstadt, S 165
Hänsel R (1980) Pharmazeutische Biologie. Springer, Berlin Heidelberg New York, Heidelberger TB Bd 204 S 58
Hänsel R, Kartarahardja M, Huang JT, Bohlmann F (1980) Sesquiterpenlacton-β-D-Glucopyranoside sowie ein neues Eudesmanolid aus Taraxacum officinale. Phytochemistry 19:857–861
Hall IH, Lee KH, Starnes CO, Sumida Y, Wu RY, Waddell TG, Cochran JW, Gerhart KG (1979) Anti-inflammatory activity of sesquiterpene lactones and related compounds. J Pharmac Sci 68:537–540
Hall IH, Lee KM, Starnes CO, Muraoka O, Sumida Y, Waddell TG (1980) Antihyperlipidemic activity of sesquiterpene lactones and related compounds. J Pharmac Sci 69:696–699
Han HB, Park MH, Han YN, Woo LK, Sankawa U, Yahara S, Tanaka O (1982) Degradation of ginseng-saponins under mild acidic conditions. Planta Medica 44:146–149
Hardman R (1969) Pharmaceutical products from plant steroids. Trop Sci 11:196–228 (zitiert nach Asolkar LV et al., loc. cit.)

Harney JW, Barofsky IM, Leary JD (1978) Behaviorial and toxicological studies in cyclopentanoid monoterpens from nepeta cataria. Lloydia J Nat Prod 41:367–374

Hatch RC (1972) Effect of drugs on catnip induced pleasure behaviour in cats. Amer J Vet Res 33:143–155

Hausen BM (1978) Berufsbedingte Kontaktdermatitiden durch Pflanzen und Hölzer. Arbeitsmedizin/Sozialmedizin/Präventivmedizin 13:161–166

Hausen BM (1978) Die Parthenium-hysterophorus-Allergie. Dermatosen in Beruf und Umwelt 26:115–120

Hausen BM (1979) Phytoekzematogene. Allergologie 2:275–281

Hausen BM (1980) Arnikaallergie. Der Hautarzt 31:10–17

Hausen BM, Busker E, Carle R (1984) Über das Sensibilierungsvermögen von Compositenarten. VII. Experimentelle Untersuchungen mit Auszügen und Inhaltsstoffen von Chamomilla recutita und Anthemis cotula. Planta Medica 50:229–234

Hegnauer R (1966) Aucubinartige Glucoside. Über ihre Verbreitung und Bedeutung als systematisches Merkmal. Pharm Acta Helv 41:577–587

Hendriks H, Bos R, Allersha DP, Malingré ThM, Koster AS (1981) Pharmacological screening of valerenal and some other components of essential oil of valeriana officinalis. Planta Medica 42:62–68

Henschler D, Hemple K, Schultze B, Maurer W (1971) Zur Pharmakokinetik von Aescin. Arzneimittelforschung (Drug Res) 21:1682–1692

Hess FG (1983) Effects of subchronic feeding of ginseng extract G 115 in beagle dogs. Food Chemical Toxicology 21:95–97

Hikino H, Yamada C, Nakamura K, Sato H, Ohizumi Y, Endo K (1977) Change of alkaloid composition and acute toxicity of aconitum roots during processing. Yakugaku Zasshi 97:359–366

Hikino H, Sato H, Yamada C, Konno C, Ohizumi Y, Endo K (1979) Pharmacological action of aconitum roots. Yakugaku Zasshi 99:252–263

Hiller K, Adler C (1982) Neue Ergebnisse über Triterpensaponine. Pharmazie 37:619–634

Hiller K, Keipert M, Linzer B (1966) Triterpensaponine. Pharmazie 21:713–751

Inouye H, Kakeda Y, Uobe K, Yamauchi K, Yabuuchi N, Kuwano S (1974) Purgative activities of iridoid glucosides. Planta Medica 25:285–288

Inouye H, Ueda S, Takeda Y (1976) Biosynthesis of secoiridoid glucosides. Heterocycles 4:527–565

Janovsky JV, Erb L (1886) Zur Kenntnis der directen Brom- und Nitrosubstitutionsprodukte der Azokörper. Berichte der Deutschen Chemischen Gesellschaft 19:2155–2158

Jenny E, Soldati F (1985) Pharmacokinetics of ginsenosides in the mini pig. In: Chang HM, Yeung HW, Tso WW, Coo A (eds) Advances in chinese medicinal materials research. World Scientific, Singapore Philadelphia, pp 499–507

Johnson ES, Kadam NP, Hylands DM, Hylands PJ (1985) Efficacy of feverfew as prophylactic treatment of migraine. Brit med J 291:569–573

Jones LR, Cala StE (1981) Biochemical evidence for functional heterogenity of cardiac sarcoplasmic reticulum vesicles. J Biol Chem 256:11809–11818

Kaiser F, Popelak A, Schaumann W (1967) Arzneistoffe aus Pflanzen. Therapiewoche 18:1710–1719

Kakác B, Vejdělek ZJ (1974) Handbuch der photometrischen Analyse organischer Verbindungen, Band 2. Verlag Chemie, Weinheim, S 1053–1079

Kaku TA, Miyata T, Uruno T, Sako I, Knoshita A (1975) Chemico-pharmacological studies of Saponins of panax ginseng. Arzneitmittelforschung (Drug Res) 25:539–547

Kiangsu Institute of Modern Medicine (1977) Encyclopedia of chinese drugs, 2 vols. Shanghai Scientific and Technical Publications, Shanghai, Peoples Rep. of China (in chinesisch)

Kikuchi T, Matsuda S, Kubo Y, Namba T (1983) New iridoid glucosides from harpagophytum procumbens DC. Chem Pharm Bull 31:2296–2301

Kiyosawa S, Hutoh M, Komori T, Nohara T, Hosokawa I, Kawasaki T (1968) Detection of proto-type compounds of diosgenin- and other spirostanol-glycosides. Chem Pharm Bull (Tokyo) 16:1162–1163

Kläui H, Bauernfeind JC (1981) Carotenoids as food colors. In: Bauernfeind JC (ed) Carotenoids as colorants and Vitamin A procursors. Academic Press, New York, pp 47–317

Klayman DL (1985) Qinghaosu (Artemisinin): an antimalarial drug from China. Science 228:1049–1054

Kleihauer E (1978) Hämatologie – Physiologie, Pathologie, Klinik. Springer, Berlin Heidelberg New York, S 154–155

Kny L (1963) Die direkte fluorometrische Bestimmung der Digitalisglycoside am Papierchromatogramm. Pharmazie 18:209–222, 18:295–307

Köhler U (1976) Die perorale Strophanthintherapie der Angina pectoris. Notabene medici 6:6–11

Kofler L (1932) Sind Saponine in Lebensmitteln gesundheitsschädlich? Z Unters Lebensmittel 63:154–166

Kraft J (1981) So kann dem Prostatiker geholfen werden. Ärztliche Praxis 33:2167

Kraupp O (1983) Pharmakodynamische Beeinflussung der Rhythmik, Dynamik und Durchblutung des Herzens. In: Forth W, Henschler D, Rummel W (Hrsg) Allgemeine und spezielle Pharmakologie und Toxikologie. Wissenschaftsverlag, Mannheim Wien Zürich, S 192–235

Kresken J (1984) Die Sesquiterpenlaktone in den Blüten der Unterarten und Varietäten von Arnica chamissonis. Dissertationsschrift, Düsseldorf

Kubinyi H (1971) Konformation der Rhamnose im Proscillaridin. Arch Pharmaz 304:701–706

Kuhlmann J (1981) Herzglycoside. Dtsch Apoth Ztg 121:2281–2290

Kumagai A, Yano S, Otomo S (1957) Studies on the corticoid-like action of glycyrrhizin on the mechanism of its action. Endocrinol Japonica 4:17–19

Langhammer L (1982) Zur mikroskopischen Analytik einiger Saponin-Drogen. Pharmazeutische Zeitung 127:2187–2190

Lauterbach F (1977) Enterale Resorption und Sekretion herzwirksamer Glykoside. Verhandlungen der Deutschen Gesellschaft für Innere Medizin 83:33–44

Lavie D, Glotter E (1971) The cucurbitanes, a group of tetracyclic triterpenes. In: Herz W, Grisebach H, Kirby GY (eds) Fortschritte der Chemie organischer Naturstoffe, Band 29. Springer-Verlag, Wien New York, S 307–362

Lee KH, Ibuka I, Wu RY, Geissmann TA (1977) Structure – antimicrobial activity relationship among the sesquiterpene lactone and related compounds. Phytochemistry 16:1177–1181

Leeser O (1971) Colocynthis. In: Lehrbuch der Homöopathie, Spezieller Teil, Arzneimittellehre, B/II. Haug, Heidelberg, S 288–291

Leung AY (1980) Encyclopedia of common natural ingredients used in food, drugs, and cosmetics. Wiley, New York, pp 162–163, 293–294

Lewis WH, Elvin-Lewis MPF (1977) Medical botany, plants affecting man's health. Wiley, New York Toronto

Lexikon Biochemie (1981) (Hrsg: Jakubke HD, Jeschkeit H) 2. Aufl. Verlag Chemie, Weinheim

Ludwig H, Obermann H, Spiteller G (1974) Atractyligenin – ein wesentlicher Bestandteil gerösteter Kaffeebohnen. Chem Ber 107:2409–2411

Lutomski J (1983) Neues über die biologischen Eigenschaften einiger Triterpensaponine. Pharmazie in unserer Zeit 12:149–153

Macher E, Czarnetzki BM, Kövary PM, Vakilzadeh F, Sommer G (1983) Haut. In: Vorlaender KO (Hrsg) Immunologie, Grundlagen, Klinik, Praxis. Thieme, Stuttgart New York, S 592–628

Maier HG, Wewetzer H (1978) Bestimmung von Diterpen-Glycosiden im Bohnenkaffee. Z Lebensm Unters Forsch 167:105–107

Makheja AN, Bailey JM (1981) The active principle in feverfew. Lancet 1054

Martindale (1982) The extra pharmacopoeia (Reynolds JEF, ed). The Pharmaceutical Press, p 691

Mazzei-Planas G, Kuc J (1968) Science 162:1007, zitiert nach Hohmann B (1978) Botanisch-warenkundliche Diagnostik von Stevia Rebaudiana, einer süßstoffliefernden Pflanze. Dtsch Lebensmittel-Rundschau 74:296–299

Megges R, Portius HJ, Repke KRH (1977) Pentaacetyl-gitoxin: the prototype of a prodrug in the cardiac glycoside series. Pharmazie 32:665–667

Metzger H, Lindner E (1981) The positive inotropic-acting forskolin, a potent adenylatcyclase activator. Arzneimittelforschung (Drug Res) 31:1248–1250

Meyers FH, Jawetz E, Goldfien A (1975) Lehrbuch der Pharmakologie. Springer, Berlin Heidelberg New York, S 155–157

Milimovka ME, Konovalov MN, Bojyk RI, Kazakov MG, Rybnikov NI, Strizeskaja AZ (1966) Vrač, delo Kiev, Nr. 5, S 62–65

Miskra R, Pandey RC (1981) Cytotoxic and antitumor terpenoids. In: Aszalos A (ed) Antitumor compounds of natural origin: chemistry and biochemistry, vol II. CRC Press Boca Raton (USA), pp 145–192

Mitchell JC (1975) Recent advances in phytochemistry, vol 9 (Runeckles VC, ed). Plenum Press, New York, p 119

Mudd JB, Kleinschmidt MG (1970) Effect of filipin on the permeability of red beet and potato tuber discs. Plant Physiol 45:517–518

Müller-Dietz H (1972) Arzneipflanzen in der Sowjetunion, 6. Folge. Bericht des Osteuropa-Instituts an der Freien Universität Berlin, Heft 44, S 43–48

Münzel K (1981) Carotenoids in pharmaceutical and cosmetic products. In: Bauernfeind JC (ed) Carotenoids as colorants and Vitamin A precursors. Academic Press, New York, pp 745–754

Münzing-Vasirian K (1974) Zur Chemie und Wertbestimmung der Enziandroge. Dissertation. Ludwig-Maximilians-Universität, München

Niedner R (1973) Digitalistherapie. Die herzwirksamen Glykoside in Theorie und Praxis, 2. Aufl. Thieme, Stuttgart

Nishie K, Gumbmann MR, Keyl AC (1971) Pharmacology of solanine. Tox Appl Pharmacol 19:81–92

Nishie K, Norred WP, Swain AP (1975) Pharmacology and toxicology of chaconine and tomatine. Reasearch communic in Chem. Pathol and Pharmacol 12:657–668

Obermann H, Spiteller G (1976) Die Strukturen der „Kaffee-Atractyloside". Chem Ber 109, 3450–3461

Odani T, Hisayuki T, Yoshio T (1983) The absorption, distribution and excretion of ginsenoide Rg_1 in the rat. Chemical and Pharmaceutical Bulletin 31, 1:292–298

Oura H, Hiai s, Okaka Y, Yokozawa T (1975) Studies on the biochemical action of ginseng saponin, purification from ginseng extract of the active component stimulating serum protein biosynthesis. J Biochem 77:1057–1065

Paris RR, Moyse HH (1967) Précis de Matière Médical, vol 2. Masson & Cie, Paris pp 179–181

Patkar SA, Rasmussen U, Diamant B (1979) On the mechanism of histamine release induced by thapsigargin from Thapsia garganica. Agents Action 9:53–57

Pegel KH (1984) β-Sitosterin-β-D-Glucosid (Sitosterolin), eine aktive Wirksubstanz. Extracta urologica, Bd 7, 1. Suppl. S 105–111

Pegel KH (1981) Coffee's link to cancer. Chem Eng News, July 20, p 4 (Letter)

Pegel KH, Walker H (1984) Neue molekularbiologische Aspekte zur Therapie des Weichteilrheumatismus. Therapiewoche 34:4145–4149

Petkov V, Manolov P (1972) Pharmacological analysis of the iridol oleuropein. Arzneimittelforschung (Drug Res) 22:1476–1486

Petit GR, Budzinski JC, Cragg GM, Brown P, Johnston LD (1974) Antineoplastic agents 34. Helenium autumnale L. J Med Chem 17:1013–1016

Philip T, Francis FJ (1971) Oxidation of capsanthin. J Food Sci 36:96–99

Plouvier V, Favre-Bonvin J (1971) Les iridoides et séco-iridoides: Répartition structure, propriétés, biosynthése. Phytochemistry 10:1697–1722

Polonsky J (1985) Quassinoid bitter principle II. In: Herz W, Grisebach H, Kirby GW, Thamm Ch (Hrsg) Fortschritte der Chemie organischer Naturstoffe. Springer, Wien New York, Band 47, S 221–264

Preziosi, P, Manca P (1965) Die antiödem- und die antiinflammatorische Wirkung von Aescin und ihre Beziehung zur Hypophysen-Nebennieren-Achse. Arzneimittelforschung (Drug Res) 15:404–413

Rasmussen U, Christensen SB, Sandberg F (1978) Thapsigargin und Thasigargicin, two new histamine liberators from Thapsia garganica L. Acta pharm Suec 15:133–140

Rehm HJ (1980) Industrielle Mikrobiologie. Springer, Berlin Heidelberg New York, S 486–487

Reichstein T, Weiss E (1962 The sugars of the cardiac glycosides. Advanc Carbohydr Chem 17:65–120

Remy W, Stüttgen G (1980) Kontaktekzeme und Kontaktallergien. In: Filip G (Hrsg) Allergologie, Bd I, Äthiophatogenese. Banaschewski, München-Gräfelfing, S 345–375

Research Group on Reproductive Physiology, Peoples Rep. China (Anonym) (1974) Effect von Verbena herb (Verbena officinalis) on the uterus. II: interaction between Verbena herb and prostaglandin. Tung Wu Hsuch Pao 20:340–345, ref. in Chemical Abstracts 82:149650

Richter H, Spiteller G (1978) Über ein neues Atractyligenin-Glykosid aus grünen Kaffeebohnen. Chem Ber 111:3506–3509

Riedel E, Hänsel R, Ehrke G (1982) Hemmung des γ-Aminobuttersäureabbaus durch Valerensäurederivate. Planta Medica 46:219–220

Rietbrock N, Schnieders B, Schuster J (Hrsg.) (1983) Wandlungen in der Therapie der Herzinsuffizienz. Vieweg, Braunschweig Wiesbaden

Rimpler J (1984) Pharmazeutische und biologische Bedeutung von Iridoiden. Dtsch Apoth Ztg 124:1940–1941 (Referat)

Rodriguez E, Towers GHN, Mitchell JC (1976) Biological activities of sesquiterpene lactons. Phytochemistry 15:1573–1580

Röder E (1982) Nebenwirkungen von Heilpflanzen. Dtsch Apoth Ztg 122:2081–2092

Rücker G (1973) Sesquiterpene. Angew Chem 85:895–907

Sakan T, Fujino A, Muai F, Suzui A, Butsugan Y (1959) The structure of matatabilactone. Bull Soc Chim Japan 32:1154–1155

Santi R, Luciani S, Santi Soncin E (1968) Azione biochimica e farmacologica del principo attivo dell' Atractylis gummifera (1968). Fitoterapia (Milano) 39:118–121

Santi R, Luciani S (Eds.) (1978) Atractyloside: chemistry, biochemistry and toxicology. Piccin Medical Books, Padova

Schaumann W (1978) Betamethyldigoxin, a new lipophilic digoxin derivative. In: Bodem G, Dengler HJ (ed) Cardiac glycosides. Springer, Berlin Heidelberg, pp 93–108

Schmid W (1983) Geschälte Süßholzwurzel – Wirkung und Anwendung. In: Böhme H, Hartke K (Hrsg) Deutsches Arzneibuch, 8. Ausg., 1978 – Kommentar. Wissenschaftl Verlagsgesellschaft Stuttgart, S 798

Schneider G (1978) Expektorantien unter besonderer Berücksichtigung biogener Wirkstoffe. In: Der Respirationstrakt und seine medikamentöse Beeinflussung. Schriftenreihe der Bundesapothekenkammer, Frankfurt, S 59–70

Schwenker G, Toulacis (1985) Herzwirksame Drogenextrakte in Fertigarzneimitteln. Fragen der Standardisierung. Dtsch Apoth Ztg 125:1128–1130

Seehofer F (1983) Chemie und Technologie von Tabak. Lebensmittelchem Gerichtl Chem 37:84–88

Shibata S (1977) Saponins with biological and pharmacological activity. In: Wagner H, Wolff P (eds) New natural products and plant drugs with pharmacological, biological or therapeutical activity. Springer, Berlin Heidelberg New York, S 177–196 (insbes. S 183)

Shohat B, Beemer AM, Gitter S, Lavie D (1972) Antifertility activity of dihydroelatericin A in the female mouse. Experientia 28/10, pp 1203–1205

Stahl E, Schild W (1981) Pharmazeutische Biologie. 4. Drogenanalyse II: Inhaltsstoffe und Isolierungen. Fischer, Stuttgart New York, S 202–204

Steidle W (1963) Quantitative Bestimmung von Hexadienoliden in Meerzwiebel-Extrakten. Justus Liebigs Annalen der Chemie 662:126–132

Sticher O (1969) Iridoide. Pharm Acta Helv 44:453–463

Sticher O, Junod-Busch U (1975) Die Iridoidglucoside und ihre Isolierung. Pharm. Acta Helv 50:127–144

Sticher O, Meier B (1980) Quantitative Bestimmung der Bitterstoffe in Wurzeln von Gentiana lutea und Gentiana purpurea mit HPLC. Planta Medica 40:55–67

Sticher O, Weisflog A (1975) Nachweis und Isolierung der Iridoidglucoside aus Galeopsis tetrahit L. (Labiatae) sowie Strukturaufklärung von Glurosid. Pharm Acta Helv 50:394–403

Strömbom J, Sandberg F, Dencker L (1985) Studies on absorption and distribution of ginsenoside Rg1 by whole-body autoradiography ad chromatography. Acta Pharma Suecica 22:113–122

Takeda Y, Hiroyuki I (1976) Studies on monoterpene glucosides and related natural products. XXX. The fate of the C-8 proton of 7-deoxyloganic acid in the biosynthesis of secoiridoid glucosides. Chem Pharm Bull 24:79–84

Taylor WI, Battersby AR (eds) (1969) Cyclopentanoid terpene derviatives. Dekker, New York

Thies PW (1967) Zur Chemie der Valepotriate. Dtsch Apoth Ztg 107:1411–1412

Thies PW (1970) Valerosidatum, ein Iridoidesterglycosid aus Valeriana-Arten. Tetrahedron Letters, Nr. 28, 2471–2474

Thies PW (1985) Iridoide und andere terpenoide Naturstoffe. Pharmazie in unserer Zeit 14:33–39

Tschesche R, Sepúlveda S, Braun ThM (1980) Über das Saponin der Blüten von Verbascum phlomoides L. Chem Ber 113:1754–1760

Tschesche R, Wulff G (1973) Chemie und Biologie der Saponine. In: Herz W, Grisebach H, Kirby GW, Thamm Ch (Hrsg) Fortschritte der Chemie organischer Naturstoffe. Springer, Wien New York 30:461–606

Turova AD, Sejfulla ChI, Belych MS (1961) Die pharmakologische Untersuchung von Solasodin (russisch). Farmakol i toksikol (Moskva), Nr. 4, S 469–474

v. Uexküll T (1952) Untersuchungen über das Phänomen der „Stimmung" mit einer Analyse der Nausea nach Apomorphingaben verschiedener Größe. Zeitschrift für klinische Medizin 149:132–210

Uskert A (1960) Anwendung eines modifizierten Craig-Prozesses zur Trennung von Herzglykosiden und Alkaloiden. Justus Liebigs Annalen der Chemie 638:199–205

Vogel G (1963) Zur Pharmakologie von Saponinen. Planta Medica 11:362–376

Vogel G, Marek ML (1962) Zur Pharmakologie einiger Saponine. Arzneimittelforschung (Drug Res) 12:815–825

Waller GR, Price GH, Mitchell ED (1969) Feline attractant cis, trans-nepetolactone: metabolism in the domestic cat. Science 164:1281–1282

Walther H (1979) Klinische Pharmakologie, Grundlagen der Arzneimittelanwendung. VEB Verlag Volk und Gesundheit, Berlin, S 361

Wassermann O (1967) Chemie und Pharmakologie des Ryanodins. Arzneimittelforschung (Drug Res) 17:543–546

Weber W (1976) Quantitative Wirkung eines pflanzlichen Sekretins auf den Enzymgehalt des Duodenums. Dissertation Würzburg 1976; zitiert in: Maiwald L (1983) Cholagogum – Beispiel einer phytotherapeutischen Wirkungskomposition, Ärztezeitsch für Naturheilverfahren 24:435–444

Weinges K, Braun G, Oster B (1983) Über die Synthese von 12-epi-Prostaglandinen. Liebigs Ann Chem 2197–2214

Weinges K, Kloss P, Henkels WD (1973) Isolation and structure elucidation of a new C_{15}-iridoidglycoside from Leonurus cardiaca. Liebigs Ann Chem 556–572

Weiss Ch (1980) Funktionen des Blutes. In: Schmidt RF, Thews G (Hrsg) Physiologie des Menschen. Springer, Berlin Heidelberg New York, S 362–390

Willuhn G, Herrmann HD (1978) Dünnschichtchromatographische Identifizierung der Arnikablüten und Arnikatinktur anhand ihrer Sesquiterpenlactone. Pharmazeutische Zeitung 123:1803–1808

Willuhn G, Köthe U (1983) Das bittere Prinzip des bittersüßen Nachtschattens, Solanum dulcamara L. – Isolierung und Struktur neuer Furostanoglykoside. Arch Pharmaz 316:678–687

Willuhn G, Kresken J, Merfort I (1983) Arnikablüten: Identitäts- und Reinheitsprüfung, Dünnschichtchromatographie der Sesquiterpenlactone und Flavonoide. Dtsch Apoth Ztg 123:2431–2434

Wojcicki J, Samochowiec L, Kadlubowska D, Lutumski J (1977) Studies on the saponin fraction from the root of Aralia mandschurica Rupr et Maxim. Herba Polonica 23:285–289

Wulff G (1968) Neue Entwicklungen auf dem Saponingebiet. Dtsch Apoth Ztg 108:797–808

Yamamoto M, Kumagai A, Yamamura Y (1975) Structure and actions of saikosaponins isolated from Bupleurum falcatum L. Arzneimittelforschung (Drug Res) 25:1021–1023

Yamauchi K, Fujimoto N, Kuwano S, Inouye H, Inoue K (1976) The mechanism of purgative action of geniposide, an irodoid glucoside of the fruit of gardenia, in mice. Planta Medica 30:39–47

Yamazaki H, Miyakado M, Mabry TJ (1982) Isolation of a linear sesquiterpene lactone from Matricaria chamomilla. Lloydia Journal of Natural Products 45:508

Yoshioka H, Mabry TJ, Timmermann BN (1973) Sesquiterpene lactones – chemistry, NMR and plant distribution. University of Tokyo Press

Zimmermann W (1935) A color reaction of sex hormones and its application to colorimetric determination. Z physiol Chem 233:257–264

Zimmermann W (1936) Colorimetric determination of sexual hormones II. Z Physiol Chem 245:47–57

Zimmermann W, Gaisbauer G, Gaisbauer M (1986) Wirkung von Bitterstoff-Drogen auf das darmassoziierte Immunsystem. Zeitschrift für Phytotherapie 7:59–64

5 Ätherische Öle und Drogen, die ätherisches Öl enthalten*

5.1 Einführung

5.1.1 Natürliche und künstliche Öle

In Medizin und Pharmazie versteht man unter ätherischen Ölen flüchtige, stark riechende Stoffgemische von ölartiger Konsistenz, die in Wasser schwer löslich sind und aus pflanzlichen Ausgangsstoffen dargestellt werden. Diese Begriffsbestimmung deckt sich mit der Definition der ISO (*International Standard Organization*), wonach unter ätherischen Ölen nur die durch Wasserdampfdestillation von Pflanzenteilen gewonnenen Produkte sowie die durch Auspressen der Fruchtschalen einiger Zitrusarten gewonnenen Öle zu verstehen sind. In der Praxis erlangen neben diesen natürlichen Ölen pflanzlicher Herkunft, d. h. den phytogenen ätherischen Ölen, in zunehmendem Maße synthetische ätherische Öle Bedeutung. Die synthetischen Öle können entweder mit phytogenen Ölen (weitgehend) identisch sein – man spricht dann von „naturidentischen Ölen" – oder es kann sich um künstliche Öle ohne natürliches Vorbild handeln. Die arzneilich verwendeten ätherischen Öle, soweit sie als Arzneibuchqualität deklariert sind, stellen natürliche (phytogene) ätherische Öle dar. Naturidentische Produkte sind nur zugelassen, wenn es sich um Monosubstanzen handelt, wie im Falle von Vanillin, Thymol oder Kampfer. Rein künstliche ätherische Öle verwendet man ausgiebig für Duftkompositionen (Parfüms). Pharmazeutische Produkte auf dem Grenzgebiet zu den Kosmetika wie beispielsweise die Badesalze und Badeöle dürften, je nach Hersteller, phytogene oder künstliche ätherische Öle enthalten.

In zunehmendem Maße muß heute auch damit gerechnet werden, daß Mischungen zwischen phytogenen und naturidentischen Ölen angeboten werden (Karg 1981).

5.1.2 Terpentinfreie Öle, naturbelassene Öle

Bestimmte ätherische Öle – Wacholderbeeröl, Fichtennadelöl, Öl von Zitrusarten (Agrumenöle) – enthalten Terpenkohlenwasserstoffe, die selbst wenig zum Aroma beitragen, aber leicht autoxidieren und polymerisieren, so daß die Öle rasch verharzen. Durch fraktionierte Destillation oder andere Verfahren läßt sich die Kohlenwasserstofffraktion abtrennen. Die terpentinfreien Öle sind geruchsstärker als die naturbelassenen Öle. Bei den offizinellen Ölen mit den Qualitätsmerkmalen der Arzneibücher handelt es sich um naturbelassene Öle.

5.1.3 Extraktionsöle

Bei Rohstoffen, deren Gehalt an ätherischem Öl gering ist oder bei denen wesentliche Duftstoffe bei der Wasserdampfdestillation verloren gehen würden, erfolgt die Abtrennung durch Extraktion mit leicht flüchtigen Lösungsmitteln. Zur Wahl stehen Hexan, Dichlormethan, Aceton, Ethanol oder fette Öle. Hervorragend eignet sich flüssiges CO_2; es wird v.a. zur Herstellung von Hopfen- und Gewürzextrakten herangezogen. Nach Verdunsten der flüchtigen Lösungsmittel hinterbleibt das Extraktionsöl, auch kurz als Extrakt bezeichnet. In der Parfümerie ist für Extraktionsöle die Bezeichnung Resinoide üblich, oder, falls das Extraktionsgut aus Blüten besteht, die Bezeichnung konkretes Blütenöl („essence concrète"). Beim Extrahieren mittels leichtsiedender Lösungsmittel löst man aber nicht nur Inhaltsstoffe heraus, die für den vorgesehenen Verwendungszweck erwünscht sind, mitextrahiert werden viele geruchlose lipophile Pflanzenbestandteile, wie Sterine, Wachse und Farbstoffe, die oft 90% des Extraktgewichts ausmachen. Der Extrakt wird daher in einigen Fällen weiter gereinigt: durch

---
* Literatur s. Seite 361

Chromatographieren, durch Gegenstromverteilung oder durch Behandeln mit Ethanol (Fette, Wachse fallen beim Abkühlen ethanolischer Lösungen aus und können abfiltriert werden).
Extraktionsöle stehen i. allg. in ihren geruchlichen Qualitäten der frischen Droge bedeutend näher als Destillationsöle.

5.1.4 Extrakte aus Ätherischöldrogen

Von den Extraktionsölen zu unterscheiden sind die für Fertigarzneimittel viel verwendeten Extrakte aus Ätherischöldrogen. Zur Extraktherstellung dient als Extraktionsmenstruum in der Regel Methanol-Wasser oder Ethanol-Wasser, ein polares Lösungsmittelgemisch, das neben lipophilen Stoffen in erster Linie polare Inhaltsstoffe wie Zucker, Glykoside oder Phenole herauslöst. Beim Einengen der Auszüge und der sich anschließenden Walzen- und Sprühtrocknung gehen die flüchtigen ätherischen Öle verloren mit dem Ergebnis, daß nicht selten Extrakte aus Ätherischöldrogen keine genuinen ätherischen Öle mehr enthalten. Es gibt allerdings auch Extrakthersteller, welche die bei der destillativen Konzentrierung flüchtigen ätherischen Öle auffangen, konzentrieren und dem Extrakt (mikroverkapselt) wieder zusetzen.

5.1.5 Blütenwässer, Blütenwasseröle, aromatische Wässer

Die mittels Wasserdampf flüchtigen Bestandteile aromatischer Pflanzen scheiden sich nicht quantitativ in der Ölphase ab; stärker polare Stoffe, insbesondere Alkohole bleiben zu einem beachtlichen Anteil im Destillationswasser gelöst. Man bezeichnet diese Destillationswässer als aromatische Wässer. In der Kosmetik werden sie zu Lotionen, kühlenden Hautcremes und Gesichtswässern verarbeitet. In der Pharmazie verarbeitet man Destillate aus Kamillen- und Arnikablüten zu Wundsalben.
Wird das Destillationswasser mit einem lipophilen Lösungsmittel extrahiert, so lösen sich die Terpene heraus und liefern nach Abdestillieren des Extraktionsmittels das sog. Blütenwasseröl. Beispiele: Rosenwasseröl, Orangenblütenwasseröl, Lavendelblütenwasseröl.

Die aromatischen Wässer (*Aquae aromaticae*) der Pharmazie sind stark verdünnte, kolloidale Lösungen von ätherischen Ölen in Wasser, die durch Schütteln des Öls mit lauwarmem Wasser hergestellt werden. Es handelt sich um sehr verderbliche, rasch verharzende Produkte, die früher in der Rezeptur als Geruchs- und Geschmackskorrigenzien verwendet wurden – wie z. B. das *Aqua Menthae piperitae*, das *Aqua Rosarum* und das *Aqua Foeniculi*.
Eine dritte Möglichkeit, aromatische Wässer zu gewinnen, besteht in der Destillation von Drogen, die nicht zu den Ätherischölpflanzen gehören und die daher, unterwirft man sie der Wasserdampfdestillation, nur Spuren aromatischer und anderer flüchtiger Stoffe liefern (z. B. das heute obsolete *Aqua Quassiae*). Auch das Hamameliswasser gehört in diese Kategorie. Dieses Destillat aus frischen Zweigen von *Hamamelis virginiana* L. wird durch Zusatz von 12–15% Ethanol haltbar gemacht.

5.1.6 Aromastoffe

Unter dem Aroma versteht man im alltäglichen Sprachgebrauch den charakteristischen, angenehmen Geruch eines Gewürzes, eines Getränks oder einer Speise. In der Lebensmittelchemie wird der Ausdruck Aromastoff wertfrei gebraucht, da ein bestimmter Stoff in einem Lebensmittel erwünscht, in einem anderen hingegen an dessen Fehlgeruch beteiligt sein kann. Definiert sind Aromastoffe als flüchtige Verbindungen, die mit den Geruchsrezeptoren wahrgenommen werden können (Belitz u. Grosch 1982, S. 260). Ätherische Öle können somit zugleich auch Aromastoffe sein; doch ist der Begriff Aromastoff umfassender, da er Stoffe umfaßt, die oft nur in winzigen Mengen im Dampfraum über dem Lebensmittel vorkommen.
Unter einem Aromafehler in Lebensmitteln versteht man unerwünschte Änderungen des Aromas bei der Herstellung oder bei der Lagerung.
Kräutertees und Pflanzensäfte haben ihr jeweils charakteristisches "flavour"; ein Teeaufguß aus einer überalterten oder schlecht gelagerten Droge kann im Geschmack ganz erheblich von dem aus einer frischen Ernte stammenden Droge abweichen. Bei der Herstellung von Pflanzensäften treten nicht selten

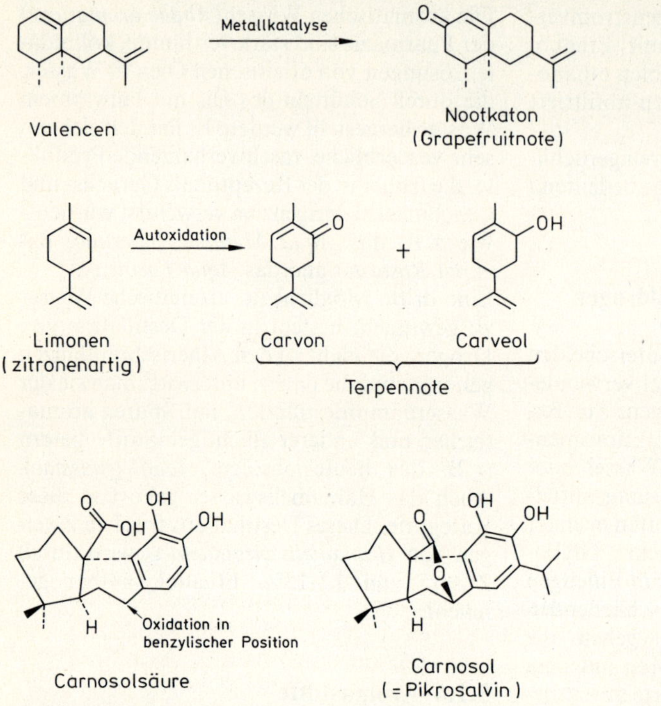

260   5 Ätherische Öle und Drogen, die ätherisches Öl enthalten

Abb. 5.1. Bei der Herstellung sowie bei der Lagerung von Produkten, welche Terpene enthalten (Ätherischöldrogen, ätherische Öle, Pflanzensäfte u. a. m.), können sich autoxidativ Folgeprodukte bilden, die die sensorischen Eigenschaften des Produkts ändern. In der Lebensmittelchemie bezeichnet man Änderungen des *"flavours"* als Aromafehler (*"off-flavour"*). Beispielsweise kann Orangensaft eine Grapefruitnote oder eine Terpennote annehmen. Entsprechende Aromafehler treten auch in der Pharmazie bei Pflanzensäften und Teezubereitungen auf; bis auf wenige Ausnahmen sind die Ursachen nicht näher untersucht. Zubereitungen aus Salbeiblättern können bitter schmecken oder auch nicht, je nachdem, ob sich im Verlaufe der Aufbereitung die genuine Carnosolsäure autoxidativ in das laktonische Carnosol umwandelt (Brieskorn 1985)

unerwünschte Aromafehler auf; die Charge muß dann vernichtet werden, da der Patient oder der Verbraucher ein Produkt mit ungewohntem "flavour" ablehnt. Mit dem Einnehmen von Medizinen sind tief verwurzelte Instinkthandlungen involviert: „Der Patient riecht häufig erst einmal am Medikament wie das Tier an der Nahrung" (Kaemmerer 1978).

Die Ursachen für das Auftreten artfremder Gerüche in pflanzlichen Arzneizubereitungen sind bisher so gut wie nicht erforscht. Vermutlich liegen die Verhältnisse ähnlich wie bei pflanzlichen Lebensmitteln:

- Abhängig vom Zerkleinerungsgrad der Droge, der Trocknungstemperatur und anderen Fakten können pflanzeneigene Enzyme stoffliche Umsetzungen katalysieren, oder es können erwünschte Umsetzungen unterbleiben.
Es sei an die handelsüblichen Knoblauchpräparate erinnert, die in ihren „Aromaqualitäten", aber auch hinsichtlich ihrer Inhaltsstoffe, untereinander und mit frischem Knoblauch nicht ohne weiteres vergleichbar sind.
- Fremdgerüche können mikrobiellen Befall anzeigen.
- Luftsauerstoff und Licht können zu autoxidativen Veränderungen von Aromastoffen führen (s. Abb. 5.1).

Aromastoffe sind wichtige Hilfsstoffe bei der Verarbeitung von Arzneistoffen zu Fertigarzneimitteln; mit ihrer Hilfe läßt sich ein unangenehmer, der Einnahme hinderliche "flavour" übertönen.

5.1.7 Parfüms

Die Bezeichnung Parfüm wird für zweierlei Produkttypen gebraucht: für die Parfümöle und für alkoholisch-wäßrige Lösungen von Parfümölen.

Ein *Extrait* ist eine 10–20%ige Lösung eines Parfümöls in 90–95%igem Ethanol; ein *Eau de toilette* (= *Eau de parfum*) enthält etwa 7–10% Parfümöl in 80–90%igem Ethanol; und ein *Eau de Cologne* (= Kölnisch Wasser) bis zu 4% Parfümöl in 70–85%igem Ethylalkohol.

Rohstoffe der Parfümerie sind die ätherischen Öle, Extrakte aus Pflanzen und animalischen Drogen (Ambra, Moschus, Zibet, Castoreum), aus pflanzlichen Rohstoffen isolierte Einzelstoffe und rein sythetische Stoffe. In der kosmetischen Industrie ist zumindest der teilweise Ersatz von natürlichen ätherischen Ölen durch synthetische Produkte am weitesten fortgeschritten.

Ein Parfüm – es gilt dies sinngemäß auch für ätherische Öle und Aromastoffe – erweist sich bei einer Geruchsprobe im zeitlichen Ablauf als nicht homogen. Der Parfümeur unterscheidet:

- die Kopfnote (Spitze, Angeruch),
- das Bouquet (Mittelnote),
- den Fond (Nachgeruch).

Geruchstoffe wirken sensorisch als Einzelstoff anders als in Kombination mit anderen Stoffen. Beispielsweise verhalten sich Lösungen von Menthol und Kampfer (1:1) in Ethanol, wie folgt (Novák 1981): Bei der Geruchsprobe – in Filterpapierstreifen aufsaugen und geruchlich bewerten – herrscht der Kampfer vor, der jedoch angenehmer, weniger holzig und dumpf wirkt; im Bouquet mit dem dominierenden Mentholgeruch erweist sich der Mentholgeruch modifiziert, indem er v. a. viel frischer wirkt sowie weniger gewürzhaft und fruchtig. Die Geruchsnote eines Stoffes hängt sodann von der Konzentration (Dampfdichte) ab, in der er zur Einwirkung gelangt: Reines α-Ionon riecht nach Zedernholz, nach Verdünnen mit Ethanol dagegen nach Veilchen. Skatol ist konzentriert eine widerliche (fäkalienartig) riechende Substanz, deren Geruch in hochgradiger Verdünnung angenehm empfunden wird (Näheres zum Thema s. Roseburg u. Fikentscher 1977).

Bei Parfüms und Kölnisch Wasser ist der Duft funktioneller Selbstzweck; in der Pharmazie interessieren Parfümöle als Hilfsstoffe für dermatologische Arzneimittel und für Körperpflegemittel mit medizinisch-protektivem Charakter.

5.1.8 Vorkommen

Geringe Mengen von wasserdampfflüchtigen Stoffen dürften in allen Pflanzen enthalten sein. Technisch oder pharmazeutisch interessieren i. allg. aber nur Pflanzen, aus denen größere Mengen (0,01–10%) Öl destillierbar sind. Von 295 Pflanzenfamilien, die bisher auf das Vorkommen von ätherischen Ölen geprüft wurden, enthielten 87 Familien (etwa 30%) ölführende Arten. Fast durchweg führen ätherisches Öl die Arten aus den Familien der *Apiaceae* (*Umbelliferae*), der *Lamiaceae* (*Labiatae*) der *Lauraceae*, der *Myrtaceae*, der *Pinaceae*, der *Piperaceae*, der *Rutaceae* und der *Zingiberaceae*. Seit langem ist bekannt, daß hauptsächlich solche Pflanzen Öl liefern, die sich durch das Vorkommen morphologisch differenzierter Gebilde auszeichnen, welche als Exkretbehälter – auch als Ölbehälter und Öldrüsen – bezeichnet werden.

Die Exkretbehälter sind in der Regel histologisch gut erkennbar; ihr anatomischer Bau ist für ganze Gattungen und selbst Familien charakteristisch, so daß sie ein wertvolles diagnostisches Hilfsmittel bei der mikroskopischen Drogenuntersuchung darstellen. In Anlehnung an Moritz (1962) lassen sich unterscheiden:

- Einzellige Exkretbehälter (bei *Araceae, Zingiberaceae, Magnoliaceae, Lauraceae, Piperaceae* u. a. m.).
- Interzelluläre Exkretbehälter. Es handelt sich um kugelige Gebilde, die nicht selten schon mit bloßem Auge sichtbar sind, beispielsweise in der Fruchtschale von Zitronen und Orangen. Auch mehr langgestreckte Exkretbehälter kommen vor, beispielsweise als „Ölgänge" der *Apiaceae*.
- Exkretbehälter zwischen Kutikula und Zellmembran (die Drüsenhaare und Drüsenschuppen der *Lamiaceae, Verbenaceae* und *Asteraceae* und vieler anderer Familien).

5.2 Eigenschaften

5.2.1 Einige physikalische und organoleptische Eigenschaften

- Ätherische Öle stellen, frisch destilliert, farblose Flüssigkeiten dar; einige wenige sind braun, rot, grün oder blau, z. B. Nelkenöl (rotbraun), Kamillenöl (blau).
- Bei Zutritt von Luftsauerstoff – besonders rasch bei Sonnenlicht – nehmen ätherische Öle Sauerstoff auf: Sie beginnen sich zu verfärben, ihre Viskosität nimmt zu und ihre Geruchsnote ändert sich, oft in Richtung „terpentinölartig". Besondere Öle mit hohen Gehalten an ungesättigten Terpenkohlenwasserstoffen tendieren zur autoxidativen Verharzung.
- Das spezifische Gewicht der ätherischen Öle liegt zwischen 0,84 und 1,18. Die Mehrzahl der Öle ist leichter als Wasser, einige, wie Zimtöl, Nelkenöl und Allylsenföl, sind spezifisch schwerer.
- Ätherische Öle sind bei Raumtemperatur flüchtig; sie erzeugen daher nicht wie fette Öle auf Papier einen bleibenden „Fettfleck".
- Der Siedepunkt liegt verhältnismäßig hoch (von 150 °C bis über 300 °C), so daß beim Destillieren unter Normaldruck eine Reihe von Bestandteilen Zersetzung erleidet.
- Ätherische Öle lösen sich leicht in allen Lipidlösungsmittel wie z. B. fettem Öl, Petrolether, Chloroform, Benzol, Ether und hochprozentigem Ethanol (>90%). Die Löslichkeit in Wasser ist entsprechend minimal, doch lösen sich sauerstoffhaltige Moleküle, insbesondere Alkohole und Carbonsäuren in einem Maße, so daß sie in einem Infus („Tee") enthalten sind. Durch Begleitstoffe – von besonderem Interesse sind Zucker – wird die Löslichkeit in Wasser gesteigert. Verreiben der Öle mit Kieselgur oder Talk erleichtert die Herstellung gesättigter Lösungen, sog. aromatischer Wässer.
- Da die Bestandteile ätherischer Öle optisch aktiv sind, sind auch die Öle selbst optisch aktiv. Vorzeichen der Drehung und Größe des Drehwerts variieren selbst bei Ölen derselben Stammpflanze; das Mengenverhältnis der Stoffe variiert und dementsprechend auch die Summe der Einzeldrehwerte, aus denen sich das Stoffgemisch aufbaut.
- Die ätherischen Öle zeichnen sich durch einen intensiven Geruch aus. Der Geruch des Öls erinnert an den Geruch der Pflanze, von der das Öl stammt, ist aber in der Regel weniger angenehm. Ätherische Öle weisen in der Regel einen scharfen, beißenden oder brennenden Geschmack auf, der aber nach Verdünnung der Öle meist als angenehm empfunden wird.

5.2.2 Zur chemischen Zusammensetzung

5.2.2.1 Übersicht

Ein ätherisches Öl setzt sich in der Regel aus einer Vielzahl von chemischen Verbindungen zusammen. Bis zu 50 Einzelbestandteile wurden nachgewiesen; doch kann bei manchen Ölen einer der Bestandteile mengenmäßig so überwiegen, daß der Gesamtcharakter des Öls – seine geruchlichen Qualitäten, seine chemischen und physikalischen Eigenschaften sowie seine pharmakologischen Wirkungen – weitgehend vom Hauptbestandteil allein bestimmt wird. Bisher wurden über 500 definierte chemische Verbindungen als Bestandteile ätherischer Öle nachgewiesen. Da das gemeinsame Merkmal aller dieser Substanzen eine physikalische Eigenschaft, eben ihre Flüchtigkeit ist, ist nicht zu erwarten, daß sie alle das gleiche chemische Aufbauprinzip zeigen. Man wird eher damit rechnen, Stoffe aus allen biologischen Stoffklassen (Acetogenine, Terpene, Phenylpropane, Substanzen mit N und S im Molekül) als Bestandteil anzutreffen, und zwar jeweils diejenigen Glieder der Reihe, die das kleinere Molekulargewicht aufweisen, die kleinere Zahl an Sauerstoffunktionen im Molekül besitzen und die nicht glykosidisch gebunden an Zucker vorliegen. Diese Merkmale treffen auf Monoterpene, Sesquiterpene und auf Phenylpropane zu, die daher besonders häufige Bestandteile ätherischer Öle sind.

Ähnlich mannigfaltig sind die Bestandteile ätherischer Öle in bezug auf das Vorkommen funktioneller Gruppen im Molekül: Alkane, Alkene und Alkine; Epoxide, Phenole, Alkohole, Aldehyde, Carbonsäuren, Ether und Ester; zahlreiche Bestandteile sind polyfunktionell, d. h. der Grundkörper ist durch mehrere funktionelle Gruppen substituiert.

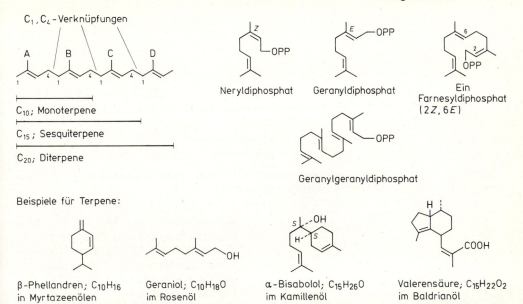

Abb. 5.2. Die in ätherischen Ölen vorkommenden Terpene leiten sich von methylsubstitutierten Alkenen ab, die eine Kettenlänge aufweisen, die ein n-faches von 4 beträgt. Die Ketten können sich auf Enzymoberflächen in unterschiedlicher Weise falten (rechte Hälfte), so daß die räumlichen Voraussetzungen für Zyklisierungen gegeben sind. Diterpene, insbesondere wenn sie Sauerstoff im Molekül enthalten, kommen als Bestandteile von ätherischen Ölen, die mittels Wasserdampfdestillation gewonnen werden, nur selten vor; in Extraktionsölen können sie einen höheren Prozentsatz ausmachen

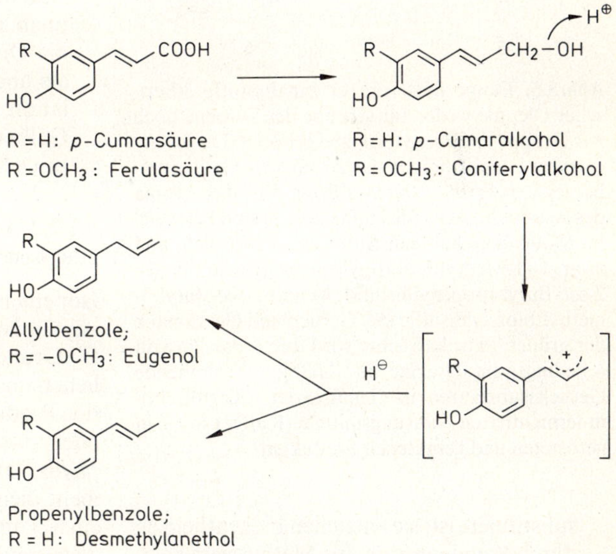

Abb. 5.3. Bildung von Allyl- und Propenylbenzolderivaten. Biosynthesevorstufen sind die verschiedenen aromatischen Aminosäuren (Phenylalanin, Tyrosin, Dihydroxyphenylalanin), die durch das Enzym Ammoniumlyase in die entsprechenden Zimtsäuren überführt werden; deren Reduktion führt zu den entsprechenden C_6-C_3-Alkoholen. Zimtalkohole wiederum können in höheren Pflanzen weiter zu Alkenderivaten reduziert werden

Hinsichtlich der biosynthetischen Herkunft des Grundkörpers lassen sich 4 Gruppen bilden:

- Acetogenine oder Polyketide sind vertreten als geradkettige Alkane und Alkene, als Acetylenderivate und die jeweiligen Folgeprodukte. Im chemischen Aufbau lassen sich die nahe Verwandschaft zu den Fettsäuren erkennen.

- Terpene sind dadurch gekennzeichnet, daß das Grundgerüst durch Methylgruppen

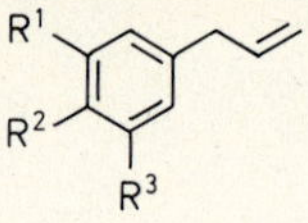

	R¹	R²	R³
Myristicin	O–CH₂–O		OCH₃
Eugenol	OCH₃	OH	H
Methyleugenol	OCH₃	OCH₃	H
Elemicin	OCH₃	OCH₃	OCH₃

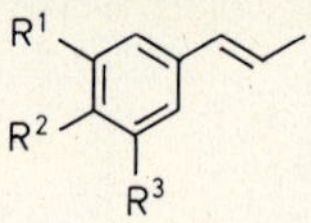

	R¹	R²	R³
Isomyristicin	O–CH₂–O		OCH₃
Isoeugenol	OCH₃	OH	H
Methyisoleugenol	OCH₃	OCH₃	H
Isoelemicin	OCH₃	OCH₃	OCH₃

Abb. 5.4. Gemeinsames Auftreten von Propenyl- und Allyl-Benzolderivaten in der Muskatnuß (*Myristicae semen*) und im ätherischen Muskatöl (*Myristicae aetheroleum*)

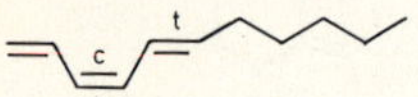

Abb. 5.5. Einige Beispiele für Inhaltsstoffe ätherischer Öle, die weder zur Gruppe der Terpene noch zur Gruppe der Phenylpropane gehören. Die Undecatriene **1** und **2** prägen das Aroma des Galbanumharzes von *Ferula gummosa* BOISS. Für das Aroma des Asa-foetida-Öls (des Stinkasants) sind Schwefel im Molekül enthaltende Stoffe verantwortlich, und zwar 1-(1-Methylthiopropyl)-propenyldisulfid (**3**), 2-sec-Butyl-propenyldisulfid (**4**) und 2-sec-Butyl-3-methylthioallyldisulfid (**5**). Geruch und Geschmack der grünen Paprikafrüchte wird durch das Pyrazin **6** bedingt; die Pyrazine sind häufig vorkommende Geruchssubstanzen in Gemüsearten (Kartoffeln), in fermentierten Nahrungsmitteln (Kaffee) sowie in gerösteten und gebratenen Produkten

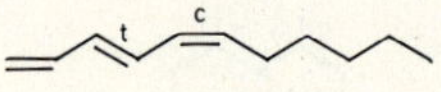

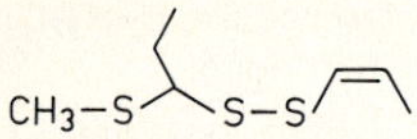

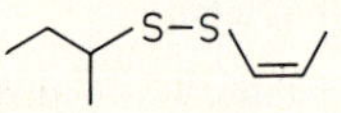

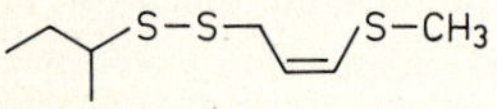

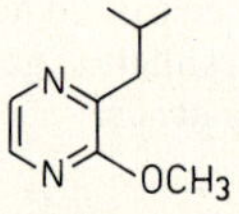

substituiert ist; sie entstehen biosynthetisch durch Kondensation aus Methyl-verzweigten Butenderivaten, den Isoprenbausteinen (s. Abb. 5.2; Näheres s. 5.2.2.3).
- Phenylpropanderivate sind Abkömmlinge der aromatischen Aminosäuren Phenylalanin, Tyrosin und Dihydroxyphenylalanin, d. h. ihr Kohlenwasserstoffskelett besteht formal aus einem Benzolring und einer n-Propylseitenkette (s. Abb. 5.4). Kumarine sind stärker modifizierte Phenylpropane (s. Kap. 6.3) nichtglykosidische Kumarine kommen in ätherischen Ölen vor, beispielsweise das Bergapten in Agrumenölen (d. s. Öle aus *Citrus*-Arten).
- Heteroatome im Molekül enthaltende Bestandteile. Bei den Heteroatomen handelt es sich um Stickstoff und um Schwefel. Durch N im Molekül zeichnen sich bestimmte Indol- und Antranilsäurederivate aus, die beide biosynthetische Beziehungen zum Stoffwechsel der Aminosäure Tryptophan aufweisen. S im Molekül enthalten die Disulfide und die Polysulfide, die sich als übelriechende Artefakte bei der Destillation von Knoblauch, Stinkasant oder Galbanum bilden (Näheres s. Kap. 10.3.6.2 sowie Abb. 5.5).

5.2.2.2 Terpene als Bestandteile ätherischer Öle, Isoprenregel

Isopentenyldiphosphat (IPP) und Dimethylallyldiphosphat (DMAPP) stellen die beiden C_5-Grundbausteine dar, aus denen im pflanzlichen und tierischen Organismus lebenswichtige Produkte wie die Sterole, die Karotinoide oder das Phytol (Bestandteil des Chlorophylls) aufgebaut werden. Das C_5-Bauelement dient der Pflanze zugleich zum Aufbau einer kaum übersehbaren Fülle von Sekundärprodukten, die als Terpene, Isoprenoide, Terpenoide oder auch als Polyprenylverbindungen bezeichnet werden. Ihrem Aufbau aus C_5-Bausteinen entsprechend bestehen die Terpene im typischen Fall aus einer Zahl von Kohlenstoffatomen, die durch 5 teilbar ist. Die Zahl der Bausteine liefert zugleich ein erstes Einteilungsprinzip (s. Abb. 5.2). Als Be-

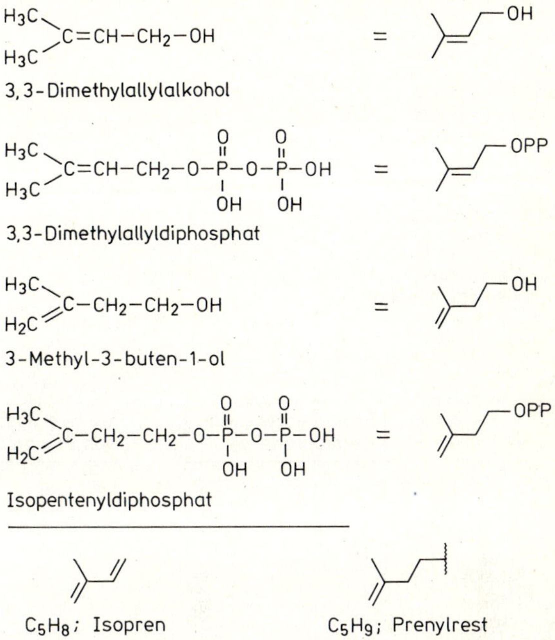
3,3-Dimethylallylalkohol
3,3-Dimethylallyldiphosphat
3-Methyl-3-buten-1-ol
Isopentenyldiphosphat
C5H8; Isopren
C5H9; Prenylrest

Abb. 5.6. Die C_5-Grundbausteine der Terpene; die *rechte Hälfte* zeigt die übliche abgekürzte Schreibweise. Ursprünglich wurden nur Verbindungen mit 10 Kohlenstoffatomen, die heutigen Monoterpene, als Terpene bezeichnet. Heute bevorzugt man für diese umfangreiche Gruppe von Naturstoffen die Bezeichnung Isoprenoide, obwohl nicht eigentlich das Isopren das biosynthetische Bauelement darstellt. Isopren kommt im Pflanzenreich nicht vor. Prenylsubstituenten an Naturstoffen finden sich ziemlich häufig

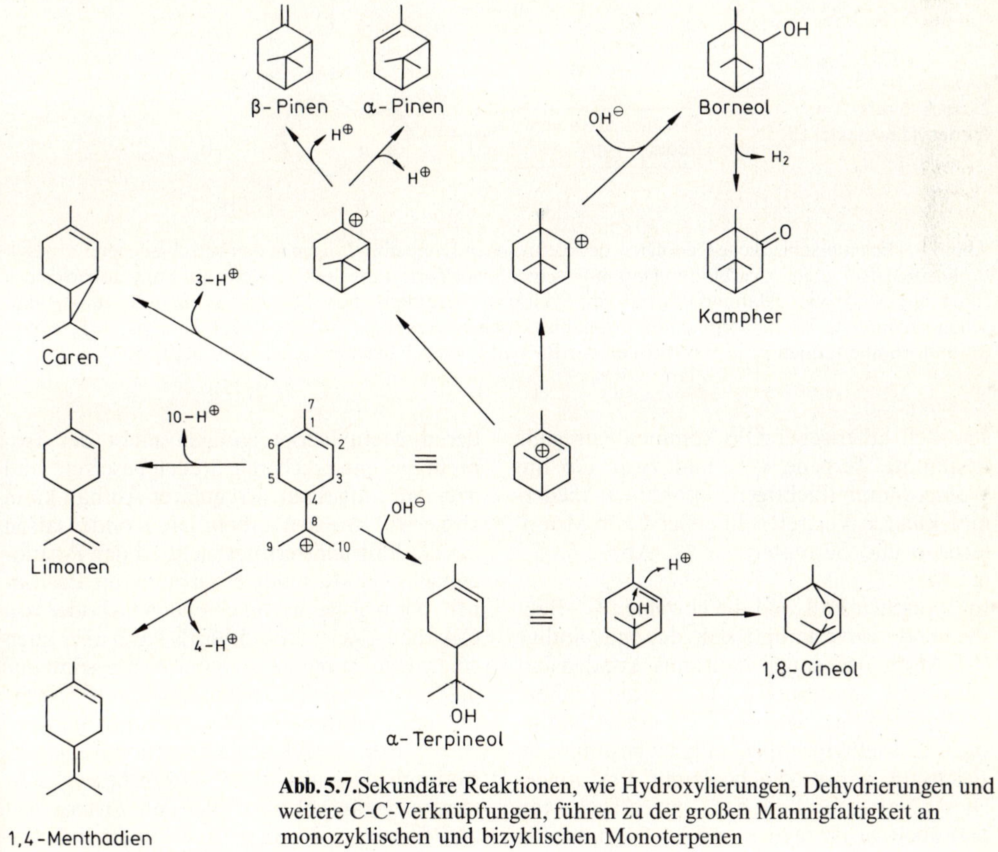
β-Pinen
α-Pinen
Borneol
Kampher
Caren
Limonen
1,4-Menthadien
α-Terpineol
1,8-Cineol

Abb. 5.7. Sekundäre Reaktionen, wie Hydroxylierungen, Dehydrierungen und weitere C-C-Verknüpfungen, führen zu der großen Mannigfaltigkeit an monozyklischen und bizyklischen Monoterpenen

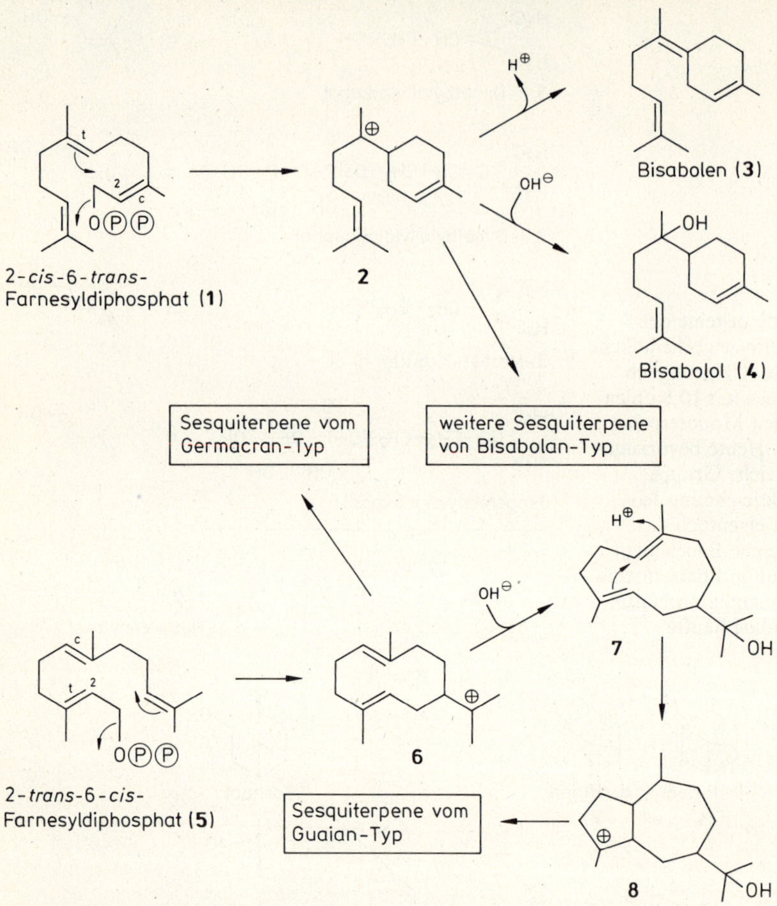

2-cis-6-trans-Farnesyldiphosphat (1)

Bisabolen (3)

Bisabolol (4)

Sesquiterpene vom Germacran-Typ

weitere Sesquiterpene von Bisabolan-Typ

2-trans-6-cis-Farnesyldiphosphat (5)

Sesquiterpene vom Guaian-Typ

Abb. 5.8. Die unterschiedliche Geometrie der olefinischen Doppelbindungen in den verschiedenen Farnesyldiphosphat-Isomeren in Verbindung mit unterschiedlicher Vorfaltung der C_{15}-Kette auf Enzymoberflächen führt zu einer großen Mannigfaltigkeit von zyklischen Sesquiterpenen. Die Zyklisierung der monozyklischen Verbindung **7** vom Germacrantyp zum bizyklischen Guaianderivat **8** ist als H^+-katalysierte Cycloaddition formuliert; doch ist in Wirklichkeit der Biosynthesemechanismus bisher nicht bekannt

standteil ätherischer Öle kommen nur ganz bestimmte Terpene vor, und zwar die mit Wasserdampf flüchtigen, lipophilen, niedermolekularen Vertreter, in erster Linie Monoterpene und Sesquiterpene (s. Abb. 5.6, 5.7 u. 5.8).
Im typischen Fall sind die einzelnen C_5-Bausteine *regulär* verknüpft, d. h. das endständige C-4-Atom des einen Bausteins kondensiert mit dem Kopfatom C-1 der zweiten Einheit. Dadurch bedingt stehen im „fertigen" Naturstoff die Methylgruppen an ganz bestimmten, gleichsam vorausberechenbaren Positionen. Dieser Naturstoff folgt der Isoprenregel: Man sagt auch, er ist regulär gebaut. Naturstoffe, deren Methylverzweigungen nicht der Isoprenregel entsprechende Stellen besetzen, sind *irregulär* aufgebaut. Irregulärer Aufbau kann zweierlei Ursachen haben: Die Kondensation der C_5-Bausteine erfolgt nicht an den Positionen C-4→C-1, sondern an anderen Positionen, beispielsweise von C-4 nach C-2 oder von C-4 nach C-3 (s. Abb. 5.9). Es kann aber auch eine zunächst regulär gebaute Kette sekundär modifiziert werden, indem bestimmte Substituenten, vorzugsweise Methylgruppen, „wandern", d. h. 1,2-Verschiebungen unterliegen, wodurch eine irreguläre Biosynthese gleichsam vorgetäuscht wird. Bei den Triterpenen und Steroiden ist diese Art von irregulärem

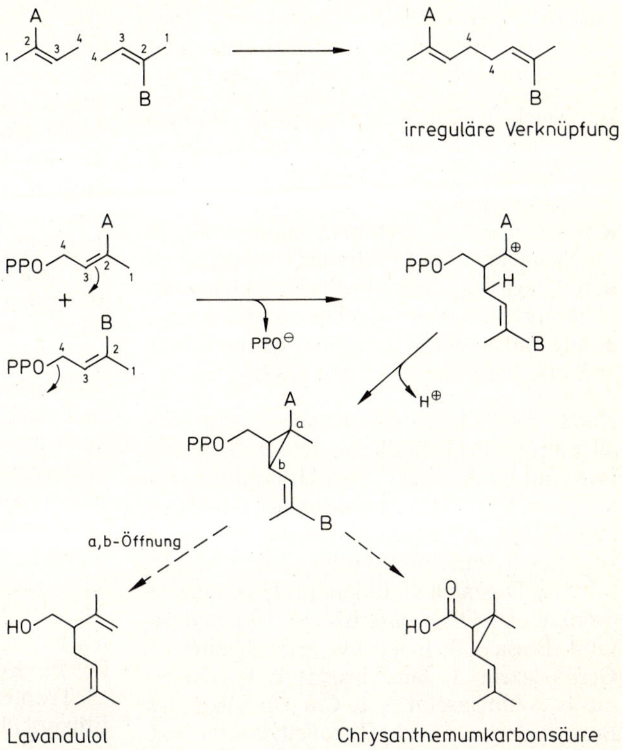

Abb. 5.9. Durch irreguläre 4,4′-Verknüpfung leiten sich zahlreiche Monoterpene ab, von denen Abkömmlinge mit dem Chrysanthemyl-, Lavandulyl- und Artemisylskelett als Inhaltsstoff von Drogen bzw. Arzneipflanzen Interesse haben. Beispiele: Lavandulol und Chrysanthemumkarbonsäure (Stereochemie nicht berücksichtigt). Lavendelöl ist ein Nebenbestandteil (~0,1%) verschiedener Lavendel- und Lavendinöle. Chrysanthemumkarbonsäure bildet als (+)-*trans*-Chrysanthemumsäure die Säurekomponente der (+)-*trans*-Pyrethrine, das sind Ester mit alkylsubstituierten 4-Oxo-2-cyclopenten-1-olen. Pyrethrine sind rasch wirkende Kontakt-Insektizide. Sie kommen in den getrockneten Blütenköpfchen von *Chrysanthemum coccineum* WILLD. und einigen verwandten *Chrysanthemum*-Arten (Familie: *Asteraceae*) vor

Aufbau die Regel (s. dazu Kap. 4). Aus der Konstitutionsformel eines irregulären Terpens läßt sich natürlich nicht ablesen, ob bereits die Kette irregulär aufgebaut wurde oder ob es sich um eine sekundäre Modifikation handelt. Die Erforschung von Biosynthesestufen erfordert meist komplizierte stoffwechselphysiologische Studien mit radioaktiv markierten Stoffen. (Es sei auf entsprechende Spezialwerke hingewiesen: Porter u. Spurgeon 1981; Luckner 1984; Stumpf u. Conn 1981; Schütte 1982).

Die große Mannigfaltigkeit an Strukturen innerhalb der Reihe der Monoterpene und der Reihe der Sesquiterpene kommt dadurch zustande, daß sowohl die offenkettigen als auch die zyklisierten Muttersubstanzen in unterschiedlicher Weise mit Sauerstofffunktionen beladen werden. Und je stärker der Oxidationsgrad, um so reaktionsfähiger werden die Stoffe und um so stärker tendieren sie zu mannigfachen Umlagerungen.

5.2.3 Qualitätskontrolle, Gehalts- und Wertbestimmung

5.2.3.1 Möglichkeiten der Verfälschung und Streckung phytogener Öle

Es dürfte keine andere Stoffgruppe geben, die so vielen Verfälschungen ausgesetzt ist wie gerade die ätherischen Öle. Grob lassen sich 4 Methoden unterscheiden, um ein ätherisches Öl zu verfälschen und zu verschneiden:

- „Strecken" bzw. Verdünnen mit billigen synthetischen Stoffen wie Benzylalkohol, Phtalsäureester und halogenhaltigen Kohlenwasserstoffen;
- mit einem oder mehreren anderen ätherischen Ölen oder Fraktionen daraus;
- mit synthetischen Stoffen, welche der Hauptkomponente des Öls entsprechen;
- mit einem durch Mischen synthetisierter Stoffe rekonstruierten ätherischen Öl.

Nach einer Schätzung sollen weit über 80% aller im Handel befindlichen teuren Öle nichts mehr mit ihrem eigentlichen Ursprung zu tun haben (Karg 1981). Der gleiche Autor (Karg 1981, S. 123) gibt ein Rezeptbeispiel für ein gestrecktes Rosmarinöl: synthetischer Kampfer 8 Teile, Dipenten 6, Eukalyptol 6, Isotredecylalkohol 4, Orangenterpene 4, Terpenylazetat 4, Borneol 3, Isobornylazetat 3, Pinen 2, Geranylazetat 1, Benzylazetat 1, Bornylazetat 1, α-Amylazetat <1, Caryophyllen <1, Bornylvalerianat <1, Zitronellylazetat <1. Zu 60% dieser Mischung fügt man 40% Original-Rosmarinöl.
Prüfungen nach den Arzneibüchern reichen nicht aus, um derart raffinierte Manipulationen zu erkennen. Die einfachen analytischen Daten wie Dichte, Brechung, Drehung, Erstarrungspunkt, Dünnschichtchromatogramm u. a. m. (s. 5.2.3.3) lassen sich verhältnismäßig leicht dem natürlichen Vorbild entsprechend einstellen. Man muß sich somit klar darüber sein, daß eine Prüfung nach Arzneibuch die rein phytogene Herkunft eines Öles keineswegs gewährleistet.

5.2.3.2 Organoleptik (Sinnesprüfung), Probleme einer verbalen Beschreibung von Gerüchen

Viele Drogen besitzen einen charakteristischen Geruch, der sich in Worten nur selten gut beschreiben läßt. Es ist daher unerläßlich, authentische Vergleichsmuster zum Vergleich heranzuziehen. Bei Drogen, die nicht in Pulverform vorliegen, wird für die Geruchsprobe eine kleine Menge zerkleinert, meist durch Zerreiben zwischen den Fingern. Selbst Verfälschungen, die mikroskopisch nur schwer zu erkennen sind, können durch abweichenden Geruch sehr leicht festgestellt werden, z. B. die Unterscheidung der echten Pfefferminze von anderen Menthaarten. In noch weit höherem Maße gilt das im übrigen für ätherische Öle, die nicht selten durchaus „analysenfest" sind, obwohl minderwertige Beimengungen vorliegen. Für die Geruchsprüfung ätherischer Öle empfiehlt es sich, einen Filterpapierstreifen mit dem Öl zu durchtränken und wiederholt zu riechen, während das Öl allmählich verdunstet. Man erreicht auf diese Weise eine gewisse Fraktionierung der Mischung in Einzelfraktionen, wodurch Abweichungen im Geruch noch deutlicher erkennbar werden. Aber auch dann, wenn keine Drogenfälschung oder Verwechslung vorliegt, kann die Geruchsprobe außerordentlich nützlich sein. Mangelnder oder schwacher Geruch kann auf Verlust an wirksamen Inhaltsstoffen hinweisen oder fauler Geruch auf Pilzbefall oder Verdorbenheit. Wesentlich ist dabei die Abweichung von einer Norm.
Die Ph. Eur. läßt wie folgt prüfen:
„3 Tropfen ätherisches Öl werden mit 5 ml Ethanol (90%ig) gemischt und mit 10 g gepulverter Saccharose geschüttelt. Geruch und Geschmack müssen denen der Pflanze oder den Teilen der Pflanze ähnlich sein, aus denen das ätherische Öl erhalten wird."
Bei den Angaben der Arzneibücher zu den Geruchsqualitäten der ätherischen Öle oder Ätherischöldrogen überrascht die Monotonität der verbalen Beschreibung: würzig, aromatisch, charakteristisch, arteigen. Und dies angesichts der Tatsache, daß der Mensch allem Anschein nach etwa 200 verschiedene Duftschattierungen auseinanderhalten kann (Schweisheimer 1975). Die Hauptschwierigkeit einer präzisen verbalen Beschreibung liegt darin, daß jeder Geruch für sich eine vollständige Einheit ohne Beziehung zu einem anderen Geruch darstellt und daß sich im konkreten Fall ein Geruch nur schwer in ein System einordnen läßt. Als Beispiel für eine Klassifikation der Primärgerüche sei in Tabelle 5.1 das System von Amoore (1964) angeführt.
Die in der Parfümerie verwendete Beschreibung von Düften zielt nicht nach einer wissenschaftlichen Systematisierung. Die verwendeten Ausdrücke erwecken bestimmte Assoziationen: an Blütenduft, an frisches Holz, an einen exotischen Gewürzbasar usw. Es läßt sich aber auch bei Parfüms eine kleine Zahl (etwa

10) bestimmter Grundnoten festlegen (Janistyn 1974; Sturm 1979), darunter die folgenden:

- blumige Noten (Jasmin, Flieder, Rose),
- Moosnoten („chypre": Eichenmoos, Angelikawurzel, Estragon, Myrrhe, römische Kamille),
- Holznoten (Zedernöle, Sandelholzöle),
- gewürzige Noten (Nelkenöl, Pimentöl, Bayöl, Muskatnußöl, Pfefferöl, Zimtöl),
- Grünnoten (Agrumenöle, Mate, Tee, Calendulaöl, Galbanum),
- orientalische Noten (Vanillin, Kumarin, Moschusriechstoffe).

5.2.3.3 Identitäts- und Reinheitsprüfung

Die Prüfmethoden sind unterschiedlich, je nachdem welche Art von Handelsprodukt vorliegt:

- ein ätherisches Öl,
- eine Droge, deren wertbestimmender Bestandteil ein ätherisches Öl ist, oder
- ein Fertigarzneimittel, das ein ätherisches Öl oder einen Extrakt aus einer Ätherischöldroge enthält.

Für die Identitäts- und Reinheitsprüfung der ätherischen Öle sehen die Pharmakopöen die folgenden Kennzahlen vor:

- Die relative Dichte d_{20}^{20}, definiert als das Verhältnis der Dichte eines Körpers bei 20° zu der des Wassers bei 20°, liegt im Intervall 0,690–1,118.
- Der Brechungsindex n_D^{20}, bestimmt in einem Refraktometer mit einer Ablesegenauigkeit von 3 Stellen nach dem Komma, liegt im Intervallbereich 1,450–1,590.
- Die optische Drehung $[\alpha]_D^{20}$ ist keine Konstante im strengen Sinne, vielmehr legen die Pharmakopöen einen Erwartungsbereich fest, innerhalb dessen der ermittelte Drehwert liegen muß. Beispiele zeigt Tabelle 5.2.
- Der Erstarrungspunkt dient eigentlich zur Charakterisierung einheitlicher Substanzen. Er ist daher eine geeignete Stoffkonstante für diejenigen ätherischen Öle, bei denen ein bestimmter Einzelstoff rein mengenmäßig vorherrscht. Beispiele: Anethol im Anisöl, Eukalyptol (= 1,8-Cineol) im Eukalyptusöl (Abb. 5.10).

Tabelle 5.1. Klassifikation der Primärgerüche. (Nach Amoore 1964)

Geruchsqualität	Charakteristischer Vertreter
Blumig	β-Ionon
Ätherisch	Propanol
Kampferartig	Kampfer
Moschusartig	Moschusxylol
Minzartig	Menthon
Faulig	Dimethylsulfid
Stechend	Essig- oder Ameisensäure

Tabelle 5.2. Optische Drehung verschiedener ätherischer Öle

Öl	$[\alpha]_D^{20}$
Bergamottöl, italienisches	+ 8° bis +30°
Eukalyptusöl	± 0° bis +10°
Krauseminzöl	−45° bis −60°
Kümmelöl	±70° bis +81°
Lavendelöl	− 3° bis −11°
Minzöl	−16° bis −34°
Nelkenöl	± 0° bis − 2°
Pfefferminzöl	−16° bis −30°
Terpentinöl, gereinigtes	+48° bis −40°
Zitronenöl	+57° bis +65°

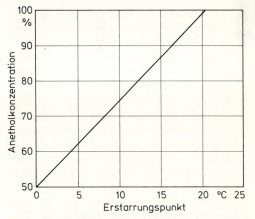

Abb. 5.10. Beziehung zwischen dem Anetholgehalt des Anisöls und seinem Erstarrungspunkt. Frisch destilliertes Anisöl stellt eine in der Kälte kristallinisch erstarrende, bei 15 °C schmelzende Masse dar. Bei längerem Stehen an der Luft und unter dem Einfluß von Licht verliert es diese Fähigkeit zu kristallisieren, ein Anzeichen dafür, daß sich auf Kosten des Anethols mannigfache Oxidationsprodukte gebildet haben. (Nach Ramstad 1959)

Bei der Prüfung ätherischer Öle auf Reinheit sind die folgenden Routineverfahren üblich:

- Prüfung auf wasserlösliche Anteile: 10 ml des Öls werden in einem 50-ml-Meßzylinder mit 20 ml gesättigter Natriumchloridlösung unterschichtet. Nach dem Durchmischen und Absetzenlassen darf das Volumen der Ölschicht nicht verändert sein. Zumengungen an Streckungsmitteln vom Typus wasserlöslicher Alkohole (Ethanol, Glykole, Glykolether) geben sich durch Volumenminderung der Ölschicht zu erkennen.

- Auf organische Halogenverbindungen wird durch Verbrennen einer Probe in einer Porzellanschale geprüft (Mineralisierung). Es darf kein in Salpetersäure löslicher und mit Silbernitrat positiver Rückstand hinterbleiben.

- Zur Prüfung auf Schwermetalle wird das ätherische Öl mit verdünnter Salzsäure extrahiert und in der salzsauren Phase eine Grenzprüfung auf Schwermetalle mit Thioacetamidreagens durchgeführt. Im frisch bereiteten Thioacetamidreagens des Arzneibuchs liegt alkalisches Milieu vor, so daß Thioacetamid Sulfidionen abgespalten, die zum Nachweis der Schwermetalle in saurem Milieu dienen.

- Zur Prüfung auf Phtalsäureester, die als häufige Verfälschungsmittel in Frage kommen, verseift man das Öl mit alkoholischer Kalilauge. Kaliumphthalat ist in Ethanol nicht löslich und gibt sich als kristalline Abscheidung zu erkennen.

- Bestimmung des Verdampfungsrückstands: Als Verdampfungsrückstand eines ätherischen Öls wird der in Prozent angegebene Rückstand bezeichnet, der nach Verdampfen auf dem Wasserbad unter genau festgelegten Bedingungen erhalten wird. Auf diese Weise sind Zusätze von Harzen und fetten Ölen zu erkennen. Auch alte und schlecht gelagerte Öle hinterlassen Verdampfungsrückstand (nichtflüchtige Oxidations- und Polymerisationsprodukte).

- Löslichkeit in Ethanol: Die einzelnen Monographien legen fest, in welcher Ethanol-Wasser-Mischung bei 20 °C welche Menge ätherisches Öl sich klar oder „mit Opaleszenz" löst. Diese Prüfung auf Löslichkeit ist eine einfache, schnell durchzuführende Methode auf Verfälschungen durch Öle, Mineralöle oder fremde ätherische Öle. In absolutem Ethanol sind alle ätherischen Öle gut löslich, während ihre Löslichkeit in verdünntem Ethanol sehr verschieden ist: Kohlenwasserstoffreiche Öle erwiesen sich als wesentlich schlechter löslich als Öle mit Bestandteilen die reich an O-Funktionen (Alkohole, Epoxide etc.) sind.

Zur Bestimmung der wertbestimmenden Bestandteile eines ätherischen Öles machen die Pharmakopöen von den folgenden Verfahren Gebrauch:

- Bestimmung des Erstarrungspunkts: Der Erstarrungspunkt ist nicht nur eine qualitative Stoffkonstante (s. oben), er kann darüber hinaus eine Meßzahl für den quantitativen Gehalt sein, z. B. läßt sich der Eucalyptolgehalt des Eukalyptusöls durch den Erstarrungspunkt des o-Cresol-Eucalyptol-Komplexes ermitteln (Ph. Eur.).

- Alkalimetrische Bestimmung von Terpenalkoholen nach Acetylierung im Acetylierungskölbchen: Bei der Acetylierung mittels Essigsäureanhydrid in Pyridin wird eine bestimmte Menge Anhydrid verbraucht, die dadurch ermittelt wird, daß nach Hydrolyse des überschüssigen Anhydrids zu Essigsäure (durch Zugabe von Wasser) mit 0,5 N-Natriumhydroxid-Lösung titriert wird. Der Minderverbrauch an NaOH im Vergleich zu einem Blindversuch ist der Essigsäuremenge in Milligramm äquivalent, die notwendig ist, um die freien Alkohole zu verestern. Beispiel: Bestimmung des Mentholgehalts im Pfefferminzöl.

- Acidimetrische Bestimmung von Terpenestern nach dem Verseifen: Man erhitzt mit Lauge und titriert mit Säure zurück. So fordert Ph. Eur., daß Pfefferminzöl einen Estergehalt zwischen 15 und 32% (G/G), Lavendelöl einen Mindestgehalt an Linalylacetat von 35,0% aufweist.

- Oximtitrimetrische Bestimmung von ketonhaltigen Terpenen nach der Hydroxylaminhydrochlorid-Methode: Durch Umsetzung des Carbonyls zum Oxim, das zum Unterschied von Hydroxylamin eine nur sehr schwache Base ist, wird eine äquivalente Menge an Protonen frei, die mittels 0,5 N-ethanolischen KOH-Lösung titriert werden.

- Volumetrische Bestimmung von phenolischen Bestandteilen im Kassiakölbchen: Die Methode fußt auf der Eigenschaft von Phenolen, sich in Natronlauge unter Phenolatbildung zu lösen. Aus der Volumenabnahme, die eine bestimmte Menge des ätherischen Öls bei Zusatz von Lauge erfährt, läßt sich auf den Phenolgehalt im Öl zurückschließen. Beispiele: Thymol und Carvacrol im Thyminanöl; Eugenol plus Zimtsäure im Zimtöl. *Anmerkung*: Mit der Methode werden neben Phenolen auch Karbonsäuren erfaßt.
- Spektrophotometrische Bestimmung farbiger oder in gefärbte Verbindungen mittels chromogener Reagenzien umsetzbare Bestandteile. Beispiele: Azulen im Kamillenöl.

Bei den Drogen, welche ätherisches Öl führen, setzen die Pharmakopöen einen Mindestgehalt an ätherischem Öl fest. Die Abtrennung des ätherischen Öls aus der zerkleinerten Droge erfolgt mittels Wasserdampfdestillation in einer Rücklaufdestillationsapparatur (New-Clevenger-Apparatur oder Modifikationen) und direkte volumetrische Ablesung der überdestillierten Ölmenge. Die Gehaltsangaben erfolgen in Prozent (Volumen/Masse).

Das im Zuge der Gehaltsbestimmung gewonnene ätherische Öl wird nach bestimmten Kriterien dünnschichtchromatographisch untersucht. Bei der Besprechung der Einzeldrogen und der ätherischen Öle wird, sofern es sich um wichtige Arzneibuchdrogen handelt, auf die dünnschichtchromatographische Identitätsprüfung hingewiesen werden.

5.2.4 Hinweise zur Lagerung und Aufbewahrung

Ätherische Öle sind möglichst kühl und unter Ausschluß von Licht und Luftsauerstoff aufzubewahren, um Veränderung ihrer Zusammensetzung und damit ihrer sensorischen Qualitäten möglichst gering zu halten.

Zur Stabilität der Bestandteile ätherischer Öle in den Ätherischöldrogen liegen keine umfassenden Untersuchungen vor. Handelt es sich um noch lebende Organe, wie Samen und Früchte in unzerkleinertem Zustand, dann braucht mit nur sehr geringen qualitativen und quantitativen Änderungen gerechnet werden. Beispielsweise dürfte eine Lagerdauer für Umbelliferenfrüchte mit drei Jahren nicht zu kurz bemessen sein. Tote Drogenorgane – Blätter, Kräuter, Blüten – zeigen viel rascher organoleptische Veränderungen, insbesondere dann, wenn das ätherische Öl in Drüsenköpfchen lokalisiert ist, welche die Oberfläche der Organe besetzen und dementsprechend der Licht- und Sauerstoffeinwirkung stark ausgesetzt sind. Neben der Einwirkung pflanzeneigener Enzyme spielen v.a. autoxidative Prozesse eine große Rolle, die durch Metallionen katalysiert werden (s. hierzu als Beispiel den „Aromafehler" beim Lagern von Orangensaft, Abb. 5.1). Zu den Drogen mit einer besonders kurzen Lagerfähigkeit zählen die Hopfenblüten (Hopfenzapfen), deren Inhaltsstoffe sich vom Zeitpunkt der Ernte an autoxidativ zersetzen, so daß nach spätestens einem Jahr die charakteristischen Inhaltsstoffe Humulon und Lupulon praktisch fehlen. In Extrakten sind die Hopfeninhaltsstoffe wesentlich stabiler, woraus sich ergibt, daß wesentlich Kofaktoren die Instabilität bedingen.

5.2.5 Wirkungen

5.2.5.1 Eine wichtige Unterscheidung: Wirkungen ätherischer Öle und Wirkungen galenischer Zubereitungen aus Ätherischöldrogen

Die pharmakologischen Untersuchungen wurden in der Regel mit den ätherischen Ölen durchgeführt. Die entsprechenden Ergebnisse dürfen nur nach kritischer Prüfung der jeweiligen Dosis-Wirkungs-Beziehung auf Präparate extrapoliert werden, die Extrakte aus Ätherischöldrogen (Tee, Tinktur, Extrakt im Fertigarzneimittel) darstellen. Teeaufgüsse sowie Handelsextrakte enthalten viel geringere Mengen an ätherischem Öl, als man aufgrund der Gehalte theoretisch errechnet. Es liegt dies einmal an der geringen Löslichkeit der ätherischen Öle im Wasser, dann aber an den Wirkstoffverlusten während der Extraktherstellung.

Beispiel: Thymian muß nach DAB 9 mindestens 1,2% ätherisches Öl und mindestens 0,5% Phenole, berechnet als Thymol enthalten. Der Thymianfluidextrakt (1:2,5) des DAB 9 enthält 0,03% Phenole; dies bedeutet, daß mindestens 85% an ätherischem Öl bzw. an Thymol bei der Extraktherstellung verloren gehen.

Die pharmakologischen Wirkungen ätherischer Öle oder von aus ätherischen Ölen isolierten Einzelsubstanzen (Menthol, Eucalyptol u. a. m.) lassen nicht auf vergleichbare Wirkungen von Drogenextrakten schließen, da in der Regel mit Extrakten die pharmakologisch wirksamen Dosen nicht erreicht werden können. Diese Aussage darf aber keineswegs dahingehend verallgemeinert werden, als ließen sich mit Ätherischöldrogen, d. h. mit niedrigen Dosen ätherischer Öle keine Wirkungen erzielen. Für Wirkungen, die auf reflektorischem Wege zustande kommen, sowie für Wirkungen, die als Antwort auf Reize zustande kommen, gelten besondere Dosis-Wirkungs-Beziehungen. Nicht selten sind gerade geringe Dosen in diesen Fällen wirksam, hohe Dosen hingegen unwirksam.

Beispiel: Citral bewirkt eine dosisabhängige Volumenzunahme der Atemwegsflüssigkeit (Expektoranseffekt) im Dosisbereich von 0,5–1,5 mg/kg KG. Steigerung der Dosis über 1,5 mg/kg KG führt zur Sekretionsabnahme und zu einer Erhöhung des spezifischen Gewichts der Atemwegsflüssigkeit (Boyd u. Sheppard 1970).

5.2.5.2 Hinweise zur Pharmakokinetik

Als stark lipophile Substanzen sind die ätherischen Öle vom Magen-Darm-Trakt aus gut resorbierbar; auch werden Terpenoide leicht über die Haut aufgenommen, wobei in quantitativer Hinsicht die perkutane Resorption – etwa aus pflanzlichen Badezusätzen – der oralen vergleichbar ist (Römmelt et al. 1978). Quantitative Messungen über Resorptionsgeschwindigkeit, Verteilung auf die einzelnen Organe und über die Eliminationsgeschwindigkeit der wichtigen und viel verwendeten Terpene fehlen nach wie vor. Qualitativ kann

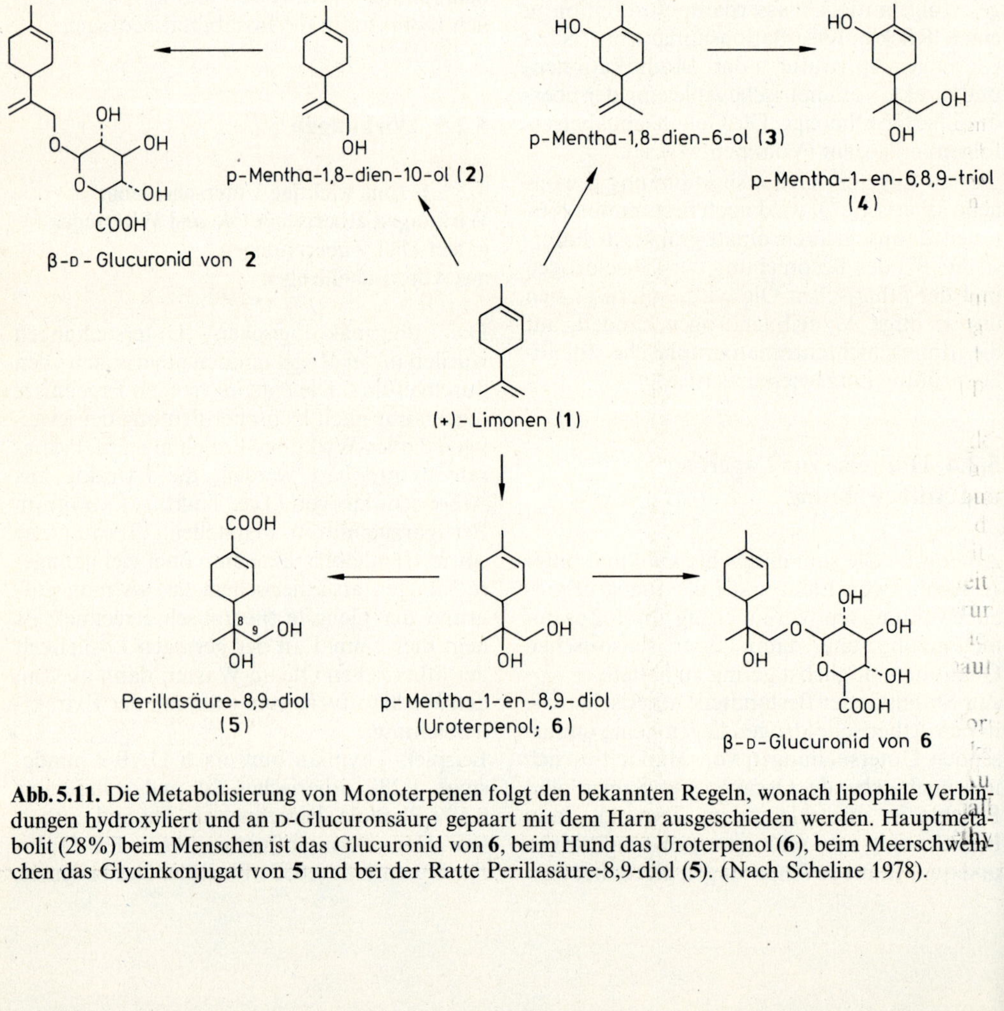

Abb. 5.11. Die Metabolisierung von Monoterpenen folgt den bekannten Regeln, wonach lipophile Verbindungen hydroxyliert und an D-Glucuronsäure gepaart mit dem Harn ausgeschieden werden. Hauptmetabolit (28%) beim Menschen ist das Glucuronid von **6**, beim Hund das Uroterpenol (**6**), beim Meerschweinchen das Glycinkonjugat von **5** und bei der Ratte Perillasäure-8,9-diol (**5**). (Nach Scheline 1978).

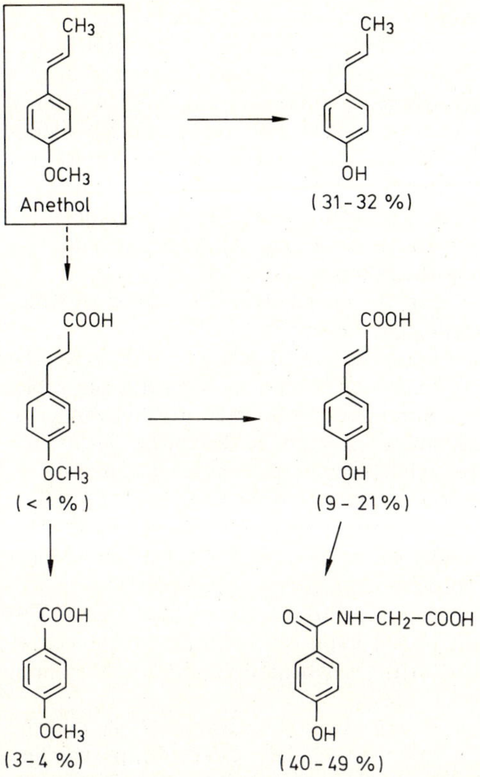

Abb. 5.12. Beispiel für Biotransformation eines Phenylpropankörpers nach Solheim und Scheline. Etwa 75% des dem Versuchstier (Ratte; 100 mg/kg KG p. o. oder i. p.) angebotenen Anethols erscheinen in Form einfacher Metaboliten im Harn. Entmethylierung sowie Oxidation der endständigen Methylgruppe zum Carboxyl sind die beiden Hauptreaktionen, welche das Molekül polar und damit harngängig machen. (Nach Scheline 1978, S 110)

aus Vergiftungsfällen geschlossen werden, daß nach der Resorption die Verteilung auf alle Organe erfolgt und daß lipophile Terpenoide auch in das Zentralnervensystem gelangen. Ein Teil der zugeführten Dosis wird unverändert über die Niere und durch die Atemwege ausgeschieden, der größte Teil wird oxidativ metabolisiert und erscheint im Urin in Form zahlreicher Metaboliten, teilweise an Glucuronsäure und an Glycin gebunden. Die Metabolitenbildung in der Leber folgt den bekannten Mechanismen (Scheline 1978); Abbildung 5.11 zeigt dies am Beispiel eines monozyklischen Monoterpens, Abb. 5.12 am Beispiel eines Phenylpropans.

5.2.5.3 Wirkungen, Anwendung

Bei der Vielzahl an chemischen Strukturen, welche in den ätherischen Ölen enthalten sind, kann ein die ganze Gruppe umfassendes einheitliches Wirkungsspektrum nicht erwartet werden. Immerhin sind einige Eigenschaften allen ätherischen Ölen gemeinsam, und zwar diejenigen, welche mit ihren Grundeigenschaften der Lipoidlöslichkeit und Flüchtigkeit (hoher Dampfdruck) zusammenhängen.

- Die meisten ätherischen Öle können, in geeigneter Konzentration angewandt, Mikroorganismen schädigen: Antibakterielle, antimykotische und virozide Wirkungen sind bekannt (Deininger 1984). Zubereitungen (Salben, Cremes, Gele, Linimente), die dem Befall durch Schimmelpilze oder Bakterien unterliegen, bedürfen oft nicht des Zusatzes eines chemischen Konservierungsmittels, wenn sie bestimmte ätherische Öle (z. B. Nelkenöl, Eukalyptusöl, Senföl, Rosmarinöl, Methylsalicylat) als Arzneistoff enthalten. Bereits Dämpfe können keimtötend wirken; als Aerosole („Medizinal-Raumsprays") werden sie zur Luftdesinfektion benutzt.

- Die meisten ätherischen Öle zeichnen sich durch eine mehr oder weniger stark ausgeprägte örtliche Reizwirkung aus. Auf der Haut wirken sie hyperämisierend bis entzündungserregend, eine Eigenschaft, die zu therapeutischen Zwecken ausgenutzt wird.

- Inhalativ wirken ätherische Öle reizend auf die Schleimhäute der Atemwege. In schwacher Dosierung angewandt kommt es zu einer Vermehrung der Tracheobronchialsekretion, womit sich die Wirksamkeit inhalativer Expektoranzien erklären läßt.

- Auch innerlich genommen kommt die lokal reizende Wirkung ätherischer Öle, und zwar auf die Schleimhäute des Mundes und des Magen-Darm-Trakts, zur Geltung. Sie äußert sich in scharfem, brennendem Geschmack und vom Magen her in Wärmegefühl.

- Die örtliche Reizwirkung ätherischer Öle induziert auf reflektorischem Wege eine Reihe von sekundären Effekten: von der Haut aus können innere Organe im Sinne einer besseren Durchblutung beeinflußt werden (Reiztherapie über die Head-Zonen). Die Reizwirkung auf die Schleimhäute des Mundraumes in Verbindung mit der Erregung der Geschmacks- und Geruchsrezeptoren kann die Sekretion von Speichel, von Magensaft sowie von Gallen- und Pankreasflüssigkeit in Gang setzen. Es handelt sich um komplizierte Prozesse, an denen sowohl unbedingte als auch bedingte Reflexe beteiligt sind (ausführliche Literatur bei Bykow 1953). Mit den Wirkungen ätherischer Öle auf die reflektorische Phase der Verdauung finden die folgenden Anwendungen eine zumindest partielle Begründung: als Stomachika (appetitanregende Mittel), als Cholagoga sowie vor allem als Gewürze.

- Gemeinsam ist allen ätherischen Ölen eine Reizwirkung auf Chemorezeptoren, d. h. sie affizieren die chemischen Sinne, den Geruchs- und den Geschmackssinn. Daher finden Präparate mit ätherischen Ölen in der Pharmazie ausgiebige Verwendung als Geruchs- und Geschmackskorrigenzien für Arzneimittel, in der Krankenpflege zur Verdeckung unangenehmer Gerüche in Räumen.
- Chemorezeptorische Reize können Stimmungsänderungen auslösen; einige können beruhigend, andere stimmungsaufhellend wirken.

Tierexperimentell wurde gezeigt, daß bedingte Reize, die zusammen mit Gerüchen (Mentholgeruch) gesetzt werden, effektiver sind als der bedingte Reiz ohne Geruchsstoff (Woods et al. 1969), d. h. durch den zusätzlichen olfaktorischen Reiz wird die physiologische Bedeutung des bedingten Reizes erhöht und damit auch seine Effektivität bei der Auslösung der bedingten Reaktion (Angermeier u. Peters 1973, S. 88). Präparate, bei denen die sensorischen Effekte zur Geltung kommen (Kräuterkissen, Teeaufguß, Riechfläschchen), können als Adjuvanzien bei allen funktionellen Erkrankungen sowie als Hilfsmittel in der psychosomatischen Therapie angewendet werden.

Unerwünschte Wirkungen. Auch die unerwünschten, insbesondere die toxischen Wirkungen ätherischer Öle stehen in Zusammenhang mit ihrer Lipophilie und ihrer lokalen Reizwirkung. Nach Einnahme toxischer Dosen kommt es zu Reizerscheinungen von seiten des Magen-Darm-Trakts mit Übelkeit, Erbrechen und Durchfall. Mit der Gastroenteritis ist auch eine Hyperämie der Gebärmutter verbunden, worauf die mißbräuchliche Verwendung bestimmter Ätherischöldrogen als Abortiva zurückzuführen ist; allerdings sind auch Stoffwechsel- und Gefäßschädigungen Mitursache, wenn es zu einer Fehlgeburt kommt.

Nach Resorption kann es zu Nierenreizung mit Harnverhaltung, Albuminurie und Hämaturie kommen.

Zufuhr toxischer Dosen kann mit einer Schädigung der Leber verbunden sein.

Als lipophile Stoffe gelangen ätherische Öle ins Zentralnervensystem: Vergiftungen geben sich durch Kopfschmerzen und Schwindel zu erkennen; es kann zu Erregung, Krämpfen und schließlich Atemlähmung kommen.

Beispiele (nach Lindner 1979, S. 53 u. S. 80):
Gewohnheitsmäßiges Lutschen von Pfefferminztabletten hat zum Auftreten von Vorhofflimmern geführt.

Extremer Genuß von Hustenbonbons mit Eukalyptusöl kann bei Kindern zu Erbrechen, Übelkeit, Gastroenteritis und zur Nierenreizung führen.

Citral enthaltene Lebensmittel wie manche Orangenmarmeladen oder Orangensaftgetränke, in denen das Orangenöl des Fruchtperikarps mit verarbeitet ist, können zu einer Schädigung der Gefäßendothelien beitragen. Bei Kaninchen führt bereits eine einmalige orale Gabe von 5 µg/kg KG zu Endothelschäden. Für den Menschen wird jedoch eine Tagesdosis von 500 µg/kg KG als tolerierbar angesehen (Literatur bei Martindale 1982, S. 670).

Ätherische Öle und Ätherischöldrogen einschließlich der Kosmetika und der Gewürze spielen als Auslöser von Allergien eine Rolle. Externa (z. B. Arnikaumschläge) können zu Kontaktdermatitiden führen. Innerliche Anwendung kann zu Formen der Nahrungsmittelallergien führen, und zwar auf zweierlei Weise:

- Indirekt, indem das ätherische Öl die Schleimhäute des Verdauungstrakts reizt, wodurch die Resorption von Allergenen begünstigt wird;
- und direkt, indem reaktionsfähige Bestandteile ätherischer Öle selbst als Allergene (Haptene) wirksam werden. (Hochgradige Sensibilisierungen sind besonders vom Senf bekannt).

5.3 Gewürze

5.3.1 Gewürze, Gewürzmischungen, Gewürzzubereitungen, gesundheitliche Aspekte des Würzens

Gewürze sind naturbelassene Teile (Wurzeln, Wurzelstöcke, Zwiebeln, Rinden, Blätter, Kräuter, Blüten, Früchte, Samen oder Teile davon) einer Pflanzenart – auch getrocknet und/oder mechanisch bearbeitet –, die wegen ihres aromatischen oder charakteristischen Geschmackes oder Geruchs als würzende und geschmacksverbessernde Zutaten zur menschlichen Nahrung geeignet und bestimmt sind (zitiert nach Glatzel 1968, S. 14).

Zu den Gewürzen, die bevorzugt in frischem Zustande verwendet werden, gehören neben Knoblauch und der Küchezwiebel die sogenannten Gewürzkräuter. Beispiele für Gewürzkräuter sind:

Deutsche Bezeichnung	Stammpflanze
Basilikum	*Ocimum basilicum* L.
Bibernelle	*Pimpinella saxifraga* L.
Bohnenkraut	*Satureja hortensis* L.
Borretsch	*Borago officinalis* L.
Dill	*Anethum graveolens* L.
Estragon	*Artemisia dracunculus* L.
Kerbel	*Anthriscus cerefolium* (L.) HOFFM.
Liebstöckel	*Levisticum officinale* W. D. J. KOCH
Pfefferminze	*Mentha × piperita* L.
Blatt- oder Gartenpetersilie	*Petroselinum crispum* (MILL.) (NYM. ssp. CRISPUM)
Schnittlauch	*Allium schoenoprasum* L.
Sauerampfer	*Rumex acetosa* L.
Zitronenmelisse	*Melissa officinalis* L.

Gewürzpulver sind getrocknete Gewürze, die grob oder fein gemahlen in den Handel gelangen. Ihre Haltbarkeit ist begrenzt: Sie verlieren schnell an Aroma; sie absorbieren leicht fremde Aromastoffe; die Keimzahlen liegen häufig sehr hoch.
Man geht daher immer häufiger dazu über – vor allem bei der industriellen Verarbeitung von Lebensmitteln – anstelle von Gewürzpulvern *Gewürzextrakte* einzusetzen.
Gewürzmischungen und *Gewürzzubereitungen* werden neben den „Monogewürzen" angeboten. Gewürzmischungen sind für spezielle Lebensmittel zusammengesetzte Mischungen aus Gewürzen (z. B. Leberwurstgewürz, Lebkuchengewürz, Gulaschgewürz). Setzt man Gewürzmischungen weitere Stoffe hinzu, z. B. Kochsalz, Stärkemehl oder Drogen, die keine Gewürze im eigentlichen Sinne sind (Bockshornkleesamen), dann spricht man von Gewürzzubereitungen. Neben dem Speisesenf sind die verschiedenen Currypulver sehr häufig verwendete Gewürzzubereitungen. Hauptkomponente eines Currypulvers ist *Curcuma-domestica*-Rhizom, daneben Chillies, Paprika, Pfeffer, Ingwer, Koriander, Piment, Zimt, Stärke, Kochsalz (bis 5%) und Leguminosenmehle, häufig in Form von pulverisiertem *Trigonella-foenum-graecum*-Samen.

Currypulver eigens zu nennen, ist aus 2 Gründen angebracht:

- In der phytotherapeutischen Literatur wird Currypulver fast immer mit dem *Curcuma-domestica*-Rhizom gleichgesetzt, was zu falschen Folgerungen bezüglich Wirksamkeit und Unbedenklichkeit führt;
- der Kochsalzgehalt der Currypulver ist in Rechnung zu stellen, wenn es um die Aufstellung eines kochsalzarmen Diätplanes geht.

Gewürze haben i. allg. einen nur geringen Nährwert; hingegen tragen sie zur Versorgung des Organismus mit Mineralstoffen und Vitaminen bei. Das Würzen der Speisen erfüllt ganz bestimmte Funktionen: Schmackhafte, wohlriechende und schön angerichtete Speisen induzieren reflektorisch die Sekretion mehr oder weniger aller Verdauungssäfte (Speichel, Magensaft, Pankreassaft, Gallenflüssigkeit). Bedingte und unbedingte Reflexe wirken in dieser psychischen Vorphase der Verdauung zusammen (Bykow 1953, S. 75 u. S. 166): beim Reiz von der Mundhöhle aus verläuft der Reflexbogen durch das verlängerte Mark, beim Reiz vom Auge aus durch die Großhirnrinde. Bei reizloser Kost kommen die sekretorischen Funktionen nur langsam in Gang, die Nahrungsmittel bleiben länger als notwendig im Verdauungskanal und geraten u. U. in Gärung (Eichholtz 1957, S. 366). Aus Notzeiten ist bekannt, daß der Widerwille gegen ein monotones „geschmackloses" Essen stärker werden kann als der Hunger und daß dann selbst dem Verhungern nahe Personen die weitere Nahrungsaufnahme verweigern können (Glatzel 1982, S. 58).

Neben ihrer ernährungsphysiologischen Bedeutung beanspruchen Gewürze medizinisches oder pharmazeutisches Interesse in folgender Hinsicht:

- Bei der Zusammenstellung einer kochsalzarmen Diät z. B. für Hochdruckkranke: Gewürzkräuter in frischem oder getrocknetem Zustand können helfen, die reizlose Kost schmackhafter zu machen.
- Bei der Zusammenstellung einer kalorienarmen Kost sind Gewürze nützlich, die Monotonie der Kost zu mildern.
- Bei bestimmten Diäten werden Gewürze, insbesondere Pfeffer, Paprika und Senf gemieden, obwohl ein schädigender Einfluß nie bewiesen wurde (Kasper 1985, S. 223). Sicher ist jedoch, daß bestimmte Gewürze – insbesondere Knoblauch, Paprika, Merrettich und scharfer Senf – die Salzsäureproduktion im Magen signifikant steigern.
- Zahlreiche Gewürze haben antioxidotische Eigenschaften und tragen daher zur Haltbarkeit von Nahrungsmitteln und Pharmazeutika (Salben auf Fettbasis) bei. Ausgeprägt antioxidativ wirksam sind Salbei und Rosmarin; daneben Majoran, Kurkuma, Muskatnuß, Thymian und Oregano.
- Gewürze dienen als Hausmittel: z. B. gegen übelriechenden Atem (Kauen von Kardamomen, Gewürznelken, Zimt), gegen Aufstoßen (Galanga, Zitwerwurzel). Man kann hierher auch die Stomachika, Karminativa und Cholagoga rechnen; sie sind an anderer Stelle ausführlich behandelt.
- Gewürze sind mögliche Ursachen bei einer Nahrungsmittelsensibilisierung.

5.3.2 Galgant

Herkunft. Die Stammpflanze *Alpinia officinarum* HANCE (Familie: *Zingiberaceae*) ist in Südchina beheimatet und wird heute in Thailand, Vietnam, auf Sri Lanka und in Indien angebaut. Das lange Rhizom wird gegraben und in 5–10 cm lange Stücke geschnitten; beim Trocknen verfärben sie sich intensiv braun (Phlobaphenbildung).

Sensorische Eigenschaften. Geruch: aromatisch. Geschmack: würzig, schwach brennend, etwas bitter.

Inhaltsstoffe. Die Hauptmenge an extrahierbaren Bestandteilen entfällt auf Fett, Zucker, Stärke (20–25%) und auf Gerbstoffrot (Phlobaphene).

Die den Gewürzcharakter bestimmenden Inhaltsstoffe sind:

- das ätherische Öl (0,3–1,5%), hauptsächlich aus Sesquiterpenkohlenwasserstoffen und Sesquiterpenalkoholen bestehend, neben wenig Pinen, Eukalyptol (= Cineol) und Eugenol,
- Nichtwasserdampfflüchtige, lipophile Stoffe, insbesondere Diarylheptanoide, d. s. 1,7-diarylsubstituierte 3-Hydroxy-5-heptanone. Einige Vertreter, und zwar die mit dem Substitutionsmuster des Vanillins (4-Hydroxy-3-methoxyphenyl) weisen einen scharfen Geschmack auf.

Zur analytischen Kennzeichnung (DC) können die Flavonoide herangezogen werden, die als Aglykone (nicht an Zucker gebunden) vorliegen: das Galangin (3,5,7-Trihydroxyflavon), der Galagin-3-methylether und das Kämpferid (4′-Methoxy-3,5,7-trihydroxyflavon).

Anwendung. Als Gewürz für Spirituosen vom Typus der Magenbitter und für alkoholfreie oder alkoholarme Bittergetränke. Pharmazeutisch als appetitanregendes Mittel (Stomachikum).

5.3.3 Ingwer

Herkunft. Ingwer besteht aus dem geschälten oder ungeschälten Rhizom von *Zingiber officinale* ROSCOE (Familie: *Zingiberaceae*), einer in vielen tropischen Gebieten der Erde – insbesondere auf Jamaika, in Südchina, Indien und Westafrika – kultivierten Staude. Der pharmazeutisch verwendete Ingwer kam traditionell aus Jamaika. Heute ist Jamaika-Ingwer schwer erhältlich; die aus China importierte Ware soll jedoch qualitativ ebenbürtig sein.

Sensorische Eigenschaften. Bis zu 10 cm lange, fingerförmig verzweigte, von der Seite zusammengedrückte Stücke mit faserigem Bruch. Außen schmutzig-grau bis hellbraun (ungeschälter Ingwer) oder außen weiß bis hellgelb (vom Korkgewebe befreiter, geschälter Ingwer). Der Geruch der Droge ist aromatisch-würzig, wobei die Geruchsnote, je nach Sorte unterschiedlich ist; der Jamaika-Ingwer und

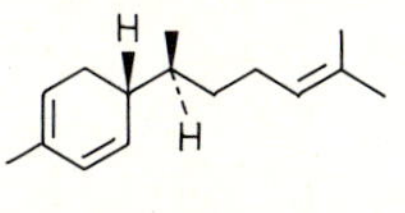

Zingiberen; $C_{15}H_{24}$
(~30%)

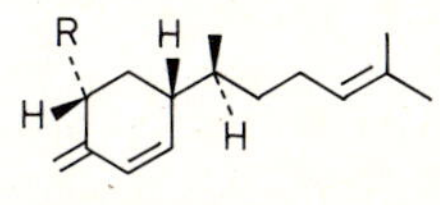

R = H: (–)-Sesquiphellandren (15–20%)
R = OH: *trans*-β-Sesquiphellandrol; $C_{15}H_{24}O$

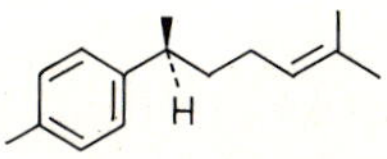

(+)-*ar*-Curcumen
(10–15%);
$C_{15}H_{22}$

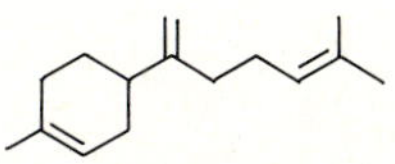

β-Bisabolen (10–15%);
$C_{15}H_{24}$

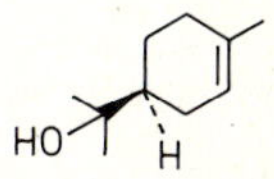

(–)-α-Terpineol;
$C_{10}H_{18}O$

Abb. 5.13. Einige Bestandteile des ätherischen Öls aus dem Ingwerrhizom. Das Aroma des Ingwers wird von monozyklischen Sesquiterpenen, vorab vom *trans*-β-Sesquiphellandren und dem *ar*-Curcumen geprägt. Der zitronenähnliche Geruch des Jamaika-Ingwers beruht auf dem Vorkommen von Monoterpenen, wie dem α-Terpineol neben Geranial und Neral. Zu der erdigen Note des Ingwers scheint das *trans*-β-Sesquiphellandrol beizutragen

der aus China stammende Ingwer zeichnen sich durch eine blumig-zitronenartige Geruchsnote aus (s. auch Abb. 5.13). Ingwer schmeckt brennend-scharf.

Inhaltsstoffe. Neben organischen Säuren, Fetten, Zucker (~50%) und Schleimstoffen als wertbestimmend:

- Ätherisches Öl (1–2%; nach ÖAB, mindestens 1,5%); nach Pharm. Helv. VI mindestens 1,7%) mit (–)-Zingiberen (30%), β-Bisabolen (10–15%), (–)-Sesquiphellandren (15–20%), (+)-*ar*-Curcumen, Citral und Citronellylacetat als Hauptbestandteilen.
- Nicht wasserdampfflüchtige, lipophile Stoffe („Harz"; etwa 5–8%), darunter Scharfstoffe, insbesondere 5-Hydroxy-1-(4-hydroxy-3-methoxyphenyl)-3-decanon und Homologe (= Gingerole); daneben die den Gingerolen entsprechenden Anhydroverbindungen (= Shogaole) sowie Vanillylaceton (= Zingeron).

Wertbestimmung

- Volumetrische Bestimmung des Gehalts an ätherischem Öl.
- Wertbestimmung der Scharfstoffe ist möglich: Extraktion mit lipophilen Lösungsmitteln → dünnschichtchromatographische Abtrennung der Gingerole und Shogaole → Umsetzung mit einem chromogenen Reagens → kolorimetrische oder densitometrische Auswertung (Literatur bei Karl 1982, S. 73).

Verwendung. Fein gemahlen als Gewürz für Süßwaren (Lebkuchen, Printen, Biskuits), Suppen und Fleischgerichte; als Bestandteil von Gewürzmischungen, insbesondere des Currypulvers. Als Ingwerextrakt zur Herstellung von Likören und des in den angelsächsischen Ländern beliebten *ginger ales*, eines alkoholfreien Getränkes.
Trinken eines Infuses aus Ingwer ruft im Mund und Magen Brennen und Wärmegefühl hervor; diese subjektiven Effekte sind erwünscht, wenn eine Schwitzkur durchgeführt werden soll.
Wie mehr oder weniger alle Stoffe mit Wirkung auf die chemischen Sinne (Geruch und Geschmack), induziert Ingwer reflektorisch die Sekretion von Verdauungssäften, insbesondere von Speichelsekret. Daher verwendet man Ingwerextrakte als Rezepturbestandteil in appetitanregenden Tonikas.
Ingwerpulver soll in einer Dosierung von 2 g präventiv gegen Reisekrankheit (Fahrkrankheit) wirksam sein; es soll in der Wirkungsstärke mit der antiemetisch wirksamen Einzeldosis des Diphenhydramin (100 mg) vergleichbar sein (Mowrey u. Clayson 1982).
Anwendungsweise: 2 g frisch gepulverte Droge mit etwas Flüssigkeit einnehmen. Ein spezifischer Wirkstoff ist nicht bekannt; daher bleibt abzuwarten, ob mehr als ein Plazeboeffekt im Spiel ist.

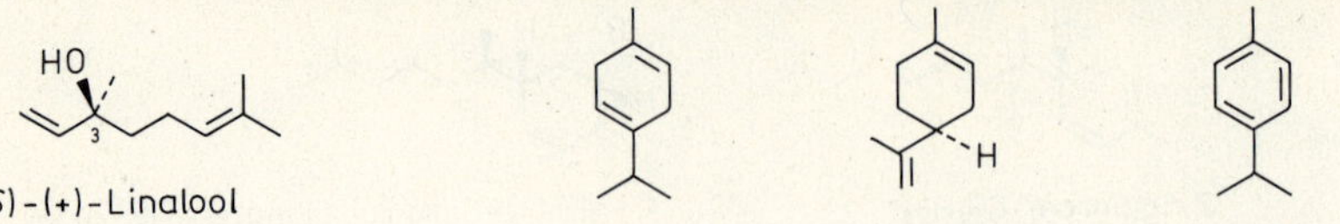

(3S)-(+)-Linalool
(Synonym: Coriandrol)
60–80%

γ-Terpinen
bis 10%

Limonen
~2%

p-Cymen
~4%

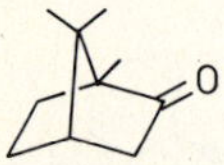

Kampfer
bis 5%

$CH_3-(CH_2)_n-C\overset{O}{\underset{H}{\diagup}}$
n=7: Nonanal; 0,07%
n=8: Decanal; 0,31%

$CH_3-(CH_2)_n-CH\overset{t}{=}CH-C\overset{O}{\underset{H}{\diagup}}$
n=6: trans-Decen-2-al; 0,07%
n=8: trans-Dodecen-2-al; 0,4%

Abb. 5.14. Einige charakteristische Bestandteile des Korianderöls. Hauptbestandteil und das Aroma in erster Linie bestimmend ist (+)-Linalool, das, rein dargestellt, einen an Maiglöckchen erinnernden Geruch aufweist. Die Geruchsnote der enantiomeren (3R)-(−)-Form, die in der Ackerminze *Mentha arvensis* L. vorkommt, weicht im Aroma deutlich ab. Der Carbonylgehalt des Korianderöls, zurückzuführen auf Vorkommen von Kampfer, ist für das Aroma abträglich und sollte 6% nicht übersteigen. Einige ungesättigte und gesättigte Aldehyde kommen zwar in nur geringen Mengen vor, sind aber für das typische Korianderaroma wesentlich bestimmend

5.3.4 Korianderfrüchte

Herkunft. Die getrockneten Früchte (Doppelachänen) von *Coriandrum sativum* L. (Familie: *Apiaceae* bzw. *Umbelliferae*). Die Pflanze ist ein ein- oder zweijähriges Kraut, das im Mittelmeergebiet, in der UdSSR, in Ostasien und in den USA angebaut wird.

Sensorische Eigenschaften. Kugelige Früchte, etwa 3–5 mm im Durchmesser (var. *vulgare*) oder 1,5–3 mm (var. *microcarpum*). Reife getrocknete Früchte riechen aromatisch-gewürzhaft mit einer blumigen Beinote. Der Geschmack ist süßlich und etwas brennend. Die unreifen Früchte weisen, wie die ganze Pflanze, einen unangenehmen wanzenähnlichen Geruch auf; er soll durch das Vorkommen von *trans*-Tridecen-2-al hervorgerufen sein.

Inhaltsstoffe. Der angenehme Geruch und Geschmack der reifen Korianderfrüchte beruht auf dem Gehalt an ätherischem Öl mit dem rechtsdrehenden Linalool als Hauptkomponente (s. Abb. 5.14). Weitere Inhaltsstoffe gehören zu den im Pflanzenreich weit verbreiteten Stoffen:

- primäre Stoffwechselprodukte: Zucker (Glukose, Fruktose, Saccharose), Proteine (11–17%), fettes Öl (20–21%);
- sekundäre Stoffwechselprodukte: Chlorogen- und Kaffeesäure, Flavonoide, Sterine und Triterpene (bisher nicht detailliert untersucht).

Anwendung. Korianderfrüchte sind ein viel verwendetes Gewürz: als Brotgewürz, als Bestandteil von Lebkuchengewürzen, von Fischgewürzen und Wurstgewürzmischungen; zum Aromatisieren von Likören und medizinischen Spirituosen, wie des bekannten Karmelitergeistes. Koriander ist als Geruchs- und Geschmackskorrigens auch für Teemischungen geeignet. Daß die bei Überdosierung von Sennesblättern oder Faulbaumrinde auftretenden Bauchschmerzen durch Zusatz von Koriander antagonisiert werden, wird immer wieder behauptet: Ob tatsächlich spasmolytisch wirksame Konzentrationen in der Zubereitung vorliegen, ist jedoch fraglich.

Unerwünschte Wirkungen. Koriander gehört zu den Gewürzen, die Allergien auslösen können. Ob Limonen, dessen sensibilisierende Wirkung bekannt ist (Merck Index USA, 10. Aufl. 1983), der Alleinverursacher ist, ist unbekannt.

5.3.5 Majoran

Herkunft. Stammpflanze ist *Majoranus hortensis* MOENCH (Familie: *Lamiaceae* bzw. *Labiatae*); wird im Mittelmeerraum als mehrjährige Staude kultiviert und liefert Blattmajoran (z. B. den französischen Staudenmajoran), in Mittel- und Nordeuropa in einjähriger Form und liefert den Knospenmajoran (z. B. den deutschen Majoran).

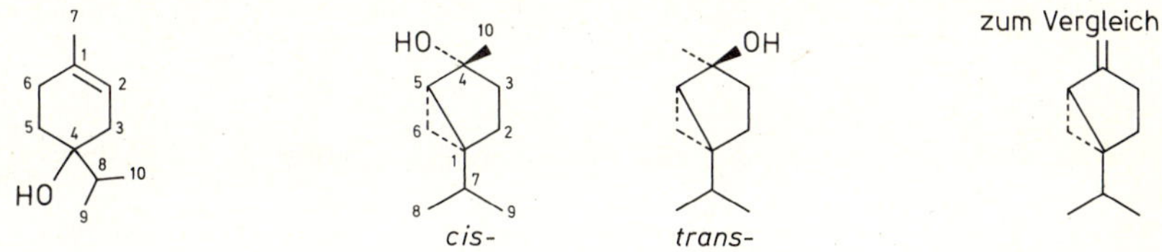

1-Terpinen-4-ol

cis-Sabinenhydrat; $C_{10}H_{18}O$
(Synonym: Thujanol-4)

trans-Sabinenhydrat

zum Vergleich:

Sabinen; $C_{10}H_{16}$

Abb. 5.15. Das ätherische Öl des Majorans setzt sich aus mindestens 50 Komponenten zusammen. Hauptinhaltsstoffe sind die 3 Monoterpenalkohole 1-Terpinen-4-ol, *cis*-Thujanol-4 (*cis*-Sabinenhydrat) und *trans*-Thujanol-4 (*trans*-Sabinenhydrat). Sensorische Vergleiche zeigten, daß *cis*-Sabinenhydrat allein gute, zusammen mit Terpinen-4-ol sehr gute majoranähnliche Eigenschaften aufweist; hingegen besitzt *trans*-Sabinenhydrat kein majorantypisches Aroma (Oberdieck, 1981).
Hinweis: Man beachte die unterschiedliche Bezifferung des Menthan- und des Thujongerüstes

Sensorische Eigenschaften. Majoran hat einen aromatischen Geruch und einen charakteristisch würzigen, leicht brennenden Geschmack.

Inhaltsstoffe. Ätherisches Öl (mindestens 0,9%) mit überwiegend Terpinen ($C_{10}H_{16}$; monozyklisch, 2 Doppelbindungen), Terpineolen ($C_{10}H_{17}$–OH; monozyklisch, 1 Doppelbindung) und *cis*-Sabinenhydrat (s. Abb. 5.15).
Weiterhin Phenole, darunter die Rosmarinsäure (s. 7.2.1.3), welche für die antioxidative Wirkung des Majorans verantwortlich ist.

Verwendung. Majoran ist ein bekanntes Wurstgewürz. Wegen des Vorkommens der antioxidativ wirksamen Rosmarinsäure macht es darüber hinaus die Wurstwaren haltbarer.

Anmerkung. Majoran ähnelt in seiner chemischen Zusammensetzung sehr dem Dostenkraut, das daher auch wilder Majoran genannt wird (*Origanum vulgare*: s. 5.5.5).

5.3.6 Paprika

Herkunft. Paprika ist die getrocknete, reife, beerenartige Frucht („Trockenbeere") von *Capsicum annuum* L. (Familie: *Solanaceae*), einer einjährigen, bis 1 m hoch werdenden Pflanze, die im tropischen Amerika beheimatet ist. Durch Hybridisation sind zahlreiche Kulturformen entstanden, die sich durch Größe, Form und Farbe der Frucht, durch ihren Gehalt an Scharfstoffen sowie durch die Dicke der Fruchtwand unterscheiden. Die Stammpflanze des Cayennepfeffers ist taxo-nomisch eine eigenständige Art (vgl. *Capsicum frutescens*, 7.4.1).
Bei den Kultursorten von *C. annuum* unterscheidet man 2 Gruppen:

- Sorten, welche Gewürzpaprika liefern; es handelt sich um Kulturformen mit länglichen und rotgefärbten Früchten. Der Paprika des DAB 7 gehörte zu diesem Formenkreis, und zwar zur Varietas *longum* (DE CANDOLLE) SENDTNER.
- Gemüsepaprika; hier handelt es sich um scharfstoffarme mildschmeckende großfrüchtige Sorten, die grün bis gelbgrün gefärbt sind.

Handelsqualitäten des Gewürzpaprikas: Gewürzpaprika wird in der Regel bereits in den Produktionsländern, Ungarn, Spanien, Südfrankreich, in speziellen Paprikamühlen gemahlen. Die im Handel üblichen Sortenbezeichnungen (edelsüß-delikat, edelsüß, halbsüß, Rosenpaprika u. a. m.) beziehen sich auf die Art der Herstellung der betreffenden Produkte. Durch Entfernen der im Fruchtinneren befindlichen Scheidewände sowie der Samen – hier sind die Scharfstoffe lokalisiert – erzielt man Produkte, die kaum noch scharf, vielmehr süß und aromatisch schmecken (Pimenton oder „spanischer Paprika", edelsüßer Paprika).

Sensorische Eigenschaften. Gewürzpaprika ist lebhaft rot gefärbt, während der Lagerung, v.a. bei Lichteinwirkung, erfolgt leicht ein Farbumschlag von Rot nach Braun.
Geruch: schwach, aber mit einem charakteristischem Aroma.
Geschmack: brennend scharf, scharf bis kaum scharf (je nach Sorte).

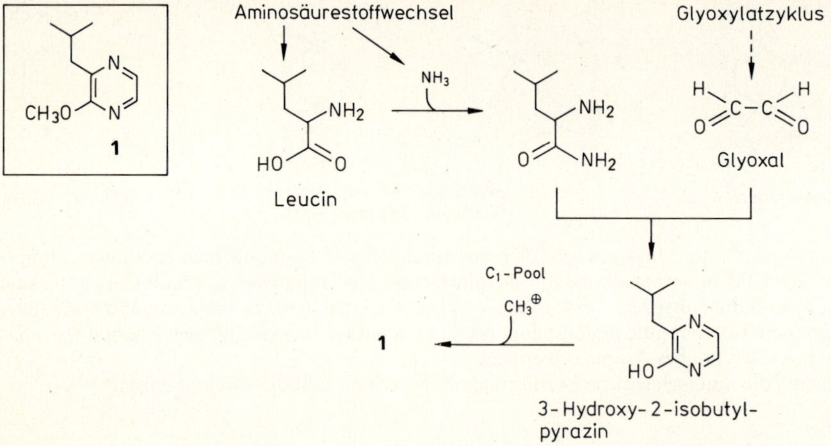

Abb. 5.16. Der charakteristische Aromastoff der Paprikafrüchte ist das 2-Isobutyl-3-methoxypyrazin (**1**). Es entsteht wahrscheinlich aus Leucin über das Amidierungsprodukt, das mit Glyoxal zum Pyrazin kondensiert. Pyrazinverbindungen kommen als Aromasubstanzen auch in anderen Gemüsearten vor, so in den grünen Erbsen und in Kartoffeln. Ansonsten sind die Alkylpyrazine die Geschmacksträger zahlreicher gerösteter, gekochter und fermentierter Nahrungsmittel (Kaffee, Erdnüsse, Popcorn u. a. m.); sie bilden sich in diesen Fällen erst sekundär durch Reaktion zwischen Kohlenhydraten und Aminosäuren („Maillard-Reaktion"). Es sind bisher über 100 Pyrazinverbindungen aus Genuß- und Lebensmitteln bekannt; sie bestimmen, obwohl sie in Mengen unter 0,001% vorkommen, fast ausschließlich deren charakteristischen Geschmack

Inhaltsstoffe

- Der scharfe Geschmack beruht auf dem Vorkommen von Capsaicin und einer Reihe dem Capsaicin nahestehenden Verbindungen, den Capsaicinoiden, darunter dem Dihydro-, dem Nordihydro- und dem Homodihydro-Capsaicin (zur Konstitution und Biosynthese s. 7.4.1). Die Scharfstoffe werden von besonderen Drüsenzellen in der Epidermis der Scheidewände (Plazenta) zusammen mit dem ätherischen Öl als kleine ölige Tröpfchen abgeschieden und sammeln sich in subkutikularen Räumen.
- Ätherisches Öl (~0,1% Nichtcapsaicinoide, doch fehlen genaue Mengenangaben) mit dem als Aromakomponente wichtigen 2-Methoxy-3-iosbutypyrazin (s. Abb. 5.16), daneben Capsiamid, ein Acetamidderivat, und zwar das N-(13-Methyltetradecyl)-acetamid.
- Die rote Farbe beruht auf dem hohen Gehalt (0,3–0,8%) an lipophilen Karotinoiden, die frei und als Fettsäureester vorliegen; darunter Capsanthin (35% der Gesamtmenge), α-Carotin (10%) und Violaxanthin (10%).
- Antimykotisch wirksame Steroidsaponine (0,2–0,3%), hauptsächlich Capsicosid, ein bisdesmosidisches Gitogenin (Spirostan-2α,3β-diol).
- Flavonglykoside, darunter Apiin (liefert bei Säurehydrolyse Apigenin, Apiose und Glukose) und Luteolin-7-glucosid.
- Ascorbinsäure (0,04–0,21% in der frischen Frucht, bezogen auf die Frischsubstanz); somit enthält Paprika 4- bis 6mal mehr Vitamin C als Zitronensaft.
- Zucker (6–7% Glukose und Saccharose), die neben dem ätherischen Öl mit dem Pyrazin und den Capsaicinoiden für den charakteristischen Geschmack des Paprika verantwortlich sind.

Wertbestimmung. Die Bestimmung der Schärfe kann quantifiziert und zu einer sensorischen Grenzwertbestimmung des Capsaicingehaltes herangezogen werden (z. B. Paprika nach DAB 7).

Photometrische Bestimmungen des Gehalts an Capsaicinoiden basieren auf der phenolischen Hydroxylgruppe:

- Sie läßt sich mit einem diazotierten Amin unter Diazoniumsalzbildung kuppeln oder

- mit 2,6-Dichlorchinonchlorimid zu einem blauen Indophenolfarbstoff umsetzen (vgl. 7.4.1).

Verwendung. Wegen seines scharfen Geschmacks, des spezifischen Aromas sowie der Farbe ist Gewürzpaprika ein sehr vielseitiges Küchengewürz. Paprika ist ferner Bestandteil von Gewürzmischungen (des Currypulvers) und von Gewürzzubereitungen (Tomatenketchup).
Pharmazeutisch zur Herstellung einer Tinktur, die innerlich zur Steigerung des Appetits und zur Förderung der Magensaftsekretion angewendet wird. Dosierung: 0,05 g.

5.3.7 Pfeffer

Vorbemerkung. Man unterscheidet drei Handelsformen, die alle gleichermaßen von *Piper nigrum* L. (Familie: *Piperaceae*) stammen:

- Schwarzer Pfeffer besteht aus den ausgewachsenen, unreif geernteten und getrockneten Früchten.
- Weißer Pfeffer wird aus den reifen rotgefärbten Früchten hergestellt, indem der äußere Teil der Fruchtwand durch Abreiben entfernt wird. Eine weniger gute Qualität wird dadurch gewonnen, daß schwarzer Pfeffer mittels besonderer Schälmaschinen von der äußeren schwarzen Schale befreit wird.
- Als grünen Pfeffer bezeichnet man die frischen unreifen Früchte, die – gefriergetrocknet oder in Salz oder Essig eingelegt – in den Handel gelangen.

Hinweis: Beim sog. rosa Pfeffer handelt es sich um die Früchte von *Schinus molle* L. (Familie: *Anacardiaceae*).

Herkunft. Die Stammpflanze, *Piper nigrum* L., ist ein im südlichen Indien (Wälder der Malabarküste) beheimateter Kletterstrauch, der in den Kulturen – vergleichbar mit unseren Hopfenkulturen – an Stangen hochgezogen wird. Die kleinen weißen, an einer Ähre sitzenden Blüten entwickeln sich nach der Befruchtung zu beerenähnlichen Steinfrüchten, die zunächst grün sind, mit zunehmender Reife rot und schließlich gelb werden.

Anmerkung. Die schwarzbraune Farbe des schwarzen Pfeffers ist offensichtlich das Ergebnis eines Fermentationsvorgangs. Das Dunkelwerden pflanzlicher Gewebe läßt sich häufig darauf zurückführen, daß phenolische Pflanzeninhaltsstoffe über Chinone als Zwischenstufen in dunkle Pigmente übergeführt werden. In anderen Fällen sind N-haltige Verbindungen (Trypophan→Melanine) oder reaktionsfähige Terpenoide (Aucubin→Aucubigenin→chemisch undefinierte Polymere) Startersubstanzen für Pigmentierungen. Die beim schwarzen Pfeffer ablaufenden Fermentierungsvorgänge, die zur Pigmentierung führen, sind nicht näher bekannt.

Sensorische Eigenschaften. Pfeffer riecht schwach aromatisch; der Geschmack ist anhaltend scharf.

Inhaltsstoffe

- Ätherisches Öl (schwarzer Pfeffer: 1,2–3,6%; weißer Pfeffer: 1,0–2,4%). Das durch Wasserdampfdestillation gewonnene Öl schmeckt würzig, aber nicht brennend scharf, d. h. die Scharfstoffe sind nicht wasserdampfflüchtig. Das Öl ist sehr komplex zusammengesetzt: 98% entfallen auf die Kohlenwasserstofffraktion mit mindestens 26 Bestandteilen, darunter Sabinen, Limonen, 3-Caren sowie Caryophyllen; 10% entfallen auf weitere Verbindungen, hauptsächlich Phenylpropane, darunter Piperonal (Abb. 5.19), Eugenol (Abb. 5.4) und Safrol (4-Allyl-1,2-methylendioxybenzol).
- Scharf schmeckende Säureamide (5–10%), hauptsächlich Piperin (Abb. 5.17).
- Ubiquitäre Stoffe: Stärke (etwa 50%), fettes Öl (etwa 8%).

Wertbestimmung. Volumetrische Bestimmung des Gehalts an ätherischem Öl. Quantitative Bestimmung der Scharfstoffe, meist photometrisch:

- direkt durch die UV-Absorption des Piperins bei 343 nm; Anreicherung durch Benzolextraktion;
- Säurespaltung der Methylendioxygruppe→Umsetzen des gebildeten Formaldehyds mit Chromotropsäure zu einem violetten Xanthenderivat (vgl. Formelschema Abb. 5.8);
- Umsetzung mit p-Dimethylaminobenzaldehyd (Komarowski-Reaktion).

Verwendung. Pfeffer ist ein viel verwendetes Gewürz für Fleisch- und Wurstwaren, Fischgerichte und Käse.
Der scharfe Geschmack des Pfeffers kommt durch Erregung der Thermorezeptoren zu-

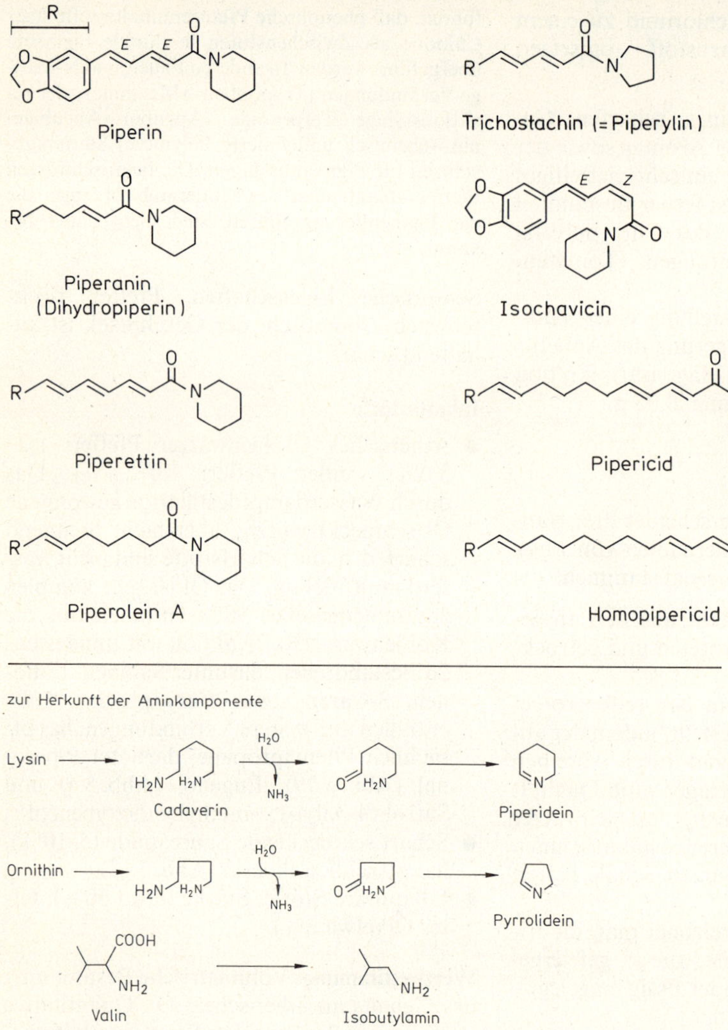

Abb. 5.17. Aus Piper-nigrum-Früchten isolierte Säureamidderivate. Säurekomponente ist in jedem Falle eine aromatische 3,4-methylendioxysubstituierte Carbonsäure unterschiedlicher Kettenlänge. Biogenetisch entstehen die Säuren aus der entsprechenden C_6-C_3-Säure (Methylendioxyzimtsäure), die durch Verknüpfung mit Essigsäureresten verlängert wurde. Die Aminokomponente variiert stärker; bisher gefunden wurden Derivate des Piperidins, des Pyrrolidins und des Isobutylamins. Die biogenetische Herkunft des Aminteils ist nicht gesichert; man darf aber annehmen, daß der Piperidinring aus Lysin, der Pyrrolidinring aus Ornithin und der Isobutylaminring aus Valin stammt.
Vom Piperin kommen mehrere Z,E-Isomere im Pfeffer vor, darunter Chavicin; den Isomeren geht der scharfe Geschmack ab. (De Cleyn et al., 1975

stande; hinzu kommt eine Schmerzkomponente. Reflektorisch wird die Speichel- und Magensaftsekretion angeregt: Die Speisen werden bekömmlicher. Als Digestivum und Karminativum sind Pfefferzubereitungen in der westlichen Medizin heute obsolet. In der tradionellen indischen Medizin spielt der Pfef-

fer – und zwar nicht nur der schwarze Pfeffer sondern eine Reihe weiterer Pfefferarten (*Piper longum* L., *Piper chaba* HUNTER) – eine große Rolle. Die Anwendung als Expektorans, v. a. bei chronischer Brochitits, ist vermutlich berechtigt: Es ist hinreichend bekannt, daß Reizung der Magenschleimhaut

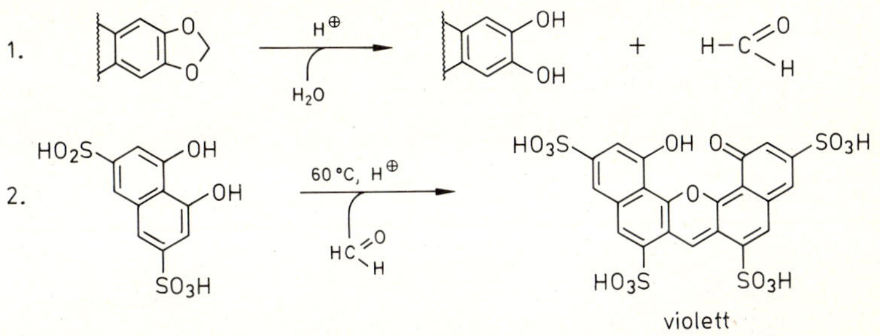

Abb. 5.18 Die Scharfstoffe des Pfeffers sind im aromatischen Teil durch eine Methylendioxygruppe substituiert, formal ein Acetal des Formaldehyds mit dem Brenzkatechin. Darauf basiert eine Möglichkeit zur quantitativen spektroskopischen Bestimmung der Scharfstoffe. Durch Kochen mit Säure wird Formaldehyd freigesetzt, der durch Destillation abgetrennte und mit Chromotropsäure zum violetten Xanthenderivat umgesetzt wird. Messung bei 570 nm. Die gleiche Methode eignet sich auch zur quantitativen Bestimmung der Chelidoniumalkaloide im Schöllkraut (s. 8.3.6)

reflektorisch die Sekretion der Bronchialdrüsen stimulieren kann (vgl. z. B. Ziment 1976).

5.3.8 Piment

Herkunft. Piment, volkstümlich als Nelkenpfeffer, Gewürzkörner, Allgewürz oder Neugewürz bezeichnet, sind die Beerenfrüchte des 6–13 m hoch werdenden Pimentbaums *Pimenta dioica* (L.) MERR (Familie: *Myrtaceae*), der in Mittelamerika heimisch ist und besonders auf Jamaika kultiviert wird. Die Früchte werden kurz vor der Reife geerntet und rasch getrocknet; in ausgereiftem Zustand haben sie nur wenig Aroma.

Sensorische Eigenschaften. Geruch und Geschmack erinnern gleichzeitig an Nelken, Muskat und Zimt (daher die Bezeichnung Allgewürz, englisch *"allspice"*). Beim längeren Kauen macht sich auf der Zungenspitze ein leicht anästhesierendes Gefühl bemerkbar.

Inhaltsstoffe. Neben Stärke, Zucker, fettem Öl und Gerbstoff als wertbestimmend ätherisches Öl (3–5%) mit Eugenol als Hauptbestandteil (65–80%). Weitere Bestandteile sind: Methyleugenol, Eukalyptol (Synonym: 1,8-Cineol), Chavicol, Linalool, Caryophyllen und zahlreiche andere Mono- und Sesquiterpene.

Verwendung. Als Gewürz für Gebäck (Lebkuchen), für Fisch- und Wurstwaren sowie in der Spirituosenindustrie. In der Pharmazie wird es als Geruchs- und Geschmackskorrigens, allerdings selten, verwendet.

5.3.9 Vanille

Herkunft. *Vanilla planifolia* ANDREWS ist eine tropische Orchidazee Zentralamerikas, Mexikos und des nördlichen Südamerikas. Sie ist eine kletternde Schlingpflanze. Schon in der ersten Hälfte des 19. Jahrhunderts hat man Kulturen in anderen Weltteilen angelegt, so v. a. auf Réunion (Ile de Bourbon), aber auch auf Madagaskar und Mauritius. Die Kulturen auf Java, Sri Lanka, Tahiti usw. sind weniger bedeutend. Bei den ersten Kulturversuchen auf Réunion ergab sich folgende Merkwürdigkeit: Man erhielt zwar gut gedeihende Pflanzen, die auch zur Blüte kamen, aber keine Früchte ansetzten. Die Blüte der Vanille ist so gebaut, daß eine Befruchtung in der Natur nur durch Kolibris und ganz bestimmte Insekten möglich ist. Das Fehlen dieser Tiere in den Ländern, in denen man neue Kulturen der Vanille angelegt hatte, erklärte den ausbleibenden Fruchtansatz. Man ist daher auf künstliche Befruchtung angewiesen, die durch Andrücken der Pollensäcke auf die Narben ausgeführt wird.

Man erntet die Frucht in noch unreifem Zustand, wenn sie sich gelb zu färben beginnt, da sie ausgereift als einfächrige Kapsel aufspringen würde. Zu diesem Zeitpunkt ist die Frucht geruchlos. Die dunkle Farbe und der typische Geruch entstehen erst durch Fermentationsprozesse, die hauptsächlich auf zwei verschiedenen Arten durchgeführt werden.

Mexikanisches oder Trockenverfahren: Die unreifen, angewelkten Früchte werden tagelang der prallen Sonne ausgesetzt, dann – in

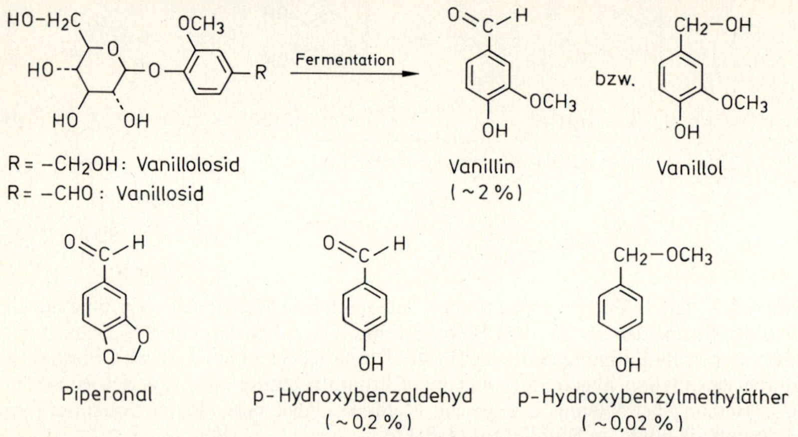

284   5 Ätherische Öle und Drogen, die ätherisches Öl enthalten

R = –CH₂OH: Vanillolosid
R = –CHO : Vanillosid

Vanillin (~2 %)

Vanillol

Piperonal

p-Hydroxybenzaldehyd (~0,2 %)

p-Hydroxybenzylmethyläther (~0,02 %)

Abb. 5.19. Der typische Geruch der Vanille entsteht erst im Verlaufe eines Fermentationsprozesses. Chemisch betrachtet besteht der enzymatische Prozeß darin, daß aus den geruchlosen Vorstufen die Duftstoffe – wohl meist durch Glucosidasewirkung – in Freiheit gesetzt werden. Aus frischen Früchten wurde beispielsweise Vanillin als Vanillinmonoglucosid (= Vanillosid) isoliert. Analog liegt das Vanillol als Vanillolglucosid (= Vanillolosid) vor. Die glykosidischen Vorstufen sind geruchlos. Neben dem Vanillin enthält die Vanille noch viele weitere Duftstoffe, die ihr ein feines ausgeglichenes Aroma verleihen, darunter p-Hydroxybenzaldehyd und p-Hydroxybenzylmethylether. Bisher wurden 169 Aromastoffe aus der Bourbon-Vanille identifiziert, von denen lediglich 26 in Konzentrationen über 1 ppm in der Schote enthalten sind. Als minderwertig gelten die Schoten von *V. pompona* und *V. tahitensis*, die – bedingt durch das Vorkommen von Piperonal – ein abweichendes Aroma besitzen

Decken gehüllt – in sog. Schwitzkästen gebracht, wobei sich die Fermentation unter Temperaturerhöhung vollzieht. Dieser Prozeß wird mehrmals wiederholt.

Südamerikanisches oder Heißverfahren (Réunion, Madagaskar usw.): Man taucht die unreifen Früchte einmal oder mehrmals während einiger Sekunden bis zu 3 min je nach Temperatur in Wasser von 65–90 °C. Dabei wird das Gewebe abgetötet. Die abgetropften Früchte werden zu Haufen geschichtet oder über Nacht in Behälter verpackt, wobei sie einen Schwitzprozeß durchmachen, und anderntags zwischen Wolldecken in dünner Lage der Sonne ausgesetzt. Anschließend werden sie noch mehrere Wochen getrocknet. Je nach der Gegend werden die beiden Verfahren etwas variiert.

Sensorische Eigenschaften. Riecht angenehm blumig nach Vanillin, jedoch viel feiner und voller als die Reinsubstanz.
In Lebensmitteln, wie z. B. Speiseeis, gibt sich Vanille durch die kleinen, höchstens 0,3 mm dicken, schwarzbraunen Samen zu erkennen.
Inhaltsstoffe. Mexikanische Vanille enthält 1,3–1,8%, die Bourbon-Vanille bis zu 3% Va-

nillin. Das charakteristische Aroma wird auch durch Begleitstoffe mitgeprägt wie Vanillylalkohol, *p*-Hydroxybenzaldehyd, Zimtsäureester sowie zahlreiche Spurenstoffe (Abb. 5.19). Die Aromastoffe, derentwegen die Vanille geschätzt wird, sind innerhalb der Frucht in sog. Papillen lokalisiert, mit denen die innere Fruchtwand besetzt ist.
Verwendung. Vanille ist sehr zum Aromatisieren von Schokolade, Feingebäck und Speiseeis geeignet. Auch in der Pharmazie wird sie zum Aromatisieren süß schmeckender Präparate eingesetzt. Man sagt der Vanille auch eine aphrodisische Wirksamkeit nach.

5.3.10 Zimt

5.3.10.1 Übersicht über die Handelssorten

Unter Zimt versteht man die zumeist von äußeren Gewebeschichten (Kork und primäre Rinde) ganz oder teilweise befreite, getrocknete Rinde von jungen Stämmen, Ästen oder Wurzelschößlingen verschiedener ostasiatischer *Cinnamomum*-Arten (Familie: *Lauraceae*).

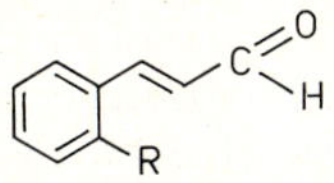

R = H: Zimtaldehyd (**1**)
R = OCH₃: o-Methoxy-**1**

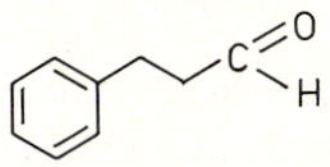

Dihydrozimtaldehyd

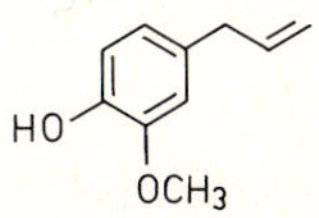

Eugenol

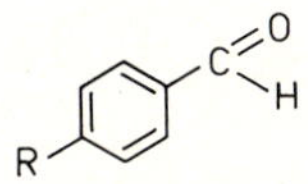

Abb. 5.20. Einige Bestandteile des ätherischen Öles der Zimtrinde von *Cinnamomum verum* PRESL (Synonym: *C. zeylanicum* BLUME). Das Aroma wird aber nicht ausschließlich durch die Hauptbestandteile bestimmt: An Nebenbestandteilen wurden u. a. nachgewiesen Methyl-*n*-amylketon, Furfural, α-Pinen, Phellandren, Cymen, Nonylaldehyd, Linalool und Caryophyllen

R = H: Benzaldehyd
R = −CH(CH₃)₂: Cuminaldehyd

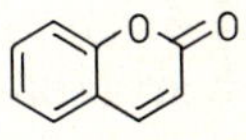

Kumarin

Die folgenden Handelssorten werden in Europa angeboten:

- Ceylon-Zimt von *Cinnamomun verum* PRESL. (Synonym: *C. zeylanicum* BLUME),
- chinesischer Zimt von *C. aromaticum* NEES (Synonym: *C. cassia* BLUME),
- Padung- oder Burma-Zimt von *C. burmanii* BLUME,
- Saigon-Zimt von *C. loureirii* NEES.

Wegen seines feinen aromatischen Geruchs und seines würzig-brennenden, süßlich – nicht herben – Geschmacks wird der Ceylon-Zimt am höchsten geschätzt. Die europäischen Pharmakopöen schreiben als pharmakopöegerecht den Ceylon-Zimt vor; in den USA hingegen wird (oder wurde) unter „Cinnamom NF" der Saigon-Zimt verstanden.

5.3.10.2 Ceylon-Zimt

Cinnamomum zeylanicum BLUME ist ein immergrüner Baum mit schönen lederartigen Blättern und rispig angeordneten gelben Blüten. In den Kulturen wird die Pflanze zurückgeschnitten, um sie strauchartig niedrig zu halten; durch das Abschneiden des Hauptstamms erzielt man, daß sich mehr lange, dünne Triebe entwickeln, welche die beste Droge liefern. Die Rinde dieser Triebe wird mit dem Messer abgelöst und von den Rindenstückchen das äußere Gewebe bis auf den Steinzellenring abgeschabt. Beim Trocknen verfärbt sich die ursprünglich helle Rinde braunrot, offenbar infolge enzymatischer Phlobaphenbildung aus reichlich vorhandenen Catechinen.

Sensorische Eigenschaften. Geruch: balsamisch-würzig. Geschmack: würzig-brennend und leicht süßlich.

Inhaltsstoffe. Neben Zucker, Stärke, Schleim-, Gerb- und Farbstoffen ätherisches Öl (1–2%) mit Zimtaldehyd als Hauptkomponente (65–75%); weitere 4–10% entfallen auf Phenole, hauptsächlich auf Eugenol. Gaschromatographisch wurden etwa 20 weitere Substanzen nachgewiesen, darunter Zimtsäure, Dihydrozimtaldehyd, Benzaldehyd und das in ätherischen Ölen überaus verbreitete Caryophyllen (β-Caryophyllen) neben Humulen (α-Caryophyllen) (Abb. 5.23).

Analytische Leitstoffe im Dichlormethanauszug und im ätherischen Öl, das bei der Gehaltsbestimmung anfällt:

- Dünnschichtchromatographischer (dc) Nachweis von Zimtaldehyd und *o*-Methoxyzimtaldehyd; deren Detektion mittels *o*-Dianisidin → Bildung gelbbrauner Schiff-Basen (Imine).
- Prüfung auf Kumarin (1,2-Benzopyron), das sich nach Besprühen mit KOH in Methanol durch eine intensiv grüne Fluoreszenz zu erkennen gibt. Deutlich nachweisbar im Cassia-Zimt; soll im Ceylon-Zimt ganz fehlen oder höchstens in Spuren vorkommen. Ermöglicht damit bei halbqualitativem Arbeiten eine Unterscheidung der beiden Handelssorten.
- dc-Prüfung auf Eugenol (4-Allyl-2-methoxyphenol), dessen Detektion mit Echtblausalz als rotbrauner Azofarbstoff. Cassia-Zimt enthält Eugenol nur als Spurenstoff; als Bestandteil des Öls aus Ceylon-Zimt gut nachweisbar.

Wertbestimmung. Die Pharmakopöen schreiben eine volumetrische Bestimmung des Gehalts an ätherischem Öl vor.

Verwendung. Als Gewürz für Süßspeisen, Back- und Süßwaren, für Magenbitter sowie zu Cola-Getränken. In der Pharmazie als Geruchs- und Geschmackskorrigens; beliebter Bestandteil in Alkohol enthaltenden Magentonikas.

5.4 Stomachika, Cholagoga, Karminativa

5.4.1 Stomachika, hier „Amara-Aromatika"

5.4.1.1 Begriffserklärung, Wirkweise, Anwendung

Stomachika, Cholagoga und Karminativa sind Begriffe der alten Medizin, welche die Arzneimittel unter dem therapeutischen Gesichtspunkt des leitenden Symptoms einteilt. Die Grenzen zwischen Stomachika, Cholagoga und Karminativa sind heute verwischt, gleichgültig, ob man die Wirkweise oder die chemische Zusammensetzung ins Auge faßt.
Unter Stomachika versteht man vorzugsweise Bittermittel und aromatische Bittermittel. Die in den aromatischen Bittermitteln (den „Amara-Aromatika") kombiniert vorliegenden Geruch- und Geschmackstoffe lösen Reflexe aus, die über den *Nervus vagus* die Magensaftsekretion in Gang bringen. Diese „psychische" Sekretion ist nicht auf die Verweildauer des Stomachikums in der Mundhöhle und im Magen beschränkt, sondern sie kann 2–3 h lang anhalten. Die Lust zur Nahrungsaufnahme wird dadurch gesteigert. Zu den reinen Bittermitteln s. Kap. 10.3.2. Angewendet werden Stomachika bei Dyspepsie, einem Beschwerdekomplex mit Appetitlosigkeit, Übelkeit, Druck- und Völlegefühl im Oberbauch, mit Aufstoßen, Sodbrennen und schlechtem Geschmack im Mund.

5.4.1.2 Hopfenzapfen

Herkunft. Hopfenzapfen sind die getrockneten, im August/September geernteten, weiblichen Blütenstände von *Humulus lupulus* L. Die Gattung *Humulus* gehört taxonomisch zur Ordnung der *Urticales*, die von den Systematikern unterschiedlich in Familien untergliedert wird, so daß *Humulus* entweder in die Familie der *Cannabaceae* (*Cannabinaceae*) oder in die der *Moraceae* zu stehen kommt.

Hopfen ist eine zweihäusige, ausdauernde, rechtswindende Kletterpflanze. In Hopfenkulturen baut man nur weibliche Pflanzen an; dadurch wird vermieden, daß reife Samen (bis 6 cm lange Nüsse), die viel wiegen, aber keinen Nutzwert haben, in die Hopfenernte gelangen. Die weiblichen Blütenstände sind dichtblütige Kätzchen; das zapfenartige Aussehen bekommen sie durch die zahlreichen Brakteen (Hochblätter als „Zapfenschuppen"). Jede Einzelblüte ist von einem Tragblatt, dem Vorblatt, umschlossen. Hoch- und Vorblätter sind mit becherförmigen Drüsenschuppen bedeckt, die sowohl ätherische Öle als auch die Bitterstoffe enthalten.

Sensorische Eigenschaften. Aromatischer Geruch, würzig bitterer Geschmack.
Hinweis. Mit zunehmender Lagerdauer ändert sich der Geruch; alter Hopfen kann unangenehm nach Isovaleriansäure riechen. Auffallenderweise sind es gerade Drogen mit unangenehmer Geruchsnote, wie Baldrian, Hopfen oder *Asa foetida*, die in der Volksmedizin als „Antihysterika" verwendet werden.

Inhaltsstoffe. Bitterstoffe (18%), ätherisches Öl (0,2–0,5%), Tannine (Polyphenole: 3,5%), Rohprotein (20%), Ballaststoffe (Rohfaser; 15%), mineralische Bestandteile (Asche; 8%).

Wertbestimmende Inhaltsstoffe. Das Hopfenaroma beruht wesentlich auf dem *ätherischen Öl*. Über 150 Verbindungen wurden nachgewiesen; darunter die mengenmäßig dominierenden Stoffe Humulen, Caryophyllen und Myrcen (Abb. 5.23). Nach dem Mengenverhältnis der Terpene unterscheidet man zwischen myrcenreichen und humulenreichen Hopfensorten. Die humulenreichen Sorten (z. B. Hallertauer, Saazer) zeichnen sich durch ein besonders feines Aroma aus.
Der *Bitterwert* des frisch geernteten Hopfens beruht hauptsächlich auf der Humulongruppe (dem sogenannten α-Harz), einem Stoffgemisch, dessen Einzelbestandteile in der Seitenkette variieren: Isovalerianylrest im Humulon, Isobutyryl im Cohumulon und 2-Methylbutyryl im Adlupulon (s. Abb. 5.22).

Hinweis. Die dem Humulon chemisch sehr nahe stehenden Lupulone schmecken nicht bitter. Man kann sie aber als „Pro-Bitterstoffe"

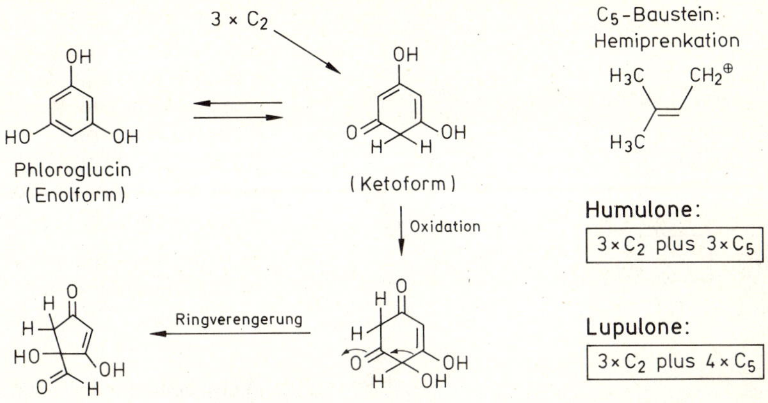

5.4 Stomachika, Cholagoga, Karminativa

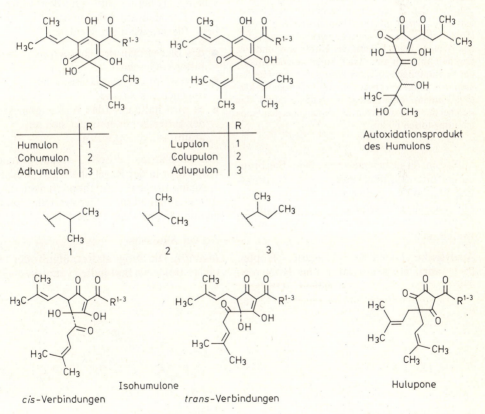

Abb. 5.21. Die genuinen, d. h. die in der frischen Droge vorkommenden Hopfenbitterstoffe, die Humulone und die Lupulone, stellen Derivate der Diketoform des Phloroglucins dar. Der Phloroglucinteil ist durch Hemiprene in unterschiedlichem Maße substituiert. Während der Trocknung, Lagerung und Verarbeitung entstehen durch Isomerisierung, Oxidation und Polymerisation eine große Zahl von Folgeprodukten, die sich vom Cyclopentanon ableiten (s. auch Abb. 5.22.)

Abb. 5.22. Im frischen Hopfen liegen die Bitterstoffe vorwiegend in Form der Humulone (= α-Bittersäuren) und der Lupulone (β-Bittersäuren) vor. Die Humulone schmecken sehr bitter, die Lupulone hingegen kaum. Beim Lagern des Hopfens verändern sich die Bittersäuren; autoxidativ bildet sich beispielsweise aus Humulon unter Absprengung einer C_6-Kette ein Tetraketo-tetrahydroxy-derivat. Beim Würzkochen des Biers gehen die Humulone in die Isohumulone über, die Lupulone in die Hulupone

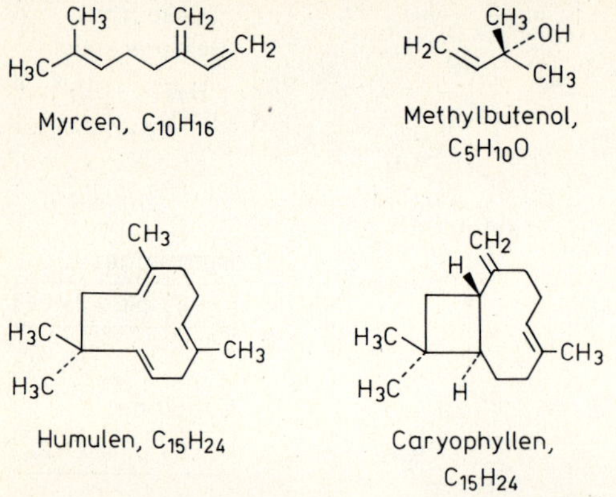

Myrcen, C₁₀H₁₆

Methylbutenol, C₅H₁₀O

Humulen, C₁₅H₂₄

Caryophyllen, C₁₅H₂₄

Abb. 5.23. Das ätherische Öl des Hopfens riecht frisch, würzig-aromatisch und leicht balsamisch. Bisher wurden über 150 Verbindungen nachgewiesen. Hauptbestandteile sind Myrcen und Humulen, das hier, wie in anderen Drogen auch (z. B. im Nelkenöl), vom isomeren Caryophyllen begleitet ist. Nach dem Mengenverhältnis dieser Hauptterpene teilt man den Hopfen in myrcenreiche und humulenreiche Sorten ein. Die humulenreichen Sorten (Hallertauer, Saazer, Spalt) haben ein besonders feines Aroma. Beim Lagern des Hopfens nimmt der Ölgehalt ab, auch nimmt der Anteil sauerstoffhaltiger Verbindungen zu. Zwei Jahre gelagerter Hopfen kann bis zu 0,15% (bezogen auf die Droge) 2-Methyl-3-buten-2-ol enthalten, ein Kunstprodukt, das sich bei der autoxidativen Zersetzung aus den Hopfenbitterstoffen bildet

auffassen, da sie beispielsweise beim Bierbrauen in bitter schmeckende Isomerisierungs- und Oxidationsprodukte (in die Luputrione und Humulone) übergehen. Angaben, daß der Hopfen östrogen wirksame Stoffe enthält treffen nicht zu.

Analytische Leitstoffe. Gelagerter Hopfen (>1 Jahr), Hopfenextrakte und Hopfenextrakte enthaltende Fertigarzneimittel enthalten, sofern keine besonderen Vorsichtsmaßnahmen getroffen werden, keine nachweisbaren Mengen genuiner Bitterstoffe (Hänsel u. Schulz 1986a, b).

In den erwähnten Präparationen können jedoch die folgenden Bestandteile noch analytisch faßbar sein:

- 2-Methy-3-buten-2-ol,
- Xanthohumol (Abb. 5.24),
- Flavonole (hauptsächlich Quercetin-3-rhamnosid und Astragalin).

Verarbeitung. Der für Brauereizwecke verwendete Hopfen wird, um Qualitätsverluste zu vermeiden, raschest getrocknet und weiterverarbeitet. Auch bei sachgemäßer Lagerung erleidet Hopfen Qualitätsverluste, so daß man heute zu einem hohen Prozentsatz Hopfenextrakte – und zwar vorzugsweise mit überkritischem CO_2 hergestellt – zum Bierbrauen einsetzt. Die Hauptfunktionen des Hopfens sind beim Bierbrauen die folgenden:

- das Bier enthält den charakteristischen bitteren Geschmack;
- es gewinnt ein charakteristisches, angenehmes Aroma;
- es wird haltbarer (das Wirkungsspektrum der Bittersäuren erstreckt sich auf grampositive Bakterien).

Der für pharmazeutische Zwecke verwendete Hopfen ist in der Regel überlagert; weder die Ausgangsdroge (Pharmahopfen) noch die Extrakte enthalten in nennenswertem Umfange genuine Aroma- und Bitterstoffe.

Art der Anwendung

Innerlich. Die Droge als Teeaufguß oder Tinktur. Extrakte als Bestandteil vorzugsweise von

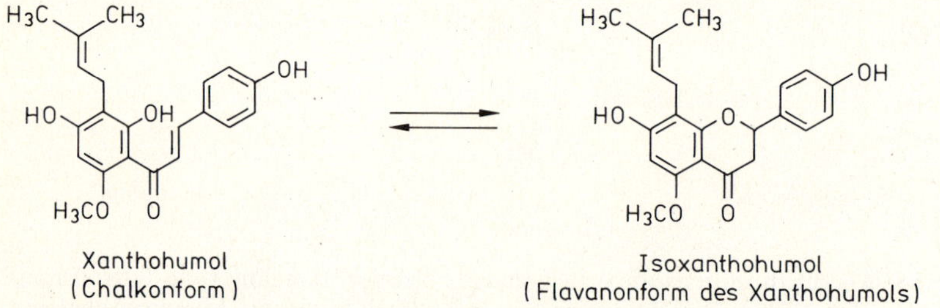

Xanthohumol (Chalkonform)

Isoxanthohumol (Flavanonform des Xanthohumols)

Abb. 5.24. Xanthohumol, ein gelber Farbstoff der Chalkonreihe, kommt in Pflanzen ziemlich selten vor; er kann daher zur analytischen Kennzeichnung von Hopfenextrakten herangezogen werden. Im Bier kommen geringe Mengen (0,6 mg/l) der farblosen Flavanonform vor

in Drageeform hergestellten Kombinationspräparaten.

Hinweis. Die chemische Zusammensetzung der Extrakte und damit der Fertigarzneimittel ist nicht näher bekannt; sie ist sicher nicht mit derjenigen des frischen Hopfens zu vergleichen. Vor allem die Aquosaextrakte sind unzweckmäßig (Forster u. Köberlein 1981), da der Zusatz des wasserlöslichen Extraktanteils zum lipophilen wertbestimmenden Extraktanteil die Abbaureaktionen von Hopfenbitterstoffen ganz erheblich beschleunigt.
Die äußere Anwendung als Hopfenkissen stellt psychodynamische Effekte in Rechnung.

Wirkung und Anwendung. Als aromatische Bittermittel erweisen sich Infus und Tinktur aus möglichst frischem Hopfen bei atonischer Dyspepsie als nützlich. Die Fertigarzneimittel, welche Hopfenextrakte aus älterem „Pharmahopfen" oft in Kombination mit Baldrianextrakten enthalten, gelten als wirksam bei Hysterie, Unruhe und Schlafstörungen. Ob es sich dabei um mehr als einen Plazeboeffekt handelt, wird immer wieder in Zweifel gezogen.

Unerwünschte Wirkungen. Bei der Anwendung von Fertigarzneimitteln sind keine bekannt. Frische Hopfenzapfen können die Ursache der sog. Hopfenpflückerkrankheit sein, die durch Kopfschmerz, Schläfrigkeit, Konjunktivitis, evtl. Blasenbildung auf der Haut sowie Gelenkbeschwerden gekennzeichnet ist.

5.4.1.3 Kalmuswurzel

Herkunft. Das getrocknete Rhizom von *Acorus calamus* L. var. *americanus* WULFF oder *Acorus calamus* L. var. *vulgaris* (Araceae).
Die amerikanische Varietät ist diploid; sie enthält kein β-Asaron, was erwünscht ist, da das β-Asaron toxikologisch nicht unbedenklich ist. Die europäische Varietät, zum gegenwärtigen Zeitpunkt beherrscht sie noch den Drogenmarkt, ist triploid; ihr Asarongehalt beträgt durchschnittlich 0,3%. Pharmazeutisch nicht verwenden sollte man zwei weitere, und zwar tetrapolide Varietäten: die var. *angustatus* BEES und die var. *verus* L. Deren Gehalt an β-Asaron kann bis etwa 8% (bezogen auf die Droge) betragen.
Die ausgegrabenen Rhizome werden vor dem Trocknen geschält, die größeren Stücke der Länge nach gespalten. Für die äußere Anwendung, für Bäder, kann man die billigere ungeschälte Ware verwenden. Während des Trocknens, es soll bei mäßigen Temperaturen erfolgen, verliert das Rhizom etwa 75% an Gewicht; der Durchmesser schrumpft auf etwa die Hälfte zusammen. Geruch und Geschmack verbessern sich im Zuge des Trocknungsvorgangs.

Sensorische Eigenschaften. Geruch aromatisch. Geschmack würzig und bitter; nicht scharf.

Wertbestimmende Inhaltsstoffe. Die Geruchsnote des Kalmus beruht auf Stoffen, die in nur geringer Konzentration vorliegen und die sich nach Abtrennung rasch zersetzen; wesentlich zum eigentlichen Aroma trägt eine Verbindung bei, die mit Citral isomer ist, und zwar das (Z,Z)-4,7-Decadienal.
Die Arzneibücher betrachten den Gehalt an ätherischem Öl (1–3,5%) als wertbestimmend. Neben Monoterpenen, darunter Myrcen und Kampfer, enthält das Öl zahlreiche Sesquiterpene (Caryophyllen, Humulen, Guajen, *ar*-Curcumen, Cadinen und Selinen). Als charakteristisch für das Kalmusöl der diploiden und triploiden Varietäten können die Sesquiterpene vom Typus des Acoragermacrons und des Acorons (s. Abb. 5.25) angesehen werden.
Das ätherische Kalmusöl ist auch als solches Handelsobjekt. Es weist eine holzig-würzige Geruchsnote auf, weshalb es in der Parfümerie zu Kompositionen mit „würzigen Noten", Chyprretypen sowie von Tabaknoten herangezogen wird.
Der bittere Geschmack beruht einmal auf dem Vorkommen des bitter schmeckenden Acorons und seiner Isomeren Neoacoron und Kryptoacoron. Sodann kommt ein bitter schmeckendes Glykosid (Acorin; etwa 0,2%) der Summenformel $C_{36}H_{60}O_6$ vor, dessen Konstitution bisher nicht ermittelt werden konnte. Zum Geschmack wäßriger oder wäßrig-alkoholischer Zubereitungen tragen sodann tanninartige Gerbstoffe (0,6 bis etwa 1%) bei.

Analytische Leitstoffe. Analytischer Leitstoff ist β-Asaron (Abb. 5.26), auf dessen Abwesenheit bzw. auf dessen Überschreitung einer unteren Grenzdosis von 0,3% zu prüfen ist. Eine einfache Methode zur Vorbestimmung des Gehalts an β-Asaron ist der Brechungsindex

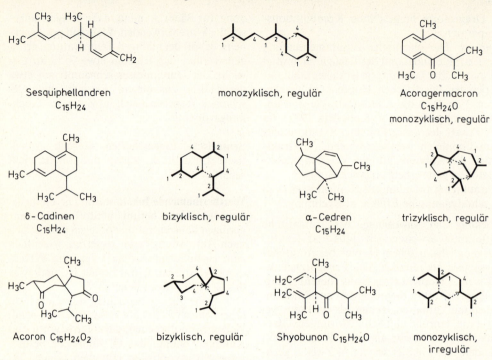

Abb. 5.25. Das ätherische Öl des Kalmusrhizoms ist durch das Vorkommen einer Palette von Sesquiterpenkohlenwasserstoffen und Sesquiterpenketonen gekennzeichnet; nur einige Vertreter sind formelmäßig wiedergegeben. Die Mehrzahl ist regulär aufgebaut, d. h. sie folgen der Isoprenregel, indem drei Hemiterpene durch zwei 1-4-Verknüpfungen – wie in der azyklischen Vorstufe – miteinander verbunden sind. Sekundäre Verknüpfungen, gekennzeichnet durch das Symbol - - -> liegen in unterschiedlicher Zahl vor. Das irregulär gebaute Shyobunon ist wahrscheinlich ein Kunstprodukt, das aus dem regulär aufgebauten Acoragermacron bei der Destillation des Öls entsteht. Für das Öl besonders kennzeichnend ist das Acoron, ein Diketon mit einer Spiroverknüpfung zweier Ringe

des ätherischen Öls, der auf jeden Fall einen Wert kleiner als n = 1,50 aufweisen soll. Genauer ist die spektralphotometrische Messung der Kalmusöle (in Methanol gelöst) bei 2 Wellenlängen (Einzelheiten s. Keller u. Stahl 1982).

Verarbeitung. Zu Tinkturen, Fluid- und Trockenextrakten; zu Sprühextrakten für sofortlösliche Tees; zur Gewinnung des ätherischen Öls. Die Extrakte sind Bestandteile von fertigen Kombinationspräparaten, die als Magen-Darm-Mittel oder als Cholagoga deklariert sind.

Wirkung und Anwendungsgebiete. Kalmuszubereitungen regen aufgrund ihres Gehalts an Bitterstoffen und ätherischem Öl reflektorisch die Magensaftsekretion (vermutlich auch die Gallensekretion) an. *Innerlich*: Bei dyspeptischen Beschwerden funktioneller Natur.

Äußerlich: Zu Mund- und Gurgelwässern. In der Veterinärmedizin wird die Droge (als Pulver, Tinktur oder Infus) bei Freßunlust und Verdauungsschwäche verwendet.

Unerwünschte Wirkungen. Chronische Toxizitätsprüfungen an der Ratte mit β-asaronreichem Kalmusöl führten nach einer Applikationsdauer von ca. 60 Wochen zu Tumoren im Zwölffingerdarmbereich. Als kanzerogenes Agens wurde das β-Asaron (*cis*-Isoasaron) erkannt. Obwohl nicht bekannt ist, ob sich die Versuche am Versuchstier Ratte auf den Menschen übertragen lassen – die Metabolisierung und damit die Bildung der eigentlich kanzerogenen Metaboliten müssen nicht identisch ablaufen –, wurde in den USA die Verwendung von Kalmus, auch des asaronfreien, untersagt. Für die Bundesrepublik Deutschland steht das Ergebnis einer offiziellen Nutzen-Risiko-Abwägung noch aus.

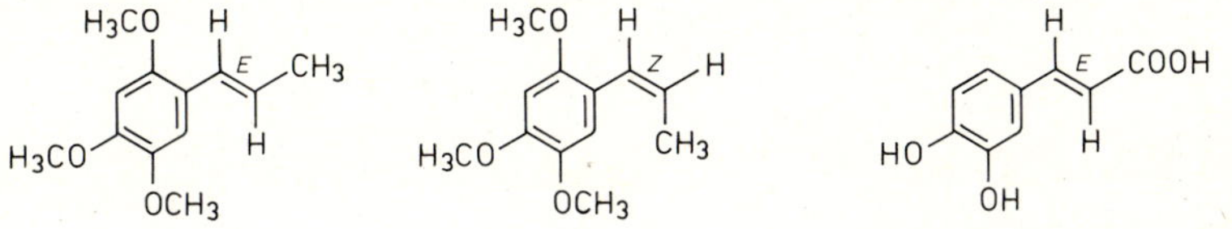

α-Asaron
(*trans*-Asaron)

β-Asaron
(*cis*-Asaron)

zum Vergleich:
Kaffeesäure als „Grundkörper" der Phenylpropane

Abb. 5.26. 1,2,4-Trimethoxy-5-(1-propenyl)benzol kommt in der Natur in zwei stereoisomeren Formen vor. Das *E*-Isomer, in dem die beiden H-Atome *trans*-ständig angeordnet sind, erhielt die Trivialbezeichnung α-Asaron; für das *Z*-Isomer ist international die Bezeichnung β-Asaron eingeführt. Hinweis: Im deutschen Schrifttum sind auch die Beziehungen *trans*-Isoasaron und *cis*-Isoasaron üblich (Keller u. Stahl 1982) Die beiden Asarone sind biogenetisch bei den Phenylpropanen einzuordnen; sie haben das gleiche Kohlenstoffgerüst wie die Aminosäure Dihydroxyphenylalanin oder die Kaffeesäure (s. 6.2). β-Asaron gehört zu den unerwünschten Inhaltsstoffen der Kalmusdroge, seitdem eine, wenn auch schwache, kanzerogene Aktivität bei Ratten nachgewiesen wurde

5.4.1.4 Kaskarillarinde (Cascarilla)

Herkunft. Kaskarillarinde (Cascarillarinde) ist die getrocknete Rinde von *Croton eluteria* (L.) BEN. (Familie: *Euphorbiaceae*, Wolfsmilchgewächse). Die Stammpflanzen sind kleine, immergrüne Bäume oder Sträucher. Heimat: mittelamerikanische Inseln (Westindien).

Sensorische Eigenschaften. Die dunkelbraun gefärbte Rinde schmeckt gewürzhaft und bitter. Der Geruch ist aromatisch.

Inhaltsstoffe. Ätherisches Öl (1,5–3%) mit *p*-Cymol, Limonen, α-Thujon, Pinen, Linalool, Myrcen, Terpeninol-4, Caryophyllen, α-Copaen, Eugenol. Weiterhin Bitterstoffe, insbesondere Cascarillin (ein Diterpenacetat, s. Abb. 5.27).

Verarbeitung. Zur Gewinnung eines ätherischen Öls, das in der Parfümerie verwendet wird. Die Geruchsnote ist „würzig-aromatisch-holzig". Extrakte setzt man aromatischen Bittermitteln zu; auch Verwendung in der Likörindustrie.

5.4.1.5 Pomeranzenschale

Herkunft. Die Droge besteht aus der abgeschälten, getrockneten Fruchtwand reifer Früchte von *Citrus aurantium* L. ssp. *aurantium* (Synonym: *Citrus aurantium* L. ssp. *amara* ENGLER). Die Gattung *Citrus* gehört zur Fa-

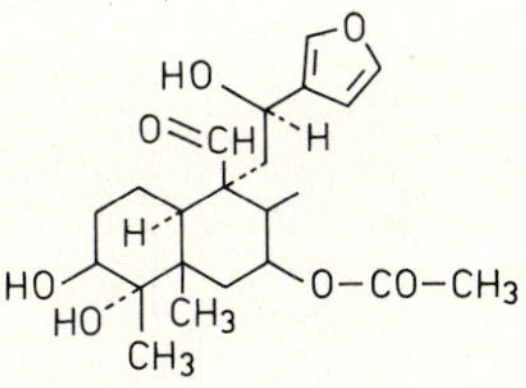

Abb. 5.27. Cascarillin ($C_{22}H_{32}O_7$), ein Bitterstoff der Kaskarillarinde, ist eine farblose, kristalline Substanz von intensiv bitterem Geschmack. Das C_{20}-Grundgerüst ist das eines irregulären bizyklischen Diterpens. Die beiden den Ringen gemeinsamen Kohlenstoffatome sind durch eine β-ständige Methylgruppe bzw. durch ein α-ständiges Wasserstoffatom substituiert, d. h. die beiden Ringe des Dekalinsystems sind *trans*-verknüpft. Bemerkenswert ist sodann, daß eine Methylgruppe zum Aldehyd aufoxidiert ist. ······ α-ständige CH_3-Gruppe, —— β-ständige CH_3-Gruppe

Cascarillin $C_{22}H_{32}O_7$

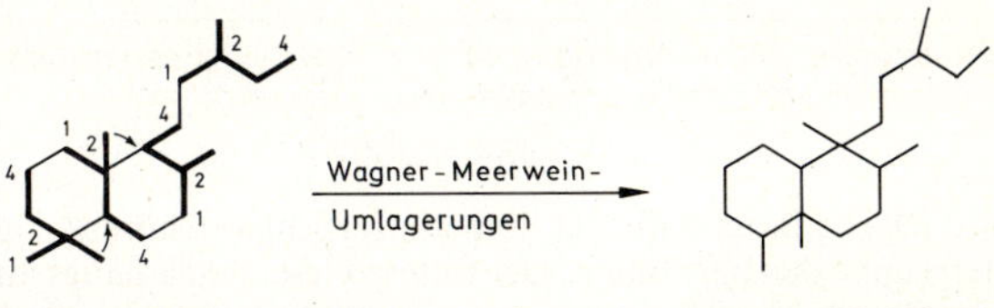

Regulär verknüpfte Diterpenvorstufe (Labdantyp)

Wagner-Meerwein-Umlagerungen →

Kohlenstoffskelett des Cascarillins; irregulärer Aufbau

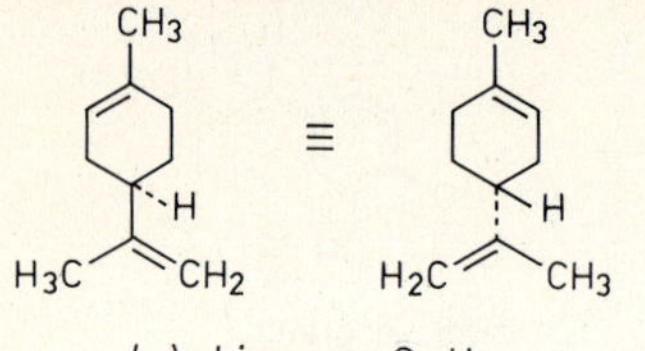

(+)-Limonen C₁₀H₁₆ ≡

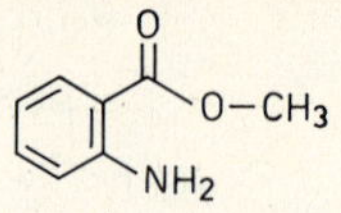

Anthranilsäuremethylester

$CH_3-(CH_2)_n-CHO$
n = 7: Nonanal
n = 8: Decanal
n = 10: Dodecanal

Abb. 5.28. Mengenmäßig dominiert mit etwa 90% im Pomeranzenschalenöl (= bitterem Orangenschalenöl) das (+)-Limonen, ein regulär gebautes, monozyklisches Monoterpen mit zitronenartiger Geruchsnote. Für die Charakteristik des Duftes sind aber oft gerade die nur in sehr kleinen oder Spurenmengen vorkommenden Bestandteile wichtig. Aliphatische Aldehyde beispielsweise verleihen dem Pomeranzenschalenöl die frische Note; Anthranilsäuremethylester duftet in starker Verdünnung, an Orangenblüten und Jasmin erinnernd, und verleiht dem Öl auch eine gewisse süße Note

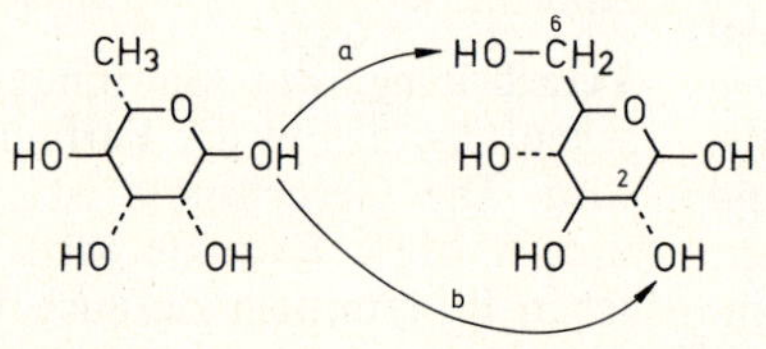

α-L-Rhamnose   β-D-Glukose

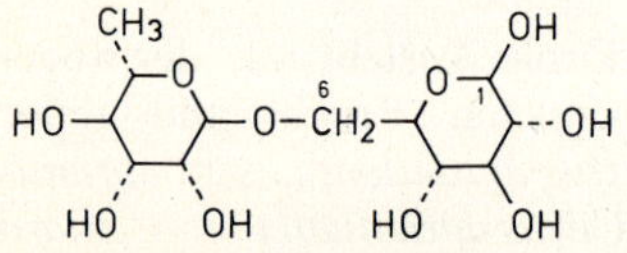

Rutinose. Rutinoside sind nicht oder kaum bitter

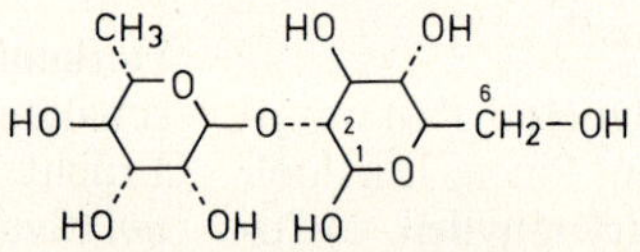

Neohesperidose. Neohesperidoside schmecken intensiv bitter

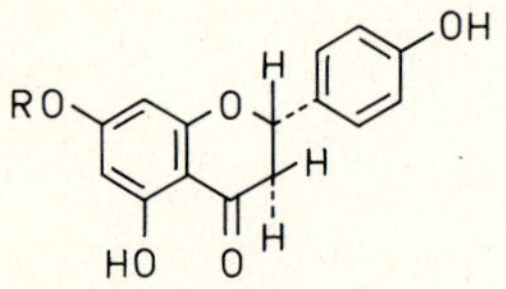

R = H: Naringenin
R = Rutinosyl: Naringerinrutinosid
R = Neohesperidosyl: Naringin

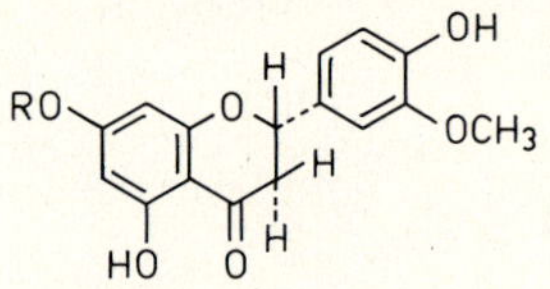

R = H: Hesperetin
R = Rutinosyl: Hesperidin
R = Neohesperidosyl: Neohesperidin

Bitterstoffe

Abb. 5.29. Die Bitterstoffe der Pomeranzenschale gehören zu den Flavonoiden (s. auch 6.5.4), und zwar zur Untergruppe der Flavanone. Der bittere Geschmack hängt auffallenderweise von der Zuckerkomponente ab. Neohesperidosylderivate schmecken bitter; die isomeren Rutinosylglykoside sind geschmacklich neutral. Naringin, farblose Kristalle, optisch aktiv (linksdrehend); Lösungen schmecken noch in der Verdünnung 1:10000 bitter. Der Bitterwert des Neohesperidins ist um den Faktor 10 niedriger

milie der *Rutaceae* (Rautengewächse). Im Vergleich zur bekannten Apfelsine sind die Früchte der Bitterorange oder Pomeranze klein und dunkelorangefarben; sie zeichnen sich ferner durch eine stark grubige und dicke Schale aus. Zur Drogengewinnung wird die schwammige, weiße Albedoschicht weitgehend entfernt, obwohl gerade sie besonders reich an Bitterstoffen ist. Dafür enthält die bevorzugt aus der Flavedoschicht (der äußeren Fruchtwand) bestehende Droge vergleichsweise mehr ätherisches Öl als dem Verhältnis Öl/Bitterstoff des Gesamtperikarps entspricht.

Sensorische Eigenschaft. Pomeranzenschale hat einen aromatischen Geruch und einen würzigen bitteren Geschmack.

Inhaltsstoffe. Das ätherische Öl (Gehalt 1 bis über 2,5%) besteht zur Hauptsache ($\sim$90%) aus (+)-Limonen (Abb. 5.28) neben zahlreichen anderen Monoterpenen, wie Citral, Linalool und Linalylacetat ($\sim$1%), Neryl-, Geranyl- und Citronellylacetat. Die Geruchsnote bestimmen sodann wesentlich aliphatische C_9-, C_{10}- und C_{12}-Aldehyde (0,8%) sowie Methylanthranilat.
Der bittere Geschmack der Pomeranzenschale beruht zur Hauptsache auf dem Vorkommen von Naringin und Neohesperidin (s. Abb. 5.29). Die Albedoschicht, die in der Droge möglichst nicht vorliegen soll, enthält die bitter schmeckenden Limonoide (10.3.2.3.5 und Abb. 10.29).

Verarbeitung, Präparate. Zu Tinkturen und Extrakten, die meist Bestandteil in Kombinationspräparaten sind. Auch in Teemischungen und in Sirupen. Dragees und Perlen dürften kaum sinnvoll sein.
Anmerkung. Die besonders in England beliebte Orangemarmelade wird ebenfalls aus Schalen der Pomeranze, nicht etwa der Apfelsine, hergestellt.

Wirkung und Anwendung. Aufgrund ihrer angenehmen sinnesphysiologischen Eigenschaften steigern Zubereitungen aus Pomeranzenschale reflektorisch die Magensaftsekretion (und möglicherweise auch die Gallensekretion). Anwendung: bei dyspeptischen Beschwerden. Hauptsächlicher Verwendungszweck dürfte der Einsatz als Geschmackskorrigens sein.

5.4.1.6 Römische Kamille

Herkunft. Die getrockneten Blütenköpfchen von gefülltblütigen – fast nur aus Zungenblüten bestehenden – Kultursorten der zur Familie der *Asteraceae* (*Compositae*) zählenden Art *Chamaemelum nobile* (L.) ALLIONI (Synonym: *Anthemis nobilis* L.).

Sensorische Eigenschaften. Der Geruch ist angenehm aromatisch, eigenartig (mit einer frischen Geruchsnote) jedenfalls völlig verschieden von dem Geruch der Kamillenblüten, die von *Matricaria recutita* (s. 5.4.3.5) stammen. Der Geschmack ist bitter, aromatisch.
Sorgfältig getrocknete Ware ist weiß. Licht und Luftfeuchtigkeit bewirken rasch Gelb- oder Braunfärbung.

Inhaltsstoffe

- Ätherisches Öl (0,4–1%), das geringe Mengen an Chamazulen (s. Abb. 5.4.4.5) enthält, ansonsten aber in der Zusammensetzung von Kamillenöl der *Chamomilla recutita* völlig abweicht. Die Zusammensetzung wird durch Ester bestimmt. Als Säurekomponenten fungieren Angelikasäure, Isobuttersäure, Tiglinsäure und Methylacrylsäure; als Alkoholkomponente wurden Butylakohol, Isoamylalkohol und Methylethylpropylalkohol gefunden. Mengenmäßig dominiert der Angelikasäurebutylester (s. Abb. 5.30).

- Sesquiterpenlaktone (0,6%) vom Germacranoliydtyp, insbesondere Nobilin und 3-Epinobilin (s. Abb. 5.31). Sie sind wasserdampfflüchtig und kommen daher auch als Komponenten im ätherischen Öl vor. Sie weisen einen bitteren Geschmack auf und machen damit die römische Kamille zu einer Bitterdroge.

- Phenole in größter Mannigfaltigkeit, insbesondere als
Phenolcarbonsäuren vom Typ der Kaffee- und Ferulasäure, die in der Droge meist frei vorliegen, genuin aber überwiegend esterartig(!) an Glukose gebunden sind, Flavone, darunter Apigenin, Luteolin und Quercetin (s. Abb. 6.32), überwiegend in glykosidischer Bindung (z.B. als 7-Glucosidoxy-4′,5-dihydroxyflavon = Apigenin-7-glucosid = Cosmosiosid oder als Quercitrin),

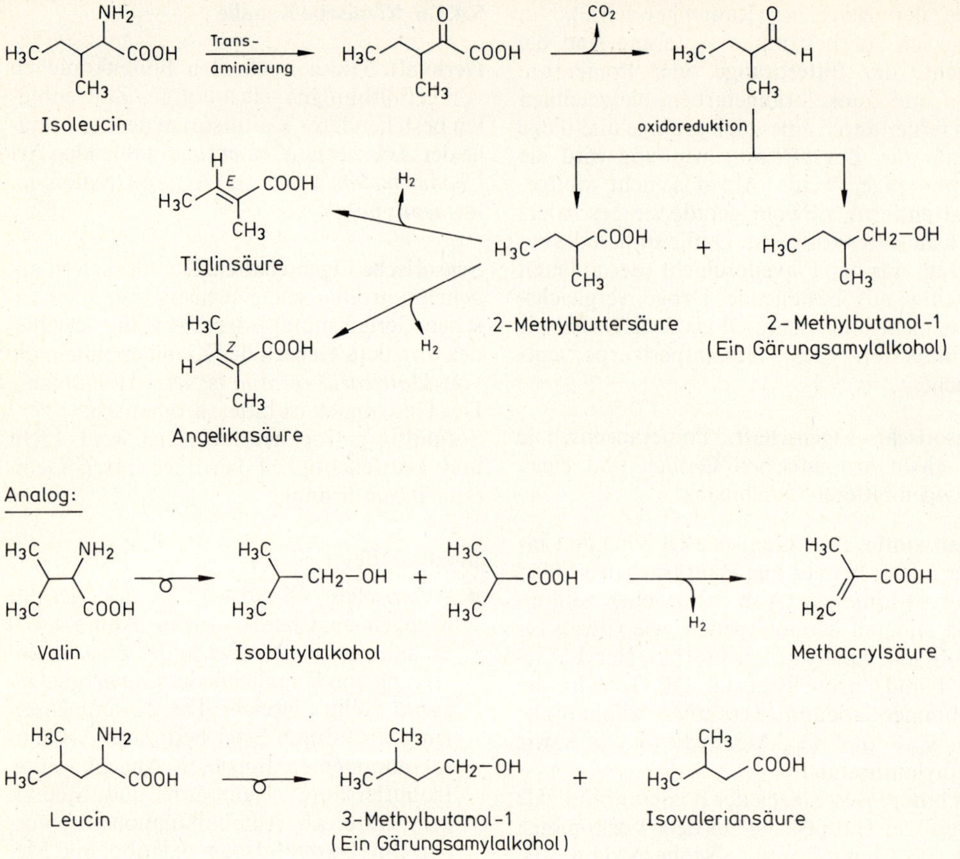

Abb. 5.30. Das ätherische Öl der römischen Kamille besteht überwiegend aus Estern der Methacryl-, Angelika-, Tiglia- und Isobuttersäure mit aliphatischen C_4- bis C_6-Alkoholen. Biogenetisch leiten sich sowohl die Säuren als auch die Alkohole von den aliphatischen Aminosäuren, Valin, Leucin, Isoleucin und Homologen ab. Von der Hefe weiß man, daß sie Aminosäuren in die um 1 C-Atom ärmere Alkohole überführt („Fuselöle" bei der Alkoholgärung). Diese Reaktion führt, von den Aminosäuren ausgehend, über die entsprechende Ketosäure unter Dekarboxylierung zum nächst niedrigen Aldehyd. Durch Reduktion entsteht der Alkohol. Die Annahme liegt nahe, daß aus dem Aldehyd durch Oxidation die entsprechende Säure entsteht. Hauptkomponente im römischen Kamillenöl ist der Ester der Angelikasäure mit dem Isobutylalkohol

Kumarine, insbesondere das Scopolosid (Scopoletin-7-β-glucosid; s. Abb. 6.12), Katechine (bisher nicht näher analysiert), welche für die Braunfärbung der Droge beim Lagern verantwortlich sind (Paris u. Moyse 1971).

Verwendung. Als Schmuckdroge für Teemischungen. Zum Aromatisieren der sog. aromatisierten Weine vom Typ der Wermutweine. Gewinnung des römischen Kamillenöls („essence de camomille romaine", "oil of chamomile"), das in der Parfümerie sehr geschätzt ist.

Anwendungsgebiete. Römische Kamille ist ein Amarum-Aromatikum mit einer schwach spasmolytischen und vermutlich auch einer schwach antibakteriellen Begleitwirkung. Innerlich (als Infus) ist die Droge angezeigt bei dyspeptischen Beschwerden, bei Völlegefühl und Blähungen, sowie bei leichten krampfartigen Bauchschmerzen. Das Infus verwendet man auch zu Mundspülungen (über Mundbäder s. S. 312).

Unerwünschte Wirkungen. Mit allergischen Reaktionen vom verzögerten Typ (Kontaktdermatitiden) muß in Einzelfällen gerechnet

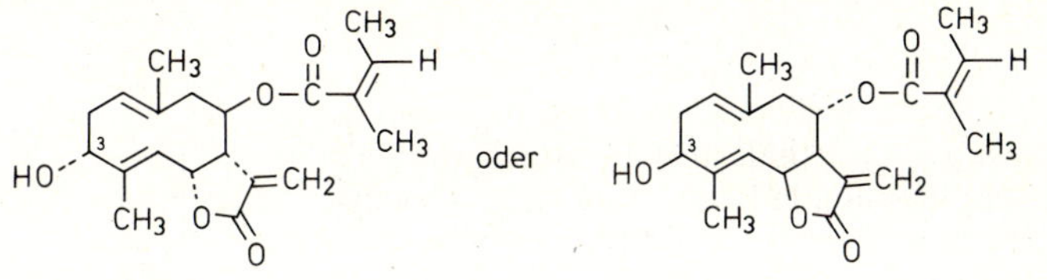

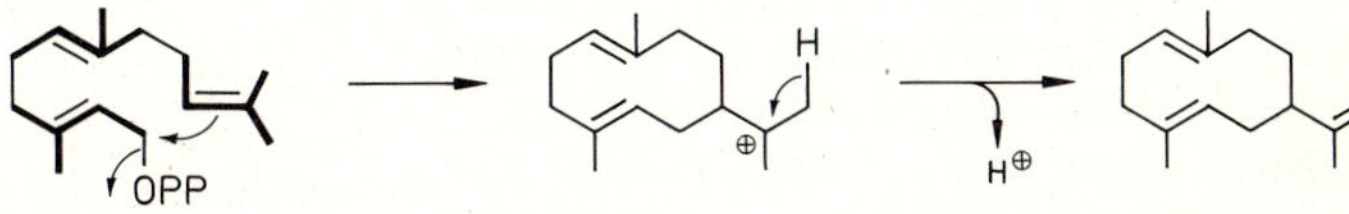

Abb. 5.31. Der bittere Geschmack der römischen Kamille beruht auf dem Vorkommen von Sesquiterpenlaktonen vom Germacranolidtyp. Mengenmäßig dominiert das Nobilin, ein regulär gebautes monozyklisches Sesquiterpen, dessen sekundäre – OH mit Angelikasäure verestert ist. Die Absolutkonfiguration ist noch nicht ermittelt, was durch die Wiedergabe von beiden enantiomeren Formen angezeigt wird. Inversion des Chiralitätszentrum am C-3 (1a: α-OH→β-OH bzw. 1b: β-OH→α-OH) führt zum 3-Epinobilin

werden, da Sesquiterpenlaktone mit exozyklischem Methylen im Laktonteil des Moleküls (z. B. Nobilin) in der Droge vorkommen.

5.4.1.7 Salbeiblätter und dreilappiger Salbei

Herkunft. Inhaltsstoffe und Anwendung dieser beiden Drogen s. 5.6.3. Im vorliegenden Zusammenhang interessiert die Anwendung von Salbei als Amarum-Aromatikum. Die Bitterstoffe gehören in die Gruppe der trizyklischen Diterpene (s. Abb. 5.62). Im spanischen Salbei von *Salvia officinalis* L. ssp. *lavandulifolia* sind keine Bitterstoffe vorhanden, so daß Salbei dieser Provenienz mit Recht nicht als pharmakopöekonform gilt. Das ätherische Öl ist durch das Vorkommen von Eukalyptol (Synonym: 1,8-Cineol), Thujon und Kampfer gekennzeichnet. Dementsprechend erinnern Salbei- und Salbeipräparate durch ihre „kampferartige Note" an Eukalyptus- und Rosmarinöl. Der leicht adstringierende Geschmack der Droge und des Salbei-Infuses beruht auf dem Vorkommen von „Labiatengerbstoff", worunter phenolische Verbindungen vom Typ der Rosmarinsäure (Struktur s. Abb. 6.8) zu verstehen sind.

Anwendung: Bei Verdauungsstörungen, Blähungen und Durchfällen vorzugsweise als Infus 1,0–1,5 g auf eine Tasse Aufguß). Auch als Tinktur: 1,0–1,5 g auf 1 Glas Wasser.

5.4.1.8 Wermutkraut

Herkunft. Die Droge besteht aus den getrockneten Blättern und den Zweigspitzen der zur Blütezeit geernteten Pflanze von *Artemisia absinthium* L. [Familie: abhängig vom verwendeten taxonomischen System wird *Artemisia* zu den *Compositae* oder den *Asteraceae* (Korbblütler) gestellt].

Anmerkung. Der Erntezeitpunkt ist für die Drogenqualität wichtig. Mit dem Übergang zur Blüte und später zur Fruchtreife ist eine Umstimmung der Stoffwechselvorgänge verbunden, die sich oft in einem Ansteigen oder auch Absinken pharmazeutisch interessierender Stoffe äußern kann. Beim Wermut steigt mit dem Vollerblühen der Bitterstoffgehalt auf annähernd das Doppelte an (Schneider u. Mielke 1979).

Sensorische Eigenschaften. Die Droge riecht, deutlicher beim Zerreiben, durchdringend aromatisch. Der Geschmack ist aromatisch und intensiv bitter.

Inhaltsstoffe

• Ätherisches Öl (0,2–0,6%) mit (−)-Thujon, (+)-Isothujon und Thujylalkohol (s. Abb. 5.32) als Komponente; daneben – abhängig von Varietät und chemischer Rasse – wechselnde Mengen Chamazulen, ein Artefakt, das sich erst bei der Destillation aus farblosen Guajanoliden, so aus Artabsin und Absinthin, bildet.

Wermutöl italienischer Herkunft (von *A. pontica* L.) enthält anstelle von Thujon als Hauptbestandteil *cis*- und *trans*-Epoxy-Ocimen (Literatur bei ZIEGLER 1982).

- Bitterstoffe (0,15–0,4%), in erster Linie Absinthin (0,24%) und Artabsin (0,10%); Matricin kann in kleinen Mengen enthalten sein. Anabsinthin ist ein Artefakt; es entsteht bei wenig schonender Aufarbeitung des Pflanzenmaterials aus dem Absinthin durch Isomerisierung (siehe Abb. 5.33).
- Nicht bitter schmeckende Sesquiterpene, darunter die als Pelanolide bezeichneten monozyklischen Sesquiterpene.
- Lipophile Flavone, darunter 3,3′,4,5,6,7-Hexamethoxyflavon (Artemisitin).

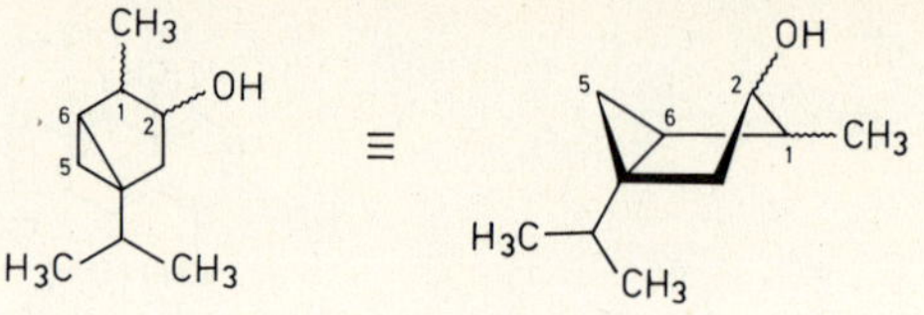

Konfiguration	Trivialbezeichnung
1R, 2S	(−)-Thujylalkohol
1R, 2R	(−)-Neothujylalkohol
1S, 2S	(+)-Isothujylalkohol
1S, 2R	(+)-Neo-Isothujylalkohol

Abb. 5.32. Das ätherische Öl des Wermutkrauts enthält „Thujylalkohol", ein Gemisch stereoisomerer Alkohole. Die nähere Aufschlüsselung auf die theoretisch vier vom (−)-Thujon und (+)-Isothujon sich ableitenden Alkohole ist bisher nicht bekannt. Die Alkohole liegen zum größten Teil mit Essig-, Isovalerian- und Palmitinsäure verestert vor

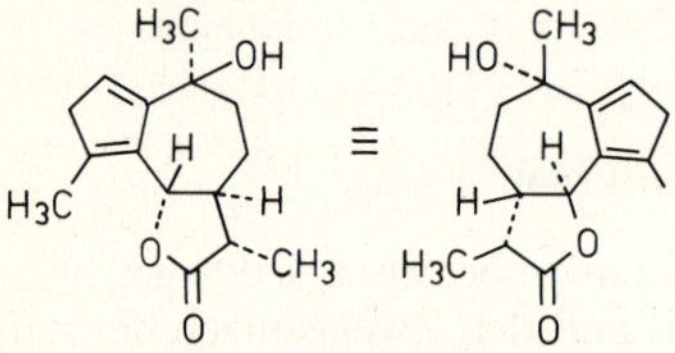

Artabsin $C_{15}H_{20}O_3$

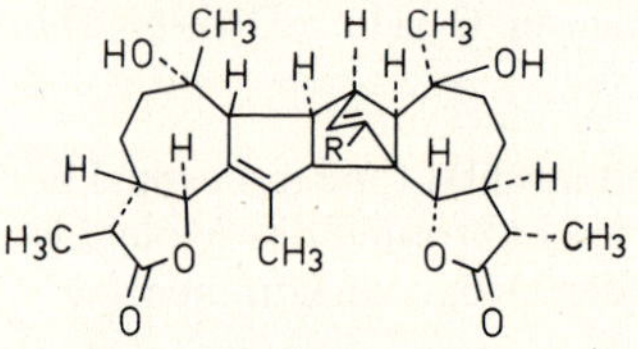

Absinthin $C_{30}H_{40}O_6$ (R = CH_3)

Kohlenstoffskelett des Artabsins (2 verschiedene Schreibweisen)

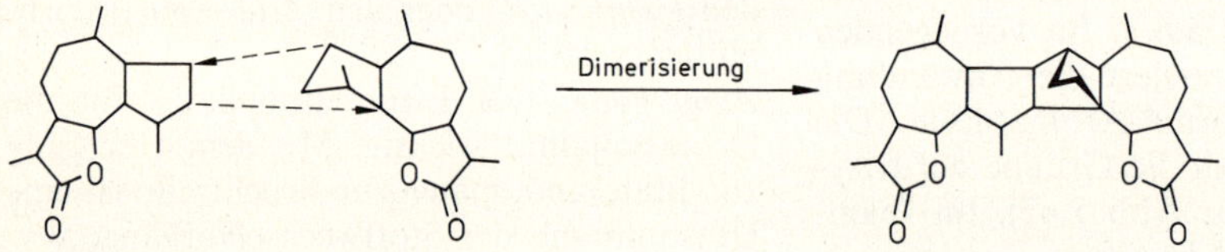

Dimerisierung

Kohlenstoffskelett des Absinthins

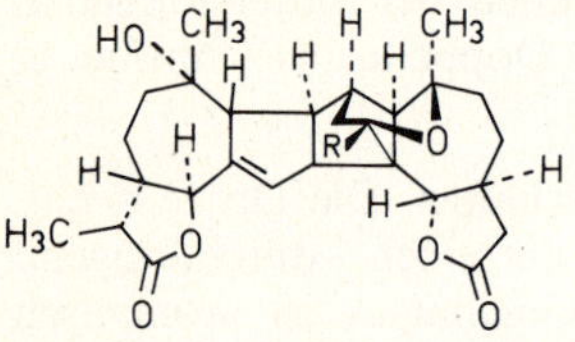

Anabsinthin $C_{30}H_{40}O_6$ (R = CH_3)

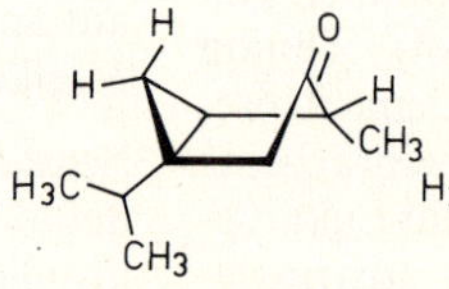

(−)-Thujon

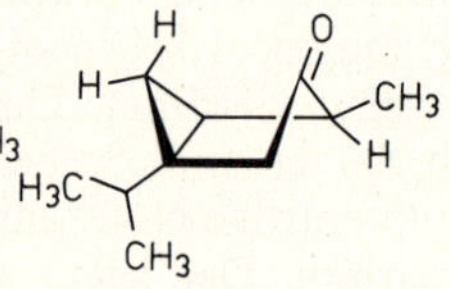

(+)-Isothujon

Abb. 5.33. Die Bitterstoffe des Wermutkrauts sind Abkömmlinge des Guaianolids, worunter man bizyklische Sesquiterpene versteht, die das Guajanskelett aufweisen (s. Abb. 5.8) und zugleich eine Laktongruppe enthalten, was durch das Suffix „-olid" angezeigt wird. Absinthin und Anabsinthin besitzen eine dimere Guajanolidstruktur. Die Bildung von dimeren Derivaten kann man sich als in Analogie zu einer Diels-Alder-Adduktbildung vorstellen. Absinthin lagert sich beim Trocknen (H^+-Ionen-katalysiert) teilweise in das Anabsinthin um: Die alkoholische Gruppe addiert sich an die Doppelbindung, so daß sich ein Tetrahydrofuranring ausbildet. Hauptbestandteile des ätherischen Öls sind „Thujon" [ein Gemisch aus (−)-Thujon und (+)-Isothujon] und „Thujylalkohole" (s. Abb. 5.32)

- Weitere Bestandteile. Querbrachit (ein Zyklit); mineralische Bestandteile.

Wertbestimmende Inhaltsstoffe. Absinthin (zum chemischen Aufbau s. Abb. 5.33) ist der für den Bitterwert des Wermuts maßgebende Inhaltsstoff. Die Geschmacksschwelle liegt bei einer Verdünnung 1:70000.

Quantitative Bestimmung:

- Indirekt durch Bestimmung des Bitterwerts. Absinthin ist wesentlich bitterer als Artabsin (26:1), so daß bei dem üblichen Mengenverhältnis von 3:1 etwa 99% des Bitterwerts auf das Absinthin entfallen.
- Spektrophometrisch beispielsweise als Eisen-Hydroxamat-Komplex nach Schneider u. Mielke (1979). Prinzip: Ester und Laktone setzen sich in alkalischem Milieu mit Hydroxylamin zu Hydroxamsäuren um, die mit Eisen(III)-chlorid rot bis violett gefärbte Komplexe bilden.

Über systemische Wirkungen des Absinthins liegen keine Untersuchungen vor. Vorsicht scheint geboten. Kleine Mengen, wie sie bei einer Geschmacksprobe (Zungenprobe) resorbiert werden, genügen, daß sich erste Vergiftungserscheinungen zeigen: Unwohlsein, eigenartige Lähmung der Brustmuskulatur, so daß es schwerfällt, die Arme zu heben (nach Roth et al. 1984).

Analytische Leitstoffe

- *Artabsin und Absinthin*: Indirekter Nachweis mittels Säurebehandlung durch Überführung in Azulene, die mit Dimethylaminobenzaldehyd zu noch stärker gefärbten Produkten umgesetzt werden (DAB 9)

Hinweis. Bei Artabsin und Absinthin führt Säurebehandlung – anders als beim Matrizin – zur intermediären Bildung des orange gefärbten Dihydrochamazulens, das erst sekundär durch den Luftsauerstoff zu Chamazulen dehydriert.

Direkter DC-Nachweis nach Anreicherung. Extraktion mit Dichlormethan. Fließmittel: Aceton-Dichlormethan (10+90); Sichtbarmachen durch Besprühen mit Anisaldehyd-Reagenz. Artabsin gibt sich etwa in Höhe des Methylrots der Referenzlösung als grauviolette Zone, Absinthin im untersten Bereich des DC als braunviolette Zone und Hydroxypelanolid (ebenfalls ein Germacranolid) färbt sich intensiv rotviolett.

- *Thujon* ist im obersten Bereich des DC (Bedingungen wie vorher) als violettgraue Zone erkennbar.

Verarbeitung. Zu Tinkturen und Extrakten. Zur Gewinnung des ätherischen Öls (hauptsächlich für die Parfümindustrie), Wermutwein wird unterschiedlich hergestellt: durch Extraktion der Droge mit gärendem Most oder mit Wein; oder durch Zusatz eines Wermutextrakts zum Wein. Anstelle des „grand absinth" (von *Artemisia absinthium*) wird vielfach auch der „petit absinth" (von *Artemisia pontica* L. römischer Wermut) herangezogen. Auch ist es üblich, weitere bittere oder aromatische Kräuter (wie z. B. Pomeranzenschalen, Enzian, Nelken, Zimt, römische Kamille) zuzusetzen.

Wirkung und Anwendungsgebiete. Regt reflektorisch die Magensaft- und Gallensekretion an.
Bei Appetitlosigkeit; als Tonikum bei postinfektiösen Schwächezuständen; bei (unspezifischen) Essensunverträglichkeiten; bei leichten krampfartigen Magen-Darm-Galle-Störungen.
Präparate: Als Tee (Infus), Tinktur oder Fertigarzneimittel in Liquidaform. Dragees oder Perlen sind wenig sinnvoll.

Unerwünschte Wirkungen. Wenn Wermut in zu konzentrierter Form oder über zu lange Zeit hin (kurmäßig) eingenommen wird, kann sich eine ausgesprochene Abneigung gegen die weitere Einnahme entwickeln. Akute oder chronische Vergiftungen durch das Thujon sind daher bei der Verwendung von Drogenextrakten allein schon aus diesem Grunde nicht zu befürchten. Da das (bitterstofffreie) Absinthöl heute nicht mehr zu Spirituosen verarbeitet werden darf, kommen chronische Vergiftungen heute kaum noch vor. Wermutweine enthalten höchstens Spuren an Thujon und sind in dieser Hinsicht unbedenklich.

5.4.2 Cholagoga

5.4.2.1 Begriffe, allgemeine Angaben zur Wirkweise

Arzneidrogen mit sensorisch auffallenden Inhaltsstoffen – ätherischem Öl, Bitterstoffen, Scharfstoffen – stimulieren nicht nur Speichelfluß und Magensekretion; der stimulierende Effekt kann sich auch auf den Gallenfluß und

auf die Pankreassekretion erstrecken. Arzneistoffe, welche eine Ausschüttung von Gallenflüssigkeit in den Darm induzieren, nennt man Cholagoga.
Cholagoga – wörtlich: gallentreibende Mittel – unterteilt man gewöhnlich in die *Choleretika* und in die *Cholekinetika*. Choleretika regen den Gallefluß aus der Leber an; Cholekinetika führen zu einer Kontraktion der Gallenblase und damit zu einer Entleerung der gespeicherten Gallenflüssigkeit ins Duodenum. Oder anders: Choleretika führen zur Ausscheidung einer dünnflüssigen Lebergalle, Cholekinetika zur Ausscheidung einer dickflüssigen Blasengalle. In sehr vielen Fällen ist nicht bekannt, ob der Arzneistoff cholekinetisch oder choleretisch wirkt: Daher ist es sinnvoll, den Terminus Cholagoga als übergeordneten Begriff beizubehalten.
Die Konzentrationen, in denen pflanzliche Cholagoga eingenommen werden, sind – verglichen mit den synthetischen Choleretika oder mit der partialsynthetischen Dehydrocholsäure – gering. Man muß zur Erklärung der Wirksamkeit, eine Verstärkung durch körpereigene Mechanismen postulieren. Es liegt nahe, an die Ausbildung von bedingten Reflexen – induziert durch sensorische Reize – zu denken. Zumindest experimentell ist im Zusammenhang mit der Gallensekretion die Ausbildung von bedingten Reflexen am Hund nachgewiesen, und zwar kann der Umfang der reflektorisch bedingt produzierten Galle die Menge der bei unbedingter Reizung ausgeschütteten übertreffen (Kolb 1967).
Ursprünglich stellte man sich vor, daß die Cholagoga über die Mehrbildung von Gallensäuren die Lithogenität (Tendenz zur Steinbildung) herabsetzen. Es konnte aber bisher nicht bewiesen werden, daß es zu einer Normalisierung lithogener Galle kommt. Noch viel weniger ließen sich litholytische (steinauflösende) Effekte beobachten. Bei der Behandlung ernster Gallenwegstörungen werden Cholagoga heute nicht mehr eingesetzt, allenfalls als Zusatztherapeutika (Adjuvanzien). Zwar werden Cholagoga, insbesondere in Form von Kombinationspräparaten, noch viel verwendet, allerdings vorzugsweise bei unklaren Oberbauchbeschwerden mit Völlegefühl, Druck im Oberbauch und Blähungen. Anwendungsgebiete der Cholagoga decken sich weitgehend mit denen der Stomachika und denen der Karminativa.

5.4.2.2 Boldoblätter

Herkunft. Die Stammpflanze der Boldoblätter ist ein etwa 6 m hoch werdender immergrüner Baum oder Strauch mit ledrigen Blättern. *Peumus boldus* BAILLON gehört zu den *Monimiaceae*, einer Pflanzenfamilie, die eng mit den *Lauraceae* (den Lorbeerbaumgewächsen) verwandt ist.

Sensorische Eigenschaften. Beim Zerreiben riechen Boldoblätter eigenartig würzig, etwas an Phenol erinnernd. Sie schmecken brennend würzig, etwas bitter.

Wertbestimmende Inhaltsstoffe
- Ätherisches Öl (1–2%) mit *p*-Cymol (~30%), Cineol (~30%) und Ascaridol (40–45%) als Hauptbestandteile (Abb. 5.34).
- Aporphinalkaloide (0,2–0,5%) mit dem Boldin als Hauptalkaloid (s. 8.5.2.1).

Verarbeitung. Zu Extrakten, auch Sprühtrockenextrakten; Weiterverarbeitung zu Dragees, Granulaten und sofortlöslichen Tees. Zur Gewinnung des ätherischen Öls, das in der Parfümerie verwendet wird (*Boldo absolut, Superessence Boldo*). Die Duftnote wird als eigenartig, sehr kräftig, fruchtig-blumig, in der Spitze zeitweise etwas medizinisch (phenolisch) beschrieben (Janistyn 1974).

Wirkung und Anwendung. Neuere pharmakologische Untersuchungen liegen nicht vor. Boldoauszüge sollen die Gallen- und Magensaftsekretion anregen; auch sollen sie schwach hypnotische Eigenschaften haben. Verwendet werden Boldoextrakte als Bestandteil pflanzlicher Kombinationspräparate der Indikationsgruppe „Cholagoga und Gallenwegstherapeutika". Es gibt aber so viele andere pflanzliche Arzneidrogen mit cholagogen Eigenschaften, die – anders als Boldoblätter – keine giftigen Bestandteile enthalten, daß für die weitere therapeutische Anwendung keine Gründe einsehbar sind.

Unerwünschte Wirkungen. Die Boldoblätteralkaloide wirken in höherer Dosierung krampferzeugend. Das Vergiftungsbild der Droge ähnelt dem des Ascaridols (Literatur bei Leeser 1971). Ascaridol, das früher in Form des amerikanischen Wurmsamenöls, *Chenopodii aetheroleum*, als Wurmmittel viel verwendet wurde, wirkt hyperämisierend auf die Schleimhäute des Magen-Darm-Trakts; in

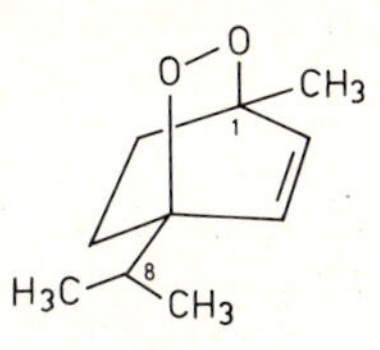

Ascaridol
(*Endo*-Konfiguration)

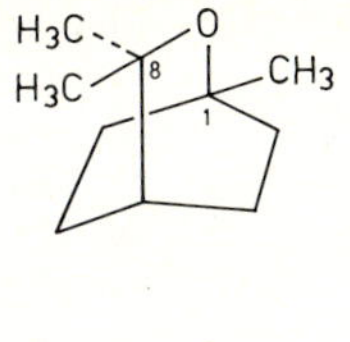

Cineol $C_{10}H_{18}O$

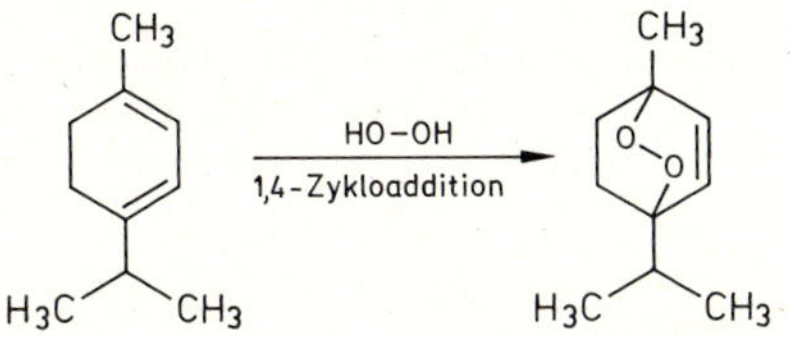

α-Terpinen, $C_{10}H_{16}$ →[HO-OH, 1,4-Zykloaddition] Ascaridol (Strukturformel) $C_{10}H_{16}O_2$

Abb. 5.34. Im ätherischen Öl der *Peumus-boldus*-Blätter kommt neben Cineol (Formel s. Abb. 5.56) und *p*-Cymen (Formel s. Abb. 5.57) Ascaridol vor. Ascaridol weist das Kohlenstoffskelett der Terpinene (monozyklisch, regulär) auf; es stellt ein organisches Peroxid dar. Biogenetisch kann man es sich als ein Diels-Alder-Addukt von O_2 an α-Terpinen vorstellen, womit auch die *Endo*-Konfiguration im Einklang steht. Ein weiterer Inhaltsstoff ist das 1,8-Cineol

höheren Dosen entzündungserregend. Bei Überdosierung ist das Zentralnervensystem betroffen: Erste Warnzeichen sind Ohrensausen; dann folgen Gehstörungen, Benommenheit und Koordinationsstörungen. Auch Leberschäden wurden beschrieben. Langzeitanwendung über mehrere Wochen führt zu psychischen Alterationen, Farb- und Tonhalluzinationen und Sprachstörungen.

5.4.2.3 Kurkumawurzelstock und Javanische Gelbwurz

Kurkumawurzel

Herkunft. Die Kurkumawurzel stammt von *Curcuma domestica* VALETON (Synonym: *C. longa* L.), einer ingwerähnlichen Pflanze (Familie: *Zingiberaceae*: Ingwergewächse), die in weiten Teilen Ostasiens kultiviert wird. Das frische Rhizom läßt sich nur schlecht trocknen. Das von einer dicken Korkschicht umgebene innere Gewebe gibt das Wasser nur schwer ab, weshalb man die Wurzelstöcke vor dem Trocknen abbrüht (kocht). Durch das heiße Wasser verkleistert die massenhaft vorhandene Stärke, so daß die Droge nach dem Trocknen eine „hornartige" Beschaffenheit aufweist. Auch diffundieren die gelben Farb-

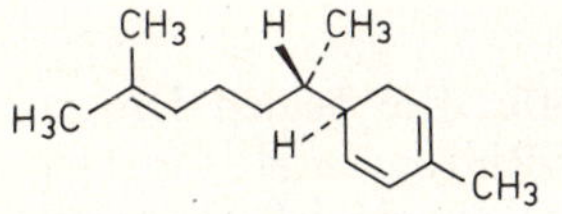

(−)-Zingiberen $C_{15}H_{24}$

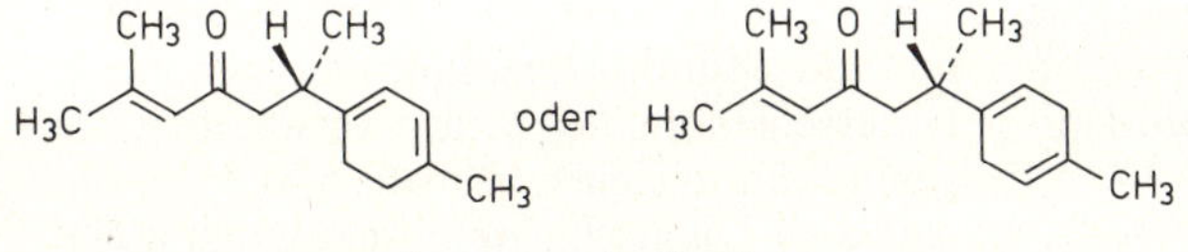

Turmeron $C_{15}H_{22}O$ oder

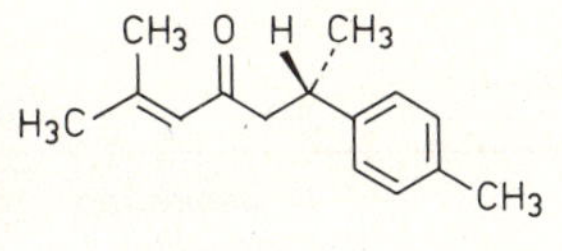

ar-Turmeron $C_{15}H_{20}O$

C_{15}-Kette ↓ Zyklisierung Bisabolentyp

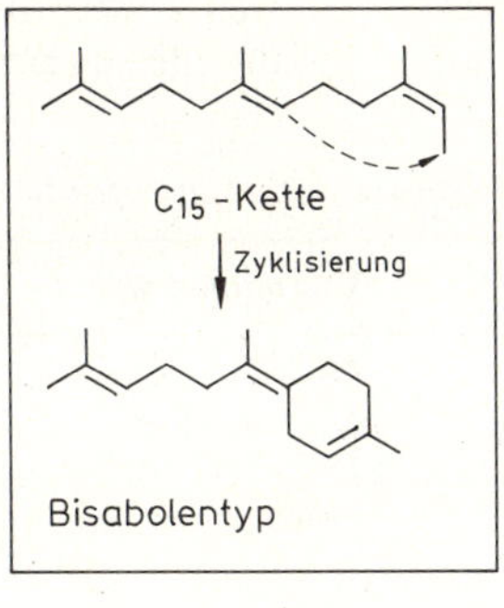

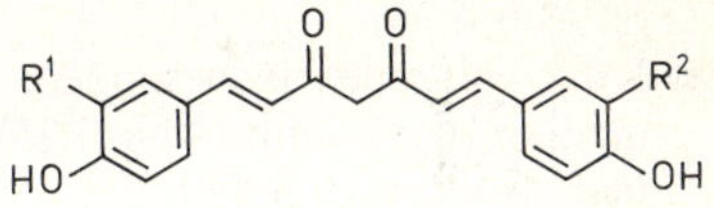

R^1	R^2	
OCH_3	OCH_3	Curcumin
OCH_3	H	Desmethoxycurcumin
H	H	Bisdesmethoxy-curcumin

Abb. 5.35. Für das ätherische Öl der Kurkumawurzel ist das Vorkommen von monozyklischen Sesquiterpenen des Bisabolentyps charakteristisch. Die eigenartige Geruchsnote der Droge beruht auf dem Vorkommen von Turmeron und *ar*-Turmeron. Die Kurkuminoide sind mit Wasserdampf nicht flüchtige, gelborange gefärbte Stoffe

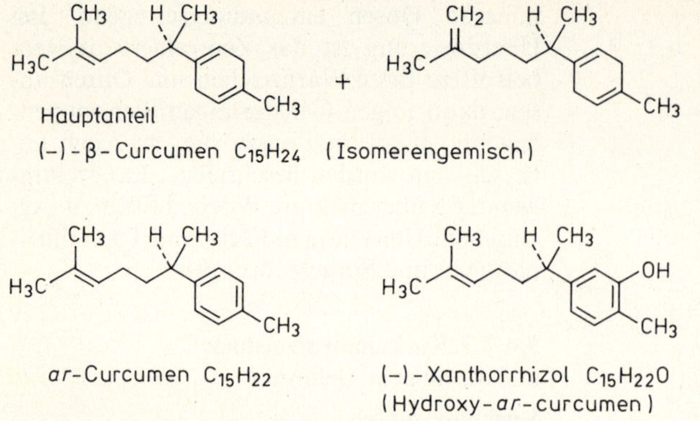

300   5 Ätherische Öle und Drogen, die ätherisches Öl enthalten

Hauptanteil
(−)-β-Curcumen C$_{15}$H$_{24}$ (Isomerengemisch)

ar-Curcumen C$_{15}$H$_{22}$

(−)-Xanthorrhizol C$_{15}$H$_{22}$O
(Hydroxy-ar-curcumen)

Abb. 5.36. Die charakteristischen Bestandteile des ätherischen Öls der javanischen Gelbwurz (*Curcuma-xanthorrhiza*-Rhizom) sind mit denen der Kurkumawurzel (*Curcuma-domestica*-Rhizom) chemisch eng verwandt. Es handelt sich ebenfalls um Sesquiterpene des Bisabolentyps. Artspezifisch ist das Xanthorrhizol. Gleich wie das Thymol (ein Monoterpen) gehört auch das Xanthorrhizol zu den seltenen phenolischen Pflanzenstoffen, welche biogenetisch isoprenoider Herkunft sind

stoffe aus den Idioblasten und färben den Querschnitt gleichmäßig gelb.

Sensorische Eigenschaften. Schwacher arteigener Geruch. Die Geruchsnote wird entscheidend von den Turmeronen und dem *ar*-Turmeron (Abb. 5.35) geprägt. Der Geschmack ist leicht bitter, aber nicht scharf. Entgegen den Angaben in der Literatur fehlen der Droge Scharfstoffe: vielleicht, daß Verwechslungen mit anderen Kurkumaarten oder mit Currygewürzen vorliegen.

Inhaltsstoffe

- Ätherisches Öl (3–5%) mit Sesquiterpenen vom Bisabolentyp als Hauptkomponenten (s. Abb. 5.35).
- Kurkuminoide, insbesondere Diferuloylmethan (Curcumin, Abb. 5.35) und *p*-Cumaroyl-feruloylmethan.
- Reservestoffe (Stärke 30–40%, Zucker, fettes Öl), Mineralstoffe.

Verwendung. Die Droge ist in erster Linie eine Farbstoffdroge. Sie ist Hauptbestandteil von als Currypulver bezeichneten Gewürzmischungen (s. 5.3.1).

Javanische Gelbwurz

Herkunft. Javanische Gelbwurz, auch als *Temoe Lawak* bezeichnet, stammt von der auf Java heimischen *Curcuma xanthorrhiza* ROXB. ab. Anders als die *Curcuma-domestica*-Rhizome werden *Curcuma-xanthorrhiza*-Rhizome nicht gebrüht, so daß sie keine verkleisterte Stärke enthalten.

Sensorische Eigenschaften. Schwach aromatischer Geruch mit dumpferdiger Geruchsnote. Geschmack: leicht bitter.

Inhaltsstoffe. Ätherisches Öl (3–12%) mit monozyklischen Sesquiterpenen vom Bisabolentyp als Hauptkomponenten (s. Abb. 5.36). Als Kurkuminoide bezeichnete gelbe Farbstoffe wie in *C. domestica*, zusätzlich Di-*p*-Cumaroylmethan. Stärke (30–40%). Mineralstoffe.

Analytische Leitstoffe. Die beiden Drogen, *Curcuma-domestica*-Rhizom und *Curcuma-xanthorrhiza*-Rhizom, ähneln sich weitgehend in der chemischen Zusammensetzung; andererseits bestehen quantitative und qualitative Unterschiede. Das Kurkuminoidspektrum und die Xanthorrhizolführung können zur Unterscheidung der beiden verwandten Drogenherkünfte dienen (Tabelle 5.3).
Auf dem Dünnschichtchromatogramm (DC) von Extrakten sind bei *Xanthorrhiza*-Herkünften 2, bei *Domestica*-Herkünften 3 Kurkuminoide zu erkennen (Eigenfarbe: gelb; mit

Tabelle 5.3. Unterscheidung von *Curcuma domestica* und *C. xanthorrhiza*

	C. xanthorrhiza	*C. domestica*
Ätherisches Öl	≧6% (ml/100 g)	≧3% (ml/100 g)
mit Xanthorrhizol (Abb. 5.36)	Nachweisbar	Fehlt
Kurkuminoide	≧1%	≧3%
mit Di-*p*-Cumaroylmethan	Fehlt	Nachweisbar

Diazoniumsalzreagenz: gelbbraun). Xanthorrhizol gibt sich gleichermaßen als kupplungsfähiges Phenol zu erkennen. Laufhöhe und Rotbraunfärbung mit Diazoniumsalz (Echtblausalz B): ähnlich wie die Vergleichssubstanz Thymol.

Wirkung und Anwendungsgebiete. Nach älteren pharmakologischen Untersuchungen wirken die Kurkuminoide choleretisch, das ätherische Öl cholekinetisch. An der Übertragbarkeit auf die therapeutische Situation am Menschen läßt sich zweifeln, weil die zugeführten Wirkstoffe außerordentlich gering sind. Ob die *Extractum Curcumae* enthaltenden Fertigarzneimittel ätherisches Curcumaöl enthalten, ist nicht bekannt. Ihre Kurkuminoideinzeldosis jedenfalls liegt meist unter 1,0 mg. Auch ein Teeaufguß ist kurkuminoidarm (Gehalt pro Tasse etwa 1 mg), da die Stoffe in Wasser wenig löslich sind. Möglicherweise gelangen aber nach Einnahme einer fein gepulverten Droge höhere Mengen zur Resorption, falls im alkalischen Bereich des Darms die Kurkuminoide als Phenolate bioverfügbar werden.

Bei dieser Sachlage ist es auch müßig, durch Vergleich der Kurkuminführung eine therapeutische Überlegenheit der *Curcuma-xantorrhiza*-Droge über die *Curcuma-domestica*-Droge ableiten zu wollen, mit der Begründung, es würde das Bisdesmethoxycurcumin eine choleresehemmende Wirkung aufweisen (Jentzsch et al. 1968).

Kurkumazubereitungen als Tee oder in Form von Liquidapräparaten haben einen gewissen Amarum-Aromatikum-Charakter. Der angenehme Geschmack führt, so darf man annehmen, zu einer vermehrten Speichelsekretion, die ihrerseits *via* reflektorischer Mechanismen mit der Stimulation anderer sekretorischer Drüsen, insbesondere der Bauchspeicheldrüse einherzugehen pflegt (Matzker 1975). Vergleichbar den Pfefferminzblättern kommen daher als Anwendungsgebiete der Kurkuma Magen-Darm-Galle-Beschwerden in Frage.

5.4.2.4 Eberwurz

Die Droge besteht aus der getrockneten Wurzel von *Carlina acaulis* L., der Silberdistel oder stengellosen Eberwurz, die zur Familie der *Asteraceae* (*Compositae* = Korbblütler) gehört.

Geruch: schwach aromatisch. Der Geschmack ist anfangs süßlich-bitter, später brennend-scharf.

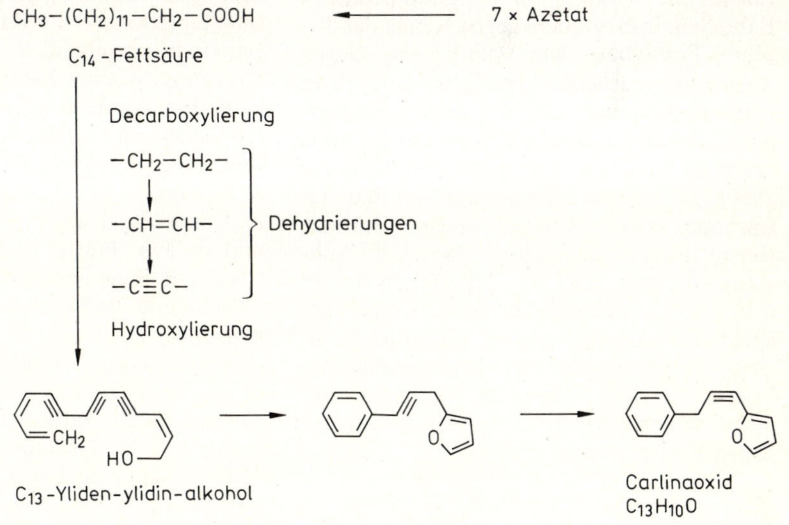

$$CH_3-(CH_2)_{11}-CH_2-COOH \longleftarrow 7 \times Azetat$$

C_{14}-Fettsäure

Decarboxylierung

$-CH_2-CH_2-$
$-CH=CH-$ } Dehydrierungen
$-C\equiv C-$

Hydroxylierung

C_{13}-Yliden-ylidin-alkohol   Carlinaoxid $C_{13}H_{10}O$

Abb. 5.37. Biogenetische Beziehung des Carlinaoxids zum Fettsäurestoffwechsel. Carlinaoxid gehört zu den bei Compositae weit verbreiteten Azetylenderivaten. Azetylenderivate leiten sich biochemisch von den Fettsäuren durch Dehydrierung ab. Zum Unterschied von den Fettsäuren sind Azetylenderivate ungradzahlig, da regelmäßig im Zuge ihrer Bildung ein endständiges Carboxyl verloren geht. Die Reaktionsfähigkeit der Yliden-ylidin-Zwischenstufen ermöglicht zahlreiche Zyklisierungen, im vorliegenden Falle Aromatisierung und Bildung eines Furanrings

Aus der Droge destilliert man 1–2% ätherisches Öl von hell- bis dunkelbrauner Farbe und von narkotischem, an Bockshornkleesamen erinnerndem Geruch. Aus dem Öl wurde im Jahre 1906 eine Substanz abgetrennt, welcher der Trivialname Carlinaoxid beigelegt wurde und von der sich später herausstellte, daß es sich um die erste aus einer Pflanze isolierte Azetylenverbindung handelt (s. Abb. 5.37).

Im Mittelalter galt die Eberwurz als wirksam, um ansteckende Krankheiten abzuwehren; sie sei karminativ wirksam und ein brauchbares Magenmittel („Virtutis alexipharmacae, carminativae et stomachicae sunt". LEONHARD FUCHS 1543; zitiert nach Leeser 1971). Als Bestandteil der „Schwedenkräuter", einem theriakartigen Allheilmittel, hat sich die Verwendung der Eberwurz bis heute gehalten. Sie ist ferner Bestandteil einiger Fertigarzneimittel, die bei Cholezystopathien und bei dsypeptischen Beschwerden helfen sollen.

Für die Anwendung bei Gallenwegserkrankungen, selbst als bloßes Adjuvans, gibt es für *Carlina-acaulis*-Präparate keine rationale Basis. Möglich erscheint es hingegen, daß sie bei Durchfallerkrankungen infektiöser Natur therapeutisch nützlich ist. Wurzelstockextrakte von *Carlina acaulis* zeigen eine stark bakteriostatische Wirkung auf alle gram-positiven Bakterien, insbesondere gegen Keime der Typhus-, Paratyphus- und Ruhrgruppe. Gegen *Staphylococcus aureus* sind Extrakte noch in einer Verdünnung 1:200000 wachstumshemmend. Als das wirksame Prinzip des Extrakts erwies sich das Carlinaoxid (Schmidt-Thomé 1950). Im Zeitalter der Antibiotika hat das Carlinaoxid keine Chance für eine rationale therapeutische Verwendung, da sich die Substanz im Tierversuch als stark toxisch erwies; d. h. die therapeutische Breite ist klein. Vielleicht aber sind die Angaben der mittelalterlichen Kräuterbücher von der Wirkung der Eberwurz „wider allerlei Gift, sonderlich aber wider die Pestilenz", doch nicht so völlig ohne realen Hintergrund.

5.4.2.5 Pfefferminzblätter und Pfefferminzöl

Pfefferminzblätter

Herkunft. Pfefferminzblätter bestehen aus den getrockneten Blättern bestimmter (mentholreicher, carvonarmer) Formen der *Mentha × piperita* L. [Familie: *Lamiaceae = Labiatae* (Lippenblütler)]. *Mentha × piperita* ist keine natürliche, taxonomisch wohlumgrenzte Art, sondern ein durch Kreuzung aus mentholarmen und mentholfreien Eltern herausgezüchtete Kulturform. Ausgangsarten sind wahrscheinlich die Wasserminze (*Mentha aquatica* L.) und die grüne Minze (*Mentha spicata* [L.] HUDS.). Die grüne Minze ist ihrerseits genetisch uneinheitlich. Als Produkt einer Kreuzung zwischen zwei verschiedenen Arten, kann die Vermehrung nur vegetativ, durch Kopfstecklinge, erfolgen.

Den heute kultivierten Formen der Pfefferminze lassen sich 2 Gruppensorten zuordnen, die in Deutschland als Typ „Mitcham-Minzen" und als Typ „Pfälzer Pfefferminzen" bekannt sind, im angelsächsischen Sprachraum als "black mint" und als "white mint". Die Gruppensorte „Mitcham-Minze" wird taxonomisch entweder als Form *Mentha piperita* var. *officinalis forma rubescens* oder als Varietät *Mentha piperita* var *vulgaris* SOLE klassifiziert, die grünen Pfefferminzen vom Typ „Pfälzer Minze" analog als Form *Mentha piperita* var. *officinalis pallescens* oder als Varietät *Mentha piperita* var *officinalis* SOLE. Die Mitcham-Minzen sind durch ihre violett angelaufenen Blattnerven und Stengel gekennzeichnet. Sie stehen phänotypisch der Wasserminze näher als die grünen Pfefferminzen: Sie sind ertragreich, winterhart und liefern eine ölreiche

Tabelle 5.4. DC-Analyse verschiedener Minzen

Leitstoff	Befund	Anmerkung
Menthol[a]	+	Halbquantitativer Vergleich der Fleckengröße
Menthofuran[b]	+	Fehlen oder wenn Fleckenintensität zu schwach: Hinweis auf japanische Pfefferminze
Carvon[a]	−	Positiver Befund: Hinweis auf Krauseminzblätter
Pulegon[a]	−	Positiver Befund: Hinweis auf Poleiminzkraut

[a] DC-Nachweis im Dichlormethanauszug.
[b] DC-Nachweis im ätherischen Öl.

Droge mit Ölgehalten meist über 1,7% (ml/100 g). Kulturen befinden sich in allen gemäßigten Klimazonen der Erde, v. a. in den folgenden Ländern: England, USA, Sowjetunion, Italien, Rumänien, Ungarn, Bulgarien und Frankreich. Demgegenüber werden die grünen Pfefferminzen vom Typus der Pfälzer Minze vergleichsweise selten angebaut. Diese Sorte ist grünblättrig und ähnelt stärker der grünen Minze (*M. spicata*). Ihr Ölgehalt ist zwar geringer, jedoch im Geschmack milder, weshalb sie bei Verwendung als Teeaufguß der Mitcham-Minze vorzuziehen ist.

Sensorische Eigenschaft. Pfefferminzblätter besitzen einen charakteristischen Geruch (nach Menthol); sie schmecken zunächst brennend würzig, wobei sich rasch ein kühlender Nachgeschmack ausbildet.

Inhaltsstoffe

- Ätherisches Öl (0,8–>4%) mit (−)-Menthol als charakteristischer Hauptkomponente (s. auch unter Pfefferminzöl).
- Labiatengerbstoff vom Typ der Rosmarinsäure (1–2%; Formel Abb. 6.8). Rosmarinsäure selbst schmeckt nicht adstringierend, auch nicht bitter; sie ist daher nicht mit einem in der Literatur erwähnten Bitterstoff unbekannten chemischen Baus identisch.
- Einfache Phenolcarbonsäuren, insbesondere Kaffee- und Chlorogensäure (s. auch 6.2.2).
- Flavone, darunter Menthosid (4′,5,7-Trihydroxyflavon-7-rhamnoglucosid, das über die 4′-OH mit Kaffeesäure verestert ist, das korrespondierende Descaffeoylderivat (Isorhoifolin) sowie Luteolin-7-rhamnoglucosid, Rutin (Abb. 10.69) und Hesperetin (Abb. 5.29).
- Triterpensäuren (Ursolsäure 0,3% und Oleanolsäure 0,1%).
- Weitere Bestandteile: Karotinoide, darunter α- und β-Carotin; Cholin (0,1%) und Betain (1,3%); mineralische Bestandteile (8–13%).

Analytische Leitstoffe. Unter den Versuchsbedingungen der halbquantitativen Dünnschichtchromatographie (DC) dürften weder Carvon, wie in Krauseminzblättern, noch Pulegon, wie im Poleiminzkraut, nachweisbar sein. Menthol muß im erwarteten Konzentrationsbereich vorliegen: Vergleich der Fleckengröße mit eingewogener Lösung. Menthofuran muß nachweisbar sein im Unterschied zu der gleichfalls mentholführenden japanischen Pfefferminze (Tabelle 5.4).

Zu beachten bleibt, daß diese Unterschiede in der Zusammensetzung der ätherischen Öle lediglich quantitativer, nicht qualitativer Art sind, die Ergebnisse von der Empfindlichkeit der gewählten Analysenmethode abhängen.

Verwendung. Die Droge wird zu verschiedenen Extrakten weiter verarbeitet. Sie ist Ausgangsmaterial zur Gewinnung des Pfefferminzöls (s. unten). Minze wird auch als Küchengewürz verwendet, so in der englischen "mintsauce".

Wirkung und Anwendungsgebiete. Pfefferminzblätter gelten gemeinhin als eine Ätherischöldroge; im Teeaufguß kommen jedoch zusätzlich die schwach adstringierenden Geschmackswirkungen der Gerbstoffe (6–10%) zur Geltung, so daß Pfefferminztee anstelle von schwarzem Tee als koffeinfreies Getränk weit verbreitet ist. Als die choleretischen Prinzipien der Blätter kommen die Phenolcarbonsäuren Chlorogen-, Kaffee- und Rosmarinsäure in Frage. Hinzu kommen milde spasmolytische Qualitäten der Apigenin- und Luteolinglykoside sowie die reflektorisch über Geschmack- und Geruchsreize sekretionsfördernden Effekte des ätherischen Öls. Pfefferminzextrakte führen zu einer Tonussenkung des unteren Ösophagussphinkter (Demling u. Steger 1969).

Pfefferminztee ist ein ausgezeichnetes Mittel bei dyspeptischen Beschwerden infolge Überladung des Magens. Auch spastische Zustände des Magens, des Pylorus und der Gallenblase reagieren oft überraschend gut (nach Eichholtz 1957).

Unerwünschte Wirkungen. Keine bekannt. Konzentrierte Aufgüsse sind auf Dauer wenig bekömmlich. Nimmt man sie über längere Zeit zu sich, so kann sich ein Widerwille gegen die weitere Zufuhr ausbilden.

Präparate. Als Concisdroge oder als grobes Pulver (im Filterbeutel) zur Infusbereitung; zusammen mit anderen Drogen als industriell hergestellte Teemischung, hier oft nur als Geschmackskorrigens; sprühgetrocknete Extrakte und Extraktmischungen als sofortlösliche Tees; Trockenextrakte für Kombinationspräparate (Markenartikel) der Indikationsgruppen: Gallenmittel, Magen-Darm-Mittel und pflanzliche Sedativa-Nervina.

Pfefferminzöl und Menthol

Herkunft, Eigenschaften und weitere Anwendungsgebiete des Pfefferminzöls s. 5.6.2.1; Menthol s. 5.8.3.3.

Anwendung. Pfefferminzöl zeigt annähernd die gleichen phsyiologischen, pharmakologischen und toxikologischen Eigenschaften wie das Menthol (s. 5.8.3.3). Allerdings ist seine lokal reizende Wirkung stärker ausgeprägt. Wegen seines angenehmeren Geschmacks bevorzugt man bei der inneren Anwendung das Pfefferminzöl; in äußerlich anzuwendenden Arzneiformen ist i. allg. der Reinstoff Menthol – er riecht wesentlich weniger intensiv – angebracht.

Innerlich wirken Pfefferminzöl und Menthol appetitanregend, cholagog und lokalspasmolytisch (auf Kardia und Ösophagus). Diese pharmakologischen Qualitäten sind in der praktisch-therapeutischen Situation aber nur dann relevant, wenn die Arzneistoffe in wirksamer Dosierung angeboten werden. Die empfohlene Tagesdosis bei innerlicher Einnahme: 0,05–0,1 g (Schmid 1982) bzw. 0,075 g (Heinz 1920) Pfefferminzöl. Diese Dosierung wird in pflanzlichen Polykombinationspräparaten nicht erreicht. Auf eine Zufallsbeobachtung geht die Anwendung von Pfefferminzöl zur Behandlung des „Reizkolons" (*Colon irritabile*) zurück (s. Martindale, 1982, S. 681).

Hinweis. Das Pfefferminzöl wird dabei in Einzeldosen von 0,2 ml in Kapseln gegeben, die mit einem magensaftresistenten Überzug versehen sind. Bei längerer Anwendungsdauer machen sich andernfalls Reizerscheinungen von seiten des Magens bemerkbar.

Pfefferminzöl ist außerdem ein altes Hausmittel bei Verdauungsstörungen, verdorbenem Magen, Blähungen oder Durchfall. 1–2 Tropfen auf Zucker tröpfeln oder mit 1 Glas Wasser oder Tee verrühren; auch als Pfefferminzspiritus, welcher das Öl im Verhältnis 1:50 verdünnt enthält (ED = 2 Tropfen).

Unerwünschte Wirkungen. In seltenen Fällen lösen Menthol und Pfefferminzöl allergische Reaktionen aus. Überdosierung führt zu Intoxikationen, die in erster Linie das Zentralnervensystem erfassen: Kältegefühl, rauschähnliche Zustände, Ataxie, Benommenheit.

5.4.3 Karminativa

5.4.3.1 Begriffserklärung

Karminativa ist eine alte Bezeichnung für blähungstreibende Mittel.

Blähungen äußern sich in häufigem Gasabgang aus dem Magen (Aufstoßen) und dem Enddarm (Abgang von Flatus). Wenn durch Spasmen am Mageneingang oder durch Verkrampfung des Darms der Gasabgang behindert ist, können kolikartige Leibschmerzen auftreten. Blähende Speisen (z. B. Hülsenfrüchte, Kohlarten) enthalten schäumende, oberflächenaktive Bestandteile, welche Gase binden und deren Resorption verhindern. Eine andere mögliche Ursache für Blähungen ist das nervöse Luftschlucken (Aerophagie).

Karminativa enthalten ätherische Öle, die im Magen-Darm-Trakt spasmolytisch, gärungswidrig und verdauungsfördernd wirken. Wird beispielsweise der Tonus des Ösophagus gesenkt, kann dadurch der Abgang von Luft aus dem Magen erleichtert werden. Besonders bei Säuglingen sind Karminativa oft gut wirksam, während sich bei Erwachsenen die Wirkungsstärke nicht immer als ausreichend erweist. Karminativa werden gerne Abführmittelkombinationen zugesetzt, um krampfartige Leibschmerzen, die insbesondere bei höherer Dosierung des Laxans auftreten, zu antagonisieren.

5.4.3.2 Anis und Anisöl

Anis

Herkunft. Unter Anis versteht man die getrockneten Spaltfrüchte (Doppelachänen) von *Pimpinella anisum* L. (Synonym: *Anisum vulgare* GAERTN.), einer einjährigen, zur Familie der *Umbelliferae* (= *Apiaceae*; Doldenblütler) zählenden Pflanze. Im östlichen Mittelmeergebiet beheimatet, wird Anis heute in der ganzen Welt angebaut.

Sensorische Eigenschaften. Graugrün gefärbte, fein gerippte, 2–5 mm lange Früchte. Der Geruch ist angenehm würzig, der Geschmack aromatisch süß.

Inhaltsstoffe
- *Speicherstoffe:* Ihrer Funktion als Frucht bzw. Samen entsprechend enthalten Anisfrüchte im Endosperm Reservestoffe, und zwar
  fettes Öl (20–30%), hauptsächlich Glyzeride der Ölsäure, begleitet von freien Fettsäuren und Lipiden, darunter Sterinen (Phytosterolen),
  Proteine (etwa 18%),
  Kohlenhydrate, darunter Mannit, hingegen keine Stärke,
- *mineralische Bestandteile* (bis 7%).
- Sekundäre Pflanzenstoffe: Aromatische Verbindungen, und zwar
  einfache Phenylpropane vom Typus des Anethols,
  Phenolcarbonsäuren (Chlorogen- und Kaffeesäure),
  Kumarine (etwa 0,01%; Umbelliferon, Scopoletin, Strukturformel s. 6.12),
  Flavone (etwa 0,2%; darunter Glykoside und Glykosyle der Quercetins, Luteolins und Apigenins, Strukturformeln s. 6.32 u. 6.33).

Wirksamkeitsbestimmende Inhaltsstoffe. Die Bestandteile des ätherischen Öls (2,6%) mit *trans*-Anethol als Hauptkomponente (80 bis > 95%).

Analytische Leitstoffe. DC-Prüfung auf Vorkommen von Anethol (authentisches Anethol als Vergleich) und von Triglyzeriden (Ölsäure als Vergleich). Prüfung auf Anethol halbquantitativ.

Verwendung. Als Gewürz z. B. für Brot, Backwaren oder eingemachte Früchte. Bestandteil von industriell hergestellten Teemischungen, insbesondere von Brusttees, Hustentees, Abführtees und karminativ wirkenden Tees (z. B. „Vier-Winde-Tee"). Wird auch anderen Teemischungen zur Geruchs- und Geschmacksverbesserung zugesetzt. Ausgangsmaterial für Extrakte, die zu sofortlöslichen Tees (Instanttees) weiterverarbeitet werden. Zur Gewinnung von Anisöl.

Anisöl

Herkunft. Das ätherische Öl von *Pimpinella anisum* L. und von *Illicium verum* HOOKER *fil*.

Sensorische Eigenschaften. Farblose Flüssigkeit, die zur Kristallisation neigt. Geschmack: aromatisch und süß. Geruch: charakteristisch „süße" Geruchsnote.

Zusammensetzung. Mit einem Anteil von 80 bis > 95% ist das *trans*-Anethol Hauptbestandteil. Begleitet wird Anethol von einer isomeren Verbindung, dem Methylchavicol, sowie von geringen Anteilen Anisketon, Anissäure und Monoterpenkohlenwasserstoffen (Abb. 5.38).

Anmerkung. Die im Handel befindlichen Anisöle stellen meist synthetisches Anethol dar; andere Anisöle stammen vom Sternanis, das sind die Sammelfrüchte eines in Ostasien heimischen Baums. *Illicium verum* HOOK. (*Magnoliaceae*). Im Gegensatz zum DAB 8 läßt das DAB 9 auch Illiciumöl zu. Bei synthetischem Öl besteht die Möglichkeit, daß es mit *cis*-Anethol verunreinigt ist. Das *cis*-Anethol ist 10- bis 20mal giftiger als das *trans*-Anethol (Caujolle u. Meynier 1958). Auch echtes Anisöl kann *cis*-Anethol dann enthalten, wenn es nicht lichtgeschützt aufbewahrt wird (UV-Lichtreaktion).

Analytische Leitstoffe
- 2-Hydroxyanethol-methylbuttersäureester kann bis zu 5% im echten Anisöl vorkommen. Wenn es fehlt, dürfte es sich um Öl anderer Herkunft handeln.
- Caryophylenoxid kommt zwar im Sternanisöl, nicht aber im Öl von *Pimpinella anisum* vor.

Verwendung. Anisöl wird zur Aromatisierung von Süß- und Backwaren sowie von Spirituosen (Pernod, Raki, Ouzo, Anisette) verwendet. Ähnlich in der Pharmazie als Geruchs- und Geschmackskorrigens, z. B. als Bestandteil des Liquor Ammonii anisati oder zum Aromatisieren von Extrakttees (Instanttees); ferner als Bestandteil von Hustensäften, Hustentropfen und Hustenpastillen.

Wirkung und Anwendungsgebiete. Anisöl hat die folgenden Wirkungen:
- Es wirkt auf den isolierten Muskel spasmolytisch. Daher kann es bei leichteren Darmspasmen (Bauchweh) als Karminativum nützlich sein.
- Am Versuchstier Hund zeigt es choleretische Wirkungen (Glatzel 1968, S. 72). Wirkungsweise ist unbekannt (reflektorisch über Sinnesreize?).

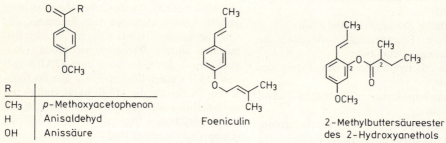

R	
CH₃	*p*-Methoxyacetophenon
H	Anisaldehyd
OH	Anissäure

Abb. 5.38. Hauptbestandteil des Anisöls (*Anisi aetheroleum*) ist *trans*-Anethol, eine bei Raumtemperatur kristalline Masse, während das *cis*-Isomere, das als Verunreinigung enthalten sein kann, erst bei −23 °C erstarrt. Nebeninhaltsstoffe sind Chavicol, dessen C_3-Seitenkette Allylstruktur aufweist, sowie Anisketon (*p*-Methoxyacetophenon), Anisaldehyd und Anissäure. An bestimmten Nebeninhaltsstoffen läßt sich feststellen, ob das Anisöl von *Pimpinella anisum* oder von *Illicium verum* stammt: Das Auftreten von Hydroxyanetholmethylbuttersäureester weist auf Vorliegen von Pimpinella-anisum-Öl (= „echtes Anisöl"), das Auftreten von Foeniculin auf das Vorliegen von Illicium-verum-Öl (= Sternanisöl) hin

• Nach Zufuhr von den sehr geringen Dosen (0,0015 mg/kg KG) kommt es beim Versuchstier Katze oder Kaninchen zur vermehrten Ausscheidung von Bronchialsekret; auch ist die Viskosität des Sekrets herabgesetzt (Boyd 1954). Somit kann die expektorierende Wirkung des Anisöls als gesichert gelten. Für den Menschen wird die wirksame Einzeldosis auf 0,05–0,25 g (d.s. 1–5 Tropfen; nicht unverdünnt einnehmen) geschätzt (Hauschild 1956).

Unerwünschte Wirkungen. Soll wegen lokal hyperämisierender Wirkungen nicht unverdünnt eingenommen werden. Langzeitversuche am Versuchstier Ratte erbrachten keine Hinweise für Kanzerogenität (Hagan et al., Toxicol. Appl. Pharmacol 7, 18, 1965; Fd. Cosmet. Toxicol. 5, 141, 1967).

5.4.3.3 Asa foetida (Stinkasant)

Als Asa foetida bezeichnet man das aus Rhizomen und Wurzeln verschiedener Ferulaarten nach Verletzung austretende Gummiharz.

Die Stammpflanzen, *Ferula assa-foetida* L. *F. foetida* REGEL, *F. rubricaulis* BOISS u. a. Ferulaarten, sind kräftige, bis 3 m hoch werdende Apiazeen (= *Umbelliferae*). Ihre Heimat sind die Steppengebiete des westlichen Afganistan und des östlichen Irans. Um Asant zu gewinnen, wird der Sproß abgeschnitten, man legt Rhizom und Wurzel bloß und verletzt sie, indem man in zeitlichen Abständen von Tagen jeweils dünne Scheiben des Rhizoms abschneidet; der aus Exkretgängen nach außen fließende milchige Balsam erstarrt allmählich und wird abgeschabt. Die Droge besteht aus braungelben Klumpen oder aus mehr oder weniger verklebten Körnern, die stark knoblauchartig riechen. Die Hauptmasse der Droge wird von der mit Lipoidlösungsmitteln extrahierbaren Harzfraktion (∼65%) gebildet. Für den Geruch der Droge ist das ätherische Öl verantwortlich, das etwa 4–9% der Droge ausmacht. Der Hauptanteil des Öls wiederum setzt sich aus schwefelhaltigen organischen Verbindungen zusammen, die im einzelnen noch nicht näher bekannt sind, mit Ausnahme

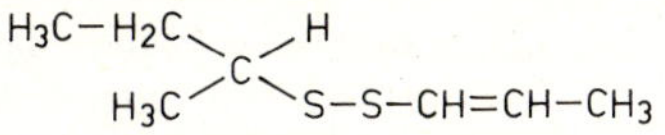

Abb. 5.39. Die Ferulasäure, das 3-O-Methylderivat der Kaffeesäure, wurde zuerst aus dem „Harz" von *Ferula*-Arten, dem Stinkasant, isoliert, woher die Substanz auch ihren Namen herleitet. In geringen Mengen kommt sie, überwiegend in der *trans*-Form, in Pflanzen weit verbreitet vor. Die *trans*-Form ist eine weiße Substanz, die bei 174 °C schmilzt; die *cis*-Form ist ein gelbes Öl. Hauptbestandteil des übel riechenden ätherischen Öls ist ein Disulfid, das durch den Isobutyl- und den Propenylrest substituiert ist

des Isobutylpropenyldisulfids $C_7H_{14}S_2$. Als Bestandteil des Harzes wurden Ferulasäureester nachgewiesen (s. Abb. 5.39).

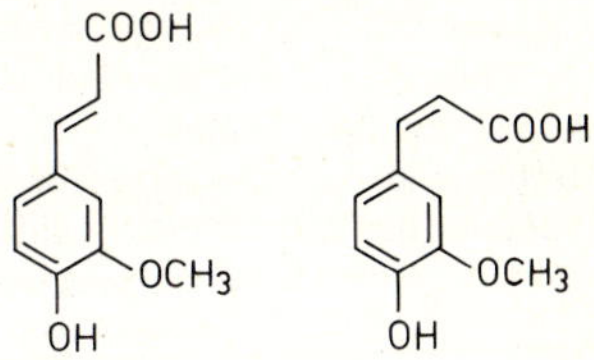

Die Anwendung von Asa foetida in der vornaturwissenschaftlichen Medizin als Anthysterikum dürfte mit dem schlechten Geruch und Geschmack der Droge zusammenhängen; die Wirksamkeit als Nervinum beruhte wohl auf nur psychischen Effekten. Ein weiteres wichtiges Anwendungsgebiet war die eines Karminativums, selbst wirksam bei kolikartiger Flatulenz. Bei Kindern gab man es rektal in Form von Suppositorien. nach oraler Gabe werden flüchtige Bestandteile offensichtlich rasch resorbiert und über die Lunge ausgeschieden: Man verwendete daher Asa foetida als Expektorans bei Bronchitis und Keuchhusten (als Tinktur oder besser in Pillenform). Nach einer neueren Mitteilung erwies sich Asa foetida bei Patienten mit *Colon irritabile* als wirksam (Rahlfs u. Mössinger 1978).

5.4.3.4 Fenchel und Fenchelöl

Fenchel

Herkunft. Fenchel besteht aus den getrockneten Früchten der Unterart *capillaceum* des gewöhnlichen Fenchels *Foeniculum vulgare* (Familie: *Apiaceae* bzw. *Umbelliferae*). Es sind 2 Typen auf dem Markt:

- *Foeniculum vulgare* MILLER subspec. *capillaceum* (GILIBER) HOLMBOE var. *dulce* MILLER = süßer Fenchel (oder Gewürzfenchel oder römischer Fenchel),
- *Foeniculum vulgare* MILLER, subspec. *capillaceum* (GILIB.) HOLMBOE var. *vulgare* MILLER = Bitterfenchel.

Als Gewürz verwendet man fast ausschließlich den süßen Fenchel. Die meisten Arzneibücher lassen hingegen nur die Varietät *vulgare*, den bitteren Fenchel, als pharmakopöegerecht gelten, vermutlich deshalb, weil der Ölgehalt des bitteren Fenchel fast doppelt so hoch ist wie der des süßen Fenchels.

Sensorische Eigenschaften. Fenchelfrüchte der Varietät *vulgare* riechen würzig an Anis erinnernd. Der Geschmack ist zunächst süßlich, später leicht brennend. Der süße Fenchel (römische Fenchel) schmeckt feiner, milder und anisähnlicher.

Anmerkung. Geschmack und Geruchsnote werden wesentlich vom Verhältnis (+)-Fenchon zu Anethol bestimmt. (+)-Fenchon, bei Raumtemperatur eine farblose Flüssigkeit, riecht intensiv kampferartig; der Geschmack ist gewürzhaft brennend und bitter. *trans*-Anethol bildet farblose, nach Anis riechende, süß schmeckende Kristalle.

Inhaltsstoffe. Ähnlich wie in den Anisfrüchten: fettes Öl und freie Fettsäuren (etwa 20%); Proteine und Aminosäuren (etwa 20%), Zucker (4–5%).

Wertbestimmende Inhaltsstoffe. 2–6% ätherisches Öl, ein Gemisch aus Phenylpropanen [Anethol 50–70%, Methylchavicol, Foeniculin, wenig Safrol (?)] und Monoterpenen (Fenchon, Limonen und α-Pinen). Siehe dazu Tabelle 5.5, Abb. 5.40, Strukturformel des Foeniculins s. Abb. 5.38.

Analytische Leitstoffe. DC-Nachweis von Anethol und Fenchon. Zuordnung der Triglyceride durch Mitlaufenlassen von Olivenöl.

Tabelle 5.5. Das ätherische Öl der Varietät *dulce,* des süßen oder Gemüsefenchels, enthält viel süß schmeckendes Anethol und wenig Fenchon, das bitter und kampferartig schmeckt. Die Varietät *vulgare,* der bittere oder wilde Fenchel, ist durch hohe Gehalte an Fenchon gekennzeichnet. Charakteristische Unterschiede zeigen die beiden Varietäten auch im Gehalt an α-Pinen und Limonen (Toth 1967; Melchior u. Kastner 1974)

	Fenchel	
	Bitter [%]	Süß [%]
trans-Anethol	60 –75	80 –95
(+)-Fenchon	12 –22	< 1
Limonen	1,5– 2,5	4,2– 5,4
(+)-α-Pinen	1,8– 4,7	0,4– 0,8

Anwendung. Zur Herstellung von Teepräparaten, vorzugsweise in Filterbeuteln. Zur Herstellung von Extrakten und Sprühtrockenextrakten, die zu Markenartikeln weiterverarbeitet werden: zu sofortlöslichen Tees, zu Tropfen, Dragees, Bonbons, zu Sirupen und zu Fenchelhonig.
Die Droge dient ferner zur Gewinnung des ätherischen Öls.
Vorzugsweise süßen Fenchel nimmt man zum Würzen von Brot, Gebäck, bestimmten Gemüsen und Salaten sowie zum Aromatisieren von Likören (Boonekamp, Stonsdorfer).

Fenchelöl
Herkunft. Aus den beiden Fenchelvarietäten, der *Varietas dulce* und der *Varietas vulgare* gewinnt man zwei qualitativ unterschiedliche ätherische Öle, die beide im Handel angeboten werden. Beide Öle werden durch Wasserdampfdestillation der zerquetschten Früchte gewonnen. Die Arzneibuchware (DAB 9) muß aus dem Bitterfenchel hergestellt sein.

Sensorische Eigenschaften. Das ätherische Öl der Varietät *vulgare* hat einen würzigen, an Anis erinnernden Geruch und einen süßen, dann bitteren, kampferartigen Geschmack. Das ätherische Öl der Varietät *dulce*, das süße Fenchelöl, ist geruchlich und geschmacklich kaum von Anisöl zu unterscheiden.

Zusammensetzung. Beide Öle enthalten *trans*-Anethol als Hauptbestandteil; das bittere Fenchelöl daneben 12–25% Fenchon (Abb. 5.41). Weitere Inhaltsstoffe s. Tabelle 5.5.

Anwendungsgebiete. Fenchelöl wird ähnlich wie Fenchelextrakte, häufig auch anstelle der Extrakte, angewendet. Fenchelöl wirkt bakteriostatisch und trägt zur Haltbarkeit von Zubereitungen bei. Tierexperimentell konnte belegt werden, daß es die Expektoration beeinflußt. Fenchelöl gilt als ein mildes Karminativum. Seine häufige Verwendung dürfte aber wohl damit zu tun haben, daß es ein hervorragendes Geschmacks- und Geruchskorrigens ist.

5.4.3.5 Kamillenblüten

Herkunft. Die getrockneten Blütenköpfchen von *Chamomilla recutita* (L.) RAUSCHERT (Synonym: *Matricaria recutita* L. und *Matricaria chamomilla* auct.) Familie: *Asteraceae* (*Compositae*).

Sensorische Eigenschaften. Geruch angenehm mit der Geruchsnote süß-krautig und fruch-

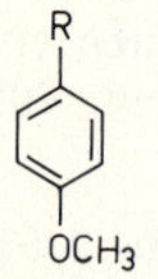

R	
Propenyl	Anethol
Allyl	Methylchavicol (=Estragol)

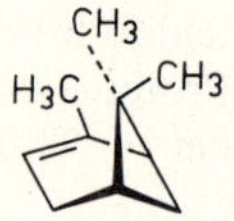

(+)-α-Pinen $C_{10}H_{16}$

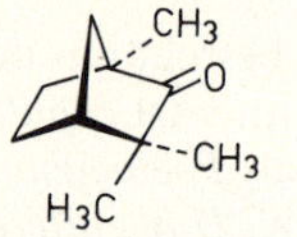

(+)-Fenchon $C_{10}H_{16}O$

Abb. 5.40. Die Hauptinhaltsstoffe des offizinellen ätherischen Fenchelöls (Foeniculi aetheroleum). Das rechtsdrehende Fenchon ($\alpha_D = +67°$) ist entscheidend für die optische Drehung des Foeniculi aetheroleum (+10° bis +24° nach DAB 9) verantwortlich. Je stärker die Rechtsdrehung um so höher ist der Fenchongehalt. Andere rechtsdrehende Terpene, wie das (+)-α-Pinen ($\alpha_D = +51°$), tragen wegen ihrer geringen Konzentration weniger zur Gesamtdrehung des ätherischen Öls bei

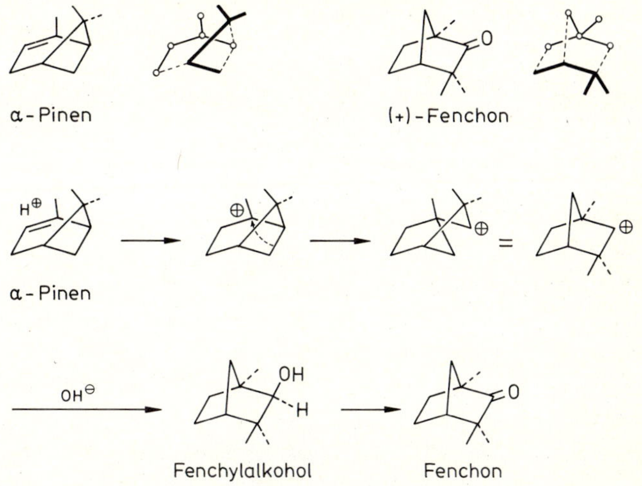

Abb. 5.41. Zur biogenetischen Einordnung des Fenchons. Fenchon ist ein irregulär gebautes, bizyklisches Monoterpen; irregulär deshalb, weil sich das Kohlenstoffskelett nicht in zwei 1,4-verknüpfte Isoprenbausteine zerlegen läßt. Der eine der beiden Bausteine stellt ein 2,2-Dimethylpropan dar. Das Fenchon ist nahe verwandt mit dem regulär gebauten α-Pinen, aus dem es durch Umlagerung über ein hypothetisches Kation entstehen könnte (hypothetisches Biosyntheseschema). α-Pinen und Fenchon kommen beide gemeinsam im Fenchelöl vor (s. auch Abb. 5.52). Formelwiedergabe in abgekürzter Schreibweise, d. h. endständige Methylgruppen nur durch Strichsymbole gekennzeichnet

tig. Geschmack: aromatisch und schwach bitter.
Anmerkung: Die für das charakteristische Aroma der Kamille verantwortlichen Bestandteile sind bisher nicht bekannt. Daher kann das Kamillenaroma durch Synthetika nicht simuliert werden.

Inhaltsstoffe

- Ätherisches Öl (0,25–1,0%) von – je nach Provenienz und Sorte – etwas wechselnder Zusammensetzung: Bisaboloide (0–50%; s. Abb. 5.42); Guajanolide (die Proazulene Matricin und Matricarin; s. Abb. 5.43); Azulene (2–18%, überwiegend Chamazulene nicht genuin; s. Abb. 5.44); Spathulenol [etwa 1%; ein trizyklisches Sesquiterpen (Guajangerüst; die C$_3$-Seitenkette als Zyklopropan ausgebildet)]; Spiroether, das sind Acetylenderivate mit Spiroketalgruppierung (20–30%; s. Abb. 5.45).
- Flavone (bis zu 6%, hauptsächlich Apigenin und Apigenin-7-glucosid) neben Quercetin- und Luteolinglykosiden sowie lipophilen Flavonoiden, worunter man Flavonoide versteht, deren phenolische Gruppen durch Methyletherbindung „verschlossen" sind (s. Abb. 5.46).
- Kumarine [Umbelliferon, 7-Hydroxycumarin und Herniarin (7-Methoxycumarin); 0,01–0,08%].
- Schleimstoffe (saure Schleime; etwa 10%).
- Mineralische Bestandteile (8–9%).

Analytische Leitstoffe. Charakteristisch für die Kamillenblüten ist das Matrizin, ein sog. „Proazulen" (s. Abb. 5.44). Analytisch auf dem DC gut nachweisbar sind der cis-Spiroether, das Bisabolol und das Herniarin. Herniarin fällt durch seine Eigenfluoreszenz im UV-Licht auf; die übrigen Stoffe müssen mit chromogenen Reagenzien detektiert werden (Einzelheiten bei Stahl u. Schild 1981).

Verwendung

- In der Lebensmittelindustrie zur Herstellung von Teepräparaten, heute vorzugsweise in Aufgußbeuteln, als tägliches Getränk anstelle von schwarzem Tee oder Kaffee.
  Hinweis: Die Kamillenblüten des Lebensmittelhandels enthalten in der Regel auch krautige Anteile (Sproßteile); dies wirkt sich wegen des geringen Bitterwertes auf die Geschmacksqualität günstig aus.
- In der Kosmetikindustrie zur Herstellung öliger Extrakte (z. B. für Hautöle).

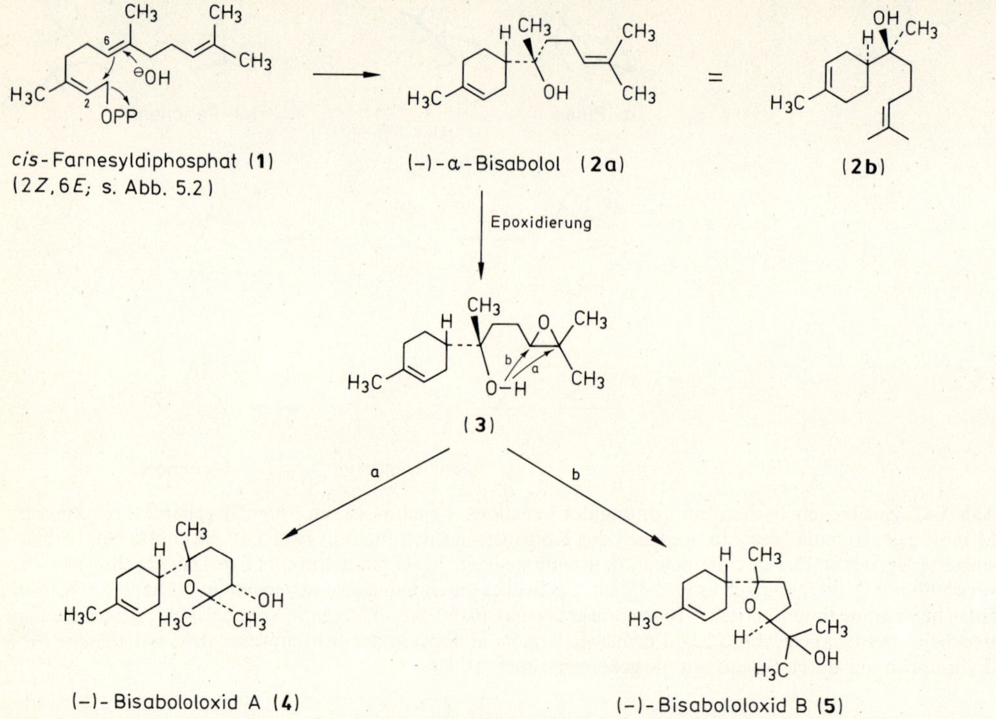

310 5 Ätherische Öle und Drogen, die ätherisches Öl enthalten

cis-Farnesyldiphosphat (1)
(2Z,6E; s. Abb. 5.2)

(−)-α-Bisabolol (2a)

(2b)

Epoxidierung

(3)

(−)-Bisabololoxid A (4)

(−)-Bisabololoxid B (5)

Abb. 5.42. Einige der im Kamillenöl vorkommenden Bisaboloide, angeordnet in einer hypothetischen Biosynthesereihe. Basenkatalysierte Zyklisierung von cis-Farnesyldiphosphat (1) führt zum α-Bisabolol (2), Epoxidierung der Doppelbindung in der Kette führt zu einem Epoxid 3, das sich (a) zu einem Pyranderivat 4 oder (b) zu einem Tetrahydrofuranderivat 5 isomerisiert. Die Formelbilder 2a und 2b geben unterschiedliche Konformationen des (−)-α-Bisabolols wieder, was man sich am leichtesten anhand eines Molekülmodells klarmacht. Die Schreibweise 2b ist die üblichere. 2a symbolisiert die räumliche Nähe von Hydroxyl und Ethylenbindung

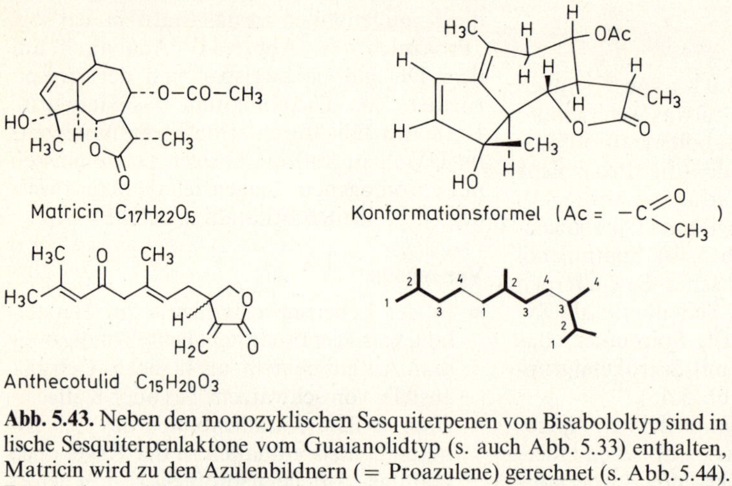

Matricin $C_{17}H_{22}O_5$

Konformationsformel (Ac = $-C{\overset{O}{\underset{CH_3}{\lessgtr}}}$)

Anthecotulid $C_{15}H_{20}O_3$

Abb. 5.43. Neben den monozyklischen Sesquiterpenen von Bisabololtyp sind in Kamillenblüten auch bizyklische Sesquiterpenlaktone vom Guaianolidtyp (s. auch Abb. 5.33) enthalten, insbesondere das Matricin. Matricin wird zu den Azulenbildnern (= Proazulene) gerechnet (s. Abb. 5.44).
Das Anthecotulid ist ein azyklisches(!) irregulär gebautes Sesquiterpenlakton; irregulär deshalb, weil zwei der Isoprenbausteine nicht die übliche 1,4-, sondern eine „ungewöhnliche" (nicht der Isoprenregel entsprechende) 3,4-Verknüpfung aufweisen.
Anthecotulid ist das allergene Prinzip der Kamillenblüten. Es kommt nicht in allen Sorten in nachweisbaren Konzentrationen vor, sondern ist auf den sog. Bisaboloxid-B-Typ beschränkt (Hausen et al. 1984)

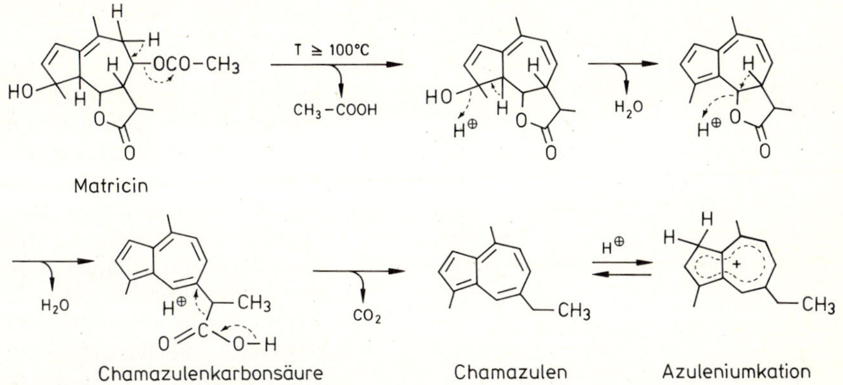

Abb. 5.44. Kamillenblüten enthalten etwa 0,15% Proazulene, vor allem Matricin, das eine farblose, kristalline Substanz darstellt. Beim Erhitzen einer Matricin enthaltenden Lösung (Drogenauszug) entsteht aus dem Matricin unter Abspaltung von Essigsäure und Wasser die Chamazulenkarbonsäure, die bereits das durchkonjugierte System der Azulene enthält und folglich tief blau gefärbt ist. Ähnlich wie im Falle der β-Ketokarbonsäuren spaltet sich leicht CO_2 ab; es entsteht das Chamazulen, das somit abweichend von anderen natürlichen Azulenen nur noch 14 Kohlenstoffatome im Molekül enthält. Im sauren Milieu liegt Chamazulen mit dem Azuleniumkation im Gleichgewicht vor, dessen reaktionsfähige Methylenprotonen mit Aldehyden kondensieren. In der Arzneibuchanalytik verwendet man Dimethylaminobenzaldehyd: Es bildet sich ein intensiv gefärbtes Reaktionsprodukt. Das Reaktionsschema will nicht die Reaktionsfolge wiedergeben, die unbekannt ist. Vereinfachte Formelschreibweise; Methylsubstitution ist durch einen Strich — symbolisiert

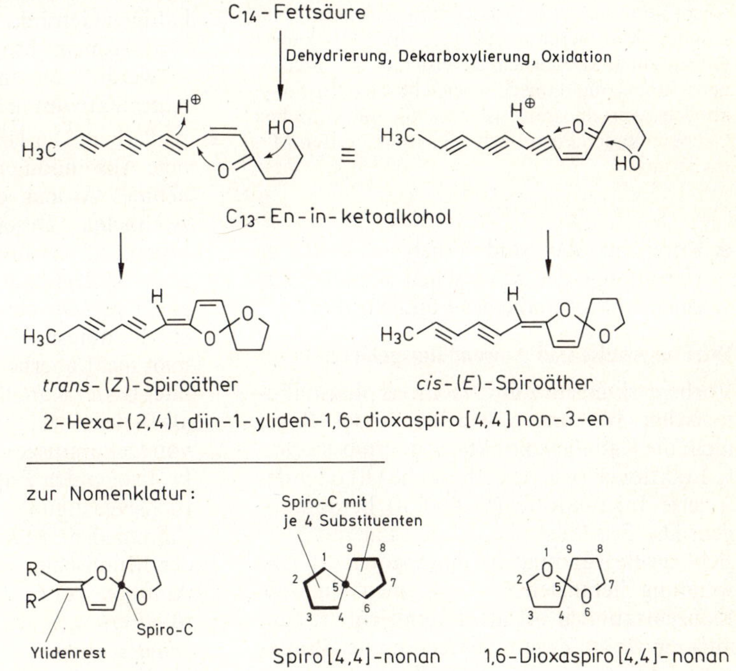

Abb. 5.45. Die in der Kamille vorkommenden Acetylenderivate leiten sich von einer linearen C_{13}-Vorstufe ab, die ihrerseits als partielles Abbauprodukt einer Fettsäure (vermutlich Ölsäure via C_{14}-En-in-fettsäure) aufgefaßt werden kann. Isomerisierende Zyklisierung des C_{13}-Ketoalkohols führt zu zwei diastereoisomeren Verbindungen, die zueinander im Verhältnis der cis-trans-Isomerie stehen. Da die Termini cis und trans im vorliegenden Falle nicht eindeutig anwendbar sind, verwendet man besser die Symbole Z und E. In den Kamillenblüten kommen zwar beide Formen vor, doch überwiegt mengenmäßig die E-Form

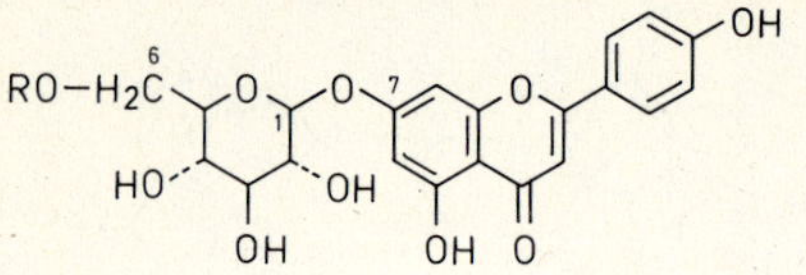

R	
H	Apigenin-7-glucosid
Acetyl	Apigenin-7-(6-O-acetyl)-β-glucosid
Apiosyl	Apigenin-7-(6-O-apiosyl)-β-glucosid

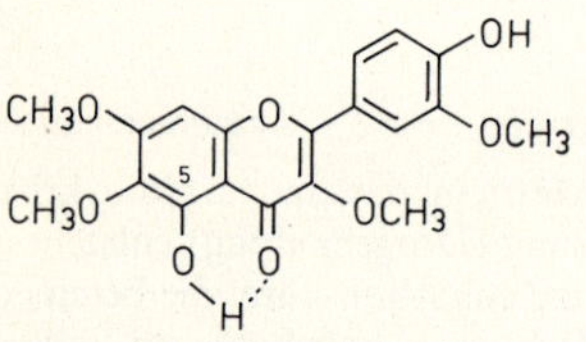

Chrysosplenetin $C_{19}H_{18}O_8$

Abb. 5.46. Flavone und Flavonole kommen in den Kamillenblüten in zahlreichen Varianten vor. Etwa 20 Derivate wurden bisher isoliert und identifiziert. Die spasmolytische Wirkung der Kamille im Magen-Darm-Bereich wird v. a. dem Apigenin und seinen Glykosiden zugeordnet. Das Chrysosplenetin ist ein Vertreter der in Wasser schwer löslichen Flavonoide. Man beachte, daß auch die 5-OH keinen Beitrag zur Wasserlöslichkeit leistet, da sie durch eine H-Brückenbindung zum benachbarten Carbonyl ähnlich „verschlossen" ist, wie die phenolischen Gruppen in den Positionen 3,3',6 und 7 durch Methylierung

- Kamillenblüten sind ferner Rohstoff zur Herstellung des ätherischen Kamillenöls, einer Tinktur und eines Fluidextrakts.

Wirkungsweise und Anwendungsgebiete.

Vorbemerkungen: Zum Nachweis pharmakologischer Wirkungen wurden in der Regel nicht die Kamillenextrakte, sondern bestimmte Fraktionen (wie das ätherische Öl) oder definierte Inhaltsstoffe (Bisabolol) herangezogen. Die Ergebnisse lassen sich nur mit Vorsicht zur Begründung der therapeutischen Anwendung heranziehen: Zum einen sind die Konzentrationen oft nicht vergleichbar, zum anderen ist die Zusammensetzung der Präparate nicht vergleichbar. So enthält ein Kamillenaufguß nur etwa 15% des in der Droge enthaltenen ätherischen Öls; im Alkohol enthaltenden Auszug moduliert die pharmakodynamisch wirksame Komponente Alkohol die Gesamtwirkung.

Wirkungen: Chamazulen und Bisabolol wirken antiphlogistisch; allerdings ist die maximale Wirkungsstärke im Vergleich zur Wirkungsstärke der klassischen Antiphlogistika Phenylbutazon, Salicylamid und Prednisolon gering. Um beispielsweise den Effekt des Phenylbutazons zu erreichen, benötigt man die 50- bis 100fache Dosis. Im Tierexperiment liegt bei oraler Zufuhr der wirksame Dosisbereich der Kamilleninhaltsstoffe zwischen 1 000 und 2 000 mg/kg KG (Jakovlev 1975).
Apigenin und verwandte Flavone zeigen eine papaverinähnliche spasmolytische Wirkung. Auch wäßrige Kamillenauszüge zeigen spasmolytische Aktivität. Ferner wirkt auch das lipophile (−)-Bisabolol im Tierversuch spasmolytisch, und zwar in der Wirkungsstärke dem Papaverin vergleichbar.
Mit der Mehrzahl der ätherischen Öle teilt das Kamillenöl die Eigenschaft, antibakteriell wirksam zu sein.

Therapeutische Anwendung

- Innerlich: Als Tee bei Magengeschwüren anstelle der schleimhautreizenden koffeinhaltigen Getränke. Bei akuter Gastritis, bei verdorbenem Magen, dyspeptischen Beschwerden, Blähungen, Leibschmerzen als Karminativum und Spasmolytikum.

- Äußerlich: Der Hauptgrund für die ausgiebige Anwendung der Kamille ist ihr angenehmes Aroma, das sie zu einem ausgezeichneten Desodorans macht. Hinzu kommt als erwünscht, daß ihr lokal haut- und schleimhautreizende Eigenschaften abgehen. (Die der Kamille nachgerühmten entzündungswidrigen Qualitäten sollte man nicht überbewerten). Kamillenblüten, oder besser Kamillenextrakte, sind nützlich als Badezusatz im Rahmen der Behandlung von Dekubitusgeschwüren und anderen nekrotisierenden Entzündungen, die mit Geruchsbelästigung einhergehen. In der Zahnmedizin zu Mundbädern bei Läsionen der Mundschleimhaut, bei rezidivierenden Aphten, bei *Gingivitis* sowie bei *Stomatitis ulcerosa*; auch bei üblem Mundgeruch (*Foetor ex ore*).

- Zu Inhalationen oder als Kamillendampfbad bei Entzündungen der Nase und der Nebenhöhlen.

Hinweis: Ein **Mundbad** wird wie folgt ausgeführt: einen Schluck voll der wäßrigen Lösung in den Mund nehmen, 20 s lang bei geschlossenem Mund die Lösung kräftig durch die Zähne drücken. Auch kann man den Kopf nach hinten neigen und die Lösung möglichst weit nach hinten laufen lassen, ohne zu gurgeln. Ausspucken und einen neuen Schluck nehmen (Meyer-Camberg 1977).

Unerwünschte Wirkungen. Wenn die Droge selbst verwendet wird – beispielsweise bei der Kamillendampfbad-Behandlung – kann es bei Patienten mit Pollenallergie zu allergischen Erscheinungen kommen. Kranke mit chronischen Atemwegserkrankungen können eine unspezifische Hyperreagibilität der Bronchialwege zeigen, so daß sich die Ventilationswerte verschlechtern (Literatur bei Demling et al. 1975). Auftreten von Kontaktallergie durch Kamille gehört zu den großen Seltenheiten. Zwar kann Kamille argentinischer Provenienz bis zu 0,3% ein Sesquiterpenlakton mit allergener Potenz enthalten (Anthecotulid; s. Abb. 5.44), unter Berücksichtigung der häufigen Anwendung der Kamille und der geringen Zahl der Fallbeschreibungen ist die Gefahr der Sensibilisierung durch Kamillenzubereitungen jedoch als gering einzustufen (Hausen et al. 1984).

5.4.3.6 Kardamomen (Cardamom)

Herkunft. Man versteht unter Kardamomen die Kapselfrüchte von *Elettaria cardamomum* (L.) WHITE et MATON, einer v. a. in Südindien und auf Sri Lanka kultivierten Staude (Familie: *Zingiberaceae*, Ingwergewächse). Handelsprodukt sind die Früchte; verwendet werden hingegen die Samen. Man beläßt sie bis zur Verwendung in den Kapseln; die Kapselwand schützt die Samenschale vor Verletzungen und stellt einen Verdunstungsschutz für das ätherische Öl dar, das im Samen peripher lokalisiert ist. Überdies sind Verfälschungen durch qualitativ minderwertige Kardamomen, beispielsweise durch die Früchte von *Elettaria major* SMITH (lange Kardamomen) oder *Amomum aromaticum* ROXB. (Bengalkardamomen) leichter zu erkennen, solange die intakten Früchte vorliegen.

Sensorische Eigenschaften. Kardamomen haben einen charakteristischen, als sehr angenehm empfundenen Geruch. Sie schmecken süßlich, kräftig würzend und etwas brennend.

Inhaltsstoffe
- Ätherisches Öl (in den Samen 2–8%) mit den folgenden Hauptkomponenten: 1,8-Cineol (20–40%), (+)-α-Terpineolacetat, Limonen (2–14%) und Sabinen (3–5%).

  Anmerkung: Mit den bisher entdeckten Komponenten läßt sich das feine Aroma der Kardamomen nicht erklären. Bei der den Geruchscharakter prägenden Komponente scheint es sich um eine mit Wasserdampf schwer flüchtige Substanz zu handeln; Extraktionsöle sind daher auch in ihrer Aromaqualität angenehmer als Destillationsöle

- Reservestoffe: Stärke (22–40%), fettes Öl (etwa 4%).

Verwendung. Als Bestandteil von Gewürzmischungen für Backwaren (Lebkuchen, Gewürzplätzchen), Wurstwaren, Curry sowie in der Likörindustrie (Angostura, Chartreuse, Goldwasser u.a.m.). Pharmazeutisch zur Herstellung einer Tinktur, die hauptsächlich als Geschmackskorrigens verwendet wird (*Tinctura aromatica* DAB 6); Bestandteil von industriell hergestellten Magentonika. Appetitanregend und karminativ; regt den Speichelfluß an; soll aphrodisisch wirken. Wird in Saudiarabien dem Kaffee bis zu 50% zugefügt (Gööck 1981, S.103). Kardamomensamen sind nützlich als Mundgeruchsdesodorans; langsames, etwa 4 min langes Kauen von 3–4 Kernen kaschiert beispielsweise den unangenehmen Knoblauchgeruch nach Verzehr knoblauchhaltiger Gerichte.

5.4.3.7 Kümmel und Kümmelöl

Kümmel

Herkunft. Kümmel besteht aus den reifen Spaltfrüchten kultivierter Sorten von *Carum carvi* L. (Familie: *Apiaceae* bzw. *Umbelliferae*).

Sensorische Eigenschaften. Geruch: arteigen, aromatisch. Geschmack: beißend gewürzhaft.

Inhaltsstoffe. Als Reserveorgan enthalten Kümmelfrüchte mengenmäßig vorherrschend Reservestoffe, und zwar fettes Öl (10–20%), Proteine (etwa 20%), Zucker (3%) und Stärke (etwa 5%). Nachgewiesen wurden ferner Kumarine, darunter solche mit photosensibilisierenden Eigenschaften, Flavone und Phenolkarbonsäuren, auch Kaffeesäure, die an ein

Peptid gebunden vorliegt (Literatur bei Hegnauer 1973). Der Gewürzcharakter wird von dem ätherischen Öl (3–7%) bestimmt, das im Mesokarp, in sog. Ölgängen oder Ölstriemen lokalisiert ist.

Verwendung. Als Gewürz in erster Linie für Brot, Sauerkraut und Kartoffelgerichte. Zur Herstellung des ätherischen Kümmelöls. Medizinisch in Form der zerquetschten Früchte allein oder mit anderen karminativ wirkenden Drogen als blähungstreibendes Mittel bei Völlegefühl, leichten krampfartigen Magen-Darm-Störungen sowie bei nervösen Herz-Magen-Beschwerden, dem sog. Roemheld-Syndrom (Indikation „Standardzulassung").
Auch in der Veterinärmedizin wird Kümmel als blähungstreibendes und krampflösendes Mittel verwendet, beispielsweise bei Koliken, Magenkrämpfen und Blutungen bei Rindern.

Kümmelöl

Herkunft. Kümmelöl ist das aus den reifen Früchten der Kümmelpflanze durch Wasserdestillation gewonnene ätherische Öl.

Sensorische Eigenschaften. Das frisch destillierte Öl stellt eine farblose, klare Flüssigkeit dar, die sich beim Stehen gelb färbt. Geruch: typisch nach Kümmel, Geschmack: würzig, beißend.

Chemische Zusammensetzung. Hauptbestandteil ist mit Gehalten von 40–80% (S)-(+)-Carvon. Die Arzneibücher legen Grenzwerte fest; das DAB beispielsweise fordert Gehalte zwischen 50,0 und 65%, die B.P. zwischen 53 und 63%. Das (+)-Carvon bestimmt weitgehend den sensorischen Charakter des Öls; die Begleitstoffe (s. dazu Abb. 5.47) modifizieren Geruch und Geschmack nur unwesentlich.

Verwendung. In der kosmetischen Industrie zu Mundpflegemitteln. In der Likörindustrie (z. B. für Aquavit).

Wirkweise und Anwendung. Bei innerlicher Gabe wirkt Kümmelöl appetitanregend und vermutlich (auf reflektorischem Wege) auch sekretionsfördernd auf Magensaft, Pankreas (?) und Galle (?). Es wirkt sodann spasmolytisch im Magen-Darm-Trakt. Kümmelöl enthaltende Präparate sind daher vorzügliche Mittel gegen Blähungen. Das Öl hat zwar die gleichen Indikationen wie der Kümmel selbst (s. oben), doch sind die sicher erheblichen Unterschiede in der Wirkungsstärke zu berücksichtigen. Der Gehalt eines Infuses an Kümmelöl dürfte nicht allzu hoch zu veranschlagen sein, verglichen beispielsweise mit der Einnahme des Öls auf etwas Zucker.
Äußerlich wirkt Kümmelöl lokal hyperämisierend. Bei Blähungsbeschwerden verwendet man es in Form 10%iger Salben zum Einreiben des Abdomens.

Toxikologischer Hinweis. Nach einem WHO-Bericht (Techn. Rep. Ser. Wld. Hlth. Or. Nr. 648, 1980) gilt die zeitweilige Einnahme von 1 mg Carvon/kg KG/Tag als unbedenklich. Dies entspricht einer Einzeldosis von 0,1–0,15 mg Kümmelöl (3–4 Tropfen).
Mit unerwünschten Wirkungen akuter Art ist nur bei Überdosierung zu rechnen. Carvon ist ein zentral zunächst erregend, später lähmend wirkendes Gift (Hausschild 1956, S 905). Erste Intoxikationserscheinungen äußern sich in Kopfschmerzen, Schwindel und Bewußtseinsstörungen (Chrubasik u. Chrubasik 1983).

5.4.3.8 Melissenblätter

Herkunft. Die getrockneten Laubblätter von *Melissa officinalis* L. (Familie: *Lamiaceae* = *Labiatae*, Lippenblütler). Die Handelsware stammt aus Kulturen.
Melissa officinalis variiert ziemlich stark in Wuchs, Größe und Behaarung, auch durch den Geruch des ätherischen Öls und damit in der chemischen Zusammensetzung. Sodann bestehen große quantitative Unterschiede im Gehalt an ätherischem Öl: Melissenformen, die im spanischen Ebrodelta und in Israel gezüchtet werden, zeichnen sich durch ausnehmend hohe Gehalte aus.

Sensorische Eigenschaften. Besonders deutlich beim Zerreiben riecht das Melissenblatt frisch zitronenartig (daher auch der Name Zitronenmelisse) mit blumiger Nachnote. Bei längerer Lagerung der Droge kann der Geruch verschwinden, besonders bei Herkünften, die von vornherein arm an ätherischem Öl sind.
Die Droge schmeckt würzig und leicht bitter.

Inhaltsstoffe. Ätherisches Öl (0,02–02%; unter besonderen Klimabedingungen weisen bestimmte Formen Gehalte über 0,8% auf); Triterpensäuren (Ursol- und Oleanolsäure); Phenolcarbonsäuren [Chlorogen-, Ferula- und

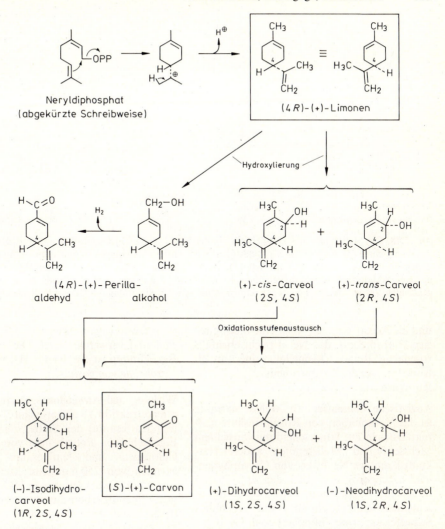

Abb. 5.47. Monoterpenbestandteile des Kümmelöls, geordnet in einer hypothetischen Biosynthesereihe. (+)-Limonen und (+)-Carvon sind mit etwa 40% bzw. mit 50–60% Hauptbestandteile des Öls. Für das gemeinsame Auftreten von oxidierten und hydrierten Derivaten des Carveols bietet sich eine Art von intermolekularem Wasserstoffaustausch als plausible Möglichkeit an. Man erwartet eigentlich Abwandlungsreihen zunehmender Oxidation in Richtung Verbrennung bis zu CO_2

Kaffeesäure in glykosidischer Bindung (keine Mengenangaben)], Rosmarinsäure (etwa 4%); Mineralstoffe (10–12%).

Wertbestimmende Inhaltsstoffe. Ätherisches Öl. Echtes Melissenöl enthält als mengenmäßig dominierende Bestandteile die beiden stereoisomeren Aldehyde Geranial (Citral A) und Neral (Citral B). Biochemisch sind sie bei den azyklischen, regulär gebauten Monoterpenen einzuorndnen. Chemisch handelt es sich um 3,7-Dimethyl-2,6-oktadienale der Bruttoformel $C_{10}H_{16}O$, wobei dem Geranial die 6 Z-, dem Neral die 6 E-Form zukommt (s. Abb. 5.48). In der Natur treten sie in der Regel gemeinsam auf, so auch im Melissenöl. Beide Verbindungen sind bei Raumtemperatur leicht gelb gefärbte, ölige Flüssigkeiten. Geranial riecht intensiv nach Zitrone; Neral riecht zwar auch zitronenartig, jedoch weniger intensiv mit blumiger Nachnote. Das dem Geranial korrespondierende Geraniol, das frei

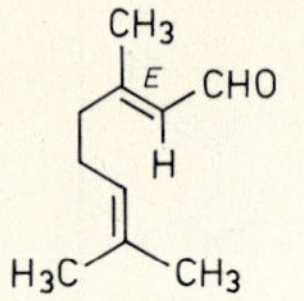

5 Ätherische Öle und Drogen, die ätherisches Öl enthalten

Geranial (Citral A)

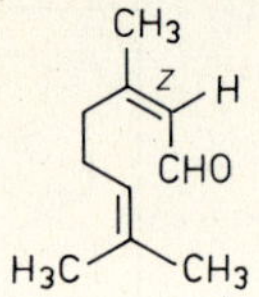

Neral (Citral B)

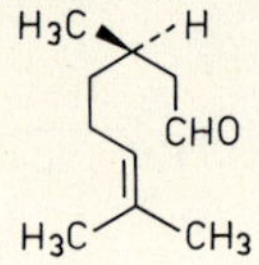

(R)-(+)-Citronellal

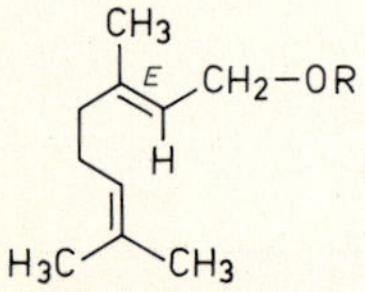

R = H: Geraniol
R = Acetyl: Geranylacetat

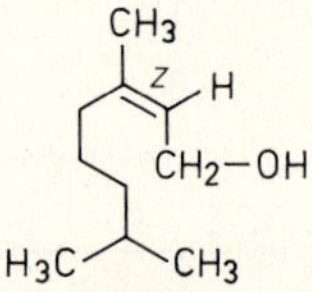

Nerol
1–2%

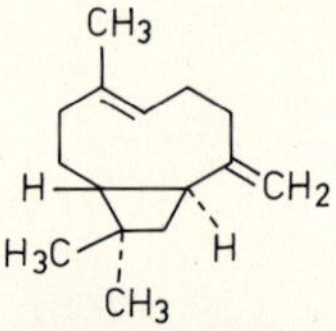

Caryophyllen

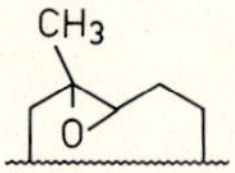

Caryophyllenepoxid

Abb. 5.48. Die Melissenöle des Handels sind in der Regel Nachahmungsprodukte. Echtes Öl, das aus der Zitronenmelisse (*Melissa officinalis* L) destilliert wird, enthält als Hauptkomponenten Geranial und Neral; daneben Linalool, Citronellal, Citronellol, Nerol und Geraniol. Zum Unterschied von Nachahmungen enthält echtes Melissenöl Caryophyllen und Caryophyllenoxid. Zu den Eigenschaften der formelmäßig wiedergegebenen Verbindungen, siehe Text. Zur biogenetischen Einordnung des Caryophyllens siehe Abb. 5.72

und als Acetat vorliegt, weist eine blumig-rosige Duftnote auf; das Nerol riecht ebenfalls rosenartig. Reines Citronellal erinnert an Zitrone bzw. an die Zitronenmelisse.
Rosmarinsäure (s. 6.2.2).

Analytische Leitstoffe. Für Melissenextrakte ist das Vorkommen von Rosmarinsäure charakteristisch. Zur Unterscheidung von echtem Melissenöl und „Melissenölen" anderer Herkunft kann der Nachweis von Caryophyllenoxid herangezogen werden, das zu 3–7% im Melissenöl vorkommt. Nachweis: dünnschichtchromatographisch; mit Vanillin-Schwefelsäure rosa (Enjalbert et al. 1983).

Verarbeitung. Sprühtrockenextrakte für sofortlösliche Tees; Trockenextrakte 70:1 mit angereicherter Phenolcarbonsäurefraktion für Salben (s. Wirkung); zur Herstellung von Destillaten, meist mit weiteren Drogen, die ätherisches Öl führen („Melissengeist").
Ein bekanntes Markenpräparat wird hergestellt aus einer Mischung von Melissenblättern, Orangenschalen, Ingwerwurzel, Nelken, Zimtrinde u. a. m.; die Kräutermischung wird in Ethanol angesetzt und destilliert.
Hinweis: Der Melissen- oder Karmelitergeist der Arzneibücher, z. B. der *Spiritus melissae compositus* des DAB 6, ist kein Destillat, sondern eine Lösung von ätherischen Ölen in Ethanol-Wasser, wobei anstelle des echten Melissenöls das Zitronell- und Lemongrasöl

(von *Cymbopogon*-Arten aus der Familie der *Poaceae*) verwendet wird. Die zutreffendere Bezeichnung ist die der Ph. Helv. als *Spiritus Citronellae compositus*.

Wirkung und Anwendungsgebiete. Die Polyphenolfraktion (Rosmarinsäure, Chlorogen- und Kaffeesäure) der Blätter zeigt antivirale Eigenschaften. Polyphenole vom Typus der Chlorogen- und Kaffeesäure wirken in Mengen von 250 mg beim Menschen steigernd auf die Sekretion von HCl im Magensaft. Phenolkarbonsäuren wirken choleretisch.
Das ätherische Öl der Melisse hat antibakterielle und lokal-virostatische Eigenschaften. Es wirkt leicht spasmolytisch und dämpfend auf das Zentralnervensystem (unspezifische Membranwirkung lipophiler Stoffe?).
Melissentee (Aufguß aus etwa 1,5 g Droge auf 1 Tasse) verwendet man als Karminativum bei nervösen Magen- und Darmstörungen. Melisse ist ferner Bestandteil beruhigender Tees, sog. *Species nervinae*: Konzentration und Wirkungsstärke allenfalls in der Droge vorhandener spasmolytisch und sedativ wirkender Terpene sind im Tee viel zu gering, als daß mit einem somatischen Effekt zu rechnen ist.
Extrakte, in eine hydrophile Salbengrundlage verarbeitet, verwendet man lokal zur Behandlung von *Herpes labialis*.

Melissengeist (= Karmelitergeist) ist ein vielfältig brauchbares Hausmittel: Innerlich bei nervösen Magen- und Darmbeschwerden; äußerlich als Einreibung bei Nervenschmerzen, Muskelkater und Hexenschuß.

An der Wirkung von Melissengeist ist außer den ätherischen Ölen v.a. auch der Alkohol beteiligt. Bezüglich der pharmakologischen Eigenschaften des Alkohols siehe die Lehrbücher der Pharmakologie. Im vorliegenden Zusammenhang interessieren folgende Eigenschaften: Alkohol ist ein wirksames Stomachikum, das sowohl die psychische (kephale) Phase der Verdauung anregt als auch örtlich einen verstärkten Magensaftfluß induziert. Äußerlich wirkt Alkohol hyperämisierend (leicht endzündungserregend), aber zugleich auch leicht adstringierend (durch Wasserentzug) und kühlend (infolge Verdampfung).

Unerwünschte Wirkungen. Bei Anwendung von alkoholfreien Melissenzubereitungen sind Nebenwirkungen nicht zu befürchten. Bei spirituösen Präparaten nur bei mißbräuchlicher Verwendung: Zur Ethanolwirkung kommt dann aber verstärkend die zentrale Terpenwirkung hinzu. Nur bis zu einer Menge von 0,5 mg/kg KG gelten Citral, Linalool, Geranylacetat als unbedenklich (WHO 1980).

Anmerkung. Citral führt bei oraler oder subkutaner Gabe bei Affen und Kaninchen zu Schädigungen der Gefäßendothelien. Bei Kaninchen reicht bereits die einmalige orale Dosis von 0,005 mg/kg KG aus, um Endothelschäden zu setzen (Literatur bei Lindner 1979).

5.4.3.9 Schafgarbenkraut

Herkunft. Während der Blüte gesammelte und getrocknete Sproßteile von *Achillea millefolium* L. Es handelt sich um eine Sammelart, die nach morphologischen und/oder zytogenetischen Gesichtspunkten in mehrere Unterarten untergliedert wird. Einschränkend wird oft eine Droge verlangt, die ein chamazulenführendes ätherisches Öl liefert (z. B. AB-DDR).

Sensorische Eigenschaften. Die Droge weist einen schwachen aromatischen Geruch und einen leicht bitteren Geschmack auf.

Inhaltsstoffe. Die Zusammensetzung variiert, je nach Herkunft (Unterart) ziemlich stark (s. dazu auch Abb. 5.49). Über die Variabilität der Inhaltsstoffe liegen kaum Untersuchungen vor, wie überhaupt die Droge nur sehr unzulänglich untersucht ist.

- Ätherisches Öl (0,2 bis >0,3%) mit einem an Kampfer erinnernden Geruch. In einem

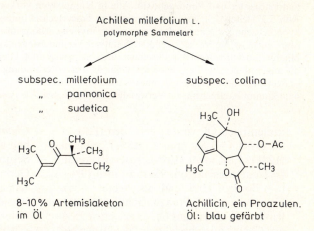

Abb. 5.49. Die chemische Zusammensetzung „der Schafgarbe" ist sehr unterschiedlich. Am auffallendsten ist, daß nur eine bestimmte, und zwar die tetraploide Unterart subspec. *collina*, ein blau gefärbtes, d. h. azulenführendes ätherisches Öl liefert. Zumindest die Unterart subspec. *millefolium* HAYEK enthält erhebliche Anteile an Artemisiaketon, ein irregulär gebautes azyklisches Monoterpen.
Hinweis: Das Keton ist in der Literatur unter zwei Trivialnamen zu finden. Da der Name Artemisiaketon bereits für ein in Artemisia-Arten vorkommendes ketonisches Acetylenderivat $C_{14}H_{14}O$ vergeben ist, wird versucht, daß Suffix „Iso" zur Unterscheidung heranzuziehen. Da es sich aber keineswegs um Isomere handelt, ist die Umbenennung wenig sinnvoll

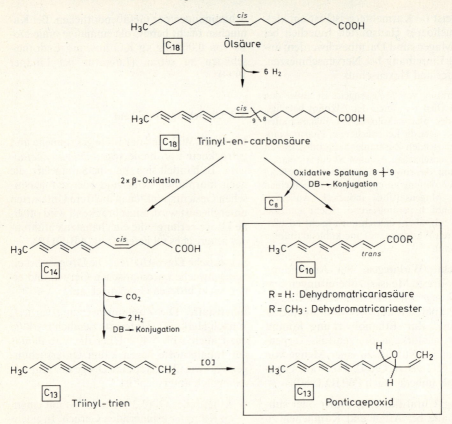

Abb. 5.50. Im *Achillea-millefolium*-Kraut kommen mehrere Acetylenverbindungen vor, darunter Dehydromatricariaester und Ponticaepoxid. Alle in Kompositen vorkommenden Acetylenverbindungen (s. auch Abb. 5.37) leiten sich, wie man aufgrund von Tracertechnikuntersuchungen weiß, von der Ölsäure ab. Erste hypothetische Zwischenstufe ist eine C_{18}-triinyl-en-carbonsäure, die noch die *cis*-Doppelbindung der Ölsäure aufweist. Im Verlauf weiterer oxidativer Veränderungen kommt es zur Verschiebung dieser Doppelbindung, so daß sich ein durchkonjugiertes System ausbildet. Die konjugierte Doppelbindung ist *trans*-ständig angeordnet, allerdings kann sekundär die *trans*-Verbindung zur konjugierten *cis*-Verbindung isomerisieren (Lichteinfluß?). Dehydromatricariaester ist bei den Compositae ziemlich weit verbreitet. Ponticaepoxid kommt häufiger nur im Verwandtschaftskreis *Achillea-Tanacetum-Artemisia* vor

azulenfreien Öl wurden gefunden (Falk et al. 1974): (−)-Kampfer (~18%), Sabinen (12%), 1,8-Cineol (10%), Artemisiaketon (=Isoartemisiaketon, 9%), α-Pinen (9%), (−)-Borneol (frei und als Acetat; 8%), Camphen (6%). Proazulenhaltige Sorten liefern ein ätherisches Öl, das zu etwa 25% aus Chamazulen besteht; auf die Droge bezogen liefern 100 g 40–70 mg Chamazulen.

- Sesquiterpene. Ein Teil ist mit Wasserdampf flüchtig und stellt insofern den schwerer flüchtigen Anteil des ätherischen Öls. Ähnlich wie viele Arten der verwandten Gattungen *Artemisia, Tanacetum* und *Chamaemelum* (Tribus: *Anthemideae*) enthält auch *Achillea millefolium* 2 Typen von Sesquiterpenlaktonen:
  Germacranolide, darunter Millefin und Balchanolid,
  Guajanolide, darunter das Prochamazulen, Achillicin = 8-Acetoxyartabsin (Achillicin, s. Abb. 5.49; Artabsin, s. Abb. 5.33); ferner Leukodin, und 2,3-Dihydroacetoxymatricin.
- Acetylenderivate (s. Abb. 5.50).
- Phenole in unterschiedlicher Ausgestaltung:
  als Phenolcarbonsäuren (hauptsächlich Kaffeesäure),

als Kumarine (etwa 3%),
als Flavonoide, und zwar Apigenin und Luteolin sowie deren 7-O-Glykoside, auch Isorhamnetin,
Gerbstoffe (Tannintyp; 3–4%).
- Einfache Verbindungen mit N im Molekül: L-4-Hydroxystachydrin (= Achillein = Betonicin), Stachydrin und Cholin.

Verwendung. Schafgarbe ist häufiger Bestandteil von industriell hergestellten Teemischungen; sie wird ferner in Form von Kräuterdragees sowie als Pflanzensaft angeboten. Sie wird sodann zu Trockenextrakten verarbeitet, die ihrerseits Bestandteil zahlreicher Kombinationspräparate sind, die in Drageeform als Teeaufgußpulver (Instanttees) und als Tubentees angeboten werden. Der Fluidextrakt ist Teilkomponente der in Tropfenform angebotenen Kombinationspräparate.

Was die Indikationsgruppen anbelangt, so scheint *Achillea-millefolium* nahezu eine Art Panazee zu sein: Die Droge ist Komponente in Rezepturen von Cholagoga, Stomachika, Laxanzien, Antitussiva, Expektoranzien, Gynäkologika, Kardiaka und Antivarikosa. Hinzu kommt die äußerliche Anwendung in Heilsalben und Badezusätzen.

Die Schafgarbe enthält keine Stoffe mit auffallender Wirkung, welche für diese breite Palette von Anwendungsgebieten eine rationale Erklärung bieten würden. Die Einzeldosis an Chamazulen oder Flavonoiden dürfte auch kaum ausreichen, um in der therapeutischen Situation spasmolytische oder antiphlogistische Effekte auszulösen. Schafgarbe gilt zwar als ein Ersatz für die Kamille; es fehlt ihr aber völlig der Desodoranscharakter, das angenehme Duftaroma, welches die Kamille für die äußere Anwendung so geeignet macht.

Am ehesten läßt sich die Anwendung der Schafgarbe dort rechtfertigen, wo man ihren Amarum-Aromatikum-Charakter ausnutzt. Möglicherweise kommt den Monopräparaten auch eine schwache krampflösende Wirkung zu. Daher verbleiben (gemäß Standardzulassung) als Indikationen: leichte krampfartige Magen-Darm-Galle-Störungen, dyspeptische Beschwerden, Appetitlosigkeit.

Unerwünschte Wirkungen. Schafgarbe kann Allergien vom verzögerten Typ (Kontaktdermatitis; juckende und entzündliche Hautveränderungen, Bläschenbildung) auslösen. Sie gehört zu den Pflanzen mit mittlerer allergener Potenz. Das die Allergie auslösende Prinzip konnte noch nicht identifiziert werden. Aus Analogiegründen vermutet man es unter den Sesquiterpenlaktonen.

5.4.3.10 Wacholderbeeren

Herkunft. Die Droge besteht aus den reifen, sorgfältig getrockneten „Beeren" des gewöhnlichen Wacholder, *Juniperus communis* L. subsp. *communis* (Familie: *Cupressaceae*, Zypressenfamilie). Die „Beeren" stellen aus botanisch-morphologischer Sicht eine Scheinfrucht dar; sie bildet sich, indem 3 fleischig werdende Fruchtblätter zu einer kugeligen Scheinbeere verwachsen.

Sensorische Eigenschaften. Beim Zerreiben macht sich ein koniferenartiger, an Terpentin erinnernder Geruch bemerkbar. Wacholderbeeren schmecken süß mit einem bitter-herben Nachgeschmack.

Inhaltsstoffe. Ätherisches Öl (0,5–1,5%), das hauptsächlich (zu etwa 60%) aus den beiden Monoterpenkohlenwasserstoffen α- und β-Pinen besteht, und somit an das Terpentinöl (s. 5.8) erinnert. Daneben kommen die sauerstoffhaltigen Monoterpenderivate Terpinenol-4, Borneol, Bornyl- und Terpinylacetat vor; und natürlich, wie bei den meisten ätherischen Ölen, eine größere Anzahl weiterer Stoffe (Abb. 5.51).
Weitere Inhaltsstoffe: Harz (10%; ein Gemisch unbekannter, nicht kristallisierender Extraktivstoffe); Flavonoide, und zwar Flavonglykoside, Leukoanthocyanidine und Katechingerbstoffe (3–5%); Invertzucker (etwa 30%).

Analytische Leitstoffe. Procyanidine (Leukoanthocyane) werden mit konz. Schwefelsäure rot (Überführung in Anthocyanidine, s. 7.7).
Terpinenol-4. DC-Nachweis im Öl (1,8-Cineol zur Cochromatographie).

Verwendung
- Wacholderbeeren sind Ausgangsmaterial zur Gewinnung des Wacholderbeeröls – nicht zu verwechseln mit dem ätherischen Öl, das aus dem Holz von *Juniperus communis* destilliert wird. Die Handelsöle sind häufig verfälscht, womit vermutlich die ho-

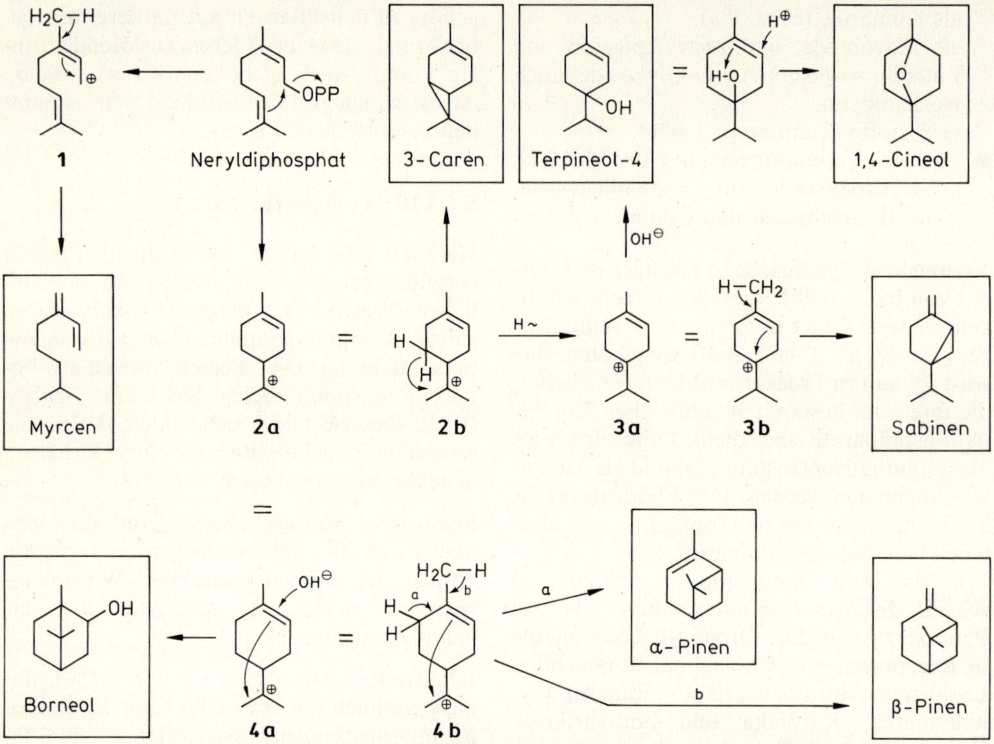

Abb. 5.51. Bestandteile des Wacholderbeeröls, angeordnet in einer hypothetischen Biosynthesereihe. Es dominieren Monoterpenkohlenwasserstoffe mit dem α-Pinen (30–40%) an der Spitze. Zwar sind die skizzierten Reaktionswege im wesentlichen experimentell gesichert, doch ist über die eigentlichen Reaktionsmechanismen wenig bekannt. Das gilt beispielsweise für die Hydridverschiebung **2b → 3a**. Auch der Übergang **2b → 3**-Caren (Δ^3-Caren) ist, wie Tracertechnikuntersuchungen zeigten, keine einfache 1,3-Elimination, vielmehr sind H-Verschiebungen involviert (im Formelschema nicht formuliert). Sodann ist ziemlich unklar, wieso die Pflanze die energetisch so ungünstigen (gespannten) bizyklischen Ringsysteme ausbildet. Das Schema verfolgt in erster Linie den Zweck, die Mannigfaltigkeit der Bestandteile in eine formale Ordnung zu bringen

hen Gehalte an Kohlenwasserstoffen (>60%) mancher Handelsöle ihre Erklärung finden (Ziegler, 1982, S. 98).

Wacholderbeeröl ist eine klare, bei längerem Aufbewahren sich gelb färbende Flüssigkeit, die charakteristisch riecht und bitter brennend schmeckt.

- Zur Herstellung von Wacholderbranntwein (Steinhäger, Genever, Doornkaat, Gin).
  Hinweis: Ätherische Öle verstärken die schädliche Wirkung des Alkohols (Wirth u. Gloxhuber 1981, S. 297).
- Als Gewürz für Sauerkraut, Wild, Wildgeflügel und Fischmarinaden.
- Pharmazeutisch verarbeitet man Wacholderbeeren zu Trockenextrakten, die Bestandteil von sofortlöslichen Tees sind. Wacholderbeeröl dient als Zusatz für Badeöle und Badesalze; auch in Salben inkorporiert zur lokalen Hyperämisierung.

Wirkungsweise und Anwendungsgebiete. Wacholderbeeren sollen nach älteren experimentellen Befunden harntreibende und antiseptische Eigenschaften haben. Selbst wenn diese Wirkungen für die Droge selbst zuträfen, so kann daraus nicht auf entsprechende Wirkungen von Wacholderpräparaten geschlossen werden, solange die quantitativen Verhältnisse nicht berücksichtigt werden: Ein hoch dosierter alkoholischer Extrakt oder ein ölfreier Trockenextrakt sind nicht miteinander zu vergleichen.

Zubereitungen aus Wacholderbeeren, soweit sie ätherisches Öl enthalten, wirken karminativ und appetitanregend. Sie sind angezeigt bei Verdauungsbeschwerden wie Aufstoßen, Sodbrennen und Völlegefühl.

Unerwünschte Wirkungen. In das Wacholderbeerinfus dürften, da sie in Wasser unlöslich sind, nur sehr geringe Mengen Terpenkohlenwasserstoffe übergehen. Ob die sofortlöslichen Tees Terpene enthalten, und ggf. in welchen Mengen, auch darüber liegen bisher keine Angaben vor. Die bekannten toxikologischen Wirkungen des ätherischen Öls – Harndrang, Schmerzen beim Wasserlassen, Hämaturie, Albuminurie – sollten daher nicht ohne Kenntnis der relevanten Konzentrationen an Wirkstoffen auf die Präparate extrapoliert werden.

5.5 Ätherische Öle als Expektoranzien

5.5.1 Vorstellungen zur Wirkweise

5.5.1.1 Lokale Reizwirkungen. Zweiphasische Dosis-Wirkungs-Beziehungen (Umkehreffekt)

Expektoranzien sollen bei Bronchitis oder anderen obstruktiven Atemwegserkrankungen den zähen Schleim dünnflüssiger machen. Die Verwendung von Arzneimitteln, die ätherisches Öl enthalten, hängt eng mit der lokalen Reizwirkung der ätherischen Öle zusammen. Ob ein sekretverflüssigender Effekt erzielt wird, hängt entscheidend von der Dosis sowie von der Applikationsform ab.

Bezüglich der Dosis gilt die Gesetzmäßigkeit, wie sie allgemein jede reiztherapeutische Maßnahme kennzeichnet: die als „Umkehreffekt" bekanntgewordene zweiphasische Dosis-Wirkungs-Beziehung. Kleine Dosen eines lokal reizenden ätherischen Öls führen zu einer Mehrsekretion von Atemwegsflüssigkeit und durch eine Art von Verdünnungseffekt zur Sekretverflüssigung; höhere Dosen führen zu einer Verminderung von Schleim und Exsudat. Die Bezeichnung zweiphasisch ist nicht ganz präzise, da es unterhalb der wirksamen Phasen einen unwirksamen Dosisbereich gibt, der die Reizschwelle nicht erreicht.

Der Dosisbereich, innerhalb dessen es zum „Umkippen" von der Förderung zur Hemmung kommt, ist – sieht man von der Anwendungsform der Dampfinhalation ab (s. 5.5.2.1) – nicht hinreichend genau ermittelt.

Ob es zu einer Verminderung des Expektorats kommt, ist allerdings nicht ausschließlich eine Dosisfrage: Bei Vorliegen einer Mischinfektion mit sekretzersetzenden Erregern können einzelne ätherische Öle bakterizid wirken mit dem natürlich erwünschten Ergebnis, daß sich die Menge des eitrigen Sekrets vermindert. In der Vorantibiotikaära hat man von der sekretvermindernden Wirkung ätherischer Öle reichlich Gebrauch gemacht, indem man z. B. Terpentinöl inhalieren ließ.

In der Praxis besteht aber das Problem seltener darin, daß die Dosis u. U. zu hoch gewählt wird: Der wohl häufigere Fall ist der, daß zu niedrig dosiert wird. Vor allem gilt dies für die vielen Hustensäfte, Hustentropfen, Hustenpastillen und Lutschtabletten. Auch mit dem Teeaufguß dürfte es kaum möglich sein, wirksame Dosen an den Wirkort Lunge heranzuführen (s. 5.5.1.2).

Ob die zweiphasische Dosis-Wirkungs-Beziehung auch für die Tätigkeit des Flimmerepithels gilt, ist zwar nicht eingehend experimentell geprüft, doch lassen sich mit der Wirkungsumkehr zwanglos experimentelle Befunde erklären, die ansonsten in sich widersprüchlich wären. Nach Dolder (1978) lösen die meisten ätherischen Öle eine Lähmung der Zilien aus, was eine unerwünschte antisekretomotorische Wirkung darstellt. Andererseits verstärken zahlreiche ätherische Öle die Flimmerbewegung der Rachenschleimhaut. Auch eine dritte Möglichkeit findet sich: am Meerschweinchen sahen andere Untersucher weder Beschleunigung noch Hemmung der Flimmertätigkeit (Hauschild 1956).

5.5.1.2 Direkte Stimulation der serösen Drüsenzellen

Die ätherischen Öle gehören überwiegend zu den direkt wirkenden Expektoranzien. Dies bedeutet, sie müssen – anders als die Reflexexpektoranzien – die sezernierenden Drüsenzellen der Atemwege in ausreichender Konzentration erreichen. Nun gibt es zwei Typen von Drüsenzellen: die mukösen, welche an der „pathologischen Schleimabsonderung" beteiligt sind, und die serösen Drüsenzellen. Die ätherischen Öle stimulieren überwiegend die serösen Drüsenzellen, weniger hingegen die mukösen Drüsenzellen mit dem Ergebnis, daß sich Volumen und Zusammensetzung des Bronchialsekrets ändern (Schneider 1978); das Sekret wird flüssiger, was das Abhusten erleichtert, und die Volumenzunahme erzwingt die Abhustreflexe.

Am einfachsten lassen sich ätherische Öle durch die verschiedenen Formen von Inhalationen an den Wirkort heranführen. Bei oraler Anwendung ist die Verteilung im ganzen Körper, die Metabolisierung und renale Ausscheidung eines Teils des zugeführten ätherischen Öls in Rechnung zu stellen, so daß nur ein Bruchteil die Lungen erreicht und dort ausgeschieden werden kann.

5.5.2 Ätherische Öle, die bevorzugt inhalativ angewendet werden

5.5.2.1 Allgemeines über inhalative Anwendung

Inhalation. Die einfachste Form besteht darin, über einem Topf mit heißem Wasser zu inhalieren. Der Patient leitet den aufsteigenden Dampf ins Gesicht, indem er über seinen Kopf und den Topf ein Badetuch deckt. Während der Anwendung wird kräftig durch Mund und Nase geatmet. Bequemer sind Inhalationsgeräte.

Die folgenden Arzneiformen sind zur inhalativen Anwendung geeignet:

- die Droge selbst, die man mit dem heißen Wasser überbrüht und die aufsteigenden Dämpfe (s. oben) einatmet;
- das ätherische Öl oder ein Gemisch ätherischer Öle, gelöst in Ethanol oder in Vaseline inkorporiert;
- das ätherische Öl oder ein Gemisch ätherischer Öle in unverdünnter Form.

Die zuletzt genannte Anwendungsform ist deshalb wenig empfehlenswert, weil die Öle zu schlagartig in zu hoher Konzentration frei werden (*Cave*: Umkehreffekt). Für die inhalative Anwendung ist es essentiell, die ätherischen Öle stark verdünnt anzuwenden, und zwar so stark verdünnt, daß der Geruch des Öls nur schwach wahrnehmbar ist (Boyd u. Sheppard 1970).

Auch die modernste Form der Inhalation, die Zerstäuberinhalation, kann angewandt werden, sofern dafür Sorge getragen wird, daß kein Aerosol mit zu hoher Konzentration an ätherischem Öl eingeatmet wird (Umkehreffekt, s. oben). Als Lösungs- und Verdünnungsmittel für die ätherischen Öle kommen Paraffinöl, Glyzerin und Propylenglykol in Frage. Günstigstes Lösungsmittel dürfte der Alkohol sein, der selbst bronchomukotrope Eigenschaften aufweist.

Inhalativ gut wirksam sind die folgenden Arzneistoffe:

- Camphen, enthalten im Fenchel und im Fenchelöl;
- Limonen, Citral, Citronellal und Geraniol, enthalten im Melissenöl, im Zitronenöl und in Grasölen;
- α-Pinen und Limonen enthalten im gereinigten Terpentinöl, im Latschenkiefernöl, in Ölen aus *Pinus*- sowie *Abies*-Arten (Fichtennadelölen) und im Muskatöl.

Als inhalativ nicht wirksam erwiesen sich die folgenden Arzneistoffe: Eukalyptusöl (!), Carvon, *p*-Cymen und Thymol (enthalten im Thymian), Anethol, Anisöl, Terpineol, Phellandren und Tolubalsam (Boyd 1972).

Badezusätze. Bei der Anwendung von Badeölen und Badesalzen werden ätherische Öle frei gesetzt, die z.T. auch eingeatmet werden. Somit ist mit einem gewissen inhalativ-expektorierenden Effekt zu rechnen, zumindest, wenn Melissen-, Zitronen-, Grasöle, Wacholder- oder Fichtennadelöle als Bestandteile des Badezusatzes enthalten sind. Die bei Erkältung besonders beliebten Zusätze von Eukalyptusölen haben hingegen keine expektorierende Wirkqualität.

Erkältungsbalsame (Erkältungssalben). Die „Balsame" bestehen aus einer Lösung bestimmter ätherischer Öle vorzugsweise in Kohlenwasserstoffen vom Typus der Vaseline. Häufige Bestandteile sind die folgenden Öle: Eukalyptusöl, Fichtennadelöl, Rosmarinöl, Terpentinöl, Lavendelöl neben den Reinterpenen Menthol, Thymol, Kampfer und Eukalyptol (1,8-Cineol).

Erkältungsbalsame oder Erkältungssalben können inhalativ oder kutan angewendet werden. Ein 5–10 cm langer Salbenstrang wird mit etwa 1 l Wasser überbrüht, die aufsteigenden Dämpfe sind einzuatmen.

Zur kutanen Anwendung wird die Salbe auf Hals, Brust und Rücken einmassiert. Die kutane Applikationsform ist ein Art Mischform zwischen inhalativ und systemischer Zufuhr. Durch Verdunsten unter der Körperwärme gelangen bestimmte Anteile der ätherischen Öle zur Inhalation. Ein anderer Anteil wird durch die Haut resorbiert, wobei allerdings stoffabhängige große Unterschiede in der Resorptionsquote und der Resorptionsgeschwindigkeit bestehen. Die Öle sind im Tierversuch spätestens 2 h nach kutaner Applikation in der Ausatmungsluft nachweisbar. Ob die Einreibungen expektorierend wirksam sind, darüber sind die Ansichten zumindest geteilt. Jedenfalls fällt auf, daß die Auswahl der Rezepturbestandteile eher überliefertem Glauben folgt als sich auf objektive Studien stützt.

5.5.2.2 Muskatnuß und ätherisches Muskatöl

Muskatnuß

Herkunft. Die äußerlich einer Aprikose ähnliche Frucht des Muskatbaums, *Myristica fragrans* HOUTT. (Familie: *Myristicaceae*), spaltet sich bei der Reife in zwei Hälften und läßt im lederartig-derben Fruchtfleisch den mit einem leuchtend roten Samenmantel (*Arillus*) bedeckten Samen erkennen. Der Arillus wird getrocknet und kommt als Mazis in den Handel. Die von Arillus befreiten Samen werden 4–8 Wochen lang getrocknet, bis sich die Samenschalen vom Samenkern lösen; durch Aufschlagen wird der Samenkern von der Samenschale befreit und zum Schutz gegen Insektenfraß gekalkt. Diese dann mit einem weißlichen Überzug versehenden Samenkerne kommen als Muskatnuß in den Handel. Das Behandeln mit Kalkmilch wird zunehmend durch Begasen mit Methylbromid oder Cyanwasserstoff ersetzt.

Sensorik. Kräftig aromatischer Geruch; brennend-würziger, später etwas bitterer Geschmack.

Inhaltsstoffe. Bis 16% ätherisches Öl; bis 40% fettes Öl (= Muskatbutter) mit hohem Anteil (von etwa 75%) an dem Triglyzerid der Myristinsäure, einer gesättigten C_{14}-Fettsäure; außerdem sind Stärke (etwa 30%) sowie Zukker, Pektine und Farbstoffe enthalten.

Verwendung. Zur Gewinnung des ätherischen Muskatöls. Das Öl wiederum ist Bestandteil medizinischer Spiritusse, beispielsweise des *Spiritus Melissae compositus* DAB 6, der außerdem Zitronell-, Zimt- und Nelkenöl enthält. Alkoholische Auszüge sind Bestandteile appetitfördernder Tropfen. Aufgüsse zur Inhalation: 1–2 g Muskatnußpulver mit 1 l siedendem Wasser übergießen; aufsteigende Dämpfe etwa 10 min lang tief einatmen. Dosis nicht steigern; der Muskatgeruch muß eben noch merklich sein.

Erwies sich auch nützlich bei *Morbus Crohn* (Martindale 1982, S. 679).

Unerwünschte Wirkungen. Übelkeit, Tachykardie, Halluzinationen bei nichtbestimmungsgemäßem Gebrauch.

Ätherisches Muskatöl

Herkunft. Erhältlich in Ausbeuten von etwa 12% aus den Samenkernen von *Myristica fragrans*.

Sensorik. Farblose bis schwachgelbe Flüssigkeit von angenehm würzigem Geruch.

Zusammensetzung. Hauptsächlich (bis 90%) Monoterpenkohlenwasserstoffe, darunter (+)-Camphen (60–80%), α- und β-Pinen, Sabinen und Limonen; ferner α-Terpineol und Geraniol. Das Phenylpropanderivat Myristicin (Abb. 5.4) kommt in nur untergeordneten Mengen von etwa 4% vor; es ist jedoch wesentlich für die halluzinogenen und toxischen Wirkungen des Öls und der Muskatnuß selbst verantwortlich.

Wirksamkeitsbestimmende Bestandteile. Inhalativ expektorierend wirksam sind (+)-Camphen, α-Pinen. Limonen, Geraniol und α-Terpineol (Buchbauer u. Hafner 1984; dort weiterführende Literatur).

Anwendung. Muskatnußöl wird hauptsächlich zur Aromatisierung von Nahrungsmitteln verwendet. In der Parfümerie u. a. zu Parfüms mit Gewürz- und Chyprenoten. Muskatnußöl wird zusammen mit anderen Ölen zu Salben (Brustbalsamen, Einreibungen) verarbeitet. Sie werden bei Erkältung in die Haut eingerieben; etwas Salbe kann auch dem Inhalationswasser zugesetzt werden.

Anhang: Camphen

Camphen (s. Abb. 5.52) kommt sowohl in der (+)-Form als auch in der (−)-Form in zahlreichen ätherischen Ölen vor, wie beispiels-

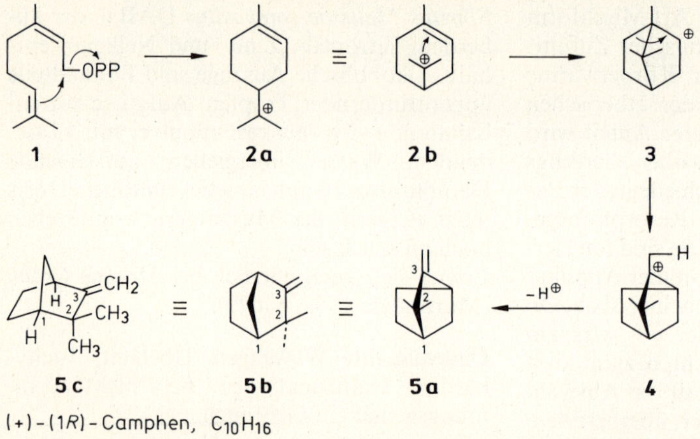

Abb. 5.52. Zur biogenetischen Einordnung des Camphens: bizyklischer, irregulär gebauter Monoterpenkohlenwasserstoff. Das Carbokation 3 zeigt noch die regulär gebaute Anordnung des Bornanskeletts. Die Umlagerung 3→4 führt zum irregulären Camphancarbokation, das sich durch Abspaltung eines Protons zum Camphen stabilisiert.

weise im Muskatnußöl, in Holzterpentinölen, Zitronellaölen, im Baldrianöl oder im Neroliöl.

Camphen ist eine farblose, krümelig-kristalline Masse mit einem dumpfen, schwach an Kampfer erinnernden Geruch.

Dosen von 3–27 mg/kg KG dem Wasserverdampfer zugesetzt sind im Tierversuch expektorierend wirksam (mittels Urethan narkotisierte Kaninchen, Zufuhr des Inhalats über eine Kanüle in die Trachea; Literatur bei Buchbauer u. Hafner 1984).

5.5.2.3 Zitronellaöle
(Citronellöle, indisches Melissenöl)

Herkunft. Zitronellaöle gewinnt man durch Wasserdampfdestillation bestimmter Gräser (Familie: *Gramineae = Poaceae*), und zwar kommen 2 Haupttypen auf den Markt:

- Zitronellaöl, Ceylontyp, das aus *Cymbopogon nardus* L. gewonnen wird,
- Zitronellaöl, Javatyp, das von *Cymbopogon nardus* (L.) WATSON var. *mahapengiri* WINTER (Synonym: *C. winterianus* JOWITT) stammt.

Der Javatyp wird außer in Indonesien auch in Indien sowie in Mittel- und Südamerika angebaut. Er gelangt auch unter der Handelsbezeichnung Indisches Melissenöl (*Oleum Melissae indicum*) auf den Markt.

Sensorik. Eine schwach bis stark gelb gefärbte Flüssigkeit, die einen angenehm frischen Geruch aufweist. In der Parfümerie gilt der Javatyp als das geruchlich feinere Öl.

Zusammensetzung. Charakteristische Bestandteile sind Geraniol und Citronellal (Strukturformeln siehe Abb. 5.48), die im Javatyp in höherer Konzentration vorliegen. Zwei typische Analysen (nach Martindale 1982):

Geraniol
 18% (Ceylontyp), 21% (Javatyp);
Citronellal
 10% (Ceylontyp), 25% (Javatyp).

Daneben eine Vielzahl anderer Verbindungen: im Ceylontyp u. a. Camphen, (−)-Limonen und Farnesol; im Javaöl u. a. Geranylbutyrat, Citronellyl-citronellat und Eugenol.

Anwendung. Hauptsächlich zum Parfümieren von Seifen und Brillantinen. Pharmazeutisch wie Melissenöl (s. 5.4.3.8), v. a. als Komponente in Badezusätzen als Melissenbadöl oder Melissenbadesalz; ferner zu hyperämisierenden Einreibungen, wie z. B. dem *Spiritus Citronellae* (Belg. Ph.) oder dem *Spiritus Melissae compositus* (DAB 6), bekannter unter dem Namen Karmelitergeist.

Unerwünschte Wirkungen. Allergische Reaktionen vom verzögerten Typ können auftreten (Martindale 1982, S. 674; Lewis u. Elvin-Lewis 1977, S. 83).

5.5.2.4 Terpentinöl (gereinigtes Terpentinöl)

Vorbemerkung. „Terpentinöl" ist eine Sammelbezeichnung für unterschiedliche Produkte, die sich aus Koniferen, besonders aus *Pinus*-Arten, gewinnen lassen. Je nach Ausgangsmaterial und Herstellungsweise unterscheidet man:

- Balsamterpentinöl,
- dampfdestilliertes Wurzelterpentinöl,
- gereinigtes Sulfatterpentinöl, ein Nebenprodukt bei der Zellstoffherstellung, auch unter der Bezeichnung deutsches Holzterpentinöl bekannt,
- gereinigtes Kienöl, gewonnen durch trockene Destillation von Kiefernholz und eine sich anschließende Reinigung.

Für arzneiliche Zwecke sind nach den Arzneibüchern ausschließlich Balsamterpentinöle zu verwenden.

Unter *Balsamen* oder *Oleoresinaten*, versteht man generell Lösungen von Harzen in ätherischen Ölen. Von Pflanzen werden sie sowohl spontan als „physiologische Produkte" abgeschieden als auch in Beantwortung von Verletzungen oder anderen Reizen als „pathologische Produkte".

Herkunft. Den bei der Verwundung von Koniferenstämmen austretenden Balsam bezeichnet man als Terpentin, pharmazeutisch als *Terebinthina*. Die wirtschaftlich wichtigsten Terpentinquellen sind:

- *Pinus palustris* MILL, die in Nordamerika vorkommende "longleaf pine" (Sumpfkiefer),
- *Pinus elliotti* ENGELMANN, die ebenfalls in Nordamerika vorkommende "slash pine",
- *Pinus pinaster* ALT., die an der Mittelmeerküste, v. a. Frankreich, wachsende Seestrandkiefer.

In der unverletzten Pflanze befindet sich der Terpentinbalsam in schizogenen Exkretgängen von Rinde und Holz, die sich nach künstlich dem Baum beigebrachten Verwundungen entleeren. Dieser sog. primäre Harzfluß ist allerdings wenig ergiebig und versiegt bald; nach etwa 14 Tagen aber – wenn sich als Folge des Wundreizes oberhalb der Wundstelle Neuholz mit vielen neuen Harzgängen gebildet hat – beginnt der Balsam erneut und reichlich zu fließen. In der Praxis geht man gewöhnlich so vor, daß man eine bestimmte Fläche des auszubeutenden Baumes von der Rinde und den äußeren Anteilen des Splintholzes entblößt und an der Basis der Wundstelle eine Zinkrinne fixiert, um für den langsam herabrinnenden Balsam eine Führung in ein unterhängendes Tongefäß zu haben. Die Wundfläche wird laufend erweitert, um zur Bildung immer neuer Exkretgänge anzuregen. Zahlreiche Modifikationen dieses Verfahrens der Terpentingewinnung sind bekannt, so die Methode, den Exkretfluß durch Mineralsäuren zu stimulieren, wodurch das Setzen mechanischer Wunden eingespart wird. Das Rohterpentin ist dickflüssig und mit körnigen Ausscheidungen von Harzsäuren durchsetzt; als Verunreinigungen enthält es Wasser, Pflanzenteile, Insekten und mineralische Bestandteile. Durch Verflüssigen in der Wärme, Dekantieren und Filtrieren wird es weiter gereinigt und bildet dann das *Terbinthina* der Arzneibücher. Das *Terbinthina* der verschiedenen Pharmakopöen unterscheidet sich in Abhängigkeit von der botanischen Herkunft und den angewandten Gewinnungs- und Reinigungsverfahren.

Unterwirft man Terpentin der Wasserdampfdestillation, so erhält man das Balsamterpentinöl; als terpentinölfreier Rückstand bleibt Kolophonium zurück.

Terpentin (pharmazeutisch ein Balsam)
↓ Wasserdampfdestillation

Flüchtiger Anteil (17–25%): Terpentinöl (Balsamterpentinöl) | Rückstand (75–83%): Kolophonium

↓ Rektifizierung (155–162° C)

Gereinigtes Terpentinöl

Sensorik. Frisch destilliertes und kurzzeitig gelagertes Terpentinöl ist eine farblose Flüssigkeit, die charakteristisch riecht und einen brennenden Geschmack aufweist. Bei längerer Lagerung, besonders unter Luftzutritt, wird das Öl gelblich verfärbt, in der Konsistenz dicker, Geruch und Geschmack werden intensiver und zugleich unangenehmer.

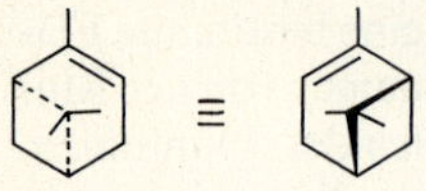

326   5 Ätherische Öle und Drogen, die ätherisches Öl enthalten

(−)-α-Pinen. $[α]_D = −51°$
Terebenthen

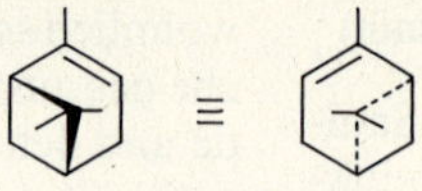

(+)-α-Pinen. $[α]_D = +51°$
Australen

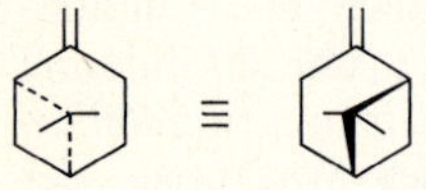

(−)-β-Pinen. $[α]_D = −22°$

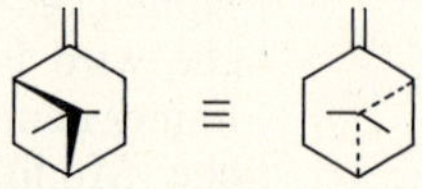

(+)-β-Pinen. $[α]_D = +22°$

Abb. 5.53. Terpentinöl besteht zur Hauptsache aus α-Pinen und β-Pinen in einem Mischungsverhältnis von 4:1 bis 3:1. Jedes der beiden Pinene liegt in beiden enantiomeren Formen vor, allerdings nicht als Razemat, sondern stets so, daß eine der beiden Formen dominiert. Der Drehsinn des Öls hängt wesentlich davon ab, ob im Gemisch das rechtsdrehende (+)-α-Pinen oder das linksdrehende (−)-α-Pinen überwiegt. Die meisten Arzneibücher lassen Schwankungen der Drehwerte zwischen +48° und −40 °C zu, so daß sowohl die rechtsdrehenden Öle amerikanischer Herkunft, als auch die linksdrehenden Öle französischer Provenienz zugelassen sind.
Die beiden Pinene besitzen zwei Asymmetriezentren im Molekül, so daß 2^2, also 4 optisch aktive α-Pinene möglich scheinen. Die beiden Kohlenwasserstoffatome sind aber Teil eines bizyklischen Ringsystems, und bei räumlicher Betrachtung (etwa im Modell) zeigt sich, daß sie nicht voneinander abhängig sind: Die räumliche Anordnung des einen Atoms bestimmt zwangsläufig diejenige des zweiten. Die Isomerenzahl ist demnach herabgesetzt; es können sich nur zwei spiegelbildisomere Formen ausbilden

Chemische Zusammensetzung. Von einem Terpentinöl, das den Anforderungen der Arzneibücher entsprechen soll, wird erwartet, daß es zu etwa 10% aus α- und β-Pinen (s. Abb. 5.40 und 5.53) besteht. Als Begleitstoffe können enthalten sein: 3-Caren (0–10%; Formel s. Abb. 5.51), Camphen (etwa 1%; Abb. 5.52) und Limonen (1–5%; Abb. 5.47).
Analytische Leitstoffe sind aus pharmazeutischer Sicht α- und β-Pinen sowie 3-Caren und Peroxide, die entweder ganz fehlen oder nur bis zu einem bestimmten Grenzwert vorkommen sollten.
Die Prüfung auf Identität und Reinheit sollte daher die folgenden Informationen liefern:

- Nachweis von α- und β-Pinen, möglichst zugleich halbquantitativ,
- Prüfung auf 3-Caren und auf Peroxide.

Die Arzneibücher lassen lediglich physikalische Kennzahlen (relative Dichte, Brechungsindex, optische Drehung) ermitteln und einfache chemische Proben (Löslichkeit, Siedeverhalten, Nichtflüchtige Bestandteile) durchführen. Die DC-Methode des DAB 8 liefert ein beschreibendes Fingerprintchromatogramm, das keine Aussagen über die relevanten Bestandteile – deren Vorkommen oder Fehlen – ermöglicht. Die Methode der Wahl wäre die Gaschromatographie in Verbindung mit einer quantitativen spektralphotometrischen Bestimmung des Gehalts an Peroxiden (Literatur bei Wichtl 1983).

Verwendung. Terpentinöl ist ein wichtiger Rohstoff in der chemischen Industrie; α- und β-Pinen lassen sich nach Abtrennung partialsynthetisch in eine Vielzahl von Produkten überführen, wie in Kampfer, Myrcen, Citronellal oder Citral, die als solche für Kosmetika und Pharmazeutika verwendbar sind, die aber auch als Ausgangsmaterialien zur Synthese von Vitaminen (E und A) und von Duftstoffen für die Kosmetikindustrie herangezogen werden.
Demgegenüber tritt die medizinische Verwendung zurück. Zur Anwendung als hautreizendes Mittel s. 5.8. Zur inhalativen Therapie verwendet man gereinigtes Terpentinöl kaum noch als Monopräparat, sondern als Kombinationspräparat zusammen mit weiteren ätherischen Ölen, die in unterschiedlichen Arzneiformen angeboten werden. Beispiele: Lösungen in Propylenglykol, abgepaßte Dosis zur Aerosoltherapie; in Paraffinkohlenstoff (Vaseline) eingearbeitet sowohl zum Einreiben als auch als Zusatz zum Inhalationswasser.
Hinweis: Die Mischung mit Vaseline dürfte gegenüber der inhalativen Anwendung reiner

Öle den Vorzug haben, daß Öle in Anwesenheit von Vaseline langsamer und kontinuierlicher in den ausströmenden Wasserdampf gelangen.

Wirkungsweise. Geringe Dosen, inhalativ zugeführt, können expektorativ wirksam sein. Im Tierversuch (Kaninchen; Boyd 1976) erweist sich der Hauptbestandteil α-Pinen als ein ausgezeichnetes schleimtreibendes Expektorans, das sowohl das Sekretionsvolumen steigert, als auch die Mukuskonzentration des expektorierten Schleims erhöht.

Hinweis: Es ist bisher nicht sicher, ob sich diese Ergebnisse auf das Terpentinöl übertragen lassen; zumindest wohl kaum ohne nähere Prüfung auf Öle, welche das lokal stark reizende 3-Caren enthalten.

Unerwünschte Wirkungen. Unerwünschte Wirkungen sind definitionsgemäß Wirkungen, die auch beim bestimmungsgemäßen Gebrauch des Arzneimittels auftreten. In Anbetracht der geringen Dosis bei der Inhalation oder bei Einreibungen kommen nur allergische Unverträglichkeitsreaktionen in Frage. Mit ihnen muß aber gerechnet werden (Martindale 1982, S. 684). Die sensibilisierende Wirkung des Öls hängt nicht am α-Pinen, sondern an Oxidationsprodukten, weshalb verharztes Öl besonders stark allergisierend wirkt. Auch vom 3-Caren ist eindeutig bewiesen, daß es beim Menschen sensibilisierend wirkt; aus dieser Tatsache ergibt sich die Forderung, die therapeutisch verwendeten Öle auf 3-Caren, auf Peroxide (und möglichst auch auf oxidative Folgeprodukte) zu prüfen.

5.5.2.5 Fichtennadelöle

Latschenkiefernöl

Das Latschenkiefernöl gewinnt man durch Wasserdampfdestillation frischer Zweige und jüngerer Äste der Latschenkiefer, *Pinus mugo* TURRA (Synonym: *P. montana* MILLER) und ihrer Unterarten. Hauptproduktionsgebiete sind die Alpenländer.

Es ist eine farblose Flüssigkeit von angenehm balsamischem Geruch. Hauptträger des typischen Fichtennadelgeruchs sind (−)-Borneolacetat und (−)-Borneolformiat (etwa 10%) (s. Abb. 5.54). Mengenmäßig dominieren α-

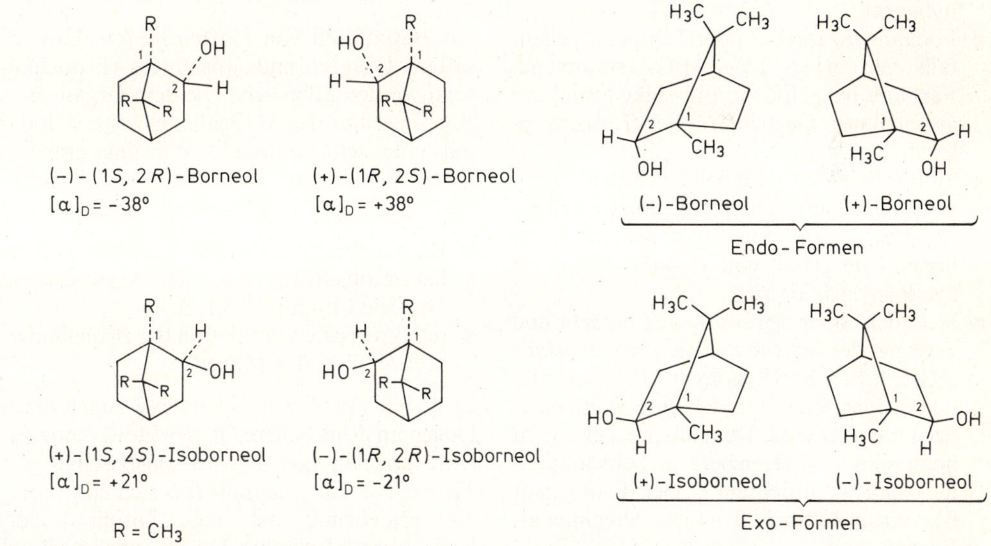

Abb. 5.54. Konfigurationsformeln (*linke Hälfte*) und Konformationsformeln (*rechte Hälfte*) der Borneole und Isoborneole. Borneol und Isoborneol stehen zueinander im Verhältnis der *Endo-exo*-Isomerie, was besser aus den Konformationsformeln ersichtlich wird: Die 2-OH steht entweder der inneren Seite des Cyclohexans in der Bootsform zugewandt – Endoform – oder zeigt mehr nach außen – Exoform. (−)-Borneol kommt frei und verestert in Fichtennadelölen vor. Das enantiomere (+)-Borneol ist im Kampferöl, im Rosmarinöl und im Lavendelöl enthalten. (+)-Borneol riecht kampferähnlich mit einer leicht scharfen pfefferartigen Note, die beim (−)-Borneol weniger ausgeprägt ist. Borneol wird auch als synthetisches Produkt angeboten. Das synthetische Borneol enthält beachtliche Anteile an *rac*-Isoborneol

und β-Phellandren (etwa 60%) sowie α- und β-Pinen (etwa 10–20%). Daneben kommen zahlreiche Nebenstoffe vor, darunter Limonen, Anisaldehyd und stark riechende Carbonylverbindungen.

Latschenkiefernöl verwendet man in Form von Einreibemitteln, Inhalationslösungen und als Badezusatz bei Erkältung; auch als Adjuvans gegen Bronchitis.

Weitere Fichtennadelöle

Die Bezeichnung Fichtennadelöle ist insofern inkorrekt, als es sich nicht um Destillate ausschließlich aus Fichtenarten handelt: Ausgangsmaterial sind neben Fichten (*Picea*-Arten), auch Tannen (*Abies*-Arten), Kiefern (*Pinus*-Arten) und, wenn auch selten Lärchen (*Larix*-Arten). Als Destillationsgut verwendet man möglichst frische nadeltragende Zweige und/oder Fruchtzapfen der erwähnten Koniferen.

Häufiger im Handel angeboten werden die folgenden Öle:

- Edeltannenöl aus den nadeltragenden Zweigen der Weißtanne, *Abies alba* MILL. Estergehalt 4–10%, berechnet als Bornylacetat.
- Edeltannenzapfenöl oder Templinöl, ebenfalls von *Abies alba* MILL. stammend. Farblose bis gelbliche Flüssigkeit mit dem angenehmen Geruch frischer Tannenzapfen.
- Sibirisches Fichtennadelöl aus den nadeltragenden Zweigen der sibirischen Edeltanne, *Abies sibirica* LED. Zeichnet sich durch hohen Estergehalt von 32–44% (berechnet als Bornylacetat) aus.
- Hemlock- oder Spruceöle aus Nadeln und Zweigen der Schwarzfichte, *Picea mariana* (MILL.) B.S.P. (Synonym: *P. nigra* (L.) (LINK) oder der Schimmelfichte, *Picea glauca* (MOENCH) VOSS. Dementsprechend wird noch weiter differenziert in Schwarzfichten- und Weißfichtenöl. Der Estergehalt liegt ebenfalls hoch: 37–45%, berechnet als Bornylacetat.
- Kiefernnadelöl aus Nadeln und Zweigen der Gemeinen Kiefer, *Pinus sylvestris* L. Das Öl weist nicht den charakteristischen Duft frisch geschnittener Tannenzweige auf, sondern riecht terpentinartig. Der Estergehalt ist niedrig: 1,5–5%, berechnet als Bornylacetat.

Fichtennadelöle sind somit chemisch durch ihren Gehalt an dem charakteristischen Geruchsträger (−)-Bornylacetat gekennzeichnet. Weitere Bestandteile sind α-Pinen, β-Pinen und Limonen.

Bornylacetat ist auch synthetisch zugänglich. Die Abwandlung der Säurekomponente des Esters hat gezeigt, daß sich feinere (weichere) Koniferengerüche mit Isobutyrat erzielen lassen.

Fichtennadelöle sind zunächst einmal wichtig für die kosmetische Industrie als Riechstoffe für Seifen, Badeessenzen und Raumluftverbesserer.

In pharmazeutischen Kombinationspräparaten als Inhalationslösung; für Einreibungen in Salbenform, in alkoholischer Lösung als „Fichtennadelfranzbranntwein" (s. auch 5.8) und als „Balsam", d.i. eine Mischung ätherischer Öle mit geringen Zusätzen von meist Perubalsam.

5.5.3 Bevorzugt systemisch oder reflektorisch wirkende ätherische Öle

5.5.3.1 Übersicht über die Anwendungsformen

Als Bestandteil von Hustentropfen, Hustensäften, Dragees und Hustentees (Bronchialtees) werden ätherische Öle dem Organismus zugeführt mit der Maßgabe, es lasse sich damit eine schleimlösende Wirkung erzielen. Zwei Wirkungsmechanismen werden diskutiert:

- Resorption und direkte Wirkung auf die Sekretionsdrüsen bei der Ausscheidung über die Lunge (s. 5.5.1.2),
- reflektorische Stimulation der Bronchialsekretion über den Magen.

Daß sich mit den üblicherweise zugeführten Dosen an ätherischem Öl expektorierende Effekte erzielen lassen, wird angezweifelt. Im Tierexperiment jedenfalls ließ sich eine Volumenvermehrung erst nach Zufuhr hoher, meist bereits toxischer Dosen erzielen (Boyd 1972). Im Tierexperiment als wenig wirksam oder unwirksam erwiesen sich – wenn oral zugeführt – sämtliche Terpene bzw. ätherischen Öle, die in die Prüfung einbezogen worden waren, namentlich die folgenden: Anisöl, Eukalyptusöl, Fichtennadelöle, Kampfer, Terpentinöle und Zitronenöl.

Daß die Arzneiformen, die zum Einreiben bestimmt sind, auch eine resorptive Wirkungskomponente aufweisen, wurde bereits erwähnt (s. 5.5.2.1). Die über den resorbierten Anteil erzielbaren Effekte wird man aber kaum hoch veranschlagen, wenn sich die direkte perorale Zufuhr als wenig wirksam erweist. Ähnliches gilt für den Anteil an Terpenen, der aus einem Badezusatz perkutan resorbiert wird. Das Faktum, daß bestimmte Terpene perkutan teilweise resorbierbar sind, besagt für sich allein betrachtet wenig, wenn nicht zugleich auch der expektorierende Effekt der resorbierten Komponenten nachgewiesen wird.

Am häufigsten verwendet man ätherische Öle bei Erkältung und gegen Husten in Arzneiformen, die zum Lutschen bestimmt sind (s. 5.5.4). Hierbei kommt es nicht darauf an, resorptive Wirkungen zu erzielen; auch sind keine reflektorischen Wirkungen auf die Bronchialdrüsen *via* Magen im Spiel. Die reflektorische Auslösung der Speicheldrüsensekretion und des Schluckreflexes erleichtern es, einen sich anbahnenden Hustenstoß willkürlich zu unterdrücken.

5.5.3.2 Eukalyptusöl und Eukalyptol

Herkunft. Mehrere von den etwa 500 bekannten Eukalyptusarten (Familie: *Myrtaceae*) liefern „Eukalyptusöle". Einige enthalten (−)-Piperitenon, andere Citronnellal oder Linaool/Linalylacetat als Hauptkomponente; sie werden vornehmlich in der Riechstoffindustrie verwendet. Arten oder Unterarten, deren Öl einen Mindestgehalt von 70% Eukalyptol (=1,8-Cineol) aufweist, liefern Eukalyptusöle, welche pharmazeutisch verwendet werden bzw. pharmakopöegerecht sind. Im Handel unterscheidet man:

- Eucalyptus-globulus-Öl; wird durch Wasserdampfdestillation aus den Blättern von *Eucalyptus globulus* LABIL. gewonnen. Provenienz: Spanien und Protugal, wo das Holz von der Zelluloseindustrie verwertet wird, so daß große Mengen destillierbares Material anfallen.
- Australisches Eukalyptusöl; wird aus den frischen Blättern und Zweigen mehrerer in Australien heimischer Eukalyptusarten, wie *Eu. smithii* R.T. BAK., *Eu. polybractea* R.T. BAK. (Synonym: *Eu. fruticetorum* F. VON MUELL.), *Eu. viridis* R.T. BAK. und wahrscheinlich weiteren Arten.

Eukalyptol (=1,8-Cineol) erhält man aus cineolhaltigen Ölen durch Ausfrieren mittels Kältemischung oder durch fraktionierte Destillation.

Sensorik. Eukalyptusöl ist eine farblose bis schwach gelb gefärbte Flüssigkeit. Geruch aromatisch-kampferartig. Geschmack: zuerst brennend-kampferartig, später kühlend.

Chemische Zusammensetzung. Rektifizierte Eukalyptusöle enthalten hauptsächlich Eukalyptol (=1,8-Cineol; 70–80%) neben α-Pinen (etwa 12%), Borneol und Myrtenol. Die im nichtrektifizierten Öl enthaltenen Aldehyde, wie Butyraldehyd-, Valer- und Capronaldehyd sind wegen ihrer Reizwirkung auf die Atemwege unerwünscht. Nichtrektifizierte Öle enthalten auch höhere Anteile an trizyklischen Sesquiterpenen vom Viridifloroltyp (s. Abb. 5.55).

Prüfung:

- Die halbquantitative Dünnschichtchromatographie mit Cineol als Vergleichssubstanz läßt eukalyptolarme Öle erkennen; ein dem Citronellal entsprechender Fleck muß fehlen.
- Quantitative Prüfung auf ordentlich durchgeführte Rektifikation: evtl. vorhandene Aldehyde setzen sich mit Hydroxylaminhydrochlorid zu den entsprechenden Oximen um, wobei eine äquivalente Menge HCl freigesetzt wird, die titriert werden kann.
- Prüfung auf Abwesenheit der toxischen Phellandrene: Unterschichten der Lösung des Öls in Petrolether mit wäßriger Natriumnitritlösung; Phellandrene geben mit N_2O_3 gut kristallisierende Anlagerungsverbindungen.

Verwendung. Eukalyptusöl und Eukalyptol haben antiseptische Eigenschaften; der Phenolkoeffizient des reinen Eukalyptols hat den Wert 2,2. Nach oraler Gabe dürfte das Öl nahezu quantitativ resorbiert werden; die Ausscheidung erfolgt zum Teil über die Lunge, kenntlich daran, daß die Atemluft nach Eukalyptol riecht; ein anderer Teil wird nach oxidativer Metabolisierung mit dem Harn ausgeschieden, der einen an Veilchen erinnernden Duft annimmt.

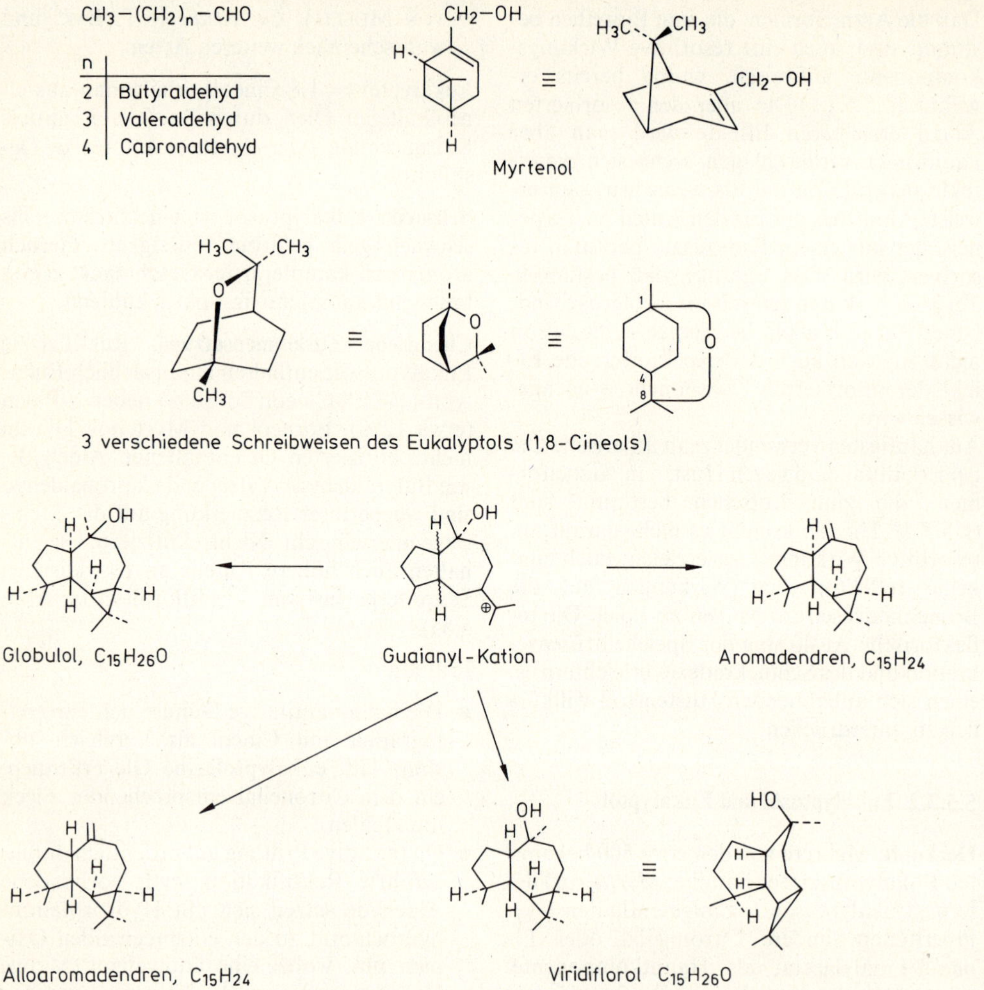

330 5 Ätherische Öle und Drogen, die ätherisches Öl enthalten

$CH_3-(CH_2)_n-CHO$

n	
2	Butyraldehyd
3	Valeraldehyd
4	Capronaldehyd

Myrtenol

3 verschiedene Schreibweisen des Eukalyptols (1,8-Cineols)

Globulol, $C_{15}H_{26}O$ ← Guaianyl-Kation → Aromadendren, $C_{15}H_{24}$

Alloaromadendren, $C_{15}H_{24}$ Viridiflorol $C_{15}H_{26}O$

Abb. 5.55. Charakteristischer Inhaltsstoff der medizinisch genutzten Blattöle aus Pflanzenarten, die zur Familie der Myrtazeen gehören, ist das Eukalyptol (1,8-Cinecl). Nebenterpene sind Pinene (s. Abb. 5.53) und deren Oxidationsprodukte, wie Myrtenol und Myrtenal. Unrektifizierte Öle enthalten im Vorlauf einfache C_5- bis C_6-Aldehyde (Butyr-, Valer- und Capronaldehyd), in der höhersiedenden Fraktion Sesquiterpene vom Typus des Viridiflorols, so das Globulol und Alloaromadendren (aus Eucalyptus-globulus-Öl), Aromadendren (aus Eukalyptusölen unterschiedlicher Herkunft) und Viridiflorol (aus Melaleuca-viridiflora-Öl = Niauli-Öl; s. Text)

Orale Gaben (0,06–0,2 ml mehrmals täglich) verwendet man zur Behandlung der chronischen Bronchitis. Es ist unklar, ob bei dieser Dosierung eine Verminderung des Expektorats infolge Schädigung der Erreger oder eine verbesserte Expektoration erzielt wird.
Eukalyptusöl, besser aber reines Eukalyptol, können auch inhalativ angewendet werden. Der Effekt dürfte jedoch stark von der Inhalationsform abhängen:

● Wasserdampfinhalation: Einige wenige Tropfen in siedendes Wasser gegeben und die aufsteigenden Dämpfe eingeatmet, diese Form entspricht weitgehend der inhalativen Therapie des vorhergehenden Abschnitts (5.5.2). Allerdings waren im Tierversuch therapeutische Dosen von Eukalyptusöl ohne Wirkung auf die Sekretion im Respirationstrakt; erst toxische Dosen führten zur Sekretionssteigerung (Boyd u.

Sheppard 1966). Weder Eukalyptusöl noch Eukalyptol scheinen inhalativ wirksame Expektoranzien zu sein.

- Wasserfreie, mit Glykol bzw. Propylenglykol verdünnte Lösungen von Eukalyptusöl oder Eukalyptol können sodann in einem Trockeninhalationsgerät vernebelt werden. Wahrscheinlich läßt sich damit bei Erkrankungen der Luftwege, die mit einer vermehrten Schleimabsonderung einhergehen, eine Verminderung des (u. U. eitrigen) Sekrets erzielen.

Eukalyptusöl und Eukalyptol sind häufig Bestandteil der sog. Erkältungsbalsame oder Erkältungssalben zu finden (s. 5.5.2.1). Zur Anwendung als Mund- und Rachentherapeutikum s. 5.6, als Bestandteil von Nasentropfen s. 5.7.

Unerwünschte Wirkungen. Bei Bronchitiden mit spastischer Komponente kann sich der Zustand u. U. objektiv verschlechtern (Meyers 1975, S. 350). Bei kutaner Anwendung wurden gelegentlich Dermatitiden beobachtet (Osol et al. 1955, S. 564).

Toxizität. Gaben ab 3,5 ml können tödlich sein; die mittlere tödliche Dosis beträgt allerdings 21 ml. Symptome: Übelkeit, Erbrechen, Miosis, Tachykardie, Erstickungsgefühl, Zyanose und Krämpfe.

5.5.3.3 Myrtol und andere Myrtazeenöle

Myrtol

Als Myrtol bezeichnet man eine besondere, bei 160–180 °C siedende Fraktion des ätherischen Öls der gewöhnlichen Myrte, *Myrtus communis* L. (Familie: *Myrtaceae*), 1–5 m hohen, im Mittelmeergebiet beheimateten Sträuchern. Myrtol ist eine schwach gelbe Flüssigkeit mit einem angenehmen, an Terpentin- und Eukalyptusöl erinnernden Geruch. Hauptbestandteile des Myrtols sind Eukalyptol und (+)-α-Pinen. Das rechtsdrehende α-Pinen bedingt auch den positiven Drehwert des Myrtols selbst. Myrtol wird in dünndarmlöslichen Kapseln mit einer Einzeldosierung bis 300 mg angeboten.

Anwendung. Als Sekretolytikum

Wirksamkeit und unerwünschte Wirkungen. Es dürfte weitgehend das unter Eukalyptusöl Gesagte zutreffen.

Cajeput- und Niaouliöl

Melaleuca quinquenervia (CAV.) S. T. BLAKE, ein Holzgewächs aus der Familie der Myrtazeen ist eine von Australien, Indonesien bis nach Indien reichende Art, deren Unterarten und Varietäten vielfach als eigene Arten beschrieben worden sind. *M. quinquenervia* liefert auf Neukaledonien das Niaouliöl, in Indonesien das Cajeputöl. Die auf Neukaledonien vorkommende Form ist auch als *M. viridiflora* SOLAND. ex GAERTN. beschrieben, die das Cajeputöl liefernde, auf den malayischen Inseln, speziell der Insel Celebes vorkommende Form als *M. leucadendra* L.

M. quinquenervia BLAKE erreicht eine Höhe bis zu 15 m; zur Destillation bevorzugt man junge Pflanzen oder Pflanzen strauchartiger Bestände.

Niaouliöl und Cajeputöl sind sich in ihren sensorischen Eigenschaften und in der chemischen Zusammensetzung außerordentlich ähnlich. Sie zeichnen sich durch einen erfrischenden Geruch aus, der an den des Eucalyptus-globulus-Öls erinnert; der Geschmack ist aromatisch und bitter, etwas brennend, hinterher kühlend. Hauptbestandteil des rektifizierten Öls ist Eukalyptol (=1,8-Cineol; 50–65%); (+)-α- und (−)-α-Terpineol kommt frei und an Valeriansäure gebunden vor (bis zu 30%). Gefunden wurden neben (+) und (−)-α-Pinen sodann Sesquiterpene: im Niaouliöl Viridiflorol, im Cajeputöl bizyklische Sesquiterpene vom Cadalintyp.

Nicht speziell rektifizierte Öle enthalten bis zu 10% eines gut kristallisierbaren Phenols, des 3,5-Dimethyl-4,6-di-O-methylphloracetophenons. Das Vorkommen dieser Verbindung erklärt die grüne Farbe des nichtrektifizierten Öls, wenn es aus einer Kupferblase destilliert wurde: Es bildet sich ein farbiger Cu-chelat-Komplex.

Innerlich verwendet man die beiden Öle in Dosen von 0,06–0,2 ml als wahrscheinlich reflektorisch wirkendes Expektorans. Die Einnahme erzeugt nach dem Schlucken ein Gefühl von Wärme, der Pulsschlag wird voller und schneller, es kann zu profusem Schweißausbruch kommen. Das Öl wurde in der traditionellen Medizin Malaysias zum Schwitzen (als *Sudorifikum*) verwendet. Mehr gebräuchlich ist die Anwendung als hyperämisierendes Mittel (*Rubefaciens*) in Kombination mit anderen ätherischen Ölen zum Einreiben (s. auch 5.8).

5.5.3.4 Thymian und Thymianfluidextrakt

Thymian

Herkunft. Arzneilich verwendet werden unter der Bezeichnung Thymian 2 *Thymus*-Arten (Familie: *Lamiaceae = Labiatae*):

- Der violettblühende Thymian von *Thymus vulgaris* L., der von Portugal über Frankreich und Italien (in den Macchien) bis Griechenland verbreitet ist. Er wird auch feldmäßig angebaut, weshalb man auch vom Gartenthymian spricht.
- Der weißblühende Thymian von *Thymus zygis* L., der in Spanien in der sog. Labiatenscheide (Tomillares) in Massenbeständen auftritt.

In den Verkehr kommen die gerebelten (abgestreiften) und im Schatten getrockneten Laubblätter und Blüten.

Sensorik. Geruch: angenehm würzig, eigenartig (Geruchsnote „phenolisch"). Geschmack: aromatisch, leicht bitter.

Inhaltsstoffe

- Ätherisches Öl (1–2,5%) mit Thymol und Carvacrol mengenmäßig dominierend, bis zu 70% ausmachend; Thymolmethylether (1–2,5% in *Th. vulgaris*; in *Th. zygis* etwa 0,3%); 1,8-Cineol (2–14%); als Nebenterpene Geraniol sowie Borneol und Linalool (beide frei und als Acetat) (s. Abb. 5.56).
- Triterpene (u.a. Ursol- und Oleandersäure) frei und in glykosidischer Bindung; Chlorogen- und Kaffeesäure, Rosmarinsäure („Labiatengerbstoff"); Flavone, insbesondere Luteolin, frei und glykosidisch.

Wertbestimmende Inhaltsstoffe. Es gibt Thymianformen, die zwar ätherisches Öl führen, aber ein Öl, das frei an phenolischen Stoffen ist (linalool- und zitralführende „Rassen"). Daher begnügen sich die Arzneibücher nicht damit, den Ölgehalt messen zu lassen ($>1,2\%$), vielmehr muß die Arzneibuchware zusätzlich einen Mindestgehalt an Phenolen (Thymol plus Carvacrol $>0,5\%$) aufweisen. Quantitative Bestimmung: photometrisch. Abdestillieren des ätherischen Öls, Lösen in Ethanol und Umsetzung in ammoniakalischem Milieu mit 4-Aminopyrazolon und Kaliumhexacyanoferrat zu einem farbigen Kondensationsprodukt (Emerson-Reaktion).

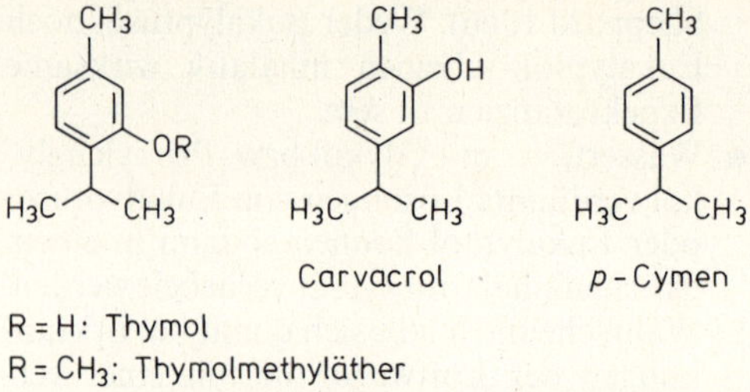

R = H: Thymol
R = CH$_3$: Thymolmethyläther

Abb. 5.56. Die arzneilich verwendeten Thymian- und Quendelformen zeichnen sich dadurch aus, daß sie monozyklische Monoterpene enthalten, deren Cyclohexananteil voll bis zum aromatischen Ring dehydriert ist. Thymol, Carvacrol und *p*-Cymen (= *p*-Cymol) verleihen diesen Drogen ihre typische phenolische („medizinische") Geruchsnote. Thymol kommt neben Thymolether auch in anderen Arzneidrogen, insbesondere auch im Arnikablütenöl vor (s. Abb. 5.71)

Die quantitative Bestimmung erfaßt die Summe an Carvacrol und Thymol. Offizineller Thymian sollte hauptsächlich Thymol neben weniger Carvacrol enthalten, was sich durch eine DC-Prüfung feststellen läßt [Kieselgel; Dichlormethan als Fließmittel; Besprühen mit Echtblausalz B → Bildung rotbrauner Azofarbstoffe (nach DAB 8) oder Sichtbarmachen mit Anisaldehyd-Reagenz (DAB 9 u. Pharm. Helv. VII)]. Thymol hat eine etwas größere Laufgeschwindigkeit als Carvacrol [z.B. Rf (Thymol) = 0,51 und Rf (Carvacrol = 0,46)]. Nach DAB 8: Halbquantitative Auswertung des Thymolflecks im Vergleich mit einem Fleck bekannter Konzentration.

Hinweis: Das Verhältnis Thymol zu Carvacrol variiert innerhalb weiter Grenzen, abhängig von Herkunft, Klima und Erntezeit; z.B. enthält Sommerthymian generell einen höheren Anteil Carvacrol als Winterthymian.
Bei bestimmten Thymusarten außerhalb des Formenkreises *Th. vulgaris*, die als Verfälschungen in Frage kommen, entfällt praktisch die gesamte Phenolfraktion auf Carvacrol. Diese Ware fällt durch einen strengen Geschmack auf.

Anwendung. Thymian ist zunächst einmal eine Gewürzdroge, beliebt und viel verwendet in der französischen und italienischen Küche.
Thymian ist sodann Ausgangsmaterial zur Gewinnung des Thymianöls (s. 5.6). Aus der Droge stellt man Fluidextrakte und Trockenextrakte her, die dann in Kombinationspräparate der Indikationsgruppe „Husten – Erkäl-

tung" eingearbeitet werden: in sofortlösliche Tees, Dragees, Hustentropfen, Hustensäfte.
Vorstellungen zur Wirkweise: Folgt man dem gängigen phytotherapeutischen Schrifttum, so wirken Thymianpräparate aufgrund ihres Gehalts an ätherischem Öl sekretolytisch und sekretomotorisch; bei der Ausscheidung des Thymols über die Lunge käme als zusätzlich erwünscht die antiseptische und antibakterielle Wirkung des Thymians zum Tragen. Sodann zeige der Extrakt eine gute spasmolytische Aktivität. Allerdings ist es bisher nicht gelungen, ein bronchodilatorisch wirksames Prinzip tatsächlich zu isolieren.

Diese älteren experimentell pharmakologischen Befunde lassen sich nicht auf die therapeutische Situation übertragen; und zwar deshalb nicht, weil Dosierung und Anwendungsweise nicht vergleichbar sind. Wirkungen, die sich bei der Anwendung von Thymol oder Thymianöl erzielen lassen, können nicht relevant sein bei der Anwendung von Thymianextrakt oder von Thymianextrakt enthaltenden Kombinationspräparaten, wenn diese Thymol nurmehr als Spurenstoff enthalten. Aber ganz abgesehen von dem Umstand, daß die Thymianextrakte nicht standardisiert sind: In den meisten Fertigarzneimitteln ist Thymianextrakt in einer Dosierung enthalten, die unterhalb der Einzeldosis für den Monoextrakt (*Extr. fl.*: 1–2 g) liegt. Beispiel: 1 Dragee eines bestimmten Fertigarzneimittels enthält 17,5 mg Extrakt, was etwa 0,1 g Thymian (Droge) entspricht; demgegenüber beträgt die Einzeldosis für die Droge 1,0–2,0 g (auf 1 Tasse Aufguß).

Aus dem Umstand, daß Thymianextrakt in den Fertigarzneimitteln sehr schwach dosiert angeboten wird, muß sich der Verdacht nähren, daß Thymian weniger als ein wirksames Arzneimittel, sondern als ein den Geschmack und den Geruch verbesserndes Mittel ("flavouring agents", OSOL/FARRAR/PRATT, *loc. cit.* S. 1426) angesehen wird. Die medizinische (phenolische) Geruchsnote guter Thymianextrakte ist einer Plazebowirkung förderlich.

Thymianfluidextrakt
Extrakte sind definitionsgemäß konzentrierte Zubereitungen aus Drogen. Bei Fluidextrakten entspricht 1 Teil Droge 1 Teil Extrakt; daher sollte man erwarten, daß der Gehalt des Thymianfluidextrakts an wertbestimmenden Bestandteilen – ätherisches Öl und Thymol – annähernd dem der Thymiandroge entspricht. Tatsächlich ist der Thymolgehalt des Extrakts um mehr als eine Zehnerpotenz niedriger (nach DAB 9: > 0,03%); die Extraktherstellung ist somit mit einer Wirkstoffminderung verbunden. Bei einer Einzeldosis von 1,0–2,0 g Fluidextrakt werden etwa 0,5 mg Thymol zugeführt, von dem wiederum nur ein Bruchteil über die Lunge ausgeschieden wird. In den Fertigarzneimitteln wird die Dosierung noch niedriger gehalten. Hinzu kommt, daß die bronchomukotropischen Eigenschaften von Thymols verglichen mit denen von Camphen, Geraniol oder Citral sehr gering sind (Buchbauer u. Hafner 1984, S. 11). Somit dürfte Thymianfluidextrakt in Hustensäften, in Hustentropfen und in den Arzneiformen zum Lutschen lediglich als Geruchs- und Geschmackskorrigens fungieren.

5.5.3.5 Quendelkraut

Herkunft. *Thymus serpyllum* L. (Familie: *Lamiaceae = Labiatae*) ist eine Sammelart, die von den Botanikern in unterschiedlicher Weise in Arten, Unterarten, Varietäten und Formen aufgeteilt werden. Eines dieser Systeme teilt das Taxon *Thymus serpyllum* in nicht weniger als 21 Arten auf. Welche Herkünfte sind für arzneiliche Zwecke besonders geeignet? Da spezifische Wirkstoffe nicht bekannt sind, deren Auftreten und deren Quantität ein objektives Auswahlkriterium darstellen würde, verbleibt als Ausweg, Drogen zu verwenden, die der „Verbrauchererwartung" entsprechen, d. h. ganz bestimmte sensorische Eigenschaften aufweisen, an die man sich gewöhnt hat. Es handelt sich dabei um Sorten, welche in ihren sensorischen Qualitäten – der phenolisch-medizinischen Geruchsnote – an den Gartenthymian erinnern. Quendel, der wie Zitrone riecht, z. B. *Thymus pulegioides* L. chemovar. *Citral* entspricht sicher nicht der Verbrauchererwartung. Daher ist die Forderung der Pharm. Helv. sehr sinnvoll, nur Quendelsorten für arzneiliche Zwecke zuzulassen, die ätherisches Öl führen, das Thymol und Carvacrol enthält und das zugleich citralarm ist. Dem Vorschlag von R. Hegnauer (1948) folgend, soll als Stammpflanze des Quendelkrauts im folgenden der mitteleuropäische *Thymus pulegioides* (citralarm) verstanden werden. Da Kräutersammler keine geschulten

Botaniker sind, sollte man nur eine aus Kulturen stammende Droge beziehen.
Morphologisch besteht die Droge aus den zur Blütezeit geernteten und getrockneten Zweigen der Pflanze.

Sensorik. Geruch: Stark würzig mit phenolischer Geruchsnote. Geschmack: Würzig-aromatisch, etwas bitter.

Inhaltsstoffe. Ätherisches Öl (0,1–0,6%) mit den in Tabelle 5.6 zusammengestellten Hauptkomponenten.

Tabelle 5.6. Hauptbestandteile des ätherischen Öls von Quendel

Bestandteil	Th.-pulegioides-Öl [%]	Zum Vergleich Th.-vulgaris- und Th.-zygis-Öl [%]
Geraniol	3 –10	0 – 2
Linalool, frei und als Acetat	22 –45	5 – 7
Cineol	1 – 7	2 –14
Borneol	0,1–15	1 – 4
Bornylacetat	0,4– 5	0,4– 1,6
Thymol	1 – 4	31 –71
Carvacrol	5 –33	3 –15

Weitere Inhaltsstoffe: Triterpensäuren (etwa 1,5%, vornehmlich Ursol- und Oleanolsäure); Phenole, und zwar Kaffeesäure (0,6%), „Labiatengerbstoff" vom Typus der Rosmarinsäure (etwa 5%; Abb. 6.8), Flavonglykoside des Apigenins, Luteolins und Scutellareins; Abb. 6.32).

Wertbestimmende Inhaltsstoffe. Nach Ph. Helv. VII Festlegung eines Mindesgehalts von 0,2% ätherischem Öl. Halbquantitative DC des Öls: Carvacrol oder Thymol müssen nachweisbar sein; Citralfleck muß entweder fehlen oder darf nur schwach sichtbar sein.

Anwendung. Zur Herstellung von Fluidextrakten, von hydroalkoholischen und wäßrigen (!) Trockenextrakten. Diese Extrakte sind Bestandteil von Kombinationspräparaten (Hustentropfen, Hustensäften). Zur Herstellung des Quendelöls, das in der kosmetischen Industrie verwendet wird.

Wirkweise. Alkoholische Auszüge schmecken aromatisch und leicht bitter: Sie können daher appetitanregend wirken. Auch als Geruchs- und Geschmackskorrigens für Hustentropfen und Hustensäfte brauchbar. Quendel soll expektorierend wirken: Die peroral mit den Liquidaformen zugeführte Dosis an ätherischem Öl läßt eine Expektoranswirkung wenig wahrscheinlich erscheinen.

5.5.3.6 Anethol und verwandte Propenylbenzole

Anethol ist der Hauptbestandteil des Anis-, Sternanis- und Fenchelöls (s. Abb. 5.38); es ist auch synthetisch zugänglich. Anethol bildet eine weiße bis leicht gelb gefärbte kristalline Masse, die süß schmeckt und nach Anis riecht. Als Reinstoffpräparat ist ein Hustensirup auf dem Markt. Einzeldosis für Erwachsene etwa 200 mg.

Hinweis: Die zeitweise Zufuhr von 2,5 mg Anethol/kg KG gilt als unbedenklich (Martindale 1982, S. 670).

α-Asaron und O-Methylisoeugenol

α-Asaron, 2,4,5-Trimethoxy-1-propenylbenzol, auch als *trans*-Isoasaron bezeichnet, kommt zusammen mit dem 3,4-Dimethoxy-1-propenylbenzol (=O-Methylisoeugenol) im ätherischen Öl des Wurzelstocks von *Asarum europaeum* L. (Familie: *Aristolochiaceae*) vor (Strukturformeln s. Abb. 5.26). Ein standardisierter Extrakt wird als Monopräparat zur Behandlung der chronischen Bronchitis angeboten.

α-Asaron (=*trans*-Isoasaron) hat dem Anethol vergleichbare spasmolytische und expektorierende Eigenschaften. Beide Stoffe gelten als Reflexexpektoranzien; doch sei daran erinnert, daß in der Versuchsanordnung nach Boyd (1972) Anisöl und Anethol unwirksam sind. An das Eugenol erinnert die lokalanalgetische Wirkung des α-Asarons (=*trans*-Isoasaron).

Die Dosis, in der die beiden Propenylbenzole der Haselwurz gegeben werden – 1 Dragee enthält 5 mg Substanzgemisch – ist vergleichsweise niedrig (zum Vergleich Anethol: ED 50–200 mg).

5.5.3.7 Tolubalsam

Den Tolubalsam gewinnt man von *Myroxylon balsamum* (L.) HARMS var. *balsamum* (Familie: *Fabaceae* bzw. *Leguminosae*). Nach

Tschirch (1925) stellen die den Tolubalsam liefernden Bäume bloße physiologische Varietäten (chemische Rassen) dar und gehören zur gleichen Art wie die den Perubalsam liefernden Pflanzen. Wildbestände der Bäume finden sich nur in einem kleinen Gebiet, in den Wäldern der Provinz Tolu (in Kolumbien) entlang des Magdalenenstroms und des Cauca. Um den Balsam zu gewinnen, macht man in den Baum tiefe V-förmige Einschnitte und fängt den ausfließenden Balsam in kleinen tassenartigen Gefäßen auf, die unterhalb der Wundstelle abgebracht werden. Bis zu 20 Wundstellen können einem einzelnen Baum gleichzeitig beigebracht werden. Tolubalsam, eine halbfeste, zähe Masse, erinnert im Geruch an Vanille. Die chemischen Bestandteile sind wenig untersucht, was besonders für den harzigen Anteil gilt, der etwa 80% des Balsams ausmacht. An definierten Inhaltsstoffen wurden Benzoesäure (2–8%), Zimtsäure (12–15%), Benzylbenzoat, Benzylcinnamat und Spuren von Vanillin nachgewiesen. Tolubalsam verarbeitet man zu Hustenpastillen, die bei Bronchitis empfohlen werden.

5.5.4 Ätherische Öle in Arzneiformen zum Lutschen

Wesentlicher Bestandteil dieser Arzneiformen ist Zucker, wobei außer Saccharose und Stärkesirup (aus Maisstärke), auch Glukose, Maltose, Fruktose und die Austauschstoffe Sorbit und Xylit eine gewisse Rolle spielen.
Es gibt 3 wichtige Formen: die Lutschtablette, die Bonbons und die Gummipastillen (Rahn 1982; Peters 1980).
Lutschtabletten unterscheiden sich von den üblichen Tabletten durch eine wesentlich längere Auflösungszeit, was man durch Weglassen der Sprengmittel und durch einen wesentlich stärkeren Preßdruck erreicht. Ein weiterer Unterschied besteht darin, daß der Geschmack der Arzneistoffe (lokal wirkende Antiseptika und Chemotherapeutika, Lokalanästhetika und Pflanzenschleime) weitgehend kaschiert wird. Zur Geschmacksverbesserung tragen außer den Zuckern die ätherischen Öle bei. In der Lutschtablette sind somit die ätherischen Öle im wesentlichen bloße Geschmackskorrigenzien. Ihre antibakteriellen Eigenschaften sind allerdings eine sehr erwünschte Nebenwirkung.

Die Bonbons gehören in lebensmittelchemischer Sicht zu den sog. Hartkaramellen, die dadurch charakterisiert sind, daß die verwendeten Zucker eine amorphe, fest-glasige Masse bilden, gleichsam einen festen Sirup mit einem sehr geringen Wassergehalt von 0,5–1,4%. In die vor dem Erkalten zähflüssige Masse werden die ätherischen Öle eingearbeitet; die plastische Masse wird schließlich zu den fertigen Bonbons ausgeformt.
Gummipastillen haben ihren Namen von dem in ihnen verarbeiteten Rohstoff Gummi arabicum (s. 3.4.8). Die Grundmasse besteht aus Zucker, Gummi arabicum und evtl. anderen Hydrokolloiden. Die flüssige Masse wird mit festen Arzneistoffen, mit Pflanzenextrakten und ätherischen Ölen vermischt; die Formgebung erfolgt durch Ausgießen.
In Hustenbonbons und in Gummipastillen können ätherische Öle die einzigen Arzneistoffe sein, die inkorporiert sind. In Frage kommen v. a. die folgenden ätherischen Öle:

- Anisöl (s. 5.4.3.2),
- Eukalyptusöl (s. 5.5.3.2),
- Fenchelöl (s. 5.4.3.4),
- Menthol (s. 5.8.3.3),
- Pfefferminzöl (s. 5.4.2.5),
- Thymianöl (s. 5.6.4),
- Tolubalsam (s. 5.5.3.7).

Hustenbonbons und Gummipastillen sind gleichfalls zum Lutschen bestimmt, d. h. zu einer längeren Verweildauer in der Mundhöhle von 20–60 min. Innerhalb dieser Zeitspanne lösen sie sich langsam und kontinuierlich auf. Sie unterscheiden sich darin von der alten Arzneiform der *Eleosacchara*. Darunter verstand man Verreibungen ätherischer Öle mit Zucker, dazu bestimmt, ätherische Öle, die schleimhautreizend wirken und daher nicht unverdünnt eingenommen werden dürfen, zu verdünnen und überdies wohlschmeckender zu machen. Im Falle der Hustenbonbons und der Gummipastillen besteht die Funktion der ätherischen Öle wesentlich darin, eine möglichst angenehme Geschmackssensation hervorzurufen und dadurch die Speichelproduktion zu vermehren. Die vermehrte Speichelproduktion löst den Schluckreflex häufiger aus, willkürliches Schlucken aber kann einen sich anbahnenden Hustenstoß unterdrücken. Hustenbonbons und Hustenkaramellen erleichtern eine vom Patienten willensmäßig durchgeführte Hustendisziplin (Walther 1979,

S. 361); sie sind daher wertvolle Adjuvanzien bei jeder medikamentös angestrebten Hustenstillung. Ob die als Mikroinhalation bezeichnete Aufnahme von ätherischen Ölen in die Atemwege (Rahn 1982), wo sie sowohl antiseptisch als auch bronchialerweiternd (?) zur Wirkung gelangen sollen, von irgendeiner therapeutischen Relevanz ist, dafür gibt es keine befriedigenden Belege.

5.5.5 Ätherischöldrogen als Bestandteile von Brusttees

Unter Bezeichnungen, wie Brusttee, Hustentee, Bronchialtee, Husten- und Bronchialtee, verwendet man Mischungen von pflanzlichen Arzneidrogen als Adjuvans bei Erkältungskrankheiten. Ein industriell hergestellter Tee enthält zwischen 7 und 20 Einzeldrogen, darunter die folgenden Drogen mit ätherischem Öl:

- Anis (s. 5.4.3.2),
- Bibernellwurzel (s. 5.5.5),
- Dost (s. 5.5.5),
- Eukalyptusblätter (s. 5.5.5),
- Fenchel (s. 5.4.3.4),
- Kiefernsprossen (Turiones Pini) (S. 337),
- Quendel (s. 5.5.3.5),
- Salbei (s. 5.4.1.7),
- Thymian (s. 5.5.3.4).

Die *Teeaufgußpulver* (sofortlösliche Tees, Instanttees) enthalten ätherische Öle als Verreibung mit dem Kohlenhydrat der Teebasis oder als mikroverkapselten Zusatz. Beliebte Zusätze sind Anisöl (s. 5.4.3.2) Fenchelöl (s. 5.4.3.4) und Thymianöl (s. 5.6.4).
Ob und gegebenenfalls auf welche Weise die Teeaufgüsse expektorierend und/oder hustenreizlindernd wirken, darüber liegen keine befriedigenden Untersuchungen vor. Es wird oft die Ansicht vertreten, daß die Flüssigkeitszufuhr allein schon einen sekretverflüssigenden Effekt habe (Habermann u. Löffler 1979, S. 226); tierexperimentell ließ sich allerdings durch orale Wasserzufuhr keine Volumenzunahme der Atemwegsflüssigkeit erzielen (Boyd 1972). Daß bei Patienten, deren Wasseraufnahme ungenügend ist (krankhaftes Fehlen des Durstgefühls, gesteigerter Bedarf durch Schwitzen oder infolge forcierter Atmung), reichliches Trinken die Expektoration fördert, dürfte einleuchten.

Ätherische Öle sind in Wasser nur wenig löslich, zudem geht beim Übergießen der Droge mit heißem Wasser ein Großteil der Ölbestandteile – man schätzt 60–80% (Czetsch-Lindenwald 1945, S. 67) – verloren. Bedenkt man ferner, daß von der eingesetzten Teemischung auf die Ätherischöldrogen nur ein Bruchteil entfällt, dann wird man bereits von der Dosis her eine pharmakologische Wirkung ausschließen dürfen. Sicher aber sind die ätherischen Öle als Geruchs- und Geschmackskorrigenzien für das Teeprodukt nützlich.

Bibernellwurzel besteht aus getrockneten Wurzelstücken von *Pimpinella major* (L.) HUDS., der großen Bibernelle, oder von *Pimpinella saxifraga* L., der kleinen Bibernelle. Die Droge riecht würzig-aromatisch und schmeckt würzig, hinterher brennend-scharf. Sie enthält ätherisches Öl (0,4–0,6%) mit Isoeugenolestern als charakteristischen Bestandteilen. Ferner sind Kumarine, Phenolkarbonsäuren (Kaffee-, China-, Chlorogensäure) enthalten.

Dost (Dostenkraut, wilder Majoran) besteht aus den zur Blütezeit geernteten, abgerebelten Blättern und Blüten von *Origanum vulgare* L. (Familie: *Lamiaceae = Labiatae*) oder aus dem oberen Teil der Staude, aus der nach dem Trocknen Stiele ausgesondert werden. Die Blätter riechen beim Zerreiben aromatisch, an Majoran errinnernd; der Geschmack ist würzig, leicht bitter und brennend. Inhaltsstoffe: ätherisches Öl [0,15–0,4%; hauptsächlich Monoterpenkohlenwasserstoffe (Limonen, α- und β-Pinen, Ocimen, p-Cymen), Sesquiterpenkohlenwasserstoffe (Caryophyllen, β-Bisabolen), Linalool und Terpineol-4], aromatische Carbonsäuren, insbesondere Rosmarinsäure (Ester der Kaffeesäure und der Hydroxydihydrokaffeesäure, s. 6.8).

Eukalyptusblätter bestehen aus den getrockneten Blättern eukalyptolreicher Formen von *Eucalyptus globulus* LABILL. (Familie: *Myrtaceae*). Die Droge riecht beim Zerreiben kräftig aromatisch wie Eukalyptusöl. Sie schmeckt zusammenziehend und etwas bitter. Inhaltsstoffe: Ätherisches Öl (1,5–3,5%; zur Zusammensetzung s. 5.5.3.2); Gerbstoffe (Tannine, Ellaggerbstoffe), Phenolcarbonsäuren (Chlorogen-, Ferula-, Kaffee-, *p*-Cumaroylchina-Säure), Flavone (Rutin, Quercitrin, Quercetin), Triterpensäuren (Ursolsäure und Derivate).

Kiefernsprosse bestehen aus jungen, im Frühjahr – solange sie noch lichtgrün sind – gesammelten Zweigspitzen von *Pinus sylvestris* L., der gemeinen Kiefer (Familie: *Pinaceae*). Inhaltsstoffe: Ätherisches Öl (0,15–0,6%; Zusammensetzung wie Fichtennadelöl, s. 5.5.2.5); Säuren (Shikimi-, China-, Pinifolsäure), Flavonoide (Procyanidin), Kohlenhydrate (Fruktose 2,5%, Glukose, Xylose, Arabinose, Zyklite, Pinitol, Sequoyitol), Vitamine (Ascorbinsäure, β-Karotin, α-Tokopherol); Blätterwachs (Estolide).

5.6 Ätherische Öle zur Mundpflege und zum Gurgeln

5.6.1 Allgemeines über Mundsprays, Mundwässer und Gurgelwässer (Gargarismen)

Mundsprays und Mundwässer sind vorzugsweise als Hilfsmittel zur vorbeugenden Mundhygiene anzusehen. Die Gurgelwässer werden auch in der therapeutischen Situation angewendet.
Mundsprays bestehen aus Druckgaspackungen, die meist mit einem Dosierventil ausgestattet sind. Sie enthalten neben dem Treibgas verschiedene ätherische Öle in alkoholischen Lösungen. In Frage kommen Pfefferminzöl, Minzöl, Krauseminzöl, Menthol u.a.m. (Fiedler 1978). Sie dienen zur Erfrischung und dazu, üblen Mundgeruch zu kaschieren.
Übler Mundgeruch kann sehr verschiedene Ursachen haben. Häufig ist der *Foetor ex ore* ein Begleitsymptom von Krankheiten. Natürlich sind in diesen Fällen Mundsprays kaum nützlich. Sodann können bestimmte Speisen, v. a. wenn Zwiebeln oder Knoblauch verwendet werden, Getränke (Bier), aber auch bestimmte Arzneimittel, nicht zuletzt starkes Rauchen einen schlechten Mundgeruch hervorrufen. Kardamomenöl (s. 5.4.3.6) soll besonders geeignet sein, Zwiebel- und Knoblauchgerüche zu übertönen.
Mundwässer sind alkoholische Lösungen von ätherischen Ölen, Harzen, Pflanzenextrakten und anderen Wirkstoffen (Adstringenzien) in Ethanol. Billigere Erzeugnisse enthalten anstelle des Ethanols Isopropyl- oder Propylalkohol. Die folgenden ätherischen Öle sind besonder gebräuchlich (Janistyn 1974, S. 544): Pfefferminzöl, Anisöl, Fenchelöl, Kümmelöl, Zimtöl, Nelkenöl, Krauseminzöl, Eukalyptusöl, Estragonöl, seltener Rosenöl, Kalmusöl, Salbeiöl, Kamillenöl und Wintergrünöl. An Reinstoffen aus ätherischen Ölen kommen zur Anwendung: Menthol, Menthylacetat, Methylsalicylat, Piperiton, Thymol, Carvacrol, Vanillin, Kumarin, Eugenol, Ionone, Anethol, Terpineol, Kampfer, Pimentöl u. a. m. Der Gehalt an ätherischem Öl beträgt im Durchschnitt 2–4%.
An Drogenextrakten finden Anwendung: Alkoholische Auszüge (Tinkturen) aus Arnikablüten, Bibernellwurzel, Benzoe, Galgant, Ingwer, Myrrhe, Mazis, Pfeffer, Quillajarinde, Ratanhiawurzel, Tormentillwurzel, Veilchenwurzel u. a. m. Ein Teil dieser Drogen enthält ebenfalls ätherische Öle; andere enthalten Gerbstoffe (Ratanhia- und Tormentillwurzel, s. 6.5.7) und wiederum andere Saponine als natürliche Lösungsvermittler (Quillajarinde, s. S. 209). Heute dominieren allerdings synthetische Lösungsvermittler, hauptsächlich Tween 20.
Zum Mundspülen nimmt man einen Spritzer des Mundwassers, etwa 5–20 Tropfen auf 1 Glas Wasser. Der Verbraucher erwartet, daß sich dabei die Lösung kolloidal trübt. Der Hersteller guter Präparate erreicht dies durch den Zusatz harziger Bestandteile, wie der Myrrhe- oder Benzoetinktur; die Trübung wird auch durch weitere Bestandteile der Mundwasserrezeptur mitbedingt, soweit diese in Wasser schwer löslich sind (Terpene, bestimme Emulgatoren).
Der Gebrauch eines Mundwassers hinterläßt das angenehme Gefühl eines frischen Atems. Übler Mundgeruch läßt sich ähnlich wie durch Mundsprays übertönen. Bei der Anwendung von Mundsprays und Mundwässern muß mit Unverträglichkeitsreaktionen allergischer Natur gerechnet werden. Ferner muß damit gerechnet werden, daß Munddesinfizienzien Geschmacksstörungen hervorrufen können. Die Süßempfindung wird am stärksten, die Bitterempfindung am wenigsten geschädigt (Riethe et al. 1980).
Gurgelwässer: Unter einem Gurgelwasser oder Gargarisma versteht man eine Arzneizubereitung, die zum Gurgeln bestimmt ist. Gurgeln ist die Aufnahme von Flüssigkeit in die

Mundhöhle, ohne dabei die Flüssigkeit zu verschlucken, und Hindurchblasen von Luft, indem man entsprechend ausatmet. Gurgeln bewirkt eine Art Massage des Rachenrings; die Mandeln werden hingegen kaum erreicht. Man wendet daher Gurgelwässer bei entzündlichen Erkrankungen des Mund- und Rachenraums an; sie sollen zwei Aufgaben erfüllen: Mund- und Rachenraum reinigen sowie auf die entzündeten Schleimhäute eine entzündungswidrige Wirkung entfalten.

Anwendung finden Drogen mit antiphlogistischen Eigenschaften, in erster Linie Kamille (s. 5.4.3.5) und Drogen, die Gerbstoffe führen (s. 6.6). Häufigster Bestandteil der Rezepte sind ätherische Öle oder Ätherischöldrogen mit antibakteriellen Eigenschaften. Allerdings gehören desinfizierende Maßnahmen im Bereich der Mundhöhle nicht mehr zu den Therapiezielen, seit man weiß, daß sich selbst bei Anwendung wirksamer Dosen nachhaltige Wirkungen nicht erzielen lassen.

Um eine Gurgelflüssigkeit herzustellen gibt es 2 Möglichkeiten:

a) Herstellung eines Teeaufgusses; mit dem noch warmen Aufguß wird gegurgelt.
b) Verwendung eines Fertigarzneimittels, von denen 2 Haupttypen angeboten werden: Der eine Typ besteht aus einer Lösung ätherischer Öle in Alkohol-Wasser; er entspricht weitgehend in der Zusammensetzung dem typischen Mundwasser. Ein zweiter Typ besteht aus alkoholischen Drogenauszügen: Es liegt eine Tinktur zum Gurgeln vor, die der bloßen Lösung ätherischer Öle gegenüber den Vorzug hat, daß auch nichtflüchtige Wirkstoffe wie die Gerbstoffe in die Gurgellösung gelangen. Man spricht anstelle von Tinktur auch von Gurgeltropfen.

Von diesen in Liquidaform angebotenen pflanzlichen Mitteln zum Gurgeln gießt man die angegebene Dosis, in der Regel 20–30 Tropfen, in ein halbes Glas warmes Wasser.

5.6.2 Ätherische Öle aus Menthaarten

5.6.2.1 Pfefferminzöl

Das Öl wird aus frischem oder angewelktem, seltener aus getrocknetem Kraut der verschiedenen Kulturvarietäten von *Mentha piperita* gewonnen. Zur Stammpflanze s. 5.4.2.5. Der Handel unterscheidet die Öle nach Herkunftsgebieten:

- Pfefferminzöl, englisch (Mitcham),
- Pfefferminzöl, französisch,
- Pfefferminzöl, italienisch (Italo-Mitcham),
- Pfefferminzöl USA (amerikanisch).

Auch osteuropäische Länder wie die UdSSR und Bulgarien erzeugen qualitativ bestes Pfefferminzöl.

Sensorik. Farblose, bis blaßgrünglbliche Flüssigkeit mit dem kräftigen, durchdringenden Geruch der Pfefferminzpflanze. Der Geschmack ist brennend, hinterher kühlend, v. a. wenn man beim Probieren die Luft in den Mund zieht. Darf nicht unangenehm bitter schmecken.

Zusammensetzung. Die Zusammensetzung wird mitbestimmt durch Varietät, Boden, Klima, Gewinnung (Trocknungsdauer der Pflanzen) und Rektifikation. Man muß zwischen den „Rohölen" und den rektifizierten Ölen unterscheiden: Durch fraktionelle Vakuumdestillation gelingt es heute, bestimmte störende Bestandteile zu eliminieren, beispielsweise zu hohe Gehalte an Menthofuran herunterzudrücken.

Mentha-piperita-Öle enthalten (−)-Menthol als Hauptkomponente, das frei vorliegt (50–78%) sowie an Essig- und Isovaleriansäure gebunden (Estermenthol; 5–20%); neben einer Anzahl weiterer monozyklischer Monoterpene mit O-Funktionen am C-3 des Moleküls (s. dazu die Abb. 5.57) kommen weitere Nebenstoffe vor, darunter das Eukalyptol (Synonym: 1,8-Cineol), das (−)-Limonen, das (−)-β-Caryophyllen und das (−)-Caryophyllenepoxid (Synonym: Epoxyhydrocaryophyllen; Formel-Wiedergabe s. Abb. 5.72).

Analytische Leitstoffe. Bei der halbquantitativen DC-Prüfung auf Identität und Reinheit nach Arzneibuch dürfen in Höhe der Referenzsubstanz Thymol keine fluoreszenzmindernden Zonen (Carvon, Pulegon) auftreten, was auf eine Beimengung von Krauseminzöl (s. 5.6.2.3) schließen läßt. Nach dem Besprühen mit Anisaldehyd-Reagenz müssen, geordnet nach steigenden Rf-Werten, die folgenden Zonen nachweisbar sein: Menthol, Menthon, Menthylacetat und Menthofuran. Zo-

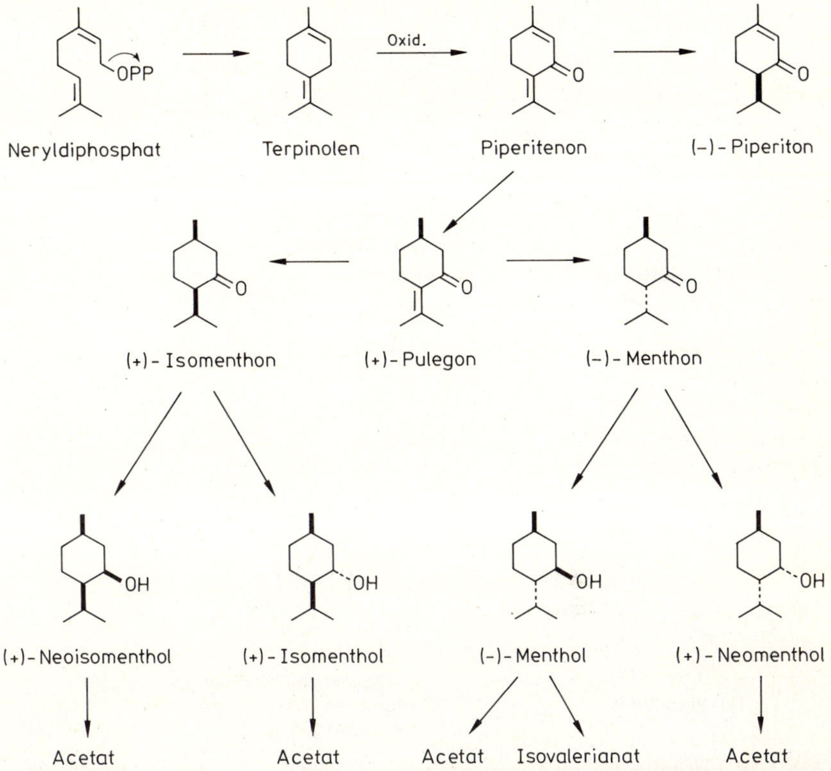

5.6 Ätherische Öle zur Mundpflege und zum Gurgeln

Abb. 5.57. Biosynthetische Beziehungen einiger im Pfefferminzöl vorkommender Menthanderivate. Die von der eigentlichen Muttersubstanz sich ableitenden Ketone und Alkohole bilden eine Kette zunehmenden Hydrierungsgrades (Murray et al. 1980). Mengenmäßig dominiert (−)-Menthol, das frei (40–55%) und verestert – als Acetat (4–10%) und als Isovalerianat (1–2%) – vorliegt. Die diastereomeren Menthole kommen in geringer Konzentration vor: (+)-Neomenthol (∼3%), (+)-Isomenthol (∼3%) und (+)-Neoisomenthol (∼2%). (−)-Menthon ist ein mengenmäßig wichtiger Inhaltsbestandteil (>10%). Eine genaue quantitative Aufschlüsselung der übrigen Carbonyle fehlt bisher. Der Gehalt an Carbonylverbindungen insgesamt muß nach Ph. Eur. 15,0–32,0% betragen. Bestimmung durch Umsetzung mit Hydroxylaminhydrochlorid und Titration der hydrolytisch freigesetzten äquivalenten Mengen an Protonen (Oximitration)

nen zwischen den Referenzsubstanzen Cineol und Thymol, die von Carvon, Pulegon oder Isomenthon (andere Mentha-Öle) herrühren können, müssen fehlen.
Menthofuran (3,6-Dimethyl-4,5,6,7-tetrahydrobenzofuran) kommt in Menthaölen bevorzugt in der rechtsdrehenden (+)-Form vor. Es ist ein ambivalenter Inhaltsstoff des Pfefferminzöls. In reiner Form riecht Menthofuran nach Petroleum (Novák 1981), so daß ein zu hoher Gehalt (in nichtrektifizierten Pfefferminzölen oft >3%) unerwünscht ist.
Andererseits trägt Menthofuran entschieden zu dem feinen Geruch der echten *Mentha-piperita*-Öle bei, und zwar dadurch, daß es sich partiell aufoxidiert; die Oxidationsprodukte liefern ein ganzes Bouquet angenehmer Düfte mit den Geruchsnoten Kumarin, Karamel, Kamille und Tee (Novák 1981).
Menthofuran gilt als analytischer Leitstoff, der es ermöglicht, die Pfefferminzöle von Minzölen zu unterscheiden. Daß Menthofuran in Minzölen fehlt, liegt nicht an der fehlenden Synthesemöglichkeit der *Mentha-arvensis*-Pflanze, sondern wahrscheinlich daran, daß man das Minzkraut vor der Destillation 30 Tage lang trocknen läßt und dann längere Zeit einlagert; während dieser Zeit verharzt das Menthofuran zu nichtflüchtigen Substanzen (Novák 1981). Künftige Änderungen der Ernte- und Destillationsbedingungen könnten daher das Merkmal „Menthofuranführung"

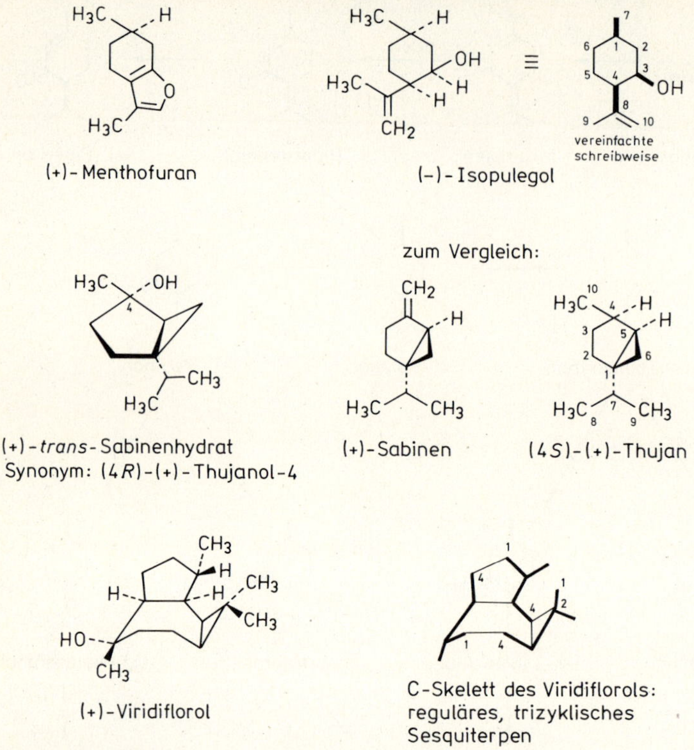

340   5 Ätherische Öle und Drogen, die ätherisches Öl enthalten

(+)-Menthofuran

(−)-Isopulegol ≡ vereinfachte Schreibweise

zum Vergleich:

(+)-*trans*-Sabinenhydrat
Synonym: (4*R*)-(+)-Thujanol-4

(+)-Sabinen

(4*S*)-(+)-Thujan

(+)-Viridiflorol

C-Skelett des Viridiflorols: reguläres, trizyklisches Sesquiterpen

Abb. 5.58. Leitstoffe, die zur Unterscheidung von Pfefferminzölen und Minzölen herangezogen werden können (Trennung und Nachweis mittels GC). (+)-Thujanol-4 und Viridiflorol (~0,5%) kennzeichnen das Pfefferminzöl; (+)-Isopulegol ist für Minzöl charakteristisch. Hinsichtlich des (+)-Menthofuran bestehen lediglich quantitative Unterschiede. Hinweis: Man beachte, daß zwei unterschiedliche Bezifferungssysteme nebeneinander für Menthanderivate gebräuchlich sind

zur Differenzierung der Ölherkünfte unbrauchbar machen.
Zu weiteren Differenzierungsmöglichkeiten aufgrund der unterschiedlichen Gehalte an *trans*-Sabinenhydrat, Viridiflorol und Isopulegol s. Abb. 5.58.
Verwendung. Der größte Teil des Öls wird als Geruchs- und Geschmackskorrigens verwendet: In der kosmetischen Industrie zur Aromatisierung von Mundsprays, Mundwässern und Zahnpasten; in der Lebensmittelindustrie für Kaugummi, Schokoladen, Süßwaren und Liköre; in der pharmazeutischen Industrie als Korrigens für Pulver, Liquidapräparate und sofortlösliche Tees in einer Konzentration bis 0,1%; beliebter Bestandteil (s. 5.5.4) in Lutschtabletten und Lutschbonbons bei Pharyngitis und Husten.
Zur innerlichen Anwendung s. 5.4.2.5, zur Anwendung in der Rhinologie s. 5.7. Zur Mentholgewinnung wird *Mentha-piperita*-Öl nicht herangezogen; hierzu nimmt man die Minzöle von *Mentha arvensis* var. *piperascens*, die wesentlich billiger sind.
Unerwünschte Wirkungen. Pfefferminzöl kann, wenn auch selten, allergische Reaktionen auslösen.

5.6.2.2 Minzöl

Herkunft. Minzöl wird aus dem Kraut blühender Pflanzen der japanischen Minze, *Mentha arvensis* L. var. *piperascens* HOLMES ex CHRISTY durch Wasserdampfdestillation gewonnen. Es gelangen nicht die genuinen Öle in den Handel, sondern die partiell entmentholisierten und anschließend rektifizierten Produkte. Die ein- oder auch mehrfache Rektifizierung bezweckt eine Entbitterung und Normierung: Fraktionen verschiedener Öle wer-

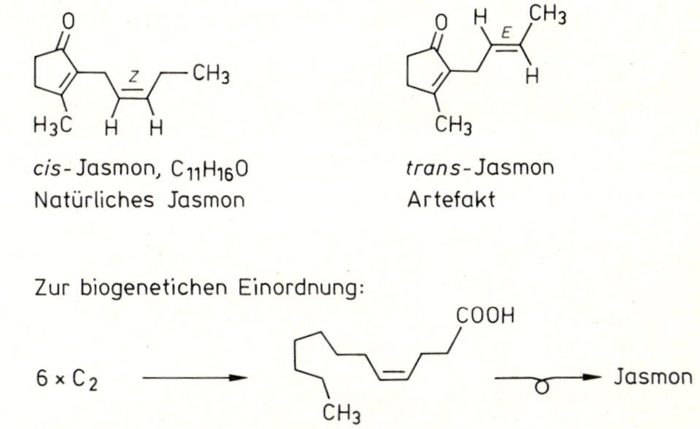

cis-Jasmon, C₁₁H₁₆O
Natürliches Jasmon

trans-Jasmon
Artefakt

Zur biogenetischen Einordnung:

6 × C₂ ⟶ [C₁₂-Enonfettsäure mit COOH] ⟶ Jasmon

Abb. 5.59. Die besonders hohe sensorische Qualität des Pfefferminzöls wird durch die Art und Menge seiner Begleitstoffe bestimmt. Auf Oxidationsprodukte des Menthofurans wird im Text hingewiesen. Ein weiterer wertvoller Begleitstoff ist das Jasmon, das in Mengen von etwa 0,1% und darunter vorkommt. Jasmon wurde zuerst aus Blüten des Jasminstrauchs, *Jasminum grandiflorum* L. (Familie: *Oleaceae*) isoliert. Das natürliche *cis*-Derivat ist der Träger des Jasminblütengeruchs. Begleitet wird es vom *trans*-Isomeren. Die Biosynthese ist nicht im einzelnen bekannt. Dem formalen Aufbau nach handelt es sich um ein Azetogenin mit naher Verwandtschaft zu einer C_{12}-Enonfettsäure

den gemischt, auf bestimmte Konstanten eingestellt und unter Typenbezeichnungen in den Handel gebracht. Die Handelsprodukte bedienen sich außer der Typen- daneben oder zusätzlich der Herkunftsbezeichnungen:

- Pfefferminzöl, japanisch,
- Pfefferminzöl, brasilianisch,
- chinesisches Pfefferminzöl,
- indisches Pfefferminzöl.

Man beachte, daß alle diese Minzöle als Pfefferminzöle deklariert sind. Die pharmazeutische Werbung kennt daneben noch die Bezeichnung „Heilpflanzenöl".

Sensorik. Zwar ähneln sich Minz- und Pfefferminzöle geruchlich und geschmacklich in hohem Maße; dennoch sind deutliche, wenn auch schwer in Worten beschreibbare oder durch physikalische Konstanten angebbare Unterschiede zwischen den beiden Öltypen vorhanden. Geruch und Geschmack der Minzöle werden als bitterer und strenger schmeckend, geruchlich als weniger angenehm und harmonisch empfunden, so daß sie in der Lebensmittelindustrie und in der kosmetischen Industrie weniger hoch geschätzt werden.

Zusammensetzung. Vorbemerkung: Frisch destilliertes Minzöl enthält 80 bis >90% Menthol, das sich bereits beim Abkühlen des Destillationsprodukts teilweise abscheidet. In den Handel gelangen nur Produkte, denen weiteres Menthol entzogen ist und die durch Rektifikation von niedrig siedenden Terpenen (α-Pinen, β-Pinen, Limonen) und hochsiedenden (schlecht riechenden und schmeckenden) Harzen befreit sind. Die Forderungen der Arzneibücher hinsichtlich bestimmter Normbereiche – Estergehalt >3%, <17% (berechnet als Menthylacetat), >42,0% freie Alkohole (berechnet als Menthol) und Ketone ≥25,0%, <42,0% (berechnet als Menthon) – beziehen sich nicht auf genuine Minzöle, sondern auf die durchschnittliche Handelsware.

Wie die Pfefferminzöle vom *Mentha-piperita*-Typ enthalten die Pfefferminzöle vom *Mentha-arvensis*-Typ (= Minzöle) als Hauptkomponente linksdrehendes (−)-Menthol; es folgen (−)-Menthon mit Isomenthon (~33%) und (−)-Menthylacetat (~3%) als weitere charakteristische Bestandteile.

Analytische Leitstoffe (s. dazu Abb. 5.58):

- *trans*-Sabinenhydrat: in Piperitatypen vorhanden, in Arvensistypen fehlend;
- Isopulegol (in Piperitatypen fehlend);
- Viridiflorol (in Arvensistypen fehlend);
- Isomenthon (gem. DAB 9 nur in Minzölen dc nachweisbar).

Menthofuran als Leitstoff scheint unzuverlässig zu sein, da sich durch die Drogenaufarbeitung und durch das Rektifizieren der Öle der Menthofurangehalt steuern läßt (s. oben).

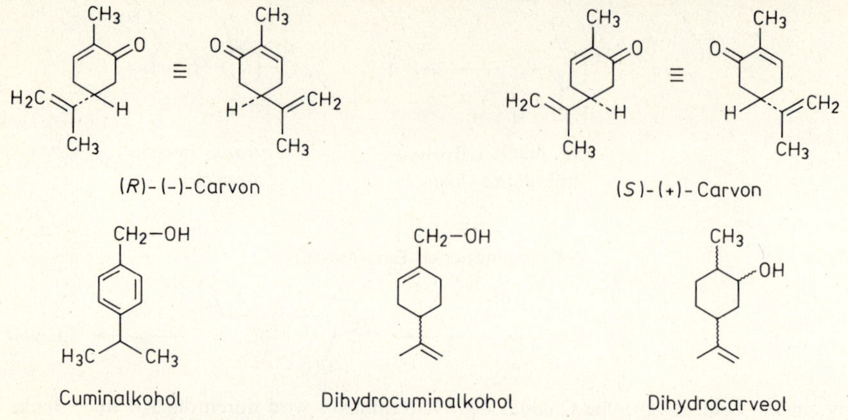

Abb. 5.60. Das linksdrehende (−)-Carvon ist Hauptbestandteil des Krauseminzöls. Der Geruch ist würzig-minzig. Demgegenüber zeigt das rechtsdrehende (+)-Carvon, das im Kümmelöl vorkommt, den typisch krautigen Geruch des Kümmels. Auch das sog. razemische (+)-Carvon kommt in der Natur vor, und zwar in kleinen Mengen im Lavendinöl. Als die charakteristischen Geruchsträger des Krauseminzgeruchs gelten Dihydrocarveolacetat und Dihydrocuminylacetat. Cuminalkohol, ein seltener aromatischer Terpenalkohol, ist ein weiterer charakteristischer Inhaltsstoff des Krauseminzöls ("spearmint-oil")

Auch ist Menthofuran leicht zugänglich (als Nebenprodukt der Rektifizierung von menthofuranreichen Piperitaölen), so daß die Verführung groß ist, die „Piperitaleitsubstanz" den Arvensisölen zuzusetzen.

Das DAB 9 läßt qualitativ wie folgt auf Menthofuran prüfen: violettblaue Färbung und rote Fluoreszenz vor der Analysenquarzlampe (365 nm) nach Zusatz von Trichloressigsäure in Chloroform.

Verwendung. Im Gegensatz zu den teuren Pfefferminzölen vom Piperitatyp verwendet man Minzöle im großen Maßstab zur Gewinnung von natürlichem (−)-Menthol (s. 5.8.3.3).

In pharmazeutischen Präparaten verwendet man Minzöle ähnlich wie Pfefferminzöle als Korrigenzien. Unter phantasievollen Namen verwendet man auch die reinen Öle selbst; die gelblich-grüne Farbe der Öle wird in diesen Produkten gerne durch Chlorophyllfarbstoffe verstärkt. Sie sind innerlich und äußerlich „bewährte Hausmittel" bei einer Vielzahl alltäglicher Beschwerden. Dafür ein paar Beispiele:

- Zum Gurgeln 1–2 Tropfen Öl auf 1 Glas Wasser.
- Innerlich bei spastischen Beschwerden im Bereich des Magen-Darm-Kanals: 1–2 Tropfen Öl in ein Glas Tee, Wasser oder Fruchtsaft gießen und trinken; oder 1–2 Tropfen auf Zucker träufeln und einnehmen. 1mal täglich; höchstens 3mal täglich.
- Zur Inhalation bei Erkältungskrankheiten (Husten, Heiserkeit, Verschleimung): 2–3 Tropfen Öl in Wasser gießen und die aufsteigenden Dämpfe bei geschlossenen Augen tief einatmen.
- Äußerlich als schmerzstillende Einreibung bei Nerven- und Gliederschmerzen sowie Weichteilrheumatismus: Einige Tropfen mit der Hand auf die schmerzende Stelle einmassieren.

Hinweis. Säuglinge und Kleinkinder dürfen nicht konzentrierten Dämpfen von Minzöl, Pfefferminzöl, Menthol und Zubereitungen aus diesen Arzneistoffen ausgesetzt werden; vor allem darf ihnen keine Salbe in die Nase eingerieben und kein Nasenöl eingeträufelt werden, da es reflektorisch zu Atemstillstand kommen kann (Berger 1984).

Unerwünschte Wirkungen. Minzöl kann wie Pfefferminzöl in seltenen Fällen zu allergischen Reaktionen führen.

5.6.2.3 Krauseminzöl

Krauseminzöl wird durch Wasserdampfdestillation der zur Blütezeit geernteten Krauseminzpflanzen, *Mentha spicata* L. var. *crispa* (BENTH.) DANERT, gewonnen.

Unter dem Namen Krauseminze faßt man noch andere kultivierte *Mentha*-Arten bzw. deren Varietäten und Formen zusammen, die als gemeinsames morphologisches Merkmal „krause" Blätter besitzen (lateinisch *crispus* = gekraust) und einen charakteristischen „krauseminzartigen" Geruch aufweisen. Als Träger des Krauseminzgeruchs gilt das Acetat des Dihydrocuminalkohols in Verbindung mit Dihydrocarveolacetat. Mengenmäßig dominiert allerdings im Krauseminzöl das (−)-Carvon (s. Abb. 5.60).
Krauseminzöl wird zum Aromatisieren von Mundwässern, Zahnpasten und Kaugummi verwendet. Pharmazeutisch verwendet man es ähnlich wie Pfefferminzöl als Karminativum sowie als Geschmacks- und Geruchskorrigens. Für eine kurzfristige Anwendungsdauer gilt eine Tagesdosis bis zu 1 mg/kg KG als unbedenklich.

5.6.3 Salbei und Salbeiöle

Die Gattung *Salvia* gehört zur Familie der *Lamiaceae* (= *Labiatae*) und ist eine der artenreichsten Gattungen innerhalb dieser Familie (etwa 500 Arten umfassend). Im folgenden interessieren 3 in Europa heimische Arten:

- *Salvia officinalis* L., und zwar die beiden Unterarten subsp. *minor* (GMELIN) GAMS und subsp. *major* (GARSAULT) GAMS, nicht aber die Unterart subsp. *lavandulifolia* (s. unter *Salvia lavandulifolia* VAHL), liefern die Salbeiblätter der Arzneibücher und das daraus destillierte dalmatinische Salbeiöl.
- *Salvia triloba* L. liefert den dreilappigen Salbei des DAB 9 sowie das griechische Salbeiöl.
- *Salvia lavandulifolia* VAHL liefert das spanische Salbeiöl und kommt als Verfälschung des offizinellen Salbeis in Frage. die Art wird auch als bloße Unterart zu *S. officinalis* gezogen, und zwar als *S. officinalis* L. spp. *lavandulifolia* (VAHL) GAMS.

Sensorische Eigenschaften. Salbeiblätter von *Salvia officinalis* (ohne die Unterart *lavandulifolia*) haben einen würzigen, an Kampfer und Thujon erinnernden Geruch. Der Geruch der Blätter des dreilappigen oder griechischen Salbeis von *Salvia triloba* erinnert beim Zerreiben an Eukalyptusöl, der des spanischen Salbeis ähnelt stärker dem Kampfer. Alle drei Herkünfte weisen einen würzigen, schwach bitteren Geschmack auf.

Inhaltsstoffe

- Mono- und Sesquiterpene. Alle drei genannten *Salvia*-Drogen enthalten ätherisches Öl (1,5–2,5%) mit allerdings sehr unterschiedlicher Zusammensetzung (vgl. Tabelle 5.7). Neben den Hauptbestandteilen Thujon (s. Abb. 5.61), Kampfer (s. Abb. 5.69) und Eukalyptol (=1,8-Cineol, s. Abb. 5.55) werden, wie bei ätherischen Ölen üblich, eine große Zahl von Nebenstoffen gefunden, darunter Monoterpenkohlenwasserstoffe (α-Pinen, Camphen), Monoterpenalkohole und deren Ester (Borneol, Bornylacetat, Linalool) sowie Sesquiterpene [Viridiflorol, Humulen, Caryophyllen und Epoxidihydrocaryophyllen (Synonym: Caryophyllenepoxid)]; Strukturformeln der Verbindungen s. Abb. 5.73.
- Diterpene, Carnosolsäure und Carnosolsäurederivate (trizyklische Diterpene; s. Abb. 5.62).

Tabelle 5.7. Die Hauptbestandteile des ätherischen Öls in Salbei unterschiedlichster Herkunft. (Nach Brieskorn u. Biechele 1971). Hinweis: Der Thujongehalt von *Salvia-triloba*-Blättern liegt oft höher al 5% (Karl 1982)

Droge	Stammpflanze	Thujon	Eukalyptol (1,8-Cineol)	Kampfer
Salbeiblätter (dalmatinischer Salbei)	*Salvia officinalis* (ssp. *major* und *minor*)	42,5	14	18
Dreilappiger Salbei (griechischer Salbei)	*Salvia triloba*	5	64	8,2
Spanischer Salbei	*Salvia officinalis* (ssp. *lavandulifolia*)	0	29	34

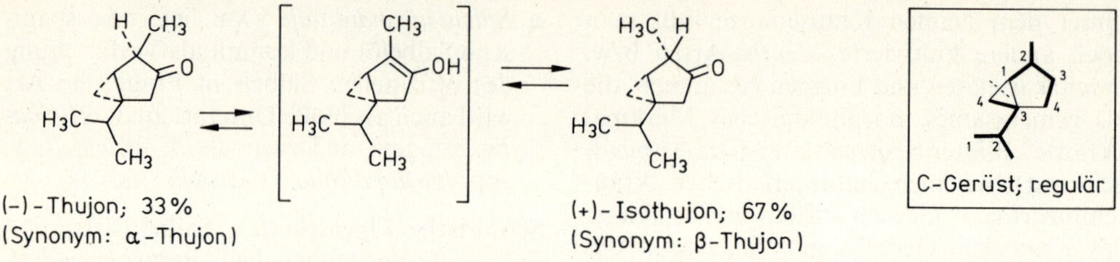

Abb. 5.61. Thujon; 3-Thujanon; 4-Methyl-1-isopropyl-bicyclo[3.1.0]-hexan-3-on; $C_{10}H_{16}O$; bei Raumtemperatur eine farblose oder nahezu farblose Flüssigkeit; kommt außer in bestimmten *Salvia*-Arten auch in vielen anderen ätherischen Ölen vor, beispielsweise auch im Öl von *Thuja occidentalis* L., in dem es zuerst entdeckt worden ist. Die beiden Thujone, α- und β-Thujon, unterscheiden sich lediglich in der Stereochemie der 4-Methylgruppe. Eine empfindliche Nachweisreaktion ist die Bildung eines braunroten Niederschlags mit Zinksulfat und Natriumpentazyanonitsosylferrat (II)-Lösung nach DAB 7. Auch die geringen, im Öl von *S. lavandulifolia* vorkommenden Thujonmengen reichen für eine positive Reaktion aus

- Triterpene, darunter Germanicol, Ursol- und Oleanolsäure.
- Aromatische Verbindungen: Rosmarinsäure, („Labiatengerbstoff", s. Abb. 6.8), Flavone (Luteolin, Genkwanin, Hispidulin, Salvigenin, Salvigeninmethyläther), wobei das „Flavonmuster" artspezifisch zu sein scheint (Abb. 5.63). Ferner Carnosol, ein *o*-Diphenol (Abb. 5.62).

Analytische Leitstoffe. Die 3 Salbeiherkünfte, dalmatinischer, griechischer und spanischer Salbei, enthalten Thujon (d. i. α- und β-Thujon), Eukalyptol (=1,8-Cineol) und Kampfer in unterschiedlichem Mengenverhältnis (vgl. dazu Tabelle 5.7). Die dünnschichtchromatographische Auftrennung des Methylenchloridauszugs (DAB 9) oder des Destillats (ätherischen Öls) ermöglicht es bei halbquantitativem Arbeiten durch Abschätzung der Zonengrößen und durch Vergleich der Zonengrößen mit denen einer Vergleichslösung bekannter Konzentration, eine Zuordnung zu einer dieser Herkünfte vorzunehmen (Identitätsprüfung). Als Vergleichssubstanz kommen in Frage: Bornylacetat, Thujon, Eukalyptol (1,8-Cineol) und Borneol. Relevant ist insbesondere das Verhältnis der Zonenintensitäten Thujon zu Eukalyptol: ein Wert >1 ist ein Hinweis dafür, daß dalmatinischer Salbei vorliegt; ein Wert <1 trifft sowohl für den dreilappigen (griechischen) als auch für den spanischen Salbei zu.

Qualitativ sind alle drei Herkünfte durch zusätzliche Zonen der folgenden Stoffe gekennzeichnet (geordnet nach steigender Lipophilie): Borneol < Viridiflorol < Cineol < Caryophyllenepoxid < Bornylacetat.

Eine weitere Differenzierung der 3 Drogenherkünfte ist anhand der Diterpen- und Flavonoidführung möglich.

- Carnosol (=Pikrosalvin) und Carnosolsäure fehlen im spanischen Salbei. Einfache Nachweise: gustometrisch durch Fehlen des bitteren Geschmacks bei Vorliegen von spanischem Salbei; mittels Farbreaktion nach DAB 7 (Unterschichten des bei der Gehaltsbestimmung erhaltenen Destillats mit Natronlauge→Braunfärbung, bedingt durch die oxidable Brenzkatechinstruktur der Carnosolderivate, Strukturformel s. Abb. 5.62.
- Salvigenin kennzeichnet den dreilappigen Salbei (Brieskorn u. Biechele 1971; s. dazu auch Abb. 5.63).

Verarbeitung und Verwendung. Aus Salbei der verschiedenen Provenzien destilliert man die entsprechenden Öle. Der Handel unterscheidet der Herkunft entsprechend Salbeiöl, Dalmatien; Salbeiöl, Spanien; Salbeiöl, Italien usw. Die Öle werden zur Herstellung von Parfüms mit herber Gewürznote und von Mundwässern verwendet.

Salbeiblätter werden zur Tinktur und zu sehr unterschiedlichen Extrakten (Fluidextrakt, Dickextrakt, Sprühtrockenextrakt) verarbeitet. Der Gehalt der Extrakte an ätherischem Öl entspricht in der Regel nicht dem rechnerischen Wert (bezogen auf die eingesetzte Droge). Tinkturen und Extrakte sind Bestandteil in einigen Fertigarzneimitteln vom Typus der Tinkturen zum Gurgeln (Gurgeltropfen); Fluidextrakte können in Gele eingearbeitet werden, die zum Einreiben auf entzündliche

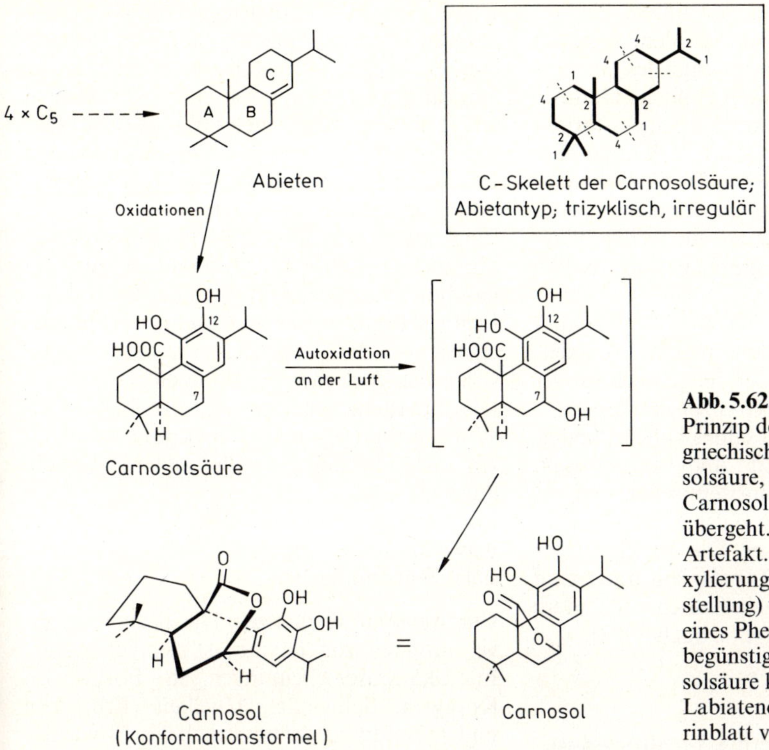

5.6 Ätherische Öle zur Mundpflege und zum Gurgeln

Abb. 5.62. Das bitter schmeckende Prinzip des dalmatinischen und des griechischen Salbeis ist die Carnosolsäure, die leicht autoxidativ in Carnosol (Synonym: Pikrosalvin) übergeht. Carnosol ist folglich ein Artefakt. Die autoxidative Hydroxylierung in C-7-Position (Benzylstellung) wird durch Ausbildung eines Phenoxy-Radikals am C-12 begünstigt. Carnosol und Carnosolsäure kommen auch in anderen Labiatendrogen, z. B. im Rosmarinblatt vor

Stellen im Bereich von Zahnfleisch und Gaumen bestimmt sind.
Die geschnittene Droge, auch in Form des Filterteebeutels, dient zur Herstellung des „Salbeitees" (Infus). Das Infus (2,5%ig) dient als Gurgelflüssigkeit und zur Mundspülung bei Entzündungen der Schleimhaut im Mund-Rachen-Bereich.
Zur innerlichen Anwendung bei Magen-Darm-Beschwerden s. 5.4.1.7.

Unerwünschte Wirkungen. Nebenwirkungen sind, nicht zuletzt auch durch die geringen Dosen an Öl, die in den phytotherapeutischen Mitteln enthalten sind, nicht zu befürchten. Vergiftungen durch das ätherische Öl und das darin enthaltene Thujon sind auf mißbräuchliche Verwendung zurückzuführen.

5.6.4 Thymianöl und Thymol

5.6.4.1 Thymianöl

Thymianöl wird aus den zur Blütezeit geernteten oberirdischen Teilen bestimmter Thymiansträucher, insbesondere von *Thymus vulgaris* L. und von *Thymus zygis* L. (s. 5.5.3.4) durch

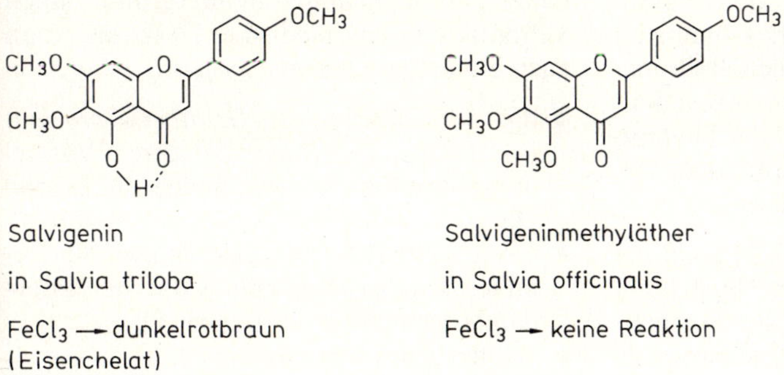

Salvigenin
in Salvia triloba
$FeCl_3 \longrightarrow$ dunkelrotbraun
(Eisenchelat)

Salvigeninmethyläther
in Salvia officinalis
$FeCl_3 \longrightarrow$ keine Reaktion

Abb. 5.63. Salvigenin und Salvigeninmethyläther lassen sich als lipophile Flavonoide der Drogenprobe mit Ether entziehen. Auf dem DC [$CHCl_3$-Methanol (97:3)] läßt sich zwar Salvigenin, nicht aber Salvigeninmethyläther mit $FeCl_3$-Lösung oder mit einem anderen Chelatbildner sichtbar machen

Wasserdampfdestillation gewonnen. Thymian wächst in Frankreich, Spanien, Algerien und Marokko. Die Hauptmenge des Öls produziert Spanien. Das durch einfache Destillation gewonnene Rohprodukt ist eine rotbraun gefärbte Flüssigkeit von starkem, würzig-phenolischem („medizinischem") Geruch und scharfem, anhaltendem Geschmack. Durch Rektifizieren gewinnt man ein weißes Thymianöl mit ansonsten gleichen sensorischen Qualitäten.

Thymianöle enthalten bis zu 70% Thymol oder Carvacrol, wobei das relative Mengenverhältnis der beiden Phenole, je nach Provenienz, innerhalb weiter Grenzen schwankt.

Thymianöl wirkt wegen seines hohen Phenolgehaltes keimhemmend und antiseptisch. Man verwendet es als antiseptischen und zugleich aromatisierenden Zusatz für Gurgel-, Mund- und Rasierwässer. Die örtlich reizenden Eigenschaften als Rubefaziens nutzt man aus, indem man Thymol in Salben und andere Einreibemittel einarbeitet (s. auch 5.8.2).

5.6.4.2 Thymol

Herkunft. Thymol 1-Methyl-3-hydroxy-4-isopropylbenzol $C_{10}H_{14}O$, kann aus thymolreichen ätherischen Ölen gewonnen werden. In Frage kommt heute allenfalls noch das Öl der Ajowanfrüchte. Es sind dies kleine, im Aussehen an Kümmel erinnernde Doppelachänen von *Trachyspermum copticum* (L.) LINK (Familie: *Apiaceae = Umbelliferae*).

Ajowan wird v. a. in Indien als Gewürzpflanze angebaut, daneben auch im Iran, in Südasien und in Nordafrika. Die Ajowanfrüchte enthalten 2,6–4,5% ätherisches Öl mit einem Thymolgehalt von 35–60%, begleitet von Carvacrol, α-Pinen und *p*-Cymen.

Heute wird Thymol fast ausschließlich synthetisch hergestellt.

Sensorische Eigenschaften. Bei Raumtemperatur farblose Kristalle, die würzig-brennend schmecken. Geruch: intensiv „phenolisch-medizinisch". In verdünnter Lösung, z. B. in kalt gesättigter wäßriger Lösung wird der Thymolgeruch auch als blumenartig empfunden. Der Thymolgeruch soll Fliegen anziehen.

Verarbeitung und Verwendung. Thymol ist wichtig als Ausgangsmaterial zur Herstellung von synthetischem Menthol. In der kosmetischen und pharmazeutischen Industrie als Deodorant in Zahnpasten, Gurgelwässern, Mundwässern, Rasierseifen und Rasiercremes. Die bakteriostatische und fungizide Wirkung des Thymols – sie erstreckt sich auch auf Hefen und Schimmelpilze – ist dabei sehr willkommen, da es sich i. allg. erübrigt, den Produkten „synthetische" Konservierungsmittel zuzusetzen. Gezielt ausgenutzt wird die fungizide Eigenschaft des Thymols als Wirkungskomponente in Streupudern zur Behandlung von Pilzinfektionen der Haut.

Kaltgesättigte wäßrige Lösungen (1:1000) eignen sich hervorragend zum Auswaschen von schlecht riechenden Wunden.

Die innerliche Anwendung von Thymol als Wurmmittel (gegen Hakenwurminfektionen) gilt als überholt, da es andere, bessere Pharmaka gibt.

Ein neues Anwendungsgebiet ist die topische Anwendung bei *Herpes genitalis* (Literatur siehe Martindale 1982, S. 577).

Unerwünschte Wirkungen. Die akute resorptive Giftigkeit von Thymol ist ziemlich gering. Intoxikationserscheinungen in Form von Kopfweh, Schwindel, Übelkeit, Erbrechen und Durchfall machen sich beim Erwachsenen ab oralen Dosen über 4,0 g bemerkbar. Beachtenswert sind mögliche chronische Intoxikationen bei Langzeitanwendung thymolhaltiger Mundpflegemittel; ihr Gebrauch kann Thyreotoxikosen auslösen. Daß Thymol die Schilddrüsenfunktion beeinflußt, wurde erstmalig bekannt, als man Thymol zur Wasserdesinfektion einem Brunnen (in Gilgit, Iran) zusetzte und als nach längerem Genuß dieses Wassers die Kropfbildung in der Bevölkerung auffallend zurückging (Hauschild 1956, S. 84).

5.6.5 Wintergrünöl

Unter der Bezeichnung Wintergrünöl laufen 3 Produkte unterschiedlicher Herkunft, wenn auch ähnlicher Zusammensetzung:

- das aus Blättern von *Gaultheria procumbens* L. (Familie: *Ericaceae*) durch Wasserdampfdestillation gewonnene ätherische Öl,
- das aus der Rinde von *Betula lenta* L. (Familie: *Betulaceae*) ebenfalls durch Wasserdampfdestillation gewonnene Öl,
- synthetisches Methylsalicylat.

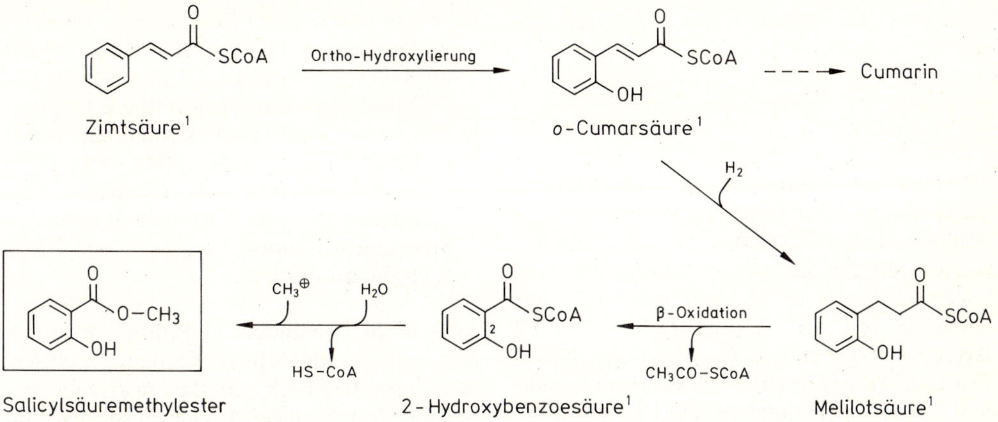

5.6 Ätherische Öle zur Mundpflege und zum Gurgeln

[Reaction scheme: Zimtsäure¹ → (Ortho-Hydroxylierung) → o-Cumarsäure¹ ----→ Cumarin; o-Cumarsäure¹ + H₂ → Melilotsäure¹ → (β-Oxidation, −CH₃CO-SCoA) → 2-Hydroxybenzoesäure¹ → (+CH₃⁺, +H₂O, −HS-CoA) → Salicylsäuremethylester]

¹ aktiviert durch Bindung an Acetyl-Coenzym A

Abb. 5.64. Zur biosynthetischen Einordnung des Salicylsäuremethylesters. Die Bildung der Salicylsäure stellt einen Nebenweg der Cumarinbiosynthese dar, insofern, als in beiden Fällen der wesentliche Schritt in einer Hydroxylierung der Zimtsäure besteht. Hydrierung der Styryldoppelbindung führt zur Melilotsäure, die in *Melilotus*-Arten (siehe 10.7.6) vorkommt. Verkürzung der Seitenkette um einen C_2-Rest, ganz in Analogie zu β-Oxidation der Fettsäuren, führt zur Salicylsäure. Deren Veresterung mit Methanol ergibt Methylsalicylat = Salicylsäuremethylester

Die natürlichen Wintergrünöle sind in ihren Dufteigenschaften wegen des Vorkommens zahlreicher Neben- und Spurenstoffe der Monosubstanz überlegen. Synthetisches Methylsalicylat wird äußerlich in Salben und Linimenten als hyperämisierendes Mittel verwendet (s. 5.8). Für kosmetische Produkte und als Zusatz für Mundpflegemittel bevorzugt man hingegen die natürlichen Wintergrünöle.
Wintergrünöl aus *Gaultheria procumbens* ist eine farblose oder schwach gelb gefärbte Flüssigkeit mit dem typischen phenolischen Geruch des Salicylsäuremethylesters, zwar etwas rauchiger, doch insgesamt feiner als das synthetische Produkt. Es enthält 96–99% Methylsalicylat neben kleinen Mengen Önanthalkohol (n-Heptanol-1), der frei und als Ester vorliegt. Önanthalkohol und Önanthester besitzen das charakteristische Aroma, durch das sich Wintergrünöl von synthetischem Methylsalicylat unterscheidet.
Geschmack: süß, warm, aromatisch.
Während *Gaultheria-procumbens*-Öle kaum noch in den Handel gelangen, werden *Betula-lenta*-Öle noch verwendet. Sie enthalten ebenfalls über 98% Methylsalicylat. Die beiden Produkte sind aber nicht völlig identisch und lassen sich geruchlich deutlich unterscheiden.

Weder in *Gaultheria* noch in *Betula* kommt Methylsalicylat genuin vor; vielmehr bildet es sich erst sekundär im Verlauf eines enzymatischen (fermentativen) Prozesses aus der geruchlosen Vorstufe Monotropitosid, d.i. das Methylsalicylatprimverosid; Primverose ist 2-β-(6-β-Xylosido)-glucose.

Verwendung. Zum Aromatisieren von Mundpflegemitteln. In den USA sind Wintergrün-Krauseminz-Typen zum Aromatisieren von Mundwässern, Zahnpasten und Kaugummis sehr beliebt. In Europa bevorzugt man reine Pfefferminz und Pfefferminz-Nelken-Typen.

Unerwünschte Wirkungen. An Allergien vom Soforttyp erinnernde Überempfindlichkeitsreaktionen [Urtikaria, angioneurotisches (Quincke-) Ödem] nach Anwendung von Linimenten, Zahnpasten und Lutschbonbons mit Methylsalicylat sind in der Literatur beschrieben (s. Martindale 1982, S. 264).
Akute Vergiftungen sind nur nach Einnahme größerer Mengen des reinen Arzneistoffes beobachtet worden. Die tägliche Zufuhr von 0,5 mg/kg KG ist unbedenklich. Das sind Dosen, welche die pharmazeutisch-kosmetischen Produkte, denen Methylsalicylat bzw. Wintergrünöl zugesetzt ist, als in toxikologi-

5.6.6 Myrrhe

Myrrhe ist ein Gummiharz, das von mehreren *Commiphora*-Arten (Familie: *Burseraceae*) gewonnen wird. Die Artzuordnung der Stammpflanze, die zur Drogengewinnung herangezogen werden, steht bis heute noch nicht mit Sicherheit fest; die Gattung umfaßt etwa 60 Arten, von denen v. a. *C. abyssinica* (BERG) ENGL., *C. schimperi* (BERG) ENGL. und *C. molmol* ENGL. das Handelsprodukt liefern dürften. Die genannten Stammpflanzen sind kleine Bäume mit schizogenen Exkretgängen in der Rinde. Zur Drogengewinnung wird die Rinde verletzt; der ausfließende gelbe Balsam erstarrt an der Luft zu gelblich- oder rötlichbraunen Körnern, die gesammelt werden.

Sensorische Eigenschaften. Myrrhe riecht eigenartig würzig, warm aromatisch. Beim Kauen schmeckt sie zunächst kratzend-sandig, sie wird dann weich, klebt an den Zähnen, wobei der aromatisch-bittere Geschmack deutlicher hervortritt.

Inhaltsstoffe. Die chemische Zusammensetzung ist nur unvollständig bekannt. Myrrhe enthält Bestandteile aller Polaritätsstufen:

- Lipophile Bestandteile, die wasserdampfflüchtig sind (2–10%); als Myrrhenöl ein eigenes Handelsprodukt bildend. Das Öl besteht hauptsächlich aus Furanosesquiterpenen des Furanogermacran-, des Furanoeleman- und des Furanoeudesman-Typs (Abb. 4.13 u. 5.65). Myrrhengeruch und Bittergeschmack werden wesentlich durch das 5-Acetoxy-2-methoxy-4,5-dihydrofuranodien-6-on mitbestimmt.
- In Ethanol lösliche Bestandteile (25–40%) bilden die sog. Harzfraktion; diese besteht aus Diterpensäuren (u. a. Commiphorasäuren) und deren Estern. Triterpene fehlen.
- Die polare, mit Wasser extrahierbare Fraktion besteht aus Eiweißstoffen (etwa 18%) und aus Schleimstoffen (50–60%). Der „Rohschleim" liefert nach hydrolytischer Spaltung Arabinose, Galaktose und 4-Methyl-glucuronsäure.

Analytische Leitstoffe. Die Prüfung auf Identität erfolgt dünnschichtchromatographisch. Als charakteristisch gilt das Auftreten von 3 roten Zonen, die sich nach Besprühen mit Anisaldehyd-Reagenz entwickeln (DAB 9). Es handelt sich, geordnet nach steigenden Rf-Werten, um 2-Methoxyfuranodien, um Curzerenon und um Furanoeudesma-1,3-dien (Abb. 5.63). Als Furanderivate reagieren sie auch mit Ehrlichs Reagenz (4-Dimethylaminobenzaldehyd) intensiv rotviolett.
Als Qualitätsmerkmal gilt die Menge der in Ethanol löslichen Anteile: Gute Myrrhe soll sich zu 35% in heißem Ethanol lösen.

Verwendung. Als desinfizierendes und desodorierendes Mittel bei Schleimhauterkrankungen des Mundes. Die entzündeten Stellen werden mit Myrrhentinktur gepinselt; mit verdünnter Myrrhentinktur (1–2 Teelöffel auf 1 Glas Wasser) zum Mundspülen.

5.6.7 Benzoe

5.6.7.1 Handelssorten

Unter Benzoe versteht man das nach Verwundung der Stämme bestimmter Styraxarten gebildete und erhärtete Exkret. Benzoe ist demnach eine Sammelbezeichnung für Drogen

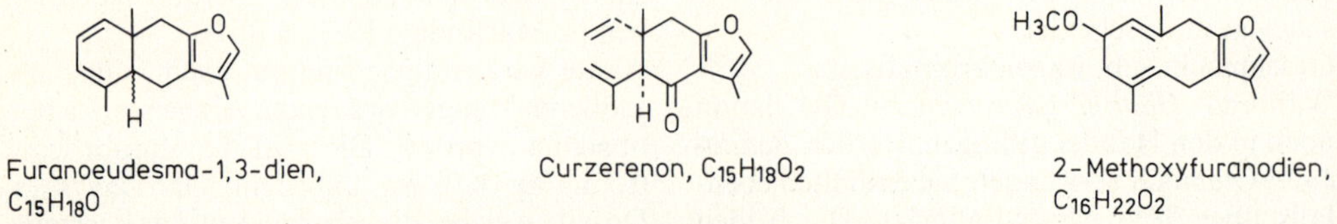

Furanoeudesma-1,3-dien, $C_{15}H_{18}O$

Curzerenon, $C_{15}H_{18}O_2$

2-Methoxyfuranodien, $C_{16}H_{22}O_2$

Abb. 5.65. Die 3 Sesquiterpene des ätherischen Myrrheöles, die nach DAB 9 im DC (Kieselgel, Dichlormethan als Fließmittel) gut nachweisbar sind

verschiedener Herkünfte. Zwei Handelssorten werden unterschieden:

- Siambenzoe von *Styrax tonkinensis* (PIERRE) CRAIB ex HARTWICH und
- Sumatrabenzoe von *Styrax benzoin* DRYANDER und *Styrax parallelonervus* PERKINS (Familie: *Styraceae*).

5.6.7.2 Siambenzoe

Herkunft. Siambenzoe wird in Laos in der Provinz Luang Prabang auf den Gebirgen im Osten des Mekongflusses in Höhen von 1 200–1 500 m gewonnen. An 6- bis 10jährigen Bäumen setzt man Schnittwunden, die bis ins Holz gehen. Auf die Verletzung antwortet das Kambium zunächst mit der Bildung von reichlich neuem Gewebe. Schon bald beginnen sich in diesem Gewebe des Wundkallus in ringförmiger Anordnung Sekretgänge zu bilden, die sich durch Abbau des zwischen den schizogenen Sekretgängen befindlichen Gewebes lysigen erweitern. Die Bildung von Sekretgängen beschränkt sich nicht auf das neu entstandene Gewebe, sondern greift über die Markstrahlen auch auf andere Teile der Rinde über. Aus der Wunde tritt ein gelblichweißer Balsam aus, der wegen des Gehalts an Benzoesäureester des Zimtalkohols flüssig ist. Das zuerst austretende Produkt wird verworfen. Erst der in der Folge entstehende Balsam gibt die gute Droge. An der Luft färbt er sich bräunlich, wird durch Verdunstung des Zimtalkohols allmählich fest und erhärtet in Form von Körnern oder Platten.

Sensorische Eigenschaften. Die Droge besteht aus gelblichweiß bis rötlichbraun gefärbten Stücken; der Geruch erinnert an Vanillin. Der Geschmack ist anfangs süß, hinterher scharf.

Inhaltsstoffe. Siambenzoe enthält 10–20% freie Benzoesäure, 6% α-Siaresinolsäure (19-Hydroyoleanolsäure; Strukturformel s. Abb. 4.37) und etwas Vanillin (etwa 0,3% als Oxidationsprodukt des Coniferylalkohols). Den mit 60–80% mengenmäßig dominierenden Bestandteil stellt aber das Coniferylbenzoat. Begleitet wird es vom korrespondierenden Zimtsäureester (s. Abb. 5.66).

Analytische Leitstoffe

- *Benzoesäure.* Extraktion aus der Droge mit Ethanol (leicht löslich); Eingießen in Wasser→a) Bildung eines Niederschlags (Benzoesäure ist in Wasser schwer löslich), b) Suspension reagiert gegenüber Lackmus sauer.
- *Coniferylalkohol.* Nachweis der freien phenolischen Gruppe mit Millon-Reagens→beim Erhitzen der Extraktlösung Purpurfärbung.
- *Ester.* Quantitative Bestimmung nach Verseifung, Titration mit 0,1 N−NaOH und Berechnung als Benzoesäure.

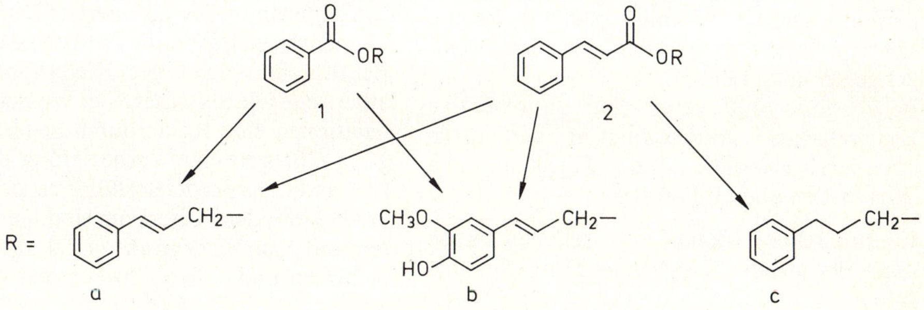

1, R = a Benzoesäurecinnamylester
1, R = b Benzoesäureconiferylester
2, R = a Zimtsäurecinnamylester
2, R = b Zimtsäureconiferylester
2, R = c Zimtsäurephenylpropylester

Abb. 5.66. Siambenzoe enthält neben freier Benzoesäure (**1**,R = H) die Benzoesäureester (**1**,R = a; **1**,R = b). In der Sumatrabenzoe kommt als Hauptbestandteil ebenfalls der Benzoesäureconiferylester (**1**,R = b) vor; als Begleitstoffe finden sich jedoch vornehmlich freie Zimtsäure (**2**,R = H) und deren Ester (**2**,R = a; **2**,R = b; **2**,R = c)

Hinweis: die frei vorliegenden Säuren werden dabei miterfaßt.

Verwendung. Benzoe vereinigt in sich die Eigenschaft eines haftfesten Duftstoffes mit den Eigenschaften eines Konservierungsmittels und eines Antioxidans. Verwendungsbeispiele:

- Als Zusatz in Mundwässern und anderen kosmetischen Zubereitungen (inklusive Salben und Cremes) modifiziert es nicht nur deren geruchliche Eigenschaften, v.a. trägt es auch zu deren besseren Haltbarkeit bei.
- In Form der Tinktur (1:10), bestimmt zum Auftragen oder Aufpinseln auf kleine Schnittwunden, als Antiphlogistikum.
- Als Aerosolspray mit Treibgas zur Anwendung auf der Haut: gegen Fissuren und Schrunden, zur Behandlung wunder Brustwarzen, zur Vorbeugung gegen Wundliegen; um die Haut unter Adhäsionspflastern unempfindlicher zu machen.
- In der kosmetischen Industrie zum Parfümieren von Seife.

Hinweis: Die inhalative Anwendung als Expektorans – 5 ml Tinktur auf 0,5 l heißes Wasser – dürfte heute überholt sein. Benzoeharz enthaltende Kombinationspräparate erwiesen sich experimentell als kaum wirksam (Boyd u. Sheppard 1966).

Wirkungen. Hauptträger der antimikrobiellen Wirkung dürfte die Benzoesäure sein. Deren antimikrobielles Wirkungsspektrum richtet sich vorwiegend gegen Hefe und Pilze, weniger gegen Bakterien.
Benzoesäureconiferylester hat antioxidative Eigenschaften. Antioxidanzien verhindern oder verzögern die oxidative Zersetzung von Wirkstoffen und Hilfsstoffen.

Unerwünschte Wirkungen. In seltenen Fällen kann Benzoeharz Kontaktdermatitis hervorrufen.

5.6.7.3 Sumatrabenzoe

Sumatrabenzoe wird ganz wie Siambenzoe verwendet. In der kosmetischen Industrie stuft man allerdings die an Perubalsam erinnernde Geruchsnote als weniger fein ein. Auch in der chemischen Zusammensetzung bestehen große Ähnlichkeiten; allerdings treten die Zimtsäurederivate – Coniferylcinnamat, Zimtsäurecinnamat, freie Zimtsäure – im Vergleich zu den Benzoesäurederivaten stärker hervor.

5.7 Ätherische Öle in Rhinologika

Bei den rhinologischen Arzneiformen unterscheidet man zwischen lipophilen und hydrophilen Formen. Ölige Formen sind heute kaum noch wissenschaftlich akzeptabel; nur hydrophile Formen gewähren ein ungestörtes Funktionieren der Ziliarbewegung (Dolder 1978). Als Träger ätherischer Öle werden in erster Linie lipophile Grundlagen eingesetzt, so daß schon von der Arzneiform her Rhinologika mit ätherischen Ölen kritisch zu sehen sind. Hinzu kommt, daß die meisten ätherischen Öle auch direkt eine die Zilientätigkeit lähmende Wirkung haben (Dolder 1978, S. 727). Auch für Menthol trifft dies zu. In Rhinologika wird vor allem Eukalyptusöl (s. 5.5.3.2) eingearbeitet. Der Häufigkeit nach folgt Pfefferminzöl, Fichtennadelöl, Salbeiöl, Thymianöl und Anisöl.

In den Werbeprospekten für Pfefferminzöle und Minzöle ist die Empfehlung zu lesen, bei Schnupfen und verstopfter Nase die inneren Nasenwände mit 1 Tropfen ätherischem Öl zu benetzen. Ob diese Art der Medikation die Ziliartätigkeit hemmt, ist anscheinend nicht untersucht. Daß sich subjektiv ein Gefühl der Erleichterung, des „besseren Durchatmenkönnens" einstellt, wird vielfach bezeugt.

Bei Entzündungen der Kieferhöhle spielen ätherische Öle als Zusätze zu Wasserdampfinhalationen eine Rolle; durch Sekretverflüssigung läßt sich eine Verbesserung des Sekretabflusses aus der Kieferhöhle erreichen. Subjektiv besonders angenehm sind Kamillenblüten und Kamillenextrakt (s. 5.4.3) sowie Salbeiblätter und Salbeiblätterextrakt (s. 5.6.3).

5.8 Ätherische Öle als Zusatz zu Externa

5.8.1 Übersicht

Externa sind äußerlich anzuwendende Arzneimittel, wie Einreibungen, Salben, Lotionen,

Gele, Lösungen, Linimente und Pflaster. Als pharmakologisch wirksame Zusätze zu Externa kommen hauptsächlich Stoffe mit folgenden Wirkungen in Frage:

- antimikrobielle Wirkung,
- keratolytische Wirkung,
- lokalanästhetische Wirkung,
- antipruriginöse Wirkung,
- hyperämisierende Wirkung.

Die meisten ätherischen Öle zeichnen sich durch eine oder auch mehrere dieser Wirkungen aus. Einige Öle haben sich trotz Konkurrenz durch die synthetischen Arzneistoffe wegen ihres besonderen Wirkungsprofils bis heute in der praktischen Therapie gehalten.

5.8.2 Hyperämisierende Einreibungen

5.8.2.1 Vorstellungen zur Wirkweise. Anwendungsformen und Anwendungsgebiete

Hyperämisierend wirkende Arzneistoffe (*Rubefacientia*) sind gewebereizende Stoffe, die aber – im Gegensatz zu den blasenziehenden, nekrotisierenden oder ätzenden Stoffen – lediglich Hyperämie und Rötung (*Erythem*) hervorrufen: Begleitet wird die Applikation hyperämisierend wirkender Arzneistoffe von subjektiv wahrnehmbaren Sensationen in Form von Wärmegefühl, Brennen, Juckempfindung sowie u. a. auch leichtem Schmerz.

Zu den Arzneistoffen, welche eine chemische Reizhyperämie erzeugen können, gehören:

- Arnikablütenöl,
- Eukalyptusöl,
- gereinigtes Terpentinöl,
- Kampfer,
- Menthol,
- Rosmarinöl,
- Wacholderbeeröl,
- Wintergrünöl.

Das einfachste, billigste und wohl auch am häufigsten verwendete Hautreizmittel ist die Wärmehyperämie, wie sie sich mittels Wärmflaschen und Heizkissen, durch Auflegen eines Heublumensacks oder eines Kataplasmas erzeugen läßt (s. Kap. 11.1). Eine weitere Möglichkeit, Hyperämie hervorzurufen, ist physikalisch-mechanischer Natur: durch Massagen (Reflexzonenmassage), Reiben und Bürsten. Alle diese lokalen Hyperämieverfahren haben eines gemeinsam: Sie greifen zwar zunächst nur lokal im Bereich der Haut an, was aber eigentlich erreicht werden soll, sind therapeutische Wirkungen auf Gewebe und Organe, die weitab von der Applikationsstelle liegen. Diese Fernwirkungen sind im wesentlichen reflektorischer Natur. Über die Reizung von Hautrezeptoren, die Teil des animalischen Nervensystems sind, können Reflexe des autonomen Nervensystems ausgelöst werden. Zwischen welchem Hautareal (Head-Zone) und welchem inneren Organ reflektorische Verbindungen bestehen, ergibt sich aus der segmentalen Innervation: Liegt die sensible Nervenversorgung des Hautareals im Rückenmark auf der gleichen Segmenthöhe wie die vegetative Innervation eines inneren Organs, beeinflussen diese sich wechselseitig (Abb. 5.67 und 5.68). Ein Beispiel: Angina-pectoris-Schmerz strahlt in den linken Oberarm aus; umgekehrt lassen sich pektanginöse Beschwerden durch ein warmes Armbad günstig beeinflussen. Verallgemeinernd läßt sich sagen: Hyperämisierung eines Hautareals führt zur besseren Durchblutung des der Head-Zone entsprechenden inneren Organs, und in der dem entsprechenden Rückenmarksegment zugehörigen Muskulatur löst sich eine erhöhte Muskelspannung auf.

Die Reflexwirkung auf fernliegende Organe von der Haut aus ist in ihrer therapeutischen Relevanz schwer abzuschätzen; es hat zumindest den Anschein, als ließen sich krampflösende Wirkungen erzielen. Anwendungsbeispiele, bei denen „Fernwirkungen" im Spiel sein dürften sind:

- Einreiben der Nabelgegend mit ätherischen Ölen, vorzugsweise mit Kümmelöl, bei Blähungen;
- Einreiben ätherischer Öle in der Unterbauchgegend zur Schmerzlinderung und Krampflösung bei Dysmenorrhö (20 Tropfen einer Mischung aus gleichen Teilen Pfefferminzöl, Eukalyptusöl und Fenchelöl) (nach Weiss 1982).
- Einreiben des dem Herzen zugeordneten Dermatoms (linke Brust bis etwa zum Rippenbogen und linke Rückenseite, etwa vom Nacken bis zur unteren Schulterblattspitze) mit Herzsalben, bestehend aus Menthol. Kampfer und Rosmarinöl oder aus ähnlich wirkenden ätherischen Ölen. Indikation: Harmlose Mißempfindungen in der Herzgegend bei nervösen Herzbeschwerden.

352 5 Ätherische Öle und Drogen, die ätherisches Öl enthalten

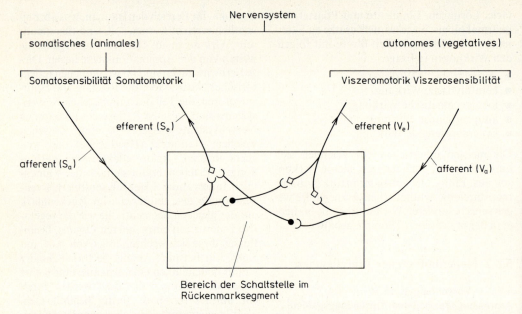

Abb. 5.67. Schema der wechselseitigen Beziehungen zwischen dem somatischen und dem vegetativen Nervensystem (in Anlehnung an Rohen 1978). Somatisches und vegetatives (autonomes) Nervensystem sind beide auf der Grundlage des Reflexbogens organisiert. Die Trennung ist nicht absolut: Schaltkreise des einen Systems können mit dem Schaltkreis eines anderen in Verbindung treten, wodurch sich wechselseitige Beziehungen zwischen dem vegetativen und dem somatischen System ergeben. Da die Schaltungen segmentbezogen sind, ergeben sich projektive Beziehungen zu jeweils ganz bestimmten Hautarealen und ganz bestimmten inneren Organen (sog. Head-Projektionsfelder/Zonen). Diese Vermaschung der Reflexbögen bildet die Grundlagen für hautreizende Maßnahmen bei inneren Erkrankungen

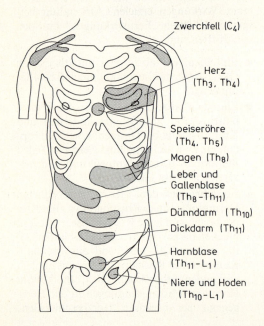

Abb. 5.68. Typische Headsche Zonen (Abbildung entnommen Müller-Limmroth 1986). Entwicklungsgeschichtlich gehen aus den Rückenmarkssegmenten bestimmte, ebenfalls segmental gegliederte Abschnitte der Haut, der Muskulatur, des Knochensystems und der inneren Organe hervor. Diese Zusammengehörigkeit äußert sich in den sog. Headschen Zonen: Über viszero-kutane Reflexe wirken sich Reizzustände innerer Organe auf den zugehörigen Haut- und Muskelzonen als Schmerzzonen bzw. als Muskelspasmen aus. Umgekehrt ist es möglich, über Hautreize Einfluß auf die Funktionen innerer Organe zu nehmen (= kuti-viszerale Reflexe).
Zeichenerklärung: C_1–C_7 = die 7 Halswirbel bzw. Halssegmente des Rückenmarks; Th_1–Th_{12} = die 12 Brustwirbel bzw. thorakalen Segmente des Rückenmarks; L_1–L_5 = die 5 Lendenwirbel bzw. thorakalen Segmente des Rückenmarks

Ein weiteres Anwendungsgebiet für Hautreizmittel sind schmerzhafte Zustände bei Neuralgien, Myalgien, Verstauchungen, Zerrungen, Prellungen, Sportverletzungen, Ischias, Muskel- und Gelenkrheumatismus. Der Wirkungsmechanismus bei diesen Indikationen ist unbekannt; möglicherweise spielt in einigen Fällen das Phänomen der Schmerzverdeckung eine gewisse Rolle (Hensel 1966)

5.8.2.2 Methylsalicylat

Als Bestandteil hyperämisierend wirkender Fertigarzneimittel wird anstelle des natürlichen Wintergrünöls (s. 5.6.5) synthetisches Methylsalicylat verwendet. Es wirkt schwach hautreizend. Allerdings kommt ihm auch eine systemische Wirkungskomponente zu, indem es leicht durch die Haut resorbiert wird und dann die bekannten antiphlogistischen Salicylsäureeffekte entfaltet. Es wurde daher mitunter perkutan als Adjuvans bei akutem Gelenkrheumatismus angewandt. Lokal wirkt es ferner antipruriginös; man hat es früher bei Pruritis in Salbenform angewandt, oder es wurden einige Tropfen eingerieben (Siebert 1930).

Im Rahmen der Selbstmedikation: Nicht unverdünnt anwenden; in 10- bis 50%iger Verdünnung nicht öfter als 3- bis 4mal täglich einreiben; nicht bei Kindern unter 2 Jahren anwenden (*Handbook of nonprescription drugs* 1982, S. 516).

5.8.2.3 Gereinigtes Terpentinöl

Zu Herkunft, Zusammensetzung und übrigen Anwendungen s. 5.5.2.4.

Bringt man unverdünntes Terpentinöl auf die intakte Haut, so führt kurzdauernde Anwendung (0,5–1 h) nur zu Rötung und starkem Brennen; bei längerer Einwirkung kommt es zu einer serösen Entzündung mit Blasenbildung. Terpentinöl dringt rasch in tiefere Schichten der Haut ein, so daß die Wirkung sehr tiefgehend ist. Man verwendet es heute als Hautreizmittel nur noch selten und dann stark verdünnt und gemeinsam mit anderen ätherischen Ölen an. Arzneiformen: Badesalz, Badeöle Liniment.

Unerwünschte Wirkungen. Allergien gegen Terpentinöl sind vergleichsweise häufig. Der als Allergen wirksame Inhaltsbestandteil ist das 3-Caren (Formel s. Abb. 5.51).

5.8.2.4 Kampfer (Campher)

Herkunft. Kampfer, manchmal auch Campher geschrieben, stellt ein kristallines Pulver dar oder besteht aus farblosen Stücken, die eigenartig durchdringend riechen und einen zunächst scharf-brennenden, später kühlenden Geschmack aufweisen. Das Arzneibuch läßt sowohl den rechtsdrehenden $(+)$-$(1R)$-Campher als auch den synthetischen *rac.*-Campher zu. Der natürliche $(+)$-$(1R)$-Campher stellt eine Teilfraktion – und zwar den bei Zimmertemperatur festen Anteil – des aus *Cinnamomum camphora* (L.) SIEBOLD destillierten ätherischen Öls dar.

Cinnamomum camphora ist ein bis 40 m hoher Baum mit immergrünen, ledrigen und aromatisch duftenden Blättern. Beheimatet ist die Art in den Küstengebieten Ostasiens. Führend in der Erzeugung von Naturkampfer ist Formosa, gefolgt von Japan mit seinen Kampferbaumbeständen auf Kyushu, der südlichsten der japanischen Inseln. Der Kampfer ist in den Ölzellen sämtlicher Organe des Baums enthalten, jedoch in jungen Zweigen zunächst nur in geringen Mengen; mit zunehmendem Alter der Organe verändert sich die Zusammensetzung des Öls, und zwar bildet sich immer mehr Kampfer auf Kosten anderer Ölbestandteile, vermutlich das Borneols. Wirtschaftlich, zur technischen Gewinnung lohnend, ist nur das Holz von Stamm und Wurzel alter (50–60 Jahre) Bäume. Man fällt die Bäume, zerkleinert das Holz und unterwirft es der Wasserdampfdestillation. Aus dem Öl scheidet sich ein Teil des Kampfers unmittelbar aus; ein weiterer Anteil an Kampfer fällt bei der fraktionierten Destillation des Restöls an.

Sensorische Eigenschaften. Kristallines Pulver oder farblose, durchscheinende Kristalle mit einem charakteristischen durchdringenden, etwas minzigen Geruch. Der Geschmack ist scharf brennend, hinterher kühlend und gefolgt von Salivation.

Chemie. s. Abb. 5.69 mit Legende.

Wirkung und Anwendung. Äußerlich auf der Haut wirkt Kampfer unterschiedlich, je nachdem in welcher Konzentration appliziert wird. Im Konzentrationsbereich von 0,1–0,3% hemmt Kampfer die Hautrezeptoren; er kann daher zu lokal-analgetischen, lokal-anästheti-

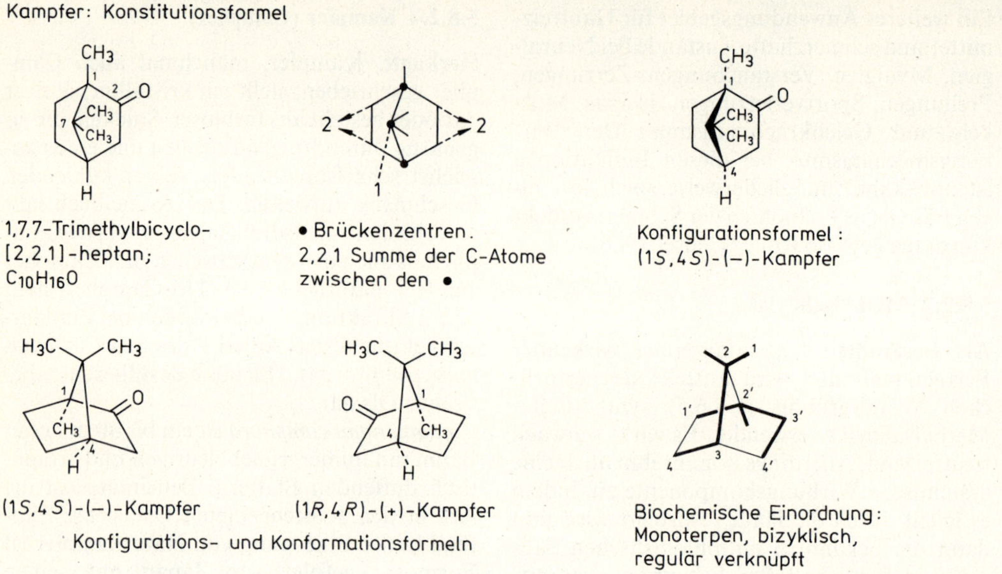

Kampfer: Konstitutionsformel

1,7,7-Trimethylbicyclo-[2,2,1]-heptan; $C_{10}H_{16}O$

• Brückenzentren. 2,2,1 Summe der C-Atome zwischen den •

Konfigurationsformel: (1S,4S)-(−)-Kampfer

(1S,4S)-(−)-Kampfer   (1R,4R)-(+)-Kampfer
Konfigurations- und Konformationsformeln

Biochemische Einordnung: Monoterpen, bizyklisch, regulär verknüpft

Abb. 5.69. Das Molekül des Kampfers weist zwei Chiralitätszentren auf, so daß sich formal vier stereoisomere Formen als existent errechnen lassen; doch sind aus räumlichen Gründen die Konfigurationen an den beiden Zentren 1 und 4 nicht unabhängig voneinander, weil die Überbrückung der Kohlenstoffatome C-1 und C-4 die beiden Substituenten 1-CH_3 und 4-H in cis-Stellung zueinander zwingt. Somit existieren vom Kampfermolekül nur zwei Stereoisomere: die beiden enantiomeren (+)-Kampfer und (−)-Kampfer. Beide kommen als Pflanzeninhaltsstoffe vor. Der aus Cinnamomum camphora isolierte Kampfer ist rechtsdrehend; der im Rosmarinöl auftretende stellt ein Gemisch aus prozentual hohen Anteilen (+) und geringen Anteilen (−)-Kampfer der [= partielles Razemat]. Die Absolutkonfiguration ist bekannt: Am Chiralitätszentrum C-1 liegt beim rechtsdrehenden Kampfer des Kampferbaumes 1R-Konfiguration vor, was für das Zentrum C-4 die 4R-Konfiguration nach sich zieht

schen und antipruriginösen Rezepturen verwendet werden. Die Anwendungshäufigkeit sollte 4mal täglich nicht überschreiten. Reibt man Kampfer enthaltende Externa, deren Kampferkonzentration >3% beträgt, in die Haut ein, so bringt er, auch auf intakter Haut, Rötung und Reizung hervor, die sich bei längerer Anwendung zur Entzündung steigert.

Kampfermonopräparate, wie der Kampferspiritus (=Kampfergeist), das Kampferöl und die Kampfersalbe, weisen einen Kampfergehalt von 10% auf, stellen folglich Hautreizmittel dar. Kampfer ist Bestandteil von Kombinationspräparaten zum Einreiben in die Haut: bei Neuralgien, Myalgien, Prellungen, Hexenschuß und rheumatischen Schmerzen. Befriedigende Studien über die schmerzlindernde Wirkung bei den genannten Beschwerden liegen nicht vor.

Unerwünschte Wirkungen. Kampfer ist eine giftige Substanz: 1 g (oral) gilt als minimale Lethaldosis für Kleinkinder; für Erwachsene dürfte sie bei 20 g liegen (Gossweiler 1982). Bei Säuglingen und Kleinkindern kommt es verhältnismäßig häufig zu Vergiftungen infolge perkutaner Resorption und gleichzeitiger Inhalationsvergiftung durch Kampferdämpfe aus kampferhaltiger Salbe bei wiederholter exzessiver Anwendung im Rahmen einer Behandlung von Erkältungskrankheiten.

Kampferhaltige Erkältungsbalsame sollten auf den Beipackzetteln Hinweise enthalten, damit die Eltern von Kleinkindern auf die Gefahren aufmerksam gemacht werden. Säuglinge dürfen nicht mit kampferhaltigen Salben behandelt werden.

5.8.2.5 Rosmarinöl

Rosmarinöl ist das aus den Blättern und den blütentragenden Spitzen von *Rosmarinus officinalis* L. (Familie: *Lamiaceae = Labiatae*) durch Wasserdampfdestillation gewonnene ätherische Öl.

Tabelle 5.8. Zusammensetzung (in %) handelsüblicher Rosmarinöle unterschiedlicher Provenienz. t = Spurenvorkommen. (Nach Granger et al. 1973)

Provenienz	α-Pinen	Eukalyptol	Borneol	Verbenon	Kampfer
Griechenland	23	28	t	t	7
Italien	10	41–48	6–7	t	10–12
Yugoslawien	22	32	7	t	13
Marokko	12	40	5	t	15
Portugal	12	14	t	t	9
Spanien	16–30	16–32	t-5	t-8	14–22
Tunesien	9–12	46–50	7–8	t-6	8–12

Sensorische Eigenschaften. Eine nahezu farblose oder schwach gelbliche Flüssigkeit mit einer angenehm frischen balsamisch-krautig-holzigen Geruchsnote; der Geschmack ist warm, kampferartig und leicht bitter.

Zusammensetzung. Die Zusammensetzung schwankt je nach Provenienz. α-Pinen, Eukalyptol (1,8-Cineol), Kampfer und Borneol (frei und als Acetat) sind die mengenmäßig dominierenden Komponenten. Die angenehme Geruchsnote wird damit nicht erklärlich; sie hängt an den in großer Zahl vorkommenden Nebenstoffen. Zu den Spurenstoffen, welche den Geruch stark beeinflussen, gehört das (+)-Verbenon. In Ölen spanischer und tunesischer Herkunft kann Verbenon in ziemlich hoher Konzentration vorkommen (Tabelle 5.8).
Die als Kriterien für die Bewertung von Rosmarinölen herangezogenen Alkohol- und Estergehalte (DAB 9: Esterzahl und Esterzahl nach Acetylierung) erfassen nicht die eigentlichen Hauptkomponenten des Öls: Eukalyptol, α-Pinen und Kampfer.

Analytische Leitstoffe. Dünnschichtchromatographische Prüfung auf Borneol, Eukalyptol (1,8-Cineol) und Bornylacetat.

Verwendung: Rosmarinöl wird in Form von Badesalzen, Badeölen, Linimenten, Gelen und Salben verwendet. In der kosmetischen Industrie für Lavendelwasser, Kölnisch Wasser und als Seifenparfüm. Ob Rosmarinöl in diesen Zubereitungen hautreizend wirkt, ist strittig.

5.8.2.6 Oleoresin aus Paprika (Paprikaextrakt)

Herkunft. Die auch als *Oleoresina Capsici* bezeichneten Produkte erhält man durch Extrahieren der *Capsicum-frutescens*-Früchte (=Cayennepfeffer) mit heißem Aceton oder Alkohol (90%ig) und Vertreiben des Lösungsmitels durch Destillieren. Zur Stammpflanze des Cayennepfeffer s. 10.4.2.2.

Sensorische Eigenschaften. Eine dicke, schwerbewegliche Flüssigkeit von braunroter Farbe und einem intensiven scharfen Geschmack.

Inhaltsstoffe. Etwa 8% Capsaicinoide (zur Chemie s. 7.4.1); daneben sind an die 50 Pigmente, hauptsächlich solche der Karotinoidreihe enthalten.

Verwendung. Äußerlich in Form von Salben, Gelen, Linimenten und Pflastern als Hautreizmittel bei Neuralgien und rheumatischen Beschwerden an Muskeln und Gelenken.

Unerwünschte Wirkungen. Gelangt bei sorglosem Umgang mit Capsaicin enthaltenden Arzneimitteln (nach dem Einreiben Hände waschen!) eine kleine Menge Capsaicin ins Auge oder auf empfindliche Körperstellen, so führt das zu sehr schmerzhaftem Brennen. Handelt es sich um Hautpartien, so hilft Abtupfen mit einer stark verdünnten Kaliumpermanganatlösung; zur Schmerzlinderung am Auge werden Kokainaugentropfen empfohlen (Martindale 1982, S. 672).

5.8.2.7 Franzbranntwein

Ursprünglich ein Nebenprodukt der Cognacherstellung, ein Destillat aus billigen Weinen und Weintrestern (sog. französischer Branntwein). Heute ein Produkt, das künstlich durch Vermischen von verdünntem Alkohol und ätherischen Ölen oder aromatischen Tinkturen hergestellt wird und das daher im pharma-

zeutischen Sinne zu den Arzneispirituosen (*Spiritus medicatae*) gehört.
Eine alte Apothekenrezeptur lautet wie folgt:

Rp. Tincturae aromaticae	0,4
Spiritus Aetheris nitrosi	0,5
Tincturae Ratanhiae gtts. VI	
Spiritus (90 Vol.-%)	100,0
Aqua dest. ad	200,0

Die Ratanhiatinktur färbte das Produkt cognacfarben. Die modernen Markenartikel, die unter der Bezeichnung Franzbranntwein angeboten werden, sind entweder farblos oder grün gefärbt. Sie enthalten vorzugsweise Wacholderbeeröl, Fichtennadelöl, Latschenkiefernöl, Menthol, Kampfer und Thymol.
Hyperämisierend wirksam sind einmal die ätherischen Öle, v. a. aber auch der Alkohol: Alkohol wirkt in Konzentrationen über 50% leicht hautreizend und zugleich desinfizierend.
Franzbranntwein ist ein Einreibemittel zur lokalen Hyperämisierung bei Muskel- und Gelenkschmerzen, bei Muskelkater, Zerrungen und Prellungen; auch für die Sport- und Bindegewebsmassage geeignet.
Waschungen mit Franzbranntwein entfalten bei Entzündungen eine kühlende Wirkung, etwa in der Krankenpflege auch als Schutz gegen Wundliegen (Decubitus).

Zum Einreiben von Stirn, Schläfen und Nakken als Erfrischung an heißen Tagen.

5.8.3 Juckreizstillende Mittel (Antipruriginosa)

5.8.3.1 Abnorme Juckbereitschaft: Ursachen und künstliche Erzeugung

Eine abnorme Juckbereitschaft ist keine Krankheit für sich, sondern Begleitsymptom bei zahlreichen anderen Erkrankungen, in erster Linie bei Hauterkrankungen und Stoffwechselstörungen. Mit pflanzlichen Produkten läßt sich der Juckreiz künstlich auslösen: mit den Sekreten der Brennessel und der Juckbohne sowie mit Crotonöl.
Die Haare der Brennesselarten, *Urtica dioica* L. und *Urtica urens* L. (Familie: *Urticaceae*) sind Giftreservoire; am oberen Ende des Brennhaars befindet sich ein Silikatköpfchen, das leicht abbricht, wodurch es zu einer scharfkantigen Giftkanüle wird, aus der in die verletzte Haut etwa 0,0003 mm^3 von den insgesamt 0,0008 mm^3 fließen (Schildknecht 1981). Zwar ist die chemische Zusammensetzung des Brennesselsekrets nur unvollkommen bekannt, doch sind auf jeden Fall die biogenen Amine Histamin und Serotonin beteiligt. Die pruritogene Wirkung des Histamins ist seit langem bekannt.

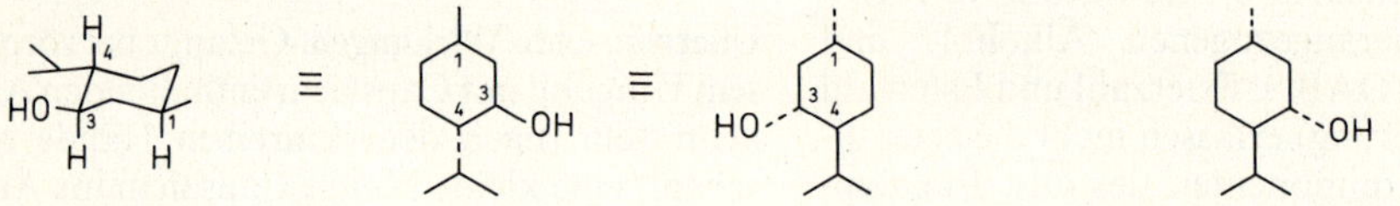

(−)-Menthol (**1a**)   **1b**   **1c**   (+)-Menthol

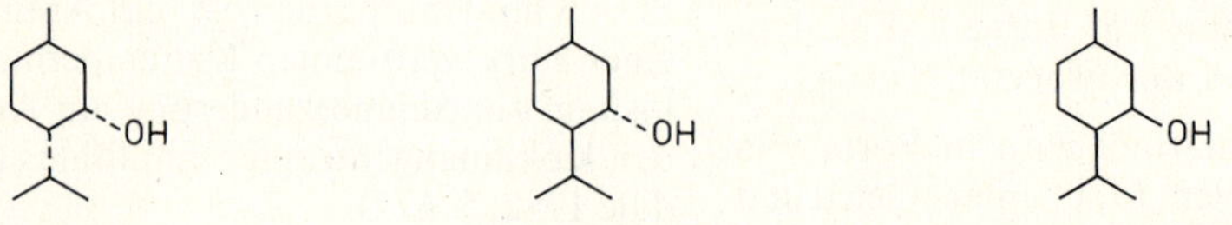

(+)-Neomenthol   (+)-Isomenthol   (+)-Neoisomenthol

Abb. 5.70. Konfigurationsformeln des natürlichen (−)-Menthols (**1b** und **1c**). Die 1-CH$_3$ und die 3-OH sind *cis*-ständig angeordnet, die 4-Isoprophyl *trans*-ständig zu den beiden anderen Substituenten. **1b** entsteht durch Drehung um 180° senkrecht zur Papierebene aus **1c** und *vice versa*. **1a** zeigt die Konformation des Cyclohexansessels, alle drei Nicht-H-Substituenten sind äquatorial angeordnet, eine Konfiguration, die gegenüber der alternativen mit axialer Anordnung energetisch bevorzugt ist. Die Formeln geben zugleich die (1*R*, 3*R*, 4*S*)-Absolutkonfiguration richtig wieder.
Menthol kommt wegen der drei am Cyclohexanring befindlichen Substituenten in vier Paaren von Spiegelbildisomeren vor. Sowohl das enantiomere (+)-Menthol als auch die übrigen diastereoisomeren Menthole weichen in ihren organoleptischen Eigenschaften ab. Sie werden alle als „wenig frisch" empfunden; auch geht ihnen der Kühleffekt des (−)-Menthols weitgehend ab

Mucuna pruriens (L.) DC (Familie: *Fabaceae* bzw. *Leguminosae*), die Juckbohne, eine tropische, krautige Leguminose, zeichnet sich durch 1–2 mm lange Haare auf den Hülsen aus, die mit einem braunroten Sekret gefüllt sind, das heftiges Jucken bewirkt. Bei den pruritogenen Prinzipien handelt es sich um ein proteolytisches Enzym, das Mucunain. Daneben wurden einfache Indolbasen, darunter 5-Methyl-N,N-dimethyltryptamin isoliert, die aber anscheinend nicht pruritogen wirken.

Crotonöl ist das durch Auspressen von *Croton tiglium* L. (Familie: *Euphorbiaceae*) gewonnene fette Öl. Zu etwa 5% ist im Öl ein Harz enthalten, das aus Estern des Phorbols, eines Diterpenalkohols, besteht. Das braune dickflüssige Öl besitzt einen schwachen, eigentümlichen, unangenehmen Geruch. Da es neben den Glyceriden von Palmitin-, Stearin-, Laurin-, Valerian-, Butter- und Tiglinsäure freie Fettsäuren enthält, reagiert es sauer (s. Abb. 10.54). Auf die Haut gebracht, erzeugt es Jucken, Brennen und Stechen; es entwickeln sich nach einiger Zeit Blasen und Pusteln.

Crotonöl wurde früher als Hautreizmittel verwendet und war ursprünglich Bestandteil des „*Oleum Baumscheidtii*", das mittels vieler feiner Nadeln 1–2 mm tief in die Haut praktiziert wurde, woraufhin ein Heilausschlag auftrat. Das Verfahren selbst wird bis heute praktiziert, doch ist das Crotonöl durch andere Pustulanzien ersetzt, seitdem man weiß, daß die Phorbolester kokarzinogene Eigenschaften aufweisen.

5.8.3.2 Thymol

Herkunft, Eigenschaften und weitere Anwendungsgebiete s. 5.6.4.2. In Salben, verdünntem Alkohol oder Glyzerin inkorporiert, in Konzentrationen von 0,25 bis maximal 40%, wurde Thymol früher sehr häufig als juckreizstillendes Mittel verwendet. Durch Zusatz von Zitronensäure versuchte man, die juckreizstillende Wirkung zu erhöhen (Siebert 1930, S. 500).

Rp. Thymol 1,0
    Acidum citricum 1,0
    Spiritus dilutus ad 100,0

5.8.3.3 Menthol

Herkunft. Das Arzneibuch kennt zwei Monographien für Menthol, eine für natürliches (−)-Menthol und eine für razemisches Menthol.

Linksdrehendes (−)-Menthol gewinnt man aus Minzölen (s. 5.6.2.2). *Mentha-arvensis-variatio-piperascens*-Öle können an die 80% (−)-Menthol enthalten, das sich beim Abkühlen der Öle abscheidet und abgeschleudert wird. Spuren von dem kristallinen Menthol anhaftendem Minzöl verleihen dem Menthol eine angenehme krautig-minzige Note. Die „Mutterlaugen" enthalten (−)-Menthylacetat, das zu (−)-Menthol verseift werden kann, sowie größere Mengen (−)-Menthon, das sich zu einem Gemisch von (−)-Menthol und (+)-Neomenthol hydrieren läßt. Durch diese partialsynthetischen Prozeduren läßt sich weiteres (−)-Menthol aus dem Minzöl gewinnen.

(−)-Menthol kann auch partialsynthetisch gewonnen werden. Die folgenden Verfahren sind technisch realisiert:

- aus (+)-Citronellal,
- aus Phellandren,
- aus (−)-Piperiton,
- aus (+)-3-Caren.

Razemisches Menthol erhält man durch Hydrieren von Thymol nach Abtrennen der Diastereomere: Neomenthol, Isomenthol und Neoisomenthol (s. Abb. 5.70).

Sensorische Eigenschaften. Die beiden enantiomeren Menthole (−)- und (+)-Menthol unterscheiden sich in ihren Geruchsnoten; das linksdrehende (−)-Menthol wird als süß-minzig, kühl, frisch beschrieben, das rechtsdrehende (+)-Menthol als schwach minzig, dumpfkellerartig mit krautigem Unterton. Razemisches (+)-Menthol unterscheidet sich hingegen für den Ungeübten geruchlich vom natürlichen (−)-Menthol so gut wie gar nicht. (−)-Menthol und razemisches Menthol schmecken „nach Pfefferminze".

Aussehen: weißes, kristallines Pulver oder farblose Kristalle.

Hinweise zur Analytik. Am einfachsten lassen sich (−)- und razemisches Menthol durch die Bestimmung der spezifischen Drehung unterscheiden. Allerdings sind auch die Schmelzpunkte der Substanzen selbst und auch ihrer Derivate, beispielsweise der 3,5-Dinitrobenzoate (siehe Prüfung auf Identität gemäß DAB 8), unterschiedlich (Tabelle 5.9).

Wirkung und Anwendung. Menthol bringt auf der Haut ein erfrischendes Kältegefühl hervor, dem nach 10–15 min ein leichtes, prikkelndes Brennen folgt. Diese Wirkung kommt nach Hensel (1966, S. 181) nicht einfach durch eine Reizung der Kälte- bzw. Wärmerezeptoren zustande, sondern durch eine Verschiebung ihres physiologischen Arbeitspunktes in einen höheren Temperaturbereich. Reflektorisch werden an der Applikationsstelle die Gefäße zunächst verengt, dann erweitert. Die Veränderung im Temperaturempfinden werden von einer gewissen schmerz- und juckreizstillenden Wirkung begleitet, die sich aber nur auf die dicht unter der Haut liegenden Nerven erstreckt. Es ergeben sich folglich recht komplexe Wirkungsspektren des Menthols, abhängig von der unterschiedlichen Verteilung der Rezeptoren an den verschiedenen Hautpartien, von der Mentholkonzentration und von der Zeit. Für die topische Anwendung gilt als Faustregel (nach *Handbook of nonprescription drugs*, S. 516): Im Konzentrationsbereich von 0,1–1% wirken Mentholzubereitungen juckreizstillend; im höheren Konzentrationsbereich von 1,25–16% als Hautreizmittel ("counterirritant"). Die hauptsächliche Verwendung ist äußerlich bei juckenden Erkrankungen, *Urtikaria, Pruritus* usw., und zwar in 0,5- bis 1%igen Zubereitungen. Bei akuten Ekzemen ist wegen der Reizwirkung eine gewisse Vorsicht geboten.

Tabelle 5.9. Zur Unterscheidung von (−)- und razemischem Menthol

	Schmelzpunkt [°C]	α_D (Äthanol)
(−)-Menthol	43	−50°
Razemisches Menthol	38	0°

5.8.4 Mittel zur Durchblutung der Kopfhaut

In der Therapie des Haarausfalls spielen ätherische Öle keine Rolle. Hingegen sind sie Bestandteil in den sog. Haarwässern, welche da-

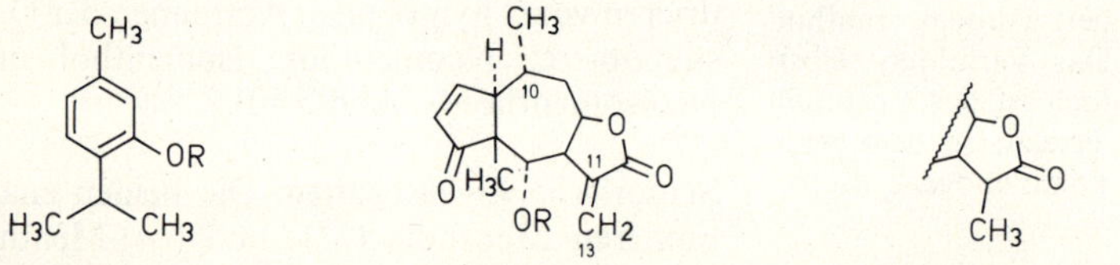

R = H: Thymol
R = CH₃: Thymolmethyläther

R = H: Helenalin

Dihydrohelenalin

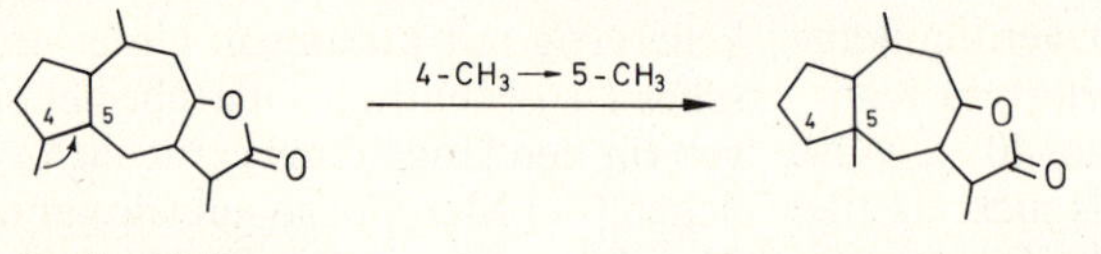

Guaianolidtyp
(regulär verknüpft)

4-CH₃ → 5-CH₃

Pseudoguaianolidtyp
(irregulär verknüpft)

Abb. 5.71. Arnikablüten enthalten 0,2% bitter schmeckende Sesquiterpenlaktone vom Pseudoguaianolidtyp. Die Pseudoguaianolide unterscheiden sich von den Guaianoliden durch die Stellung der Methylgruppe in Position 5, die in den Guaianoliden, der Isoprenregel entsprechend, in Position 4 gefunden wird. Die Helenaline sind folglich irregulär aufgebaute bizyklische Sesquiterpenlaktone. Die Hydroxylgruppe 6-OH ist mit kurzkettigen Fettsäuren verestert. Die folgenden Ester wurden gefunden: R = Acetyl, R = Isobutytryl, R = α-Methylacryloyl, R = Tigloyl, R = Isovaleryl und R = Isobutyryl.
Durch die Hydrierung der exozyklischen Doppelbindung 11,13 wird die allergene Potenz der Guaianolide zwar stark vermindert; doch dürfte auch die elektrophile En-2-on-4-Gruppe des Helenalins zur Bindung an nukleophile Gruppen von Proteinen und damit zur Haptenbildung imstande sein.
Im ätherischen Arnikaöl sind Thymol und dessen Methyläther enthalten, allerdings in Konzentrationen, die für eine Wirkung uninteressant sind

zu dienen, die Durchblutung der Haut zu fördern. Es ist denkbar, daß Arzneistoffe, die auf die Gefäße der Haarpapillen durchblutungsfördernd wirken, bessere Bedingungen für das Leben des Haars schaffen und damit der Neigung zum Haarausfall, wenn auch in nur bescheidenem Maße, entgegenwirken. In erster Linie ist es der Alkohol selbst, in Verbindung mit einer zweckmäßigen Massage, der die Durchblutung der Kopfhaut fördert. An hautreizenden Stoffen kommen außer Salicylsäure, Resorcin, Nikotinsäureestern und Teerpräparaten pflanzliche Produkte in Frage: Capsaicin bzw. Oleoresin aus Paprika, Arnikatinktur, Rosmarinöl, Muskatnußöl und Bayöl.

Die aufgezählten Arzneistoffe sind, mit Ausnahme der Arnikatinktur und des Bayöls, an anderer Stelle beschrieben.

Arnikatinktur wird hergestellt aus 1 Teil Arnikablüten und 10 Teilen verdünntem Weingeist.

Arnikablüten stammen von der wildwachsenden *Arnica montana* L. (Familie: *Asteraceae* bzw. *Compositae*); einige Pharmakopöen lassen auch kultivierte *Arnica chamissonis* LESS ssp. *foliosa* zu. Die Droge enthält geringe Mengen (etwa 0,1%) eines rotgelben ätherischen Öls von butterartiger Konsistenz – bedingt durch das Vorkommen von Alkanen, insbesondere von n-Triacontan – und einem etwas an Kamille erinnernden Geruch („süßkrautig"). Im Öl sind ferner sehr geringe Mengen Thymol und Thymolmethylether enthalten.

Weitere Inhaltsstoffe der Droge: Sesquiterpenlaktone (Bitterstoffe, etwa 0,2%) vom Pseudoguaianolidtyp (s. Abb. 5.72), frei und als Ester (Acetyl-, Isobutyroyl-, Tigloyl- Isovareroylester); Flavonoide, darunter Glykoside des Quercetins und des Luteolins; Phenolcarbonsäuren (Chlorogen-, Kaffeesäure, Cynarin); Kumarine (Umbelliferon, Scopoletin); Xanthophylle; Cholin (0,1%).

Anwendung. Äußerlich in Form der Tinktur als lokales Reizmittel. Bei zu hohen Konzentrationen treten schwere Entzündungen mit Blasenbildung und Gewebsnekrosen auf (trifft nicht für Salben zu).

Hinweis: Die äußerliche Anwendung der Arnikatinktur – sie ist u.a. beliebt zur Unterstützung der Therapie von Zerrungen, Prellungen, Verstauchungen, Muskel- und Gelenkschmerzen, Blutergüssen, Quetschungen – stößt bei Dermatologen auf wenig Verständnis, und zwar wegen der allergenen Potenz des Helenalins und seiner Ester (Weitgasser 1975).

Bayöl wird durch Wasserdampfdestillation aus den Blättern von *Pimenta racemosa*

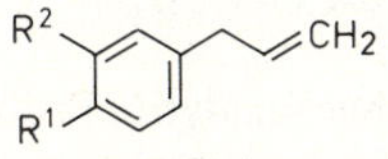

	R^1	R^2
Chavicol	OH	H
Eugenol	OH	OCH_3
Aceteugenol	$OCOCH_3$	OCH_3

$CH_3-CH_2-CO-(CH_2)_4-CH_3$

3-Octanon

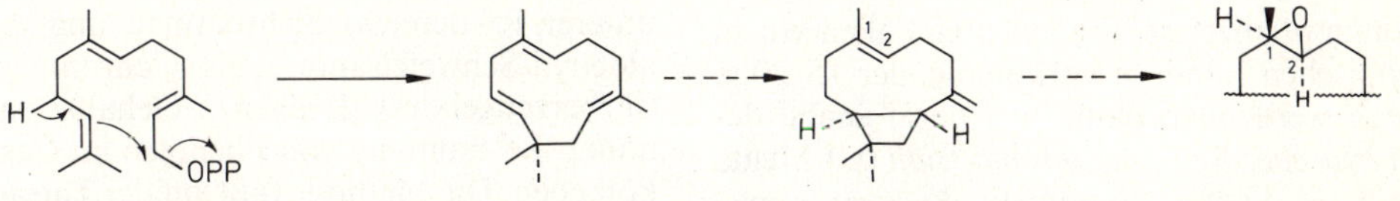

Farnesyldiphosphat → Humulen, $C_{15}H_{24}$ --→ Caryophyllen, $C_{15}H_{24}$ --→ Caryophyllenepoxid, $C_{15}H_{24}O$

Abb. 5.72. Formelübersicht über die im Bayöl und im Nelkenöl mengenmäßig dominierenden Stoffe. Die regulären Sesquiterpene Humulen, Caryophyllen und Caryophyllenepoxid sind in einer hypothetischen Biosynthesereihe geordnet. 3-Octanon dürfte wie andere Alkane, Alkene und deren Carbonylderivate aus Fettsäuren entstehen. Beispielsweise findet sich 1-Octen-3-on unter den Autoxidationsprodukten der Linolsäure (9,12-Octadienonsäure) aus der es autoxidativ nach einem bisher nicht geklärten Mechanismus neben zahlreichen anderen Stoffen sich bildet (Belitz u. Grosch 1982, S. 168)

(MILL.) J. W. MOORE (Familie: *Myrtaceae*) gewonnen. Die Bay-Rum-Bäume sind etwa 10 m hoch werdende immergrüne Bäume der Westindischen Inseln. Das Öl ist eine dunkelbraune Flüssigkeit mit phenolischem, an Gewürznelken erinnerndem Geruch. Die Hauptkomponenten des Öls sind Eugenol (etwa 50%) und Chavicol (etwa 22%), die u. a. von Limonen (etwa 1%), 3-Octanon (etwa 1%) und 1-Octen-3-ol (etwa 1%) begleitet werden (Abb. 5.72). Als Phenolen kommen dem Eugenol und dem Chavicol antiseptische und lokal hyperämisierende Eigenschaften zu. Außer zu Haarwässern wird Bayöl in der kosmetischen Industrie auch noch anderweitig verwendet, z. B. für Rasierwässer und zu Kompositionen von Parfüms mit herber Note.

Brennesselhaarwasser ist nichts anderes als eine Brennesseltinktur, hergestellt aus *Urtica urens* L. und/oder *Urtica dioca* L., dem ätherische Öle, z. B. Bergamottöl, zugesetzt werden. Das Vorkommen eines spezifischen, den Haarwuchs fördernden Inhaltsstoffs, ist nicht bekannt und auch nicht sehr wahrscheinlich.

5.8.5 Anhang: Nelkenöl und Eugenol in der konservierenden Zahnheilkunde

Herkunft. Nelkenöl gibt es in 3 verschiedenen Handelsformen:

- Nelkenblütenöl aus den getrockneten Blütenknospen,
- Nelkenstielöl aus den als Abfall anfallenden Nelkenstielen, an denen sich die Nelkenknospen befinden,
- Nelkenblätteröl aus den Blättern des Baumes.

Stammpflanze ist in allen drei Fällen ein in tropischen Ländern vorkommender 15–20 m hoch werdender Baum aus der Familie der *Myrtaceae: Syzygium aromaticum* (L.) MERR. et L. M. PERRY (Synonym: *Eugenia caryophyllata* THUNB.). Dem DAB 9 entsprechendes Nelkenöl darf sowohl von Blütenknospen als auch von Nelkenstielen oder Laubblättern stammen.

Sensorische Eigenschaften. Eine klare gelb bis braun gefärbte Flüssigkeit mit einem stark phenolischen, für Eugenol charakteristischen Geruch (aromatisch-holzig). Das Nelkenblütenöl ist geruchlich feiner als Nelkenstiel- und Nelkenblattöl. Alle drei Herkünfte zeichnen sich durch einen brennenden Geschmack aus.

Zusammensetzung. Mit 70–90% dominiert als Hauptbestandteil Eugenol, gefolgt von Eugenolacetat; das geruchlich feinere Blütenöl weist einen höheren Acetatgehalt (10–15%) auf als die anderen oben aufgezählten Herkünfte (2–3%). Die dem Nelkenöl im Vergleich mit reinem Eugenol zukommende frische Geruchsnote beruht auf dem Vorkommen von Methylheptylketon. Weitere Begleitstoffe sind Caryophyllene (Humulen, Caryophyllen und Caryophyllenepoxid).
Die drei genannten Hauptbestandteile des Nelkenöls machen zusammen etwa 99% des Öls aus. Mischt man aber die drei Reinsubstanzen in dem gleichen Mengenverhältnis miteinander, in dem sie im Nelkenöl vorliegen, so erhält man ein Kunstprodukt, dem der erfrischende, typische Geruch des echten Nelkenöls abgeht. Für die Geruchs- und Geschmackseigentümlichkeiten des echten Nelkenöls sind noch weitere Inhaltsbestandteile mit entscheidend, die nur in Spuren darin vorkommen. Bisher hat man mehr als 15 derartige Begleitstoffe nachgewiesen, u. a. Methylsalicylat, Methylbenzoat, Furfurol, Vanilin und Methyl-n-heptylketon; der für das Nelkenaroma entscheidende Begleitstoff aber ist das Methyl-amylketon $CH_3–CO–C_5O_{11}$.

Hinweise zur Arzneibuchanalytik. Prüfung auf Identität mit Hilfe der DC unter Verwendung von Eugenol bekannter Konzentration als Vergleich: Nachweis von Eugenol (im mittleren Rf-Bereich), von Caryophyllen (im oberen Rf-Bereich) und von Caryophyllenoxid (im unteren Rf-Bereich). Sichtbarmachung: Anisaldehyd-Schwefelsäure als chromogenes (farberzeugendes) Reagenz. Gehaltsbestimmung: Bestimmung von Phenolen im Cassiakölbchen. Die Methode fußt auf der Tatsache, daß Phenole sich in Natronlauge unter Phenolatbildung lösen. Aus der Volumenabnahme, die eine bestimmte Menge Öl bei Zusatz von Lauge erfährt, läßt sich auf den Phenolatgehalt im Öl zurückschließen. Erhitzt man den Ansatz vor dem Ablesen längere Zeit, so werden die vorhandenen Phenolester dadurch verseift und können miterfaßt werden.

Verwendung. Zur Gewinnung von Eugenol.

Einige Eigenschaften des Eugenols. Frisch destilliertes Eugenol ist eine farblose Flüssigkeit mit den sensorischen Eigenschaften des Nelkenöls. An der Luft wird es mit der Zeit dunkler.
Es besitzt eine in der konservierenden Zahnheilkunde ausgenutzte wertvolle Eigenschaft, die darin besteht, daß es mit Zinkoxid angerührt zu einer festen Masse erhärtet, die sich als provisorisches Verschlußmittel für die Überkappung eignet (Riethe et al. 1980).

Wirkungen und Anwendungen von Eugenol und Nelkenöl. Im Vergleich zum einfachen Phenol ist Eugenol in Wasser weniger und in Lipoidlösungsmitteln besser löslich. Seine desinfizierende und lokalanalgetische Wirkung ist stärker, der entzündungserregende bzw. gefäßschädigende Effekt schwächer als der des Phenols.

Literatur

Aebi H, Baumgartner E, Fiedler HP, Ohloff G (1978) Kosmetika, Riechstoffe und Lebensmittelzusatzstoffe. Thieme, Stuttgart

Amoore JE (1964) Current status of the steric theory of odor. Ann NY Acad Sci 116:457–476

Amoore JE, Johnston JW Jr., Rubin M (1964) The stereochemical theory of odor. Sci Amer 210:42–49

Angermeier WF, Peters M (1973) Bedingte Reaktionen. Grundlagen, Beziehungen zur Psychosomatik. Springer, Berlin Heidelberg New York

Ashurst PR (1967) The chemistry of the hop resins. In: Zechmeister L (ed) Forstschritte der Chemie organischer Naturstoffe, Bd 25, Springer, Wien New York, S 63–87

Baerheim-Svendson A, Koning HMJA (1983) Photochemical isomerization of *trans*-anethol, *trans*-isosafrol and geraniol. Sci Pharm 51:409–414

Baltes W (1983) Lebensmittelchemie. Springer, Berlin Heidelberg New York Tokyo

Bauer K, Garbe D (1981) Riech- und Aromastoffe. In: Ullmanns Encyklopädie der technischen Chemie, Bd 20, 4. Aufl. Verlag Chemie, Weinheim New York, S 199–287

Bednarsczyk AA, Kramer A (1975) Identification and evaluation of the flavorsignificant components of ginger essential oil. Chem Senses Flavor 1:377–386

Belitz HD, Grosch W (1982) Lehrbuch der Lebensmittelchemie. Springer, Berlin Heidelberg New York

Berger H (1984) Verträglichkeit mentholhaltiger Einreibesalben bei Säuglingen und Kleinkindern. Österreich Apoth Ztg 38 Folge 12:223–226

Boyd EM (1954) Expectorants and respiratory tract fluid. Rev Pharmacol 6:521–542

Boyd EM (1970) A review of studies on the pharmacology of the expectorants and inhalants. Int J Clin Pharmacol 3(1):55–60

Boyd EM (1972) Studies on respiratory tract fluid. Arzneimittelforsch (Drug Res) 22:612–616

Boyd EM, Sheppard EP (1966) Fiar's balsam and respiratory tract fluid. Am J Dis Child 111:630–634

Boyd EM, Sheppard EP (1969) Expectorant action of inhaled alcohol. Arch Otolaryng 90:374–379

Boyd EM, Sheppard EP (1970) The effect of inhalation of citral and geraniol on the output and composition of respiratory tract fluid. Arch Intern Pharmacodyn Thérap 188:5–13

Brieskorn CH (1985) Diterpenoide Labiatenbitterstoffe. Pharmac Acta Helv 41:343–345

Brieskorn CH, Biechele W (1971) Zur Unterscheidung von Salvia officinalis und Salvia triloba. Dtsch Apoth Ztg 111:141–142

Brieskorn CH, Dalferth S (1964) Die Mono- und Sesquiterpenoide ätherischer Salbeiöle. Ein Beitrag zur arzneilichen Bewertung von Salvia officinalis, Salvia lavendulifolia und Salvia triloba. Dtsch Apoth Ztg 104:1388–1392

Brieskorn CH, Fuchs A (1962) Zur chemischen Identifizierung des offizinellen Salbeiblattes. Dtsch Apoth Ztg 102:1268–1269

Buchbauer G, Hafner M (1984) Aromatherapie. Pharmazie in unserer Zeit 14:8–18

Bykow KM (1953) Großhirnrinde und innere Organe. VEB Volk und Gesundheit, Berlin

Caujolle F, Meynier D (1958) Toxicité de l'estragole et des anétholes cis et trans. C R Ac Sci 246:1465–1466

Chrubasik S, Chrubasik J (1983) Kompendium der Phytotherapie. Hippokrates, Stuttgart

Coates RM (1976) Biogenetic-type rearrangement of terpenes. In: Herz W, Griesebach H, Kirky GW (eds) Fortschritte der Chemie organischer Naturstoffe, Bd 33. Springer, Wien New York

Cohen RA, Kucera LS, Herrmann EC (1964) Antiviral activity of melissa officinalis (Lemon balm) Extract Proc Soc Biol Med 117:431–434

Czetsch-Lindenwald H von (1945) Pflanzliche Arzneizubereitungen, 2. Aufl. Südd. Apotheker Zeitung, Stuttgart

De Cleyn R, Verzele M (1975) Qualitative und quantitative analysis of the pungent principles of pepper and pepper extracts. Chromatographie 8(9):342–344

Deininger R (1984) Neues aus der Terpenforschung. Excerpta Phytotherapeutika. Vorträge auf dem Ärztekongreß Berlin Juni 1984. Firma Klosterfrau Köln, S 24–31

Demling L, Steger W (1969) Zur Rechtfertigung der Volksmedizin: Pfefferminze und Zwiebel. Fortschr Med 87:210–211

Demling L, Nasemann Th, Rösch W (1975) Erfahrungstherapie – späte Rechtfertigung. Braun, Karlsruhe

Dolder R (1978) Arzneiformen zur Anwendung an Auge, Ohr und Nase. In: Sucker, Fuchs, Speiser (Hrsg) Pharmazeutische Technologie. Thieme, Stuttgart, S 727

Eichholtz F (1957) Lehrbuch der Pharmakologie, 9. Aufl. Springer, Berlin Göttingen Heidelberg

Enjalbert F, Bessiere JM, Pellecuer J, Privat G (1983) Analyse des Essences de Melisse. Fitoterapia (Inverni della Beffa) 54:59–65

Epstein WW, Poulter CD (1973) A survey of some irregular monoterpens and their biogenetic analogies to presqualene alcohol. Phytochemistry 12:737–747

Fehr D (1982) Bestimmung flüchtiger Inhaltsstoffe in Teezubereitungen. Pharmazeut Ztg 127:2520–2522

Fiedler HP (1978) Kosmetika mit funktionellen Eigenschaften. In: Aebi H, Baumgartner E, Fiedler HP, Ohloff G (Hrsg) Kosmetika, Riechstoffe und Lebensmittelzusatzstoffe. Thieme, Stuttgart, S 15–27

Flaskamp E, Nonnenmacher G, Zimmermann G, Isaac O (1981) Zur Stereochemie der Bisaboloide aus Matricaria chamomilla. Z Naturforsch 36b:1023–1030

Forster A (1981) Über das Lagerverhalten verschiedener Hopfensorten und Hopfenprodukte. Brauwissenschaft 34:429–439

Forster A, Köberlein A (1981) Untersuchungen zum Lagerverhalten von Hopfen mittels Hochdruckflüssigkeitschromatographie. Brauwissenschaft 34:265–272

Forster HB, Niklas H, Lutz S (1980) Antispasmodic effects of some medical plants. Planta Med 40:309–319

Gammon GD, Starr I (1941) Studies on the relief of pain by counterirritation. J Clin Invest 20:13–20

Glatzel H (1968) Die Gewürze. Ihre Wirkungen auf den gesunden und kranken Menschen. Nicolai, Herford

Glatzel H (1982) Wege und Irrwege moderner Ernährung. Hippokrates, Stuttgart

Gööck R (1981) Das Buch der Gewürze. Heyne, München

Gossweiler B (1982) Kampfervergiftungen. Schweiz. Rundschau Med (Praxis) 71:1475, zitiert nach Dtsch Apoth Ztg 123:1038, 1983

Granger R, Passet J, Arbousset G, Sibade A (1973) L'essence de rosmarinus officinalis. Influence des facteurs exologique et individuels. Parf Cosm Sav France 3:307–312

Gscheidmeier M, Fleig H (1982) Terpentinöl. In. Ullmanns Enzyklopädie der Technischen Chemie. Bd 22, 4. Aufl. Verlag Chemie, Weinheim New York, S 553–564

Habermann E, Löffler H (1979) Spezielle Pharmakologie und Arzneitherapie, 3. Aufl. Springer, Berlin Heidelberg New York

Handbook of Nonprescription Drugs (1982) 7th edn. American Pharmaceutical Association, Washington DC

Hänsel R, Schulz J (1986a) Hopfen und Hopfenpräparate Fragen zur pharmazeutischen Qualität. Dtsch Apoth Ztg 126:2033–2037

Hänsel R, Schulz J (1986b) Hopfenzapfen (Lupuli strobulus) Dünnschichtchromatographische Prüfung auf Identität. Dtsch Apoth Ztg 126:2347–2348

Hauschild F (1956a) Pharmakologie und Grundlagen der Toxikologie. Thieme, Leipzig

Hauschild F (1956b) Pharmakologie der ätherischen Öle. In: Gildemeister E, Hoffmann F (Hrsg) Die ätherischen Öle, Bd 1, 4. Aufl. Akademie Verlag, Berlin

Hausen BM (1980) Arnikaallergie. Hautarzt 31:10–17

Hausen BM, Busker E, Carle R (1984) Über das Sensibilisierungsvermögen von Compositenarten. VII. Experimentelle Untersuchungen mit Auszügen und Inhaltsstoffen von Chamomilla recutita und Anthemis cotula. Planta Med 42:205–284

Hefendehl FW (1970) Zusammensetzung der ätherischen Öle von Melissa officinalis L. und sekundäre Veränderungen der Ölkomposition. Arch Pharm 303:345–349

Hegnauer R (1948) Ber Schweiz Bot Ges 58:391, zitiert nach Messerschmidt W: Gas- und dünnschichtchromatographische Untersuchungen der ätherischen Öle einiger Thymusarten. Planta Med 13:56–72, 1965

Hegnauer R (1973) Chemotaxonomie der Pflanzen, Bd 6. Birkhäuser, Basel Stuttgart

Heinz K (1920) Die galletreibende Wirkung des Pfefferminzöls. Ther Monatsh 34:356–258

Hensel H (1966) Allgemeine Sinnesphysiologie. Hautsinne, Geschmack, Geruch. Springer, Berlin Heidelberg New York

Hoffmann W, Janitschke L (1982) Terpene. In: Ullmanns Encyklopädie der technischen Chemie, Bd 22, 4. Aufl. Verlag Chemie, Weinheim New York, S 535–552

Isaac O (1980) Die Kamillentherapie – Erfahrungen und Bestätigung. Dtsch Apoth Ztg 120:567–570

Jakovlev V (1975) Pharmakologisch-toxikologische Untersuchungen mit einigen Kamillenwirkstoffen. In: Demmling L, Nasemann Th, Rösch W

(Hrsg) Erfahrungstherapie – späte Rechtfertigung. Braun, Karlsruhe, S 67–69

Janistyn H (1974) Taschenbuch der modernen Parfümerie und Kosmetik, 4. Aufl. Wissenschaftliche Verlagsgesellschaft, Stuttgart

Jentzsch K, Spiegel P, Kamitz R (1968) Qualitative und quantitative Untersuchungen über Curcumfarbstoffe in verschiedenen Zingiberaceendrogen. Sci Pharm 36:251–258

Kaemmerer K (1978) Gedanken über Geruchs- und Geschmacksstoffe. In: Aktuelle Themen der Tierernährung (Firmenschrift). Lohmann Tierernährung GmbH, Cuxhaven, S 51–90

Kaemmerer K, Fink J (1982) Alte Weisheiten für neue Aufgaben. Naturstoffe für die Tierernährung. Kraftfutter 8:296–301

Karg JE (1981) Das Geschäft mit ätherischen Ölen. Seifen-Öle-Fette-Wachse 107:121–123

Karl Ch (1982) Kräuter, Gewürze, Ätherische Öle. In: Ziegler E (Hrsg) Die natürlichen und künstlichen Aromen. Hüthig, Heidelberg, S 53–110

Kasper H (1985) Ernährungsmedizin und Diätetik. Urban & Schwarzenberg, München Berlin Wien

Keller K, Stahl E (1982) Kalmus: Inhaltsstoffe und β-Asarongehalt bei verschiedenen Herkünften. Dtsch Apoth Ztg 122:2463–2466

Klein E (1973) Neuere Entwicklungen auf dem Gebiet der Geruchs- und Aromastoffe. Chemiker Ztg 97:15–22

Koch-Heitzmann I, Schultze W (1984) Melissa officinalis. Eine alte Arzneipflanze mit neuen therapeutischen Wirkungen. Dtsch Apoth Ztg 124:2137–2145

Kolb E (1967) Lehrbuch der Physiologie der Haustiere. Fischer-Verlag, Jena. Zitiert nach Marcin St (1981) Der Einfluß des Phospholipidzusatzes auf die choleretische Wirkung pflanzlicher Cholagoga. Dissertation Würzburg, S 14

Kraus A, Hammerschmidt JF (1980) Untersuchungen an Fenchelölen. Dragoco-Report (Firmenschrift), Dargoco, Holzminden, Heft 2, S 31

Kubeczka KH, Massow, Formacek V, Smith MAR (1976) A new type of phenylpropane from the essential fruit oil of pimpinella anisum. Z Naturforsch 31b:283–284

Kubeczka KH (1973) Vorkommen und Analytik ätherischer Öle. Thieme, Stuttgart

Leeser O (1971) Lehrbuch der Homöopathie. Spezieller Teil, BI und BII: Pflanzliche Arzneistoffe. Haug, Heidelberg

Lewis WH, Elvin-Lewis PF (1977) Medical botany. Wiley, New York Chichester Brisbane Toronto Singapore

Lindner E (1979) Toxikologie der Nahrungsmittel, 2. Aufl. Thieme, Stuttgart

Luckner M (1984) Secondary metabolism in microorganisms, plants and animals. Springer, Berlin Heidelberg New York Tokyo

Martindale (1982) The extra pharmacopoeia, Reynolds JEF (ed). Pharmaceutical Press, London

Matzker J (1975) Diskussionsbemerkung: In: Demling L, Nasemann Th, Rösch W (Hrsg) Erfahrungstherapie – späte Rechtfertigung. Braun, Karlsruhe, S 85

McCartney W (1968) Olfaction and odours. Springer, Berlin Heidelberg New York

Melchiro H, Kastner H 1974) Gewürze. Botanische und chemische Untersuchungen. Parey, Berlin Hamburg

Meyer-Camberg E (1977) Das praktische Lexikon der Naturheilmittel. Mosaik, München, S 202

Meyers FH (1975) Pharmaka mit Wirkungen auf den Respirationstrakt. In: Meyer FH, Jawetz E, Goldfien A (Hrsg) Lehrbuch der Pharmakologie. Springer, Berlin Heidelberg New York, S 350

Moser U (1985) Antitussiva und Expektorantien. Reihe DAZ-Fortbildung Pharmakologie, 383–389, Beilage zur Dtsch Apoth Ztg Heft 20

Mowrey DB, Clayson DE (1982) Motion sickness, ginger and physchophysics. Lancet 1:655–657

Müller-Limmroth W (1980) Neurophysiologische Grundlagen der Kneipptherapie. In: Brüggemann W (Hrsg) Kneipp-Therapie. Springer, Berlin Heidelberg New York Tokyo S 8–24

Müller-Limmroth W, Fröhlich HH (1980) Wirkungsnachweis einiger phytotherapeutischer Expektorantien auf den mukoziliaren Transport. Fortschr Med 98:95–101

Murray MJ, Lincoln DE, Hefendehl FW (1980) Chemogenetic evidence supporting multiple allele control of the biosynthesis of (−)-Menthone and (+)-Isomenthone stereoisomers in Menthaspecies. Phytochemistry 19:2103–2110

Noble P (1980) Inhaltsstoffe des ätherischen Öls der Myrrhe. Dissertation Würzburg

Novák G (1981) Mitcham Pfefferminze, Menthofuran, Tabak. Kosmetika-Aerosole-Riechstoffe 107:275–280

Oberdiek R (1981) Ein Beitrag zur Kenntnis und Analytik von Majoran (Majorana hortensis Moench.). Dtsch Lebensmittel-Rundschau 77:63–74

Osol A, Farrar G, Pratt R (1955) The dispensatory of the United States of America, 25th Edition. Lipincott, Philadelphia Montreal, pp 564, 1426

Paris RR, Moyse H (1971) Précis de matière médicale. Masson, Paris

Peters D (1980) Medicated lozenges. In: Liermann HA, Lachmann L (eds) Pharmaceutical dosage forms. Marcel Dekker, New York Basel, pp 339–469

Porter JW, Spurgeon SL (1981) Biosynthesis of isoprenoid compounds, vol 1. Wiley, New York Brisbane Toronto

Rahlfs VW, Mössinger P (1978) Asa foetida bei colon irritabile. Dtsch Med Wochenschr 104:140–144

Rahn W (1982) Arzneiformen zum Lutschen – Versuch einer Systematik. Pharmazeut Z 127:2214–2218

Ramstad E (1959) Modern pharmacognosy. McGraw-Hill, London New York Toronto

Reiter M, Brandt W (1985) Erschlaffende Wirkungen auf die glatte Muskulatur von Trachea und Ileum des Meerschweinchens. Arzneim-Forsch/Drug Res 35:408–415

Riethe P, Schmelzle R, Schwenzer N (1980) Arzneimitteltherapie in der Zahn- Mund- und Kiefernheilkunde. Thieme, Stuttgart New York

Römmelt H, Zuber A, Dirnagl K, Drexel H (1974) Zur Resorption von Terpenen aus Badezusätzen. MMW 116:537–540

Römmelt H, Drexel H, Dirnagl K (1978) Wirkstoffaufnahme aus pflanzlichen Badezusätzen. Heilkunde 91:1–5

Röst LCM (1979) Biosyntematic investigations with acorus. 4. Communications. A synthetic approach to the classification of the genus. Planta Med 37:289–307

Rohen JW (1978) Funktionelle Anatomie des Nervensystems. Schattauer, Stuttgart New York

Rojahn W, Hammerschmidt FJ, Ziegler E, Hefendehl FW (1977) Über das Vorkommen von Viridiflorol im Pfefferminzöl (Mentha piperita L.) Dragoco report 10:230–232

Roseburg G, Fikentscher R (1977) Klinische Olfaktologie und Gustologie. Barth, Leipzig

Roth L, Daunderer M, Kormann K (1984) Giftpflanzen-Pflanzengifte, Vorkommen, Wirkung, Therapie. Ecomed, Landsberg München

Salveson A, Baerheim-Svendsen A (1978) Gaschromatographische Trennung und Identifizierung der Bestandteile des Kümmelöls. II. Die sauerstoffhaltigen Monoterpene. Scientia Pharmaceut (Wien) 46:93–100

Sandermann W (1960) Naturharze, Terpentinöl, Tallöl. Springer, Berlin Göttingen Heidelberg

Schäfer F (1964) Über das ätherische Öl und die oestrogenen Substanzen im Hopfen. Dissertation Saarbrücken

Scheline (1978) Mammalian metabolism of plant xenobiotics. Academic Press, London New Xork San Francisco

Schilcher H (1984) Ätherische Öle – Wirkungen und Nebenwirkungen. Dtsch Apoth Ztg 124:1433–1442

Schildknecht H (1981) Reiz- und Abwehrstoffe höherer Pflanzen – ein chemisches Herbarium. Angew Chemie 93:164–183

Schmid W (1982) Menthae piperitae aetheroleum, Dosierung. In: Böhme H, Hartke K (Hrsg) Europäisches Arzneibuch – Kommentar, 2. Aufl. Wissenschaftliche Verlagsgesellschaft, Stuttgart, Govi, Frankfurt, S 561

Schmid H (1947) Zur Kenntnis des Pfefferminzöls. Vorkommen von Jasmon im ätherischen Öl von Mentha piperita L. Chem Ber 80:538–546

Schmidt-Thomé J (1950) Über die antibakterielle Wirkung der Silberdistelwurzel. Z Naturforsch 56:409–411

Schneider G (1978) Expektorantien unter besonderer Berücksichtigung biogener Wirkstoffe. In: Wolf E (Hrsg) Der Respirationstrakt und seine medikamentöse Beeinflussung. Werner, Hofheim, S 59–70

Schneider G, Mielke B (1978, 1979) Absinth, Artabsin und Matricin aus Artemisia absinthium L. Dtsch Apoth Ztg 118:469–472 und 119:977–982

Schütte HR (1982) Biosynthese niedermolekularer Naturstoffe. Fischer, Stuttgart New York

Schweisheimer W (1975) Parfüm in der Medizin. Med Klin 70:1717–1720

Sheppard EP, Boyd EM (1970) Lemon oil as an expectorant inhalant. Pharmacol Res Commun 2:1–16

Siebert C (1930) Dermatologische Arzneimittel. In: Jadassohn J (Hrsg) Handbuch der Haut- und Geschlechtserkrankungen, Bd 5, 1. Teil, Springer, Berlin, S 297–577, Wintergrünöl S 511

Sigmund Ch J, McNally EF (1969) The action of a carminative on the lower esophageal sphincter. Gastroenterology 56:13–18

Stahl E, Keller K (1981) Zur Klassifizierung handelsüblicher Kalmusdrogen. Planta Med 43:128–140

Stahl E, Schild W (1981) Pharmazeutische Biologie. Drogenanalyse: Inhaltsstoffe und Isolierungen. Fischer, Stuttgart New York

Stüttgen E, Schäfer H (1974) Funktionelle Dermatologie. Grundlagen der Morphokinetik, Pathophysiologie, Pharmakoanalyse und Therapie von Dermatosen. Springer, Berlin Heidelberg New York

Stumpf PK, Conn EE (1981) The biochemistry of plants. A comprehensive treatise, vol. 7, Secondary plant products (Conn EE ed). Academic Press, New York London Toronto

Sturm W (1979) Parfum. In: Ullmanns Encyklopädie der Technischen Chemie Bd 17, 4. Aufl. Verlag Chemie, Weinheim New York, S 645–649

Tisserand RB (1980) Aromatherapie. Bauer, Freiburg

Tóth L (1967) Untersuchungen über das ätherische Öl von Feoniculum vulgare. Planta Med 15:157–172

Tschirch A (1925) Handbuch der Pharmakognosie, Zweite Abteilung. Tauchnitz, Leipzig, S 1028–1934

Walther H (1979) Klinische Pharmakologie. Grundlagen der Arzneimittelanwendung. VEB Verlag Volk und Gesundheit, Berlin

Weiss RF (1982) Lehrbuch der Phytotherapie. Hippokrates, Stuttgart

Weitgasser H (1975) Diskussionsbemerkungen. In: Demling L, Nasemann Th, Rösch W (Hrsg) Erfahrungstherapie – späte Rechtfertigung. Braun, Karlsruhe, S 82

WHO (1980) 23rd Report of Joint FAO/WHO Expert Commitee on Food Additives Tech Rep NR648

Wichtl M (1983a) In: Böhme H, Hartke K (Hrsg) Deutsches Arzneibuch, 8. Ausg. 1978, Kommentar, 2. Aufl. Wissenschaftliche Verlagsgesellschaft, Stuttgart, Govi, Frankfurt, S 822–824

Wichtl M (ed) (1983b) Teedrogen, ein Handbuch für Apotheker und Ärzte. Wissenschaftliche Verlagsgesellschaft, Stuttgart

Wirth W, Gloxhuber C (1981) Toxikologie. Thieme, Stuttgart New York

Woods SC, Makous W, Hutton RA (1969) Temporal parameters of conditioned hypoglycemia. J Comp Physiol Psych 69:301–307 (1969)

Ziegler E (1982) Die natürlichen und künstlichen Aromen. Hüthig, Heidelberg

Ziment I (1976) What to expect from expectorants. JAMA 236(2):193–194

6 Phenolische Verbindungen

6.1 Allgemeine Einführung

6.1.1 Definition, Eigenschaften

Phenole sind Verbindungen, die an einem aromatischen Ringsystem eine oder mehrere OH-Gruppen tragen. Auch funktionelle Derivate der Phenole – Methylether, Ester oder Glykoside – werden zu den Phenolen (im weiten Sinne) gerechnet. Der Häufigkeit ihres Vorkommens nach, der strukturellen Mannigfaltigkeit nach und auch der funktionellen Bedeutung nach – man denke an das Lignin als einen integrierenden Bestandteil des Pflanzenkörpers – bilden die Phenole eine der wichtigsten Stoffgruppen im Pflanzenreich. Da Phenole mannigfaltigster Struktur in jedem Pflanzenextrakt enthalten sind, stellen sie in der pharmazeutischen Analytik wichtige Leitstoffe dar: Wahrscheinlich hat jede Pflanzenart ein sie charakterisierendes Phenolmuster.

Wegen der großen Zahl an Phenolen und wegen ihrer sehr unterschiedlichen chemischen Konstitution lassen sich keine allgemeinen Aussagen über ihre physikalisch-chemischen Eigenschaften machen. Über die gesamte Löslichkeits- und Polaritätsskala hin finden sich Vertreter: Lipophile Phenole, die mit Wasserdampf flüchtig sind, und die daher als Bestandteile ätherischer Öle angetroffen werden (z. B. das Eugenol, s. Kap 5.8.5); glykosidische Phenole, die in Ethylacetat und Ethanol löslich sind; wasserlösliche Salze (z. B. die Anthocyanidine); und schließlich die weder in Wasser noch in organischen Lösungsmitteln löslichen hochpolymeren Gerbstoffe („Phlobaphene").

Die Anreicherung aus Pflanzenmaterial muß dem jeweiligen Phenol entsprechend gewählt werden. In einigen Fällen ist es möglich, die Acidität der phenolischen Gruppe zur Abtrennung heranzuziehen d. h. die Eigenschaft von Phenolen, als Alkalisalze gut in Wasser löslich zu sein und nach Ansäuern (als nunmehr undissoziiertes Phenol) mit Diethylether oder Ethylacetat ausschüttelbar zu sein. Als allgemeines Verfahren ist die Extraktion mit verdünnter Lauge nicht brauchbar, da viele Phenole in alkalischem Milieu zersetzlich sind. Überhaupt kann die Oxidationsempfindlichkeit als eine allgemeine Eigenschaft der Phenole gelten. Phenole geben mit neutralem und/oder basischem Bleiacetat schwer lösliche Niederschläge. Bleiacetat ist als Gruppenreagens brauchbar, um Phenole von Nichtphenolen zu trennen.

6.1.2 Dünnschichtchromatographie, Farbreaktionen

Zur Trennung lipophiler Phenole eignen sich adsorptionschromatographische Verfahren wie z. B. Kieselgelschichten in Verbindung mit lipophilen Fließmitteln. Zur Trennung von Phenolen mittlerer Polarität eignen sich Systeme, bei denen zunehmend die Verteilung zwischen polarer stationärer Phase und mobiler lipophiler Phase wichtig wird. Säurezusatz drängt die Dissoziation der Polyphenole und Phenolcarbonsäuren zurück (Beispiele Tabelle 6.1).

Sehr häufig verwendete verteilungschromatographische Trennverfahren sind die Systeme:

- Butanol-Eisessig-Wasser (40+10+50) an Cellulose. H_2O an Cellulose gebunden bildet die stationäre Phase: Je polarer das Phenol, desto weniger rasch wandert es.
- Wasser, dem etwas Essigsäure zugesetzt ist, an Cellulose. Die mobile Phase (Wasser) verhält sich stärker polar als die stationäre Phase (Wasser an Cellulose gebunden). Es bildet sich ein inverses System heraus, in dem ein Phenol um so rascher wandert, je polarer es ist.

Sichtbarmachung von Phenolen. Einige in Pflanzen vorkommenden Phenole wie die Anthocyane, die Curcuminoide, Aurone und bestimmte Chinone weisen eine starke Eigen-

---
* Literatur s. Seite 435

Tabelle 6.1. Zur Dünnschichtchromatographie von Phenolen: Nach Pharmakopöen gebräuchliche Fließmittel und ihre Anwendungsbereiche für Kieselgelschichten

Fließmittel	Stoffgruppe	Beispiele (DAB 9)
Toluol	Lipophile Alkenylphenolether	Anis
Chloroform-Ethylacetat (60+40)	Lipophile Flavonaglyka; Kumarinaglyka	Orthosiphonblätter
Chloroform-Ethanol-Essigsäure (95+5+1)	Kurkuminoide	Javanische Gelbwurz
Chloroform-Aceton-Ameisensäure (75+16,5+8,5)	Flavonaglyka	Mariendistelfrüchte
Ethylacetat-Ameisensäure-H_2O (67+7+26)	Flavonglykoside, Chlorogensäure	Weißdornblätter mit Blüten
Wasser-Ethylacetat-Propanol (30+40+30)	Bisanthronglykoside	Sennesblätter

farbe auf, so daß man sie auf der Schicht im Tageslicht erkennt.

Eine weitere Gruppe bilden die Phenole, die im UV-Licht eine Eigenfluoreszenz aufweisen. Fluoreszenzfarbe und Fluoreszenzintensität von Phenolatanion und undissoziiertem Phenol sind meist verschieden; daher ändert sich das Chromatogrammbild, wenn die Platte NH_3-Dämpfen ausgesetzt wird.

Auf Dünnschichtplatten mit Fluoreszenzindikator sind alle Phenole, bedingt durch ihren Benzolchromophor, als Fluoreszenz mindernde Zonen erkennbar.

Darüber hinaus gibt es zahlreiche chromogene Sprühreagenzien, die zu fluoreszierenden und/oder im Tageslicht sichtbaren Farbstoffen führen. Die chromogenen Reagenzien wiederum lassen sich unterteilen in Reagenzien, die mit chemisch unterschiedlichen Phenolen gleich gefärbte Zonen ergeben, und in Reagenzien, die mit chemisch unterschiedlichen Phenolen auch unterschiedlich reagieren. Das menschliche Auge ist imstande, Tausende von Farbnuancen zu unterscheiden; daher sind die chromogenen Reagenzien, die unterschiedliche Phenole auch unterschiedlich anfärben, in der phytochemisch-pharmazeutischen Analytik sehr nützlich.

Zu den nichtdifferenzierenden Reagenzien zählen:

- Phosphormolybdatreagenz. Phosphormolybdänsäure läßt die phenolischen Verbindungen als blau-graue Zonen auf gelber Schicht hervortreten.
- Eisen(III)-chlorid. Mehrwertige Phenole geben in pH-Bereichen >4 grünbraune bis blaugraue Färbungen (Komplexbildungen).

Chromogene Reagenzien, die differenzierend anfärben, sind:

- 2-(Diphenylboryxloxy)ethylamin nach Neu (1956). Es reagiert mit allen Phenolen, welche zur Chelatbildung fähig sind, unter Bildung stark türkis bis rot fluoreszierender Chelate (Geiger 1985).

- Diazoniumsalze. Am gebräuchlichsten sind *p*-Diazoniobenzosulfonat (= diazotierte Sulfanilsäure) und *p*-Nitrophenyldiazoniumtetrafluoroborat (Echtblausalz B). Mit Phenolen, deren *para*- oder *ortho*-Stellung unsubstituiert ist, bilden sich gelb, orange bis rotblaue Azofarbstoffe.

- Dichlorchinonchlorimid (Gibbs 1927). Im alkalischen Milieu bilden sich blaue Indophenolat-Anionen (Beispiel: Capsaicin; Abb. 7.20). Kupplungsstellen sind freie Positionen in *para*-Stellung zu einer freien phenolischen Gruppe. Es gibt aber einige Ausnahmen, zu denen das Capsaicin gehört (Kupplung in *ortho*-Position). Die mit Gibbs-Reagens auf den Platten entstehenden Farbzonen sind violett, blau oder blaugrün.

- Vanillin und Salzsäure. Nach dem Erhitzen entwickeln sich gelbrote bis violette Farbzonen. Es reagieren nur aromatische Pflanzenstoffe, die das Substitutionsmuster des Resorcins oder des Phloroglucins aufweisen. Die phenolischen Gruppen können auch verschlossen sein. Unter den gleichen Bedingungen reagieren: Pyrrole, Indole, Amine sowie Verbindungen mit einer aktiven Methylengruppe.

6.1.3 Biosynthetische Einordnung

Zur Synthese aromatischer Verbindungen aus aliphatischen Vorstufen sind ausschließlich pflanzliche Organismen befähigt. Tierische Organismen sind auf die exogene Zufuhr lebenswichtiger Aromaten (Phenylalanin/Tyrosin, Trytophan) angewiesen.

Höhere Pflanzen sind in der Lage, aromatische Verbindungen auf drei verschiedenen Wegen zu bilden:

- Der Shikimisäureweg. Er ist weitaus der wichtigste, da er zu den aromatischen Aminosäuren führt (Abb. 6.2).
- Der Acetat-Malonatweg. Er schließt sich eng an die Fettsäurebiosynthese an. Im Unterschied zur Fettsäurebiosynthese werden jedoch die durch Kondensation einer neuen C_2-Einheit entstehenden β-Ketocarbonsäurederivate nicht reduziert, so daß sich Polyketo-Verbindungen bilden, die zu Phenolen zyklisieren können.
- Der Acetat-Mevalonatweg. Es ist der Weg der üblicherweise zu den Isoprenoiden führt. Einige Terpene können zu Aromaten dehydriert werden (z. B. Thymol oder Xanthorrhizol; Abb. 6.1).

6.1.4 Oxidative Kupplung von Phenolen

Die nach einem der drei Biosynthesewege entstandenen Phenole unterliegen mannigfachen weiteren Umwandlungen. Viele Strukturen lassen sich verstehen, wenn man eine oxidative Kupplung postuliert (Abb. 6.3). Ein einfaches Beispiel ist die Bildung von Ellagsäure aus Gallussäure (Abb. 6.4). Eine Rolle spielt die oxidative Kupplung sodann bei der Bildung der Lignane, der Proanthocyanidine, der kondensierten Gerbstoffe und vieler Alkaloide, soweit sie aromatische Ringe enthalten (Morphinbiosynthese s. Abb. 8.23).

6.1.5 Enzymatische Bräunungsreaktion

Pflanzenorgane unterliegen nach der Ernte äußerlich sichtbaren Veränderungen, von de-

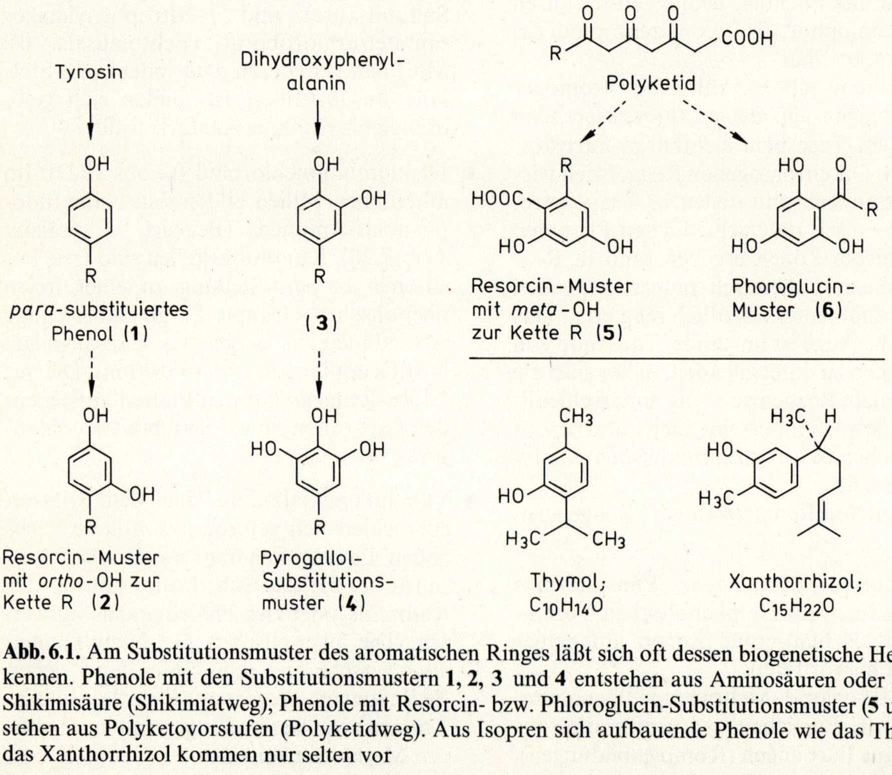

Abb. 6.1. Am Substitutionsmuster des aromatischen Ringes läßt sich oft dessen biogenetische Herkunft erkennen. Phenole mit den Substitutionsmustern **1, 2, 3** und **4** entstehen aus Aminosäuren oder direkt aus Shikimisäure (Shikimiatweg); Phenole mit Resorcin- bzw. Phloroglucin-Substitutionsmuster (**5** und **6**) entstehen aus Polyketovorstufen (Polyketidweg). Aus Isopren sich aufbauende Phenole wie das Thymol und das Xanthorrhizol kommen nur selten vor

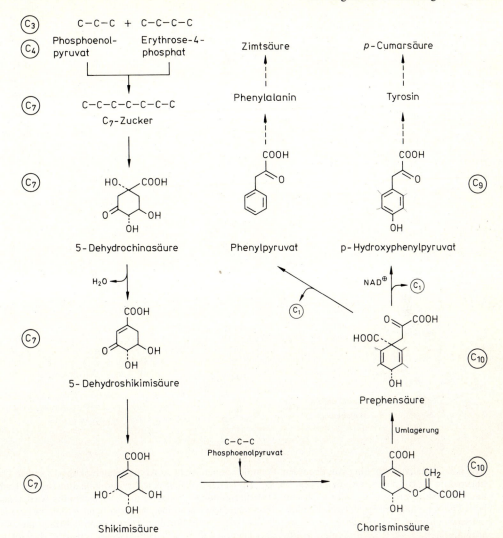

Abb. 6.2. Bildung von Aromaten und Phenolen über den Shikimiatweg (Stereochemie, Enzyme, Mechanismen unberücksichtigt). Die Biosynthese beginnt mit einer Aldolkondensation eines C_3 mit einem C_4-Zucker zu einem C_7-Zucker, der zu Dehydrochinasäure zyklisiert. Auf der Shikimisäurestufe wird ein weiteres Molekül des C_3-Zucker eingeführt, die spätere C_3-Seitenkette der aromatischen Aminosäuren sowie der Zimtsäuren. Auf der Prephenstufe verzweigen sich die Wege: Reduktive Decarboxylierung (unter Abzug eines Hydrid-Ions) führt zur p-Hydroxyphenylbrenztraubensäure, der unmittelbaren Vorstufe von Tyrosin; einfache CO_2-Eliminierung führt über Phenylbrenztraubensäure zu Phenylalanin. Aus den aromatischen Aminosäuren bilden sich die korrespondierenden Zimtsäuren unter der Einwirkung der Ammoniumlyase

nen das Dunkelwerden besonders auffällt. Eine von mehreren Ursachen ist die Einwirkung von Tyrosinase (E. C. 1.10.3.1: O_2-Oxidoreductase) auf phenolische Inhaltsbestandteile in Gegenwart von Sauerstoff. Sehr rasch geht z. B. die enzymatische Bräunungsreaktion vor sich, wenn man Bananen oder geschälte Äpfel einige Zeit an der Luft stehen läßt. Ähnlich rasch bräunen sich Kartoffeln nach dem Schälen; man legt sie, um dies zu verhindern, bekanntlich in Wasser.

Bevorzugtes Substrat für die Tyrosinase sind Phenole mit o-Diphenolstruktur, z. B. Chlorogensäure und Catechine. Die o-Diphenole

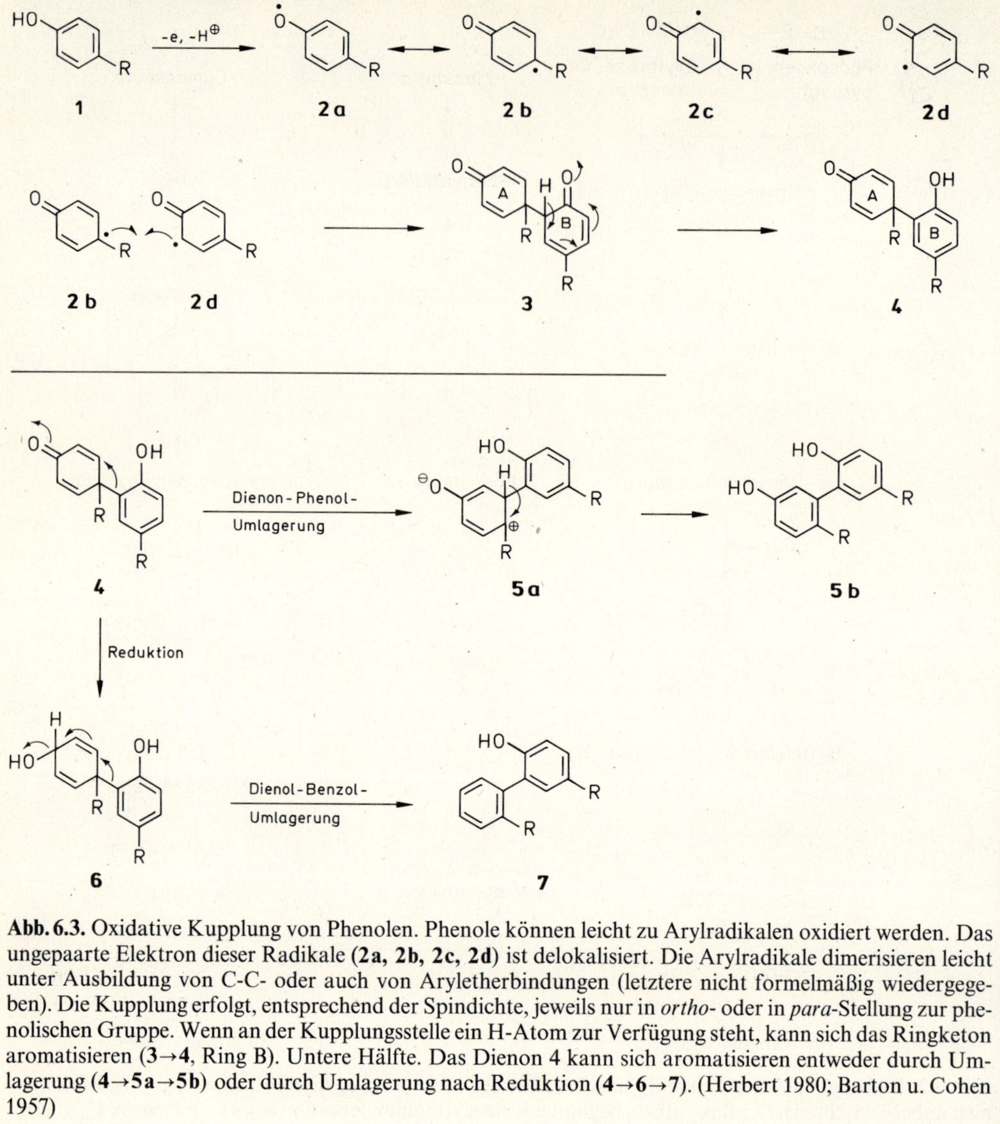

Abb. 6.3. Oxidative Kupplung von Phenolen. Phenole können leicht zu Arylradikalen oxidiert werden. Das ungepaarte Elektron dieser Radikale (**2a, 2b, 2c, 2d**) ist delokalisiert. Die Arylradikale dimerisieren leicht unter Ausbildung von C-C- oder auch von Aryletherbindungen (letztere nicht formelmäßig wiedergegeben). Die Kupplung erfolgt, entsprechend der Spindichte, jeweils nur in *ortho-* oder in *para*-Stellung zur phenolischen Gruppe. Wenn an der Kupplungsstelle ein H-Atom zur Verfügung steht, kann sich das Ringketon aromatisieren (**3→4**, Ring B). Untere Hälfte. Das Dienon **4** kann sich aromatisieren entweder durch Umlagerung (**4→5a→5b**) oder durch Umlagerung nach Reduktion (**4→6→7**). (Herbert 1980; Barton u. Cohen 1957)

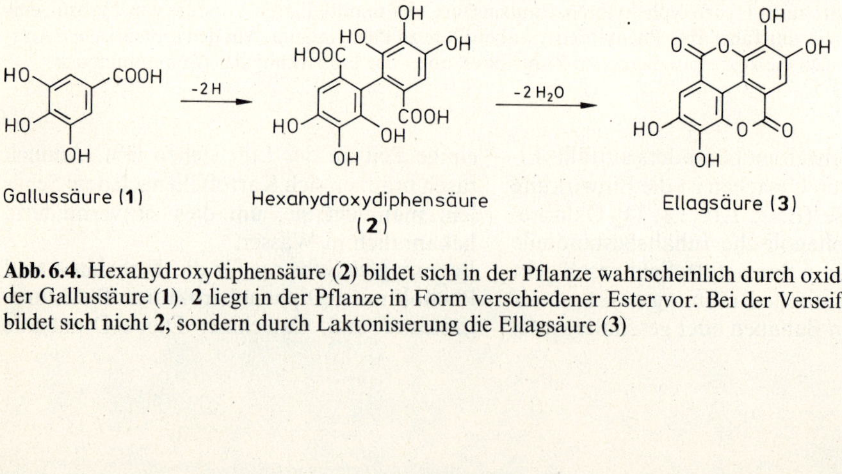

Gallussäure (**1**)   Hexahydroxydiphensäure (**2**)   Ellagsäure (**3**)

Abb. 6.4. Hexahydroxydiphensäure (**2**) bildet sich in der Pflanze wahrscheinlich durch oxidative Kupplung der Gallussäure (**1**). **2** liegt in der Pflanze in Form verschiedener Ester vor. Bei der Verseifung der **2**-Ester bildet sich nicht **2**, sondern durch Laktonisierung die Ellagsäure (**3**)

werden zunächst zu *o*-Chinonen oxidiert, die als reaktionsfähige Verbindungen zu dunkelgefärbten Produkten polymerisieren.
Tyrosinase besitzt eine weitere Spezifität: Sie kann Monophenole zu *o*-Diphenolen oxydieren, so daß letztlich auch Monophenolate an der enzymatischen Bräunungsreaktion teilnehmen.

6.1.6 Pharmakologische und toxikologische Eigenschaften

Phenole kommen in den Nahrungs- und Genußmitteln pflanzlicher Herkunft fast überall und oft in beachtlichen Konzentrationen vor. Für die Mehrzahl von ihnen gilt, daß es sich um pharmakologisch und toxikologisch weitgehend inerte Substanzen handelt. Ausnahmen bilden die folgenden Gruppen:

- lipophile Phenole die nicht hinreichend rasch entgiftet werden können. Beispiel: Uroshenol und Derivate (s. Abb. 1.7), Gossypol (s. 2.2.8.1).
- Phenole mit hohem Redoxpotential, die sehr reaktionsfähig sein können. Beispiele: Phenole mit Hydrochinon- oder Anthronstruktur.
- Reaktionsfähige Phenole dann, wenn sie in hohen Dosen in die Blutbahn gelangen. Beispiele: Mißbrauch von Tocopherolen, Gerbstoffe in der Wundbehandlung.

Über die Resorptionsquoten von Phenolen lassen sich kaum generalisierende Aussagen machen, da sie stark von der jeweiligen Konstitution des Moleküls abhängen. Die stark polaren Verbindungen werden wohl kaum resorbiert. Sie gelangen in die unteren Darmabschnitte und werden dort von Mikroorganis-

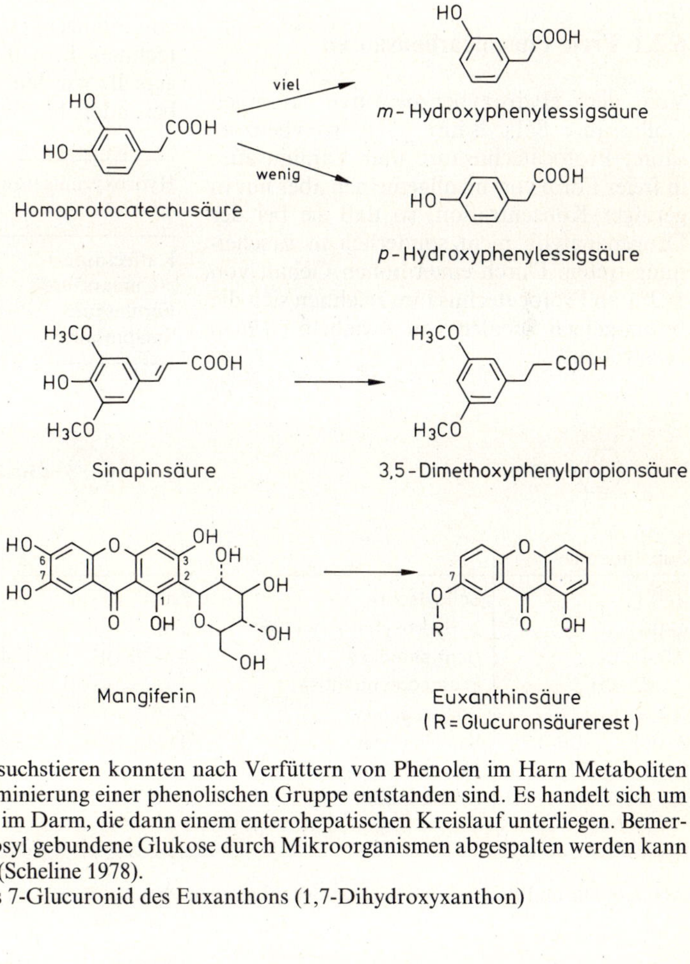

Abb. 6.5. An verschiedenen Versuchstieren konnten nach Verfüttern von Phenolen im Harn Metaboliten gefunden werden, die durch Eliminierung einer phenolischen Gruppe entstanden sind. Es handelt sich um Abbauprodukte der Mikroflora im Darm, die dann einem enterohepatischen Kreislauf unterliegen. Bemerkenswert ist auch, daß als Glykosyl gebundene Glukose durch Mikroorganismen abgespalten werden kann (Mangiferin→Euxanthinsäure) (Scheline 1978).
Hinweis: Euxanthinsäure ist das 7-Glucuronid des Euxanthons (1,7-Dihydroxyxanthon)

men verändert. Eine auffallende mikrobielle Reaktion stellt die Enthydroxylierung dar (Abb. 6.5).

6.2 Phenolcarbonsäuren und Derivate

Unter der Bezeichnung Phenolcarbonsäuren oder Phenolsäuren werden im folgenden die in der Natur vorkommenden Hydroxyzimtsäuren und Hydroxybenzoesäuren zusammengefaßt (Abb. 6.6). Die folgenden Derivate kommen als Drogeninhaltsstoffe vor:

- als Ester mit anderen Säuren,
- als Ester oder Glykosid an Zucker gebunden,
- als Ester mit Alkoholen,
- als mit Phenolcarbonsäuren acylierte Flavonoide.

6.2.1 Freie Phenolcarbonsäuren

Von den Hydroxybenzoesäuren kommen Gallussäure, Salicylsäure, p-Hydroxybenzoesäure, Protocatechusäure und Vanillinsäure in freier Form vor; im allgemeinen aber nur in geringer Konzentration, so daß sie bei der Drogenanalytik nicht sonderlich in Erscheinung treten. Durch einen hohen Gehalt von 1–2% an Protocatechusäure zeichnen sich die braun-gelben Schalen von Zwiebeln (*Allium cepa* L.) aus.

Freie Gallussäure kommt in allen Drogen als Begleitstoff vor, die reich an Gallotanninen sind. Beispiele:

- Bärentraubenblätter (von *Arctostaphylos uva-ursi* (L.) SPRENG.).
- Hamamelisrinde (von *Hamamelis virginiana* L.).

Gallussäure, ein farbloses bis schwach gelblich gefärbtes Pulver, geruchlos, löslich in Wasser, ist als Reagens in das DAB 9 aufgenommen worden. Es dient als Leitsubstanz bei der dünnschichtchromatographischen Prüfung der Bärentraubenblätter.

Prüfung. Kieselgel; Ethylacetat-Ameisensäure-Wasser (88+6+6); Detektion mit Gibbs-Reagens: braune Zone im Rf-Bereich 0,7–0,8.

Die **Hydroxyzimtsäuren** sind im Pflanzenreich viel weiter verbreitet, sie kommen auch in höheren durchschnittlichen Konzentrationen vor: somit ist bei der dc-Untersuchung von Pflanzenextrakten mit ihrem Auftreten zu rechnen. In den etwa 500 Pflanzenarten, die geprüft wurden, traten die folgenden Säuren besonders häufig auf:

Hydroxyzimtsäure	Häufigkeit [%]
Kaffeesäure	66
p-Cumarsäure	48
Ferulasäure	33
Sinapinsäure	26

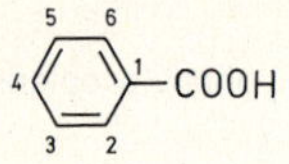

Substituenten			
2-OH	Salicylsäure	2-OH	o-Cumarsäure
4-OH	p-Hydroxybenzoesäure	4-OH	p-Cumarsäure
2,5-Di-OH	Gentisinsäure	3,4-Di-OH	Kaffeesäure
3,4-Di-OH	Protocatechusäure	3-OCH$_3$, 4-OH	Ferulasäure
3,4,5-Tri-OH	Gallussäure	3-OH, 4-OCH$_3$	Isoferulasäure
3-OCH$_3$, 4-OH	Vanillinsäure	3,5-Di-OCH$_3$, 4-OH	Sinapinsäure
3-OH, 4-OCH$_3$	Isovanillinsäure		
3,5-Di-OCH$_3$, 4-OH	Syringasäure		
Hydroxybenzoesäuren		Hydroxyzimtsäuren	

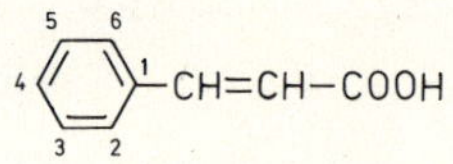

Abb. 6.6. Die im Pflanzenreich häufig vorkommenden Phenolcarbonsäuren

Kaffeesäure. Geruchlose, weiße oder fast weiße Kristalle; leicht löslich in heißem Wasser oder Ethanol. Auf Chromatogrammen durch blaue Fluoreszenz im UV-Licht bei 365 nm erkennbar. Tritt analytisch in Erscheinung u. a. bei der dc-Prüfung der folgenden Drogen:

- Römische Kamille (von *Chamaemelum nobile* (L.) ALL.) und
- Holunderblüten (von *Sambucus nigra* L.)

Ferulasäure ist der Trivialname für die 4-Hydroxy-3-methoxyzimtsäure, die zuerst aus dem Gummiharz verschiedener *Ferula*-Arten (Familie: *Apiaceae*) isoliert wurde. Die *trans*-Form ist eine farblose, kristalline Verbindung, die sich in heißem Wasser, Ethanol und Ethylacetat löst. In Lösung findet partielle Isomerisierung zur *cis*-Form statt, die nach Abtrennung ein gelbliches Öl liefert.
Sie tritt meist vergesellschaftet mit Kaffeesäure auf, beispielsweise in den Blättern von *Eucalyptus globulus* LABILL. (Familie: *Myrtaceae*), im Rhabarber (s. Kap. 6.7.11), und im Tausengüldenkraut (von *Centaurium erythraea* RAFN; Familie: *Gentianaceae*). Auf Chromatogrammen wandert sie etwas rascher als Kaffeesäure (Gibbs: positiv).
Ferulasäure ist ein wirksames Hydrocholeretikum. Sie soll sich ferner als Lebensmittelkonservierungsstoff eignen.
Zu den seltenen Hydroxyzimtsäuren zählen:

- die **o-Cumarsäure** im Melilotus-altissimus-Kraut (Steinklee) und die
- **Isoferulasäure** in Wurzel und Rhizom des Baldrians (von *Valeriana officinalis*).

6.2.2 Ester mit anderen Säuren

Ester aromatischer Hydroxycarbonsäuren werden auch als Depside bezeichnet. Am häufigsten vorkommend sind Ester zwischen der Kaffee- und Chinasäure (Abb. 6.7), mit der **Chlorogensäure** als Prototyp. Chlorogensäure färbt sich in alkalischer Lösung grün, eine Eigenschaft, von der sich der Trivialname ableitet (griechisch *chloros* = grün; *genao* = werden).
Chlorogensäure und verwandte Depside kommen in nahezu allen pflanzlichen Geweben vor, allerdings in nicht allzu hoher Konzentration (bis etwa 0,01%). Eine bemerkenswerte Ausnahme machen die grünen Kaffeebohnen (von *Coffea arabica* L. und *C. canephora* PIERRE *ex* FROEHNER, Familie: *Rubiaceae*), mit Gehalten zwischen 3–8%.
Im Rahmen der Drogenanalytik tritt die Chlorogensäure bei den folgenden Drogen in Erscheinung:

- Arnikablüten,
- Birkenblätter,
- Holunderblüten,
- Huflattichblätter,
- Weißdornblätter mit Blüten.

Beispiel Holunderblüten: Kieselgel; Ethylacetat-Ameisensäure-Wasser (84 + 8 + 8); Nachweis durch Diphenylboryloxyethylamin. Im Rf-Bereich 0,2–0,3 blaue Fluoreszenz.

Physiologisch und pharmakologisch sind die Chlorogensäuren in üblicher Dosis weitgehend inert. Hohe Dosen von Chlorogensäure (40 mg/kg KG) führen bei der Ratte und Maus zu einer vermehrten Gallenausscheidung (hydrocholeretischer Effekt). Das Cynarin der Artischocke wirkt gleichartig. Angebliche zentralstimulierende Effekte der Chlorogensäure konnten nicht bestätigt werden (Hach u. Heim 1971).

Cichoriumsäure wurde neben Monocaffeoyl-Weinsäure zuerst in der Wegwarte *Cichorium intybus* L. (Familie: *Asteraceae*) gefunden. Sie ist ein analytischer Leitstoff für *Echinacea*-Extrakte. In *Echinacea-purpurea*-Kraut kommt sie in einer durchschnittlichen Konzentration von 0,3% und im *E.-angustifolia*-Kraut von 0,9% vor (Hsieh 1984).

Rosmarinsäure wurde ursprünglich aus den Blättern von *Rosmarinus officinalis* L. isoliert. Inzwischen fand man sie außer in zahlreichen Labiaten auch in mehreren Arten der Umbelliferen und Boraginazeen. Die Rosmarinsäure fand pharmakologisches Interesse: Sie ist ein Hemmstoff der unspezifischen Komplementaktivierung (des "*alternative pathway*") sowie der Lipoxygenase, und somit der Leucotriensynthese. Mit anderen Phenolen teilt sie die Eigenschaft, radikalische Kettenreaktionen abzubrechen. Auch in einigen *in-vivo*-Modellen wirkt sie entzündungshemmend.
Rosmarinsäure ist sowohl in Wasser als auch in Ether löslich. Man kann sich dieser Eigen-

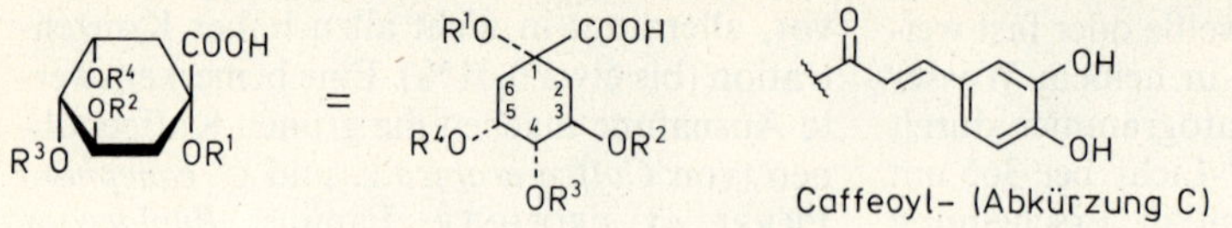

374   6 Phenolische Verbindungen

R^1	R^2	R^3	R^4	
H	H	H	H	(−)-Chinasäure
C	H	H	H	1-Caffeoylchinasäure
H	C	H	H	Chlorogensäure
H	H	C	H	Kryptochlorogensäure
H	H	H	C	Neochlorogensäure
C	H	H	C	Cynarin
C	C	H	H	1,3-Dicaffeoylchinasäure

Abb. 6.7. Als Alkoholpartner der Hydroxyzimtsäuren zur Esterbildung steht die (−)-Chinasäure mit ihren vier OH-Gruppen – der Häufigkeit des Vorkommens nach – an erster Stelle. Derivate, bei denen die Carboxylgruppe einer Hydroxyzimtsäure mit einer Hydroxygruppe einer zweiten Säure verestert ist, werden auch Depside genannt. 1,3-Dicaffeoylchinasäure kommt in frischen Artischockenblättern vor; beim Trocknen der Blätter erfolgt weitgehend Umsetzung zum 1,5-Derivat, das unter dem Trivialnamen Cynarin bekannt ist. Cynarin ist eine Substanz mit auffallend süßem Geschmack

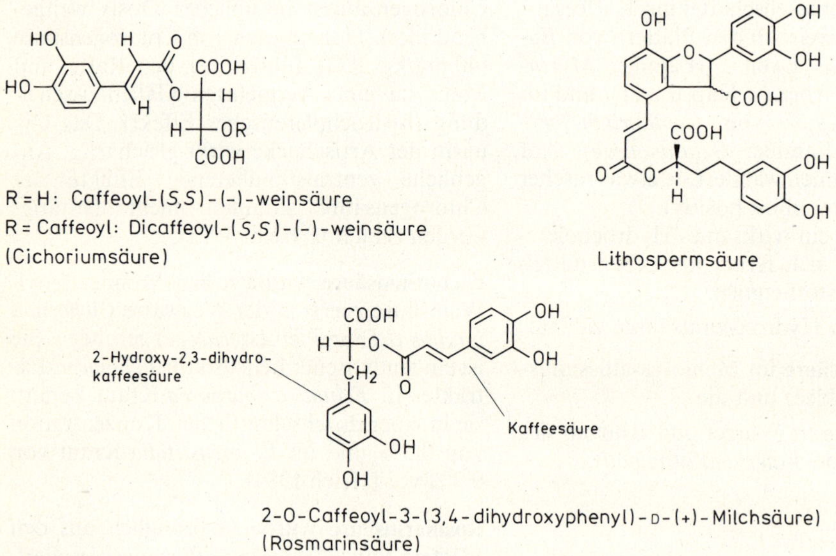

R = H: Caffeoyl-(S,S)-(−)-weinsäure
R = Caffeoyl: Dicaffeoyl-(S,S)-(−)-weinsäure
(Cichoriumsäure)

Lithospermsäure

2-Hydroxy-2,3-dihydro-kaffeesäure

Kaffeesäure

2-O-Caffeoyl-3-(3,4-dihydroxyphenyl)-D-(+)-Milchsäure)
(Rosmarinsäure)

Abb. 6.8. Beispiele für weitere Depside der Kaffeesäure

schaft zur Anreicherung und Isolierung bedienen. Analytisch tritt sie u. a. in den folgenden Labiatendrogen in Erscheinung:

Droge	Gehalte
Pfefferminzblätter	3,5–4,5%
Salbeiblätter	2 –6%
Melissenblätter	Etwa 2%
Thymian	Etwa 1%

Lithospermsäure (Kelley et al. 1975) ist eine modifizierte Rosmarinsäure, bei der eine phenolische Gruppe mit dem Ethylteil der Kaffeesäure einen Cumaranring ausgebildet hat (Abb. 6.8). Sie kommt in *Lithospermum-, Lycopus-, Symphytum-, Anchusa-* und *Echium-*Arten vor. Sie weist *in vitro* antigonadotropine Aktivität auf.

Wäßrige Auszüge aus *Lithospermum ruderale* DOUGL. (Familie: *Boraginaceae*), einer in Nordamerika weit verbreiteten Pflanze, sollen von den Indianern Nevadas verwendet worden sein, um die Empfängnisfähigkeit aufzuheben. Es ist bisher nicht geklärt, ob zwischen dem Vorkommen der Lithospermsäure und andrer Phenole in *Lithospermum* und diesem Bericht ein Zusammenhang besteht.

6.2.3 An Zucker glykosidisch gebundene Phenolcarbonsäuren

Ester der Hydroxyzimtsäuren mit Mono- und Oligosacchariden kommen in den mannigfachsten Varianten bei höheren Pflanzen weit verbreitet vor (Abb. 6.9). Man darf mit ihrem Auftreten in nahezu allen Drogen rechnen. Da sie oft in beachtlichen Konzentrationen auftreten, sind sie nützliche Leitstoffe in der Drogenanalytik. Varianten mit *o*-Dihydroxygruppen (Kaffeesäurederivate) sind oxydationsempfindlich: In Extrakten und Fertigarzneimitteln muß mit ihrer Zersetzlichkeit gerechnet werden.

Verbascosid kommt beispielsweise im *Verbena-officinalis*-Kraut vor (0,8%) und in den *Plantago-lanceolata*-Blättern (2%).

DC-Nachweis: Kieselgel: Blutanol-Eisessig-Wasser (40+10+50); mit Diphenylboryloxyethylamin be-

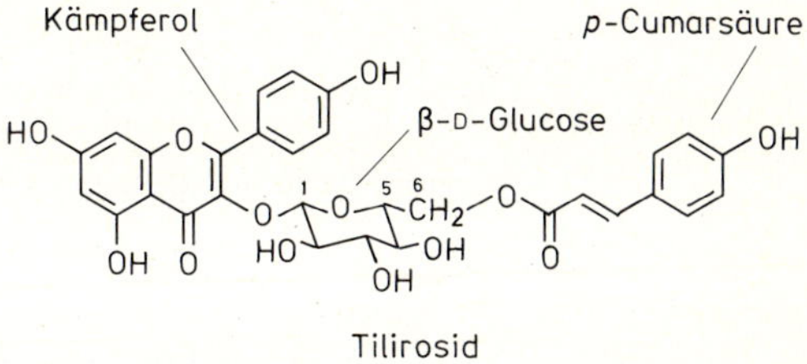

Tilirosid

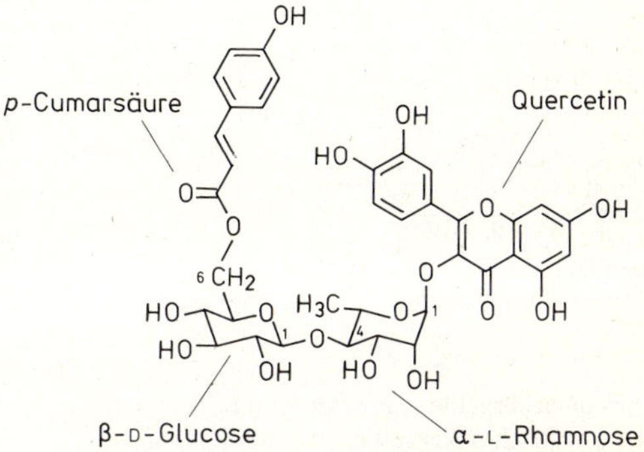

Beispiel für ein Flavon aus dem Ginkgoblatt

Abb. 6.10. Einige Mono- und Oligosaccharide enthalten neben Hydroxyzimtsäure zusätzlich noch Flavone in glykosidischer Bindung

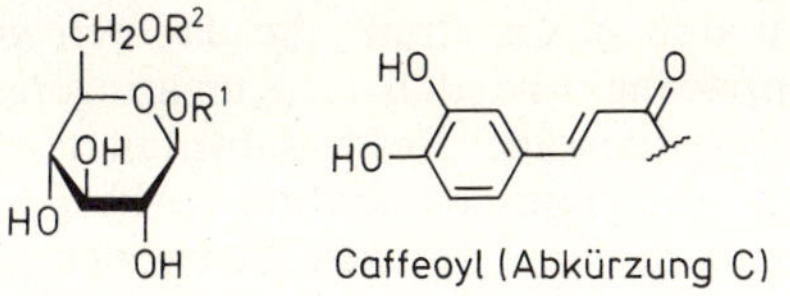

R^1	R^2	
C	H	1-O-Caffeoylglucose
H	C	6-Caffeoylglucose
C	C	1,6-Dicaffeoylglucose

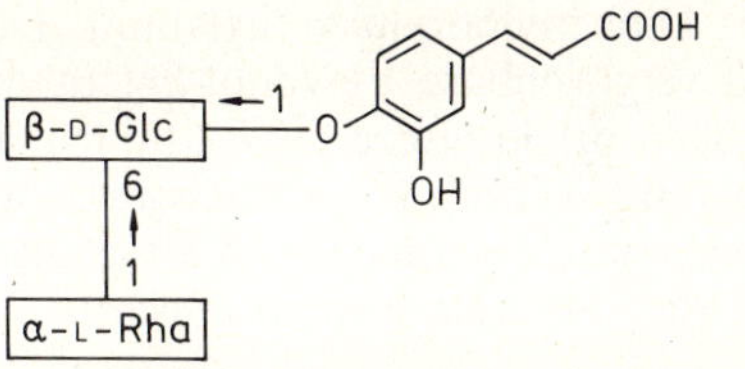

Kaffeesäurerutinosid;
Vork: Leonurus-cardiaca-Kraut

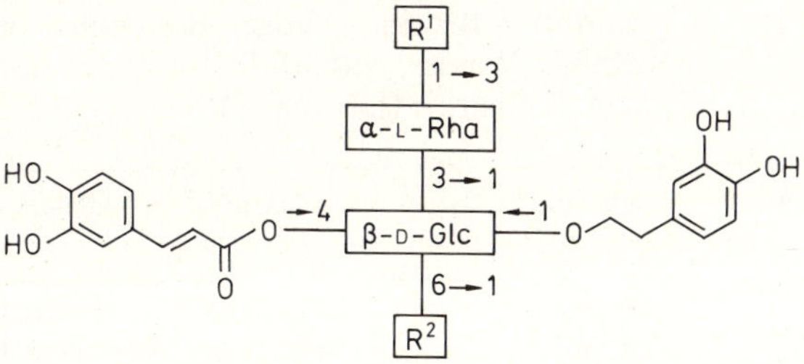

R^1	R^2	
α-L-Xyl *p*	H	Teucrosid
H	β-D-Glc *p*	Echinacosid
H	H	Verbascosid

Abb. 6.9. Mono- und Oligosaccharide, die glykosidisch und/oder als Ester gebunden aromatische Hydroxycarbonsäuren enthalten, kommen bei höheren Pflanzen sehr häufig vor. Allein die 1-O-Caffeoylglucose wurde analytisch in jeder dritten Pflanze gefunden

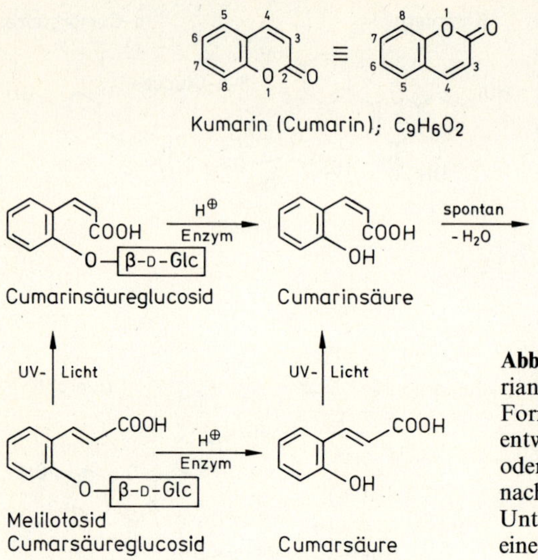

Kumarin (Cumarin); $C_9H_6O_2$

Abb. 6.11. Die Stammverbindung der an die 500 Varianten umfassenden Stoffgruppe der Kumarine. Die Formeln werden unterschiedlich wiedergegeben, entweder mit Zählung entgegen dem Uhrzeigersinn oder mit Zählung im Uhrzeigersinn. Nomenklatur nach IUPAC: Cumarin = 2H-1-Benzopyran-2-on. Untere Hälfte: Postmortale Bildung von Cumarin aus einer glykosidischen Zimtsäurevorstufe

sprüht ockergelbe Zone bei Rf 0,6. Rosmarinsäure als Vergleich ockergelbe Zone bei Rf 0,8.

Echinacosid kommt in der Wurzel von *Echinacea angustifolia* nicht aber in *E. purpurea* vor. Durch die Echinacosidführung können die beiden Drogenherkünfte zugeordnet werden.

Tilirosid erscheint bei der dc-Prüfung der Lindenblüten als grün-gelbe Zone unterhalb der blauvioletten Zone der Kaffeesäure (Nachweis mit Diphenylboryloxyethylamin). Dem Tilirosid vergleichbare Flavonol-Esterglykoside (Abb. 6.10) kommen in Extrakten aus Blättern von *Ginkgo biloba* vor. Extrakte und Fertigarzneimittel werden auf den Gehalt an Ginkgo-Flavonoidestern standardisiert.

6.3 Kumarine (Cumarine)

6.3.1 Allgemeine Merkmale

Kumarine oder 1,2-Benzopyrone (Abb. 6.11) stellen zyklische Laktone einer entsprechenden *o*-Hydroxycarbonsäure dar. In Lauge öffnet sich der Laktonring unter Bildung wasserlöslicher Natriumsalze der *o*-Hydroxycarbonsäuren; Ansäuern führt zur Rezyklisierung. Diese Eigenschaft der Kumarine – Löslichkeit in wäßriger alkalischer Lösung und Extrahierbarkeit mit Äther oder Essigester nach Sauerstellen der wäßrigen Phase – kann zur Isolierung von Kumarinen aus pflanzlichem Material ausgenutzt werden. Voraussetzung für die Anwendbarkeit dieser Methode ist es, daß weder säure- noch basenkatalysierte Umlagerungen eintreten.

Kumarine kommen in zwei Polaritätsstufen vor:

- als Glykoside von Hydroxykumarinen (Abb. 6.12) und
- als lipophile Kumarine, die dadurch gekennzeichnet sind, daß das Kumaringerüst durch terpenoide Reste substituiert ist. Auch die Furanokumarine (Abb. 6.13) können zu den lipophilen Kumarinen gezählt werden.

Lipophile Kumarine sind teils sublimierbar, teils gehen sie mit Wasserdampf flüchtig und bilden dann charakteristische Inhaltsstoffe bestimmter ätherischer Öle, vornehmlich der Öle von *Citrus-Arten* (Agrumenöle). Bergamottöl z. B., ein wichtiger Bestandteil des Kölnisch Wasser, enthält die folgenden lipophilen Kumarine (Lawrence 1982):

Kumarin	Struktur- formel	Gehalt [%]
Bergapten	Abb. 6.14	0,24–0,36
Citropten	Abb. 6.12	0,21–0,32
Bergamottin	Abb. 6.13	1,1 –1,9
5-Methoxy-7- geranoxycumarin	Abb. 6.13	0,04–0,06

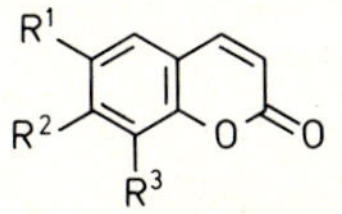

6.3 Kumarine (Cumarine)

R^1	R^2	R^3	
H	OH	H	Umbelliferon
H	OCH$_3$	H	Herniarin
OH	OH	H	Aesculetin
H	OH	OH	Daphnetin
OCH$_3$	OH	H	Scopoletin
OCH$_3$	OH	OH	Fraxetin

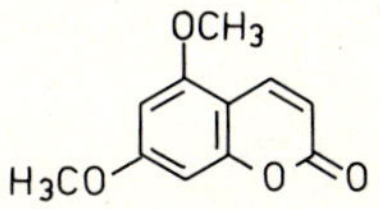

Limettin (= Citropten)

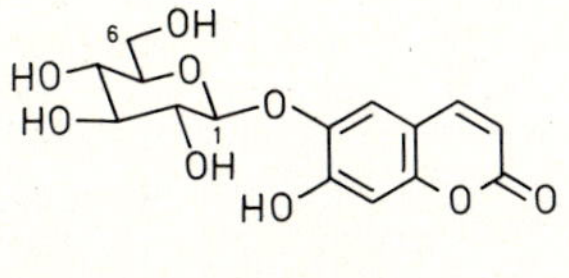

Aesculin (6-Glucosid): zeigt intensive Fluoreszenz

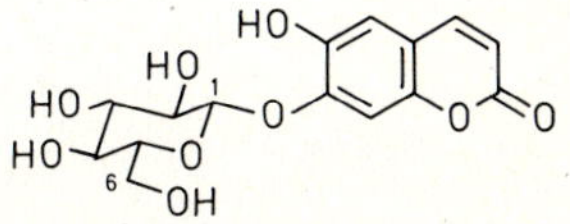

Cichoriin (7-Glucosid des Aesculetins): zeigt keine Fluoreszenz

Abb. 6.12. Beispiele für in Drogen vorkommenden Hydroxycumarin-Aglyka und -Glykoside. Viele Kumarine zeigen intensive Fluoreszenz, die vor allem im alkalischen Milieu ausgeprägt ist. Allerdings können sich selbst stellungsisomere Kumarine im Fluoreszenzverhalten grundlegend unterscheiden, wie das am Beispiel Aesculin/Cichorin deutlich wird

6.3.2 Hinweise zur Analytik

Da es keine pflanzlichen Arzneidrogen gibt, die allein ihres Kumaringehaltes wegen Anwendung finden, so gibt es auch keine Pharmakopöemethoden zur Prüfung auf Identität, Reinheit und Gehalt. Von großem Interesse sind die Kumarine in der Drogenanalytik hingegen zur Unterscheidung nahe verwandter Drogen sowie zur Aufdeckung von Verwechslungen und Verfälschungen.

Auf Chromatogrammen geben sich die meisten Kumarine bereits ohne Sprühreagens allein durch ihre Fluoreszenz zu erkennen, z. B.

Kumarin	Fluoreszenz	Rf × 100[a]
Scopoletin	Weiß-hellblau	28
Umbelliferon	Weiß	40
Sphondin	Weiß-hellblau	46–48
Xanthotoxin	Dunkelorange	53
Isopimpinellin	Dunkelrot	54
Bergapten	Weiß-gelb	59
Pimpinellin	Dunkelrot	65
Isobergapten	Weiß-gelb	71

[a] Kieselgel; Fließmittel: Toluol-Ether (50 + 50; mit Essigsäure gesättigt) (Kubeczka u. Bohn 1985).

Auf Chromatogrammen u. a. der folgenden Drogenauszüge erscheinen fluoreszierende Kumarinzonen.

Droge	Kumarin
Ammi-majus-Früchte	Xanthotoxin, Imperatorin
Ammi-visnaga-Früchte	Visnagin
Angelikawurzel	Umbelliferon, Imperatorin, Xanthotoxin, Umbelliprenin
Bruchkraut (*Herniaria-glabra* und *Herniaria-hirsuta*-Kraut)	Herniarin, Umbelliferon
Kamillenblüten Römische Kamille	Umbelliferon, Herniarin Scopolosid (Synonym: Scopolin)
Lavendelblüten	Umbelliferon, Herniarin
Liebstöckelwurzel	Bergapten, Umbelliferon
Steinkleekraut (*Melilotus officinalis* oder *M.-altissima*-Kraut)	Cumarin[a], Umbelliferon

[a] Gelbgrüne Fluoreszenz nach Besprühen mit Lauge.

6.3.3 Beispiele für Kumarine als analytische Leitstoffe

Prüfung von Belladonnaextrakt auf Reinheit. Die Prüfung auf Hyoscyamin- und Scopol-

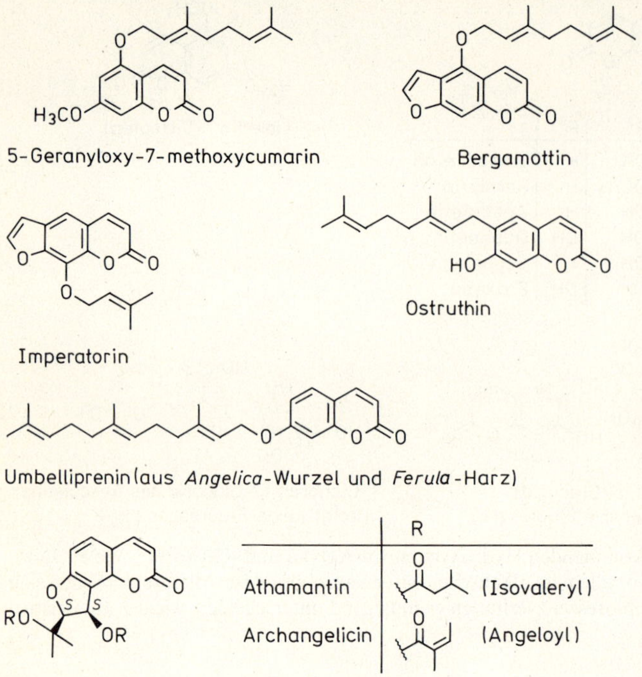

378   6 Phenolische Verbindungen

5-Geranyloxy-7-methoxycumarin

Bergamottin

Imperatorin

Ostruthin

Umbelliprenin (aus *Angelica*-Wurzel und *Ferula*-Harz)

Athamantin — (Isovaleryl)
Archangelicin — (Angeloyl)

Abb. 6.13. Beispiele für isoprensubstituierte Kumarine. 5-Geranyloxy-7-methoxycumarin, Bergamottin, Imperatorin (3-Methyl-2-butenyloxygruppe an C-8) und Isoimperatorin (3-Methyl-2-butenyloxygruppe an C-5) sind häufige Bestandteile von Agrumenölen (Öle von Citrusfruchtschalen). Ostruthin, Umbelliprenin, Athamantin und Archangelicin sind Inhaltsstoffe verschiedener Umbelliferenrhizome. Athamantin kommt z. B. im Rhizom von *Peucedanum oreoselinum* MOENCH. (Synonym: *Athamanta oreoselinum*) vor; Archangelicin im Rhizom von *Peucedanum ostruthium* (L.) KOCH (= Meisterwurz) und von *Angelica archangelica* L. (= Engelwurz)

aminführung allein ist nicht ausreichend, da eine Reihe anderer Solanazeendrogen dieselben Alkaloide enthalten. Außer durch die Flavonoidführung unterscheiden sich die Extrakte durch die Kumarinführung (Hörhammer et al. 1968):

Extrakt aus	Scopoletin	Umbelliferon
Atropa-belladonna-Blatt (DAB 9)	+	−
Atropa-belladonna-Wurzel	+	+
Datura-stramonium-Blatt	−	−
Hyoscyamus-niger-Blatt	−	−
Hyoscyamus-muticus-Blatt	−	+

Verfälschungen der echten Bibernellwurzel durch die ähnliche Umbelliferenwurzel. Arzneibuchkonforme Droge ist seit Jahren sehr schwer erhältlich, weshalb häufig Verfälschungen angeboten werden. Den Nachweis zu führen, daß eine Verfälschung vorliegt, und welche, ist aufgrund anatomischer Merkmale allein sehr schwierig zu führen. An Hand des unterschiedlichen Kumarinspektrums lassen sich die in Frage kommenden Wurzeln hingegen gut differenzieren (Kubeczka u. Bohn 1985).

Tabelle 6.2. Kumarinspektren der echten Bibernellwurzel im Vergleich zu einigen in Frage kommenden Verfälschungen (Kubeczka u. Bohn 1985)

Kumarin	Pimpinella major	Pimpinella saxifraga	Heracleum sphondylium	Pastinaca sativa
Angelicin	●			
Apterin			●	●
Bergapten	●	●	●	●
Imperatorin		●	●	●
Isobergapten	●	●	●	
Isooxypeucedanin	●			
Isopimpinellin	●	●	●	●
Oxypeucedanin	●			
Peucedanin		●		
Phellopterin			●	
Pimpinellin	●	●	●	
Scopoletin	●	●		
Sphondin	●	●	●	
Umbelliferon	●	●	●	
Umbelliprenin		●		
Xanthotoxin		●		●

6.3.4 Wirkungen

Als lipophile Substanzen können Kumarine vom Magen-Darm-Trakt aus resorbiert werden. Allerdings liegen keine Angaben über Resorptionsquoten vor. Um mögliche systemische Wirkungen von kumarinführenden Arzneidrogen abschätzen zun können, fehlt es überdies an Untersuchungen über Freisetzungsraten aus der Droge (z. B. über Kumaringehalte im Infus).
Als fettlösliche Stoffe gelangen sie nach Resorption in das Zentralnervensystem. Viele Kumarine entfalten dort – im Sinne der Lipidtheorie von Overton und Meyer – unspezifische narkotische Wirkungen.
Möglicherweise hängt mit der Beeinflussung von Vorgängen an Grenzflächen auch die gefäßspasmolytische Wirkung bestimmter Kumarine zusammen. Spasmolytisch z. B. wirken Visnadin (Erbring et al. 1967), Athamantin (Halpern et al. 1957) und Archangelicin (Thastrup et al. 1982).
Als lipophile Substanzen können, ähnlich wie die lipophilen Karotinoide, auch die Kumarine zum Teil in der Haut abgelagert und gespeichert werden. Dies bliebe unbemerkt, wenn nicht bestimmte Kumarine – und zwar die angularen Furanokumarine der Psoralenreihe – photosensibilisierende Eigenschaften hätten. Am eingehendsten untersucht ist das Xanthotoxin (Synonym: 8-Methoxypsoralen, abgekürzt 8-MOP), das auch klinisch angewendet wird (s. Kap. 6.3.5.2).

6.3.5 Lichtsensibilisierende Kumarine

6.3.5.1 Definitionen; Photodermatitis durch Psoralene

Der Begriff Sensibilisierung ist im vorliegenden Zusammenhange nicht im Sinne der Allergielehre, sonden im Sinne der Physik zu verstehen. Photosensibilisatoren absorbieren Lichtquanten des biologisch unschädlichen UV-Bereiches 320–400 nm, wandeln die absorbierte Lichtenergie nicht in Wärme um, sondern induzieren chemische Reaktionen, wie z. B. die Bildung von Pyrimidin-Dimeren; oder es werden hochreaktive Radikale gebildet, die ihrerseits eine Reihe von zelltoxischen Läsionen setzen. In der Dermatologie ist Photosensibilisierung definiert als die Herabsetzung der Lichtreizschwelle der Haut durch endo- oder exogene Einlagerung lichtsensibilisierender Stoffe. Als Folge davon: Es kommt unter der Einwirkung von Licht, dessen Intensität und Wellenlänge zur Anregung photobiologischer Reaktionen an sich nicht ausreicht, zu erwünschten oder unerwünschten Erscheinungen auf der Haut. Erwünscht ist die Hautbräunung, nicht nur aus kosmetischen Gründen, reichlich Melanin schützt die Haut vor schädlichen Folgen der Besonnung. Unerwünscht sind Hautschäden. Phototoxische Stoffe steigern bereits bei einmaliger Einwirkung auf die Haut und gleichzeitiger Lichtexposition dosisabhängig die Empfindlichkeit der Haut gegen Sonnenbestrahlung: Es kommt zu Photodermatitiden. Die „Wiesendermatitis" ist eine Sonderform, hervorgerufen beim Liegen auf Wiesen, wenn der nackte Körper mit bestimmten Pflanzen in Kontakt kommt. Es können sich Hautläsionen bilden, deren Ausmaße genaue Reproduktionen der Stengel und Blätter sind, welche die Hautentzündungen hervorgerufen haben. In Frage kommen:

- die Gartenraute (*Ruta graveolens* L.),
- Bärenklau-Arten (*Heracleum*-Arten),
- Schafgarbe (*Achillea millefolium* L.),
- Pastinak (*Pastinaca sativa* L.),
- Engelwurz (*Angelica archangelica* L.),
- Liebstöckel (*Levisticum officinale* L.),
- Blätter des Feigenbaums (*Ficus carica* L.),
- die aus Mittelmeerländern eingeschleppte *Ammi majus* L.

Als *Berloque-Dermatitis* ist eine phototoxische Reaktion beschrieben, die von Bergamottöl hervorgerufen wird, das in Kölnisch Wasser enthalten ist. Es kommt nach dem Verreiben auf den der Sonne ausgesetzten Hautpartien zu Hautentzündungen, die unter Pigmentierung abheilen. Man ist daher dazu übergegangen, zu Kosmetika nur noch kumarinfreie Bergamottöle zu verarbeiten. In neuester Zeit sind schwere Fälle von *Berloque-Dermatitis* dadurch aufgetreten, daß echtes Bergamottöl in der Laienpresse als biologisches Mückenschutzmittel empfohlen worden ist.
Verantwortlich für die durch Pflanzen und Pflanzenprodukte hervorgerufenen Photodermatitiden sind die linearen Furanokumarine der Psoralenreihe, insbesondere das Psoralen, das Xanthotoxin (8-Methoxypsoralen, Ammoidin) und das Bergapten (Abb. 6.14 und 6.15).

380   6 Phenolische Verbindungen

linearer Typ (Psoralene)

R^1	R^2	
H	H	Psoralen
H	OCH_3	Xanthotoxin
H	OH	Xanthotoxol
OCH_3	H	Bergapten
OH	H	Bergaptol
OCH_3	OCH_3	Isopimpinellin

angulärer Typ

R^1	R^2	
H	H	Angelicin
OCH_3	H	Isobergapten
H	OCH_3	Sphondin
OCH_3	OCH_3	Pimpinellin

Abb. 6.14. Die wichtigsten Vertreter der Furanocumarine. Die linearen Vertreter – man bezeichnet diese Gruppe auch als Psoralene – haben auffällige photosensibilisierende Eigenschaften

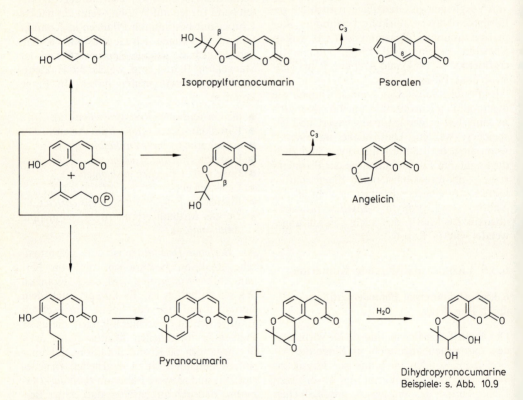

Abb. 6.15. Biogenetische Zusammenhänge zwischen den Furanocumarinen und den Dihydropyranocumarinen vom Visnadintyp. Furano- und Pyranocumarine sind Varianten einer durch Isoprenyl substituierten Cumarinstufe. Durch C-Isoprenylierung des aromatischen Ringes der Kumarine entstehen zwei Typen von Isopropylfuranocumarinen und von Furanocumarinen. Die Furanocumarine sind sekundäre Umwandlungsprodukte der Isoproypylfuranocumarine, wie sich aus Markierungsexperimenten schließen läßt. Zum Mechanismus der C_3-Abspaltung fehlen noch immer experimentelle Belege. Man nimmt an, daß das C_3-Bruchstück als Aceton nach Art einer rückläufigen Aldolreaktion verloren geht; dies würde eine Carbonylfunktion β-ständig zu einer tertiären OH-Gruppe oder aber ein Carbenium-Ion in derselben Position voraussetzen. Die Dihydropyranocumarine treten in der Natur häufig als Dihydrohydroxyderivate auf; deren Bildung aus Pyranocumarinen könnte über eine Epoxidstufe verlaufen

Von der phototoxischen Reaktion ist die photoallergische Reaktion zu unterscheiden. Erfahrungsgemäß wirken aber nur solche Stoffe als Photoallergene, die auch in der Lage sind, phototoxische (photodynamische) Reaktionen auszulösen. Es sei auf die entsprechende Spezialliteratur hingewiesen (z. B. Stüttgen u. Schaefer 1974; Cottier 1980).

6.3.5.2 Ammoidin

Ammoidin (Synonyme: Xanthotoxin, 8-Methoxypsoralen) kommt in den Früchten von *Ammi majus* L. (Familie: *Apiaceae*) vor, daneben noch in einer Reihe weiterer Pflanzen. Es kann durch Extraktion aus *Ammi-majus*-Früchten oder durch Synthese gewonnen werden. Weiße oder cremefarbene, flaumige Kristalle; geruchlos; zunächst bitter, später brennend schmeckend. In kaltem Wasser ist Ammoidin praktisch unlöslich; löst sich aber in wässerigen Alkalilaugen unter Öffnung des Laktonringes und fällt beim Ansäuern unverändert wieder aus.

Wirkungen. Erhöht die Melaninbildung in der UV-bestrahlten Haut, wenn es oral verabreicht wird (20 mg), oder lokal in Form von 1%igen Lotionen. Es wird angewandt bei *Vitiligo* und *Psoriasis*. Die mißbräuchliche Verwendung als „Bräunungspille" für kosmetische Zwecke kann zu akuten Unverträglichkeiten (*Erythem, Nausea,* Kopfschmerz, Benommenheit), selbst zu lebensbedrohlichen Verbrennungen führen (Nater u. de Groot 1984).

6.3.6 Steinkleekraut, Dicumarol

6.3.6.1 Die Droge

Herkunft. Steinkleekraut besteht aus den Blättern und blühenden Zweigen von *Melilotus officinalis* (L.) LAM und *M. altissima* THUILL., zweijährigen Kräutern aus der Familie der Leguminosen (*Fabaceae*), die in ganz Mitteleuropa und Kleinasien verbreitet vorkommen. Beide Arten unterscheiden sich nur sehr wenig voneinander: An dem reich verästelten, derben, meist aufrechten Stengel sitzen die dreizähligen Laubblätter, deren bis 4 cm langen Teilblättchen länglich bis elliptisch geformt sind; der Rand ist gezähnt. Die gelben Schmetterlingsblüten sitzen in einseitswendigen lockeren Trauben, die den Blattachseln entspringen.

Sensorische Eigenschaften. Steinklee riecht kräftig nach frischem Heu; die Droge schmeckt salzig und bitter.

Inhaltsstoffe. Die Droge ist unvollständig untersucht. Identifiziert wurden:

- Dihydro-*o*-Cumarsäure (Melilotsäure).
- 0,4–0,9% Cumarin, ein Artefakt, das sich beim Trocknen aus Melilotosid (2-Glucosyloxy-*trans*-Zimtsäure) bildet; 3,4-Dihydrocumarin, Hydroxycumarine, darunter Scopoletin und Umbelliferon.
- Flavonoide, darunter Kämpferol und Quercetin (frei und in glykosidischer Bindung).

Anwendung. In Teemischungen zum Aromatisieren, z. B. als Bestandteil der „*Species emollientes*", eine Kräutermischung, die man äußerlich, ähnlich dem Heusack (s. Kap. 11.1.2) verwendet.

6.3.6.2 Mikrobiologische Bildung von Dicumarol

Verdorbener oder silierter Steinklee führt, an Rinder verfüttert, zur sogenannten "*Sweet clover disease*". Die erkrankten Tiere zeigen eine schwere Blutungsneigung, an der sie zugrunde gehen. Als toxisches Prinzip wurde das 3,3′-Methylen-bis(4-hydroxy-cumarin) identifiziert, eine Verbindung, die unter dem Trivialnamen Dicumarol bekannt ist. Dicumarol ist nicht nativ im Steinklee enthalten; es wird auch nicht, wie man lange Zeit dachte, aus dem in der Pflanze vorhandenen Cumarin gebildet. Substrat für die Bildung von Dicumarol beim Verderben des Steinklees ist die *o*-Dihydrocumarsäure (Ashton u. Davies 1962; Bye u. King 1970; Abb. 6.16).

Dicumarol hemmt die Blutgerinnung: Als Vitamin-K-Antagonist hemmt es die Synthese von Prothrombin sowie die Gerinnungsfaktoren VII, IX und X in der Leber. Diese Entdeckung war der Ausgangspunkt für die Entwicklung synthetischer Kumarine mit gerinnungshemmenden Eigenschaften. Therapeutisch werden Antikoagulanzien zur Thromboseprophylaxe eingesetzt. Dicumarolderivate verwendet man auch als Rodentizid; die Ratten gehen an Gewebs- und Hautblutungen zugrunde, wenn dem Köder 1–10 mg% Dicu-

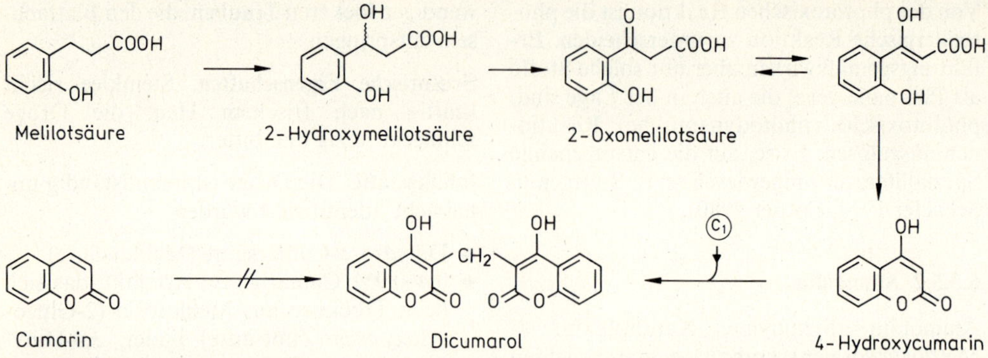

382   6 Phenolische Verbindungen

Abb. 6.16. Bildung von Dicumarol aus Melilotsäure unter dem Einfluß von Schimmelpilzen wie *Aspergillus fumigatus* oder *Penicillium jensenii*. Einzelheiten sind noch immer unklar, insbesondere die Herkunft der C_1-Einheit (des Formaldehydäquivalents) und der Mechanismus der Kondensation. Man beachte, daß das Cumarin selbst keine Vorstufe der mikrobiellen Dicumarolbildung ist

marol zugesetzt werden. Die akute LD_{50} bei der Ratte peroral aufgenommen beträgt hingegen 542 mg/kg KG.
Dicumarol bildet farblose Kristalle, die schwach aber angenehm riechen und einen leicht bitteren Geschmack aufweisen. Die Substanz ist in Wasser, Ethanol und Ether praktisch unlöslich. Trotz der Unlöslichkeit in Wasser wird Dicumarol bei Mensch und Tier vom Magen-Darm-Trakt aus nahzu quantitativ resorbiert.

6.3.7 Cumarin als Aromatikum; Waldmeisterkraut

Historische Anmerkung. Cumarin wurde bereits im Jahre 1820 aus den Tonkabohnen isoliert, das sind die Samen eines in Guayana heimischen Baumes, *Coumarouna odorata* AUBL. (Synonym; *Dipteryx odorata* WILLD.), zur Familie der Leguminosen (*Fabaceae*) gehörend. Nach der in Cayenne übli-

chen Bezeichnung „Coumarouna" für die Samen erhielt die schöne kristallisierende, intensiv duftende Substanz den Namen Cumarin. Dieser Name für die Einzelsubstanz ging später auf Pflanzenstoffe als Gruppenbezeichnung über, die dasselbe Grundgerüst aufweisen.

Vorkommen. Tonkabohnen enthalten 2–3% Cumarin. Andere Cumarin führende Pflanzen sind sporadisch über das ganze Pflanzenreich verbreitet. Cumarin enthalten: bei den Monokotyledonen einige Orchideenarten, bestimmte Gräser wie *Anthoxanthum odoratum* L. (Wohlriechendes Riechgras) und *Hierochloë odorata* (L.) WAHLENB. (Wohlriechendes Mariengras); bei den Dikotyledonen zahlreiche *Melilotus*-Arten (*Fabaceae*), *Asperula odorata* L. (der Waldmeister; Familie: *Rubiaceae*) und *Trilisa odoratissima* CASS. (Familie: *Asteraceae*). In kleinen Mengen ist Cumarin in Datteln, Erdbeeren, Brombeeren, Aprikosen und Kirschen enthalten.

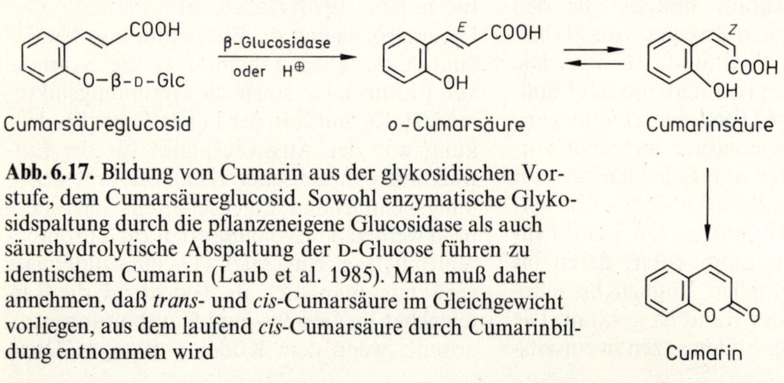

Abb. 6.17. Bildung von Cumarin aus der glykosidischen Vorstufe, dem Cumarsäureglucosid. Sowohl enzymatische Glykosidspaltung durch die pflanzeneigene Glucosidase als auch säurehydrolytische Abspaltung der D-Glucose führen zu identischem Cumarin (Laub et al. 1985). Man muß daher annehmen, daß *trans*- und *cis*-Cumarsäure im Gleichgewicht vorliegen, aus dem laufend *cis*-Cumarsäure durch Cumarinbildung entnommen wird

Beschreibung. Cumarin bildet farblose Kristalle, intensiv riechend, an Vanille erinnernd; bitter aromatisch und brennend schmeckend. In Alkohol, Ether und fetten und in ätherischen Ölen gut löslich.

Anwendung. Cumarin wurde jahrzehntelang in der Pharmazie und in der Lebensmittelindustrie ähnlich wie Vanillin als Aromaticum verwendet. In der Pharmazie diente es dazu, unangenehm riechende Rezepturen zu überdecken. In der Lebensmittelindustrie aromatisierte man mit Cumarin vor allem Schokoladenprodukte. Einige Tierversuche führten im Jahre 1953 dazu, daß die Verwendung von Cumarin eingestellt wurde. Vermutlich wurde dabei der Tatsache nicht genügend Aufmerksamkeit geschenkt, daß gerade im Falle des Cumarins die Toxizität von Tierart zu Tierart stark variiert: Hunde vertragen höchstens 10 mg über kurze Zeit; von Ratten werden tägliche Gaben selbst großer Mengen (50–100 mg/kg KG, oral) über die ganze Lebenszeit ohne Schäden ertragen. Ob der Gebrauch geringer Cumarinmengen durch den Menschen tatsächlich schädlich ist, bedarf weiterer Untersuchungen (Lindner 1979).

Anhang: Waldmeisterkraut. Die Droge, manchmal auch *Herba Matrisilvae* genannt, besteht aus den zur Blütezeit gesammelten und getrockneten oberirdischen Teilen von *Asperula odorata* L. (Synonym: *Galium odoratum* (L.) SCOP.; Familie: *Rubiaceae*). Der Waldmeister ist eine ausdauernde Pflanze; 10–30 cm hoch; Stengel vierkantig; die lanzettlichen Blätter quirlig angeordnet; die kleinen weißen Blüten stehen in einer endständigen, verzweigten, lockeren Trugdolde.
Die frische Pflanze riecht nicht; der Duft entwickelt sich erst beim Anwelken. Im Modellversuch kann der Duftstoff Cumarin „autolytisch" durch eine pflanzeneigene, mit Wasser extrahierbare β-Glucosidase (ein Lyo-Enzym) freigesetzt werden; er kann aber auch „künstlich" durch Kochen mit verdünnten Mineralsäuren gebildet werden (Abb. 6.17). Im Durchschnitt werden 1,06% Cumarin/Trockenmasse freigesetzt (Laub et al. 1985).
Waldmeisterkraut wird zum Aromatisieren von Kräuterteemischungen verwendet.

Hinweis: Die Verwendung von Cumarin und von Waldmeisterkraut ist laut Aromenverordnung in der Bundesrepublik Deutschland verboten. Eine Ausnahme bildet die gewerbsmäßige Herstellung von Maiwein oder Maibowle, soweit ein Höchstgehalt von 5 ppm Cumarin im Getränk nicht überschritten wird. Dies entspricht einem Ansatz von etwa 3 g frischem Waldmeister für 1 l Bowle (Laub et al. 1985).

6.4 Lignane

6.4.1 Einführung

Definition. Lignane sind definiert als dimere C_6C_3-Körper (Phenylpropanoide), die über das mittlere Kohlenstoffatom der C_3-Seitenketten miteinander verbunden sind. Die weitere Variation ist durch die Ausgestaltung der C_3-Seitenkette gegeben (Abb. 6.18 u. 6.19). Zahlreich vertreten sind die sogenannten Bisepoxylignane, das sind Derivate des 3,7-Dioxabicyclo[3.3.0]octans, was sich damit erklärt, daß primär Coniferylakohol und Syringaalkohol zu Lignanen kondensieren (Abb. 6.20) Extrahiert man Drogen fraktioniert mit Lösungsmitteln zunehmender Polarität, so können Lignane sowohl in der Lipoidfraktion als auch in der polaren Fraktion enthalten sein. Beispiele für lipophile Lignane sind Sesamin, das im fetten Sesamöl vorkommt, und Pinoresinol, das in Coniferenharzen gefunden wird. In Ethanol-Wasser löslich sind die glykosidischen Lignane, wie z. B. das Syringaresinoldiglucosid, das bei Dikotyledonen ziemlich verbreitet ist (Abb. 6.21).

Einige Eigenschaften. Lignane sind farblose, kristalline Verbindungen; schwer flüchtig und daher ohne Geruch; Vertreter mit auffallendem Geschmack (bitter, brennend) und lokal reizenden Eigenschaften bilden die Ausnahme (z. B. die Podophyllum-Lignane). Es gibt keine Gruppenreaktion, die für Lignane charakteristisch ist und somit eine rasche Erkennung eines Pflanzenstoffes als Lignan ermöglichen würde. Lignane verhalten sich analytisch wie Phenole, Phenolether oder Phenolglykoside:

• bedingt durch das chromophore System substituierter Aromaten geben sie sich auf DC-Platten mit Fluoreszenzindikator durch Floureszenzminderung zu erkennen,

384   6 Phenolische Verbindungen

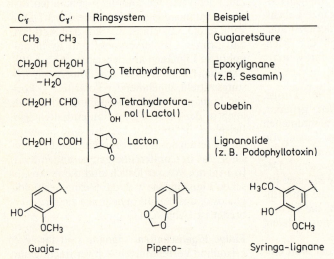

Abb. 6.18. Bauprinzip der Lignane als dimere Phenylpropanoide, deren durch die vier Kohlenstoffatome C_α-C_β-$C_{\beta'}$-$C_{\alpha'}$ gebildeter Butanteil unterschiedlich ausgebildet ist. Besonders häufig tritt als Vorstufe der Tetrahydrofuranring auf, ein Hinweis darauf, daß die Dimerisierung vorzugsweise auf der Stufe der C_6-C_3-Alkohole (Abb. 6.19) erfolgt. Nach einem Vorschlag von Freudenberg und Weinges (1961) kennzeichnet man das Substitutionsmuster durch Präfixe wie *Guaja-*, *Pipero-* und *Syringa*. Meistens, aber nicht in allen Fällen, weisen beide aromatische Ringe, identisches Substitutionsmuster auf

- Lignane mit freien phenolischen Gruppen oder Lignane, die unter den Reaktionsbedingung, freie Phenole bilden, oxidieren Molybdatphosphorsäure (Blaufärbung),
- als aromatische Verbindungen geben sie mit Anisaldehyd-Schwefelsäure rote Farbstoffe,

- Lignane mit maskierten Aldehydgruppen (z. B. Cubebin, Piperolignane) reagieren mit konz. Schwefelsäure unter Farbstoffbildung (z. B. Sesamin→orangerot),
- ein Teil der Lignane zeigt im UV-Licht 365 nm Fluoreszenz (z. B. das Syringaresinol-diglucosid).

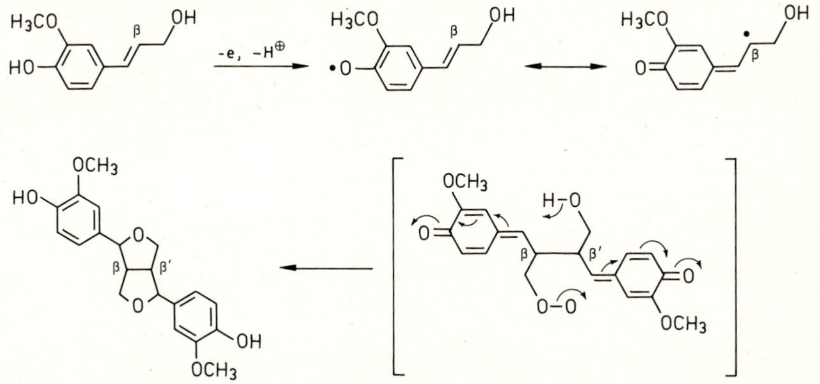

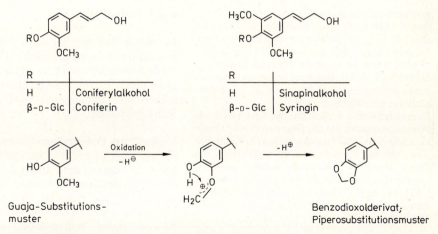

Abb. 6.19. Lignane sind dadurch charakterisiert, daß die beiden C_6-C_3-Bausteine – im vorliegenden Beispiel ist der Coniferylalkohol gewählt – mindestens in β-β'-Stellung miteinander verknüpft sind. Dies wird verständlich, wenn man einen radikalischen Mechanismus der oxidativen Kupplung (Abb. 6.3) postuliert, wofür es auch experimentelle Belege gibt. Im Zuge einer Stabilisierung der Chinonmethid-Zwischenstufen können sich weitere C-C oder auch C-O-Bindungen ausbilden. Am Beispiel des Coniferylalkohols wird zudem verständlich, warum in der Lignanreihe Derivate mit der 3,7-Dioxabicyclo[3.3.0]octan-Struktur (Bisepoxylignan-Typ) häufig vorkommen. Stereochemie unberücksichtigt (3 Isomere existent)

R	
H	Coniferylalkohol
β-D-Glc	Coniferin

R	
H	Sinapinalkohol
β-D-Glc	Syringin

Guaja-Substitutionsmuster

Benzodioxolderivat; Piperosubstitutionsmuster

Abb. 6.20. Coniferin und Syringin treten häufig als Bausteine der Lignane auf. Sie sind zugleich die Bausteine der Lignine, wobei die Beteiligung von Syringin bei den Dikotyledonen-Hölzern typisch ist. Untere Hälfte: Der Zusammenhang zwischen Lignanen mit dem 4-Hydroxy-3-methoxy (dem Guaja-) Substituionsmuster und Phenolen mit Dioxymethylenstruktur (Synonym: Benzodioxole, Piperosubstitutionsmuster)

6.4.2 Lignane als analytische Leitstoffe

Kubeben. Piper-cubeba-Früchte, lassen sich mit ziemlicher Sicherheit sowohl von den Früchten anderer *Piper*-Arten als auch von den falschen Kubeben anderer Pflanzenfamilien (Rutazeen, Laurazeen, Rhamnazeen) durch eine höchst einfache Reaktion unterscheiden. Eine kleine Menge Pulver wird in 80proz. Schwefelsäure eingetragen und sofort unter dem Mikroskop untersucht: Alle größeren Pulverpartikelchen müssen von einer kirschroten Zone umgeben sein. Die Rotfärbung beruht auf dem Cubebingehalt (Cubebinformel Abb. 6.22).

Syringaresinol und verwandte Derivate. Eleutherococcus-senticosus-Rhizom wird aus der UdSSR nicht als Droge, sondern als „Halbfertigprodukt" in Form eines wäßrig-ethanolischen Fluidextraktes exportiert. Diese Handelsextrakte sind chromato-

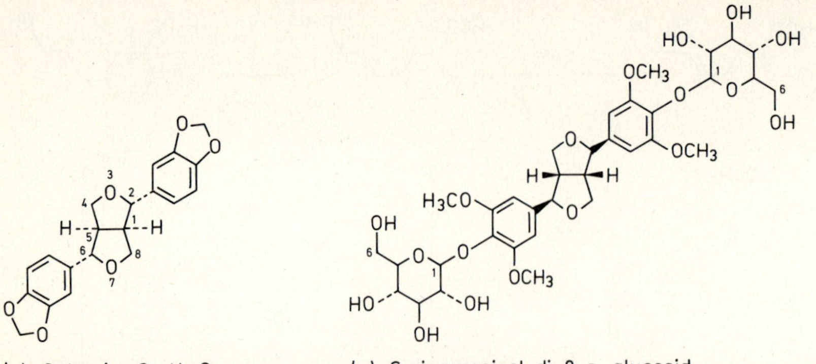

(+)-Sesamin; C₂₀H₁₈O₆   (−)-Syringaresinol-di-β-D-glucosid

Abb. 6.21. Unter den Lignanen kommen sowohl in Fettlösungsmitteln als auch in polaren Lösungsmitteln lösliche Vertreter vor. (+)-Sesamin ist in Wasser praktisch unlöslich, gut löslich in Chloroform, Benzol und Aceton; es kommt im unverseifbaren Anteil des Sesamöls vor. (−)-Syringaresinol enthält 2 phenolische Gruppen, welche an Zucker gebunden sein können; die entsprechenden Glykoside, wie das Di-β-D-glucosid sind in Ethanol-Wasser-Gemischen löslich und gelangen in die entsprechenden Extrakte (Beispiel: Extrakt aus *Eleutherococcus senticosus* RUPR. et MAXIM.). Hinweis: Formel der D-Glucose in der Schreibweise nach Mills (Abb. 3.1)

graphisch durch das gemeinsame Auftreten von Syringin (Abb. 6.20) und Syringaresinolglykosiden charakterisiert; die Substanzen weisen blaue Eigenfluoreszenz auf. Bezogen auf die gleiche molare Konzentration ist dabei die Fluoreszenzintensität des monomeren Alkohols 6mal größer als die des dimeren Syringoresinal-di-β-D-glucosids, (Quantenausbeute der Fluoreszenz = 6:1).
Es muß bezweifelt werden, daß der Nachweis dieser Phenole ausreicht, um die pharmazeutische Qualität wenig definierter Produkte zu gewährleisten. Ein sehr ähnliches Phenolmuster unter Einschluß des Syringaresinol-4,4'-diglucosids kommt beispielsweise auch in Mistelextrakten vor (Luther u. Becker 1987). Mit dem Vorkommen in anderen Dikotyledonen, insbesondere Holzgewächsen, kann gerechnet werden.

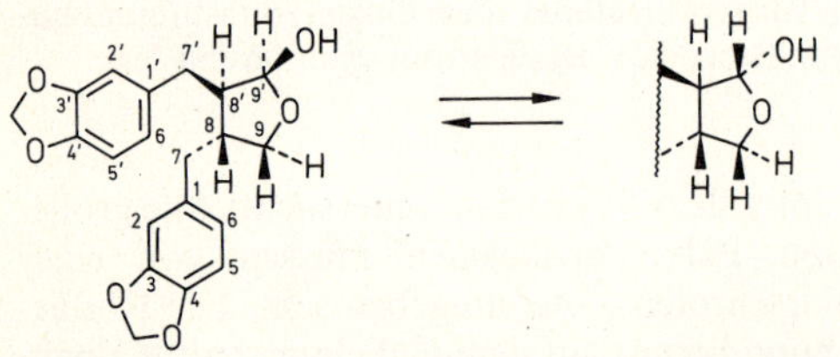

6.4.3 Podophyllin

Definition. Podophyllin oder Podophyllumharz wird aus den unterirdischen Organen von *Podophyllum peltatum* L. (Familie: *Berberidaceae*) durch Extraktion mit Ethanol und anschließender Fällung mit stark verdünnter Säure gewonnen.

Herkunft des Podophyllumrhizoms. *Podophyllum peltatum* L., eine niedrige und schattenliebende Pflanze aus der Familie der *Berberidaceae*, ist heimisch in den Laubwäldern der östlichen USA und Kanadas. Die ausdauernde Pflanze besitzt einen bis 1 m langen, horizontal-kriechenden Wurzelstock, zwei große, schildförmige Blätter mit handförmiger Lappung, und an der Gabelung des kurzen Sprosses eine große, weiße Blüte. Im Herbst wird der Wurzelstock gegraben, hierauf gewaschen, in etwa 10 cm lange Stücke zerschnitten und sorgfältig getrocknet. Das getrocknete Rhizom ist außen dunkelrotbraun, innen weiß und von hornartigem Bruch; es schmeckt anfangs süßlich, später bitter.

(−)-Cubebin; C₂₀H₂₀O₆   Epicubebin

Abb. 6.22. In Substanz liegt (−)-Cubebin in der (*8R, 8'R, 9'S*)-Konfiguration vor. Nach dem Lösen erfolgt, unter Änderung des Drehwinkels (Mutarotation), partielle Epimerisierung zum (*8R,8'R, 9'R*)-Epicubebin (Chen et al. 1987)

Beschaffenheit des Podophyllins. Das Podophyllumharz stellt ein amorphes, hellbraun bis grünlich-gelb gefärbtes Pulver dar, das bei Temperaturen über 25 °C oder wenn es dem Licht ausgesetzt wird, eine dunkelbraune Farbe annimmt. Es weist einen schwach eigenarti-

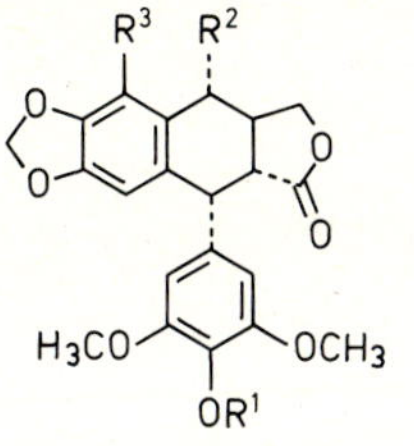

R¹	R²	R³	
CH₃	OH	H	Podophyllotoxin
CH₃	O-glc	H	- „ - glucosid
CH₃	H	H	Desoxypodophyllotoxin
H	OH	H	4'-Desmethylpodophyllotoxin
H	O-glc	H	- „ - glucosid
H	H	OH	α-Peltatin
H	H	O-glc	- „ - glucosid
CH₃	H	OH	β-Peltatin
CH₃	H	O-glc	- „ - glucosid

Abb. 6.23. Übersicht über die Podophyllum-Lignane. Die glykosidischen Vertreter kommen im Podophyllum-Rhizom vor, gelangen aber nicht in das Podophyllin. Die Peltatine sind im indischen Emodi-Podophyllin nur in geringer Konzentration enthalten. Das 4'-Desmethylpodophyllotoxin ist Ausgangsprodukt für partialsynthetische Antineoplastika (Abb. 6.24)

gen Geruch und einen leicht bitteren Geschmack auf.

Hinweis. Das Produkt ist stark augen- und schleimhautreizend.

Inhaltsstoffe

- Lignane, darunter 20% Podophyllotxin, 13% β-Pellatin, 7% α-Peltatin und geringe Mengen 4'-Desmethylpodophyllotoxin (Abb. 6.23),
- etwa 5% Quercetin (Strukturformel s. Abb. 6.33).

Analytische Kennzeichnung. Dünnschichtchromatographische Auftrennung. Kieselgel; Methylenchlorid + Methanol (95 + 5). Nachweis durch Fluoreszenzlöschung. Beim Besprühen mit Silbernitratlösung färben sich die Peltatine schwarz, die Podophyllotoxine verändern sich innerhalb von 10 min nicht.

Wirkungen

- Podophyllotoxin und verwandte Lignane mit *trans*-ständigem Laktonring wirken mitosehemmend. Wie das Colchicin binden sie an das Tubulinmolekül – durch Einlagerung in eine hydrophobe Tasche (Dustin 1984) – und machen dadurch den mikrotubulären Spindelapparat funktionsunfähig.
- Podophyllin wirkt stark abführend, hauptsächlich durch den Gehalt an Peltatinen.
- Podophyllin und Podophyllotoxine wirken im Tierexperiment stark embryotoxisch, aber nicht teratogen (Leung 1980).

Anwendung. Nur äußerlich, meist als Pinselung in alkoholischer Lösung: ein unspezifisches *Causticum* (Ätzmittel) zur Entfernung von vulgären Warzen und anderen viralbedingten Hautkrankheiten (*Mollusca contagiosa*), insbesondere auch von Warzen in der After-Geschlechtsgegend. Podophyllin wirkt indirekt kaustisch; auch setzt die Wirkung, zum Unterschied von der Wirkung anderer Caustica, sehr verzögert ein.

6.4.4 Indisches Podophyllin

Neben *Podophyllum peltatum* liefern auch andere Arten der gleichen Gattung Podophyllinharze. Bekannt ist besonders das indische Podophyllin von *Podophyllum emodi* WALL., einer im Himalayagebiet heimischen Pflanze. Das Rhizom liefert etwa dreimal soviel Harz als jenes von *P. peltatum* (10–18% gegenüber 3–5%). Es enthält etwa 40% Podophyllotoxin, aber kaum Peltatine. Die aus dem indischen Podophyllin extrahierbaren Podophyllotoxine dienen zur partialsynthetischen Gewinnung von Podophyllotoxinderivaten, die zur Behandlung verschiedener Tumorkrankheiten therapeutisch verwendet werden. Etopsid und Teniposid (Abb. 6.24) sind, anders als Podophyllotoxin selbst, keine Spindelgifte. Sie hemmen u. a. die DNA- und RNA-Synthese sowie den Aufbau von Proteinen, die in der G_2-Phase des Zellzyklus gebildet werden.

6.4.5 Zygophyllazeenharze

Guajakharz. Man gewinnt es aus dem Kernholz von *Guaiacum sanctum* L. und *G. offici-*

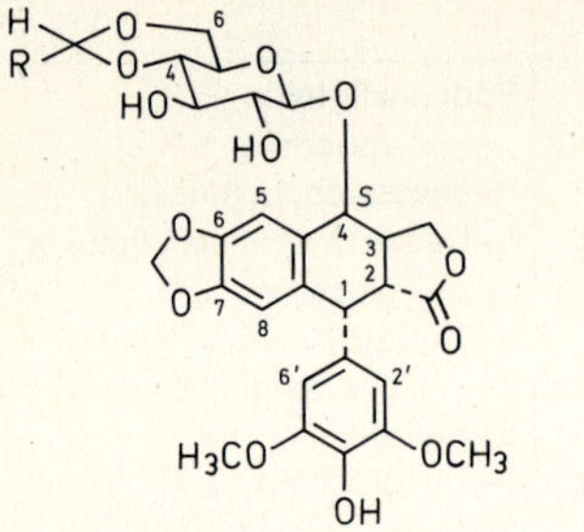

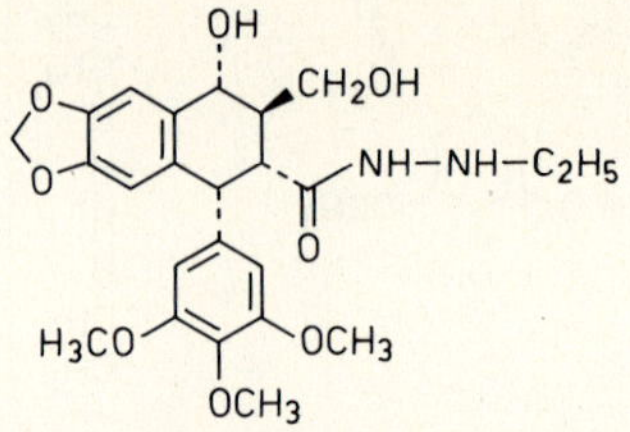

Podophyllinsäure-2-ethylhydrazid
(Mitopodozid; Proresid)

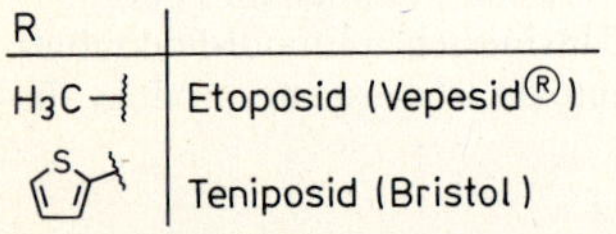

Abb. 6.24. Partialsynthetische Podophyllotoxinderivate, die als Antineoplastika verwendet werden. Die beiden glykosidischen Vertreter Etoposid und Teniposid leiten sich vom Epipodophyllotoxin ab (4-Glucosyloxygruppe β-ständig). Die partialsynthetische Modifizierung besteht in der Acetalisierung mit Acetaldehyd bzw. Thiophen-2-aldehyd unter Einschluß der 4-OH und 6-OH der β-D-Glucose

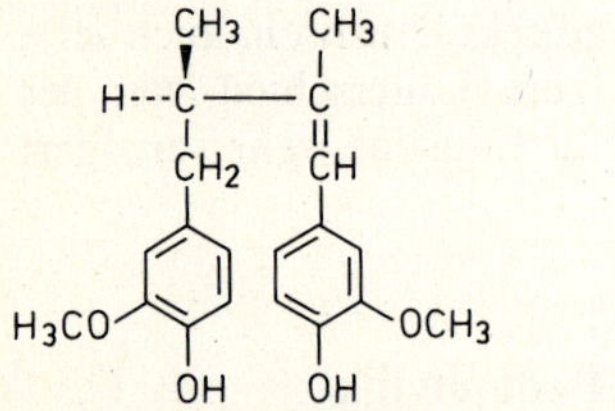

(*R*)-(–)-Guaiaretsäure
(Dehydroguaialignan)

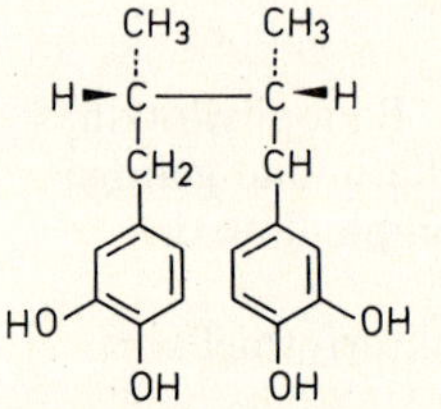

(±)-*meso*-Nordihydroguaiaretsäure
(Norguaialignan)

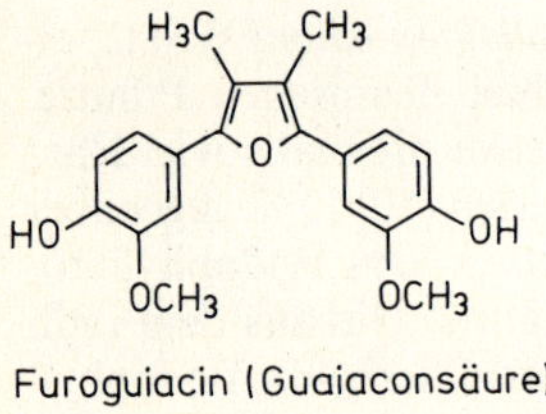

Furoguiacin (Guaiaconsäure)

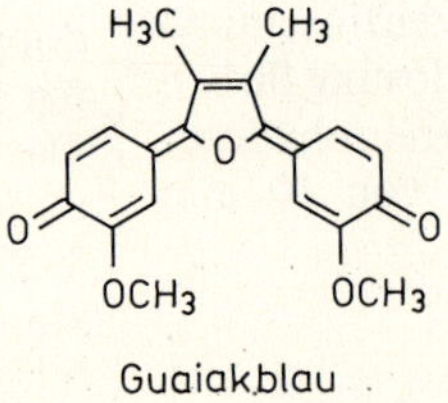

Guaiakblau

Abb. 6.25. Einige in Zygophyllazeenharzen vorkommende Lignane. Die Guajaretsäure ist optisch aktiv mit (*R*)-Konfiguration des einen Chiralitätszentrums. Nordihydroguajaretsäure hat zwei Chiralitätszentren: Im Larrea-Harz liegt die optisch inaktive *meso*-Form vor. Die als Lignan ausgefallen gebaute Guajaconsäure, ein Dehydroguaiamonoepoxylignan, ist für die blaue Färbung verantwortlich, die mit oxidierend wirkenden Stoffen eintritt

nale L. (Familie: *Zygophyllaceae*); das sind bis 15 m hohe Bäume, die im nördlichen Südamerika (Venezuela, Kolumbien), in Mittelamerika und auf den Westindischen Inseln (Bahamas, Haiti) beheimatet sind.

Guajakharz wird bei Temperaturen von etwa 90 °C flüssig: Man kann es daher aus dem Guajakholz ausschmelzen oder man kann es durch Auskochen mit Salzwasser gewinnen. Das rohe Handelsprodukt besteht aus dunkelgrünen bis braunen, spröde, glasigen Harzmassen, die beim Erwärmen benzoeartig riechen; unlöslich in Wasser, leicht löslich, bis auf einen Rest Verunreinigungen, in Ethanol, Ether und Chloroform. Die alkoholische Lösung färbt sich auf Zusatz von Eisen(III)-

chloridlösung blau (Bildung von Guajakblau (Abb. 6.25).

Die Zusammensetzung des Guajakharzes ist nur unvollständig analysiert. An definierten Stoffen wurden mehrere Lignane isoliert:

- Furoguaiacin (Dehydroguaiamonoepoxylignan), und dessen 4'-Methyläther, zwei Lignane mit einem Furanring. Während Tetrahydrofurane in der Lignanreihe häufig sind, findet sich die Furanstruktur nur sehr selten.
- (−)-Guajaretsäure (Dehydroguaialignan) *meso*-Nordihydroguaiaretsäure (Abkürzung: NDGA).

Guajakharz wurde früher in Dosen von 0,1–0,3 g bei chronischen Rheumaleiden angewendet. Es wirkt mild laxierend und schwach diuretisch.

Eine 2%ige Lösung von Guajakharz in Eisessig oder in absolutem Ethanol ist ein Reagens auf Oxidasen, Peroxidasen und einige andere oxydierend wirkende Stoffe; das Reagens dient insbesondere zum Nachweis von okkultem Blut in Stuhl.

Eine Stuhlprobe wird auf einem Filtrierpapier verschmiert; darauf tropft man 1 Tropfen Guajakharz-Reagens und 1 Tropfen Wasserstoffperoxidlösung (10%ig). Tritt innerhalb von 30 s eine grünblaue Farbe auf, so gilt der Test als positiv.

Die Quote mit falsch-negativen Ergebnissen gilt als ziemlich hoch.

6.4.6 Larrea-tridendata-Kraut

Eine mit den *Guajacum*-Arten verwandte Pflanzenspecies, *Larrea tridentata* (DC.) COV. (Familie: *Zygophyllaceae*) erhielt nach dem Vorkommen kreosotartiger Inhaltsstoffe geradezu ihren Namen: Kreosotstrauch. Die Pflanze ist ein immergrüner Strauch ½ bis 2 m hoch werdend und beheimatet in den heißen und trockenen Gegenden der USA und in Mexiko. Sie ist reich verzweigt und trägt im Frühjahr kleine gelbe Blüten. Die zahlreichen kleinen Blätter und Nebenblätter sind mit reichlich Harzausscheidungen überzogen, die ihrem Geruch nach an Kreosot erinnern. Das Harz bildet sich durch Umwandlung der Zellwände von Epidermis und Haargebilden. Es enthält ähnliche Inhaltsstoffe wie das Harz des verwandten Guajacum, also Harzsäuren vom Typus der Lignane und dann einfache phenolische Körper vom Typus des Guajacols. Anders als Guajakharz zeigt Larreaharz mit Oxidanzien keine Blaufärbung.

Aus dem Larreaharz läßt sich die Nordihydroguaiaretsäure (NDGA) abtrennen, die als ein Brenzcatechinderivat gute Antioxidanseigenschaften aufweist. Schweineschmalz, dem 0,01% NDGA zugesetzt werden, bleibt – bei Raumtemperatur und im diffusen Tageslicht gelagert – mindestens 19 Monate lang unverändert; es wird weder ranzig noch beginnt es sich zu verfärben. In Tierversuchen ergab sich allerdings, daß NDGA keine toxikologisch inerte Substanz ist; bei Ratten zeigten sich nach Langzeitzufuhr Läsionen in den Nieren sowie in den Lymphknoten des Mesenteriums. Die Anwendung von NDGA in Lebensmitteln ist seither umstritten. Als für den Menschen unschädlich gilt eine maximale Tageszufuhr von 2,5 mg/pro kg KG.

In der Pharmazie verwendet man NDGA zur Haltbarmachung von oxidationsempfindlichen Arzneimitteln, so von Vitamin A- und E-Präparaten, insbesondere aber zur Verhütung der Ranzidität von fetthaltigen Emulsionen und Salbengrundlagen.

Als *Chaparral*-Tee verwendet man Blätter und Zweigspitzen des Kreosotstrauches in der Volksmedizin Neu-Mexikos gegen eine Vielzahl von Leiden wie Arthritis, Erkältung, Diarrhö, Dysmenorrhö, Ekzeme sowie zur Wundbehandlung. Die Droge kommt als *Herba Palo ondo* auch nach Europa; sie gilt als Adjuvans bei chronischen Rheumaleiden.

6.5 Flavone und Flavonoide

6.5.1 Geschichtliche Einleitung

Auszüge aus bestimmten Pflanzen verwendete man früher als Beizenfarbstoff zum Gelbfärben von Wolle und Baumwolle. Das Färbegut wurde zunächst mit einer Zinnsalz- oder Alaunlösung getränkt und danach mit den Pflanzensäften behandelt. Zum Gelbfärben verwendet wurden u. a.

- die Rinde der Färbereiche (*Quercus tinctoria* BARTR. ex MICHX. = *Qu. velutina* LAM.),
- der Färberwau (das Kraut von *Reseda luteola* L.),
- das Holz des Färbemaulbeerbaumes (*Morus tinctoria* L.)

Die Inhaltsstoffe dieser Färberdrogen (Abb. 6.26) belegte man, als ihre Konstitution ermittelt worden

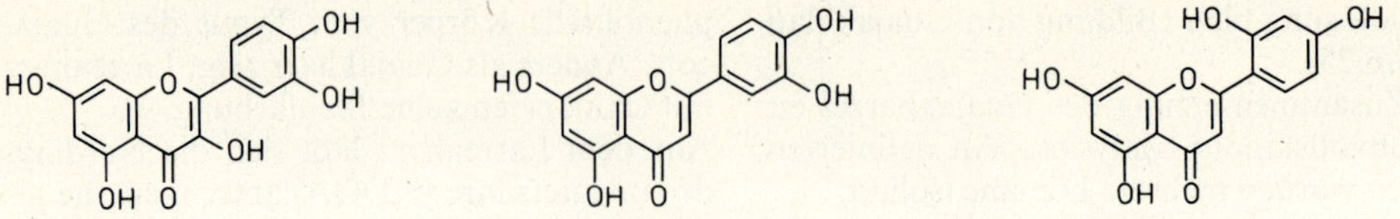

6 Phenolische Verbindungen

Quercetin (Färbereiche)

Luteolin (Färberwau)

Morin (Gelbholz)

Abb. 6.26. Inhaltsstoffe von Färbepflanzen, die zum Gelbfärben von Wolle und Baumwolle verwendet wurde. Von dieser alten Verwendung als gelbfärbende Beizenfarbstoffe erhielt die ganze Stoffgruppe den Namen Flavone, vom lateinischen flavus = gelb

war, mit der Gruppenbezeichnung Flavone (lateinisch *flavus* = gelb).

Als man später erkannte, daß viele andere Pflanzeninhaltsstoffe den selben chemischen Aufbau aufweisen, nannte man die gesamte Stoffklasse Flavonoide; unter den Flavonoiden sind viele farblose Substanzen, andererseits gehören dazu auch die blau und violett gefärbten Blütenfarbstoffe, die Anthocyanidine.

6.5.2 Bauprinzip, Einteilung

Flavonoide enthalten zwei aromatische Ringe, die über eine C_3-Brücke miteinander verbunden sind. Die aromatischen Ringe sind unterschiedlich substituiert: Ring A weist das Substitutionsmuster des Phloroglucins oder des Resorcins auf; der Ring B ist gewöhnlich in 4′-Stellung, in 3′,4′-Stellung oder in 3′,4′,5′-Stellung hydroxyliert (Abb. 6.27). Die C_3-Brücke weist gleichfalls einen unterschiedlichen Oxidationsgrad auf. Die Ausgestaltung dieser C_3-Kette – sie bestimmt weitgehend das analytische Verhalten der Flavonoide mit – dient zugleich als Ordnungsfaden um die große Klasse der Flavonoide in Unterklassen einzuteilen (Abb. 6.28).

Flavonoide kommen in allen höheren Pflanzen vor. Sie fehlen hingegen bei Bakterien, Algen und Pilzen, ebenso im gesamten Tierreich.

6.5.3 Chalkone

Chalkone sind gelb gefärbte Pflanzenstoffe (Abb. 6.29). Sie sind mit Lipoidlösungsmitteln extrahierbar, wenn sie durch Isoprenreste substituiert sind (Beispiel: Xanthohumol) oder wenn Hydroxyle durch Methylgruppen verschlossen sind (Beispiel: Chalkone aus dem Kawarhizom). Mit Alkohol extrahierbar sind die glykosidischen Vertreter (z. B. die Farbstoffe der Saflor- und der Sandstrohblume).

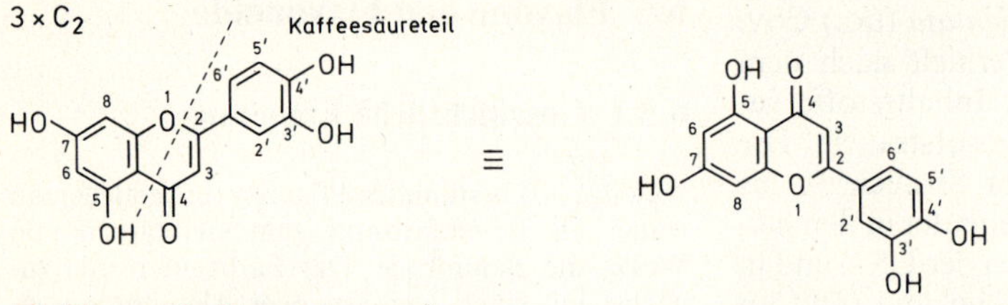

$3 \times C_2$ Kaffeesäureteil

Ein Flavon (2-Phenylchromon)

$\boxed{C_6-C_3-C_6-\text{Körper}}$

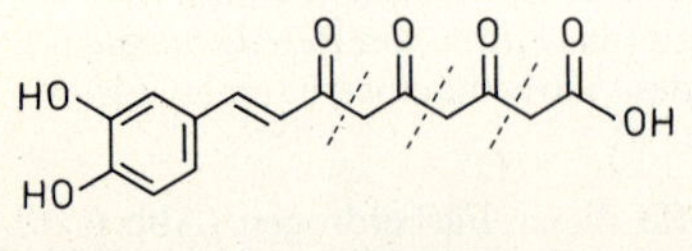

Hypothetische Vorstufe der $C_6-C_3-C_6$-Körper

Abb. 6.27. Flavonoide sind im typischen Fall O-Heterozyklen. Das Grundgerüst besteht aus 15 Kohlenstoffatomen, die sich auf zwei aromatische Ringe aufteilen, die über eine C_3-Brücke miteinander verbunden sind. Der eine Benzolring weist ein Substitutionsmuster auf, wie die Shikimiate (Zimtsäure, p-Cumarsäure, Kaffeesäure, Ferulasäure); der zweite Benzolring läßt seine Acetogeninherkunft durch die meta-substituierten O-Funktionen (Phloroglucin- oder Resorcinmuster) erkennen

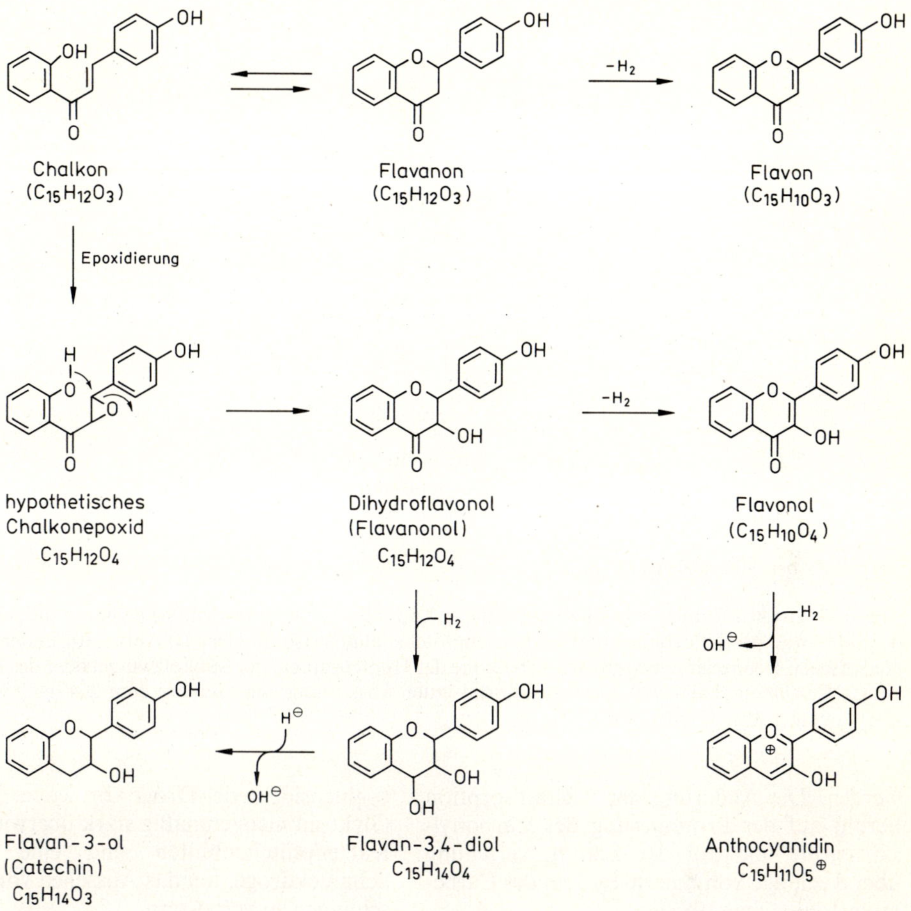

6.5 Flavone und Flavonoide

Abb. 6.28. Übersicht über die einzelnen Flavonoid-Unterklassen: Die biogenetischen Zusammenhänge sind bisher nicht gesichert

Auf Chromatogrammen sind sie leicht zu erkennen:

- durch die gelbe Farbe im Tageslicht,
- als fluoreszierende Zone sowohl im kurzwelligen als auch im langwelligen UV-Licht,
- als Resorcin- oder Phloroglucin-Derivate reagieren sie mit Vanillin-Schwefelsäure,
- als Phenole mit Phenolreagenzien wie Echtblausalz B.

Hopfenzapfen (s. Kap. 5.4.1.2 und Kap. 10.5.9) enthalten Xanthohumol, das bei der Lagerung des Hopfens, parallel zur Abnahme der Bitterstoffe, zu unbekannten Stoffen abgebaut wird. Der Gehalt an Xanthohumol ist ein Kriterium für die Qualität der Droge (Hänsel u. Schulz 1986).

Süßholzwurzel (Süßholz, Lakritzenwurzel) (s. Kap. 4.6.4.2) enthält Isoliquiritosid (Isoliquiritin), das bei der Herstellung von Extrakten und von Lakritze weitgehend zum Aglykon, dem Isoliquiritigenin, hydrolysiert. Am isolierten Muskelpräparat zeigen aglykonische Chalkone eine papaverinartige spasmolytische Wirkung, auch quantitativ in etwa der Papaverinwirkung entsprechend.

Das Vorkommen von Isoliquiritigenin wird zu einer einfachen Identitätsprüfung für Süßholzwurzelpulver ausgenutzt. Versetzt man etwas Drogenpulver mit 96%iger Schwefelsäure, färben sich die Pulverfragmente orangegelb. Chalkone zeigen die Erscheinung der sogenannten Halochromie, ein Terminus, unter dem Farbvertiefungen auf Zusatz von Mineral- oder Lewissäuren zusammengefaßt

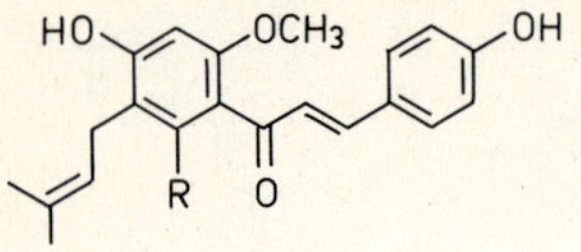

392   6 Phenolische Verbindungen

R = OH: Xanthohumol
R = H: Desoxy -„-

In Hopfenzapfen

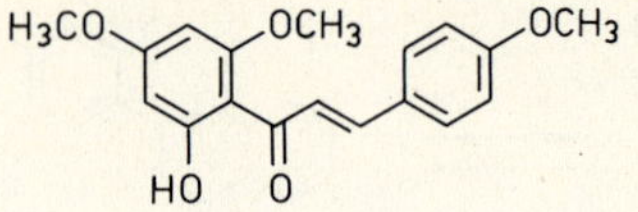

6'-Hydroxy-2',4'-dimethoxychalkon

Im Kawarhizom

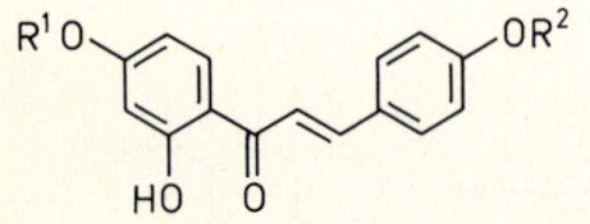

R^1	R^2	
β-D-glc	H	—
H	β-D-glc	Isoliquiritosid

Farbstoffe der Süßholzwurzel

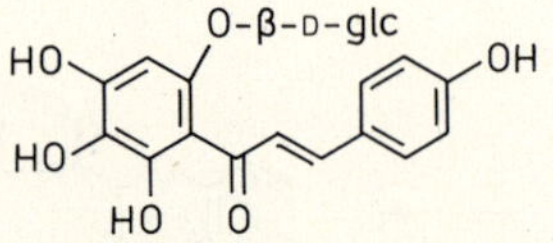

Carthamuschalkon

In Saflorblüten
(von *Carthamus tinctorius* L.)

Abb. 6.29. Strukturformeln von Chalkonen, die in Kap. 6.5.3 genannt werden. Sie bedingen die gelbe Farbe des Süßholzes, der Saflorblüten und der Katzenpfötchenblüten (Isosalipurposid Abb. 6.30); andere sind zur analytischen Kennzeichnung nützlich (Chalkone der Hopfenzapfen, der Süßholzwurzel oder des Kawarhizoms). Carthamuschalkon oxidiert postmortal unter Abspaltung von Glukose zum 2',4'-*p*-Chinon, dem Carthamon (früher Carthamin)

werden. Die Änderung der Lichtabsorption beruht auf der Protonierung des Carbonylsauerstoffs und auf der Ladungsverteilung über das lange konjugierte System des Carbenium-Ions (Dhar 1981).

Katzenpfötchenblüten (Gelbe Katzenpfötchen, Ruhrkrautblüten) bestehen aus den vor dem völligen Aufblühen gesammelten Infloreszenzen von *Helichrysum arenarium* DC (Familie: *Asteraceae*), einer in Mittel-, Ost- und Südeuropa beheimateten Pflanze. Das Katzenpfötchen ist eine ausdauernde, 5–20 cm hohe Pflanze, die viele kleine, nicht blühende Blattrosetten und vereinzelt Blühstengel treibt. Die 4–5 mm großen, fast kugeligen Köpfchen stehen in einer Trugdolde zusammen, haben einen Hüllkelch aus dachziegelartig sich deckenden, etwas abstehenden, zitronengelben trockenhäutigen Blättchen und zahlreiche, leuchtend gelbe Röhrenblüten.
Die Droge riecht schwach aromatisch und schmeckt gewürzhaft-bitter. Die leuchtend gelbe Farbe beruht auf dem Vorkommen von Isosalipurposid. Neben dem Chalkonglucosid (Abb. 6.30) kommen auch die beiden diastereoisomeren (2*S*)- und (2*R*)- Naringenin-5-β- D-glucoside in der Droge vor, wobei das (2*S*)-Glykosid mengenmäßig stark überwiegt.
Katzenpfötchenblüten sind eine beliebte Schmuckdroge, um das Aussehen von Teemischungen zu verbessern.

Saflorblüten bestehen aus den getrockneten, roten Blüten des im Mittelmeergebiet heimischen und dort auch kultivierten *Carthamus tinctorius* L. (Familie: *Asteraceae*). Die Blüten werden gesammelt, wenn sie zu welken beginnen, zu kleinen Kuchen gepreßt und getrocknet. Sie bestehen aus Röhrenblüten mit schmaler, langer Röhre und 5 mm langen, linealen Zipfeln. Die orangegelbe Varietät enthält Carthamon (Abb. 6.29). Die Droge gilt als Fälschungs- und Ersatzmittel für Safran.

6.5.4 Flavanone

Diese Unterklasse ist dadurch charakterisiert, daß das konjugierte C_6-C_3-C_6-System zwischen den beiden Phenylringen unterbrochen ist (Abb. 6.30). Als gleichsam substituierte Acetophenonderivate sind die Flavanone

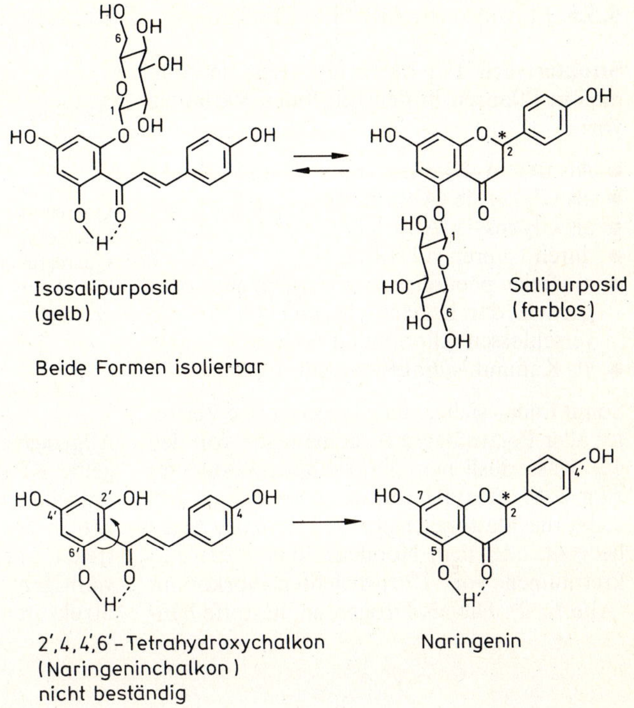

6.5 Flavone und Flavonoide

Abb. 6.30. Chalkone sind isomer mit den korrespondierenden Flavanonen. Beide Formen sind existent dann, wenn keine zwei freien phenolischen Gruppen benachbart zur Carbonylfunktion (2′,6′-Dihydroxygruppierung) vorliegen. Hydrolytische Abspaltung der β-D-Glucose aus dem Isosalipurposid führt folglich nicht zum freien Chalkonaglykon, sondern zum isomeren Naringenin. Die Flavanone liegen in der Pflanze als razemische (2R, 2S)-Verbindungen vor, wenn sie durch spontane Zyklisierung (Gleichgewichtseinstellung) entstehen. Sie liegen als optisch aktive (2S)-(−)-Flavanone vor, wenn sie enzymatisch durch eine Cyclase gesteuert gebildet werden

Isosalipurposid (gelb)

Salipurposid (farblos)

Beide Formen isolierbar

2′,4,4′,6′-Tetrahydroxychalkon (Naringeninchalkon) nicht beständig

Naringenin

farblose Substanzen. Als Phenole zeigen sie eine schwache Löslichkeit in Wasser; nach dem Alkalisieren sind sie als gelbgefärbte Phenolate gut in Wasser löslich.
Von den Acetophenonen unterscheiden sich die Flavanone durch die Farbreaktion nach Shinoda: Eine Lösung in Alkohol färbt sich nach Zusatz von Magnesiumspänen und einigen Tropfen konz. Salzsäure innerhalb von ein bis zwei Minuten – je nach Substitutionsmuster – orangerot bis violett.
Flavanone mit freier 3,4-Dihydroxygruppierung im Seitenphenyl, z. B. das Eriocitrin der Pomeranzenschalen (Abb. 6.31) geben mit Diphenylboryloxyethylamin intensiv rot fluoreszierende Komplexe. Bei der dc-Prüfung der Pomeranzenschale nach DAB 9 macht man von diesem Nachweis Gebrauch. Die Begleitflavanone ohne Brenzcatechinstruktur, das Hersperidin und das Naringin (s. Pomeranzenschalen Kap. 5.4.1.5 und Abb. 5.29), fluoreszieren grünlich.
Zum Unterschied von den Flavonen bilden die Flavanone im sauren Milieu mit 2,4-Dinitrophenylhydrazin gelbe 2,4-Dinitrophenylhydrazone, die sich nach dem Alkalisieren zu den entsprechenden chinoiden Verbindungen

umlagern, die intensiv rot bis violett gefärbt sind. Die Farbintensität der chinoiden Reaktionsprodukte läßt sich photometrisch auswerten. Beispiel: Gehaltsbestimmung von Silybin und verwandten Flavonen im Mariendistelfrüchten (s. Kap. 10.6.6).

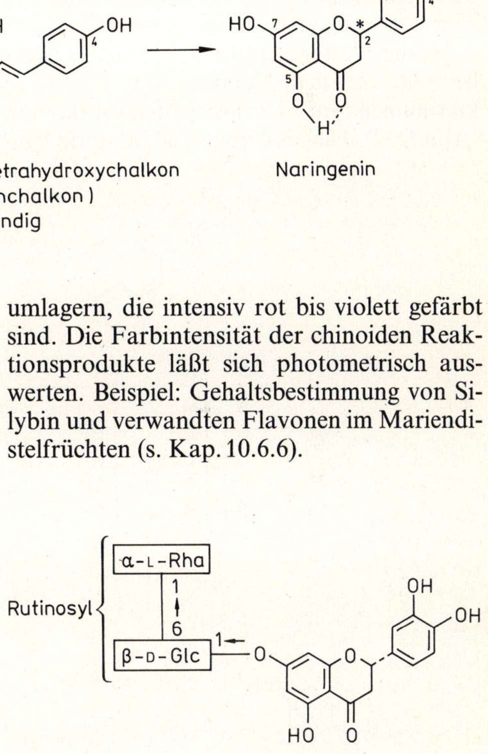

Eriocitrin

Abb. 6.31. Eriocitrin kommt neben Naringin und Hesperidin (s. Abb. 5.29) in der Pomeranzenschale vor. Bei der dc-Prüfung fällt es durch seine intensiv rote Fluoreszenz nach Besprühen mit Diphenylboryloxyäthylamin auf. Glykosid und Aglykon (= Eriodictyol) leiten ihre Trivialnamen von ihrem Vorkommen in Eriodictyon-californicum-Blätter (= Yerba santa) ab, einer Droge, die in den USA als Geschmackskorrigens – zur Übertönung von bitterem Geschmack – verwendet wird

6.5.5 Flavone einschließlich Flavonole

Strukturtypen. Flavone und Flavonole kommen in Pflanzen in den folgenden Varianten vor:

- Als freie Aglykone (Abb. 6.32 und 6.33),
- als Glykoside (Abb. 6.34),
- als Glykosyle (Abb. 6.35),
- durch Isopren substituiert,
- die freien phenolischen Gruppen ganz oder partiell durch Methylierung (Abb. 6.33) verschlossen („lipophile Flavone"),
- als Kaliumbisulfatester (Abb. 6.34).

Somit finden sich in der Flavongruppe Vertreter aller Polaritätsgrade, angefangen von den gut wasserlöslichen Kaliumbisulfatester bis zum 2'-Methoxyflavon, das als mehliges Exsudat die Blattoberfläche von *Primula*-Arten bedeckt, oder dem Nobiletin, das in den Exkreträumen von *Citrus*früchten vorkommt (Abb. 6.32). Die als Drogeninhaltsstoffe häufig auftretenden Flavonolglykoside sind die folgenden:

Aglykon	Zuckerteil	Trivialname
Kämpferol	3-β-D-Glucosid	Astragalin
Quercetin	3-α-L-Rhamnosid	Quercitrin
Quercetin	3-β-D-Galaktosid	Hyperosid
Quercetin	3-β-D-Glucosid	Isoquercetrin
Quercetin	7-β-D-Glucosid	Quercimeritrin
Quercetin	4'-β-D-Glucosid	Spiraeosid
Quercetin	3-Rutinosid	Rutosid (= Rutin) (s. Abb. 10.69)

Allgemeine Eigenschaften. Cremefarbene oder gelbe Kristalle; in kaltem Wasser praktisch unlöslich; in heißem Wasser etwas löslich; löslich in Methanol und Ethanol; Flavone mit freien phenolischen Gruppen lösen sich in wäßriger Alkalilösung unter Gelbfärbung; Strukturen mit Brenzcatechin- und Pyrogal-

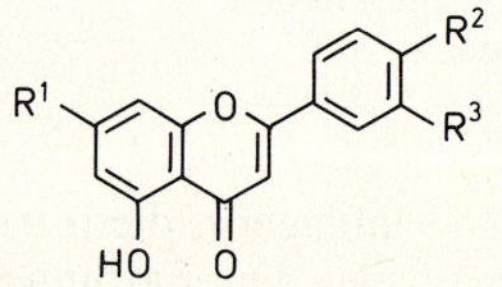

R^1	R^2	R^3	
H	H	H	Primuletin
OH	OH	H	Apigenin
OH	OCH$_3$	H	Acacetin
OH	OH	OH	Luteolin
OH	OCH$_3$	OH	Diosmetin

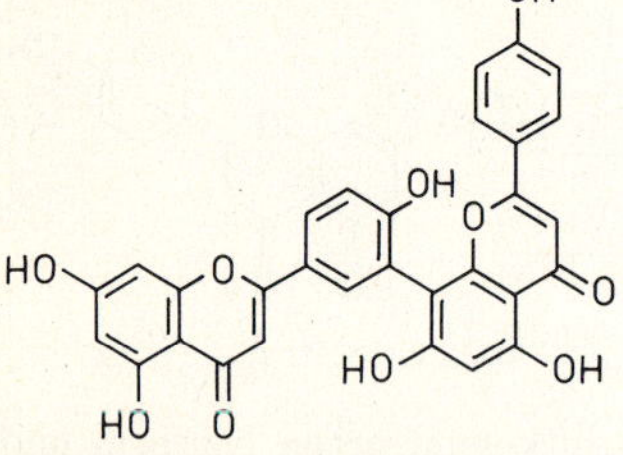

Amentoflavon, ein Biflavon
(Bi-Apigenin)
Inhaltsstoff der Schneeballrinde

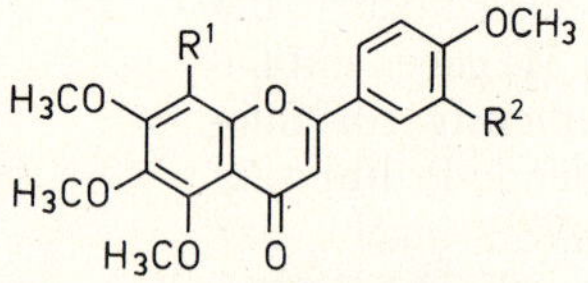

R^1	R^2	
H	OCH$_3$	Sinensetin
OCH$_3$	OCH$_3$	Nobiletin
OCH$_3$	H	Nevadensin

Abb. 6.32. Beispiele für Flavone. Apigenin und Luteolin sind besonders weit verbreitet. Hoch mit Methoxylgruppen beladene Flavone findet man gehäuft in der Lipidfraktion von Drogen, welche ätherisches Öl führen: z. B. das Sinensetin in den Orthosiphonblättern oder das Nobiletin in den Extkreträumen von Citrusfrüchten. Biflavone kommen bei den Angiospermen sehr selten vor; das Auftreten in Viburnum-prunifolium-Rinde ist eine Ausnahme

6.5 Flavone und Flavonoide

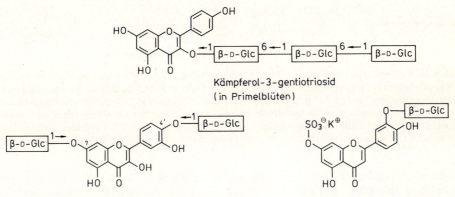

R^1	R^2	R^3	
H	H	H	Galangin
H	OH	H	Kämpferol
H	OH	OH	Quercetin
OH	OH	OH	Myricetin
OCH_3	OH	H	Isorhamnetin
OH	H	OH	Morin

R^1	R^2	
H	H	Casticin
H	CH_3	Artemetin
CH_3	CH_3	Artemisetin

Abb. 6.33. Als Inhaltsstoffe von Drogen auftretende Flavonole (3-Hydroxyflavone). Kämpferol, Isorhamnetin und Quercetin sind weit verbreitet. Gossypetin und Hibiscetin sind Beispiele für Flavonole mit enger Verbreitung. Gossypetin ist Hauptkomponente in den Primelblüten; als 3-Glucosid kommt es auch in den Hibiscusblüten vor. Vertreter der lipophilen Flavonole sind Casticin, ein Inhaltsstoff der Früchte von *Vitex agnus-castus* L.; ferner Artemetin und Artemisin, die aus dem Wermutkraut isoliert wurden

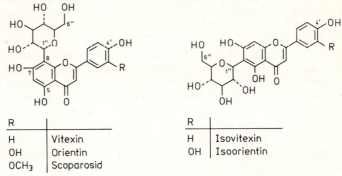

Abb. 6.34. Einige Varianten von Flavon- bzw. Flavonolglykosiden. Anknüpfungstellen für O-Glykoside sind, in abnehmender Häufigkeit, 3-OH > 7-OH > 4'-OH. Die 3-OH oder die 7-OH-Gruppe kann auch mit Kaliumhydrogensulfat verestert vorliegen

R	
H	Vitexin
OH	Orientin
OCH_3	Scoparosid

R	
H	Isovitexin
OH	Isoorientin

Abb. 6.35. Glykosylisch wird β-D-Glucose in der Regel an das C-6 oder an das C-8 gebunden

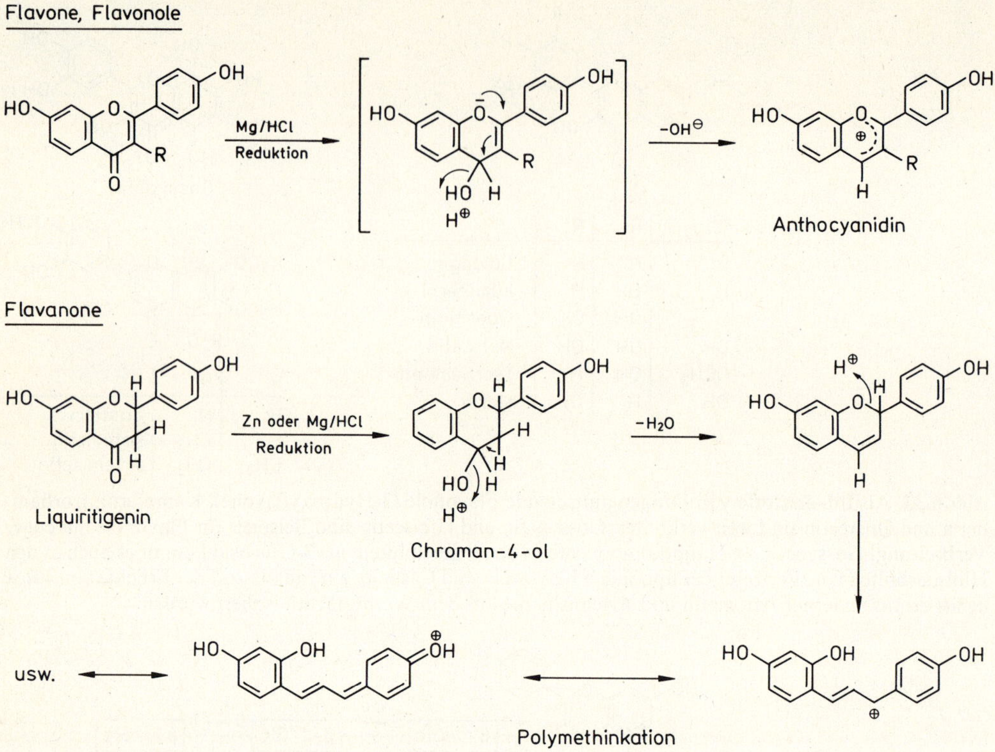

Flavone, Flavonole

Abb. 6.36. Farbreaktion von Flavonoiden mit reduzierenden Mitteln. Flavone und Flavonole sowie deren Glykoside bilden bei Reduktion mit Magnesium (oder Zink) in Salzsäure tiefrote Anthocyanidine mit Absorptionsmaximum bei 510–541 nm. Flavanone (Dihydroflavone und Dihydroflavonole) geben unter den gleichen Bedingungen tiefrote bis violettrote Lösungen. Die Natur der farbintensiven Reaktionsprodukte ist nicht bekannt. Im Falle des Liquiritigenins, und bei der Reduktion mit Borhydriden und Ansäuern, öffnet sich der Chromanolring unter Bildung eines farbigen resonanzstabilisierten Polymethinkations

lol-Substitutionsmuster (z. B. Quercetin und Myrecetin) oxidieren in alkalischem Mileu rasch.

Flavone und Flavonole sind geruchlose Substanzen, in der Regel ohne Geschmack; doch können einige Vertreter in ethanolischer oder wäßriger Lösung bitter schmecken (z. B. Quercetin in Ethanol).

Farbreaktionen

- Reduktionstest mit naszierendem Wasserstoff. Eine Flavonlösung in Ethanol färbt sich nach Zusatz von Zink oder Magnesium und Salzsäure rot (Abb. 6.36). Flavone bzw. Flavonole, deren Seitenphenylring unsubstituiert ist, geben keine Rotfärbung. Flavanone hingegen reagieren ebenfalls positiv (Abb. 6.36).
- Fluoreszenzprobe auf Flavonole (Tauböck-Test). Beim Eindampfen einer Probenlösung (z. B. in Aceton als Lösungsmittel) mit etwas Borsäure und Oxalsäure verbleibt ein intensiv gelborange gefärbter Rückstand. Man digeriert den Rückstand mit 10–20 ml Ether und gießt dann in ein Reagensglas ab. Die Reaktion ist positiv, wenn bereits im Tageslicht eine intensiv gelbgrüne oder blaue Fluorezenz (abhängig von der Konstitution) auftritt. 5-Hydroxyflavone, bestimmte Flavanone und Chalkone bilden zwar ebenfalls gelbe Borinsäure-Chelate; diese zeigen aber im Tageslicht keine Fluoreszenz, so daß die Reaktion in der angegebenen Ausführung für 3-Hydroxy-Flavone und deren Glykoside charakteristisch ist.
- Gelb- oder Orangefärbung mit Aluminium-, Blei- oder Zirkon-Salzen. Es bilden sich schön gelb gefärbte Chelatkomplexe (Abb. 6.37). Die Aluminiumchelate werden

zur quantitativen photometrischen Bestimmung von Flavonolen in Drogen herangezogen.

Nachweis auf Chromatogramme. Flavone und Flavonole werden auf Dünnschichtchromatogrammen zumeist durch ihre Fluoreszenz unter einer UV-Lampe nach Besprühen mit einer der folgenden Reagenzlösungen nachgewiesen:

- Natriumcarbonat-Lösung;
- Magnesiumacetat-Lösung;
- Diphenylboryloxyethylamin-Lösung (Reagens nach Neu, 1956).

Die Fluoreszenzfarben und die Intensitäten hängen natürlich von der Konstitution ab, doch sind sie auch konzentrationsabhängig. Beispielsweise erscheint die Fluoreszenz von Luteolin nach dem Besprühen mit Neus Reagens gelb, wenn die Konzentration der aufgetragenen Lösung 1 mg/1 ml beträgt, grün dagegen bei 0,01 mg/ml (Homberg u. Geiger 1980).

Droge	s. Kapitel
Arnikablüten	11.2.2
Birkenblätter	9.2.2.2.1
Lindenblüten	3.4.10.2
Mariendistelfrüchte	10.6.6
Pomeranzenschale	5.4.1.5
Römische Kamille	5.4.1.6
Schachtelhalmkraut	9.3.2.2
Weißdornblätter mit Blüten	10.2.2

Gehaltsbestimmung (Methode des DAB 9).
Das Untersuchungsmaterial wird mit einem Aceton-Salzsäuregemisch einige Zeit zum Sieden erhitzt. Die Flavonolglykoside werden hydrolysiert und zugleich extrahiert.
Nach Filtration und Verdünnen mit Wasser werden die freien Flavonole mit Ethylacetat ausgeschüttelt.
Ein aliquoter Teil der Ethylacetatlösung wird durch Zusatz von Aluminiumchloridlösung zum gelben Aluminium-Chelatkomplex umgesetzt (Abb. 6.37), dessen Intensität bei 425 mn – günstiger ist die Auswertung bei 436 nm (Glasl u. Becker 1984) – photometrisch gemessen und als Quercetingehalt berechnet wird.
Hinweis. Die Flavonolglykosyle bleiben, da nicht hydrolysierbar, in der Aceton-Wasser-Phase. Sie können mit Borsäure-Oxalsäure zu entsprechenden Borinsäurekomplexen umgesetzt und spektrophotometrisch bei 405 nm quantitativ bestimmt werden (Glasl 1985).
Störungen. Bei Anwesenheit von Flavon-3,4-Diolen und/oder Proanthocyanidinen bilden sich beim Erhitzen mit Mineralsäuren Anthocyanidine deren Aluminiumchelate blau gefärbt sind, so daß sich eine grüne, photometrisch schlecht auswertbare Mischfarbe ergibt. Man setzt daher nach DAB 9 dem Extraktionsmenstruum Methenamin (Hexamethylentetramin) zu. Das sich entwickelnde Formaldehyd verhindert die Oxidation der noch ungefärbten Leukoformen zu den gefärbten Anthocyanidinen (Abb. 6.42).

Wirkungen. Flavone und Flavonole erwiesen sich in den unterschiedlichsten Versuchsanordnungen als aktiv. Die nachfolgende Auflistung (Cody et al. 1986; Gábor 1975; Havsteen 1983; Wurm 1975) die keineswegs vollständig ist, vermittelt einen Eindruck von der Mannigfaltigkeit und Heterogenität der Flavonwirkungen.

- Wirkungen auf das Herz und das Gefäßsystem: Steigerung der peripheren Durchblutung; koronarvasodilatorisch; hämostyptisch; Hemmung der Erythrozytenaggregation; Senkung des Serumcholesterinspiegels (antiarteriosklerotisch); diuretisch; Senkung des Blutdrucks.
- Wirkungen am Ganztier auf andere innere Organe: antihepatotoxisch; choleretisch; antinephrotoxisch; Reduktion von Magengeschwüren.
- Beeinflussung pathophysiologischer Zustände: spasmolytisch; bronchospasmolytisch (antiasthmatisch); antiallergisch; antiphlogistisch.
- Wirkungen auf Zellen: Schützen Zellen vor Strahlenschäden; mutagen; Hemmwirkung auf mutagen und karzinogen wirksame Stoffe; Hemmung der Freisetzung von Mediatoren aus Mastzellen; Hemmung der mittels Concanavalin A stimulierten Lymphozytenproliferation.
- Wirkungen auf Mikroorganismen: bakteriostatisch, fungistatisch, virostatisch.
- Hemmwirkungen auf eine Vielzahl von Enzymen, darunter sind Hydrolasen (β-Glucuronidasen), Hyaluronidasen, die alkalische Phosphatase, die Arylsulfatase, die H^+-ATPase der Lyosomenmembran, die Na^+K^+-ATPase der Plasmamembran, Phosphodiesterase, Lipasen-Lyasen (die

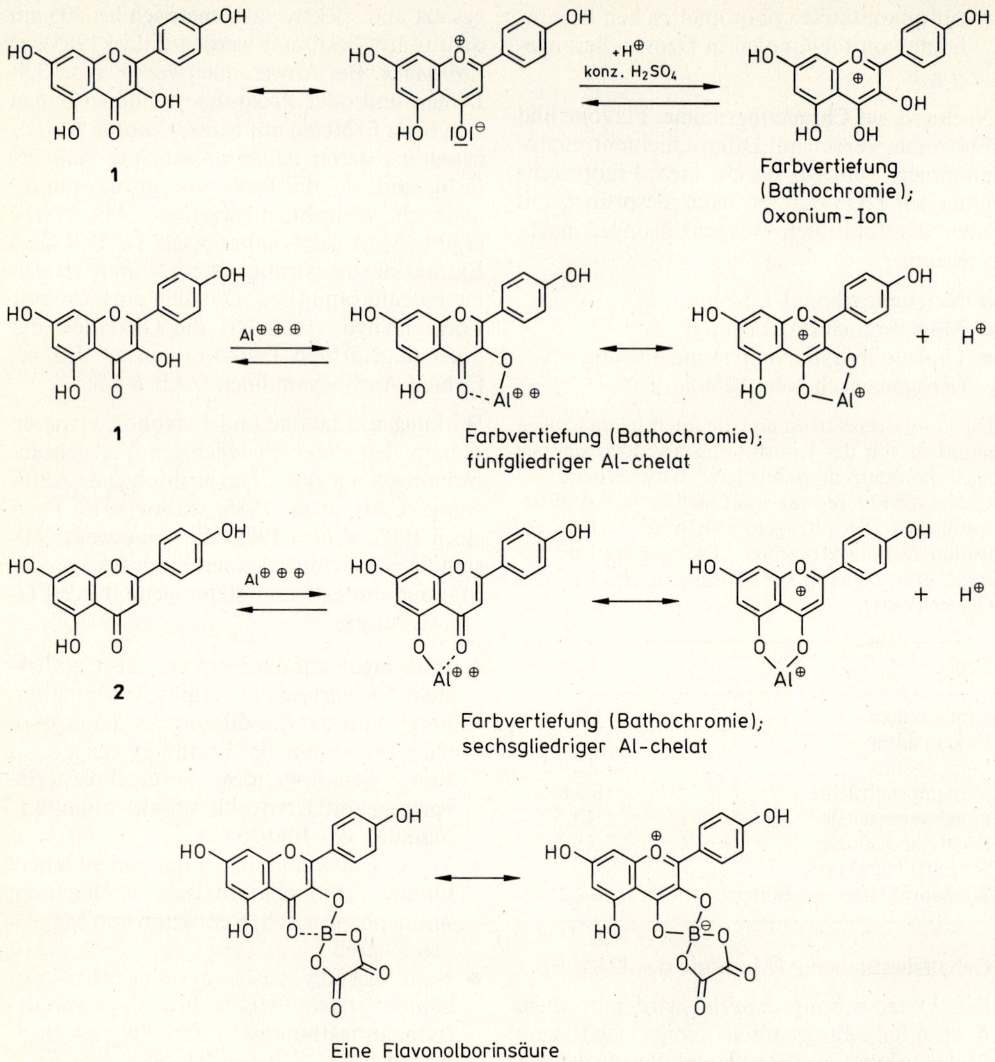

Abb. 6.37. Lösungen von Flavonen mit 5- und/oder 3-OH bilden mit Aluminiumsalzen gelb gefärbte Komplexe. Diese bathochrome Verschiebung im Spektrum ist vergleichbar der Oxoniumsalzbildung von Chromonderivaten. Die sechsgliedrigen Flavon-Chelate sind weniger intensiv gelb gefärbt als die fünfgliedrigen Flavonol-Chelate, da bereits Absorptionsmaxima der Flavonole (**1**) langwellig verschoben sind im Vergleich mit den Maxima entsprechend substituierter Flavone (**2**). Hinzu kommt: Die fünfgliedrigen Flavonol-Chelate sind stabiler als die entsprechenden sechsgliedrigen Flavon-Chelate. Die Flavonolborinsäuren des Tauböcktests entsprechen den fünfgliedrigen Flavonol-Al(III)-chelaten

DOPA-Decarboxylase), Transferasen (Catechol-O-Methyltransferase) Oxireductasen (Aldose-Reductase), Hydroxylasen (Arylhydroxylase), Kinasen.

Die Vielzahl an Effekten, läßt die Vermutung aufkommen, daß ein beliebiger Stoff, in einer beliebigen Versuchsanordnung geprüft, imstande ist, eine Wirkung auszulösen, sofern man nur genügend hohe Dosen einsetzt. Will man die Relevanz der vielen *in-vitro*-Arbeiten über Flavonoide wichten, so sollte man sich überlegen, ob es sich um therapeutisch realistische Konzentrationen handelt, und ferner, ob das Flavon überhaupt unverändert an den potentiellen Wirkort gelangt. Ob Flavonoide

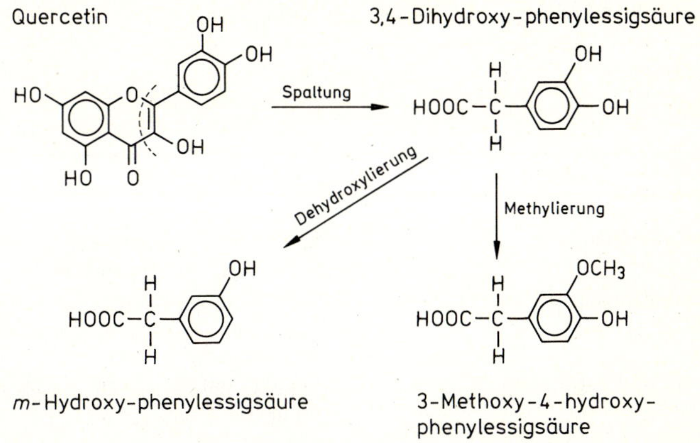

Abb. 6.38. Abbauschema von Quercetin nach oraler Gabe an Kaninchen und Ratten. Die Abbauprodukte erscheinen im Harn der Tiere, was aber nicht als Beweis für Resorption des Quercetins und Metabolisierung in der Leber interpretiert werden darf. Alle Metaboliten werden von der tiereigenen Darmflora erzeugt. Gibt man Quercetin gleichzeitig mit einem Antibiotikum (z. B. mit Neomycin), so unterbleibt die Metabolitenbildung. Flavonwirkungen am Ganztier sind somit wahrscheinlich Metabolitenwirkungen. Die Enzymausstattung der tiereigenen Darmflora ist beachtlich, da die folgenden Reaktionen ablaufen: Glykosidspaltung, Aufspaltung des Pyronringes, Hydrierung einer Doppelbindung, Entmethylierung von Dehydroxylierung (Wurm 1975; Scheline 1978 und die dort zitierte Originalliteratur)

tatsächlich einen Beitrag zur Wirksamkeit der Flavonoiddrogen und der aus ihnen hergestellten Arzneimittel leisten, wird so lange bezweifelt werden können, als Fragen der Dosis, der Resorption, der Verteilung, der Eiweißbindung, des Transports, der Permeabilität, des Abbaus usw. nicht adäquat berücksichtigt werden.

Flavone als unspezifische Schutzfaktoren. Künstlich am Skorbut erkrankte Meerschweinchen bleiben länger am Leben, wenn die Tiere eine tägliche Zulage von 1 mg Paprikaflavone zur Diät erhalten (Bentsath et al. 1936). Ähnlich läßt sich die Lebensdauer von Ratten, die auf eine thrombogene Diät gesetzt sind, verlängern, wenn dem Futter Rutin, Tangeretin oder Naringin beigemischt wird (Robbins 1967).

- Flavonoide wirken gefäßschützend durch Erhöhung der Kapillar-Resistenz, nachweisbar beispielsweise im Petechientest und durch Verminderung der Kapillar-Permeabilität, nachweisbar durch Hemmung des Austritts von injizierten Farbstoffen aus den Hautkapillaren.
- Flavonoide wirken ödemprotektiv, nachweisbar durch die Hemmung experimentell erzeugter Entzündungen unterschiedlichster Art (Gábor 1975).

Experimentell werden protektive Effekte in Versuchsanordnungen gemessen, die so angelegt sind, daß den Versuchstieren eine Zeitlang der Arzneistoff verabreicht wird, und daß erst nach Prämedikation eine Noxe gesetzt wird.

Bioverfügbarkeit. Flavone und Flavonole werden vom Magen-Darm-Trakt aus in unveränderter Form nicht oder nur langsam und zu einem geringen Prozentsatz resorbiert (Lang 1979; Han u. Zhane 1982). Aus der „Nichtabsorbierbarkeit" auf systemische Wirkungslosigkeit zu schließen, ist aber vielleicht insofern übereilt, als dabei die mögliche Bedeutung der mikrobiellen Metabolite nicht berücksichtigt wird. Flavone werden von der Intestinalflora rasch verändert (Abb. 6.38); die Metabolite scheinen dann einem enterohepatischen Kreislauf zu unterliegen. Im übrigen bedarf die Einzelsubstanz einer individuellen Untersuchung: Beispielsweise wird das Diosmin nach peroraler Zufuhr weitgehend resorbiert (Outstrien et al. 1977; s. auch Kap. 10.7.3.9) während das gleichfalls lipophile Nevadensin kaum resorbiert wird (Han u. Zhang 1982).

Flavondrogen. Als flavonreich gelten die folgenden Drogen:

Tabelle 6.3. Drogen, welche größere Mengen an Flavonoiden enthalten

Droge	Inhaltsstoffe	Verweis auf Kap. der Drogen-Einzelbesprechung
Besenginsterkraut[a]	0,44% Flavonglykoside 0,47% Flavonglykosyle	8.6
Birkenblätter	1,5–3% Flavonolglykoside (Hyperosid, Quercitrin, Myricetingalaktosid)	9.2.2.2.1
Goldrutenkraut	1–1,5% Flavonolglykoside (Rutin, Quercitrin, Isoquercitrin, Astragalin, Kämpferol-3-rutinosid [=Nicotiflorin])	9.2.2.2.4
Holunderblüten	1–2% Flavonolglykoside (Rutin als Hauptkomponente, Isoquercitrin, Quercitrin, Hyperosid, Astragalin)	–
Kamillenblüten	0,47% Apigenin-7-glucosid neben zahlreichen methoxylierten Flavonen und Flavonolen	5.3.4.2
Lespedeza-capitata-Blatt	1% Flavonolglykosyle (Orientin und Iso-Orientin)	–
Lindenblüten	~1% Flavonolglykoside, vor allem Quercetinglykoside (hauptsächlich Isoquercitrin) sowie Kämpferolglykoside (Astragalin; zum Tilirosid s. Abb. 6.10)	3.4.10.2
Passionsblumenkraut[a]	0,66% Flavonglykosyle (hauptsächlich Vitexin)	10.5.7
Ringelblume	0,3–0,8% Flavonolglykoside (Isorhamnetin und Quercetin als Aglykon)	4.6.7.6.5 und 11.3.4
Römische Kamille[a]	2,17% Flavonglykoside, 0,61% Flavonglykosyle	5.4.1.6
Stiefmütterchenkraut[a]	0,15% Flavonole (Rutin) 0,6% Flavonglykosyle (Konstitution unbekannt)	–
Weißdornblätter mit Blüten[a]	0,3% Flavonole (Quercetin, Hyperosid, Rutin)	10.2.2
Wollblumen	1,5–4% Flavon- und Flavonolglykoside sowie deren Aglyka (Apigenin, Luteolin, Kämpferol, Quercetin)	4.6.7.6.6

[a] Nach Messungen von Glasl (1985)

Die aus Flavondrogen hergestellten Arzneimittel sind entweder alkoholische Extrakte, die zu Tropfen oder Dragees verarbeitet werden, oder der Teeaufguß. Welche Anteile der in der Droge vorliegende Flavonoide in das Infus gelangen, ist bisher nicht systematisch untersucht worden. Orientierende Analysen sprechen für eine überraschend niedrige Freisetzungsrate von etwa 25% (Carius u. Stahl 1987). Ob Fertigarzneimittel oder Galenikum: Die mit einem pflanzlichen Arzneimittel zugeführte Flavon-Einzeldosis dürfte zwischen 0,5–5 mg betragen. Zum Vergleich: die empfohlene Einzeldosis für das Rutosid beträgt 100 mg, mehrmals täglich.

Anwendung

- Isolierte Flavone und partialsynthetisch modifizierte Flavone (Diosmin, Hesperidin-methylchalkon, Trihydroxyethylrosid) sind die wirksamen Bestandteile von Venenmitteln. Sie wirken protektiv antiödematös, d. h. sie erschweren die Ödementstehung (s. Kapitel 10.7 Venenmittel).
- Verschiedene Flavone, insbesondere das Apigenin und andere lipophile Flavone, wirken papaverinartig krampflösend. In Form von Zubereitungen aus Kamillenblüten oder aus römischer Kamille verwendet man sie bei Magen-Darm-Beschwerden.

6.5.6 Anthocyane (Anthocyanoside)

Die Anthocyane sind glykosidische, wasserlösliche 2-Phenylchromenolderivate, die in keiner höheren Pflanze fehlen; sie bedingen die rote, violette, blaue oder auch blauschwarze Färbung von Blüten, Blättern und Früchten (Abb. 6.39 u. 6.40). Die Aglykonkomponenten der Anthocyane bezeichnet man als Anthocyanidine. Der Grundtyp ist das Pelargonidin, das in seinem 3,4′,5,7-Hydroxylierungsmuster dem Kämpferol in der Flavonolreihe entspricht. Die Einführung weiterer Hydroxylgruppen in den B-Ring führt zum Cyanidin (3′,4′-Dihydroxy) und zum Delphinidin (3′,4′;5′-Trihydroxy). Daneben gibt es partiell methylierte Derivate (Abb. 6.39).

Die Zucker sind im allgemeinen an die 3-OH-Gruppe gebunden, doch kommen auch 3,5-Bisglykoside vor. Als Zuckerkomponenten treten Glucose, Galaktose und Rhamnose häufig, Xylose und Arabinose seltener auf.

Die Anthocyanglykoside sind stabiler als die freien Aglykone. Viele Blüten werden beim Trocknen und Aufbewahren unansehnlich; möglicherweise läuft die Entfärbung über die Aglykonstufe. Ob am Ausbleichprozeß der Anthocyanidine außer Licht auch Enzyme beteiligt sind, ist nicht bekannt.

Anthocyanine spielen als Wirkstoffe in der Therapie keine Rolle, doch verwendet man Anthocyane führende Drogen als sogenannte Schmuckdrogen, um Teemischungen ein dem Auge gefälligeres Aussehen zu verleihen. In der Lebensmitteltechnologie bieten die Anthocyane enthaltenden Früchte wegen der geringen Stabilität der Farbstoffe große Probleme.

Analytik. Es sind bisher keine Pharmakopöe-Methoden vorgeschrieben.

- **Dünnschichtchromatographie.** Schichten mit anorganischen Materialien (z. B. Kieselgel) sind wenig geeignet. Statt dessen verwendet man mikrokristalline Cellulose. Fließmittel: Oberphase von n-Butanol-Eisessig-Wasser $(40+10+50)$. Nachweis: Eigenfärbung; durch NH_3-Dämpfe Farbveränderungen.
- **Gehaltsbestimmung.** Der zu prüfende Drogenauszug wird mit Wasser verdünnt und mit einer Farbstofflösung (z. B. Phenolrot) verglichen (Schilcher 1976).

Die nachstehende Tabelle 6.3 bringt eine Übersicht über Drogen, die sich durch einen hohen Gehalt an Anthocyanen auszeichnen.

Tabelle 6.3. Anthocyane in Blüten und Früchten, die als Drogen verwendet werden

Droge	Anthocyane
Hibiscus-Blüten (*Hibiscus-sabdariffa*-Blüten) s. Kap. 3.5.6.2	Del-3-glc-xyl, Del-3-glc; Cy-3-glc-xyl, Cy-3-glc
Klatschmohnblüten (*Papaver-rhoeas*-Blüten)	Cy-3-glc
Kornblumenblüten (*Centaurea-cyanus*-Blüten)	Pg- und Cy-3,5-di-glc; Pg-3-(caffeoylglucosid)-5-glc
Malvenblüten (*Malva-sylvestris*-Blüten) s. Kap. 3.4.10.3	Mv-3,5-di-glc
Pfingstrosenblüten (*Paeonia-officinalis*-Blüten)	Päo-Glykoside Cy-3-glc
Rosenblütenblätter (*Rosa-centifolia*- und/oder *Rosa-gallica*-Blütenblätter)	Cy-3,5-di-glc Pg-3,5-di-glc Pg-3-glc, Cy-3-glc
Stockrosenblüten (*Alcea-gallica*-Blüten) s. Kap. 3.4.10.5	Del-3-glc, Mv-3-glc
Heidelbeeren (*Vaccinium-myrtillus*-Früchte)	Glykoside des Pg, Cy und Pet; Del-3-glc, Del-3-gal, Mv-3-glc

Abkürzungen: Cy = Cyanidin, Del = Dephinidin, Mv = Malvidin, Päo = Päonidin, Pet = Petunidin, Pg = Pelargonidin, gal = Galactosid, glc = Glucosid, xyl = Xylosid, glc-xyl = Sambucosed (Sambubiose = β-D-Xylp-(1→2)-D-Glcp.).

Einige Drogen, die Anthocyane enthalten

Klatschmohnblüten sind die getrockneten Blumenblätter von *Papaver rhoeas* L. (Familie: *Papaveraceae*), einer in Europa weit verbreiteten Pflanze. Einjährig; 30–40 cm hoch; mit behaartem Stengel, der einen weißen Milchsaft enthält; Blätter gefiedert; die großen Blüten mit 5–8 cm Durchmesser feuerrot. Beim Trocknen geht die schöne rote Farbe der Blumenblätter verloren; die Droge ist dann braunviolett oder schmutzig violett, am Grunde mit einem blauschwarzen Fleck versehen. Klatschmohnblüten riechen kaum; sie schmecken bitter und schleimig.

Kornblumenblüten bestehen aus den getrockneten Blütenköpfchen von *Centaurea cyanus* L. (Familie: *Asteraceae = Compositae* [*Tubuliflorae*]). In Europa wild vorkommend; in

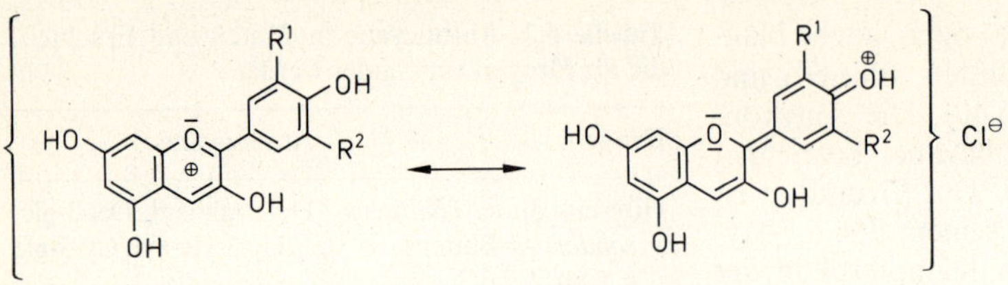

R^1	R^2	Trivialname	λ_{max} (nm) (Farbe)
H	H	Pelargonidin	520 (rotorange)
H	OCH$_3$	Päonidin	532 (rotviolett)
H	OH	Cyanidin	535 (rotviolett)
OCH$_3$	OCH$_3$	Malvidin	542 (violettrot)
OH	OCH$_3$	Petunidin	543 (violettrot)
OH	OH	Delphinidin	544 (blauviolett)

Abb. 6.39. Die als Farbstoffe von Blüten und Früchten häufig auftretenden Anthocyanidine und ihre Absorptionsmaxima in Lösung (in Methanol; 0,01%ig an HCl)

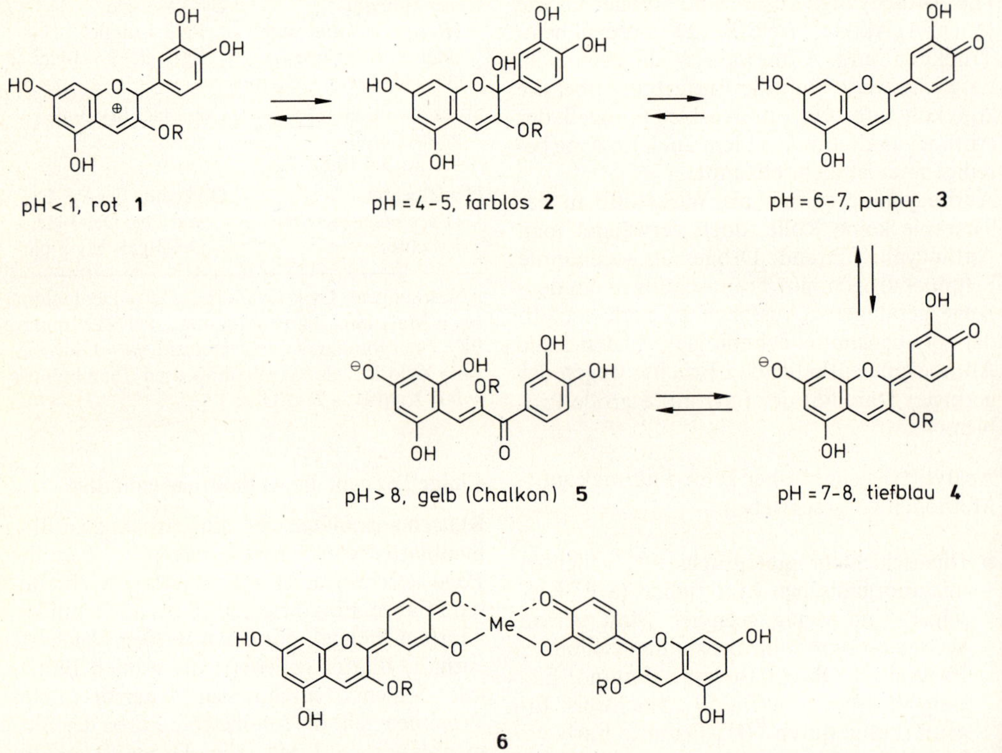

Abb. 6.40. Die Farben der Anthocyane (R = Zuckerrest) hängen vom pH-Wert der Lösung ab. Das Flavyliumkation **1** ist nur bei niedrigen pH-Werten (pH > 1) stabil. Mit zunehmendem pH finden verschiedene Farbwechsel statt, um schließlich im alkalischen Bereich (pH > 8) unter Ringöffnung in die gelben Chalkon-Phenolatanionen **5** (mehrere Formen denkbar) überzugehen. Auf diesem Farbwechsel beruhen die künstlichen Umfärbungen von Blüten im Blumenhandel. Die vielen Farbvariationen kommen vor allem dadurch zustande, daß die Glykoside nicht einfach in Zellsaft gelöst sind, daß vielmehr Glykosid-Metallchelate (mit Fe(III)- und/oder Al(III)-Ionen) die Farbträger zahlreicher roter, violetter und blauer Blüten und Früchte sind. Die Blaufärbung beispielsweise der Kornblumenblüten (Flores Cyani von *Centaurea cyanus* L.) beruht auf einem Cyanidinglykosid-Fe-Al-Chelatkomplex

mehreren Spielarten auch als Zierpflanze gezogen; einjährig 30–60 cm hoch; Stengel und die lanzettlichen, schmalen Blätter wollig behaart; das leuchtend blaue Blütenköpfchen (2,5–3 cm im Durchmesser) fällt durch die trichterförmigen Randblüten auf.

Pfingstrosenblüten sind die getrockneten Blütenblätter von *Paeonia officinalis* L (Familie: *Paeoniaceae*; früher zu den *Ranunculaceae* gerechnet). In Südeuropa heimisch; in Mitteleuropa gern in Gärten als Zierpflanze gezogen. Ausdauernde Pflanze mit derben Stengeln und (in Kultur) gefüllten, weinroten oder weißen Blüten.

Rosenblätter sind die, getrocknet, blaßrötlichen bis dunkelroten, wohlriechenden Blumenblätter von *Rosa centifolia* L. und/oder *Rosa gallica* L. (Familie: *Rosaceae*). Die Droge stammt somit von den rosa- und rotblühenden Sorten der bekannten Gartenrose. Da gefüllte Formen vorliegen, stellen Rosenblütenblätter – mit Ausnahme der fünf äußersten – umgewandelte Staubgefäße dar.

Heidelbeeren sind die getrockneten Früchte von *Vaccinium myrtillus* L. (Familie: *Ericaceae*). Sie sind blauschwarz, gerunzelt; haben rötliches Fruchtfleisch und zahlreiche Samen in 4–5 Fächern. Heidelbeeren sind geruchlos und schmecken säuerlich-süß, schwach zusammenziehend.

Die Früchte enthalten Gerbstoff, vorwiegend der Catechinreihe; Früchtsäuren, vorwiegend

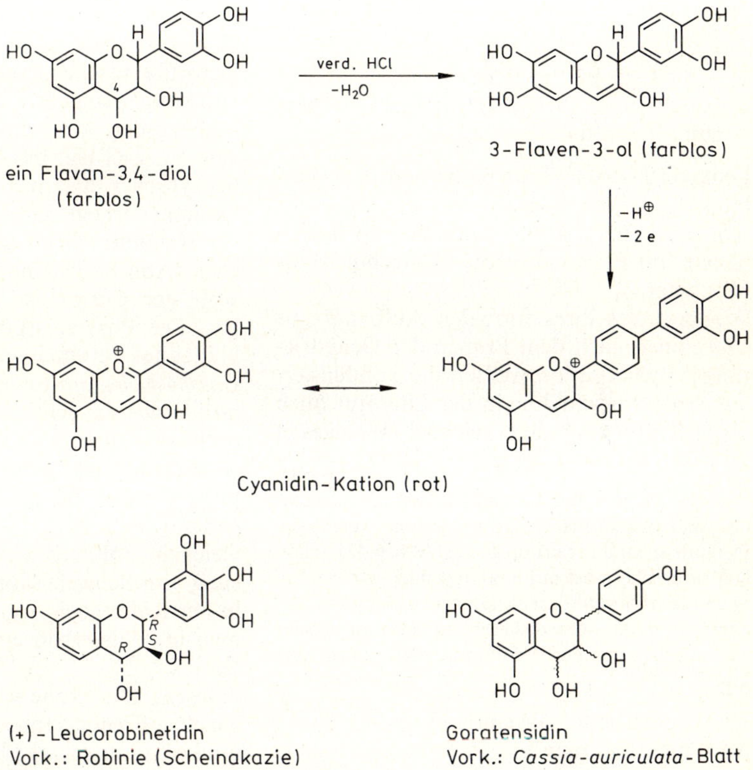

Abb. 6.41. Farbreaktion auf Proanthocyanidine. Hier: Reaktion monomerer Flavan-3,4-diole. Erhitzen mit verdünnter Mineralsäure führt unter H_2O-Abspaltung zum korrespondierenden Flavenol. Damit sich ein farbiges Cyanidin-Kation bilden kann, muß ein Hydrid-Ion abgezogen werden. Die Reaktion ist komplex: Sie läuft nur in Anwesenheit von Luftsauerstoff ab und sie führt zum Cyanidin in nur sehr geringen Ausbeuten. Unter Hälfte. Flavan-3,4-diole weisen drei Chiralitätszentren auf; die relative und absolute Konfiguration ist in einigen Fällen bekannt, so im Falle des (+)-Leucorobinetidins, das in Robinia pseudacacia vorkommt. Im Falle des Goratensidins, das als analytischer Leitstoff der Cassia-auriculata-Blätter Interesse besitzt, ist die Konfuguration unbestimmt. Auch die angegebene Struktur bedarf der Überprüfung: Vermutlich liegt Goratensidin als dimeres Proanthocyanidin vor

Äpfelsäure; Invertzucker, Pektine; Flavonoide und die in Tabelle 6.3 aufgeführten Anthocyanoside.

Heidelbeeren werden, wenn nicht gut getrocknet, leicht schimmelig oder von Insekten befallen.

Heidelbeeren verleihen einem Teeaufguß eine rotviolette Farbe.

6.5.7 Proanthocyanidine

6.5.7.1 Begriffe

Alle farblosen Pflanzenstoffe, die beim Erhitzen mit verdünnten Mineralsäuren gefärbte Anthocyanidine liefern, bezeichnet man als Proanthocyanidine. Unter Berücksichtigung der chemischen Struktur unterteilt man die so definierten Proanthocyanidine in zwei Hauptgruppen:

- in die Leukoanthocyane und in
- kondensierte Proanthocyanidine (= Catechingerbstoffe).

Leukoanthocyane sind monomere C_{15}-Verbindungen (Abb. 6.41).

Kondensierte Proanthocyanidine sind Biopolymere mit Flavan-3-olen (= Catechinen) als Monomer.

Wegen dieses ihres formalen Aufbaues aus Catechinen nach dem Prinzip der Dehydrierungspolymerisation werden die kondensierten Proanthocyanidine in der Literatur auch als Dehydrocatechine bezeichnet (Weinges et al. 1971).

Hinweis: Es gibt theoretisch viele Dehydrocatechine. Aber nur solche Dehydrocatechine welche die Proanthocyanidinreaktion geben (Abb. 6.42), scheinen natürlicherweise in Pflanzen gebildet zu werden. Die Proanthocyanidinreaktion geben Dehydrocatechine nur dann, wenn das Kohlenstoffatom C-8 der einen Einheit mit dem C-4 der nächsten Einheit verknüpft ist.

Die kondensierten Proanthocyanidine (Abb. 6.43) unterteilt man in

- oligomere Proanthocyanidine und in
- polymere Proanthocyanidine.

Die Grenze zwischen den beiden Gruppen ist zwar nicht genau fixiert, doch ist es sinnvoll, sie bei einem Molekulargewicht von etwa 3000 Dalton, entsprechend einem Polymerisationsgrad n = 8, anzusetzen. Bis zu dieser Molekülgröße weisen die kondensierten Proanthocyanidine einen adstringierenden Geschmack auf. Auch sind sie dann noch in unverdünntem Ethanol löslich, was für ihre arzneiliche Verwendung wichtig ist, gleichgültig, ob das Präparat für die äußerliche Anwendung (als Adstringens) oder für die innerliche Anwendung bestimmt ist. Standardisierte Crataeguspräparate enthalten Oligomere bis zum Polymerisationsgrad n = 6.

Die älteren Bezeichnungen „nichthydrolisierbare Gerbstoffe" oder „kondensierte Catechingerbstoffe" (englisch: *condensed tannins*) bedeuten inhaltlich das gleiche wie der heute bevorzugte Terminus „kondensierte Proanthocyanidine".

6.5.7.2 Flavan-3,4-diole

Flavan-3,4-diole sind sehr labile Substanzen, die zur Polymerisation neigen. Es kann daher nicht überraschen, wenn sie als Inhaltsstoffe von Drogen so gut wie nicht gefunden werden. Insbesondere trifft das für 5,7-Hydroxyderivate zu, weil hier die 4-OH sowohl in *ortho*-benzylischer als auch in *para*-benzylischer Stellung vorliegt. Eine Ausnahme hinsichtlich der Stabilität scheint das Goratensidin zu machen (Abb. 6.41), eine Substanz, die als Leitstoff der *Cassia-auriculata*-Blätter Interesse hat. Die Pharmakopöen lassen die Sennesblätter auf Verunreinigung (Abb. 6.41) prüfen: *Cassia-auriculata*-Blätter enthalten keine Sennoside wie die echte Droge, dafür aber Proanthocyanidine.

Ausführung der Probe: Eine kleine Menge der pulverisierten Droge (0,2 g) wird mit 3 ml Ethanol mazeriert. Wird das Filtrat mit dem gleichen Volumen einer 33prozentigen Lösung von Schwefelsäure versetzt, darf weder in der Kälte noch beim 1 min langen Erwärmen im Wasserbad eine Rotfärbung auftreten.

Hinweis: Die Probe würde natürlich zu dem gleichen Ergebnis führen, wenn im Goratensidin kein monomeres Flavan-3,4-diol, sondern das entsprechende dimere Proanthocyanidin vorliegen würde.

6.5.7.3 Oligomere Proanthocyanidine

6.5.7.3.1 Vorkommen

Gemische extrahierbarer Proanthocyanidine kommen in sehr vielen Pflanzen vor, beson-

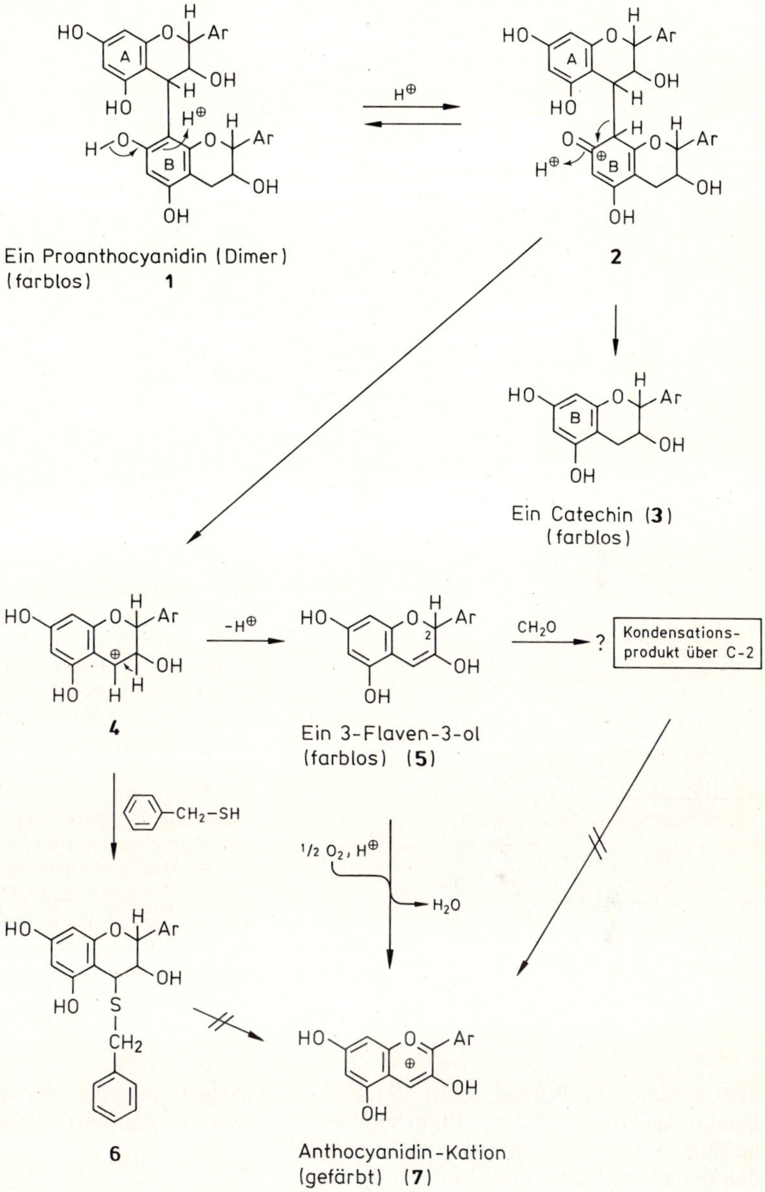

6.5 Flavone und Flavonoide

Ein Proanthocyanidin (Dimer)
(farblos) **1**

2

Ein Catechin (**3**)
(farblos)

4

Ein 3-Flaven-3-ol
(farblos) (**5**)

Kondensations-
produkt über C-2

6

Anthocyanidin-Kation
(gefärbt) (**7**)

Abb. 6.42. Farbreaktion auf Proanthocyanidine, hier auf dimere kondensierte Proanthocyanidine (**2**). Die Reaktion beruht darauf, daß die Kohlenstoff-Kohlenstoff-Bindung, welche die beiden Flavanteile miteinander verknüpft, säurelabil ist. Es bildet sich Catechin (**3**) und ein Flavylium-Kation (**4**), das sich zum 3-Flaven-3-ol stabilisiert. **5** ist instabil und gibt bei Zutritt von Luft-O_2 ein Hydrid-Ion ab, unter Bildung des farbigen Anthocyanidin-Kations **7**. Das Zwischenprodukt **4** reagiert leicht mit reaktiven Nucleophilen, beispielsweise mit Thiolen; dadurch wird **4** abgefangen und die Bildung von Anthocyanidinen (**7**) ist nicht mehr möglich (Haslam 1977). Nach der Methode der Ph. Eur. und des DAB 9 läßt sich die Bildung von farbigen Anthocyanidinen durch Zusatz von Hexamethylentretramin verhindern (s. Flavonolbestimmung Kap. 6.5.5). Durch welchen Mechanismus die Bildung **7** in diesem Falle unterbunden wird, ist bisher nicht experimentell untersucht worden; wahrscheinlich kommt es zur Bildung von methylenüberbrückenden Flavenol-dimeren oder auch -oligomeren, die farblos sind

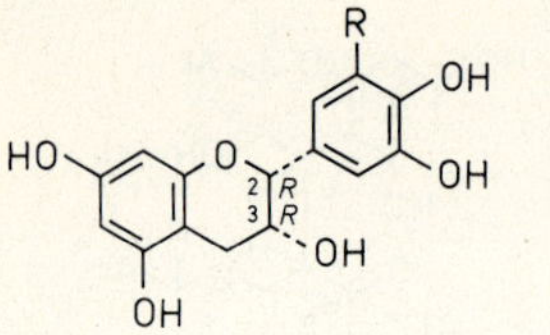

R	
H	(−)-Epicatechin
OH	(−)-Epigallocatechin

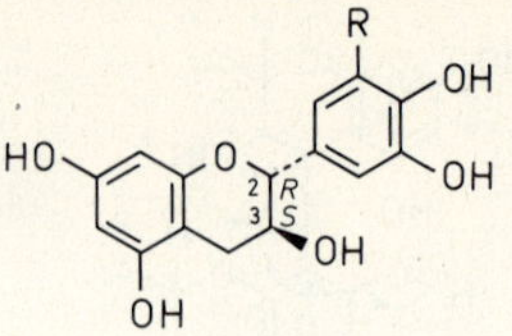

R	
H	(+)-Catechin
OH	(+)-Gallocatechin

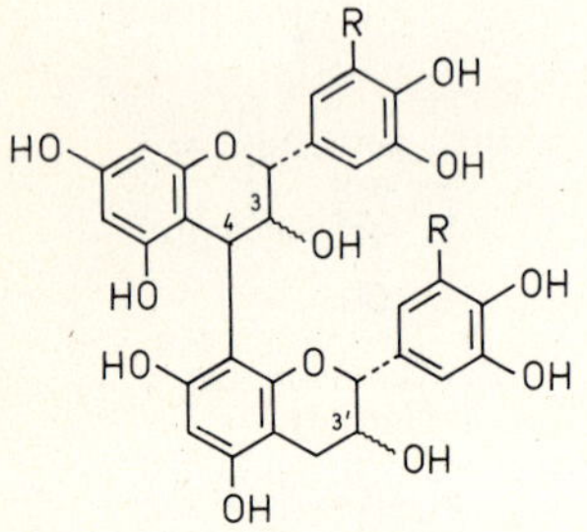

Typ	3	3′	4
B-1	*R*	*S*	*R*
B-2	*R*	*R*	*R*
B-3	*S*	*S*	*S*
B-4	*S*	*R*	*S*

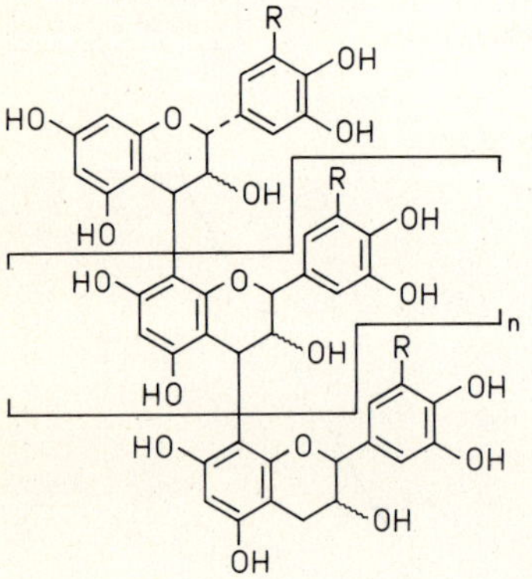

Abb. 6.43. Monomere Bausteine der kondensierten Proanthocyanidine sind (−)-Epicatechine und (+)-Catechine. Beide Catechine weisen (2*R*)-Konfiguration auf, die auch bei der dehydrierenden Polymerisation konstant bleiben. Im dimeren Produkt variieren daher von den fünf Chiralitätszentren nur drei. Wenn die Substituenten in beiden Molekülhälften identisch sind, sind acht isomere Formen denkbar, die auch alle gefunden wurden. Man unterscheidet sie durch die Zahlen 1–8 wobei der Buchstabe B symbolisiert, daß Dimere des in der Abbildung wiedergegebenen Bauprinzips vorliegen. Untere Hälfte. Bauprinzip oligomerer und polymerer Proanthozyanidine. Die als Arzneistoffe verwendeten Produkte enthalten Oligomere bis zum Hexameren als größte Einheit, da die Löslichkeit in Wasser bei höherem Kondensationsgrad nicht mehr gewährleistet ist

ders reichlich in Wurzel, Blatt, Rinde und Frucht von Holzgewächsen. Pflanzenteile, die auffallend hohe Konzentrationen führen, finden seit altersher als „Gerbstoffdrogen" technische und medizinische Anwendung. In geringen Mengen kommen oligomere Proanthocyanidine in vielen pflanzlichen Nahrungs- und Genußmitteln vor, so im Kakao, im Tee, im Wein, in Weintrauben und Äpfeln. Die durchschnittliche Menge, die pro Person und pro Tag vom Menschen mit der Nahrung aufgenommen werden, schätzt man auf 460 mg (Pierpoint 1986). Diese mit der Nahrung zugeführte Dosis zu kennen ist wichtig, wenn man die den Proanthocyanidinen zugeordneten pharmakologischen und therapeutischen Wirkungen angemessen einordnen will: Als Arzneistoff zugeführt beträgt die Einzeldosis

- bei Reinstoffpräparaten 50 mg (Neumann 1979),
- bei Extraktpräparaten 1–2 mg (Rote Liste 1987).

Die Tabelle 6.5 enthält eine Auflistung der pflanzlichen Arzneidrogen, welche kondensierte oligomere Proanthocyanidine enthalten.

6.5.7.3.2 *Analytik*

Die oligomeren Proanthocyanidine sind aus pflanzlichem Material mit Mischungen aus

6.5 Flavone und Flavonoide

Tabelle 6.5. Einige pflanzliche Arzneidrogen, die kondensierte oligomere Proanthocyanidine enthalten

Droge	Stammpflanze	Familie
Eichenrinde	*Quercus robur* L. *Qu. petraea* LIEBL., *Qu. pubescens* WILLD.	Fagaceae
Erbeerblätter	*Fragaria vesca* L.	Rosaceae
Frauenmantelkraut	*Alchemilla xanthochlora* ROTHM.	Rosaceae
Gambir (Gambir-Katechu)	*Uncaria gambir* ROXB.	Rubiaceae
Heidelbeeren	*Vaccinium myrtillus* L.	Ericaceae
Hopfenzapfen	*Humulus lupulus* L.	Cannabaceae
Katechu	*Acacia catechu* (L.*f*) WILLD. und *Acacia suma* KURZ	Mimiosaceae
Kino	*Pterocarpus marsupium* ROXB.	Fabaceae
Lindenblüten	*Tilia cordata* MILL. und *T. platyphyllos* SCOP.	Tiliaceae
Ratanhiawurzel	*Krameria triandra* RUIZ et PAV.	Krameriaceae
Rosenblütenblätter	*Rosa centifolia* L. und/oder *R. gallica* L.	Rosaceae
Teestrauchblätter	*Camellia sinensis* (L.) O. KUNTZE	Theaceae
Tormentillwurzel	*Potentilla erecta* (L.) RAEUSCH.	Rosaceae
Weißdornblätter	*Crataegus laevigata* (POIR.) DC,	Rosaceae
Weißdornfrüchte	*C. monogyna* JACQ., *C. pentagyna* WALDST. et KIT. *C. azarolus* L.	Rosaceae

Ethanol-Wasser, Methanol-Wasser oder Aceton-Wasser extrahierbar. Es resultieren Auszüge, die – abgesehen von einfachen Phenolen und Phenolglykosiden – eine Vielzahl von Proanthocyanidinen enthalten. Eine vollständige Analyse derart komplexer Gemische wurde bisher nicht durchgeführt: Man muß sich damit begnügen, das mengenmäßig dominierende dimere oder allenfalls trimere Proanthocyanidin zu isolieren. Eine Fraktionierung ist möglich

- durch Chromatographie an Sephadex (LH-20),
- durch Chromatographie an Polyamidpulver. Ethanol-Formamid zum Eluieren: Mit steigendem Formamidgehalt gelangen Proanthocyanidine zunehmenden Molekulargewichtes in das Eluat,
- durch Gegenstromverteilung.

Farbreaktionen

- Erhitzen mit verdünnten Mineralsäuren in organischen Lösungsmitteln ruft Rotfärbung hervor (zum Reaktionsmechanismus s. Abb. 6.42). Mit Wasser als Lösungsmittel erhält man braunrote phlobaphenartige Produkte (über Phlobaphene s. Kap. 6.5.8).
- Mit Vanillin und Salzsäure (oder Phosphorsäure) entstehen farbige Produkte. Vermutlich laufen zwei Reaktionen nebeneinander ab: Bildung von Anthocyanidinen unter Säureeinfluß und Kondensation des phloruglucinsubstituierten Ringes A mit Vanillin zu farbigen Produkten.
- Erhitzen mit Formaldehyd-Salzsäure-Lösung (Endkonzentration 8% bzw. 3%). Es bilden sich rote Niederschläge, die sich vollständig absetzen. Im Überstand kann auf andere Stoffe (z. B. auf Gallotannine) geprüft werden.

Wolframatophosphorsäure. Phenole reduzieren in alkalischem Medium die Phosphorwolframsäure (WO_2) zu blauen Wolframoxiden ($WO_2 \cdot n\,WO_3$), die als Wolframblau bezeichnet werden und ein breites Absorptionsmaximum bei 580–820 nm aufweisen.

Eisen(III)-Ionen bilden mit kondensierten Proanthocyanidinen in alkoholischer Lösung aufgrund des Vorliegens phenolischer Gruppen grüne Färbungen.

Dünnschichtchromatographie. Parmakopöemethoden sind keine bekannt. Dimere und trimere Proanthocyanidine lassen sich an Kieselgelplatten trennen. Fließmittel: Ethylacetat-Eisessig-Wasser (100+20+30, Oberphase) (Hölzl u. Strauch 1977).

Gehaltsbestimmungen. Sie basieren darauf, daß eine der oben aufgezählten Farbreaktionen photometrisch ausgewertet wird. Am meisten verwendet wird die Bestimmung mit Vanillin-Salzsäure, die stöchiometrisch abläuft. Die Farbintensität mit Phosphorwolframsäure ist eher ein Ausdruck des Redoxpotentials der Phenole; der Zusammenhang zwischen Farbintensität und Phenolkonzentration ist entsprechend komplex.

Veraltet ist die sogenannte Hautpulvermethode, womit man das Bindungsvermögen der Proanthocyanidine an Kollagenfaser erfaßt. Das Bindungsvermögen an Hautproteine mag ein Maß für die Gerbwirkung sein, nicht aber für die adstringierende Potenz, die im Falle der pflanzlichen Arzneidrogen allein relevant ist: denn die Proteine und Glykoproteine des Speichels und der Schleime der Magen-Darm-Mukosa weichen in ihrem Aufbau stärkstens vom Bau des Kollagens ab.

Einige Pharmakopöen enthalten für Gerbstoffdrogen (z. B. für Ratanhiawurzel) eine Prüfvorschrift, die eine Kombination der Hautpulvermethode mit einer photometrischen Methode darstellt. Zunächst wird der Gesamtgehalt an Polyphenolen mit Phosphorwolframsäure gemessen. Anschließend wird der Gerbstoffanteil durch Adsorption an Hautpulver entfernt und die Konzentration der nichtadsorbierten Phenole erneut mit Phosphorwolframsäure ermittelt. Der Gerbstoffgehalt ergibt sich als Differenz der beiden photometrisch ermittelten Werte. Das Verfahren wird mit Pyrogallol geeicht und der Gerbstoffgehalt als Pyrogallol berechnet.

6.5.7.3.3 Wirkungen, biologische Wertbestimmung

Die auffallende Wirkung der oligomeren Proanthocyanidine ist ihre adstringierende Wirkung (lateinisch *adstringere* = zusammenziehen). Der Wirkung liegt die allen Adstringenzien gemeinsame Eigenschaft zugrunde, daß sie mit Eiweißen unlösliche Verbindungen bilden.

Auf dem Eiweißfällungsvermögen basiert eine Reihe von biologischen Wertbestimmungsmethoden. Eine sehr einfache Methode ist die Fällung von Hämoglobin, dessen Konzentration gut photometrisch meßbar ist. Man bestimmt einmal mit und einmal ohne Zusatz des zu prüfenden Pflanzenstoffes die Hämoglobinkonzentration einer Hämoglobinlösung (Bate-Smith 1973). Das Fällungsvermögen zeigt deutliche Abhängigkeit vom Polymerisationsgrad der Proanthocyanidine:

Polymerisationsgrad	Relative Adstringenswirkung
Dimere	8–12
Trimere	23–33
Tetramere	33–40
Penta- bis Heptamere	~ 50

Arzneistoffe mit adstringierender Wirkung wendet man lokal auf Oberflächen von Schleimhäuten an. Konzentrationen, die noch keine Eiweißfällung bewirken, dichten die Zellmembranen ab, die Kapillarpermeabilität wird herabgesetzt, was bei entzündlichen Zuständen von Bedeutung sein dürfte.

Höhere Konzentrationen führen zu einer Ausfällung von Eiweiß, es kommt zu einer Verdichtung des kolloiden Gefüges, zur Ausbildung einer zusammenhängenden, schützenden Membran und einer leichten Kompression des unmittelbar darunterliegenden Gewebes. Bakterien finden auf der auf diese Weise physikalisch-chemisch veränderten Membran einen weniger günstigen Nährboden: Adstringenzien haben daher, teils auch durch direkte Wirkung auf die Bakterien, einen milden antibakteriellen Effekt.

Dringen Adstringenzien bis in die Schleimdrüsen ein, so wird deren Funktion herabgesetzt. Auf diese Weise wird der für die entzündete Schleimhaut typischen Hypersekretion entgegengewirkt.

Bei Blutungen aus den feinsten Kapillaren wird das Blut zur Koagulation gebracht (Eiweißfällung), weshalb Adstringenzien auch eine schwache hämostatische Wirkung besitzen.

Therapeutische Anwendung. Zubereitungen aus oligomeren Proanthocyanidinen (= kondensierten Gerbstoffen) wendet man an:

- als Pinselung bei Entzündungen und Blutungen von Zahnfleisch und Mundschleimhaut,
- als Gargarisma (= Gurgelmittel) bei *Pharyngitis,*
- bei akuten, unspezifischen Durchfallerkrankungen (hier Wirksamkeit strittig).

6.5.7.3.4 Bioverfügbarkeit bei peroraler Zufuhr

Bei oraler Verabreichung kommen die oligomeren Proanthocyanidine überall mit den Schleimhäuten in Berührung, im Magen evtl. auch mit nichtabgebauten Eiweißstoffen der Nahrung. Es ist nicht geklärt, ob die Gerbstoffe aus dieser Eiweißbindung wieder in Freiheit gesetzt werden können, was eine Voraussetzung dafür wäre, daß sie nach Resorption systemische Wirkungen entfalten können. Lediglich für dimere Proanthocyanidine aus Weintrauben wurde bewiesen, daß ein kleiner Bruchteil vom Magen-Darmtrakt aus resorbiert wird (Laparra et al. 1977; Versuchstier Maus).

6.5.7.3.5 Ratanhiawurzel

Ratanhiawurzel stammt von *Krameria triandra* RUIZ et PAV. (Familie: *Krameriaceae*) einem auf den Abhängen der Kordilleren von Peru wachsenden, kleinen Strauch. Die Droge besteht aus der oben bis faustdicken Hauptwurzel sowie aus deren mehrere Meter langen, etwa fingerdicken Nebenwurzeln.

Ratanhiawurzel ist braunrot (Phlobaphene führend) und hinterläßt über Papier gerieben Farbspuren. Sie ist geruchlos und schmeckt stark zusammenziehend, besonders die Rinde.

Ratanhiawurzel enthält bis zu 15% Gerbstoffe, und zwar ausschließlich vom Typus der kondensierten Proanthocyanidine. Dem Substitutionstyp nach handelt es sich um Gemische von Procyanidinen und Propelargonidinen.

Mit zunehmender Lagerdauer der Droge verschiebt sich das Verhältnis zwischen adstringierend wirkenden oligomeren Proanthocyanidinen und Phlobaphenen zunehmend zugunsten der Phlobaphene.

Anwendung vorzugsweise als Tinktur, für Pinselungen oder zum Einmassieren im Mund- und Rachenraum bei Zahnfleischentzündungen, Zungenrhagaden und *Stomatitis*; mit Wasser verdünnt auch zum Gurgeln.

6.5.7.3.6 Tormentillwurzel

Tormentillwurzel besteht aus dem im Frühjahr gesammelten und getrockneten Wurzelstock der in fast ganz Europa heimischen *Potentilla erecta* (L.) RAEUSCHEL (Synonym: *Potentilla tormentilla* STOKES) (Familie: *Rosaceae*). Die Stammpflanze, die Blutwurz, ist ein ausdauerndes, 5–20 cm hohes Kraut mit niederliegenden oder aufrechtem Stengel; Blätter handförmig geteilt; die radiäre Blüte mit den Merkmalen der Rosengewächse hat nur vier intensiv gefärbte Kronblätter (ein gutes Unterscheidungsmerkmal von verwandten *P.*-Arten, die alle eine fünfzählige Blütenhülle aufweisen).

Die Droge ist geruchlos; sie schmeckt bitter und stark zusammenziehend.

Tormentillwurzel enthält 15–20% Gerbstoffe, und zwar Vertreter beider Gruppen, der kondensierten Proanthocyanidine (=Catechingerbstoffe) als auch Gallotannine (s. Kap. 6.6). Mengenmäßig überwiegen die Proanthocyanidine.

Verwendet wird die Tormentillwurzel als Adstringens mit gleichen Indikationen wie Ratanhiawurzel.

6.5.7.3.7 Eichenrinde

Eichenrinde stammt von den beiden bei uns heimischen Arten ab, von *Quercus robur* L. (Synonym. *Qu. pedunculata* ERH.) und *Quercus petraea* (MATTUSCHKA) LIEBL (Synonym. *Qu. sessiliflora* SALISB.) (Familie: *Fagaceae*). Die beiden Eichenarten sind sich sehr ähnlich: Bei *Qu. robur*, der Stiel- oder Sommereiche, stehen jedoch die weiblichen Blüten und Früchte an einem mehr oder weniger langen Stiel, die Blätter sind kurz gestielt; bei *Qu. petraea*, der Stein- oder Wintereiche sitzen die weiblichen Blüten, später die Früchte, einzeln oder auch traubig gehäuft in den Blattachseln; die Blätter sind länger gestielt. Die Droge besteht aus der Rinde der jüngeren Äste, Zweige und Stockausschläge. Die Ernte der Eichenrinde erfolgt im zeitigen Frühjahr, da sie zu diesem Zeitpunkt den höchsten Gehalt an wasserlöslichen Gerbstoffen aufweist und da sie sich überdies dann am leichtesten vom Holzkörper der Stämme und Äste ablöst.

Eichenrinde riecht, in angefeuchtetem Zustande schwach, aber charakteristisch („loheartig"). Sie schmeckt stark zusammenziehend und schwach bitter.

Die Droge enthält, abhängig vom Erntezeitpunkt und vom Alter der Zweige, wechselnde Mengen (8–20%) Gerbstoffe. Deren chemische Zusammensetzung ist nicht befriedigend untersucht. Kondensierte Proanthocyanidine scheinen mengenmäßig zu überwiegen, doch kommen mit Sicherheit auch Ellagitannine vor. In Fagazeen findet man besonders häufig Ellagitannine vom Typ der Hexahydroxyphenoylester (s. Abb. 8.48).

Eichenrinde verwendet man als 10–20%iges Dekokt für Umschläge und als Badezusatz. Dazu die fein geschnittene oder pulverisierte Rinde in kaltem Wasser ansetzen, einige Stunden stehen lassen, dann erhitzen und ½ Stunde am Sieden halten (verdampfendes Wasser ersetzen). Abseihen und dem Badewasser beigeben. Vorsicht: Benutztes Geschirr, Badewanne und Wäsche können fleckig werden.

Anwendungsgebiete: Hauteinrisse, Frostbeulen, übermäßige Schweißabsonderung, Krampfadern, Hämorrhoiden, Fluor albus.

6.5.8 Phlobaphene

Phlobaphene, auch Gerbstoffrote genannt, sind chemisch wenig definierte Produkte. Sie bilden sich aus monomeren Flavanolen und oligomeren Proanthocyanidinen beim Trocknen und Lagern von Drogen. Es sind hochmolekulare, amorphe Pigmente von oft roter, aber auch bis ins Braunschwarze gehender Farbe. Oxidierende Enzyme beschleunigen die Reaktion. Phlobaphene wirken nicht adstringierend. Sie geben auch nicht die Proanthocyanidinreaktion, ein Hinweis darauf, daß an der Polymerisation andere als C-8→C-4-Interflavanbindungen beteiligt sind. Vermutlich sind ähnlich wie bei der Theaflavin- und Thearubigenbildung (Abb. 6.44)

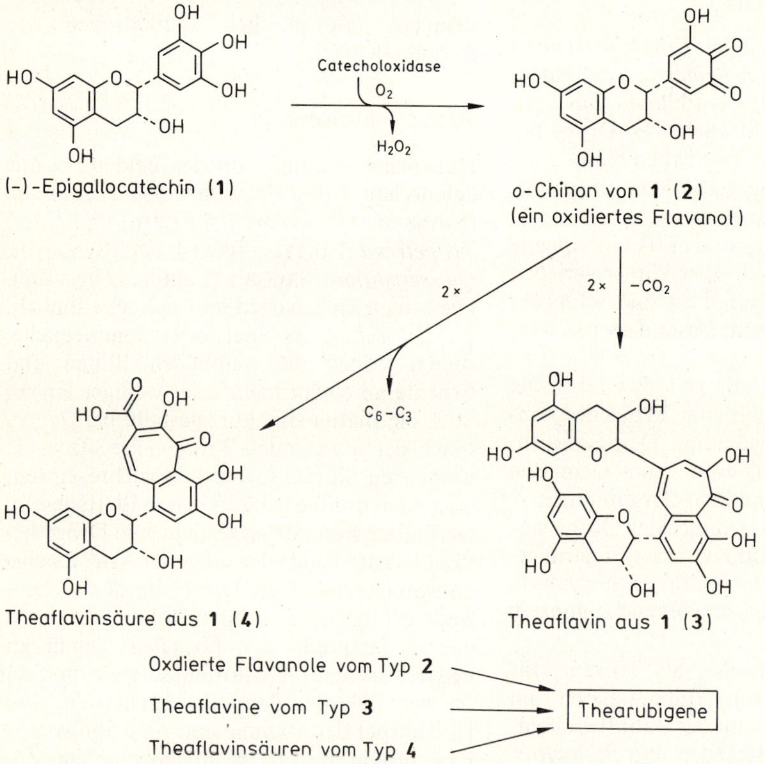

Abb. 6.44. Die Bildung von gelben und roten Farbstoffen während der Teefermentation vermittelt einen Eindruck von den komplexen Reaktionen, die zur Phlobaphenbildung führen. Während der Teefermentation werden durch die Catecholoxidase die im frischen Teeblatt vorkommenden Catechine vom Typ **1** zu den entsprechenden o-Chinonen vom Typ **2** oxidiert, die weiter zu gelb gefärbten Theaflavinen vom Typ **3** kondensieren. Die Reaktionen **2→3** unter Freisetzung von CO_2 haben ein Analogon in der bekannten Bildung von Purpurogallin aus Pyrogallol durch Peroxidasen. Eine zweite, noch wesentlich komplizierter gebaute Gruppe von Verbindungen, die bei der enzymatischen Oxidation von Flavonolen im Teestrauchblatt gebildet werden, sind die Thearubigene, die rötlich gefärbt sind und zum strengen Geruch des schwarzen Tees beitragen, über deren Struktur aber noch keine völlige Klarheit herrscht

auch Chinone an der Phlobaphenbildung beteiligt. Phlobaphene sind für die rotbraune Färbung zahlreicher Drogen verantwortlich, so für die der Ratanhiawurzel, der Tormentillwurzel, der Zimtrinde, der Nelkenblüten sowie der Colasamen.

6.6 Hydrolysierbare Gerbstoffe (Gallotannine)

6.6.1 Chemischer Aufbau, Farbreaktionen

Hydrolysierbar sind diese Gerbstoffe deshalb, weil sie Ester darstellen. Als Alkoholkomponente fungiert D-Glucose oder ein anderer Zucker einschl. der Cyclite; als Säurekomponente Gallussäure, Gallussäuredepside, wie z. B. *m*-Trigallussäure, oder C-C-verknüpfte Diphen- oder auch Triphensäuren (s. Abb. 6.45).

Ein sehr einfaches Gallotannin ist 1-Galloyl-β-D-Glucose, die in den Wurzeln des Medizinalrhabarbers vorkommt; im allgemeinen enthält aber die Glukose mehrere Gallussäurereste (Abb. 6.46). Durch Anknüpfung von Digallussäureresten gelangt man zu Tanninen, in denen die Zahl der Gallussäuremoleküle größer ist als die Zahl der Hydroxygruppen im Zuckerteil (Abb. 6.47). In den sogenannten Ellagitanninen ist die Glukose mit Hexahydroxydiphensäure verestert (Abb. 6.48 u. 6.49).

Gallotannine geben die folgenden Farbreaktionen:

- Eisen(III)-Salze geben in alkoholischer Lösung blaue Färbungen.
- Bariumhydroxidlösung verfärbt Tanninlösung grün; bei Vorliegen höherer Konzentrationen bilden sich grünliche Niederschläge. Die Reaktion wird von allen phe-

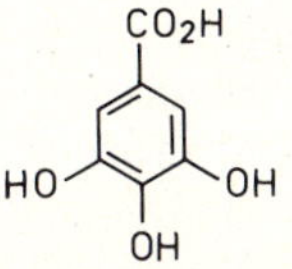

Gallussäure (**1**)

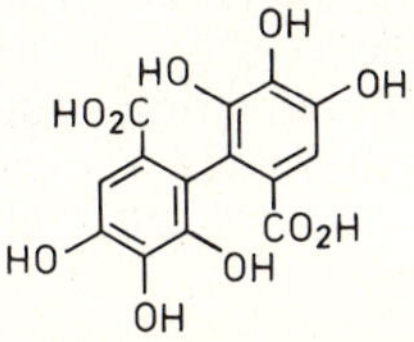

Hexahydroxydiphensäure (**2**)

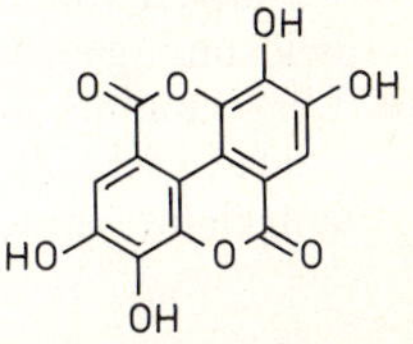

Ellagsäure (**3**) (Artefakt aus **2**)

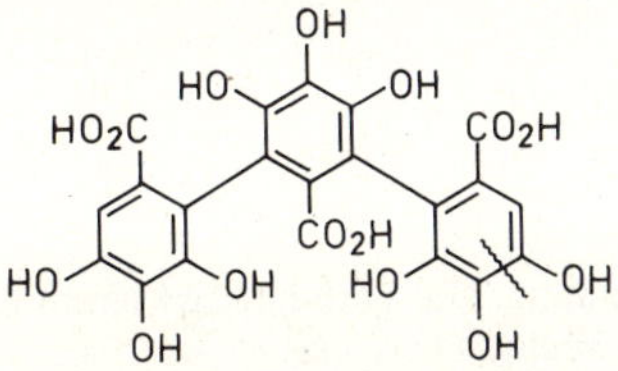

Nonahydroxytriphensäure (**4**)

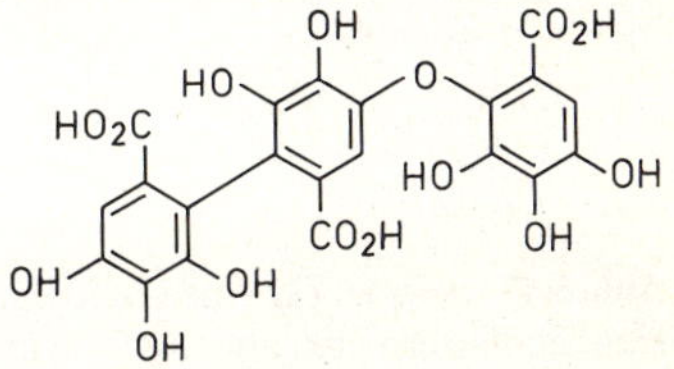

Valonsäure (**5**)

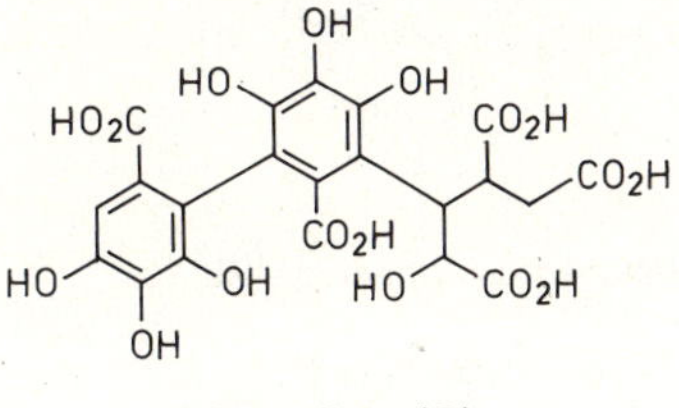

Trillonsäure (**6**) (Secoderivat von **4**)

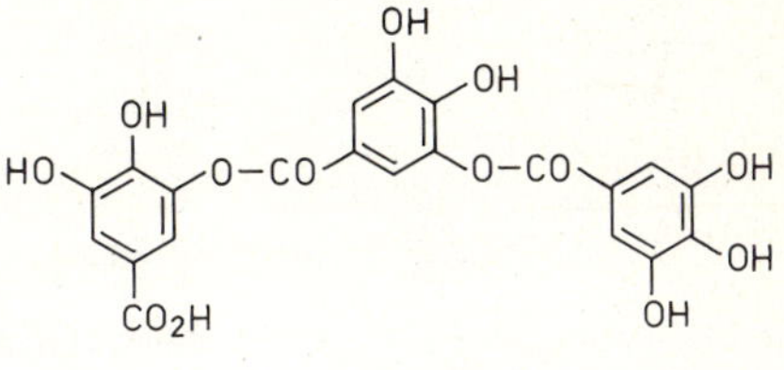

m-Trigallussäure

Abb. 6.45. Acylkomponenten der Gallotannine. Die Ellagsäure (**3**) ist ein Isolierungsartefakt, das sich aus den Hexahydroxydiphenylresten bei der Verseifung der Ellagitannine (Abb. 6.48 u. 6.49) bildet

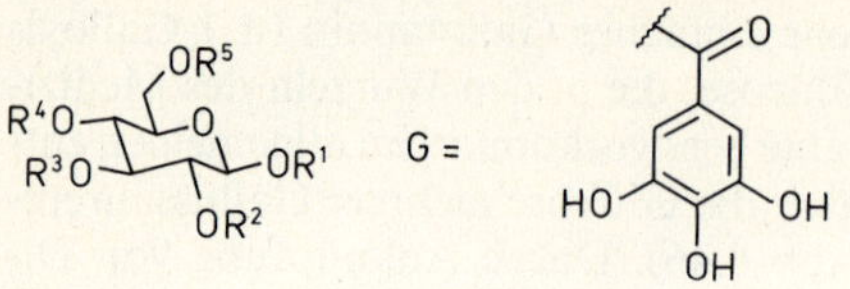

6 Phenolische Verbindungen

R^1	R^2	R^3	R^4	R^5	Vorkommen
G	H	H	H	H	Rhabarberrhizom
G	H	H	H	G	Galläpfel von *Quercus infectoria*
G	G	G	H	G	– „ –
G	G	H	H	G	Brombeer- und Himbeerblätter
G	G	G	G	G	

Abb. 6.46. Beispiele für einfache Galloylester mit Zuckern, hier mit D-Glucose. Im Hamamelistannin tritt die seltene D-Hamamelose als Zuckerkomponente auf. Zur Hamamelose s. Kap. 3.2.6.5 und Abb. 3.19

über braungrüne und purpurfarbene Töne schließlich indigoblaue Lösungen zu geben (Procter-Paessler-Reaktion; Schmidt 1951).

6.6.2 Einige Drogen, die überwiegend Gallotannine enthalten

6.6.2.1 Bärentraubenblätter s. Kap. 10.8.8

6.6.2.2 Pflanzengallen

Gallen sind pflanzliche Wachstumsabnormitäten, deren Bildung durch einen tierischen Organismus veranlaßt wird. Sie stellen eine Wachstumsreaktion auf die vom fremden Organismus ausgehenden Reize dar.
Im Handel unterscheidet man zwischen den türkischen und den chinesischen Gallen. Die Bildung der früher offizinellen türkischen Gallen wird durch die Eiablage von Gallwespen auf den Vegetationspunkt der austreibenden Knospen kleinasiatischer Quercus-Arten hervorgerufen. An Stelle normaler Triebe bilden sich kugelige 1,5–2,5 cm große Wucherungen, deren sich die Larven als Behausung und Nahrung bedienen.

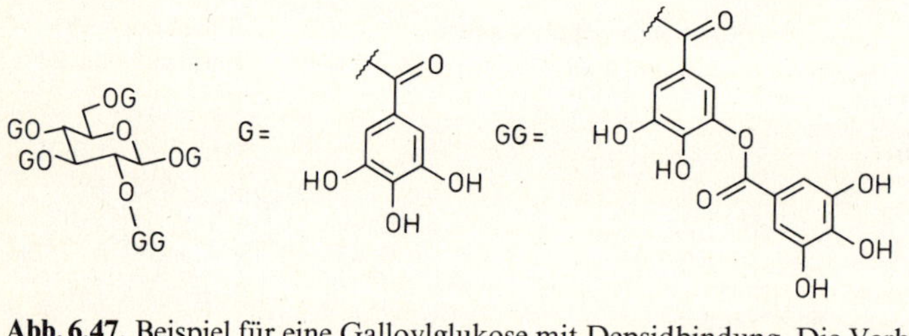

nolischen Stoffen mit vicinaler Trihydroxy-Gruppierungen gegeben.
- Lösungen von Eiweißen, z. B. eine Gelatinelösung, geben Niederschläge.
- Ellagitannine reagieren mit salpetriger Säure in sehr charakteristischer Weise: Lösungen färben sich zunächst karminrot, um

Abb. 6.47. Beispiel für eine Galloylglukose mit Depsidbindung. Die Verbindung kommt u. a. in den Bärentraubenblättern vor, aber auch in anderen Heidekrautgewächsen (*Ericaceae*)

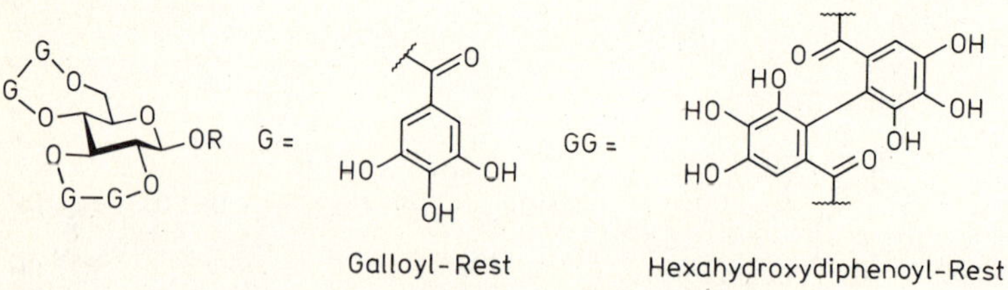

Galloyl-Rest   Hexahydroxydiphenoyl-Rest

R = H: Pedunculagin = 2,3 : 4,6-Bishexahydroxydiphenoyl-D-glucose
R = G: β-1-O-Galloyl-pedunculagin

Abb. 6.48. Zwei Vertreter vom Typ der Hexahydroxydiphenoylester. Sie kommen u.a. in Drogen vor, die aus den folgenden Pflanzenfamilien stammen: *Betulaceae* (Birkengewächse), *Fagaceae* (Becherfrüchtler), *Juglandaceae* (Walnußgewächse) und *Rosaceae* (Rosengewächse)

Chinesische oder japanische Gallen (Zackengallen) stammen von *Rhus semialata* und einigen weiteren ostasiatischen *Rhus*-Arten (*Anacardiaceae*). Sie werden durch den Stich von Blattläusen hervorgerufen und erreichen eine Länge von bis zu 8 cm. Neben den Zackengallen gibt es im Handel auch chinesische Rundgallen.

Gallen und deren galenische Zubereitungen werden medizinisch kaum mehr gebraucht. An deren Stelle verwendet man das in den Gallen zu 40–75% enthaltene Tannin.

6.6.2.3 Tannin (Gallusgerbsäure)

Handelstannin wird hauptsächlich aus den chinesischen Zackengallen (s. Kap. 6.6.2.2) gewonnen. Die zerkleinerten Galläpfel werden mit Wasser extrahiert. Aus diesem Rohextrakt schüttelt man die adstringierend wirkenden Prinzipien mit einem Ether-Ethanolgemisch (4+1) aus. Der Rückstand der organischen Phase liefert Tannin: ein gelblichweißes bis bräunliches Pulver, das schwach eigentümlich riecht und stark adstringierend schmeckt; in Wasser und Ethanol leicht löslich.

Der Zusammensetzung nach ist Tannin ein komplexes Gemisch unterschiedlich hoch galloyrter Glukosemoleküle, wobei im Mittel auf jedes Zuckermolekül 6–9 Gallussäurereste entfallen.

Tannin wird äußerlich als Lösung oder als Spülung (1%ig) sowie als Pinselung (20%ig) verwendet, um empfindliche Haut oder Schleimhäute unempfindlich zu machen: bei Schleimhautkatarrhen und Infektionen, zur Stillung kleiner lokaler Blutungen und als Schutzmittel gegen Sonnenbrand. Ausgedehntere Brandwunden werden heute wegen der Gefahr einer Resorption und einer daraus resultierenden Lebernekrose nicht mehr mit Tannin behandelt.

6.6.2.4 Hamamelisrinde

Die Droge stellt die getrocknete Stamm- und Zweigrinde von *Hamamelis virginiana* L. (Familie: *Hamamelidaceae*) dar, eines in den östlichen Staaten der USA und Kanadas heimischen, in Europa als Zierstrauch gezogenen Strauches, der im Aussehen an den einheimischen Haselnußstrauch erinnert; auch baumartig bis zu 5 m hochwachsend.

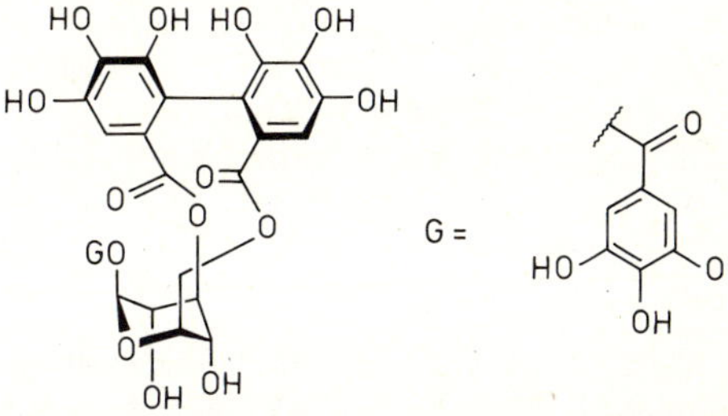

Abb. 6.49. Corilagin, ein Gerbstoff aus den Fruchthülsen von *Caesalpinia cariaria* WILLD. als Beispiel für ein Ellagitannin (Schmidt 1951). An der Struktur ist dreierlei bemerkenswert. (1) Die Ellagsäure (Strukturformel s. Abb. 6.45) kommt in den Ellagitanninen genuin nicht vor. (2) Durch die Überbrückung mit der Biphensäure (= Diphensäure = o,o'-Bibenzoesäure) wird das Molekül der D-Glucose in sonst instabilen Konformationen festgehalten, hier in einer Konformation, in der alle sperrigen Substituenten die axiale Position einnehmen. (3) Dadurch, daß die Trihydroxydiphensäure in ihrer Drehbarkeit um die C-C-Biarylachse behindert ist, kommt Disymmetrie ins Molekül: Es liegt Atropisomerie vor

Die Droge ist geruchlos; sie schmeckt bitter und zusammenziehend.

Die Rinde enthält 1–3% Hamamelistannine, eine Gruppenbezeichnung für Galloylester, die bei der Hydrolyse neben Gallussäure Hamamelose, einen verzweigtkettigen Zucker (s. Abb. 3.19), liefern, darunter die $2',5$-Di-O-galloyl-D-Hamamelose (Mayer et al. 1965); ferner Ellagitannine und Catechin-3-gallat.

Anwendung. Zur Herstellung Tannine enthaltender Extrakte, die, in Salben oder Suppositorien inkorporiert, bei Hämorrhoiden und Krampfaderleiden lindernd wirken sollen.

6.7 Anthranoide und Emodindrogen

6.7.1 Einleitung, Begriffe

Als Emodindrogen faßt man die folgenden laxierend wirkenden Drogen zusammen: Rhabarber, Aloe, Faulbaumrinde, Amerikanische Faulbaumrinde, Sennesblatt und Sennesschoten. Als Gruppenbezeichnung für die laxierend wirkenden Inhaltsstoffe der genannten Emodindrogen sind in der pharmazeutischen Literatur zahlreiche Termini in Gebrauch:

- Emodine,
- Anthracenderivate (Schneider 1985),

6 Phenolische Verbindungen

- Hydroxyanthracenderivate (DAB 9),
- Anthraglykoside (Wichtl 1971; Steinegger u. Hänsel 1972; Stahl u. Schild 1981),
- Anthrachinone und Anthrachinonglykoside (Trease u. Evans 1983; Tyler et al. 1981),
- Anthranoide (Lemli 1986).

Die charakteristischen Inhaltsstoffe der Emodindrogen bilden eine nur kleine Teilgruppe der Anthracene insgesamt; zu den Anthracenen zählen:

1 Synthetische Anthracenderivate.
2 Natürliche Anthracenderivate.
2.1 Primär als Anthrachinone in Pflanzen und in tierischen Organismen vorliegend (z. B. Alizarin, Krappinhaltsstoffe, Kermessäure, Pilz- und Flechtenfarbstoffen).
2.2 Primär als Anthrone in Pflanzen vorliegend.

Anthracen- und Anthranchinonderivate sind wichtige Rohstoffe der Teer- und Farbenchemie: daher ist es wenig aussagekräftig, eine kleine Gruppe von Pflanzenstoffen, die überdies ein ganz spezifisches Substitutionsmuster aufweisen als Anthracene oder Anthrachinone zu kennzeichnen. Treffender ist die historisch älteste Bezeichnung Emodine (erstmals im Jahre 1858 gebraucht; nach *The Shorter Oxford Dictionary*). Emodine sind definiert als Derivate des 1,8-Dihydroxyanthrachinons mit abführender Wirkung. Durch diese Definition sind die in Pflanzen weit verbreiteten Anthrachinone vom Alizarintyp ausgeschlossen. Die Wortbildung Emodin leitet sich von der griechischen Bezeichnung „Hemodi" (= Rhabarber aus dem Himalaya-Gebiet) ab. Aussagekräftig ist auch der Begriff Anthranoide: Nach einem Vorschlag von Marini-Bettólo (1978) sollen alle Naturstoffe mit dem Anthracengrundgerüst als Anthranoide bezeichnet werden, unabhängig von Oxidationsgrad und Art der Bindung (glykosidisch, glykosylisch, aglykonisch). Dieser Vorschlag wird im folgenden übernommen.

Zur Nomenklatur der Einzelstoffe: Es sind meist Trivialnamen gebräuchlich. Daneben wird zunehmend auch die systematische Nomenklatur der organischen Chemie (IUPAC) zur Kennzeichnung herangezogen.

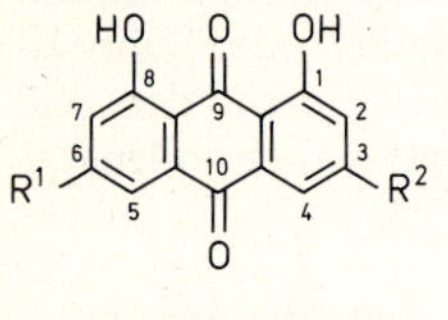

6.7.2 Chemie

6.7.2.1 Aufbau, biogenetische Einordnung, Varianten

Historisch waren es die Emodine (Abb. 6.50), die zuerst als charakteristische Inhaltsstoffe laxierend wirkender Drogen erkannt wurden. Emodine sind Derivate des 1,8-Dihydroxy-9,10-anthrachinons. Aus einer Lösung in Chloroform oder Ether lassen sie sich mit wäßriger Ammoniaklösung in die wäßrige Phase überführen unter Änderung der Farbe von zuvor gelb in blutrot (Bornträger-Reaktion). Mit mehrwertigen Metallionen geben sie in Wasser schwer lösliche farbige Niederschläge, die man früher als Farblacke (Beizenfarbstoffe) bezeichnete.

Die Emodine werden in der Pflanze nicht direkt gebildet; sie entstehen aus reduzierten Vorstufen, die man als Emodinanthrone bezeichnet und die der chemischen Nomenklatur nach $9(10H)$-Anthracenone darstellen. Über die Oxidation der Emodinanthrone zu den Anthrachinonen – ob sie enzymatisch gesteuert oder ob sie spontan, autoxidativ erfolgt – liegen keine Untersuchungen vor.

Freie Emodinanthrone kommen relativ selten vor. Ein Beispiel bietet die *Andira araroba* AGUIAR (*Fabaceae*), eine Baumart, welche das Chrysarobin liefert (s. Kap. 11.5.1 und Abb. 11.6). In der Regel liegen sie als Glykoside vor. Als Zuckerpartner fungieren, wenig

R^1	R^2	
H	CH_3	Chrysophanol
H	CH_2OH	Aloe-Emodin
H	CO_2H	Rhein
OH	CH_3	Emodin (= Rheumemodin = Frangulaemodin)
OCH_3	CH_3	Physcion

Abb. 6.50. Die als Inhaltsstoffe von Abführdrogen auftretenden Emodine (1,8-Dihydroxyanthrachinonderivate). Emodine sind vermutlich Artefakte, die autoxidativ oder unter der Einwirkung pflanzeneigener Peroxidasen oder Oxidasen aus Emodinanthronen (Abb. 6.53 und 6.55) entstehen

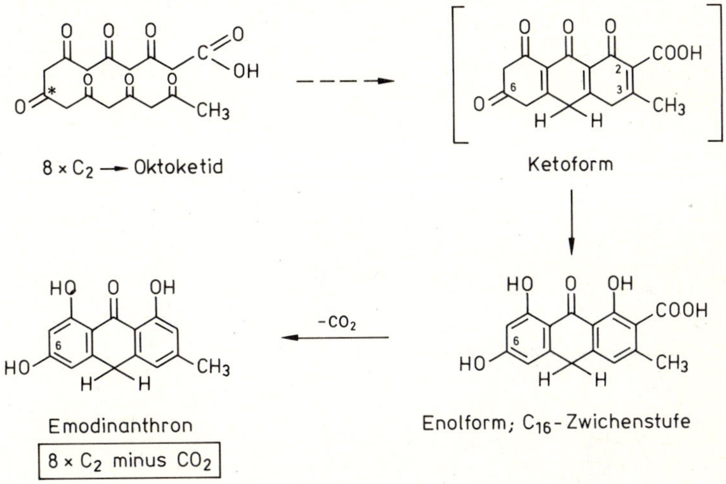

Abb. 6.51. Die Emodine sind biosynthetisch Kondensationsprodukte aus acht Acetatbausteinen. Die C_{16}-Zwischenstufe (Endocrocin) kommt in Pilzen vor. Die 2-Carboxylgruppe geht als β-Ketocarboxyl leicht verloren: Jedenfalls wurden in höheren Pflanzen bisher ausschließlich decarboxylierte C_{15}-Anthrone gefunden. Emodinanthrone ohne 6-OH kann man sich entstanden denken, indem in der Polyketidvorstufe die * (gesternte) Carbonylgruppe zur Alkoholgruppe reduziert wurde

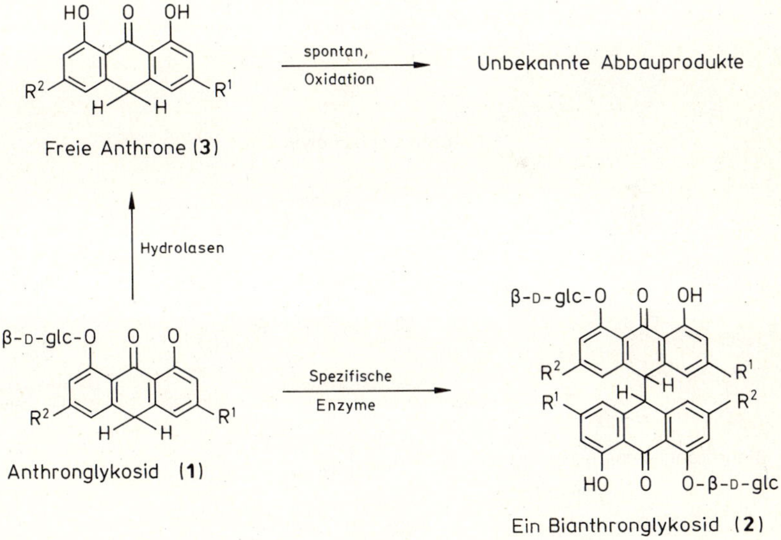

Abb. 6.52. In der lebenden Pflanze führt die Biosynthese zunächst nur bis zur Anthronglykosidstufe. Daran schließen sich artspezifische Sekundärmodifikationen an. Im Blatt von *Cassia senna* z. B. sind es zwei konkurrierende Reaktionen: Einmal eine enzymatisch gesteuerte Dehydrierung zum Bianthronglykosid vom Typus **2** (Sennoside: R^1 = COOH; R^2 = H). Die Enzyme, welche die Dimerisierung **1 → 2** katalysieren, sind bisher nicht näher charakterisiert; es könnte sich um Phenoloxidasen (C 2.3.1) oder Peroxidasen (C 2.4.1) handeln (Luckner 1982). Und sodann eine Freisetzung von Zuckern durch Hydrolasen (Glucosidasen) **1 → 3**. Die Glukosidasen sind kompartimentiert oder vielleicht an Membranen gebunden. Sie gelangen zur Einwirkung nur dann, wenn das Sennesblatt bei Temperaturen >40 °C getrocknet wird: Das Ergebnis ist dann eine Zunahme der Bildung von **3** zum Nachteil von **2**. Die freien Anthrone unterliegen schließlich einer bisher nicht näher analysierten spontanen Zersetzung (Lemli 1986)

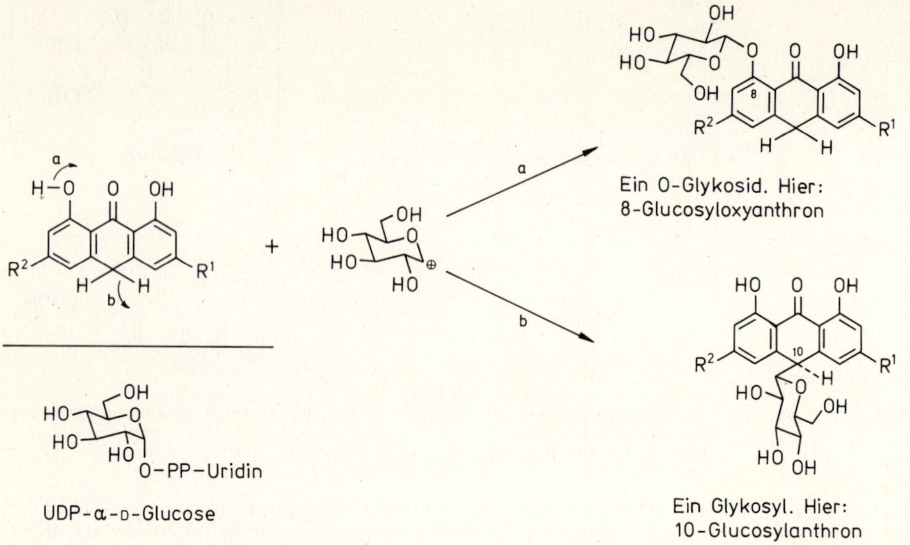

Abb. 6.53. Anthrone kommen entweder als Glykoside oder als Glykosyle in Pflanzen vor. Das Auftreten beider Bindungsarten läßt sich verständlich machen, wenn man die Übertragung des Glucosylrestes als eine elektrophile Substitutionsreaktion auffaßt: Sowohl eine phenolische OH, als auch das aktive C-10-Methylen sind entsprechend als nukleophile Zentren reaktiv

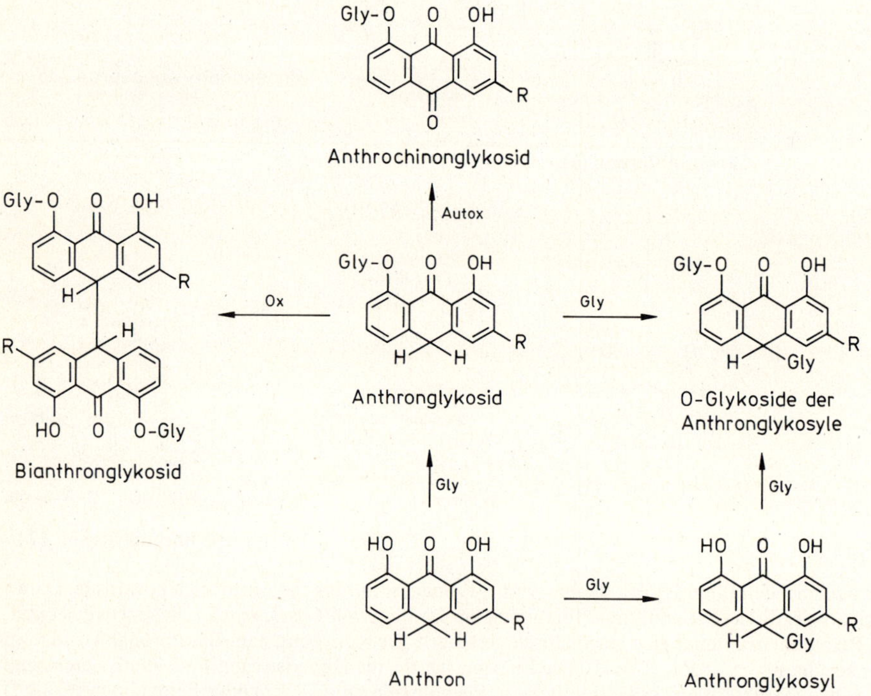

Abb. 6.54. Mögliche biogenetische Beziehungen zwischen den verschiedenen Oxidationsstufen und Glykosidierungsmustern der Anthranoide. Abkürzungen: Gly = Übertragung von Glykosylresten (Glykosyl-, Rhamnosyl-, Apiosyl- usw.) mittels entsprechender Glykosyltransferasen. Ox = Dimerisierung, die enzymatisch gesteuert (durch Phenoloxidasen oder Peroxidasen) erfolgt. Autox = Autoxidation, die spontan in Gegenwart von Luftsauerstoff erfolgt

variabel, D-Glucose, L-Rhamnose, Apiose und Xylose.

Biogenetisch stellen die Emodinanthrone Oktaketide dar. Das Grundgerüst sollte somit aus 16 Kohlenstoffatomen bestehen; man nimmt an, daß im Zuge der Biosynthese ein C-Atom durch Decarboxylierung verloren geht (Abb. 6.51).

Häufig vorkommende Variationen des C_{15}-Emodin-anthrongerüstes sind die folgenden:

- Die 3-CH_3-Gruppe liegt in einer höheren Oxidationsstufe vor: als Hydroxymethyl (z. B. im Aloeemodinanthron) oder als Carboxyl (im Rheinanthron).
- Emodinanthronglykoside werden enzymatisch zu Bianthronglykosiden (Typus: Sennoside) dehydriert (Abb. 6.52).
- Zucker werden nicht nur an phenolische oder alkoholische OH-Gruppen transferiert, sondern auch auf die aktivierte 10-Methylengruppe (Abb. 6.53): Es kommt zur Bildung von Glykosylen. Bisher sind nur Glykosyle bekannt, in denen D-Glukose als Partner auftritt (Beispiel: Aloin).

Zusammenfassend ergibt sich, daß die Anthranoide sich in die folgenden 8 Typen unterteilen lassen (Abb. 6.54):

Anthranoid-Typ	Deren O-Glykoside
Anthrone	Anthronglykoside
Bianthrone	Bianthronglykoside
10-Glucosylanthrone	Aloinoside, Cascaroside
Anthrachinone	Anthrachinonglykoside

6.7.2.2 Analytik

Farbreaktionen

- Ammoniaklösung färbt die Emodine rot (Bornträger-Reaktion) und Emodinanthrone sowie Emodinbinanthrone gelb. Ursache: Phenolatbildung bereits durch NH_4OH möglich, da periständiges Phenol als vynyloge Carbonsäure (Abb. 6.55) die Acidität einer Carbonsäure aufweist.
- Magnesiumacetat in Methanol bildet mit Emodinen rote, mit Emodinanthronen gelb gefärbte sechsgliedrige Chelate.
- Emodinanthrone mit unsubstituierter 10-Methylgruppe geben mit 4-Nitrosodimethylanilinlösung in Pyridin blauviolette Färbungen (Bildung Schiffscher Basen).

Prüfung auf Identität mit Hilfe der Bornträger-Reaktion. Die Droge wird mit verdünnter Salzsäure extrahiert (15 min Erhitzen bei ~100 °C). Das Filtrat wird mit Ether extrahiert. Versetzen der Etherphase mit verdünnter Ammoniaklösung ergibt Rotfärbung der wäßrigen Phase.

Grundlage der Methode: Anthrachinone verhalten sich wie Carbonsäuren. Phenole lassen sich erst mit Laugen in die Wasserphase überführen.

Dünnschichtchromatographie

Extraktion. In der Regel kann der ethanolische Extrakt unmittelbar – ohne Anreicherung oder Abtrennung von Begleitstoffen – auf die Platte aufgetragen werden. Ausnahme: Rhabarber, der sich durch eine außerordentlich komplexe Zusammensetzung auszeichnet. Nach DAB 9 prüft man auf die nach Säurehydrolyse entstandenen Anthrachinonaglyka.

Trennsysteme. Kieselgelplatten mit relativ polaren Fließmitteln, z. B. mit Ethylacetat-Methanol-Wasser (100+17+13); Zusatz von Säure (Ameisensäure) verbessert die Trennleistung (Rauwald 1983).

Nachweis. Durch Eigenfarbe und Eigenfluoreszenz. Die Pharmakopöen lassen daneben als Sprühreagens KOH in Methanol verwenden. Die gelben bis braunen Fluoreszenzen der 10-Glucosylanthrone sollen von der mit der Anthronform tautomeren Anthranolform herrühren. Die Anthrone färben sich mit Pyridinlösung besprüht auffallend violett (Tabelle 6.5).

Zusammenhang zwischen Rf-Wert und Konstitution. Wählt man ein bestimmtes Grundgerüst mit einem bestimmten Substitutionsmuster als Bezugssystem, dann läßt sich, führt man einen neuen Substituenten ein, dessen Einfluß auf den Rf-Wert vorhersagen. Polare Substituenten erniedrigen, lipophile Substituenten erhöhen den Rf-Wert. Es gelten die folgenden Regelmäßigkeiten:

- Aglykon < Rhamnosid < Apiosid,
- 3-CO_2H < 3-CH_2OH < 3-CH_3 < 3-H,
- 6-OH < 6-OCH_3 < 6-H,
- Bianthron < Anthron < Anthrachinon,
- meso-Bianthron < R- oder S-Bianthron.

Auswertung. Die Orientierung auf den Chromatogrammen wird durch die Parallel-Chromatographie eines Leitstoffes (z. B. Barbaloin, Rheum-Emodin) oder eines authenischen Extraktes (Senna Extrakt) erleichtert. Relativ

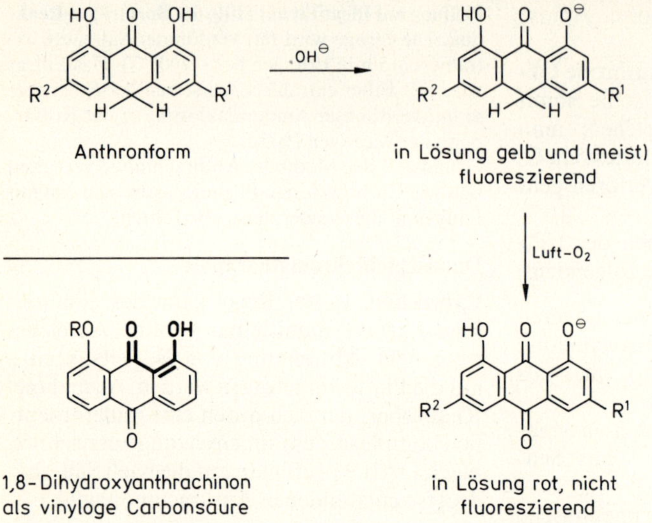

418 6 Phenolische Verbindungen

Anthronform → in Lösung gelb und (meist) fluoreszierend

1,8-Dihydroxyanthrachinon als vinyloge Carbonsäure

in Lösung rot, nicht fluoreszierend

Abb. 6.55. Anthrone in Substanz bilden zitronengelb gefärbte Kristalle. In Wasser sind sie praktisch unlöslich, löslich hingegen in Lauge mit intensiv gelber Farbe (Phenolat-Anion); beim Stehen an der Luft werden die Lösungen rasch rot, da die Anthrone zum entsprechenden Anthrachinon autoxidieren. Eine der beiden periständigen OH-Gruppen des Anthrachinons erreicht als vinyloge Carbonsäure die Acidität von Carbonsäuren. Zur Durchführung der sogenannten Bornträger-Reaktion genügt daher Ammoniaklösung als Alkalisierungsmittel

Tabelle 6.5. Nachweis von Anthranoiden auf Chromatogrammen durch Eigenfarbe und Eigenfluoreszenz sowie nach Besprühen mit KOH oder Pyridin in Methanol

Anthranoid	Tageslicht	Analysenquarzlampe UV 365 nm		
		Unbesprüht	KOH in Methanol	Pyridin
Anthrachinone (Emodine)	Gelborange	Orange	Rot oder purpurrot	Gelborange
Emodinanthron	Schwach gelblich	Hellrot	Gelb bis blaupurpurfarben	Violett
Emodinbianthrone	Gelblich	Dunkelrot	Gelb	Violett
10-Glucosylanthrone	Gelblich	Orangerot	Gelb bis braungelb	Violett

zum Leitstoff müssen jeweils ganz bestimmte Zonen mit einem bestimmten Farb- und/oder Fluoreszenzverhalten auftreten.
Nicht selten entdeckt man auf den Chromatogrammen Zonen, welche von Stoffen herrühren, die nur in ganz bestimmten Drogenherkünften oder Drogensorten vorkommen: Sie zeigen folglich die Herkunft an. Beispiel: Aloeresin B ist unter den üblichen DC-Bedingungen nur bei Vorliegen von Kap-Aloe nicht aber von westindischer Curacao-Aloe nachweisbar (Rauwald 1983). In anderen Fällen wiederum liefern bestimmte Zonen Hinweise darauf, welche Verwechslung oder Verfälschung vorliegen könnte. Beispiel: *Rhamnus-fallax*-Rinde enthält 2-Methoxystypandron, das in der offizinellen *Rhamnus-frangula*-Rinde fehlt. Einige weitere Leitstoffe bzw. Indikatorstoffe, die als Hilfsmittel in der Drogenanalytik nützlich sind, sind in der Abb. 6.56 u. 6.57 formelmäßig wiedergegeben. Auf weitere Indikatorstoffe wird bei der Drogeneinzelbesprechung hingewiesen werden.

Gehaltsbestimmung (Abb. 6.58). In den Drogen liegen jeweils Gemische unterschiedlicher

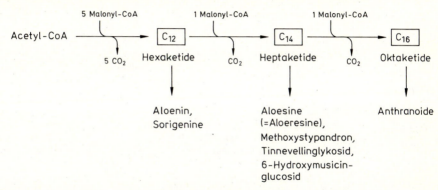

Abb. 6.56. Die Anthranoide führenden Drogen enthalten Begleitstoffe, die sich in einer biogenetischen Reihe anordnen lassen, je nach Zahl der Acetateinheiten in der Polyketidkette. Das Muster der Hexa- und Heptaketide ist in Verbindung mit dem Anthranoidmuster taxoncharakteristisch. Die Hexa- und Heptaketide sind in der Drogenanalytik nützliche Leitstoffe bei der Prüfung auf Identität und Reinheit. Die Strukturformeln der Leitstoffe s. Abb. 6.57

Glykosidierungs- und Oxidationsstufen vor. Mit der modernen Hochdruckflüssigkeitschromatographie (=HPLC) ist es möglich, das Gemisch aufzutrennen und Einzelstoffbestimmungen durchzuführen. Die Pharmakopöemethoden sind hingegen Konventionsmethoden, deren Ergebnisse von den wahren Gehalten abweichen. Durch Oxidation zur Anthrachinonstufe und Abspaltung der Zucker wird das genuin vorliegende Anthranoidgemisch auf die einheitliche Stufe der freien Hydroxyanthrachinone gebracht, deren Gehalt photometrisch bestimmt wird. Die Hydroxyanthrachinone werden entweder in Form der rotgefärbten Phenolate (DAB 8) oder in Form der ebenfalls rot gefärbten Magnesiumchelatkomplexe (DAB 9, Ph Eur 2) gemessen (Abb. 6.59).

Ziel der Pharmakopöemethode ist es, nur die an Zucker gebundenen Anthranoide mengenmäßig zu erfassen, nicht hingegen die freien Anthrachinone, die von vornherein in der Droge vorliegen und die als unerwünscht gelten (siehe dazu das folgende Kapitel zur Wirkweise). Man entfernt die im Drogenextrakt enthaltenen freien Emodine durch Ausschütteln mit Ether, Chloroform oder Tetrachlorkohlenstoff. Der Extrakt muß zuvor jedoch

Tabelle 6.6. Zur Gehaltsbestimmung der Anthranoiddrogen nach DAB 9: Reaktionen, die zur Überführung der an Zucker gebundenen, reduzierten Anthranoide in Anthrachinone vorgeschrieben sind.

Droge	Inhaltsstoffe (Anthranoidtyp)	Reaktionen
Faulbaumrinde	Anthrachinonglykoside, Anthronglykoside (Bianthronglykoside; wenig gesichert)	Ox, schließt SHy mit ein
Aloe, Aloeextrakt	10-Glucosylanthrone (Aloine) und O-Glykoside (Aloinoside)	OxSp-s, schließt SHy mit ein
Casacararinde	10-Glucosylanthrone und O-Glykoside (Cascaroside)	OxSp-s, schließt SHy mit ein
Sennesblätter	Bianthronglykoside	OxSp-n, nachfolgend SHy
Sennesfrüchte	Anthrachinonglykoside (wenig)	OxSp-n, nachfolgend SHy
Rhabarber	Anthrachinonglykoside, Anthronglykoside, Bianthronglykoside	= OxSp-n, nachfolgend SHy

Erklärung der Abkürzungen: SHy = Saure Hydrolyse von Glykosidbindungen; Ox = Oxidation der Anthrone zu Anthrachinonen mit Fe(III)-chlorid und HCl; OxSp-n = Oxidative Spaltung einer Bianthronbindung 10 → 10') mittels Fe(III)-chlorid in annähernd neutralem pH-Bereich. OxSp-s = Oxidative Spaltung einer Glucosylbindung mittels Fe(III)-chlorid und Salzsäure.

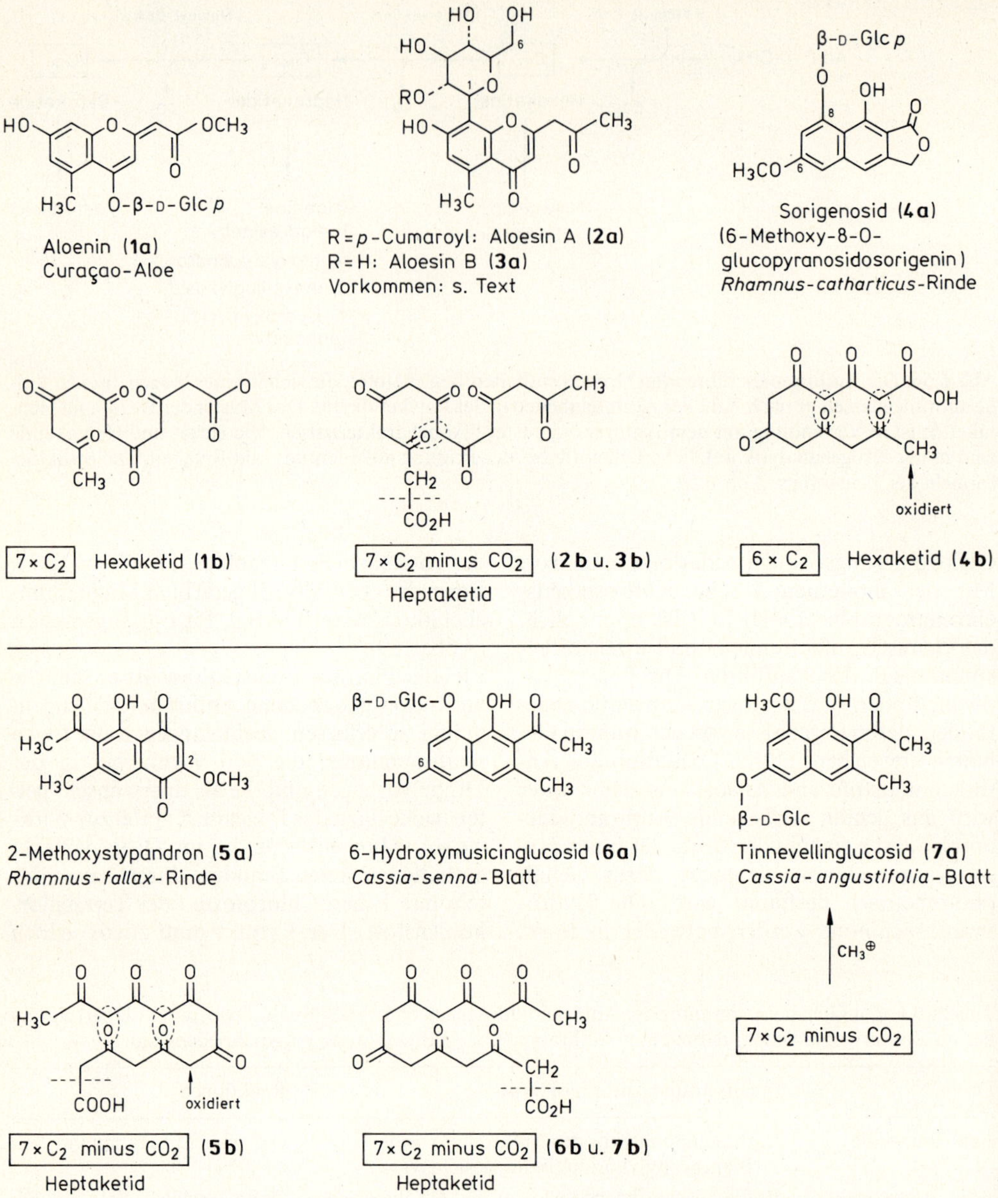

420 6 Phenolische Verbindungen

Aloenin (1a)
Curaçao-Aloe

R = p-Cumaroyl: **Aloesin A (2a)**
R = H: **Aloesin B (3a)**
Vorkommen: s. Text

Sorigenosid (4a)
(6-Methoxy-8-O-glucopyranosidosorigenin)
Rhamnus-catharticus-Rinde

$7 \times C_2$ Hexaketid (1b)

$7 \times C_2$ minus CO_2 (2b u. 3b)
Heptaketid

$6 \times C_2$ Hexaketid (4b)

2-Methoxystypandron (5a)
Rhamnus-fallax-Rinde

6-Hydroxymusicinglucosid (6a)
Cassia-senna-Blatt

Tinnevellinglucosid (7a)
Cassia-angustifolia-Blatt

$CH_3^{\oplus}$

$7 \times C_2$ minus CO_2 (5b)
Heptaketid

$7 \times C_2$ minus CO_2 (6b u. 7b)
Heptaketid

$7 \times C_2$ minus CO_2

Abb. 6.57. Strukturformeln und biogenetischer Aufbau von Polyketiden (= Acetogeninen), die in den Anthranoide führenden Drogen als Nebenstoffe vorkommen. Ihr Auftreten oder Fehlen gibt Hinweise darauf, welche Drogenherkunft vorliegt. Während Aloesin A sowohl in der Kap- als auch in der Curaçao-Aloe vorkommt, sind höhere Konzentrationen von Aloesin B (= Aloeresin) für die Kap-Aloe typisch. Am Heptaketidtyp lassen sich Verfälschungen der Faulbaumrinde erkennen. Ebenfalls an der Heptaketidführung läßt sich die Alexandriner- von der Tinnevelly-Senna auseinanderhalten

angesäuert werden, um die Dissoziation der phenolischen Gruppen, bei Vorliegen von Rhein auch die der Carboxylgruppe, zurückzudrängen.

Die Überführung der in der Droge genuin vorliegenden Anthranoide in die zur Messung geeigneten Anthrachinone erfordert mehrere Reaktionsschritte (Tabelle 6.6).

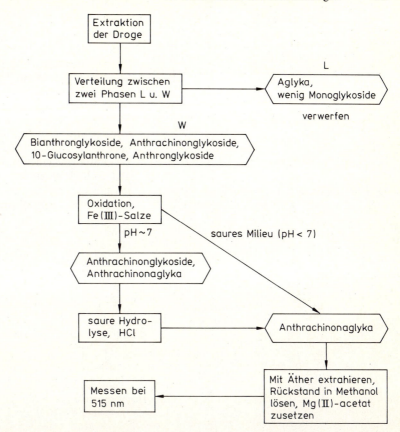

Abb. 6.58. Schema des Analysenganges zur Gehaltsbestimmung der Emodindrogen. Abkürzung: W = Wasserphase, L = ein mit Wasser nicht mischbares Lösungsmittel wie Ether, Chloroform oder Tetrachlorkohlenstoff

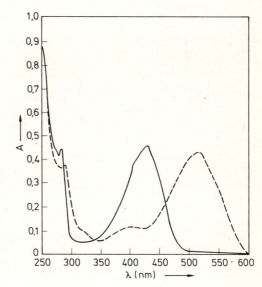

Abb. 6.59. Zur Gehaltsbestimmung von Anthranoiddrogen. Die Anthranoide der verschiedenen Glykosidierungs- und Oxidationsstufen werden zu Anthrachinonen hydrolysiert und oxidiert; die Anthrachinone werden als Mg-Chelat photometrisch gemessen. Die Abbildung zeigt die bathochrome Verschiebung des 1,8-Dihydroxyanthrachinons vor Zusatz ——— und nach Zusatz .... von Mg(II)-acetatlösung.
Meßkonzentration $1 \times 10^{-3} \times$ g/ml

Oxidation und Hydrolyse werden in wäßrigem Medium durchgeführt. Die gebildeten Anthrachione werden mit Chloroform oder Ether aus dem Reaktionsgemisch extrahiert. Zur Entfernung mitgeschleppter Eisensalze wird die organische Phase mit Wasser gewaschen; nach Abdampfen des organischen Lösungsmittels wird der Rückstand mit einer methanolischen Lösung von Magnesiumacetat aufgenommen und photometriert.

6.7.3 Metabolisierung

Das Schicksal der Anthranoide im Organismus nach oraler Zufuhr ist nur sehr unvollständig erforscht. Resorption, metabolische Umwandlung und Elimination verlaufen nicht einheitlich; abhängig vom Anthranoidtyp bestehen erhebliche Unterschiede.

Bianthronglykoside sind am Beispiel der Sennoside am intensivsten untersucht worden (Abb. 6.60). Wenn Sennoside oral verabreicht werden, so gelangen sie unverändert ins Colon: Im Magen und im Dünndarm von Maus oder Ratte – dasselbe trifft für den Menschen zu – kommen keine Enzyme vor, welche die β-glykosidisch gebundene D-Glucose abzuspalten imstande wären, wodurch das Restmolekül labilisiert würde. Erst im Zäkum (Blind-

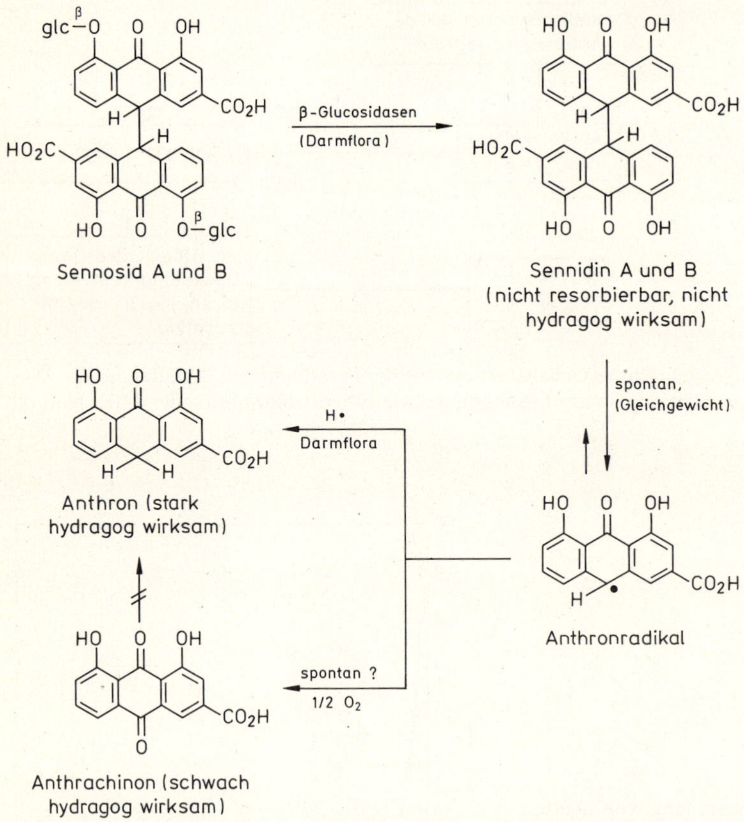

Abb. 6.60. Abbau der Sennoside durch die Darmflora im *Caecum* (Blinddarm) der Ratte. Die Darmbakterien verfügen über Hydrolasen, welche die β-glykosidischen Bindungen hydrolytisch spalten. Die freien Bianthrone sind nicht stabil und zerfallen in Anthronradikale, die durch Darmbakterien zu Anthron reduziert werden. Die Oxidation der Anthronradikale zum Anthrachinon (Emodin) ist ihrem Mechanismus nach unklar; möglicherweise handelt es sich um eine Spontanoxidation durch den im Colon vorhandenen O_2. Die freien Anthrone sind stark, die freien Anthrachinone schwach hydragog wirksam. Keinen experimentellen Hinweis gibt es für die vielfach geäußerte Vermutung, daß die Darmbakterien imstande wären, Anthrachinone zu Anthronen zu reduzieren

darm) und im Kolon (Grimmdarm) hydrolysieren die Darmbakterien die Glucosidbindung; das freigesetzte Sennidin ist labil und zerfällt spontan in Rheinanthronradikale, die von den Reduktasen der Darmflora weiter zu Rheinanthron reduziert werden. Eine Teilmenge der Rheinanthronradikale geht – vermutlich autoxidativ – in die Anthrachinonform (=Rhein) über. Rhein und Rheinanthron werden, im Gegensatz zum Sennosid, teilweise resorbiert und nach Glukoronidierung und Sulfatierung mit dem Harn ausgeschieden. Ein Teil der zugeführten Sennoside wird in Form von unverändertem Sennosid, von Sennosidin, von Rhein sowie von Rheinanthron mit der Fäzes ausgeschieden.

10-Glykosylanthrone vom Typus des Aloins sind bisher in ihrer Pharmakokinetik unerforscht, obwohl weltweit Aloepräparate im Werte Hunderter Millionen verkauft und eingenommen werden. Von den chemischen Eigenschaften des Aloins läßt sich die berechtigte Vermutung herleiten, daß die Metabolisierung einen den Sennosiden vergleichbaren Ablauf nimmt: Die in die tieferen Darmabschnitte gelangenden Anteile zerfallen, vielleicht nur zu einem geringen Bruchteil, in Aloeemodinanthron und in Aloeemodin. Wirkformen sind vermutlich unverändertes Aloin und Aloeemodinanthron. Wahrscheinlich ist im Falle des Aloins der Anteil, der während der Magen-Darmpassage resorbiert wird, erheblich größer als im Falle der Sennoside.

Anthrachinonglykoside. Sie gelangen unverändert bis ins Zäkum und Kolon und werden dort von den β-Glykosidasen der Darmbakterien in Zucker und in freie Anthrachinone gespalten. Die Anthrachinone können, entgegen älteren Angaben, nicht von Colibakterien oder anderen Mikroorganismen der Symbiontenflora zu Anthronen reduziert werden (Lemli u. Lemmens 1980). Sie wirken hydragog, wenn auch wesentlich schwächer als die korrespondierenden Anthrone.

6.7.4 Wirkweise

Die Anthranoiddrogen zählen innerhalb der Gruppe der Laxanzien zu den antiresorptiv und hydragog wirkenden Abführmitteln (Forth u. Rummel 1975). Der hydragoge Effekt ließ sich auf eine erhöhte Permeabilität der Kittleisten der Darmepithelzellen zurückführen. Normalerweise verhindern die Kittleisten, daß Natriumionen und Wasser parazellulär aus dem Serum in das Darmlumen rücksezerniert werden. Das Abdichten der Kittleisten ist ein energieverbrauchender Prozeß, der von der hinreichenden Bereitstellung von ATP abhängt. Es gibt nun gute experimentelle Anhaltspunkte dafür, daß der primäre Angrifspunkt der Anthrone Prozesse sind, die in den Mitochondrien ablaufen (Verhaeren 1980). Alle laxierend wirkenden Anthranoide sind beispielsweise Entkoppler der oxidativen Phosphorylierung. Sobald unter dem Einfluß der Anthrone die Mitochondrien der Epithelzellen nachlassen, die zum Abdichten der Kittleisten notwendige Energie zur Verfügung zu stellen, sorgt der hydrostatische Druck dafür, daß Natrium-Ionen und Wasser in das Darmlumen hinein sezerniert werden. Die Folgen davon sind:

- die Fäzes erlangt keine feste Konsistenz,
- der erhöhte Füllungszustand des Darmes leitet reflektorisch die Defäkation ein.

6.7.5 Anwendung, unerwünschte Wirkungen

In vorsichtiger Dosierung bei Analleiden sowie bei allen Zuständen (z. B. Hernien, Aneurysmen, Apoplexie), bei denen es wünschenswert ist, die Bauchpresse so wenig wie möglich in Tätigkeit zu setzen, um den damit verbundenen Blutdruckanstieg zu vermeiden (Møller 1947; Forth et al. 1983).

Abführmittel sollten nicht häufig und nicht langdauernd eingenommen werden. Da sie aber frei verkäuflich sind und da für ihre Anwendung intensiv geworben wird, ist – allen ärztlichen Warnungen zuwider (z. B. Forth et al. 1979) – der Langzeitgebrauch keine seltene Erscheinung. Falls der Apotheker bei der Abgabe entsprechender Präparate freie Wahl hat, so ist von den Anthranoiddrogen der Faulbaumrinde der Vorzug zu geben. Abgelagerte dem Arzneibuch entsprechende Faulbaumrinde enthält hauptsächlich die milde wirkenden Glykoside der Anthrachinonstufe. Drastisch hingegen wirkt Aloe, von deren Gebrauch heute abgeraten wird (Osol 1980).

Anthranoiddrogen und Extrakte aus Anthranoiddrogen werden aber nicht nur offen als

Abführmittel deklariert angeboten: Sie sind häufiger Bestandteil

- in Cholagoga „zur Behandlung von funktionellen Störungen im Gallenwegsbereich",
- in Leber- und Gallenwegstherapeutika,
- in Schlankheitsmitteln,
- in Mitteln zur „Entschlackung" (in Maikurtees, zur Frühjahrskuren, in Frühstücktees).

Unerwünschte Wirkungen. Es können kolikartige Schmerzen leichten bis schweren Grades im Unterleibsbereich auftreten; sie gehen auf verstärkte spastische Kontraktionen der glatten Muskulatur des Darmes zurück. „Bauchgrimmen" tritt besonders häufig bei der Verwendung von Aloepräparaten und von Sennesblättertee auf.

Auf reflektorischem Wege vom Darm aus können Anthranoide, vornehmlich wiederum die Aloe, eine kräftige Blutfüllung der Abdominalgefäße im ganzen Becken bewirken; daher können Menstruationsblutungen verstärkt werden.

Als Laxanzienmißbrauch bezeichnet man die nicht ärztlich kontrollierte und gewohnheitsmäßige Anwendung von Abführmitteln. Mögliche Folgen sind Störungen des Elektrolytstoffwechsels bis zur Degeneration neuronaler Strukturen im Bereich des *Plexus myentericus*, der die Motorik des Darmes steuert (Forth et al. 1979).

6.7.6 Faulbaumrinde

Herkunft. Faulbaumrinde besteht aus der getrockneten Rinde der Stämme und Zweige von *Rhamnus frangula* L. (Synonym: *Frangula alnus* MILL.) (Familie: *Rhamnaceae*).

Der Faulbaum wächst als 1–4 m hoher, schwach verzweigter Strauch, seltener als kleiner Baum. Die derben, ganzrandigen Blätter sind durch 6–10 deutlich sichtbare Seitennerven gekennzeichnet. Die grünlich-weißen Blüten sitzen in Büscheln in den Blattachseln und entwickeln sich zu erbsengroßen, schwarz-blauen Beerenfrüchten.

Der Faulbaum ist in ganz Europa und Westasien verbreitet.

Gewinnung der Droge. Die Rinde läßt sich wegen der schwachen Verzweigung des Strauches leicht vom Stamm und Ästen abschälen. Sie wird an der Sonne getrocknet und muß trocken dann noch mindestens 1 Jahr gelagert werden.

Veränderungen beim Lagern. Von der Art der Veränderungen, die sich beim Trocknen und Lagern abspielen, gibt eine einfache Tüpfelreaktion einen Hinweis: abgelagerte Rinde färbt sich mit Kalkwasser betupft sofort rot; frische Rinde hingegen erst nach vorheriger Oxidation, z. B. mittels Peroxid-Lösung.

Die einfache Reaktion zeigt an, daß beim Reifen (Ablagern) der Faulbaumrinde reduzierte Anthrone in oxidierte Anthrachinone übergehen. Die Pharmakopöen lassen auf reduzierte Anthrone gezielt mittels halbquantitativer Dünnschichtchromatographie prüfen. Die Chromatogramme werden mit einer Lösung von Nitrosodimethylanilin in Pyridin besprüht: Die Anthronzonen färben sich infolge von Azomethinbildung graublau an.

Wegen der Kanzerogenität des Nitrosodimethylanilins muß unter effektiv arbeitenden Abzügen besprüht werden. Es wäre umweltfreundlicher, würde man auf das Reagens ganz verzichten.

Aussehen und sensorische Eigenschaften. Faulbaumrinde von jungen Zweigen ist außen glatt und rötlichbraun, ältere Rindenteile sind grau mit feinen Längsrunzeln bedeckt. Beide sind mit heller gefärbten Lentizellen bedeckt. Die Innenseite ist glatt und variierend hellgelb bis dunkelbraun gefärbt.

Faulbaumrinde ist nahezu geruchlos und von schleimigem, etwas süßlichem und leicht bitteren Geschmack.

Inhaltsstoffe. Hauptwirkstoffe der gereiften Faulbaumrinde sind die Anthrachinonglykoside Glucofrangulin A und B sowie deren 8-Desglucosylderivate, die Franguline A und B (Abb. 6.61). In geringeren Mengen kommen weitere Glykoside vor, darunter das für Rhamnusrinden typische Emodin-8-β-glucosid, sowie – abhängig von Trocknungsbedingungen und Art der Lagerung – unterschiedliche Mengen freier Anthrachinone.

Prüfung

- Auf Verunreinigung durch Rinde von *Rhamnus fallax* BOIS. mit Hilfe des Tauböck-Testes (s. Kap. 10.6.5).
Fallax-Rinde enthält zum Unterschied von der Rhamnus-frangula-Rinde Flavonolglykoside, wie z. B. Xanthorhamnine.

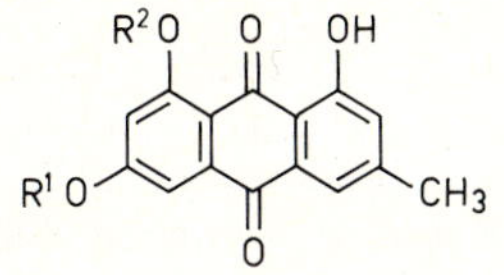

R¹	R²	
α-L-Rha p	β-D-Glc p	Glucofrangulin A
α-L-Rha p	H	Frangulin A
D-Api	β-D-Glc p	Glucofrangulin B
D-Api	H	Frangulin B
β-D-Glc p	β-D-Glc p	Emodingentiobiosid
β-D-Glc p	H	Emodinmonoglucosid
H	H	Emodin (Frangulaemodin)

Abb. 6.61. Inhaltsstoffe der gereiften (abgelagerten) Faulbaumrinde. Abkürzungen: Rha$p$ = Rhamnopyranose, Api = Apiose, Glc$p$ = Glucopyranose

- Bei der dc-Prüfung dürfen keine Zonen weder mit intensiv gelber Fluoreszenz (Flavonole) noch mit intensiv blauer Fluoreszenz (Naphthalinderivate, Abb. 6.57) auftreten.

Arzneiformen. Die geschnittene Droge als Infus. Sie ist häufiger Bestandteil von industriell hergestellten Teespezialitäten. Trockenextrakte für Instant-Tees; Spissum- und Trockenextrakte als Bestandteil von Kombinationspräparaten, die meist in Dragee- oder Tablettenform, seltener in Tropfenform angeboten werden.

Anmerkung. Von den übrigen Anthranoiddrogen unterscheidet sich die Faulbaumrinde dadurch, daß die Wirkstoffe überwiegend in der Anthrachinonform vorliegen. Die Anthrachinone sind im Vergleich mit Bianthron und 10-Glucosylanthronen weniger stark antiabsorptiv und hydragog wirksam, wodurch die milde Wirkung der Faulbaumrinde ihre Erklärung findet.

6.7.7 Kreuzdornbeeren

Herkunft. Sie sind die reifen getrockneten Früchte von *Rhamnus cathartica* L. (Familie: *Rhamnaceae*), einem bis 5 m hohen Strauch mit schwärzlicher Rinde und gegenständigen Zweigen, die meist in einen Dorn auslaufen. Die Blätter sind etwa 9 cm lang, am Rande fein gezähnt; Seitennerven tief eingesenkt. Wie beim Faulbaum sitzen die unscheinbaren Blüten in Büscheln. Die Frucht ist eine etwa erbsengroße Beere; die Fruchthüllschicht ist dunkelviolett, die Fleischschicht grünlich. In vier Fächern befindet sich je ein Same. *Rhamnus cathartica* kommt in ganz Europa, Westasien und Nordafrika vor.

Sensorische Eigenschaften. Kreuzdornbeeren riechen unangenehm. Sie schmecken süßlich, hinterher bitter und etwas scharf. Beim Kauen färbt sich der Speichel gelb.

Inhaltsstoffe. Die Droge ist unvollständig erforscht. Sie enthält 0,7–1,4% Anthranoide, die in den Samen lokalisiert sind, während im Fruchtfleisch nur winzige Mengen enthalten sind (Quirin 1960). Nachgewiesen wurden bisher:

- Frangula-Emodin und Frangula-Emodinanthron,
- Frangula-Emodinbianthron,
- Frangularosid, das ist die Anthronform von Frangulin A (Abb. 6.61).

Während die Anthranoide bevorzugt in den Samen lokalisiert sind, ist das Fruchtfleisch reich an Flavonolen, insbesondere an Rhamnocitrin (7-Methylkämpferol) und Rhamnetin (7-Methylquercetin) sowie an Flavonolglykosiden, und zwar an Xanthorhamninen d. s. Triglykoside des Rhamnocitrins und des Rhamnetins. Die Anthocyane der reifen Rhamnus-cathartica-Frucht bestehen aus einem Glykosidgemisch des Päonidins.

Anwendung. Kreuzdornbeeren werden ähnlich wie Faulbaumrinde als Abführmittel verwendet. Die Wirkung ist bald als mild beschrieben, bald als drastisch: „Große Dosen wirken brechenerregend und reizen den Darm stark, so daß es zu Blutungen kommen kann" (Flück 1965). Als mögliche Erklärung für die unterschiedliche Wirkungsstärke bietet sich die unterschiedliche Topologie der Anthranoide an: ob es sich um eine Präparation nur aus reifem Fruchtfleisch oder um eine Präparation mit hohen Anteilen Samen handelt.

6.7.8 Sennesblätter und Sennesfrüchte

Definition der Arzneibuchdrogen. Die Ph. Eur. kennt drei von *Cassia*-Arten stammende Drogen: Sennesblätter, Alexandriner-Sennesfrüchte und Tinnevelly-Sennesfrüchte. Sennesblätter (*Sennae folium* Ph. Eur.) bestehen aus den getrockneten Fiederblättchen von *Cassia senna* L (*Cassia acutifolia* DEL.), bekannt als Alexandriner- oder Khartum-Senna, oder von *Cassia angustifolia* VAHL, bekannt als Tinnevelly-Senna, oder aus einer Mischung beider Arten. Sie enthalten mindestens 2,5% Hydroxyanthracen-Derivate, berechnet als Sennosid B.

Alexandriner-Sennesfrüchte (*Sennae fructus acutifoliae*, Ph. Eur.) bestehen aus den getrockneten Früchten von *Cassia acutifolia* DEL. (*Cassia senna* L.). Sie enthalten mindestens 4,0% Hydroxyanthracen-Derivate, berechnet als Sennosid B.

Tinnevelly-Sennesfrüchte (*Sennae fructus angustifoliae*, Ph. Eur.) bestehen aus den getrockneten Früchten von *Cassia angustifolia* VAHL. Sie enthalten mindestens 2,5% Hydroxyanthracen-Derivate, berechnet als Sennosid B.

Die Stammpflanzen. *Cassia senna* und *C. acutifolia* (Familie: *Caesalpiniaceae*) sind 1–2 m hoch wachsende Halbsträucher mit paarig gefiederten Blättern und gelben, in Trauben angeordneten Blüten, aus denen sich Hülsenfrüchte entwickeln.

Beschaffenheit der Drogen. Sensorische Eigenschaften. Beide Sorten von Sennesblättern sind an der Basis etwas schief, d. h. ungleichseitig entwickelt; 2,5–6 cm lang und bis 2 cm breit; wenig behaart, hellgrün; die Seitennerven treten auf beiden Blattseiten deutlich hervor.

Sennesblätter riechen schwach eigenartig; sie schmecken anfangs süßlich, dann bitter und kratzend.

Sennesfrüchte sind flach, pergamentartig, grau- bis bräunlichgrün, von nierenförmigen Umriß; die Lage der 6–7 Samen zeichnet sich durch örtliche Erhebungen ab. Sennesfrüchte riechen schwach arteigen und schmecken etwas bitter.

Sennesblätter: Sortenkundliche Unterschiede. Die beiden *Cassia*-Arten, welche die offizinellen Drogen liefern, stellen zwei morphologisch eng verwandte Arten dar, so daß bereits vorgeschlagen wurde, sie zu einer einzigen Art zusammenzufassen. Es gibt aber zweifelsohne morphologische Unterschiede, die selbst an der aufbereiteten Droge feststellbar sind (Größe, Form, Behaarung). Aber andererseits ist die morphologische Differenzierung nicht groß, und auch in der chemischen Zusammensetzung sind keine wesentlichen Unterschiede erkennbar. Die beiden Arten sind im übrigen auch ihrer geographischen Herkunft nach nicht klar zu differenzieren – etwa auf Arabien und Indien zu verteilen. Die heute im Tinnevelly-Distrikt kultivierte *Cassia angustifolia* VAHL ist ursprünglich beheimatet in Gebieten beiderseits des Roten Meeres. Pharmazeutisch relevanter als die Zuordnung der Droge zu einer der beiden Arten, ist der Umstand, daß Tinnevelly-Senna zur Zeit als qualitativ überlegen gilt. Das hängt weniger mit der Zugehö-

Tabelle 6.7. Die beiden Herkünfte von Sennesblättern: Botanische Zuordnung, Art der Ernte, morphologische Unterschiede

Tinnevelly Senna	Alexandriner Senna
Stammpflanze: *Cassia angustifolia* VAHL; Heimat, Länder beiderseits des Roten Meeres. In Südindien in großem Ausmaße kultiviert (Tinnevella District).	*Cassi acutifolia* DELILE = *Cassia senna* L. beheimatet im tropischen Afrika. Wildvorkommen und Kulturen im Sudan. Verschleppt nach Indien, dort in geringer Menge kultiviert.
Ernte: Nur von kultivierten Pflanzen. Von Hand gepflückt führt es zu einer ausgezeichneten Ware, frei von Fruchtteilen, Stengeln und anderen fremden Beimengungen.	Ab September bis über die Wintermonate. Brechen ganzer Zweige, Trocknen an der Sonne, Trennung durch Siebvorgänge in Blättern, Früchte, Holzteile, Sand; mechanisches Aussortieren und Einteilen in Güteklassen (Ganze Blätter, ganze und halbe gemischt, Siebgut).
Beschreibung: 1,0 bis 4,0 cm lang, 0,3–2,0 cm breit: Die Spreite ist in der Mitte am breitesten. Farbe gelbgrün.	1,0–9,0 cm lang, 0,4 bis 1,0 cm breit und unterhalb der Mitte am breitesten. Farbe grau-grün.
Mikroskopie: Weniger stark behaart (durchschnittlicher Abstand zwischen 2 Haaren = 6 Epidermiszellen); bis 150 µm lang. Stomata-Index 17,1–20,0	Stärker behaart (durchschnittlicher Abstand zwischen 2 Haaren = 3 Epidermiszellen); bis 250 µm lang. Stomata-Index 11,4–13,0

6.7 Anthranoide und Emodindrogen

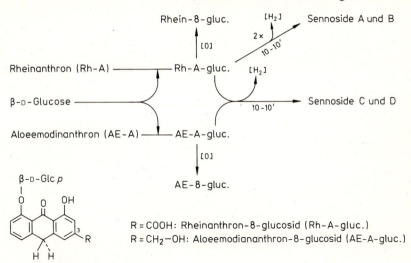

Abb. 6.62. Inhaltsstoffe von Sennesblatt und Sennesfrucht: Biogenetische Beziehungen zwischen Anthronglykosiden und den Bianthronglykosiden vom Sennosidtyp. Zur Konstitution und Konfiguration des Sennoside A und B (Homo-bianthrone) sowie C und D (Hetero-bianthrone) s. Abb. 6.63

rigkeit zu einer der beiden Arten zusammen als damit, daß die Tinnevelly-Senna aus Kulturen stammt, die auf gut geeigneten Böden angelegt sind, und sodann, daß die Droge mit Sorgfalt geerntet und aufbereitet wird.

Die beiden Sennesblatt-Herkünfte lassen sich außer an Hand morphologischer Merkmale auch aufgrund von Unterschieden im Vorkommen von Naphthalinglykosiden (Abb. 6.57) unterscheiden. Diese Zuordnung mittels DC ist auch bei Extrakten möglich.

Inhaltsstoffe (Abb. 6.62). Die Wirkstoffe von Sennesblatt und Sennesfrucht leiten sich von den beiden Anthronen, dem Aloeemodin und dem Rheinanthron, ab. Anheftung von β-D-Glucose in Stellung O-8 führt zu den entsprechenden Glykosiden; sie wurden beide als Drogeninhaltsbestandteile nachgewiesen. Durch oxidative Kupplung (dehydrierende Dimerisierung) lassen sich theoretisch zahlreiche Bianthrone ableiten und zwar drei stereoisomere Homo-bianthrone des Rheinanthron-8-glucosids, drei stereoisomere Homo-bianthrone des Aloeemodinbianthron-8-glucosids und schließlich vier Hetero-bianthrone. Bisher wurden lediglich die beiden Homo-bianthrone Sennosid A und B und die beiden Hetero-bianthrone Sennosid C und D in den Drogen aufgefunden.

Die Aglykone von Sennosid A und B, die sog. Sennidine A und B enthalten zwei strukturell identische Chiralitätszentren (an C-10). Im Sennidin A sind beide Zentren so angeordnet, daß sich die Drehwerte addieren (beide drehen die Ebene des polarisierten Lichtes nach rechts); im Sennidin B hingegen zeigen sie entgegengesetzte optische Drehung und kompensieren sich intramolekular. Sennidin B stellt demnach die optisch inaktive Mesoform dar. Über die Konfiguration der Chiralitätszentren C-10 und C-10′ bei den Sennosiden liegen bisher keine Angaben vor (Abb. 6.63).

Inhaltsstoffspektrum der Sennesblätter: Ergebnis postmortaler Vorgänge (Abb. 6.52). In der lebenden Pflanze werden zunächst die Anthronglykoside synthetisiert und in bestimmten Zellen oder Kompartimenten abgelagert. Die Pflanze verfügt zugleich über spezifische Enzyme, welche die Anthronglykoside zu Bianthronglykosiden zu reduzieren vermögen (Lemli et al. 1978). Vom Augenblick der Drogenernte an wird das Redoxsystem Anthronglykosid-Bianthronglykosid dadurch gestört, daß sich nunmehr Substrat und Enzym nicht mehr in getrennten Zellen befinden: die Reaktion kann weitgehend ungehindert bis zur Bianthronstufe ablaufen (Lemli et al. 1978). Die Sennoside bilden sich somit zur Hauptsache erst postmortal beim Trocknungsvorgang. Inaktiviert man die Enzyme gleich nach der Blatternte, dann weist die Droge nur mehr einen Sennosidgehalt von 0,1% auf, während

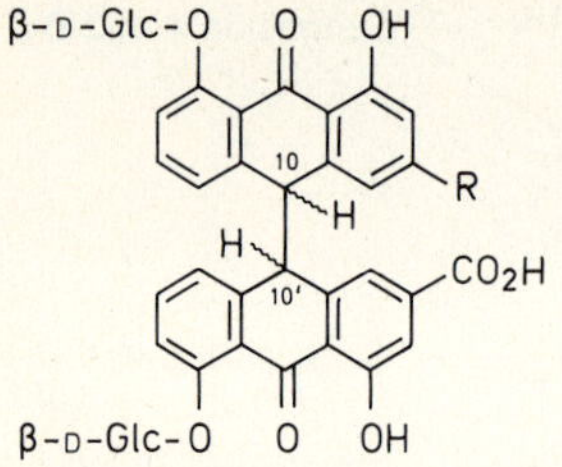

428 6 Phenolische Verbindungen

	Konfiguration		
R	C-10	C-10'	
CO_2H	R	R	Sennosid A
CO_2H	R	S	Sennosid B
CH_2OH	R	R	Sennosid C
CH_2OH	R	S	Sennosid D

Abb. 6.63. Sennosid A und B unterscheiden sich in der Konfiguration der beiden Chiralitätszentren C-10 und C-10'. Im Falle von Sennosid A leisten beide Zentren einen positiven Beitrag zur Drehung des Gesamtmoleküls. Im Falle von Sennosid B addieren sich die beiden Beiträge zu Null (*meso*-Form). Man beachte: Beide Sennoside sind dennoch optisch aktiv, bedingt durch die Inkremente, welche die beiden β-D-Glucosylreste zur Gesamtdrehung beitragen: $[\alpha]_D$-Sennosid A = $-164°$ (in Aceton und $[\alpha]_D$-Sennosid B = $-67°$ (in Aceton). Das gleiche gilt sinngemäß auch für die Heterobianthrone Sennosid C und D

der Anthrongehalt entsprechend hoch ist (Menßen 1982).

Identitätsprüfung. Oxidative Hydrolyse baut das komplexe Gemisch der in Sennesblättern und Sennesfrüchten enthaltenen Hydroxyanthracenderivate zu zwei Anthrachinonen, dem Rhein und dem Aloeemodin ab. Das DAB 7/ DDR läßt dc auf freie Anthrachinone prüfen.

Die Ph. Eur. hingegen läßt direkt die Hauptglykoside selbst nachweisen (Fließmittel: *n*-Propanol-Ethylacetat-Wasser [40+40±30]). Die Glykoside werden auf der Platte *in situ* oxidiert und hydrolysiert (Besprühen mit HNO_3, 10 min, 120 °C) und anschließend wie üblich durch Besprühen mit KOH sichtbar gemacht:

Rf-Bereich	Farbe im Tageslicht	Zuordnung
0,1–0,2	Braun-purpur	Sennosid B
0,3–0,4	Braun-purpur	Sennosid A
0,4–0,5	Braun-purpur	Sennosid D
0,5–0,6	Rot	Rhein-8-glc.
0,6–0,7	Braun-purpur	Sennosid C

Die Sennoside C und D sind im Sennesblatt in vergleichsweise höherer Konzentration enthalten als in Sennesfrüchten; die ihnen entsprechenden Zonen sind unter Arzneibuchbedingungen in Fruchtextrakten nur schwach (oder kaum) sichtbar.

Reinheitsprüfung. Bei ungenügender Sortierung der Blätter bei der Drogengewinnung können verfärbte Blättchen und andere Teile (Blattspindeln) das Aussehen der Ware beeinträchtigen. Die Ph. Eur. begrenzt die zulässige Menge an Stengelteilen auf 2%, die an fremden Bestandteilen auf 1%.

Als bisher häufigste Verfälschung wurden die Blättchen von *Cassia auriculata* L. (Palthéblätter) beobachtet. Beimengungen, insbesondere zu der gepulverten Droge, sind mikroskopisch nur schwer zu erkennen. Zur Erkennung wird das in ihnen enthaltene Goratensidin (ein Proanthocyanidin) herangezogen. Zur Proanthocyanidinreaktion s. Kap. 6.5.7.2 und Abb. 6.41.

Anwendung. Sennesblatt und Sennesfrüchte werden in Form des Infuses bei akuter Obstipation verwendet. Gleichsam getarnt sind sie in industriell hergestellten Tees enthalten, die u. a. wie folgt deklariert sind: Kräutertee, Zitronentee, Blutkreislauftee, Blutreinigungstee, Rheumatee, Hautreinigungstee, Schlankheitstee, Schwedenkräutertee, Stoffwechseltee, Umkehrtee, Venentee.

Ähnlich verwendet man Sennes-Extrakt nicht nur für Abführdragees oder Abführtabletten, sondern für Arzneimittel, die als Cholagoga und Gallenwegstherapeutika deklariert sind; ferner zu Magentropfen und zu Tonika.

6.7.9 Aloe

Begriffe. Der Terminus Aloe wird in zwei unterschiedlichen Bedeutungen gebraucht. Einmal ist Aloe ein abstrakter Begriff der Taxonomie und bedeutet einen Gattungsnamen der *Asphodelaceae* (*Liliaceae*). Und sodann bezeichnet man mit Aloe pharmazeutische Produkte, die aus dem Saft bestimmter Aloe-Arten durch Eindicken gewonnen werden.

Aloe-Arten. Die Gattung umfaßt an die 250 Arten. Wasserspeichernde Xerophyten (Succulente), die an warme Wüstenregionen angepaßt sind. Der Wuchsform nach kraut-, strauch- oder baumartig; dickfleischig ledrige Blätter, die mit Zähnen versehen sind und oft mit stacheliger Spitze enden; bis 40 cm lange, ährige Blütenstände mit meist gelb oder rot blühenden Blütenkorollen; die Frucht ist eine loculucide Kapsel.

Der Saftfluß. Der Aloesaft ist nicht etwa gleichmäßig auf alle Zellen des Blattes gleichmäßig verteilt; er ist in dünnwandigen Exkretzellen lokalisiert, die parallel zu den Gefäßbündeln verlaufend angeordnet sind. Schneidet man ein Blatt ab, so werden in einer bestimmten Ebene die aloeführenden Zellen angeschnitten; sobald diese Zellen ihren Inhalt entleeren, platzen die darüberliegenden Zellen, und so fort, bis alle aloeführenden Zellen ihren Inhalt entleert haben. Pro Blatt fließen etwa 5–10 ml Aloesaft spontan aus.

Gewinnung von Kap-Aloe. Ausgangsmaterial sind die baumartigen 2–3 m hohen Pflanzen von *Aloe ferox* MILL. sowie von Hybriden dieser Art mit *A. africana* MILL. oder *A. spicata* BAK. Die genannten Arten sind in Südafrika weit verbreitet.

Die Blätter werden quer abgeschnitten; jeweils etwa 200 von ihnen werden mit der Schnittfläche nach unten am Rande einer Erdvertiefung aufgeschichtet, die mit einer Ziegenhaut oder mit wasserdichtem Segeltuch ausgelegt ist. Nur der freiwillig austropfende Saft darf gesammelt werden; Auspressen der Blätter würde zur Folge haben, daß massenhaft Schleim den Aloesaft verunreinigt. Etwa sechs Stunden lang hält der spontane Saftfluß an. Je nachdem wie drastisch oder schonend der Saft sodann eingedickt wird, erhält man mehr dunkelbraun glänzende, durchscheinende, oder eher matte, nicht durchscheinende Massen. Sog. *Lucida*-Ware entsteht, indem der Aloesaft etwa 4 h lang über offenem Feuer eingeengt wird; die in der Hitze halbfeste Masse gießt man in Kanister, in denen sie erstarrt. Eindunsten durch Stehenlassen an der Sonne liefert die „*Heptica*-Ware".

Gewinnung von Curaçao-Aloe. Die Bezeichnung Curaçao-Aloe ist ziemlich irreführend. Auf Curaçao sind keine Aloe-Arten beheimatet, auch wurde dort zu keiner Zeit Aloe kultiviert; die Insel war lediglich eine Zeitlang Zentrum des Aloeexportes.

Das in den Pharmakopöen als Curaçao-Aloe, lateinisch als *Aloe barbadensis*, bezeichnete Produkt stammt von der Art *Aloe barbadensis* MILL., einer *Aloe*-Art vom krautigen Typ; ein 30–50 cm hoher Stamm endet in einem Schopf dichtspiralig angeordneter Blätter; das einzelne Blatt 30–50 cm lang und 6–7 cm breit; nur am Rande stachelig.

Die Heimat von *A. barbadensis* MILL. ist Afrika. Im 16. Jahrhundert gelangte sie auf die westindischen Inseln, anscheinend als Zierpflanze für Gärten. Die heute zur Drogengewinnung dienenden Pflanzen stammen aus Kulturen der folgenden Gebiet: die Antilleninsel Aruba, die benachbarte Küstenstriche von Venezuela und neuerdings die subtropischen Gebiete der USA.

Mit *Aloe barbadensis* als Ausgangsmaterial gestaltet sich die Aloesaftgewinnung anders als mit *Aloe-ferox*-Blättern. Da *A. barbadensis*-Blätter nur am Rande, nicht aber an der Oberfläche stachelig sind, lassen sie sich nicht zu soliden Stapeln aufschichten. Man erntet die Blätter maschinell und plaziert die in V-förmige Tröge, die ein Gefälle aufweisen, so daß der Blattsaft am unteren Ende des Troges in ein Sammelgefäß abfließen kann. Die Temperatur, bei der eingedickt wird, wird im allgemeinen niedriger gehalten als im Falle der Kap-*Lucida*-Ware; Curaçao-Aloe ist daher im typischen Falle stumpfopak. In zunehmendem Maße führen sich heute schonende Trocknungsmethoden ein, in erster Linie die Vakuum-Sprühtrocknung.

Sensorische Eigenschaften. Kap- und Curaçao-Aloe weisen einen starken charakteristischen Geruch und einen bitteren, unangenehmen Geschmack auf.

Inhaltsstoffe

- 25–40% Barbaloin, ein Gemisch zweier diastereomerer 10-Glucosylanthrone, die als Aloin A und Aloin B unterschieden werden (Abb. 6.64).
- Aloinoside, das sind Aloine, die an der primären Hydroxymethylgruppe glykosidisch mit α-L-Rhamnose verknüpft sind (Abb. 6.64).
- Bis 1% freies Aloe-Emodin.
- 7-Hydroxyaloine (fehlen in der Kap-Aloe).

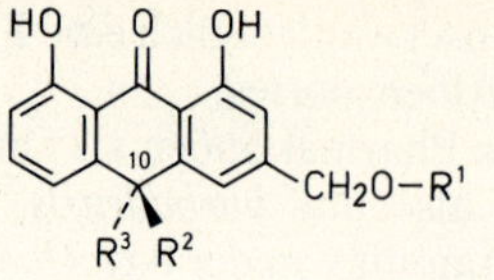

6 Phenolische Verbindungen

R^1	R^2	R^3	
H	β-D-Glc	H	Aloin A
H	H	β-D-Glc	Aloin B
α-L-Rha	H	β-D-Glc	Aloinosid A
α-L-Rha	β-D-Glc	H	Aloinosid B

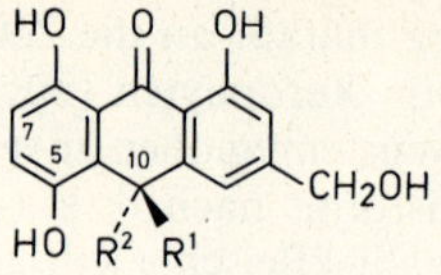

R^1	R^2	
β-D-Glc	H	5-Hydroxyaloin A
H	β-D-Glc	- „ - B

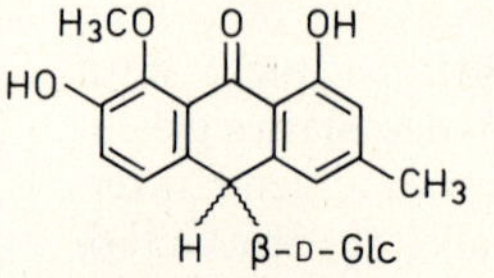

Homonataloine

Abb. 6.64. Inhaltsstoffe von Aloe. Die Aloinoside gelten nach DAB 9 als charakteristische Leitstoffe der Kap-Aloe, obzwar sie sich nur in ganz bestimmten Herkünften nachweisen lassen. Hingegen kommt 5-Hydroxyaloin A in allen als Kap-Aloe deklarierten Handelssorten vor (Rauwald 1987). Mit Periodatlösung besprüht geben sich 5-Hydroxyaloine auf DC als im Tageslicht violett gefärbte Zonen zu erkennen. In der Curacao-Aloe treten anstelle der 5-Hydroxyaloine vikariierend die isomeren 7-Hydroxyaloine auf. Homonataloine kommen in zahlreichen nichtoffizinellen Aloesorten vor, beispielsweise in der Natal-Aloe, die von *Aloe candelabrum* BERGER stammt

- Chromon-glucosyle (Aloesine, Abb. 6.57).
- Spuren eines ätherischen Öles (bedingen die phenolisch-holzige Geruchsnote der Aloe).
- 1–2% Mineralstoffe.

Sortenkundliche Unterschiede. Die beiden offizinellen Aloe-Sorten unterscheiden sich quantitativ im Aloingehalt sowie qualitativ im Fehlen bzw. Auftreten bestimmter Nebenstoffe. Das Inhaltsstoffspektrum, wie es in Form eines „Fingerprintchromatogramms" aufgenommen werden kann, ermöglicht es, eine Zuordnung zu einer der beiden offizinellen Drogensorten vorzunehmen, oder festzustellen, ob eine von den offizinellen Sorten abweichende Herkunft vorliegt (Reinheitsprüfung).

Farbreaktionen

- Fluoreszenzprobe mit Borax. Extrahiert man eine Aloeprobe mit heißem Wasser, so zeigt das Filtrat nach Zusatz einer Natriumtetraboratlösung eine grüngelbe Fluoreszenz, die sich innerhalb von 20–30 min weiter verstärkt. Die chemische Natur dieser Fluoreszenzreaktion ist nicht geklärt: man nimmt an, sie könne auf der Bildung des Aloeemodin-Anthranols beruhen.

Tabelle 6.8. Schematische Darstellung der Chromatogramme von Kap- und Curaçao-Aloe nach Ph. Eur. und DAB 9. DC-Bedingungen: Kieselgel; Ethylacetat-Methanol-Wasser (100+17+13); Nachweis: Besprühen mit methanolischer KOH-Lösung und Betrachten unter der Analysenquarzlampe 365 nm sowie im Tageslicht. Hinweis: Die Trennung der jeweiligen Diastereomerenpaare gelingt mit anderen Fließmitteln (Rauwald 1983)

Nachweis in	Rf-Bereich	Fluoreszenz	Inhaltsstoffe	
			Kap-Aloe	Curacao-Aloe
Barbaloin (Aloin A und B)	0,45	Gelb	+	±
7-Hydroxyaloine (A und B)	0,40	Tiefviolett	–	+
Aloinosid (A und B)	0,35	Gelb	+	–
Aloesin	0,30	Hellblau	+	±

- Prüfung mit Bromwasser. Versetzt man eine Prüflösung mit Bromwasser, so bildet sich ein gelber Niederschlag. Curaçao-Aloe zeigt darüber hinaus Violettfärbung der überstehenden Lösung.

Der Niederschlag besteht aus Bromsubstitutionsprodukten von Aloin und anderen Phenolen. Ursache der Violettfärbung sind

die 7-Hydroxy-aloine, die zu Farbstoffen unbekannter Konstitution oxidieren.
- Die Reaktion nach Bornträger fällt positiv aus, da in Aloe freies Aloeemodin und Chrysophanol enthalten sind.

Wirkungen, unerwünschte Nebenwirkungen. Aloe ist diejenige Anthranoiddroge, die bei weitem am intensivsten laxierend wirksam ist. Zur Pharmakokinetik und Metabolisierung liegen keine Untersuchungen vor. Wahrscheinlich ist der Anteil, der vom Magen-Darm-Trakt aus resorbiert wird, im Falle des Aloins größer als im Falle der Sennoside. Auch die unerwünschten Wirkungen der Anthranoiddrogen sind bei der Aloe ausgeprägter. Bei Überdosierung sind neben kolikartigen Bauchschmerzen auch hämorrhagische Gastritis und, selten, Nephritis beobachtet worden (Leung 1980). Auch wird der Sexualtrieb erregt (Leeser 1971).

Anwendungsformen, Anwendungsgebiete. Da Aloe intensiv bitter und unangenehm schmeckt, gibt man sie selten gelöst in Tropfenform, sondern vorzugsweise in Pillen- und Drageeform. Die auf dem Markt befindlichen Präparate sind vielfach Kombinationspräparate, die neben Aloe noch andere Anthranoiddrogen bzw. Extrakte enthalten. Die Hersteller empfehlen deren Anwendung „gegen Darmträgheit, als Cholagogum bei funktionellen Störungen im Bereich der Gallenwege", zur Entfettung, zur Entschlackung usw. Größte Mengen an Aloe werden zur Herstellung einer „zusammengesetzten Aloetinktur" verwendet, die meist unter dem volkstümlichen Namen „Schwedentropfen" angeboten wird. Die Tinktur enthält außer Aloe und Rhabarber, Enzian, Safran, Zitwerwurzel und andere Ingredienzien. Die allgemein stärkende und umstimmende Wirkung sei stärker als die abführende, und „wer täglich diese Tropfen früh und abends nimmt, braucht keine andere Medizin."

6.7.10 Cascararinde

Andere Bezeichnungen: Cascara-sagrada-Rinde, Sagradarinde, *Rhamnus-purshiana*-Rinde, Amerikanische Faulbaumrinde, *Rhamni purshiani cortex.*

Definition nach Arzneibuch. Cascararinde besteht aus der getrockneten Rinde von *Rhamnus purshianus* DC. Sie enthält mindestens 8% Hydroxyanthracen-Glykoside, von denen mindestens 60% Cascaroside sind, beide berechnet als Cascarosid A.

Herkunft. *Rhamnus purshianus* DC. (Synonym: *Frangula purshiana* (DC) J. G. Cooper) (Familie: *Rhamnaceae*) ist ein in der pazifischen Küstenzone Nordamerikas beheimateter Baum, der eine Höhe von etwa 10 m erreicht. Die Droge stammt aus Wildvorkommen; verstreute Bestände finden sich vor allem in den Gebirgswäldern Oregons, Washingtons und British Columbiens.

Gewinnung. In dünnere Stämme werden Längsschnitte gesetzt; die Rinde läßt sich daraufhin abheben. Daneben ist es auch üblich, Bäume zu fällen, um zusätzlich von den größeren Ästen Rinde zu sammeln. Das Sammelgut wird an der Luft getrocknet. Die Ernte muß, ehe sie medizinisch verwendet werden kann, mindestens 1 Jahr lange gelagert werden; durch den Alterungsprozeß werden, ähnlich wie bei der europäischen Faulbaumrinde, Emodinanthronglykoside zu den weniger lokal reizenden Anthrachinonglykosiden oxidiert.

Sensorische Eigenschaften. Die Droge riecht schwach eigenartig; der Geschmack ist bitterlich und etwas schleimig.

Inhaltsstoffe. Mindestens 8% eines komplexen Gemisches von Anthranoiden, die sich in vier Gruppen aufgliedern lassen:

- O-Glykoside von Anthrachinonen, hauptsächlich mit Frangula-Emodin als Aglykon (10–20% des Gemisches ausmachend).
- 10-Glucosyle vom Alointyp (Barbaloin und Chrysaloin) (20–30%).
- Cascaroside (60–70%), das sind O-Glykoside des Barbaloins und des Chrysaloins (Abb. 6.65).
- wenig freie Emodine (FE).

Prüfung auf Identität. Säurehydrolyse überführt die O-Glykoside in freie Emodine (FE), die mittels Bornträger-Reaktion nachgewiesen werden. Die durch Ausäthern von FE befreite Lösung wird sodann einer oxidativen Hydrolyse ($FeCl_3/H^+$) unterworfen, die aus den Glycosylen entstandenen FE werden desgleichen durch die Bornträgersche Reaktion nachgewiesen.

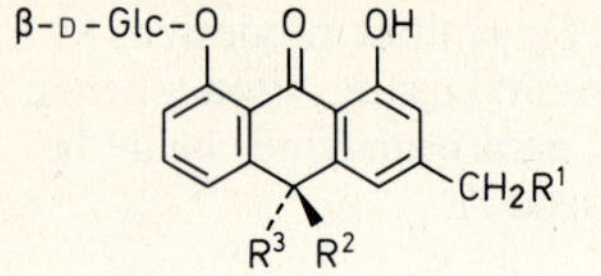

432 6 Phenolische Verbindungen

R¹	R²	R³	Cascarosid
OH	β-D-Glc	H	A
OH	H	β-D-Glc	B
H	β-D-Glc	H	C
H	H	β-D-Glc	D

Abb. 6.65. Charakteristische Inhaltsstoffe der Cascararinde. Die Cascaroside A und B sind 8-O-Glucoside des Aloins; die Cascaroside B und C sind 8-O-Glucoside des 11-Desoxyaloins (Chrysaloins). Die Absolutkonfiguration an C-10 ist bisher nicht bestimmt worden: Daher ist offen, ob nicht A mit B und C mit D Plätze tauschen müssen

Prüfung auf Reinheit. Chromatographie. Analog wie bei Frangularinde beschrieben. Nach Ph. Eur. dürfen blau-graue Zonen nach Besprühen mit Nitrosodimethylanilin nicht auftreten (Prüfung auf C-10 unsubstituierte Anthrone), hingegen müssen mehrere Flecken auftreten, die sich nach Besprühen mit Lauge im langwelligen UV bezüglich ihrer Fluoreszenz wie Barbaloin verhalten, davon einige mit Rf-Werten tiefer als Barbaloin, einige weniger rasch wandernd: Cascaroside A und B ($\sim 0{,}27$), Barbaloin ($\sim 0{,}4$), 11-Desoxyaloin ($\sim 0{,}6$). Zwischen den Zonen der Cascaroside A und B ($\sim 0{,}27$) und des Barbaloins ($\sim 0{,}4$) dürfen keine rötlich-orange fluoreszierenden Flecken erscheinen (Glucofranguline B und A; Rf = 0,37 bzw. 0,32 → Rinde von *Rhamnus frangula*). Auch müssen blau fluoreszierende Flecke fehlen (→ Hinweis auf andere *Rhamnus*-Arten).

Gehaltsbestimmung. Sie weicht von der allgemeinen Anthranoidbestimmung (s. Kap. 6.7.2.2) insofern ab, als die Cascaroside und die Nichtcascarosidglykoside getrennt bestimmt werden (Abb. 6.66).

Anwendung. Die amerikanische Faulbaumrinde steht in ihrer chemischen Zusammensetzung des Anthranoidspektrums der Aloe bedeutend näher als der europäische Faul-

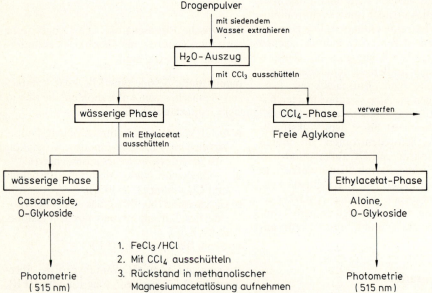

Abb. 6.66. Schema zur Gehaltsbestimmung der Cascararinde. Die Bestimmung ist unter den Anthranoiddrogen insofern einzigartig, als die Gehalte für 2 Anthranoidfraktionen nach deren Trennung separat ermittelt werden. Auf die therapeutisch besonders erwünschte Cascarosidfraktion müssen nach Ph. Eur. mindestens 60%, auf die Nichtcascarosidfraktion dürfen entsprechend höchstens 40% der Gesamtanthranoide entfallen; dabei bleiben die freien Anthranoide, deren Auftreten unerwünscht ist, bei der Bestimmung unberücksichtigt. Mit der Ausschüttelprozedur erreicht man allerdings keine quantitative Trennung von Cascarosiden und Nichtcascarosiden

baumrinde. Die Anwendung der Cascararinde entspricht daher auch in etwa der der Aloe.

6.7.11 Rhabarberwurzel

Definition nach Arzneibuch. Rhabarberwurzel besteht aus den getrockneten unterirdischen Teilen von *Rheum palmatum* L. oder *Rheum officinale* BAILL. oder aus Hybriden der beiden Arten oder aus deren Mischung. Die unterirdischen Teile sind meist geteilt; sie sind vom Stengel und weitgehend von der Außenrinde mit den Wurzelfasern befreit. Rhabarberwurzel enthält mindestens 2,5 Prozent Hydroxyanthracenderivate, berechnet als Rhein.

Die Stammpflanzen. Ausdauernde krautige Pflanzen (Familie: *Polygonaceae*) mit kräftigen, weit verzweigtem zu rübenartiger Verdickung neigendem Wurzelstock. Die großen Blätter mit 30–40 cm Durchmesser sind rundlich-herzförmig, wellig, gelappt, und haben dicke, fleischige Stiele. In den ersten drei bis vier Jahren bilden die Pflanzen lediglich eine Grundrosette aus; erst ältere Pflanzen entwickeln den bis über 2 m hohen Blütentrieb mit vielen kleinen gelblich-weißen oder rötlichen Blüten, die rispenartig angeordnet sind. Die Frucht ist eine dreiflügelige Nuß.

Die Medizinalrhabarber liefernden *Rheum*-Arten sind in Zentralasien beheimatet; sie wachsen im Gebirge und Hochebene bis über 3000 m. Heute werden sie in vielen Teilen der Welt kultiviert.

Gewinnung der Droge. Der echte chinesische Rhabarber wird von wildwachsenden Pflanzen, die etwa sechs Jahre alt sind, zur Blütezeit gesammelt, im frischen Zustande geschält, in Stücke geschnitten und getrocknet. Der Export erfolgt über Tientsin, Schanghai oder Hongkong.

Handelssorten. Medizinalrhabarber wird ausgiebig in der Lebensmittelindustrie verwendet (Leung 1980). Es hat sich daher ein kompliziertes System der Qualitätsbewertung herausgebildet, wobei Aussehen, Geruchsnote und Geschmack eine große Rolle spielen. Guter chinesischer Rhabarber zeichnet sich durch das Fehlen von Wurzelanteilen aus.

Die aus Kulturen stammende Droge wird von jungen Pflanzen gewonnen, da eine 6- bis 7jährige Kultur kaum rentabel wäre. Europäischer Rhabarber besteht daher aus jüngeren Rhizomstücken mit hohen Anteilen an Wurzeln.

Sensorische Eigenschaften. Rhabarberwurzel weist einen charakteristischen Geruch auf, dessen Geruchsnote schwer beschreibbar ist. Einige Herkünfte haben eine leicht bis stark brenzlige Beinote. Der Geschmack ist aromatisch und, je nach Sorte, schwach oder stark bitter, zugleich zusammenziehend oder auch zugleich schleimig. Beim Kauen bemerkt man ein Knirschen zwischen den Zähnen, herrührend von großen Calziumoxalatkristallen; der Speichel färbt sich gelb.

Inhaltsstoffe. Rhabarberwurzel enthält, je nach Herkunft 1 bis über 5% Anthranoide, die sich im typischen Fall, wie folgt, verteilen:

- 60–80% Anthrachinonmonoglykoside oder Diglykoside (Physciongentiobiosid),
- 10–25% Bianthronglykoside,
- 0,5–1,0% freie Anthrachinone.

Da nahezu alle Substitutionsmuster vertreten sind, so ist das Anthranoidspektrum der Rhabarberwurzel außerordentlich komplex. Nach oxidativer Hydrolyse lassen sich mindestens fünf Emodine nachweisen: Aloeemodin, Chrysaphanol, Emodin, Physcion und Rhein (Abb. 6.50).

Jedes dieser Aglyka kann mit jeweils einem, zwei oder auch mehreren Zuckermolekülen verknüpft sein; bisher wurde nur D-Glukose als Zuckerkomponente gefunden. Die Glykoside wiederum können als Anthron- oder als Bianthron-Glykoside vorliegen. Die folgenden Bianthrone wurden nachgewiesen:

Bianthron	Anthronhälfte A	Anthronhälfte B
Homo-Bianthrone		
Sennidin A und B	Rhein	Rhein
Aloeemodin-bianthron	Aloeemodin	Aloeemodin
Frangulaemodin-bianthron	Frangulaemodin	Frangulaemodin
Hetero-Bianthrone		
Sennidin C und D	Rhein	Aloeemodin
Rheidin A	Rhein	Frangulaemodin
Rheidin B	Rhein	Chrysophanol
Rheidin C	Rhein	Physcion
Palmidin A	Aloeemodin	Frangulaemodin
Palmidin B	Chrysophanol	Aloeemodin
Palmidin C	Chrysophanol	Physcion
Palmidin D	Chrysophanol	Physcion

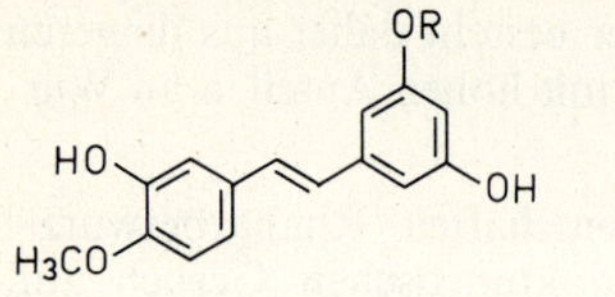

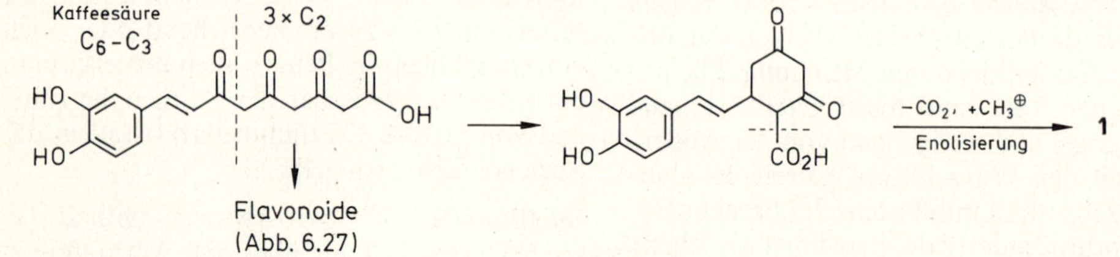

Abb. 6.67. Strukturformeln von Rhaponticin und Rhapontigenin. Es handelt sich um Stilbenderivate, die in einigen nichtoffiziellen Rheum-Drogen vorkommen; ihr Nachweis ermöglicht es, Verfälschungen zu erkennen.
Rhapontigenin stellt biogenetisch ein gemischtes Polyketid dar. Es handelt sich um eine Variante des zu den Flavonoiden führenden Biosyntheseweges (Abb. 6.)

Weitere Inhaltsstoffe

- Spuren eines „ätherischen Öles", bestehend aus etwa 100 flüchtigen Stoffen darunter Zimtsäure, Ferulasäure, Phenylpropionsäure, Diisobutylphtalat, Chrysophansäure und andere Anthrachinone.
- Gerbstoffe (keine Mengenangaben), und zwar sowohl kondensierte Catechingerbstoffe als auch Gallotannine. An einfachen Bauelementen dieser Gerbstoffe wurden gefunden (−)-Catechin, (−)-Epicatechin, Glucogallin (1-Galloyl-β-D-glucose) und (−)-Epicatechingallat.
- Weitere Stoffe: Rutin, Fettsäuren, Zucker, Stärke (16%), Kalziumoxalat (6%).

Analytik

Prüfung auf Identität. Durch die Sinnesprüfung, durch die mikroskopische Prüfung und durch die Bornträger-Reaktion eines sauren Hydrolysates (Droge mit H_2O/HCl erhitzen, ausäthern, Etherschicht mit NH_3-Lösung schütteln → Rotviolettfärbung der wässerigen Phase) wird zunächst gesichert, daß eine *Rheum*-Art vorliegt. Ferner müssen nach Hydrolyse dünnschichtchromatographisch (dc) geprüft die folgenden Stoffe nachweisbar sein (geordnet nach steigender Polarität): Chrysophanol, Physcion, Emodin, Rhein und Aloeemodin.

Hinweis. Rhabarberwurzel von *Rheum emodi* WALL. oder *Rheum webbianum* (aus Pakistan, Kashmir, Nepal), die als Ersatz für chinesischen Rhabarber angeboten werden (Trease u. Evans 1983) geben sich offensichtlich dadurch zu erkennen, daß im Aglykonspektrum des DC die dem Rhein und Aloe-Emodin entsprechenden Zonen fehlen (Stahl et al. 1985).

Prüfung auf Reinheit. Sie zielt darauf ab, die nicht der Pharmakopöe-Definition entsprechenden Drogenherkünfte durch den dc-Nachweis von Rhaponticin und Rhapontgenin zu erkennen. Die beiden Stoffe (Abb. 6.67) fallen durch intensiv blaue Eigenfluoreszenz auf. Nach dem Besprühen mit Molybdatophosphorsäurelösung geben sie sich durch Blaufärbung als Phenole zu erkennen. Liegt offizineller Rhabarber vor, so dürfen unter den Prüfbedingungen der Pharmakopöe die beiden Stoffe nicht nachweisbar sein.

Anwendung. Rhabarberwurzel enthält sowohl laxierend als auch adstringierend wirkende Prinzipien. Sie wird mit anderen Anthranoiddrogen als Laxans verwendet; zusammen mit anderen *Amara-Aromatica* als Stomachicum bei dyspeptischen Beschwerden. Kombinationspräparate mit Rhabarberwurzel (Magenpulver, Magentabletten, Kräutertropfen u.a.m.) werden in allen bekannten Arzneiformen angeboten: als Pulver, als Teemischung, als Tropfen, in Tabletten- und in Drageeform.

Literatur

Ashton WM, Davies EG (1962) Coumarin and related compounds in anthoxanthum and melilotus species, and the formation of dicoumarol. Biochem J 85:22–23

Auterhoff H, Boehme K (1968) Zur Kenntnis der Bornträger-Reaktion. Arch Pharmaz (Weinheim) 301:793–799

Barenboim GM, Birkenstein VKH, Shulman ML, Baevsky AV (ohne Angabe) Fluorescent properties of eleutherococcus extract and individual eleutherosides. In: Eleutherococcus, strategy of the use and new fundamental data. Medexpert Moscow, USSR, pp 35–42

Barton DHR, Cohen T (1957) In: Festschrift Dr. A. Stoll, Birkhäuser Basel, S 117

Bate-Smith EC (1973) Haemanalysis of tannins: the concept of relative astringency. Phytochemistry 12:907–912 Pergamon Press

Bentsath A, Rusznyak I, Szent-Györgyi A (1936) Nature 138:798, zitiert in: Lang K, Biochemie der Ernährung. Steinkopff, Darmstadt, S 608

Berkowitz JE, Coggon P, Sanderson GW (1971) Formation of epitheaflavic acid and its transformation to thearubigins during the fermentation. Phytochemistry 10:2271–2278

Böhm K (1967) Die Flavonoide. Eine Übersicht über ihre Physiologie, Pharmakodynamik und therapeutische Verwendung. Aulendorf/Württ. Editio Cantor

Brieskorn CH, Reiner W, Kiderlen HC (1965) Zum Chemismus der Farbreaktion des Typs Aldehyd-Aromat-Säure. Arch Pharm 298:505–509

Burger A, Wachter H (1986) Hunnius Pharmazeutisches Wörterbuch, 6. Aufl. De Gruyter, Berlin, S 352

Bye A, King HK (1970) The biosynthesis of β-hydroxycoumarin and dicoumarol by aspergillus fumigatus. Biochem J 117:237–245

Calvarano I, Ferlazzo A, Di Giacomo A (1979) Coumarin and furocoumarin content of bergamot oil. Part.I. Bergamottin, citropten, and bergapten Rivista Ital 61:258–261

Carius W, Stahl E (1987) Teedrogen. Verbesserte Freisetzung von Inhaltsstoffen durch Druckbehandlung und schnelles Entspannen. Dtsch Apoth Ztg 127:901–905

Chen WM, Mayer R, Rücker G (1987) Orientierung der Hydroxyl-Gruppe des (−)-Cubebins und seiner Epimeren. Arch Pharm 320:374–375

Chiara G (1958) Preliminary observations on the cytological action of some furanocoumarin compounds of bergamot oil. Caryologiy 11:68–71

Cody V, Middleton E Jr, Harborne JB (eds) (1986) Plant flavonoids in biology and medicine, Biochemical, Pharmacological and structure-activity relationships. Alan R. Liss Inc, New York

Collier PD, Bryce T, Mallows R, Thomas PE, Frost DJ, Korver O, Wilkins CK (1973) The thea flavins of black tea. Tetrahedron 29:125–142

Comel M, Laszt L (1972) Clinical pharmacology: flavonoids and vascular wall. Angiologica 9:133–446

Cottier H (1980) Pathogenese, ein Handbuch für ärztliche Fortbildung, 2 Bände. Springer, Berlin Heidelberg New York, S 1432–1439

Curry CE Jr (1982) Laxative products. In: Handbook of nonprescription drugs. Americ Pharmac Assoc (ed), Washington, pp 69–92

Czok G, Walter W, Knoche K, Degener H (1974) Absorption of chlorogenic acid in rats. Z Ernährungswiss 13:108–112

Dhar DN (1981) The chemistry of chalkones and related compounds. Wiley & Sons, New York Chichester Brisbane Toronto

Dölle B, Carle R, Müller W (1985) Flavonoidbestimmung in Kamillenextraktpräparaten. Dtsch Apoth Ztg 125 (Supplement 1):14–19

Dustin P (1984) Microtubules. Springer, Berlin Heidelberg

Ebel S, Kaal M (1980) Zur Analytik der Anthrachinon-Drogen Dtsch Apoth Ztg 120:1412–1415

El Mofty AM (1968) Vitiligo and Psoralens. Pergamon Oxford

Engelshowe R (1985) Rhabarber eine alte Droge – noch immer aktuell. Pharmazie in unserer Zeit 14:40–49

Ewe K, Georgy KJ (1981) Laxanzien: Wirkungsweise und Nebenwirkungen. Innere Medizin 8:248–262

Flück H (1965) Unsere Heilpflanzen. Ott Verlag Thun

Foo LY, Porter LJ (1976) The phytochemistry of proanthocyanidin polymers. Phytochemistry 19:1747–1754 Pergamon Press

Foo LY, Porter LJ (1981) The structure of tannins of some edible fruits. J Sci Food Agric 32:711–716

Forster H (1977) Absorption and metabolism of flavonoids in man. Flavonoids bioflavonoids Proc Hung. Bioflavonoid Symp 5th, pp 333–346

Forth W, Rummel W (1975) Activation and inhibition of intestinal absorption by drugs. In: international encyclopedia of pharmacology and therapeutics, section 39 B, vol I: pharmacology of intestinal absorption: gastrointestinal absorption of drugs. Pergamon Press, Oxford, pp 171–244

Forth W, Riemann J, Schmidt H (1979) Abführmittel – unbedenklich für die Selbstbehandlung? Dtsch Ärzteblatt, o. Bd, Heft 38 S 2391–2396

Forth W, Henschler D, Rummel W (1983) Allgemeine und spezielle Pharmakologie und Toxokologie, 4. Aufl. Bibliographisches Institut, Mannheim, S 321

Freudenberg K, Weinges K (1961) Systematik und Nomenklatur der Lignane. Tetrahedron 15:115–128

Gabor M (1972) The anti-inflammatory action of flavonoids. Akadémiai Kiadó, Budapest

Gabor M (1975) Abriß der Pharmakologie von Flavonoiden unter besonderer Berücksichtigung der antiödematösen und antiphlogistischen Effekte. Akadémiai Kiadó, Budapest

Galecka H (1969) Choleretic and cholagogic effects of certain hydroxyacids and their derivates in guinea pigs. Acta Pol Pharm 26:479–484; Chem Abstr 109431 d (1970)

Geiger H, Homberg H (1983) Fluoreszenz und Struktur von Flavonen. II. Der Einfluß von Hydroxylgruppen in 6-, 8- und 2'-Stellung. Z Naturforsch 38 b:253–257

Geiger H (1985) The identification of phenolic compounds by colour reactions. In: Somere CF van, Lea PJ (eds) Ann Proc Phytochemical Society, vol 25, pp 45–46

Gibbs HD (1927) Phenol Tests III. The indophenoltest. J Biol Chem 72:649–664

Glas H (1985) Photometrische Normierung von Flavonoid-O-und -C-Glykosiden. Fresenius' Zeitschrift für Analytische Chemie 321:325–330

Glasl H, Becker U (1984) Flavonol-O-Glykoside: photometrische Gehaltsbestimmung. Dtsch Apoth Ztg 124:2174–2152

Hach B, Heim F (1971) Vergleichende Untersuchungen über die zentralerregende Wirkung von Coffein und Chlorogensäure an weißen Mäusen. Arzneim Forsch (Drug Res) 21:23–25

Hänsel R, Schulz J (1986) Hopfen und Hopfenpräparate. Fragen zur pharmazeutischen Qualität. Dtsch Apoth Ztg 126:2033–2037

Hänsel R, Kallmann S (1986) Identitätsprüfung von Verbenae Herba: Verbascosid als Leitstoff. Arch Pharm (Weinheim) 319:227–230

Hänsel R, Schulz J (1986) Hopfenzapfen (Lupuli strobulus) Dünnschichtchromatographische Prüfung auf Identität. Dtsch Apoth Ztg 126:2347–2348

Halpern O, Waser P, Schmidt H (1957) Die Konstitution des Athamantins und des Oroselols. Helv Chim Acta 40:758–778

Han G, Zhang Y (1982) The absorption, distribution and elimination of nevadensin in the rat, and the relationship between plasma concentration of the drug and its hypotensive effect. Acta Pharm Sin 17(8):572–578

Hanefeld M, Herrmann K (1976) Quantitative determination of caffeic acid esters and catechins by direct measurements on thinlayer chromatograms. J Chromatography 123:391–395

Harborne JB, Mazry TJ, Mazry H (eds) (1975) The flavonoids. Chapman and Hall, London

Harborne JB (1979) Variation in and functional significance of phenolic conjugation in plants. In: Swain T, Harborne JB, Sumere CF van (eds) Biochemistry of Plant Phenolics. Plenum Press, New York pp 457–474

Haslam E (1977) Review symmetrie and promiscuity. In: Procyanidine biochemistry. Phytochemistry, vol 16. Pergamon Press pp 1625–1640

Havsteen B (1983) Flavonoids, a class of natural products of high pharmacological potency. Biochem Pharmacol 32:1141–1148

Herbert RB (1980) In: Coffey S (ed) Rodd's chemistry of carbon compounds 2nd ed. Elsevier Amsterdam, p 291

Herrmann K (1967) Zusammenfassende Übersichtsberichte über Hydroxyzimtsäuren und ihre Bedeutung in Lebensmitteln. Z Lebensm Unters Forsch 133:158–178

Herrmann K (1976) Flavonols and flavones in food plants. A review. J Food Technol 11:433–448

Herrmann K (1972) Zusammenfassender Übersichtsbericht über das Vorkommen und die Bedeutung der Anthocyane in Lebensmitteln. Lebensm Unters Forsch 148:290–302

Herrmann K (1978) Hydroxyzimtsäuren und Hydroxybenzoesäuren enthaltende Naturstoffe in Pflanzen. Fortschritte Chemie organ. Naturstoffe (Begründet v. Zechmeister L, Herz W, Griesebach H, Kirby GW, Hrsg), Bd 35. Springer, Wien New York S 73–131

Herz F, Kaplan E (1968) Effects of tannic acid on erythrocyte enzymes. Nature, London 217:1258–1259

Heusser J, Osswald W (1977) Toxicological properties of diosmin and its actions on the isolated venous tissues of the dog. Arch Farmacol Toxicol 3:33–40

Hölzl J, Strauch A (1977) Untersuchungen zur Biogenese der oligomeren Proanthocyanidine von Crataegus. Planta medica 32:141–153

Homberg H, Geiger H (1980) Fluoreszenz und Struktur von Flavonen. Phytochemistry 19:2443–2449

Hörhammer L, Wagner H, Hölzl J (1968) Neue Methoden im pharmakognostischen Unterricht, 15. Mitteilg: Chromatographische Identifizierung und Unterscheidung von Tinkturen und Extrakten aus Solanaceendrogen. Dtsch Apoth Ztg 108:1616–1619

Horowitz RM (1957) Detection of flavanones by reduction with sodium borohydride. J Org Chem 22:1733–1735

Hsieh, Wei-Chung (1984) Isolierung und Charakterisierung von Kaffeesäurederivaten aus Echinacea-Arten. Dissertation Universität Heidelberg

Hughes RE, Wilson HK (1977) Flavonoids: Some physiological and nutritional considerations. Prog Med Chem 14:285–301

Kelly CH, Mahajan JR, Brooks LC, Neubert LA, Breneman WR, Carmak M 81975) Polyphenolic acids of lithospermum ruderale Douglas et Lehm (Boraginaceae). J Org Chem 40:1805–1808

King FE, Wilson JG (1964) The chemistry of extractives from hardwoods, part XXXVI. The lignans of guaiacum officinale L. J Chem Society, pp 4011–4024

Kirby KS (1960) Induction of tumors by tannin extracts. Br J Cancer 14:147–150

Korpássy B (1959) The hepatocarcinogenicity of tannic acid. Cancer Res 19:501–504

Korpássy B (1961) Tannins as hepatic carcinogens. Prog Exp Tumor Res 2:245–290

Korpássy B, Mosony M (1950) The carcinogenic activity of tannic acid. Liver tumors induced in rats by prolonged subcutaneous administration of tannic acid solutions. Br J Cancer 4:411–420

Korpássy B, Horvai R, Koltay M (1951). On the absorption of tannic acid from the gastrointestinal tract. Arch Int Pharmacodyn Ther 88:368–377

Krishnamurty HG, Seshadri TR (1965) Chemistry of the colour tests for chalkones, flavonones and aurones. Current Science 34:681–685

Kühnau J (1976) The flavonoids. A class of semiessential food components. Their role in human nutrition. World Rev Nutr Diet 24:117–191

Kubeczka KH, Bohn I (1985) Radix Pimpinellae und ihre aktuellen Verfälschungen. Dtsch Apoth Ztg 125:399–402

Lang K (1979) Biochemie der Ernährung. Steinkopff, Darmstadt, S 608–615

Laub E, Olszowski W, Woller R (1985) Waldmeister und Maibowle, pharmazeutische und lebensmittelchemische Aspekte. Dtsch Apoth Ztg 125:848–850

Lawrence BM (1982) Coumarins and psoralens in citrus oils. Perfumer & Flavorist 7:57–65

Laparra J, Michaud J, Masquelier J (1977) Etude pharmacocinétique des oligoméres flavonoliques. Plant Med Phytother 11. Spec No 133–142

Laparra J, Micheaud J, Masquelier J (1978) Action of oligomeric procyanidines in guinea pigs fed a vitamin C deficient diet Bull Soc Pharm Bordeaux 118:7–13

Leeser O (1971) Lehrbuch der Homöopathie, Spezieller Teil: Arzneimittellehre. B/II: Pflanzliche Arzneistoffe. Haug, Heidelberg, S 1028

Leger AS St, Cochrane AL (1979) Factors associated with cardiac mortality in developed countries with particular reference to the Consumption of Wine, The Lancet, pp 1017–1020

Lemli J, Cuveele J (1978) Les transformations des hétérosides anthroniques pendant le séchage des feuilles de cassia senna et de rhamnus frangula. Planta medica 34:311–318

Lemli J (1965) The estimation of anthracene derivates in senna and rhabarb. J Pharm Pharmacol 17:227–232

Lemli J, Lemmens L (1980) Metabolism of sennosides and Rhein in the rat. Pharmacology 20: (Suppl 1) 50–57

Lemli J. Cuveele J, Verhaeren E (1983) Chemical identification of Alexandrian and Tinnevelly senna. Planta Medica 49:36–37

Lemli J (1986) Pharmakologie der Anthranoide, Vortrag, ref. Dtsch Apoth Ztg 126:248

Leung AY (1980) Encyclopedia of common natural ingredients used in food, drugs and cosmetics. Wiley, New York

Lindner E (1979) Toxikologie der Nahrungsmittel. Thieme, Stuttgart, S 75–76

Lund K, Rimpler H (1985) Tormentillwurzel. Isolierung eines Ellagitannis und pharmakologisches Screening. Dtsch Apoth Ztg 125:105–108

Luckner M (1984) Secondary metabolism in microorganisms, plants, and animals. Springer, Berlin Heidelberg New York Tokyo, p 182

Luther B, Becker H (1987) Die Mistel; Botanik, Lektine, medizinische Anwendung. Springer, Berlin Heidelberg S 53–54

MacRae WD, Towers GHN (1984) Biological activities of lignans. Phytochemistry 23:1207–1220

Marini-Bettòlo BG, della Monache F, McQuahe M (1978) Biogenetic correlations of anthranoids in Vismia genus. Atti Acad. Naz. Linzei, Cl. SciFis. Mat. Nat., Rend 1978, 65 (6), 302–306 Chemical Abstracts **92**, 143241 q (1980)

Marzulli FN, Maibach HI, Perfume Phototoxicity. J Soc Cosm Chem 21:695–715

Mayer W, Kunz W, Loebich F (1965) Die Struktur des Hamamelistannins. Liebigs Ann Chem 688:232–238

Menßen HG (1982) Arzneipflanzenstandardisierung am Beispiel der Sennespflanzen Cassia angustifolia und Cassia acutifolia. Dtsch Apoth Ztg 122:2317–2319

Morton JF (1978) Economic botany in epidemiology. Econ Bot 32:111–116

Nater JP, de Groot AC (1984) In: Dukes MNG (ed) Meyler's side effects of drugs, 10th ed. Elsevier, Amsterdam, p 254. Ref. Arznei-Telegr (Berl) 4/85:32

Neu R (1956) Aromatische Borsäuren als bathochrome Reagenzien für Flavone. Analytische Untersuchungen auf dem Flavongebiet. VIII. Mitteilung. Z Analyt Chem 151:328–332

Neumann M (1979) Oligomeros procianidolicos flavonolicos, Drugs of today = Medicamentos de actualidad (Barcelona) XV(5):233–235

Osol A (1980) Remington's pharmaceutical sciences, 16th ed. Mack Publishing Company, Easton (USA), p 743

Oswiecimska M, Bednarska D (1976) Photometrische Bestimmung der Leukoanthocyanidine – Proanthocyanidine. Herba Hungarica 15:57–61

Oustrin J, Fauran MJ, Commanay L (1977) A pharmacokinetik study of ^{3}H-diosmine. Arnzeim Forsch (Drug-Res) 27:1688–1691

Pachaly P (1983) Dünnschichtchromatographie in der Apotheke, 2. Aufl Wissenschaftliche Verlagsgesellschaft Stuttgart, S 138

Pastuska G, Petrowitz HJ, Krüger RC (1968) Versuche zur Dünnschicht-Chromatographie von Flavonoiden auf Fertigschichten. Fresenius Zeitschrift für Analytische Chemie 236:333–340

Pierpoint (1986) Flavonoids in the human diet. In: Cody V, Middleton E, Harborne JB (eds) Plant flavonoids in biology and medicine: Biochemical, pharmacological, and structure-activity relationships. Alan R Liss Inc, New York, pp 125–140

Porter LJ, Foo LY (1982) Leucocyanidin: synthesis and properties of $(2R,3S,4R)$-(+)-3,4,5,7,3′,4′-hexahydroxyflavon. Phytochem 21:2947–2952

Quirin M (1960) Contribution à l'étude du rhamnus cathartica L. Thèse Doct Etan Pharm, Paris

Rao CBS (ed.) Chemistry of lignans. Andhra University Press, India

Rauwald HW (1987) New hydroxyaloins: the perjodate-positive substance from cape aloe and cinnamoylesters from curaçao aloes. Pharm Weekbl Sci Ed 9:215 (Abstract of short lecture)

Rauwald HW, Miething H (1983) 2-Methoxystypandron, ein neues Naphthochinon aus Rhamnus fallax Boiss. Z Naturforsch 38 c:17–20

Rauwald HW, Just HD (1983) Ein neues lactonisches Naphthalinglykosid aus der Rinde von Rhamnus catharticus L. Arch Pharmaz 316:409–416

Rauwald JW (1983) Beiträge zur chemischen Kennzeichnung von Arzneipflanzen der Gattungen Aloe, Rhamnus und Ruscus. Habilitationsschrift, FU Berlin

Robbins RG (1967) J Atheroscler Res 7:3, zitiert in: Kritechevsky D (ed) Hyprolipidemic Agents. Springer, Berlin Heidelberg New York

Rote Liste (1986) Verzeichnis von Fertigarzneimitteln der Mitglieder des Bundesverbandes der Pharmazeutischen Industrie. Arzneimittelgruppe 52.2.A, Editio Cantor, Aulendorf/Württ

Sauer H (1967) Zur Spezifität des Shinoda-Tests bei Flavonen. Dtsch Apoth Ztg 107:1538–1540

Scheline RR (1978) Mammalian metabolism of plant xenobiotics. Academic Press, London New York San Francisco, pp 40–57

Schilcher H 8(976) Vorschlag zur Wertbestimmung von Hibiscusblüten (Calyx Hibisci sabdariffae) 2. Mitteil.: Anwendungsmöglichkeiten des TAS-Verfahrens. 14. Mitteil: Qualitätsprüfung von Handelsdrogen und Wertbestimmung von Drogen. Dtsch Apoth Ztg 116:1155–1159

Schilcher H, Bornschein U (1986) Goldrutenkraut. Untersuchungen zur Qualität. Dtsch Apoth Ztg 126:1377–1380

Schimmer OC (1986) FLavonoide. Ihre Rolle als biologisch aktive Naturstoffe. Dtsch Apoth Ztg 126:1811–1816

Schmidt OTh, Lademann R (1951) Corilagin, ein weiterer kristalliner Gerbstoff aus Divi-Divi. Liebigs Ann Chem 571:232

Schmidt OTh (1955) Natürliche Gerbstoffe. In: Peach-Tracay (Hrsg) Moderne Methoden der Pflanzenanalyse, Bd 3. Springer, Berlin Göttingen Heidelberg, S 517–550

Schneider G (1985) Pharmazeutische Biologie. Bibliographisches Institut, Mannheim Wien Zürich, S 190–205

Siegers C-P (1981) Laxantienabusus – Gefahr durch Nebenwirkungen. Dtsch Apoth Ztg 121:1356–1358

Singleton VL (1981) Naturally occurring food toxicants: phenolic substances of plant origin common in foods. Advances in Food Research, 27:149–242

Stafford HA, Lester HH, Porter LJ (1985) Chemical and enzymic synthesis of monomeric procyanidins from $(2R, 3R)$-dihydroquercetin. Phytochem 24:333–338

Stagg GV, Millin DJ (1975) The nutritional and therapeutic value of tea. J Food Agric 26:1439–1459

Stahl E, Schild W (1981) Pharmazeutische Biologie. Fischer, Stuttgart New York, S 95–116

Stahl E, Menssen HG, Jhan H (1985) Über den Gehalt der verschiedenen Hydroxyanthracenderivate in Rhabarberwurzeln und -zubereitungen. Dtsch Apoth Ztg 125:1478–1480

Steinegger E, Hänsel R (1972) Lehrbuch der Pharmakognosie auf phytochemischer Grundlage. Springer, Berlin Heidelberg New York, S 153–166

Stüttgen G, Schaefer H (1974) Funktionelle Dermatologie. Grundlagen der Morphokinetik, Pathophysiologie, Pharmakoanalyse und Therapie von Dermatosen. Springer, Berlin Heidelberg New York, S 102–112 (betr. die Pigmentierung der menschlichen Haut)

Suzuki H (1979) Selective extraction and determination of bergapten, a photosensitive substance from bergamot oil as well as from cosmetics containing bergamot oil. J Soc Cosm Chem (Japan) 13:57–61

Swain T, Harborne JB, Sumere ChF (eds) (1979) Biochemistry of plant phenolics. Plenum Press, New York London, pp 603–605

Tatum JH, Berry RE (1979) Coumarins and psoralens in grapefruit oil. Phytochem 18:500–502

Thastrup O, Fjalland B, Lemmich J (1982) Coronary, vasodilatory spasmolytic and cAMP-phosphodiesterase inhibitory properties of dihydropyranocoumarins and dihydrofuranocoumarins. Planta medica 45:131–148

Timberlake CF, Henry BS (1986) Plant pigments as natural food colours. Endeavor new series, vol. 10. Pergamon Press, pp 31–36

Train P, Heinricks JR, Archer WA (1941) Contributions towards a flora of Nevada no 33 medical uses of plants by indian tribes of Nevada. Bureau of Plant Industry, Washington

Trease GE, Evans WC (1983) Pharmacognosy 12th. ed. Bailliére Tindall, London, pp 385–411

Tyler VE, Brady R L, Robbers JE (1981) Pharmacognosy, 8th ed. Lea and Febiger, Philadelphia, pp 57–66

Van den Berg AJJ (1987) Production of anthraquinones, anthrones and dianthrones by plant cell cultures of Rhamnus purshiana and Rhamnus frangula. Dissertationsschrift, Rijksuniversiteit, Utrecht

Van Merle J, Aaarsen PN, Lind A, Van Weerem-Kramer J (1981) Deglycyrrhizinised liquorice (DGL) and the renewal of rat stomach epithelium. Eur J Pharmacol 72:219–225

Večera M, Gasparič J (1971) Detection and identification of organic compounds. Plenum Press New York London, and SNTL-Publishers of technical Literature, Prague

Verhaeren E (1980) Mitochondrial uncoupling activity as a possible base for a laxative and antipsoriatic effect. Pharmacology 20: (Suppl 1) 43–49

Wanitschke R (1980) Influence of rhein on electrolyte and water transfer in the isolated rat colonic mucosa. Pharmacology 20: (Suppl 1) 21–26

Weinges K, Kaltenhäuser W, Marx HD, Nader F, Perner J, Seiler D (1968) Zur Kenntnis der Proanthocyanidine. X. Procyanidine aus Früchten. Liebigs Ann Chem 711:184–204

Weinges K, Bähr W, Ebert W, Göritz K, Marx HD (1969) Konstitution, Entstehung und Bedeutung der Flavonoid-Gerbstoffe. In: Zechmeister L (Hrsg) Fortschritte der Chemie organischer Naturstoffe. Springer, Wien New York, S 159–246

Weinges K, Bähr W, Ebert W, Göritz K, Marx HD (1969) Konstitution, Entstehung und Bedeutung der Flavonoid-Gerbstoffe. Fortschr Chem org Naturstoffe 27:158–260

Weinges K, Kloss P, Trunzler G, Schuler E (1971) Über kreislaufwirksame dimere und oligomere Dehydro-Catechine. Planta medica Supplement 4, S 61–64

Weinges K, Spänig R (1976) Lignans and cyclolignans. In: Taylor WI, Battersby AR (eds) Oxidative coupling of phenols. Marcel Dekker, New York, pp 323–354

Wichtl M (1971) Die pharmakognostisch-chemische Analyse. Untersuchungen und Wertbestimmungen von Drogen und galenischen Präparaten. Akademische Verlagsgesellschaft Frankfurt, S 89–96 u. 318–331

Wichtl M, Bazek B, Fingerhut T (1987) Lindenblüten Isoquercitrin – Hauptflavon der offizinellen Droge. Dtsch Apoth Ztg 127:509–510

Wollenweber E, Mann K (1983) Flavonole aus Früchten von Vitex agnus castus. Planta medica 48:126–127

Wollenweber E, Mann K (1986) Neue Flavonoide aus Primelmehl. Biochem Physiol Pflanzen 181:665–669

Wurm G (1974) Nachweis der Arzneiwirksamkeit und Metabolismus von Flavonoiden. Pressedienst Wissenschaft FU Berlin Nr. 1, S 67–69

Wurm G (1975) Flavonoide als Arzneimittel: Biologische Verfügbarkeit und Biotransformation. Dtsch Apoth Ztg 115:355–360

Zwaenepoel E, Lemli J, Cuveele J, Thyriow F (1971) Recherche sur les drogues à principes anthraquinoniques XXI Sur la formation de radicaux par les dianthrones. Pharmaceutia Acta Helv 46:179–191

7 Stickstoff im Molekül enthaltende Inhaltsstoffe außer Alkaloide*

7.1 Nichtproteinogene Aminosäuren mit biologischer Aktivität

7.1.1 Einführung

In der organischen Chemie versteht man unter Aminosäuren aliphatische oder aromatische Carbon- und Sulfonsäuren, welche mindestens eine α-, β-, γ- bzw. *ortho-, meta-* oder *para*-ständige Aminogruppen tragen. 3-Aminobenzosulfonsäure ist der organisch-chemischen Nomenklatur nach durchaus als eine Aminosäure zu betrachten. Die in der Natur vorkommenden Aminosäuren sind der Zahl nach beschränkt; im Aufbau sind sie weniger heterogen als die synthetisch herstellbaren. Bisher sind annähernd 250 natürliche Aminosäuren bekannt, die gewöhnlich in proteinogene und in nichtproteinogene Aminosäuren unterteilt werden. Proteinogen bedeutet, daß sie gebunden als Komponente der Eiweiße vorkommen und erst nach Spaltung des Proteins freigesetzt werden. Die nicht proteinogenen Aminosäuren sind zum größten Teil Syntheseprodukte von Pilzen und höheren Pflanzen; in ihrem Vorkommen sind sie jeweils auf bestimmte Taxa beschränkt. Der Konstitution nach weisen viele nichtproteinogene Aminosäuren enge Verwandtschaft zu den 20 Aminosäuren auf, deren Biosynthese im genetischen Code vorgeprägt ist. Andere wiederum zeigen keine strukturelle Beziehungen zu den proteinogenen Aminosäuren: Man spricht von seltenen Aminosäuren und meint damit sowohl ihre ungewöhnliche Struktur als auch ihr sporadisches Vorkommen im Pflanzenreich.

Gegenüber den üblichen Aminosäurereagenzien verhalten sich die nichtproteinogenen Aminosäuren gleich, oder zumindest ähnlich, wie die proteinogenen Aminosäuren. Zum Nachweis besonders gut geeignet sind:

- Die Ninhydrinreaktion (Abb. 7.1),
- die Dinitrophenylierung, die in der Umsetzung der Aminosäure (oder des Peptids) mit 1-Fluor-2,4-dinitro-benzol besteht (Abb. 7.2). Die Bedeutung der Dinitrophenylierung liegt in der quantitativen Bildung gelb gefärbter, leicht kristallisierbarer Derivate, die sich gut chromatographisch trennen und auch gut quantitativ bestimmen lassen.

Viele nichtproteinogenen Aminosäuren zeichnen sich durch auffallende biologische Wirkungen aus.

7.1.2 Einzelne Aminosäuren

7.1.2.1 Toxische Aminosäureantagonisten

Azetidin-2-carbonsäure ist ein toxischer Inhaltsstoff des Maiglöckchens, *Convallaria majalis* L., und des Salomonssiegel, *Polygonatum odoratum* (MILL.) DRUCE (Synonym: *P. officinale* ALL.), beide *Convallariaceae* bzw. *Liliaceae* (*sensu* Cronquist).

Azetidin-2-carbonsäure unterscheidet sich chemisch vom Prolin durch die Ringverkleinerung um ein C-Atom. Vom Proteinsyntheseapparat anderer Organismen wird es wie Prolin behandelt, d. h. es ersetzt stöchiometrisch das Prolin in den arteigenen Proteinen, die dadurch in ihrer Tertiärstruktur und biologischen Aktivität verändert werden. Die Azetidin-2-carbonsäure biosynthetisierenden Pflanzen hingegen sind durch eine entsprechende hochspezifische Prolyl-tRNA- vor einem unkontrollierten Einbau in arteigene Proteine geschützt.

Hypoglycin A ist das hypolglykämisch wirksame Prinzip der Akeepflaume von *Blighia sapida* C. KOENIG (Familie: *Sapindaceae*).

Der in Westafrika und besonders auf Jamaika gezogenen Baum bildet eine apfelgroße, lachsrote Kapselfrucht aus, die bei der Reife aufspringt und drei schwarze Samen freigibt, die an der Basis becherförmig von einem fleischigen cremefarbenen Samenmantel umgeben sind. Der fettige Arillus schmeckt nußartig. Die rötlich gefärbte, bitter schmeckende

---
* Literatur s. S. 493

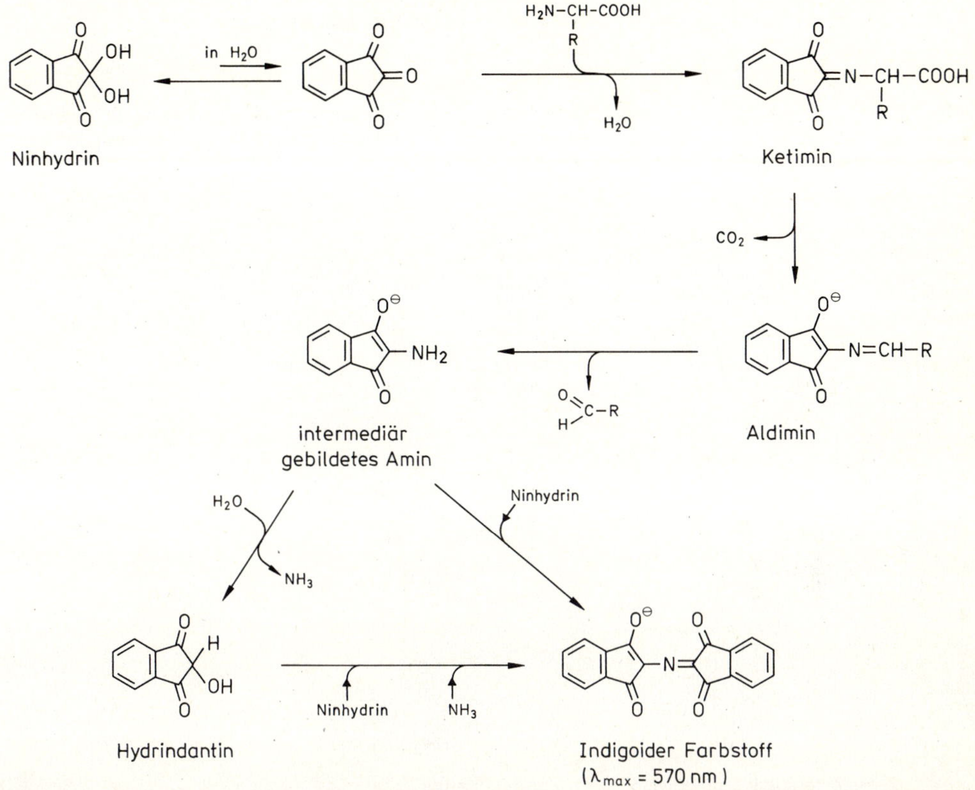

7.1 Nichtproteinogene Aminosäuren mit biologischer Aktivität

Abb. 7.1. Ninhydrin (1,2,3-Indantrionmonohydrat) ist in der Chromatographie ein wichtiges Nachweisreagens für α-Aminosäuren. Das Reagenz bildet zunächst eine Schiffsche Base (Ketimin), die leicht zum entsprechenden Aldimin decarboxyliert. Hydrolyse des Aldimins liefert neben dem Aldehyd eine Amin, das mit einem zweite Molekül Ninhydrin zu einem indigoiden Farbstoff (Ruhemanns Purpur) kondensiert. Das intermediär gebildete Indandionamin neigt zur Hydrolyse unter Bildung von NH_3 und Hydrindantin. Will man die Ninhydrinreaktion quantitativ auswerten, so setzt man dem Reagens von vornherein etwas Hydrindantin zu, das dann mit dem hydrolytisch gebildeten NH_3 und Ninhydrin zum Farbstoff kondensiert. Die Reaktion wird meist bei pH 5–7 durchgeführt. Die Umsetzungsprodukte des Ninhydrins mit Prolin (Gelbfärbung) und – bei Umsetzen in stark saurer Lösung mit Tryptophan – besitzen eine abweichende Struktur. Die Ninhydrinreaktion ist wenig spezifisch; auch Ammoniak und Ammoniumsalze reagieren positiv. Viele andere organische Verbindungen (Ketone, Laktone, Zucker) reagieren unter Gelbfärbung.
Hinweis: Ninhydrin-Lösung (DAB 9) ist eine 0,2 prozentige Lösung (m/V) von 5 Volumenteilen Essigsäure 12% und 95 Volumenteilen 1-Butanol

Raphe sollte möglichst noch am Baum, noch ehe sich die Frucht öffnet, entfernt werden, da in der Raphe die toxischen Hypoglycine konzentriert sind. Auch die rosafarbene Basis des Arillus ist giftig und muß verworfen werden.

Bei Ratten wirkt Hypoglycin A teratogen. Da sich im Experiment die Mißbildung der Föten durch Leucingaben verhindern lassen, dürfte ein Verdrängungsmechanismus gegenüber dem Leucin der Hypoglycin-Teratogenität zugrunde liegen.

Akute Akee-Vergiftungen des Menschen sind auf Jamaika keine Seltenheit; sie können innerhalb von wenigen Stunden zum Tode führen. Die akute Toxizität beruht auf einer Hemmung der Acyl-CoA-Dehydrogenase und der oxidativen Phosphorylierung mit dem Ergebnis, daß die Synthese der lebenswichtigen Energielieferanten ATP und NADH blockiert wird. Symptomatik: Übelkeit, Erbrechen, Benommenheit, Krämpfe, Koma und Tod (Perkins et al. 1978).

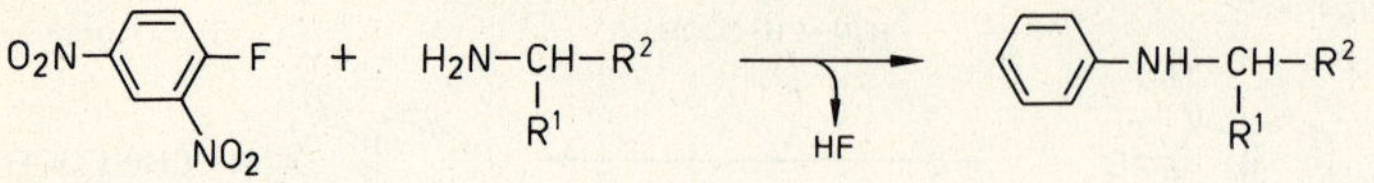

7 Stickstoff im Molekül enthaltende Inhaltsstoffe außer Alkaloide

Abb. 7.2. Aminosäuren (R^1 = COOH), ebenso Amine (R^1 = Alkyl) – mit mindestens einem, an Stickstoff gebundenem Wasserstoffatom, kondensieren mit 2,4-Dinitrofluorbenzol (FDNB) unter Bildung farbiger N-(2,4-Dinitrophenyl)-Derivate (DNP-Derivate)

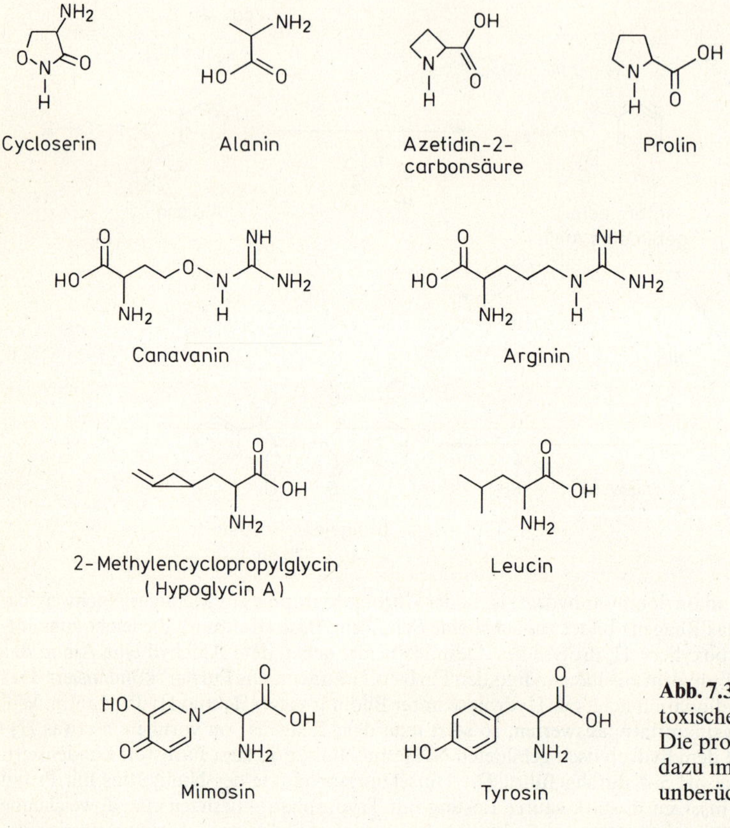

Cycloserin   Alanin   Azetidin-2-carbonsäure   Prolin

Canavanin   Arginin

2-Methylencyclopropylglycin (Hypoglycin A)   Leucin

Mimosin   Tyrosin

Abb. 7.3. Im Kap. 7.1.2.1 erwähnte toxische Aminosäureantagonisten. Die proteinogenen Aminosäuren dazu im Vergleich. Stereochemie unberücksichtigt

In nichttoxischen Dosen wirkt Hypoglycin (Name!) blutzuckersenkend. Aufgrund seiner Giftigkeit verbietet sich die therapeutische Verwendung als orales, rein pflanzliches Antidiabetikum.

L-Mimosin (= Leucenol) ist eine im Samen von *Leucaena glauca* (MOENCH) BENTH. und *Mimosa pudica* L. – beide Arten sind Holzgewächse aus der Familie der *Mimosaceae* – vorkommende giftige Aminosäure. Tyrosin verhindert in Tierversuchen die durch Mimosin verursachten Wachsstumstörungen. Bei Mensch und Tier führt Mimosin zur Haarausfall, da durch Hemmung der entsprechenden Enzyme die Cysteinbildung aus Methionin unterbrochen wird.

L-Canavanin kommt in den Samen zahlreicher Schmettleringsblütler (*Fabaceae*) vor, so zu 4% in der Madagaskar- oder Schwertbohne, *Canavalia ensiformis* L., weswegen man die Samen nur gekocht und nach Wegschütten des Kochwassers essen darf. Wegen seiner Strukturanalogie zum L-Arginin ist Canavanin ein kompetitiver Hemmstoff von Reaktionen des Argininstoffwechsels. Es wirkt mehr oder weniger auf alle Organismen wachstumshemmend. Außer der kompetitven Hemmung von Reaktionen des Argininumsatzes sind am Zustandekommen einer akuten Intoxikation bei Mensch und Tier sicher noch weitere Enzymhemmungen beteiligt. Beim Affen z. B. kommt es zu hämatologischen und serologischen Ab-

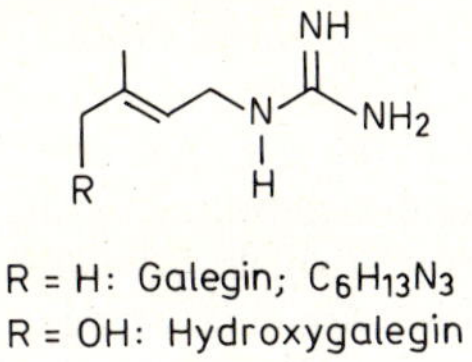

R = H: Galegin; $C_6H_{13}N_3$
R = OH: Hydroxygalegin

Abb. 7.4. Galegin kommt neben seinem Hydroxyderivat im Geißrautenkraut (*Galega-officinalis*-Kraut) vor. Es soll für Weidevieh (Schafe) toxisch sein. Ob es mit dem Argininstoffwechsel inferiert, ist nicht bekannt

normitäten, wie sie nach systemischem *Lupus erythematodes* aufzutreten pflegen.

Galegin, d.i. N-3,3-dimethylallylguanidin (Abb. 7.4), kommt in den Samen reichlich (etwa 5%), im Kraut der Geißraute, *Galega officinalis* L. (*Fabaceae*) in geringen Konzentrationen vor. Über kompetitive Hemmung des Argininstoffwechsels liegen keine Untersuchungen vor, ebensowenig sind akute Vergiftungsfälle dokumentiert. Die nachgewiesene blutzuckersenkende Wirkung des Galegins muß aber wohl als Zeichen einer beginnenden Stoffwechselstörung interpretiert werden, vermutlich hervorgerufen durch eine Hemmung der Glykogenneubildung in der Leber.

Geißraute oder Geißklee, *Galega officinalis*, ist eine bis 1 m hohe ausdauernde Staude mit gefiederten Blättern (11–17zählig); die Schmetterlingsblüten sitzen in gestielten Trauben in den Blattachseln; sie sind meist hellblau, seltener weiß gefärbt. Die Droge, Geißrautenkraut, besteht aus dem getrockneten blühenden Kraut der Pflanze. In Form von Tees (Antidiabeticum-Tee) und Extrakten (als Tropfenmixtur oder in Tablettenform) wird Geißrautenkraut von den Herstellern zur „unterstützenden Therapie bei *Diabetes mellitus*" empfohlen. Da die therapeutische Wirksamkeit nicht ausreichend belegt ist, ist angesichts der bekannten Toxizität der Guanindinderivate das Nutzen-Risiko-Verhältnis so ungünstig, daß eine therapeutische Verwendung der Geißraute nicht zu vertreten ist.

D-**Cycloserin**, chemisch das D-4-Aminoisoxazolidin-3-on, ist ein Stoffwechselprodukt verschiedener *Streptomyces*-Stämme. Es ist ein kompetitiver Hemmstoff der Alanin-Racemase der Bakterien und verhindert dadurch die Bildung der D-Ala-haltigen Pentapeptidketten des bakteriellen Peptidoglykans. In Gegenwart von D-Alanin ist es antibiotisch unwirksam.

7.1.2.2 Lathyrinogene Aminosäuren

Besteht etwa ein Drittel bis zur Hälfte der Nahrung aus Kichererbsen (*Cicer arietinum* L.) oder aus Saatplatterbsen (*Lathyrus sativus* L.), was vorwiegend bei Hungersnot (sporadisch vor allem in Äthiopien und Indien) der Fall ist, so kommt es zu der als Lathyrismus (vom griechischen *lathyros* = Kichererbse) bezeichneten Kichererbsenvergiftung. Lathyrismus des Menschen äußert sich in spastischer

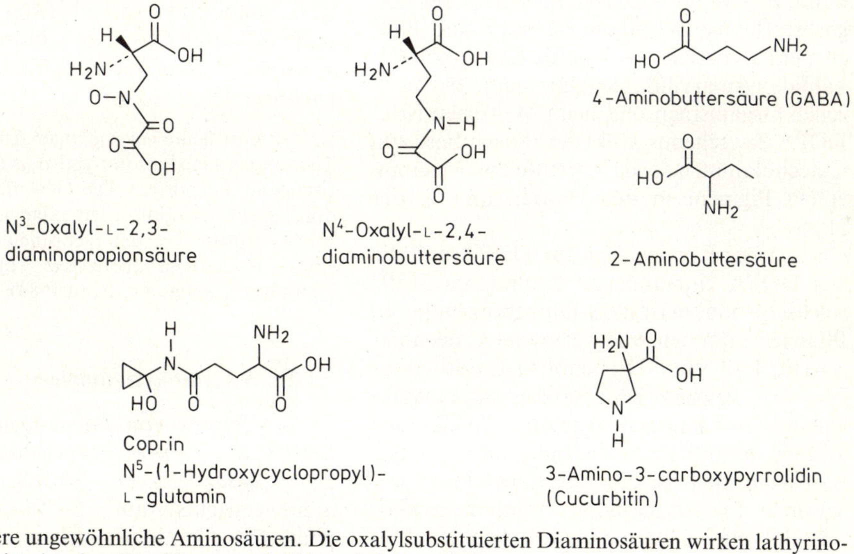

N^3-Oxalyl-L-2,3-diaminopropionsäure

N^4-Oxalyl-L-2,4-diaminobuttersäure

4-Aminobuttersäure (GABA)

2-Aminobuttersäure

Coprin
N^5-(1-Hydroxycyclopropyl)-L-glutamin

3-Amino-3-carboxypyrrolidin (Cucurbitin)

Abb. 7.5. Weitere ungewöhnliche Aminosäuren. Die oxalylsubstituierten Diaminosäuren wirken lathyrinogen. Coprin weist eine dem Disulfiram vergleichbare Wirkung auf

Lähmung der Beine, in Gliederzucken und Gliederkrämpfen, evtl. in Erblindung (Neurolathyrismus). Geschädigt werden primär die motorischen Nervenfasern. Bei den Neurotoxinen handelt es sich um Oxalyl-diaminopropion- und -buttersäure (Abb. 7.5). Nur die L-, nicht hingegen die enantiomeren D-Verbindungen, sind neurotoxisch.

7.1.2.3 Aminobuttersäuren

Die γ-Aminobuttersäure (4-Aminobuttersäure) oder GABA spielt im Säugetierorganismus eine wichtige Rolle als inhibitorisch wirkender Neurotransmitter. Sie wird durch Decarboxylierung von L-Glutaminsäure gebildet. Auch in höheren Pflanzen kommt sie vor, beispielsweise im Baldrian (*Valeriana-officinalis*-Wurzel).

Die isomere 2-Aminobuttersäure wurde in den Früchten des Salbeis (*Salvia officinalis*) gefunden.

7.1.2.4 Dihydroxyphenylalanin (DOPA)

Im Gegensatz zum Phenylalanin und zum 4-Hydroxyphenylalanin (=Tyrosin) stellt das 3,4-Dihydroxyphenylalanin keine proteinogene Aminosäure dar. Um so wichtiger ist sie als Baustein oder als Vorstufe sekundärer Pflanzenstoffe: Sie ist Bauelement vieler Zimtsäurederivate (Chlorogen-, Kaffeesäure, Rosmarinsäure), vieler Flavonoide (Quercetin, Cyanidin, Procyanidine, Catechin), der Katechingerbstoffe; sie ist sodann Vorstufe und Bauelement zahlreicher Alkaloide (Isochinolinalkaloide, Amaryllidazeenalkaloide). Bei tierischen Organismen und beim Menschen ist L-DOPA Zwischenprodukt der Biosynthese von Catecholaminen sowie Vorstufe von Melanin, einem Pigment in den Haaren und in der Haut.

Chemisches Kennzeichen für DOPA und die aus DOPA entstandenen sekundären Stoffwechselprodukte ist die *o*-Diphenolgruppe. In Pflanzen kommen weit verbreitet Catecholasen (EC 1.10.3.1., *o*-Diphenol: O_2 Oxidoreduktase) vor, welche *o*-Diphenole zu den entsprechenden *o*-Chinonen oxidieren; *o*-Chinone können ihrerseits eine Vielzahl weiterer Reaktionen eingehen, insbesondere auch Polymerisationen (=enzymatische Bräunungsreaktion). Polymere Chinone verursachen die Dunkelfärbung vieler Blätter, Blüten und Früchte, wenn beispielsweise die Hülsen vieler Leguminosen, wie etwa die der Feldbohne (*Vicia faba*), von Ginsterarten oder der Sennesschoten (s. Kap. 6.7.8) bei der Reife sich bräunen oder schwarz werden. Weitere Beispiele für Catecholasewirkung sind die störenden braunen Verfärbungen bei Obst und Obstprodukten, wie etwa bei beschädigten Bananenschalen, oder das Braunwerden frischer Schnittflächen bei Äpfeln, Kartoffeln oder Sellerieknollen.

Für den Ablauf der enzymatischen Bräunung ist das Zusammenspiel von vier Komponenten erforderlich: von Luftsauerstoff, Substrat (*o*-Diphenol), von Enzym und Wasser. Fehlt eine dieser Komponenten, so läuft die Reaktion nicht ab, die Verfärbung unterbleibt. Bei der Drogenaufbereitung kann die Verhinderung des Braunwerdens wichtig sein, was am einfachsten durch Inaktivierung der Enzyme (rasches Erhitzen der Droge) oder durch Wasserentzug (raschest mögliches Trocknen) möglich ist. Bei der Herstellung von Pflanzensäften erreicht man durch Pasteurisieren oder Ultra-Kurzzeit-Hocherhitzung (Uperisation) nicht nur eine Abtötung von Mikroorganismen, sondern zugleich auch eine Inaktivierung von Phenoloxidasen einschl. der Catecholasen.

In der Natur kommt L-DOPA weit verbreitet vor. Einige Fabazeensamen, wie die Samen von *Vicia faba* L. (Saubohne) oder die von *Mucuna mutisiana* DC. speichern 8% der Trockensubstanz, so daß die Aminosäure daraus in technischem Maßstab gewonnen werden kann. In Pflanzen findet sie sich außer als freie Aminosäure auch als Ester, so mit *trans*- und *cis*-Kaffeesäure in den Blütenständen des Rotklees, *Trifolium pratense* L. (Familie: *Fabaceae*).

L-DOPA ist heute ein wichtiger Arzneistoff in der Therapie des Parkinson-Syndroms (internationaler Freiname: Levodopa). Die Gewinnung von Levodopa durch Extraktion aus pflanzlichem Material spielt nurmehr eine untergeordnete Rolle, seitdem eine wirtschaftlich überlegene Totalsynthese bekannt ist (Kleemann u. Roth 1983).

7.1.2.5 5-Hydroxytryptophan

In den Samen von *Bandeiraea simplicifolia* BENTH. d. s. holzige Lianen aus der Familie der *Caesalpiniaceae*, entfallen 14% des Samengewichts auf 5-Hydroxy-L-Tryptophan. Diese Aminosäure kann durch körpereigene Enzyme in Serotonin übergehen.

7.1.2.6 Heterozyklische Aminosäuren

7.1.2.6.1 Cucurbitin

Die Aminosäure 3-Amino-3-carboxypyrrolidin, mit dem Trivialnamen Cucurbitin, ist das vermifuge Prinzip der Kürbiskerne. Je nach Art und Sorte finden sich die folgenden Mengen (Mihranian u. Abou-Chaar 1968)

	%
Cucurbita maxima	0,5–1,9
Cucurbita pepo	0,2–0,7
Cucurbita moschata	0,4–0,8

Kürbiskerne waren bereits im Alterum und im Mittelalter ein viel verwendetes Wurmmittel. In einigen Gegenden hat sich die Anwendung bis heute gehalten, vielleicht zu Recht, da eine Wurmkur mit Kürbissamen weitgehend risikolos ist. Zum Vertreiben von Taenien wird als Dosis genannt: 100–200 Stück (50–100 g) geschälte und zerstoßene Kürbiskerne. Einige Stunden später läßt man Rizinusöl oder ein salinisches Abführmittel nehmen. Bei Madenwürmern der Kinder gibt man täglich 10–14 Kürbiskerne (Fischer u. Krug 1980; Paris u. Moyse 1971).

Curcurbitin ist eine farblose, in Wasser gut, in organischen Lösungsmitteln schwer lösliche, farblose Substanz. Als basische Aminosäure läßt sie sich leicht mittels Ionenaustauschchromatographie isolieren (Elution mit Ammoniaklösung; Ausfällen durch Ansäuern).

7.1.2.6.2 Coprin

Nach Verzehr von Tintlingen (*Coprinus atramentarius*), einer eßbaren Pilzart, kommt es für den Fall, daß gleichzeitig Bier oder Wein getrunken wird, zu einer Alkoholüberempfindlichkeit: Das Syndrom ist u. a. gekennzeichnet durch Gesichtsrötung, Hitzegefühl, Blutandrang im Kopf, Herzklopfen, Unwohlsein, Steigerung der Atmung; alles Erscheinungen, wie sie auch für die Alkoholüberempfindlichkeit nach Antabus (Disulfiram, Tetraethylthiuramidsulfid) zutreffen.

Die wirksame Verbindung des Tintlings konnte als ein Glutaminderivat identifiziert werden, und zwar als N-(1-Hydroxycyclopropyl)-L-Glutamin (Coprin, Abb. 7.5). Ein aus Coprin im Körper sich bildender Metabolit, das 1-Aminocyclopropanol, ist ein Hemmstoff der Aldehyddehydrogenase; er verhindert die Weiteroxidation des aus Ethanol gebildeten Acetaldehyds zu Essigsäure, wodurch es zu einer toxischen Acetaldehyd-Blutkonzentration kommen kann.

7.1.2.6.3 Kainsäure

Kainsäure, eine substituierte Pyrrolidincarbonsäure, ist biosynthetisch nicht mit der Aminosäure Prolin, sondern mit der Glutaminsäure verwandt (Abb. 7.6). Die Substanz kommt in *Digenea simplex* AGARDH vor, einer Rotalge, die in China und Japan seit dem 19. Jahrhundert gegen Askaridenbefall verwendet wird; die getrocknete Alge ist unter der Bezeichnung *Maskuri* seit langem in der japanischen Pharmakopöe aufgeführt. Zubereitet wurde ein Dekokt, das unangenehm salzig schmeckt und widerlich nach Meer und Fisch riecht. Die Reinsubstanz, Kainsäure, ist eine farblose Substanz, ohne auffallenden Geruch und Geschmack. Der Name der Säure leitet sich von der japanischen Bezeichnung für den von *Digenea simplex* stammenden Seetang – *Kaininso*, so viel wie Seegespenst – ab. Kainsäure ist ein prompt wirkendes Askaridenmittel. Die Würmer werden gelähmt, ein Effekt der strukturspezifisch insofern ist, als die stereoisomere α-Allokainsäure (mit der Isopropylgruppe *cis*-ständig zum Carboxyl) ein nurmehr schwaches Anthelmintikum darstellt.

Die eigentliche Bedeutung der Kainsäure liegt heute auf einem anderen Gebiet: Man nutzt ihre hohe Neurotoxizität aus und setzt sie als Hilfsmittel in der Neurobiologie zum Studium bestimmter neurophysiologischer Prozesse ein. Beispielsweise lassen sich bei Amphibien und Säugetieren hoch selektiv ganz bestimmte Neurone des Zentralnervensystems ausschalten (McGeer et al. 1978).

7.1.2.6.4 Ibotensäure und Muscazon

Ibotensäure ist eine α-Aminosäure mit einem Isoxazolring, die im Fliegenpilz, *Amanita muscaria* FR., und im Pantherpilz, *Amanita pantherina* (DC) FR. vorkommt, das sind Lamellenpilze aus der Familie der *Agaricaceae*. Begleitet wird die Ibotensäure von der isomeren Aminosäure Muscazon, die als heterozyklischen Substituenten einen 2(3*H*)-Oxazolring trägt. *In vitro* (UV-Bestrahlung) läßt sich Ibo-

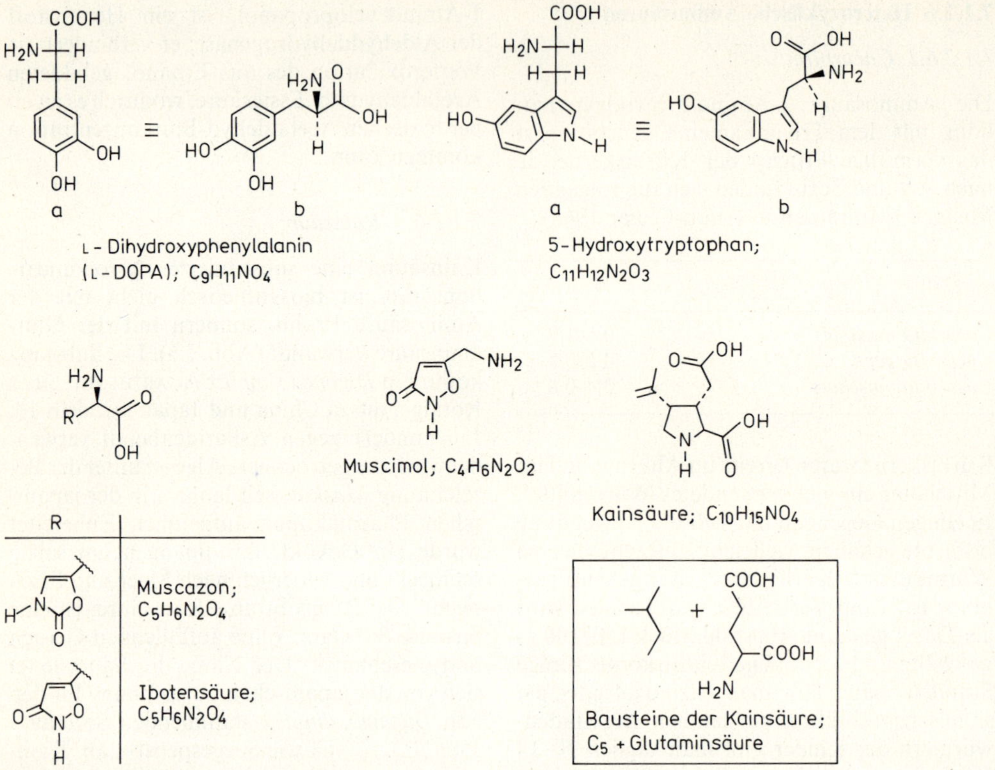

446   7 Stickstoff im Molekül enthaltende Inhaltsstoffe außer Alkaloide

L-Dihydroxyphenylalanin
(L-DOPA); $C_9H_{11}NO_4$

5-Hydroxytryptophan;
$C_{11}H_{12}N_2O_3$

Muscimol; $C_4H_6N_2O_2$

Kainsäure; $C_{10}H_{15}NO_4$

Muscazon; $C_5H_6N_2O_4$

Ibotensäure; $C_5H_6N_2O_4$

Bausteine der Kainsäure;
C_5 + Glutaminsäure

Abb. 7.6. Aromatische und heterozyklische nichtproteinogene Aminosäuren. **a** in Fischerprojektion **b** perspektivische Keilstrichformeln. Man beachte: Ibotensäure (α-Amino-3-hydroxy-5-isoxazolylessigsäure) und Muscimol sind Derivate des Isoxazols, Muscazon (α-Amino-2,3-dihydro-2-oxo-5-oxazolylessigsäure) hingegen ist ein Derivat des Oxazols

tensäure leicht zu Muscazon isomerisieren. Das Decarboxylierungsprodukt der Ibotensäure, das Muscimol, ein biogenes Amin, ist wahrscheinlich kein genuiner Inhaltsstoff des Fliegenpilzes, sondern wohl ein bei der Isolierung der Ibotensäure sich bildendes Artefakt. Ibotensäure, Muscazon und in noch stärkerem Maße Muscimol sind zentral wirksame Substanzen. Charakteristisch ist die dämpfende Wirkung auf das Mittelhirn in Kombination mit erregender Wirkung auf die Großhirnrinde: Hemmung motorischer Funktionen (Bewegungsbeeinträchtigungen) milde Hypnose und psychotrope Wirkungen (Veränderung des Zeitbewußtseins, Verlust des Persönlichkeitsgefühls, schneller Wechsel von übermäßigem Glücksempfinden und tiefer Depression), ausgesprochen gesteigerte Empfindlichkeit für Sinnesreize (Hyperästhesie) (Wasser 1967).

Ibotensäure, Muscazon und Muscimol gehören zu den Fliegenpilzgiften. Die insektiziden Wirkungen sind aber nur schwach ausgeprägt; sie wirken überdies nur als Fraßgift.

7.2 Biogene Amine

Während Amine beliebig substituierte Derivate des Ammoniaks darstellen, lassen die Substituenten R in den biogenen Aminen strukturelle Verwandtschaft zu den Aminosäuren erkennen. Im einfachsten Fall stellen die biogenen Amine decarboxylierte Aminosäuren dar; andere sind stärker modifiziert, so daß der Übergang zu den Alkaloiden fließend wird. Primäre (NH_2R), sekundäre (NHR^1R^2), tertiäre ($NR^1R^2R^3$) und quarternäre Amine ($[N^+R^1R^2R^3R^4]OH^-$), sämtliche vier Typen sind in der Natur vertreten. Sekundäre Amine reagieren bekanntlich mit Nitril-Ion unter Bildung von kanzerogenen Nitrosaminen: überraschend, daß Nitrosamine auch genuin in Pflanzen vorkommen können (Du Plesssis et al. 1969). Tertiäre Amine wiederum tendieren zur N-Oxidbildung: Ein einfaches N-oxid (Trimethylamin-N-oxid) ist bei Algen weit verbreitet (Fujiwara-Arasaki u. Mino 1972).

7.2.1 Nachweisreaktionen

Auf Chromatogrammen werden primäre Amine meist mit Ninhydrierung nachgewiesen. Sie reagieren mit einer violettroten Farbe. Sekundäre Amine reagieren mit Ninhydrin nur sehr schwach. Zum Nachweis bevorzugt man Nitroprussidnatrium-Acetaldehyd in alkalischem Medium (Rimini-Reaktion); es bilden sich blaue Produkte, deren Absorptionsmaximum bei 560–600 nm liegt.
Tertiäre und quatäre Ammoniumverbindungen ergeben mit Kaliumwismutjodidlösung ($KBiJ_4$) orangerote Flecke auf gelbem Grund (Dragendorff-Reaktion).

7.2.2 Aliphatische Amine und Derivate

Die einfachen aliphatischen Monoamine sind bei Raumtemperatur gasförmig oder sie sind Flüssigkeiten mit hohem Dampfdruck; durch den unangenehmen Geruch sind sie noch in hoher Verdünnung nachweisbar. Daß sie in Blüten entomophiler Pflanzenarten und in Fruchtkörpern bestimmter Pilze besonders häufig anzutreffen sind, bringt man mit ökologischer Anpassung in Zusammenhang: Der charakteristische Amingeruch nach faulendem Fleisch oder Fisch lockt Kot- und Aaskäfer, auch Fliegen an, die dann Pollen bzw. Sporen auf andere Organismen übertragen.

Putrescin und Cadaverin (Abb. 7.7), zwei Diamine, entstehen bei der bakteriellen Zersetzung eiweißartiger Naturprodukte aus Ornithin bzw. Lysin durch Einwirkung von bakteriellen Decarboxylasen. Daher kommen die beiden Amine auf verdorbenen eiweißhaltigen Produkten (z. B. auf verdorbenem Sojabohnenmehl) vor. In höheren Pflanzen kommt Putrescin genuin vor, so in den Blättern zahlreicher Nachtschattengewächse (*Solanaceae*), auch im Orangensaft. Cadaverin wurde in der deutschen Kichererbse (*Lathyrus sativus*) nachgewiesen.
Putrescin ist eine farblose Flüssigkeit von spermaähnlichem Geruch. Auch Cadaverin ist bei Raumtemperatur flüssig; es riecht nach Piperidin.

Spermin und Spermidin sind Derivate des Putrescins. Im Spermin, einem Triamin, ist nur einer der beiden primären NH_2-Gruppen

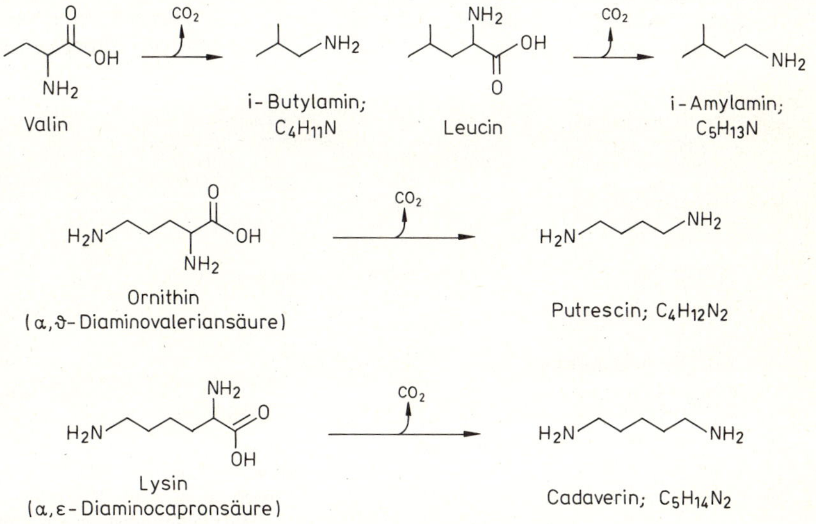

Abb. 7.7. Bildung biogener Amine durch Decarboxylierung aliphatischer proteinogener Aminosäuren. Die Decarboxylierungsreaktion ist pyridoxalphosphatabhängig

7 Stickstoff im Molekül enthaltende Inhaltsstoffe außer Alkaloide

Tabelle 7.1. Einige biogene Amine, deren Vorstufen aliphatische Aminosäuren sind, sowie Beispiele für ihr Vorkommen

Aminosäure	Amin	Vorkommen (Beispiele)
Glycin	Methylamin	Bingelkraut (*Mercurialis perennis*); viele Flechten
Alanin	Ethylamin	In schwarzem Tee (*Camellia sinensis*)
Valin	Iso-Butylamin	Blüten des Holunder (*Sambucus nigra*), von Weißdornarten (Crataegus-Arten), der Eberesche (*Sorbus aucuparia*), von Schneeball-(*Viburnum*)-Arten
Leucin	Iso-Amylamin	Mutterkorn; Blüten von Weißdorn, Mädesüß(*Spiraea*)- und *Sambucus*-Arten
Ornithin	Putrescin (Tetra-methylendiamin)	Geringe Mengen in den Blättern des Stechapfels (*Datura stramonium*), der Tollkirsche (*Atropa belladonna*), des Tabaks (*Nicotiana tabacum*) und der Tomate (*Lycopersicon lycopersicum*)
Lysin	Cadaverin (Penta-methylendiamin)	Mutterkorn: Besenginster (*Sarothamnus scoparius*)
Serin	Colamin	In gebundener Form (Phosphatide) allgemein vorkommend; frei in *Crataegus oxyacantha*

durch den Aminopropylrest substituiert; im Spermidin, einem Tetramin, sind beide substituiert (Abb. 7.8). Spermin und Spermidin wurden zuerst als Bestandteil des menschlichen Spermas entdeckt, in dem sie in einer Konzentration von 0,1 bis 0,7 mg/ml enthalten sind und dessen Geruch sie prägen. Seitdem weiß man, daß sie von wohl allen tierischen und pflanzlichen Organismen synthetisiert werden können. Was das Pflanzenreich anbelangt, so hat man sie aus sehr unterschiedlichen Quellen isolieren können, darunter aus Obst und Gemüse (Kohl, Tomatensaft, Äpfel, Spinat) sowie aus Blättern des Weizens, des Mais, der Erbsen, der schwarzen Johannisbeere und des Tabaks (Cordell 1981).

Pharmakologische Wirkungen sind keine bekannt. Mit der DNA können Spermin und Spermidin, auch Putrescin, Assoziate bilden: Bei der DNA der Spermatozoen und Phagen-Köpfe scheinen die biogenen Amine die Funktion zu übernehmen, die sonst den basischen Proteinen im Zellkern von Eukaryonten zukommt.

Das dem Serin entsprechende biogene Amin ist das **Colamin** (Aminoethanol), ein in freier Form höchst selten auftretendes Amin (z. B. in *Pisum*-Samen). In gebundener Form, als Bestandteil von Phosphatiden (den Phospha-

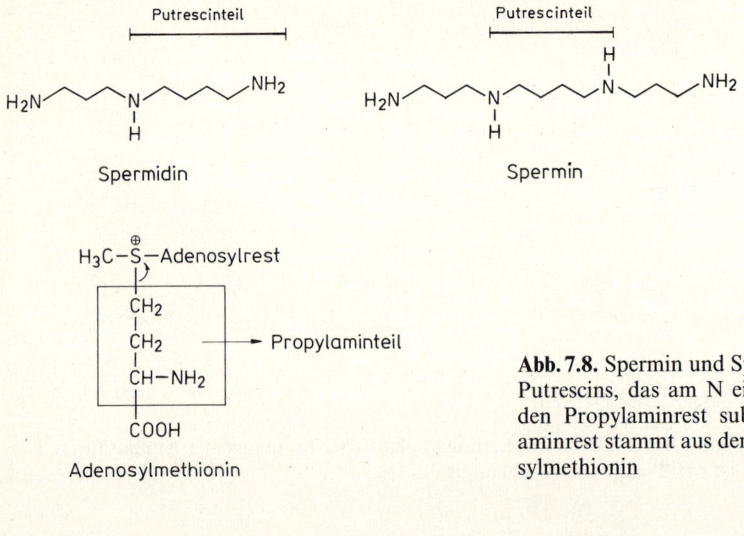

Abb. 7.8. Spermin und Spermidin sind Derivate des Putrescins, das am N einmal bzw. zweimal durch den Propylaminrest substituiert ist. Der Propylaminrest stammt aus dem decarboxylierten Adenosylmethionin

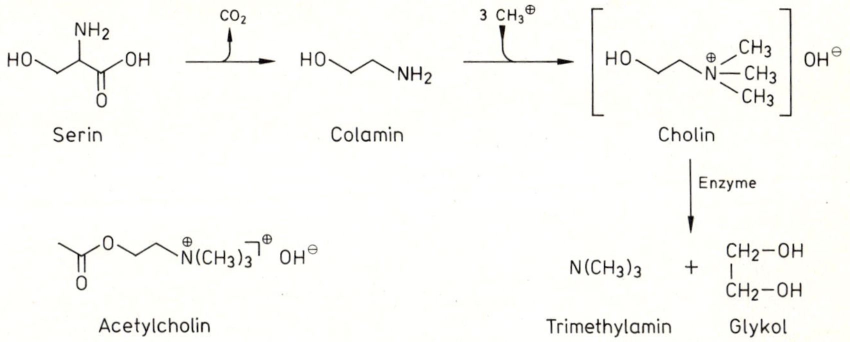

Abb. 7.9. Vom Serin sich ableitende Amine. In bestimmten Pflanzen, z. B. in *Chenopodium vulvaria* L. kommen Enzyme vor, welche Cholin in Trimethylamin und Glykol (Ethylenglykol, Ethan-1,2-diol) zerlegen. Auch Mikroorganismen sind imstande, Cholin zu spalten. Acetylcholin spielt im Tierreich eine wichtige Rolle als Neurotransmitter an Nerven und neuromuskulären Synapsen. Die Verbindung kommt als Inhaltsstoff bei höheren Pflanzen vor; Funktion ist hier keine bekannt

tidylethanolaminen und Phosphatidylcholinen), kommt es in allen Organismen vor. Erschöpfende Methylierung des Colamins führt zum Cholin, einer quartären Ammoniumbase, die als Inhaltsstoff höherer Pflanzen schon mehrfach aufgefunden wurde. In hoher Konzentration kommt es vor allem in vielen Blütenknospen vor; als Drogeninhaltsstoff wurde es nachgewiesen in Arnikablüten (bis 0,1%), in Weißdornblättern und in Weißdornfrüchten. Acetylcholin ist Inhaltsstoff einer größeren Zahl von Drogen: Im Brennesselkraut (angereichert in den Brennhaaren), in der Mistel, im Hirtentäschelkraut und im Weißdorn, hier neben Cholin.

7.2.3 Amine mit Phenyl als Substituenten

7.2.3.1 Einfache Amine

Decarboxylierung der aromatischen Aminosäuren Phenylalanin, Tyrosin und DOPA führt zu den entsprechenden biogenen Aminen Phenylethylamin, Tyramin und Dopamin. Alle drei Amine sind im Pflanzenreich weit verbreitet. Tyramin z. B. wurde in freier Form in 15% aller überprüften Pflanzenarten gefunden. Von Interesse sind Vorkommen in Drogen und Lebensmitteln.
Tyramin, eine farblose Substanz, die sich in Wasser löst (1:100) und basisch reagiert; bildet Salze. Sie wurde aus den Früchten der Mariendistel (*Silybum marianum*), dem Besenginster, *Sarothamnus scoparius* (L.) WIMM. (Familie: *Fabaceae*), und aus dem Mutterkorn isoliert. Tyramin wirkt, in die Blutbahn gebracht, stark blutdrucksteigernd (als indirektes Adrenergicum). Peroral zugeführt ist die Resorption gering, da die in der Darmmukosa reichlich enthaltene Aminoxidase das Amin abbaut. Dies gilt für die meisten biogenen Amine, insbesondere für das Serotonin. Dopamin weist dem Tyramin vergleichbare chemische und pharmakologische Eigenschaften auf. Es kommt im Besenginster vor, hat aber ansonsten als Drogeninhaltsstoff kaum Bedeutung, weder als Wirkstoff, noch als Leitstoff zur Prüfung auf Identität und Reinheit. Relativ hoch ist der Dopamingehalt in Bananenschalen (etwa 70 mg/100 g), in denen es als Substrat für enzymatische Bräunung fungiert.
Einige Pflanzen verfügen gleich dem tierischen Organismus über eine β-Hydroxylase, die DOPA in Noradrenalin überführt. Wiederum sind es die Bananenschalen, die als Beispiel für Noradrenalinspeicherung herangezogen werden können (etwa 12 mg/100 g). Adrenalin (N-Methylnoradrenalin) wurde bisher nicht gefunden, hingegen das entsprechende Tyrosinderivat Synephrin in Citrusblättern. Mandarinensaft (von *Citrus reticula* BLANCO) enthält rund 1 g Synephrin pro Liter (Stewart u. Wheaton 1964).

7.2.3.2 Peyotl und Mescalin

Mescalin, 3.4.5-Trimethoxyphenylethylamin, ist Hauptwirkstoff des sogenannten Peyotl,

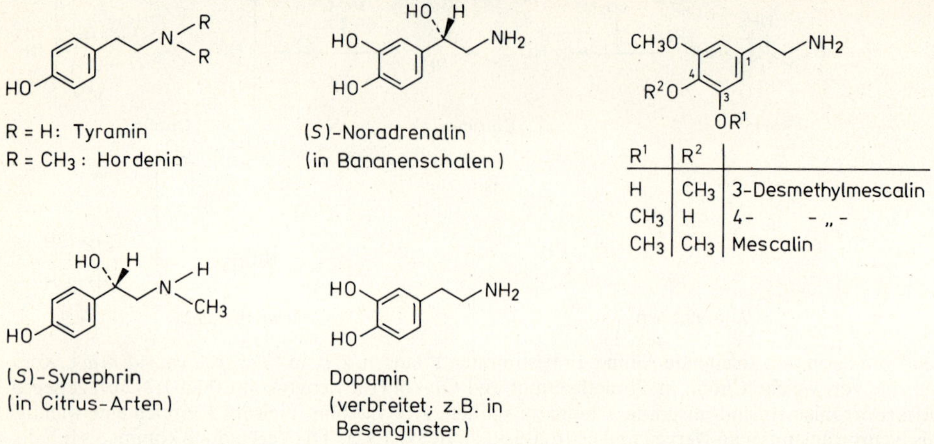

Abb. 7.10. Einfache Phenylethylamine, die in höheren Pflanzen als sekundäre Inhaltsstoffe (ohne nachweisbare Funktion für die Pflanze) auftreten. Adrenalin wurde, anders als Noradrenalin, bisher als Pflanzenstoff nicht gefunden

womit die Indianer die dick in Scheiben geschnittenen und an der Sonne getrockneten oberirdischen Teile von *Lophophora williamsii* bezeichnen. *Lophophora williamsii* (LEM. ex SALM-DYCK) COULT (Familie: *Cactaceae*), ein kleinwüchsiger stacheloser Kaktus, ist in der Chihuahuanwüste von Texas und Querétaro (Mexiko) beheimatet. Peyotl wird manchmal wie ein Kräutertee als Infus getrunken, in der Regel aber gekaut und ein anderes Getränk dazu getrunken.

Peyotl enthält neben dem Mescalin eine Reihe von Nebenalkaloiden, unter ihnen zwei Desmethylderivate (Abb. 7.10), die aber – trotz ihrer nahen chemischen Verwandtschaft zum Mescalin – unwirksam sind. Um so überraschender, daß ein synthetisches Bromderivat, 2,5-Dimethoxy-3-brom-phenylethylamin, mit der 300fachen Wirkungsstärke gefunden wurde (Cordell 1981).

Mescalin bildet weiße Kristalle mit sehr niederem Schmelzpunkt (35 °C); mäßig löslich in Wasser, jedoch gut löslich in Ethanol und Chloroform. Die LD_{50} (Versuchstier Ratte) beträgt i. p. 370 mg/kg KG.

Mescalin wird rasch resorbiert. Nach Einnahme von 5 mg/kg KG (das sind etwa 300–350 mg für den Erwachsenen) beobachtet man nach einer Latenzperiode von etwa 30 min Pupillenerweiterung; das Herz beginnt schneller zu schlagen; Übelkeit und Erbrechen können sich einstellen. Die unangenehmen physischen Reaktionen lassen nach, sobald sich psychisch-sensorische Veränderungen einstellen. Bewußtsein und Denkvermögen bleiben im Mescalinrausch voll erhalten, der, wie folgt, charakterisiert wird (Jaspers 1965): „Sehen massenhafter Farben, optische Halluzinationen im gesonderten Gesichtsfeld ohne Verbindung mit dem objektiven Raum, haptische Halluzinationen, Zeitsinnstörung, eine sentimentale Seligkeit, eine schon durch die Farben, Halluzinationen und Zeitsinnstörung entstehende märchenhafte, zauberhafte Stimmung, und bei alledem völlige Urteilsklarheit und richtiges Realitätsurteil."

7.2.3.3 Ephedrakraut und (−)-Ephedrin

Herkunft. Unter Ephedrakraut versteht man die getrockneten, oberirdischen Teile verschiedener ephedrinführender Ephedra-Arten, insbesondere der Arten:

- *E. gerardiana* WALL ex STAPF.
- *E. intermedia* SCHRENK (die beiden Arten liefern das indische bzw. pakistanische Ephedrakraut).
- *E. equisetina* BUNGE und
- *E. sinica* STAPF (liefern das chinesische Ephedrakraut).

Die Gattung *Ephedra* umfaßt etwa 40 Arten, die vorwiegend Trockengebiete besiedeln. *Ephedra* (Familie: *Ephedraceae*, Klasse: *Gnetatae*) gehört zu den nacktsamigen Gewächsen, doch zeigen sich in einigen Merkmalen – beispielsweise sind die Stamina mit filamentartigen Stielchen versehen – Anklänge an dikotyle Pflanzen (Rohweder u. Endress 1983). Es sind kleine xeromorphe Sträucher, die im

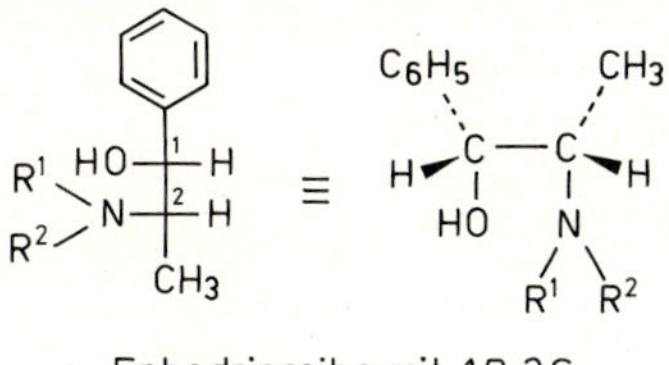

7.2 Biogene Amine   451

L-Ephedrinreihe mit 1R,2S-Konfiguration

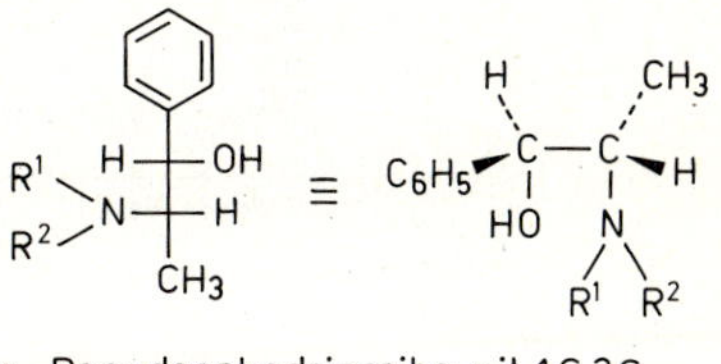

D-Pseudoephedrinreihe mit 1S,2S-Konfiguration

R^1	R^2	
H	H	Norephedrin
H	CH_3	Ephedrin
CH_3	CH_3	N-Methylephedrin

R^1	R^2	
H	H	Norpseudoephedrin
H	CH_3	Pseudoephedrin
CH_3	CH_3	N-Methylpseudoephedrin

Abb. 7.11. Die bisher in der Natur aufgefundenen Derivate des Ephedrins (links jeweils Fischerprojektion mit 1-OH wie im Glycerinaldehyd, rechts als Keilstrichformel). Bei Substanzen mit 2 Chiralitätszentren sind vier optisch aktive Formen existent. Man beachte, daß die D-(1S,2R)-Ephedrine und die L-(1R,2R)-Pseudoephedrine, bisher jedenfalls, als Pflanzeninhaltsstoffe nicht entdeckt werden konnten

Erscheinungsbild an Schachtelhalme oder Ginster erinnern. Die knotig gegliederten blaßgrünen Stengel übernehmen die Aufgabe der Photosynthese, da die Blätter zu kleinen schuppenförmigen Organen reduziert sind. *Ephedra*-Arten sind diözisch. Die Blüten stehen zu knäueligen gelbgrünen Infloreszenzen zusammengefaßt.

Geschichtliche Anmerkung. Die in Nordchina und in der Mongolei wild wachsenden *Ephedra*-Arten sind in der chinesischen Medizin seit mehr als 4000 Jahren bekannt. Sie wurden bei einer Vielzahl von Indikationen verwendet; allem Anschein nach wurde auch der weckaminartige leistungssteigernde Effekt ausgenutzt. Unter dem chinesischen Namen *Ma-Huang* lernten die Europäer die Droge kennen. „*Ma*" bedeutet zusammenziehend (adstringierend) und „*Huang*" bedeutet gelb; die Namensgebung steht allem Anschein nach mit dem Geschmack der Droge und mit ihrer Farbe, oder der Farbe der Infloreszenzen in Zusammenhang.

Sensorische Eigenschaften. Geruch der Droge: aromatisch. Geschmack: stark zusammenziehend, leicht bitter.

Inhaltsstoffe. Systematische Untersuchungen fehlen. Als Inhaltsstoffe von *E. gerardiana* wurden ätherisches Öl, Phenole (Ellagsäure, Gallussäure, Catechine) und Saponine nachgewiesen (Mengenangaben fehlen). Die spezifischen Wirkstoffe der Droge sind Alkaloide mit dem (R,S)-Ephedrin als Hauptalkaloid. Als Nebenalkaloide treten Norephedrin und Methylephedrin sowie die den drei Ephedrinen analogen Derivate der Pseudoephedrinreihe auf (Abb. 7.11).
Gesamtalkaloidgehalt und Gehalt an Ephedrin in vier wichtigen Drogenherkünften (Read u. Feng 1928).

Art	Gesamtalkaloide	Davon % Ephedrin
E. gerardiana	1,65–1,70	70–80
E. intermedia	1,15	30–40
E. equisetina	1,75	85–90
E. sinica	1,31	80–85

Hinweis zur Analytik

- Gegenüber Kupfer(II)-salzen verhalten sich die Ephedrine wie typische Alkylamine: in alkalischem Milieu bilden sich blauviolette Chelate aus, die mit Ether aus der wäßrigen Phase ausschüttelbar sind.
- Auf Dünnschichtchromatogrammen [Kieselgel; Chloroform-Ammoniaklösung-Isopropylalkohol (5+15+80)] eignet sich als Reagens zum Sichtbarmachen am besten Ninhydrinlösung. Typische Alkaloidreagenzien wie Dragendorff- oder Iodoplatinatreagens sind bedeutend unempfindlicher.

Einige Eigenschaften des Ephedrins. Die Pharmakopöen unterscheiden drei Präparate: wasserfreies

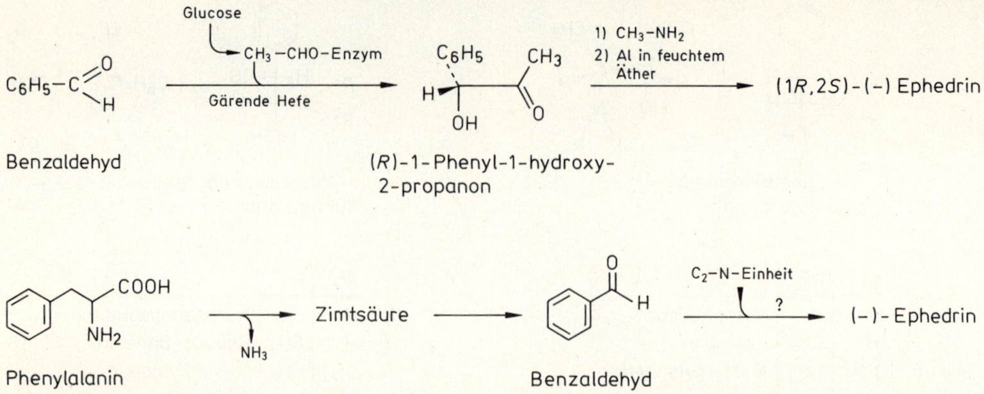

Abb. 7.12. Obere Hälfte: Zur Synthese von (1R,2S)-Ephedrin. Gärende Hefe, d.h. in Anwesenheit von D-Glucose bildet aus zugesetztem Benzaldehyd ein optisch aktives Phenylcarbinol. Es handelt sich um eine Art Acetoin-Addition; der Acetaldehyd stammt aus der Hefe selbst und wird offenbar aus dem Glykolyseprodukt Pyruvat gebildet. Das auf diese Weise, auf mikrobiologischem Wege eingeführte Chiralitätszentrum 1R determiniert den sterischen Verlauf der nachfolgenden, rein chemischen Umsetzungen – Kondensation mit Methylamin und Reduktion mit aktiviertem Aluminium in feuchtem Ether – und führt stereospezifisch zu (1R,2S)-(−)-Ephedrin. Untere Hälfte: Die Biosynthese der Ephedrine in der Pflanze verläuft nicht, wie man vermuten würde, über das entsprechende Phenylethylamin nach reduktiver Decarboxylierung von Phenylalanin. Die bisherigen Untersuchungen legen eine indirekte Biosynthese aus Phenylalanin nach Abbau der Amins zu Benzaldehyd nahe. Einzelheiten des Biosyntheseweges sind nicht bekannt

Ephedrin, Ephedrin-Hemihydrat und Ephedrinhydrochlorid.
Ephedrin als Base bildet farblose Kristalle, die sich in Wasser gut, in Ethanol und Ether sehr gut lösen. Die Substanz ist entweder geruchlos oder sie kann einen schwach aminartigen Geruch aufweisen. Der Geschmack ist bitter.
Die Schmelzpunkte liegen relativ niedrig (bei 36 °C für die wasserfreie Base, bei 44–46 °C für das Hemihydrat); beim Aufbewahren in unverschlossenen Gefäßen würde sich Ephedrin allmählich verflüchtigen (siehe weiter unten: Ephedra-Räucherpulver).
Ephedrin ist ein direkt und indirekt wirkendes Sympathikomimetikum. Es erweitert die Bronchien und die Pupille; es erhöht den Blutdruck; es wirkt zentral anregend, zwar wesentlich schwächer als die Weckamine, doch kann es ebenso zur physischen Abhängigkeit führen. Ähnlich wie bei Weckaminen ist auch beim Ephedrin der appetithemmende Effekt vorhanden.
Als unerwünschte Nebenwirkungen können auftreten: Herzklopfen, Unruhe, Schlaflosigkeit, Erschwerung des Harnlassens.
Ephedrin gehört zu den Verbindungen, die zu kanzerogenen Nitrosoverbindungen umgewandelt werden können (Bader 1983).
Therapeutisch ausgenutzt werden:

- der brochospasmolytische Effekt in Arzneimitteln zur Behandlung von chronischer Bronchitits, leichten Formen von Bronchialasthma und Emphysembronchitis,
- der blutdrucksteigernde Effekt bei Hypotonie,
- der vasokonstriktorische Effekt in lokal anzuwendenden Präparaten zur Schleimhautabschwellung bei Schnupfen.

Für alle genannten Anwendungsgebiete steht heute eine breite Auswahl anderer Mittel zur Verfügung. Häufig anzutreffen ist Ephedrin in Mischpräparaten vom Typus der Husten- und „Grippemittel". Außer bei Kranken mit vorbestehenden bronchopulmonalen Erkrankungen, stellt die unkomplizierte Erkältung keine Indikation für Ephedrin dar (Gysling 1976). Davon abgesehen enthalten viele Kombinationspräparate Ephedrin nicht in potentiell wirksamer Dosierung.

Anwendung des Ephedrakrautes. Die Droge dient als Ausgangsmaterial zur Gewinnung von natürlichem Ephedrin. Die Gewinnung mittels Extraktion steht in Konkurrenz zur Herstellung mittels Synthese.
Galenische Zubereitungen wie das Dekokt, Fluidextrakt oder die Tinktur werden kaum noch gebraucht. Die Wirkungen und unerwünschten Wirkungen der Galenika sind nicht identisch mit denen einer reinen Ephedrinlösung gleicher Konzentration: In den Galenika sind wahrscheinlich Ephedrinantagonisten enthalten (Paris u. Moyse 1976).
Ephedrakraut wurde gelegentlich, ähnlich wie die bekannten Asthmaräucherpulver aus So-

lanazeendrogen (s. Kap. 8.2.2.8), als Räucherpulver verwendet. Als leicht flüchtiger Stoff tritt Ephedrin in den Rauch über und wird eingeatmet (über mißbräuchliche Verwendung s. Siegel 1980)

7.2.3.4 Kat (Kath)

Unter Kat versteht man die zum Genuß bestimmten Zweigspitzen, Blätter oder jungen Astausschläge von *Catha edulis* FORSK., einem Holzgewächs aus der Familie der *Celastraceae*. Kat sammelt man nicht von Wildpflanzen, vielmehr erfolgt die Produktion durch Anbau in eigens angelegten Kulturen, so im Jemen, Äthiopien, Somalia, Kenia und auf Madagaskar. Man sorgt in den Kulturen – zur Erleichterung der Ernte – dafür, daß die Pflanzen strauchartig wachsen. In ihrem Erscheinungsbild erinnern sie an den Teestrauch *Camellia sinensis:* durch die schwach gesägten Blätter und die als Büschel in den Blattachseln stehenden weißen Blüten. Kat gelangt nach der Ernte in charakteristischen Katbündeln, die zur Frischhaltung häufig mit Bananenblättern umwickelt sind, auf die Märkte. Kat wird zu Genußzwecken gekaut; er schmeckt aromatisch, bitter, leicht anästhesierend, etwas adstringierend.

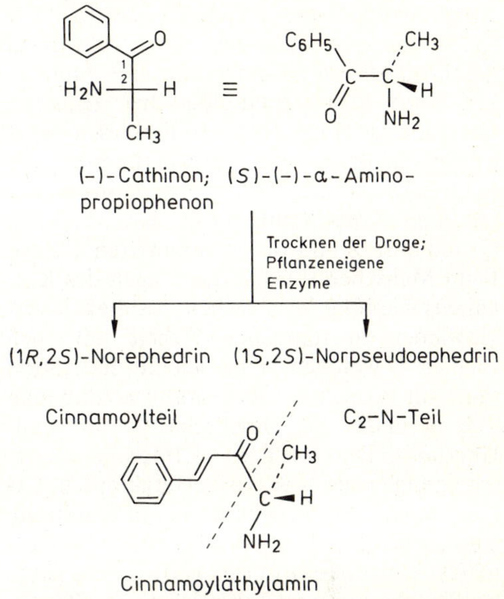

Abb. 7.13. (−)-Cathinon ist der Hauptwirkstoff der frischen Katblätter. Beim Trocknen der Droge reduzieren pflanzeneigene Enzyme einen Großteil des Cathinons zu viel Norpseudoephedrin neben weniger Norephedrin, wodurch die zentrale Weckaminwirkung auf ein Fünftel absinkt (zur Struktur der Ephedrine s. Abb. 7.11). Als Begleitstoff kommen im Kat Phenylpentylamine vor, u. a. das zum Cationon vinyloge Cinnamoylethylamin

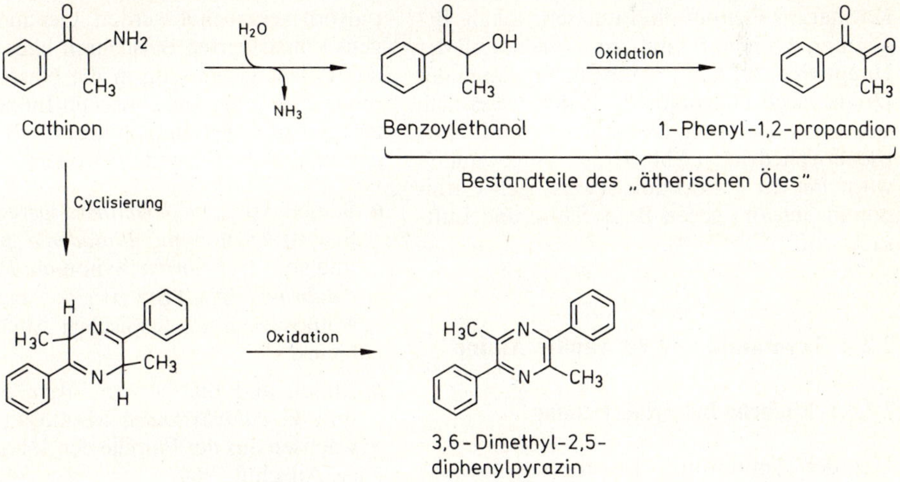

Abb. 7.14. Cathinon ist als α-Aminoketon eine sehr unbeständige Verbindung. Bei dem üblichen Isolierungsgang für Alkaloide kommt Cathinon mit Säuren und Basen sowie mit Luft-O_2 in Kontakt. An definierten Artefakten wurden das entsprechende Dihydropyrazin und Pyrazin isoliert. Die Artefaktbildung Cathinon→Pyrazine entspricht einer wichtigen Synthesemethode der präparativen organischen Chemie für Pyrazine. Isonitroseketone werden *in situ* zu α-Aminoketonen reduziert, die dann spontan zu Dihydropyrazinen zyklisieren

Hauptwirkstoff der Droge ist das (S)-(−)-Cathinon, eine Substanz mit struktureller Ähnlichkeit zum Amphetamin, mit Ähnlichkeit auch in pharmakologischer Hinsicht. Cathinon ist ein potentes indirektes Sympathikomimetikum, wie tierexperimentell gezeigt wurde: an der gesteigerten Motorik, der erhöhten Körpertemperatur, dem erhöhten Grundumsatz und der verminderten Eßlust. Beim Menschen werden die Folgen des Katkauens wie folgt beschrieben: Müdigkeit verschwindet, anstrengende Arbeit läßt sich leichter bewältigen, eine leichte Exzitation führt zur vermehrten Rededrang, so daß man sich besonders in Gesellschaft wohl fühlt. Überhöhte Dosen führen zu Intoxikationserscheinungen wie Mydriasis, Herzklopfen, Extrasystolen, Blutdruckanstieg, Blutandrang zum Kopf, Kopfschmerz, Hyperthermie, vertieftes Atmen, erschwertes Harnlassen, leichter Erregbarkeit und Schlaflosigkeit. Chronischer Gebrauch soll sich auf die männliche Potenz mindernd auswirken.

Die Cathinonwirkung ist aber vermutlich mit einer Amphetaminwirkung nicht völlig gleich zu setzen: Sehr kleine Dosen rufen eine allgemeine Sedierung hervor (Schorno 1982). Ein anderer Unterschied betrifft die Toleranzentwicklung. Beim Katkauer hat man – ganz im Gegensatz zu Amphetaminsüchtigen – keine Dosissteigerung feststellen müssen.

Kat hat als Genußmittel nur sehr lokale Bedeutung. Es hängt damit zusammen, daß der Hauptwirkstoff Cathinon beim Trocknen der Droge rasch enzymatisch zu den wesentlich weniger wirksamen Norephedrin und Norpseudoephedrin (Abb. 7.13) umgewandelt wird. Bei der Extraktion erweist sich Cathinon als instabil gegen Base, Säure und Luftsauerstoff (Abb. 7.14).

7.2.4 Tryptamin und verwandte Amine

7.2.4.1 Einfache Indolylalkylamine

Das der Aminosäure Tryptophan entsprechende biogene Amin, **Tryptamin,** ist im Pflanzenreich weit verbreitet; selbst in Obst und Gemüse wurde es gefunden, so in Tomaten (0,4 mg/100 g), in Pflaumen (0–0,5 mg/100 g) oder in Auberginen (Früchte von *Solanum melongena* L., *Solanaceae*).

Hydroxylierung in Position C-6 führt zum Serotonin, eine Substanz, die beim Säugetier als Gewebshormon und als Neurotransmitter wichtige Funktionen zu erfüllen hat. Interessanterweise kommt **Serotonin** im Pflanzenreich vor, in manchen Gemüsen und Früchten in überraschend hohen Konzentrationen. Den höchsten Gehalt weisen Bananen auf; in der Schale sind 10 mg/100 g, in der Frucht 3 mg/100 g enthalten. Im Tierversuch hemmen Bananen die Salzsäureproduktion des Magens und hemmen auch die durch chronische Histaminzufuhr erzeugbaren Magengeschwüre (Lang 1979). Im Wein wurden Serotonin und andere Indolderivate in Mengen von 1–10 mg/Liter gefunden.

Peroral zugeführtes Serotonin gelangt nicht in das Zentralnervensystem; es wird rasch metabolisiert (desaminierende Oxidation) und zu etwa 90% als 5-Hydroxyindolylessigsäure ausgeschieden.

N-Methylierung des 5-Hydroxytryptamins führt zum 5-Hydroxy-N,N-dimethylderivat, das auch unter der Bezeichnung **Bufotenin** bekannt ist, da die Substanz zuerst (im Jahre 1893) als Bestandteil des Drüsensekrets der Kröte, *Bufo vulgaris* LAUR., entdeckt wurde. Bufotenin und sein Methylderivat (O-Methylbufotenin) kommen interessanterweise in Drogen vor, die von bestimmten Indianerstämmen des Amazonasgebietes zu Schnupfpulvern verarbeitet werden. Genauer: mit eigens konstruierten Blasrohren blies man sich das Pulver gegenseitig in die Nasenöffnung, um sich in einen narkotischen Intoxikationszustand zu versetzen (Schultes 1967). Verwendet werden die folgenden Drogen:

- Samen von *Anadenanthera peregrina* (L.) SPREG. (Synonym: *Piptadenia peregrina*) und von *A. colubrina* (Synonym: *Piptadenia colubrina* (VELL.) BENTH.), d. s. baumartige Mimosazeen des tropischen Amazonasgebietes.

- Blüten und Blätter von *Virola calophylla* und *V. calophylloidea* MARKGR., Holzgewächsen aus der Familie der *Myristicaceae* (v. Altschul 1964).

Die genannten Drogen enthalten 1–2% N-Methyltryptaminderivate. Durch die Nasenschleimhaut gelangen sie allem Anschein nach unzersetzt in hinreichender Konzentration in den Blutkreislauf, um die Intoxikation auszu-

lösen: zunächst Kopfschmerz, Speichelfluß, Erbrechen; dann eine Art Trancezustand mit Singen, Schreien, Stampfen und Tanzen; sobald die Wirkung nachläßt Übergang in Dysphorie (Katerstimmung) (Seitz 1965).
Isomer mit dem Bufotenin ist das Psilocin, 4-Hydroxy-N,N-dimethyltryptamin, das durch die ungewöhnliche Position der OH in 4-Stellung auffällt. Psilocin und dessen Phosphatester (4-Phosphoryloxy-N,N-dimethyltryptamin), das Psilocybin, sind die psychotropen Prinzipien des mexikanischen Rauschpilzes Teonánacatl oder Nancatl. Botanisch handelt es sich um Arten aus den Gattungen *Psilocybe*, *Stropharia* und *Conocybe*, die zur Unterreihe der *Agaricinales* gehören (wie die Knollenblätterpilze, *Amanita*-Arten, auch). Beide Tryptaminderivate werden nach oraler Gabe resorbiert; sie erzeugen psychotische Zustände ähnlich wie Lysergsäurediethylamid (LSD), nur ist ihre Wirksamkeit um etwa zwei Zehnerpotenzen geringer.

7.2.4.2 Physostigmin

Herkunft. Physostigmin gewinnt man durch Extraktion aus Kalabarbohnen, das sind die reifen getrockneten Samen von *Physostigma venenosa* BALF (Familie: *Fabaceae*), einem im ganzen tropischen Westafrika heimischen, nach Indien und Brasilien verschleppten Kletterstrauch.

Die Samen sind nierenförmig, etwas flachgedrückt, etwa 3 cm lang und 2 cm breit, an der Oberfläche rot oder schokoladenbraun gefärbt. Der Geschmack des Samenmehls ist süßlich-mehlig; geruchlos.
Mazeriert man etwas Samenmehl einige Stunden lang mit Ammoniaklösung und dampft die Lösung dann ein, so nimmt der Rückstand eine grüne bis blaue Farbe an (Bildung von Physostigminblau).

Eigenschaften. Offizinell ist das Physostigminsalicylat, das sich durch gute Kristallisierbarkeit auszeichnet und zum Unterschied von Sulfat oder Hydrochlorid kaum hygrokopisch ist. Farblose Kristalle, die sich in Wasser schwer, in Ethanol und Chloroform gut lösen. Optisch aktiv (linksdrehend). Physostigmin, als Substanz und in Lösung, ist zersetzlich, besonders unter dem Einfluß von Licht, Luft, Wasser, beim Erhitzen oder bei Kontakt mit Metallspuren: Kristalle oder Lösung färben sich rötlich, dann rot und schließlich braun.

Chemische Charakterisierung. Vorliegen eines gespannten trizyklischen Pyrrolidino-Indol-Ringsystems. Die phenolische Gruppe des 5-Hydroxyindol-Teils ist mit Carbaminsäure verestert. Physostigmin ist zu Eserolin, Methylamin und CO_2 hydrolysierbar.

Biogenetische Einordnung. Bauelemente des Eserolins sind Serotonin und drei Methylgruppen (2N-Methyl, 1C-Methyl) vermutlich aus Methionin stammend.

Prüfung auf Identität und Reinheit

- Festlegung physikalischer Konstanten (spezifische Drehung, IR-Spektrum, pH-Wert der Lösung).
- Farbreaktion mit NH_3-Lösung; abdampfen und Rückstand in Ethanol lösen →Blaufärbung. Bildung von Physostigminblau (Strukturvorschlag Abb. 7.15).
- Halbquantitativer dc-Vergleich mit authentischem Physostigmin bekannter Konzentration als Referenzlösung.

Anwendung. Wirkt durch Cholinesterasehemmung parasymphatikomimetisch; hauptsächlich örtlich angewendet, in der Augenheilkunde (Augentropfen 0,2%ig) zur Pupillenverengung bei Glaukom. Bei längerer Behandlung nimmt die Wirkung ab, weshalb es zur Dauerbehandlung des Glaukoms wenig geeignet ist (Nachteil gegenüber Pilocarpin, s. Kap. 8.5).

Toxizität. Physostigmin gehört zu den starken Giften. Die LD_{50} (oral, Maus) beträgt 4,5 mg (Milligramm) kg/KG. Kalabarbohnen spielten früher als Ordealgifte in Westafrika eine gewisse Rolle. Vergiftungen durch Arzneimittel können bereits bei der Verwendung als Augentropfen auftreten, dann, wenn Lösung über den Tränenkanal in den Nasenrachenraum abfließt (daher Komprimieren des Tränenkanals erforderlich; Wirth u. Gloxhuber 1981). Symptome sind Speichelfluß, Übelkeit, Erbrechen, Zittern der Glieder und beschleunigte Herztätigkeit.

Anmerkung. Nach neueren Untersuchungsergebnissen ist es möglich, durch die einmalige Gabe von 1,0 mg Physostigminsalz das Langzeitgedächtnis zu verbessern; das Kurzzeitgedächtnis bleibt unbeeinflußt (Davis et al. 1978). Ob sich künftig Möglichkeiten eröffnen, mittels cholinerger Substanzen die Alzheimer Krankheit zu beeinflussen, ist bei der Toxizität der betreffenden Arzneistoffe fraglich.

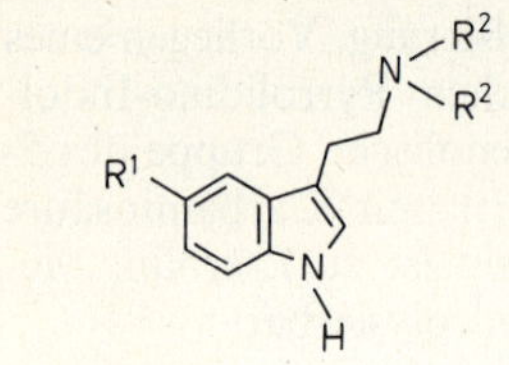

456 7 Stickstoff im Molekül enthaltende Inhaltsstoffe außer Alkaloide

	R¹	R²
Tryptamin	H	H
Dimethyltryptamin	H	CH₃
Serotonin	OH	H
Bufotenin	OH	CH₃
O-Methylbufotenin	OCH₃	CH₃

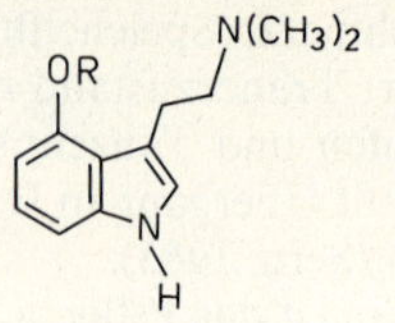

R = H: Psilocin
R = PO₃H₂: Psilocybin

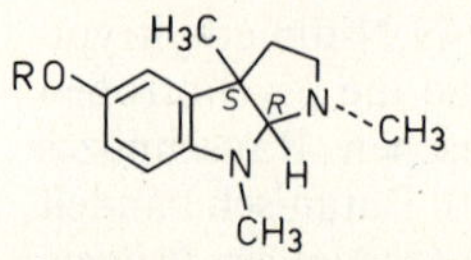

R	
CH₃—NH—CO—	Physostigmin
H	Eserolin

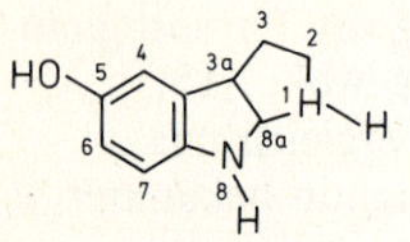

Pyrrolo-indol-5-ol
und Bezifferung

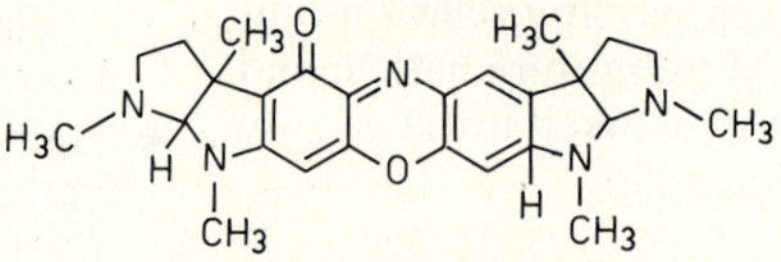

Farbprodukt mit NH₃
(Physostigminblau)

Abb. 7.15. Die in Kap. 7.2.4 erwähnten Tryptaminderivate. Im Physostigmin ist die Ethylaminseitenkette des Tryptamins zum trizyklischen Pyrroloindolsystem kondensiert. Die beiden Pyrrolringe sind *cis*-verknüpft. Die beiden Chiralitätszentren haben die Absolutkonfiguration 3a*S* und 8a*R*. Mit Ammoniak gibt Physostigmin eine blaue Farbreaktion, die als Phenoxazonbildung formuliert wurde (Cordell 1981)

7.2.5 Histamin

Histamin, 2-(4-Imidazolyl)ethylamin, bildet weiße, zerfließliche geruchlose Kristalle, die sich in Wasser, Ethanol und heißem Chloroform gut lösen. Biosynthetisch handelt es sich um ein Decarboxylierungsprodukt der Aminosäure Histidin. Es wurde zuerst aus dem Mutterkorn isoliert, kommt aber in der gesamten lebenden Natur weit verbreitet vor, beispielsweise in den Brennhaaren von Brennesselgewächsen, im Bienengift und in den Speichelsekreten stechender Insekten. Durch hohen Histamingehalt zeichnet sich Hefeextrakt aus.

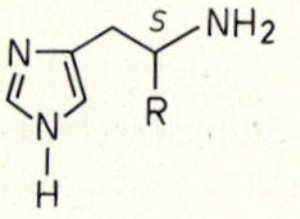

Beim Säuger und beim Menschen liegt es weitgehend in gebundener Form vor, in den Mastzellen etwa oder in den Leukozyten. In physiologischen Konzentrationen erfüllt es als „Gewebshormon" wichtige Funktionen. Werden im Rahmen pathologischer Vorgänge, insbesondere immunologischer Natur, höhere Mengen aus den Speichern in Freiheit gesetzt, so können – abhängig vom Ort des Geschehens – die unterschiedlichsten Reaktionen (anaphylaktische Reaktionen, Bronchokonstriktion, Blutdruckabfall, Entzündungen u. a..m.) ausgelöst werden. Subkutane Injektion von Histamin zu diagnostischen oder therapeutischen Zwecken kann, vor allem bei Asthmatikern, Allergikern und älteren Menschen, unerwünschte Wirkungen ähnlicher Symptomatik auslösen. Die Toxizität von peroral aufgenommenem Histamin ist erstaunlich gering. Die LD₅₀ (Meerschweinchen, orale Gabe) wurde zu 250 mg/kg KG bestimmt. Mit hohen Histamingehalten (bis zu 20 mg je Liter) in manchen Weinen hat man geglaubt, das Auftreten von Kopfschmerzen in Verbindung bringen zu können. Von anderer

R	
COOH	Histidin
CH₂OH	Histidinol
H	Histamin

Abb. 7.16. Histamin wird durch enzymatische Decarboxylierung aus L-Histidin gebildet. Histidinol, das als Baustein in Alkaloiden angetroffen wird) Pilocarpin, s. Abb. 8.50) ist eine biosynthetische Vorstufe des Histidins

7.3 Betaine

Seite wird das angezweifelt, da ohnedies bei jeder Mahlzeit bis zu 4 mg Histamin dem Organismus zugeführt werden.

7.3 Betaine

Betaine entstehen aus Aminosäuren durch vollkommene Methylierung der NH_2-Gruppe (Abb. 7.17). Sie sind Zwitterionen mit positiv geladenem Stickstoff und negativ geladener Carboxylgruppe; wäßrige Lösungen reagieren neutral. Auffallende physiologische und pharmakologische Wirkungen besitzen die Betaine nicht, zumindest nicht in den Konzentrationen, wie sie mit pflanzlichen Arznei- oder Genußmitteln zugeführt werden. Sie beanspruchen hingegen Interesse als Leitstoffe in der Drogenanalytik.
Analytisch-dünnschichtchromatographisch verhalten sich Betaine wie polare Alkaloide [Cellulose; Butanol-Essigsäure-Wasser (100 + 20 + 50); Sichtbarmachung durch Dragendorff-Reagens].

Betain, Trimethylglycin, ein weißes, kristallines, süß schmeckendes Pulver, kommt weit verbreitet vor, so in der Zuckerrübe und in der Zuckerrübenmelasse (etwa 1,8%), in der Sojabohne, in der Eibischwurzel, in der Weizenkleie (0,35%), im Schafgarbenkraut, im Arnikablüten u.a.m.

Betainhydrochlorid wird (synthetisch hergestellt) in der Therapie gegen Subacidität des Magens und als „Leberschutzmittel" verwendet. Betain gehört zu den lipotropen Faktoren, das sind Substanzen, welche im Tierversuch einer Leberverfettung entgegenwirken. Es handelt sich um physiologische Methyldonatoren mit Funktion im Transmethylierungskreislauf.

Das dem Prolin entsprechende Betain (−)-**Stachydrin** und die beiden dem 4-Hydroxyprolin entsprechenden diastereomeren Betaine (+)-**Turicin** und (−)-**Betonicin** sind Inhaltsstoffe von *Stachys*- (= *Betonica*-) und *Galeopsis*-Arten (Familie: *Lamiaceae*). Betonicin kommt im Schafgarbenkraut vor.

Trigonellin ist das Betain der Nikotinsäure, eine farb- und geruchlose Substanz von unangenehm-süßlichem Geschmack. Trigonellin ist u. a. Inhaltsstoff in Bockshornsamen (0,1–0,4%) in Kaffeebohnen (0,6%), in *Strophanthus*samen und in Hanfsamen.

Trigonellin ist Leitstoff bei der Prüfung von Bockshornsamen nach DAB 9. Dünnschichtchromatographisch (Kieselgelplatten mit Fluoreszenzindikator, Wasser-Methanol 30 + 70 als Fließmittel) gibt es sich durch Fluoreszenzminderung zu erkennen; mit Dragendorff-Reagens färbt sich die Trigonellinzone intensiv orangerot.

Das dem Organismus zugeführte Trigonellin scheidet der Mensch unverändert im Harn aus. In Tierversuchen wirken Trigonellin und *Foenum-graecum*-Samenextrakte blutzuckersenkend. Bei an Diabetes Erkrankten konnte hingegen keine Beeinflussung der Blutzuckerkonzentrationen festgestellt werden, selbst nicht nach hohen Gaben von 1,5 bis 3 g täglich (Martindale 1982).

7.4 Säureamide

7.4.1 Scharfstoffe des Paprikas

7.4.1.1 Capasaicin und Capsaicinoide

Definition. Capsaicin ist das Säureamid des Vanillylamids und einer aliphatischen unge-

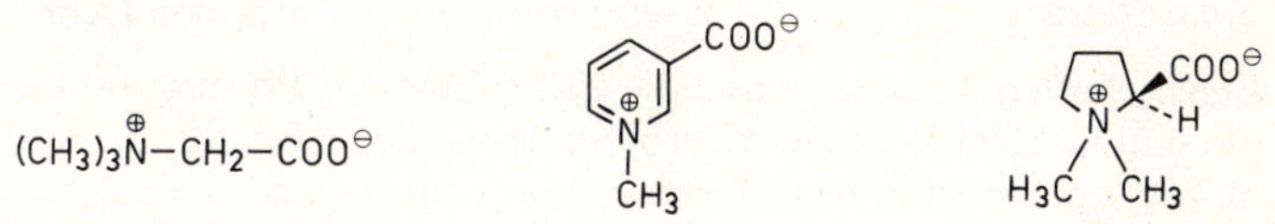

Betain (Glycinbetain) Trigonellin Stachydrin

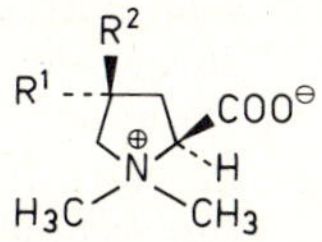

R¹	R²		
H	OH	cis-4-Hydroxy-	Turicin
OH	H	trans-4-Hydroxy-	Betonicin

Abb. 7.17. Beispiele für Betaine, die häufiger als Drogeninhaltsstoffe vorkommen. In der älteren Literatur wurden sie oft als Alkaloidvorkommen registriert

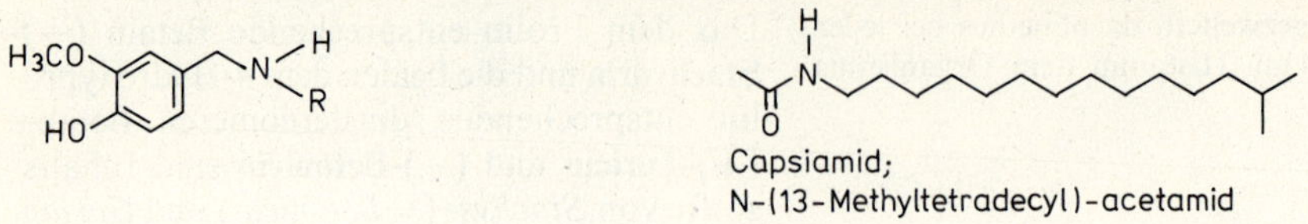

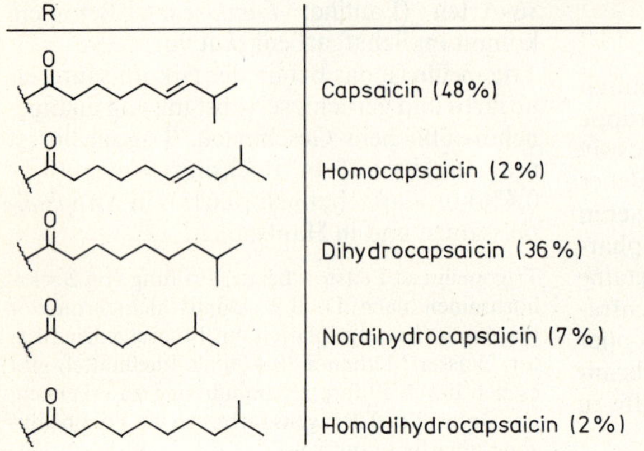

458   7 Stickstoff im Molekül enthaltende Inhaltsstoffe außer Alkaloide

Abb. 7.18. Capsaicin und Capsaicinoide, ein typisches Verteilungsmuster. Capsaicin und Dihydrocapsaicin dominieren mengenmäßig, indem sie 84% der Gesamtscharfstoffe ausmachen. Der scharfe Geschmack ist an die freie phenolische Gruppe in Position 4 gebunden. Neben den Scharfstoffen kommen in *Capsicum*arten noch weitere Säureamide vor, darunter das Capsiamid

sättigten C_{10}-Carbonsäure, der *E*-8-Methyl-6-nonencarbonsäure. Als Capsaicinoide bezeichnet man die in *Capsicum*arten vorkommenden, dem Capsaicin chemisch nahe stehenden Varianten wie das Dihydrocapsaicin und dessen Homologe (Abb. 7.18).

Vorkommen. Bildung und Vorkommen von Capsaicin und Capsaicinoiden beschränken sich auf die Plazenta in den Früchten von *Capsicum*-Arten (Familie: *Solanaceae*). Sie werden von besonderen Drüsenzellen in der Plazentaepidermis, zusammen mit einer geringen Menge ätherischen Öls, als kleine ölige Tröpfchen unter die Kutikula abgeschieden und kristallisieren nach einiger Zeit aus (Schratz u. Rangoonwala 1966). Offizinell in verschiedenen Pharmakopöen ist der Cayennepfeffer, das sind die getrockneten Früchte von *Capsicum frutescens* L. (Familie: *Solananceae*).

Eigenschaften. Capsaicin und die Capsaicinoide sind farblose kristalline Verbindungen, die in Wasser sehr schwer, in Ethanol und Chloroform leicht löslich sind. Sie rufen auf der Zunge starkes Brennen hervor. Capsaicin und die Capsaicinoide sind mit Wasserdampf flüchtig; die Dämpfe reizen Augen und beim Einatmen die Atemwege.
Als Säureamide weisen sie keinen Basencharakter auf. Aufgrund der phenolischen Gruppe in Position 4 verhalten sie sich wie schwache Säuren, eine Eigenschaft, die man zur Abtrennung von den anderen lipophilen Extraktivstoffen der Droge (Karotinoidfarbstoff, Fett) ausnutzt.

Die Isolierung umfaßt die folgenden Schritte: (1) Extraktion aus der pulverisierten Droge mit einem Lipoidlösungsmittel; (2) Ausschütteln der organischen Phase mit wäßriger Natronlauge und Verwerfen der organischen Phase; (3) Sauerstellen der Wasserphase und Ausschütteln der Scharfstoffe in ein mit Wasser nicht mischbares organisches Lösungsmittel.

Biogenetische Einordnung. Der Vanillylaminteil der Capsaicinoide stammt formal aus O-Methyl-DOPA, das die Carboxylgruppe sowie das α-C-Atom eingebüßt hat. Die Biosynthese dieses C_6-C_1-Bausteins erfolgt aus Phenylalanin auf einem ungeklärten Reaktionsweg. Der C_{10}-Säureanteil stammt aus alipatischen Aminosäuren unter Verlängerung der Kette durch Anknüpfung von Acetylgruppen (Abb. 7.19).

Prüfung auf Identität und Reinheit. Spezifische Reaktionen auf das Molekül als Ganzes oder auf die Säureamidgruppierung sind keine bekannt. Zur Prüfung auf Identität oder zum Sichtbarmachen auf Chromatogrammen zieht man Phenolreagenzien heran; an empfindlichsten erwies sich 2,6-Dichlor-*p*-benzochinon-4-chloramin (Gibbs Reagens), das mit Phenolen in schwach basischem Milieu zu einem blauen Idophenolfarbstoff kondensiert.
Die Prüfung auf Reinheit erfolgt am leichtesten dünnschichtchromatographisch (Kiesel-

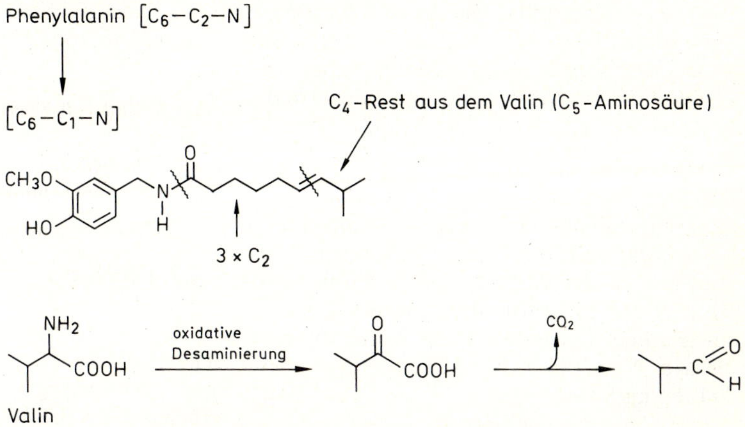

Abb. 7.19. Biosynthetischer Aufbau des Capsaicins. Man sieht es dem fertigen Molekül nicht an, aus welchen Präkursoren es gebildet wird. Aus *Tracer*-Experimenten weiß man, daß der C_6-C_1-Teil sowie das N-Atom aus Phenylalanin stammen. Über das Schicksal des zweiten C-Atoms der für Phenylalanin/Tyrosin/Dopa typischen C_2-Brücke liegen keine Erkenntnisse vor, ebensowenig darüber, auf welcher Stufe Hydroxylierung und Methylierung vom Benzyl- zum Vanillylamin erfolgen. Auch über den Mechanismus der Bildung des C_4-Bausteins selbst sowie über die Verknüpfungsreaktion sind Einzelheiten nicht bekannt

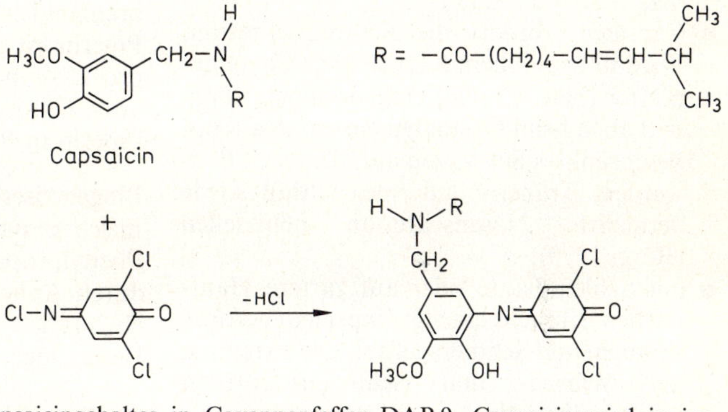

Abb. 7.20. Zur Bestimmung des Capsaicingehaltes in Cayennepfeffer DAB 9. Capsaicin wird in isopropanolhaltiger, alkalisch gepufferter (Na-acetat) Lösung durch Zugabe von 2,6-Dichlorochinonchloromid in einen blauen Indophenolfarbstoff übergeführt. Diese Farbreaktion wurde von Gibbs (1967) zum Nachweis von Phenolen vorgeschlagen, die in *para*-Stellung nicht substituiert sind. Offensichtlich reagieren, wenn auch langsamer, Phenole mit freier *ortho*-Stellung (Jentzsch et al. 1969)

gel; als Fließmittel Diethylether. Methode des DAB 9).

Gehaltsbestimmung in Drogen. Droge mit Dichlormethan extrahieren; Capsaicin dünnschichtchromatographisch abtrennen; nach Elution der Zonen mit Gibbs-Reagens umsetzen und die Farbintensität spektralphotometrisch messen (Jentzsch et al. 1969).

Hinweise zur Pharmakokinetik. Capsaicin wird vom Magen und vom Dünndarm aus rasch resorbiert (85% innerhalb von 3 h); die maximale Konzentration im Serum ist nach 40 min erreicht. Bei der Ratte gelangen beachtliche Teile von Capsaicin nach i.v.-Gabe ins Rückenmark und ins Zentralnervensystem. In der Leber werden Capsaicin und Capsaicinoide zu Fettsäuren und Vanillylamin verseift, das dann weiter zu Vanillin desaminiert wird. Vanillin wird teilweise zum korrespondierenden Alkohol reduziert und teilweise zur Vanillinsäure oxydiert, die beide als Konjugate mit dem Harn ausgeschieden werden.

Ein Teil des peroral zugeführten Capsaicins wird mit der Fäzes ausgeschieden; daher kann nach einer paprikareichen Mahlzeit bei der Defäkation ein starkes Brennen der Analschleimhaut auftreten (Glatzel 1982).

Toxizität. Im Tierversuch (Ratten, 1 mg/kg KG peroral) führt Capsaicin zu Schädigungen der Schleimhäute des Magen-Darmtraktes. Ultrastrukturelle Veränderungen zeigen sich markant an den Mitochondrien durch Matrixschwellung, Desorganisation der Cristae sowie an der Deformation der Kerne (Nopanitya u. Nye, 1974). Die LD_{50} beträgt 120–294 mg/kg KG.

Wirkungen

- In kleinen Dosen, peroral gegeben, wirkt Capsaicin stimulierend auf die Speichel- und Magensaftsekretion,
- Die Magenmotorik wird angeregt,
- es kommt zu einer Mehrausschüttung von Nebennierenrindenhormonen ins Blut (Mathew et al. 1971)
- Capsaicin fördert die Schweißsekretion. Wird in tropischem Klima etwas Cayennepfeffer (bzw. Chillie) eingenommen, dann tritt auch beim Gesunden ein auf den Kopf beschränktes Schwitzen auf, dem sich Rotwerden, Tränen- und Speichelfluß sowie vermehrte Nasensekretion beigesellen (Bürgi 1970),
- auf Schleimhäute oder auf zartere Hautpartien gebracht erzeugt Capsaicin heftiges Brennen und Schmerzgefühl. Die Erregung der Wärme- und Schmerzrezeptoren kommt über die Ausschüttung einer entsprechenden Transmittersubstanz, der Substanz P (eines Dekapeptids) zustande (Theriault et al. 1979; Haeusler u. Osterwalder 1980),
- der Wärmereiz löst reflektorisch im Applikationsgebiet Hyperämie aus,
- im Tierversuch führt chronische Applikation zu langanhaltender Analgesie, insbesondere gegenüber chemischen Reizen; die Analgesie wird durch selektive Zerstörung der C-Fasern zustande gebracht, von denen man annimmt, daß sie Überträger nociceptiver Informationen darstellen (Merck Index 1983).

Anwendung. Äußerlich in Form von Pflastern, Salben und Linimenten als Hautreizmittel bei Myalgien (s. Kap. 5.8.2.6). Innerlich, in Form der Tinktur als Karminativum. Als Hilfsmittel in der neurobiologischen Forschung.

7.4.1.2 Paprika als Gewürz, s. Kap. 5.3.6

7.4.1.3 Paprikaextrakt (Oleoresin) für externe Anwendung s. Kap. 5.8.2.6

7.4.2 Piperin

Piperin ist der mengenmäßig dominierende Scharfstoff des Pfeffers. Über den Pfeffer und seine Verwendung als Gewürz finden sich Angaben in Kap. 5.3.7

Eigenschaften. In reiner Form bildet Piperin farb- und geruchlose, lichtempfindliche Kristalle, die anfänglich geschmacklos sind; erst in dem Maße wie sich winzige Mengen in der Speichelflüssigkeit lösen, kann Piperin auf die Geschmacksnerven der Zunge wirken und sich der vom Pfeffergewürz her bekannte brennende Geschmack einstellen.

Piperin ist schwer löslich in Wasser (40 mg pro Liter bei 18 °C), gut löslich in Ethanol und Chloroform. Als Säureamid zerfällt Piperin in Piperinsäure und in Piperidin.

Biogenetische Einordnung. Es liegt ein gemischtes Bauprinzip vor: der Säureteil ist ein Phenylpropan-(Zimtsäure-)-baustein, welcher durch Anheftung von Acetatbausteinen verlängert ist; der Aminteil zeigt biogenetische Beziehungen zur Aminosäure Lysin.

Wirkungen, Toxizität

- Die dem Piperin eigentümliche Geschmacksqualität „brennend" kommt durch Reizung von Thermo- und Schmerzrezeptoren zustande, d. h. es gibt keine eigenen Geschmacksrezeptoren für eine Geschmacksqualität „Brennender Geschmack", vergleichbar den vier Geschmacksqualitäten: bitter, salzig, süß, sauer.
- Von der Mundschleimhaut aus kommt es auf reflektorischem Wege zu erhöhter Magensaftsekretion.
- Kauen von 100 mg Pfefferpulver, ohne es herunterzuschlucken, führte bei allen Versuchspersonen zu Blutdruckanstieg; die Pulsfrequenz blieb weitgehend unbeeinflußt (Leung 1980).

- Für viele Insekten ist Piperin hochtoxisch; gegen Stubenfliegen ist es stärker wirkend als die Pyrethrum-Insektizide.
- Piperin ist verdächtig worden, kanzerogene Eigenschaften zu haben (Buchanan 1978): Die Sitte, den schwarzen Tee mit Pfeffer zu aromatisieren, soll die hohe Inzidenzquote in der Aktibinsregion der UdSSR mitbedingen.
- Wird Piperin in Kombination mit bestimmten anderen Arzneistoffen (z. B. mit Spartein oder Vasicin) verabreicht, so wird deren Bioverfügbarkeit um mehr als das Doppelte gesteigert. Die Ursachen für den Effekt sind nicht bekannt, in Frage kommen (1) Hemmung des Arzneistoffabbaues bei der ersten Leberpassage; (2) Mehrproduktion von Gallenflüssigkeit und dadurch Erhöhung der Resorptionsquote (Atal et al. 1981).

Anwendung. In Europa wird der Pfeffer zwar ausgiebig als Gewürz, medizinal aber so gut wie gar nicht verwendet. In der traditionellen Medizin Chinas und Indiens spielen Rezepturen mit Pfeffer eine große Rolle: Mit Pfeffer behandelt man die verschiedensten Symptome wie Erkältung, kolikartige Bauchschmerzen, Durchfall, schmerzhafte Menstruationsblutung, Übelkeit und verdorbenen Magen (Duke 1985).

Anmerkung. Neben dem schwarzen und dem weißen Pfeffer bietet der Gewürzhandel auch Grünen Pfeffer an. Es handelt sich um unreif geernteten Pfeffer, der gefriergetrocknet oder, in Salzwasser eingelegt, als Konserve angeboten wird.

7.4.3 Theanin, ein zentraldämpfendes Prinzip des Tees

Teeblätter (von *Camellia sinensis*) enthalten etwa 1% freie Aminosäuren; die Hälfte davon entfällt auf die 5-N-Ethylglutaminsäure (=Theanin). Theanin soll wesentlich den charakteristischen Geschmack des grünen (unfermentierten) Tees mitbestimmen. Im Tierversuch (Maus, 2,5–10 mMol/kg KG; i.p.) hemmt Theanin die krampfauslösende Wirkung des Koffeins; die Konzentration an GABA (γ-Aminobuttersäure) im Gehirn steigt an (Kimura u. Murata 1971). Aus den tierexperimentellen Studien wurde postuliert, das Theanin würde im menschlichen Organismus der zentralerregenden Wirkung des Koffeins entgegenwirken; damit wäre die sanfte Wirkung einer Tasse Tee, verglichen mit der stoßartigen Wirkung einer Tasse Kaffee gleichen Koffeingehaltes, verständlich. Der Erklärungsversuch bleibt solange spekulativ als keine Untersuchungen zur Bioverfügbarkeit und zur antagonistisch wirksamen Dosis beim Menschen vorliegen.

Die Biosynthese des Theanins erfolgt in der Wurzel des Teestrauches aus Glutaminsäure und Ethylamin, das aus Alanin stammt. Das fertige Säureamid wird dann in die Blätter transportiert und abgelagert.

7.4.4 Palustrin, das toxische „Alkaloid"in Equisetum-Arten

Palustrin ist formal aus Spermidin und einer C_{10}-Carbonsäure aufgebaut. Da Spermidin und Säureamidgruppe Teil eines heterozyklischen Ringssystems sind (Abb. 7.21), wird das Palustrin meist zu den Alkaloiden gerechnet. Palustrin kommt in Mengen von 0,1–0,3% in *Equisetum palustre* L., dem Sumpfschachtelhalm, vor. In Spuren ist es neben Nikotin auch in anderen *Equisetum*-Arten, darunter in *E. arvense* L., dem Ackerschachtelhalm, und in *E. hyemale* L. enthalten. Palustrin ist toxisch. Die akut toxische LD_{50} wurde bei der Maus mit 50 mg/kg KG, subkutan appliziert, ermittelt. Sie erreicht somit die Größenordnung nach die Toxizität des Nikotins: LD_{50} (Maus) intraperitoneal 9,5 mg/kg KG und oral 230 mg/kg KG (Merck-Index, 1983). Der Sumpfschachtelhalm ist aber weniger durch akute Toxizität bekannt geworden, seinen Ruf als Giftpflanze verdankt er einer als „Taumelkrankheit" bezeichneten Intoxikation, die nach zwei bis fünf Wochen bei Pferden auftritt, wenn dem Heu mehr als 20% Sumpfschachtelhalm zugesetzt werden. Vergleichbare Vergiftungen sind beim Menschen bisher nicht beobachtet worden.

Die Arzneibücher lassen auf eine Verunreinigung des palustrinfreien oder zumindest palustrinarmen *Equisetum-arvensis*-Krauts mit palustrinreichem *Equisetum-palustre*-Kraut ganz gezielt prüfen.

Ausgehend von 1 g gepulverter Droge werden die basischen Inhaltsstoffe angereichert (s.

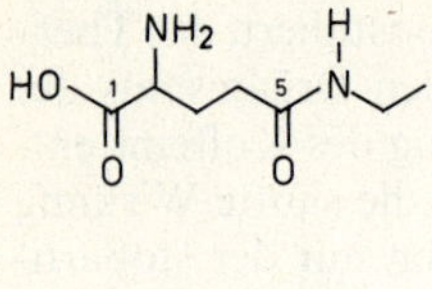

462 7 Stickstoff im Molekül enthaltende Inhaltsstoffe außer Alkaloide

5-N-Ethylglutamin
(Theanin)

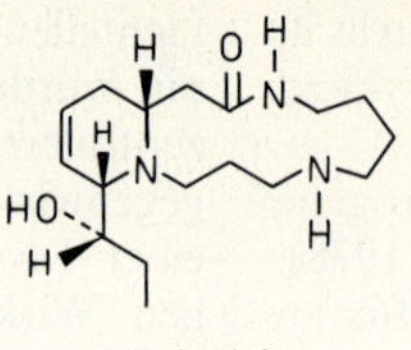

Palustrin

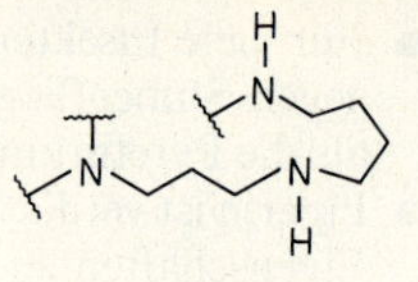

Spermidinteil
(s. Abb. 7.8)

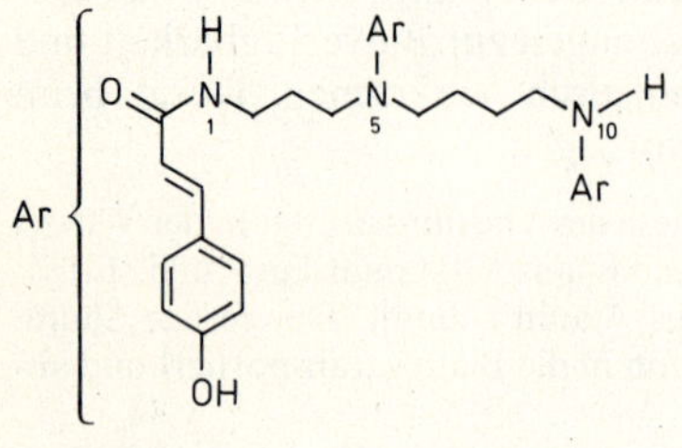

N^1, N^5, N^{10}-Tricumaroylspermidin
(Crataegusblütenspermidin)

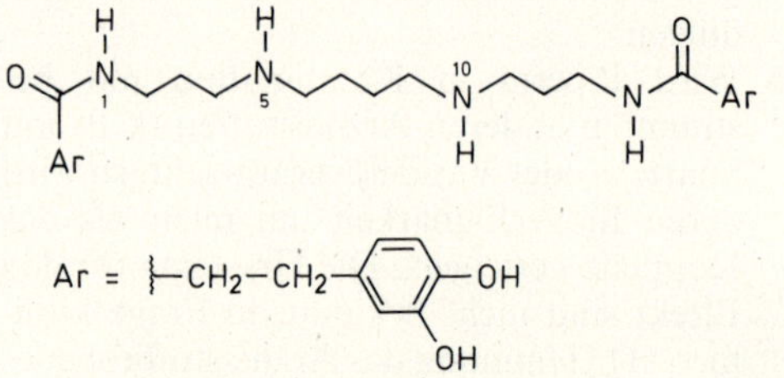

Kukoamin A, ein Sperminderivat aus
Lycium chinense (Solanaceae)

Abb. 7.21. Einige einfache Säureamide, die als Inhaltsstoffe von Drogen im Kap. 7.4 genannt worden sind

Kap. 8.1.4.2; Verfahren B) und halbquantitativ mit Hilfe der Dünnschichtchromatographie auf Alkaloidvorkommen geprüft. Nikotin (40 μg) dient als Referenzsubstanz. Nach Besprühen der Platte mit Dragendorff-Reagenz darf der Drogenextrakt zwar die orangerote Zone des Nikotins aufweisen, weitere dragendorffpositive Zonen dürfen nicht auftreten (Methode des DAB 9).

7.4.5 Aliphatische Säureamide des Spermins

Das im vorhergehenden Kapitel vorgestellte Palustrin enthält Spermin in einen Makrozyklus eingebaut. Neben diesen zyklischen Säureamiden, die in der Natur inzwischen mehrfach gefunden worden sind, gibt es noch die einfachen aliphatisch-offenkettigen Vertreter. **Kukoamin A** (Abb. 7.21), das aus Spermin und 2 Molekülen Dihydrokaffeesäure aufgebaut ist, kommt in *Lycium chinense* MILL. (Familie: *Solanaceae*) vor, deren Wurzel in der traditionellen chinesischen Medizin gegen Bluthochdruck verwendet wird. Kukoamin A wirkt blutdrucksenkend.
In Weißdornblüten (*Crataegus*-Arten; Familie *Rosaceae*) kommt in einer Konzentration von etwa 0,05% ein Spermidin vor, in dem alle drei N-Atome mit *p*-Cumarsäure zu Säureamiden verbunden sind. Wegen der geringen Menge, in der es in der Droge vorliegt, dürfte das Crataegus-Cumaroylspermidin kaum einen Beitrag zur Wirksamkeit leisten.

7.5 Cyanogene Glykoside, Blausäureglykosid-Drogen

Definition. Cyanogene Glykoside sind O-Glykoside, bei denen der Zucker an die sekundäre oder tertiäre Alkoholgruppe eines 2-Hydroxynitrils (=Cyanhydrins) gebunden ist. Sie stammen biogenetisch von Aminosäuren ab (Abb. 7.22). Sie liefern nach enzymatischer oder säurekatalysierter Hydrolyse Blausäure (Abb. 7.24):

Vorkommen. In den folgenden Pflanzenfamilien kommen Arten, die Blausäurebildner sind, relativ häufig vor: in Rosengewächsen (*Rosaceae*), Schmetterlingsblütlern (*Fabaceae*), Leinengewächsen (*Linaceae*), Wolfsmilchgewächsen (*Euphorbiaceae*), Passionsblumen (*Passifloraceae*) und Süßgräsern (*Gramineae* = *Poaceae*). In ihrer Verteilung über das Pflanzenreich sind Zusammenhänge zwischen systematischer Stellung und Glykosidführung nicht erkenntlich (zerstreutes Vorkommen).
Von besonderem Interesse sind Blausäureglykoside in Arznei- und Nutzpflanzen (Tabelle 7.2).

Biogenetische Einordnung. Cyanogene Glykoside entstehen aus Aminosäuren unter Abspaltung der Carboxylgruppe in einer geordneten Folge von Oxidation (mittels mischfunktioneller Oxygenasen), Dehydration, Dehydrierung und Zuckertransfer (Abb. 7.22).

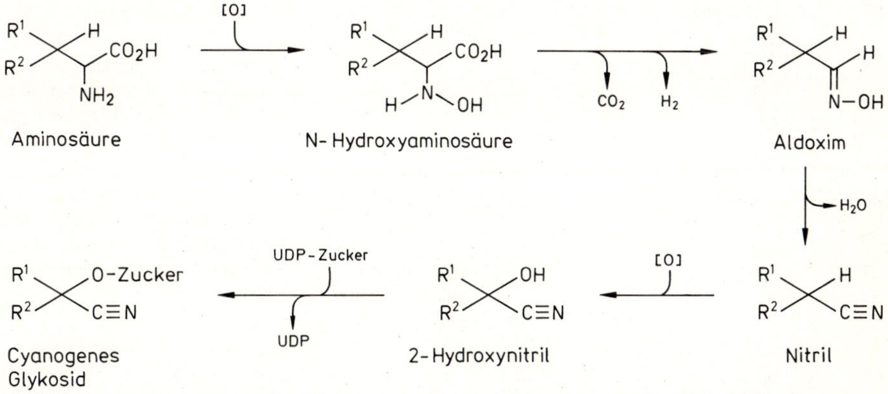

7.5 Cyanogene Glykoside, Blausäureglykosid-Drogen

Abb. 7.22. Biogenetische Beziehungen der cyanogenen Glykoside zu den entsprechenden Aminosäuren. Das Reaktionsschema orientiert sich an Ergebnissen experimenteller Biosynthesestudien (Conn 1980, sowie die dort zitierte Literatur). In einem ersten Schritt wird die Aminosäure durch eine N-Monooxygenase hydroxyliert und sodann durch Einwirkung einer N-Hydroxyaminosäuredehydrogenase oxidativ zum Aldoxim decarboxyliert. Eine Aldoximdehydratase überführt das Aldoxim in ein Nitril, das nach Hydroxylierung durch eine Nitrilmonooxygenase ein Glukosemolekül übernimmt

Tabelle 7.2. Cyanogene Glykoside und Beispiele für Vorkommen. Die Bezifferung der Substituenten R^1 und R^2 wie in Abb. 7.23. Abkürzungen: Glc = β-D-Glucose; Gen = β-Gentiobiose

Trivialname	R^1	R^2	Zucker	Konfiguration	Vorkommen
Amygdalin	H	Phenyl	Gen	R	Bittere Mandeln (2–3%); Samenkerne von Rosazeen (Pflaumen, Aprikosen, Pfirsich, Apfel)
Prunasin	H	Phenyl	Glc	R	*Prunus*-Arten (Blätter, Rinde, Samen)
Sambunigrin	H	Phenyl	Glc	S	*Sambucus*-Arten (in den Blättern)
Linamarin	CH$_3$	CH$_3$	Glc	–	In Leinsamen, in der Limabohne (2–3%)
Lotaustralin	CH$_3$	C$_2$H$_5$	Glc	R	(*Phaseolus lunatus*), in Cassava (1,1%)
Linustatin	CH$_3$	CH$_3$	Gen	–	In Leinsamen (0,2–0,6%)
Neolinustatin	CH$_3$	C$_2$H$_5$	Gen	R	
Dhurrin	H	p-OH-Phenyl	Glc	S	In Sorghumhirse (5 ppm)

Allerdings ist die Zahl der Aminosäuren, die bisher als Präkursoren von Blausäureglykosiden gefunden wurden, sehr klein. Es handelt sich um die folgenden vier Aminosäuren:

Aminosäure	Cyanogenes Glykosid[a]
Phenylalanin	Amygdalin
Phenylalanin	Prunasin
Phenylalanin	Sambunigrin
Tyrosin	Dhurrin
Valin	Linamarin
Isoleucin	Lotaustralin

[a] Zur Konstitution der cyanogenen Glykoside, Abb. 7.23 und Tabelle 7.2

Eigenschaften. Die Blausäureglykoside bilden weiße kristalline Substanzen, die sich in Wasser und Ethanol leicht, in Ether und Chloroform nicht lösen. Sie sind geruchlos; sie schmecken bitter.

Der bittere Geschmack ist geradezu ein Maß für die Konzentration an cyanogenen Glykosiden: So spricht man von bitteren Mandeln (2–3% Amygdalin enthaltend) und von süßen Mandeln (praktisch amygdalinfrei); oder von süßer Cassava (das sind die stärkereichen Knollen von *Manihot esculenta* CRANTZ; *Euphorbiaceae*) mit etwa 0,01% Linamarin im Knollenfleisch und von bitteren Cassava mit Gehalten von 0,02–0,4%.

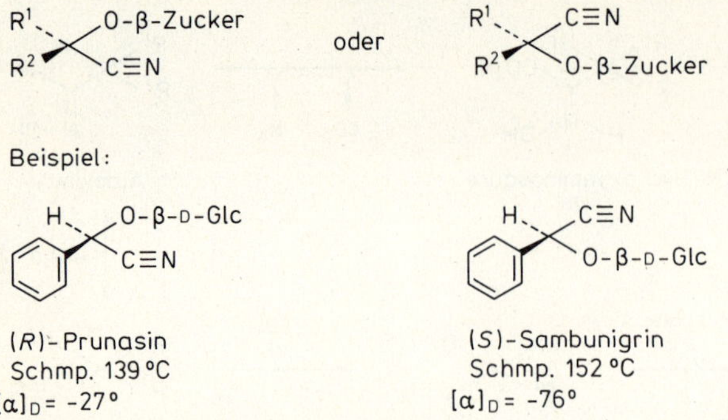

464 7 Stickstoff im Molekül enthaltende Inhaltsstoffe außer Alkaloide

Abb. 7.23. Zur Variation der cyanogenen Glykoside. Abhängig von der Aminosäure, von der sich das betreffende cyanogene Glykosid herleitet, variieren die Reste R^1 und R^2 entsprechend. Wenn die beiden Reste R^1 und R^2 ungleich substituiert sind ($R^1 \neq R^2$), so ist dies gleichbedeutend mit dem Auftreten eines weiteren Chiralitätszentrums (R oder S): Die Glykoside kommen in zwei diastereoisomeren Formen vor. Beispiel: (R)-Prunasin und (S)-Sambunigrin ($R_1 = H$; $R^2 = $ Phenyl)

Beispiel:

(R)-Prunasin
Schmp. 139 °C
$[\alpha]_D = -27°$

(S)-Sambunigrin
Schmp. 152 °C
$[\alpha]_D = -76°$

Chemische Eigenschaften. Cyanogene Glykoside können säurekatalysiert und enzymatisch gespalten werden. Erste Hydrolyseprodukte sind Zucker und Hydroxynitril, das aber nicht stabil ist und sich langsam mit dem entsprechenden Carbonylderivat und Blausäure, pH-abhängig, ins Gleichgewicht setzt. Pflanzenorgane, in denen cyanogene Glykoside lokalisiert sind, enthalten außer Glykosidasen auch Hydroxynitril-Lyasen, welche den Zerfall der Hydroxynitrile beschleunigen (Abb. 7.24).

Die glykosidspaltenden Enzyme besitzen eine gewisse Selektivität: Die Linamarase spaltet aliphatische 2-Hydroxynitrile, nicht aber aromatische Cyanide wie das (R, S)-Mandelsäurenitril. Emulsin wiederum spaltet bevorzugt aromatische 2-Hydroxynitrile.

Die nach hydrolytischer Spaltung sich bildende Blausäure (Cyanwasserstoff) ist ein Gas, das sich leicht aus dem Reaktionsgemisch durch Destillation oder besser durch Aeration mittels eines inerten Gases austreiben läßt und in alkalischer Lösung auffangen läßt.
In der alkalischen Lösung lassen sich Cyanid-Ionen in mehrfacher Weise nachweisen, beispielsweise durch die Berliner-Blau-Reaktion.
Eine Probe wird mit einigen Tropfen 5%iger $FeSO_4$-Lösung 1–2 min lang erwärmt. Vom entstehenden Niederschlag wird abfiltriert, das Filtrat mit verdünnter Salzsäure angesäuert und mit 3–10 Tropfen einer kaltgesättigten Lösung von Fe(II)-chlorid oder -sulfat versetzt. Unter spontaner Oxidation bildet sich Berliner Blau.

Auf der hydrolytischen Spaltung der cyanogenen Glykoside und auf der Flüchtigkeit des sich bildenden Cyanwasserstoffs basiert die Möglichkeit pflanzliche Lebensmittel, die Blausäureglykoside enthalten, zu entbittern und zu entgiften. Limabohnen von *Phaseolus lunatus* L. (Familie: *Fabaceae*) werden zerkleinert und angefeuchtet. Nach Ablauf einer Inkubationszeit wird die entstandene Blausäure durch Erhitzen vertrieben. Ganz analog verfährt man mit bitteren Mandeln aus *Prunus dulcis* (MILL.) D. A. WEBB var. *amara* [D. C.] (Familie: *Rosaceae*) sowie mit Aprikosen und Pfirsichkernen, die dann weiter zu Persipan (Marzipanersatz) verarbeitet werden.
Maniok, die stärkereichen Wurzelknollen von *Manihot esculenta* CRANTZ (Familie: *Euphorbiaceae*) werden nur dadurch der menschlichen Ernährung zugänglich, daß schon Kochen, Rösten oder Dämpfen der geschälten und gewaschenen Knollen ausreicht, das entstandene Blausäuregas zu vertreiben.

Toxikologie. Die cyanogenen Glykoside selbst sind praktisch ungiftig. Allerdings fungieren sie als „Pro-Toxin" in dem Sinne, daß im Organismus unter bestimmten Bedingungen Cyanwasserstoff freigesetzt wird, der gut resorbierbar ist. Die resorbierte Blausäure wird mit Hilfe des Enzyms Rhodanase rasch unschädlich gemacht; pro Stunde können 30–60 mg HCN in das wenig toxische Rhodanid (Thiocyanat) übergeführt werden. In Tierversuchen ließ sich zeigen, daß an sich toxische Dosen an cyanogenen Glykosiden oder an Cyanwasserstoff dann toleriert werden, wenn die Substanzen zeitlich verteilt in kleinen subtoxischen Dosen zugeführt werden (Scheline 1978). Offensichtlich kommt es zu einer akuten Intoxikation nur dann, wenn die Freisetzungsrate die Entgiftungsrate überschreitet.
Der Mechanismus der Freisetzung von HCN im Organismus nach Zufuhr von Blausäureglykosiden ist nicht in allen Details aufgeklärt. Im allgemeinen wird angenommen, daß exogen zugeführte pflanzliche β-Glucosidasen die Freisetzung im Sinne der Reaktionen Abb. 7.24 besorgen. Daraus läßt sich folgern:

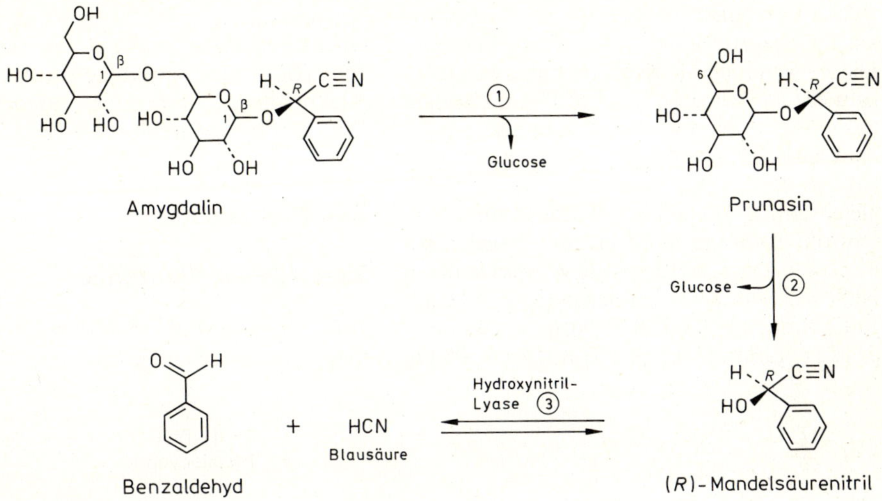

Abb. 7.24. Beispiel für den Abbau cyanogener Glykoside durch pflanzeneigene Enzyme. Zerreibt man bittere Mandeln und läßt den Extrakt im Wasser stehen, so entwickelt sich der Geruch nach Benzyldehyd und es läßt sich chemisch Blausäure nachweisen. Im lebenden Samen sind Substrat (Amygdalin) und Enzyme (Emulsin) in den Zellen getrennt lokalisiert. In wäßrigen Auszügen liegen Substrat und Enzyme nicht mehr in getrennten Kompartimenten vor, so daß die Umsetzung in Gang kommen kann. Emulsin ist ein Glykosidgemisch. Die Abspaltung der beiden β-D-Glucosemoleküle erfolgt in zwei Stufen und es sind daran zwei unterschiedliche Glucosidasen beteiligt: Amygdalase ① spaltet in D-Glucose und Prunasin (=Mandelsäurenitrilglucosid), das seinerseits unter dem Einfluß der Prunase ② in δ-Glucose und (R)-Mandelsäurenitril zerfällt. Das Mandelsäurenitril liegt im chemisch-thermodynamischen Gleichgewicht mit dem Benzaldehyd und HCN vor; die Einstellung des Gleichgewichts wird durch eine Hydroxynitril-Lyase ③ beschleunigt. Die Acidität des Magensaftes reicht zu einer protonenkatalysierten Glykosidspaltung nicht aus. Nur dann, wenn mit dem cyanogenen Glykosid zugleich die Enzyme in aktivierbarer Form peroral zugeführt werden, ist mit rascher HNC-Freisetzung auch im Magen-Darm-Trakt zu rechnen

Amygdalin als Reinsubstanz oral gegeben sollte kein HCN liefern, sehr wohl aber Amygdalin, wenn es im natürlichen Verband als „Ganzdroge" und damit zusammen mit Emulsin, dem Organismus zugeführt wird. Aus Tierversuchen ergibt sich allerdings, daß die Intestinalflora mit ihren Enzymen nicht außer Betracht bleiben darf. Gibt man Mäusen 5 g/kg KG Amygdalin intraperitoneal, so lassen sich keine Anzeichen einer Vergiftung beobachten; gibt man die wesentlich niedrigere Dosis von 350 mg/kg KG peroral, so wirkt diese Dosis letal. Amygdalin ist ein Beispiel für den seltenen Fall, daß die LD_{50} oral wesentlich niedriger ist als die LD_{50} parenteral. Vorbehandlung der Tiere mit Antibiotika, welche die Intestinalflora hemmen, hat zur Folge, daß entsprechend höhere Dosen Amygdalin toleriert werden (Smith 1971).

Leinsamen (s. Kap. 3.4.10.8 und 11.1.3) enthalten cyanogene Glykoside in Mengen von 0,1–0,8%. Trotzdem kommt es, wie Versuche am Menschen zeigten, nach Einnahme von 100 g eines Leinsamenpräparates zu keinem nachweisbaren Anstieg des HCN-Spiegels im Blut (Härtling 1969,; Schilcher 1986). Bei längerer Anwendungsdauer über 3–4 Wochen in einer Dosierung von dreimal 15 g pro Tag werden erhöhte Thiocyanatspiegel im Blut und im Urin gemessen, die Werten entsprechen, wie sie auch bei Zigarettenrauchern gemessen werden. Die Ursache für die „schlechte Bioverfügbarkeit" des Cyanwasserstoffs aus Leinsamen ist nicht befriedigend geklärt. Möglicherweise vermögen die cyanogenen Glykoside aus den weitgehend intakten Samen nicht herauszudiffundieren. Die Anwendung von ganzen Leinsamen oder von Leinsamen, deren Samenschale nur leicht aufgebrochen ist, scheint somit risikolos zu sein.

Laetrile. Unter dieser Bezeichnung wird ein Präparat zur unorthodoxen Krebsbehandlung empfohlen, das zur Hauptsache aus Amygdalin besteht (Fröhlich 1980; Tyler

1982). Gewonnen wird es durch Extraktion aus bitteren Aprikosen- und Pfirsichkernen.
Die Anwendung als Krebstherapeutikum beruht auf der Annahme, die mit β-Glucosidase ausgestattete Tumorzelle sei imstande, Amygdalin zu HCN abzubauen, nicht hingegen die gesunde Zelle: Die Tumorzellen würden sich gleichsam selbst ersticken (Kittler 1963).
Obwohl als risikolos bezeichnet, wurden bei Patienten Cyanid-Blutspiegel gemessen, die in Nähe des Letalbereiches liegen (Moertel et al. 1982; Herzog 1986). Ein 11 Monate altes Baby das aus Versehen 5 Laetril-Tabletten à 500 mg Amygdalin verschluckte, starb an den Folgen einer Cyanidvergiftung (Martindale 1982).
Eine kontrollierte klinische Studie ergab keine Anhaltspunkte für eine tumorhemmende Wirksamkeit (Moertel et al. 1982).

7.6 Glucosinolate

7.6.1 Chemie, Biochemie

Glucosinolate sind β-S-Glucoside von Thiohydroxyimsäuren, die infolge Veresterung

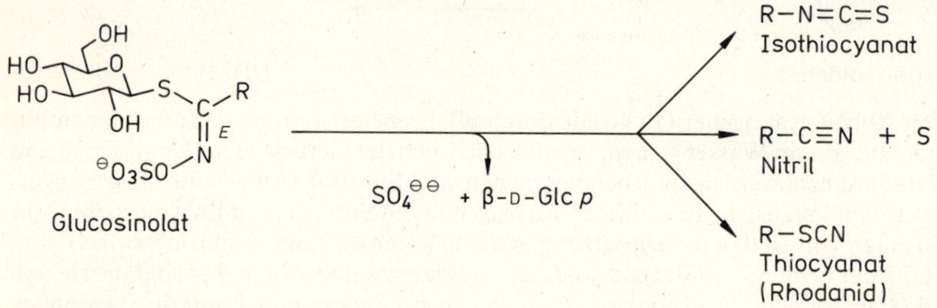

Abb. 7.25. Alle bisher in Pflanzen entdeckten Glucosinolate zeichnen sich durch ein gemeinsames Aufbauprinzip aus: sie enthalten als Strukturelement eine Hydroximinogruppe; sie enthalten zwei Schwefelatome im Molekül, einmal als β-Thioglucopyranosid und sodann als Sulfonsäurerest. In der Pflanze kommen Enzyme vor, die Glucosinolate zu Thiocyanaten, Isothiocyanaten oder Cyanoverbindungen (Nitrilen) abbauen können (Einzelheiten Abb. 7.27)

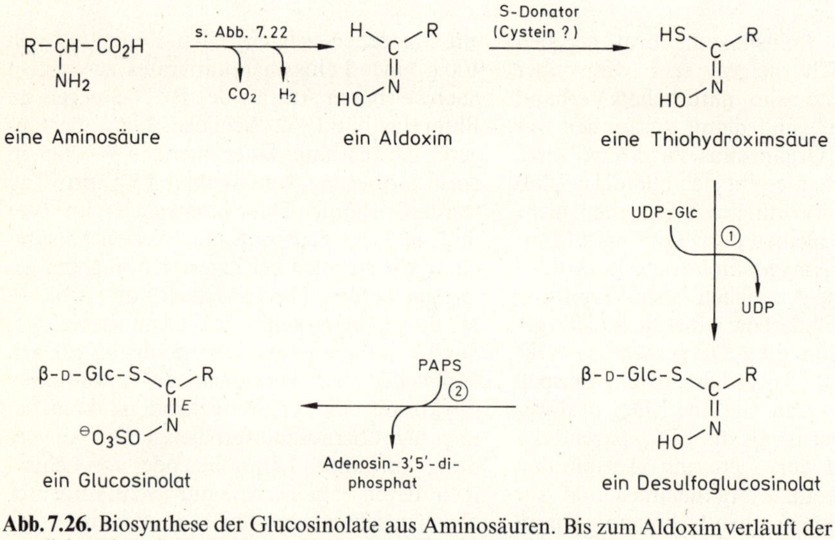

Abb. 7.26. Biosynthese der Glucosinolate aus Aminosäuren. Bis zum Aldoxim verläuft der Biosyntheseweg parallel zu dem der cyanogenen Glykoside (Abb. 7.22). Der Schritt vom Aldoxim zur Thiohydroximsäure ist in Einzelheiten bisher nicht aufgeklärt. Die Thiohydroximsäure wird unter der Einwirkung einer Thiohydroximatglucosyltransferase ① ins Desulfoglucosinolat übergeführt, um schließlich mittels einer Sulfotransferase ② (3'-Phosphoadenosin-5'-phosphosulfat = PAPS als Donator) zum Glucosinolat aufgebaut zu werden (Nach Larsen 1981 und Underhill 1980)

7.6 Glucosinolate

Tabelle 7.3. Beispiele für Glucosinolate: Vorkommen und biosynthetische Beziehung zu Aminosäuren

Trivialname	Halbsystematischer Name	Aminosäurevorstufe	Vorkommen
Sinigrin	Allylglucosinolat	Homomethionin	Schwarzer Senf *(Brassica nigra)*
Sinalbin	*p*-Hydroxybenzylglucosinolat	Tyrosin	Weißer Senf *(Sinapis alba)*
Glucorapin	3-Butenylglucosinolat	Dihomomethionin	Raps *(Brassica napus)*
Glucotropäolin	Benzylglucosinolat	Phenylalanin	Gartenkresse *(Lepidium sativum)*, Kapuzinerkresse *Tropaeolum majus)*
Gluconasturtiin	Phenylethylglucosinolat	Homophenylalanin	Brunnenkresse *(Nasturtium officinale)*
Glucobrassicin	3-Indolylmethylglucosinolat	Tryptophan	Wirsingkohl, Kohlrabi

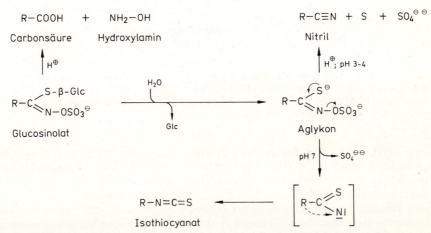

Abb. 7.27. Einige Hydrolyseprodukte der Glucosinolate. Säurehydrolyse, wie sie zur Hydrolyse von Acetalen durchgeführt wird, führt bei den Glucosinolaten zur Spaltung in Hydroxylamin und Carbonsäure. Pflanzeneigene Thioglucosidase (= Myrosinase), die beim Zerkleinern des Gewebes frei wird, baut sie zu den entsprechenden Iosthiocyanaten (= Senfölen) ab. Läßt man den Abbau bei schwach saurem pH ablaufen, so entstehen in einer Nebenreaktion Nitrile; weitere Reaktionsprodukte sind Schwefel, Sulfat und Glucose (nach Larsen 1981)

mit Schwefelsäure als Anion vorliegen (Abb. 7.25).

Biosynthetisch leiten sich die Glucosinolate von Aminosäuren ab (Abb. 7.26). Neben biogenen Aminosäuren wie Phenylalanin und Tyrosin kommen nichtproteinogene Aminosäuren als Vorstufen vor; die nichtproteinogenen Aminosäuren der Glucosinolatpräkursoren leiten sich von proteinogenen Aminosäuren durch Kettenverlängerung ab: Phenylalanin→Homophenylalanin; Methionin →Homomethionin und Homomethionin →Dihomomethionin (Tabelle 7.3).

Vorkommen. Glucosinolate kommen in einigen wenigen Familien der *Magnoliatae (Dicotyledoneae)* vor, so in bestimmten Arten aus den Pflanzenfamilien der *Brassicaceae (Cruciferae)* und *Tropaeolaceae*. Von pharmazeutischem Interesse sind Vorkommen in Samen von *Brassica-, Sinapis-* und *Tropaeolum-*Arten. Von toxikologischem Interesse ist das Auftreten von Glucosinolaten in Gemüsepflanzen.

Eigenschaften. Als ionische Verbindungen und als Glykoside sind die Glucosinolate hydrophile, nichtflüchtige, wasserlösliche Verbindungen. Einige Glucosinolate konnten als kristalline Salze mit Kalium, Natrium, Tetramethylammonium (z. B. als Cholinester in Sinapin Abb. 7.30) als Gegenionen isoliert werden. In Lösung sind sie nur in annähernd neutralem Milieu stabil.

Hydrolyseprodukte. Die einfache Säurehydrolyse führt nicht wie sonst bei Glykosiden

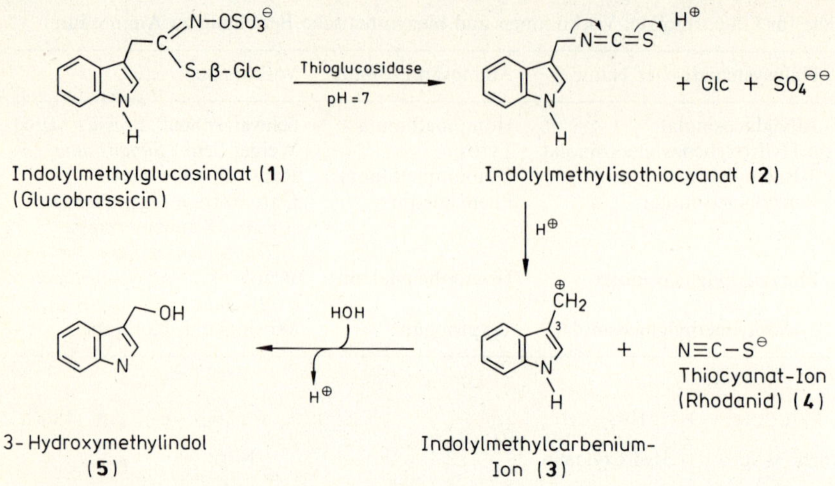

Abb. 7.28. Glucobrassicin (**1**) gehört zu den Glucosinolaten, welche anorganische Thiocyanat-Ionen (Rhodanid) (**4**) bilden. Das enzymatisch zunächst gebildete Isothiocyanat (**2**) dissoziiert in SCN⁻ und in das relativ stabile Indolylmethylcarbenium-Ion (**3**), das sich zu 3-Hydroxymethylindol (**5**) stabilisiert. Als Pseudohalogen haben Rhodanidionen Ähnlichkeit mit dem Jodid-Ion; sie hemmen in der Schilddrüse die Aufnahmen von Jodiden (= Hemmung der Jodination)

zum Aglykon und zum Zucker, bei den Glucosinolaten kommt es zu einem weitergehenden Abbau zu einer Carbonsäure und zu Hydroxylamin (Abb. 7.27).

Alle Pflanzen, welche Glucosinolate bilden, enthalten eine spezifische Thioglucosidase (= Myrosinase), welche die Spaltung der thioglykosidischen Bindung katalysiert. Das intermediär gebildete Aglykon zerfällt spontan in zwei miteinander konkurrierenden Reaktionen: protonenunabhängig zu Isothiocyanat und protonenabhängig zum entsprechenden Nitril (Abb. 7.27). Im sauren pH-Bereich kann das unter Myrosineinfluß entstandene Isothiocyanat anorganische Rhodanid-Ionen liefern (Abb. 7.28).

Myrosinase. Zerkaut man frische Senfsamen, so entwickeln die zunächst mild schmeckenden Samen nach kurzer Zeit den bekannten brennend scharfen Geschmack. Erst die Verletzung des Pflanzengewebes ermöglicht es offensichtlich, daß Substrat (Glucosinolat) und Enzym (Myrosinase = Thioglucosidase) in räumlichen Kontakt treten können. Man war früher der Ansicht, das Enzym würde in Idioblasten, gesonderten Myrosinasezellen, lokalisiert sein. Elektronenmikroskopische Untersuchungen ergaben, daß die Myrosinase (Thioglucosidase) an Mitochondrien, Dictyosomen und an das endoplasmatische Retikulum assoziiert ist, wohingegen die Glucosinolate in der Vakuole lokalisiert sind. Somit liegt Kompartimentierung auf Zellebene, nicht auf Gewebeebene vor.

Myrosinase wird durch Ascorbinsäure aktiviert. Sie setzt aus den Glucosinolaten Glukose frei: Die Aglykone, Thiohydroximsäuresulfatester, sind nicht beständig und zerfallen, je nach Reaktionsbedingungen und abhängig von der Struktur der Substituenten R der Abb. 7.27 in unterschiedlicher Weise, wie im vorhergehenden Abschnitt bereits beschrieben.

Einige Eigenschaften der Isothiocyanate (Senföle). In reinem Zustande sind die meisten Isothiocyanate farblose Flüssigkeiten; einige sind bei Zimmertemperatur kristallin. Beispiele:

Allylsenföl (Allylisothiocyanat) ist ein farbloses, mit der Zeit gelblich werdendes Öl von sehr stechendem, zu Tränen reizendem Geruch, auf der Haut Blasen erzeugend. Die Gewinnung erfolgt z. B. aus Samen von schwarzem Senf. Senfsamen werden durch Auspressen von fettem Öl befreit; der Preßkuchen wird durch Stehenlassen in lauwarmem Wasser fermentiert (autolysiert) und das entstandene Allylsenföl durch Wasserdampf abgetrieben. Allylsenföl wird heute in der Regel synthetisch hergestellt.

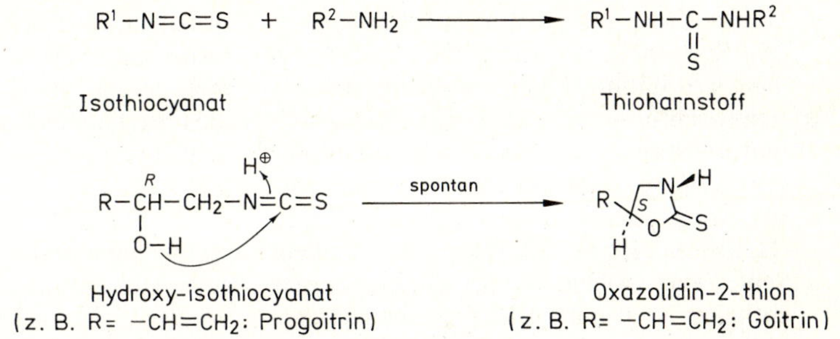

$$R^1-N=C=S \; + \; R^2-NH_2 \longrightarrow R^1-NH-\underset{\underset{S}{\|}}{C}-NHR^2$$

Isothiocyanat   Thioharnstoff

Hydroxy-isothiocyanat   Oxazolidin-2-thion
(z. B. R= $-CH=CH_2$: Progoitrin)   (z. B. R= $-CH=CH_2$: Goitrin)

Abb. 7.29. Einige Eigenschaften der Isothiocyanate (Senföle). Mit Aminen oder Ammoniak (R^2=H) bilden sich Thioharnstoffderivate, die gut kristallisieren und daher zur Charakterisierung der Senföle geeignet sind. Entstehen bei der Hydrolyse von Glucosinolaten 2-Hydroxyisothiocyanate, so erfolgt spontane Zyklisierung zu Oxazolidin-2-thionen. Beispiel: In vielen *Brassica*-Arten kommt Progoitrin vor, das bei der Verarbeitung der Gemüse in eine als Goitrin bezeichnete Ringverbindung übergeht. Hinweis zur Stereochemie: Das C-2 des Progoitrins (3-Butenyl 2-hydroxyglucosinolat), das in sehr vielen *Brassica*-Arten vorkommt, besitzt *R*-Konfiguration. In Meerkohlarten, z. B. in *Crambe abyssinica* Hochst ex R. E. Fries (ebenfalls Familie: *Brassicaceae* = *Cruciferae*) kommt das enantiomere (S)-*epi*-Progoitrin vor, das nach enzymatischer Spaltung (R)-*epi*-Goitrin (= (R)-5-Vinyloxazolidin-2-thion) liefert. Beide enantiomere Goitrine wirken kropferregend (*goitre* = engl. Kropf); auch in der Wirkungsstärke bestehen keine Unterschiede

Vorsicht beim Umgang mit Allylsenföl: es wirkt intensiv lokal reizend und darf daher niemals unverdünnt eingeatmet oder unverdünnt auf die Haut oder gar in den Mund gebracht werden.

Benzylsenföl (Benzylisothiocyanat) ist eine farblose Flüssigkeit von scharfem Kressegeruch. Es kann aus den Samen von *Tropaeolum majus* L., der Kapuzinerkresse oder aus der Gartenkresse (*Lepidium sativum* L.) gewonnen werden.

Hydroxybenzylisothiocyanat ist ein gelbes Öl, das sehr scharf schmeckt. Es ist nicht flüchtig, weshalb ihm der stechende Geruch anderer Senföle abgeht. Es kann aus weißen Senfsamen durch Autolyse gewonnen werden. Aus dem Fermentationsansatz läßt es sich nicht wie das Allylsenföl durch Wasserdampf übertreiben, man muß es mit einem organischen Lösungsmittel (Ether) ausschütteln.

Senföle sind reaktionsfähige Verbindungen. Von analytischem Interesse sind die Umsetzungsprodukte mit Ammoniak oder mit Aminen: es bilden sich Thioharnstoffderivate (Abb. 7.29). Senföle mit einer alkoholischen Gruppe in Position 2 zyklisieren zu Oxazolidin-2-thionen (Abb. 7.29). Von toxikologischem Interesse ist das in Kohlarten vorkommende Goitrin.

Biotransformation der Glucosinolate und Isothiocyanate. Das Schicksal der peroral zugeführten Glucosinolate ist nur sehr unvollkommen bekannt. Als ionisierte Verbindungen dürften sie kaum als solche resorbierbar sein. Unter den Intestinalbakterien haben aber einige Stämme ausgezeichnete Thioglucosidase-Aktivität, z. B. einige Arten der sogenannten Paracoli-Gruppe, so daß die Glucosinolate als Isothiocyanate resorbiert werden dürften. Nach Versuchen mit Ratten und Mäusen erfolgt dann in der Leber rascher Umbau über HCN zu Rhodanid (SCN^-). Isothiocyanate mit aktiven Substituenten wie Allyl- oder Benzylresten werden beim Menschen und einigen höheren Säugetieren (Hund, Schwein, Ratte) durch Addition von Glutathion und Umbau zum entsprechenden N-Acetylcysteinderivat harngängig gemacht.

Peroral zugeführtes Benzylisothiocyanat wird im Magen und Duodenum schnell und vollständig resorbiert. Die Ausscheidung erfolgt in erster Linie über die Nieren (Halbeisen 1954). Der Verzehr von etwa 10 g Kapuzinerkresse, Gartenkresse, Meerrettich oder von 20–30 mg Benzylisothiocyanat (Benzylsenföl) genügen, um nach Körperpassage dem Harn bakteriostatische Eigenschaften gegenüber 16 pathogenen Bakterienstämmen zu verleihen (Winter u. Willecke 1954).

Wirkungen, Anwendung

- Benzyl- und Allylthiocyanat wirken in einer Konzentration von 0,5–30 µg/ml antimikrobiell; das Wirkungsspektrum umfaßt

grampositive und gramnegative Bakterien und Sproßpilze; Schimmelpilze und *Pseudomonas*-Stämme bleiben unbeeinflußt.
- Benzylsenföl – wahrscheinlich auch Allylsenföl – stimuliert unspezifisch immunologische Abwehrreaktionen; der Antikörpertiter wird nach peroraler Gabe angehoben (Halbeisen 1954). Extrakte aus weißem Senf, die 4-Hydroxybenzylglucosinolat enthalten und somit 4-Hydroxybenzylsenföl freisetzen, induzieren eine Leukozytose, vergleichbar in etwa der bekannten postprandialen Leukozytose (Crasselt 1950).

7.6.2 Senf

Als Senf bezeichnet man die Samen verschiedener *Brassica*- und *Sinapis*-Arten, einjähriger Kräuter aus der Familie der Kreuzblütler (*Brassicaceae*, früher *Cruciferae*), die in gemäßigten Zonen der Erde kultiviert werden. Man unterscheidet schwarzen und weißen Senf. **Schwarzer Senf** stammt von *Brassica*-Arten ab, hauptsächlich von

- *B. nigra* (L.) KOCH (= schwarzer Senf im engeren Sinne),
- *B. integrifolia* O. E. SCHULZ (= Indischer Braunsenf),
- *B. cernua* (THUNB.) FORB et HEMSL (= Chinesischer und Japanischer Senf).

Die Samen der Senf liefernden *Brassica*-Arten sind sich alle ziemlich ähnlich: Sie sind klein, meist 1–2 mm im Durchmesser; die harte Samenschale ist dunkel rotbraun bis violett.
Weißer Senf von *Sinapis alba* L., auch gelber oder englischer Senf, früher als *Semen Erucae* offizinell, unterscheidet sich durch Farbe und Größe deutlich vom schwarzen Senf. Die Samen sind größer (2–2,5 mm im Durchmesser); die Oberfläche ist gelblich bis rötlichweiß. Senfsamen enthalten 30% fettes Öl, das, wie das Rüböl (s. Kap. 2.2.8.10) aus Glyceriden der Erucasäure und wenig Öl- und Linolsäureglyzeriden besteht. Weitere 30% des Samengewichtes entfallen auf Proteine (Globuline). Weißer Senf enthält reichlich Schleim, und zwar lokalisiert in der Samenepidermis: Beim Einweichen der Samen in Wasser quillt die Epidermis zu einer dicken weißen Schleimschicht auf. Demgegenüber ist der Schleimgehalt des schwarzen Senfs geringer.
Ein weiterer Unterschied betrifft die Glucosinolate:

- Weißer Senf enthält etwa 2,5% Sinalbin (Abb. 7.30),
- Schwarzer Senf enthält 1–1,2% Allylglucosinolat (= Sinigrin).

Senfmehl besteht aus entölten und gepulverten Senfsamen, und zwar entweder aus schwarzen Senfsamen allein oder aus einem Gemisch von schwarzem und weißem Senf. Verwendet wird Senfmehl zu hautreizenden Umschlägen und zu Fußbädern. Vorsicht bei der Anwendung: Es darf nur kurze Zeit auf der Haut belassen werden; Allylsenföl dringt sonst in tiefere Hautschichten ein und verursacht Blasenbildung mit später schlecht abheilenden Geschwüren.

Speisesenf ist eine Gewürzzubereitung, zu der weiße und schwarze Senfsamen in unterschiedlichem Mischungsverhältnis verarbeitet werden: Je höher die Anteile an geschälten schwarzen Senfsamen sind, um so schärfer wird das Produkt. Die feingemahle-

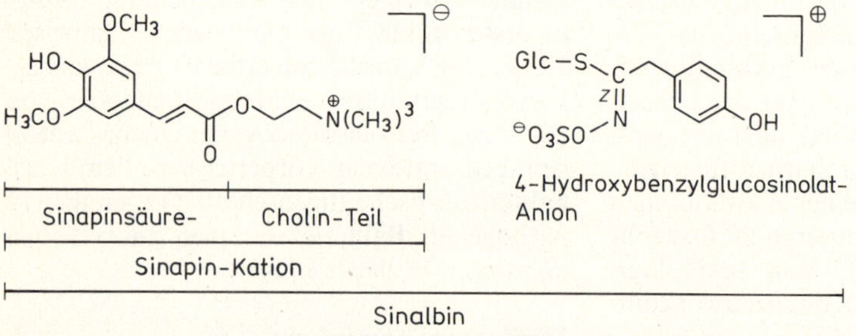

Abb. 7.30. Glucosinolate liegen in der Droge als Salze vor, in der Regel mit K^+ oder Na^+ als Gegenion. Sinalbin gehört zu den wenigen bisher in reiner Form isolierten Salzen, die als Gegenion ein Cholinderivat enthalten. Das Sinapinkation ist ein Cholin, das mit Sinapinsäure (4-Hydroxy-3,5-dimethoxyzimtsäure) verestert ist. Sinalbin ist das charakteristische Glucosinolat des weißen Senfs von *Sinapis alba* L

nen, oft auch entfetteten Senfsamen werden mit Wasser, Essig, Salz und verschiedenen Gewürzen (wie Curcuma, Ingwer, Piment, Paprika, Meerrettich) zu einer Maische angeteigt und einige Stunden bei Temperaturen belassen, die eine enzymatische Freisetzung der Senföle gewährleisten.

Senf ist ein viel verwendetes Gewürz mit den bekannten Wirkungen auf die chemischen Sinne (Geruch, Geschmack). Tierexperimentell wurden eine ganze Reihe pharmakologischer Wirkungen entdeckt (Glatzel 1968): Steigerung der Speichelmenge, Steigerung der Amylaseaktivität, Steigerung der Magensaftsekretion, Steigerung der Darmmotorik, Anregung der Gallenblasenmotorik (Cholagogum), antibakterielle Wirkung *in vitro* (trifft besonders auf das Benzylsenföl zu), Vergrößerung des Herzschlagvolumens, Blutdrucksteigerung, örtliche Gefäßerweiterung, Senkung der Thrombozytenzahl und Aktivierung der Fibrinolyse.

7.6.3 Hydrolyseprodukte von Glucosinolaten, die kropferzeugend wirken

Weißkohl, Kohlrüben, Wirsing, Blumenkohl und andere Gemüse aus der Familie der Kreuzblütler führen, wie man seit langem weiß, nach langdauernder Verfütterung an Kaninchen zur Vergrößerung der Schilddrüse und zur Senkung des Grundumsatzes. Einseitige Ernährung mit Kohl in Verbindung mit jodarmer Kost führt beim Menschen zu endemischem Kropf. Als strumigene Substanzen wurden in *Brassica*-Arten zwei Stoffgruppen entdeckt: die Rhodanide (Thiocyanate) und 5-substituierte Oxazolidin-2-thione (Abb. 7.31). Rhodanide entstehen, wie bereits beschrieben (Abb. 7.28), bevorzugt als hydrolytische Spaltprodukte aus Glucosinolaten deren Aglykone stabile Carbeniumionen (Allyl-, Benzyl-, Methylenindol-Carbeniumionen) liefern. So spaltet das im Wirsingkohl und im Blumenkohl enthaltene Glucobrassicin nahezu quantitativ SCN^- ab: Wirsing bis zu 30 mg%, Blumenkohl bis zu 10 mg%.

Auch die cyanogenen Glykoside (7.5) bilden Rhodanid, und zwar dadurch daß die im Organismus freiwerdende Blausäure durch eine Sulfurtransferase (Rhodanase) im Zuge der Entgiftungsreaktion zu Rhodanid umgesetzt wird. Zigarettenrauch enthält HCN; daher werden bei Zigarettenrauchern höhere Rhodanidblutspiegel gefunden als bei Nichtrauchern.

Rhodanid hemmt wie verschiedene andere einwertige Anionen (Chlorate, Perchlorate, Perjodate, Nitrate) kompetitiv den aktiven Jodid-Transport und somit die Jod-Aufnahme der Schilddrüse. Diese Hemmung des Jodid-Transportes kann durch zusätzliche Gabe von Jod durchbrochen werden. Hinzu kommt, daß Rhodanid in der Schilddrüse konzentriert wird (Ganong 1979).

Die zweite Gruppe von strumigenen Brassicafaktoren, die Oxazolidin-2-thione weisen einen anderen Wirkungsmechanismus auf; ihre kropfinduzierende Wirkung läßt sich nicht durch Jodgabe hemmen. Sie hemmen die Oxidation des Jodids zu Jodat und blockieren damit die Jodierung von Tyrosin. Die Oxazolidin-2-thione entstehen erst sekundär nach Thioglucosidasespaltung, weshalb in gekochtem Gemüse keine Goitrogene enthalten sein sollten. Enzyme, welche die thioglykosidische Bindung spalten, kommen jedoch auch im Darm vor – sie sind vermutlich bakteriellen Ursprungs –, so daß aus gekochtem Gemüse Oxazolidin-2-thione gebildet werden können.

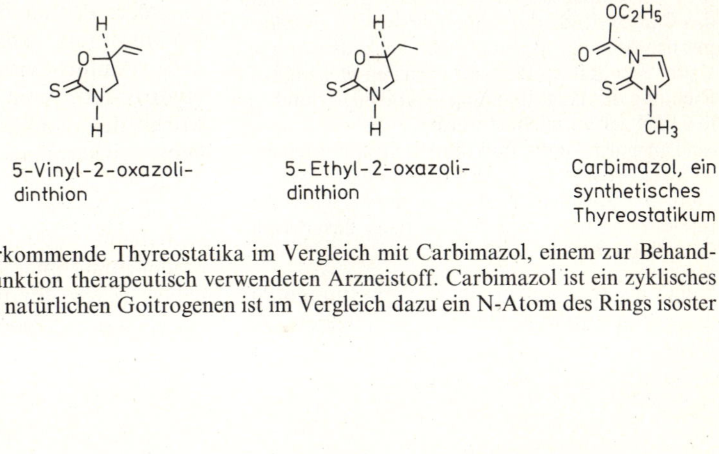

5-Vinyl-2-oxazolidinthion

5-Ethyl-2-oxazolidinthion

Carbimazol, ein synthetisches Thyreostatikum

Abb. 7.31. Zwei natürlich vorkommende Thyreostatika im Vergleich mit Carbimazol, einem zur Behandlung von Schilddrüsenüberfunktion therapeutisch verwendeten Arzneistoff. Carbimazol ist ein zyklisches Thioharnstoffderivat: In den natürlichen Goitrogenen ist im Vergleich dazu ein N-Atom des Rings isoster durch O ersetzt (Abb. 7.29)

Bei normaler gemischter Kost ist ihre Menge jedoch viel zu gering, als daß sie schädigend wirken können; bei Vegetariern und bei einseitiger Ernährung kann es aber zur Kropfbildung („Kohlkropf") kommen (Ganong 1979). Eine indirekte Quelle für Oxazolidin-2-thione ist die Milch, in der Mengen bis zu 0,1 mg/Liter gefunden wurden (Belitz u. Grosch 1985).

7.7 Peptide

7.7.1 Nomenklatur, Schreibweise, Einteilung

Zur Bezeichnung der Aminosäuren in Peptiden (und in Proteinen) dienen nach internationalen Empfehlungen, Drei-Buchstaben-Symbole, und zwar ein Großbuchstabe gefolgt von zwei Kleinbuchstaben, die meist aus den ersten Buchstaben des Trivialnamens gebildet werden. Zur Vereinfachung kann bei Vorliegen von L-Konfiguration die Konfigurationsangabe unterbleiben.

Höhere Homologe der verbreiteten Aminosäuren werden durch ein vorgestelltes H und zwei Anfangsbuchstaben des Trivialnamens, niedere Homologe entsprechen durch das Präfix Nor und den Buchstaben N bezeichnet, z. B. Homocystein = Hcy, Norleucin = Nlc. Auch die Angabe zusätzlicher Substituenten ist in Buchstabensymbolen möglich:

- 4-Hydroxytrypthan: Trp (4 OH),
- Phenylalaninmethylester: Phe-OMe,
- N-Acetylglycin: Ac-Gly,
- N-Methylleucin: MeLeu.

Peptide sind aus zwei oder mehr Aminosäuren aufgebaute Verbindungen, deren monomere Bausteine durch die Peptidbindung – formal eine Säureamidbindung – kovalent verknüpft sind. Bei linearen Peptiden bedeutet der Bindestrich zwischen den Namen der Aminosäuren vereinbarungsgemäß, daß das Carboxylende der links stehenden Aminosäure mit der Aminogruppe der rechtsstehenden Aminosäure verknüpft ist. Bei zyklischen Peptiden muß die Richtung der Peptidbindung –CO→NH– durch einen Pfeil gekennzeichnet werden.
Sind an einem Peptid funktionelle Gruppen der Seitenkette beteiligt, so werden die von dieser Aminosäure ausgehenden Bindungen durch senkrechte Bindestriche wiedergegeben (s. dazu das Beispiel Glutathion der Abb. 7.32).

Nach der Zahl der in einem Peptid miteinander verknüpften Aminosäuren unterscheidet

Tabelle 7.4. Die wichtigsten natürlich vorkommenden Aminosäuren mit ihren gebräuchlichen Abkürzungen

Abkürzung	Aminosäure	Abkürzung	Aminosäure
Ala	Alanin	Leu	Leucin
Asn	Asparagin	Lys	Lysin
Aps	Asparaginsäure	Met	Methionin
		Orn	Ornithin
Arg	Arginin	Phe	Phenylalanin
Cys	Cystein	Pro	Prolin
Gln	Glutamin	Ser	Serin
Glu	Glutaminsäure	Thr	Threonin
Gly	Glycin	Trp	Tryptophan
His	Histamin	Tyr	Tyrosin
Ile	Isoleucin	Val	Valin

man Oligopeptide und Polypeptide, wobei die Grenze zwischen beiden Gruppen bei einer Peptidlänge von 10 Aminosäuren liegt. Die Grenze zwischen den Polypeptiden und den Proteinen wird bei einer Molmasse von etwa 10 000, entsprechend 80–90 Aminosäuren, angesetzt; sie entspricht damit in etwa der Grenze der Dialysierbarkeit, d. h. daß Proteine die Dialysemembran nicht mehr passieren können.

An der Biosynthese der Proteine ist der ribosomale Biosyntheseapparat beteiligt; die Synthese der Peptide erfolgt schrittweise mit Hilfe von Synthetasen, die häufig zu Multienzymkomplexen zusammengefaßt sind. Daneben gibt es Peptide, die durch proteolytisch-enzymatischen Abbau ribosomal synthetisierter Protein-Präkursoren entstehen (in tierischen Organismen z. B. die Insuline).

Innerhalb der Gruppe der Oligopeptide unterteilt man weiter unter Angabe der Zahl der im Oligopeptid verknüpften Aminosäuren: man spricht von Di-, Tri- bis Nonapeptiden. Homöomere Peptide bestehen ausschließlich aus Aminosäuren; heteromere Peptide enthalten neben Aminosäuren weitere Bauelemente wie Hydroxyfettsäuren, Fettsäuren oder Zucker, wobei der Nichtaminosäure-Teil mit dem Peptidteil terminal verknüpft oder innerhalb der Kette liegend angeordnet sein kann. Auch die homöomeren Peptide müssen nicht ausschließlich Peptidbindungen enthalten (homodet-homöomer sein), sondern können daneben andere Bindungsarten wie Ester-, Disulfid- oder Thioetherbindungen enthalten

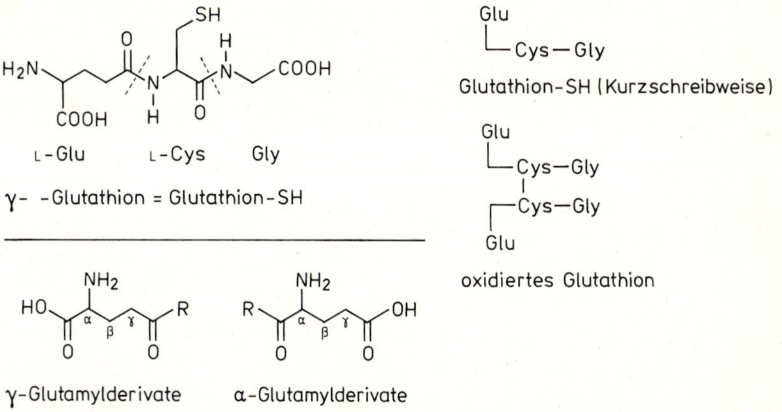

Abb. 7.32. Glutathion ist ein Tripeptid aus Glutaminsäure, Cystein und Glycin. Vereinbarungsgemäß wird bei linearen Peptiden das terminale Carboxylende nach rechts gesetzt. In der Kurzschreibweise zeigt der senkrechte Strich zwischen Cys und Glu an, daß nicht das α-Carboxyl des Glu, sondern das γ-Carboxyl eine Bindung eingegangen ist

(d. h. heterodet-homöomeren Aufbau zeigen). Peptide können sodann linear, verzweigt oder zyklisch aufgebaut sein. Innerhalb der zyklischen Peptide unterscheidet man teilzyklische und mono-, di-, bis polyzyklische Peptide. Beispiele:

- Bacitracin (Abb. 7.41): teilzyklisch,
- Gramicidin S (Abb. 7.41): monozyklisch,
- Phalloidin (Abb. 7.34): dizyklisch,
- Ribonuclease (s. Lehrbücher der Biochemie): polyzyklisch.

Eine spezielle Gruppe zyklischer Peptide bilden die Depsipeptide oder Peptolide. Es handelt sich um heteromer-zyklische Peptide, die neben Peptidbindungen auch Esterbindungen enthalten (z. B. die Actinomycin-Antibiotika) (Abb. 7.42).

7.7.2 Glutamylpeptide

7.7.2.1 Glutathion

Glutathion ist ein Tripeptid (Abb. 7.32) mit einer γ-Peptidbindung. Eine entscheidende Bedeutung für die Funktion im Stoffwechsel besitzt die SH-Gruppe (Sulfhydrilgruppe) des Cysteinylrestes; sie wirkt als Elektronendonator unter Ausbildung einer Disulfidbrücke zwischen zwei Glutathionmolekülen.

2 GSH − 2 [H] → GSSG
(reduziertes (oxydiertes
Glutathion) Glutathion)

Im tierischen Organismus kommt Glutathion in den meisten, wenn nicht überhaupt in allen Zellen vor: In der Leber von Ratten z. B. in einer Konzentration von etwa 5μM pro g Organgewicht. Auch in grünen Pflanzen und in Bakterien trifft man Glutathion ubiquitär an, allerdings in schwächeren Konzentrationen. Als Ausgangsmaterial zur Isolierung dient die gewöhnliche Bäckerhefe.

Glutathion fungiert als biologisches Redoxsystem. In der reduzierten Form kann es beispielsweise Hydroperoxide von Makromolekülen (von Enzymen und Membranproteinen), welche die Funktion dieser Makromoleküle beeinträchtigen würden (Beispiel: Abb. 10.16 und 10.17), reduzieren. Ähnlich schützt es Lipide vor Oxidation.

Glutathion besitzt eine fundamentale Bedeutung für den Zellstoffwechsel: Es reagiert mit Regulationsenzymen, wie den Schrittmacherenzymen der Glykolyse, der Nukleinsäure-, Protein- und Lipidsynthese oder mit denen der Gluconeogenese in folgender Weise:

$$2\,GS + Enzym\genfrac{<}{}{0pt}{}{SH}{SH} \leftrightarrows Enzym\genfrac{<}{}{0pt}{}{SH}{SSG} + GSH$$

Gemischtes Glutathiondisulfid

Einige Regulationsenzyme werden durch Oxidation von SH-Gruppen inhibiert und durch Reduktion aktiviert; andere dagegen werden mit steigender Glutathionoxidation beschleunigt (Schole et al. 1978). Unter grober Vereinfachung der Verhältnisse darf vielleicht gesagt

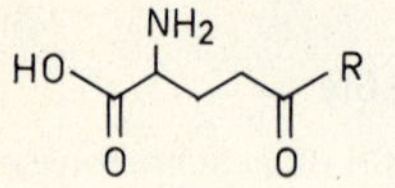

R	Vorkommen
Val	Knoblauch
Ile	,,
Met	Küchenzwiebel
Arg	,,
Phe	,,

Struktur	R	Vorkommen
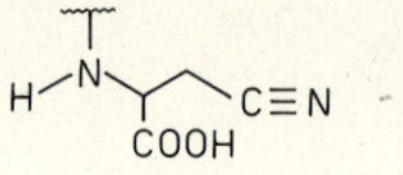 Glutamylcyanoalanin		neurotoxisches Prinzip in Wicken
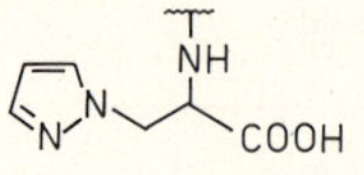 Glutamylpyrazolylalanin		Samen von Gurken und Kürbis
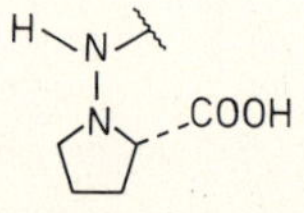 Linatin		Vitamin-B_1-Antagonist der Leinsamen

Abb. 7.33. Beispiele für lineare Di- und Tripeptide unter Beteiligung der γ-substituierten Glutarsäure (= γ-Glutamylderivate). Glutamylderivate sind im Pflanzenreich weit verbreitet. Eine Fundgrube sind Küchenzwiebel (von *Allium cepa*) und Knoblauch (von *Allium sativum*). Besonders eigenartige Peptide biosynthetisieren die Kürbisgewächse (*Cucurbitaceae*), indem sie den Pyrazolring ins Molekül einbauen (Dunnill u. Fowden 1965). γ-Glutamyl-β-Pyrazo-1-ylalanin wurden neben β-Pyrazol-1-ylalanin zuerst aus dem Samen der Wassermelone *Citrullus lanatus* (THUNB.) MATSUM. et NAKAI (Synonym: *C. vulgaris* SCHRAD.) isoliert

werden: Je mehr Glutathion in reduzierter Form verfügbar ist, desto besser laufen die biosynthetischen (anabolen) Prozesse. Der Glutathionstatus der Zelle läßt sich experimentell durch Bestimmung der Konzentration an oxidiertem und reduzierten Glutathion ermitteln. Die entsprechende Versuchsanordnung nach Schole et al. (1978) ist eine empfindliche und wichtige Methode der Regulationspharmakologie, um Arzneistoffe auf anabole und katabole Stoffwechselwirkungen zu prüfen. Beispielsweise konnte gezeigt werden, daß Ginsengextrakt in der geringen Dosis von 0,4 μg pro Tier (Ratte) das Glutathionsystem der Rattenleber innerhalb weniger Minuten nach oraler Gabe vermindert. Es ist dies gleichbedeutend mit einer Aktivierung wichtiger Syntheseprozesse. Die Versuchsanordnung, welche Änderungen des Glutathionstatus zu messen erlaubt, kann somit herangezogen werden, um die Wirkungsstärke von adaptogenen Drogen (s. Kap. 10.3.4) zu messen.

7.7.2.2 Weitere Glutamylpeptide

Die L-Glutaminsäure nimmt im Stoffwechsel der Aminosäuren eine Schlüsselstellung ein. Vielleicht daß es mit den Funktionen der L-Glutaminsäure (in der Transaminierung und als wichtige Durchgangsstufe im Proteinabbau) zusammenhängt, daß in der sog. Aminosäurefraktion von Reserveorganen grüner Pflanzen Glutamylpeptide in größter Mannigfaltigkeit gefunden werden können. Analog wie beim Glutathion sind auch bei dem Glutamylpeptiden die Aminosäurereste mit der γ-Carboxylgruppe verknüpft. Durch ein reiches Muster an unterschiedlichsten γ-Glutamylpeptiden zeichnen sich die Küchenzwiebel und der Knoblauch (*Allium-cepa*-Zwiebel und *Allium-sativum*-Zwiebel) aus. Über physiologische oder pharmakologische Wirkungen der Alliumpeptide liegen keine Untersuchungen vor. Nicht alle γ-Glutamylpeptide sind biologisch inerte Pflanzenstoffe wie das Beispiel des Linatin (Abb. 7.33), eines Inhaltsstoffes des Leinsamens (*Linum-usitatissimum*-Samens) zeigt. Linatin, eine optisch aktive, in Wasser sehr gut lösliche Substanz, wirkt antimikrobiell; vor allem aber ist sie ein Vitamin-B_6-Antagonist.

7.7.3 Gifte der Knollenblätterpilze

Vorkommen. Bestimmte *Amanita*-Arten. Ständerpilze (*Basidiomycetes*) aus der Unterordnung der Hutpilze (*Agaricales*), enthalten toxische Peptide, welche zu tödlich verlaufenden

Pilzvergiftungen führen können. In Mitteleuropa kommen in Frage:

- *Amanita phalloides* FRIES, der grüne Knollenblätterpilz,
- *Amanita verna* FRIES ex BUILLARD, der Frühlingsknollenblätterpilz, und
- *Amanita virosa* FRIES, der weiße Knollenblätterpilz.

Die Pilze wachsen in der Zeit von Juni bis Oktober in Buchen-, Eichen- und Fichtenwäldern, aber auch in Parkanlagen (Cetto 1976). Zu Vergiftungen kommt es vor allem dadurch, daß beim Pilzsammeln der Wiesenchampion, *Psalliota campestris* FRIES. mit dem grünen Knollenblätterpilz verwechselt wird.

Toxische Inhaltsstoffe. Es kommen zwei Gruppen toxischer Verbindungen vor: die Phallotoxine und die Amatoxine. Hauptvertreter der Phallotoxingruppe ist das Phalloidin (Abb. 7.34), der Amotoxingruppe das α-Amanitin (Abb. 7.35). Der ungewöhnliche Aufbau – heterodet, bizyklisch, ungewöhnliche Aminosäuren (L-Dihydroxyisoleucin bzw. L-γ-Hydroxyleucin) – verhindert ihren proteolytischen Abbau im Organismus; ebensowenig werden die Toxine durch Erhitzen bei der Zubereitung des Pilzgerichtes zerstört.
Für die Pathogenese der menschlichen Vergiftung sind die Amatoxine entscheidend. Die Phallotoxine werden so gut wie nicht resorbiert, so daß sie als Auslöser der Intoxikation zu vernachlässigen sind. Die Phallotoxine sind allerdings höchst giftig dann, wenn sie direkt in die Blutbahn gebracht werden.
Der Amatoxingehalt des grünen Knollenblätterpilzes liegt bei etwa 17 mg/100 g frischen Pilzgewebes; der Phallotoxingehalt bei etwa 40 mg/100 g. Die für den Menschen tödliche Dosis beträgt etwa 0,1 mg/kg KG, so daß 50 g frische Knollenblätterplize die tödliche Dosis enthalten können (Wieland u. Wieland 1959).

Chemische Eigenschaften und Nachweis. Die Phallotoxine und Amatoxine sind farblose, kristallisierbare Verbindungen; sie sind relativ lipophil, indem sie sich zwar in Wasser, aber auch in Ethanol gut lösen.
Eine als Zeitungspapiertest bekannte Farbreaktion (Wieland 1981) ermöglicht es, noch 0,02 mg Amatoxin pro ml Lösung nachzuweisen. Da die Amatoxinkonzentration in den Giftpilzen etwa 10mal höher ist, kann der einfache Test, gleichsam als Feldtest, zur Erkennung von Knollenblätterpilzen herangezogen werden:
Einen Tropfen des Pilzsaftes läßt man auf einer unbedruckten Stelle des Zeitungspapieres eintrocknen. Sodann tropft man auf die Stelle einige Tropfen 8–10 N Salzsäurelösung. Wenn Amatoxine vorliegen, verfärbt sich der

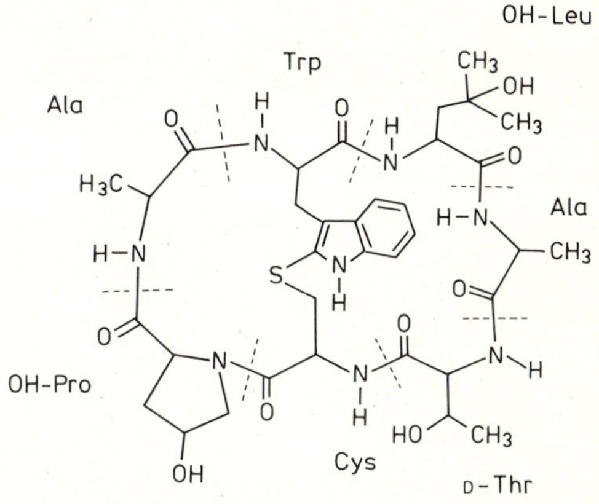

Phalloidin: Sekundärstruktur
(Stereochemie nicht berücksichtigt)

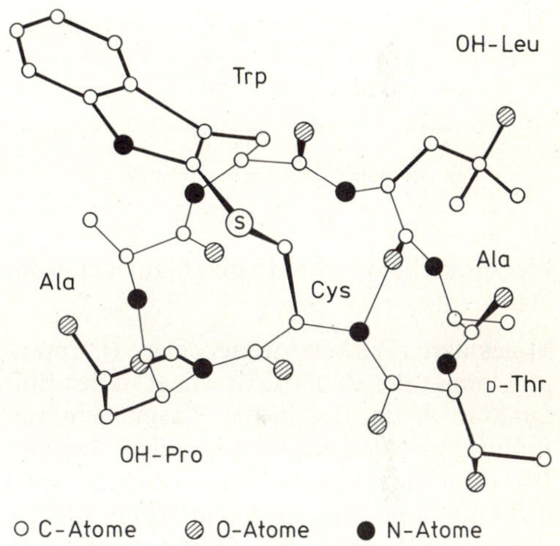

Phalloidin: Konformationsformel

Abb. 7.34. Phalloidin: oben Struktur- und unten perspektivische Konformationsformel nach Wieland (1981). Phalloidin ist ein von mehreren Peptiden der heterodet-bizyklischen Phallotoxingruppe. Es ist ein Heptapeptid, das zwischen den Aminosäuren Cystein und Tryptophan durch eine Thioetherbindung überbrückt ist. Die toxische Wirkung ist wesentlich an das γ-hydroxylierte Leucin geknüpft

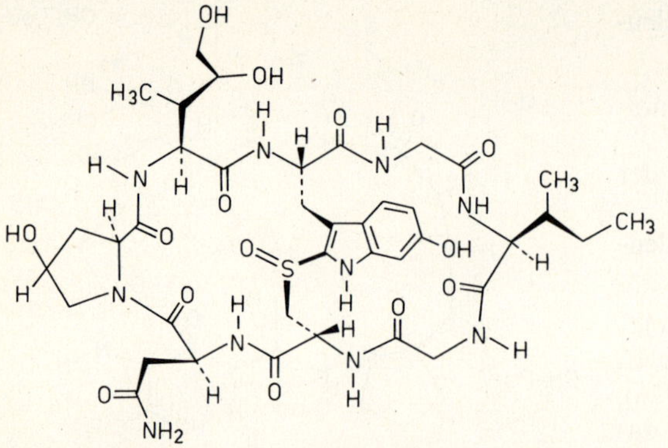

α-Amanitin: Sekundärstruktur

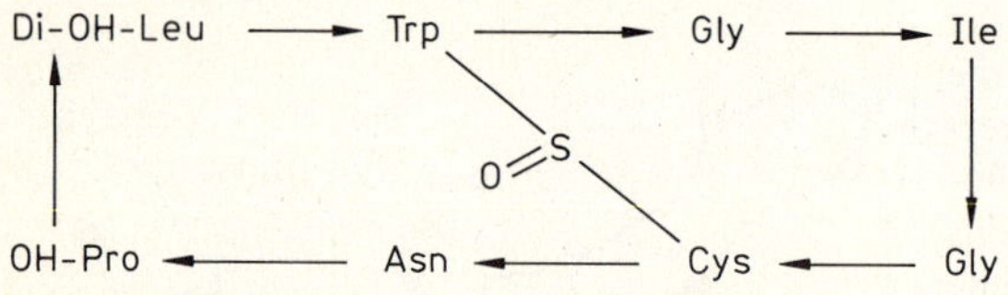

Di-OH-Leu → Trp → Gly → Ile

OH-Pro ← Asn ← Cys → Gly

α-Amanitin: Kurzschreibweise

Abb. 7.35. α-Amanitin, ein Vertreter der in *Amanita*-Arten vorkommenden toxischen bizyklischen Oktapeptide. Ein Unterschied zu der Phallotoxingruppe besteht darin, daß das Thioether-Brücken-Schwefelatom zur Sulfoxidgruppe oxidiert ist. Eine ungewöhnliche Aminosäure ist das L-Dihydroxyisoleucin. Wird das Dihydroxyisoleucin im α-Amanitin durch Isoleucin ersetzt, so liegt das Amanullin vor, eine völlig ungiftige Verbindung. α-Amanitin hemmt in extrem niedriger Konzentration spezifisch die kernplasmatische RNA-Polymerase II (=B) von eukaryontischen Zellen. Die kernplasmatische RNA-Polymerase III (=C) und die im Nukleolus lokalisierte RNA-Polymerase I (=A) werden auch bei Anwendung hoher Dosen nicht gehemmt, ebensowenig bakterielle RNA-Polymerasen

Fleck innerhalb von 5–15 min blau oder grünlich.

Molekulare Wirkungsweise. Der Hauptangriffspunkt der Phallotoxine liegt in der Bindung an Aktin, das in der Plasmamembran zahlreicher Zellen, insbesondere der Leber und Niere, vorkommt. Auf im einzelnen noch nicht genau bekannte Art und Weise wird die Zelle gleichsam leck: Kalziumionen treten als erste aus, gefolgt von Kaliumionen. In einem nächsten Stadium binden sich Phallotoxine (insbes. Phalloidin) an Membranen von Zellorganellen (des endoplasmatischen Retikulum, der Lysosomen usw.). Wenn die lysosomalen Membranen zerstört werden, treten die „Enzyme der intrazellulären Verdauung" aus und zerstören die Zelle.
Die Wirkung der Amatoxine konzentriert sich auf den Zellkern, genauer noch, auf die Kernkörperchen (*Nucleoli*), in denen die Biosynthese der ribosomalen RNA sowie die der Ribosomen erfolgt. Elektronenoptisch ließ sich beobachten, daß als erstes die Nucleoli desintegriert werden. Ergänzende molekularbiochemische Studien ergaben, daß sich α-Amanitin mit großer Affinität und stöchiometrisch (1:1) an die RNA-Polymerase vom B-Typ (=II-Typ) bindet und sie auf diese Weise

funktionsunfähig macht. B-Typ-RNA-Polymerase synthetisiert Präkursoren der mRNA. Letztlich kann die Zelle keine neuen Proteine bilden; sie „verhungert" gleichsam, nachdem die alten Proteine aufgebraucht sind. Dieser Wirkungsmechanismus macht es verständlich, warum bei der Knollenblätterpilzvergiftung Todesfälle in der Regel erst nach 3–5 Tagen auftreten. So lange dauert es, bis wichtige Struktur- und Funktions-(Enzym-)proteine in der Leber und in den Nieren aufgebraucht sind.
Zum Giftnachweis im Organismus im Vergiftungsfall ist nur die radioimmunologische Bestimmung geeignet.

Vergiftungsverlauf. Man unterscheidet klinisch 3 Phasen (v. Clarmann et al. 1979):

- Latenzphase: eine symptomlose Phase von etwa 5–24 h Dauer, gerechnet nach Aufnahme der Pilzgifte,
- gastrointestinale Phase: 1–2 Tage lang massives Erbrechen, kolikartige Bauchschmerzen, blutige Durchfälle,
- hepatorenale Phase: sie dauert etwa 2–8 Tage und verläuft je nach Menge der aufgenommenen Gifte unterschiedlich. Im Ex-

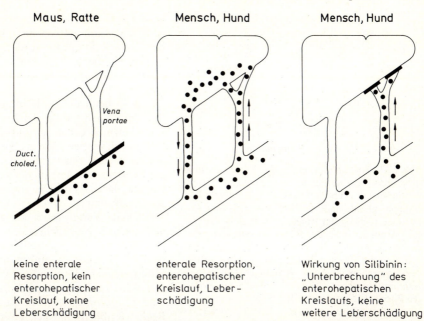

Abb. 7.36. Schutzwirkung von Silibinindihydrogensuccinat (Strukturformel Abb. 10.68) bei α-Aminitinvergiftung (Vogel 1987). Für den Menschen ist α-Aminitin ein tückisches Gift auch deshalb, weil sich ein lang anhaltender enterohepatischer Kreislauf entwickelt. Führt man Silibinindihydrogensuccinat im Vergiftungsfalle zu, so wird das in die Leberzelle eingedrungene α-Amanitin nicht antagonisiert, es wird aber der enterohepatische Kreislauf weitgehend unterbrochen (Floersheim et al. 1978; Vogel 1983). Der Hund ist gegen orale Gaben von α-Amanitin ähnlich empfindlich. Hingegen tolerieren Maus und Ratte perorale Gaben, da die Gifte des Knollenblätterpilzes bei diesen Tierspecies nicht resorbierbar sind

tremfall kommt es nach vorübergehender Besserung zu Gelbsucht, Harnverhalten, Somnolenz und Tod im *Coma hepaticum* an den Folgen der hämorrhagischen Diathese.

Die Rolle biogener Arzneistoffe bei der Behandlung von Knollenblätterpilzvergiftungen. Das besondere Problem bei der Behandlung von Amatoxinvergiftungen besteht darin, daß die biochemische Läsion lange vor dem Auftreten der ersten Symptome erfolgt. Membranabdichtende Stoffe, welche hepatoprotektiv stark wirksam sind, z. B. das Silybin (s. Kap. 19.6.6 und Abb. 10.68) sind daher in der therapeutischen Situation von nur beschränkter Wirksamkeit. In Tierversuchen gibt sich dies darin zu erkennen, daß die therapeutische Wirksamkeit stark vom Zeitintervall zwischen Toxingabe und Arzneistoffapplikation abhängig ist. Zwar ist unbestritten der protektive Antiamanitin-Effekt des Silybins wesentlich zuverlässiger als der kurative: dennoch konnten beim Hund auch klare kurative Effekte gegen experimentelle Knollenblätterpilzvergiftungen nachgewiesen werden (Vogel 1980) (Abb. 7.36). Der Effekt ist sehr strukturspezifisch; dem Silybin chemisch nahe stehenden Phenolen, wie Coniferylalkohol, Taxifolin, Morin oder Quercetin gehen Antimanitineffekte ab.

7.7.4 Peptidalkaloide

7.7.4.1 Einführung

In der Natur wurden bisher zwei unterschiedliche Typen gefunden: makrozyklische und kondensiert-zyklische Peptidalkaloide. Makrozyklische Vertreter kommen gehäuft bei den Kreuzdorngewächsen (*Rhamnaceae*) vor. Als Beispiel sei das Frangulin (Abb. 7.37) angeführt, das sich in geringen Mengen in der *Rhamnus-frangula*-Rinde vorfindet. Die Rhamnazeenpeptide bestehen nicht ausschließlich aus Aminosäuren; viele Vertreter enthalten als auffallend das in der Seitenkette

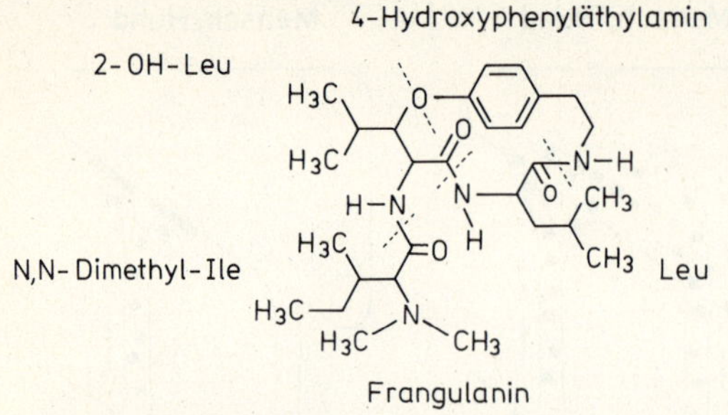

Abb. 7.37. Frangulanin, ein in der Faulbaumrinde (Rhamnus-frangula-Rinde = Frangulae cortex) vorkommendes Peptidalkaloid und seine Bausteine. Ähnlich gebaute makrozyklische Peptide (mit 13-, 14- oder 15gliedrigen Ringen) kommen in zahlreichen Arten der folgenden Pflanzenfamilien vor: *Celastraceae, Rhamnaceae* und *Rubiaceae*. Es handelt sich um sehr schwach basische Stoffe ohne auffallende pharmakologische Wirkungen, abgesehen von „antibiotischer" Aktivität gegen einige niedrigen Pilze und grampositive Bakterien

hydrierte biogene Amin Dihydrotyramin (4-Hydroxyphenylethylamin). Auffallende biologische Wirkungen scheinen den Rhamnazeenalkaloiden zu fehlen. Im Gegensatz dazu zeichnen sich die kondensierten zyklischen Mutterkornalkaloide durch eine Vielzahl pharmakologischer Wirkungen aus, wodurch sie zu wichtigen Arzneistoffen werden.

7.7.4.2 Peptidalkaloide des Mutterkorns

Terminologisches. *Secale cornutum,* pharmazeutische Bezeichnung für Mutterkorn: von lat. *secale* = Roggen, *cornutum* = gehörnt, da das Mutterkorn hornförmig gekrümmt ist.
Ergot, englischer und französischer Name des Mutterkorns; von dieser Bezeichnung leiten sich die Namen der Inhaltsstoffe ab wie Ergotamin, Ergotoxin usw. Unter dem Einfluß der angelsächsischen Literatur findet man neuerdings den Terminus Ergot-Alkaloide anstelle von Mutterkorn- oder Secale-Alkaloide auch im Deutschen. Als *Ergotismus* bezeichnet man die Vergiftung durch Mutterkorn.

Geschichtliches. Das Mutterkorn hat in früheren Jahrhunderten durch die ungenügende Säuberung des Brotgetreides in Gegenden, die Roggen zu Brot verarbeiten (Deutschland, die Länder Osteuropas) zu Massenvergiftungen geführt. Noch in den Jahren 1926/27 kam es in Rußland zu einer chronischen Mutterkornvergiftung mit über 11000 Erkrankungen (Wirth u. Gloxhuber 1981). Bei den historisch in Erscheinung getretenen Epidemien waren bald mehr Krämpfe im Vordergrund (*Ergotismus convulsivus*), bald Nekrosen, bisweilen ganzer Gliedmaßen (*Ergotismus gangraenosus*).

Durch die heute übliche Reinigung des Getreides, dank auch infolge der Verwendung von Fungiziden, kommen chronische Vergiftung kaum noch vor; sie können allerdings dann erneut auftreten, wenn unbehandeltes Getreide aus biologischem Anbau, noch dazu selbst gemahlen, die Basis für eine sogenannte natürliche Ernährung ist.

Medizinale Vergiftungen kommen gelegentlich bei mißbräuchlicher Verwendung dann vor, wenn entsprechende Präparate über lange Zeit hochdosiert eingenommen werden. Mißbräuchliche Verwendung von Ergotamin z. B. führt zu Symptomen, die an den historischen *Ergotismus gagraenosus* erinnern: zu Beginn Kribbeln und Pelzigwerden der Haut als Folgen anhaltender Gefäßkontraktionen und schlechter Durchblutung. Gangränöse Veränderungen des späten Stadiums beginnen meist an Fingern und Zehen (Schmid 1978).

Allgemeiner Aufbau der Secale-Peptidalkaloide. Die Peptide des Mutterkorns sind keine „reinen Peptide"; sie weisen einen gemischten Aufbau auf, indem sie aus einem zyklischen Tripeptidteil und aus einer tetrazyklischen Indolverbindung, der Lysergsäure (Abb. 8.33) zusammengesetzt sind. Das Carboxyl der Lysergsäure ist als Säureamid an die freie Aminogruppe des Tripeptids gebunden. Die unmittelbar an die Lysergsäure gebundene Aminosäure ist eine variable α-Hydroxy-Aminosäure, die bei Verseifung des Peptids nicht stabil ist und in Ammoniak und in die entsprechende α-Ketocarbonsäure zerfällt. Die Konstitution dieser Säure liefert das Einteilungsprinzip für die Peptidalkaloide in drei Gruppen, in die Ergotamin-, Ergocristin- (bzw. Ergotoxin-) und Ergostingruppe (Abb. 7.38). Sie bilden die in Wasser schwer lösliche Alkaloidfraktion, zum Unterschied von den in Wasser besser löslichen Säureamiden der Ergobasin- bzw. Ergometringruppe, die an anderer Stelle (Kap. 8.4.1) besprochen werden.

Vorkommen. Die Peptidalkaloide werden aus Mutterkorn gewonnen.

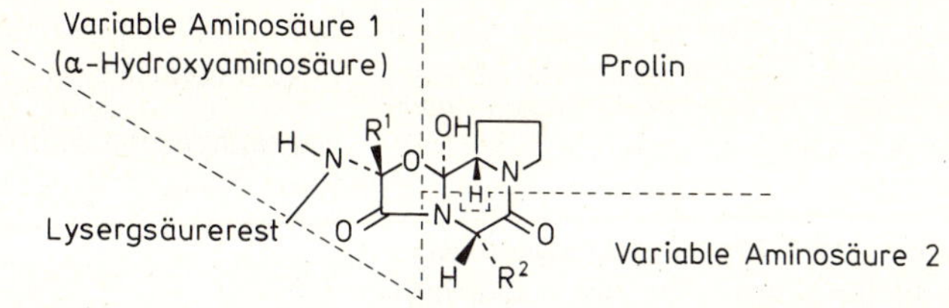

7.7 Peptide

	Aminosäure 1		Aminosäure 2	
	R^1	Name	R^2	Name
Ergotamin	$-CH_3$	OH(α)-Ala	$-CH_2-C_6H_5$	Phe
Ergosin	$-CH_3$	OH(α)-Ala	$-CH_2-CH(CH_3)_2$	Leu
Ergocristin	$-CH(CH_3)_2$	OH(α)-Val	$-CH_2-C_6H_5$	Phe
α-Ergokryptin	$-CH(CH_3)_2$	OH(α)-Val	$-CH_2-CH(CH_3)_2$	Leu
β-Ergokryptin	$-CH(CH_3)_2$	OH(α)-Val	$-CH(CH_3)C_2H_5$	Ile
Ergocornin	$-CH(CH_3)_2$	OH(α)-Val	$-CH(CH_3)_2$	Val
Ergostin	$-C_2H_5$	α-Amino-α-Hydroxy-n-buttersäure	$-CH_2-C_6H_5$	Phe

Abb. 7.38. Übersicht über die im Mutterkorn aufgefundenen Peptidalkaloide. Zur Konstitution der Lysergsäure s. Abb. 8.33. Am Aufbau des Peptidteils sind drei Aminosäuren beteiligt, die durch Lactambildung zu einem trizyklischen kondensierten Ringsystem verknüpft sind. (Lactame sind zyklische Säureamide). Eine der drei Aminosäuren, L-Prolin, findet sich in sämtlichen Alkaloiden. Nach der Variation der dem Lysergoylrest benachbarten nicht-proteinogenen α-Hydroxyaminosäure unterscheidet man drei Peptidalkaloidgruppen: die Ergotamingruppe mit α-Hydroxyalanin, die Ergotoxingruppe mit α-Hydroxyvalin und die Ergostingruppe mit α-Amino-α-Hydroxy-n-buttersäure

Unter Mutterkorn versteht man das vor allem in Roggenähren vorkommende, schwarz-violette, 2 bis 3 cm lange, hornförmig gekrümmte Dauermyzel des Mutterkornpilzes, *Claviceps purpurea* (FRIES) TULASNE. *Claviceps*-Arten (lateinisch: *clava* = Keule, *-ceps* = köpfig, nach den gestielten Köpfchen, die sich aus den Sklerotien heraus entwickeln) gehören zur Ordnung der *Clavicipetales* und zur Klasse der Schlauchpilze oder *Ascomycetes* (nach dem charakteristischen schlauchförmigen Sporangium, dem Askus, vom griechischen *askos* = Schlauch).

Natürlicher Entwicklungszyklus des Mutterkornpilzes (Kobel 1982). Während die meisten Pilze saprophytisch, d.h. auf totem organischen Substrat leben, gehört *Claviceps purpurea* zu den Pilzen mit parasitischer Lebensweise. Spezialisiert ist er auf eine Lebensweise auf Gramineenblüten, vorzugsweise auf denen des Roggens, *Secale cereale* L.

- Im natürlichen Lebenszyklus wachsen aus dem Sklerotium nach Überwinterung lang gestielte, kugelige Fruchtkörperchen (*Stromata*). Unter der Oberfläche dieser Köpfchen bilden sich ovale Behälter (*Perithezien*), welche die Schläuche (*Asci*) mit jeweils acht dünnen Askosporen enthalten.
- Eine Askospore, die durch den Wind auf die Narbe einer Roggenblüte gelangt, keimt dort mit Pilzfäden aus, welche die Samenanlage befallen (Primärinfektion). Der Fruchtknoten wird mit einem Myzel überzogen, das von einem bestimmten Zeitpunkt an Konidien abzuschnüren beginnt.

Hinweis. Als Konidien (vom griechischen *konis* = Staub, weil die Sporen fein wie Staub sind) bezeichnet man alle Sporen, die am Myzel exogen durch Abschnürung oder Knospung entstehen (= asexuelle Sporenbildung).

- Durch einen vom Myzel ausgeübten Reiz scheidet die Roggenpflanze eine zuckerhaltige, zähe Flüssigkeit aus, den Honigtau, der mit Konidiosporen durchsetzt ist. Wie die Askosporen, sind auch die Kondiosporen befähigt, Roggenblüten zu infizieren. Der Honigtau lockt Insekten an, die auf diese Weise zu zahlreichen Sekundärinfektionen beitragen. Das Honigtaustadium des Pilzes wird in der Literatur auch als *Sphacelia*stadium bezeichnet.
- Nachdem das Fruchtknotengewebe vom Pilz aufgezehrt worden ist, entwickelt sich ein kompaktes Hyphengeflecht, das nach und nach das lockere konidienbildende Myzel verdrängt. Durch starkes interkalares Wachstum vergrößert sich das Sklerotium so, daß es aus der Ähre herausragt. Es stellt nunmehr das Mutterkorn dar, das für die Überwinterung gerüstet ist.

Hinweis. Als interkalar (vom lateinischen *intercalarius* = zwischengeschaltet) bezeichnet man ein Wachstum, das mit Hilfe eines in das Dauergewebe eingeschalteten Bildungsgewebes stattfindet.

Produktion von Mutterkorn im Feldanbau (Kobel 1982). Die parasitische Freilandkultur wurde dadurch möglich, daß die Gewinnung von Impfmaterial in Form von Konidiosporen auf sterilisierten Nährmedien möglich ist. Sowohl in Oberflächen- als auch in Submerskultur bildet *Claviceps purpurea* ein dem *Sphacelia*stadium vergleichbares Hyphengeflecht aus, das reichlich sporuliert. Diese in Kulturen gezogenen Konidiosporen werden in Wasser suspendiert, so daß etwa 1 Million Sporen pro ml enthalten sind. Für den eigentlichen Impfvorgang wurden eigene Geräte, Impfbretter und mobile Impfmaschinen, entwickelt; sie bestehen im wesentlichen aus einem System von Hohlnadeln, die etwas Konidiensuspension aufnehmen können und mit denen dann die Roggenähren angestochen werden. Zwar ist Infektion auch durch bloßes Zerstäuben der sporenhaltigen Flüssigkeit über den blühenden Roggenfeldern möglich, doch ist die Angehrate unbefriedigend. Durch Auswahl geeigneter Stämme, sogenannter chemischer Rassen, kann man die Menge und das Alkaloidspektrum innerhalb bestimmter Grenzen variieren.

Saprophytische Kultur. Die Alkaloidbiosynthese ist natürlicherweise an das parasitisch sich entwickelnde sklerotisierende Gewebe gebunden. Bei saprophytischer Submerskultur entsteht ein lockeres Hyphengeflecht, das alkaloidfrei ist. Das Problem bestand folglich darin, Stämme zu finden, die auch in Submerskultur ein kompaktes, den natürlichen Sklerotien histologisch vergleichbares Myzelium zu bilden vermögen. Durch Selektion und Mutation ist es tatsächlich gelungen, entsprechende Stämme zu züchten. Die lange Kulturdauer von zwei bis drei Wochen, der hohe Bedarf an Sauerstoff, Anforderungen an Sterilität ohne Antibiotikazusatz und Empfindlichkeit gegen mechanische Beanspruchung (Rühren) stellen allergrößte Anforderungen an die Produktionsanlagen (Kobel 1982).

Die Alkaloide werden nicht, wie etwa das Penizillin, in die Fermentationsbrühe ausgeschüttet. Die Peptidalkaloide bleiben zum größten Teil in den Zellen lokalisiert; sie werden aus dem getrockneten Myzel durch Extraktion gewonnen.

Alkaloidgewinnung. Das Drogengut wird mit dem schwach sauer reagierenden Aluminiumsulfat vermischt; Extraktion mit lipophilen organischen Lösungsmitteln (z. B. Toluol) führt zur Entfernung lipophiler Neutralstoffe und lipophiler Säuren. Nach erschöpfender Vorextraktion wird das Extraktionsgut durch Durchleiten von Ammoniak basisch gestellt. Extrahieren mit dem gleichen lipophilen Lösungsmittel löst nunmehr die freien Alkaloidbasen heraus. Die pharmazeutische Industrie verfügt heute über *Claviceps*-Stämme, welche einzelne Peptidalkaloide nahezu frei von Nebenalkaloiden bilden, wodurch sich die weitere Verarbeitung zu kristallinen Arzneistoffen stark vereinfacht.

Mutterkornpeptidalkaloide als Arzneistoffe. In industriellem Maßstab gewinnt man die folgenden Alkaloide bzw. Alkaloidfraktionen: Ergotamin, Ergocristin, und Ergotoxin (Gemisch aus Ergocornin, Ergocristin, α- und β-Ergokryptin). Von diesen Präparationen wird heute nur noch das Ergotamin unmittelbar als Arzneistoff verwendet; die übrigen erst nach partialsynthetischer Umwandlung in die Dihydroderivate. Somit stehen aus der Reihe der

Ergot-Peptidalkaloide die folgenden Arzneistoffe zur Verfügung.

- Ergotamintartrat (DAB 9),
- Dihydroergotamin, meist als Dihydroergotaminmesylat (-methansulfat),
- Dihydroergocristin, meist als Dihydroergocristinmesylat,
- Dihydroergotoxin; die Präparate enthalten die Mesylate des Dihydrocornins, Dihydroergocristins, α-Dihydroergokryptins und des β-Dihydroergokryptins im Mischungsverhältnis von etwa 3:3:2:1.

Einige Eigenschaften, Analytik. Die Salze der therapeutisch verwendeten Mutterkornalkaloide sind weiße, kristalline Pulver; geruchlos; schwer löslich in Wasser und Ethanol, praktisch unlöslich in Ether. Zur Charakterisierung eignen sich in erster Linie die physikalischen Konstanten wie UV-Absorption, IR-Absorptionsspektrum und spezifische Drehung.

Die Derivate der (5R, 8R)-Lysergsäure unterliegen in wäßriger Lösung, einer Umlagerung in die entsprechenden Derivate der (5R, 8S)-Isolysergsäure, die pharmakologisch wenig wirksam sind.

Diese Epimerisierung ist mit starker Änderung der optischen Drehung verbunden wie die folgenden Beispiele zeigen:

Lysergsäurederivat $[\alpha]_D$ in Chloroform		Isolysergsäurederivat $[\alpha]_D$ in Chloroform	
Ergotamin	−160°	Ergotaminin	+369°
Ergocristin	−183°	Ergocristinin	+366°
Ergokryptin	−187°	Ergokryptinin	+408°
Egocornin	−188°	Ergocorninin	+409°

Die Dihydroderivate unterliegen keiner entsprechenden Isomerisierung.

Die Prüfung auf verwandte Substanzen erfolgt mit Hilfe der Dünnschichtchromatographie, nach den Vorschriften der Pharmakopöen, indem halbquantitativ gearbeitet wird: eine authentische Vergleichsprobe bekannter Konzentration muß hinsichtlich Rf-Wert, Intensität der Zonen und Fluoreszenzfarbe mit der Prüfprobe Übereinstimmung zeigen.

Die Peptidalkaloide der Lysergsäure weisen im UV-Licht (365 nm) hellblaue Eigenfluroeszenzen auf; die korrespondierenden Dihydroderivate fluoreszieren erst nach intensiver UV-Bestrahlung (Bildung von Lumiderivaten) gelb. Zum Nachweis der Mutterkornalkaloide sind die folgenden zwei Farbreaktionen wichtig:

- Farbreaktion nach Keller. Die Prüflösung wird mit Eisen(III)-chloridlösung, Essigsäure (98%) und Phosphorsäure (85%) auf 80 °C erhitzt. Nach etwa 10 min entwickelt sich eine blaue oder violette Färbung, die sich beim Stehenlassen vertieft (DAB 9). Zum möglichen Mechanismus der Reaktion s. Abb. 7.39.
- Farbreaktion nach van Urk. Mit 4-Dimethylaminobenzaldehyd in Fe^{3+}-haltiger Schwefelsäure entstehen blaue bis violette Färbungen. Die Reaktion ist sehr empfindlich. Sie kann zum Nachweis auf Chromatogrammen, zu Prüfungen im Reagenzglas und zu quantitativen Bestimmungen herangezogen werden.

Stabilität. Die nichthydrierten Peptidalkaloide sind nahezu gegen alle Umwelteinflüsse empfindlich: gegen Lichteinwirkung, Sauerstoff, Wärme sowie in Lösung gegen Spuren von Säuren oder Basen. Die hydrierten Alkaloide sind stabiler, doch gilt für beide Gruppen, daß die entsprechenden Arzneimittel – vor allem nach Anbruch – kühl und vor Licht geschützt aufzubewahren sind.

Präparate, Anwendungsgebiete

- Fertigarzneimittel mit Ergotamin verwendet man als Migränemittel. Feste Kombinationen mit Koffein sind sinnvoll, da der Zusatz von Koffein (100 Teile Koffein auf 1 Teil Ergotamin) die Resorptionsquote des Ergotamins verdoppelt.
- Dihydroergotamin dient ebenfalls zur Behandlung des akuten Migräneanfalls. Sodann gibt es zwei weitere Präparategruppen mit Dihydroergotamin als Arzneistoff: Antihypotonika und Venenmittel.
- Dihydroergotoxin ist wirksamkeitsbestimmender Bestandteil von durchblutungsfördernden Mitteln.

Bioverfügbarkeit, Pharmakokinetik (Schmid 1978; Felix 1986). Ergopeptidalkaloide werden vom Darm langsam und unvollständig resorbiert. Die nichthydrierten Alkaloide werden besser resorbiert (Ergotamin: etwa 60%) als die hydrierten (Dihydroergotamin: etwa 10%). Ein hoher Anteil der resorbierten Alkaloide wird bei der ersten Leberpassage metabolisch verändert. Im Falle des Dihydro-

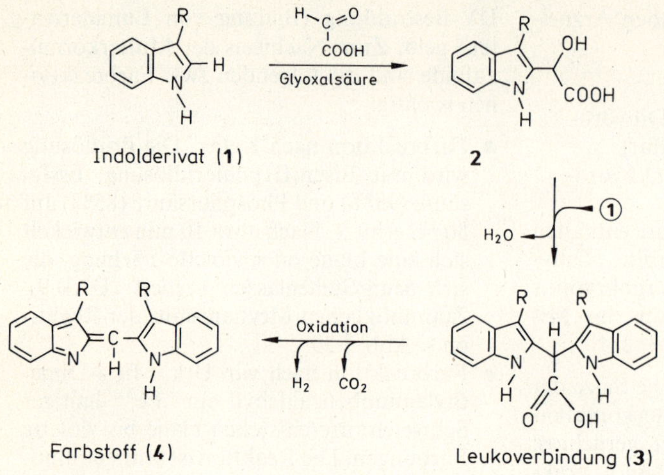

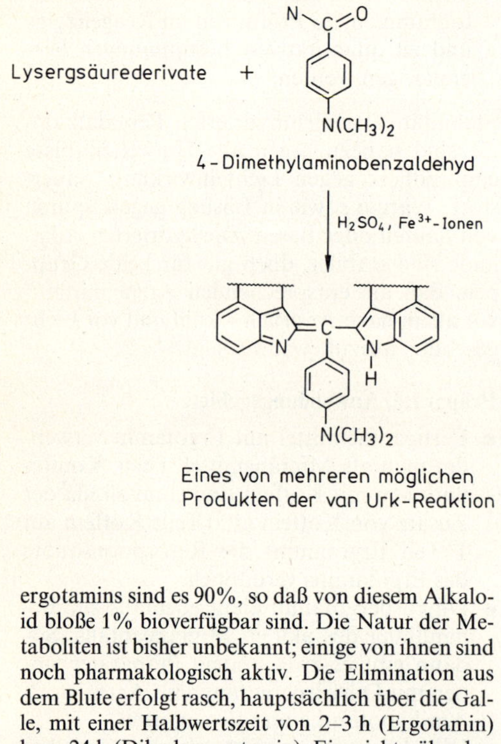

Indolderivat (1) → (Glyoxalsäure) → **2**

→ (−H_2O, ①) → **Leukoverbindung (3)**

→ (Oxidation, −H_2, −CO_2) → **Farbstoff (4)**

Lysergsäurederivate + 4-Dimethylaminobenzaldehyd

↓ H_2SO_4, Fe^{3+}-Ionen

Eines von mehreren möglichen Produkten der van Urk-Reaktion

Abb. 7.39. Vorstellungen zum Mechanismus der Farbreaktion nach Keller mit Eisen(III)-chlorid und Eisessig. Das eigentlich reagierende Prinzip ist wahrscheinlich die im Eisessig in Spuren enthaltene Glyoxylsäure (Böhme u. Hartke 1978). Die Farbreaktion der Mutterkornalkaloide nach Keller könnte somit in Analogie ablaufen zu der bekannten Umsetzung des Tryptophans mit Glyoxylsäure in Gegenwart von konzentrierter Schwefelsäure. Der durch Oxidation aus einer Leukoverbindung 3 entstehende Farbstoff **4** absorbiert bei 545 nm. Ein ähnlich gebauter Farbstoff könnte im Zuge der van Urk-Reaktion entstehen

ergotamins sind es 90%, so daß von diesem Alkaloid bloße 1% bioverfügbar sind. Die Natur der Metaboliten ist bisher unbekannt; einige von ihnen sind noch pharmakologisch aktiv. Die Elimination aus dem Blute erfolgt rasch, hauptsächlich über die Galle, mit einer Halbwertszeit von 2–3 h (Ergotamin) bzw. 24 h (Dihydroergotamin). Ein nicht näher bestimmter Anteil an resorbiertem Alkaloid (oder an entsprechenden Metaboliten) gelangt in Milz, Niere und quergestreifte Muskulatur. Dieser aus den peripheren Kompartimenten verzögert eliminierte Anteil dürfte für die vergleichsweise lange Wirkungsdauer der Ergotpeptidalkaloide verantwortlich sein.

Darreichungsformen. Dihydroergotamin und Dihydroergocristin stehen in allen modernen Arzneiformen zur Verfügung; Injektionslösung, Tabletten, Retardtabletten, Kapseln, Retardkapseln, Dosieraerosole und Tropfen mit Trockensubstanz und Lösungsmittel getrennt. Daneben gibt es sowohl Monopräparate mit Dihydroergotamin und Dihydroergotoxin als auch Kombinationspräparate in Tropfenform. Es dürfte zweckdienlich sein, auf Verfallsdaten zu achten.

7.7.5 Viscotoxine

Viscotoxine sind eine Gruppe von toxischen Peptiden, die aus Blättern und Zweigen der weißen Mistel, *Viscum album* L., isoliert wurden.

Die Pflanze *Viscum album* wird allgemein bei den *Loranthaceae* eingeordnet. Nach einem neueren Vorschlag wird diese Familie auf zwei neue Familien aufgegliedert: in die *Loranthaceae* im engen Sinne und in die *Viscaceae* mit der sehr artenreichen Gattung *Viscum*. Die weiße Mistel ist ein wintergrüner Strauch, ein Halbschmarotzer, der auf Bäumen lebt. Blätter gegenständig, sitzend, gelbgrün, ledrig. Blüten unscheinbar, zweihäusig. Frucht beerenartig (Scheinbeere), erbsengroß, zuerst grün, dann weiß bis gelblich mit schleimigem Fruchtfleisch.

Isolierung und Charakterisierung der Viscotoxine. Extrahiert man die Droge mit Essigsäure und setzt Aceton zu, so fällt eine als Viscotoxin bezeichnete Peptidfraktion aus, die bei i. v. Zufuhr außerordentlich toxisch ist ($LD_{50} = 0,8$ mg/kg KG, Kaninchen). Die Viscotoxinfraktion ist uneinheitlich; sie wurde säulenchromatographisch (an Phosphatzellulose und an Sephadex) in drei einheitliche Viscotoxine A_2, A_3 und B aufgetrennt, die jeweils aus 46 Aminosäuren bestehen und je drei Disulfidbrücken im Molekül aufweisen (s. Abb. 7.40). Das Molekulargewicht liegt zwischen 4833 und 4907 Dalton. Die Aminosäurefrequenz der drei Viscotoxine unterscheidet sich nur in einigen wenigen Positionen.

Wirkungen. Die Viscotoxine haben zytostatische Eigenschaften. Wäßrige Mistelauszüge provozieren, wenn subkutan injiziert, Quaddel- und Blasenbildung.

Hinweis: Quaddeln werden auf der Haut vorzugsweise durch Gifte induziert, die Kapillargifte darstellen (ein reines Kapillargift ist z. B. Ethylmorphin). Die Quaddel selbst ist ein lokales Ödem. Blasenbildung spricht für eine Zellzerstörung; reine Zellgifte sind Kantharidin, Digitoxin und viele Saponine.

Anwendung. Intrakutan zur lokalen Reizkörpertherapie in Form wäßriger Extrakte aus der Mistel; sie werden nach der Stärke ihrer Lokalreaktion an Meerschweinchen standardisiert und in verschiedener Wirkungsstärke angeboten. Indikationsgebiete sind: Ischialgie (Schmerzen im Bereich des *Nervus ischiadicus*), Bandscheibenerkrankungen, Arthrosen. Auch zur palliativen Krebstherapie. Die Möglichkeit einer Schmerzlinderung durch gleichzeitige intensive Reizung anderer Hautsinne an der schmerzhaften Stelle oder an anderen Körperregionen ist ein alte und wohl allen Kulturkreisen bekannte Erfahrung (Hensel 1966). In der Neurophysiologie ist das Phänomen als Schmerzverdeckung bekannt; z. B. kann eine am Handrücken ausgelöste Schmerzempfindung durch einen zweiten Schmerzreiz am anderen Handrücken abgeschwächt werden.

7.7.6 Peptidantibiotika

Zu den Arzneistoffen mit Polypeptidstruktur gehören die therapeutisch wichtigen Polypeptidantibiotika:

- die Tyrothricine und Gramicidine,
- die Bacitracine,
- das Polymixin B,
- das Colistin (= Polymixin E).

Die eingehende Besprechung von Arzneistoffen mikrobiologischer Herkunft liegt außerhalb der Grenzen, die sich der Autor dieses Lehrbuches gesteckt hat. Die Formelbeispiele der Abb. 7.41 und 7.42 sollen Ähnlichkeit und Unterschiede zu den Polypeptiden höherer Pflanzen aufzeigen. Charakteristisch für alle Polypeptidantibiotika ist das Auftreten von Aminosäuren, die bei Peptiden höherer Pflanzen nicht vorkommen (D-Aminosäuren, Ornithin); ferner enthalten sie Aminosäuren in anderer Verknüpfung, wie den Thiazolinring im Bacitracin, oder Nichtaminosäurekomponenten: ungewöhnliche Fettsäuren (6-Methyloctansäure und Isooctansäure) in den Polymixinen.

7.8 Proteine höherer Pflanzen mit therapeutischer oder toxikologischer Bedeutung

7.8.1 Einteilung der in Pflanzen vorkommenden Proteine

Die in Pflanzen vorkommenden Proteine lassen sich nach der Lokalisation in Plasmaproteine und in Zellsaftproteine einteilen. Die Plasmaproteine sind die im Stoffwechsel stehenden Proteine der aktiven Gewebe; bei den im Zellsaft vorkommenden Eiweißstoffen handelt es sich um Reserveeiweiß. Das speziell

484 7 Stickstoff im Molekül enthaltende Inhaltsstoffe außer Alkaloide

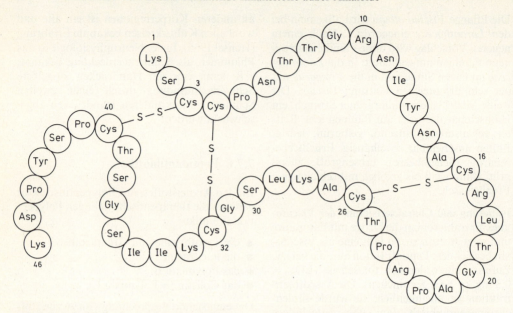

Abb. 7.40. Beispiel für den Aufbau der Viscotoxine, hier Viscotoxin A_3. Das Peptid besteht aus 46 Aminosäuren, von denen sechs auf Cystein entfallen. Je zwei der Cysteinmoleküle sind durch Disulfidbrücken miteinander verbunden (heterodetes Peptid). Eine der Disulfidbrücken verbindet das 16-Cys mit dem 26-Cys. Die beiden anderen Brücken konnten bisher nicht mit Sicherheit festgelegt werden. Neben den im Formelbild überbrückten 3-Cys→40-Cys und 4-Cys→32-Cys kommen auch 3-Cys→32-Cys und 4-Cys→40-Cys in Frage

in Samen enthaltenen Reserveeiweiß ist für die menschliche und tierische Ernährung von größter Bedeutung; einige Reserveproteine zeichnen sich durch auffallende pharmakologische und toxikologische Wirkungen aus.

Ein historisches Einteilungssystem der Proteine, das auf T. B. Osborne (1907) zurückgeht, beruht auf den unterschiedlichen Lösungseigenschaften der Getreideproteine:

- Albumine sind mit Wasser allein extrahierbar, die Globuline ausschließlich mit einer Salzlösung, z. B. mit 0,4 M NaCl-Lösung;
- die Prolamine lassen sich ausschließlich mit 70%igem Ethanol herauslösen;
- die Gluteline verbleiben im Rückstand. Bestimmte Gluteline können mit Säuren extrahiert werden, andere mit Hilfe von Detergenzien.

Die Osbornefraktionen werden in der Literatur häufig mit eigenen Namen versehen, was den falschen Eindruck erweckt, es handele sich um einheitliche Proteine.

Einige Samenglobuline zeichnen sich durch gute Kristallisationsneigung aus, wie z. B. das Erdnußglobulin (Arachin), das Walnußglobulin (Juglansin), das Globulin der Gartenbohne (Phaseolin), der Mandel (Amantin), der Sojabohne (Glycinin).

Tabelle 7.5. Bezeichnungen für Osborne-Fraktionen (nach Belitz u. Grosch 1985)

Fraktion	Weizen	Roggen	Hafer	Mais	Reis
Albumin	Leukosin	–	–	–	–
Globulin	Edestin	–	Avenalin	–	–
Prolamin	Gliadin	Secalin	–	Zein	–
Glutelin	Glutenin	Secalinin	Avenin	Zeanin	Oryzenin

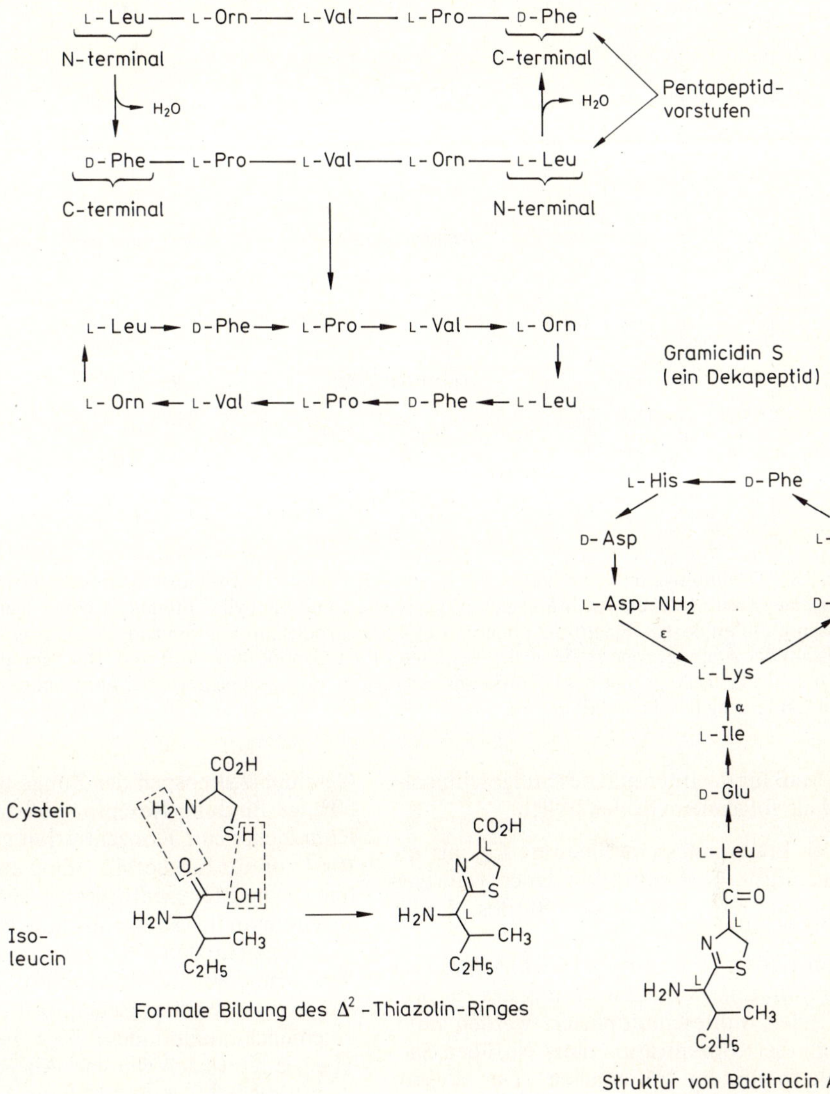

7.8 Proteine höherer Pflanzen mit therapeutischer oder toxikologischer Bedeutung 485

Abb. 7.41. Weitere Beispiele für den Aufbau biologisch aktiver Peptide, hier Peptidantibiotika: Bacitracin als Beispiel für ein teilzyklisches und Gramicidin S für ein monozyklisches Peptid. Bacitracin und Gramicidin S sind beide nur aus Aminosäuren aufgebaut (= homöomere Peptide). Gramicidin S gehört zu den homöomer-homodeten, Bacitracin A zu den homöomer-heterodeten Peptiden. Homodete Peptide enthalten nur Amidbindungen. Der Thiazolinring des Bacitracins entsteht formal durch eine nichtpeptidartige Verknüpfung der Aminosäuren Cystein und Isoleucin: daher heterodet

7.8.2 Proteine mit süßem Geschmack

7.8.2.1 Über Süßstoffe allgemein

Die Mehrzahl der Proteine sind farb- und geschmacklose Substanzen. Um so erstaunlicher ist es, daß die Substanzen mit der stärksten Süßkraft gerade unter den Eiweißstoffen gefunden wurden: die Monelline und die Thaumatine. Diese Proteine haben einen ausgesprochenen Süßstoffcharakter. Süßstoffe sind definiert als natürliche oder synthetische Verbindungen, die süßen Geschmack, aber keinen Nährwert besitzen.

Abb. 7.42. Dactinomycin (= Actinomycin D), ein Beispiel für ein Antibiotikum aus der Gruppe der Actinomycine. Zwei Moleküle Anthranilsäure (hydroxyliert und methyliert) treten zu einer Phenoxazindicarbonsäure (3-Amino-1,8-dimethyl-2-phenoxazon-4,5-dicarbonsäure) zusammen, deren zwei Carboxyle jeweils mit der Aminogruppe zweier gleich gestalteter Pentapeptide verknüpft sind. Die Pentapeptidteile bilden über die Hydroxygruppe des L-Threonins und die Carboxylgruppe des L-N-Methylvalins einen 16gliedrigen Laktonring (ein Peptolid) aus

Als Maß für die Intensität des Süßgeschmacks sind die folgenden Größen üblich:

- der Erkennungsschwellenwert C_{sw} als die niedrigste Konzentration einer wäßrigen Lösung des zu prüfenden Stoffes, die als süß empfunden wird.
- der Faktor f mit dem die beliebige Konzentration einer wäßrigen Lösung des zur prüfenden Stoffes multipliziert werden muß, um die Konzentration einer isosüßen Saccharoselösung zu ergeben. Der Faktor kann sich auf Vergleich von Gewichtskonzentrationen (g/L) oder molaren Konzentrationen (M/L) beziehen, was durch Angabe entsprechender Indices f_g oder f_{Mol} angezeigt werden kann. Der Faktor ist keine echte Konstante, er ist vielmehr konzentrationsabhängig.

Die verschiedenen Süßstoffe unterscheiden sich aber nicht nur in ihrer Wirkungsstärke; wichtig sind Geschwindigkeit der Geschmacksentfaltung, Abklingzeit, Nach- und/oder Beigeschmack sowie Potenzierung anderer Geschmacksempfindungen.
Stoffe, welche die Sensation süß hervorrufen, müssen an entsprechende Rezeptoren auf den Geschmacksknospen der Zunge binden. Eine 50%ige Bindung Rezeptor-Süßstoff setzt für Rohrzucker eine Konzentration von 10^{-1} bis 10^{-3} voraus; für die Monelline und Thaumatine reichen Konzentrationen von 10^{-8} aus, womit man in Konzentrationsbereiche von Hormonen an deren Rezeptoren gelangt.
Viel Mühe wurde aufgewandt, Zusammenhänge zwischen chemischer Struktur und Süßgeschmack aufzufinden. Eine befriedigende Theorie fehlt nach wie vor. Als gemeinsames strukturelles Merkmal wird ein Protonendonator-Protonenakzeptor-System angesehen, das sich an den räumlich komplementär gebauten Rezeptor über zwei Wasserstoffbrücken und mittels einer hydrophoben Wechselwirkung (Abgabe gebundenen Wassers unter Entropiegewinn) binden kann (Schallenberger u. Acree 1971; Kier 1972).

7.8.2.2 Monellin

Monellin ist das süß schmeckende Protein, das im schleimigen Fruchtfleisch von *Dioscoreophyllum cumminsii* DIELS (Familie: *Menispermaceae*) enthalten ist. Die Pflanze ist eine in Waldgebieten West- und Zentralafrikas ver-

breitete Liane, deren oberirdische Teile während der Trockenperiode absterben. Zu Beginn der Regenzeit treibt sie mehrere 4–5 m lange, windende Triebe mit herzförmigen Blättern. Die rotgefärbten einsamigen Früchte erinnern an Weintrauben (englisch *serendipity berries*, Wunderbeeren).
Das aus dem Fruchtfleisch isolierte Monellin ist am Schwellenwert 3000mal süßer als Saccharose (fg). Es hat ein Molekulargewicht von 11500 Dalton und besteht aus zwei Untereinheiten, die nicht kovalent miteinander verbunden sind. Die beiden Untereinheiten lassen sich trennen; keine von beiden schmeckt für sich allein süß. Nach Rekombination tritt der süße Geschmack erneut, wenn auch in wesentlich schwächerer Intensität wieder auf. Praktische Bedeutung als Süßstoff für Diabetiker oder in der Getränkeindustrie wird Monellin nicht erlangen: das Protein ist wenig stabil, zudem setzt der Geschmackseindruck langsam ein und klingt nur langsam ab (Belitz u. Grosch 1985).

7.8.2.3 Thaumatine

Bisher wurden fünf einheitliche Peptide mit Süßstoffnatur aus *Thaumatoccus daniellii* BENTH. (Familie: *Marantaceae*) isoliert, die als Thaumatine I, II, a, b und c auseinandergehalten werden. Die Marantagewächse (*Marantaceae*) sind mit den Ingwergewächsen (*Zingiberaceae*) botanisch verwandt. *Th. danielli* eine Rhizomstaude, kommt in Westafrika an der Sierra Leone, wo sie „*Katemfe*" genannt wird, in Zaire, in Nigeria und in Uganda vor. Man verwendet in diesen Ländern die Früchte der Pflanze dazu, den sauren Geschmack von Palmwein oder Fruchtsäften zu maskieren. Aus dem unterständigen, 3fächrigen Fruchtknoten entwickelt sich eine etwa 16 g schwere aus drei schwarzen Samen bestehende Schließfrucht mit fleischigem Perikarp. Die Samen sind in einen dickviskösen, durchsichtigen Schleim eingebettet und am Grunde mit einem „marmeladeartig" weichen Arillus verhaftet. Wenn man die Frucht aufschneidet, lassen sich Samen und Arillus aus dem Fruchtfleisch herausnehmen und in schwarze Samen und hellgelbe *Arilli* trennen. Es sind die *Arilli*, in denen die Thaumatine lokalisiert sind. Als wasserlösliche Proteine lassen sie sich aus den *Arilli* mit Wasser herauslösen, durch Ultrafiltration von niedermolekularen Stoffen trennen und mittels Gelfiltration vortrennen. Als basische Proteine werden sie mittels stark saurer Ionenaustauscher weiter angereichert (van der Wel u. Loeve 1972).

Vom Thaumatin I sind Aminosäuresequenz und die mittels Röntgenstrukturanalyse ermittelte Raumstruktur bekannt (de Vos et al. 1985). Thaumatin I hat ein Molekulargewicht von 22000 und besteht aus 207 Aminosäuren; unter den Aminosäuren ist Histidin nicht vertreten, Lysin hingegen 8mal, was den basischen Charakter des Gesamtmoleküls (8 ε-Aminogruppen) bedingt; auffallend sind ferner 16 Cysteinmoleküle, die das Molekül durch 8 Disulfidbrücken in der räumlichen Struktur wesentlich festlegen. Was die Topologie anbelangt: das Thaumatinmolekül besteht aus drei Domänen, einer großen Hauptdomäne und zwei kleinen Nebendomänen. Die Hauptdomäne wird von zwei Faltblattstrukturen aus 11 Strängen gebildet, so daß sich ein räumliches Gebilde ergibt, das an einen abgeflachten Zylinder („β-barrel") erinnert. Dieses Element einer Tertiärstruktur ist bei Globulinen weit verbreitet. Die kleinen Nebendomänen bestehen aus β-Ketten, die zum Teil komplexe Schleifen bilden. Die räumliche Struktur dieser Ketten und Schleifen wird durch Disulfidbindungen fixiert, die sich in diesen Nebendomänen häufen. β-Ketten und Schleifen kommen in Peptiden wie Bienengiften, Weizenhämagglutinin oder Pollenallergenen vor, alles Peptide, die sich an membrangebundene Rezeptoren anlagern können. Man nimmt daher an, daß sich die Schleifen des Thaumatinmoleküls an die Geschmacksknospen anlagern und auf noch unbekannte Weise die süße Geschmacksempfindung hervorrufen.

Es wäre gut denkbar, daß das Thaumatin künftig als ein natürlicher Süßstoff Bedeutung erlangen kann.

7.8.2.4 Miraculin

Miraculin ist ein Protein (M 42000 bis 44000) aus den sogenannten Wunder- und Miraculinbeeren, das sind die etwa kirschgroßen Früchte (einsamige Beeren) eines in den Tropen Westafrikas beheimateten Strauches, *Synsepalum dulcificum* DAN. (Familie: *Sapotaceae*). Kaut man das Fruchtfleisch, ohne den Saft herunterzuschlucken, so nehmen saure Säfte, wie Zitronensaft, eine süße Geschmacksnote an. Das „Mirakulöse" dabei ist, daß das Miraculin selbst keinen süßen Geschmack aufweist: die Substanz wird daher als Geschmackswandler bezeichnet. Die sinnesphysiologische Erforschung dieses Miraculineffektes steht noch aus.

7.8.3 Proteinaseinhibitoren

Die Proteinnaseinhibitoren sind aus zwei Gründen von medizinischer Bedeutung:

- Inhibitorhaltige Nahrungsmittel können zu Ernährungsstörungen führen. Beispielsweise kommt es im Tierversuch bei Ratten oder Hühnern nach Verfütterung von rohem Sojamehl zur Hyperplasie des Pankreas. Die Ursache der Hyperplasie beruht auf dem Inaktivieren der vom Pankreas sezernierten Verdauungsenzymen, die erneut nachgebildet und erneut sezerniert werden müssen. Die Hyperplasie ist Ausdruck der Überforderung. Sie ist reversibel und geht nach Absetzen der Sojabohnenzufuhr wieder zurück.
- Als Hemmstoffe auch der am Blutgerinnungsvorgang beteiligten Proteinasen wirken zahlreiche Proteinaseinhibitoren blutgerinnungshemmend; sie sind damit potentielle Arzneistoffe zur Behandlung des Hämophilie-Syndroms. Seit langem ist bekannt, daß das Essen von Erdnüssen samt der roten Samenschale das Krankheitsbild der Hämophile günstig beeinflußt.
- Als Hemmstoffe pathologischer proteolytischer Prozesse haben sie vor allem zur Behandlung der Pankreatitis großes Interesse. Sie sind dabei über den Mechanismus der Kallikreinhemmung wirksam (Markwardt u. Landmann 1971).

Proteinase-Inhibitoren sind in pflanzlichen und tierischen Geweben anzutreffen. Im Tierreich finden sie sich hauptsächlich als Bestandteile von Schlangengiften. Im Pflanzenreich sind sie in Samen vieler Leguminosen (*Fabaceae*), aber auch in Cerealien und in Kartoffeln gefunden worden. Die Inhibitoren erwiesen sich als Proteine mit Molekulargewichten zwischen 600 und 46 000 Dalton. Ihre Inhibitorwirkung beruht darauf, daß sie mit den Proteinasen inaktive Komplexe bilden. Hinsichtlich der Art der Proteinasen, welche gehemmt werden, besteht eine ausgesprochene Spezifität. Insbesondere sind Trypsininhibitoren nur in seltenen Fällen zugleich auch wirksame Hemmstoffe proteolytischer Vorgänge der Blutgerinnung.

Der am besten charakterisierte pflanzliche Proteinasehemmstoff ist der **Sojabohnen-Inhibitor**, der kristallin erhalten werden konnte. Er greift an mehreren Stellen im Blutgerinnungsvorgang ein (polyvalente Wirkung), u. a. auch durch Reaktion mit Thrombin selbst (Markwardt u. Landmann 1971).

Eine gewisse praktische Bedeutung hat der **Proteinaseinhibitor aus Erdnußsamenschalen** erhalten. Er hemmt wie der Sojabohnen-Inhibitor das Thrombin; von Bedeutung ist seine Hemmwirkung auf die Fibrinolyse. Blutgerinnungshemmend wirkt auch ein Milchsaft der **Papayafrucht**, das ist die Beerenfrucht des Melonenbaumes *Carica papaya* L. (Familie: *Caricaceae*).

7.8.4 Prolamine, gluteninduzierte Sprue (Zöliakie)

Gluten ist ein heute veralteter Sammelname für die Kleberweiße des Weizens und Roggens. Die als idiopathische Sprue und als Zöliakie bezeichneten Stoffwechselstörungen werden von der Prolaminfraktion bestimmter Zeralien induziert, insbesondere vom Weizenprolamin, dem Gliadin. Prolamine sind in 50- bis 90%igem Ethanol löslich. Sie kommen in Zeralien vor. Sie enthalten bis zu 15% Prolin und 30–45% Glutaminsäure, wohingegen essentielle Aminosäuren fehlen.

Das Weizenprolamin (Gliadin) wurde eingehend analysiert. Es erwies sich als sehr uneinheitlich: Durch Kombination von Elektrophorese und Ionenaustauschchromatographie wurde es in zahlreiche Komponenten (in drei α-, in vier β-, in drei γ- und in acht ω-Komponenten) zerlegt. Das Molekulargewicht der α-, β-, und γ-Gliadine liegt zwischen 32 000 und 44 000 Dalton. Der α-Helixanteil macht etwa 38% aus. Das eigentliche Toxin entsteht durch enzymatische Einwirkung (Pepsin, Trypsin); es weist nunmehr ein Molekulargewicht von 500–1 000 Dalton auf. Besonders „toxisch" sind die Prolamine (Gliadine) des Weizens, Roggens und der Gerste. Reis, Hirse oder Mais lösen keine Zöliakie aus. Die Wirkung des Hafers ist umstritten.

Die Gluten-Enteropathie ist eine chronische Resorptionsstörung des Dünndarms, die vor allem durch voluminöse fettreiche Stühle charakterisiert ist. Bei der Zöliakie des Säuglings und Kleinkindes stehen neben dem Fettdurchfall als weitere Symptome aufgetriebenes Abdomen und Wachstumsstörungen im Vordergrund. Morphologische Kennzeichen der Erkrankung sind: Die Darmzotten werden atrophisch und fehlen in späten Stadien vollständig, was eine generalisierte Malabsorption der Nahrung bedingt; die Schleimhaut ist verdickt und entzündlich infiltriert (Jäger 1983).

Gesichert ist hinsichtlich der Ätiologie, daß bestimmte Prolamine (Gliadine) die Erkrankung induzieren: schon geringste Mengen Prolamin können die akuten Symptome auslösen. Nach einer Hypothese, welche die größte Wahrscheinlichkeit für sich hat, handelt es sich um eine besondere Form einer Allergie.

Für die Therapie entscheidend ist die Allergenprophylaxe, d. h. die Nahrung darf keine Prolamine enthalten. Weizen, Roggen, Gerste, Hafer sowie die daraus hergestellten Produkte sind vollständig zu meiden. Die Lebensmittelindustrie bietet heute „glutenfreie Mehle" an, die von den Patienten anstelle gewöhnlicher Mehle verwendet werden können. Die Diät muß allerdings in vielen Fällen mit Kortikosteroidgaben kombiniert werden. Daß Kortikosteroide symptomatisch gut wirksam sind, spricht im übrigen gleichfalls für einen allergischen Mechanismus der Erkrankung.

7.8.5 Pollenproteine als Allergene

In den Pollen zahlreicher Pflanzenarten kommen Eiweißstoffe vor, welche bei Disponierten, nach vorausgegangener Sensibilisierung, die als Pollinose bezeichnete allergische Erkrankung hervorrufen. Im Vordergrund dieser auch als Heuschnupfen bezeichneten Erkrankung stehen Reaktion der Schleimhäute der oberen Luftwege (Niesen, Sekretion). Die Schleimhäute des Auges reagieren oft mit; bei manchen Patienten stehen die konjunktivalen Erscheinungen im Vordergrund.

Als Allergenquelle sind nicht alle Pollen von gleicher Bedeutung. Praktische Bedeutung haben in erster Linie Pollen von Pflanzen, bei denen der Pollentransport vom Wind besorgt wird (windblütige = anemophile Pflanzen); die betreffenden Pflanzen müssen überdies Pollen massenhaft produzieren, und schließlich muß es sich um Pflanzenarten handeln, die große Bestände bilden. In Mitteleuropa kommen als Allergenquelle u. a. in Frage: Roggen, einige Futtergräser, Linde, Akazie, Haselnußstrauch, Ulme, Weiden, *Solidago*-Arten. In den USA werden 90% aller Pollinosefälle durch Pollen von *Ambrosia*-Arten (Familie: *Asteraceae*) ausgelöst („Ragweed").

Man hat errechnet, daß eine einzige Roggenähre mehr als 4,2 Millionen Pollen hervorbringt (Jäger 1983). Ein einzelnes Roggen-Pollenkorn wiegt durchschnittlich 0,5 µg. Im Extremfall genügen 3–5 Pollenkörner, um einen Heuschnupfenanfall auszulösen. Da der Proteinanteil des Pollens nur wenige Prozent beträgt und da wiederum die allergene Potenz nur an einen Teil der Proteine (an etwa 5%) geknüpft ist, so müssen Pollenallergene (ähnlich den Hormonen) zu den Naturstoffen mit der höchsten Wirkungspotenz gezählt werden.

Über den chemischen Aufbau der Pollenallergene ist wenig bekannt. Aus *Ragweed*-Pollen (s. o.) wurden Allergene isoliert, die Kohlenhydrate enthalten, somit Glykoproteine darstellen; andere scheinen kohlenhydratfrei zu sein. Eine als Antigen E bezeichnete Fraktion besteht aus zwei unterschiedlichen Polypeptidketten ($\alpha = 26000$ Dalton; $\beta = 13000$ Dalton), die durch nichtkovalente Bindungen zusammengehalten werden. Es ist aus 340 Aminosäuren aufgebaut und enthält einen Kohlenhydratanteil von 0,2%. Zur Raumstruktur liegen keine Untersuchungen vor. 10^{-9}–10^{-14} g des Allergens sind ausreichend, um bei Pollinosekranken eine intrakutane Reaktion auszulösen.

7.8.6 Pflanzliche Proteinasen

Proteinasen spalten Proteine oder Peptide an nicht-terminalen Bindungen. Nach den Gruppen in ihren aktiven Zentren unterteilt man sie in Serin-, Thiol-, Carboxyl- und Metall-Proteinasen. Medizinisch-pharmazeutisches Interesse beanspruchen die drei pflanzlichen Thiol-Proteinasen Papain, Ficin und Bromelin.

7.8.6.1 Papain

Die Bezeichnung Papain verwendet man für zwei verschiedene Produkte:

- für den getrockneten Milchsaft aus *Carica papaya* L. (Familie: *Caricaceae*), der als

pulverisierte Handelsware ein Gemisch mehrerer enzymatischer und nichtenzymatischer Inhaltsstoffe darstellt, und
- für das in kristallisierter Form erhältliche proteolytische Enzym, das aus dem Latex isoliert wird.

Die Pflanze. Der Papaya- oder Melonenbaum ist kein Baum, sondern eine 6–7 m hoch wachsende Staude, die heute überall in den Tropen kultiviert wird. Der Stamm, der kein sekundäres Holz bildet, ist im Inneren hohl und endet in einen schirmförmigen Schopf langgestielter, handförmig gelappter Blätter. Die Papayafrüchte sind fleischige Beeren, 5–30 cm im Durchmesser, 400–2000 g schwer, an Melonen erinnernd. Das süß schmeckende Perikarp umschließt die Höhlung, in der an die 1000 schwarze, wie Kaviar aussehende, runde Samen enthalten sind, die infolge ihres Gehaltes an Allylsenföl einen senfartigen Geschmack aufweisen.

Gewinnung von Papain (Zoch 1969). Alle Teile der Pflanze, am reichlichsten die unreifen Früchte, enthalten Milchsaft (*Latex*). Die äußerste Fruchtschale wird angeritzt, der herabtropfende Saft wird in untergespannten Tüchern aufgefangen und an der Luft – besser aber im Vakuum bei 50 °C – getrocknet.

Eigenschaften. Das nach dem Pulvern und Sieben gewonnene Papain ist ein weißgraues bis bräunliches Pulver. Es ist nahezu geruchlos, kann aber mit abstoßendem Geruch behaftet sein. Leicht hygroskopisch; löst sich aber in Wasser nicht vollständig. Mittlere Handelsqualitäten verdauen das 35fache ihres Gewichtes an Magerfleisch. Beste Qualitäten bewirken die Auflösung der 200–300fachen Menge an koaguliertem Hühnereiweiß.

Zusammensetzung: Handelspapain enthält drei kristallisierbare, Peptidbindungen spaltende Enzyme:

- Papain (im engeren Sinne),
- Chymopapain A und,
- Chymopapain B.

Enthalten sind an weiteren Enzymen Lysozym (mit mukolytischer und bakteriolytischer Aktivität), Oligo- und Polysaccharidasen und Lipasen. Weitere Bestandteile sind Aminosäuren, Fett (6%), Phospholipide, Phytosterine und mineralische Bestandteile.

Anwendung von Handelspapain. Als Therapeutikum gegen nekrotisches Gewebe, oberflächliche Ulzeration, Ekzeme sowie Dekubitusgeschwüre. Da Papain totes, aber nicht lebendes Gewebe angreift, wurde es als „biologisches Skalpell" bezeichnet. Von Nachteil ist es, daß die Papaintherapie Kontaktdermatitiden auslösen kann. Ein weiteres Anwendungsgebiet: zur Substitution von Verdauungsenzymen bei dyspeptischen Beschwerden.

Größer als die therapeutische ist die technische Bedeutung. Bei der Herstellung von bestimmten Gebäcken als Zusatz zum Mehl: Der Kleber hydrolysiert partiell beim Anteigen und wird dadurch weicher. Zur Beschleunigung der Fleischreifung und zur Verbesserung der Zartheit („*Meattenderizer*"). Und schließlich: Die Kältetrübungen bei Bier, die auf eine Proteinausscheidung zurückgehen, können durch Papainzusatz verhindert werden.

Eigenschaften und Anwendung von reinem Chymopapain A (Ford 1977). Chymopapain A wird aus dem Handelspapain gewonnen. Es besitzt ein Molekulargewicht von etwa 27000 und gleicht ansonsten in der Aminosäuresequenz, insbesondere auch im hohen S-Gehalt (1,2%), der vom Cystein herrührt, dem kristallinen Papain (M = 20900). Mindestens 1 SH-Gruppe liegt in freier Form vor; sie liegt im aktiven Zentrum und ist für die enzymatische Wirkung essentiell.

Lösungen von Chymopapain verwendet man zur intradiscalen Injektion bei Bandscheibenvorfall. Das Enzym löst den auf den Spinalnerv drückenden Bandscheibenkern (*Nucleus pulposus*) auf, so daß u. U. der operative Eingriff vermieden werden kann (Ford 1977; Javid 1980). Man nennt diese Behandlungsmethode **Chemonucleolysis**. Die Injektion wird in der Regel unter Lokalanästhesie durchgeführt. Zwischen 0,3–1% der Patienten reagieren mit allergischen Reaktionen vom Soforttyp I.

Hinweis. In der Bundesrepublik Deutschland werden Chymopapainpräparate (z. B. Discase®) nur an Spezialkliniken geliefert.

7.8.6.2 Bromelaine

Definition. Bromelaine sind natürliche Gemische proteolytischer Enzyme, die aus der Ananaspflanze, *Ananas comosus* (L.) MERR. (Familie: *Bromeliaceae*) gewonnen werden. Man unterscheidet zwei Handelsarten von Bromelainen:

- Stengelbromelain und
- Fruchtbromelain,

abhängig davon, aus welchem der beiden Pflanzenorgane das Produkt gewonnen wird. Die medizinal verwendeten Bromelaine sind Stengelbromelaine.

Gewinnung. Die Abfälle der Ananasplantagen nach Einbringen der Ernte, zur Hauptsache Stengelteile, werden mit Wasser ausgepreßt; aus dem wäßrigen Extrakt werden die Eiweiße mit Aceton oder Methanol ausgefällt, gesammelt und getrocknet. Herstellungsländer sind Hawaii (USA), Japan und Taiwan.

Eigenschaften. Stengelbromelain ist ein Glykoprotein mit einem Molekulargewicht von etwa 28 000. Pro Molekül enthält es einen Oligosaccharidrest und wie Papain eine reaktive Sulfhydrilgruppe. Der Oligosaccharidteil besteht aus 3 Mol Mannose, aus je 1 Mol D-Xylose, L-Fucose und aus 2 Mol N-Acetyl-D-Glucosamin. Das Heptasaccharid ist kovalent an ein Asparaginmolekül des Peptidteils gebunden. Wie Papain und Chymopapain ist auch Bromelain gegen oxidierendes Milieu sehr empfindlich (Inaktivierung).

Verwendung. Zur Substitutionstherapie bei „Verdauungsstörungen". Die proteolytische Aktivität über einen weiten pH-Bereich soll sowohl die Magen- als auch die Dünndarmverdauung unterstützen können.

Als Hauptanwendungsgebiet für eine Bromelaintherapie (Tabletten à 200 mg) gelten

- Entzündliche Prozesse mit Ödem.
- Unterstützung einer fibrinolytischen Therapie.

In der Lebensmittelindustrie (Weichmacher für Fleisch, Kältetrübung des Bieres etc.) wird Bromelain heute oft anstelle des relativ teueren Papains verwendet.

Unerwünschte Wirkungen. Bromelain kann wie Papain und andere Proteinasen allergische Reaktionen auslösen.

7.8.7 Lektine

Definition. Lektine ist eine Bezeichnung für Proteine und Glykoproteine, die mit bestimmten Kohlenhydraten – mögen diese frei vorliegen oder an Strukturen gebunden sein – reagieren können, ohne dabei kovalente Strukturen der Zucker zu verändern. Erfolgt diese Reaktion an Zelloberflächen, so ist dies oft mit auffallenden Veränderungen der Zellfunktion verbunden. Beispielsweise können Lektine die Lymphozyten des Immunsystems zur Teilung anregen (= mitogene Wirkung). Während der Mitosis wird der Lymphozytenzellkern größer und größer, so daß die einzelnen Chromosomen als individuelle Strukturen sichtbar werden.

Am längsten bekannt ist die Tätigkeit von Lektinen, rote Blutkörperchen (die Erythrozyten) zu verklumpen, zu agglutinieren, weshalb Lektine auch als Phytagglutinine bezeichnet werden. Offensichtlich hat 1 Lektinmolekül mehr als nur 1 Bindungsstelle, so daß sehr viele Erythrozyten gleichsam über Lektinbrücken aneinander gebunden werden, was makroskopisch als Zusammenballung (= Agglutination) sichtbar wird.

Phytagglutinine, die alle Erythrozyten ohne Unterschied der Blutgruppe oder Tierart agglutinieren, nennt man nichtspezifische Phytagglutinine. Im Gegensatz dazu nennt man Phytagglutinine, die selektiv rote Blutkörperchen nur von einer bestimmten Blutgruppe des Menschen oder nur von einer Tierart agglutinieren, spezifische Phytagglutinine. Die Ricine und Abrine sind Beispiele für unspezifische Phytagglutinine (Lektine); Beispiele für spezifische Phytagglutinine bieten die Lektine zur Blutgruppendiagnostik (siehe weiter unten).

Vorkommen. Lektine sind weit verbreitet, in hoher Konzentration vor allem in den Samen vieler Leguminosen; lektinhaltig sind Bohne, Erbse, Linse, Erdnuß, Sojabohne, Paternostererbse (von *Abrus precatorius*). Weitere Vorkommen sind Samen und Milchsaft von Wolfsmilchgewächsen (*Euphorbiaceae*), Wurzel, Blatt und Beeren von *Phytolacca*-Arten, Sproßteile und Blatt der Mistel, Weizenkeimlinge u. a. m.

Isolierung, chemische Eigenschaften. Die Lektine sind leicht wasserlöslich. Man entzieht sie dem Pflanzenmaterial durch Extraktion mit Wasser oder Wasser-Essigsäure (meist 5%ig). Durch Aussalzen (Zusatz von festem Ammoniumsulfat) gewinnt man eine Rohproteinfraktion, die mittels Ionenaustausch-Chromatographie und Gelfiltration (Sephadexsäulen) weiter gereinigt werden. Zur Feintrennung setzt man oft die Methode der Affinitätschromatographie ein; z. B. läßt sich das toxische „Ricin" an Agarose (Sepharose) in zwei Ricine auftrennen.

Die meisten Lektine sind Glykoproteine mit meist mehreren Untereinheiten. Ausnahmen bilden das Weizenlektin und Concanavalin A aus der Schwert- oder Jackbohne von *Canavalia ensiformis* (L.) DC, die beide keine Kohlenhydratgruppen enthalten. Charakteristisch ist der hohe Anteil an Asparaginsäure, Asparagin, Serin und Threonin. Einige Lektine enthalten Metallionen (s. Concanavalin A).

Das **Ricin** (RCA I) der Rizinussamen (*Ricinus communis*, s. Kap. 2.2.8.9) besteht aus zwei Untereinheiten, der A-Kette (Molmasse 32 000) und der B-Kette (Molmasse 34 000). Träger der Toxizität ist die A-Kette (Effektor); die B-Kette (Haptomer) ermöglicht die Anlagerung des Ricinmoleküls an bestimmte galaktosehaltige Strukturen der Zelloberfläche. Nach Aufspaltung der die beiden Untereinheiten A und B miteinander verbindenden Disulfidbrücke dringt das Effektomer (Untereinheit A) in die Zelle ein und blockiert dort die Proteinsynthese.

In struktureller und in funktioneller Hinsicht ähneln dem Ricin die Lektine der Paternoster-Erbse (Samen von *Abrus precatorius* L.; Familie: *Fabaceae*) und die *Viscum-album*-Agglutinine I und II. Die Agglutinine bestehen ebenfalls aus zwei durch Disulfidbrücken verbundene Untereinheiten, deren eine an galactosehaltige Strukturen der Zelloberfläche bindet, deren andere nach Einschleusung in die Zelle deren ribosomalen Proteinsyntheseapparat funktionsunfähig macht.

Concanavallin A weist einen anderen Aufbau auf. Es existiert als Tetramer. Jeder der vier Untereinheiten besteht aus 237 Aminosäuren, besitzt eine Molmasse aus 25 500 und enthält je ein Mn(II)- und ein Ca(II)-Ion sowie eine Bindungsstelle für Kohlenhydrate.

Spezifität der Zuckerbindung. Lektine sind gemäß Definition durch ein spezifisches Bindungsvermögen an Zucker ausgezeichnet. Spezifisch bedeutet, daß sich ein bestimmtes Lektin nur an eine ganz bestimmte Kohlenhydratstruktur assoziiert. Wenn sich das Kohlenhydrat an festen Strukturen befindet, so wird das betreffende Lektin spezifisch aus einer Lösung heraus an diese Struktur gebunden. Befinden sich Polsaccharide oder Glykoproteine in Lösung, so führt ein Zusetzen einer Lektinlösung zum Ausfällen der betreffenden Assoziate. Einige Beispiele für Zuckerspezifität:

Herkunft des Lektins	Zuckerspezifität
Canavalia-ensiformis-Samen (Schwertbohnen)	α-D-Glucose und α-D-Mannose
Pisum-sativum-Samen (Erbsen)	
Lens-culinaris-Samen (Linsen)	
Tetragonolobus-purpureus-Samen	α-L-Fucose
Ulex-europaeus-Samen	
Ricinus-communis-Samen	β-D-Galactose
Phaseolus-vulgaris-Samen (Gartenbohne)	
Arachis-hypogaea-Samen (Erdnüsse)	
Viscum-album-Blatt	
Glycine-max-Samen (Sojabohnen)	α-D-N-Acetylgalactosamin
Phaseolus-lunatus-Samen (Limabohne)	

Lektine zur Blutgruppendiagnostik. Weil das spezifische Bindungsvermögen an bestimmte Zucker charakteristisch ist, lassen sich Lektine zur Identifizierung ganz bestimmter Kohlenhydrate an der Erythrozytenoberfläche heranziehen. So können sie zwischen den unterschiedlichen Kohlenhydraten unterscheiden, welche die verschiedenen Blutgruppen determinieren (A_1, A_2, A_1B, A_2B, H). Bestimmte Lektine agglutinieren in spezifischer Weise nur Erythrozyten einer bestimmten Blutgruppe. Limabohnen agglutinieren nur Blut der Blutgruppe A, nicht aber der Gruppe B oder 0; *Lotus-tetragonolobus*-Lektin agglutiniert spezifisch Erythrozyten der Blutgruppe 0; *Bandeiraea-simplicifolia*-Lektin reagiert B-spezifisch; mit Hilfe von *Dolichos-biflorus*-Lektin lassen sich die Blutgruppen A_1 und A_2 unterscheiden, da dieses Lektin mit Erythrozyten vom A_1-Typ wesentlich stärker reagiert als mit denen vom A_2-Typ.

Lektine mit mitogener Wirkung. Einige Lektine assoziieren sich an Oberflächenstrukturen von Lymphozyten mit dem Ergebnis, daß die Lymphozyten stimuliert und zur Proliferation angeregt werden. Während ein bestimmtes Antigen über den spezifischen Rezeptor höchstens einige wenige Zellklone stimuliert, aktivieren die Mitogene zahlreiche Klone verschiedener Klassen oder Subklassen von Lymphozyten unabhängig von ihrer Spezifität. Lektine mit mitogener Aktivität haben als polyklonale Aktivatoren immunstimulierende Eigenschaften. Von den Pflanzenlektinen stimuliert das sogenannte *Pokeweed*-Mitogen (=Lektin aus *Phytolacca americana* L.) sowohl B- als auch T-Lymphozyten. Concanavalin A und Phytohämagglutinin (*Phaseolus-vulgaris*-Lektin) stimulieren ausschließlich T-Lymphozyten. Die *Viscum-album*-Lektine stimulieren weder B- noch stimulieren sie T-Lymphozyten.

Pokeweed-Mitogen, Conacanavalin A und Phytohämagglutinin sind viel verwendete Hilfsmittel in der immunologischen Diagnostik und Forschung.

Toxizität. Viele Lektine sind selbst bei oraler Zufuhr toxisch. Typische Beispiele dafür sind die Ricine des Riszinussamens, die Abrine der Paternostererbse sowie die Lektine der *Phytolacca-americana-Wurzel* (*Pokeweed*-Mitogen). Vom Ricin gelten 30 mg als die oral tödliche Dosis. Die akuten Vergiftungssymptome bestehen in hämorrhagischer Gastroenteritis, Nephritis und Lebernekrosen.

Literatur

v. Altschul SR (1964) A taxonomic study of the genus Anadenanthera. Contrib Gray Herbarium Harvard Univ. 193:1

Atal CK, Zutshie U, Rao PG (1981) Scientific evidence on the role of ayurvedic herbals on bioavailability of drugs. Ethnopharmacology 4:229–232

Auterhoff H, Hamacher H (1967) Die Farbreaktionen des Eserins. Arch Pharm 300:849–856

Bader H (1982) Lehrbuch der Pharmakologie und Toxikologie. Edition Medizin, Weinheim Basel, S 564

Becker H (1981) Scharfstoffe. Pharmazie in unserer Zeit 10:75–80

Becker H, Schmoll H (1986) Mistel – Arzneipflanze, Brauchtum, Kunstmotiv im Jugendstil. Wissenschaftliche Verlagsgesellschaft Stuttgart

Belitz HD, Grosch W (1985) Lehrbuch der Lebensmittelchemie, 2. Aufl. Springer, Berlin Heidelberg New York, S 520–525; S 595–596

Bell EA (1980) Non-protein amino acids in plants. In: Bell EA, Charlwood BV (eds) Secondary plant products. Springer, Berlin Heidelberg New York, pp 403–432

Bell EA, Janzen DH (1971) Medical and ecological considerations of L-DOPA and 5-HTP in seeds. Nature (Lon) 229:136–137

Böhme H, Hartke K (1978) Europäisches Arzneibuch, Kommentar, 2. Aufl. Wissenschaftliche Verlagsgesellschaft Stuttgart u. Govi-Verlag Frankfurt, S 744

Bog-Hansen TC, Spengler GA (1983) Lectins, biology, biochemistry, clinical biochemistry. De Gruyter, Berlin New York

Buchanan RL (1978) Toxicity of spices containing methylen-dioxybenzene derivatives: a review. J Food Safety 1:275–293

Bürgi S (1970) Das vegetative Nervensystem. 2. Thermoregulation, Wasser- und Elektrolythaushalt. Praxis aurea Taschenbuch, Boehringer, Ingelheim/Rh, S 29

Cetto B (1976) Der große Pilzführer. BLV-Verlagsgesellschaft, München Bern Wien, 2. Aufl

Chaudri I (1957) Pakistani Ephedra. Economic Botany 11:257–262

v. Clarmann M, Mathes G, Weber Th, Erhardt W, Kircher G, Fischer M (1979) Zur Therapie der Knollenblätterpilzvergiftung. Ergebnisse klinischer und experimenteller Untersuchungen. Fortschr Med 37:1999–2005

Conn EE (1980) Cyanogenic glycosides. In: Bell EA, Charlwood BV (eds) Secondary plant products. Springer, Berlin Heidelberg New York, pp 461–492

Conn EE (1981) Cyanogenic glycosides. In: Conn EE (ed) The biochemistry of plants, vol 7: secondary plant products. Academic Press, New York San Francisco, pp 479–501

Cordell GA (1981) Introduction to alkaloids, a biogenetic approach. Wiley, New York Brisbane Toronto, p 587; pp 930–936

Crasselt E (1950) Über die physiologische Wirkung von Extrakten aus Sinapis alba L. Arch Pharm 283:275–280

Davis KL, Mohs RC, Tinklenberg JR, Pfefferbaum A, Hollister LE, Kopell BS (1978) Physostigmin: improvement of long-term memory processes in normal humans. Science 201:272–274

Duke JA (1985) CRC handbook of medicinal herbs. CRC Press, Boca Raton, Fl(USA), pp 382–k383

Dunnill MP, Fowden L (1965) Amino-acid of seeds of the cucurbitaceae. Phytochemistry 4:933–944

Eckert H, Kiechel JR, Rosenthaler J, Schmidt R, Schreier E (1978) Biopharmaceutical aspects: analytical methods, pharmacocinetics, metabolism and bioavailability. In: Berde B, Schild HO (eds) Ergot alkaloids and related compounds. Handbuch der Experimentellen Pharmakologie, vol 49:719–803. Springer, Berlin Heidelberg New York

Eugster CH (1969) Chemie der Wirkstoffe aus dem Fliegenpilz. Fortschr Chem Org Naturst 27:261–321

Fang ST, Li LC, Ching IN, Tseng KF (1961) Chemical studies on cucurbita moschata I. The isolation and structural studies of cucurbitine, a new amino acid. Sci Sin 10:845–851

Faulstich H, Kommerell B, Wieland Th (1980) Amanita toxins and poisoning. Internat. Amanita Symposium Heidelberg 1978. Witzstrock, Baden-Baden Köln New York

Felix W (1986) Spektrum Venenmittel. Aesopus Verlag, Zug (Schweiz)

Fellow LE, Bell EA (1970) 5-Hydroxytryptophan, 5-hydroxytryptamin and l-tryptophan-5-hydroxylase in griffonia simplicifolia. Phytochemistry 9:2389–2396

Fischer G, Krug E (1980) Heilkräuter und Arzneipflanzen. Haug, Heidelberg, S 137

Floersheim GL (1974) Rifampicin and cysteamin protect against the mushroom toxin phalloidin. Esperientia 30:1310–1312

Floersheim GL, Eberhard M, Tschumi P, Duckert F (1978) Antidotal effects of penicillin and silymarin in dogs poisoned with aminita phalloides. Toxicol Appl Pharmacol 46:455–462

Floersheim GL, Weber O, Tschume P, Ulbrich M (1982) Die klinische Knollenblätterpilzvergiftung (Amanita phalloides): prognostische Faktoren und therapeutische Maßnahmen. Eine Analyse anhand von 205 Fällen. Schweiz Med Wschr 112:1164–1177

Ford LT (1977) Chymopapain – past, present and future. Klin Orthop 122:367–373

Fröhlich J (1980) Blausäurevergiftungen. Med Mo Pharm 3:79–81

Fujiwara-Arasaki T, Mino N (1972) The distribution of trimethylamin and trimethylamine oxide in marine algae. Proc 7th In Sea Weed Symp, pp 506–510

Ganong WF (1979) Lehrbuch der medizinischen Physiologie, 4. Aufl. Springer, Berlin Heidelberg New York, S 313–314

Glatzel H (1968) Die Gewürze. Nicolaische Verlagsbuchhandlung, Herford

Glatzel H (1982) Wege und Irrwege der Ernährung. Hippokrates, Stuttgart

Graham HD (1965) Quantitative determination of piperin. II. Direct determination with phosphoric acid. J Food Sci (Mysore) 30:651–655

Gysling E (1976) Behandlung häufiger Symptome. Huber, Bern Stuttgart Wien

Härtling CH (1969) Lein und Leinsamen, eine uralte Kulturpflanze, eine zu Unrecht umstrittene Droge. Dtsch Apoth Ztg 109:1025

Haeusler G, Osterwalder R (1980) Evidence suggesting a transmitter or neuromodulatory role for substance at the first synapse of the baroreceptor reflex. Naunyn Schmiedebergs Arch Pharmacol 314:111–121

Halbeisen Th (1954) Untersuchungen über die antibiotischen Wirkstoffe von Tropaeolum maius (Kapuzinerkresse). Naturwissenschaften 41:378–379

Hensel H (1966) Allgemeine Sinnesphysiologie: Hautsinne, Geschmack, Geruch. Springer, Berlin Heidelberg New York, S 220–221

Herrmann K (1983) Exotische Lebensmittel, Inhaltsstoffe und Anwendung. Springer, Berlin Heidelberg New York

Herzog R (1986) Biologische Substanzen in der Onkologie. Z Allg Med 62:785–791

Hiller K (1961) Ephedrin und Pseudophedrin, papierchromatographische Trennung und quantitative Erfassung. Pharmazie 16:600–693

Hoffmann F (1978) Senföle. Chemie in unserer Zeit 12:182–188

Jäger L (1983) Klinische Immunologie und Allergologie. Fischer, Stuttgart, Teil II, S 869–877

Jaspers K (1965) Allgemeine Psychopathologie, 8. Aufl. Springer, Berlin Heidelberg New York, S 127

Javid NJ (1980) Treatment of herniated lumbar disc syndrome with chymopapain. JAMA 243–248

Jentzsch K, Kubelka W, Pock H (1969) Eine Methode zur Bestimmung des Capsaicinoid-Gehaltes in Fructus Capsici und daraus hergestellten Zubereitungen. Scientia Pharmac (Wien) 38:50–58

Kakac B, Vejdelek ZJ (1974) Handbuch der photometrischen Analyse organischer Verbindungen. Verlag Chemie, Weinheim, 1:87–89

Kasai T, Larsen PO (1980) Chemistry and biochemistry of γ-glutymal derivatives from plants including mushrooms (Basidiomycetes). In: Herz W, Grisebach H, Kirby GW (eds) Progress in the chemistry of organic natural products. Springer, Wien New York, pp 175–270

Keeler RF, van Kampen KR, James LF (eds) (1978) Effects of poisonous plants on livestock. Academic Press, New York San Francisco London

Keller R (1981) Immunologie und Immunpathologie, 2. Aufl. Thieme, Stuttgart New York, S 90

Kier LB (1972) A molecular theory of sweet taste. J Pharm Sci 61:1394

Kimura R, Murata T (1971) Central depressant effect of theanine. Chem Pharm Bull 19:1257–1261

Kittler GD (1963) Leatrile (the anticancer drug): control for cancer. Paperback Library, New York

Kleemann A, Roth HJ (1983) Arzneistoffgewinnung, Naturstoffe und Derivate. Thieme, Stuttgart New York

Kobel H (1982) Geschichte der Mutterkornforschung im Bild. Eine Sandoz-Informationsreihe. Hrsg.: Sandoz AG, Nürnberg

Krogsgaard-Larsen P, Brehm L, Schaumburg K (1981) Muscimol, a psychoactive constituent of amanita muscaria, as a medicinal chemical model structure. Acta Chem Scand B35:311–324

Lang K (1979) Biochemie der Ernährung. Steinkopff, Darmstadt

Lang K (1969) Differente Substanzen in Lebensmitteln. In: Biochemie der Ernährung. Steinkopff, Darmstadt S 615–626

Larsen PO (1981) Glucosinolates. In: Conn EE (ed) The biochemistry of plants, vol. 7, secondary plant products. Academic Press, New York San Francisco, pp 502–526

Lehmann G, Neumann B (1974) Über den Theaningehalt in Tee. Z Lebensm Unters Forsch 156:32–35

Leung AY (1980) Encyclopedia of common natural ingredients used in food, drugs, cosmetics. Wiley-Interscience, New York Toronto, pp 265–266

Lewis WH, Elvin-Lewis MPF (1983) Contribution of herbology to modern medicine and dentistry. In: Keeler RF, Tu AT (eds) Plant and Fungal Toxins, handbook of natural toxins, vol 1. Marcel Decker, New York Basel, pp 785–816

Lin TS, Lin StSL (1980) Purification and physicochemcial properties of ricins and agglutinins from ricinus communis. Eur J Biochem 105:453–459

Mabry TJ (1980) Betalains. In: Bell EA, Charlwood BV (eds) Secondary plant products. Springer, Berlin Heidelberg New York, pp 513–534

Markwardt F, Landmann H (1971) Blood coagulation-inhibiting proteins, peptides, and amino acid derivativs. In Handbuch Exp Pharmakol 27:76–142 Springer, Berlin

Martindale (1982) The extra pharmacopoeia XXIIed. The Pharmaceutical Press, London, p 1710, 1722

Mathew AG, Lewis YS, Krishnamurthy N, Nambudiri ES (1971) Capsaicin. Flavour, Industry, pp 691–695

McGeer EG, Olney J, McGeer PL (1978) Kainic acid as a tool in neurobiology. Raven Press, New York

Merck, The Merck Index, An Encyclopedia of Chemicals, Drugs and Biologicals (Windholz M, ed) (1983) Merck u. Co, Tahway NY (USA), p 243

Mihranian VH, Abou-Chaar CI (1968) Extraction, detection and estimation of cucurbitin in cucurbita-seeds. Lloydia 31:21–29

Moertle CG, Fleming TR, Rubin J, Kvols LR, Sarna G, Koch R, Currie VE, Young CW, Jones SE, Davignon JP (1982) A clinical trial of amygdalin (Laetrile) in the treatment of human cancer. New Engl J Med 306:201–206

Molnar J (1965) Die pharmakologischen Wirkungen des Capsaicins, des scharf schmeckenden Wirkstoffes im Paprika. Arzneimittelforschung (Drug Res) 15:718–727

Narstedt A (1973) Cyanogene Glykoside in höheren Pflanzen. Pharmazie in unserer Zeit 2:147–155

Narsted A (1981) Isolation and structure elucidation of cyanogenic glycosides. In: Vennesland B, Conn EE, Knowles CJ, Westley J, Wissing F (eds) Cyanide in biology. Academic Press, London, pp 145–181

Narsted A (1984) Neue pharmakologisch interessante Pflanzeninhaltsstoffe. In: Oelschläger H (Hrsg) Fortschritte der Arzneimittelforschung. Wissenschaftliche Verlagsgesellschaft, Stuttgart, S 133–125

Narsted A (1987) Recent developments in chemistry, distribution and biology of the cyanogenic glycosides. In: Lea PJ, Hostettmann K (eds) Annu Proc Phytochem Soc Eur 27:213–234

Nopanitya W, Nye SW (1974) Duodenal mucosal response to the pungent principle of hot pepper (Capsaicin) in the rat; light and electron microscopic study. Toxic Appl Pharmacol 30:149

Olson T, Samuelsson G (1974) The disulphide bonds of viscotoxin A2 from the european mistletoe (Viscum album L. Loranthaceae) Acta Pharm Suec 11:381–386

Paris RR, Moyse H (1971) Matière Médicale. Masson, Paris. Tome III, pp 307–310

Paris RR, Moyse H (1976) Matière Médicale. Tome I, Masson, Paris, pp 403

Perkins KD, Payne WW (1978) Guide to the poisonous and irritant plants of florida. Fla coop Ext Serv, University of Florida, Gainesville

Du Plessis LS, Nunn JR, Roach WA (1969) Carcinogen in a transkeian bantu food additive. Nature (Lond) 222:1198–1199

Rauws AG, Olling M, Timmermann A (1982) The pharmacocinetics of amygdalin. Arch Toxicol 49:311–319

Read BE, Feng CT (1928) Notes upon indian ephedras. J Am Pharm Assoc 17:1189–1192

Rehm HJ (1980) Industrielle Mikrobiologie, 2. Aufl. Springer, Berlin Heidelberg New York, S 512–527 (Mutterkornalkaloide und weitere pharmakologisch aktive Substanzen)

Rohweder O, Endress PK (1983) Samenpflanzen, Morphologie und Systematik der Angiospermen und Gymnospermen. Thieme, Stuttgart New York

Schallenberger RS, Acree TE (1971) Chemical structure of compounds and their sweet and bitter taste. In: Beidler LM (ed) Handbook of sensory physiology, vol IV, part 2. Springer, Berlin Heidelberg New York, p 221

Scheline R (1978) Mammalian metabolism of plant xenobiotics. Academic Press, London New York San Francisco, pp 353–369; pp 481–487

Schilcher H (1979) Cyanidvergiftung durch Leinsamen? Dtsch Ärztebl 76:955–956

Schilcher H, Schulz V, Nissler A (1986) Zur Wirksamkeit und Toxikologie von Semen Lini. Z f Phytother 7:113–117

Schilcher H, Wilkens-Sauter M (1986) Quantitative Bestimmung cyanogener Glykoside in Linum usitatissimum mit Hilfe der HPLC. Fette Seifen Anstrichmittel 88:287–290

Schmid W (1978) Ergotamintartrat: Wirkung, pharmakokinetische Daten, Anwendung, Toxizität. In: Böhme H, Hartke K (Hrsg) Europäisches Arzneibuch, Bd I u II, Kommentar. 2. Aufl. Wissenschaftliche Verlagsgesellschaft Stuttgart und Govi-Verlag, Frankfurt, S 746

Schneider G (1978) Expektorantien unter besonderer Berücksichtigung biogener Wirkstoffe. In: Der Respirationstrakt und seine medikamentöse Beeinflussung. Schriftenreihe der Bundesapothekerkammer zur wissenschaftlichen Fortbildung, Frankfurt, S 59–70

Schole J (1966) Theorie der Stoffwechselregulation unter besonderer Regulation des Wachstums. Paray, Berlin

Schole J, Harisch G, Sallmann HP (1978) Belastung, Ernährung und Resistenz. Parey, Hamburg Berlin

Schorno HX (1982) Khat, Suchtdroge des Islams. Pharmazie in unserer Zeit 11:65–73

Schratz E, Rangoonwala R (1966) Die Variabilität des Capsaicingehaltes bei verschiedenen Capsicum-Arten und -Sorten. Sci Pharmac 1:365–374 (Proceedings of the 25th Congress of Pharmaceutical Sciences. Prague, 24–27 Sept 1966)

Schriever H, Kastrup W, Wiemann W, Rauen HM (1975) Ein Beitrag zur Frage der antihepatotoxischen Wirkung von Silymarin auf den durch Phalloidinintoxikation gestörten Lipidstoffwechsel der Ratte. Arzneimittelforschung (Drug Res) 25:188–194

Schultes RE (1967) The botanical origins of south american snuffs. In: Efron DE (ed) Ethnopharmacological search for psychoactive drugs. Public Health Service Publication No 1645, Washington DC, pp 291–306

Seifert P (1955) Blausäure-Verbindungen. In: Paech K, Tracey MV (Hrsg) Moderne Methoden der Pflanzenanalyse, Bd IV. Springer, Berlin Göttingen Heidelberg, S 676–688

Seitz GJ (1965) Einige Bemerkungen zur Anwendung und Wirkungsweise des Epena-Schnupfpulvers der Waika-Indianer. Etnologiska Studier (Göteborg) 28:117–132

Shallenberger RS, Acree TE (1971) Chemical structure of compounds and their sweet bitter taste. In: Beidler LM (ed) Handbook of sensory physiology, vol IV, part 2. Springer, Berlin Heidelberg New York, p 221

Sharon N (1976) Lectins and mitogens. In: Oppenheim JJ, Rosenstreich DL (eds) Mitogens in immunobiology. Academic Press, New York London, pp 31–41

Sharon N (1977) Lectins. Scientific American 236:108–119

Siegel RK (1980) Comment on the abuse of "Ma-Huang Incense". New Engl J Med 302:817

Smith RL (1971) In: Alridge WN (ed) A symposium on mechanisms of toxicity. Macmillan, London, pp 2229–247

Smith TA (1980) Plant amines. In: Bell EA, Charlwood BV (eds) Secondary plant products. Springer, Berlin Heidelberg New York, pp 433–460

Smith CR, Weisleder D, Miller RW (1980) Linustatin and neolinustatin: cyanogenic glycosides of linseed meal that protect animals against selenium toxicity. J Org Chem 45:507–510

Staesche K (1970) Gewürze. In: Schormüller J (Hrsg) Alkaloidhaltige Genußmittel, Gewürze, Kochsalz. Springer, Berlin Heidelberg New York, S 426–627

Steward I, Wheaton TA (1964) Phenolic amines in citrus juice. Proc Fl State Hortic Soc 77:318–320. Zitiert nach: Secondary plant phenolics (Bell EA, Charlwood BV, eds) Springer, Berlin Heidelberg New York, p 450

Theriault E, Otsuka M, Jessel T (1979) Capsaicin-evoked release of substance P from primary neurons. Brain Res 170:209–213

Tyler VE (1981) Hallucinogenic drug hoaxes of the american hippies. In: Beal JL, Reinhard E (eds) Natural products as medicinal agents. Hippokrates, Stuttgart, pp 339–350

Tyler VE (1982) The honest herbal, a sensibel guide to herbs and related remedies. Stickley Co, Philadelphia (USA), pp 27–28

Underhill EW (1980) Glucosinolates. In: Bell EA, Charlwood BV (eds) Secondary plant products. Springer, Berlin Heidelberg New York, pp 493–512

Vogel G (1977) Natural Substances with effects on the liver. In: Wagner H, Wolff P (eds) New natural products with pharmacological, biological or therapeutic activity. Springer, Berlin Heidelberg New York, pp 249–265

Vogel G (1980) The anti-amanita effect of silymarin. In: Faulstich H, Kommerell B, Wieland Th (eds) Amanita toxins and poisoning. Witzstrock, Baden-Baden, pp 180–187

Vogel G (1983) Lebertherapeutika pflanzlicher Herkunft. Z Allg Med 59:1296–1303

Vogel G, Tuchweber B, Trost W, Mengs U (1984) Protection by silibinin against amanita phalloides intoxication in beagles. Toxicol Appl Pharmacol 73:355–362

Vogel G (1987) Persönliche Mitteilung. Die Abbildung ist bisher nicht publiziert

Vos AM de, Hatada M, Wel H v. d., Krabbendam H, Peerdeman AF, Kim SH (1985) Three-dimensional structure of thaumatin I, an intensely sweet protein. Proc Natl Acad Sci US 82:1406–1409

Waser PG (1967) The pharmacology of amanita muscaria. In: Efron DH, Holmstedt B, Kline NS (eds) Ethnopharmacological search for psychoactive drugs. US Public Health Serv, Publ N 1654, Washington DC, pp 419–439

Wel H v. d., Loeve K (1972) Isolation and characterisation of thaumatin I und II, the sweet-tasting proteins from Thaumatococcus daniellii Benth. Eur J Biochem 31:221–225

Wieland Th (1978) Zeitungspapier-Test für Giftpilze. Umschau 78:611

Wieland Th (1981) Amatoxins and phallotoxins – structure and toxicity. In: Voelter W, Weitzel G (eds) Structure and activity of natural peptides. Proceedings of the Fall Meeting Ges Biol Chem Sept 1979. De Gruyter, Berlin New York, pp 23–40

Wieland Th (1981) Moderne Naturstoffchemie am Beispiel des Pilzgiftes Phalloidin. Sitzungsber Heidelberg Akad Wissensch Mathem-naturw Kl, 3. Abhandlung. Springer, Berlin Heidelberg New York

Wieland Th, Faulstich H (1978) Amatoxins, phallotoxins, phallolysin, and antamanide: the biologically active components of poisonous mushrooms. CRC Critic Rev in Biochem 5:185–260

Wieland Th, Wieland O (1959) Chemistry and toxicology of the toxins of amanita phalloides. Pharmacol Rev 11:87–107

Winter AG, Willeke L (1954) Hemmstoffkonzentration im Urin nach Aufnahme von Salat bzw. Wirkstoffanreicherungen (Tromalyt) der Kapuzinerkresse. Naturwiss 41:379–380

Wirth W, Gloxhuber Ch (1981) Toxikologie. Thieme, Stuttgart New York, S 269

Zoch E (1969) Über die Inhaltsstoffe des Handelspapains. Arzneimittelforschung 19:1593–1597

8 Alkaloide*

8.1 Einleitung, Allgemeines

8.1.1 Definition

Alkaloide sind stickstoffhaltige, zumeist heterozyklische Verbindungen bevorzugt pflanzlichen Ursprungs. Die meisten Alkaloide sind Basen, kompliziert gebaut und von großer struktureller Vielfalt. In den tierischen oder menschlichen Organismus gebracht entfalten sie auffallende pharmakologische und/oder toxikologische Wirkungen, sehr häufig dadurch, daß sie primär auf das Zentralnervensystem wirken.

Eine scharfe Abgrenzung der Alkaloide gegenüber anderen Klassen stickstoffhaltiger Naturstoffe ist nicht ohne eine gewisse Willkür möglich. Im folgenden werden nur Pflanzenstoffe behandelt, die eine biogenetische Verwandtschaft zu Aminosäuren zeigen. Nicht behandelt werden: Einfache Amine, biogene Amine, Aminosäuren, Purine, Pteridine, Chlorophylle, Azaterpene.

8.1.2 Vorkommen

Etwa drei Viertel der bisher bekannten etwa 6000 Alkaloide kommen in höheren Pflanzen vor. Im Pflanzensystem nach Engler werden höhere Pflanzen in 60 Ordnungen zusammengefaßt: In 34 Ordnungen davon kommen Alkaloide führende Arten vor. Allerdings ist Alkaloidführung innerhalb einer Ordnung kein durchgehendes Merkmal, was sich allein schon darin zeigt, daß auf Gattungsebene der Prozentsatz an Alkaloide führenden Gattungen lediglich 8,7% beträgt.

Die wichtigsten Pflanzenfamilien, die Alkaloiddrogen liefern, sind die folgenden: *Berberidaceae, Menispermaceae, Papaveraceae, Erythroxylaceae, Fabaceae, Rutaceae, Loganiaceae, Apocynaceae, Rubiaceae, Asteraceae* (*Compositae – Tubuliflorae*) und *Colchicaceae*.

* Literatur s. S. 559

Sehr selten kommen Alkaloide vor bei Bakterien, Algen, Pilzen und Moosen. Bekannte Ausnahmen sind bei den Bakterien das Pyocyanin in *Pseudomonas aeruginosa* und bei den Pilzen die Mutterkornalkaloide in *Claviceps purpurea*. Bei den Pteridophyta, den Farnpflanzen, finden sich Alkaloide in einigen *Lycopodium*- und *Equisetum*-Arten.

Außer im Pflanzenreich finden sich den Alkaloiden vergleichbare Strukturtypen vereinzelt auch in Tieren, z. B. die Pumiliotoxine mittelamerikanischer Frösche oder das Tetrodotoxin aus dem japanischen Kugelfisch (Abb. 8.1).

Verteilung über das Pflanzenreich. Es gibt Alkaloide, die beschränkt auf einige wenige botanisch-systematisch verwandte Pflanzenarten vorkommen. Dazu zählt z. B. das Morphin, das bisher nur in *Papaver somniferum* L. und in *P. setigerum* DC gefunden wurde. Demgegenüber gibt es Strukturtypen, die verstreut über das ganze Pflanzensystem vorkommen, in Arten, die einander taxonomisch nicht nahestehen. Als Beispiel für sporadisches Auftreten dient Nikotin, das z. B. nicht nur in *Nicotiana*-Arten (Familie: *Solanaceae*) vorkommt, sondern auch in Zinnien (*Zinia elegans* JACQ., Familie: *Asteraceae*), in Bärlapp-Arten (Familie: *Lycopodiaceae*) und in zahlreichen weiteren Arten, verteilt auf insgesamt 10 Pflanzenfamilien:

Verteilung in der Einzelpflanze. Alkaloide können zwar in allen Pflanzenorganen (Wurzel, Sproß, Blatt, Blüte, Frucht) enthalten sein, allerdings nicht notwendigerweise in allen Organen einer individuellen Pflanze. Synthetisiert werden sie von metabolisch aktivem Gewebe der Wurzel oder des Sprosses; sie werden dann entweder am Bildungsort gespeichert oder durch die Leitungsbahnen über die Pflanze verteilt. Die primär gebildeten Alkaloide unterliegen am Ort der Bildung oder dem der Ablagerung weiterer Molekülabwandlungen. In vielen Fällen werden sie nicht endgültig dem aktiven Stoffwechsel entzogen und quasi ein für allemal deponiert: Sie können auch in den Stoffwechsel wieder einbezogen werden, und das heißt in erster Linie, daß sie

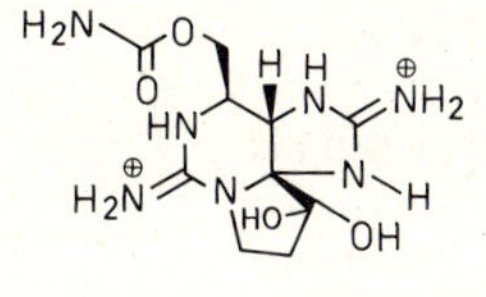

8.1 Einleitung, Allgemeines 499

Saxitoxin; $[C_{10}H_{17}N_7O_4]^{2+}$
Vorkommen: Dinoflagellaten

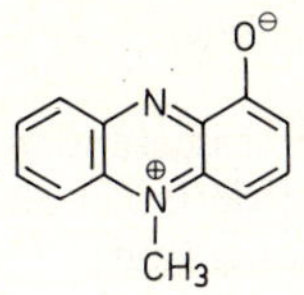

Pyocyanin; $C_{13}H_{10}N_2O$
Vork.: Kulturbrühe
von *Pseudomonas
aeruginosa*

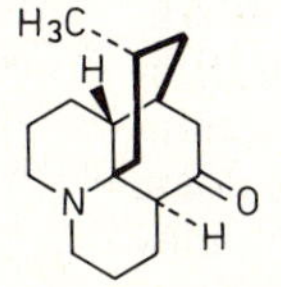

Lycopodin; $C_{16}H_{25}NO$
Vork.: *Lycopodium
complanatum* L

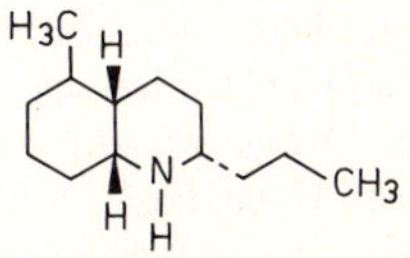

Pumiliotoxin C; $C_{13}H_{25}N$
Vork.: Frösche der
Gattung *Dendrobates*

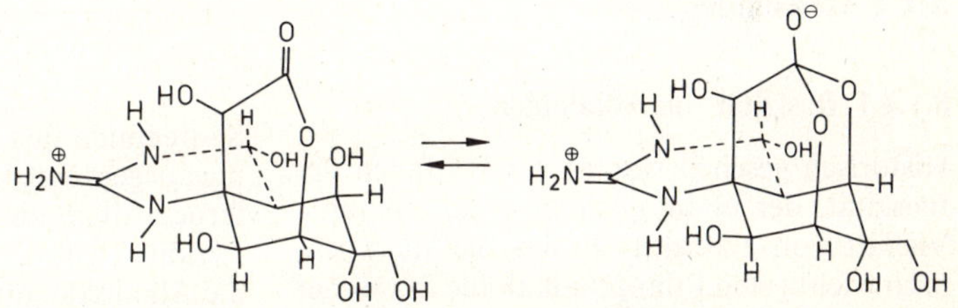

Lactonform Orthocarbonsäureform

Tetrodotoxin; $C_{11}H_{17}N_3O_8$
Vork.: japanischer Kugelfisch
(*Spheroides rubripes*)

Abb. 8.1. Beispiele für seltene Alkaloide aus Organismengruppen, bei denen Alkaloide wenig verbreitet vorkommen. Saxitoxin gelangt aus dem Meeresplankton in Muscheln, die für den Menschen dadurch giftig werden (tödliche Dosis etwa 1 mg). Pyocyanin ist das blaue Pigment des sog. blauen Eiters, der durch eine Infektion mit *Pseudomonas* hervorgerufen wird. Lycopodin, eine bitter schmeckende Substanz, ist ein Beispiel für ein seltenes Bärlappalkaloid. Pumiliotoxin, ein Perhydrochinolinderivat, wird von bestimmten mittelamerikanischen Fröschen synthetisiert; die Frösche dienten zur Bereitung von Pfeilgiften. Tetrodotoxin, ein äußerst giftiges Guanidinderivat, ist in Ovarien und Leber eines japanischen Speisefisches enthalten. Es blockiert den Transport von Natriumionen durch die Nervenzellenmembran und verhindert dadurch die Fortleitung des Nerven-Aktionspotentials. LD_{50} (Maus): Etwa 0,01 mg/kg KG

oxidiert und bei einigen Arten vielleicht bis zu CO_2 veratmet werden. Im Zuge der Oxidation bilden sich sehr labile und reaktionsfreudige Zwischenprodukte: Auf diese Weise erklärt sich das Auftreten von Alkaloidmustern, die sich von einer Muttersubstanz durch unterschiedlichste Umlagerungen von Bauelementen ableiten.
Bei einjährigen Pflanzen ist im allgemeinen bis zur Blütezeit der Alkaloidgehalt in den vegetativen Organen am höchsten. Mit zunehmender Fruchtreife wandern die Alkaloide von Sproß und Blatt zunehmend in die sich bildende Frucht (z. B. beim Schlafmohn) oder auch in die Samen. Bei Bäumen und ausdauernden Holzgewächsen handelt es sich noch am ehesten um eine echte Ablagerung, indem von Jahr zu Jahr der Alkaloidgehalt in der Sproß- und Wurzelrinde zunimmt. Die Berberitze ist ein Beispiel dafür, daß die Zellwände der toten (stoffwechselinaktiven) Zellen des Holzes mit Alkaloiden geradezu imprägniert werden. Damit aber sind die Alkaloide dem aktiven Stoffwechsel entzogen.

8.1.3 Bindungszustand in der Pflanze

Die basisch reagierenden Alkaloide liegen als Salze mit niedermolekularen Säuren – Apfelsäure, Zitronensäure, Oxalsäure, Bernsteinsäure – vor; in einigen Fällen sind Anionen seltener Säuren die Partner, wie z. B. die Mekonsäure im Falle der Opiumalkaloide. Des weiteren können Alkaloide an Polysaccharide der Membranen, an Proteine und an Gerbstoffe gebunden werden. So liegen die Chinaalkaloide in der Chinarinde an Catechingerbstoffe gebunden vor. Um die Alkaloide aus der Droge extrahierbar zu machen, müssen sie im Falle der Chinarinde durch Natronlauge freigesetzt werden.

Tabelle 8.1. pK_a-Werte einiger Alkaloide. Starke Basen haben pK_a-Werte >11, mittelstarke Basen zwischen 11–7, schwache Basen 7–4 und sehr schwache Basen 4–2

Alkaloid bzw. Base	pK_a	Alkaloid	pK_a
Berberin	11,8	Nicotin	3,4
Spartein	11,4	(Pyridinring)	
Atropin	10,0	Piperin	2,1
Codein	8,9	Colchicin	~ 2
Strychnin	8,26		
Nicotin (Pyrrolidinring)	8,2	Zum Vergleich:	
		Quartäre Ammonium-	>12
Morphin	8,2	Basen	
Reserpin	6,6		
Narcotin	6,5	Piperidin	11,0
Papaverin	6,2	Triethylamin	9,8
Chinin (Chinolinring)	4,1	Pyridin	5,2
		Amide	~ 2

8.1.4 Gewinnung

8.1.4.1 Basizität von Alkaloiden

Historisch gesehen war es der Leitfaden der Basizität, der es möglich machte, aus einer Vielfalt von Extraktivstoffen die therapeutisch wichtigsten Pflanzenalkaloide in rascher Folge zu isolieren. Die Isolierung basierte auf der folgenden Eigenschaft der „basenähnlichen Pflanzenstoffe" (= Alkaloide):

Löslichkeit	Alkaloidbase	Alkaloidsalze
Löslichkeit in Wasser	Unlöslich	Löslich
In mit Wasser nicht mischbaren organischen Lösungsmitteln	Löslich	Unlöslich

Durch ihre Löslichkeit in (angesäuertem) Wasser unterscheiden sich Alkaloide von den lipophilen Naturstoffen und durch ihre Extrahierbarkeit mit Ether, Methylenchlorid (Dichlormethan) oder Chloroform aus alkalisch gestelltem Wasser von den hydrophilen Naturstoffen sowie von Säuren.

Im Laufe der Zeit lernte man immer mehr Pflanzenstoffe kennen, die zwar strukturell den Alkaloiden nahestehen, ohne aber basischen Charakter aufzuweisen. Beispielsweise zeigen Colchicin, Capsaicin und Piperin als Säureamide fast neutrale Eigenschaften. Wenig ausgeprägte basische Eigenschaften zeigen ferner Alkaloide mit Lactam-, N-Oxid- oder Pyridin-Struktur. Eine eigene Gruppe bilden die Alkaloide mit quartärem Stickstoff, zu ihnen zählen die bekannten Curarealkaloide, und zwar insofern, als sie auch in Gegenwart von Alkalihydroxiden gut wasserlöslich sind. Die Tabelle 8.1 zeigt auf, daß Alkaloide sich über den gesamten Basizitätsbereich erstrecken.

Die ursprüngliche Definition von Alkaloiden als basische Pflanzenstoffe läßt sich somit zweckmäßig zugunsten der folgenden Charakterisierung erweitern: Alkaloide sind Naturstoffe mit vorwiegend heterozyklisch eingebautem Stickstoff, die als sekundäre und tertiäre Amine, als Amide, Aminoxide und quartäre Ammoniumbasen vorkommen.

8.1.4.2 Anreicherungsverfahren

Die Alkaloide von den nichtalkaloidischen Extraktivstoffen abzutrennen kann aus zwei Gründen erforderlich sein:

- um den Gehalt in Drogen oder alkaloidhaltigen Arzneimitteln zu ermitteln (z. B. Methoden der Arzneibuchanalytik),
- um Alkaloide als Reinstoffe zur Verfügung zu haben (industrielle Gewinnung).

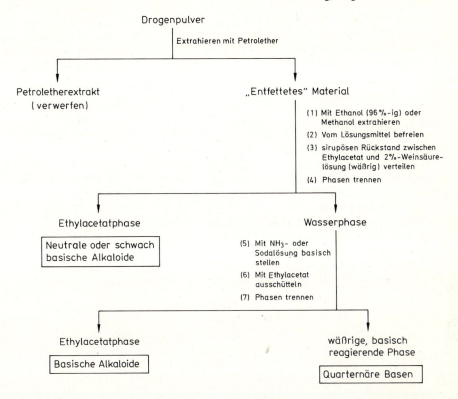

Abb. 8.2. Ein typischer Fraktionierungsgang zur Isolierung von Alkaloiden aus pflanzlichem Material

Aufgrund der großen Basizitätsunterschiede finden sich bei der Fraktionierung Alkaloide nicht nur in der eigentlichen Basenfraktion; neutrale oder schwach basische Alkaloide gelangen in die „lipophile Neutralfraktion"; und die quarternären Ammoniumbasen in die „polare Neutralfraktion" (Abb. 8.2).

Zur Anreicherung und Isolierung der typischen basischen Alkaloide haben sich zwei Verfahren bewährt, die – abgesehen von unbedeutenden Modifizierungen – auch in der Arzneibuchanalytik verwendet werden.

- Verfahren A. Die gepulverte Droge wird mit konz. Ammoniak- oder Natriumcarbonatlösung durchfeuchtet, um die als Salze vorliegenden Alkaloide in die freien Basen zu überführen, die sich dann mit einem lipophilen organischen Lösungsmittel (Ether, Chloroform) extrahieren lassen. Dem auf ein kleines Volumen reduzierten organischen Extrakt, der neben den Basen auch die neutralen Extraktivstoffe enthält, werden mit verdünnter Mineralsäure die Alkaloide entzogen, die sich – nach Phasentrennung – nunmehr als Salze in wäßriger Lösung finden.
- Verfahren B. Das Drogenpulver wird mit verdünnter Mineralsäure (z. B. 0,1 N-Schwefelsäure) extrahiert. Durch Ausschütteln mit einem organischen mit Wasser nicht mischbaren Lösungsmittel (Ethylacetat, Toluol, Chloroform) entfernt man die in diesen organischen Lösungsmitteln löslichen Naturstoffe. Nach Basischstellen der verunreinigten wäßrigen Phase entzieht man mit dem gleichen Lösungsmittel der wäßrigen Phase die Alkaloide.

Isolierung von Alkaloiden. Die durch Anreicherung erhältlichen Alkaloide sind ölig-harzige Produkte, da sie in der Regel Gemische mehrerer Alkaloide darstellen. Die Kristallisation individueller Alkaloide setzt die Auftrennung des Gemisches voraus, was früher durch fraktionierte Kristallisation der Perchlorate, Nitrate, Sulfate oder Phosphate erfolgte. Heute führt man Trennungen vorzugsweise mittels Säulen- und Hochdruck-Flüssigkeits-Chromatographie durch.

8.1.4.3 Artefaktbildung

Das Hauptproblem bei der Anreicherung eines Alkaloids ist die Gefahr, daß durch eine chemische Reaktion des nativen Alkaloids mit den Aufarbeitungsreagenzien oder daß durch physikalische Einwirkung (wie Hitze oder Sonnenlicht) Kunstprodukte, sogenannte Artefakte, gebildet werden.

Bei der Durchführung einer quantitativen Bestimmung, desgleichen bei der präparativen Isolierung eines Alkaloids, muß daher unter schonenden Bedingungen gearbeitet werden. Die Reaktionen, die zur Artefaktbildung führen, sind mannigfacher Art (Baerheim Svendsen u. Veerporte 1983). Insbesonders die Lösungsmittel Chloroform und Dichlormethan sind sehr aktive Artefaktinduktoren: Alkaloide mit tertiärem N können quarterniert werden, so daß sie sich nicht mehr in organischen Lösungsmitteln lösen; es kann zur N-Oxidbildung kommen, wiederum andere Alkaloide zerfallen in zahlreiche Bruchstücke (z. B. Reserpin); und schließlich kann Chloroform in einer Substitutionsreaktion in bestimmte Alkaloidmoleküle (Berberin, Palmatin) eintreten (Miana 1973).

Weitere Beispiele für eine Artefaktbildung (Abb. 8.3):

- Gentianin, ein Vinylnikotinsäurederivat ($C_{10}H_9O_2$), wurde aus der Enzianwurzel (s. Kap. 10.3.2.2.1) sowie aus Wurzeln oder Kraut anderer Gentianazeen und Logania-

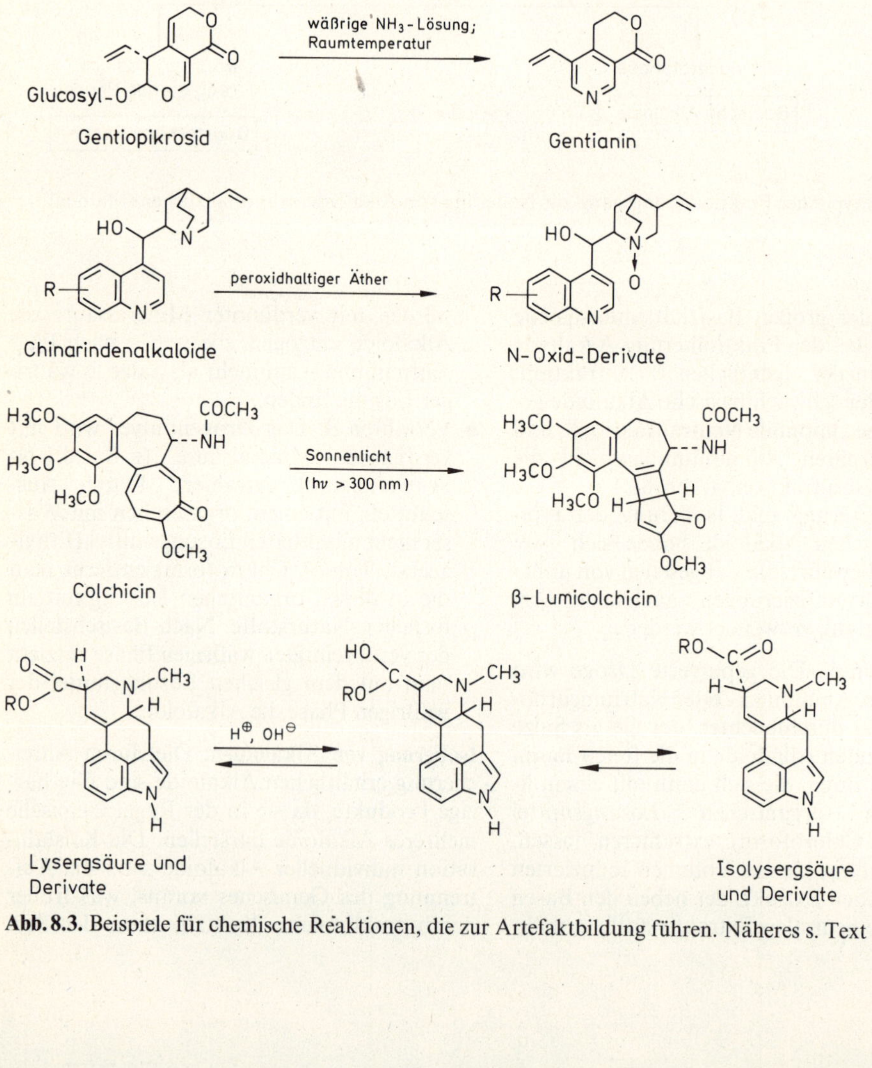

Abb. 8.3. Beispiele für chemische Reaktionen, die zur Artefaktbildung führen. Näheres s. Text

zeen isoliert. Ersetzt man, im Zuge der Isolierung, zum Basischstellen das Ammoniak durch Natriumcarbonat, so erhält man Gentianin überhaupt nicht oder nur in Spuren. Die labile zyklische Enolacetalgruppierung des Gentianins reagiert, wie Modellversuche zeigen, unter milden Bedingungen mit NH_3 unter Gentianinbildung (Floss et al. 1964; Hesse 1978).

- Wird der zur Extraktion verwendete Diethylether nicht sorgfältig von Peroxiden befreit, so werden die Alkaloide in die entsprechenden N-Oxide übergeführt. Die N-Oxide sind verhältnismäßig gut wasserlöslich; die N-Oxidbildung ist eine mögliche Fehlerquelle bei quantitativen Bestimmungen. Im Falle der Chinarindenalkaloide wird das stärker basische N-Atom des Chinuklidinringes bevorzugt oxidiert.
- Zahlreiche Alkaloide dürfen im Zuge der Anreicherung nicht dem direkten Sonnenlicht ausgesetzt werden. Die Pharmakopöen geben meist entsprechende Hinweise: „Sämtliche Arbeitsvorgänge (der Gehaltsbestimmung) sind im diffusen Tageslicht durchzuführen" (DAB 9: Rauwolfiawurzel). Es bilden sich sogenannte Lumiderivate, die im Falle des Colchicins der Konstitution nach gut bekannt sind. Um photochemische Reaktionen zu vermeiden, müssen viele Alkaloide vor Licht geschützt aufbewahrt werden.
- Um Alkaloide anzureichern, kommen sie im typischen Fall notwendigerweise mit Säuren und Basen in Kontakt. Bei Vorliegen bestimmter struktureller Merkmale – z. B. leicht enolisierbares Carboxyl in Konjugation zu Phenyl – kann eine Razemisierung (Hyoscyamin→Atropin) oder eine Epimerisierung (Lysergsäurederivate→Isolysergsäurederivate; Abb. 8.3); katalysiert werden.

8.1.5 Analytik

8.1.5.1 Fällungs- und Farbreaktionen

Die Prüfung mit Fällungsreagenzien ermöglicht eine rasche Entscheidung darüber, ob die Lösung überhaupt alkaloidhaltig ist. Die Arzneibücher ziehen Fällungsreaktionen in zwei Situationen heran:

- Prüfung, ob die Droge – in Vorbereitung für die quantitative Bestimmung – hinreichend erschöpfend extrahiert ist (Beispiel: Solanazeendrogen nach Ph. Eur.).
- Orientierende Prüfung von alkaloidführenden Drogen auf Identität. Beispiel: Opium: Prüfung auf Identität nach DAB 9.
  1 g Opium wird 5 min lang mit 5 ml Wasser extrahiert. Das Filtrat gibt auf Zusatz Mayers Reagens sofort einen Niederschlag.

Tabelle 8.2. Alkaloidfällungsreaktion

Name des Reagenzes	Zusammensetzung	Niederschlag
Dragendorffs R.	$K[BiI_4]$	Organgefarben
Mayers R.	$K_2[HgI_4]$	Gelblichweiß
Reinecke-Salz	$(NH_4Cr[CNS]_4$ $(NH_3)_2)$	Rosafarben, flockig
Scheiblers R.	Wolframatophosphorsäure	Gelb, amorph
Sonnenschein R.	Molybdatophosphorsäure	Erste gelb, später blaugrün
Tanninlösung	5%ig in Wasser	Bräunlich

Fällungsreaktionen beruhen darauf, daß sich die relativ großen Alkaloidkationen Kat^+ mit großen mehrwertigen Anionen An^- zu größeren Aggregaten assoziieren, die in Wasser unlöslich sind. Man darf sich vorstellen, daß nicht ein einzelnes monomeres Salzmolekül Kat^+An^- vorliegt, daß sich viel eher oligomere Assoziate $(Kat^+)_m (An^-)_m$ bilden dürften.

Farbreaktionen auf Alkaloide – sie werden üblicherweise im Reagenzglas, in Porzellanschalen, seltener auf Tüpfelplatten durchgeführt – sind oft für ganz bestimmte Alkaloide charakteristisch. Sie werden, als Arzneibuchreaktionen, zu Identitätsprüfungen von Reinalkaloiden herangezogen, während sie in der eigentlichen Drogenanalytik eine geringe Rolle spielen. Ausnahmen: Vitali-Reaktion bei den Solanazeendrogen (s. Kap. 8.2.2.4) und die Rubremitin-Reaktion bei der Brechwurzel (s. Kap. 8.3.10.1).

8.1.5.2 Dünnschichtchromatographie (DC)
(Baerheim Svendsen u. Verpoorte 1983; Šantavý 1967)

Dünnschicht-Chromatographie (DC). Zwar können zur Auftrennung von Alkaloiden alle üblichen Adsorbenzien (Kieselgel, Aluminiumoxid, Kieselgur, Zellulosepulver) ver-

Tabelle 8.3. Einige pharmakopöeübliche Farbreaktionen als Hilfsmittel zur Identitätsprüfung von Alkaloiden

Alkaloide	Name der Reaktion	Reaktion
Coffein	Murexidreaktion (Gruppennachweis für Purinderivate)	Mit konz. H_2O_2 plus HCl eindampfen; Rückstand mit NH_3 violett
Emetin	Frödes Reagens (Ammonmolybdat in H_2SO_4)	Hellgrüne Farbreaktion
Morphin	Marquis Reagens	Probe mit H_2SO_4 plus 1 Tr. Formaldehyd → Purpurfärbung, die nach Violett umschlägt
Mutterkornalkaloide	Van Urk	Mit 4-Dimethylaminobenzaldehyd in Fe (III)-haltiger Schwefelsäure entstehen blaue bis violette Färbungen
Physostigmin	Physostigminblau	Mit NH_3 eindampfen; in Ethanol blaue Lösung
Pilocarpin	Reaktion nach Helch	Probe in Wasser lösen, mit Kaliumdichromat und H_2O_2 versetzen, mit Chloroform ausschütteln → Chloroformschicht ist violett

wendet werden, doch beschränken sich die Pharmakopöen auf die Verwendung von Kieselgel. Kieselgel gibt eine schwach saure Schicht: Bei der DC starker Basen kommt es zur Bildung von Alkaloidsalzen, die bei der Verwendung neutraler Fließmittel am Start bleiben. Trägt man Alkaloidsalze auf, so kann es zur „Schwanzbildung" oder zur Bildung von „Doppelzonen" kommen. Daher müssen die Kieselgelplatten abgestumpft werden. Nach den Pharmakopöevorschriften wird dem Fließmittel Ammoniak oder Diethylamin zugesetzt. Liegen neutrale oder schwach basische Alkaloide vor (z. B. Reserpin und Rescinnamin), kann der Basenzusatz unterbleiben.

Sichtbarmachen der Alkaloide. Zahlreiche Alkaloide geben im UV-Licht (365 nm) typisch fluoreszierende Zonen (z. B. Reserpin, Chinin, Chinidin). Eines der gebräuchlichsten Detektionsmittel ist Kaliumwismutjodid-Lösung (= Dragendorffs-Reagens), das auf Stoffe mit teritärem oder quarternärem Stickstoff anspricht. Die Anfärbung ist monoton orangefarben. Die meisten primären und sekundären Amine geben mit Dragendorffs-Reagens keine Reaktion. Andererseits verhalten sich zahlreiche Neutralstoffe, darunter Kumarine, Hydroxyflavone, einige Triterpene und Cardenolide dragendorff-positiv („falsch-positive-Reaktion").
Spezifischer als Dragendorffs-Reagens ist das Jodplatinat-Reagens. Damit färben sich Al-

Tabelle 8.4. Fluoreszenz (365 nm) und Farbe im Tageslicht (TL) einiger Alkaloide nach Besprühen mit Jodplatinat-Reagens

Alkaloid	Fluoreszenz	TL
Atropin	–	Violettblau
Chinin	Blau	Weißgelb
Cocain	–	Violett
Emetin	Blau	Rotbraun
Ergotamin	Violettblau	Rosa
Morphin	–	Tiefblau
Noscapin	Blau	Hellgelb
Physostigmin	–	Rosa
Reserpin	Grüngelb	Weiß (auf rosafarbenem Untergrund)
Strychnin	–	Gelb

kaloide unterschiedlich an; auch sind die Fluoreszenzen, soferne sie auftreten, different (Tabelle 8.4).
Jodplatinat-Reagens ist in die neuen Arzneibücher aufgenommen. Nach der Ph. Eur. bzw. dem DAB 9 zieht man es z. B. zur Identitätsprüfung der Chinarinde heran.

8.1.5.3 Quantitative Bestimmung

Es gilt zu unterscheiden zwischen folgenden Gehaltsbestimmungen:

- Gehaltsbestimmung von einzelnen Alkaloiden bzw. Alkaloidsalzen.

- Bestimmung des Gesamtalkaloidgehaltes in Drogen und Zubereitungen.
- Bestimmung von definierten Einzelalkaloiden in Drogen und Zubereitungen.

Der Gehalt von in Substanz vorliegenden Alkaloiden wird heute überwiegend durch Titration in wasserfreiem Medium (wasserfreie Essigsäure oder wasserfreies Essigsäure/Acetanhydrid) bestimmt. Der Endpunkt der Titration wird entweder mit Hilfe der Potentiometrie oder eines Indikators (meist Kristallviolett) ermittelt.

Ausnahmen: Handelsübliches Reserpin kann eine Reihe von Nebenalkaloiden enthalten, die bei der Titration miterfaßt werden. Durch Umsetzung mit $NaNO_2$ bildet es sich aus Reserpin das Dehydroderivat, das photometrisch bestimmt wird (Methode des DAB 9).

Die Durchführung einer Gehaltsbestimmung in Drogen und Extrakten zerfällt in vier Teilschritte: (1) Extraktion der Droge, (2) Anreicherung oder Isolierung der Alkaloidgesamtfraktion (s. oben Kap. 8.1.4.2), (3) Messung der Konzentration an Gesamtalkaloiden, (4) Berechnung der Ergebnisse.

An Meßverfahren kommen in Frage:

- alkalimetrische Erfassung. Beispiele: Belladonnablätter, Hyoscyamusblätter, eingestelltes Hyoscyamuspulver, Ipecacuanhaextrakt, Ipecacuanhatinktur, Stramoniumpulver, eingestelltes Stramoniumpulver, Ipecacuanhawurzel, eingestelltes Ipecacuanhapulver,
- photometrische Erfassung mit Hilfe der „Farbstoffmethode" (= *Acid-dye*-Verfahren). Alkaloide bilden mit sauren Indikatorfarbstoffen nicht dissoziierende Salze, die sich aus wäßrigen Lösungen mit Chloroform ausschütteln lassen, während das überschüssige Farbstoffanion in der wäßrigen Lösung verbleibt. Die Intensität der Chloroformphase ist somit indirekt ein Maß für die Alkaloidkonzentration. Beispiele: Belladonnatinktur unter Verwendung von Bromcresolgrün; Rauwolfiawurzel unter Verwendung von Eriochromschwarz T (Methoden des DAB 9),
- photometrische Erfassung nach Umsetzung zu einem Farbstoff (photometrische Auswertung von Farbreaktionen). Beispiel: Schöllkraut. Die Chelidoniumalkaloide spalten in saurem Medium Formaldehyd ab, der sich mit Chromotropsäure zu einem Farbstoff – vermutlich ein durch Mesomerie stabilisiertes 3,4,5,6-Dibenzoxanthylium-Kation – kondensiert,
- direkte spektralphotometrische Erfassung der Alkaloide aufgrund ihrer Eigenabsorption im UV-Bereich. Beispiel: Bestimmung der Alkaloide vom Chinin- und Cinchonintyp durch Messung der Extinktion bei zwei verschiedenen Wellenlängen, dem Absorptionsmaximum von Cinchonin bei 316 nm und dem von Chinin bei 348 nm.

Bestimmung von definierten Einzelalkaloiden in Drogen und Extrakten. Das Prinzip ist einfach; Die Alkaloide enthaltende Fraktion wird chromatographisch aufgetrennt; die getrennten Alkaloide werden einzeln, meist spektralphotometrisch im UV-Bereich bestimmt. Die Methode der Wahl ist die Hochdruck-Flüssigkeitschromatographie (HPLC). Nach dem HPLC-Verfahren bestimmt man nach DAB 9 die Alkaloide Morphin, Codein und Thebain im Opium, im eingestellten Opium und in der Opiumtinktur.

8.1.6 Nomenklatur

Die Nomenklatur der Alkaloide ist ziemlich verwirrend. Grundsätzlich läßt sich auf sie die in der organischen Chemie übliche Nomenklatur anwenden. Da es sich aber vielfach um kondensierte Ringsysteme handelt, wird die konsequente systematische Nomenklatur bald schwer handhabbar. Die *Chemical Abstracts* verwenden daher für die einzelnen Ringsysteme eigene, oft an die Trivialnamen angelehnte Bezeichnungen. Beispiel: Yohimban anstelle von 1,2,3,4,4a,5,7,8,13,13b,14, 14a-Dodecahydrobenz[9]indolo[2,3-a]chinolizidin. Die Nomenklaturvorschläge der *Chemical Abstracts* sind nicht allgemein akzeptiert. Chemisch oder biosynthetisch nahe verwandte Alkaloide, sofern sie nicht zugleich im Ringskelett identisch sind, erhalten abweichende Bezifferung, was ziemlich nachteilig ist. Viele Alkaloidchemiker bevorzugen daher ein gleichsam biogenetisches System der Bezifferung.

Einigkeit besteht darüber, Trivialbezeichnung für Alkaloide mit dem Suffix *-in* enden zu lassen. Die Trivialnamen selbst leiten sich sehr oft von den botanischen Gattungs- oder Artnamen der Pflanze ab, in der das Alkaloid vorkommt: Papaverin, Nicotin, Hydrastin, Berberin, Atropin, Cocain u. a. m. Auch andere Gesichtspunkte können zur Geltung kommen, so physikalische Eigenschaften beim Hygrin (Hygroskopität) oder eine Wirkung beim Emetin (wirkt emetisch). Nach einem Alkaloidchemiker ist lediglich das Pelletierin benannt.

Da in einer Pflanze ein Hauptalkaloid in der Regel von mehreren Nebenalkaloiden begleitet wird, modifiziert man den Trivialnamen des Hauptalkaloids durch Anhängen eines Suffixes (Chinin→Chinidin; Hydrastin→Hydrastinin), durch Voranstellen eines Präfixes (Ephedrin→Pseudoephedrin; Berberin→Protoberberin) oder auch durch bloße Buchstabenmodifikation (Narcotin→Cotarnin→Taroconin: oder Nicotin→Cotinin, Abb. 8.15). Isomere Basen bezeichnet man gerne mit Präfixen wie Pseudo-, Iso-, Neo-, Epi-, Allo- oder durch Symbole wie α-, β-, γ- usw. Für Alkaloide, die sich durch Fehlen einer N-Methylgruppe unterscheiden ($N\text{-}CH_3 \rightarrow N\text{-}H$) wählt man bevorzugt das Präfix Nor- (Laudanosin→Nor-Laudanosin).

8.1.7 Bedeutung der Alkaloide

Viele Alkaloide rufen im tierischen oder menschlichen Organismus auffallende Wirkungen hervor. Alkaloide enthaltende Pflanzen und Drogen wurden daher seit den ältesten Zeiten als Rausch- und Genußmittel sowie für arzneiliche Zwecke verwendet. Vergiftungen von Mensch und Tier durch Pflanzen sind häufig auf Alkaloide zurückzuführen. Der Angriffspunkt vieler Alkaloide ist das Nervensystem, und zwar ist – abhängig vom individuellen Alkaloid – einmal mehr das zentrale, dann wieder das autonome Nervensystem betroffen oder auch Bereiche sensibler Nerven. Funktionen der Nerven können imitiert werden (mimetische Effekte), sie können antagonisiert, gehemmt oder auch angeregt werden.

Einige Alkaloide, welche auf transmembranäre Transportsysteme einwirken:

- Auf das Na^+ und K^+-transportierende System: Erythrophleum-Alkaloide (z. B. Cassain) β-Carbolin-Akaloide (z. B. Harmala-Akaloide) Berberin, Sanguinarin, Veratrum-Alkaloide, Chinin.
- Auf das Ca^{++}-Ionen transportierende System: Chinin, Morphin, Papaverin, Tetrandrin.

Inwieweit diese Wirkungen auf subzellulärer Ebene am Zustandekommen der typischen therapeutischen oder toxischen Wirkungen am Gesamtorganismus beteiligt sind, ist in den meisten Fällen ungeklärt.

Tabelle 8.5. Einige Wirkungen von Alkaloiden auf Neurorezeptoren

Rezeptorsystem	Alkaloide
Cholinerges System	Tubacurarin, Hyoscyamin, Lobelin, Physostigmin, Berberin, Sempervirin, Galanthamin
Adrenerges System	Cocain, Harmala-Alkaloide, Nicotin, Ephedrin
Opiatrezeptoren	Morphin
Serotoninerge Rezeptoren	Derivate der Lysergsäure, Mescalin, Psilocin, Harmin
Purinrezeptoren	Coffein, Theophyllin
Aminosäurerezeptoren	Strychnin (→ Glycin), Bicucullin (→GABA)

8.2 Alkaloide mit biogenetischer Beziehung zum Ornithin

Ornithin ist eine nichtproteinogene C_5-Aminosäure mit enger Verwandtschaft zur Glutaminsäure und zum Prolin (Abb. 8.4). Sogenannte Fütterungsversuche mit radioaktiv markiertem Ornithin führten zu dem Ergebnis, daß Ornithin die biosynthetische Vorstufe der folgenden Alkaloide ist:

Alkaloide	Weitere Bauelemente
Coca-Alkaloide	Acetoacetat (C_4)
Tropan-Alkaloide	Acetoacetat (minus CO_2) (C_3)
Pyrrolizidine	Butanal (aus Ornithin) (C_4)
Phenanthroindolizidine	Phenylacetaldehyd (C_6–C_2)
Nicotin	Nicotinsäure (minus CO_2)

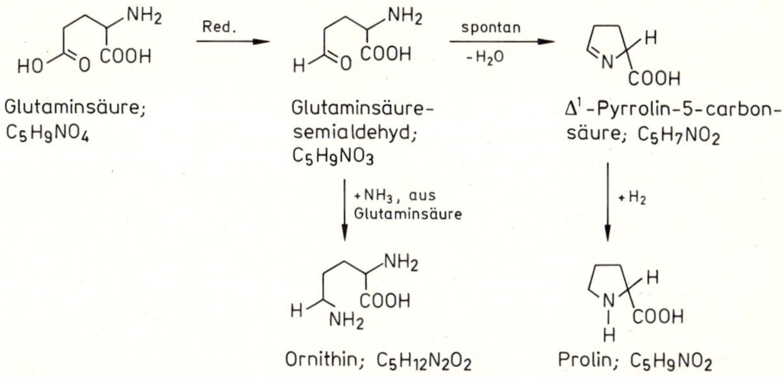

8.2 Alkaloide mit biogenetischer Beziehung zum Ornithin

Glutaminsäure; $C_5H_9NO_4$ →(Red.) Glutaminsäure-semialdehyd; $C_5H_9NO_3$ →(spontan, $-H_2O$) Δ^1-Pyrrolin-5-carbonsäure; $C_5H_7NO_2$

↓ ($+NH_3$, aus Glutaminsäure)   ↓ ($+H_2$)

Ornithin; $C_5H_{12}N_2O_2$ Prolin; $C_5H_9NO_2$

Abb. 8.4. Biogenetische Zusammenhänge zwischen den C_5-Aminosäuren Glutaminsäure, Ornithin und Prolin (Enzyme, Reaktionsmechanismen, Stereochemie unberücksichtigt). Die Mehrzahl der Naturstoffe, welche einen Pyrrolidinring im Molekül enthalten, stammen vom Ornithin ab. Aus einer Aminosäure „wird" ein Alkaloid dadurch, daß sich die Säure unter Decarboxylierung zum Amin mit einer Nichtaminkomponente, z. B. Acetoacetat, kondensiert (Abb. 8.6)

8.2.1 Kokain (Cocain) und verwandte Alkaloide

Cocablatt und Cocaalkaloide beanspruchen aus zweierlei Gründen Interesse

- Analytische Interesse als Produkt des illegalen Drogenhandels
- Cocainhydrochlorid als Arzneibuchpräparat.

Die Stammpflanzen. Das einzige Vorkommen von Cocain im Pflanzenreich ist *Erythroxylum coca* LAM. (Familie: *Erythroxylaceae*), eine Sammelart, die mehrere domestizierte Varietäten umfaßt (von einigen Taxonomen als eigene Arten aufgefaßt). Die Wildformen der heutigen Kulturpflanzen sind nicht mehr bekannt.
Die Cocapflanzen sind Sträucher, die eine Höhe von 5 m erreichen können, in den Kulturen durch Beschneiden kleiner (1–2 m hoch) gehalten werden. Der Cocastrauch besitzt eine rötliche Rinde, ein Merkmal, das im Gattungsnamen (griechisch: *erythros* = rot, *xylon* = Holz) zum Ausdruck kommt. In den Achseln der etwa 5 cm langen Blätter stehen Büschel von 1–5 kleinen, weißgelben Blüten. Die Frucht ist eine einsamige, rote, längliche Steinfrucht. Zwei botanische Varietäten liefern drei Handelssorten:

- var. *spruceanum* BRUCK (= *E. truxillense* RUBY); liefert die Truxillo- oder peruanische Coca sowie die Java-Coca,
- var. *novogranatense* (MORRIS) HIERON, liefert die kolumbanische Truxillo-Coca.

Die Droge. Die Cocablätter erinnern in ihrem Aussehen an die als Gewürz bekannten Lorbeerblätter von *Laurus nobilis* L. Charakteristisch sind zwei Streifen, die sich auf der Ober- und Unterseite bandförmig von der Basis zur Spitze, etwa parallel zur Mittelrippe ziehen, so „als wäre hier ein kleines Blatt abgedruckt". Die Blattoberseite ist stets dunkler gefärbt als die Unterseite, die eher graugrün ist.
Die Droge riecht eigenartig (sehr schwach teeähnlich). Der Geschmack ist bitter, leicht aromatisch, später Zunge und Lippen anästhesierend.
Hauptanbaugebiet für Coca sind Bolivien, Columbien und Peru. Bolivien und Columbien allein produzieren jährlich zusammen etwa 100 000 Tonnen Blätter (Cohen 1984), von denen mindestens 75 000 Tonnen in den illegalen Handel gelangen.

Inhaltsstoffe

Cocablätter enthalten drei Typen von Alkaloiden (Abb. 8.5 und 8.6):

- Derivate des Ecgonins: Cocain, Cinnamoylcocain, und die Cocamine (α- und β-Truxillin). Kennzeichnung: Pseudotropanolcarbonsäuregerüst mit Phenylcarbonsäuren verestert; die β-Carboxylgruppe mit Methanol verestert.
- Derivate des Tropins: Tropacocain. Kennzeichnung: (Unterschied zum Ecgonin): Carboxyl fehlt; OH-Gruppe ist α-ständig.

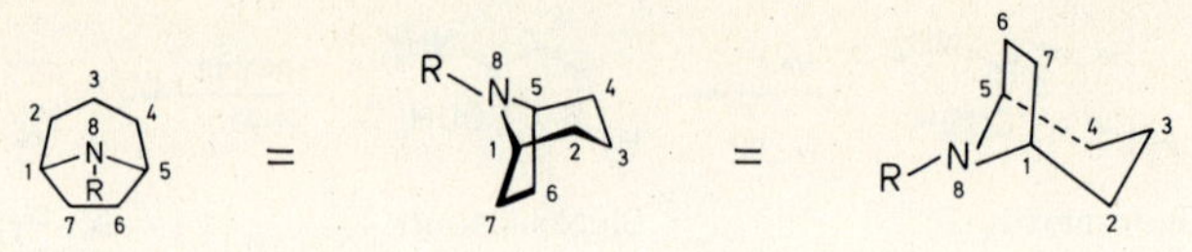

1a   1b   1c

8-Azabicyclo[3,2,1]octan-Gerüst
R = CH_3 : Tropan

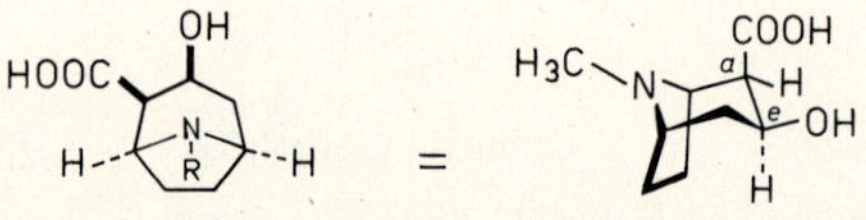

Ecgonin (R = CH_3)
3β-Hydroxy-1αH, 5αH-tropan-2β-carbonsäure

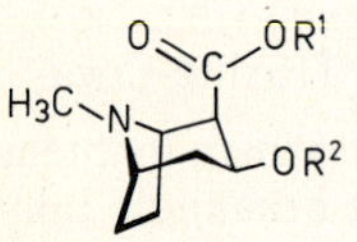

Trivialname	R^1	R^2
Cocain	CH_3	C_6H_5CO Benzoyl
Cinnamoylcocain	CH_3	$C_6H_5-CH=CH-CO$ Cinnamoyl
Benzoylecgonin	H	C_6H_5CO Benzoyl
Methylecgonin	CH_3	H
Cocamin (α-Truxillin)	CH_3	α-Truxillsäure*
Isococamin (β-Truxillin)	CH_3	β-Truxillsäure*

*dimere Zimtsäuren

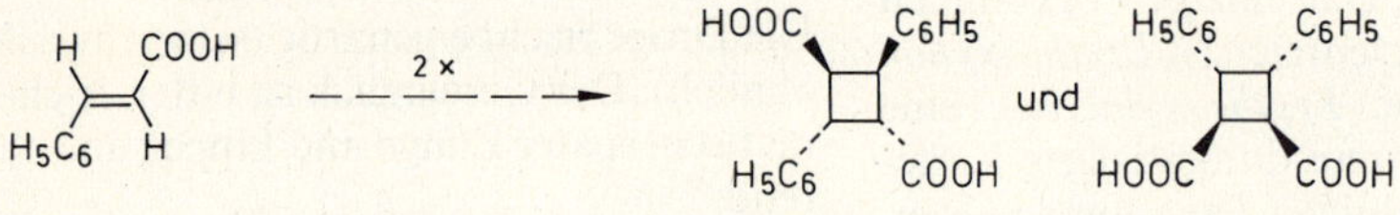

α-Truxillsäure   β-Truxillsäure

Abb. 8.5. Die Alkaloide des Cocablattes sind Esterderivate des Ecgonins. Durch Substitution am 8-Azabicyclo[3,2,1]octangerüst entstehen chirale Zentren. Die vier Chiralitätszentren des Ecgonins bedingen anstelle der theoretisch zu erwartenden 8 Enantiomerenpaare lediglich 4 Paare, da die beiden Ringe aus Spannungsgründen nur *cis*-ständige Verknüpfung ermöglichen. Bezüglich der Konfiguration an C-3 unterscheidet man die α-Reihe, wenn die 3-OH *trans*-ständig zur N-Brücke angeordnet ist, und die β-Reihe mit *cis*-ständiger Anordnung. Ecgonin gehört der β-Reihe an

- Derivate des Hygrins: Hygrin und Cuscohygrin. Kennzeichnung: monozyklische N-Methylpyrrolidine.
- Nicht alkaloidische Inhaltsstoffe. 6–7% Wasser; 8–10% mineralische Bestandteile; Phenole, darunter Flavonolglykoside (Rutin = Rutosid, Isoquercitrin = Isoquercitrosid) und Chlorogensäuren; geringe Mengen (0,05–0,10%) ätherisches Öl mit Methylsalicylat als Hauptbestandteil.

Absoluter Gehalt und relative Zusammensetzung wechseln von Varietät zu Varietät; Gehalt und Spektrum sind sodann vom Entwicklungszustand des Blattes abhängig. Beispiel: Javaware stammt von jungen Blättern mit hohen Gesamtalkaloidgehalt. In Bolivien, Peru und Kolumbien pflegt man (reife) voll entwickelte Blätter zu sammeln, die den Alkaloidgehalt junger Blätter nicht erreichen, dafür aber einen höheren Prozentanteil Cocain (berechnet auf den Gesamtalkaloidgehalt) aufweisen (Tyler et al. 1981).

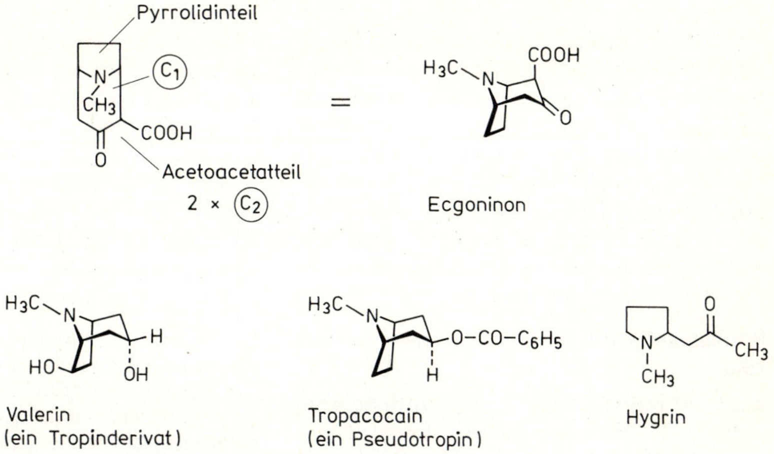

Abb. 8.6. Biosynthetische Einordnung des Ecgonins, der hypothetischen Vorstufe der Coca-Alkaloide. Bauelemente sind Acetessigsäure, Pyrrolidin und aktiviertes Methyl (aus dem Methylpool). In den Nebenalkaloiden des Cocablattes, den Tropinen und den Hygrinen, liegt der C_4-Acetoacetatteil der Ecgonine nurmehr als C_3-Rest (C_4 minus CO_2) vor

Gewinnung und Eigenschaften von Cocainhydrochlorid. Sie erfolgt nicht durch direkte Isolierung des im Cocablatt vorliegenden Cocains, was eine komplizierte Trennung von den begleitenden Ecgoninbasen (Cinnamoylcocain, Cocamine) erfordern würde. Die Basen werden gesamthaft angereichert (s. Kap. 8.1.4.2, Verfahren B); das Rohalkaloidgemisch wird durch Hydrolyse zum Ecgonin vereinheitlicht; Ecgonin wird partialsynthetisch durch Veresterung mit Methanol und durch Benzoylierung des Zwischenprodukts (Ecgoninmethylesters) in (−)-Cocain übergeführt.
Farblose Kristalle oder weißes, kristallines Pulver, geruchlos; bitter und scharf schmeckend, gefolgt von einer anästhesierenden Wirkung auf die Zunge.

Wirkungen, Anwendungen. Örtlich wirken Cocain und Cocainsalze lokalanästhesierend und vasokonstriktiv. Zentral wirkt Cocain stark erregend, in höheren Dosen zugleich lähmend.
Nach Resorption wird Cocain zu Benzoylecgonin verseift und in dieser Form 24–36 Stunden später mit dem Harn ausgeschieden.
Verwendet wird es in sehr seltenen Fällen zur Anästhesie im Nasen-Rachenraum.
Die Bedeutung des Cocains beruht historisch darauf, daß es als Vorbild (Modell) dient, von dem ausgehend es gelang, synthetische Lokalanästhetika mit größerer therapeutischer Breite und zugleich erhöhter Stabilität zu entwickeln.

Illegale Kokainproduktion (United Nations 1986). Sie folgt im wesentlichen dem in Kap. 8.1.4.2 beschriebenen Anreicherungsverfahren B: Zum Alkalisieren der Droge wird Kalk genommen, extrahiert werden die Basen mit Kerosin; dem Kerosin werden die Basen mit saurem Wasser entzogen; aus der Wasserphase fallen die Alkaloide nach Basischstellen mit $Ca(OH)_2$ oder NH_3-Lösung aus. Der Niederschlag – er besteht aus Kokain, aus Nebenalkaloiden sowie aus organischen Salzen – wird gesammelt und getrocknet. Das Rohprodukt wird als Kokapaste bezeichnet.

Kokapaste wird weiter gereinigt, indem man sie in verdünnter Schwefelsäure löst und die Lösung mit Kaliumpermanganatlösung behandelt; dadurch werden Isomere des Cinnamoylcocains abgebaut. Das Produkt, das nach Alkalisieren des Filtrats ausfällt, weist einen Cocaingehalt von 80–90% auf.
Beim Kokain des illegalen Handels erhält nur der Erstabnehmer ein Produkt des Reinheitsgrades 80–90%. Mit zunehmender Länge der Verteilerkette wird es jeweils im Verhältnis von etwa 1:3 bis 1:4 gestreckt. Auf Gewichtseinheiten umgerechnet werden die Produkte hingegen mit zunehmender Verdünnung immer teurer. Man hat die folgende Rechnung

aufgestellt (Cohen 1984): Aus 1 000 kg Kokablatt im Werte von 2 000 US-Dollar ($) gewinnt man 5 kg Kokapaste, für die 10 000 $ gefordert werden; daraus wieder produziert man 2 kg Cocainhydrochlorid, das in Columbien einen Handelswert von 40 000 $ und in New York einen von 120 000 $ darstellt. Nachdem man die 2 kg auf 8 kg gestreckt hat, ist der Handelswert auf 480 000 $ gestiegen, um schließlich einen Kleinverteilerwert von etwa 800 000 $ zu erreichen.

Prüfung auf Vorliegen von Kokapaste und Kokain:

- Farbreaktion mit Kobaltthiocyanat (United Nations 1986). Eine 2%ige $CO(CNS)_2$-Lösung in Wasser-Glycerin gibt eine blaue Färbung, die sich nach Zusatz von Salzsäure mit Chloroform ausschütteln läßt.
- Geruchsprobe. Läßt man eine Probe in methanolischer KOH-Lösung stehen, bis die Hauptmenge des Methanols verdunstet ist, so entwickelt die Probe den angenehmen Geruch nach Benzoesäuremethylester. Die Reaktion ist recht spezifisch, nur Piperocain reagiert analog.

Neben diesen einfachen orientierenden Proben werden alle modernen Verfahren, insbesondere HPLC, DC und Gaschromatographie, zum Nachweis eingesetzt.

In einigen Ländern macht es die Rechtsprechung erforderlich, nicht nur den Nachweis zu führen, daß schlechthin Cocain vorliegt, vielmehr wird der Nachweis gefordert, daß es sich um das natürliche $(-)$-Enantiomere $(\alpha_D = -16°)$ handelt. Der Nachweis läßt sich analytisch durch Bildung diastereoisomerer Salze mit Di-p-toluoyl-(+)-Weinsäure oder -(−)-Weinsäure führen.

Hinweis zur Stereochemie des $(-)$-Cocains. Wie die Strukturformel (Abb. 8.5) erkennen läßt, besitzt Cocain vier asymmetrische C-Atome. Die Theorie erfordert das Auftreten von 16 Stereoisomeren (= 8 Enantiomerenpaaren). Da die beiden Ringe des Azabizyklo[3,2,1]octans nur in *cis*-Stellung miteinander verknüpft vorliegen können, reduziert sich die Anzahl der Cocain-Isomeren auf die Hälfte: auf 4 Enantiomerenpaare. Von den 4 möglichen kommen einige in der Natur vor, andere wurden synthetisiert.

Alkaloidfreie Cocablattextrakte. Extrakte, denen die Alkaloide entzogen sind, finden sich als Ingrediens zur Herstellung koffeinhaltiger Erfrischungsgetränke Verwendung (Cohen 1984). Welcher Anteil der etwa 2 000 Tonnen Kokablätter, die pro Jahr legal aus den produzierenden Ländern exportiert werden, für diesen Zweck genutzt werden, ist nicht bekannt. Der durchschnittliche Cocablattextrakt-Gehalt in Colagetränken (berechnet als Droge) beträgt 0,02%. Alkaloidfreie Cocaextrakte setzt man in den USA außerdem Eiscremes sowie alkoholischen Getränken zu (Leung 1980).

Eine besondere Wirkung des Cocablattextraktes, der über einen eventuellen Beitrag zum charakteristischen „Flavour" der Erfrischungslimonade hinausgeht, wird man nicht erwarten dürfen. Das Phänomen ist viel eher historisch zu begreifen. Es gab um die Jahrhundertwende in den USA und in europäischen Ländern an die hundert verschiedene alkoholische und auch alkoholfreie Getränke frei zu kaufen, die Cocain enthaltende Cocablattextrakte enthielten. So lange, bis diese Produkte durch eine entsprechende Gesetzgebung verboten wurden. Im Jahre 1904 z. B. kam es in den USA zum Verbot, zur Herstellung des bekannten Erfrischungsgetränkes Coca-Cola Extrakte zu verwenden, die Cocain enthalten (Duke 1985; Emboden 1972).

Cocaismus und Cocainismus. Man versteht unter Cocaismus das gewohnheitsmäßige Kauen von Coca-Blättern. Ein Cocabissen besteht aus den Blättern des Cocastrauches, deren Blattrippen herausgelöst werden. Die Blattmasse wird zusammen mit etwas gebranntem Kalk oder Pflanzenasche im Mund so lange gekaut, bis nur noch Gefäßbündel und Blattfasern übrig sind. Der sich reichlich entwickelnde Speichel wird zusammen mit den Extraktivstoffen der Blätter verschluckt. Für die Beliebtheit des Cocakauens dürften nicht ausschließlich die alkaloidischen Inhaltsstoffe verantwortlich sein; die sensorischen Reize durch die Kombination von Gerbstoffen und Aromastoffen – sie verleihen den Blättern einen eigenartigen Geruch und Geschmack – tragen wohl mit dazu bei. Als eigentliches Motiv wird aber schon in einem Reisebericht des Jahres 1499 genannt, „daß Coca die Hungrigen sättigt, den Müden und Erschöpften neue Kräfte verleiht und die Unglücklichen ihren Kummer vergessen macht" (Ortiz).

Die suchtbedingte Einnahme von Kokapaste oder Cocain durch Schnupfen, durch Inhalation der Dämpfe (Rauchen) oder durch parenterale Zufuhr von Salzen wird als Cocainismus oder Kokainsucht bezeichnet. Die Wir-

kungen des chronischen Cocaingebrauchs können hier nicht abgehandelt werden; es sei auf Lehrbücher der Pharmakologie und Toxikologie hingewiesen. Als Gründe für den Cocainkonsum werden genannt: zur Steigerung des Wohlbefindens, um Sinneseindrücke zu verstärken und die Geselligkeit zu fördern oder um angenehme und wünschenswerte Phantasien zu wecken; um zeitweise aus dem Leben zu entkommen, das den Süchtigen sonst unerträglich erscheint (Spotts u. Shontz 1982).
Chronischer Mißbrauch durch Cocakauen (Cocaismus) führt weniger häufig und dann weniger rasch zu einer Verkümmerung der psychischen und somatischen Funktionen (Schlafstörungen, Abmagerung, Gewichtsverlust, Übelkeit usw.) als Cocainkonsum. Möglicherweise beruhen die Unterschiede darauf, daß beim Cocakauen ein größerer Teil des Cocains zu Ecgonin verseift wird (Nieschulz 1971). Im Vergleich mit Cocain ist Ecgonin wesentlich weniger toxisch (1:200). Ecgonin wirkt im Tierversuch weckaminartig.

8.2.2 Tropanalkaloide der Solanazeen

8.2.2.1 Chemie und Stereochemie

Vorbemerkung. Es werden mehrere Trivialbezeichnungen in der Literatur verwendet: Tropin = 3-Hydroxytropan; Tropanalkaloide = Tropaalkaloide = Tropinalkaloide = Tropeine.
Die Tropanalkaloide sind Esteralkaloide, die sich hydrolytisch in einen bizyklischen Aminoalkohol (Alkaminteil) und in eine Säure spalten lassen. Beispiele:

Eine partielle Verseifung der Tropanalkaloide kann bei unsachgemäßer Verarbeitung oder Aufbewahrung der alkaloidführenden Drogen und Arzneimittel eintreten: Bei der pharmazeutischen Prüfung auf Reinheit sowie bei Stabilitätsprüfungen ist daher das Auftreten freier Aminoalkohole ein wichtiges Kriterium.
Dem Tropin liegt das bizyklische Gerüst des N-Methyl-8-azabicyclo[3.2.1]octans zugrunde, das formal aus einem Pyrrolidin- und einem Piperidinring besteht. Die Kondensation der beiden heterozyklischen Ringe in der angegebenen Weise ist aus sterischen Gründen nur möglich, wenn die H-Atome an C-1 und C-5 *cis*-ständig angeordnet sind. Das ist gleichbedeutend mit der ausschließlichen Existenz von Mesoformen, wodurch sich das Fehlen der optischen Aktivität erklärt.
Zur Definition des Tropins gehört ferner, daß es sich um ein 3α-Tropanol handelt, d. h. daß die 3-OH *trans*ständig zur N-Brücke angeordnet ist. Im starren Molekül des Tropans ergeben Aussagen zur Konfiguration zugleich Informationen zur Konformation (und *vice versa*): 3α-Substituenten sind notwendigerweise axial angeordnet (Abb. 8.7 bis 8.9).

8.2.2.2 Vorkommen; die Stammpflanzen der Tropanalkaloide führenden Drogen

Tropanalkaloide kommen in einigen wenigen Gattungen der insgesamt 85 Gattungen umfassenden Familie der Nachtschattengewächse (*Solanaceae*) vor: in den Gattungen *Atropa, Datura, Duboisia, Mandragora* und *Scopolia*. Im folgenden werden diejenigen Pflanzenar-

Alkaloid	Aminalkohol	Säure	
(−)-Hyoscyamin	1αH, 5αH Tropan-3α-ol (Synonym: Tropin)	$S(-)$-Tropasäure	
Atropin	1αH, 5αH Tropan-3α-ol (Synonym: Tropin)	$S(-)$-Tropasäure $\}$ $R(+)$-Tropasäure	1:1
Nor-Atropin	Nortropin	$S(-)$-Tropasäure $\}$ $R(+)$-Tropasäure	1:1
Apo-Atropin	Tropin	Atropasäure	
Scopolamin (Synonym: Hyoscin)	6β,7β-Epoxy-1α-H, 5αH-tropan-3α-ol (Synonym: 6,7-Epoxytropin oder Scopin)	$S(-)$-Tropasäure	
Atroscin	6β,7β-Epoxy-1α-H, 5αH-tropan-3α-ol (Synonym: 6,7-Epoxytropin oder Scopin)	$S(-)$-Tropasäure $\}$ $R(+)$-Tropasäure	1:1
Meteloidin	1αH,5αH-Tropan-3α,6β,7β-triol	2-Methylcrotonsäure Synonym: Tiglinsäure)	

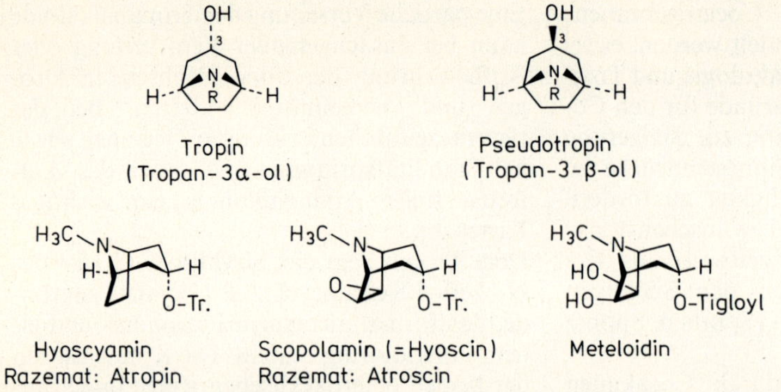

512 8 Alkaloide

Tropin
(Tropan-3α-ol)

Pseudotropin
(Tropan-3-β-ol)

Hyoscyamin
Razemat: Atropin

Scopolamin (= Hyoscin)
Razemat: Atroscin

Meteloidin

Abb. 8.7. Die Solanazeenalkaloide (−)-Hyoscyamin und (−)-Scopolamin sind Esterderivate des 1αH, 5αH-tropan-3α-ols. Im Gegensatz zum Ecgonin (Abb. 8.6), das vier Chiralitätszentren enthält, sind die beiden Tropanole symmetrisch gebaute Moleküle und daher optisch inaktiv. Tr. = Abkürzung für Tropanylrest (Abb. 8.8). Die optische Aktivität des (−)-Hyoscyamins und des (−)-Scopolamins beruht auf dem S-(−)-Tropinsäureteil der Moleküle

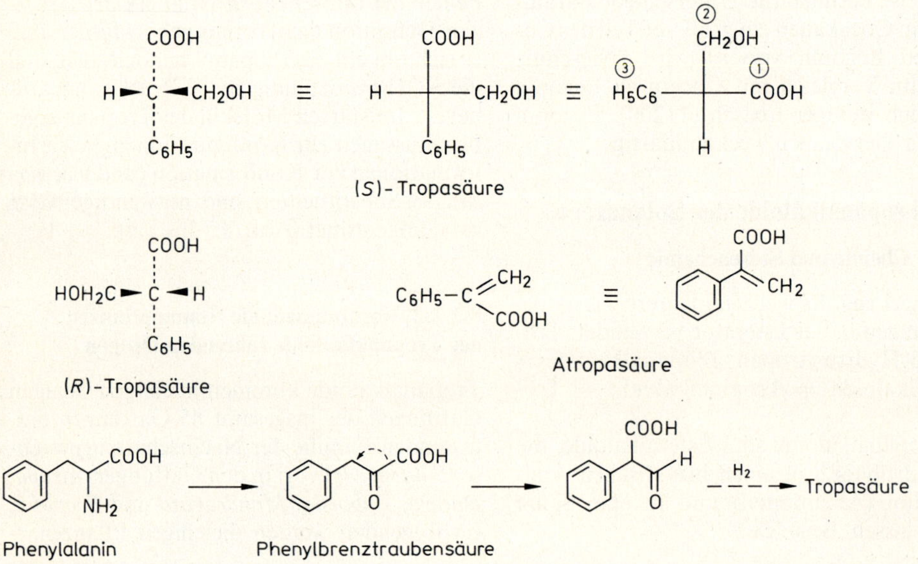

(S)-Tropasäure

(R)-Tropasäure

Atropasäure

Phenylalanin → Phenylbrenztraubensäure → → Tropasäure

Abb. 8.8. Die natürliche (−)-Tropasäure hat S-Konfiguration. Projektionsformeln nach Fischer bleiben richtig, wenn am Chiralitätszentrum Vertauschungen von Substituenten zweifach vorgenommen werden. Wählt man diejenige Projektionsformel aus, bei welcher der Substituent mit der niedrigsten Priorität (hier H) in der vertikalen Kette am unteren Ende steht, und ordnet man nach Prioritäten, so läßt sich daraus die Konfiguration nach Cahn-Ingold direkt entnehmen. Im Beispiel: Folge ①→②→③ entgegen dem Uhrzeigersinn, daher S-Konfiguration. *Untere Hälfte*: Zur biogenetischen Einordnung der Tropasäure. Die Tropasäure gehört in die Gruppe der sog. Phenylpropankörper. Die Isopropan-Verzweigung ist das Ergebnis einer Umlagerung (1,2-Verschiebung der Carboxylgruppe)

ten charakterisiert, die als Stammpflanzen von Drogen Interesse haben.
Atropa bella-donna L. die *Tollkirsche,* ist ein mehrjähriges, strauchartiges Kraut von 0,5–1,5 m Höhe, das in ganz Europa mit Ausnahme Skandinaviens, in Kleinasien bis nach Persien vorkommt. Natürliche Standorte sind Waldlichtungen und Kahlschläge vorzugsweise mit Kalkböden. Sie wird auch kultiviert. Die Laubblätter sind bis 20 cm lang und 12 cm breit, eiförmig lanzettlich bis breit-eiförmig, am oberen Ende zugespitzt. Die Blü-

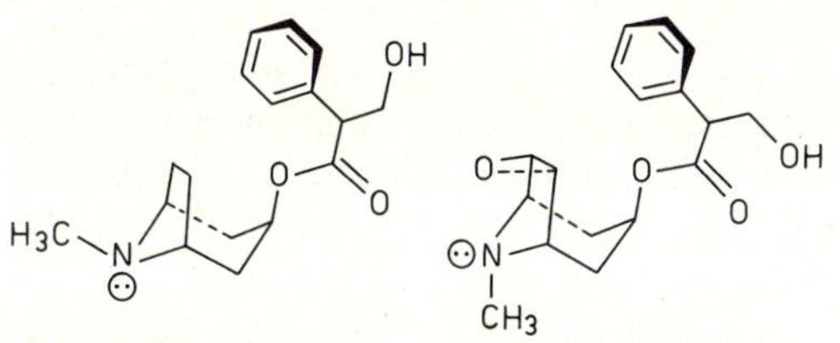

Abb. 8.9. Zum räumlichen Bau der beiden Tropanalkaloide (−)-Hyoscyamin und (−)-Scopolamin. In beiden Fällen ist der Phenylring gegen den Tropanring geneigt (Abstand zwischen der Mitte des Phenyls und dem N-Atom: 6,1 Å), und zwar sowohl im kristallinen Zustand als auch in Lösung. Unterschiedlich ist die Konformation der N-CH$_3$-Bindung, die im Falle des Hyoscyamins bevorzugt äquatoriale, im Falle des Scopolamins axiale Position (bezüglich des Piperidinringes) einnimmt (Tollenaere et al. 1979).

ten sind glockig, außen braunviolett, innen schmutzig braungelb und purpurn geädert. Die Frucht ist eine kirschgroße, im reifen Zustande mit violettem Saft gefüllte Beere.
Hyoscyamus niger L. das **Bilsenkraut**, existiert in einer ein- und zweijährigen Form. Die zweijährigen Formen bilden im ersten Jahr eine Blattrosette und im zweiten Jahr einen 30–80 cm hohen, mehr oder weniger verzweigten Blühtrieb aus. Die Laubblätter sind länglich-eiförmig, fiederspaltig gezähnt, und wie die Stengel klebrig-zottig behaart. Während die unteren Blätter meist gestielt sind (bis 30 cm lang und 10 cm breit), sind die oberen kleiner und stengelumfassend. Die kurzgestielten Blüten sitzen in einem Wickel am Stengel. Die Blumenkrone ist glockig und je nach Varietät blaß- oder schmutziggelb gefärbt. Die Frucht ist eine zweijährige Deckkapsel, die vom Kelch umhüllt wird; sie enthält bis zu 200 Samen. Bilsenkraut wächst gern auf Schuttplätzen. Verbreitet ist die Art heute über die ganze Erde (Europa, West- und Zentralasien, nach Amerika eingeschleppt).
Die verwandte Art *Hyoscyamus muticus* L. ist eine ausdauernde Pflanze von 30–60 cm Höhe. Ihre Heimat sind die Wüstenregionen Ägyptens, Arabiens, Persiens, Belutschistan bis zum Pandschab.
Datura stramonium L., der **Stechapfel** stellt eine typische Ruderalpflanze dar, deren Heimat vermutlich Mittelamerika ist. Heute ist sie über die gemäßigten und warmen Zonen der ganzen Erde verbreitet. Dem Habitus nach ist sie buschig verzweigt, etwa 1,5 m hoch werdend, mit gestielten, bis über 20 cm langen Blättern, die im Umriß eiförmig bis dreieckig und grob buchtig gezähnt sind. Die Blätter sind zum Unterschied von *Hyoscyamus*-Arten kahl, ebenso die Stengel. Die Blüten stehen aufrecht in den Astgabeln (Unterschied zu einigen anderen *D.*-Arten) und besitzen eine etwa 8 cm große trichterförmige weiße Korolle. Der Kelch ist fünfkantig, röhrig, bis 4,5 cm lang. Während der Blütezeit riechen die Blüten angenehm süß, nehmen aber beim Verwelken einen unangenehmen moschusartigen Geruch an. Auch die Pflanze selbst riecht eher unangenehm.

Varietät	Blüte	Frucht
D. stramonium var. *stramonium*	Weiß	Stachlig
D. stramonium var. *inermis* (JAQ.) TIMM	Weiß	Glatt
D. stramonium var. *tatula* (L.) TORR.	Violett	Stachlig
D. stramonium var. *godroni* DANERT	Violett	Glatt

Die Frucht ist eine stachelige (seltener stachellose), an 4 Längsseiten aufspringende Kapsel, die eine große Zahl kleiner schwarzer Samen enthält. Von *Datura stramonium* existieren vier Varietäten, die sämtlich als Drogenlieferanten in Frage kommen und die in bezug auf den Alkaloidgehalt ungefähr gleichwertig sind. Die Gattung *Datura* umfaßt noch weitere Arten, insgesamt über zwanzig, von denen einige ihres Alkaloidvorkommens wegen pharmazeutisch interessant sind: Darunter zunächst *D. metel* L., eine in Mexiko beheimatete Art, die aber heute im ganzen tropischen Amerika, in den Mittelmeerländern und in Indien gefunden wird. Indien beliefert den Drogenhandel außer mit „Datura-Blattware" auch mit Samen. *D.*-Samen von *D. metel,* denen möglicherweise Samen verwandter, in Indien vorkommender Arten beigemengt sind, zeichnen sich dadurch aus, daß hier Scopolamin fast frei von Hyoscyamin vorkommt. Zur technischen Scopolamingewinnung von besonderer Bedeutung ist die im tropischen Afrika beheimatete *D. fastuosa* L. (Synonym: *D. alba* NEES et ESENB.)
Die Gattung *Duboisia* umfaßt einige wenige Arten von baumartigen Gewächsen, die in Ozeanien (Australien und Neu-Kaledonien)

beheimatet sind. Die Blätter zweier Arten sind alkaloidreich: die der *Duboisia myoporoides* R. BR. und der *D. leichardtii* F. v. MUELL. *D. myoporoides* wächst strauch- und baumartig. Die alternierend stehenden, klebrigen Blätter sind ungeteilt, oval-lanzettlich, 5–10 cm lang und 2–3 cm breit. Sie enthalten zwischen 0,6–5% Alkaloide und zwar je nach geographischer Herkunft (und Rasse) entweder mit Hyoscyamin oder mit Scopolamin als Hauptalkaloid. Scopolamin überwiegt in den älteren Blättern von Pflanzen aus Queensland und dem nördlichen Wales, während Hyoscyamin bei Pflanzen aus der Umgebung von Sidney vorherrscht.

Scopolia carniolica (JACQ.) ist eine Solanazee, die in ihrem Habitus sehr an *Atropa bella-donna* erinnert. Auch morphologisch-anatomisch spiegeln sich Ähnlichkeiten wider, etwa darin, daß es ziemlich schwierig ist, die Blatt- und Wurzeldrogen der beiden Arten zu unterscheiden. Die Art ist in Mitteleuropa bis Südosteuropa (Karpatengebiet) heimisch. Blatt und Wurzel können zur Alkaloidgewinnung herangezogen werden. Auch das Rhizom der in Japan vorkommenden *Scopolia japonica* MAXIM. enthält Scopolamin-Hyoscyamin im Gemisch und wird im Fernost anstelle unserer Solanazeen-Drogen verwendet.

8.2.2.3 Gewinnung der Alkaloide

Die Gewinnung geht vom Abdampfrückstand ethanolischer Drogenauszüge aus und folgt im wesentlichen dem im Kap. 8.1.4.2 beschriebenen Verfahren B. Die Rückstände der Basenfraktion werden mit der gewünschten Säure – im Falle des Hyoscyamins Salzsäure, im Falle des Scopolamins Bromwasserstoffsäure – behandelt; die erhaltenen Salze werden durch fraktionierte Kristallisation weiter gereinigt.

(−)-Hyoscyamin wird durch Extraktion der oberirdischen Sproßteile von *Atropa bella-donna* und verschiedener *Datura*- und *Hyoscyamus*-Arten gewonnen. Gut geeignet ist das ägyptische Bilsenkraut, *Hyoscyamus muticus* L., das bei einem hohen Gesamtalkaloidgehalt von durchschnittlich 1,5% nur geringe Mengen von Nebenalkaloiden enthält.

Handelsprodukte sind das Sulfat, das Hydrochlorid und das Hydrobromid. Offizinell in mehreren Pharmakopöen ist das Hyoscyaminsulfat (*Hyoscyamini sulfas*).

Atropin gewinnt man aus (−)-Hyoscyamin durch alkalikatalysierte Razemisierung: Behandeln mit Ethanol und wenig Lauge (Raumtemperatur, 24 Stunden stehenlassen) oder Erwärmen in Chloroform. Offizinell ist das Atropinsulfat (*Atropini sulfas*).

(−)-Scopolamin. Zur Gewinnung geht man entweder von den Mutterlaugen aus, die bei der technischen Isolierung des Hyoscyamins anfallen, oder man arbeitet scopolaminreiches Drogengut direkt auf. Scopolaminreich sind *Datura fastuosa* L. und *D. metel* L. Offizinell ist das Scopolaminhydrobromid (*Scopolamini hydrobromidum;* Synonym: *Hyoscini hydrobromidum*).

Apoatropin (Synonym: Atropamin). Dieses Alkaloid ist der Ester des 3α.Tropanols mit Atropasäure. Es bildet sich unter Wasserabspaltung aus Hyoscyamin bei dessen alkalischer Razemisierung zu Atropin. Apoatropin ist daher im Rohatropin in Mengen von 5–7% vorhanden. Da es wesentlich giftiger als Atropin ist, lassen die Arzneibücher auf diese Verunreinigung prüfen. Apoatropin hat keine mydriatische Wirkung und wird therapeutisch nicht verwendet.

Belladonnin ist aller Wahrscheinlichkeit nach ein Kunstprodukt, das bei der Aufarbeitung atropinführender Drogen durch spontane Dimerisierung von Apoatropin entsteht. Formal handelt es sich bei dieser Dimerisierung um eine Diels-Alder-Reaktion, bei der Apoatropin als Dien und auch als dienophiler Partner reagiert. Belladonnin wurde in den Blättern von *Atropa bella-donna* und in der Wurzel von *Mandragora officinarum* L. gefunden.

8.2.2.4 Eigenschaften der offizinellen Alkaloidsalze; Prüfung auf Identität und Reinheit

Atropinsulfat, Hyoscyaminsulfat und Scopolaminhydrobromid: Weiße Pulver oder farblose Kristalle, die sich leicht in Wasser lösen; unlöslich in Chloroform oder Ether. Die Substanzen sind geruchlos; der Geschmack ist bitter.

Sie geben die allgemeinen Alkaloidreaktionen (s. Kap. 8.1.5.1). Die Prüfung auf Identität erfolgt u. a.

- durch Schmelzpunkt und Festlegung der optischen Drehung (Unterschied zwischen Atropin- und Hyoscyaminsulfat),

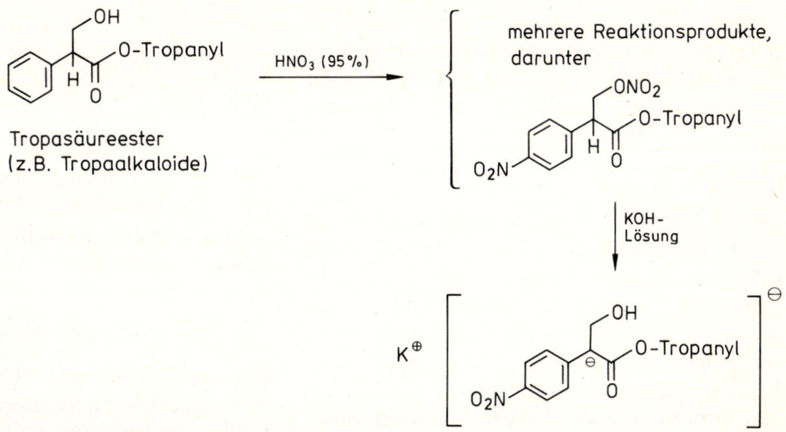

Abb. 8.10. Zum Mechanismus der Vitali-Reaktion (Auterhoff 1981). Es handelt sich um eine Reaktion, die auf den Tropasäureteil der Tropanalkaloide anspricht. Rauchende Salpetersäure nitriert den aromatischen Ring in *p*-Stellung; es bildet sich, neben dem Apoderivat und unbekannten Reaktionsprodukten, der 4'-Nitro-atropaminsalpetersäureester, der nach dem Alkalisieren das benzylische Proton unter Bildung eines mesomeriestabilisierten Anions abgibt

- durch den Schmelzpunkt der Pikrate,
- durch Aufnahme der IR-Spektren und Vergleich mit dem Spektrum einer authentischen Probe,
- durch die Vitali-Reaktion (Abb. 8.10). Ausführung: Man bringt einige Milligramm der Substanz mit rauchender Salpetersäure zur Trockene und befeuchtet den Rückstand mit Aceton und alkoholischer Kalilauge. Wenn Tropasäureester vorliegen, tritt intensive Violettfärbung auf.

Die Prüfung auf Reinheit erfolgt mittels halbquantitativer Dünnschichtchromatographie. Cochromatographie einer authentischen Probe und Prüfung auf Übereinstimmung von Rf-Wert und Intensität beider Zonen.

8.2.2.5 Arzneibuchdrogen, welche Tropanalkaloide führen

8.2.2.5.1 Belladonnablätter

Herkunft. Belladonnablätter bestehen aus den getrockneten Blättern oder aus den getrockneten Blättern mit Zweigspitzen und gelegentlich Früchten von *Atropa bella-donna* L. Zur Pflanze s. oben Kap. 8.2.2.2

Sensorische Eigenschaften. Die Droge hat einen schwach widerlichen Geruch und einen unangenehmen, schwach bitteren Geschmack.

Inhaltsstoffe
- Die Droge enthält 0,1–1,2% Alkaloide, zur Hauptsache (−)-Hyoscyamin, begleitet von geringen Mengen (−)-Scopolamin.
- Flüchtige Stickstoffbasen (sehr geringe Mengen): Nicotin, Pyridin, N-Methylpyrrolin.
- Nichtbasische Inhaltsstoffe: Flavonolglykoside; Kumarine, insbesondere Scopoletin (7-Hydroxy-6-methoxycumarin) und Scopolin (7-Glucosyloxy-6-methyloxycumarin); organische Säuren, darunter Bernsteinsäure.

Analytik. Die Droge ist auf fremde Bestandteile zu prüfen. Es dürfen nicht mehr als 3% grobe Stengelteile enthalten sein: auch keine Blattbruchstücke anderer Pflanzenarten. Aus der Palette vieler möglichen Beimengungen nennt die Ph. Eur. namentlich Blätter von *Phytolacca americana* und *Ailanthus altissimus*, kenntlich an Zellen aus Raphiden zwischen den Nerven bzw. an Zellreihen mit Drusen entlang der Nerven. Belladonnablätter enthalten im Mittel 0,3–0,5% Gesamtalkaloide, darunter als Hauptalkaloid das *S*-(−)-Hyoscyamin. Das Verhältnis Hyoscyamin zu Scopolamin beträgt etwa 20:1, so daß die Belladonnablätter zu den scopolaminarmen Drogen gehören – zum Unterschied von *Stramonii* und *Hyoscyami folium*. Die Ph. Eur. bedient sich dieses Sachverhaltes bei der dc-Prüfung der Droge auf Reinheit: Auf dem Chromatogramm müssen die dem Hyoscyamin (Atropin) und dem Scopolamin entsprechenden Flecken, außer in Laufhöhe und Farbreaktion, auch in ihrer ungefähren Größe mit denen einer Vergleichslösung übereinstimmen, die Atropin und Scopolamin im Verhältnis 30:1 enthält.

Die Basenfraktion darf bei der dc-Prüfung keine Flecken zeigen, die von Apoatropin oder von freien 3α-Tropanol herrühren: Falls diese Kunstprodukte vorhanden sind, so läßt das den Rückschluß zu, daß die Droge nicht sachgemäß (bei zu hohen Temperaturen) getrocknet und gelagert wurde.

Zur Unterscheidung der verschiedenen Solanazeendrogen aufgrund von Unterschieden in der Kumarinführung s. Kap. 6.3.3.

8.2.2.5.2 Hyoscyamusblätter

Herkunft. Die Droge besteht aus den getrockneten Blättern oder aus den getrockneten Blättern mit blühenden Zweigspitzen von *Hyoscyamus niger* L. Zur Stammpflanze s. oben S. 513.

Sensorische Eigenschaften. Die Droge hat einen widerlichen, unangenehmen Geruch, und einen zunächst schalen, dann bitteren und etwas scharfen Geschmack.

Inhaltsstoffe

- 0,03–0,16% Gesamtalkaloide mit (−)-Hyoscyamin und (−)-Scopolamin im Verhältnis 12:1 als Hauptalkaloide.
- Flüchtige Amine (Spuren) wie Methylpyrrolin und Pyridin.
- Nichtbasische Inhaltsstoffe: Flavonolglykoside, vornehmlich Rutin.

Analytik. An fremden Bestandteilen darf die Droge nicht mehr als 2,5% Stengel mit einem Durchmesser von mehr als 7 mm enthalten. Dadurch werden vor allem die unteren, stärker verdickten Stengelteile ausgeschlossen, die sehr alkaloidarm sind. Die dc-Prüfung auf Reinheit erfolgt so, daß eine Vergleichslösung aus Atropinsulfat und Scopolaminhydrobromid mitläuft. Die zu prüfende Lösung muß Flecken der beiden Stoffe in annähernd gleicher relativer und absoluter Intensität enthalten. Diese Prüfung beruht auf dem Umstand, daß Hyoscyamus-Blätter (a) im Vergleich mit verwandten Drogen einen niedrigen Gesamtalkaloidgehalt aufweisen (maximal bis 0,1%) und daß (b) ein vergleichsweise hoher Alkaloidanteil auf Scopolamin entfällt, die Droge damit zu den scopolaminreichen gehört (Hyoscyamin: Scopolamin ist etwa 1:1,2).

Anwendung: Auszüge aus der Droge wirken wie Belladonnaextrakt. Die Droge wird so gut wie nicht mehr angewendet. Die Stammpflanze hat toxikologisches Interesse.

8.2.2.5.3 Stramoniumblätter

Herkunft. Stramoniumblätter bestehen aus den getrockneten Blättern oder aus den getrockneten Blättern und blühenden Zweigspitzen von *Datura stramonium* L. und seinen Varietäten. Zur Stammpflanze s. oben S. 513.

Sensorische Eigenschaften. Die Droge hat einen schwachen, unangenehmen Geruch und einen bitteren Geschmack.

Inhaltsstoffe

- 0,2–0,6% Alkaloide mit (−)-Hyoscyamin und (−)-Scopolamin im Verhältnis 2:1 als Hauptalkaloide.
- 4–6% Gerbstoffe, Flavonglykoside; organische Säuren, darunter Apfel- und Zitronensäure.

Analytik. Prüfungen auf Identität und Reinheit erfolgen in der gleichen Weise, wie im Falle der Hyoscyamusblätter angegeben.

Anwendung. Keine Anwendungsgebiete bekannt; allenfalls als Bestandteil von Asthma-Räucherpulvern, die aber ebenfalls obsolet sind. Die Stammpflanze der Droge hat toxikologisches Interesse.

8.2.2.6 Wirkungen, Anwendung

Die Tropanalkaloide zeichnen sich durch eine große Anzahl unterschiedlicher Wirkungen aus (s. Lehrbücher der Pharmakologie). Die folgende Auswahl wird unterteilt in periphere Wirkungen, zentrale Wirkungen und in lokalanästhetische Wirkung.

Zur Anwendung gelangen sowohl Arzneimittel, die Reinalkaloidsalze enthalten, wie auch Extrakte enthaltende Präparate. Wegen der geringen therapeutischen Breite der Tropanalkaloide verbietet sich selbstverständlich eine

Anwendung, etwa zur Selbstmedikation, in Form von Teeaufgüssen.

Periphere Wirkungen. Sie kommen durch Antagonisierung der Muscarinrezeptoren zustande. Diese Wirkung ist so typisch, daß man die Gruppe der antimuscarinartigen Parasympathikolytika auch als atropinartige Substanzen bezeichnet (Bader 1982).

- Sehr charakteristische periphere Wirkungen betreffen das Auge: Atropin verursacht *Mydriasis* (Weitstellung der Pupillen) und *Zykloplegie* (Akkomodationslähmung). Die Pupillenwirkung ist so typisch, daß sie als biologischer Test zum biologischen Nachweis von Atropin herangezogen werden kann. Noch 2 µg (= 0,002 mg) Atropin ruft bei der Maus (subkutan injiziert) Pupillenerweiterung hervor. Träufelt man einer Katze 1 Tropfen einer Atropinlösung ins Auge, so sind noch Verdünnungen 1:25000 wirksam.
- Ein im Tierexperiment ausgelöster Bronchospasmus wird durch Atropin unterdrückt; der normale Tonus wird nicht beeinflußt. Beim Menschen erweitert Atropin die Bronchien, wenn bronchiospastische Zustände vorliegen.

In Form von Asthma-Räucherpulvern und Asthmazigaretten hat man früher diesen Atropin-Effekt ausgenutzt. Die Präparate bestanden aus Blattpulver von Datura-Arten, das zum besseren Abbrennen mit Kaliumnitrat imprägniert waren. Der Rauch von 1 g Datura-Stramonium-Blatt enthält 0,3 mg Atropin. Die moderne Weiterentwicklung führte über Spraylösungen mit Atropin-Reinalkaloid zu den quartären Atropinderivaten Ipatropiumbromid und Oxitropiumbromid, die in Form von Dosieraerosolen eingesetzt werden.

- Solanazeenalkaloide sind seit langem, und noch immer, gebräuchliche Mittel gegen Spasmen des Magen-Darm-Traktes. Selbst Spasmen der *Cardia,* die als medikamentös kaum beeinflußbar gelten, sollen (in einem Teil der Fälle?) von Atropin gelöst werden (Møller 1947).

Zentrale Wirkungen

Von den zentralen Wirkungen der Tropanalkaloide ist die günstige Beeinflussung von Symptomen der Parkinsonkrankheit sowie die antiemetische Wirkung von therapeutischem Interesse.

Über viele Jahrzehnte hin waren die Belladonna-Alkaloide die einzigen Antiparkinsonmittel. Dabei erwiesen sich Alkaloidmischungen in Form von standardisierten Auszügen aus der Belladonnawurzel – propagiert als „bulgarische Kur" – dem dosisäquivalenten Einzelstoff Atropin deutlich überlegen (Kombinationswirkung von (−)-Hyoscyamin plus (−)-Scopolamin).

Die prophylaktische Wirksamkeit von Scopolamin gegen die Reisekrankheit ist unbestritten. Orale Gaben von 0,1 mg schützen 75% der anfälligen Personen, das sind Gaben, die noch keine unerwünschten Wirkungen in Form von Trockengefühl im Mund oder Sehstörungen auslösen (Weiner 1980). Auf dem deutschen Arzneimittelmarkt werden allerdings seit einiger Zeit keine entsprechenden Fertigarzneimittel mehr angeboten.

Lokalanästhetische Wirkungen. Die sensiblen Nervenendigungen werden durch Atropin noch in Verdünnung gelähmt, die denen der bekannten Lokalanästhetika kaum nachstehen. In der rationalen Pharmakotherapie wird diese Wirkung nicht ausgenutzt, was bei der Fülle an Lokalanästhetika verständlich ist. Im Angebot zur Selbstmedikation findet man äußerlich anzuwendende Präparate (Pflaster) gegen Zerrungen, Verstauchungen, schmerzhafte Verspannungen, Hexenschuß und zur Segmenttherapie, die neben lokal reizenden Stoffen Belladonnaextrakt enthalten: Welchen Beitrag zur Wirksamkeit die Tropanalkaloide leisten könnten, ist unklar.

8.2.2.7 Toxizität

Die Intoxikationssymptome des Atropins treten am Menschen etwa nach folgenden Dosen in Erscheinung (Hauschild 1956):

Dosis [mg]	Symptome
0,5	Bradykardie und Trockenheit der Haut
0,5–1,0	Durst und Trockenheit im Mund
1–2	Pupillenerweiterung, Tachykardie
3–5	Unruhe, Schluckbeschwerden, Kopfschmerz
7	Sehstörungen und maximale Mydriasis
8	Erregungszustände, muskuläre Inkoordination
10	Apathie, Halluzinationen, Bewußtlosigkeit

Scopolamin wirkt grundsätzlich gleich wie Atropin, doch fehlt die erregende Wirkungskomponente, wohingegen die lähmende stärker ausgeprägt ist.

8.2.3 Pyrrolizidinalkaloide (Senecio-Alkaloide)

Einleitung. Die Pyrrolizidinalkaloide als Inhaltsstoff von Drogen haben keine therapeutische Bedeutung. Ein Teil der Alkaloide sind sehr toxisch. Daher sind sie in einigen Fällen bei der Nutzen-Risiko-Abwägung zu berücksichtigen.

Verbreitung. Schwerpunkte ihrer Verbreitung im Pflanzenreich sind die folgenden Pflanzenfamilien:

- *Boraginaceae*,
- *Asteraceae* (*Compositae*),
- *Fabaceae* (*Papilionaceae*).

Arzneidrogen, die Pyrrolizidinalkaloide führen, entstammen u. a. den folgenden Gattungen:

- *Cynoglossum* (*Boraginaceae*),
- *Symphytum* (*Boraginaceae*),
- *Eupatorium* (*Asteraceae*),
- *Petasites* (*Asteraceae*),
- *Senecio* (*Asteraceae*),
- *Tussilago* (*Asteraceae*).

Chemie. Das chemische Merkmal ist, wie in der Namensgebung zum Ausdruck kommt, der Pyrrolizidinring (Abb. 8.11). Allerdings zählt man auch Alkaloide ohne Pyrrolizidinring mit hinzu, sofern sie chemisch und biosynthetisch (Abb. 8.12) den Pyrrolizidinbasen nahe stehen (Beispiel: Senkirkin; Abb. 8.13). In der Regel handelt es sich um Ester-Alkaloide mit einem Dihyroxypyrrolizidin als Alkoholkomponente. Man unterscheidet Monoester (z. B. Fuchsisenecionin), Diester mit zwei Monocarbonsäuren (z. B. das Echimidin der Beinwellwurzel) und zyklische Diester mit einer Dicarbonsäure (z. B. das in *Senecio*-Arten weit verbreitete Senecionin).

Analytischer Nachweis. Die Analytik bietet einige Schwierigkeiten, möglicherweise eine Ursache dafür, daß die Pharmakopöen bisher keine Grenzwertbestimmungen für „pyrrolizidinverdächtige Drogen" – vor allem für Huflattichblätter wäre dies wünschenswert – vorschreiben. Pyrrolizidinalkaloide reagieren mit den üblichen Alkaloidfällungsreagenzien gar nicht oder wenig empfindlich. Bei der Anreicherung entgehen vor allem die N-Oxidderivate dem Nachweis, da sie in keinem organischen Lösungsmittel löslich sind. Die Vertreter mit einer reaktionsfähigen allylischen OH-Gruppe schließlich neigen zur Artefaktbildung.
Dem dünnschichtchromatographischen Nachweis muß eine Anreicherung vorangehen,

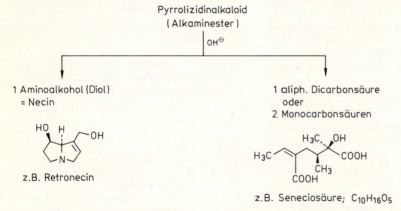

Abb. 8.11. Alkaminester, Verseifung liefert sogenannte Necine, das sind Pyrrolizidine, die durch eine Hydroxymethylgruppe und eine sekundäre Alkoholgruppe substituiert sind. Der Säureteil ist im typischen Fall eine C_{10}-Dicarbonsäure, doch treten auch einfachere C_2- oder C_5-Carbonsäuren als Säurekomponenten auf

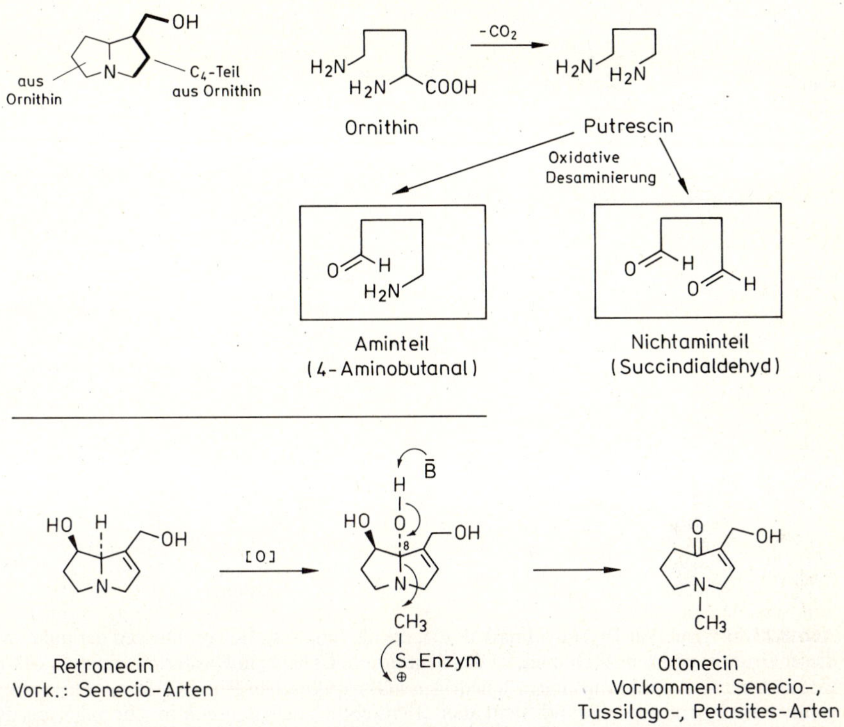

8.2 Alkaloide mit biogenetischer Beziehung zum Ornithin

Abb. 8.12. Obere Hälfte: Biogenetische Einordnung der Necinbasen. Der „eigentliche Aminteil" besteht formal aus Ornithin (minus CO_2 und minus H_2O); die „Nichtaminkomponente" ist wie bei den Coca-Alkaloiden ein C_4-Teil. Während aber bei den Coca-Alkaloiden der C_4-Teil aus Acetacetat ($2 \times C_2$) stammt, erbrachten Biosyntheseexperimente den Befund, daß im Falle der Necinbasen der C_4-Teil aus dem Ornithin stammt. Untere Hälfte: Hypothetischer Oxidationsmechanismus zur Bildung der monozyklischen Otonecine aus den bizyklischen Necinen (Geissman u. Crout 1969). Hydroxylierung an C-8 begünstigt nach Methylierung des N-Atoms (S-Adenosylmethionin als CH_3^+-Donator) die Ringspaltung. $\bar{B}$ = basisches Zentrum

da es wichtig ist, auch sehr geringe Mengen in Drogen und Arzneimitteln nachweisen zu können. Die Anreicherung folgt im wesentlichen dem in Kap. 8.1.4.2 beschriebenen Verfahren B (saure Extraktion). Ein hinreichend selektiver Nachweis auf der Platte erfordert die Durchführung chemischer Umsetzungen auf der Platte (1) mit Wasserstoffperoxid, (2) mit Acetanhydrid, und (3) mit p-Dimethylaminobenzaldehyd (Ehrlichs Reagenz) und Lewis-Säuren (Abb. 8.14).

Toxizität (Harris u. Chen 1970; Schoental 1968; Schoental et al. 1970). Zu unterscheiden ist zwischen der akuten und chronischen Toxizität der Alkaloide. Für Senecionin z. B. wurde bei der Ratte eine LD_{50} von 85 mg/kg KG gemessen. Werden den Tieren zweimal wöchentlich Dosen entsprechend 0,1% der LD_{50} zugeführt, so führt dies zum Auftreten von primären Lebertumoren und in der Folge innerhalb von 6 Monaten zum Tod. Aufgrund entsprechender Tierversuche konnten in vielen Ländern Maßnahmen eingeleitet werden, um die Verwendung von Pyrrolizidine enthaltende Kräutermedizinen durch den Menschen einzuschränken. In Europa wurde die Aufmerksamkeit auf die folgenden drei Drogen gelenkt: Beinwellwurzel, Huflattichblätter und Kreuzkraut.

- Beinwellwurzel von *Symphytum officinale* L. (Familie: *Boraginaceae*) (s. Kap. 11.2.3) enthält etwa 0,02–0,07% Alkaloide vom Echimidintyp (Abb. 8.13), das sind Diester mit 2 Monocarbonsäuren. Die Konzentration ist hinreichend hoch, um von der innerlichen Anwendung abzuraten. Hingegen ist eine vergleichbare Gefährdung bei äußerlicher Anwendung nicht gegeben.

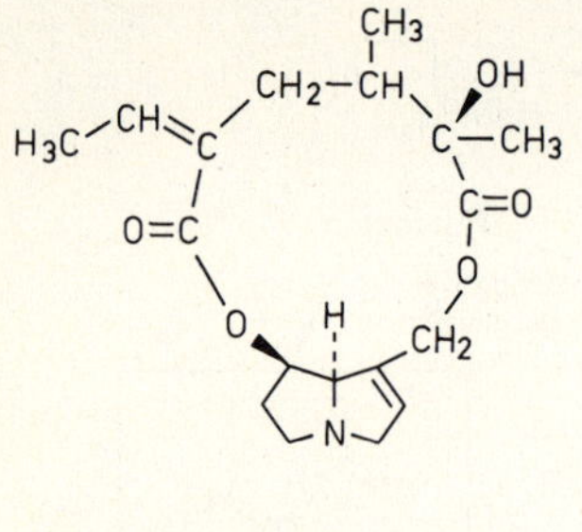

Senecionin

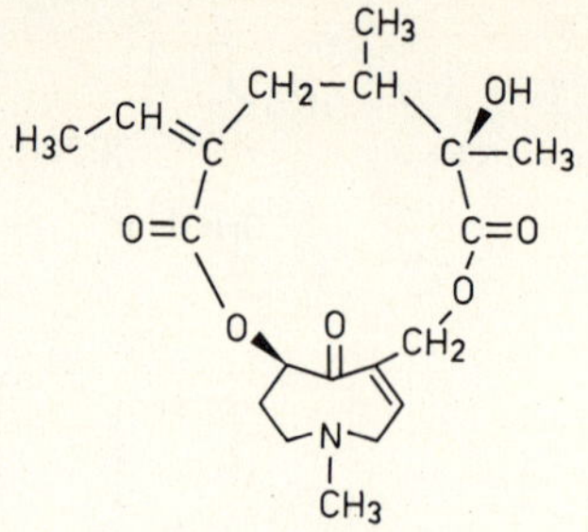

Senkirkin

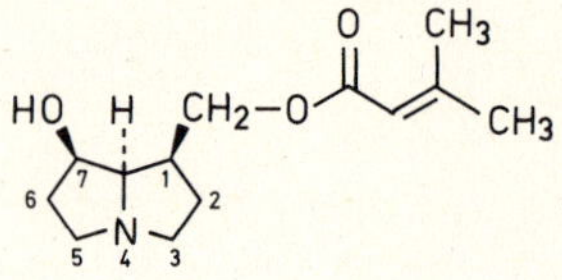

Fuchsisenecionin

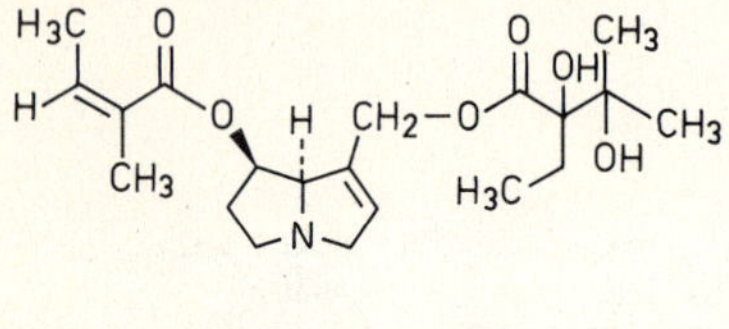

Echimidin

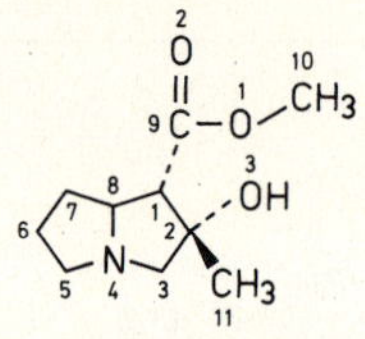

Tussilagin

Abb. 8.13. Beispiele für Pyrrolizidinalkaloide, die als Inhaltsstoffe von Drogen gefunden wurden. Prototyp dieser Gruppe, und sehr verbreitet, ist das Senecionin: Es liegt ein Diester mit einer C_{10}-Dicarbonsäure vor, wodurch es zur Ausbildung eines 12gliedrigen makrozyklischen Ringes kommt. Das Senkirkin ist nicht eigentlich ein Pyrrolizidinalkaloid, steht aber offensichtlich dem Senecionin sehr nahe, aus dem es durch Oxidation entstanden sein dürfte (Abb. 8.12, untere Hälfte). Dem Echemidin fehlt der makrozyklische Ring; die beiden Hydroxyle des Aminteils sind mit je einer Säure verestert. Im Fuchsisenecion ist nur die primäre OH verestert. Tussilagin fällt ganz aus dem Rahmen: (1) durch die fehlende 7-OH; (2) durch die fehlende 9-OH; (3) der primäre Alkohol ist zum 9-Carboxyl aufoxidiert; (4) es fehlt die (1,2)-Doppelbindung, die hydratisiert vorliegt (1β-H, 3α-OH)

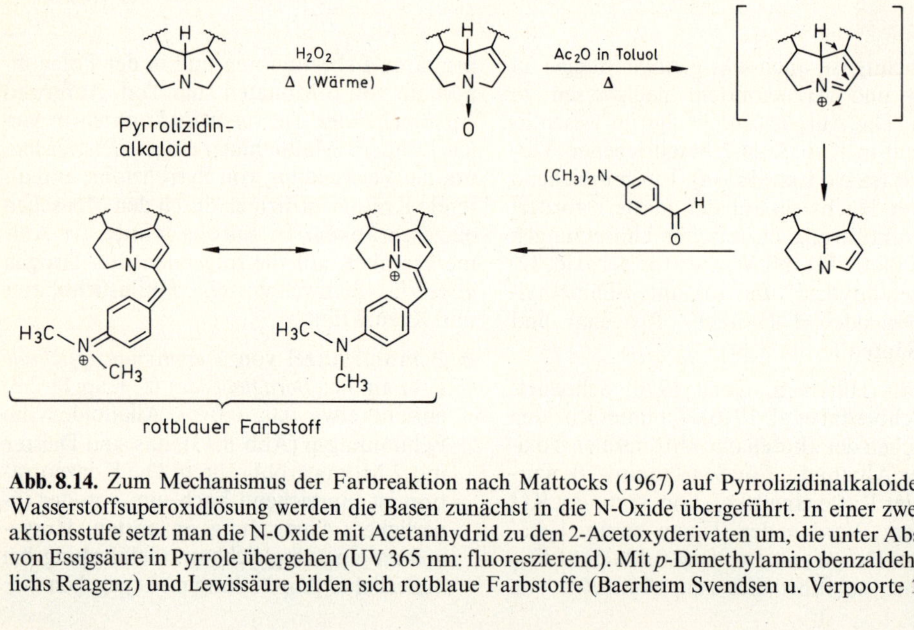

Abb. 8.14. Zum Mechanismus der Farbreaktion nach Mattocks (1967) auf Pyrrolizidinalkaloide. Durch Wasserstoffsuperoxidlösung werden die Basen zunächst in die N-Oxide übergeführt. In einer zweiten Reaktionsstufe setzt man die N-Oxide mit Acetanhydrid zu den 2-Acetoxyderivaten um, die unter Abspaltung von Essigsäure in Pyrrole übergehen (UV 365 nm: fluoreszierend). Mit *p*-Dimethylaminobenzaldehyd (Ehrlichs Reagenz) und Lewissäure bilden sich rotblaue Farbstoffe (Baerheim Svendsen u. Verpoorte 1983)

- Huflattichblätter von *Tussilago farfara* L. (siehe Kap. 3.4.10.7) enthalten zwischen 0,0001–0,01% Alkaloide, darunter das Senkirkin, das hepatotoxisch ist, und das Tussilagin, das infolge Fehlens einer Allylesterstruktur untoxisch sein dürfte. Ist nun Huflattich trotz der geringen Senkirkinkonzentration potentiell gefährlich? Dem gegenwärtigen Stand der Diskussion nach (Wolff 1983; Czygan 1983) dürfte Huflattich unter zwei Voraussetzungen unbedenklich sein: (1) Verwendung senkirkinarmer Sorten und (2) Beschränkung der Medikation auf wenige Tage pro Jahr.
- Kreuzkraut, die getrockneten oberirdischen Teile von *Senecio nemorensis* L. subspec. *fuchsii* GMEL. (Familie: *Asteraceae*) enthalten nach einer Analyse 0,37% Fuchsisenecionin (s. Abb. 8.13) und 0,007% Senecionin. Fuchsisenecionin weist keine 1,2-Doppelbindung auf, die für die hepatotoxische und kanzerogene Wirkung der Senecioalkaloide Voraussetzung ist. Da aber für die Alkaloidgesamtfraktion entsprechende Wirkungen nachgewiesen wurden (Habs 1982), sind die Drogen und ihre Zubereitungen als potentiell genotoxisches Kanzerogen für den Menschen einzustufen. Vor allem eine Langzeitanwendung (als „Diabetikertee") ist nicht verantwortbar (Willuhn 1984).

8.2.4 Nicotin

Nicotin ist das Hauptalkaloid der Blätter von *Nicotiana tabacum* L. und anderer Nicotiana-Arten (Familie: *Solanaceae*).

Eigenschaften. Eine farblose, sehr hygroskopische, ölige Flüssigkeit von deutlich alkalischer Reaktion. Brennender Geschmack. Ganz reines Nicotin riecht kaum. Beim Stehen an der Luft verfärbt sich die Flüssigkeit erst gelb, dann dunkelbraun; sie entwickelt dabei einen Geruch nach Pyridin. Nicotin ist wasserdampfflüchtig und mit Wasser unter 60 °C in jedem Verhältnis mischbar (infolge Hydratbildung); auch in Lipoidlösungsmitteln wie Chloroform löslich. Optisch aktiv.

Gewinnung. In technischem Maßstabe durch Extraktion von Tabakabfällen, die bei der Herstellung von Zigaretten, Zigarren und Pfeifentabak in großen Mengen anfallen; es ist ferner Nebenprodukt bei der Herstellung nikotinarmen Tabaks. Behandelt man Tabak mit Ammoniak und Wasserdampf, kann der Nicotingehalt vermindert und zugleich Nicotin isoliert werden. Von *N. tabacum* und *N. rustica* stammende Tabake enthalten genuin im Mittel 2,1% Nicotin, zur Hauptsache an Apfel- und Zitronensäure gebunden. Zum Vergleich: Der Nicotingehalt einer „normalen" Zigarette (1 g) wird mit 5–10 mg abgegeben, was einem prozentualen Gehalt von 0,5–1% entspricht.

Chemie, Analytik. Nicotin ist eine dibasische Substanz mit zwei tertiären N-Atomen, deren eines (das Pyridin-N) schwach, deren zweites (das Pyrrolidin-N) stark basisch ist. Protonierung führt zu einer Hyper- und hypsochromen Verschiebung im UV-Spektrum, eine Eigenschaft, die man zur quantitativen Analyse von Nicotin in Nicotin führenden Drogen und Erzeugnissen ausnutzt: Man mißt die Extinktionsdifferenz bei 259 nm in neutralem und alkalischem Milieu. Zur Abtrennung von Nicotin bedient man sich meist der Wasserdampfdestillation. Wegen der leichten Flüchtigkeit des Nicotins ist ansonsten die Gaschromatographie die Methode der Wahl.

Biochemie, Pharmakologie, Toxikologie. Nicotin beeinflußt nahezu alle neuralen Strukturen des peripheren und zentralen Nervensystems, die zuerst erregt, später gelähmt werden. Wegen der Vielzahl an Wirkungen ist keine der vielen Nicotinwirkungen therapeutisch ausnutzbar. Von Schleimhäuten aus, von der Haut aus sowie inhalativ wird Nicotin rasch resorbiert; es wird auch relativ rasch wieder abgebaut unter intermediärer Bildung von Cotinin (Abb. 8.15). Nicotin gehört neben der Blausäure zu den stärksten Giften mit einer für den Erwachsenen tödlichen Dosis von 40–60 mg.

Anwendung in der Medizin. Rationale Anwendungsgebiete sind keine bekannt. Angeboten werden Nicotinpräparate als Tabakentwöhnungsmittel. Sie enthalten 2 mg (oder 4 mg) Nicotin, das, an ein Retardierungsmittel gebunden, in Kaugummimasse inkorporiert ist. Bei Rauchverlangen wird 1 Kaugummi etwa 30 min lang – mit Pausen – gekaut. Als unerwünschte Wirkungen wurden beschrieben: schmerzende Kiefer, leichte Übelkeit, Mattigkeit, Kopfschmerz.

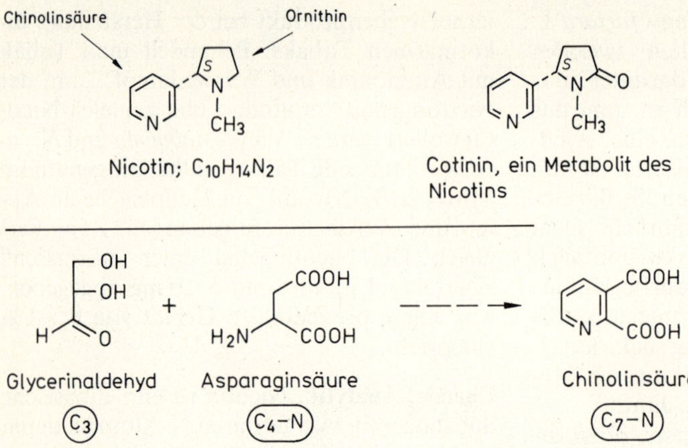

Abb. 8.15. Das Molekül des Nicotins, 1-Methyl-2-(4-Pyridyl)pyrrolidin, besteht aus zwei nichtkondensierten heterozyklischen Ringen, die durch eine Kohlenstoff-Kohlenstoff-Bindung miteinander verknüpft sind. Der Pyrrolidinring stammt vom Ornithin; Vorstufe des Pyridinringes ist die Chinolinsäure, in der als Bauelement Glycerinaldehyd und Asparaginsäure stecken. Im menschlichen Organismus wird Nicotin zu Cotinin oxidiert, das kaum noch basische Eigenschaften aufweist

8.3 Alkaloide mit biogenetischer Beziehung zum Dihydroxyphenylalanin (DOPA)

8.3.1 Biosynthesebausteine; Haupttypen

Die Alkaloidfamilie wird oft als Phenylalaninfamilie bezeichnet. Da in der Regel die nichtproteinogene Aminosäure Dyhydroxyphenylalanin eingebaut wird, scheint es zweckmäßiger, von dieser Aminosäure als Ordnungselement auszugehen.
Formal lassen sich Alkaloide als aus einem Aminteil und aus einer Nichtaminkomponente aufgebaut denken. Es kommen die folgenden Bausteine häufig vor:

Aminteil	Nichtaminteile	Beispiel
Dopamin	C_6–C_2 (s. Abb. 8.16)	Benzylisochinoline Aporphinalkaloide
Dopamin	C_6–C_2 plus C_1 (s. Abb. 8.20)	Protoberberinalkaloide Chelidoniumalkaloide Narcotin
2 × Dopamin	Secoiridoid	Ipecacuanha-Alkaloide
Dopamin	C_6–C_3	Colchicumalkaloide

8.3.2 Papaverin

Papaverin kommt in Mengen bis zu 1% im Opium vor und fällt bei der Morphingewinnung als Nebenprodukt an. Weitere Anteile des Produktes werden auf synthetischem Wege hergestellt. Offizinell ist das Papaverinhydrochlorid; ein weißes kristallines Pulver, das in Wasser wenig, in Chloroform gut löslich ist.

Farbreaktion. Erwärmt man eine Probe Papaverin mit Acetanhydrid und konzentrierter Schwefelsäure oder Zinkchlorid, so färbt sich die Lösung gelb und fluoresziert grün („Coralynreaktion"). Das Reaktionsprodukt ist ein Berberinderivat mit einer Methylgruppe am C-8, die vom Reagens (Acetyl-CH_3) stammt (zur Bezifferung der Berberine Abb. 8.21).

Metabolisierung. Nach Resorption wird Papaverin in der Leber partiell entmethyliert; die freie phenolische Gruppe wird glukuroniert und so das Alkaloid harngängig gemacht. Bemerkenswert ist die regioselektive Entmethylierung. Die meisten Species, einschließlich des Menschen, verfügen über Enzyme, die von den vier Methoxygruppen des Papaverins in den Positionen 3', 4', 6 und 7 selektiv die 4'-Methoxygruppe angreifen. Es gibt aber Ausnahmen: die Katze entmethyliert regioselektiv zum 6-*nor*-Papaverin, Ratte und Meerschweinchen zum Gemisch von 4-*nor*- und 7-*nor*-Papaverin.

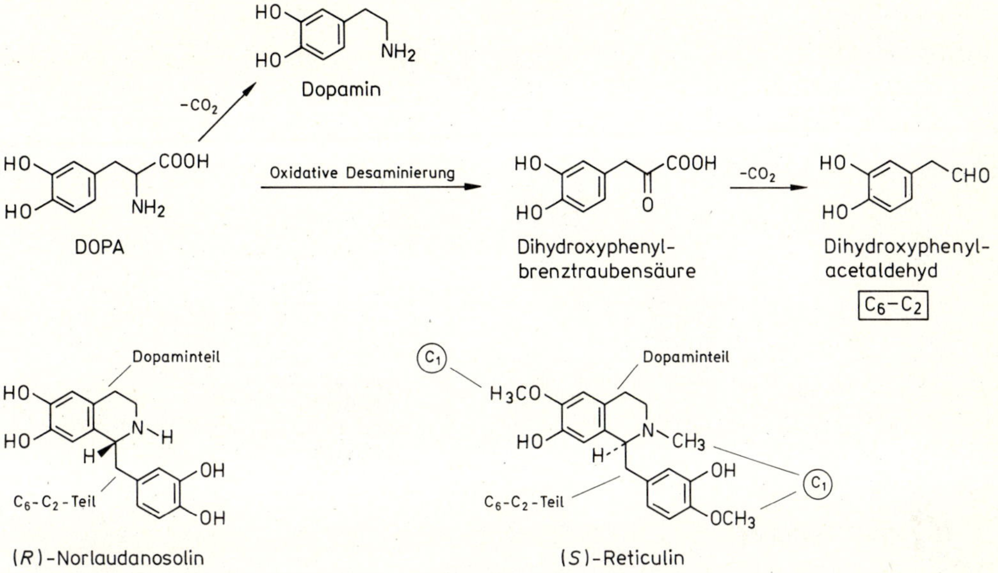

8.3 Alkaloide mit biogenetischer Beziehung zum Dihydroxyphenylalanin (DOPA)

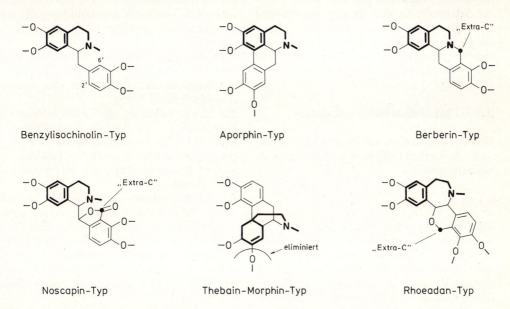

Abb. 8.16. Biogenetische Einordnung der vom Tyrosin/DOPA sich ableitenden Alkaloide. Die vielen im Pflanzenreich vorkommenden Isochinolinalkaloide lassen sich als Derivate des (R)-Norlaudanosolins oder des (S)-Reticulins auffassen. Als Aminokomponente sind am Aufbau Dopamin und als Nichtaminokomponente ein C_6-C_2-Körper beteiligt, der sich ebenfalls von der Aminosäure DOPA ableitet. Norlaudanosolin zeigt den Aufbau gewissermaßen in reiner Form; das (S)-Reticulin ist durch drei Methylgruppen substituiert. Außerdem gehören (R)-Norlaudanosolin und (S)-Reticulin zwei unterschiedlichen stereochemischen Reihen an

Abb. 8.17. Wichtigste Typen der Isochinolin-Alkaloide. Fettgedruckt: Teil der vom Dopamin stammt; als fetter Punkt: C_1-Einheit, die über N-CH$_3$ des Berberins Teil von Ringen wird; normal gedruckt: Dihydroxyphenylacetaldehydteil = C_6-C_2-Teil

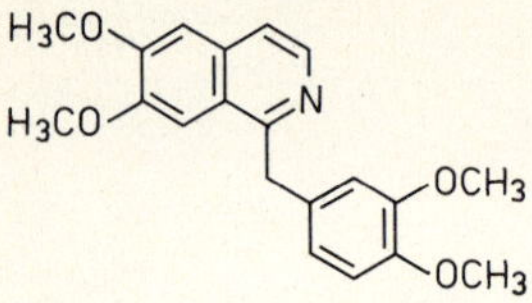

524   8 Alkaloide

Papaverin; $C_{20}H_{21}NO_4$

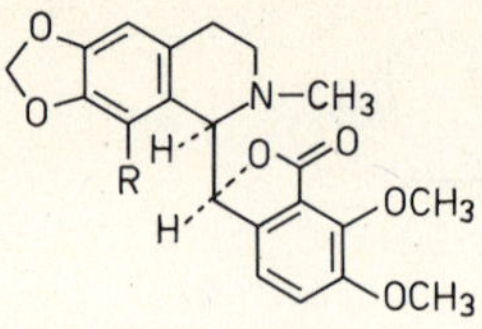

R	
OCH_3	(−)-Noscapin; $C_{22}H_{23}NO_7$
H	(−)-Hydrastin; $C_{21}H_{21}NO_6$

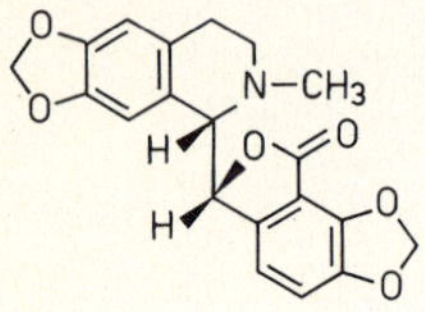

(+)-Bicucculin; $C_{20}H_{17}NO_6$

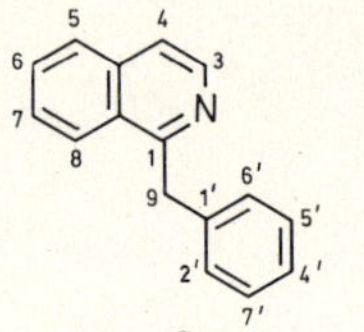

Bezifferung des Benzyl-isochinolin-gerüstes

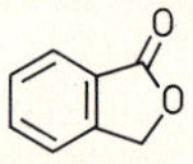

Phthalid

Abb. 8.18. Papaverin ist ein Vertreter der großen Gruppe der Benzylisochinolinalkaloide. Im Noscapin (Synonym: Narcotin), ebenso im Bicucculin, liegt ein zu einem Phthalidylrest modifizierter Substituent vor. Die Ausgestaltung zum Lactonring ist biosynthetisch erst nach Einführung eines „Extra-C-Atoms" möglich. Diese Carboxylierung des Aromaten erfolgt auf einem Umweg über Oxidation einer N-Methylgruppe, ausgehend vom Berberin (Abb. 8.20)

Anwendung. Papaverin gehört zu den myotropen Spasmolytika, d. h. es greift unabhängig von der Innervation direkt an der Muskelzelle an. Ist die glatte Muskulatur von vornherein spastisch kontrahiert, so ist die spasmolytische Wirkung besonders ausgeprägt.

8.3.3 Phthalidisochinolinalkaloide

Noscapin, Hydrastin und Bicucculin sind Vertreter der kleinen Gruppe von Phthalidisochinolinalkaloiden.

8.3.3.1 Noscapin

(Synonym: Narcotin) kommt in einer durchschnittlichen Konzentration von 6% im Opium vor und zählt damit neben Morphin zu den Opium-Hauptalkaloiden. Man hatte lange keine Verwendung für das reichlich als Nebenprodukt der Morphingewinnung anfallende Narcotin, abgesehen von kleineren Mengen, die in Cotarnin und in Narcein umgewandelt wurden. Im Jahre 1954 entdeckte man seine antitussiven Effekte. Als vorteilhaft erwies sich auch die Namensänderung von der irreführenden Bezeichnung Narcotin in Noscapin.

Noscapin und Noscapinhydrochlorid sind heute offizinell. Beide Stoffe stellen eine farblose Substanz dar; ohne Geruch; das Hydrochlorid schmeckt bitter.

Zur Identitätsprüfung spielen die zahlreichen Farbreaktionen, die das Noscapin gibt, keine Rolle mehr: Die Prüfung erfolgt durch Festlegung physikalischer Konstanten. Erwähnenswert ist es, daß Noscapin eine falsch-positive Vitali-Reaktion gibt.

Zur Vitali-Reaktion siehe Kap. 8.2.2.4 und Abb. 8.10. Die dünnschichtchromatographische Prüfung auf Reinheit wird mit dem Ziele durchgeführt, nicht abgetrennte weitere Opiumalkaloide – vornehmlich Morphin – aufzuspüren: Es darf außer der dragendorff-positiven Zone des Noscapins keine weitere Zone sichtbar sein.

Noscapin wirkt hustenstillend, ohne indes die Wirkungsstärke des Codeins zu erreichen; man muß etwa doppelt so stark dosieren. Dafür gehen dem Noscapin die unerwünschten Wirkungen der Codein-Morphin-Gruppe ab; es beeinflußt in therapeutischen Dosen weder das Atemzentrum noch das Herz, auch nicht die Darmfunktionen.

8.3.3.2 Hydrastin

Das Alkaloid kommt, wie der Name anzeigt, im *Hydrastis*rhizom vor. Die Stammpflanze der Droge ist *Hydrastis canadensis* L. (Familie: *Ranunculaceae*), eine mehrjährige Pflanze, die in den Waldgebieten des östlichen Kanadas und der Oststaaten der USA beheimatet ist.
Das Rhizom wird im Herbst gegraben und sorgfältig getrocknet. Die Droge hat einen schwachen, charakteristischen Geruch; sie schmeckt bitter und färbt beim Kauen den Speichel gelb. Ursache des bitteren Geschmacks und der Gelbfärbung ist der relativ hohe Berberingehalt. Hauptalkaloid (1,5–3%) ist jedoch das farblose Hydrastin.
Hydrastin wirkt in geringen Dosen (0,02–0,03 g) auf zentralem Wege gefäßkonstriktorisch und blutdrucksteigernd. Es zeigt ozytozische Eigenschaften, indem es Tonus und Kontraktion des Uterus steigert; auf das isolierte Organ zeigt es hingegen keine Wirkung. In höheren Dosen wirkt es toxisch, und zwar zunächst krampferregend, später lähmend.

8.3.3.3 Bicucculin

Bicucculin ist ein Alkaloid, das in *Dicentra cucullaria* (L.) BERNH. (Familie: *Papaveraceae*) und in anderen *Dicentra*-Arten, darunter auch in *D. spectabilis*, einer beliebten Zierpflanze („Tränendes Herz") vorkommt. *Dicentra*-Arten sind in den waldreichen Gebieten Nordamerikas beheimatet.
(+)-Bicucculin erhöht bei der Katze den arteriellen Blutdruck und die Amplitude der Herzkontraktionen. Das Alkaloid ist, ähnlich wie Strychnin und Pikrotoxin, ein ausgesprochen zentral angreifendes Krampfgift. Auf biochemischer Ebene wurde gefunden, daß es im ZNS den Überträgerstoff GABA (**G**amma-**A**mino-**B**utyric-**A**cid) von seinen Bindungsstellen verdrängt. Außerdem hemmt Bicucculin kompetitiv die Acetylcholinesterase des Gehirns.
Eine therapeutische Verwendung für Bicucculin ist bisher nicht bekannt. In der Volksmedizin im Osten Nordamerikas gelten Auszüge aus der getrockneten Knolle von *Dicenta cucullaria* und *D. canadensis* („Dutchman's breeches" und „Sqwirrel corn") als Tonikum und Umstimmungsmittel (*alterative*).

8.3.4 Aporphinalkaloide

Aporphinalkaloide kommen in einigen gebräuchlichen Drogen vor. Einige dieser Alkaloide wurden pharmakologisch eingehend geprüft. Keines der Alkaloide erlangte aber irgendeine Bedeutung als Therapeutikum.
Boldin ist ein Alkaloid der Boldoblätter (zur Droge s. Kap. 5.4.2.2). Die Rohalkaloidfraktion ist Bestandteil von Kombinationspräparaten, die als Choleretika und Laxativa verwendet werden.
Bulbocapnin kommt u.a. im *Corydalis-cava*-Rhizom (s. Kap. 10.5.4) vor. Es wirkt antagonistisch gegenüber Amphetamin. Besonders auffallend ist seine katatonigene Wirkung: Die Versuchstiere behalten unnatürliche Stellungen bei, in die sie gebracht werden; alle willkürlichen Muskelbewegungen werden unmöglich gemacht. Sehen, Hören, Schmecken und wohl auch die Hautsensibilität bleiben intakt.
„Bei Abfeuern eines Revolvers in der Nähe hebt das kataleptische Pferd zwar den Kopf mit erweiterten Nüstern und zittert am ganzen Körper, aber es bewegt sich nicht von der Stelle" (Van Harreveld u. Kok 1934).
Nach Gabe von Bulbocapnin kommt es ferner zu ausgeprägten Gefäßerweiterungen (adrenolytischer Effekt).
Glaucin wurde zuerst aus *Glaucium flavum* CRANTZ (Familie: *Papaveraceae*) isoliert, kommt aber auch in Lerchensporn-Arten vor. Es wirkt antitussiv. An Wirkungsdauer soll es das Codein übertreffen, doch beeinflußt es Atmung (Depression) und Blutdruck (Senkung).

8.3.5 Protoberberinalkaloide

Die Protoberberinalkaloide unterscheiden sich von den einfachen Benzylisochinolinalkaloiden darin, daß zwischen dem N-Atom und dem aromatischen Ring, und zwar zum 2'- oder 6'-Atom, eine C_1-Brücke ausgebildet ist (Abb. 8.20). Protoberberinalkaloide kommen in zahlreichen Pflanzenarten vor. Ihre therapeutische Bedeutung ist gering.

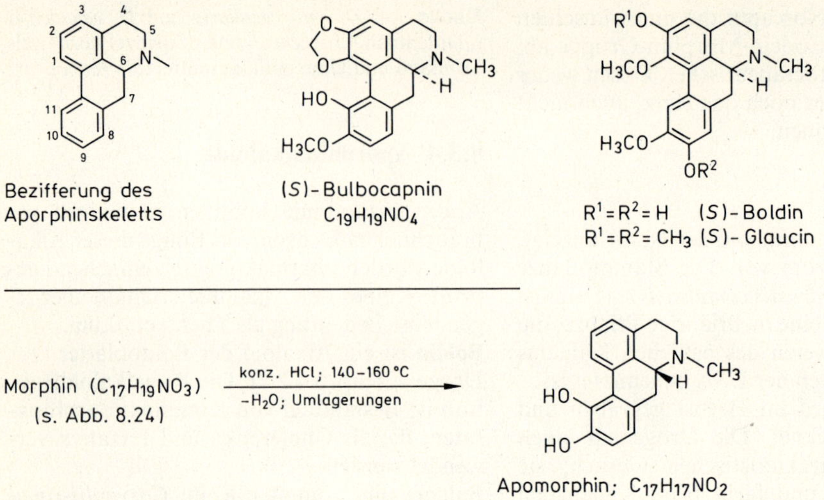

Bezifferung des
Aporphinskeletts

(S)-Bulbocapnin
$C_{19}H_{19}NO_4$

$R^1 = R^2 = H$ (S)-Boldin
$R^1 = R^2 = CH_3$ (S)-Glaucin

Morphin ($C_{17}H_{19}NO_3$)
(s. Abb. 8.24)

konz. HCl; 140–160 °C
$-H_2O$; Umlagerungen

Apomorphin; $C_{17}H_{17}NO_2$

Abb. 8.19. Aporphinalkaloide, die in Drogen vorkommen und pharmakologisch geprüft wurden. Von den einfachen Benzylisochinolinalkaloiden (Abb. 8.17) unterscheiden sich die Aporphinalkaloide durch eine intramolekulare Kohlenstoff-Kohlenstoff-Bindung, die vermutlich durch oxidative Kupplung (Einelektronen-Oxidation) zustande kommt. *Untere Hälfte*: Das erste Aporphinalkaloid, das (im Jahre 1869) bekannt wurde, war kein genuiner Pflanzenstoff, sondern das partialsynthetisch aus Morphin erhältliche Apomorphin. Es entsteht durch Umlagerung in einer ziemlich komplexen Reaktionsfolge (nicht ausformuliert). Vom Apomorphin als Prototyp leitet die ganze Alkaloidgruppe ihren Namen ab

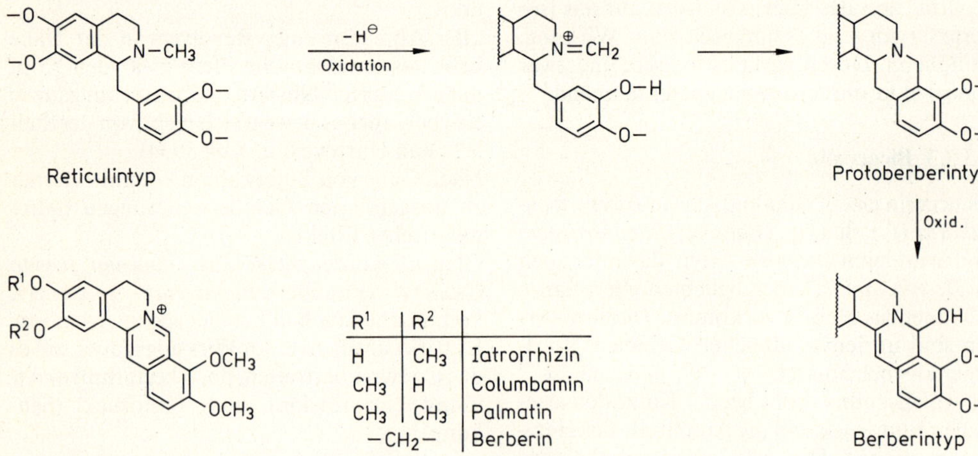

Reticulintyp

$-H^\ominus$
Oxidation

Protoberberintyp

Oxid.

Berberintyp

R^1	R^2	
H	CH_3	Iatrorrhizin
CH_3	H	Columbamin
CH_3	CH_3	Palmatin
$-CH_2-$		Berberin

Abb. 8.20. Biogenetische Beziehungen zwischen dem Reticulintyp und den Protoberberinen und Berberinen. Wesentlich ist: Die N-Methylgruppe wird Teil des heterozyklischen Ringsystems (in der Abb. 8.17 als „Extra-C-Atom" gekennzeichnet). Einige Protoberberinalkaloide kommen als gelb gefärbte quartäre Alkaloide vor, so die Alkaloide der Kolombowurzel und der Berberitzenrinde (Formelbilder des unteren Abbildungsteiles)

Berberin läßt sich am leichtesten als Sulfat aus Extrakten fällen und wird somit im Handel bevorzugt als Sulfat angeboten. Ein dunkelgelbes Pulver, geruchlos, bitter schmeckend, in Wasser mäßig löslich.

Berberinsulfat hat „antibiotische" Eigenschaften. Es wirkt in niederen Dosen hemmend gegen Testkeime von *Staphylococcus aureus, Candida tropicalis* und *Xanthomonas citri*; in Konzentrationen von 0,5–1,0 mg/ml

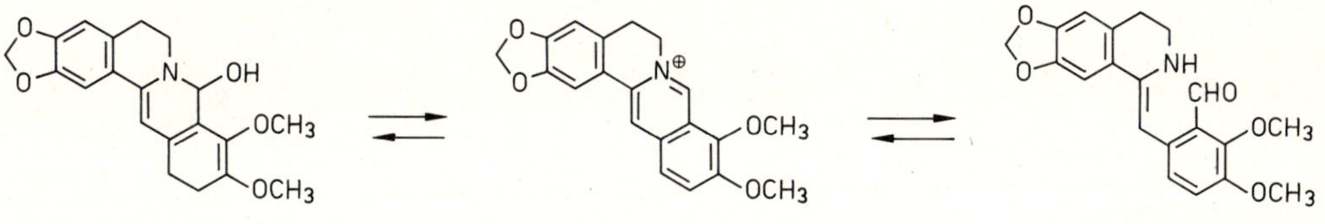

8.3 Alkaloide mit biogenetischer Beziehung zum Dihydroxyphenylalanin (DOPA)

Carbinolaminform ⇌ Ammoniumform $[C_{20}H_{18}NO_4]^+$ ⇌ Aldehydform

Berberin; Vork.: Berberitzenrinde

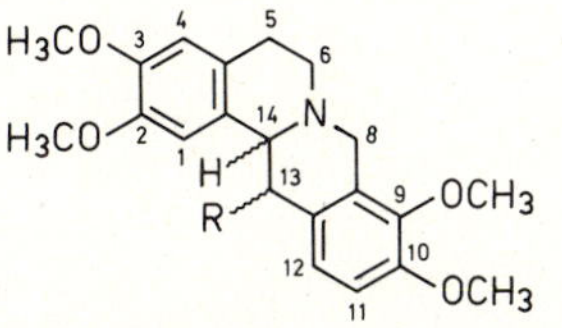

14-H	13-R	
α-H	H	(−)-Tetrahydropalmitin
β-H	H	(+)- − „ −
β-H	α-CH$_3$	(+)-Corydalin

Abb. 8.21. *Obere Hälfte*: Berberin und verwandte Alkaloide vom Berberintyp (Iatrorrhizin, Columbamin, Palmatin: Strukturformeln s. Abb. 8.20) bilden in Substanz gelb gefärbte Kristalle, die sich in Wasser mit alkalischer Reaktion lösen; sie bilden durch Dissoziation der OH-Gruppe (Ammoniumform) mit Mineralsäuren Salz. Daneben liegt in Lösung eine Imino-Aldehydform vor. *Untere Hälfte*: Beispiele für Alkaloide vom Protoberberintyp (zur biogenetischen Stellung s. Abb. 8.20). Tetrahydropalmatin und Corydalin sind neben Bulbocapnin (Abb. 8.19) Hauptalkaloide der Rhizomknolle von *Corydalis cava* L

wirkt es amöbizid gegen *Entamoeba histolytica*. Wird in Indien klinisch zur Behandlung von kutanen Leishmaniosen eingesetzt (subkutane Injektion).
Angewendet wird Berberinsulfat ferner als Bestandteil industriell hergestellter Augentropfen gegen „*Conjunktivitis simplex*", d. s. Reizzustände der Bindehaut und des Lidrandes infolge Überempfindlichkeit der Augen, z. B. gegen Wind, Kälte, Staub, Trockenheit oder verrauchte Räume.
Die dem Berberin nachgesagte cholekinetische Wirkung ist möglicherweise ein reflektorischer Effekt, hervorgerufen durch den Bittergeschmack.
Berberitzenwurzelrinde ist die getrocknete Wurzelrinde von *Berberis vulgaris* L. (Familie: *Berberidaceae*). Die Droge schmeckt bitter. Extrahiert man eine Probe mit kaltem Wasser, so entsteht ein gelb gefärbtes Mazerat, das vor der Analysenquarzlampe (365 nm) intensiv gelb fluoresziert. In der Volksmedizin gilt die Droge als ein Mittel bei dysmenorrhoischen Beschwerden. Soll auch bei Gallensteinleiden wirksam sein.
Die **Kolombowurzel** stammt von der im tropischen Ostafrika heimischen *Jateorhiza palmata* (LAM.) MIERS (Familie: *Menispermaceae*), einer Liane. Teile der rübenförmig verdickten Wurzel werden vor dem Trocknen in Scheiben geschnitten. Kolombowurzel ist fast geruchlos und schmeckt bitter und etwas schleimig. Mit Schwefelsäure (66%ig) betupft, färbt sie sich grün.
Als Dekokt, Fluidextrakt oder Tinktur ist die Droge ein brauchbares *Tonicum-Amarum*, insbesondere bei dyspeptischen Beschwerden, die mit Blähungen einhergehen.

8.3.6 Benzophenanthridinalkaloide

8.3.6.1 Chelidonin und verwandte Alkaloide

Die Benzophenanthridinalkaloide sind in biosynthetischer Hinsicht Oxidations- und Umlagerungsprodukte des Berberins (Abb. 8.22). Vertreten wird die Gruppe durch die im Schöllkraut vorkommenden Alkaloide: durch Chelidonin, Chelerythrin und Sanguinarin.
Chelidonin zeigt papaverinartige spasmolytische Eigenschaften; als Sulfat wurde es eine Zeitlang bei Spasmen im Magen-Darm-Bereich verwendet. Zur Toxizität des Chelidonins und der anderen Chelidoniumalkaloide liegen nur ältere Angaben vor, die zum Teil der Überprüfung bedürfen. Neuere Angaben liegen zur zytostatischen Wirkung vor (Cordell 1981). Chelidonin zeigt überdies antimitotische Aktivität (Roth et al. 1984). Ob die in den „Gallenmitteln" enthaltenen geringen Alkaloidmengen toxikologisch bedenklich sind,

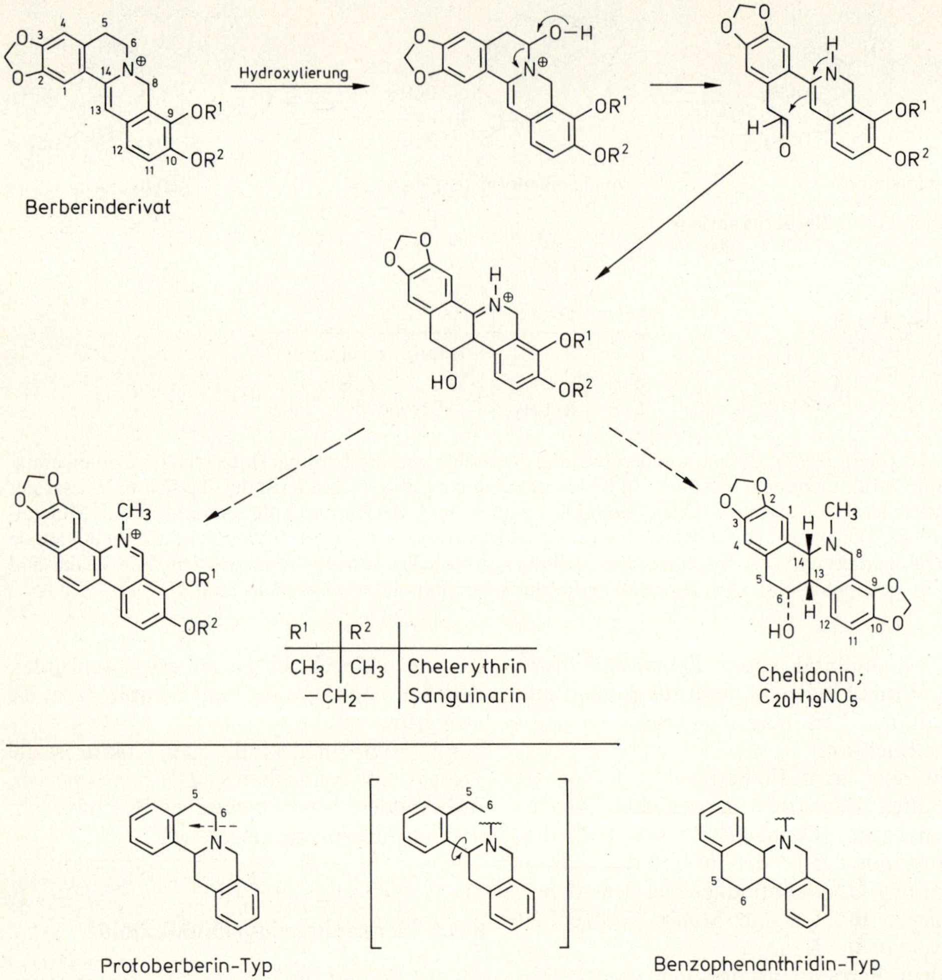

528   8 Alkaloide

Abb. 8.22. *Obere Hälfte:* Biosynthese der beiden im Schöllkraut vorkommenden Alkaloide Chelidonin und Sanguinarin ausgehend von einem Berberin (Ammoniumform) mit Methylendioxy-Substitutionsmuster. *Untere Hälfte:* Die biogenetischen Beziehungen zwischen den Protoberberinalkaloiden und den Benzo[c]-phenanthridinen im schematischen Überblick

über diese Frage liegen bisher keine Meinungsäußerungen vor.

8.3.6.2 Schöllkraut

Herkunft. Die Droge besteht aus den zur Blütezeit gesammelten, getrockneten oberirdischen Teilen von *Chelidonium majus* L. (Familie: *Papaveraceae*). Schöllkraut ist eine 30–60 cm hohe, ausdauernde Pflanze mit orangegelbem Milchsaft. Die Blätter sind fiedrig gelappt; die goldgelben Blüten stehen in lockeren Dolden. In den gemäßigten Zonen weit verbreitet.

Sensorische Eigenschaften. Geruch: schwach, eigenartig. Geschmack: bitter, scharf, unangenehm.

Inhaltsstoffe. 0,1–1% Gesamtalkaloide, darunter Chelidonin, Sanguinarin und Chelerythrin (Abb. 8.22). Die Alkaloide liegen zum Teil als Salze der Chelidonsäure vor (Abb. 8.25).

Hinweise zur Analytik. Dünnschichtchromatographische Prüfung auf Identität: Papaverinhydrochlorid und Methylrot als Leitstoffe zur Orientierung auf dem DC. Die Gehaltsbestimmung erfolgt photometrisch: Die acetalischen Methylendioxygruppen der Alkaloide zerfallen in Mineralsäuren in die *o*-Diphenole und in Formaldehyd. Formaldehyd kondensiert mit Chromotropsäure zum violett gefärbten Xanthenderivat.

Zubereitungsformen. Selten als Infus; häufiger als Trockenextrakt zu Dragees oder als Tinktur zu Tropfen (in der Regel als Bestandteil von Kombinationspräparaten).

Anwendung. Keine rationale Anwendungsgebiete bekannt. Galenika und Fertigarzneimittel werden empfohlen bei chronischen Cholezystopathien, bei Beschwerden nach Galleoperation sowie bei funktionellen Störungen im Gallenwegsbereich. Die meisten Fertigarzneimittel (Kombinationspräparate) sind, um Spasmolysewirkung erzielen zu können, ganz erheblich unterdosiert.

Toxizität. Bei Überdosierung treten Magenschmerzen, Darmkoliken, Harndrang und Hämaturie auf, begleitet von Schwindel und Benommenheit. Da Teezubereitungen nicht gut dosierbar sind, muß vor der Verwendung des Schöllkrauts als Aufguß gewarnt werden. Die Fertigarzneimittel enthalten im allgemeinen pro Einzeldosis unter 0,1 mg Chelidoniumalkaloide, so daß akute Intoxikationen, aber auch pharmakologische Wirkungen, nicht zu erwarten sind.

8.3.7 Opium und die Hauptalkaloide des Opiums

8.3.7.1 Opium

Die Stammpflanze. *Papaver somniferum* L. (Familie: *Papaveraceae*), der Schlafmohn, ist ein 70–120 cm hohes, einjähriges Kraut, mit länglich-eiförmigen, durch Wachsbelag graugrünen Blättern, weißen oder rötlichvioletten Blüten und einer zur Reifezeit walnußgroßen Kapsel, die sich mit Poren öffnet. Die Kapsel enthält einige hundert blaugraue nierenförmige Samen. Alle Teile der Pflanze sind mit einem dichten Netz untereinander anastomisierender Milchröhren durchzogen, in deren Latex die Alkaloide synthetisiert, gespeichert und metabolisiert werden. Besonders dicht mit Milchröhren durchzogen ist das Pericarp der Fruchtkapsel.

Papaver somniferum gedeiht von den Tropen bis nach Nordnorwegen. Man hat zwischen Mohnanbau zur Ölsaatgewinnung und zur Opiumgewinnung zu unterscheiden. Gemäß UNO-Protokoll vom Jahre 1953 ist der legale Opiumanbau auf die folgenden Länder beschränkt: Bulgarien, Griechenland, Iran, Indien, die Sowjetunion (mit Anbaugebieten in der kirgisischen Teilrepublik im Issyl-Kul-Gebirgstal), Türkei und Jugoslawien. Große Anbaugebiete außerhalb der genannten Länder finden sich in China, in Mexiko, in Vietnam und vor allem im sogenannten Goldenen Dreieck, dem Grenzgebiet zwischen Birma, Thailand und Laos.

Opiumgewinnung. Opium gewinnt man aus den noch unreifen Mohnkapseln, indem man sie absichtlich verletzt. Im Verlaufe der Jahrhunderte haben sich spezielle Verfahren herausgebildet, die gewährleisten, daß sich die verletzte Kapsel noch weiter bis zur vollen Samenreife entwickeln kann. Auf diese Weise wird eine doppelte Nutzung der Mohnkultur möglich.

Man geht zur Opiumgewinnung so vor, daß die unreifen Kapseln mit speziellen Messerchen oder Klingenkombinationen (um Parallelschnitte zu ermöglichen) eingeritzt werden, was zweckmäßigerweise in den Nachmittags- oder Abendstunden geschieht. Der austretende, zunächst weiße Milchsaft, verfärbt sich rasch dunkler (enzymatische Oxidation phenolischer Inhaltsstoffe) und trocknet über Nacht zu einer braunen, klebrigen Masse ein. Die Masse wird abgeschabt, gesammelt und in Sammelstellen zu Kugeln, Würfeln oder Ziegeln geformt. Da eine einzelne Kapsel nur etwa 20 mg Opium liefert, ist zur Gewinnung von 1 kg Opium ein Arbeitsaufwand von 300 h errechnet worden.

Sensorische Eigenschaften. Opium weist einen charakteristischen Geruch auf, der je nach Herkunft etwas unterschiedlich ist. Dem geübten Prüfer kann der Geruch unter Umständen bereits Hinweise auf die Herkunft geben. Indisches und persisches Opium ist in seiner Geruchsnote deutlich von türkischem und jugoslawischem Opium auseinanderzuhalten. Die dem Opium eigentümliche Geruchsnote bezeichnet man als „narkotisch". Der Geschmack des Opiums ist bitter und etwas scharf.

Inhaltsstoffe. Unter den Inhaltsstoffen des Opiums sind an erster Stelle die Alkaloide zu

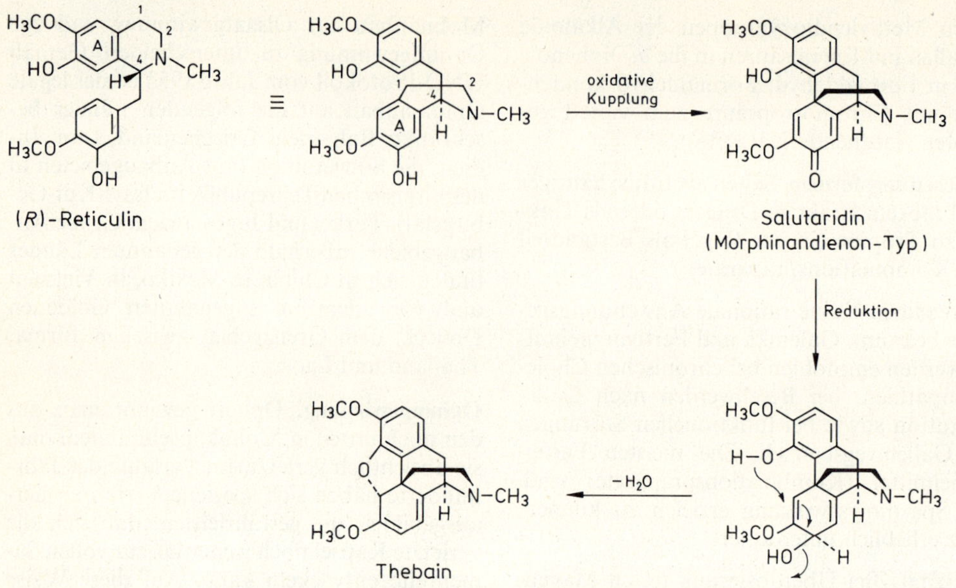

Abb. 8.23. Biogenetische Beziehung zwischen den Alkaloiden des Thebain-Morphin-Typs und den Alkaloiden des Benzylisochinolintyps. Die Verknüpfung der beiden Ringe erfolgt durch oxidative Kupplung, wobei zunächst Alkaloide der Morphinandienon-Reihe als Zwischenstufe durchlaufen werden. Reduktion der Enongruppe zum Enol ermöglicht den nucleophilen Angriff der phenolischen Hydroxygruppe unter Austritt der sekundären Alkoholgruppe

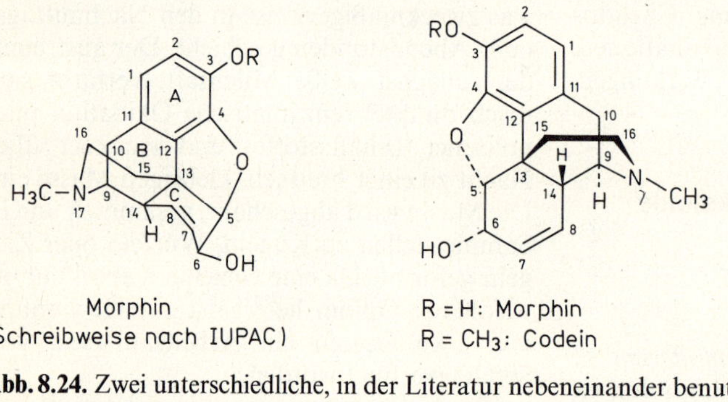

Abb. 8.24. Zwei unterschiedliche, in der Literatur nebeneinander benutzte Schreibweisen für Morphin bzw. Codein. Die Schreibweise nach IUPAC gibt den tatsächlichen räumlichen Bau des Moleküls, wie er aus Röntgenstrukturanalysen ermittelt werden konnte, am besten wieder. Der Piperidinring ist mit dem in der Wannenform vorliegenden Ring C *trans*-verknüpft. Zu diesen beiden Ringen ist der aus A und B bestehende Tetralinring senkrecht angeordnet. Die Absolutkonfiguration ist bekannt: C-5(R), C-6(S), C-9(R), C-13(S), C-14(R)

nennen, die bis ein Viertel des Opiumgewichtes ausmachen können. Sie liegen nicht in freier Form vor, sondern gebunden an verschiedene Säuren, wie z. B. an Meconsäure, an Fumarsäure und an Milchsäure. Für Opium typisch ist dabei die Meconsäure, die bis zu 5% im Opium enthalten sein kann; chemisch handelt es sich um eine Hydroxypyron-dicarbonsäure. Weitere Inhaltsstoffe des Opiums sind Eiweiß, Kautschuk, Harze, Zucker, Fett, Schleimstoffe und Wachse. Wegen des Vorkommens dieser zuletzt genannten Stoffe im Opium können einfache Opiumauszüge nicht parenteral appliziert werden. Außerdem werden als Bestandteile des Opiums Enzyme erwähnt. Oxidationsfermente bedingen die Braunfärbung des ursprünglich weißen Mohnsaftes; sie sollen ferner die Ursache für

8.3 Alkaloide mit biogenetischer Beziehung zum Dihydroxyphenylalanin (DOPA) 531

die Abnahme des Morphingehaltes während der Opiumlagerung sein. Der Wassergehalt schwankt je nach dem Grade der Austrocknung zwischen 5 und 20%. Außer dem von Sertüner entdeckten Morphin sind im Opium noch etwa 40 weitere Alkaloide aufgefunden worden; darunter Narcotin, Codein, Thebain, Narcein, Reticulin und Laudanosin. Bei einigen der aus Opium isolierten Alkaloide dürfte es sich um Artefakte handeln, die durch Oxidation, Hydrolyse oder Razemisierung während des Eintrocknens des Milchsaftes entstehen.

Offizinelle Opiumpräparate

Opium der Pharmakopöen ist ausgewähltes Handelsopium aus Ländern, denen nach UNO-Konvention die Produktion erlaubt ist, und das, je nach Pharmakopöe, bestimmten Gehaltsforderungen entsprechen muß, z. B. nach DAB 9: mindestens 10,0% Morphin, mindestens 2% Codein und höchstens 3% Thebain.
Eingestelltes Opium besteht aus Opium, das getrocknet und hernach pulverisiert wird; mit Lactose wird das Pulver auf einen Morphingehalt zwischen 9,8–10,2% gebracht (s. Kap. 1.5 und Tabelle 1.1).

Opiumextrakt. Opium wird mit Wasser mazeriert, der Auszug filtriert und bei einer Temperatur unterhalb von 60 °C im Vakuum zur Trockene eingedampft. Nach Bestimmung des Morphingehaltes wird das hellbraune Pulver durch Verreiben mit Lactose oder Dextrin auf einen Gehalt von mindestens 19,6 und höchstens 20,4% Morphin gebracht.

Opiumtinktur. Opiumtinktur wird aus 1 Teil Opium und einer Mischung (1:1) von Ethanol (70%; V/V) und Wasser nach dem Mazerationsverfahren hergestellt, so daß 1 Teil der Droge etwa 8–10 Teile Tinktur ergeben. Nach

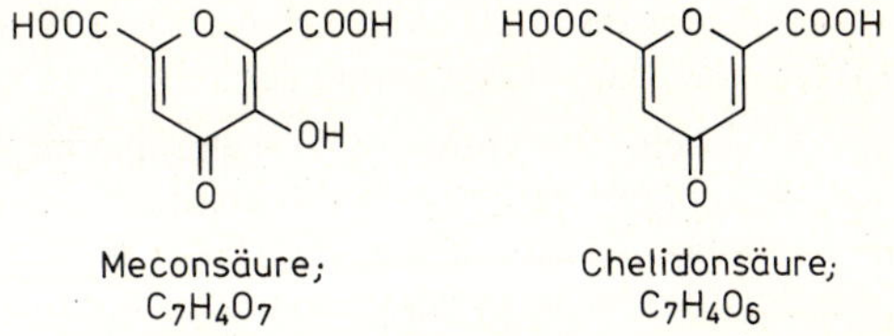

Meconsäure; $C_7H_4O_7$

Chelidonsäure; $C_7H_4O_6$

Abb. 8.25. Mecon- und Chelidonsäure sind C_7-Dicarbonsäuren bzw. substituierte monozyklische 1,4-Pyrone (γ-Pyrone). Sie stehen biogenetisch den C_7-Zuckern (Heptulosen) nahe. Im Opium liegt ein Teil der Alkaloide an Meconsäure gebunden vor; im Schöllkraut und in der Berberitzenrinde an die Chelidonsäure. Meconsäure bildet im Fe(III)-Ionen rot gefärbte, selbst in saurem Milieu stabile Komplexe; die Farbreaktion dient zur Identitätsprüfung von Opium. Chelidonsäure, der die enolische OH-Gruppe fehlt, bildet keine Chelate. Sie bildet mit 20%iger KOH-Lösung gelbe, schwer lösliche Salze, deren Kristallform unter dem Mikroskop ein charakteristisches Aussehen aufweist (Ramstad 1941)

Bestimmung des Alkaloidgehaltes wird Ethanol-Wasser zugesetzt, so daß die Tinktur einen Morphingehalt zwischen 0,95% und 1,05% Morphin aufweist.

Analytik

Die Prüfung auf Identität erfolgt (a) mikroskopisch und (b) durch zwei Farbreaktionen, von denen die eine die Alkaloide, eine andere die Meconsäure erfaßt. Die Alkaloide werden aus der Prüflösung durch Kaliumtetrajodomercurat(II)-Lösung (Mayers Reagens) gefällt. Die Meconsäure bildet mit Eisen(III)-chlorid rotgefärbte Eisen(III)-Komplexe, die gegenüber Säuren sowie gegen $HgCl_2$ stabil sind.
Der Identitätsprüfung dient ferner die dünnschichtchromatographische Prüfung (Kieselgel; Toluol-Aceton-Ethanol-NH_3-Lösung [40:40:6:2 V/V]; Nachweis; Besprühen mit Natriumwismutjodidlösung). Es werden Lage und Farbe der Flecke mit denen einer Ver-

Tabelle 8.6. Schwankungsbreite in der Alkaloidführung verschiedener Opiumherkünfte (Osol 1980)

	Morphin %	Narcotin %	Codein %	Papaverin %	Thebain %
Indien	10 –11	–	2,5–3,5	0,8	0,5–1
Iran	9,5–10,5	5–6	2,5–4	2–2,5	3 –4
Türkei	11 –12	3–4	0,8–1,4	1–1,5	1,0–1,5
Yugoslawien	13 –15	3	1,1–1,5	1–1,5	0,8–1,2

gleichslösung (enthaltend Morphin, Narcotin, Codein und Papaverin) verglichen.

Die klassische Methode der **Wertbestimmung** von Opiumpräparaten ist die Morphingehaltsbestimmung nach Mannich. Sie beruht auf der Umsetzung des Morphins mit 1-Fluor-2,4-dinitrobenzol und Abscheidung des in wäßrig-alkalischer Lösung sich bildenden schwer löslichen Morphindinitrophenylethers; dessen Menge wird gravimetrisch bestimmt. Die Bedingungen sind so gewählt, daß phenolische Nebenalkaloide und nichtalkaloidische Phenole nicht stören: chromatographische Prüfungen ergaben, daß der Morphindinitrophenylether nur außerordentlich geringe Mengen an anderen Phenolethern enthält.

Das DAB 9 fordert eine Gehaltsbestimmung außer für Morphin zusätzlich für Codein und Thebain. Die 3 Alkaloide werden in einem einzigen Arbeitsgang mittels Flüssigkeitschromatographie getrennt, spektralphotometrisch bei 280 nm detektiert und ihre jeweiligen Konzentrationen über die Auswertung der Peakflächen rechnerisch ermittelt.

Anwendung. Opium kann grundsätzlich gleich wie Morphin als schmerz- und krampfstillendes Mittel verwendet werden. In diesen Eigenschaften ist eine bestimmte Opiumdosis seinem chemisch ermittelten Morphingehalt wirkungsäquivalent.

Opium ist das wirksamste Mittel zur Ruhigstellung des Darmes, die vor allem nach *Ileostomie* oder *Kolostomie* angebracht sein kann. Auch bei unstillbarer Diarrhö und Dysenterie wird es verordnet. Die zur Obstipation nötige Dosis (0,5–1,0 ml der Opiumtinktur) liegt beträchtlich unterhalb der zur Schmerzstillung nötigen Dosis. Offenbar unterstützen die Nebenalkaloide die Morphinwirkung überadditiv. Morphin verlängert die Darmpassagezeit von 14 auf 39 h; eine Opiumdosis mit gleichem Morphingehalt erhöht sie auf 61 h (Hauschild 1956).

Anhang: Rauchopium. Eine bevorzugt auf Ostasien beschränkte Form der Opiumsucht ist die Sitte, Opium in „Tschandu" zu überführen um es rauchbar zu machen.

- Handelsopium wird in flachen Pfannen mit etwa der doppelten Menge Wasser versetzt und auf Holzkohlenfeuer unter Umrühren eingedampft, wobei der Verunreinigungen enthaltende Schaum abgeschöpft wird.
- Den in Schichten von 10–15 mm Dicke in Pfannen gestrichenen Extrakt röstet man über Holzkohlenfeuer bei einer gegen 200 °C gehenden Temperatur.
- Die gerösteten Kuchen werden in Wasser gelöst, die Lösung filtriert, das Filtrat unter starkem Sieden bis zur Sirupkonsistenz eingedampft. Der sich bildende Schaum wird abgeschöpft.
- Das Konzentrat wird bis zum Erkalten schaumig gerührt und dann mehrere Monate lang einer Gärung überlassen (mittels *Mucor*- und *Aspergillus*-Arten), wobei sich ein feines, eigentümliches Aroma bildet.

Bei der Herstellung des Rauchopiums wird ein ansehnlicher Anteil der Alkaloide zerstört, störende Harze und Schleimstoffe entfernt und Aromastoffe gebildet.

Sinn dieser komplizierten Prozedur dürfte es sein, Eiweißstoffe, Schleimstoffe und sonstige, den Rauchgenuß störende Opiumbestandteile abzubauen. Allerdings wird im Zuge der Rauchopiumherstellung auch ein beachtlicher Teil des Morphins abgebaut.

8.3.7.2 Gewinnung und allgemeine Eigenschaften einiger Opiumalkaloide

Morphin gewinnt man durch Extraktion aus dem Opium. Das eigentliche Problem besteht in der Abtrennung des Morphins aus dem Alkaloidgemisch, wofür es eine Reihe von technischen Lösungen gibt. Eine Methode läßt sich wie folgt skizzieren: Die Droge wird mit Calciumchlorid zu einer dünnen Paste angerieben, wodurch die Meconsäure und andere Säuren sich als schwer lösliche Calciumsalze niederschlagen. Die Alkaloide wiederum werden dadurch in die Hydrochloride überführt und lassen sich mit reinem Wasser extrahieren. Die Auftrennung der therapeutisch wichtigen Alkaloide beruht auf deren sehr unterschiedlicher Basizität. Indem man dem Extrakt Natriumacetat zusetzt, fallen Narcotin und Papaverin aus, durch Ammoniakzusatz, Morphin; das Codein läßt sich aus dem Filtrat mit Benzol oder Chloroform extrahieren.

Morphinhydrochlorid ist ein weißes kristallines Pulver mit bitterem Geschmack, das sich in Wasser gut, in Ethanol und Chloroform nicht löst. Als Handelsform für Morphinhydrochlorid hat sich die Würfelform eingebürgert. Dazu wird das Salz aus Wasser unter Bedingungen umkristallisiert, die zu seidenartigen Nadeln führen. Die Kristallmasse wird in großen Riegeln getrocknet, die Riegel auf geeigneten Schneideapparaten in Würfel zerlegt.

8.3 Alkaloide mit biogenetischer Beziehung zum Dihydroxyphenylalanin (DOPA) 533

Anwendung als Analgetikum. Bei leichteren Schmerzen orale Gaben; für starke Schmerzen steht die Ampullenform (subkutan) zur Verfügung.

Codein (Kodein) gewinnt man zum geringeren Teil durch Extraktion aus Opium, zum größeren Teil partialsynthetisch durch Methylierung von Morphin. Da die phenolische Gruppe verschlossen ist, reagiert Codein nicht mehr positiv gegenüber Phenolreagenzien. Codein zeigt eine wesentlich schwächere analgetische Wirkung als Morphin; im Vordergrund steht die Hemmung des Hustenzentrums. Bei vielen Patienten haben therapeutische Codeindosen eine sedative und auch euphorisierende Komponente, so daß – wenn auch in seltenen Fällen – Kodeinabhängigkeit und chronische Vergiftung vorkommen.

Noscapin (Narcotin) s. Kap. 8.3.3.1

8.3.8 Bisisochinolinalkaloide

Strukturmerkmal dieser Alkaloidgruppe sind zwei über meist zwei O-Brücken verknüpfte Benzylisochinolin-Einheiten.
Tubocurarin ist ein offizineller Arzneistoff. Die Arzneibücher (z. B. Ph. Eur., DAB 9) beschreiben ihn als weißes oder leicht gelblich gefärbtes Pulver, das sich in Wasser und Ethanol löst, in Aceton, Chloroform und Ether unlöslich ist. Es ist optisch aktiv und zwar stark rechts drehend.

(+)-Tubocurarin ist ein Inhaltsstoff von *Chondrodendron tomentosum* RUIZ et PAV., Holzpflanzen aus der Familie der *Menispermaceae*. Wässerige Spissumextrakte aus Blättern und Zweigen von *Chondrodendron*-Arten waren wirksamer Hauptbestandteil des sog. *Tubocurare*, eines Pfeilgiftes südamerikanischer Indianer, so benannt nach der Verpackung in Bambusröhren. Dem biosynthetischen Aufbau nach gehört (+)-Tubocurarin zu den Benzyltetrahydro-isochinolinalkaloiden und zwar zu den dimeren Basen: zwei Moleküle sind durch zwei Etherbrücken unsymmetrisch miteinander verknüpft (C-8→C-12′ und C-11→C-7′). Demnach sind im Molekül zwei N-Atome (N-2 und N-2′) enthalten; davon liegt das eine (und zwar das N-2′) als quartäres N-Atom vor.

Die Bereitung und Verwendung von Curare ist weitgehend auf Südamerika, vor allem auf das Einzugsgebiet des Amazonas vom tropischen Urwald Brasiliens im Süden bis zu den Anden im Westen und Guayana im Norden beschränkt. Verwendet wurde das Gift in Form von Blasrohrpfeilen zur Jagd. Da die Curare-Wirkstoffe als quartäre Basen vom Magen-Darm-Trakt aus nur langsam resorbiert werden, bleibt die Jagdbeute für den Menschen genießbar.

(+)-Tubocurarin ist ein peripher angreifendes Muskelrelaxans. Es wird in der Regel intravenös angewendet: zur Muskelerschlaffung bei Operationen im Bauch- und Thoraxraum, auch zum Einrichten von Frakturen und Luxationen.

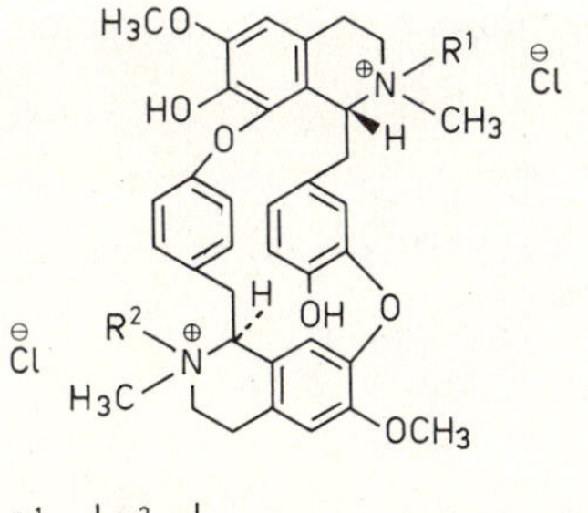

R^1	R^2	
H	H	Chondocurin
CH_3	H	(+)-Tubocurarin
CH_3	CH_3	Chondocurarin

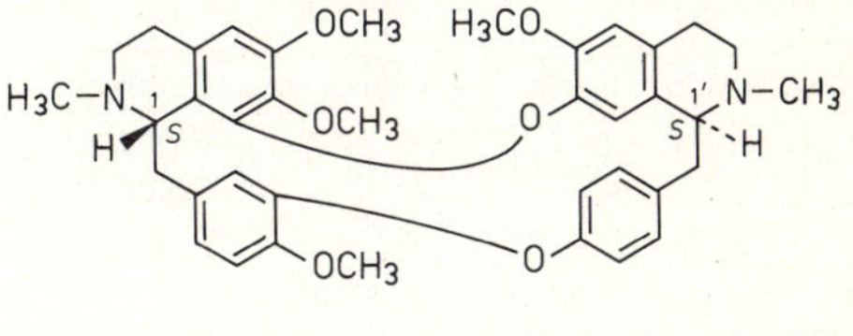

(+)-Tetrandrin

Abb. 8.26. Strukturformeln von Bisbenzylisochinolinalkaloiden. Chondocurarin (N-2 und N-2′ beide quarternisiert) und Tubocurarin (N-2 quartär, N-2′ tertiär) werden vom Magen-Darm-Trakt aus nicht oder kaum resorbiert; sie sind aber nach parenteraler Applikation hoch wirksam. Tetrandrin, der Wirkstoff der chinesischen Droge HAN-FANG-CHI (Näheres s. Text), ist als ditertiäre Base bei parenteraler Gabe voll wirksam

(+)-**Tetrandrin** ist ein Bisbenzylisochinolinalkaloid, dessen beide N-Atome tertiär vorliegen. Daher ist die Substanz auch nach oraler Zufuhr wirksam. Es handelt sich um den Wirkstoff von *Stephania tetrandra* (Familie: *Menispermaceae*), einer in China und Japan bekannten Arzneipflanze. Das Alkaloid wurde intensiv pharmakologisch geprüft. Es wirkt gefäßerweiternd und blutdrucksenkend, antipyretisch und entzündungshemmend. Die im Tierexperiment gefundene hohe Antitumorwirkung enttäuschte bei klinischen Prüfungen.

8.3.9 Colchicum-Alkaloide

8.3.9.1 Colchicin

Herkunft. Colchicin ist das Hauptalkaloid in Knollen und Samen der Herbstzeitlose, *Colchicum autumnale* L. (Familie: *Colchicaceae,* früher *Liliaceae*).

Die Herbstzeitlose ist eine bis 40 cm hohe ausdauernde Knollenpflanze. Die Blätter, die den Tulpenblättern ähneln, erscheinen im Frühjahr gleichzeitig mit den Früchten (dreifächrigen Kapseln mit fast kugeligen, dunkelbraunroten Samen). Zur Blütezeit im Herbst sind die Blätter eingezogen. Die hell-lilarosa farbenen Blüten gehen aus der tief im Boden liegenden Sproßknolle hervor.

Eigenschaften. Hellgelbes Pulver, das sich im Licht dunkel verfärbt. Leicht löslich in Wasser, Ethanol und Chloroform. Colchicin ist eine sehr schwache Base; seine Salze sind in Wasser nicht beständig.
Wegen des fehlenden Basencharakters des Colchicins ist zu seiner Gewinnung aus der Droge keines der typischen Isolierungsverfahren (s. Kap. 8.1.4.2) brauchbar, da es nicht in der Basen- sondern in der Neutralfraktion erscheint. Hinzu kommt, daß es außerordentlich leicht hydrolysierbar ist. Überhaupt handelt es sich um eine Substanz, bei deren Verarbeitung schonend vorzugehen ist; so ist sie auch lichtempfindlich. Zur Abtrennung von Begleitstoffen bedient man sich der Eigentümlichkeit des Colchicins, sehr gut in Wasser und zugleich gut in Chloroform löslich zu sein.

Der Ethanolauszug aus Knollen bzw. aus Herbstzeitlosensamen wird mit Wasser mazeriert. Von Fetten und anderen Lipoiden wird abfiltriert und dem wäßrigen Filtrat das Colchicin mit Chloroform entzogen. Aus konzentrierter Chloroformlösung kristallisiert das Alkaloid in Form eines Chloroformkomplexes aus.

Chemischer Aufbau. Das Molekül des Cholchicins baut sich aus dem trizyklischen Ringsystem des Benzoheptalens auf. Der Stickstoff ist nicht Teil eines Ringsystems; er liegt als aliphatische N-Acetylgruppe vor und ist infolge des Säureamidcharakters nur sehr schwach basisch (pKa ~ 2; s. Kap. 1.8.4.1 und Tabelle 8.1). Colchicin enthält vier Methoxygruppen, von denen die 10-CH$_3$ säurekatalysiert sehr leicht abgespalten werden kann.

Biosynthetische Einordnung. Das fertige Molekül des Colchicins läßt die Bauelemente, aus denen es biosynthetisiert wird, nicht mehr erkennen: Es ist zu stark oxidativ modifiziert. Hingegen lassen sich in Nebenalkaloiden der Herbstzeitlose, z. B. im Androcymbin, die bei-

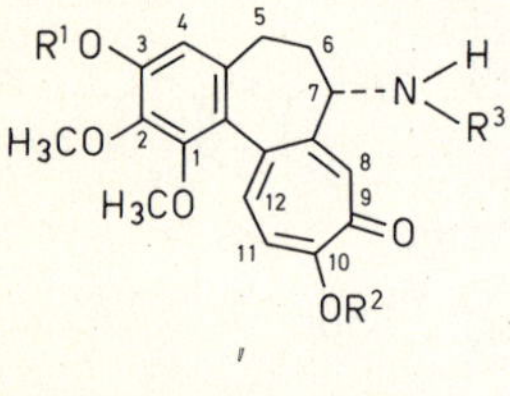

	R^1	R^2	R^3
Colchicin	CH$_3$	CH$_3$	COCH$_3$
Demecolcin	CH$_3$	CH$_3$	CH$_3$
Colchicein	CH$_3$	H	COCH$_3$
Colchicosid	β-Glc	CH$_3$	COCH$_3$

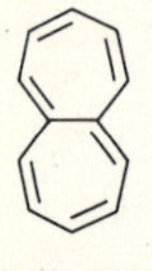

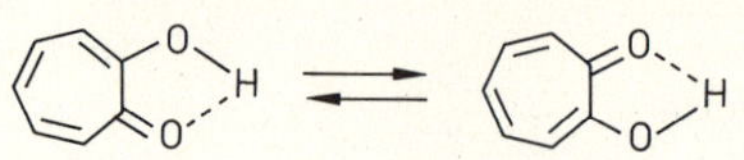

Abb. 8.27. Die in *Colchicum autumnale* L. vorkommenden Hauptalkaloide. Den Alkaloiden liegt ein Benzoheptalenringsystem zu Grunde. Untere Hälfte: Am Aufbau der Colchicumalkaloide beteiligte Ringe mit ihren Trivialnamen. Tropolone (Trop-ol-one) sind zur Chelatbildung befähigt

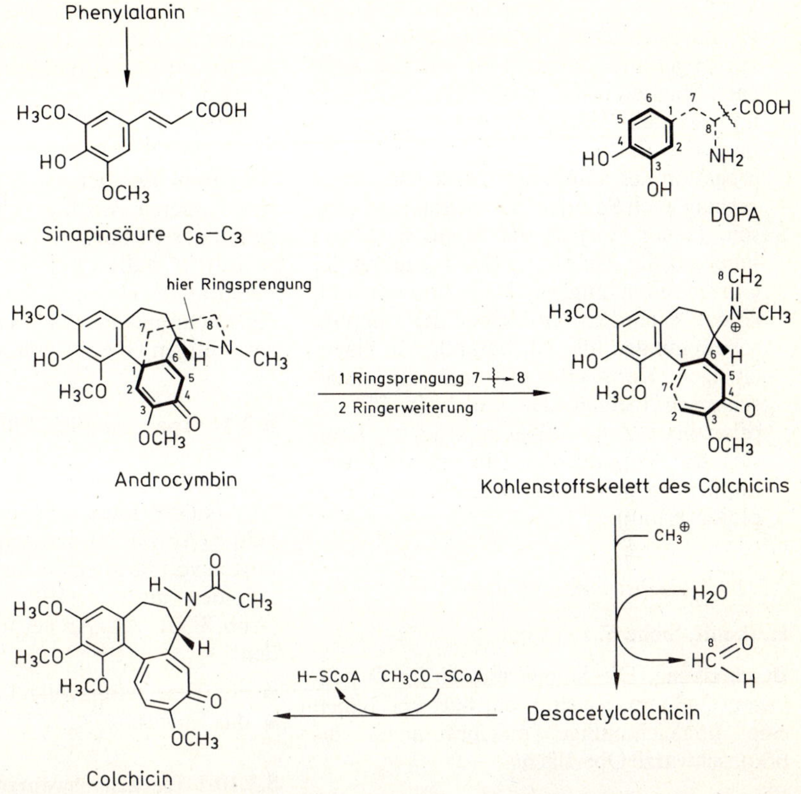

8.3 Alkaloide mit biogenetischer Beziehung zum Dihydroxyphenylalanin (DOPA)

Abb. 8.28. Der biosynthetische Aufbau des Colchicins wird verständlicher, wenn man ihn mit dem Aufbau des Androcymbins, einem Begleitalkaloid, das ebenfalls in der Herbstzeitlose vorkommt, vergleicht. Man erkennt im Androcymbin als Bauelemente den C_6-C_3-Körper und das Dopamin. Der Tropolonring des Colchicins bildet sich, wie Experimente mit radioaktiv markierten Präkursoren zeigten, aus dem DOPA-Teil, unter Ringerweiterung, indem ein C-Atom der C_3-Seitenkette in den Ring einbezogen wird

den Biosynthesevorstufen DOPA und Zimtsäure (bzw. Sinapinsäure) noch deutlich ausmachen. Die weitere Metabolisierung von Androcymbinzwischenstufen zum Colchicin schließt u.a. eine oxidative Ringerweiterung und eine oxidative N-C-Spaltung ein (Abb. 8.28).

Analytik. Prüfung auf Identität. Löst man Colchicin in Salzsäure, so tritt Gelbfärbung auf. Gibt man einige Tropfen Eisen(III)chloridlösung hinzu und erhitzt zum Sieden, so schlägt die Farbe nach tiefem Olivgrün um. Prinzip der Reaktion: Säurekatalysierte Hydrolyse des methylierten Tropolons führt zum Colchicein, das als freies Tropolonderivat zur Chelatbildung mit Metallionen fähig ist. Hinweis: Die Gelbfärbung mit Salzsäure kann auch zum Sichtbarmachen von Colchicin auf Chromatogrammen herangezogen werden.

Anwendung

- Als Arzneistoff zur Behandlung des akuten Gichtanfalls.
  Wirkweise: Die in den Gelenken abgelagerten Harnsäurekristalle rufen eine Entzündung hervor. Entzündungsmediatoren locken chemotaktisch Leukozyten an, welche die Harnsäurekristalle phagozytieren, letztlich aber durch ihren Zerfall die Entzündung weiter eskalieren. Colchicin lagert sich spezifisch an kontraktile Eiweißelemente (Tubulin) an; dadurch werden sowohl die Leukozytenmobilität als auch Phagozytoseaktivität gehemmt (Dustin 1984).
- Als Reagens zur Auslösung von Erbänderungen (Polyploidie) bei Pflanzen.
  Colchicin wirkt auf die tierische und die pflanzliche Zelle antimitotisch: Es stört die

Verteilung der Chromosomen bei der Kernteilung. Seine Wirkung wird darauf zurückgeführt, daß es sich mit den löslichen Spindelproteinen (Tubulin) verbindet und so das Wachstum der Mikrotubuli blockiert. Es hemmt aber nicht nur die Aggregation des Spindelproteines, sondern es vermag auch Spindel-Mikrotubuli aufzulösen. Daher stört es die Metakinase und blockiert die Anaphase. Die Trennung der Chromatiden hingegen bleibt unbeeinflußt, so daß nach dem Ausbleiben der Anaphasebewegungen alle Chromatiden in einem einzigen Kern (Restitutionskern) eingeschlossen bleiben. Da Colchicin für die pflanzliche Zelle völlig ungiftig ist, kann sich der Vorgang der Chromosomenverdoppelung mehrmals wiederholen (Polyploidisierung).

8.3.2.9.2 Herbstzeitlosensamen

Herkunft. Siehe S. 534 oben.

Beschreibung. Die Samen messen im Durchmesser 2–3 mm. Sie sind sehr hart und haben eine ungleichmäßige mattbräunliche bis braunschwarze Oberfläche.

Sensorische Eigenschaften. Herbstzeitlosensamen sind geruchlos; sie schmecken bitter und kratzend.

Inhaltsstoffe. 0,2–1,2% Colchicin neben Demecolcin und Colchicosid. Die Hauptmenge der Sameninhaltsstoffe entfallen auf primäre Stoffwechselprodukte: 5% reduzierende Zucker, 5–10% Fette und 20% Proteine.

Analytik. Die Identitätsprüfung am einfachsten dünnschichtchromatographisch: Die mit Petrolether entfettete Droge mit Chloroform extrahieren; ein bekanntes Volumen des $CHCl_3$-Auszuges (=lipophile Neutralfraktion) chromatographieren und die Zonenintensität mit der einer authentischen Colchicinprobe bekannter Konzentration vergleichen. Neutrale Fließmittel verwenden; z. B. Toluol-Methanol (85+15).

Anwendung. Als Rohstoff zur Gewinnung von Colchicin. Zur Herstellung von auf Colchicin eingestellten Extrakten, die zu Fertigarzneimitteln weiter verarbeitet werden. Therapeutische Anwendung der Arzneimittel: s. unter Colchicin.

Unerwünschte Wirkungen, Toxizität. Die therapeutische Breite ist gering. Nicht selten treten bereits in therapeutischer Dosierung (orale Einzelgabe berechnet auf Colchicin: 0,0005 g = 0,5 mg) erste Vergiftungssymptome auf, wie Diarrhö, Übelkeit, Erbrechen oder Bauchschmerzen. Patienten, die über einen längeren Zeitraum Colchicin anwenden, gehen das Risiko ein, daß eine Agranulozytose auftritt, daß es zu einer Myopathie kommt oder daß die Haare ausfallen (Osol 1980): Die Colchicummedikation bedarf der ständigen sorgfältigen Überwachung durch den Arzt.

8.3.10 Ipecacuanha-Alkaloide

Chemisch handelt es sich bei den Ipecacuanha-Alkaloiden um substituierte Benzochinolizidine (Abb. 8.29). Biosynthetisch bauen zwei Sorten von Bausteinen das Molekül dieser Alkaloide auf: DOPA plus Secoiridoid (Abb. 8.30). Als Arzneistoff verwendet werden:

- die Ipecacuanhawurzel und
- das Emetin.

8.3.10.1 Ipecacuanhawurzel

Herkunft. Die Droge besteht aus den getrockneten unteriridischen Organen von *Cephaelis ipecacuanha* (BROT.) A. RICH., bekannt unter der Bezeichnung Rio-Ware oder Brasilianische Ipecacuanha, oder von *Cephaelis acuminata* KARST., auch als Cartagena-, Nicaragua- oder Panama-Ipecacuanha bekannt, oder aus einem Gemisch beider Herkünfte. Der Gesamtgehalt an Alkaloiden, berechnet als Eme-

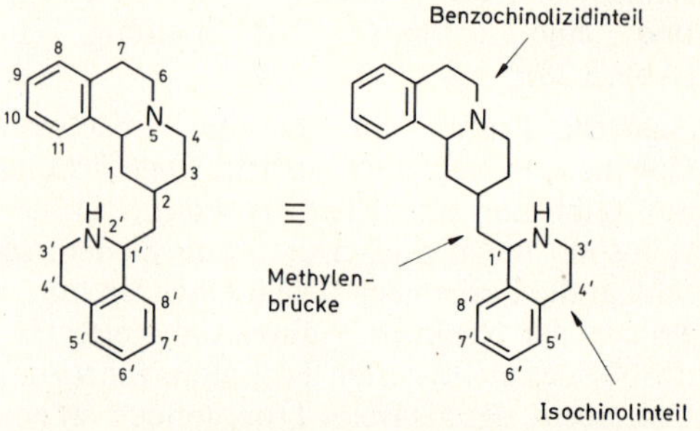

Abb. 8.29. Bezifferung des Emetanskeletts. Chemischer Aufbau: Ein Benzochinolizidinring ist über eine Methylenbrücke mit einem Tetrahydroisochinolinring verknüpft

8.3 Alkaloide mit biogenetischer Beziehung zum Dihydroxyphenylalanin (DOPA)

tin bezogen auf die bei 100–150 °C getrocknete Droge, muß mindestens 2% betragen.

C. ipecacuanha ist ein immergrüner Zwergstrauch, der in den dichten, schattigen und feuchten Wäldern Brasiliens und Boliviens vorkommt. Die unterirdischen Organe bilden ein mäßig verzweigtes System, aus einem glatten Rhizom und zwei Arten von Seitenwurzeln (glatten und geringelten). Der 20–40 cm hoch werdende, aufrechte, am Grunde verholzte Stamm trägt eine geringe Anzahl von gegenständig angeordneten Laubblättern, die etwa 5–10 cm lang sind, ganzrandig, oberseits glänzend, auf der Unterseite matt. 10–20 der kleinen weißen Blüten sind zu einem Köpfchen geordnet (Gattungsname *Cephaëlis* vom gr. kephalé = Kopf und eilein = versammeln). Die Früchte sind 1- oder 2samige, purpurrote Beeren. *Cephaelis acuminata* kommt in den feuchten Wäldern Kolumbiens, Nicaraguas und Costa Ricas vor.

Zur **Drogengewinnung** werden die unterirdischen Organe von 3- bis 4jährigen Pflanzen ausgegraben und möglichst rasch an der Sonne getrocknet. Sodann wird die Sammelware in 5–10 cm lange Stücke zerteilt und durch Sieben von anhaftender Erde befreit. Teile der gegrabenen Rhizome werden in den Boden zurück eingesetzt; es entwickeln sich daraus neue Pflanzen, die im Verlaufe von 3–4 Jahren erneut erntereif sind. Versuche, außerhalb der natürlichen Standorte Kulturen anzulegen – so in Indien und Malaysia – erwiesen sich aus rein wirtschaftlichen Gründen als wenig erfolgreich.

Sensorische Eigenschaften. Die Droge weist einen schwachen, eigenartig dumpfen Geruch auf; sie schmeckt kratzend und etwas bitter.

Inhaltsstoffe. Hauptalkaloide sind Emetin und Cephaelin (Abb. 8.31). Dabei ist die Rio-Ware emetinreicher und cephaelinärmer als die Cartagena-Ware. Daneben kommen in geringen Mengen die den beiden Hauptalkaloiden entsprechenden $1',2'$-Dehydroderivate vor: das Psychotrin und das O-Methylpsychotrin. Cephaelin und Psychotrin enthalten eine freie phenolische Gruppe, worauf sich die Nachweismethoden aufbauen (s. unter Identitätsprüfung). Lokalisiert sind die Alkaloide hauptsächlich in der Rindenschicht der Wurzeln, während der Holzkörper alkaloidarm ist. Bei der Probeentnahme zur Gehaltsbestimmung ist dieser Umstand zu beachten. Die Droge enthält neben Wasser (5–10%), mineralischen Bestandteilen (4–5%) und Stärke (30–40%) saure Saponine, ein N-haltiges Glykosid (Ipecosid) und ein Glykoprotein, das allergene Eigenschaften hat.

Farbreaktionen

- Rubremitin-Reaktion. Läßt man Oxidationsmittel wie H_2O_2, Kaliumchlorat Quecksilber(II)-acetat oder Halogene auf

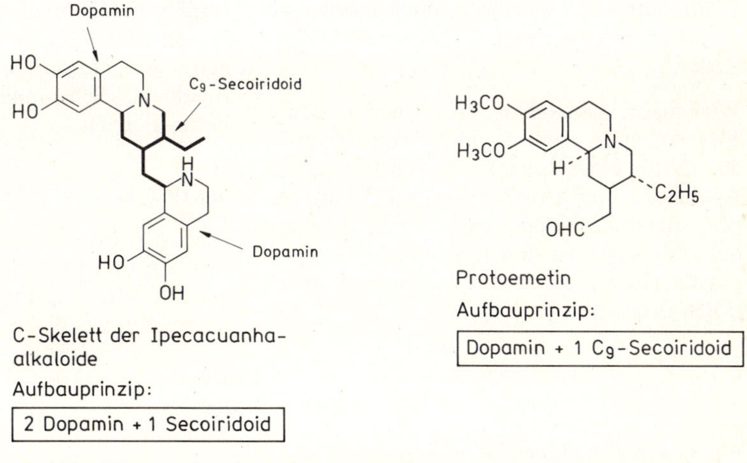

Abb. 8.30. Biosynthetisches Aufbauprinzip des Emetin und verwandter Ipecacuanha-Alkaloide. Von allen übrigen im Kap. 8.3.3 beschriebenen Isochinolinalkaloiden unterscheiden sich die Ipecacuanha-Alkaloide darin, daß die Nichtaminkomponente terpenoider Herkunft ist. Über die Herkunft des Secoiridoidbausteines s. Kap. 4.3.3. Eine Besonderheit liegt ferner darin, daß die Aminkomponente zweimal im Molekül vertreten ist. Es gibt Nebenalkaloide, wie das Protoemetin, die sich aus nur einem Aminteil aufbauen

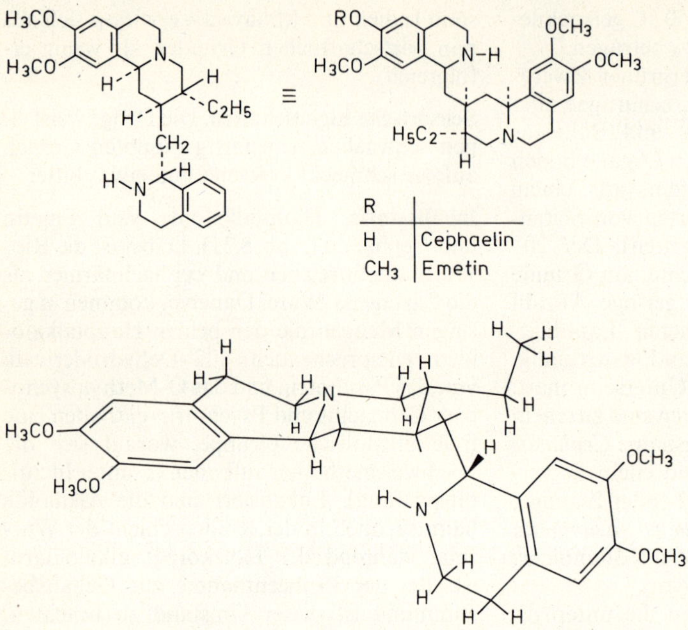

538   8 Alkaloide

Abb. 8.31. Obere Hälfte: Zwei von mehreren Möglichkeiten, Struktur und Konfiguration von Cephaelin und Emetin wiederzugeben. Die linke Formel kommt der von Pelletier (1970) angegebenen Konformationsformel (untere Hälfte) am nächsten

Emetin oder Cephaelin einwirken, so werden sie in rot gefärbte Verbindungen eingeführt. Zum Mechanismus s. Abb. 8.32.
- Cephaelin, als Phenol, kuppelt mit diazotierter Sulfanilsäure zum entsprechenden Azofarbstoff. Die Reaktion ist zwar nicht für Cephaelin spezifisch, doch lassen sich dadurch Cephaelin und Emetin unterscheiden.

Wirkungen, Anwendung. In kleinen Dosen – entsprechend einer Einzeldosis von 0,05 g = 50 mg (für Erwachsene) – wirken Ipecacuanha-Zubereitungen (Infus, Tinktur, Sirup) expektorierend. Anwendung: Zur Erleichterung des Abhustens bei zähem Schleim. Der Sirup gilt als nützlich bei der Behandlung der kruppösen Bronchitis der Kinder (Osol 1980).

Die Stimulation der Bronchialsekretion erfolgt reflektorisch vom Magen aus *via* Brechzentrum, weshalb man die Ipecacuanha zu den Reflexexpektoranzien stellt.
Alle Emetika, in kleinen Dosen angewandt, scheinen expektorierende Eigenschaften aufzuweisen. Doch sind die Zusammenhänge in ihren Einzelheiten nicht erforscht. Der Brechreflex umfaßt mehrere Teilreflexe – Speichelfluß, forcierte Inspiration, Glottisverschluß u.a.m. – die alle vom Brechzentrum integriert und koordiniert werden. Man muß annehmen, daß vermehrte Bronchialsekretion eine Teilkomponente des Brechreflexes ist und daß diese Teilkomponente besonders empfindlich auf die Emetika anspricht.

Unerwünschte Wirkungen. Bei bestimmungsgemäßem Gebrauch ist in „Expektoranzien-Dosen" mit Nebenwirkungen kaum zu rechnen. Bei Dosisüberschreitung: Übelkeit, Brechreiz, Schleimhautreizung im Magen-Darm-Bereich.

8.3.10.2 Emetin

Emetin wird aus *Cephaëlis*-Arten durch Extraktion und Isolierung gewonnen. Als Arzneistoff wird das Emetinhydrochlorid angeboten: Ein weißliches kristallines Pulver von bitterem Geschmack, das sich an der Luft allmählich gelb färbt.
Emetin ist ein Chemotherapeutikum gegen Amöbenruhr, einer häufigen Krankheit warmer Länder. Der Erreger, die Ruhramöbe (*Entamoeba histolytica*), gehört zu den Protozoen. Sie lebt vorwiegend im Dickdarm und tritt dort in drei charakteristischen Stadien (Gewebsform, vegetative Darmlumenform,

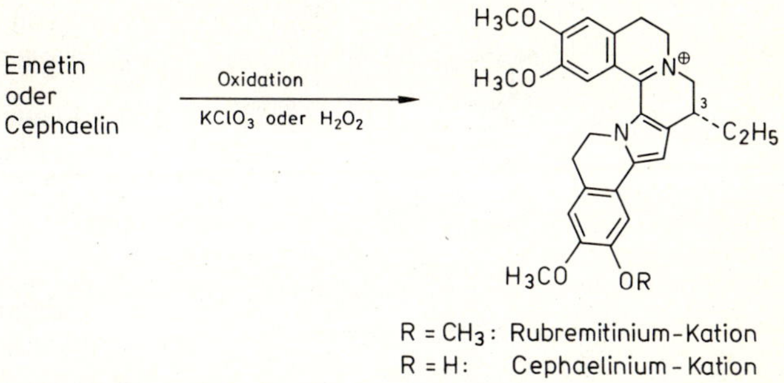

8.4 Alkaloide mit biogenetischer Beziehung zum Tryptophan 539

Emetin oder Cephaelin — Oxidation KClO$_3$ oder H$_2$O$_2$ →

R = CH$_3$: Rubremitinium-Kation
R = H: Cephaelinium-Kation

Abb. 8.32. Die Rubremitin-Reaktion dient zur Identitätsprüfung des Emetinhydrochlorids nach DAB 9 und der Brechwurzel nach Ph. Eur. Das Reaktionsprodukt, das sich bei der Farbreaktion bildet, eine intensiv rot gefärbte Substanz, ist optisch aktiv (chirales Zentrum C-3 noch erhalten), nicht mehr basisch und verhält sich Farbreaktionen gegenüber wie ein Pyrrolderivat. Es liegt ein kationischer Polymethinfarbstoff (ein Cyanin) vor

Dauerform) auf. Emetin schädigt in Dosen, welche meist vom Wirtsorganismus noch vertragen werden, die Gewebsform. Wegen der zahlreichen unerwünschten Nebenwirkungen hat die Emetintherapie an Bedeutung verloren. Das aus Emetin partialsynthetisch darstellbare 2,3-Dehydroemetin zeichnet sich durch eine etwas größere therapeutische Breite aus.

8.4 Alkaloide mit biogenetischer Beziehung zum Tryptophan

8.4.1 Mutterkornalkaloide

8.4.1.1 Lysergsäure

Chemie. Das Molekül der Lysergsäure (Abb. 8.33) setzt sich aus einem tetrazykli-

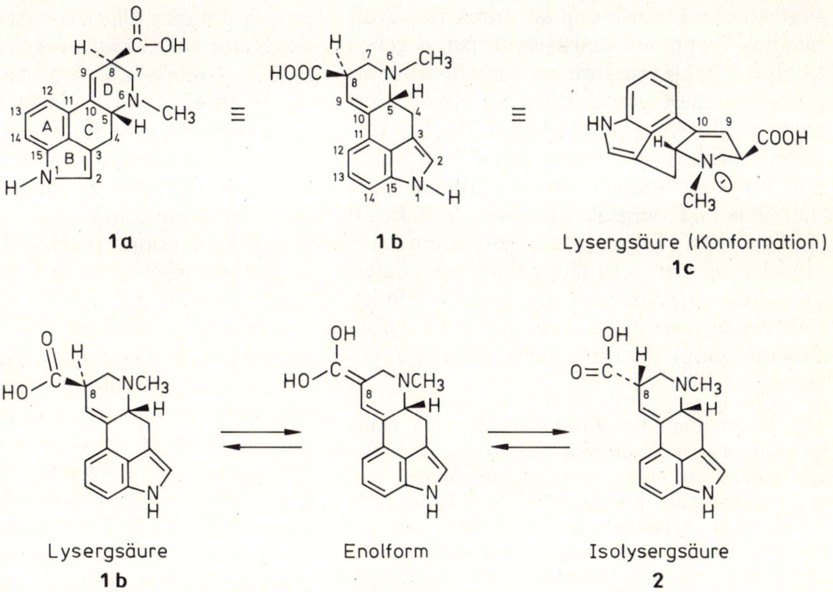

1a   1b   Lysergsäure (Konformation) 1c

Lysergsäure 1b   Enolform   Isolysergsäure 2

Abb. 8.33. Obere Hälfte: Drei Möglichkeiten, die Lysergsäureformelbilder wiederzugeben. Formel 1c deutet die Konformation an: Ring D liegt in der Halbsesselformation vor; N-Methyl und Carboxyl sind pseudoäquatorial angeordnet. Untere Hälfte: Die Lysergsäure enthält zwei Chiralitätszentren, deren absolute Konfiguration als 5R,8R ermittelt wurde. Das Zentrum C-8 epimerisiert in Lösung leicht unter Bildung der Isolysergsäure und unter Änderung der spezifischen Drehung von +40° nach +281° (Pyridin)

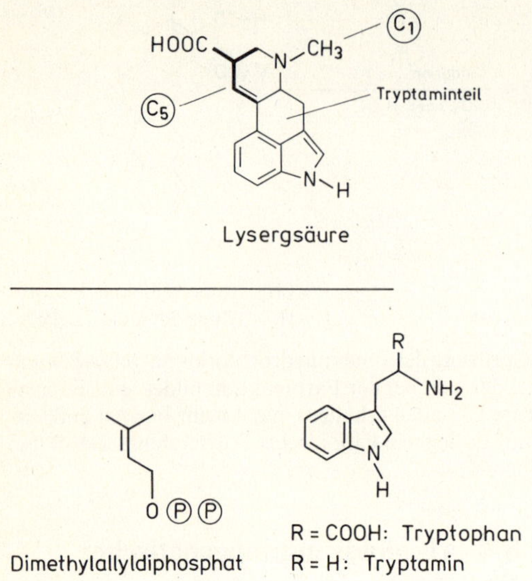

Abb. 8.34. Biosynthetischer Aufbau der Lysergsäure. Bauelemente des Ergolinsystems sind Tryptamin und Isopren (aus Dimethylallyldiphosphat)

schen Ringsystem zusammen: Je nachdem welche zwei von den vier Ringen man betrachtet, erkennt man das Indolsystem, das Tetralin- und das Octahydrochinolinsystem. Die biosynthetische Einordnung ist durch den Aufbau aus Tryptamin und Hemiterpen gegeben (Abb. 8.34). Lysergsäure hat sowohl saure als auch basische Eigenschaften. Sie epimerisiert leicht zur Isolysergsäure (Abb. 8.33). Die Isolysergsäurederivate kennzeichnet man durch das Suffix „*in*" hinter dem Trivialnamen des betreffenden Lysergsäurederivates, z. B. Ergosin/Ergosinin, Ergotamin/Ergotaminin usw. Hydrierung der 9,10-Doppelbindung liefert Dihydrolysergsäure bzw. die entsprechenden Dihydroderivate (z. B. Ergotamin → Dihydroergotamin), die nicht mehr leicht epimerisieren.

Die Hydrierung der 9,10-Doppelbindung sollte theoretisch zu zwei isomeren Dihydroderivaten führen, einmal mit *cis*-verknüpften, und sodann mit *trans*-verknüpften Ringen C/D. Das Experiment zeigte, daß ausschließlich die (5β-H, 10α-H)-Derivate, also die *trans*-Derivate entstehen, was für die partialsynthetische Modifikation der Naturstoffe (Ergotamin → Dihydroergotamin) von Bedeutung ist; die Trennung eines Isomerengemisches erübrigt sich dadurch.

Lysergsäure und Lysergsäurederivate geben die beiden Farbreaktionen nach Keller und nach van Urk, die zur Identitätsprüfung herangezogen werden (s. Kap. 7.7.4.2).

Vorkommen. Lysergsäure wird in der Natur nur höchst selten in freier Form angetroffen. Die Derivate unterteilt man in zwei Gruppen.

- in die einfachen Säureamide, das sind die sogenannten wasserlöslichen Mutterkornalkaloide, und
- in die Peptidalkaloide oder wasserunlöslichen Mutterkornalkaloide.

Faßt man den Begriff des Derivates weit, so wären als dritte Gruppe die Clavinalkaloide zu nennen. Die Clavine sind quasi reduzierte Lysergsäurederivate: anstelle der 8-COOH-Gruppe tragen sie ein Hydroxymethyl-(-CH$_2$OH) oder eine Methylgruppe.

Gewinnung. Lysergsäure erhält man durch alkalische Hydrolyse der Mutterkornalkaloide. Diese Methode ist natürlich von keinem technischen Interesse, da im Gegenteil die Säure zum partialsynthetischen Aufbau von Alkaloiden gefragt ist. Lysergsäure gewinnt man heute nach Fermentationsverfahren aus geeigneten Stämmen von *Claviceps paspali* STEVENS et HALL. Der Artname weist darauf hin, daß es sich um eine *Claviceps*-Art handelt, die in der Natur auf *Paspalum*-Arten (Familie: *Poaceae = Gramineae*) parasitiert, auf Gräsern, die botanisch den Hirsearten nahestehen.
Selektionierte aus Italien stammende Herkünfte von *Claviceps paspali* bilden *S*-Lysergsäuremethylcarbinol (5 mg/ml Kulturlösung), eine Verbindung, die nach Hydrolyse zu *S*- und *R*-Lysergsäure partialsynthetisch weiterverarbeitet wird, z. B. zu 1-Methyl-*S*-Lysergsäure-butanolamid, einem u. a. zur Migräneprophylaxe verwendeten Arzneistoff. Auf Neuguinea fand man *C. paspali*-Stämme, welche 6-Methyl-ergol-8-en-8-carbonsäure bilden, deren Doppelbindung leicht partialsynthetisch in die Δ^9-Position (d. i. in Konjugation zum aromatischen Ring) verschoben werden kann unter Bildung von *R*- und *S*-Lysergsäure (Abb. 8.36). Ein von *Paspalum dilatatum* isolierter *C*.-Stamm portugiesischer Herkunft produziert freie Lysergsäure und freie Isolysergsäure.
Die *Claviceps paspali*-Fermentation dauert 8–10 Tage, da die Lysergsäurekonzentration erst in einem verhältnismäßig späten Stadium der Myzel-Entwicklung ihr Maximum erreicht.

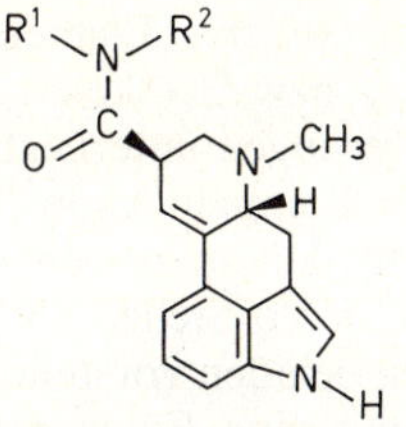

8.4 Alkaloide mit biogenetischer Beziehung zum Tryptophan 541

R^1	R^2	
H	H	Ergin
$-CH-CH_3$ $\mid$ OH	H	Hydroxyethylergin
$-C_2H_5$	$-C_2H_5$	LSD
H	$-CH-CH_2OH$ $\mid$ CH_3	Ergometrin (Ergonovin, Ergobasin)

Abb. 8.35. Einfache Säureamide der Lysergsäure. LSD = Lysergsäurediethylamid, ist kein Naturstoff, sondern eine partialsynthetisch zugängliche Substanz, Ergin und dessen Carbinolaminderivat kommen in *Claviceps paspali* vor, die Hauptquelle für Lysergsäure und daraus partialsynthetisch herstellbare Arzneistoffe

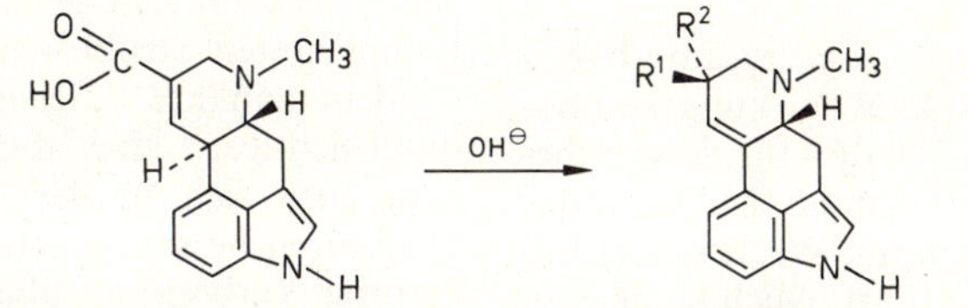

Paspalsäure; $C_{16}H_{16}N_2O_2$

Lysergsäure
R^1 = COOH
R^2 = H

+ Isolysergsäure
R^1 = H
R^2 = COOH

Abb. 8.36. Bestimmte Stämme *Claviceps paspali* produzieren in Submerskulturen in großer Ausbeute Paspalsäure, eine mit der Lysergsäure bzw. Isolysergsäure isomere Säure. Paspalsäure isomerisiert sich basenkatalysiert leicht zu den beiden Säuren. Die auf dem Weg über die Paspalsäure erhältliche Lysergsäure dient als Ausgangsmaterial zur Partialsynthese von Ergobasin sowie von Strukturvarianten, die in der Natur nicht vorkommen

Mannit wird als Haupt-C-Quelle angeboten und Ammoniumsuccinat als N-Quelle (Succinat hat sich – ohne daß die Gründe dafür bekannt sind – als die Alkaloidbildung stark fördernder Substratzusatz erwiesen). Phosphat- und Magnesium-Ionen und schließlich Spurenelemente (aus dem Brunnenwasser) vervollständigen das Nährstoffangebot.

8.4.1.2 Ergometrin (Ergobasin, Ergonovin)

Ergometrin, das wehenauslösende Mutterkornalkaloid wurde fast gleichzeitig von drei Arbeitsgruppen entdeckt und erhielt dementsprechend mehrere Trivialbezeichnungen. In der Schweiz bevorzugt man den Namen Ergobasin, in den anderen europäischen Ländern Ergometrin und in den USA Ergonovin.

Isolierung. Ergometrin ist zum Unterschied von den Peptidalkaloiden des Mutterkorns wasserlöslich, worauf seine Abtrennung und Isolierung basiert. Die Basenfraktion, in der alle Mutterkornalkaloide enthalten sind, wird mit kaltem Wasser verrieben; dem Filtrat, in dem das wasserlösliche Ergometrin angereichert ist, wird das Alkaloid mit Ethylenchlorid entzogen; der Rückstand wird mit Maleinsäure neutralisiert und als Ergometrinhydrogenmaleat umkristallisiert. Maleinsäure hat Mineralsäuren gegenüber den Vorzug, ein in Wasser wenig lösliches, zum Umkristallisieren geeignetes Salz zu bilden.

Das offizinelle *Ergometrinhydrogenmaleat* der Pharmakopöen ist ein weiß-gelbliches mikrokristallines Pulver; geruchlos; Lösungen in Wasser oder Ethanol geben eine blaue Fluoreszenz. Das Alkaloid ist bei Zutritt von Luftsauerstoff und Licht zersetzlich, kenntlich an der zunehmenden Dunkelfärbung: Es muß daher kühl, vor Licht geschützt und möglichst in zugeschmolzenen Ampullen unter einem inerten Gas aufbewahrt werden.

Die Prüfung auf Reinheit erstreckt sich auf Aussehen (Verfärbung), Messung des Drehwertes und auf halbquantitative Dünnschichtchromatographie im Vergleich mit authentischer Substanz bekannter Konzentration.

Ergometrinhydrogenmaleat wird in der Geburtshilfe angewendet: in der Nachgeburtsperiode zur Austreibung der Plazenta (bei Atonie des Uterus vor oder nach Plazentalösung); im Wochenbett bei atonischen Blutungen nach Plazentalösung. Zur Geburtseinleitung oder in der Austreibungsperiode ist das Alkaloid wegen der Gefahr, Dauerkontraktion des Uterus auszulösen, nicht geeignet.

8.4.1.3 Peptidalkaloide des Mutterkorns
s. Kap. 7.7.4.2

8.4.1.4 Anhang: Lysergsäureamide in höheren Pflanzen

Die einfachen Amide der Lysergsäure haben eine starke psychoaktive Wirkungskomponente. Insbesondere trifft dies für das synthetische Lysergsäurediethylamid (LSD) zu, das zu inneren Spannungen mit Wechsel von Euphorie und Dysphorie führt. Auch kann es zu krankhaften Selbstüberschätzungen führen.
Es hatte ziemliches Aufsehen erregt, als man dem LSD ganz nahe stehende Amide in bestimmten höheren Pflanzen entdeckte, und zwar in den Samen einer Reihe von Windengewächsen (*Convolvulaceae*). Ihrer halluzinogenen Wirkung wegen verwendeten die Azteken bestimmte als Ololiuqui bezeichnete Samen, um sich zu berauschen. Die Samen konnten später als die Samen von *Rivea corymbosa* (L.) HALLIER fil. (Familie: *Convolvulaceae*) identifiziert werden (Schultes 1976). Der Alkaloidgehalt der in den USA als *morning glory seeds* bezeichneten Samen ist mit 0,056% allerdings sehr niedrig, wobei überdies bloße 18% auf (+)-Lysergsäureamid (Ergin) entfallen, dessen Wirkungsstärke um 3–4 Zehnerpotenzen unter der des LSD liegt. LSD selbst ist in Ololiuqui nicht enthalten.

8.4.2 Baupläne und Vorkommen der monoterpenoiden Indolalkaloide

Über ein Viertel aller bekannten Alkaloide sind Indolalkaloide. Von wenigen Ausnahmen (Physostigmin, Mutterkornalkaloide) abgesehen, lassen sie alle den gleichen Bauplan erkennen. Ein Tryptamin ist mit einem C_{10}- oder einem C_9-Skelett verknüpft. Die Variation der Indolalkaloidklasse beruht vornehmlich auf der unterschiedlichen Verknüpfung der Bauelemente zu tri-, tetra-, penta- oder hexazyklischen Strukturen.

Ein weiteres Element der Variation ist das C_{10}- bzw C_9-Skelett, das mannigfachen Umlagerungen unterliegt. Daß es zu Umlagerungen kommen kann, wird dadurch verständlich, daß man sich das jeweilige Skelett an mehreren Stellen als mit Sauerstoff-Funktionen beladen vorstellen muß. Die Variation ist somit eine Folge oxidativer Veränderungen von ursprünglich sauerstoffärmeren Vorstufen. Die Variation des C_{10}- bzw. C_9-Teils ist in Abb. 8.37 in Übersicht dargestellt. Hat man sich den Bauplan der Indolalkaloide an einigen Beispielen klar gemacht, so werden die komplizierten Strukturen der Indolalkaloide – indem man ihre Teilelemente erkennt – bald durchsichtiger, eine didaktische Erleichterung, um sich in der Fülle komplizierter Strukturen besser zurechtfinden (Abb. 8.38). In ihrer Verbreitung über das Pflanzenreich lassen die Indolalkaloide ausgesprochene Schwerpunkte erkennen. Alkaloidreiche Arten finden sich in den folgenden Pflanzenfamilien:

- *Loganiaceae* (z. B. *Strychnos*-Arten).
- *Apocynaceae* (z. B. *Aspidosperma*-, *Catharanthus*-, *Rauwolfia*- und *Vinca*-Arten).
- *Rubiaceae* (*Cinchona*-Arten).

8.4.3 Yohimbin
(s. ergänzend Kap. 10.3.5.2)

Yohimbin ist ein Alkaloid, das aus der Rinde von *Pausinystalia yohimba* (K. SCHUM.) PIERRE (Familie: *Rubiaceae*) isoliert wird, das aber in weiteren Pflanzenarten (z. B. in *Rauwolfia*-Arten) vorkommt. Handelsprodukt ist das Yohimbinhydrochlorid; ein weißes, kristallines Pulver, ohne Geruch, mit bitterem Geschmack.

Pausinystalia yohimba ist ein mächtiger 15–20 m hoch wachsender Baum mit ovalen Blättern in Dreierwirteln. Die in endständigen Rispen angeordneten Blüten sind radiär, weiß gefärbt mit Kronblätter, die in lange peitschenförmige Spitzen auslaufen.

Wirkungen
- Entgegen älteren Angaben, wonach Yohimbin blutdrucksenkend wirkt, kommt es bei gesunden Probanden im Bereich von 0,016–0125 mg/kg KG Yohimbinhydrochlorid zu einer dosisabhängigen Steigerung des systolischen und diastoli-

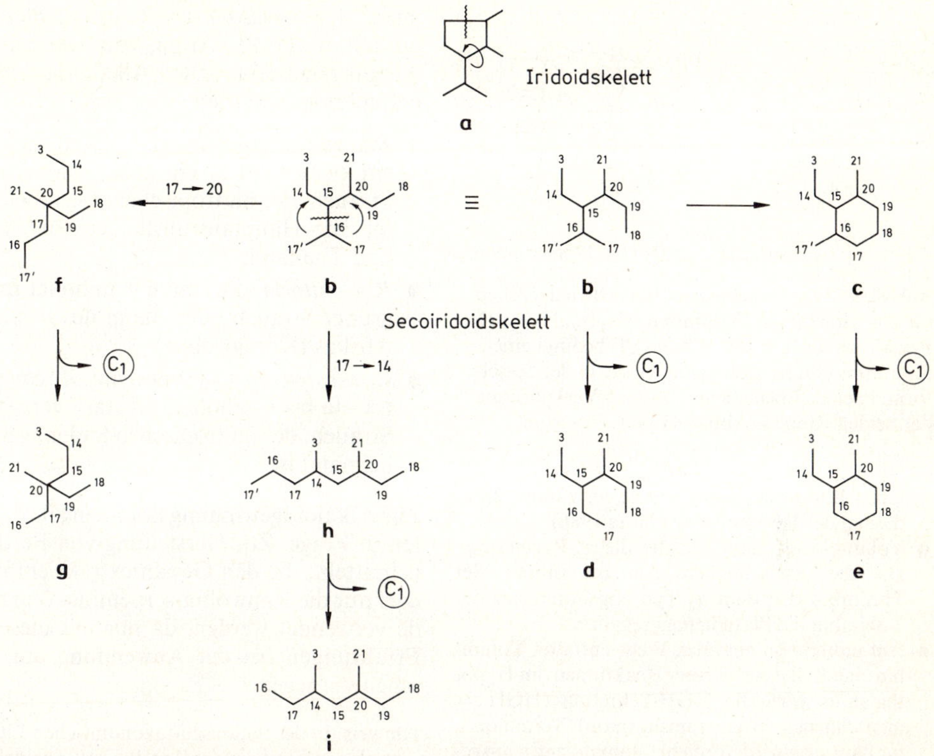

8.4 Alkaloide mit biogenetischer Beziehung zum Tryptophan 543

Abb. 8.37. Über 1000 Indolalkaloide sind bekannt, die, trotz ihrer strukturellen Vielfalt, ein einheitliches Bauprinzip aufweisen, Aminkomponente ist Tryptamin; Nichtaminkomponente ein C_{10}- oder C_9-Bruchstück, das sich von einem Secoiridoid herleitet. Über Secoiridoide s. Kap. 4.3.3. Die strukturelle Vielfalt kommt nicht zuletzt dadurch zustande, daß das Secoiridoidfragment mannigfachen Umlagerungen unterliegt. Das Schema zeigt die wichtigsten Secoiridoid-Bausteine; zugleich auch ihre Bezifferung nach biosynthetischen Gesichtspunkten: Der Herkunft nach analoge Kohlenstoffatome erhalten die gleiche Ziffer

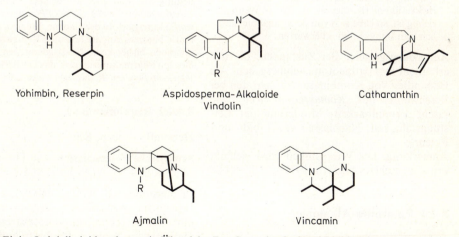

Abb. 8.38. Einige Indolalkaloidstrukturen in Übersicht. Der C_{10}- oder C_9-Secoiridoidteil ist dick hervorgehoben. Vergleicht man diesen Secoiridoidteil mit den verschiedenen Varianten **b** bis **i** der Abb. 8.37, so ergibt sich die folgende Zuordnung: Yohimbin, Reserpin → **c**, Aspidosperma-Alkaloide, Vindolin → **g**, Catharanthin → **h**, Ajmalin → **d** und Vincamin → **f**

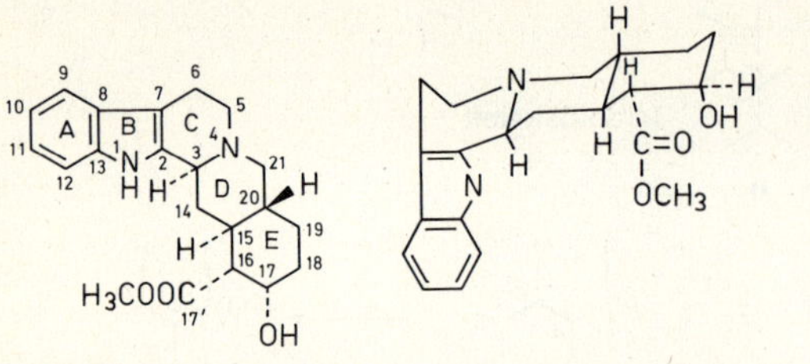

Yohimbin; $C_{21}H_{26}N_2O_3$ Yohimbin (Konformation)

Abb. 8.39. Zwei verschiedene Formelwiedergaben für das Molekül des Yohimbins $C_{21}H_{26}N_2O_3$. Die *trans*-Verknüpfung der Rinde D/E bedingt eine Konformation so, daß beide Ringe, in der Sesselform, in einer Ebene liegen. Zur *cis*-Verknüpfung der beiden Ringe s. Abb. 8.41 betr. Reserpin

schen Blutdrucks ohne eine signifikante Veränderung der Herzfrequenz (Thies 1986).
- Yohimbin blockiert selektiv die α_2-Rezeptoren. Da die menschlichen Alpharezeptoren der Thrombozyten dem α_2-Typ angehören, hemmt Yohimbin die Plättchenaggregation.
- Auf indirektem nervalen Wege entfaltet Yohimbin eine Reihe endokriner Reaktionen: im Hypothalamus wird die HGH-Sekretion (HGH = menschliches Wachstumshormon) vermindert; im Pankreas wird vermehrt Somatostatin ausgeschüttet; die periphere Glucoseutilisation (Insulinwirkung) wird erhöht; die Ansprechbarkeit peripherer Gewebe auf betaadrenerge Reize erhöht (Schilddrüsenwirkung).
- Die endokrinen Effekte des Yohimbin führen zu einer erhöhten Mobilisierung endogener Reserven. Wahrscheinlich ist die potenzsteigernde Wirkung des Alkaloids auf endokrine Effekte zurückzuführen (Kather et al. 1981). Wenn das richtig ist, so ließe sich von der Einnahme natürlich kein Immediateffekt erwarten.

Anwendungsgebiete. Bei Zuständen, die mit erhöhtem Sympathicotonus einhergehen. Als Bestandteil von Kombinationspräparaten bei Beschwerden des „*Klimakterium virile*", wie rasche Ermüdbarkeit, Minderung der Leistungsfähigkeit, Nachlassen von Libido und Potenz.

Anmerkung. Die Wirksamkeit wird vielfach kritisch gesehen (Anonym 1970).

8.4.4 Rauwolfia-Alkaloide

8.4.4.1 Einleitung

Rauwolfia-Alkaloide gewinnt man aus den Wurzeln verschiedener *Rauwolfia*-Arten (Familie: *Apocynaceae*). Die Gattung *Rauwolfia* umfaßt an die 130 Arten, von denen drei als Ausgangsmaterial zur Alkaloidgewinnung herangezogen werden.

- *Rauwolfia serpentina* (L.) BENTH. ex KURZ, ein kleiner (30–50 cm hoher) immergrüner Strauch, der im tropischen Asien beheimatet ist. Hauptausfuhrländer sind Indien und Thailand.
- *R. vomitoria* AFZ., ein 6–8 m hoher immergrüner Strauch oder Baum des tropischen Afrikas (Kongogebiet).
- *R. tetraphylla* L. (Synonym: *R. canescens* L.), ein bis 1 m hoher, oft stark verzweigter Strauch, der im tropischen Südamerika beheimatet ist.

Zur Alkaloidgewinnung kommen alle drei Arten in Frage. Zur Herstellung von Fertigarzneimitteln, die den Gesamtextrakt enthalten, darf nur die Rauwolfia-serpentina-Wurzelrinde verwendet werden, da nur mit dieser Art Erfahrungen bei der Anwendung am Menschen vorliegen.

Hinweis. In der botanisch-taxonomischen Literatur schreibt man seit einiger Zeit *Rauvolfia* anstelle von bisher *Rauwolfia*. Dies hängt mit der Tendenz der modernen Pflanzensystematik zusammen, der historischen Schreibweise des Erstautors auch dann Geltung zu verschaffen, falls diese fehlerhaft gewesen sein sollte. Der von Plumier im Jahre 1703 zu Ehren des deutschen Arztes Leonhart Rauwolf geprägte Gattungsname erschien in der Erstveröffentlichung als *Rauvolfia*, wurde aber bereits ab der 2. Auflage von Linnés „*Species Plantarum*" in *Rauwolfia* korrigiert. In der Chemie, Medizin und Pharmazie hat man von der erneuten Korrektur der Taxonomen bisher keine Notiz genommen; auch die meisten Pharmakopöen (z. B. das DAB 9) schreiben Rauwolfiawurzel, *Rauwolfiae radix* usw.

8.4.4.2 Rauwolfiawurzel

Herkunft (s. oben, Kap. 8.4.4.1).

Sensorische Eigenschaften. Die Droge ist geruchlos und hat einen bitteren Geschmack.

Inhaltsstoffe. 0,8–2% Indolalkaloide je nach Provenienz wechselnder Zusammensetzung, darunter die therapeutisch nutzbaren Alkaloide Reserpin, Ajmalin, Raubasin und Serpentin. Insgesamt wurden an die fünfzig Alkaloide isoliert, die sich auf Grund ihrer Basizität in schwach basische Alkaloide, in mittel-

8.4 Alkaloide mit biogenetischer Beziehung zum Tryptophan

I Indolbasen (schwach basisch)

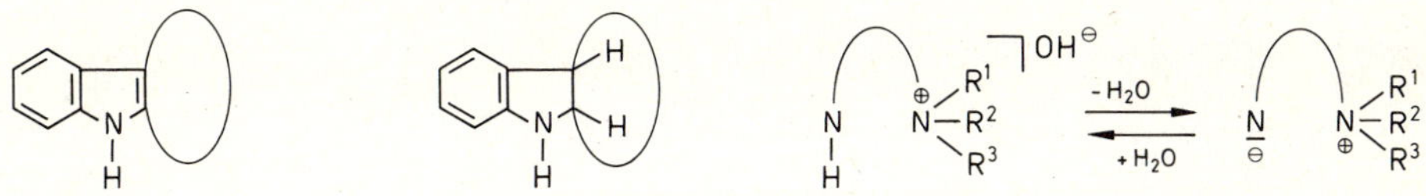

II Indolinbasen (mittelstark basisch)

III Quartäre Anhydroniumbasen (stark basisch)

Beispiele:

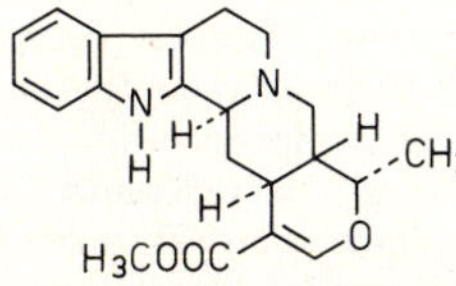

I Ajmalicin (Raubasin). Indolalkaloid, schwach basisch, Heteroyohimbantyp

II Indolinbasen: Ajmalin, s. Abb. 8.42

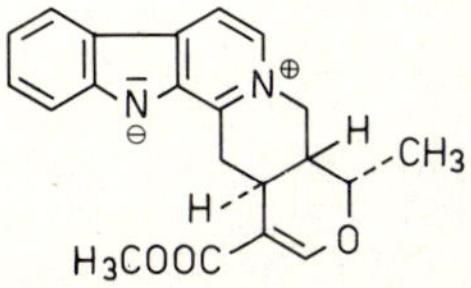

III Serpentin. Indolalkaloid, Anhydroniumbase, Heteroyohimban-Typ

Abb. 8.40. Die vielen (> 50) in der *Rauwolfia-serpentina*-Wurzel vorkommenden Alkaloide lassen sich ihrer Basizität nach in drei Gruppen unterteilen. Hauptvertreter der Indolgruppe ist das Reserpin (Abb. 8.41), der Indolingruppe das Ajmalin (Abb. 8.42) und der quartären Anhydroniumbasen das Serpentin

stark und stark basische einteilen lassen (s. Abb. 8.40).
Die Trennung der an die fünfzig in der Wurzel von *Rauwolfia serpentina* vorkommenden Alkaloide bietet besondere Schwierigkeiten, was *in praxi* dadurch vereinfacht wird, daß es bei der industriellen Gewinnung nur auf die Isolierung der mengenmäßig vorherrschenden Alkaloide ankommt. Eine Vortrennung in drei Gruppen je nach Basizität, erzielt man

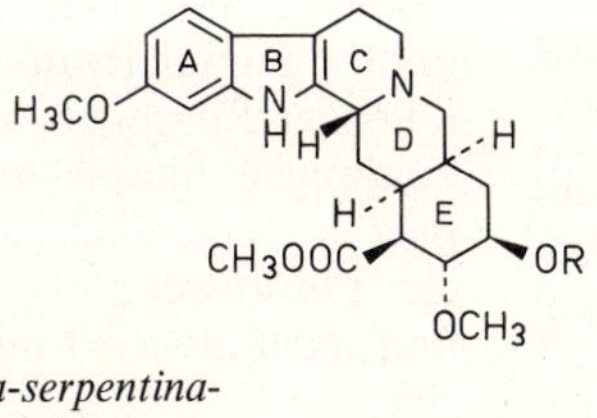

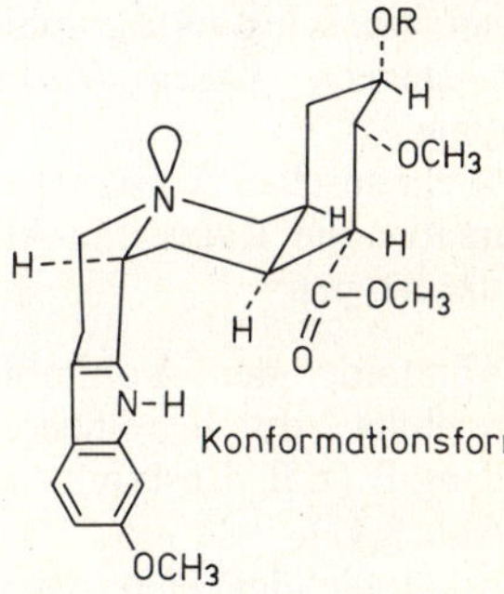

Abb. 8.41. In der *Rauwolfia-serpentina*-Wurzel vorkommende Alkaloide vom Indoltyp. Die Ringe D/E sind *cis*-verknüpft; das bedeutet, daß sie räumlich abgewinkelt sind (rechte Formel). Im Vergleich mit Yohimbin (Abb. 8.39) betrifft ein weiterer sterischer Unterschied den Chinolizidinteil der Moleküle; die Ringe D/C sind im Yohimbin (α-3H) planar, im Reserpin (β-3H) stehen sie gegeneinander abgewinkelt. Die π-Elektronenwolke des den beiden Ringen gemeinsamen 4-N-Atoms behält in beiden Fällen ihre axiale Verteilung bei

R	Trivialname; Bruttoformel
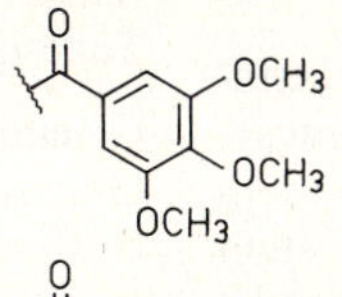 (3,4,5-Trimethoxybenzoyl)	Reserpin; $C_{33}H_{40}N_2O_9$
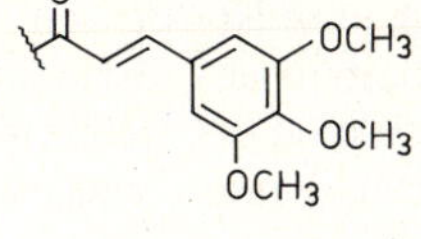 (3,4,5-Trimethoxycinnamoyl)	Rescinnamin; $C_{35}H_{42}N_2O_9$

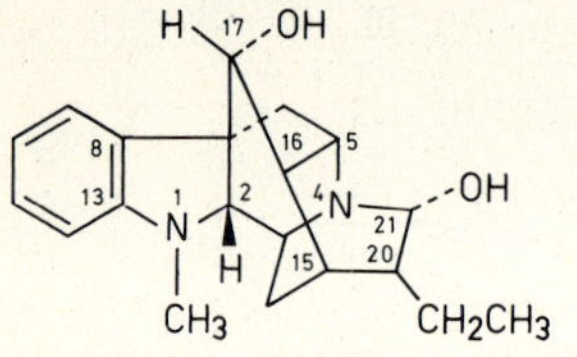

Ajmalin; $C_{20}H_{26}N_2O_2$

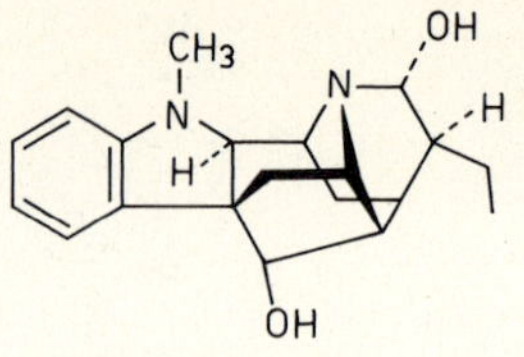

Ajmalin (Stereoformel)

Chinuclidinring

Abb. 8.42. Ajmalin ist zum Unterschied vom Reserpin (Abb. 8.41) ein Indolinderivat. Die C_3-Einheit des Secoiridoids ist mit den Ringen B und C so verknüpft, daß ein unplanares, ziemlich kompaktes Molekül vorliegt. Die Verknüpfung führt zugleich zur Ausbildung eines Chinuclidinringes, wie er auch im Chinidin (Abb. 8.48) vorliegt

durch selektive Extraktion. Die schwachen Basen, unter ihnen das Reserpin, lassen sich aus der feuchten Droge mittels aromatischer Kohlenwasserstoffe (Benzol, Toluol, Xylol) extrahieren; die Droge wird sodann auf genau *p*H 7 gepuffert, worauf sich die mittelstarken Basen (Ajmalin, Ajmalicin) extrahieren lassen; und schließlich bei *p*H 13 auch die starken Basen (darunter das Serpentin). Innerhalb der Gruppen werden alle modernen Methoden einsetzt: Zur Trennung der schwach basischen Reserpingruppe bevorzugt man Adsorptionschromatographie, zur Trennung der starken Basen Verteilungschromatographie.

Dem chemischen Aufbau nach entfallen mengenmäßig die Rauwolfia-Alkaloide auf drei Strukturtypen:

- Alkaloide der Yohimbinreihe, gekennzeichnet durch einen carbozyklischen Ring E (z. B. Reserpin und Rexcinnamin; Abb. 8.41).
- Alkaloide der Heteroyohimbanreihe, gekennzeichnet durch den heterozyklischen Ring E (Abb. 8.40; Serpentin, Ajmalin/ Raubasin).
- Indolinalkaloide vom Ajmalintyp: gekennzeichnet durch ein hexazyklisches Ringsystem, in dem als Teilelement außer dem Indolin- und dem Chinolizidinsystem auch das Chinuclidin-System enthalten ist (Abb. 8.42). Als Indolenine verhalten sie sich analytisch anders als die Indole (z. B. im DC Sprühreagenzien gegenüber), deren

Reaktionen auf die Reaktivität des Wasserstoffatoms in 2-Stellung zurückzuführen sind.

Hinweise zur dc-Analytik (Baerheim Svendsen u. Verpoorte 1983). Die Rauwolfia-Alkaloide lassen sich mit zahlreichen Sprühreagenzien detektieren. Die Arzneibücher bevorzugen die Beobachtung der Eigenfluoreszenz im UV-Licht 365 nm. Besonders starke Eigenfluoreszenz zeichnet die Anhydroniumbasen (z. B. Serpentin) aus. Die tertiären Indolbasen zeigen ebenfalls Eigenfluoreszenz, die sich allerdings wesentlich intensiviert, wenn man die Chromatogramme einige Zeit unter der Analysenquarzlampe beläßt. UV-Licht und/oder Luftsauerstoff setzen die Basen in Dehydro- und in Lumiderivate um, die wesentlich auffallender fluoreszieren als die genuinen Verbindungen. Beispiel (nach DAB 9): Die Reserpinzone zeigt zunächst eine schwache, grünliche Fluoreszenz, die an Intensität zunimmt und nach etwa 30 min türkisfarben fluoresziert.

Die Indolinbasen fluoreszieren weniger intensiv. Die Ajmalinzone wird durch Salpetersäurelösung sichtbar gemacht (Rotfärbung im Tageslicht).

Gehaltsbestimmung. Nach DAB 9 werden die Gesamtalkaloide nach der sogenannten Farbstoffmethode (*Acid-dye*-Methode) photometrisch bestimmt. Die Alkaloide bilden mit Eriochromschwarz T – das ist das Natriumsalz eines sauren Azofarbstoffes – nicht dissoziierende Ionenpaare, die aus wäßriger Lösung mittels Chloroform extrahierbar sind. Die Farbintensität der Chloroformphase ist proportional der Alkaloidkonzentration.

Anwendung. Die gepulverte Droge dient zur Herstellung standardisierter Extrakte, die zu Fertigarzneimitteln weiter verarbeitet werden. Hauptindikationsgebiet ist die Behandlung der Hypertonie. Rauwolfia-serpentina-Extraktpräparate scheinen (wegen der unterschiedlichen Angriffspunkte der das Gemisch aufbauenden Einzelalkaloide) als Antihypertonika einem reinen Reserpinpräparat gegenüber überlegen zu sein.

8.4.4.3 Reserpin

Eigenschaften. Handelsprodukt und zugleich Arzneistoff ist die freie Base: ein kristallines Pulver oder schwach gelbgefärbte Kristalle, unter Lichteinfluß langsam dunkler werdend; praktisch unlöslich in Wasser; geruchlos und fast ohne Geschmack.
Reserpin ist ein Diester. Alkalikatalysierte Hydrolyse spaltet in Trimethoxybenzoesäure, in Methanol und in den eigentlichen Alkaloidgrundkörper, die Reserpsäure. Die im Organismus vorliegenden Esterasen spalten selektiv in Trimethoxybenzoesäure und in Reserpsäuremethylester. Die pharmakologischen, toxikologischen und therapeutischen Qualitäten des Reserpin sind weitgehend an das intakte Diestermolekül gebunden.

Hinweise zur Analytik. Der Indolkern des Moleküls kondensiert mit aromatischen Aldehyden wie Dimethylaminobenzaldehyd (van Urk-Reaktion) oder Vanillin zu farbigen Produkten.

Anwendung. Antihypertonikum. Wegen unerwünschter Nebenwirkungen heute als Monotherapeutikum seltener gebraucht; häufiger in schwacher Dosierung kombiniert mit anderen blutdrucksenkenden Mitteln.

8.4.4.4 Ajmalin

Herkunft. Ajmalin ist das mengenmäßig dominierende Hauptalkaloid der *Rauwolfia-serpentina*-Wurzel. Es wird technisch bevorzugt durch Extraktion der *Rauwolfia-vomitoria*-Wurzel hergestellt. Es wird als freie Base, nicht als Salz verwendet.

Eigenschaften. Ein weißes oder schwach gelbgefärbtes kristallines Pulver; nahezu geruchlos und bitter schmeckend; in Wasser nahezu unlöslich.
Es liegt eine Indolinbase vor. Die typischen Farbreaktionen auf Indole sprechen nicht an; unspezifische Farbreaktionen fallen unterschiedlich aus (s. Tabelle 8.7).
Formalchemisch ist das Ajmalin ein Diol (s. Abb. 8.42) mit 2 sekundären Alkoholgruppen in den Positionen 17 und 21. Die 21-OH steht benachbart zum Brücken-N; als Carbinolamin verhält es sich analytisch wie eine Aldehydgruppe, indem sie ammoniakalische Silbernitratlösung reduziert sowie Oxime bildet.

Anwendung. Ajmalin hat die gleiche Herzwirkung wie Chinidin: Es setzt die Erregbarkeit herab und wirkt negativ inotrop. Man verwendet es peroral oder intravenös bei bestimmten Formen von Herzarrhythmien. Als nachteilig gilt seine im Einzelfall schlecht vorhersehbare Resorptionsquote. Nach Quarternisierung zum Proajmalin wird – völlig überraschend – die Resorption wesentlich verbessert.

8.4.4.5 Ajmalicin (Raubasin)

Raubasin kommt als Nebenalkaloid in den Wurzeln der in Kapitel 8.4.4.1 genannten *Rauwolfia*-Arten vor. Es ist Hauptalkaloid in

Tabelle 8.7. Unterschiedliches Verhalten von Indolalkaloiden (Beispiel: Reserpin und Yohimbin) und Indolinalkaloiden (Beispiel: Ajmalin) gegenüber chromogenen Reagenzien (Baerheim Svendsen u. Verpoorte 1983)

	Cer(IV)-sulfat	Sulfomolybdänsäure	Fe(III)-chlorid in HNO_3	Phosphomolybdänsäure in HNO_3
Ajmalin	Karmesinrot	Rot	Tiefrot	Tiefrot
Reserpin	Grünbraun	Gelbgrün	Gelbgrün	Gelbgrün
Yohimbin	Grau	Gelbgrün	Gelb	Gelbgrün

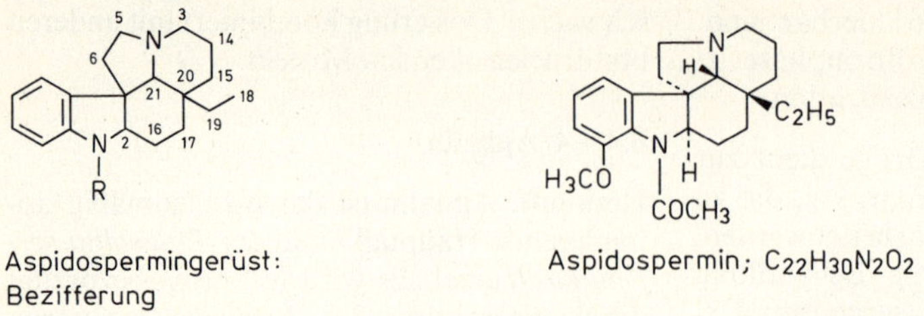

Aspidospermingerüst:
Bezifferung

Aspidospermin; $C_{22}H_{30}N_2O_2$

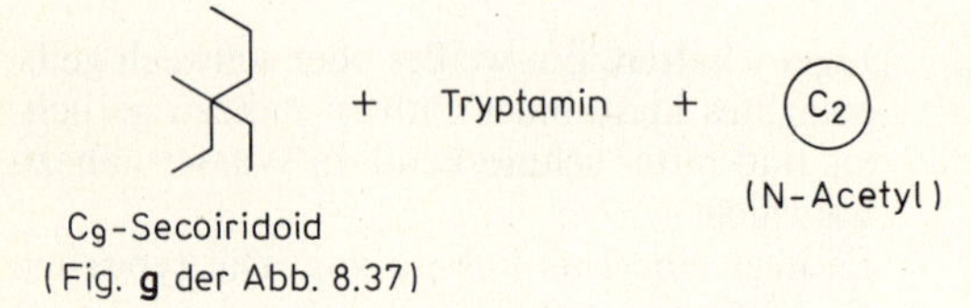

C_9-Secoiridoid
(Fig. **g** der Abb. 8.37)
+ Tryptamin + C_2
(N-Acetyl)

Abb. 8.43. Aspidospermin: Konstitution und Konfiguration. Zum Aspidospermintyp zählt auch das Vindolin, eine monomere Komponente der dimeren *Catharanthus*-Alkaloide (Abb. 8.44). Untere Hälfte: Biosynthetischer Aufbau. Bemerkenswert ist die N-Acetylgruppe: Sie wird im Falle des Strychnins in ein kondensiertes Ringsystem einbezogen (Abb. 8.45)

den Wurzeln von *Catharanthus roseus* (L.) G. DON (s. Kap. 8.4.7). Man gewinnt Raubasin nach zwei Verfahren:

- durch Extraktion aus *Catharanthus-roseus*-Wurzeln und
- partialsynthetisch durch Hydrierung (z. B. mittels Raney-Nickel in Methanol) von Serpentin. Serpentin fällt als Nebenprodukt bei der Reserpingewinnung aus Rauwolfia-Wurzel an.

Raubasin ist ein Vertreter der Heteroyohimbanreihe und weicht insofern von den Alkaloiden der Reserpingruppe im chemischen Aufbau ab: dennoch sind blutdrucksenkende und zentraldämpfende Wirkungen auch dem Raubasin eigen. Verwendet wird es allerdings hauptsächlich als gefäßerweiterndes Mittel bei zerebralen und peripheren arteriellen Durchblutungsstörungen.

8.4.5 Aspidosperma-Alkaloide

Alkaloidquelle ist die Rinde von *Aspidosperma quebracho-blanco* SCHLECHTEND. (Familie: *Apocynaceae*). Der Quebrachobaum wird bis 20 m hoch; er erinnert im Habitus an die einheimische Trauerweide. Die Heimat der Art ist Argentinien, Bolivien und Südbrasilien.
In der Rinde sind 0,3–1,5% Indolalkaloide enthalten, darunter Aspidospermin (Abb. 8.43) und Yohimbin. In der Volksmedizin Südamerikas verwendet man die Rinde als Fiebermittel, als krampflösendes Mittel, als Atmungsstimulans sowie als Aphrodisiakum (Leung 1980). In Europa wird sie (selten) – als Bestandteil von Kombinationspräparaten (*Species antiasthmaticae*) gegen Bronchialasthma – verwendet.

8.4.6 Vincamin

Vincamin kommt neben zahlreichen weiteren Alkaloiden in den Blättern von *Vinca minor* L. (Familie: *Apocynceae*) vor.
Vinca minor, das Kleine Immergrün, ist ein am Boden kriechender Zwergstrauch mit aufrechten, Blüten tragenden Stengeln; die Blätter ledrig, oval geformt, gegenständig angeordnet; Blüten hellblau. Verbreitet in Europa. Wird zur Drogengewinnung feldmäßig angebaut.
Die Blätter enthalten 0,15 bis maximal 1% Alkaloide, ein komplexes Gemisch, darunter das Vincamin (0,05–0,1%).
Vincamin ist ein farb- und geruchloses kristallines Pulver, das sich als Base in Wasser nicht, als Salz (Hydrochlorid oder Tartrat) gut löst. Resorptionsquote und Biochemie der Metabolisierung sind nicht bekannt. Nach peroraler Gabe von 60 mg Vincamin wurde 2 h nach Einnahme eine maximale Plasmakonzentration von 250 ng/ml gemessen (Gröning 1986). Die Ausscheidung polarer Metaboliten erfolgt mit dem Harn.
Vincamin wird zur Therapie bei zerebrovaskulärer Insuffizienz empfohlen: die Hirndurchblutung wird verbessert und der zerebrale Stoffwechsel stimuliert.

Auch wenn die globale Steigerung der Glukoseaufnahme in das Gehirn beim Menschen experimentell belegt ist, so fehlt der methodisch sehr schwer zu erbringende Nachweis, daß der Wirkstoff die Glukoseaufnahme auch wirklich im geschädigten Anteil des ZNS und nicht nur im gesunden Bereich stimuliert wird (Wieck u. Blaha 1981).

8.4.7 Antineoplastische Indolalkaloide (Vincaleukoblastin und Leurocristin)

Nomenklatur. Für die heute als *Catharanthus roseus* (L.) G. DON. bezeichnete Art existieren zwei weitere Synonyme: *Vinca rosea* L. und *Lochnera rosea* (L.) RCHB. In der chemischen Literatur wird daher bald von *Catharanthus*-, bald von *Vinca*-Alkaloiden gesprochen; die Trivialnamen für die Alkaloide leiten sich bald von *Catharanthus*, bald von *Vinca* und *Lochnera* ab: Catharanthin, Vindolin, Lochnerin usw. Die uneinheitliche Namensgebung beruht auf der wechselnden botanisch-taxonomischen Aufgliederung der Gattungen und Arten.

Auch die chemischen Trivialnamen werden uneinheitlich gehandhabt. Es ist im allgemeinen üblich, die Namen beizubehalten, welche die Entdecker vorgeschlagen haben: Diese Namen wurden jedoch nicht als Freinamen in die medizinische und pharmazeutische Literatur übernommen:

Name gem. Prioritätsanspruch	Freiname
Vincaleukoblastin (VLB)	Vinblastin
Leurocristin (LC)	Vincristin

Herkunft. Ausgangsmaterial zur Gewinnung von Vinblastin und Vincristin sind die Blätter von *Catharanthus roseus* (L.) G. DON (Familie: *Apocynaceae*). Die Stammpflanzen sind 40–80 cm hohe ausdauernde Kräuter bzw. Halbsträucher, die am Grunde verholzen. In Blattform und Blütenbau bestehen Ähnlichkeiten zum einheimischen Immergrün (s. Kap. 8.4.6). Farbe der Korolle wechselnd: violett, rosa oder weiß. Heimat ist Madagaskar, doch kommt die Art über die Tropen der ganzen Welt verbreitet vor.

Gewinnung der Alkaloide. Die Blätter enthalten die beiden antineoplastischen Alkaloide in nur sehr geringen Mengen neben einer Vielzahl anderer Alkaloide. Aus 1 kg Blattdroge (getrocknet), die überdies von selektionierten Sorten stammt, erhält man z. B. 3 mg Vincristin. Insgesamt kommen an die 90 Indolalkaloide vor, darunter etwa 20 dimere Basen. Die Isolierung im industriellen Maßstab ist dementsprechend schwierig. Ein Verfahren beruht auf den unterschiedlichen Löslichkeiten der Tartrate in Benzol, wodurch es gelingt, die Alkaloide anzureichern; die eigentliche Isolierung erfolgt durch Chromatographie mit Benzol-Chloroform an mit Essigsäure desaktiviertem Aluminiumoxid. Vinblastin wandert rascher als Vincristin und kann durch Kristallisation weiter gereinigt werden. Vincristin muß durch komplizierte pH-Gradienten-Verteilung von schwer abtrennbaren nichtaktiven Alkaloiden befreit werden.

Chemie. Vinblastin und Vincristin werden als Arzneistoffe in Form ihrer Sulfate verwendet. Die Sulfate sind farblose bis schwefelgelb gefärbte, geruchlose amorphe oder kristalline Pulver; sehr hygroskopisch und empfindlich gegen Lichteinwirkung und Sauerstoff. Entsprechende Arzneimittel müssen daher bei Temperaturen zwischen 2–10 °C und lichtgeschützt aufbewahrt werden. In ihrem grundsätzlichen Aufbau stimmen Vinblastin und Vincristin überein. Sie gehören biogenetisch zu den dimeren Indol-Indoleninbasen (Abb. 8.44).

Wirkungen. Von den zahlreichen Wirkungen interessieren im Hinblick auf die therapeutische Verwendung

● die zytotoxische Wirkung und
● die antimitotische Wirkung.

Die Zytotoxizität beruht auf einer Hemmung sowohl der DNA- als auch der RNA-Synthese. Sie läßt sich in so ziemlich allen entsprechenden Versuchsanordnungen auf zellulärer Ebene nachweisen (Ehrlich-Ascites-Tumorzellen, isolierte Milzzellen, Rückenmarkszellen, menschliche Leukozyten u. a. m.). Auf biochemischer Ebene zeigt sich Vincristin hemmend auf die RNA-Polymerase und Vinblastin eher auf die DNA-Polymerase.

Vincristin und Vinblastin blockieren beide die Mitose in der Metaphase. Sie teilen diese Eigenschaft mit dem Colchicin und den Derivaten des Podophyllotoxins, was auf Ähnlichkeiten im Wirkungsmechanismus beruht. Der eigentliche Angriffspunkt ist das Tubulin, wodurch die Mikrotubuli des Spindelapparates funktionsunfähig werden.

Mikrotubuli sind zylindrische Super-Moleküle, die aus Untereinheiten, dem Tubulin (einem Protein) aufgebaut sind. *Mikrotubuli* werden in Strukturen gefunden, die Bewegungsvorgänge ausführen, z. B.

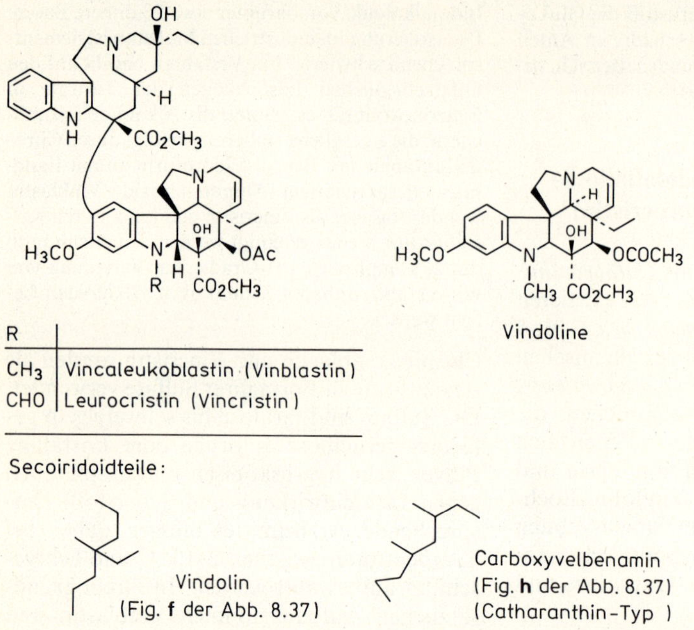

550   8 Alkaloide

R	
CH_3	Vincaleukoblastin (Vinblastin)
CHO	Leurocristin (Vincristin)

Vindoline

Secoiridoidteile:

Vindolin
(Fig. f der Abb. 8.37)

Carboxyvelbenamin
(Fig. h der Abb. 8.37)
(Catharanthin-Typ)

Abb. 8.44. Die beiden antineoplastisch wirksamen Alkaloide aus *Catharanthus roseus*. Sie bestehen aus zwei etwa gleich großen Hälften; einem Indolteil vom Catharanthintyp (Abb. 8.38) und einem Indolinteil vom Vindolintyp. Untere Hälfte: die Secoiridoidkomponenten des Catharanthin- und Vindolinteils

im mitotischen Spindelapparat, im axonalen Transportsystem, bei der Phagozytose.

Anwendung. Vinblastin wird zur Behandlung bestimmter Lymphome verwendet, Vincristin gegen Leukämie bei Kindern.
Wegen der schlechten Absorption vom Magen-Darm-Trakt aus verabfolgt man beide Alkaloide intravenös.

8.4.8 Strychnin und Brucin

Herkunft. Die beiden Alkaloide kommen in den Samen von *Strychnos nux-vomica* L. (Familie: *Loganiaceae*) vor, kleinen Bäumen, die in den Wäldern von Sri Lanka, an der Malabarküste und im nördlichen Australien vorkommen. Die Frucht ist eine apfelgroße Beere mit harter Schale; im weichen Fruchtmus sind vier bis fünf flache Samen eingebettet.

Gewinnung. Die Samen enthalten 2–3% Alkaloide, davon zur Hälfte Strychnin; die zweite Hälfte verteilt sich auf Brucin und geringe Mengen weiterer Nebenalkaloide.
Die Isolierung ist auf dem üblichen Wege (s. Kap. 8.4.2, Verfahren A) leicht möglich. Das anfallende Gemisch von Strychnin und Brucin läßt sich aufgrund der unterschiedlichen Löslichkeiten in 50prozentigem Ethanol trennen; Brucin ist leichter löslich als Strychnin.

Eigenschaften. Strychnin und Brucin bilden farblose Kristalle, die sich in Wasser wenig, in Alkohol und Chloroform besser lösen. Noch in sehr hoher Verdünnung schmecken wäßrige Lösungen bitter: Strychnin mit Schwellenwerten 1 : 130 000, Brucin 1 : 200 000. Beide Alkaloide enthalten ein identisches heptazyklisches Ringsystem, darunter einen Oxepamring als Teilelement. Unterschiede betreffen die Substitution am Indolinteil: Brucin ist das 10,11-Dimethoxystrychnin (Bezifferung nach dem biogenetischen System; Abb. 8.45).

Hinweise zur Analytik. In einigen Pharmakopöen ist das Strychninnitrat offizinell (im DAB zuletzt in der 7. Ausgabe aus dem Jahre 1968).

Farbreaktion. Fügt man zu einer Lösung von Strychninsalz in wasserfreier Essigsäure 1–3 mg Kaliumchromat zu, dann tritt beim Zusetzen von konz. Schwefelsäure eine tiefviolette Farbe auf, die nach einigen Minuten in

8.4 Alkaloide mit biogenetischer Beziehung zum Tryptophan

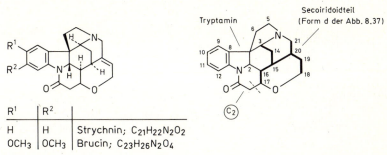

R^1	R^2	
H	H	Strychnin; $C_{21}H_{22}N_2O_2$
OCH_3	OCH_3	Brucin; $C_{23}H_{26}N_2O_4$

Abb. 8.45. Strychnin und Brucin sind Indolinalkaloide mit einem kondensierten heptazyklischen Strukturgerüst. Die Nichtaminkomponente besteht rein formal aus einem C_{11}-Fragment. Zieht man weitere Strynosalkaloide in den Vergleich mit ein, so zeigt sich, daß das C_{11}-Fragment aus einem C_9-Secoiridoid und einer N-Acetylgruppe hervorgegangen ist

Weinrot übergeht (Bildung eines Benzidinderivates, das als komplexes Chromsalz vorliegt).

Gehaltsbestimmung. Die Salze können direkt mit NaOH-Lösung titriert werden. Das Strychninkation verhält sich wie eine 1-basische Säure. Das N-1 liegt als nichtbasisches Amid-N vor.

Anwendung. Weder für die Strychnossamen noch für reine Strychninsalze sind rationale Anwendungsgebiete bekannt.
Strychninsalze oder *Nux-vomica*-Extrakte sind in Einzeldosen (entsprechend 0,1–0,2 Milligramm Strychnin) Bestandteil verschiedener Kombinationspräparate, die zur Verwendung als Tonika empfohlen werden.

Strychnin entfaltet seine Hauptwirkung am Rückenmark. Mittlere Strychnindosen verstärken die spinale Reflexerregbarkeit; höhere Dosen erzeugen tetanische Krämpfe. Da der Tonus der quergestreiften Muskulatur von den Reflexfunktionen abhängt, kann der durch Strychnin in „therapeutischer Dosierung" erhöhte Muskeltonus besonders asthenischen Menschen das Gefühl erhöhter Muskelkraft verleihen (Borelli 1971). Wegen der positiven Beeinflussung der Sexualsphäre durch Reflexsteigerung ist Strychnin auch Bestandteil verschiedener aphrodisisch wirkender Kombinationspräparate.

Toxizität. Strychnin gehört zu den sehr starken Giften. Bei der Katze z. B. beträgt die Krampfdosis 0,3 mg/kg KG, die Letaldosis 0,7 mg/kg KG. Im Hinblick auf die Anwendung von Strychnin in Tonika ist aber nicht nur die akute Toxizität einer Einzelgabe von Interesse. Da Strychnin nur langsam ausgeschieden wird, zeigt es Neigung, im menschlichen Organismus zu kumulieren. Die ersten Vergiftungssymptome äußern sich oft in einer gewissen Steifigkeit der Kau- und Nackenmuskeln.

8.4.9 C-Toxiferin und Calebassen-Curare

Herkunft. C-Toxiferin ist einer von über 40 alkaloidischen Inhaltsstoffen des Calebassen-Curare; auf diese Herkunft weist das Präfix C in der Stoffbezeichnung hin. Unter Calebassen versteht man ausgehöhlte Flaschenkürbisse, in denen die Indianer Brasiliens und Perus ihr Pfeilgift aufbewahren. Im wesentlichen stellt das Calebassen-Curare einen wäßrigen Auszug aus zahlreichen Pflanzen dar, der auf offenem Feuer oder in der Sonne bis zum Spissumextrakt eingedickt wird. Als Ausgangsdrogen wurden Rinde und Stengelteile der folgenden *Strychnos*-Arten (Familie: *Loganiaceae*) identifiziert: *S. toxifera* BENTH, *S. crevauxii* G. PLANCH und *S. castalnei* WEDD.

Isolierung. Die toxischen Inhaltsstoffe des Calebassen-Curare sind dimere C_{40}-Verbindungen, die alle als quarternäre Salze vorliegen. Sie lassen sich daher nicht aufgrund ihrer Basizität anreichern und trennen. Man fällt sie als Reineckate oder trennt sie direkt verteilungschromatographisch an Zellulose.

Eigenschaften. C-Toxiferin-I (Synonym: Toxiferin I) ist als Dichlorid eine kristalline, farblose Substanz, die sich gut in Wasser löst. Von den vier N-Atomen im Molekül sind die beiden Indolin-N-Atome nur sehr schwach basisch, die beiden anderen N-Atome (N-4 und N-4') liegen quarternisiert vor (Abb. 8.46).

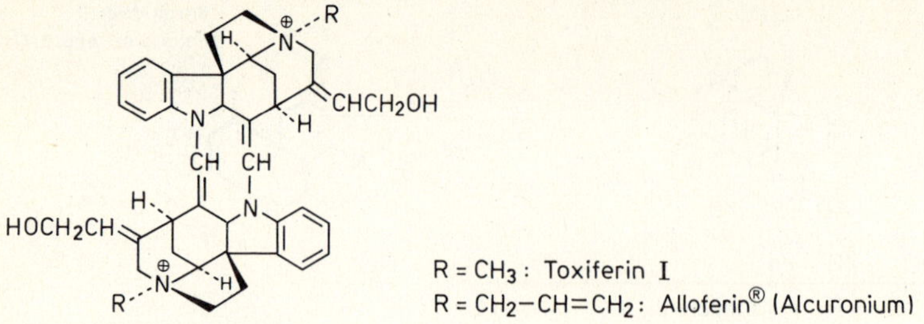

R = CH₃ : Toxiferin I
R = CH₂–CH=CH₂ : Alloferin® (Alcuronium)

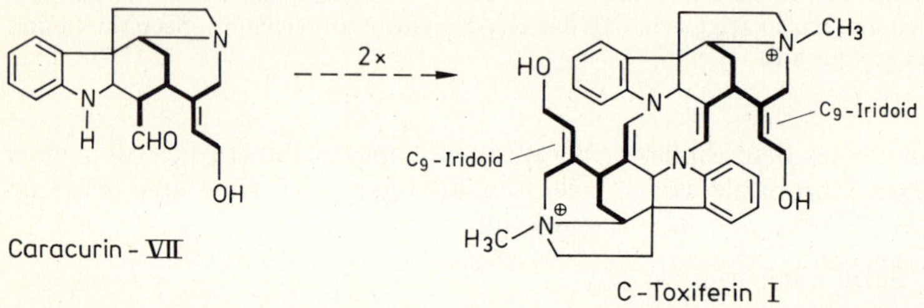

Caracurin - VII

C-Toxiferin I

Abb. 8.46. Struktur- und Konfigurationsformel des Toxiferin I (C-Toxiferin I). Untere Hälfte: Biosynthetische Einordnung. Der Aufbau des Toxiferins wird verständlicher, wenn man sich zunächst den des Caracurins, eines ebenfalls in *Strychnos*-Arten vorkommenden Alkaloids, klar macht. Caracurin stellt eine Variante des Yohimbin/Ajmalins dar mit dem Tryptamin als N-Baustein und mit einem c_9-Secoiridoid als Nichtaminkomponente. Dimerisierung dieses Moleküls durch Verknüpfung jeweils des Indol-N des einen Moleküls mit der Aldehydgruppe des zweiten – vermutlich über intermediäre Bildung der Aldimine (Schiff Basen) – liefert das Kohlenstoffgerüst des C-Toxiferin I. Zusätzlich sind die beiden anderen, nicht zum Indolkern gehörenden N-Atome durch Methylierung quarternisiert. Mit dem Vorkommen von quartärem Stickstoff hängt die Curarewirksamkeit des Moleküls zusammen. Der C_9-Iridoidteil entspricht der Variation **d** der Abb. 8.37

Anwendung. Toxiferin ist das wohl wirksamste periphere Muskelrelaxans. Es wird aber heute kaum noch therapeutisch in unveränderter Form angewendet, sondern als partialsynthetisches Abwandlungsprodukt Diallylnortoxiferiniumchlorid (Alcuroniumchlorid, Alloferin®), das den Vorzug einer kürzeren Wirkungsdauer hat.

Hinweis. Toxiferin I und Alcuronium werden nicht durch Extraktion aus Strychnosarten gewonnen; man stellt beide Alkaloide partialsynthetisch aus Strychnin her.

8.4.10 Cinchona-Alkaloide

8.4.10.1 Die verschiedenen Chinarinden und ihre Verwendung in Übersicht

Cinchona ist eine zur Familie der *Rubiaceae* zählende Gattung. Die Heimat aller *Cinchona*-Arten sind die Ostabhänge der Kordillieren nach Bolivien, Peru, Ecuador und Venezuela, wo sie, obwohl mehrfach von Ausrottung bedroht, auch heute noch in Höhen von 1 000–3 500 m wild vorkommen. Die Cinchonen sind Bäume; sie wachsen aber verstreut und bilden keine Wälder. Nur ein verschwindend kleiner Teil der im Welthandel benötigten Chinarinde stammt aus den natürlichen Verbreitungsgebieten der Cinchonen. Kulturen befinden sich in Indonesien (Java), Sri Lanka, Indien, Vietnam und im tropischen Afrika (Kongogebiet, Kinshasa).

Die botanisch systematische Einordnung der verschiedenen Handelssorten von Chinarinden ist ziemlich verwirrend: Nomenklatorische Prioritätsfragen sowie die Schwierigkeit, die vielen Kulturformen „guten Arten" zuzuordnen sind die Hauptursachen.

Pharmakognostisch lassen sich drei Sorten von Chinarinden unterscheiden: gelbe Chinarinden, rote Chinarinden und graue Chinarinden.

Gelbe Chinarinden zeichnen sich durch einen hohen Gesamtalkaloidgehalt aus (bis zu 15%), wobei 80–90% des Alkaloidgemisches auf Chinin entfallen. Diese „Fabriksrinde" ist zur industriellen Chiningewinnung bestimmt. In der botanischen Literatur werden als Stammpflanzen zwei Synonyma genannt:

- *Cinchona calisaya* WEDD. VAR. *ledgeriana* HOWARD und
- *C. ledgeriana* (HOWARD) MOENS ex TRIMEN.

Die zuerst genannte Zuordnung kommt sowohl den botanischen als auch den pharmazeutischen Sachverhalten am nächsten: Die Stammpflanzen der gelben Fabriksrinde sind botanisch der *C. calisaya* zuzuordnen, doch handelt es sich um spezielle selektionierte Formen, die auf die von Ledger nach Java gebrachten Pflanzen zurückgehen. Die chemische Variabilität zeigt die folgende Analyse:

Hinweis: Das DAB 9 legt bei halbquantitativen Dünnschichtchromatographie der Droge das folgende Mischungsverhältnis der Alkaloide zu Grunde.

	Anteil [%]
Chinin	46
Chinidin	1,3
Cinchonin	26,3
Cinchonidin	26,3

Die roten Chinarinden sind wenig gut zur Chiningewinnung geeignet. Sie werden zur Herstellung von galenischen Zubereitungen (für Bittermittel) verwendet, weshalb man sie auch als Apothekerrinden bezeichnet. Die Beschreibungen der Pharmakopöen (z. B. DAB 9) haben die roten Chinarinden im Blickfeld.

Graue Chinarinde stammt von *Cinchona officinalis* L., eine Art, die besonders in Ecuador

Zweigrinde von	Prozentuale Verteilung nach Cromwell (1955)				
	Chinin	Cinchonidin	Chinidin[a]	Cinchonin	Amorphe Alkaloide
C. ledgeriana	52	25	–	11,5	12
C. calisaya	16	52	–	19,6	12

[a] Chinidingehalt unter der Erfassungsgruppe der Methode.

Als Stammart für die **roten Chinarinden** werden zwei Synonyma angegeben:

- *Cinchona succirubra* PAVON und
- *C. pubescens* VAHL.

Die Heimat der Arten ist Ecuador (Provinz Quito). Kreuzungen mit anderen *C.*-Arten werden in Indien, auf Sri Lanka, auf Java und im tropischen Afrika kultiviert. Hinsichtlich der Zusammensetzung sind sie wie folgt, charakterisiert:

- Hohe Tanningehalte,
- im Mittel 5–8% Gesamtalkaloide,
- relativ reich an Cinchonidin und Cinchonin,
- niedriger Chininanteil (Schwankungsbreite zwischen 30 und 60%),
- Chinidin ist Nebenalkaloid: Es kommt in Spuren vor oder in Anteilen bis etwa 1%

vorkommt. Diese Drogensorte wird nur noch als Bittermittel in der Likörindustrie verwendet (Paris u. Moyse 1971).

Eine Übersicht über die Unterschiede im Gesamtalkaloidgehalt sowie über die prozentuale Verteilung der Hauptalkaloide bringt die nachstehende Tabelle 8.8.

8.4.10.2 Chinarinde: Arzneibuchqualität

S. Kap. 10.3.2.2.6

8.4.10.3 Chininsulfat

Chininsulfat bildet farblose Kristalle, die geruchlos sind und einen stark bitteren Geschmack aufweisen. In Wasser sowie in Ethanol schwer löslich.

Gewinnung. Obwohl Synthesen bekannt sind, wird es, da billiger, nur durch Extraktion

554 8 Alkaloide

Tabelle 8.8. Alkaloidgehalte von Chinarinden unterschiedlicher botanischer Herkunft (Gramm pro 100 g Droge) (Paris u. Moyse 1971). Man beachte, daß Chinidin entweder fehlt oder allenfalls in vergleichsweise sehr geringer Konzentration auftritt

Cinchona-Art	Gesamt-gehalt [%]	Chinin	Cinchoni-din	Chinidin	Amorphe Restfraktion
C. ledgeriana (C. calisaya var. ledgeriana)	5,0–14,0	3,0–13,0	0 –2,5	0–0,5	0,2–2
C. calisaya	3 – 7	0 – 4,0	0 –2	0–3	0,2–2
C. succirubra (pubescens)	4,5– 8,5	1 – 3	1 –5	0–0,3	0,3–2
C. officinalis	5,0– 8,0	2 – 7,5	0 –3,0	0–0,3	0 –1,5
C. hybrida (C. ledgeriana × C. succirubra)	6,0–12,0	3 – 9	0 –3	Spuren	1 –2,5
C. robusta (C. officinalis × C. succirubra)	6,0– 8,5	1 – 8	2,5–6,5	Spuren	1 –2

aus dafür geeigneter Chinarinde (s. Kap. 8.4.10.1) gewonnen. Die Anreicherung der Gesamtalkaloide erfolgt im Prinzip nach dem bekannten Verfahren A (s. Kap. 8.1.4.2): Vermahlen des Rindenpulvers mit gelöschtem Kalk, Extrahieren der freigesetzten Alkaloidbasen mit einem unpolaren Lösungsmittel und Ausschütteln der Rohalkaloide mit verdünnter Schwefelsäure. Da sich das Chininsulfat in Wasser bedeutend schwerer löst als die Sulfate der Begleitalkaloide, kristallisiert es beim Neutralisieren mit Soda als erstes aus.

Chemie (Abb. 8.47 und 8.48). Ein Methoxychinolinring ist über eine Hydroxymethylenbrücke mit dem Chinuclidinring verknüpft. Das Molekül enthält vier Asymmetriezentren.

Den sterischen Bezug zu den Begleitalkaloiden zeigt das folgende Schema:

	(8S, 9R)[a]	(8R, 9S)[a]
OCH$_3$	(−)-Chinin	(+)-Chinidin
H	(−)-Cinchonidin	(+)-Cinchonin

[a] Asymmetriezentren C-3 und C-4 weisen in allen natürlichen *Cinchona*-Alkaloiden die (3R, 4S)-Konfiguration auf.

Das linksdrehende Paar Chinin/Cinchonidin weist hinsichtlich der Asymmetriezentren 8 und 9 *erythro*-Konfiguration auf; sie entsprechen der (−)-Ephedrinreihe. Die rechtsdrehenden Alkaloide Chinidin/Cinchonin gehö-

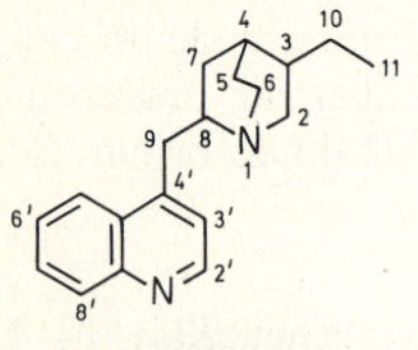

Bezifferung nach Rabe; vom DAB 9 und Ph. Eur. verwendet

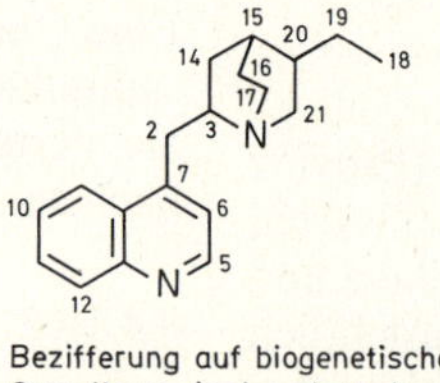

Bezifferung auf biogenetischer Grundlage; in der phytochemischen Literatur bevorzugt

Cinchonangerüst

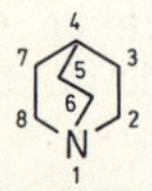

(eben) 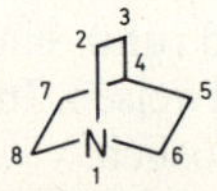   (drei-dimensional)

Chinuclidin = 1-Azabicyclo[2.2.2]octan

Abb. 8.47. Für das Cinchonangerüst ist in der Literatur die Bezifferung nicht einheitlich. Die meisten Pharmakopöen behalten die Bezifferung nach Rabe bei

ren ebenfalls der *erythro*-Reihe an, entsprechen aber der (+)-Pseudoephedrinreihe. Die jeweils korrespondierenden *threo*-Derivate kommen natürlicherweise als Nebenalkaloide in *Cinchona*-Rinden vor: Man kennzeichnet sie nomenklatorisch durch das Präfix „*epi*". Chinin/Chinidin und Cinchonidin/Cinchonin stehen jeweils zueinander im Verhältnis der Diastereomerie. Chromatographisch sind die jeweiligen Diastereomerenpaare überraschend gut trennbar. Die (8R,9S)-Derivate verhalten sich im Vergleich mit den (8S,9R)-Derivaten als lipophilere Substanzen, z. B. (CD-Bedingungen nach DAB 9):

	Rf-Bereich × 100
Chinin	10–20
Chinidin	20–30

Molekülmodelle lassen erkennen, daß in der (8R,9S)-Reihe die sekundäre alkoholische Gruppe durch die räumliche Nähe zur Vinylgruppe abgeschirmt ist, vielleicht auch durch Ausbildung einer Wasserstoffbrücke.

Hinweise zur Analytik. Die Prüfung auf Reinheit erfolgt nach DAB 9 dünnschichtchromatographisch. Als Vergleichslösung dient ein Gemisch von Chininsulfat und Cinchonidin. Sichtbarmachen: durch Besprühen mit Iodplatin-Reagenz.

Anwendung. Chininsulfat beseitigt in vielen Fällen die durch die Schizontenform des Malariaerregers hervorgerufenen Fieberanfälle. Insbesondere in Kombination mit synthetischen Antimalariamitteln setzt man es gegen *Plasmodium falciparum*-Stämme ein, die ge-

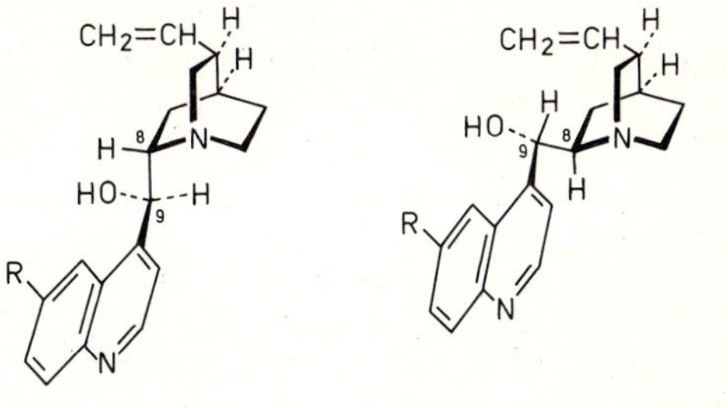

(8S, 9R)	(8R, 9S)
R = H: (−)-Cinchonidin	R = H: (+)-Cinchonin
R = OCH$_3$: (−)-Chinin	R = OCH$_3$: (+)-Chinidin

Abb. 8.48. Struktur und Konfigurationsformeln einiger Chinarindenalkaloide. Die vier Hauptalkaloide enthalten einen Chinolinring, der am C-4' über eine sekundäre Alkoholgruppe mit einem Chinuclidinring verknüpft ist. Im Chinin und Chindin ist der Chinolinring zusätzlich durch eine Methoxygruppe substituiert, was mit einer bathochromen Verschiebung in der UV-Absorption einhergeht (von 316 nm im Cinchonin/Cinchonidin nach 348 nm im Chinin/Chinidin); die beiden Alkaloidtypen lassen sich daher im Gemisch spektrophotometrisch nebeneinander bestimmen.
Sodann sind die Alkaloide durch das Auftreten von vier Chiralitätszentren charakterisiert. Chinin/Cinchonidin weisen (8S,9R)-Konfiguration auf; Chinidin/Cinchonin (8R,9S)-Konfiguration. Bezüglich der Asymmetriezentren an C-3 und C-4 stimmen alle vier Alkaloide in der Absolutkonfiguration überein

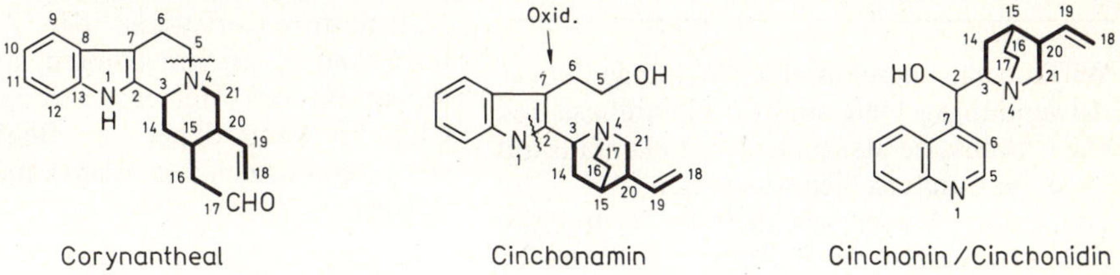

genüber den synthetischen Arzneistoffen Resistenz entwickelt haben.
Chinin ist ein wirksames Mittel zur Behandlung der nächtlichen Wadenkrämpfe. Empfohlen wird, eine Gabe von 100–300 mg vor dem Schlafengehen einzunehmen. Ein Großteil der Patienten bleibt auch nach Absetzen

Corynantheal
(Tryptamin + C$_9$-Secoiridoid)

Cinchonamin

Cinchonin / Cinchonidin

Abb. 8.49. Chinolinalkaloide und Indolalkaloide treten gemeinsam in Pflanzenarten der Gattungen *Cinchona* und *Remijia* auf. Sie sind aus denselben „Bauteilen" (Tryptamin+C$_9$-Secoiridoid Typ **d** der Abb. 8.36) aufgebaut. Die auf Grund eines vergleichenden Molekülaufbaues sich aufdrängende Biosynthesereihe (Corynanthealtyp → Cinchonamintyp → Cinchonintyp) wurde auch durch pflanzenphysiologische Experimente erhärtet

einer kurzdauernden Medikation beschwerdefrei; bei einem kleinen Teil bleibt auch eine erhöhte Dosis wirkungslos (Rollo 1980).
Chinin ist noch immer in vielen „Grippemitteln" enthalten, allerdings in viel zu niedriger Dosierung, um den schwachen analgetischen und antipyretischen Effekt zur Geltung bringen zu können. Der therapeutische Nutzen bei Erkältungskrankheiten steht in keinem Verhältnis zum relativ hohen Risiko der unerwünschten Nebenwirkungen wie gastrointestinaler Unverträglichkeit sowie allergischer Reaktionen (Frösner u. Reimann 1985).
Chinin wurde früher in der Geburtshilfe zur Wehenverstärkung gegeben, nicht allzu hoch dosiert (0,2 g), oft zusammen mit Rizinusöl.
In einer Einzeldosis von etwa 1 mg kann Chinin als Bittermittel verwendet werden. In vielen Ländern erlaubt es die Lebensmittelgesetzgebung Chinin selbst Limonaden zuzusetzen. Die zur Bitterwirkung nötigen Dosen sind so klein, daß mit unerwünschten resorptiven Wirkungen nicht zu rechnen ist. Zu beachten ist allenfalls, daß manche Personen selbst gegenüber kleinen Dosen von Chinin allergisch mit Hautausschlägen oder einer Urtikaria reagieren.

8.4.10.4 Chininhydrochlorid

Chininhydrochlorid unterscheidet sich von Chininsulfat in einer besseren Wasserlöslichkeit:

Substanz	Gehalt an Chininbase [%]	Löslichkeit in Wasser
Chinin	100	1:2000
Chininsulfat	73	1: 800
Chininhydrochlorid	82	1: 30

Wirkungen, unerwünschte Wirkungen sowie Anwendungsgebiete sind für Chininbase und alle Chininsalze identisch. Es ist allenfalls auf Dosierungsunterschiede zu achten.
Die bessere Wasserlöslichkeit des Hydrochlorids nutzt man bei der Rezeptur von Haarwässern aus (die lokale Anwendung von Chinin soll gegen Haarausfall nützlich sein).
Im analytischen Verhalten besteht zwischen dem Hydrochlorid und den anderen Chininsalzen ein auffallender Unterschied darin, daß das Hydrochlorid keine Fluoreszenz zeigt.

8.4.10.5 Chinidin; Chinidinsulfat

Chinidinsulfat besteht aus feinen, farblosen Kristallen, die geruchlos sind und stark bitter schmecken. Schwer löslich in Wasser bei Raumtemperatur, löslich in siedendem Wasser.

Gewinnung. Einen Teil des heute benötigten Chinidins gewinnt man aus den Mutterlaugen der Chininfabrikation. Chinidin ist in Chinarinden aber in einer vergleichsweise geringen Menge enthalten; daher hat die Partialsynthese aus Chinin heute Bedeutung.

- Extraktionsverfahren. Aus den Mutterlaugen der Chininherstellung (s. S. 553) wird das Chinidin mit überschüssiger Weinsäure ausgefällt. Die weitere Reinigung erfolgt über die freie Base, die schließlich in das Sulfat überführt wird.
- Partialsynthese durch Isomerisierung des Chinins. Das Verfahren erfordert zwei Schritte: (1) eine Oppenauer Oxidation zum Cinchonaketon, das partiell enolisiert (Aufhebung der Asymmetriezentren C-8 und C-9); (2) eine stereospezifische geleitete Meerwein-Pondorf-Reduktion.

Hinweise zur Analytik. Fluoreszenzverhalten. Eine wäßrige Lösung von Chinidinsulfat zeigt nach Zusatz von verdünnter Schwefelsäure eine intensiv blaue Fluoreszenz, die auf Zusatz von verdünnter Salzsäure gelöscht wird.

Anmerkung. Die blaue Fluoreszenz zeigen alle Chinaalkaloide mit Methoxylsubsitution, insbesondere auch das Chinin. Die Fluoreszenz tritt mit allen sauerstoffhaltigen Mineralsäuren auf. Der Mechanismus der Fluoreszenzlöschung durch Halogensäuren ist physikalisch-chemisch schwer deutbar.

Anwendung. Chinidin wirkt hemmend auf das Natriumtransportsystem der Zellmembran, insbesondere am Sinusknoten, so daß die Erregbarkeit des Herzens herabgesetzt wird; Chinidin kann daher zur Behandlung bestimmter Formen von Arrythmien eingesetzt werden.

8.5 Jaborandiblätter und Pilocarpin

Die Droge. Die Jaborandiblätter stammen von einer ganzen Anzahl verschiedener *Pilo-*

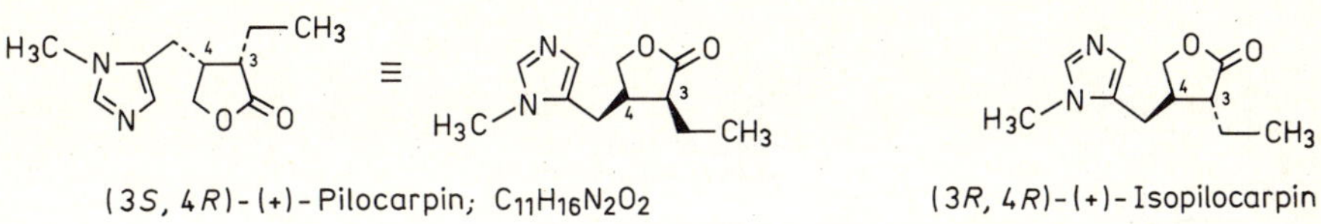

8.5 Jaborandiblätter und Pilocarpin

(3S, 4R)-(+)-Pilocarpin; C₁₁H₁₆N₂O₂

(3R, 4R)-(+)-Isopilocarpin

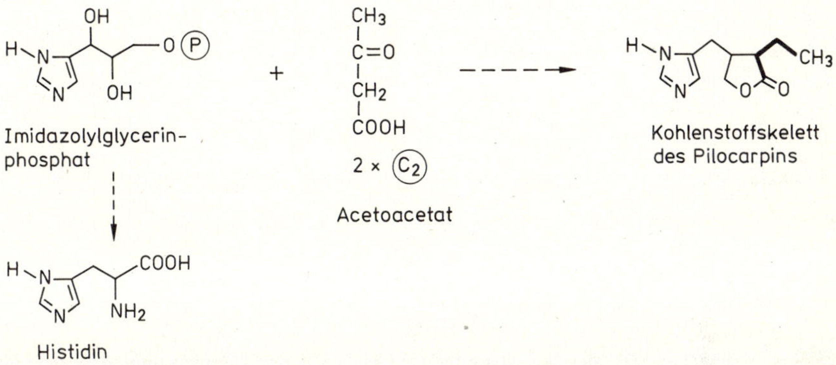

Imidazolylglycerin-phosphat + 2 × C₂ Acetoacetat → Kohlenstoffskelett des Pilocarpins

Histidin

Abb. 8.50. Im Pilocarpin ist ein Imidazolring über eine Methylenbrücke mit einem gesättigten Butanolidring (Lacton) verbunden. Die beiden Substituenten an C-3 und C-4 sind *cis*-ständig angeordnet. Pilocarpin isomerisiert leicht zum Isopilocarpin mit *trans*-Anordnung. Biogenetisch gehören die Pilocarpus-Alkaloide einem eigenartigen Typ an: Die „Aminkomponente ist nicht eigentlich ein Amin, sondern formal eine zum Alkohol reduzierte Aminosäure (Histidin → Imidazolylglycerin). Die Nichtaminkomponente ist ein biologisches Äquivalent der Acetessigsäure

carpus-Arten (Familie: *Rutaceae*), darunter von

- *P. jaborandi* HOLMES, liefert die Pernambuco-Jaborandi,
- *P. microphyllus* STAPF, liefert die Maranham-Jaborandi,
- *P. pennatifolius* LEM., liefert die Paraguay-Jaborandi,
- *P. racemosus* VAHL, liefert die Guadeloupe-Jaborandi.

Die *Pilocarpus*-Arten sind Bäume oder Sträucher mit Hauptverbreitungsgebiet in Südamerika. Sie besitzen unpaarig gefiederte Blätter: Die Droge besteht nicht aus dem gesamten Blatt, sondern aus den getrockneten einzelnen Fiederblättchen. Jaborandiblätter enthalten ein ätherisches Öl, das ihnen beim Zerreiben einen eigenartig aromatischen, an getrocknete Pomeranzenschalen erinnernden Geruch und beim Kauen einen scharfen Geschmack verleiht. Verwendet werden Jaborandiblätter zur Herstellung von Pilocarpin.

Gewinnung von Pilocarpinsalzen. Technisch wird nach dem bekannten Verfahren (s. Kap. 8.1.4.2) gearbeitet. Die nach dem Verdampfen des organischen Lösungsmittels verbleibende Alkaloidfraktion wird mit Wasser versetzt und entweder mit verdünnter Salpetersäure neutralisiert – zur Gewinnung von Pilocarpinnitrat – oder mit verdünnter Salzsäure – zur Gewinnung von Pilocarpinhydrochlorid.

Eigenschaften. Pilocarpin selbst, die freie Base, ist eine niedrig schmelzende (Schmp. 34 °C) Substanz, die bei höherer Raumtemperatur ölig ist. Zum Unterschied von den meisten Alkaloiden ist Pilocarpin auch als Base in Wasser leicht löslich. Wird bei der Rezeptur die sauer reagierende Pilocarpinsalzlösung durch Alkalizusatz abgestumpft, so kommt es nicht zum Ausfällen der Alkaloidbase, wie dies z. B. beim Atropin der Fall ist.

Die Pilocarpinsalze bilden farblose, an der Luft beständige, lichtempfindliche Kristalle, die in Wasser leicht löslich sind.

Prüfung auf Identität und Reinheit. Neben Festlegung der physikalischen Daten, wie spezifische Drehung, IR-Spektrum, pH-Wert in wäßriger Lösung erfolgen die Prüfungen halbquantitativ mit Hilfe der Dünnschichtchro-

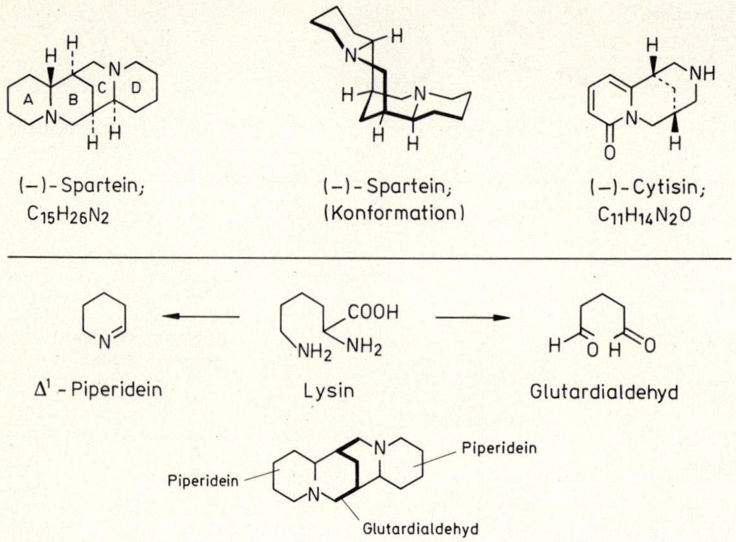

558   8 Alkaloide

(−)-Spartein;
$C_{15}H_{26}N_2$

(−)-Spartein;
(Konformation)

(−)-Cytisin;
$C_{11}H_{14}N_2O$

Δ^1 - Piperidein

Lysin

Glutardialdehyd

Piperidein — Piperidein
Glutardialdehyd

Abb. 8.51. (−)-Spartein setzt sich aus einem tetrazyklischen Ringsystem zusammen, in dem vier Piperidinringe (bzw. zwei Chinolizidinringe) zu einem starren Ringsystem zusammengeschlossen sind. Die Ringe A, C und D liegen in der Sesselform, der Ring B in der Bootform vor. Ring B steht annähernd senkrecht zum Ring A und zum Chinolizidinteil, der von den Ringen C/D gebildet wird. Spartein ist der Hauptvertreter der Chinolizidinalkaloide, die gehäuft bei Schmetterlingsblütlern (*Fabaceae*; z. B. in den Lupinen) vorkommen. Biosynthetisch leiten sie sich vom Lysin ab, das „dreimal" im Spartein enthalten ist: zwei Lysinmoleküle liefern die beiden Piperidinringe und ein weiteres Lysin (nach zweimaliger oxidativer Desaminierung) den Nichtaminteil in Form des Glutardialdehyds bzw. seines biologischen Äquivalents

matographie. Nachweis durch Dragendorff-Reagens. Vergleich der Zonen nach Rf-Wert und Intensität unter Co-Chromatographie von authentischem Pilocarpin festgelegter Konzentration.

Verwendung

- In der Opthalmologie als Miotikum bei Glaukom zur Verringerung des intraokularen Druckes. Zum Einträufeln in das Auge in 0,5–2%iger Lösung.
- Weitaus die Hauptmenge des produzierten Pilocarpins geht in die kosmetische Industrie und wird in Haarlotionen inkorporiert. Das Alkaloid gilt als haarwuchsfördernd.

8.6 Anhang: Besenginsterkraut und Spartein

Die Droge. Besenginsterkraut besteht aus den im Frühjahr oder Spätherbst gesammelten und getrockneten Sprossen von *Sarothamnus scoparius* (L.) WIMM. (Familie: *Fabaceae*), eines in Europa heimischen Strauchgewächses. Die Droge enthält 0,3–1,6% Alkaloide mit (−)-Spartein als Hauptalkaloid.

Gewinnung und Eigenschaften von (−)-Spartein. Spartein ist ein bei Raumtemperatur farbloses Öl. Seine Flüchtigkeit mit Wasserdampf kann zur Anreicherung herangezogen werden. Besenginsterkraut wird mit verdünnter Mineralsäure extrahiert. Nach Volumenreduzierung wird der Extrakt alkalisiert und einer Wasserdampfdestillation unterworfen. Nach Neutralisieren mit Schwefelsäure und Verjagen des Lösungsmittels verbleibt rohes Sparteinsulfat, das durch Redestillation weiter gereinigt werden kann.

Anwendung

- Sparteinsulfat in Tabletten oder Ampullen in der Therapie von Herzrhytmusstörungen. Erhaltungsdosis 3–5mal 30 mg pro Tag.
- Als Fluidextrakt der Droge, meist auf 0,1% (−)-Spartein standardisiert. Empfohlene Richtdosis: 3mal täglich 20–30 Tropfen;

das entspricht einer Sparteindosis von etwa 3 mg pro Tag.

Anmerkung. Die Dosierungsunterschiede zwischen Reinstoffpräparat und Galenikum sind eklatant. Es läßt sich vermuten, daß das Phytotherapeutikum nur zur Behandlung psychogen bedingter Herzbeschwerden verwendet wird.

Unerwünschte Wirkungen. An und für sich ist Spartein ein wirksames Antiarrhythmikum mit Hemmwirkung auf den schnellen Natriumeinstrom (wie Chinidin, Ajmalin und Procainamid). Anderen Antiarrhythmika gegenüber ist Spartein unterlegen durch

- die kurze Halbwertszeit,
- die unzuverlässige Bioverfügbarkeit,
- durch Kumulierung bei etwa 5% der Patienten infolge genetisch bedingter Anomalie in Abbau und Entgiftung (Propping 1978).

Zusammenfassend ergibt sich: Als Reinstoffpräparat hat Spartein in der Therapie heute keinen hohen Stellenwert. Pflanzliche Extraktpräparate mit Spartein in niedriger Dosierung zur Behandlung funktioneller Herz- und Kreislauferkrankungen: Sie dürften durch risikoärmere Phytotherapeutika oder andere therapeutische Maßnahmen ersetzbar sein.

Literatur

Amin AH, Subbaiah TV, Abbasi KM (1969) Antimicrobial activity, bioassay, and mode of action. Can J Microbiol 15:1067–1069

Anonym (1970) Aphrodisiaka. Der Arzneimittelbrief 4:49–50

Auterhoff H (1981) Wörterbuch der Pharmazie 1. Wissenschaftliche Verlagsgesellschaft, Stuttgart, S 519

Bader H (1982) Lehrbuch der Pharmakologie und Toxikologie. Edition Medizin, Weinheim Basel, S 86–90

Baerheim Svendsen A, Verpoorte R (1983) Chromatography of alcaloids, part A. thinlayer chromatography. Elsevier, Amsterdam New York

Belitz HD, Grosch W (1985) Lehrbuch der Lebensmittelchemie, 2. Aufl. Springer, Berlin Heidelberg New York Tokyo, S 648

Bernauer K (1961) Alkaloide aus Calebassen-Curare und Strychnos-Arten. Planta Medica 9:340–353

Bernauer K, Schneider F (1973) Alkaloide. In: Ullmanns Enzyklopädie der technischen Chemie, 4. Aufl. Verlag Chemie, Weinheim 7:142–198

Borelli S (1960) Die Aphrodisiaka. In: Jadassohn J (Hrsg) Handbuch der Haut- und Geschlechtskrankheiten, IV. Bd, 3. Teil. Springer, Berlin Göttingen Heidelberg S 737–766

Borelli S (1971) Potenz und Potenzstörungen des Mannes. Verlag Brüder Hartmann, Berlin

Borelli S (1971) Heutige Behandlung der Impotenz coeundi: Hautarzt 22:272

Borison HL, Wang SC (1953) Physiology and pharmacology of vomiting. Pharmacol Rev 5:193–230

Cohen S (1984) Recent developments in the abuse of cocain. Bull of Narcotics XXXVI (2):5–6

Cordell GA (1981) Introduction to alkaloids – a biogenetic approach. Wiley Inc, New York Chichester Toronto

Cromwell BT (1955) The alkaloids. In: Peach K, Tracey MV (eds) Moderne Methoden der Pflanzenanalyse, 4. Bd. Springer, Berlin Göttingen Heidelberg, S 367–516

Czygan F (1983) Ist Huflattich in Hustentees gefährlich? Dtsch Apoth Ztg 123:1779

Daly JW (1982) Adenosine receptors: targets for future drugs. J Med Chem 25:197–207

Douglas Kinghorn A (1983) New plant-derived anticancer drug. In: Breimer DD, Speiser P (eds) Topics in pharmaceutical sciences. Elsevier Science, Amsterdam Oxford New York

Duke JA (1985) Handbook of medicinal herbs. CRC Press, Boca Raton Fla (USA) p 183

Dustin P (1984) Microtubules. Springer, Berlin Heidelberg New York Tokyo

Emboden WA (1972) Narcotic plants. Macmillan, New York

End DW, Carchman RA, Dewey WT (1981) Interactions of narcotics with synaptosomal calcium transport. Biochem Pharmacol 30:674–676

Floss HG, Mothes U, Rettig A (1964) Die Beziehungen zwischen Gentianin und Gentiopikrosid. Z Naturforschung 19:1106

Frösner GG, Reimann E (1985) Grippe und grippale Infekte. Deutscher Apotheker Verlag, Stuttgart

Geissman TA, Crout DHG (1969) Organic chemistry of secondary plant metabolism. Freeman/Croper, San Francisco

Gröning R (1986) Vincamin. Arzneistoffkinetik und Bioverfügbarkeitsdaten. Dtsch Apoth Ztg 126:1781–1784

Habs H (1982) Kreuzkraut Senecio nemorensis ssp. fuchsii – Karzinogene und mutagene Wirkung des Alkaloidextraktes, einer in der Phytotherapie gebräuchlichen Droge. Dtsch Apoth Ztg 122:799–804

Hänsel W (1979) Struktur und Wirkung von Halluzinogenen. Chemie in unserer Zeit 13:147–156

Hahn FE, Ciak J (1975) Berberine. In: Corcoran JW, Hahn FE (eds) Antibiotics, vol III, mechanism of action of antimicrobial and antitumor agents. Springer, Berlin Heidelberg New York, pp 577–584

Harris PN, Chen KK (1970) Development of hepatic tumors in rats following ingestion of Senecio longilobus. Cancer Res 30:2881–2886

Hauschild F (1956) Pharmakologie und Grundlagen der Toxikologie. Thieme, Leipzig, S 538–548 und S 828

Heacock RA (1975) Psychotomimetics of the convolvulaceae. Prog Med Chem 11:92–94

Herbert RB (1985) The biosynthesis of isoquinoline alkaloids. In: Phillipson JD et al. (eds) The chemistry and biology of isoquinoline alkaloids. Springer, Berlin Heidelberg pp 213–228

Hesse M (1978) Alkaloidchemie. Thieme, Stuttgart

Hirono I, Mori H, Haga M (1978) Carcinogenic activity of Symphytum officinale L. J North Cancer Inst 61:865–870

Johne S, Gröger D, Hesse M (1971) Neue Alkaloide aus Adhatoda vasica. Helc Chim Acta 54:826

Kather H, Rittinghausen R, Müller P, Simon B (1981) Yohimbin: Renaissance eines alten Medikamentes. Medizinische Klinik 76:588–589

Klaasen CD (1980) Principles of toxicology. In: Gilman AG, Goodman LS, Gilman A (eds) The pharmacological basis of therapeutics. 6th ed. MacMillan, New York London, pp 1602–1614

Klinghorn AD (1983) Carcinogenic and cocarcinogenic toxins from plants. In: Keeler RF, Tu At (eds) Handbook of natural toxins, vol 1: plant and fungal Toxins. Marcel Dekker, New York Basel, pp 239–323

Kraupp O, Lembeck F (1982) (Hrsg) Mutterkornalkaloide heute. Thieme, Stuttgart New York

Kuhlen FJ (1984) Von Hexen und Drogenträumen. Arzneimittelmißbrauch in Mittelalter und früher Neuzeit. Dtsch Apoth Ztg 124:2195–2202

Leung AY (1980) Encyclopedia of common natural ingredients used in food, drugs and cosmetics. John Wiley, New York Chichester Toronto, pp 134–135; 275–276

Mattocks AR (1967) Detection of pyrrolizidine alkaloids on thinlayer chromatograms. J Chromatogr 27:505–508

Merz H (1957) Verfahren zur Gewinnung sedativ und blutdrucksenkend wirksamer Extrakte aus Rauwolfia-Drogen. Deutsches Patent Nr. 967 469 (Boehringer CH, Ingelheim)

Miana GA (1973) Tertiary dihydroberberine alkaloids of Berberis lycium. Phytochemistry 12:1822–1823

Møller KO (1947) Pharmakologie. Als theoretische Grundlage einer rationellen Pharmakotherapie. Schwabe, Basel, S 301

Nieschulz O (1971) Psychopharmakologische Untersuchungen über Cocain und Ecgonin. Arzneim Forschg (Drug-Res) 21:275–284

Oprach F, Hartmann Th (1986) Zur Rolle des Tropanols als Reinheitskriterium der Solanaceen-Drogen nach Ph. Eur. Dtsch Apoth Ztg 126:643–644

Osol A (ed) (1980) Remington's pharmaceutical sciences, 16th ed. Mack Publ Co, Easton, PA (USA) pp 397–408; 1044–1046

Paris PR, Moyse H (1971) Précis de matière médical, tom III. Masson, Paris, pp 319–343

Pelletier SW (1970) Chemistry of the alkaloids. van Nostrand Reinhold, New York Cincinnati Chicago

Phillipson JD, Zenk MH (eds) (1980) Indoles and biogenetically related alkaloids. Academic Press, New York

Phillipson JD, Roberts MF, Zenk MH (1985) The biochemistry of isoquinoline alkaloids. Springer, Berlin Heidelberg New York Tokyo

Propping P (1978) Pharmacogenetics. Rev Physiol Biochem Pharmacol 83:124–173

Ramstad E (1941) Eine neue charakteristische mikrochemische Reaktion zum Nachweis von Schöllkraut. Pharma Acta Helv 16:15–21

Robins DJ (1982) The pyrrolizidin alkaloids. In: Progress in the chemistry of organic natural products (Zechmeisters Fortschritte der Chemie organischer Naturstoffe). Springer, Wien New York, S 115–204

Robinson T (1981) The biochemistry of alkaloids. Springer, Berlin Heidelberg New York

Rollo IM (1980) Drugs used in the chemotherapy of malaria. In: Gilman AG, Goodman LS, Gilman A (eds) The pharmacological basis of therapeutics. 6th edition MacMillan, New York London, pp 1038–1079

Roth HJ, Blaschke G (1981) Pharmazeutische Analytik, 2. Aufl. Thieme, Stuttgart New York (Alkaloidtitrationen, S 178–179)

Roth L, Daunderer M, Kormann K (1984) Giftpflanzen-Pflanzengifte. Ecomed, Landsberg München

Šantavý F (1967) Alkaloide. In: Stahl E (Hrsg) Dünnschichtchromatographie. Ein Laboratoriumshandbuch, 2. Aufl. Springer, Berlin Heidelberg New York

Schoental R (1968) Toxicology and carcinogenic action of pyrrolizidine alkaloids. Cancer Res 28:2237–2246

Schoental R, Fowler ME, Coady A (1970) Islet cell tumors of the pancreas found in rats given pyrrolizidine alkaloids from *Amsinckia intermedia* FISCH et MEY and from *Heliotropium supinum* L. Cancer Res 30:2127–2131

Schoental R (1972) Prevention or cure? Trop Geogr Med 24:194–198

Schultes RE (1976) Indole alkaloids in plant hallucinogens. Planta Medica 29:330–342

Seeger R, Neumann G (1986) Strychnin/Brucin. Dtsch Apoth Ztg 126:1386–1387

Seifen E, Adams RJ, Riemer RK (1979) Sanguinarine: a positive inotropic alkaloid which inhibits cardiac (Na^+-K^+)-activated ATPase. Europ Pharmacol 60:373–377

Smith LW, Culvenor CCJ (1981) Plant sources of hepatotoxic pyrrolizidine alkaloids. J Nat Prod 44:129–152

Spotts JV, Shontz F (1982) Forschungsergebnisse zum Kokaingebrauch. In: Völger G, Welck K v (Hrsg) Rausch und Realität, Bd 3. Rowohlt, Hamburg, S 1402–1409

Stille G (1971) Zur Pharmakologie katatonigener Stoffe. Arzneim Forsch (Drug-Res) 21:528–535

Stoll A (1945) Ergotamin 10. Mitteilg. über Mutterkornalkaloide. Helv Chim Acta 28:1283–1308

Taylor IW, Farnsworth N (1973) The vinca alkaloids. Marcel Dekker, New York

Thies PW (1986) Yohimbin – Ein Paradigmenopfer der Medizin. Pharmazie in unserer Zeit 15:53–56

Tollenaere JP, Moerees H, Raymaekers LA (1979) Atlas of threedimensional structures of drugs. Elsevier, Amsterdam New York Oxford

Tyler VE, Brady LR, Robbers JE (1981) Pharmacognosy, 8th. ed. Lea & Fiebiger, Philadelphia, pp 210–212

United Nations (1986) Recommended methods for testing cocaine. Manual for Use by national narcotics laboratories. United Nations, New York

Van Haareveld A, Kok JD (1934) Arch neerl physiol 19:554, zitiert nach Stille G (1971) Zur Pharmakologie katatonigener Stoffe. Arzneim Frschg (Drug-Res) 21:252–258

Verpoorte R, Baerheim Svendsen A (1984) Chromatography of alkaloids part. B: gas-liquid chromatography and high-performance liquid chromatography. Elsevier, Amsterdam New York

Vogel F, Motulsky AG (1979) Human genetics, problems and approaches. Springer, Berlin Heidelberg New York

Weiner N (1980) Atropine, scopolamine, and related antimuscarine Drugs. In: Gilman AG, Goodman LS, Gilman A (eds) Goodman and gilman's the pharmacological basis of therapeutics. MacMillan, New York, pp 120–137

Wieck HH, Blaha L (1981) Zerebrovaskuläre Insuffizienz, 2. Aufl. Perimed, Erlangen

Wiedenfeld H, Röder E (1984) Pyrrolizidinalkaloide – Struktur und Toxizität. Dtsch Apoth Ztg 124:2116–2122

Willuhn G (1984) Kreuzkraut. In: Wichtl M (Hrsg) Teedrogen – Ein Handbuch für Apotheker und Ärzte. Wissenschaftliche Verlagsgesellschaft, Stuttgart, S 199–200

Wolff HU (1983) Ist Huflattich gefährlich? Dtsch Apoth Ztg 123:2167

Young AB, Snyder SH (1973) Strychnine binding associates with glycine receptors of the central nervous system. Proc Nat Acad Sci USA 70:2832–2836

9 Mineralische Inhaltsstoffe*

9.1 Allgemeines zum Mineralstoffgehalt von Pflanzen

Wichtig im Hinblick auf mögliche Beiträge, welche mineralische Bestandteile zur Wirksamkeit, oder auch zur Schädlichkeit, von Drogen leisten, sind

- Gesamtgehalt an mineralischen Bestandteilen,
- Quantitative Zusammensetzung der mineralischen Bestandteile,
- Bindungsweise in der Droge: Welche Anteile sind extrahierbar und gelangen in die Arzneizubereitung.

Dieses Teilgebiet der Phytochemie und Arzneipflanzentherapie ist stark vernachlässigt. Der folgende Beitrag muß sich auf Aschenanalysen stützen, die vor vielen Jahrzehnten durchgeführt worden sind, und die Spurenelemente und exotische Drogen kaum berücksichtigen.

Der Gesamtgehalt pflanzlicher Organe an Mineralstoffen wird durch eine Bestimmung des Aschegehaltes (s. Kap. 1.5.2.5) ermittelt. Die entsprechenden Werte schwanken innerhalb weiter Grenzen. *Erica tetralix* L. und *Calluna vulgaris* (L.) HULL, die zu den aschearmen Pflanzenarten gehören, liefern 1,12% bzw. 1,62% Asche (bezogen auf die Trockensubstanz). Zu den Pflanzenarten mit hohem Mineralstoffgehalt gehören z.B. die in Tabelle 9.1 aufgeführten Pflanzenarten.

Tabelle 9.1. Beispiele für den Aschegehalt verschiedener Pflanzenteile (Herba-Drogen)

Art (Kraut)	Aschengehalt in % der Trockensubstanz
Helianthus annuus	10–13
Solanum tuberosum	10–18
Heracleum sphondylium	13–16
Anthriscus silvestris	18–19
Taraxacum officinale	10–11
Malva sylvestris	13–14

* Literatur s. S. 571

Die Aschenstoffe sind in der Pflanze nicht gleichmäßig verteilt, wie am Beispiel von *Helianthus annuus* L. gezeigt sei (André 1919):

Tabelle 9.2. Aschegehalt der verschiedenen Pflanzenorgane von Helianthus annuus

Organ	Prozentualer Anteil an Gesamtasche
Wurzeln	5,87
Achse, unten	10,24
Achse, oben	9,38
Blätter	46,66
Köpfchen	17,65
Samen	10,30

Das Blatt ist, wie man der Tabelle 9.2 entnehmen kann, das mineralstoffreichste Organ. Es trifft dies, außer für Helianthus, auch für viele andere Pflanzenarten zu. Demgegenüber ist der Aschegehalt unterirdischer Speicherorgane relativ niedrig (Baumeister 1958) (Tabelle 9.3).

In ähnlichen Grenzen schwankt der Aschegehalt von Früchten und Samen (Tabelle 9.4).

Zusammensetzung der Pflanzenasche. Gefunden werden regelmäßig die Elemente Kalium, Natrium, Kalzium, Magnesium, Phosphor, Schwefel, Silizium und Chlor. Vergleicht man die mineralische Zusammensetzung pflanzlicher Substanzen mit denen tierischer Organismen, so fällt am meisten auf: Vorherrschend in pflanzlicher Substanz ist das Element Kalium. Demgegenüber tritt Natrium sehr stark zurück. Das Verhältnis Kalium/Natrium schwankt artabhängig zwischen den Quotienten 350 (*Phaseolus-vulgaris*-Blätter) bis 1 057 (*Sambucus-nigra*-Blätter). Durch hohe Kaliumwerte zeichnen sich die Familien der *Boraginaceae, Caryophyllaceae, Primulaceae* und *Urticacaea* aus.

Hohe Prozentanteile pflanzlicher Mineralien entfallen sodann auf die Elemente Kalzium

Tabelle 9.3. Aschegehalt verschiedener unterirdischer Pflanzenorgane

Art (Organ)	Aschengehalt in % der Trockensubstanz
Beta vulgaris (Zuckerrübe)	3,38
Helianthus tuberosus (Wurzelknollen)	4,88
Cichorium intybus (Wurzeln)	3,35
Solanum tuberosum (Knollen)	4,33
Allium cepa (Zwiebel)	5,28

Tabelle 9.4. Beispiele für den Aschengehalt von Früchten und Samen

Art (Organ)	Aschengehalt in % der Trockensubstanz
Cucurbita pepo (Frucht)	4,41
Citrus aurantium (Orange ohne Kerne)	3,08
Ficus carica (Frucht)	2,26–3,68
Carum carvi (Frucht)	5,33
Coriandrum sativum (Frucht)	4,76
Foeniculum vulgare (Frucht)	7,09
Sinapis alba (Frucht)	4,20

und Silizium; sie können bei einigen wenigen Arten den Kaliumanteil sogar übertreffen. Hohe Kalziumwerte scheinen hohe Siliziumwerte auszuschließen und umgekehrt. Die Leguminosen weisen im allgemeinen zwar einen hohen Kalzium-, aber einen niedrigen Siliziumgehalt auf. Bei den Gramineen stehen hohen Siliziumwerten niedrige Kalziumwerte gegenüber.

9.2 Kalium

9.2.1 Kalium und Ernährung

Nach den Empfehlungen der Deutschen Gesellschaft für Ernährung sollen täglich 3–4 g (=75–100 mval) Kalium mit der Nahrung aufgenommen werden. Der mittlere Tagesbedarf von 87,5 mval ist beispielsweise enthalten in:
780 g Bananen, 400 getrockneten Datteln, 400 g getrockneten Feigen, 800 g Kartoffeln, 1140 g Karotten, 455 g Erdnüssen oder in 175 g Walnüssen.

Bei älteren Menschen, Alkoholikern und Sportlern kann die Kaliumversorgung kritisch sein. Besonders wichtig ist es, erhöhte Kaliumverluste zu ersetzen, die nach medikamentöser Langzweitanwendung von Diuretika (Saluretika) und Abführmittel auftreten können.

Reichliche Versorgung mit Kalium, möglichst unter Reduktion des Natriumverbrauches, ist als präventive Maßnahme gegen Hypertonie anzusehen. Tierversuche, epidemiologische Beobachtungen und Intensivstudien am Menschen ergaben Hinweise für die blutdrucksenkende Wirkung von Kalium. Als Erklärungsmöglichkeit für die antihypertone Wirkung werden Vasodilatation, Einflüsse auf das Renin-Angiotensin-System sowie auf das zentrale und periphere Nervensystem diskutiert; wahrscheinlich spielt auch die natriuretische Wirkung des Kaliums eine Rolle.

Substitutions- und Präventivtherapie erfolgen heute durch kaliumreiche Diät und, wenn nötig, mittels Kaliumchlorid in Tabletten- oder Drageeform. Anstelle von Kaliumchlorid in Reinsubstanz – sehr vereinzelt kommt es zu einer Schleimhautschädigung im Gastrointestinaltrakt – käme das Trinken von kaliumreichen Kräutertees in Frage; doch fehlt es an entsprechend standardisierten Teespezialitäten.

9.2.2 Kalium als Inhaltsstoff diuretisch wirkender Drogen

9.2.2.1 Wirkungsweise und Anwendung von Nieren- und Blasentees

Wasserdiurese. Trinken größerer Mengen hypotoner Flüssigkeit löst Wasserdiurese aus. Die diuretische Wirkung setzt 15 min nach Aufnahme des Wassers ein und erreicht nach etwa 40 min das Maximum. Wasserdiurese, letztlich einfach ein Effekt erhöhter Flüssigkeitszufuhr, kommt über eine Hemmung des Vasopressin-Sekretionsmechanismus zustande. Im Bereich der Selbstmedikation spielen Nieren- und Blasentees, zusammengestellt aus diuretisch wirkenden Drogen, eine große Rolle. Inhaltsstoffe vom Typus der Flavonoide, Saponine oder ätherischen Öle sollen über den wasserdiuretischen Effekt hinaus einen milden saluretischen Effekt des Teeaufgusses bedingen, was allerdings wissenschaftlich nicht gesichert ist. Wahrscheinlicher ist es, daß der Gehalt pflanzlicher Arzneidrogen an Kalium die Wasserdiurese unterstützt. Das ubiquitäre Vorkommen von Kaliumsalzen – Wasser gehört ohnedies zu jedem Teeaufguß – könnte erklärlich machen, daß so ausnehmend vielen Pflanzen eine diuretische Wirkung nachgesagt wird: In einem neuerem Kräuterbuch (Duke 1985) sind von 365 dort beschriebenen Arzneidrogen 168 als diuretisch wirksam aufgeführt.

Diuretischer Effekt von Kaliumionen. Bei höheren Organismen findet sich, im Gegensatz zum Natrium, der größte Teil des Kaliumbestandes in der intrazellulären Flüssigkeit. Im Blutserum des Menschen beträgt die Konzentration normalerweise 20 mg%. Bei i.v.-Zufuhr von Kaliumsalzen tritt Herzlähmung ein, sobald die Kaliumkonzentration des Serums sich dem Grenzwert von etwa 80 mg% nähert. Demgegenüber können peroral wesentlich größere Kaliummengen eingenommen werden, da Kalium unmittelbar nach Eintreten in die Blutbahn in den Geweben deponiert und erst später, allmählich, durch die Nieren ausgeschieden wird. Da Kaliumionen in den Tubuli kaum resorbiert werden, wirken sie diuretisch. Man hat früher Kaliumacetat peroral als Diuretikum bei kardialen Ödemen angewandt. Auf dem gleichen Prinzip beruht die sogenannte Kartoffeldiät, die im Therapieplan von Naturheilweisen u.a. bei dekompensierter Herzinsuffizienz eine Rolle spielt (Ritter 1982). Kartoffeln sind reich an Kalium (600 mg/100 g) und zugleich – ein weiterer Vorteil – arm an Natrium.

Anwendungsgebiete für „diuretische" Kräutertees

- Zur Vorbeugung von Harnsteinen. Bei stark konzentriertem Harn ist die Tendenz zur Steinbildung größer als bei verdünntem Harn.
- Zur Nachbehandlung von Harnwegsinfektionen. Man stellt sich vor, daß allein durch den erhöhten Flüssigkeitsdurchfluß Keime ausgeschwemmt werden und daß somit die Verweildauer von Keimen verkürzt werden kann (Maiwald 1986). Welchen Stellenwert die „Durchspülung" wirklich hat, ist schwer abzuschätzen, da pathogene Keime Mechanismen besitzen, um sich an Schleimhäuten festzusetzen.
- Durchspülungsbehandlung bei Zuständen der Reizblase der Frau.
- Durchspülungsbehandlung bei funktionellen Prostatabeschwerden des Mannes. Vermehrte Harnproduktion führt zu einer raschen und damit häufigeren Blasenfüllung; die Miktion wird trainiert sowie u.U. erzwungen.

Hinweis. Zur Ödemausschwemmung, dem therapeutischen Ziel der Diuretika im modernen Sinne, sind Infuse aus Kräutertees nicht geeignet; sie sind im Gegenteil wegen der Flüssigkeitszufuhr kontraindiziert.

9.2.2.2 Einige Einzeldrogen

9.2.2.2.1 Birkenblätter

Herkunft. Die Droge besteht aus den getrockneten Laubblättern von *Betula pendula* ROTH (Synonym: *Betula verrucosa* ERHART) und/oder *Betula pubescens* ERHART (Familie: *Betulaceae*). Beide Birkenarten bilden bis zu 30 m hohe Bäume, die in Europa bis nach Westsibirien weit verbreitet vorkommen. Abhängig vom Alter der Bäume ist der Stamm der Birke schneeweiß oder dunkel. Bei der *B. pendula* (lateinisch *pendulus* = überhängend) sind die Zweige überhängend, bei *B. pubescens* abstehend oder aufrecht ausgebreitet. Die Blätter der *B. pubescens* (lateinisch = behaart) sind am Rande grob gesägt und beiderseits schwach behaart. Die Blätter der *B. pendula* sind am Rande scharf doppelt gesägt, unbehaart und beiderseits dicht drüsig punktiert.

Sensorische Eigenschaften. Frisch geerntete Droge riecht schwach aromatisch; sie schmeckt schwach bitter.

Inhaltsstoffe

- Etwa 4% mineralische Bestandteile, darunter Kaliumtartrat.
- 2–3% Flavonoide, vorzugsweise Flavonolglykoside (Hyperosid, Quercitrin) neben Proanthocyanidinen (= Leukoanthocyanidinen).
- Triterpenalkohole vom Dammarantyp (keine Mengenangaben).
- Bis zu 0,5% Ascorbinsäure.
- Wenig (~0,05%) ätherisches Öl.

Anwendung. Zur Förderung der Harnbildung sowie zur Behandlung von Erkrankungen bei denen eine erhöhte Harnbildung erwünscht ist.

9.2.2.2.2 Brennesselkraut

Die Droge besteht aus den getrockneten, während der Blütezeit gesammelten oberirdischen Teilen von *Urtica dioica* L. (der Großen Brennessel) oder seltener von *U. urens* L. (der Kleinen Brennessel) (Familie: *Urticaceae*).

Herkunft. Beide Urtica-Arten sind in Europa, Asien und Amerika in der Nähe menschlicher Siedlungen vorkommende Ruderalpflanzen. Die kleinen Brennessel (*U. urens*) ist einjährig, die große Brennessel (*U. dioica*) perennierend krautig.

Die **Inhaltsstoffe** sind nicht hinreichend untersucht. Gefunden wurden Stoffe, die mehr oder weniger in allen grünen Blättern vorkommen, wie Chlorophylle, Chlorophyllabbauprodukte, Karotinoide, Xantophylle, alipathische Carbonsäuren und Spuren von biogenen Aminen (aus den Brennhaaren). Der Mineralstoffgehalt (Aschebestandteil $\sim 10\%$) ist relativ hoch; gefunden wurden Kieselsäure, Kalium- und Kalziumsalze.

Anwendung. Aufgüsse aus Brennesselkraut sollen „diuretisch" wirken. Aber Vorsicht: Nicht anwenden bei Wasseransammlungen (Ödemen) infolge eingeschränkter Herz- und Nierentätigkeit.

9.2.2.2.3 Brennesselwurzel

Die getrockneten unterirdischen Teile von *Urtica dioica* L, seltener *U. urens* L. (Familie: *Urticaceae*). Die Droge ist chemisch ungenügend analysiert. Extrakte sollen bei benignen Prostataleiden, vor allem zur Besserung der Miktionsbeschwerden, nützlich sein. Die bisher vorgelegten klinischen Prüfungen wirken wenig überzeugend.

9.2.2.2.4 Goldrutenkraut

Das getrocknete Kraut von *Solidago gigantea* AIT. subsp. *serotina* (O. KUNTZE) MCNEILL und/oder *Solidago canadensis* L. (Familie: *Asteraceae=Compositae*). Hinweis: Von *Solidago virgaurea* L. stammende Droge, die ursprünglich ausschließlich in Verwendung stand, ist im Handel so gut wie nicht mehr erhältlich.

Solidago-Arten sind stattliche, 20–100 cm hohe, ausdauernde Stauden mit aufrechten Stengeln, die sich in der Blütenregion verzweigen. Die leuchtend gelben Blütenkörbchen mit randständigen Zungenblüten und zentralen Röhrenblüten sitzen in endständigen Trauben. Weltweit verbreitet außer in Gebieten mit subtropischem und tropischem Klima.

Die Droge ist geruchlos und weist einen schwach zusammenziehenden Geschmack auf.

Inhaltsstoffe

- Mineralische Bestandteile (qualitative und quantitative Analysen fehlen).
- Etwa 1,5% Flavonoide, hauptsächlich Flavonolglykoside (Rutin, Quercitrin, Isoquercitrin, Kämpferol, Astragalin).
- Etwa 1,5% hämolytisch wirkende und neutrale Triterpensaponine.
- Etwa 0,5% Phenolcarbonsäuren, darunter Chlorogen-, Isochlorogen- und Kaffeesäure.
- Etwa 0,1–0,3% mit Wasserdampf flüchtige Stoffe (=ätherisches Öl).
- Katechingerbstoffe (neuere Analysen fehlen).

Anwendung. Als Teeaufguß bei Erkrankungen, bei denen eine erhöhte Harnmenge erwünscht ist.

9.2.2.2.5 Hauhechelwurzel

Herkunft. Getrocknete Wurzel von *Ononis spinosa* L. (Familie: *Fabaceae*). Die Stammpflanze ist eine 10–60 cm hohe Staude, die in mehreren Formen, darunter auch in einer dornenlosen Form, in Europa und Asien vorkommt. *Ononis spinosa* bildet eine bis 50 cm lange, holzige, schwach verzweigte Pfahlwurzel aus. Die ästig verzweigten Stengel verholzen in ihren unteren Teilen; die Seitenzweige enden bei den für die Art typischen Formen in scharfe Dornen (lateinisch *spinosa*=dornig). Die Schmetterlingsblüten sind 1–2 cm groß und meist rosarot gefärbt.

Sensorische Eigenschaften. Die Droge riecht eigenartig, an den Geruch des Süßholzes erinnernd. Der Geschmack ist süßlich, schleimig, später schwach bitter und leicht kratzend.

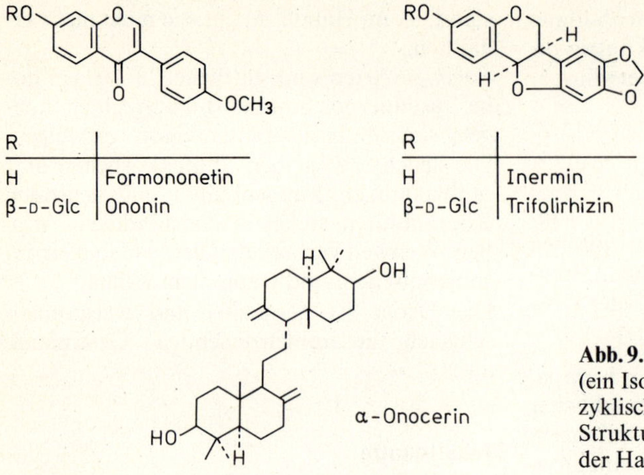

R	
H	Formononetin
β-D-Glc	Ononin

R	
H	Inermin
β-D-Glc	Trifolirhizin

α-Onocerin

Abb. 9.1. Ononin (ein Isoflavon), Trifolirhizin (ein Isoflavonoid) und α-Onocerin (ein tetrazyklisches Triterpen von sehr unüblicher Struktur) sind charakteristische Inhaltsstoffe der Hauhechelwurzel

Inhaltsstoffe

- Mineralische Bestandteile (neuere Analysen fehlen).
- Isoflavone, darunter Ononin und Trifolirhizin (s. Abb. 9.1) (keine Mengenangaben).
- Triterpene (Onocerin) und Phytosterole (β-Sitosterin).
- 0,02–0,1% wasserdampfflüchtige Stoffe (=ätherisches Öl).

Anwendung. Als Teeaufguß – meist als Bestandteil einer Teemischung (z. B. als *Species diureticae*) – zur Förderung der Harnausscheidung bei Nierenbecken- und Blasenkatarrhen und zur Vorbeugung von Harnsteinen.

9.2.2.2.6 Orthosiphonblätter

Kurz vor der Blütezeit geerntete, getrocknete Laubblätter und Stengelspitzen von *Orthosiphon aristatus* (BL.) MIQ. (Synonym: *O. spicatus* BENTH. (Familie: *Lamiaceae*), einer im tropischen Asien beheimateten und in Indonesien kultivierten, im Aussehen an die Pfefferminze erinnernden Pflanze.
Die Droge riecht schwach eigenartig (Geruchsrichtung „Kuhstall"). Der Geschmack ist etwas salzig, schwach bitter und adstringierend.

Inhaltsstoffe (die Droge ist chemisch wenig untersucht; ältere Angaben sind wenig zuverlässig)

- 10–12% mineralische Bestandteile mit hohen Anteilen (etwa 30%) an Kaliumsalzen.
- etwa 0,2% lipophile Flavone, darunter Sinensetin = 3′,4′,5,6,7-Pentamethoxyflavon.
- Triterpene (α- und β-Amyrin) und Phytosterole (β-Sitosterin).
- 0,3–0,7% ätherisches Öl.

Anwendung. Als Teeaufguß zur Förderung vermehrter Harnbildung bei Katarrhen im Bereich von Niere und Blase, auch zur Vorbeugung einer Konkrementbildung in den ableitenden Harnwegen.

9.2.2.2.7 Queckenwurzel

Die Droge besteht aus dem von den Wurzeln möglichst befreiten Wandersproß von *Elymus repens* (L.) GOULD (Synonym: *Agropyron repens* (L.) P. BEAUV.) (Familie: *Poaceae*), einem Kosmopoliten, der ein schwer ausrottbares, ausdauerndes Unkraut darstellt.
Die Droge ist geruchlos. Sie schmeckt fade, etwas süßlich.
Die Droge ist durch einen hohen Gehalt an löslichen Fructosanen (Triticin, 3–18%), durch das Vorkommen freier D-Fructose und durch Pflanzenschleim (etwa 10%) ausgezeichnet. Als Infus wird sie zur Förderung des Harnflusses bei Katarrhen der ableitenden Harnwege eingesetzt.

9.2.2.2.8 Bohnenhülsen

Bohnenhülsen (samenfreie Gartenbohnenhülsen) bestehen aus den von den Samen befreiten und getrockneten Fruchtwänden der Gartenbohne, *Phaseolus vulgaris* L. var. *vulgaris*

(Familie: *Fabaceae*). Die Heimat der Gartenbohne ist Südamerika, die Wildart, *Phaseolus aborigeneus* BURK., kommt heute noch in den Anden vor.
Phaseolus vulgaris ist eine einjährige linkswendende Schlingpflanze mit dreizähligen Blättern. Die Droge stammt ausschließlich aus Kulturen.
Bohnenhülsen sind geruchlos; sie schmecken schwach schleimig.
Inhaltsstoffe (unvollständig analysiert)

- Zucker, darunter Inosit,
- Aminosäuren, darunter Asparagin, Arginin, Leucin und Lysin,
- weitere Stickstoff im Molekül enthaltende Stoffe: Allantoin, Cholin, Trigonellin,
- Hemizellulosen (45–50%),
- Mineralstoffe, darunter reichlich Kalium- und Kalziumsalze, Phosphationen und Kieselsäure.

Anwendung. Als Infus zur unterstützenden Behandlung dysurischer Beschwerden sowie zur Förderung der Harnbildung.

9.3 Kieselsäurepflanzen

9.3.1 Biologische Bedeutung des Siliziums

Silizium zählt zu den Elementen, die in Tier- und Pflanzenreich allgemein verbreitet vorkommen. Seit langem bekannt ist seine Funktion, am Aufbau von Zell- und Organstrukturen beteiligt zu sein. Bei den niederen Pflanzen sind es die Diatomeen (Kieselalgen), die eine kieselige Zellhaut aufweisen. Bei den Gräsern und Schachtelhalmen wird Kieselsäure in das aus Zellulose und Pektin bestehende Grundgerüst der Zellwände eingelagert (Kieselsäureverkrustung), bei den Podostemonazeen in einem Ausmaß, daß diese Pflanzen geradezu „bei lebendigem Leibe versteinern". Bei den Protozoen (den einzelligen Tieren) sind es die Silicoflagellaten und bestimmte Radiolarien, die ihre Hülle aus Kieselsäure aufbauen.
Im Tierreich gehört Silizium zu den essentiellen Spurenelementen. Ratten, die kieselsäurefrei aufgezogen werden, zeigen verzögertes Wachstum und deformierte Knochenbildung. Auch beim Küken führt siliziumfreies Futter zur Störung des Knochenwachstums. Man fand überdies, daß sich Silizium an den Stellen der Knochenneubildung anreichert. Bei der physiologischen Ossifikation wird zuerst eine aus Kollagen und Glykanen (z. B. Chondroitinsulfat) bestehende organische Matrix aufgebaut, in die sich dann Kalziumphosphat ablagert. Bei Säugetieren findet sich Silizium regelmäßig in Mengen bis zu 0,01% in der Haut, in Knorpel und in Bändern. Es liegt in organischer Bindung als Bestandteil der Mukopolysaccharide vom Typus des Chondroitin-4-sulfats, des Dermatansulfats und des Heparansulfats vor; und zwar ist das Silizium in Form von Orthokieselsäure $Si(OH)_4$ etherartig an alkoholische Gruppen der Polysaccharide geknüpft, so daß auf 130–280 Polysaccharidbausteine 1 Siliziumatom entfällt. Man vermutet, daß die Orthokieselsäure die Polymerenkette durch Quervernetzung zu einer festen und zugleich elastischen Matrix verbindet.
Beim Menschen soll Silizium zudem besonders für das Wachstum der Haare und Fingernägel notwendig sein.

9.3.2 Kieselsäuredrogen

Zwar enthält die Asche so ziemlich aller Arzneidrogen Kieselsäure (0,1–1,5%), von Kieselsäuredrogen spricht man dann, wenn

- die Gehalte in der Reinasche ausnehmend hoch sind,
- wenn die Kieselsäure endogen enthalten ist,
- wenn insbesondere ein nennenswerter Anteil der Kieselsäure bei der Dekoktbereitung aus der Droge in wasserlösliche Form übergeht.

9.3.2.1 Hohlzahnkraut

Getrocknete, während der Blütezeit gesammelte, oberirdische Teile von *Galeopsis segetum* NECK (Synonym: *Galeopsis ochroleuca* LAM.) (Familie: *Lamiaceae*).

Herkunft. Eine einjährige, 10–30 cm hohe Pflanze mit stark behaartem, vierkantigem „Labiatenstengel" und ebenfalls behaarten, eiförmig-lanzettlich geformten Blättern mit grob gesägtem Rand. In den Blattachseln Büschel gelblichweißer Lippenblüten mit einem schwefelgelben Fleck auf der Unterlippe.

Sensorische Eigenschaften. Die Droge ist nahezu geruchlos. Sie schmeckt fade, leicht salzig und bitter.

Inhaltsstoffe. Phytochemisch ist das Hohlzahnkraut bisher kaum untersucht worden. Anscheinend kommen reichlich Phenolcarbonsäuren („Gerbstoffe") vor. Der Kieselsäuregehalt ist nicht sehr hoch (0,6–1,0%); 0,1–0,2% liegen als in Wasser lösliche Siliziumverbindungen vor.

Anwendung. Rational begründbare Anwendungsgebiete sind nicht bekannt. Die Droge wird als „Diuretikum" verwendet.

9.3.2.2 Schachtelhalmkraut

Im Sommer gesammelte und getrocknete grüne, sterile Sprosse von *Equisetum arvense* L. (Familie: *Equisetaceae*).

Herkunft. Der echte Ackerschachtelhalm ist eine mehrjährige Pflanze. Im Frühjahr treibt er einen graubraunen Fruchttrieb mit endständiger Sporenähre. Der (ausschließlich als Droge geeignete) sterile, grüne Sommersproß erscheint nach dem Absterben des fertilen Triebes: etwa 20–30 cm hoch mit quirlig verzweigten Seitenästen; knotig gegliedert.

Sensorik. Die Droge ist geruch- und geschmacklos; sie knirscht beim Zerkauen zwischen den Zähnen.

Inhaltsstoffe (chemisch sehr unvollständig untersucht):

- 15–18% mineralische Stoffe, hauptsächlich Kieselsäure neben reichlich Kalium.
- Flavonoide (Mengenangaben fehlen), darunter Glykoside des Quercetins und Kämpferols.

Anwendung. Als rationales Anwendungsgebiet kämen Kieselsäuremangelzustände in Frage, die allerdings schwer diagnostizierbar sein dürften. Möglicherweise steckt hinter der volksmedizinischen Verwendung von Equisetumdekokt gegen Haarausfall (Leeser 1973) und rissige Fingernägel eine zutreffende Beobachtung.
Üblich ist die Anwendung von Kieselsäuretee als „Diuretikum" zur Erhöhung des Harnflusses bei Katarrhen im Bereich von Niere und Blase.

9.3.2.3 Vogelknöterich

Die Droge stammt von *Polygonum aviculare* L. (Familie: *Polygonaceae*), einem in allen gemäßigten Klimazonen der Erde verbreiteten Kraut.

Herkunft. Der Vogelknöterich, eine einjährige Pflanze, bildet je nach Standort verschiedene Formen aus: Formen mit 10–50 cm aufsteigenden Stengeln und daneben niederliegende, flach am Boden liegende Formen. Der reichverzweigte Stengel ist dicht mit zu Scheiden umgewandelten Nebenblättern (*Orchreae*) besetzt. Die 0,5–3 cm langen Blätter sind variabel schmal und spitz oder breitoval gerundet; in den Blattachseln kleine weißliche oder rosafarbene Blüten.

Inhaltsstoffe. Neben Flavonoiden (Myricetin und Kämpferol in glykosidischer Bindung), Phenolcarbonsäuren, Gerbstoff und Schleimstoffen enthält Vogelknöterichkraut etwa 1% Kieselsäuren mit einem in Wasser löslichen Anteil von etwa 20%.

Anwendung. Als „Hemero-Tee" wurde das Kraut eine Zeitlang als Mittel zur Behandlung von Bronchitis und Asthma vertrieben. Aus dieser Zeit dürfte der Usus stammen, Vogelknöterich Hustenmitteln zuzusetzen. Die Droge gilt auch als „Diuretikum".
Die Droge ist toxikologisch nicht unbedenklich: Die LD_{50} (minim.) für Katzen und Kaninchen beträgt 20 ml/kg KG bei per os Applikation und etwa 2 ml/kg KG, wenn intravenös appliziert (Duke 1985). Beim Umgang mit der Droge wurden Kontaktdermatitiden beobachtet (Mitchell u. Rook 1979). Da der therapeutische Nutzen der Droge als sehr gering zu veranschlagen ist, sollte in Anbetracht eines toxikologischen Risikos auf die Verwendung der Droge vorerst verzichtet werden. Zur Chemie des toxischen Inhaltsstoffes liegen keine Untersuchungen vor.

9.4 Jod führende Drogen

9.4.1 Jod in Meeresalgen

Jod, ein für den Säugetierorganismus sowie für den Menschen lebenswichtiges Element, findet sich in der Natur in nur geringer Menge. Es ist Bestandteil der im Meerwasser gelösten Salze. Bestimmte Meeresalgen (Rot- und Braunalgen) zeichnen sich durch die ausgeprägte Fähigkeit aus, Jod aus dem umgebenden Meerwasser selektiv aufzunehmen und zu speichern; Makroalgen können Jod in einer bis zu 20000mal höheren Konzentration als das freie Meerwasser enthalten. Jod liegt in den Algen in organischer Bindung vor, eigentümlicherweise auch in Form jodierter Thyrosinderivate, wie sie für die Schilddrüsenhormone des Menschen kennzeichnend sind (Abb. 9.2). Die einzige, auch heute noch verwendete Joddroge ist der getrocknete Blasentang, *Fucus vesiculosus* L.

9.4.2 Fucus vesiculosus (Blasentang)

9.4.2.1 Die Droge
und ihre volksmedizinische Anwendung

Fucus ist eine Gattung aus der Klasse der Braunalgen. Es handelt sich um Meeresalgen mit flachem, bandartigen, über 1 m langen Thallus, in den bei den meisten Algen zahlreiche große Luftblasen eingewachsen sind. Die an den europäischen Küsten häufigste Art ist der Gemeine Blasentang, *Fucus vesiculosus* L., von dem es mehrere Varianten gibt. Recht häufig ist sodann der Sägetang, *Fucus serratus* L., dessen lederiger, braunschwarz bis olivgrün gefärbter Thallus zum Unterschied vom ganzrandigen Thallus des Blasentangs gezähnt ist.

Sensorik. Blasentang weist einen schwachen eigenartigen Geruch (nach „Seeluft") auf. Der Geschmack ist unangenehm, schleimig und salzig.

Inhaltsstoffe. Etwa 15% mineralische Bestandteile, darunter Jod (0,03–0,08%) und Arsen (Mengenangaben fehlen). Mindestens 0,02% Jod liegen in organischer Bindung vor, insbesondere in Form jodierter Derivate des Thyronins (Abb. 9.2). Über Alginsäure und andere Hydrokolloide aus Meeresalgen s. Kap. 3.4.12.1.

Anwendung. Der Blasentang wurde früher gegen Fettleibigkeit und Struma angewendet. Bis heute ist er Bestandteil in einigen „Schlankheitstees". Zwar stecken hinter dieser alten empirischen Anwendung richtige Beobachtungen über die Wirkung von Jodverbindungen (siehe dazu das nächste Kapitel), doch ist die Jod- bzw. Thyroxintherapie mit Blasentang allein schon wegen der Unsicherheit der Dosierung infolge stark schwankender Zusammensetzung abzulehnen. Zur Behandlung von Hypothyreosen stehen exakt dosierbare Reinstoffpräparate zur Verfügung. Die Verwendung gegen Fettsucht oder gar als bloßes Schlankheitsmittel ist nicht verantwortbar, da auch bei niedriger Dosierung von Schilddrüsenhormonen die Gefahr der *Hyperthyreosis factitia* (vom lat. *factitius* = nicht natürlich, künstlich) besteht. Auch Anfälle von *Angina pectoris*, selbst Herzinfarkte können durch Schilddrüsenhormone ausgelöst werden (Greten u. Schettler 1977).
Symptome bei Überdosierung sind u. a. Unruhe, Schlaflosigkeit, Tremor, gesteigerter Stoffwechsel (Schwitzen, leichte Temperaturhöhung), Erhöhung der Herzfrequenz, Schlagvolumen und Blutdruck (Neuman u. Schenck 1975).

9.4.2.2 Anhang:
Jodthyronine und Energiestoffwechsel

Mangel an Schilddrüsenhormonen (vorzugsweise T_3 und T_4) spiegelt sich in einer Senkung des Grundumsatzes wieder. Bei Überdo-

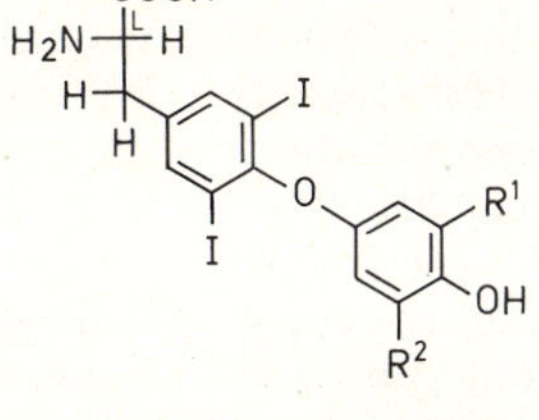

R^1	R^2	
H	H	Dijodthyronin (T_2)
H	I	Trijodthyronin (T_3)
I	I	Thyroxin (T_4)

Abb. 9.2. Jodierte Derivate des Thyronins kommen im Säugetierorganismus vor und fungieren dort als Hormone (T_3, T_4); sie sind sodann, neben anderen organischen Jod- und Bromverbindungen, häufige Bestandteile in Rot- und Braunalgen. 3,5-Dijod- und 3,5,3'-Trijodthyronin wurden u. a. in *Fucus vesiculosus* gefunden

9.5 Selen als essentielles Spurenelement

Selen ist ein gefährliches Gift und ein lebenswichtiges Element zugleich, jeweils abhängig von der Dosis. Der physiologische Konzentrationsbereich – die Marge zwischen Selenmangel und Selenvergiftung – ist dabei sehr klein. Die Zusammenhänge wurden zuerst von Veterinärtoxikologen erkannt. Sind die Böden und damit das Futter selenreich, so kommt es zu chronischen Selenvergiftungen bei Nutztieren („Alkalikrankheit"), die früher zu großen Verlusten geführt hat. Weidetiere, deren Futtern selenarm ist, entwickeln eine als Weißmuskelkrankheit bezeichnete Degeneration der Skelettmuskulatur, an der sie zugrunde gehen.

Alle akuten Selenmangelsyndrome lassen sich im wesentlichen auf den Mangel an Glutathionperoxidase zurückführen, ein Enzym, das die Aufgabe hat, endogenes Wasserstoffperoxid sowie insbesondere die beim Fettsäuremetabolismus anfallenden organischen Peroxide zu reduzieren, bevor sie – durch Freisetzung von Hydroxy-Radikalen – zerstörend auf Zellmembranen wirken können. Selen übt eine ähnliche Schutzwirkung wie die Tokopherole (s. Kap. 10.2.5) aus, wobei sich Selen und die Tokopherole aber wechselseitig nicht vertreten können. Wegen der zentralen Bedeutung, welche die Lipidperoxidation in biologischen Systemen zukommt, überrascht es kaum, daß Selen gegen Einflüsse schützt, die mit der Beschleunigung von Alterungsvorgängen, Schädigungen des Herzmuskels und mit der Krebsentstehung (über das Immunsystem) in Zusammenhang gebracht werden (Schrauzer 1983; Watson u. Leonard 1986).

Seitdem Selen als Bestandteil pflanzlicher Arzneidrogen aufgefunden worden ist, stellt man sich die Frage, ob der Selengehalt zur vorbeugenden oder auch therapeutischen Wirkung der betreffenden Drogen einen Beitrag leistet. Als gute Selenquellen gelten der Knoblauch (0,3 ppm) und Kürbissamen (0,1–0,4 ppm). In entsprechende Überlegungen muß allerdings die Tatsache mit einbezogen werden, daß einige unserer Nahrungsmittel vergleichbare Selengehalte aufweisen: Roggenbrot (0,1–0,2 ppm), Hafer (0,35 ppm), Reis (0,38 ppm), Fische (0,75 ppm) (Schrauzer 1983). Hinzu kommt: Der physiologisch

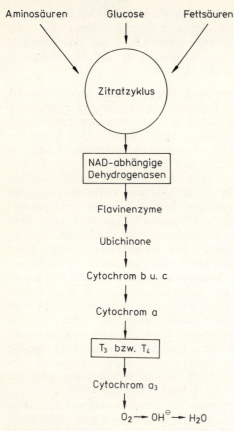

Abb. 9.3. Stellung der Schilddrüsenhormone im katabolen Stoffwechsel (Schole 1982). Die Hormone können die Elektronenübertragung zwischen der Eisenkomponente der Cytochromoxidase (ca) und der Kupferkomponente (ca$_3$) katalysieren. Durch die „Potentialbrücke" Thyroxin wird die Aktivierungsenergie von ca herabgesetzt, wodurch Atmung und oxidative Phosphorylierung gesteigert werden (Schole 1966, 1982)

sierung ist der Stoffwechsel hingegen gesteigert, die Patienten verlieren an Körpergewicht. Über die Wirkungsweise der Jodthyronine auf subzellulärer Ebene ist man sich nicht ganz im klaren. Experimentelle Hinweise gibt es dafür, daß T_3 und T_4 den Elektronentransport in der Atmungskette beschleunigen. Wahrscheinlich können T_3 und T_4 als Redoxkatalysatoren Teil der Atmungskette werden, indem sie die letzte Stufe der Kette (Abb. 9.3), die Stufe mit der größten Potentialdifferenz, überbrücken und damit die Geschwindigkeit des Elektronenflusses einregulieren (Schole 1966; 1982).

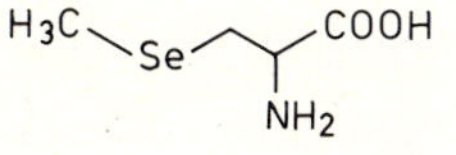

Abb. 9.4. Eine Reihe von Pflanzen, die auf selenhaltigen Böden wachsen, reichern Selen an und führen es in organische Verbindungen über, hauptsächlich in selenhaltige Derivate des Methionins, Cysteins und nahe verwandter Aminosäuren

Se-Methylselenocystein

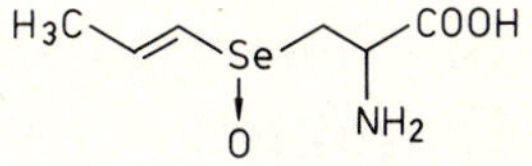

Se-Propen-1-ylcystein-selenoxid

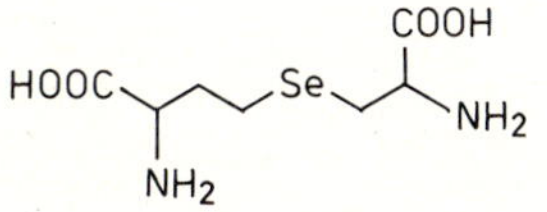

Selenocystathionin

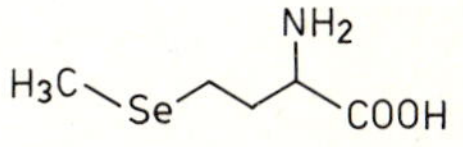

Selenomethionin

optimale Bereich ist beim Menschen noch nicht bestimmt worden; die obere Grenze scheint beim Menschen bei 0,2 mg pro Tag zu liegen und sollte nicht während längerer Zeit überschritten werden (Food an Nutrition Board 1980).
Selen kommt in pflanzlichem Material außer in anorganischer auch in organischer Bindung vor (Abb. 9.4).

Literatur

André G (1919) Distribution et migration des matières salines chez un végétal annuel. Bull Soc Chim France 25:610–613

Baumeister W (1954) Mineralstoffe und Pflanzenwachstum, 2. Aufl. Fischer, Stuttgart

Baumeister W (1958) Die Aschenstoffe. In: Ruhland W (Hrsg) Handbuch der Pflanzenphysiologie, Bd IV: Die mineralische Ernährung der Pflanze. Springer, Berlin Göttingen Heidelberg, S 5–36

Chapman VJ, Chapman DJ (1980) Seaweeds and their uses. Chapman & Hall, London

Duke JA (1985) Handbook of Medicinal Herbs. CRC Press, Boca Raton (USA), p 390 (betr. *Polygonum aviculare*)

Food and Nutrition Board (1980) Recommended Dietary Allowances 9th rev ed National Academy of Sciences Washington DC

Fricke U (1985) Diuretika-Pharmakologie, Therapie, Interaktionen. Medizinische Monatshefte für Pharmazeuten 8:322–355

Ganong WF (1971) Medizinische Physiologie. Springer, Berlin Heidelberg New York, S 681–692 (betr. Ausscheidungs- und regulatorische Funktion der Niere)

Greten H, Schettler G (1977) Krankheiten des Fettstoffwechsels. In: Buchborn E et al. (Hrsg) Therapie innerer Krankheiten, 3. Aufl. Springer, Berlin Heidelberg New York, S 326–334

Hagenström U, Elze A (1986) Blasen- und Nierentee Phytogalenische Überlegungen. Dtsch Apoth Ztg 126:1917–1921

Hofsommer HJ, Bielig HJ (1982) Der Selengehalt pflanzlicher Lebensmittel in der Bundesrepublik. Deutsche Lebensmittel-Rundschau 78:39–48

Leeser O (1973) Lehrbuch der Homöopathie, Spezieller Teil-Arzneimittellehre, Bd B/I (Pflanzliche Arzneistoffe). Haug, Heidelberg, S 305

Lobban CS, Wyne MJ (1981) The biology of seaweeds. Blackwell, Oxford

Maiwald L (1986) Pflanzliche Urologika – therapeutische Möglichkeiten. Kneipp-Physiotherapie 6(2):1–5

Mitchell JC, Rook A (1979) Botanical dermatology. Greenglas, Vancouver, p 787 (zitiert nach Duke JA loc. cit.)

Neumann F, Schenck B (1975) Schilddrüsenhormone. In: Forth W, Henschler D, Rummel W (Hrsg) Allgemeine und spezielle Pharmakologie und Toxikologie. Bibliographisches Institut, Mannheim Wien Zürich, S 343–347

Ritter U (1982) Naturheilwesen. Sonntag, Regensburg S 58–59

Schilcher H (1986) Cucurbita-Species, Kürbis-Arten. Z Phytotherapie 7:19–23

Schilcher H, Bornschein U (1986) Goldrutenkraut, Untersuchungen zur Qualität. Dtsch Apot Ztg 126:1377–1380

Schole J (1966) Theorie der Stoffwechselregulation unter besonderer Berücksichtigung der Regulation des Wachstums. Parey, Berlin

Schole J (1982) Theory of metabolic regulation including hormonal effects on the molecular level. J Theor Biol 96:579–615

Schrauzer GN (1983) Selen, neuere Entwicklungen aus der Biologie, Biochemie und Medizin. Verlag für Medizin, Heidelberg

Schwarz K (1973) A bound form of silicon in glycosaminglycans and polyuronides. Proc Nat Acad Sci, USA 70:1608–1612

Symposium Murnau (1985) Kalium und Ernährung. Klinik aktuell. Redaktionsbeilage der Z Krankenhausarzt, Heft 2, 1986 S 5–7

Watson RR, Leonard TK (1986) Selenium and vitamins A, E and C: nutrients with cancer prevention properties. J Am Diet Assoc 86:505–510

10 Sondergebiete. Arzneistoffe, die vorwiegend als Extrakte angewendet werden (Phytopharmaka)*

10.1 Digitaloide

10.1.1 Extraktpräparate aus Digitaloiddrogen

10.1.1.1 Allgemeines

Unter Digitaloiden versteht man herzwirksame Glykoside, die im Vergleich zu Digitoxin und Digoxin einen stärker polaren Charakter aufweisen und in ihrer Pharmakokinetik den Strophanthinen (s. 4.6.8.4) näher stehen. Es wäre somit weit zutreffender, sie als Strophanthinoide zu bezeichnen. Im folgenden werden Digitaloide enthaltende Drogen besprochen, die in Form von Extraktpräparaten, und zur peroralen Anwendung bestimmt, angewendet werden. Es handelt sich um die folgenden Drogen: Adoniskraut, Maiglöckchenkraut, Oleanderblätter und Meerzwiebel.

Zwischen der Therapie mit herzwirksamen Glykosiden (Digitoxin, Digoxin) auf der einen Seite und der Anwendung von Digitaloidextraktpräparaten auf der anderen Seite muß streng unterschieden werden. Digitaloide wirken zwar grundsätzlich gleichartig wie die herzwirksamen Glykoside Digitoxin und Digoxin; daher ist es im Prinzip möglich – sofern hinreichend hoch dosiert wird und sofern die unterschiedliche Pharmakokinetik beachtet wird –, auch mit Digitaloidextraktpräparaten Herzinsuffizienz zu therapieren. Es ist jedoch international anerkannte Lehrmeinung, daß wegen ihrer geringen und überdies schwankenden Resorptionsquote diese Form der Glykosidtherapie mit unnötigen Risiken verbunden sei. Digitaloidextraktpräparate werden daher in der modernen Medizin nicht mehr verwendet.

Trotz ihrer Ablehnung für die rationale Pharmakotherapie werden Digitaloidextraktpräparate in der ärztlichen Allgemeinpraxis in ziemlich großem Umfang weiter verordnet. Hinzu kommt: Zahlreiche Fertigarzneimittel mit Digitaloiden dürfen ohne ärztliche Verordnung abgegeben werden, so daß sie auch in der Laienmedizin aktuell bleiben. Schließlich werden Digitaloide, gleichsam maskiert, als Bestandteil bestimmter Venenmittel eingenommen.

Die Gründe dafür, warum so hartnäckig an den Digitaloiden festgehalten wird, sind nicht klar. Es scheint, als würden diese Präparate vorzugsweise dann gegeben, wenn lediglich ein Verdacht auf nachlassende Herzleistung besteht (Indikation „Altersherz"). Probatorische Gaben könnten auch sonst eine Rolle spielen. Häufig lautet der Indikationsanspruch „nervös-funktionelle Herzbeschwerden sowie andere Beschwerden mit starker psychosomatischer Komponente (Kreislauflabilität, Wetterfühligkeit, Extrasystolie)". In der Laienmedizin könnte der Glaube an protektiv-prophylaktische Wirkungen eine Motivation für die Einnahme der Digitaloide darstellen.

Sensorische Eigenschaften. Alle herzwirksamen Glykoside weisen einen bitteren Geschmack auf; daher schmecken Digitaloiddrogen durchweg bitter. Dem bitteren kann sich, bedingt durch Begleitstoffe, ein scharfer Geschmack (Adoniskraut, Maiglöckchenkraut) hinzugesellen.

Chemie der Digitaloiddrogen. Vergleiche die Besprechung der Einzeldrogen (10.1.1.2–10.1.1.5). Die Geninteile der Digitaloide unterscheiden sich vom Digitoxin/Digoxin dadurch, daß weitere Sauerstoffunktionen (Hydroxygruppen, Aldehydgruppen) im Molekül vorliegen, wodurch das Molekül einen stärker polaren Charakter erhält. Die Scillaglykoside (10.1.1.5) nehmen durch den sechsgliedrigen Ring eine gewisse Sonderstellung ein. Eine bestimmte Digitaloiddroge enthält jeweils herzwirksame Glykoside in größerer Zahl, weshalb man von einem Glykosidspektrum spricht. Dasjenige Glykosid, das mengenmäßig vorherrscht, bezeichnet man als Hauptglykosid. Eine Droge kann auch 2 oder 3 Hauptglykoside enthalten, wenn diese in jeweils vergleichbaren Konzentrationen vertreten sind.

---

* Literatur abschnittsweise, s. S. 579, 592, 595, 609, 612, 627, 631, 639, 659, 674, 681, 691, 699, 709.

Gesamtkonzentration und prozentuale Verteilung der Einzelglykoside im Gesamtspektrum sind in der Regel nicht konstant: Wenn die Unterschiede genetisch fixiert sind, spricht man von Variabilität (der Glykosidführung).

Prüfung auf Identität. Die neueren Pharmakopöen lassen mittels halbquantitativer DC prüfen. Nur die Hauptglykoside werden dabei erfaßt.

- *Anreicherung*: Extraktion mit Methanol-Wasser unter Zusatz von Blei(II)-acetat (zur Fällung von Phenolen einschließlich Flavonen und Gerbstoffen). Glykoside aus der Wasserphase mit Chloroform ausschütteln. Chloroformphase zur Trockene bringen, Rückstand in Methanol lösen (= Prüflösung)
- *Chromatographie:* Kieselgel. Fließmittel: die Wahl erfolgt so, daß für die Trennung das Prinzip der Verteilung zur Geltung kommt, z. B. Wasser-Methanol-Chloroform (2+18+80) oder Wasser-Methanol-Ethylacetat (8+11+81).
- *Nachweis:* Reagens nach Jensen-Kny (s. S. 228) oder Anisaldehyd-Reagens mit Auswertung im UV (Fluoreszenzen) u./o. im Tageslicht. Da es sich um Glykoside handelt, sind auch Sprühreagenzien für Zucker brauchbar, z. B. Thymol-Schwefelsäure (Beispiel: Maiglöckchenkraut nach DAB 9).
- *Referenzlösung.* Sie kann Stoffe enthalten, die in der Prüflösung erwartet werden (Convallatoxin im Maiglöckchenkraut), chemisch verwandte Stoffe (Digitoxin und Lanatosid C zur Prüfung von Adoniskraut und Meerzwiebel nach DAB 9) oder andere Stoffe ähnlicher Polarität (Methylrot und Arbutin für Oleanderblätter nach DAB 9).

Biologische Standardisierung. Wirkwertbestimmung nach DAB 9. Präparate, welche kristallisierte Einzelstoffe enthalten, können durch Gewicht eingestellt und dosiert werden. Das jeweilige Industriefertigpräparat besitzt dann eine konstante Wirkungsstärke. Präparationen, welche Glykosidgemische enthalten, wie dies für die Digitaloidextraktpräparate zutrifft, schwanken hingegen von Charge zu Charge in ihrem Glykosidgehalt; deshalb werden sie biologisch auf einen internationalen Standard eingestellt; damit soll sichergestellt werden, daß gleiche Mengen eines bestimmten Präparats dieselbe Wirksamkeit besitzen – unabhängig von der Herstellungscharge oder dem Hersteller.

Zur Standardisierung werden in der Regel Meerschweinchen benutzt, bei denen unter Vergleich mit einem Standard die Menge des zu untersuchenden Präparats ermittelt wird, welche unter i. v.-Zufuhr bei konstanter Infusionsgeschwindigkeit den Herzstillstand herbeiführt. Das gleiche Vorgehen kann an der Katze zur Standardisierung benutzt werden. Bei beiden Methoden wird die pro kg KG zum Herzstillstand führende Dosis als Einheit definiert.

Das DAB 9 legt fest, zur biologischen Bestimmung des Wirkwerts von Digitaloiddrogen die Meerschweinchenmethode nach Knaffel-Lenz zu benutzen. Als Referenzstandards dienen eingewogene Lösungen von Reinglykosiden:

- Cymarin für Adonis-vernalis-Pulver,
- Convallatoxin für Maiglöckchenpulver,
- Oleandrin für Oleanderblätter,
- Proscillaridin für Meerzwiebelpulver.

Ermittelt werden die DL_{100} für Drogenextrakt (bezogen auf 1 g = 1 000 mg getrocknete Droge) und für Referenzglykosid (bezogen auf 1 mg). Aus dem Vergleich der beiden DL_{100} errechnet sich die sog. Meerschweincheneinheit (MSE). 1 MSE ist jene Menge Droge bzw. Referenzglykosid, die 1 g Meerschweinchen tötet. Das Ergebnis läßt sich auch als äquieffektiver Glykosidgehalt angeben. Beispiel: Eingestelltes Maiglöckchenpulver hat nach DAB 9 einen Wirkwert, der einem Gehalt von 0,2% Convallatoxin entspricht.

Anstelle von Reinsubstanzen können auch Standarddrogen zum Vergleich herangezogen werden (z. B. nach ÖAB). Der biologische Wirkungswert der einzustellenden Droge muß dann mindestens so groß sein, wie der Wirkungswert der nationalen oder internationalen Standarddroge.

Moderne Standardisierungsverfahren. Das moderne Verfahren der Hochdruckflüssigkeitschromatographie (HPLC) erlaubt es, den Drogenextrakt aufzutrennen und alle in ihm enthaltenen Einzelglykoside quantitativ zu bestimmen. Da die MSE der Reinstoffe (der Reinglykoside) bekannt sind, ergibt sich eine

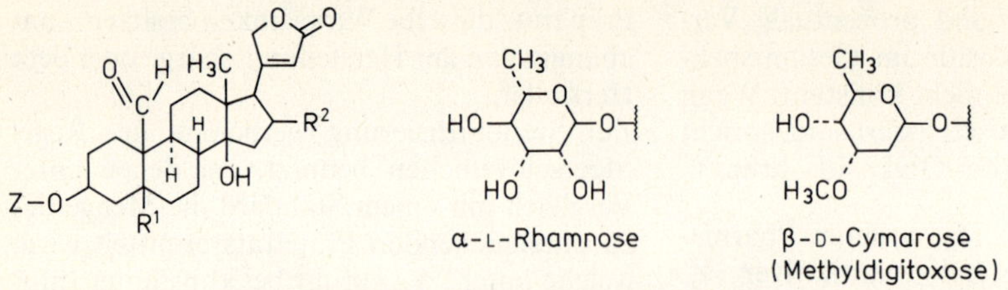

574   10 Sondergebiete. Arzneistoffe die vorwiegend als Extrakte angewendet werden

	Aglykon			Zucker (Z)
	Name	R^1	R^2	
Cymarin	k-Strophanthidin	OH	H	β-D-Cymarose
Adonitoxin	Adonitoxigenin	H	OH	α-L-Rhamnose

Abb. 10.1. Adonis-vernalis-Kraut enthält 20 oder mehr Cardenolidglykoside. Die beiden Hauptglykoside sind Cymarin und Adonitoxin. Die Aglykone dieser beiden Glykoside k-Strophanthidin und Adonitoxigenin, sind stellungsisomere Cardenolide mit einem β-Hydroxyl am C-5 bzw. am C-16. Cymarose ist gleich wie Digitoxose ein 2,6-Didesoxyzucker, wogegen die L-Rhamnose eine einfache 6-Desoxy-L-Mannose darstellt

Korrelation zwischen chemischen Konzentrationsangaben und den daraus rechnerisch ermittelten Wirkwerten auf der einen Seite und den biologisch ermittelten Wirkwerten auf der anderen. In Zukunft dürfte die HPLC-Methode die biologische Standardisierung voll ersetzen können.

Unerwünschte Wirkungen. Reizungen des Magen-Darm-Kanals.
Toxikologischer Hinweis: Erste Anzeichen von Intoxikation, die auch der Laie kennen und beachten sollte sind

- gastrointestinaler Art: Appetitlosigkeit, Erbrechen, Bauchschmerzen, Durchfall;
- neurologischer Art: Krankheitsgefühl („Malaise"), Kopfweh, Müdigkeit, Schläfrigkeit.

10.1.1.2 Adoniskraut

Herkunft. Adoniskraut ist das zur Blütezeit gesammelte und getrocknete Kraut von *Adonis vernalis* L. (Familie: *Ranunculaceae*); die Stammpflanze ist ein 10–30 cm hohes, ausdauerndes Kraut mit stark zerschlitzten Blättern und großen, goldgelben, radiären Blüten. Die Pflanze steht bei uns unter Naturschutz. Importe kommen aus Ungarn, Bulgarien und der Sowjetunion.

Inhaltsstoffe. Die Droge enthält 0,25–0,50% Cardenolidglykoside. Über 25 verschiedene Glykoside sind bisher isoliert worden; mengenmäßig dominieren Cymarin und Adonitoxin (vgl. Abb. 10.1).
An weiteren Inhaltsstoffen werden isoliert: Flavonoide, insbesondere Glykosyle (C-Glykoside) vom Typ des Vitexins; Ascorbinsäure; Zuckeralkohole und Cholin.

Anwendung. Zur Herstellung von Fluidextrakten (ethanolisch) und von Trockenextrakten, die biologisch standardisiert werden. Die Extrakte dienen als „Arzneistoff" zur Herstellung von Kombinationspräparaten, die in Tropfenform oder als Dragée angeboten werden.

10.1.1.3 Maiglöckchenkraut

Herkunft. Maiglöckchenkraut besteht nach DAB 9 aus den getrockneten, während der Blütezeit gesammelten, oberirdischen Teilen von *Convallaria majalis* L. oder nahestehender Arten. Von den „nahestehenden Arten" ist in erster Linie die in Japan heimische *Convallaria keiskei* MIQ. von Bedeutung. *Convallaria*, eine Gattung der *Convallariaceae*, umfaßt krautige Pflanzen mit kriechenden Wurzelstöcken, einem mit ganzrandigen Blättern besetzten Stengel, traubig angeordneten Blüten mit oberständigem Fruchtknoten, aus dem sich eine kugelige, 3- bis 6samige Beere entwickelt. Drogenimporte kommen aus den Balkanländern und aus China.

Inhaltsstoffe. Die von *Convallaria majalis* stammende Droge enthält 0,2–0,5%, die von

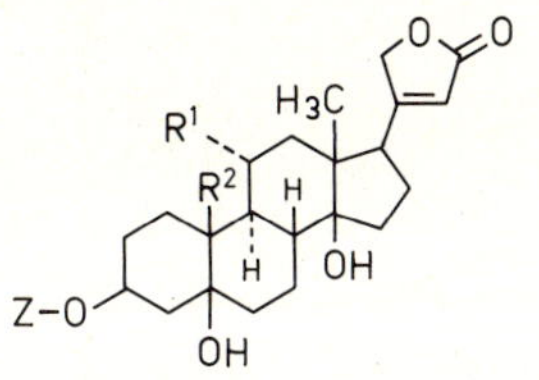

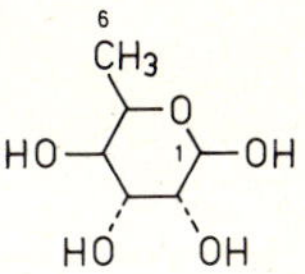

	R¹	R²	Zuckerteil (Z)
Convallosid	H	CHO	β-D-Glc-(1→4)-α-L-Rha(1→)
Convallatoxin	H	CHO	α-L-Rha-(1→)
Desglucocheirotoxin	H	CHO	β-D-Gulomethylosyl-(1→)
Convallatoxol	H	CH₂OH	α-L-Rha-(1→)
Lokundjosid	OH	CH₃	α-L-Rha-(1→)

Abb. 10.2. Die mengenmäßig vorherrschenden Glykoside des Maiglöckchenkrauts. Man beachte die seltene 11-α-Hydroxygruppe im Lokundjosid, die auch für das g-Strophanthin typisch ist. 6-Desoxy-D-Gulose (Synonym: Gulomethylose) ist ein Vertreter der seltenen Zucker. Alle Zucker liegen in der Pyranoseform vor

C. keiskei stammende bis zu 1% Gesamtglykoside. Das Gesamtglykosidspektrum besteht aus etwa 30 verschiedenen Glykosiden; mengenmäßig dominieren Convallosid, Convallatoxin, Desglucocheirotoxin, Convallatoxol und Lokundjosid, doch variiert ihre prozentuale Aufschlüsselung stark in Abhängigkeit von der Drogenherkunft (Abb. 10.2).

Pflanzen aus West- und Nordeuropa sind vergleichsweise reich an Convallatoxol und Convallatoxin, während osteuropäische Pflanzen einen hohen Convallosidgehalt aufweisen. Jugoslawische Herkünfte enthalten reichlich Lokundjosid, was auch für die von *C. keiskei* stammende Droge typisch ist.

Weitere Inhaltsstoffe. Saponine vom Furostanoltyp (Abb. 4.54); Flavonoide; Pflanzensäure, darunter die Chelidonsäure.

Anwendung. Zur Herstellung von Tinkturen, Fluid- und Trockenextrakten; diese Galenika werden weiter zu Kombinationspräparaten verarbeitet. Nicht alle dieser Fertigarzneimittel sind biologisch standardisiert.

10.1.1.4 Oleanderblätter

Herkunft. *Nerium oleander* L. ist ein 7–8 m hohes Holzgewächs (Familie: *Apocynaceae*) des Mittelmeerraums mit karminroten oder weißen Blüten. In Mitteleuropa wird Oleander gern als Zierpflanze mit einfachen oder gefüllten, verschiedenfarbigen Blüten gezogen. Als Droge verwendet man die vor der Blüte gesammelten und getrockneten Blätter.

Inhaltsstoffe. Mindestens 1,5% Cardenolide, berechnet als Oleandrin (nach DAC), welches das Hauptglykosid der Droge darstellt (vgl. Abb. 10.3). Die Glykosidfraktion setzt sich aus mindestens 15 Einzelkomponenten zusammen, die in 3 Gruppen unterteilt werden können:

- 5-β-Cardenolide vom Typus der Digitoxinderivate (Beispiel: Oleandrin).
- 5-α-Cardenolide vom Typus der Uzarigeninglykoside, die allgemein als unwirksam gelten, da die Ringe A und B *trans*-verknüpft sind, was mit einer erheblichen Änderung im räumlichen Bau des Moleküls verbunden ist. Einige Vertreter zeigen jedoch ausgeprägt die typischen Wirkungen der 5-β-Cardenolidglykoside. Ob α-Cardenolide herzwirksam sind, scheint sehr stark von der Konstitution des Zuckerteils abhängig zu sein, und zwar in dem Sinne, daß Verknüpfung mit Desoxyzuckern die Herzwirksamkeit (und Toxizität) steigert (Beispiel: Oleanderblätter) und daß Verknüpfung mit D-Glucose (Beispiel: Uzarawurzel, s. 10.1.1.5) sie stark reduziert.
- Herzinaktive Cardenolide, z. B. das Adynerin. Die Aglykonkomponente dieses D-Diginoseglykosids stellt ein Digitoxigenin

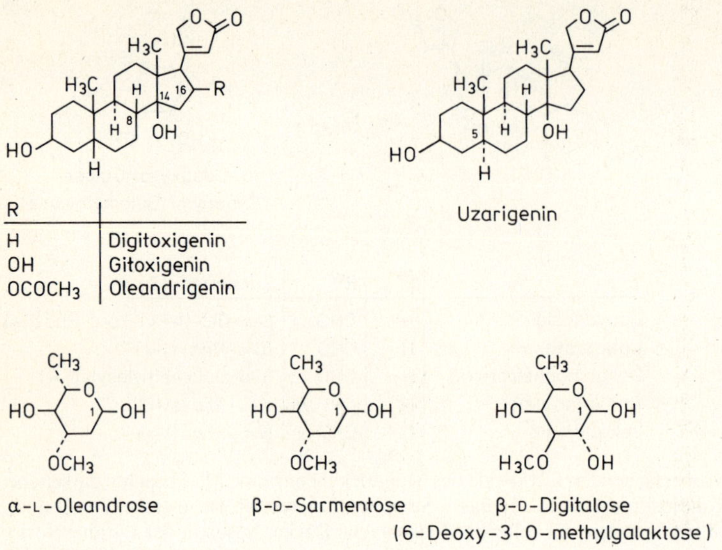

576 10 Sondergebiete. Arzneistoffe die vorwiegend als Extrakte angewendet werden

R	
H	Digitoxigenin
OH	Gitoxigenin
OCOCH$_3$	Oleandrigenin

Uzarigenin

α-L-Oleandrose   β-D-Sarmentose   β-D-Digitalose
(6-Deoxy-3-O-methylgalaktose)

Abb. 10.3. Oleanderblätter enthalten eine Vielzahl von herzwirksamen Glykosiden, eine Vielfalt, die durch unterschiedliche Kombination von Aglykonen mit Zuckern zustande kommt. Eine Gruppe von Aglykonen bilden Digitoxigenin und seine C-16-Derivate: 16-Hydroxydigitoxigenin oder Gitoxigenin und 16-Acetoxydigitoxigenin oder Oleandrigenin. Eine zweite Gruppe von Aglykonen stellen stärkere Abwandlungsprodukte des Digitoxigenins dar: einmal das diastereomere Uzarigenin mit unterschiedlicher Konfiguration am Kohlenstoff C-5 (Ringe A/B sind *trans*-verknüpft) und das Adynerigenin (formelmäßig nicht wiedergegeben), ein Digitoxin, dessen 14-β-OH eine etherartige Brücke zwischen C-8 und C-14 ausgebildet hat. Die jeweiligen Aglykone sind mit 1–3 Zuckern glykosidisch verknüpft. Als Zucker finden sich neben D-Glucose seltene Desoxyzucker, wie die Oleandrose, die Sarmentose und die Digitalose. Hauptglykoside sind: 3-(α-L-Oleandrosyl)-16-acetoxydigitoxigenin (Synonym: Oleandrosid) und das sogenannte *Digitalinum verum*, ein Diglykosid des Gitoxins mit 4-O-(β-D-glucosyl)-β-D-digitalose als Zuckerkomponente

dar, dessen 14-β-Hydroxyl nicht mehr frei vorliegt, sondern zum C-8 eine 8,14-Epoxy-Brücke bildet; das heißt Adynerigenin ist identisch mit 3β-Hydroxy-8,14-epoxy-cardenolid.

Neben den genannten Steroidglykosiden sind im Oleanderblatt die Flavonolglykoside Rutin und Kämpferol-3-rhamno-glucosid enthalten; ferner β-Sitosterin sowie Ursol- und Oleanolsäure.

Anwendung. Die Droge dient zur Herstellung von Extrakten, die – nach biologischer Standardisierung – zu Fertigarzneimitteln (meist zu Kombinationspräparaten) weiter verarbeitet werden.
Oleanderextrakt zeigt die allgemeine Herzwirkung der Digitaloidgruppe. Als Indikationen werden häufig genannt: Altersherz, vegetativfunktionelle Herzbeschwerden, postinfektiöse Herz- und Kreislauflabilität, Kreislaufregulationsstörungen, Wetterfühligkeit.

10.1.1.5 Meerzwiebel

Herkunft. Stammpflanze der Meerzwiebel – pharmazeutisch *Bulbus Scillae* oder *Scillae bulbus* – ist *Urginea maritima* (L.) BAKER (Familie: *Hyacynthaceae*).

Latinisiert müßte die Droge eigentlich *Bulbus Urgineae* bzw. *Urgineae bulbus* heißen. Man hat jedoch den traditionellen Namen beibehalten, der aus einer Zeit stammt, als die Meerzwiebelpflanze zur Gattung *Scilla* gestellt wurde. Beide Gattungen stehen sich taxonomisch sehr nahe. Ein gutes Unterscheidungsmerkmal sind die zusammengedrückten oder kantigen Samen der *Urginea*-Arten, ein Merkmal, von dem der Gattungsname (lat. urgere = zusammendrücken, pressen) abgeleitet wurde.

Urginea maritima ist in den Mittelmeerländern beheimatet. Die Pflanze treibt ca. 50–100 cm hoch. Ihre Zwiebel ragt teilweise aus dem Boden und besteht aus zahlreichen (etwa 40) fleischig-schleimigen, weißen Schuppen, die außen von braunen, trockenhäutigen Schuppen umgeben sind. Die Droge besteht lediglich aus den mittleren Zwiebelschuppen der weißzwiebeligen Rasse, die zur Beschleunigung des Trocknungsvorgangs in Streifen geschnitten werden. Die äußeren Schuppen sind hautig und wertlos; die inneren wegen ihres hohen Schleimgehalts sehr schwer zu trocknen.

Man unterscheidet von der Meerzwiebel zwei Varietäten, die „weiße" und die „rote" Meerzwiebel. Der Farbunterschied beruht auf der Anthocyanführung der roten Varietät; dieses Merkmal ist (zufällig) mit Unterschieden in der Wirkstoffzusammensetzung korreliert. Hauptverbreitungsgebiet der weißen Varietät ist das östliche Mittelmeergebiet; das der roten Varietät das westliche.

Sensorische Eigenschaften. Die Droge ist fast geruchlos; sie schmeckt schleimig und unangenehm bitter.

Inhaltsstoffe. Die herzwirksamen Glykoside der Meerzwiebel sind, zusammen mit den herzaktiven Wirkstoffen der schwarzen Nieswurz (*Helleborus niger* L.) und den Krötengif-

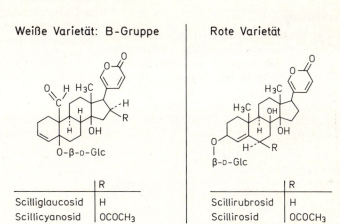

Abb. 10.4. Die in der Meerzwiebel vorkommenden Glykoside sind C_{24}-Steroide mit einem C-17-Pentadienolidring, sie gehören der Bufadienolidreihe an (Abb. 4.63). Hauptglykoside sind Scillaren A und Proscillaridin A. Beide Glykoside sind herzwirksam, obwohl das für die Wirkung als obligat betrachtete Merkmal *cis*-ständiger Substituenten an C-5 und C-10 (d. h. Ringe A/B *cis*-verknüpft) nicht vorliegt. Begleitglykoside sind in der Weißen Varietät die Glykoside der B-Reihe, die durch eine 5-β-Glucosylgruppe gekennzeichnet sind; dadurch liegt nunmehr *cis*-Verknüpfung der Ringe A/B vor. Ungewöhnlich ist das Fehlen der 3-β-OH; sie ist durch eine 3,4-Doppelbindung ersetzt (formale Bildung nach Austritt von 1 Mol H_2O). Die Rote Varietät enthält als Hauptglykosid Scillirosid, dessen Aglykon (Scillirosidin) sich hauptsächlich durch seine Acetoxygruppe am C-6 vom Scillarenin unterscheidet. Als Nebenglykoside kommen neben dem Scillirubrosid (Aglykon: Scillirubrosidin) mehr oder weniger alle Glykoside vor, welche in der weißen Varietät gefunden wurden

ten, Vertreter der C_{24}-Steroide: Anstelle des für die Cardenolide typischen β-17-Butenolidrings besitzen sie einen β-17-Pentadienolidring.

Die Glykosidfraktion (Glykosidgehalt 0,1–0,2%) stellt ein Gemisch zahlreicher Bufadienolidglykoside dar; Hauptglykoside sind Scillaren A und Proscillaridin A, auf die annähernd zwei Drittel der Glykosidfraktion entfallen; das letzte Drittel besteht u. a. aus Glykosiden der B-Reihe (vgl. Abb. 10.4).

Weitere Inhaltsstoffe. Reichlich Schleimstoffe, vorwiegend Glucogalactane, und andere Polysaccharide (Fructosane); fettes Öl; ferner Flavonoide (geringe Mengen) und organische Säuren, darunter die Chelidonsäure.

Prüfung auf Identität. Sie erfolgt wie bei den anderen Digitaloiddrogen dc unter Auswertung der mit chromogenen Sprühreagenzien (nach DAB 9 Anisaldehyd-Reagenz) erzielbaren gelben Farbzonen und gelbgrünen Fluoreszenzen (UV 365 nm). Proscillaridin wandert etwas weniger rasch als die Referenzsubstanz Digitoxin; die Scillaren A-Zone liegt zwischen Start und Lanatosid C (Fließmittel s. S. 573).

Verwendung

- Zur Herstellung von galenischen Zubereitungen (Tinktur, Fluidextrakt, Trockenextrakt), die ihrerseits Arzneistoffe für Fertigarzneimittel in Tropfen- oder Drageeform darstellen.
- Ausgangsmaterial zur Extraktion und Reindarstellung von Proscillaridin (vgl. 4.6.8.4).

Hinweise zur Pharmakokinetik. Wirkungen. Die orale Resorptionsquote der Scillaglykoside mit hohem Anteil an Proscillaridin übertrifft mit 15–25% diejenige des Strophanthins. Die tägliche Abklingquote beträgt 30–50%. Die Ausscheidung erfolgt überwiegend mit der Galle.

Scillaextraktpräparate wirken grundsätzlich gleichartig wie Digitoxin; die Unterschiede betreffen die Zeitfaktoren der Wirkung (Wirkungskinetik). Hinsichtlich der therapeutischen Breite besteht zwischen Digitoxin und Scillaglykosiden kein Unterschied, so daß die intraindividuelle Konstanz der Resorptionsquote (zur Aufrechterhaltung eines konstanten Wirkspiegels) zu einem wichtigen Parameter wird. Gegen die Anwendung von Scillaglykosiden wird die Inkonstanz der enteralen Resorption ins Feld geführt: Bei gleicher therapeutischer Breite würden die Scillaglykoside ungleich enteral resorbiert, so daß die Aufrechterhaltung eines konstanten Blutspiegels weniger sicher gelänge als mit den herzwirksamen Glykosiden Digitoxin und Digoxin. Diese Aussage ist aber keineswegs durch entsprechende quantitative Untersuchungen belegt.

Unerwünschte Wirkungen. Magenreizend, u. U. Brechreiz hervorrufend. Meerzwiebelextrakte werden daher häufig nicht vertragen, es sei denn bei Anwendung niedriger Dosen.

Hinweis: Die Droge wird dieser ihrer saponinartigen Eigenschaft wegen in der Volksmedizin als Reflexexpektorans verwendet (Reynolds 1982, S. 692).

Dosierung. Höchste Tagesgabe 1,0 g (Droge); Extrakte entsprechend.

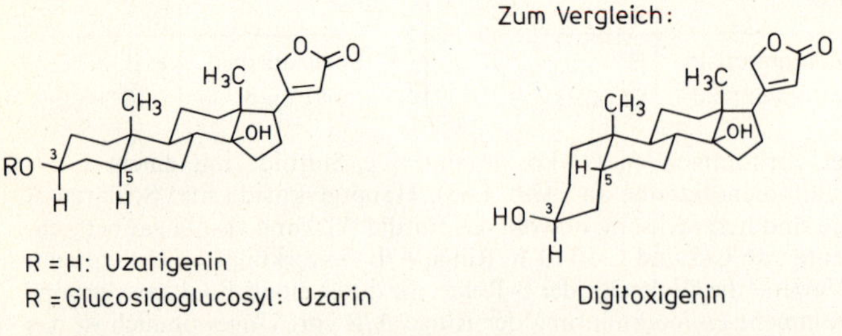

R = H: Uzarigenin
R = Glucosidoglucosyl: Uzarin

Digitoxigenin

Abb. 10.5. Die bitter schmeckenden Cardenolide der Uzarawurzel leiten sich vom Uzarigenin und vom Xysmalogenin als Aglykone ab. Uzarigenin ist ein *Allo*-Derivat des Digitoxigenins, von dem es sich durch A/B-*trans*-Verknüpfung der Ringe unterscheidet, d. h. das 5-H ist im Uzarigenin α-ständig angeordnet, wohingegen das Digitoxigenin ein 5-β-H aufweist. Die 3-OH ist im Uzarigenin äquatorial, im Digitoxigenin axial angeordnet. Im Xysmalogenin liegt eine 5,6-Doppelbindung vor, gleich wie im Progesteron

10.1.1.6 Anhang: Uzarawurzel

Die Uzarawurzel besteht aus den getrockneten Wurzeln verschiedener in Südafrika heimischer *Pachycarpus*- und *Xysmalobium*-Arten aus der Familie der *Asclepiadaceae* (*Pachycarpus* ist synonym zum Gattungsnamen *Gomphocarpus*). Es scheint, daß je nach Gegend unterschiedliche Arten als Ausgangsmaterial zur Drogengewinnung dienen. In Südafrika werden die Wurzeln von *Pachycarpus schinizianus* (SCHLTR.) N. E. BR. und von *Xysmalobium undulatum* R. BR. von den Medizinmännern zur Uzaramedizin verarbeitet und gegen Dysenterie, als Antidiarrhoikum sowie als „uterines Sedativum" verwendet.

Die Droge ist insgesamt besser durch ihre Inhaltsstoffe zu charakterisieren als durch eine Artzuordnung zu definieren. Sie besitzt einen ganz schwachen, eigenartigen Geruch und einen rein bitteren Geschmack, der nach längerem Kauen schwach brennend sein kann. Bei den Bitterstoffen handelt es sich zugleich um die Wirkstoffe der Droge. Chemisch sind es Glykoside mit einem dem Digitoxigenin nahestehenden Aglykon (s. Abb. 10.5).

Die Glykoside zeigen eine, wenn auch relativ schwache, digitalisartige Wirkung auf das Herz. Sie ist aber für die Verwendung nicht maßgeblich. Vielmehr hemmt die Droge die Darmmotilität und verengt die Blutgefäße des Darms, wirkt daher antidiarrhoisch und antispasmodisch. Die spasmolytische Wirkung zeigt sich auch am Uterus.

Literatur (zu 10.1)

Astrachanzewa LZ (1977) Geriatrische Pharmakologie. VEB Verlag Volk und Gesundheit Berlin

Bluschke V, Bonn R, Greeff K (1976) Increase in the Na^+, K^+-ATPase activity in the heart muscle after chronic treatment with digitoxin or potassium deficient diet. Eur J Pharmacol 37:189–191

Kubicek F, Reisner Th (1973) Hypoxietoleranz bei koronarer Herzkrankheit unter der Einwirkung von Digoxin und g-Strophanthin. Therapie der Gegenwart 112:747–769

Odenthal KP, Vogel G, Görler K (1983) Biologische und chemische Wertbestimmung in Glykosiddrogen im Vergleich zu reinen Glykosiden. In: Rietbrock N, Schnieders B, Schuster J (Hrsg) Wandlungen in der Therapie der Herzinsuffizienz. Vieweg, Braunschweig Wiesbaden, S 19–31

Reynolds JEF (ed) (1982) Martindale. The extra pharmacopoeia, 28th edn. Pharmaceutical Press, London

Roth L, Daunderer M, Kormann K (1984) Giftpflanzen, Pflanzengifte, Ecomed, Landsberg München

10.2 Antihypoxidotika. Mittel, welche die Hypoxietoleranz verbessern

10.2.1 Vorbemerkungen

Unter Antihypoxidotika werden im folgenden Naturstoffe oder Pflanzenextraktpräparate verstanden, von denen tierexperimentell nachgewiesen wurde, daß sie die Hypoxietoleranz des Organismus erhöhen können.

Untersuchungen aus dem Bereich der Raumfahrtmedizin führten zu dem Ergebnis, daß bestimmte Arzneimittelgaben – ähnlich wie eine Abhärtung oder ein Training in der Druckkammer – die Resistenz gegenüber einer Hypoxie erhöhen. Nach russischen Autoren erwiesen sich Bendazol (2-Benzylbenzimidazol, ein Koronardilatans), Pyrimidinderivate, Strophanthin und Convallatoxin als gut wirksam (Astrachanzewa 1977, S. 187). Von besonderem Interesse ist es, daß an Hypoxie adaptierte Tiere gegenüber experimentell induziertem Herzinfarkt deutlich widerstandsfähiger sind (Meerson 1984, S. 94–115), ein Phänomen, das an die positive Kreuzadaptation physikalischer Therapieverfahren erinnert.

Eine Erhöhung der Hypoxietoleranz ist u. a. meßbar:

- durch Verkürzung der physikalischen Adaptionszeit an große Höhen,
- durch Verlängerung der Überlebenszeit von Ratten oder Kaninchen unter Hypoxie,
- durch Verkürzung der postanoxischen Erholungsphase, gemessen im EEG.

Betont werden muß, daß jeweils nur protektive Effekte, nicht aber kurativ-therapeutische Effekte gemessen werden. Auf welchem Wege der antihypoxidotische Effekt zustande kommt, ist nicht bekannt. Sicher handelt es sich bei den Antihypoxidotika um eine heterogene Wirkstoffgruppe. Denkbar wäre, daß an der Gesamtwirkung Effekte beteiligt sind wie: Stimulierung und/oder Ökonomisierung von Stoffwechselleistungen, Hemmung der Lipidperoxidation sowie Hemmung von entzündungsauslösenden Reaktionen, Verbesserung der Fließeigenschaften des Blutes, Senkung des Gefäßtonus.

Welche Schlüsse aus den Wirkungen der Antihypoxidotika auf ihre Wirksamkeit am Menschen zu

---

* Literatur s. S. 592

ziehen sind, ist kontrovers. Auf alle Fälle dürften sie nützliche Adjuvanzien bei der Durchführung eines physikalischen Abhärtungstrainings sein, das die Förderung körpereigener Kompensationen zum Ziel hat.

Beispiel: Therapie zur Förderung der Kollateralenentwicklung durch kontrollierte körperliche Belastung. Die durch das Koronartrainingsprogramm erzeugte leichte Hypoxie stellt einen Reiz zur Dilatation der Koronargefäße dar. Die übende Beanspruchung kann zur Ausbildung von Anastomosen und Kollateralen führen. Möglicherweise wirken bestimmte Antihypoxidotika (Koronardilatatoren) synergistisch zum physikalischen Trainingsprogramm.

10.2.2 Weißdornpräparate

Herkunft. Die auf dem Arzneimittelmarkt angebotenen Weißdorn- bzw. Crataeguspräparate sind nur schwer miteinander vergleichbar.

Sie unterschieden sich nach der botanischen Drogenherkunft, d.h. hinsichtlich der Stammpflanze, welche die zu verarbeitende Droge liefert. In Frage kommen mehrere der in Europa heimischen *Crataegus*-Arten (Familie: *Rosaceae*). Ursprünglich wurden lediglich zwei Arten verwendet:

- *Crataegus monogyna* JACQ. emend. LINDM., der eingriffelige Weißdorn, ist ein mittelgroßer Baum oder kleiner Strauch mit dornigen Zweigen, tief gelappten Blättern, weißen bis rosafarbenen Blüten und tiefrot gefärbten einsamigen Scheinfrüchten. Er kommt in zahlreichen Spielarten – insbesondere auch als Mischform mit *C. laevigata* – in ganz Europa vor; in weiten Teilen Asiens und in Nordafrika ist er als Kulturpflanze weit verbreitet.
- *Crataegus laevigata* (POIR.) DC (Synonym: *C. oxyacantha* L.), der zweigriffelige Weißdorn ist ebenfalls in Europa beheimatet. 2–4 m hoher Baum oder Strauch. Dem *C. monogyna* sehr ähnlich, jedoch mit 2 oder 3 Griffeln sowie zwei- bis dreisamigen Früchten.

Nach dem Schweizer Arzneibuch (Pharm. Helv. VI) gelten nur Drogenherkünfte von *C. laevigata* und *C. monogyna* als pharmakopöegerecht. Ähnlich darf nach dem Deutschen Arzneimittelkodex (DAC) die unter der Bezeichnung Weißdorn DAC in Verkehr gebrachte Droge nur von den beiden genannten Arten stammen.

Für die Weißdornblätter mit Blüten kommen nach DAB 9 hingegen noch weitere Arten in Betracht:

- *C. azarolus* L., der Azaroldorn, auch italienische Mispel genannt; im östlichen Mittelmeergebiet beheimatet, in Süditalien kultiviert; bis 10 m hoch wachsendes Holzgewächs, ohne Dornen, mit gelappten Blättern, weißen Blüten und gelben oder orangeroten Früchten.
- *C. nigra* WALDST. et KIT., der schwarzfrüchtige Weißdorn; in Ungarn und Jugoslawien beheimatet; Habitus ähnlich dem *C. monogyna*, die Blätter jedoch entlang der Nerven behaart.
- *C. pentagyna* WALDST. et KIT., der fünfgriffelige Weißdorn; im östlichen Mitteleuropa, bis zum Balkan und der Süd-Ukraine verbreitet; ebenfalls baum- oder strauchartig, mit 1 cm langen Dornen, Blätter gelappt und an der Unterseite behaart; Früchte schwärzlich-purpurn, matt.

Sodann bestehen Unterschiede in den verwendeten Pflanzenteilen. In Frage kommen:

- die Weißdornfrüchte (eigentlich Scheinfrüchte),
- die Weißdornblätter,
- die Weißdornblüten,
- die Weißdornblätter mit Blüten (DAB 9),
- die Weißdornblätter mit Früchten,
- Gemische von Blatt, Blüte und Frucht; oft auch mit Beimischungen von Stengelteilen.

Unterschiedliche Gehalte können darauf zurückzuführen sein, daß die Droge (gilt in erster Linie für die Blattdroge) zu unterschiedlichen Zeitpunkten geerntet wird. Beispielsweise wurden im Mai 0,05% Proanthocyanidine, im August 0,14% gefunden.

Und schließlich bestehen Unterschiede im Extraktionsmenstruum: Wasser, Mischungen Wasser-Ethanol (30 bis 70%ig) oder Methanol; letzteres nur zur Herstellung von Trockenextrakten. Mit Wasser lassen sich beispielsweise besonders leicht die oligomeren (di- bis hexameren) Proanthocyanidine extrahieren; mit hochprozentigem Ethanol hingegen die polymeren Proanthocyanidine sowie die Triterpensäuren. Das Ergebnis dieser Vielfalt ist: Welche Inhaltsstoffe in welcher Menge

10.2 Antihypoxidotika. Mittel, welche die Hypoxietoleranz verbessern

Flavonol-O-glykoside

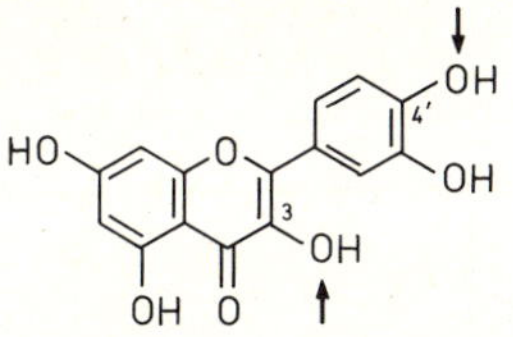

	3	4'	
	O-Gal	—	Hyperosid
	—	O-Glc	Spiraeosid
	O-Rut	—	Rutin

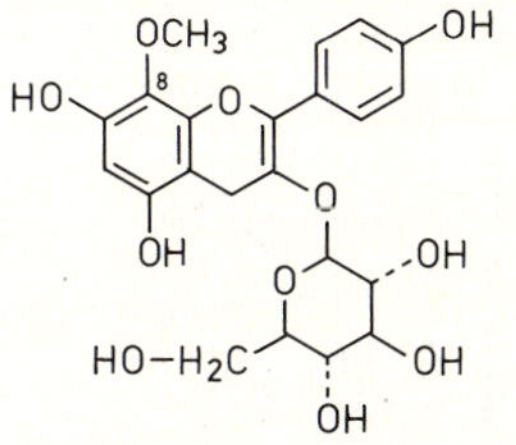

8-Methoxykämpferol-3-O-β-D-glucosid

Flavon-C-glykosyle

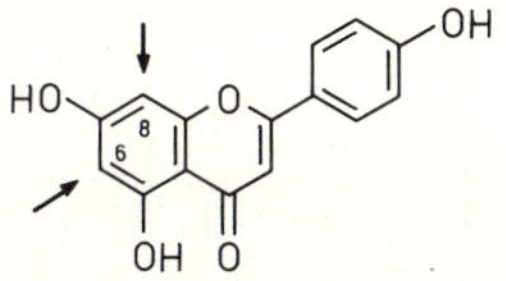

	6	8	Trivialname
	Neohesp.	—	Rhamnosylisovitexin
	—	Neohesp.	Rhamnosylvitexin
	Glc	Glc	Vicenin-2
	Glc	Ara p	Isoschaftosid
	Ara p	Glc	Schaftosid

(Ara p = α-L-Arabopyranose)

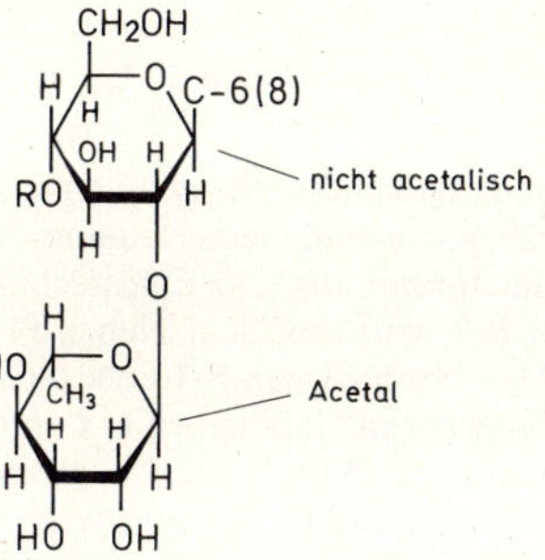

R = H: Neohesperidose
(Schreibweise nach HAWORTH)

nicht acetalisch

Acetal

Abb. 10.6. In Blättern und Blüten von *Crataegus monogyna* und *C. pentagyna* wurden bisher 27 Flavonoide isoliert. Neben weit verbreiteten Flavonolglykosiden kommen seltene biosidische Glykosyle mit β-Neohesperidose als Glykosylkomponente vor. Neohesperidose (R=H) ist 2-O-α-L-Rhamnopyranosyl-β-D-glucopyranose. Für *Crataegus* charakteristisch ist das Rhamnosylvitexin und dessen Monoacetat (R = COCH$_3$): Aglykonkomponente ist Apigenin, der Neohesperidylrest hängt am C-8; im Monoacetat ist die 4-OH der Glukose durch Acetyl substituiert. In den Blüten kommen vor allem Rutin neben wenig Spiraeosid vor. Im Rutin ist das Quercetin O-glykosidisch an Rutinose gebunden. Rutinose unterscheidet sich von der Neohesperidose durch die Verknüpfungsstellen der beiden Hexosen: Rutinose = α-L-Rhamnose (1 → 6)-β-D-Glucose (1 →); Neohesperidose = α-L-Rhamnose (1 → 2)-β-D-Glucose (1 →)

im Fertigarzneimittel schlußendlich enthalten sind, ist weitgehend unbekannt. Die folgenden Angaben über Inhaltsstoffe beziehen sich auf die vergleichsweise gut untersuchten Blätter mit Blüten sowie die Früchte von *Crataegus larvigata* und/oder *C. monogyna*.

Sensorische Eigenschaften

- Weißdornblätter mit Blüten: Blüten frischer Ware haben einen süßlich-fruchtigen Geruch; alte Blüten riechen fischig unangenehm. Frische Blätter weisen weder auffallenden Geruch noch Geschmack auf; alte Blätter können eher unangenehm schmecken.
- Weißdornfrüchte: Ohne auffallenden Geruch. Der Geschmack ist süßlich-schleimig.

Inhaltsstoffe

- Flavone (Apigenin, Luteolin) mit glykosylisch gebundenem Zuckeranteil: Vitexin,

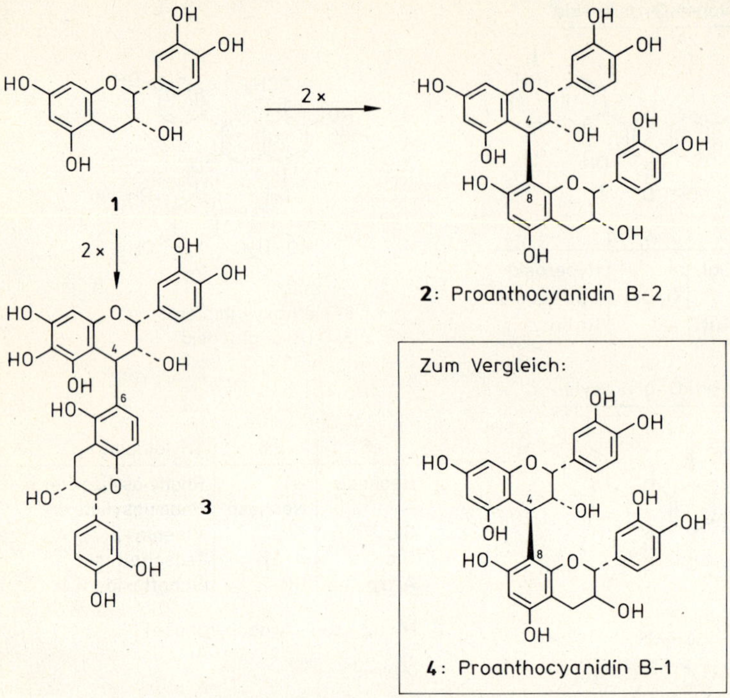

Abb. 10.7. Hinsichtlich der Proanthocyanidführung haben die Pflanzen je ihr eigenes Muster. Ein Muster, das selten vorkommt, ist dasjenige von *Crataegus monogyna*. Gemeinsam mit (−)-Epicatechin (**1**) tritt als Haupt-Proanthocyanidin das dimere B-2 auf, das formal aus (−)-Epicatechin-Molekülen (**1**) besteht, die von C-4 nach C-8 miteinander verknüpft sind. B-2 wird von dem Neben-Proanthocyanidin **3** begleitet, formal zwei (−)-Epicatechinmoleküle, die zum Unterschied von B-1 über die Kohlenstoffatome C-4 nach C-6 verknüpft sind. Der chromatographische „Fingerprint" läßt neben **1, 2** und **3** ein Trimer sowie mehrere Oligomere erkennen, deren Konstitution unbekannt ist. Zum Vergleich ist ein dimeres Proanthocyanidin (B-1) formelmäßig wiedergegeben, das in Weintrauben und im Wein vorkommt. Es handelt sich um (−)-Epicatechin, das mit (+)-Catechin C-4 → C-8 verknüpft ist

Vitexinrhamnosid (Synonym: Rhamnosylvitexin, Abb. 10.6), Monoacetylvitexinrhamnosid (Acetylgruppe am 4-OH der Glukose). Flavonolglykoside, darunter Quercetin-3-galactosid (Synonym: Hyperosid), Rutin und Quercetin-4'-glucosid (Synonym: Spiraeosid; vornehmlich in der Blütendroge) (vgl. Abb. 10.6).
- Katechine, darunter (+)-Catechin und (−)-Epicatechin.
- Proanthocyanidine (Synonyme: Procyanidine, Pycnogenole), darunter das dimere Procyanidin B-2 (vgl. Abb. 10.7). Gesamtgehalte 1–3%.
- Aromatische Carbonsäuren, hauptsächlich Chlorogen- und Kaffeesäure (Formeln: vgl. Abb. 6.7).
- Pentazyklische Triterpene, hauptsächlich Ursolsäure, Oleanol- und 2-α-Hydroxy-Oleanolsäure (Synonym: Crataegolsäure). Zur Struktur dieser Säuren vgl. 4.6 mit Abb. 4.46. Gehalte: Blätter 0,5–1,4%; Blüten 0,7–1,2%; Früchte 0,3–0,5%.
- Zahlreiche weitere, in geringer Konzentration enthaltene Stoffe: Einfache Amine (Cholin, Acetylcholin, Alkylamine) und Polyamine (Spermidin, vgl. 8.10).
- Xanthinderivate (Adenin, Adenosin, Harnsäure).
- Mineralische Bestandteile mit hohem Gehalt an Kaliumsalzen.

Analytische Kennzeichnung. Dünnschichtchromatographische Prüfung eines ethanolischen Drogenauszugs auf die Flavonoidführung. Nachweis der Flavonoidzonen mit Diphenylboryloxyethylamin (DAB 9) oder Borsäure-Oxalsäure-Reagens (Ph. Helv. VI; vgl.

Abb. 6.37). Die Identifizierung stützt sich weitgehend auf den Nachweis von Vitexinrhamnosid (Synonym: 8-C-Neohesperidosylapigenin), das in Laufhöhe vom Leitstoff Rutinosid geortet wird. Weitere Zonen stammen von der Chlorogensäure, von Vitexin, Hyperosid und Quercetin (geordnet nach steigenden Rf-Werten). Durch Vergleich der Fleckengröße läßt sich die Konzentration an Vitexinrhamnosid und an Hyperosid abschätzen (halbquantitatives Verfahren der Pharm. Helv).

Gehaltsbestimmung. Die DAB 9-Methode erfaßt nur Flavonole und Flavonolglykoside, d. h. hauptsächlich Hyperosid und Quercetin. Extraktion→Hydrolyse→Ausschütteln mit Ethylacetat → $AlCl_3$-Reagens (Chelatbildung, kenntlich an der Farbvertiefung nach gelb)→Photometrie.

In Kontrollaboratorien der Industrie wird daneben noch der Gehalt an Proanthocyanidinen und/oder Flavonglykosylverbindungen bestimmt (meist mittels HPLC).

Hinweise zur Bioverfügbarkeit und Pharmakokinetik (vgl. S. 399). Flavonole und Flavonolglykoside werden vom Magen-Darm-Kanal langsam und in geringem Umfang, wenn überhaupt, resorbiert. Glykosylische Flavone wurde bisher nicht untersucht; ein aktiver Transport scheint nicht ausgeschlossen (Moser et al. 1975). Die oligomeren Proanthocyanidine werden rasch resorbiert (Prozentangaben fehlen). Maximale Blutspiegelwerte sind nach 45 min erreicht; die Halbwertszeit der Elimination beträgt 5 h (Versuchstier: Ratte, Maus). Versuche mit radioaktiv markierten Proanthocyanidinen beweisen, daß sie bis in den Herzmuskel gelangen und dort stärker als in den übrigen Organen angereichert werden.

Verarbeitung. Die verschiedenen Weißdorndrogen werden zu allen nur denkbaren Arzneiformen verarbeitet, deren chemische Zusammensetzung – abhängig vom Extraktionsverfahren und dem verwendeten Lösungsmittel – ziemlich unterschiedlich sein dürfte.

- Galenika: Teeaufguß (∼1%ig), Tinktur (1:10), Fluidextrakt (1:1), Trockenextrakte (5:1).
- Den Galenika vergleichbare Fertigarzneimittel: Weißdornpflanzensaft [wäßrig, meist nur aus Früchten (1:2)]; Tropfen (mit 40–50 Vol.-% Ethanol hergestellte

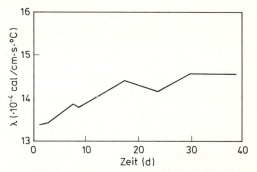

Abb. 10.8. Beispiel für einen Langzeiteffekt nach oraler Gabe einer proanthocyanidinreichen Crataeguspräparation. Im Verlauf einer 30tägigen Medikation (Versuchstier Hund) kommt es zu einer kontinuierlichen Durchblutungszunahme des Myokards, die bei Versuchsende – nach Erreichen eines maximalen Plateaus – etwa 120% des Ausgangswerts erreicht. Versuchsanordnung: Messung am wachen Hund mit chronisch implantierten Wärmeleitsonden. (Nach Mävers u. Hensel 1974)

Tinkturen, meist aus Blättern und Früchten).
- Dragees enthalten Trockenextrakt (im typischen Fall 0,3 g Droge pro Dragee).
- Ampullen bestehen aus einer die Proanthocyanidine und Flavonoide enthaltenden Extraktfraktion, die zudem von i.v. unverträglichen Stoffen befreit ist. Standardisiert chemisch auf oligomere Procyanidine (1 ml = 1,5 mg) oder biologisch auf DL_{50} (Maus, i.v.).

Wirkung und Anwendung. Im Experiment entfalten Crataegusextrakte eine Vielzahl von Wirkungen auf allen Ebenen: am Ganztier, an isolierten Organen und biochemisch (vgl. die Literaturübersicht bei Ammon u. Händel 1981). Unter anderem wurden die folgenden Wirkungen nachgewiesen: Erhöhung der Toleranz des Myokards gegenüber Sauerstoffmangel (Ganztier: Kaninchen); Steigerung der Schwimmleistung von Mäusen nach Prämedikation (5–20 Tage) mit Crataegusflavonen; Zunahme des Koronardurchflusses und der Myokarddurchblutung; Verbesserung der Kontraktilität des Herzmuskels (positiv-inotrope Wirkung).

Die pharmakologischen Crataegusarbeiten erlauben jedoch nur sehr bedingt Rückschlüsse auf vergleichbare Wirkungen am Menschen. Es wird im Experiment meist mit stark überhöhten Dosen und zudem bei parenteraler Zufuhr bzw. am isolierten Organ gearbeitet. Bei Pflanzenextrakten mit ihren zahlreichen Einzelbestandteilen können u. U. Wirkungen vorgetäuscht werden, welche für die therapeutische Wirkung am Menschen belanglos sind (Hildebrand 1956).

Gerade aber bei kritischer Sicht muß die Untersuchung von Roddewig u. Hensel (1977) herausgestellt werden. Sie belegt eindeutig einen Langzeiteffekt bei oraler Anwendung von Crataegus am gesunden Tier (vgl. dazu Abb. 10.8). Das Versuchsergebnis macht zugleich die Angaben glaubhaft, daß längere Gaben von Crataegus die Hypoxietoleranz erhöhen (Trunzler 1980).

Crataeguspräparate sind keine spezifischen Arzneimittel zur Behandlung akuter Krankheiten. Sie sind in erster Linie Vorbeugungsmittel, um die Weiterentwicklung einer kardiovaskulären Vorschädigung zu verlangsamen.

Anwendungsmöglichkeiten:

- Leichte stenokardische Beschwerden; Intervallbehandlung leichter Formen der Koronarinsuffizienz;
- funktionelle Herzbeschwerden;
- adjuvant bzw. ergänzend zum physikalischen Ausdauertraining im Alter und vor ungewohnten körperlichen Anforderungen (zur Besserung der oxidativen Kapazität).

Unerwünschte Wirkungen. Nebenwirkungen sind keine bekannt. Toxikologisch sind Crataeguspräparate bisher nicht in Erscheinung getreten.

10.2.3 Ammi-visnaga-Früchte

Herkunft. Die Droge besteht aus den getrockneten, reifen Umbelliferenfrüchte (Doppelachänen, meist in ihre Teilfrüchte zerfallend) von *Ammi visnaga* (L.) LAM. (Familie: Apiaceae = Umbelliferae). *Ammi visnaga* ist ein ein- oder zweijähriges Kraut, 20–100 cm hoch wachsend, mit fiederteiligen Blättern und schirmförmigen Blütendolden; die Doldenstrahlen verholzen zur Reifezeit.

Ammi visnaga kommt von den kanarischen Inseln bis nach Persien vor; in Nordamerika eingebürgert. Die Droge wird nicht gesammelt; sie stammt aus dem Anbau in Ägypten, Marokko und Tunesien.

Der Gattungsname *Ammi* leitet sich von dem altgriechischen Wort „ammos" (Sand), dem Standort der Pflanze her. Die Artbezeichnung *visnaga* soll ein verballhorntes lateinisches „bis acutum" (doppelt spitz) sein und Bezug auf Aussehen und Verwendung der verholzten Doldenstrahlen als Zahnstocher nehmen. Mit dieser Anwendung steht offensichtlich auch der deutsche Name Zahnstocherammei in Zusammenhang. Kunstwortbildungen für eine Reihe von Inhaltsstoffen leiten sich von Khella, dem arabischen Pflanzennamen her.

Sensorische Eigenschaften. Der Geruch der Droge ist schwach aromatisch; ihr Geschmack etwas bitter und leicht aromatisch.

Inhaltsstoffe (Übersicht)

- Ätherisches Öl (0,02–0,03%), u. a. mit Carvon, Kampfer, Linalool, *cis*- und *trans*-Linalooloxid.
- Furanochromone (2–4%); insbesondere Khellin (Abb. 10.9).
- Pyranokumarine (0,2–0,5%); insbesondere Visnadin (Abb. 10.10).
- Flavonole, darunter Quercetin, Isorhamnetin und Kämpferol, großenteils in Form ihrer 3-Hydrogensulfatester vorliegend.

Analytische Kennzeichnung. Charakteristische Inhaltssstoffe der Droge sind die Furanochromone der Khellin-Visnadin-Gruppe (vgl. Abb. 10.9), die als γ-Pyronderivate mit starken Mineralsäuren (etwa ab 5-N-HCl oder H_2SO_4) gelb gefärbte Oxoniumsalze bilden.

Hinweis: Da es sich um eine Gleichgewichtsreaktion handelt, liegt im schwach sauren pH das Gleichgewicht stark auf der Seite der nicht protonierten Furanochromone.

- Prüfung auf Identität: Methanolauszug→Filtrat mit H_2SO_4 versetzen→zitronengelbe Farbe.
- Gehaltsbestimmung: Droge mit H_2O extrahieren→Chromone aus der Wasserphase mit Chloroform ausschütteln→Chloroformphase zur Trockene bringen→Rückstand in 5n-HCl lösen→bei 400 nm Intensität messen.

Ammi-majus-Früchte ähneln morphologisch stark den *Ammi-visnaga*-Früchten. Eine potentielle Verfälschung oder Verwechslung gibt sich phytochemisch durch die Furanokumarinführung der *Ammi-majus*-Droge zu erkennen. Die in *Ammi majus* vorkommenden Furanokumarine sind vergleichsweise lipophil

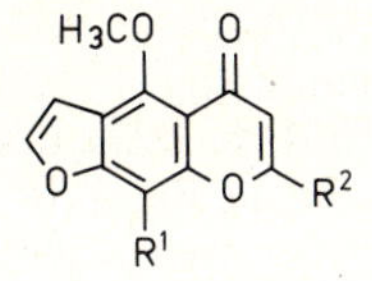

10.2 Antihypoxidotika. Mittel, welche die Hypoxietoleranz verbessern

R¹	R²	
OCH₃	CH₃	Khellin
H	CH₃	Visnagin
H	CH₂OH	Khellol

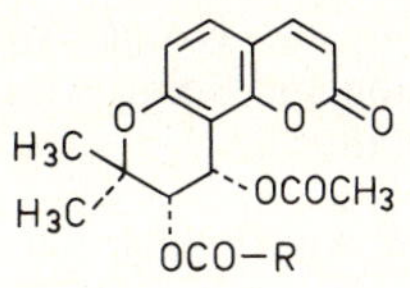

R	
−CH=C(CH₃)₂	Samidin
−CH₂−CH(CH₃)₂	Dihydrosamidin

−CH−C₂H₅
    |
  CH₃
	Visnadin

Zum Vergleich: Ammi-majus-Inhaltsstoffe

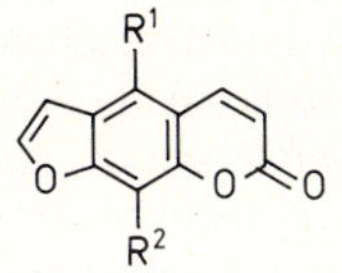

R¹	R²	
OCH₃	—	Bergapten
—	OCH₃	Xanthotoxin
—	OCH₂−CH=C(CH₃)₂	Imperatorin

Abb. 10.9. *Ammi-visnaga*-Früchte enthalten 2 Typen von pharmakologisch wirksamen Stoffen: Furanochromone (Typ: Khellin) und Pyranokumarine (Typ: Visnadin). Khellin (5,8-Dimethoxy-2-methyl-6,7-furanochromon) $C_{14}H_{12}O_5$, ist eine geruch- und farblose Substanz mit bitterem Geschmack; in Wasser und in Lipoidlösungsmitteln schwer löslich, gut löslich in Ethanol. Visnadin ($C_{21}H_{24}O_7$) ist etwas besser wasserlöslich; ähnelt aber ansonsten in den Löslichkeiten dem Khellin. In der mit *A. visnaga* verwandten Droge *A. majus* kommen keine Furanochromone und Pyranokumarine vor, jedoch finden sich Furanokumarine; sie dienen als Leitstoffe, um Verwechslungen im Zuge der Verarbeitung analytisch nachweisen zu können

und fallen durch starke Eigenfluoreszenz sowie durch starke Absorption (und damit Fluoreszenzlöschung) auf. Auf Dünnschichtchromatogrammen erkennt man somit Beimengungen

- durch Zonen mit Fluoreszenzlöschung in Rf-Bereichen > Rf(Khellin) und/oder
- durch Eigenfluoreszenz (365 nm) im Rf-Bereich der Khellinzone, z. B. Imperatorin gelbbraun, Bergapten hellgrau.

Hinweise zur Bioverfügbarkeit. Khellin wird nach oralen Gaben langsam resorbiert. Allerdings fehlen genauere Angaben über Resorptionsquote und Blutspiegelwerte in Abhängigkeit von der Arzneiform; wegen der geringen Wasserlöslichkeit des Khellins muß mit großen Schwankungsbreiten zwischen den Galenika (Infus, Tinktur oder Fluidextrakt) und dem kristallisierten, in Dragees verarbeiteten Khellin gerechnet werden. Nach Resorption erfolgt eine nur sehr langsame Elimination über die Leber mit der Galle. Wiederholte Gaben scheinen zur Kumulation zu führen.

Zur Bioverfügbarkeit und Pharmakokinetik des Visnadins liegen keine präzisen Angaben vor. Am Versuchstier Hund ist die perorale Applikation von Visnadin wirksam: Langzeit-

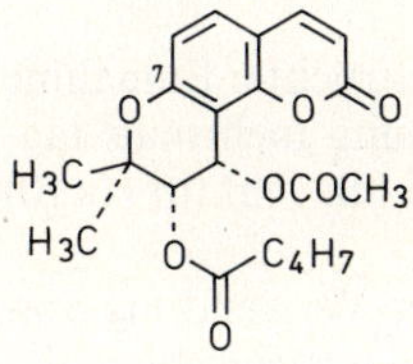

Visnadin (Carduben)

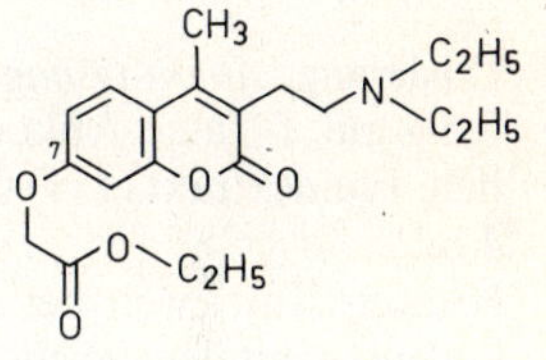

Carboc(h)romen (Intensain)

Abb. 10.10. Visnadin, ein Pflanzenstoff, im Vergleich mit einem synthetischen Arzneistoff. Beiden Arzneistoffen ist das Kumaringrundgerüst und eine Phenoletherbindung in Position C-7 gemeinsam. Darüber hinaus gibt es auch Gemeinsamkeiten in pharmakologischer Hinsicht. Beide Stoffe sind Koronardilatoren, deren antianginöse Wirkung vermutlich durch direkte Stoffwechselwirkung am Herzen zustande kommt: Der Fettsäureabbau im Herzen wird gehemmt und der Glukoseumsatz gesteigert, so daß der Sauerstoffverbrauch herabgesetzt wird

medikation (Prämedikation) schützt vor den Folgen nach akutem Verschluß einer Herzkranzarterie (Mast et al. 1974).

Verwendung. In vielen Ländern bevorzugt man die auf Khellin eingestellten Galenika Tinktur (0,05%) oder Fluidextrakt (0,5%).

Ansonsten ist die Droge Ausgangsmaterial zur Extraktion und Reingewinnung von Khellin und Visnadin.

Wirkung und Anwendung. Khellin und in viel stärkerem Maße Visnadin dilatieren die Koronargefäße des Herzens. Die stärkere Durchblutung des Herzmuskels erfolgt ohne gleichzeitige Zunahme des Sauerstoffverbrauchs. Nach biochemischen Untersuchungen könnte die antianginöse Wirkung des Visnadins durch eine direkte Beeinflussung des Herzstoffwechsels zustande kommen, ähnlich wie dies für das Carbochromen wahrscheinlich gemacht wird (vgl. Abb. 10.10).
Ammi-visnaga-Präparate, dies gilt für die Extraktpräparate ebenso wie für Khellin- oder Visnadinreinstoffpräparate, werden in der Schulmedizin nur selten angewandt. Die in der Phytotherapie geschätzte Anwendung bei leichten Formen der Angina pectoris scheint begründet; *Ammi-visnaga*-Präparate dürften v. a. als ergänzende Maßnahme zu einem physikalischen Koronartrainingsprogramm, das die Kollateralenbildung fördert, nützlich sein.

Dosierung. *Ammi-visnaga*-Früchte: Einnahme 0,5 g auf 1 Tasse Abkochung mehrmals täglich. Fluidextrakt (1 : 1) 0,5 ml; Tinktur (1 : 10) 4 ml.
Hinweis: Inwieweit bei der Verwendung von Galenika mit den gleichen unerwünschten Nebenwirkungen zu rechnen ist, wie sie von der Anwendung des Reinstoffs Khellin her bekannt sind (Übelkeit, Appetitlosigkeit, Diarrhö), ist nicht dokumentiert. Möglicherweise sind die Extrakte allein schon deshalb verträglicher, weil in der Regel weniger massiv dosiert wird. Orale Einzeldosis von Khellin: 60 mg (enthalten in 3–6 g Droge).

10.2.4 Ginkgo-biloba-Präparate

Herkunft. Der Ginkgobaum, *Ginkgo biloba* L., ist der letzte lebende Repräsentant der im Mesozoikum auf der Erde weit verbreiteten *Ginkgoatae*, einer Klasse von Pflanzen aus der Unterabteilung der *Gymnospermae* (Nacktsamer). Wildwachsend wurde der Ginkgobaum an zwei Orten im östlichen und mittleren China gefunden. In Ostasien wurde er seit den ältesten Zeiten als Tempelbaum angepflanzt; er ist heute als Zierbaum überall in den gemäßigten Breiten zu finden, wo er sich auch in Industriebezirken als sehr widerstandsfähig gegen die Luftverschmutzung erwies (Rohweder u. Endress 1983). Die Wuchsform des *Ginkgo* hat große Ähnlichkeit mit der dikotyler Laubbäume.
Verwendet werden hydroalkoholische Auszüge aus den Blättern der Pflanze.

Sensorische Eigenschaften. Geruch: schwach eigenartig. Geschmack: bitter (bedingt durch das Vorkommen der Ginkgolide).

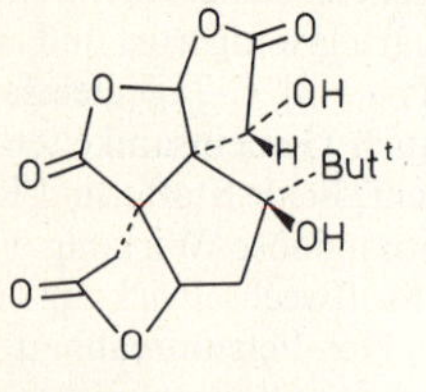

Bilobalid, $C_{15}H_{18}O_8$
But^t = t-Butylrest C_4H_9

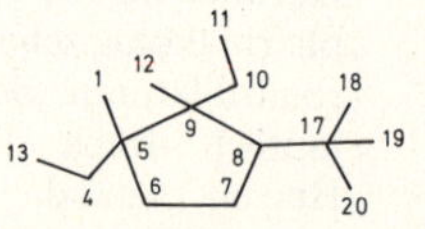

C-Skelett des Bilobalids (zur Bezifferung siehe die folgende Abbildung)

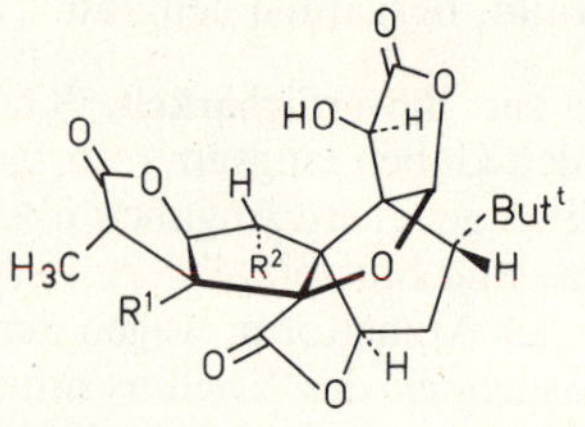

R^1	R^2		
OH	H	Ginkgolid A	$C_{20}H_{26}O_9$
OH	OH	Ginkgolid B	$C_{20}H_{26}O_{10}$

But^t = t-Butylrest C_4H_9

Abb. 10.11. Charakteristische Inhaltsstoffe des Ginkgoblattes sind Bilobalid und die Ginkgolide; es sind Stoffe, die bisher in keiner weiteren Pflanzenart nachgewiesen werden konnten. Das Molekülgerüst baut sich aus mehreren fünfgliedrigen Ringen auf, die dreidimensional zu stabilen, im Fall der Ginkgolide zu „käfigartigen" Strukturen kondensiert sind. Die Ginkgolide enthalten formal 3 Butanolidringe (Laktone), 2 Cyclopentan- und 1 Tetrahydrofuranring. Dem biochemischen Aufbau nach handelt es sich beim Bilobalid um ein Sesquiterpenoid, bei den Ginkgoliden liegen Diterpenoide vor.

10.2 Antihypoxidotika. Mittel, welche die Hypoxictoleranz verbessern

Inhaltsstoffe

- Flüchtige Stoffe: 2-Hexenal (Blattaldehyd), vielleicht als Abbauprodukt der das fette Öl des Blattes aufbauenden Linolensäure.
- Terpenoide: Bilobalid (um 0,02%) und die Ginkgolide (um 0,06%) (Abb. 10.11 und 10.12).
- Steroide: Sitosterol und Sitosterolglucosid.
- Pflanzensäuren: niedere aliphatische Carbonsäuren, Shikimisäure.

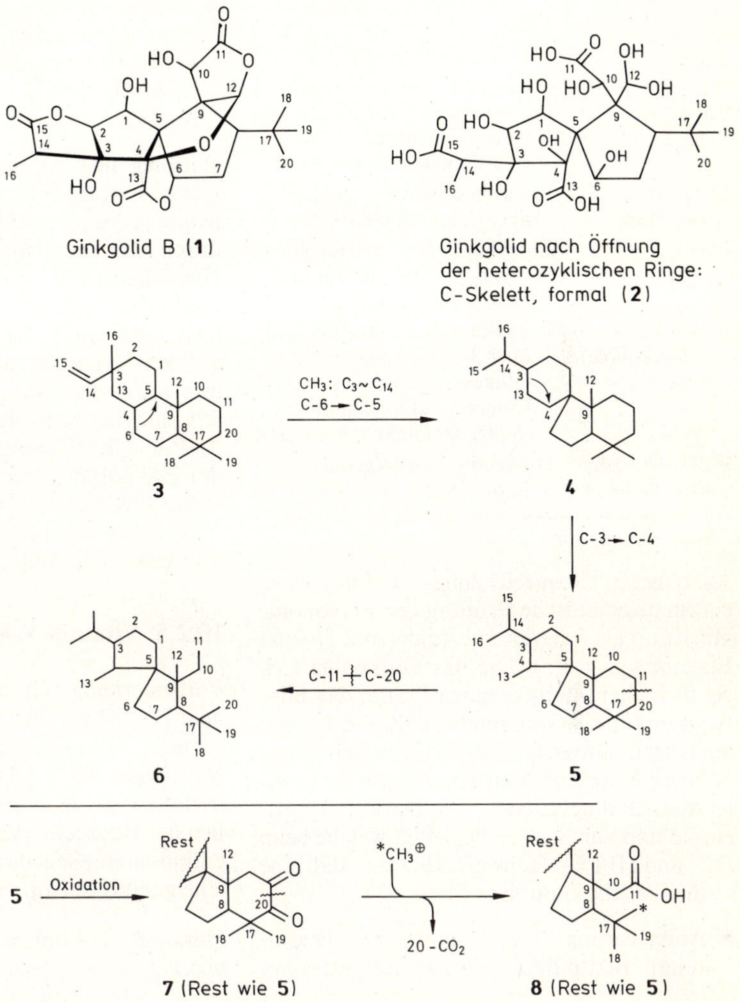

Ginkgolid B (1)

Ginkgolid nach Öffnung der heterozyklischen Ringe: C-Skelett, formal (2)

$CH_3: C_3 \sim C_{14}$
C-$6 \rightarrow C$-5

3

4

C-$3 \rightarrow C$-4

C-$11 \not{+} C$-20

6

5

5 Oxidation →

7 (Rest wie 5)

$^*CH_3^{\oplus}$

$20 - CO_2$

8 (Rest wie 5)

Abb. 10.12. Die Ginkgolide sind in phytochemischer Sicht irregulär gebaute bizyklische Diterpene. Die beiden Carbozyklen liegen – man erkennt dies deutlicher, wenn man sich die heterozyklischen Ringe geöffnet denkt (1 → 2) – als Spiro [4.4] nonan-Einheit vor. Formal leitet sich Ginkgolid B (1) von einem trizyklischen Diterpen der Pimaranreihe ab (3), das dadurch den unterschiedlichsten Umlagerungen, Ringverengungen sowie Rezyklisierungen unterliegt, da es an zahlreichen Stellen gleichsam oxidativ „angeknabbert" wird. Ringkontraktion (3 → 4) führt zum Spiro[5.4]dekangerüst (4), erneute Ringkontraktion zum Spiro [4.4]nonan (5). Das Vorkommen der tertiären Butylgruppe ist einzigartig in Naturstoffen. Ihre Bildung kann man sich formal durch Ringspaltung zwischen C-11 und C-20 denken (5 → 6). Tracertechnikstudien führten jedoch zu dem Ergebnis, daß ihre Bildung komplizierter abläuft. Das C-20 wird oxidativ als CO_2 ausgestoßen; die dritte Methylgruppe am C-17 entstammt dem CH_3-Pool mit dem Ergebnis, daß das intermediär gebildete C_{19}-Diterpen wieder seine volle Zahl an Kohlenstoffatomen hat (Nakanishi u. Habaguchi 1971). Das Bilobalid ist ein biologisches Abbauprodukt der Ginkgolide, indem oxidativ die Kohlenstoffatome 2, 3, 14, 15, und 16 verloren gehen

- Flavonoide in unterschiedlicher Ausgestaltung (s. Tabelle 10.1).
- Kohlenhydrate: Glukose, Fruktose, Saccharose; Cyclite (Pinit, Sequoytol).

Tabelle 10.1. Flavonoide im Ginkgo-biloba-Blatt

Flavonoid-gruppe	Name
Katechine	(+)-Catechin, (−)-Epicatechin, (+)-Gallocatechin, (+)-Epigallocatechin
Dehydro-katechine	Proanthocyanidine, insbesondere Prodelphinidin
Flavone (Flavenone)	Luteolin, 2′-Hydroxyluteolin (Synonym: Delphidenon), Delphidenonglucosid
Flavonole (Flavenonole)	Kämpferol, Quercetin [frei sowie über 3-OH gebunden an Glukose, Glucorhamnose und Cumaroyl-glucorhamnose (6-OH der Glukose verestert)]
Biflavone (Dehydrodiflavone)	Ginkgetin, Isoginkgetin, Bilobetin

Analytische Kennzeichnung. Dünnschichtchromatographische Prüfung der Flavonoide mit Rutin als Referenzsubstanz (zum DC der Flavone vgl. 6.5.5). Die das Ginkgoblatt eigentlich charakterisierenden Stoffe, das Bilobalid und die 3 Ginkgolide A, B und C, sind analytisch schwer faßbar: Sie kommen in nur geringer Konzentration vor; es gibt keine selektiven und spezifischen Nachweisreagenzien; sie sind von Stoffen begleitet, welche beim DC- und HPLC-Nachweis stören, so daß eine vorherige Abtrennung nötig ist.

- Anreicherung (Herstellung einer Prüflösung): Blattpulver mit Ethanol extrahieren→Rückstand des Ethanolextrakts in Wasser suspendieren und lipophile Stoffe durch Ausschütteln mit Cyclohexan entfernen; auf pH 2 einstellen und erschöpfend mit Ethylazetat extrahieren; auf kleines Volumen gebracht = Prüflösung.
- Dünnschichtchromatographie: Kieselgel; Cyclohexan-Ethylazetat (50 + 50); Sichtbarmachen: mit Acetanhydrid-Reagens besprühen (150 °C, 20–30 min)→orangerote Flecken (nach Lobstein-Guth et al. 1983).

Wirkung und Anwendung. Bilobalid enthaltende Extrakte (oral oder *i.p.* appliziert) hemmen bei verschiedenen Tierspezies das durch Triaethylzinnchlorid provozierbare Hirnödem. Die zerebrale Hypoxietoleranz wird erhöht; der Energiestoffwechsel im Gehirn, auch unter Hypoxiebedingungen, länger aufrecht erhalten, und zwar wahrscheinlich infolge Verbesserung des Energiestoffwechsels, meßbar u.a. durch höhere Gehalte an ATP und Kreatinphosphat. Konzentrate mit den ginkgotypischen Laktonen und Flavonolestern erwiesen sich klinisch als wirksam bei Hirnleistungsstörungen sowie bei peripheren arteriellen Durchblutungsstörungen.

10.2.5 Vitamin-E-Präparate

Vorbemerkung. Vitamin E ist der übergeordnete Begriff für alle Tokopherole und Tokotrienole, die im Rattensterilitätstest aktiv sind. Man kennt heute 4 Tokopherole und 4 Tokotrienole (vgl. Abb. 10.13). Gemeinsam ist ihnen der Benzochromanring. Die Tokopherole enthalten im Gegensatz zu den Tokotrienolen eine gesättigte Isoprenoidkette.

Herkunft. Tokopherole können aus pflanzlichen Ölen wie Weizenkeim-, Maiskeim- oder

Tabelle 10.2. Tokopherolgehalt verschiedener pflanzlicher Öle

Öl	Gesamt-tokopherol [mg/100 g]	Aufschlüsselung [%]				
		α	β	γ	δ	Sonstige
Weizenkeimöl	260	56	24	10	10	–
Reiskeimöl	168	60	–	20	11	9
Sojabohnenöl	118	14	–	59	17	10
Maiskeimöl	100	10	5	80	26	–
Baumwollsaatöl	92	55	–	45	–	–
Saflöröl	89	52	–	22	26	–

10.2 Antihypoxidotika. Mittel, welche die Hypoxietoleranz verbessern

Sojabohnenöl isoliert werden. Über die Gehalte einiger Öle informiert Tabelle 10.2.
Zufuhr von Vitamin E kann in Form von Weizenkeimöl und ähnlicher Produkte erfolgen. Die meisten Vitamin-E-Präparate dürften heute synthetischer Herkunft sein.

Eigenschaften. Blaßgelbes, viskoses, nahezu geruchloses Öl, das sich an Licht und Luft dunkel färbt.

Hinweise zur Bioverfügbarkeit und Pharmakokinetik. Versuche mit ^{14}C-Tokopherol haben gezeigt, daß zumindest bei der Ratte die orale Resorptionsquote relativ niedrig ist (etwa 17%). Die resorbierte Menge erscheint weitgehend in der Lymphe und wird dann auf alle Gewebe verteilt. Ein Teil wird mit der Galle ausgeschieden; ein anderer Teil wird nach Metabolisierung in der Leber als Glucuronid der Tokopheronsäure sowie in Form weiterer Metaboliten mit dem Urin eliminiert. Untersuchungen am Menschen bestätigen die niedere Resorptionsquote der Tokopherole (vgl. dazu Lang 1979, S. 449).

Die Metabolisierung beginnt im tierischen Organismus mit der hydrolytischen Aufspaltung des Chromanrings und der Oxidation zum entsprechenden Benzochinonderivat. Es folgt

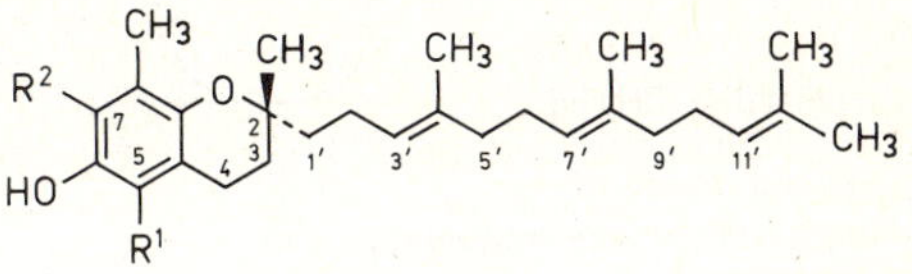

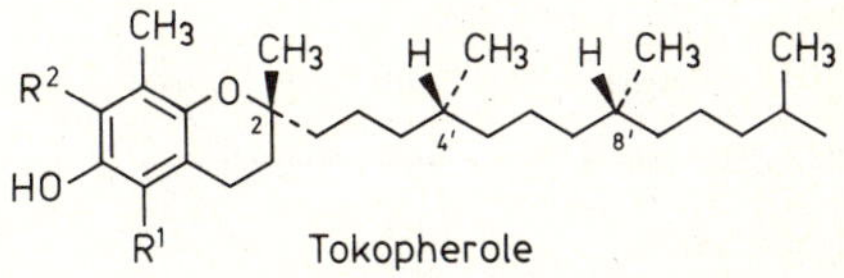

R^1	R^2	
CH_3	CH_3	α
CH_3	H	β
H	CH_3	γ
H	H	δ

Abb. 10.13. Man kennt heute 8 verschiedene, nahe verwandte Tokopherole, die durch den Zusatz eines griechischen Buchstaben gekennzeichnet werden. Das C-2 des Chromanringes ist chiral. Die Tokotrienole haben drei Doppelbindungen am 2-Seitenalkylrest; in den eigentlichen Tokopherolen sind die Doppelbindungen hydriert, wodurch zwei zusätzliche Chiralitätszentren an C-4' und C-8' auftreten. Das in der Natur häufigste Tokopherol ist das (2R, 4'R, 8'R)-α-Tokopherol (Synonym: *RRR*-alpha-Tocopherol)

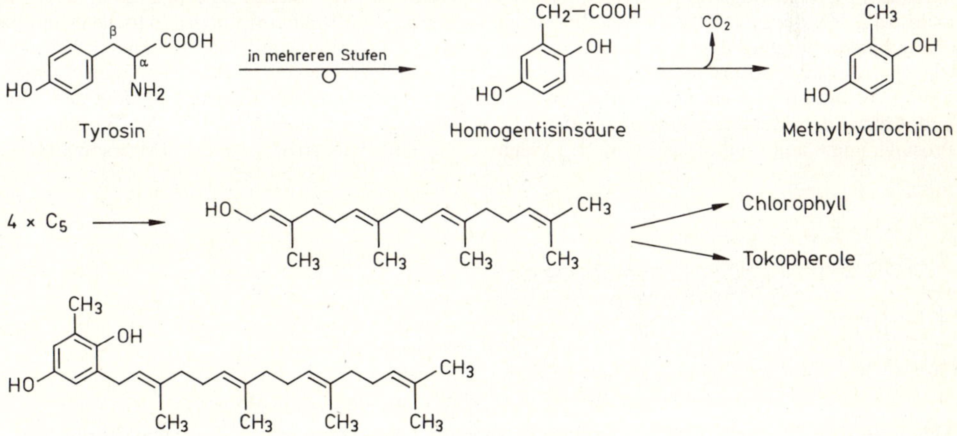

Abb. 10.14. Die Tokopherole entstehen aus Tyrosin, wobei das β-C-Atom der C_3-Seitenkette als CH_3-Gruppe in das Tokopherolmolekül inkorporiert wird. Der Aromatenteil ist durch eine C_{20}-Diterpenkette substituiert, wie sie auch für das Chlorophyllmolekül charakteristisch ist. Durch diesen Aufbau sind die Tokopherole eng mit den Ubichinonen verwandt. δ-Tokatrien und δ-Tokopherol stellen hinsichtlich des Substitutionsmusters im Aromatenteil die Grundkörper der Reihe dar; die Abkömmlinge der α-Reihe enthalten zwei zusätzliche Methylgruppen, die der β- und γ-Reihe jeweils eine weitere CH_3-Gruppe

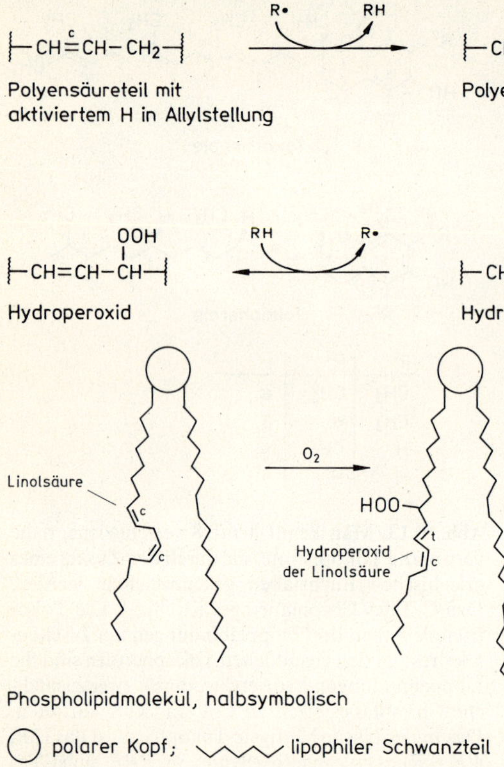

590   10 Sondergebiete. Arzneistoffe die vorwiegend als Extrakte angewendet werden

⊢CH═CH—CH₂⊣   R•   RH   ⊢CH═CH—ĊH⊣
         c
Polyensäureteil mit   Polyensäureradikal
aktiviertem H in Allylstellung

                                         ↓ O₂

    OOH   RH   R•   O—O•
⊢CH═CH—CH⊣   ←————————   ⊢CH═CH—CH⊣
Hydroperoxid   Hydroperoxidradikal

Linolsäure   O₂ →   HOO
                            Hydroperoxid
                            der Linolsäure

Phospholipidmolekül, halbsymbolisch

◯ polarer Kopf;   ∿∿∿ lipophiler Schwanzteil

Abb. 10.15. Schema zur radikalischen Oxidation einer ungesättigten Fettsäure durch Angriff in Allylstellung zu einer Doppelbindung. Herkunft und Natur der Starterradikale R• sind nicht bekannt. *in vivo* sind vor allem ungesättigte Fettsäurereste der Phospholipide, welche die Membrandoppelschicht aufbauen, wichtiges Substrat für radikalische Hydroperoxidbildung. Mäßige Lipidoxidation, bei der nicht mehr als 2–5% der ungesättigten Membranlipide involviert sind, stellt einen physiologischen (und damit erwünschten) Vorgang dar. Die Membran wird durch die Polaritätserhöhung im Lipidteil beweglicher (fluider), so daß Konformationsänderungen membranständiger Enzyme erleichtert werden. Gemäßigte Lipidperoxidation ist nicht nur wichtig zur Kontrolle membranständiger Enzyme; sie dient dem Umbau und Abbau der Membran und damit der Erneuerung, sie spielt eine Rolle bei der Biosynthese der Prostaglandine und Leukotriene sowie bei Phagozytose- und Pinozytosevorgängen (Meerson 1984)

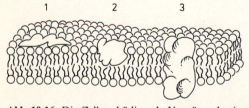

Abb. 10.16. Die Zelle schädigende Vorgänge beginnen mit Veränderungen in der Zellmembran. Das von Singer u. Nicolson 1972 vorgeschlagene „Fluide Mosaik-Modell" von Membran enthält Proteine (Enzyme), die teilweise peripher lokalisiert sind (**1**), die entweder nur eine (**2**) oder beide Seiten (**3**) der Lipiddoppelschicht durchdringen. Stressoren aller Art, beispielsweise Sauerstoffmangel oder Sauerstoffüberdruck, führen zunächst auf biochemischer Ebene zur exzessiven Bildung freier Radikale mit den Folgen: a) Reaktion mit den olefinischen Doppelbindungen der ungesättigten Fettsäuren im Lipidteil der Doppelschicht → b) Exzessive Bildung von Hydroperoxiden → Schädigung membranständiger Enzyme, vor allem der Ca-ATPase, oder c) Fragmentierung von Phosphatiden → Dialdehydbildung → Reaktion mit Proteinen → Inaktivierung membranständiger Enzyme. (Aus Meerson 1984)

10.2 Antihypoxidotika. Mittel, welche die Hypoxietoleranz verbessern

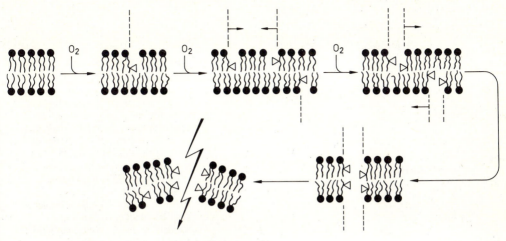

▷ Hydroperoxidgruppe

Abb. 10.17. Schema zur Schädigung von Biomembranen als Folge der radikalischen Hydroperoxidbildung. Die zunächst unregelmäßig verstreut liegenden Phospholipidhydroperoxidmoleküle assoziieren durch sog. laterale Diffusion zu größeren Molekülverbänden („clusters"); die Assoziate werden durch Wechselwirkungen miteinander sowie durch Wassermoleküle zusammengehalten. Allerdings verlieren die aus Hyperoxidaggregaten bestehenden Membranstellen ihren hydrophoben Charakter, die Membran verliert damit ihren Doppelschichtcharakter, so daß sich Kanäle bilden, welche für Ionen, insbesondere für Kalziumionen unkontrolliert durchlässig sind; es kommt als Folge davon zu einem Kalziumüberschuß in den Zellen (z.B. in den Myozyten) – der Start zunächst zur Zell-, später zur Gewebeverkalkung. Die Hydroperoxidaggregation kann auch eine Zerstörung der gesamten Membran einleiten. Man nimmt an, daß diese pathologische Lipidperoxidation durch die unterschiedlichsten Stressoren, vor allem aber durch Ischämie, ausgelöst wird, Zustände, welche den wohlgeordneten Ablauf der 4-Elektronenreduktion des Sauerstoffs (unter Bildung von Wasser) in der Atmungskette stören. Physiologisch werden die ungesättigten Fettsäuren durch das Redoxsystem der Tokopherole (Vitamin E) geschützt. Es gibt zahlreiche Hinweise, daß Prämedikation mit Tokopherolen, aber auch mit anderen Antioxidanzien, Streßschäden zu verhindern imstande ist (Aus Meerson 1984)

der oxidative Abbau der Isoprenkette zu Hydroxysäuren, welche laktonisieren. Hauptmetaboliten sind 2-(3-Hydroxy-3-methyl-5-carboxypentyl)-3,5,6-trimethylbenzochinon (Synonym: Tokopheronsäure) und Tokopheronolakton (γ-Lakton der Tokopheronsäure).

Wirkung am Tier bei Entzug. Vitamin-E-freie Ernährung führt, je nach Tierspecies, zu unterschiedlichen Mangelsyndromen. Bei Säugetieren wurden u. a. beobachtet:

- Fertilitätsstörungen,
- Muskelatrophien,
- Schädigungen des kardiovaskulären Systems,
- Anämien.

Mangelsymptome beim Menschen konnten bisher nur in vereinzelten Fällen entdeckt werden; sie traten meist als Begleiterscheinungen schwerer Erkrankungen, die mit Malabsorption einhergehen, auf.

Wirkweise. Die wichtigste physiologische Rolle der Tokopherole dürfte in der Regulation der Lipidperoxidation bestehen. In pathologischer Situation – bei exzessiven Ausfall freier Radikale – schützen die Tokopherole die Polyensäuren vor autoxidativer Zerstörung (vgl. Abb. 10.14 bis 10.18). Vor allem die Membranen der subzellulären Organellen enthalten hohe Anteile an Polyensäuren und sind daher gegenüber einer Lipidperoxidation besonders empfindlich.

Wirkungen. Prämedikation mit Tokopherol

- verhindert das Auftreten von Streuulzera,
- mindert metabolische Schädigungen im Gehirn bei Sauerstoffmangel,

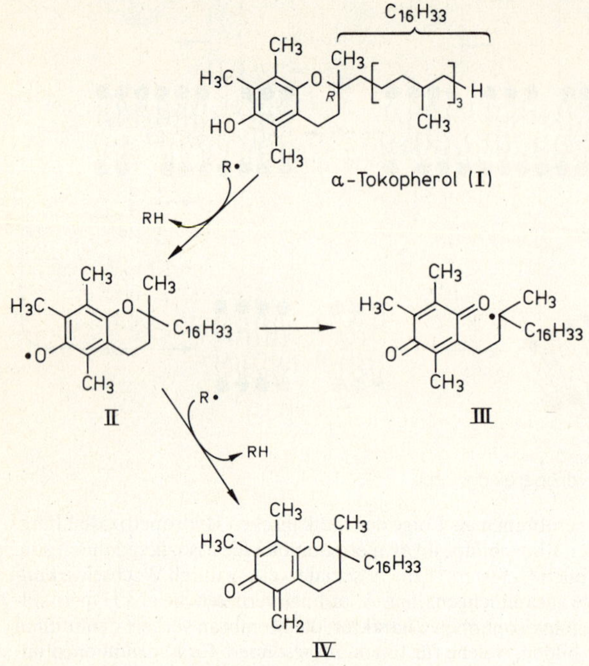

Abb. 10.18. Die Tokopherole entfalten ihre Antioxidanswirkung, indem sie die Alkylradikale (oder auch Peroxyradikale ROO•) „abfangen", d. h. mit ihnen unter Bildung der relativ stabilen Enone IV reagieren. Auch die radikalische Zwischenstufe II ist relativ stabil, da sie durch Resonanz mit einem aromatischen System stabilisiert ist. Das Reaktionsschema I → II → IV zeigt, daß von einem Tokopherolmolekül zwei Radikalketten terminiert werden. In *In-vivo*-Systemen wird ein stöchiometrischer Antioxidansfaktor von n=2 erreicht. *In vitro* hingegen ist die Wirkung weitaus schwächer (n=0–0,5), weil neben dem stabilen Endprodukt IV noch ein Radikal III entsteht, das die Autooxidation fortsetzen kann (Belitz u. Grosch 1985, S. 180)

● mindert metabolische Schädigungen nach künstlich erzeugtem Herzinfarkt (Meerson 1984).

Anwendung. Eine echte Indikation für Vitamin E gibt es so gut wie nicht. Verordnung und Einnahme erfolgen im Vertrauen darauf, daß die tierexperimentell nachgewiesenen streßprotektiven Effekte bis zu einem gewissen Maße auf den Menschen übertragbar sind. Unspezifische Schutzeffekte exakt beim Menschen zu belegen, ist verständlicherweise kaum möglich. Kontrovers beurteilt werden auch Hinweise, wonach eine hochdosierte Tokopheroltherapie Begleitsymptome der koronaren Herzkrankheit (Schmerzen in der Brust, Atemnot, Ermüdbarkeit) günstig beeinflußt. Aggresive Werbung verspricht u. a. Steigerung der körperlichen und geistigen Leistungsfähigkeit, Zunahme von Kraft, Energie und Ausdauer sowie Erhaltung der sexuellen Potenz. „In sorgfältigen und zuverlässigen Studien ließen sich weder bessere sportliche Leistungen noch Zunahme der sexuellen Potenz belegen" (vgl. Handbook of nonprescriptive drugs 1982, S. 221–222). Wenig fundiert dürften auch geriatrische Therapieempfehlungen sein (Vitamin E als „Rostschutzmittel" nach Böhlau 1984).

Unerwünschte Wirkungen. Ähnlich kontrovers sind die Angaben hinsichtlich möglicher Nebenwirkungen. Überdosierungserscheinungen soll es beim Menschen nicht geben; auch die Langzeitmedikation mit hohen Dosen sei unbedenklich. Demgegenüber gibt es Berichte, daß eine tägliche Zufuhr hoher Dosen von Vitamin E schädlich sein könnte. Selbstversuche und Studium an größeren Gruppen gesunder Versuchspersonen mit 400–800 IE, wie sie häufig empfohlen werden, haben Müdigkeit und Erschöpfungszustände als Nebenwirkung sichern können (Der Arzneimittelbrief 19 (Heft 7), 1985 S. 53). Eine Liste weiterer Nebenwirkungen, darunter Thrombophlebitiden, findet sich bei Roberts (1981).

Literatur (zu 10.2)

Ammon HPT, Händel M (1981) Crataegus, Toxikologie und Pharmakologie. Planta Med 43:105–120; 209–239; 313–322

Astrachanzewa LZ (1977) Geriatrische Pharmakologie. VEB Verlag Volk und Gesundheit, Berlin

Bargheer R, Fiegel G, Saito S, Guttmann W (1967). Die Wirkung von Visnadin bei chronisch-degenerativen Myocardschäden. Arzneimittelforsch (Drug Res) 17:288–290

Belitz HD, Grosch W (1985) Lehrbuch der Lebensmittelchemie. Springer, Berlin Heidelberg New York Tokyo

Bitsch R (1985) Die therapeutische Anwendung von Vitaminen. Nutzen und Placebowirkung. Dtsch Apoth Ztg 125:391–398

Böger J, Braun M (1982) Klinischer Beitrag zum Nachweis der zerebralen Wirksamkeit eines Ginkgo-biloba-Präparates. Therapiewoche 32:4086–4090

Böhlau V (1984) Altern und Vitamine. Die Bedeutung der Vitamintherapie für die Geriatrie. Dtsch Apoth Ztg 124:2051–2053

Böhlau V, Böhlau E (1968) Objektive Prüfung der Crataegus-Wirkung – Kardiopulmonale Leistungsprüfungen bei Applikationen von Crataegus. Fortschr Med 86:669–673

Chatterjee SS, Trunzler G (1981) Neue Ergebnisse aus der Ginkgo-Forschung. Ärztez Naturheilverfahren 22:593–604

Czupor L (1970) Quantitative Bestimmung der γ-Pyrone in Fructus Ammi visnaga. Dtsch Apoth Ztg 110:44–45

Elmafda J, Bosse W (1985) Vitamin E – Eigenschaften, Wirkungsweise und therapeutische Bedeutung. Wissenschaftliche Verlagsgesellschaft, Stuttgart

Erbring H, Uebel H, Vogel G (1967) Zur Chemie, Pharmakologie und Toxikologie von Visnadin. Arzneimittelforsch (Drug Res) 17:283–287

Gabard B, Trunzler G (1983) Zur Pharmakologie von Crataegus. In: Rietbrock N, Schnieders B, Schuster J (Hrsg) Wandlungen in der Therapie der Herzinsuffizienz. Vieweg, Braunschweig Wiesbaden, S 43–53

Guth A, Briançon-Schneid F, Haag-Berrurier M, Anton R (1981) Analyse qualitative et quantitative des terpènes de Ginkgo biloba par HPLC. Planta Med 42:129–130

Hammerl H, Kränzl Ch, Pichler O, Studlar M (1968) Untersuchungen über den Einfluß einer coronar wirksamen Substanz (Visnadin) auf den Fett- und Kohlenhydratstoffwechsel. Arzneimittelforsch (Drug Res) 18:309–311

Handbook of Nonprescription Drugs (1982) 7th edn. American Pharmaceutical Association, Washington DC

Haslam E (1980) In vino veritas: Oligomeric procyanidins and ageing of wines. Phytochemistry 19:2577–2582

Heinrich S (1984) Vaskulärer Kopfschmerz. Fortschr Med 34:56 [Betr. Ginkgo biloba]

Heiss W-D, Zeiler K (1978) Medikamentöse Beeinflussung der Hirndurchblutung. Pharmakotherapie 1:137–144

Hildebrand G (1956) Zur Beurteilung von Arzneipflanzenwirkungen im pharmakologischen Experiment. In: 90 Jahre Dr. Willmar Schwabe, Selbstverlag, Karlsruhe, S 93–115

Hoffmann F (1961) Über die Stammpflanzen der Crataegus-Drogen. Pharm Acta Helv 36:30–39

Karcher L, Zagermann B, Kriegelstein J (1984) Effect of an extract of Ginkgo biloba on rat brain energy metabolism in hypoxia. Naunyn-Schmiedebergs Arch Pharmacol 327:21–35

Kruse H, Kühn U (1985) Vitamin E in der Diskussion. Pharmazeut Ztg 130:3005–3006

Lang K (1979) Biochemie der Ernährung. Steinkopff, Darmstadt, S 437–455

Lobstein-Guth A, Briançon-Scheid F, Anton R (1983) Analysis of terpenes from Ginkgo biloba L. by high-performance liquid chromatography. J Chromatogr 267:431–438

Lucy JA (1972) Functional and structural aspects of biological membranes: a suggested structural role fo vitamin E in the control of membrane permeability and stability. Ann NY Acad Sci 203:4–11

Mävers HW, Hensel H (1974) Morgendliche Ruhedurchblutung des Myokard unter fortgesetzter Medikation mit Crataegus. Arzneimittelforsch (Drug Res) 24:783–785

Masquelier J (1981) Pycnogenols: recent advances in the therapeutical activity of procyanidins. In: Beal JL, Reinhard E (eds) Natural products as medicinal agents. Hippokrates, Stuttgart, pp 243–256

Mast GJ, Mittmann U, Schmier J (1974) Koronardurchblutung, enddiastolischer Ventrikeldruck und Überlebensquote nach akutem Verschluß einer Herzkranzarterie in Abhängigkeit von einem pharmakologisch induzierten Kollateralnetz. Therapiewoche 24(8):852–859

Meerson FZ (1984) Adaptation, stress and prophylaxis. Springer, Berlin Heidelberg New York Tokyo

Moser J, Trouillaud M, Fauran F, Cros P (1975) Pharmacologie des flavonoides: aspects pharmacinetique. Fitoterapia 46:135–143

Nakanishi K (1967). The ginkgolides. In: the chemistry of natural products, vol 4. Butterworths, London, pp 89–114

Nakanishi K, Habaguchi K (1971) Biosynthesis of ginkgolide B, its diterpenoid nature, and origin of the *tert*-butyl group. J Amer Chem Soc 93:3546–3547

Nakanishi K, Habaguchi K, Nakadaira Y et al. (1971) Structure of bilobalide, a rare *tert*-butyl containing sesquiterpenoid related to the C_{20}-ginkgolides. J Am Chem Soc 93:3544–3546

Nikolov N, Wagner H, Chopin J, Dellamonica G, Chari VM, Seligmann O (1982) Recent investigation of crataegus flavanoids. In: Farkas, Gabor, Kallay, Wagner (eds) Flavonoids and bioflavanoids. Elsevier, Amsterdam Oxford New York, pp 325–344

Roberts HJ (1981) Perspective on vitamin E as therapy JAMA 246:129–131

Roddewig C, Hensel H (1977) Reaktion der lokalen Myokarddurchblutung von wachen Hunden und narkotisierten Katzen auf orale und parenterale Applikation einer Crataegusfraktion (oligomere Procyanidine). Arzneimittelforsch (Drug Res) 27(II):1407–1410

Rohweder O, Endress PK (1983) Samenpflanzen – Morphologie und Systematik der Angiospermen und Gymnospermen. Thieme, Stuttgart New York, S 325–326

Schaffler K, Reeh PW (1985) Doppelblindstudie zur hypoxiebedingten Wirkung eines standardisierten Ginkgo-biloba-Präparates nach Mehrfachverabreichung an gesunden Probanden. Arzneimittelforsch (Drug Res) 35(II):1283–1286

Trump BF, Arstila AU (eds) (1975) Pathobiology of cells. Academic Press, New York

Trunzler G (1980) Herz- und kreislaufwirksame Phytopharmaka. Ärztl Praxis 32:950–956

Ts'o POP, Caspary WJ, Lorentzen RJ (1977) In: Pryor WA (ed) Radicals in Biology, Academic Press, New York

Uhlenbroock K, Mulli K, Schmid O (1953) Khellin, ein Beitrag zur Pharmakologie der Inhaltsstoffe der Ammi visnaga. 3. Mittlg. Arzneimittelforsch (Drug Res) 3:219–223

Weinges K, Bähr W (1969) Bilobalid A, ein neues Sesquiterpen mit tert.-Butyl-Gruppe aus den Blättern von Ginkgo biloba L. Liebigs Ann Chem 724:214–216

Weinges K, Bähr W, Kloss P (1968) Übersicht über die Inhaltsstoffe aus den Blättern des Ginkgo-Baumes (Ginkgo biloba L.) Arzneimittelforsch (Drug Res) 18:537–543

Weinges K, Kloss P, Trunzler G, Schuler E (1971) Über kreislaufwirksame dimere und oligomere Dehydro-catechine. Planta Med Suppl 4:60–65

Wieck HH (1981) Zerebrovaskuläre Insuffizienz. Aspekte für die Praxis zur Diagnose, Differentialdiagnose und Therapie, 2. Aufl. Perimed, Erlangen

Wurm G (1975) Flavonoide als Arzneimittel: Biologische Verfügbarkeit und Biotransformation. Dtsch Apoth Ztg 115:355–360

10.3 Tonika. Geriatrika

10.3.1 Definitionen*

Der Begriff Tonikum wird in recht unterschiedlichem Sinne gebraucht. Im engeren Sinn versteht man darunter ein Mittel, welches Spannungsmangel- oder Schwächezustände des gesamten Organismus oder einzelner Organe (Gastrotonikum, Kardiotonikum) zu

---
* Literatur s. S. 595

mildern imstande ist. In einem weiten Sinne versteht man unter Tonika Mittel, welche, vorbeugend genommen, den Organismus gegenüber schädlichen Einflüssen unterschiedlicher Art widerstandsfähiger machen sollen. Man kennt bisher nur zwei Wirkungsprinzipien, welche zur Erklärung der Tonikawirkungen herangezogen werden können.

- Herabsetzung der Reizschwelle gegenüber endogenen oder exogenen Reizen,
- Reiztherapie im Sinne einer iterisierenden (übenden) Beanspruchung von Körperfunktionen.

Das Prinzip der Herabsetzung der Reizschwelle läßt sich am Beispiel der Wirkung sehr kleiner Dosen (um 1 mg) von Strychnin erklären, eines Alkaloids, das früher als Bestandteil in zahlreichen Tonika enthalten war. Das Wesen der erregenden Strychninwirkung besteht darin, daß normale exogene oder endogene Reize ungehemmt und dadurch verstärkt im Erfolgsorgan eintreffen.

Es wird angegeben, daß schon bei kleinen Strychnindosen Schwächezustände besser überwunden werden, daß ferner die Schärfe der Sinne deutlich zunimmt (Braun 1949; Carr 1986), was eine verbesserte Stimmungslage zur Folge haben kann.

In die Gruppe des Prinzips Reizung durch Tätigkeit oder Belastung (Schaefer 1983, S. 73; Hänsel 1984) gehören alle unspezifischen Mittel, wie die Anabolika und die Adaptogene, die Analeptika, die appetitanregenden Mittel, die Cholagoga, die durchblutungsfördernden Mittel sowie die Reizkörpertherapeutika im engeren Sinne (Effektormechanismen der Immunabwehr trainierend).

Tonika sind in zweierlei Hinsicht unspezifische Mittel

- Unspezifisch im Hinblick auf das Therapieziel. Sie werden angewendet, wenn eine spezifische Therapie nicht bekannt ist, und in Fällen, in denen eine spezifische Therapie nicht oder noch nicht angezeigt ist.
- Unspezifisch im Wortsinn, d. h. für viele Zwecke geeignet; anwendbar, wenn eine Diagnostik im Sinne einer exakten Formulierung nach Lehrbuch nicht vorliegt (z. B. bei Befindlichkeitsstörungen, zur „Vorbeugung" im Rahmen der Selbstbehandlung, nach überstandener Krankheit im Rahmen einer Kurbehandlung).

Literatur (zu 10.3.1)

Braun H (1940) Pharmakologie des Deutschen Arzneibuches, 6. Ausgabe. Wissenschaftliche Verlagsgesellschaft, Stuttgart

Brekhman I (1980) Man and biologically active substances. The effect of drugs, diet and pollution on health. Pergamon, Oxford New York Frankfurt

Carr CJ (1986) Natural plant products that enhance performance and endurance. In: Carr CJ, Jokl E (eds) Enhancers of performance and endurance. Lawrence Erlbaum, Hillsdale New Jersey London, pp 138–192

Ebel E (1968) Roborantia und Tonika. In: Erhart G, Raschig H (Hrsg) Arzneimittel-Entwicklung, Wirkung, Darstellung. Verlag Chemie, Weinheim, S 1096–1099

Hänsel R (1984) Vorbeugungsmittel in der Volksmedizin. Eine naturwissenschaftliche Interpretation. Dtsch Apoth Ztg 124:793–796

Schaefer H (1983) Brückenschläge. Zum Verständnis zwischen Schulmedizin und außerschulischen Methoden. Vfm-Verlag, Heidelberg

10.3.2 Tonika bei Magen-Darm-Beschwerden (Antidyspeptika)*

10.3.2.1 Allgemeine Einführung

In der medizinischen Überlieferung gibt es eine Überfülle an pflanzlichen – bitter aromatisch oder rein bitter schmeckenden – Arzneistoffen, die zur Behandlung dyspeptischer Beschwerden verwendet werden. Dyspeptische Beschwerden können sich in einem oder mehreren der folgenden Symptome äußern: Appetitlosigkeit, schlechter Geschmack im Mund, Übelkeit, Brechreiz, Völlegefühl, Druck und Schmerzen im Oberbauch, vor allem nach dem Genuß von Fett und ballastreichem Gemüse.

Wegen der Schwierigkeit, eine präzise Indikationsstellung anzugeben und die therapeutische Wirksamkeit zu objektivieren, spielen diese Antidyspeptika in der modernen Medizin keine Rolle mehr. Hingegen haben sich früher ganze Generationen von Ärzten große Mühe gegeben, die jeweils richtige Arznei für die mannigfaltigen dyspeptischen Symptome zu finden. Bei akuter Gastritis infolge Überladung des Magens bevorzugte man z. B. Pfefferminztee, gegen übelriechenden Atem verordnete man das Kauen von Gewürznelken oder Zimt, gegen Aufstoßen Zitwerwurzel oder Galgant, gegen Magengeräusche Muskatnüsse usw.

Die subjektive Besserung dyspeptischer Beschwerden durch Zubereitungen aus Bitterstoffen dürfte auf ihrer Fähigkeit beruhen, die Verdauungsdrüsen zur Sekretion anzuregen. Vornehmlich die Bittermittel führen durch einen von den Geschmacksknospen der Zunge ausgehenden Reflex zu verstärkter Sekretion von Speichel und Magensaft (sekretagoger Effekt). Da die im Dienste der Verdauung stehenden Drüsen eine funktionelle Einheit bilden, dürften auch Leber, Galle und Pankreas zur Sekretion mitangeregt werden (cholagoger Effekt).

Bei den Mitteln, die nach wie vor bei Verdauungsstörungen viel verwendet werden, steht bald mehr der appetitanregende, bald mehr der galletreibende Effekt im Vordergrund. Dementsprechend sollen die *Antidyspeptika* in diese 3 Gruppen unterteilt werden.

10.3.2.2 Appetitanregende Bittermittel

Ihr Indikationsanspruch erstreckt sich definitionsgemäß auf Zustände von Appetitlosigkeit. Aber nicht jede Appetitlosigkeit bedarf der Behandlung. Appetitlosigkeit ist sehr häufig eine sinnvolle Reaktion des Organismus zur Entlastung kranker Verdauungsorgane; denn die Verarbeitung der Nahrung ist ein Energie erfordernder Prozeß. Chronische Appetitlosigkeit ist eine Begleiterscheinung bestimmter ernster Krankheiten. Schließlich können auch seelische Konfliktsituationen symptomauslösend sein. Eine rationale Indikation für appetitanregende Mittel dürfte die Appetitlosigkeit alter Menschen sein. Mit zunehmendem Alter werden Speichelabsonderung und Enzymaktivität geringer, die Azidität des Magensafts wird niedriger, auch verringert sich die Sekretion von Leber und Pankreas. Die Tätigkeit der Verdauungsdrüsen auch zwischen den Mahlzeiten zu „trainieren", dürfte eine sinnvolle geriatroprophylaktische Maßnahme sein.

10.3.2.2.1 Enzianwurzel

Herkunft. Enzianwurzel besteht aus den im Frühjahr gegrabenen und möglichst rasch – ohne daß fermentative Prozesse in Gang kommen – getrockneten Wurzeln und Wurzel-

---
* Literatur s. S. 609

stöcken verschiedener europäischer *Gentiana*-Arten. In Frage kommen:

- *G. asclepiadea* L., der Schwalbenschwanzenzian, blaublühend; heimisch in den gebirgigen Teilen Mittel- und Osteuropas sowie Vorderasiens.
- *G. lutea* L., der gelbe Enzian; eine 50–140 cm hoch werdende Staude mit einer mehrköpfigen, bis armdicken Pfahlwurzel; heimisch in den alpinen Regionen und in höheren Mittelgebirgen Südeuropas und Kleinasiens.
- *G. pannonica* Scop., Blüten dunkelpurpurn mit schwarzen Punkten; in den Ostalpen vorkommend.
- *G. punctata* L., der Tüpfelenzian; Blüten hellgelb mit schwarzbraunen Punkten; heimisch in den Alpen der Schweiz und Österreichs.
- *G. pupurea* L., der Purpurenzian; Blüten innen gelblich und außen pupurrot mit Punkten; in den Alpen Frankreichs, der Schweiz und Österreichs vorkommend.

Hinweis: Alle genannten *Gentiana*-Arten gehören in den meisten Ländern zu den unter Naturschutz stehenden Pflanzen. Nach dem DAB 9 ist nur die von *G. lutea* stammende Wurzel zugelassen, die in Frankreich, Spanien und den Balkanländern gegraben werden darf. Die *G. lutea* ist außerdem als einzige der zur Drogengewinnung genannten *Gentiana*-Arten kultivierbar.

Sensorische Eigenschaften. Geruch: Dumpfig-erdig; wird auch als eigenartig süßlich beschrieben. Geschmack: Zunächst schwach süßlich, dann anhaltend und intensiv bitter. Der Bitterwert beträgt mindestens 10000 (Chininhydrochlorid 200000).

Inhaltsstoffe

- Aromastoffe (in nichtfermentierter Droge nur Spuren).
- Bitterstoffe vom Secoiridoidtyp (vgl. Abb. 10.19) mit Gentiopikrosid (Synonym: Gentiopikrin) als Hauptkomponente (2–3%) neben wenig (0,05%) Amarogentin.

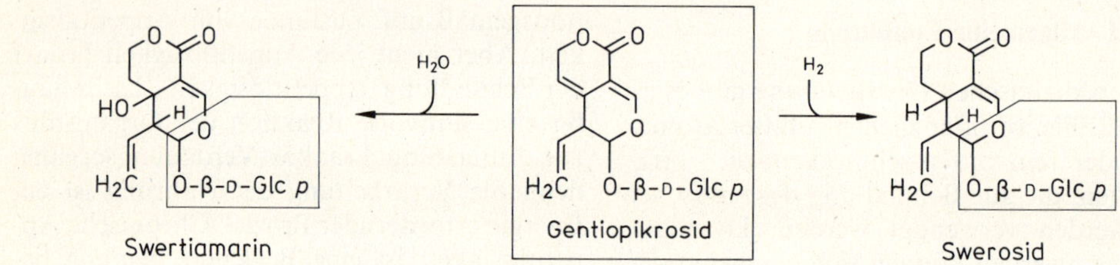

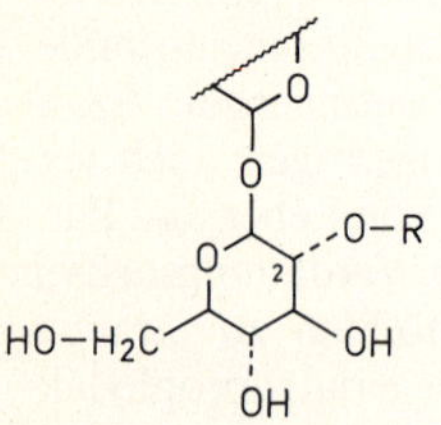

Trivialname	R = H; Alkoholkomponente	Säurekomponente R
Amarogentin	Swertiamarin	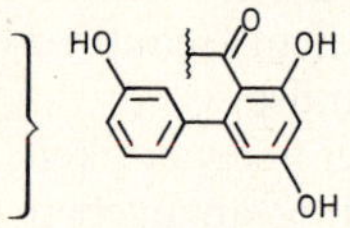
Amaropanin	Swerosid	
Amaroswerin	Swertiamarin	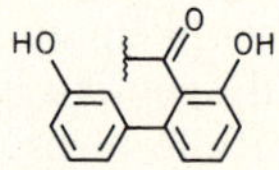
Centapikrosid (Centapikrin)	Swerosid	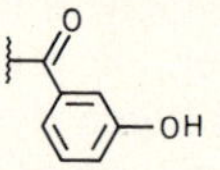

β-D-Glc*p*-Teil der Bitterstoffmoleküle

Abb. 10.19. Übersicht über die Bitterstoffe der Gentianazeendrogen. Formal läßt sich das Molekül des Gentiopikrosid als Grundkörper der Reihe auffassen; Swerosid ist dessen Dihydro- und Swertiamarin dessen Hydratatoderivat. Das 2-OH im Zuckerteil dieser Moleküle kann mit verschiedenen aromatischen Carbonsäuren verestert sein: Man gelangt zu den Bitterstoffen vom Amarogentintyp, die im Vergleich mit den Nichtestern einen erheblich höheren Bitterwert aufweisen

- Phytosterine (= Phytosterole).
- Xanthonderivate (etwa 0,1%), darunter Gentisin und Isogentisin (Abb. 10.20 und 10.21); frei und glykosidisch (als Primverosid, Tabelle 3.3).
- Zucker, darunter das schwach bitter schmeckende Trisaccharid Gentianose (2,5–5%), das beim Trocknen der Wurzel durch Abspaltung des Fruktoseteils in die stärker bitter schmeckende Gentiobiose übergeht (Gehalt 1–8%). Abspaltung der endständigen β-D-Glucose führt zur süß schmeckenden Saccharose, die ebenfalls in der Enzianwurzel vorkommt. Zur Konstitution und Konfiguration vgl. Abb. 3.21.
- Polysaccharide: Inulin und gelbildende pektinartige Stoffe.
- Mineralische Bestandteile (etwa 8%).

Anmerkung: die als Inhaltsstoffe der Enzianwurzel angegebenen Alkaloide vom Typus des Gentianins sind Isolierungsartefakte (vgl. Abb. 10.22).

Wertbestimmende Inhaltsstoffe (Kommentar DAB 7). *Gentiana-lutea*-Wurzel enthält neben viel Gentiopikrosid (= Gentiopikrin) wenig Amarogentosid (= Amarogentin). Dennoch wird der Bitterwert der Droge durch den Amarogentingehalt bestimmt, da dessen Bitterwert, bezogen auf Gewichtsbasis, etwa 5000mal größer ist, was durch den etwa 70mal höheren Gehalt der Droge an Gentiopikrosid nicht ausgeglichen wird.

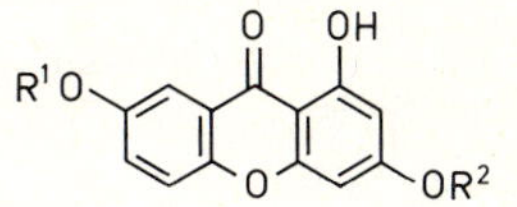

In den Wurzeln der anderen Drogenherkünfte kommen zusätzlich Varianten des Amarogen-

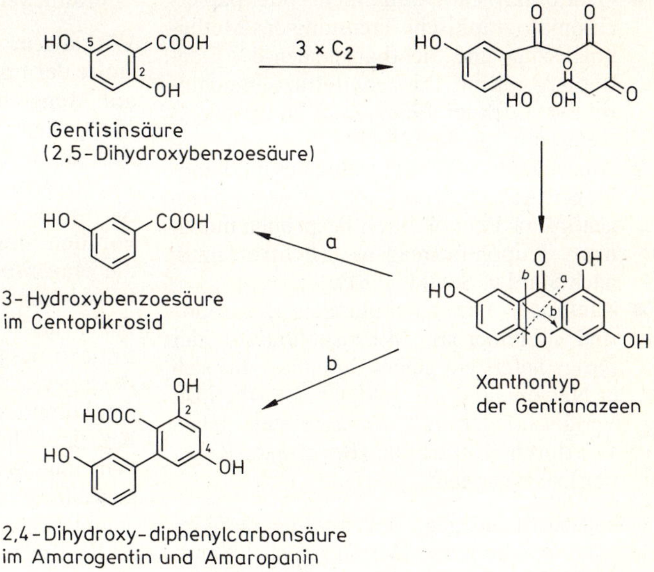

R^1	R^2	
H	CH_3	Gentisin
CH_3	H	Isogentisin
H	Prv	Gentiosid

Abb. 10.20. Einige der in *Gentiana*-Arten vorkommenden Xanthone. Sie stellen, in reiner Form isoliert, gelb gefärbte Kristalle dar (λ max = 410 nm). Die zuckerfreien Xanthone sind sublimierbar und können zur Identitätsprüfung – Mikrosublimation, TASS-Verfahren – herangezogen werden. Abkürzungen: Prv = Primverosylrest; Primverose = β-D-Xylopyranosyl-(1 → 6)-β-D-Glucopyranose

Gentisinsäure
(2,5-Dihydroxybenzoesäure)

3-Hydroxybenzoesäure
im Centopikrosid

2,4-Dihydroxy-diphenylcarbonsäure
im Amarogentin und Amaropanin

Xanthontyp der Gentianazeen

Abb. 10.21. Die Biosynthese der in Gentianazeen vorkommenden Xanthone ist bisher nicht bekannt. Aufgrund ihres Substitutionsmusters lassen sie sich formal als aus Gentisinsäure plus 3 C_2-Bausteinen aufgebaut denken. Die ungewöhnlich substituierten Carbonsäuren, die am Aufbau der Bitterstoffe Amarogentin, Amaropanin und Centopikrosid (Centopikrin) beteiligt sind, lassen formalbiogenetische Beziehungen zu den Xanthonen erkennen; sie bilden sich möglicherweise im Zuge von Abbaureaktionen (Aufspaltung von C-C- und C-O-Bindungen; Umlagerungen)

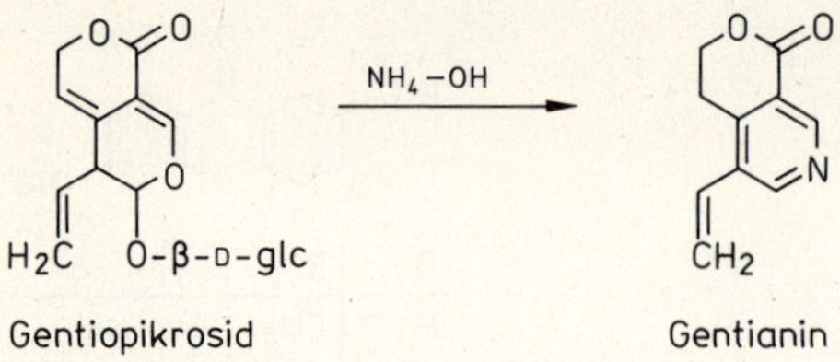

598   10 Sondergebiete. Arzneistoffe die vorwiegend als Extrakte angewendet werden

Gentiopikrosid → (NH₄–OH) → Gentianin

Abb. 10.22. Unter der Einwirkung von Ammoniaklösung setzt sich das Tetrahydropyranderivat Gentiopikrosid zum Pyrridinderivat („Alkaloid") Gentianin um. Die Pyrridinalkaloide vom Gentianintyp stellen folglich Isolierungsartefakte dar. Die „Alkaloidbildung" kann auch zur Identitätsprüfung der Droge (DAB 7 – DDR) herangezogen werden. Auf der DC-Platte (Kieselgel; Fließmittel: Ethylazetat-Methanol-Wasser [100+17+13]) läßt sich nach Besprühen mit Kaliumtetrajodobismutat-(III) eine rotbraune Zone bei Rf ~ 0,6 orten (zum Vergleich: Chinin ~ 0,3)

tins vor, wie das Amaroswerin und das Amaropanin (vgl. Abb. 10.19).

Analytische Kennzeichnung. Zur analytischen Kennzeichnung dienen, je nach Arzneibuch, die Secoiridoidbitterstoffe Gentiopikrosid und/oder Amarogentin sowie die durch ihre Gelbfärbung auffallenden Xanthone.

- Gentiopikrosid: Dünnschicht- oder papierchromatographische Trennung des Methanolauszugs und Sichtbarmachen des Gentiopikrosids mit Triphenyltetrazoliumchlorid (M. Luckner 1966). Zum Nachweis als Gentianin vgl. Abb. 10.22.
- Amarogentin: DC-Trennung des methanolischen Auszugs und Nachweis des Amarogentins als Phenol durch Besprühen mit einem Kupplungsreagens (Echtrotsalz B; nach Stahl u. Schild. 1981).
- Xanthone: Die aglykonischen Xanthone sind sublimierbar. Mikrosublimation der Droge liefert ein gelbes Sublimat, das sich in Natronlauge mit goldgelber Farbe löst. Verfälschungen mit *Rumex*-Arten geben sich durch Rotfärbung (Bornträger-Reaktion) zu erkennen.

Gehaltsbestimmungen. Bestimmung des Gehalts am Amarogentin (Verfahren nach Sonanini s. Stahl u. Schild 1981, S. 173). Bitterglykosid mit Aceton aus der Droge extrahieren; DC-Auftrennung; Abschaben der Amarogentinzone;→mit Wasser-Methanol extrahieren; Kuppeln mit einem Diazoniumsalz (Echtrotsalz B); spektralphotometrische Bestimmung der Farbintensität und Vergleich mit derjenigen einer bekannten Menge 2,4-Dihydroxybenzoesäure.

Verwendung

- Als Droge: Grob geschnitten als Bestandteil von Teemischungen, z. B. der *Species amaricantes* ÖAB. Fein geschnitten oder grob pulverisiert für ein Infus (1–2 g pro Tasse Wasser); fein pulverisiert (100–300 mg) in Tabletten oder Dragees.
- Als Tinktur (*Tinctura Gentianae*), auch als Bestandteil von Tinkturen (*Tinctura Absinthii composita* ÖAB, *Tinctura amara*, *Cinchonae tinctura composita*).
- Als Extrakt (Perkolat-, Fluidextrakt, Trockenextrakt) zu Fertigarzneimitteln in Tropfen-, Tabletten- und Drageeform sowie als Bestandteil von Instanttees (Sprühtrockenextrakt).
- Zur Herstellung von Enzian oder Enzianbranntwein. Soll durch Abtrieb von Maische aus vergorenen Enzianwurzeln ohne sonstigen Zusatz hergestellt sein („Edelenzian"). In der Regel ein Destillat von mit Spiritus versetzter Enzianmaische (Mindestalkoholgehalt 38% V/V). Enzianbranntwein enthält keine Bitterstoffe.

Wirkungen, Anwendungsgebiete. Die Bitterstoffe der Enzianwurzel haben keinen Einfluß auf Menge und Zusammensetzung des Speichels, sieht man davon ab, daß der IgA-Spiegel in bestimmten Situationen gesenkt werden kann (Zimmermann, 1986).
Sie intensivieren auf reflektorischem Wege, von den Sinnesorganen der Mundhöhle aus, die Magensaftsekretion; sie induzieren reflektorisch zugleich auch eine Ausschüttung von Galle ins Duodenum (cholagoger Effekt). Entleerungsgeschwindigkeit des Magens und Passagegeschwindigkeit des Speisebreis durch den Dünndarm bleiben unbeeinflußt. Auf den Kreislauf haben Enzianzubereitungen eine Wirkung, ähnlich wie sie nach schneller Magenfüllung mit Speise und Flüssigkeit beobachtet werden kann: Es kommt zu einer schlagartigen Senkung des Herzminutenvolumens, was eine Entlastung des Kreislaufs bedeutet. Allerdings hält dieser Effekt nur wenige Minuten lang an (Glatzel 1968).
Enzianbitterstoffe enthaltende Arzneimittel sind indiziert bei Appetitmangel, besonders im Gefolge von Infektionskrankheiten.

Zur Appetitanregung vor den Mahlzeiten zu nehmen. Bei dyspeptischen Beschwerden zur Beseitigung des Völlegefühls wohl besser nach den Mahlzeiten.

Unerwünschte Wirkungen. Gelegentlich können bei empfindlichen Personen Kopfschmerzen ausgelöst werden. Bei Überdosierung Brechreiz bis Erbrechen möglich.

Gegenanzeigen. Magen- und Zwölffingerdarmgeschwüre. Neigung zur Magenübersäuerung.

Anwendungsformen. Nur zur oralen Anwendung bestimmte Formen, und zwar am besten in gewürzten, wohlschmeckenden Mischungen, deren Geschmack zur Auslösung einer Reflexsekretion beitragen kann. Da die Wirkung ausschließlich vom Geschmack abhängt, ist es unzweckmäßig, Enzian oder auch andere Bittermittel in Dragees oder Tabletten zu verarbeiten.

10.3.2.2 Tausendgüldenkraut

Herkunft. Die Droge besteht aus den zur Blütezeit gesammelten und getrockneten Teilen von *Centaurium minus* MOENCH. (Synonym: *Centaurium erythraea* RAFN., *Erythraea centaurium* [L.] Pers.). Es handelt sich bei der Stammpflanze um ein einjähriges Kraut aus der Familie der Gentianazeen (*Gentianaceae*), das in Europa heimisch, in Nordamerika eingebürgert ist.

Sensorische Eigenschaften. Geruch: Schwach eigenartig. Geschmack: Stark bitter.

Inhaltsstoffe. Neben geringen Mengen flüchtige Stoffe (ätherisches Öl) als die Wirksamkeit bestimmend mehrere Bitterstoffe vom Secoiridoidtyp, insbesondere Gentiopikrosid (=Gentiopikrin), Swertiamarin, Swerosid und Centapikrosid (=Centapikrin). Ferner Xanthone, Flavone, Triterpene und Phytosterole.

Verwendung. Analog wie Enzianwurzel als Bittertonikum und Cholagogum.

10.3.2.2.3 Swertia-chirata-Kraut

Die Droge besteht aus dem getrockneten Kraut von *Swertia chirata* BUCH.-HAM. (Familie: *Gentianaceae*), einem einjährigen Kraut, das in den gebirgigen Teilen Nordindiens heimisch ist. Die Droge enthält, wie die anderen Bitterstoffdrogen der Gentianazeen auch, Secoiridoide, insbesondere Gentiopikrosid und Swertiamarin. Auch Xanthone wurden gefunden. Swertia wird nicht nur in Indien, sondern auch in Großbritannien, wo es durch Einwanderer indischer Herkunft gebräuchlich wurde, verwendet, und zwar bei den folgenden Indikationen: Appetitlosigkeit, Dyspepsie, gastrointestinale Atonie, unterstützend bei Malaria (nach British Herbal Pharmacopoeia 1983).

10.3.2.2.4 Bitterklee (Fieberklee)

Herkunft. Bitterklee besteht aus den getrockneten Fiederblättchen von *Menyanthes trifoliata* L. (Familie: *Menyanthaceae*), einer ausdauernden, in Europa heimischen Sumpfpflanze.

Sensorische Eigenschaften. Bitterkleeblätter sind geruchlos und schmecken bitter.

Inhaltsstoffe. Etwa 1% Bitterstoffe vom Typ der Iridoide (Loganin) und der Secoiridoide (Foliamenthin, Menthiafolin, Dihydrofoliamenthin, Swerosid; vgl. Abb. 10.19 und 10.23). Ferner weit verbreitete Stoffe, wie Flavone (Quercetin, Kämpferol), Gerbstoffe, Pektine und Zucker.

Verwendung. Als Einzeltee (zum Infus, etwa 0,5%ig) oder als Bestandteil fertiger Teemischungen, wie der *Species amaricantes* ÖAB oder der *Species amaro-aromaticae* PH. Helv. Zur Herstellung einer Tinktur (1:1, 45% Alkohol), eines Fluidextrakts (1:1, 25% Alkohol als Extraktionsmittel) und von Sprühtrockenextrakten als Bestandteil von sofortlöslichen Tees. Bestandteil von offizinell hergestellten Kombinationspräparaten, wie z. B. der *Tinctura amara* ÖAB. Zur Herstellung von bitteren Branntweinen.

Wirkungen. Anwendungsgebiete. Als Bittermittel zur Appetitanregung bei mit Appetitlosigkeit einhergehenden Krankheiten. Auf rein empirischer Basis zur adjuvanten Therapie bei Rheumatismus, rheumatoider Arthritis, insbesondere aber bei Muskelrheumatismus, der mit allgemeiner Asthenie verbunden ist (nach British Herbal Pharmacopoeia).

Gegenindikationen. Diarrhö, Dysenterie oder Kolitis. In größeren Mengen genossen kann Bitterklee Erbrechen verursachen.

Abb. 10.23. Iridoid- und Secoiridoidinhaltsstoffe des Bitterklees von *Menyanthes trifoliata* (*Menyanthaceae*). Die nahe botanisch-systematische Verwandtschaft zwischen den Bitterkleegewächsen (*Menyanthaceae*) und den Enziangewächsen (*Gentianaceae*) spiegelt sich auch in der Bitterstoff-Secoiridoid-Führung wieder (vgl. auch Abb. 10.19). Im Loganin erkennt man das Kohlenstoffskelett der Cyclopentanmonoterpene **2a** bzw. **2b**; Foliamenthin und Menthiafolin sind Esteracetale, die sich aus einem azyklischen Monoterpen **1** und einem Secoiridoid **3** aufbauen

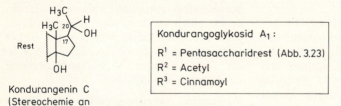

Konfigurationsformel   Konformationsformel

Kondurangenin A ($R^1 = R^2 = R^3 = H$)

Kondurangenin C
(Stereochemie an
C-20 ungeklärt)

Kondurangoglykosid A_1:

R^1 = Pentasaccharidrest (Abb. 3.23)
R^2 = Acetyl
R^3 = Cinnamoyl

Abb. 10.24. Kondurangin (= Condurangin) ist ein komplexes Gemisch mehrerer C_{21}-Steroidglykoside (Digitanolglykoside), darunter sind Glykoside, die sich vom Kondurangin A (20-Carbonyl) und vom Kondurangin B (20-Hydroxy) ableiten. Die Glykoside A, A_1, C und C_1 sind Di-Ester, beispielsweise der Essigsäure und der Zimtsäure (Kondurangoglykosid A_1). Daneben kommen Glykoside vor, die an 11-O und an 20-O mit Nikotinsäure verestert sind (bei den sog. Conduraninen A und B). Auch die Zuckerkette ist recht ungewöhnlich gebaut. Die lineare Pentasaccharidkette des Kondurangoglykosids A_1 besteht aus 2 Molekülen β-D-Glucose, 1 Molekül 3-O-Methyl-6-desoxyallose, 1 Molekül D-Oleandrose und 1 Molekül D-Cymarose (zur Konstitution und Konfiguration vgl. 3.2.6.4 u. Abb. 3.23). Die überaus schwierige Reindarstellung und Konstitutionsaufklärung der Kondurangoglykoside ist Tschesche et al. (1968) zu verdanken. Revidierte Formeln haben vor kurzem Berger et al. (1987) vorgelegt

Dosierung. 0,5–2,0 g der getrockneten Blätter bzw. der Zubereitungen in entsprechender Dosierung 3mal täglich.

10.3.2.2.5 Kondurangorinde

Herkunft. Kondurango- (oder Condurango-) Rinde besteht aus der getrockneten Rinde der Zweige und Stämme von *Marsdenia condurango* RCHB.f., einer auf den Westhängen der Kordilleren in Südamerika heimischen Liane aus der Familie der Asklepiadazeen (*Asclepiadaceae*). Wird in Ostafrika kultiviert.

Sensorische Eigenschaften. Kondurangorinde riecht schwach süßlich-aromatisch; sie schmeckt bitter und etwas kratzend.

Inhaltsstoffe. Enthält 1–2% des Bitterstoffgemisches „Kondurangin"; es sind Esterglykoside mit einem C_{21}-Stereoidgrundgerüst (vgl. Abb. 10.24).
Weitere Inhaltsstoffe: Phytosterole, darunter β-Sitosterol; Triterpene, darunter β-Amyrin; Chlorogen- und Kaffeesäure; Flavonoide und Kumarine; Vanillin; Cyclite, darunter Kondurit (Conduritol).

Analytische Kennzeichnung. Die als „Kondurangin" bezeichneten Bitterstoffe sind in heißem Wasser schwerer löslich als in kaltem. Darauf beruht ein Nachweis (z. B. Ph. Helv.): Droge mit kaltem Wasser extrahieren; Filtrat erwärmen; bei 80 °C entsteht eine Trübung, die beim Abkühlen wieder verschwindet.
DC (qualitativ und quantitativ): die Konduranginfraktion bleibt am Start, während Begleitstoffe wandern (Kieselgel; Toluol-Heptan [1+1]; Nachweis durch Fluoreszenzlösung). Die Zone kann abgekratzt, extrahiert und spektralphotometrisch bei 254 nm bestimmt werden (Ph. Helv.).

Verwendung. Fein geschnitten oder auch grob gepulverte Droge zur Herstellung eines Infuses (DAB 6) oder Mazerats (ÖAB), eines Fluidextrakts (*Extractum condurango fluidum* Ph. Helv.) oder eines Kondurangoweins (50–100 g Droge/l).

Wirkungen, Anwendungsgebiete. Als *Amarum* und magenberuhigendes Mittel bei Appetitlosigkeit und nervöser Dyspepsie. Die homöopathische Arzneimittellehre kennt die spezifische Verwendung gegen Rhagaden (Hautläsionen) an Lippen und Mundwinkeln. Leeser (1971 S. 535) weist auf den oft beobachteten Zusammenhang zwischen Mundwinkelrhagaden und Untersäuerung des Magensafts hin.

Dosierung. 1–4 g Droge als Infus (nach British Herbal Pharmacopeia).

10.3.2.2.6 Chinarinde

Vorbemerkung: Im folgenden wird die Chinarinde als Bittermittel abgehandelt. Über die Droge als Rohmaterial zu Chinin- und Chinidingewinnung s. 8.4.10.

Herkunft. Chinarinde besteht aus der getrockneten Rinde von *Cinchona succirubra* PAV. (*C. pubescens* VAHL) oder von deren Varietäten (Familie: *Rubiaceae*). Die Stammpflanzen sind stattliche Bäume von 15–20 m Höhe mit rotbrauner Rinde und dichter Baumkrone. Heimat der *Cinchona*-Arten sind die östlichen Anden. In den Kulturen – die Hauptanbaugebiete liegen auf Java und den tropischen Teilen Afrikas – werden die Bäume gefällt, lange bevor sie ihre maximale Höhe erreichen. Ein typisches Verfahren besteht darin, die Bäume in einem Alter von 6–12 Jahren samt Wurzeln auszugraben, um außer der Stamm- und Zweigrinde auch die Wurzelrinde ernten zu können ("uprooting").

Den Gattungsnamen *Cinchona* hat Carl von Linné (1707–1778) gewählt zu Ehren von Anna Cinchon, der Gemahlin des spanischen Vizekönigs in Peru, die durch Chinarinde von ihrer Malaria geheilt wurde und die die Droge in Spanien bekannt machte. Die Artbezeichnung *succirubra* (Betonung auf der 2. Silbe; lat. *Succus* = Saft, *ruber* = rot) haben die Pflanzen ihrer Eigenschaft zu verdanken, daß nach Verletzung der Bäume ein Saft ausfließt, der sich an der Luft milchartig trübt und rot verfärbt.

Sensorische Eigenschaften. Die Droge hat einen schwachen, eigenartigen Geruch und einen intensiv bitteren, etwas zusammenziehenden Geschmack.

Inhaltsstoffe

- Alkaloide (>6,5%), darunter als Hauptalkaloide Chinin, Chinidin, Cinchonin und Cinchonidin (vgl. Abb. 8.48);
- aromatische und hydroaromatische Säuren, darunter die Chinasäure und die Kaffeesäure;

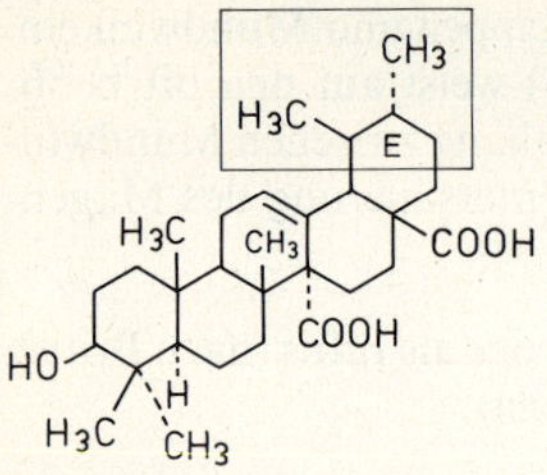

Chinovasäure, $C_{30}H_{46}O_5$

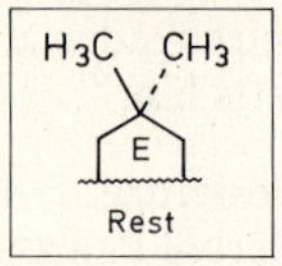

Cincholsäure (Rest wie Chinovasäure)

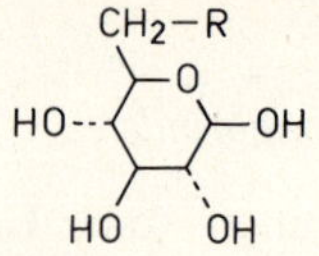

R = OH: β-D-Glucose
R = H: Chinovose (6-Desoxy-D-glucose)

Abb. 10.25. Neben den Chinaalkaloiden (vgl. 8.4.10 und Abb. 8.48) ist am Bitterwert der Chinarindenzubereitungen wesentlich das sog. Chinovin (Synonym: Chinabitter) beteiligt. Chinovin erweist sich als ein Gemisch dreier Triterpensäuremonoglykoside: aus Chinovasäure-3-chinovosid (60%), aus Chinovasäure-3-glucosid (30%) und aus Cincholsäure-3-chinovosid (etwa 5%).

- Katechingerbstoffe und Phlobaphene (unlösliches Chinarot);
- Bitterstoffe vom Typus der Chinovasäure (glykosidische Triterpene, vgl. Abb. 10.25).

Analytische Kennzeichnung

- Beim trocknen Erhitzen der Droge bilden sich durch Pyrolyse aus den Alkaloiden 6-Methoxychinolin und dessen 4-Methylderivat, die in ethanolischer Lösung blau fluoreszieren.
- Der schwefelsaure Auszug der Droge (Filtrat) fluoresziert im ultravioletten Licht (365 nm) intensiv blau; die Fluoreszenz läßt sich durch Zusatz von Salzsäure löschen.
- Halbquantitative dünnschichtchromatographische Prüfung auf die 4 Hauptalkaloide. Vergleichslösung: Chinin, Chinidin, Cinchonin und Cinchonidin im Verhältnis 175:5:100:100.

Gehaltsbestimmung. Chinarinde wird heute ausschließlich in Form ihrer galenischen Zubereitung als unspezifisches Bittermittel verwendet. Somit würde für die „Apothekerrinde" die Bestimmung des Bitterwerts zur Charakterisierung ausreichen. Die meisten Pharmakopöen lassen eine Gesamtalkaloidbestimmung durchführen, die sich in die folgenden Hauptabschnitte unterteilen läßt:

- Erhitzen der abgewogenen Drogenmenge mit Ameisensäure, um die schwer löslichen Alkaloid-Gerbstoff-Verbindungen in gut lösliche Formiate zu überführen;
- Basischstellen mit Natronlauge und Überführung der Alkaloide in die organische Phase (Ether-Chloroform);
- Reinigung der Alkaloidfraktion (Rückstand der organischen Phase) durch adsorptive Filtration über eine Säule von Aluminiumoxid (Ethanol zum Eluieren);
- Eluat einengen, mit Wasser versetzen und mit 0,1 N-HCl gegen Methylrot titrieren.

Methode der Ph. Eur.: Freisetzen der Alkaloide in der Droge durch Behandeln mit NaOH-Lösung und Extraktion mit Benzol; Überführung der Alkaloide aus der Benzolphase als Salze in wäßrige 0,1 N-HCl-Lösung (dadurch Trennung von lipophilen Neutralstoffen); die Lösung der Hydrochloride wird spektralphotometrisch bei $\lambda = 348$ nm, dem Absorptionsmaximum der methoxylsubstituierten Alkaloide Chinin und Chinidin, und bei $\lambda = 316$ nm, dem Absorptionsmaximum von Cinchonidin und Cinchonin gemessen. Rechnerisch läßt sich, da die beiden molaren Extinktionskoeffizienten des Chinins bzw. Chinidins und des Cinchonins bzw. Cinchonidins bekannt sind, nicht nur die Summenkonzentration an beiden Alkaloidgruppen, sondern auch deren Mischungsverhältnis ermitteln. Nach Ph. Eur. soll die Chinarinde mindestens 6,5% Gesamtalkaloide enthalten, von denen mindestens 30 und höchstens 60% aus Alkaloiden vom Typ des Chinins/Chinidins bestehen müssen.

Da sich Alkaloidgehalt und Bitterwert der Droge nicht decken – am Bitterwert sind auch Triterpenglykoside beteiligt – stellt sich die Frage, warum die Pharmakopöen derart aufwendige Verfahren zur Drogenprüfung vorschreiben.

Verwendung. Chinarinde wird zur Herstellung eines weingeistigen Chinaextrakts, eines Chinafluidextrakts, einer Chinatinktur und einer zusammengesetzten Chinatinktur verwendet. Der Alkaloidgehalt der Galenika ist relativ niedrig, da der Alkaloidgerbstoffkomplex schwer löslich ist.

Wirkungen, Anwendungsgebiete. Als reflektorisch wirkendes Bittermittel bei Dyspepsien und subaziden Gastritiden. Da Chinin den Grundumsatz senkt, hat man früher die Galenika gern adjuvant als Roboranzien bei hyperthyreotischen Zuständen verwendet.

Unerwünschte Wirkungen. Wegen der niedrigen Dosierung bei Anwendung als Bittermittel kaum zu befürchten: allerdings muß, wenn auch in seltenen Fällen, bei sensibilisierten Personen mit allergischen Reaktionen gerechnet werden.

Dosierung. Einzeldosen: Droge als Dekokt 0,3–1 g; Fluidextrakt 0,3–1,0 g; Tinktur 20–30 Tropfen.

Kalmuswurzel, (s. 5.4.1.3)

Pomeranzenschalen, (s. 5.4.1.5)

10.3.2.3 Bittermittel, welche die Gallen- und/oder Pankreassekretion anregen sollen

10.3.2.3.1 Andornkraut

Die Droge besteht aus den getrockneten Blättern und blühenden Sproßteilen von *Marrubium vulgare* L. (Familie: *Lamiaceae*, Synonym: *Labiatae*). Der Andorn ist ein aufrecht wachsendes, 30–60 cm hoch werdendes Kraut mit weißen Lippenblüten. *M. vulgare* ist über ganz Europa, Nordafrika und über das westliche Asien verbreitet.

Sensorische Eigenschaften. Während die lebende Pflanze angenehm duftet, ist der Geruch bei der Droge so gut wie nicht mehr wahrnehmbar. Der Geschmack ist bitter, etwas scharf und salzig.

Inhaltsstoffe

- Ätherisches Öl in Spuren,
- Diterpene, darunter das bitter schmeckende Marrubiin (vgl. Abb. 10.26),
- Kaffeesäure und „Gerbstoffe" unbekannten Aufbaus (wahrscheinlich Rosmarinsäure),
- reichliche Mengen (keine Konzentrationen angegeben) mineralischer Bestandteile, insbesondere Kaliumsalze.

Anwendung. Als geschnittene Droge zur Herstellung des Infuses; als Bestandteil von Teemischungen, wie z. B. der *Species cholagogae*

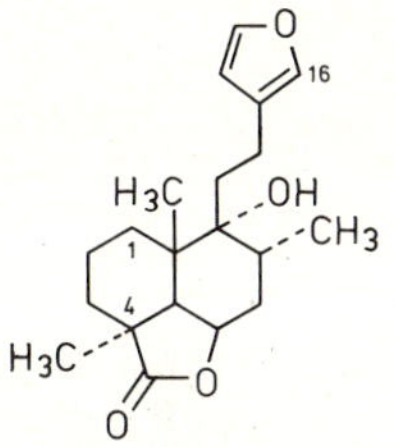

Marrubiin, $C_{20}H_{28}O_4$

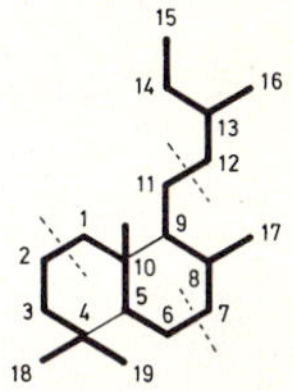

Zum Vergleich: Labdan (abgekürzte Schreibweise)

Abb. 10.26. Im Andornkraut kommt als Bitterstoff das Marrubiin (0,3–1%) vor, ein regulär gebautes, bizyklisches Diterpen der Labdanreihe. Im Labdanskelett erkennt man, daß die vier Isopreneinheiten durch drei 1,4-Verknüpfungen miteinander verbunden sind, was anzeigt, daß die regulär gebaute azyklische Vorstufe durch keine Umlagerungen (Methylgruppenwanderungen) modifiziert ist. Der Vergleich Marrubiin mit Labdan zeigt, daß die 19-Methylgruppe des Labdans im Marrubiin zum Carboxyl aufoxidiert ist, so daß mit dem β-6-OH eine Laktonisierung erfolgen kann; die beiden Gruppen C-15 und C-16 des Labdans sind zu den entsprechenden Alkoholen hydroxyliert, so daß sich der Furanring ausbilden kann

ÖAB. Zur Herstellung einer Fluidextrakts (1:1; 20% Alkohol enthaltend).

Wirkungsweise, Anwendungsgebiete. Regt auf reflektorischem Wege die Sekretion der Verdauungssäfte an. Anwendung als *Choleretikum* bei dyspeptischen Beschwerden. Gilt als „spezifisch wirkend" gegen Bronchitis mit unproduktivem Husten und wird dann gern mit Brechwurzel, Huflattich oder Lobelienkraut kombiniert (nach British Herbal Pharmakopoeia 1983).

10.3.2.3.2 Artischockenkraut mit Wurzeln

Herkunft. Artischockenkraut mit Wurzeln besteht aus den Blättern, den Stengeln und Wurzeln der Artischocke nach Abernten der als Gemüse verwendeten Infloreszenzen. Die Artischocke *Cynara scolymus* L. – eine distelartige Komposite (Familie: *Asteraceae* = *Compositae*) – ist eine ausdauernde Pflanze, die aber in der Kultur nur 3–4 Jahre lang ertragfähig bleibt.

Die Heimat der Artischocke vermutet man in Äthiopien. Jedenfalls war die Pflanze den Römern bekannt, geriet dann in Vergessenheit und wurde erst im 15. Jahrhundert wieder in Kultur genommen.

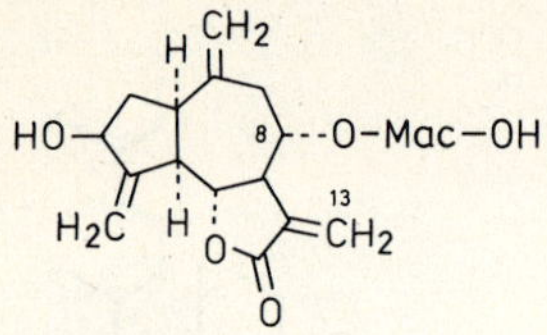

604 10 Sondergebiete. Arzneistoffe die vorwiegend als Extrakte angewendet werden

Cynaropikrin

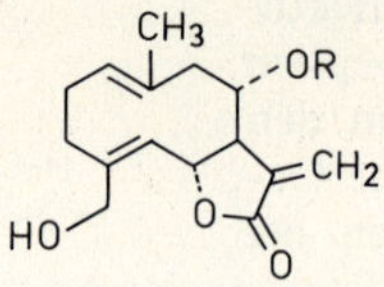

R = H: Salonitenolid
R = Meb-di-OH: Cnicin

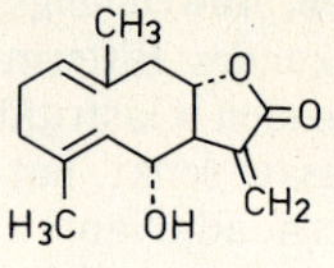

Artemisiifolin

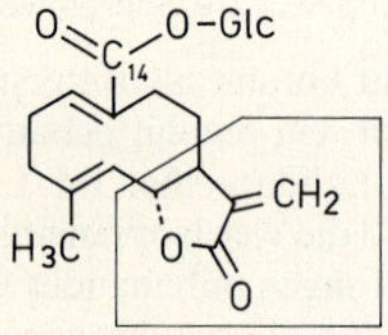

Taraxinsäureglucosid

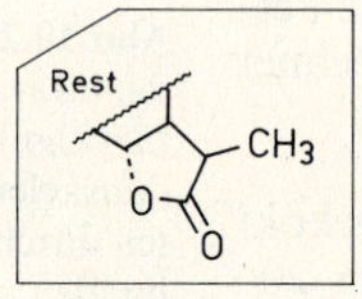

11,13-Dihydro-taraxinsäureglucosid

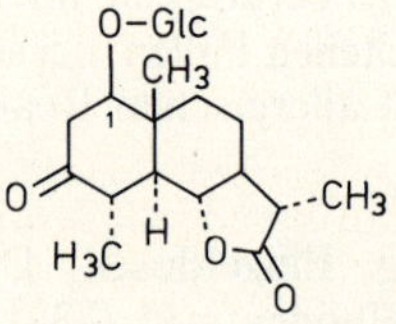

Taraxacolidglucosid

Abkürzung	Konstitution	Name
Ac	$CH_2=CH-CO-$	Acryloyl
Mac	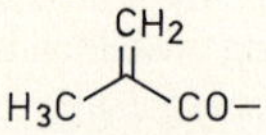 $H_3C-C(=CH_2)-CO-$	2-Methylacryloyl
Mac-OH	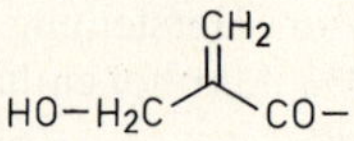 $HO-H_2C-C(=CH_2)-CO-$	2-Hydroxymethylacryloyl
Meb-di-OH	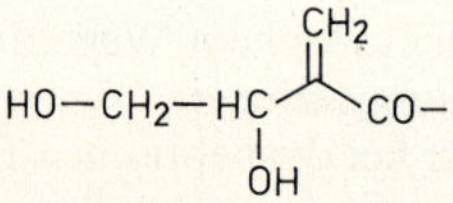 $HO-CH_2-HC(OH)-C(=CH_2)-CO-$	3,4-Dihydroxy-2-methylen-butyryl
Glc	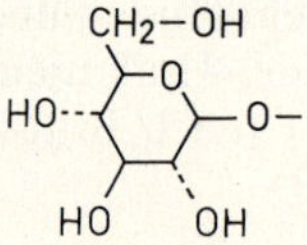	β-D-Glucopyranosyl

Abb. 10.27. Konstitution und Konfiguration der in 10.3.2 erwähnten Sesquiterpenlaktonbitterstoffe. Salonitenolid, Cnicin und Taraxinsäure gehören der Germacranolidreihe an. Die Taraxinsäure ist dadurch bemerkenswert, daß die 14-CH_3-Gruppe zur Carboxylgruppe oxidiert und mit D-Glucose esterartig verknüpft sein kann. Cynaropikrin ist ein Vertreter der Guaianolide und Taraxacolid ein Vertreter der Eudesmanolide (Zur Nomenklatur und zur Bezifferung der Sesquiterpenlaktone siehe Abb. 4.11 u. 4.12). Cnicin und Cynaropikrin sind über die 8-α-OH mit substituierten Acrylsäuren verknüpft. Zu beachten ist ferner der Laktonring mit der exozyklischen 13-Methylengruppe, eine reaktionsfähige Molekülgruppierung mit allergener Potenz

Sensorische Eigenschaften. Artischockenextrakt schmeckt bitter.

Inhaltsstoffe

- Bitterstoffe (0,5–6%) darunter Cynaropikrin als Hauptkomponente (s. Abb. 10.27);
- aromatische Carbonsäuren, insbesondere Derivate der Kaffeesäure (etwa 1%), wenig Cynarin (s. Abb. 6.7);
- Flavonoide (0,1–1%), darunter Scolomosid und Cynarosid;
- Inulin, Monosaccharide, Proteine (Enzyme).

Verwendung. Ausgangsmaterial zur Darstellung von Cynarin (vgl. 6.2), zur Herstellung eines Frischpflanzenpreßsafts, eines Fluidextrakts (1:1; 60% Alkohol), eines Trockenextakts (*Extracum siccum aquosum*) und von Sprühtrockenextrakten für sofortlösliche Tees. Zur Herstellung von Aperitifs.

Wirkungen, Anwendungsgebiete. Zur Anregung der Gallentätigkeit (*Cholagogum*). Alkohol enthaltende Präparate als Tonikum bei dyspeptischen Beschwerden. Alkoholfreie Präparate als Kurmittel nach überstandenen Leber- und Gallenblasenerkrankungen.

10.3.2.3.3 Benediktenkraut

Herkunft. Benediktenkraut besteht aus den zur Blütezeit geernteten Blättern und Zweigspitzen von *Cnicus benedictus* L. (Familie: *Asteraceae, Compositae*), einer einjährigen, 40–60 cm hohen Distel mit gelben Korbblüten und schrotsägezähnigen, gewellten, großen Blättern, welche sich dem fünfkantigen Stengel eng anschmiegen.

Sensorische Eigenschaften. Geruch: Indifferent. Geschmack: Stark und anhaltend bitter. Drogenstaub verursacht ein unangenehmes Kratzen im Hals.

Inhaltsstoffe

- Etwas ätherisches Öl (etwa 0,03%) mit dem Acetylenderivat Dodeca-1,11-dien-3,5,7,9-tetrain als Hauptbestandteil; daneben *p*-Cymen, Citral, Citronellal, Benzoesäure und Zimtaldehyd.
- Sesquiterpenlaktone (um 0,25%) mit dem bitter schmeckenden Cnicin neben Salonitenolid und Artemisiifolin (vgl. Abb. 10.27).
- Pentazyklische Triterpene (u. a. Multiflorenol, Oleanolsäure und α-Amyrin).
- Phytosterole, darunter Sitosterol (auch als 3-O-β-D-glucopyranosid).
- Aromatische Verbindungen, und zwar Phenylpropane vom Lignanolidtyp (Arctigenin, Tracheloganin, Nortrachelosid, vgl. auch 6.4).
- Hohe Konzentrationen an Mineralstoffen (10–18%), besonders an Kalium- und Magnesiumsalzen.

Verwendung. Die geschnittene Droge zur Infusbereitung (1,5 g pro Tasse Wasser). Als Bestandteil gemischter Tees, z. B. der *Species amaro-aromaticae* sowie von industriell hergestellten Leber- und Galletees. Zusammen mit anderen Kräutern für bittere Spirituosen. Zur Herstellung von Extrakten, die zu pflanzlichen Cholagoga (Kombinationspräparaten) weiterverarbeitet werden.

Wirkungen, Anwendungsgebiete. Als Bittermittel bei dyspeptischen Beschwerden, die mit Subazidität einhergehen (Hinweis: Magenbeschwerden als Folge von psychischem Streß pflegen mit Hyperazidität verbunden zu sein und dürften daher kaum eine Indikation, weder für Benediktenkraut noch für die anderen Amara sein). Die Anwendung als „harntreibendes Mittel" dürfte, ähnlich wie im Falle des Brennesselkrauts (vgl. 9.2.2.2), ihre Berechtigung im hohen Gehalt an Kaliumsalzen haben.

Hinter der volksmedizinischen Anwendung als lokales Wundheilmittel steckt möglicherweise eine richtige Beobachtung.

Cnicin und verwandte Sesquiterpene mit α-Methylen-γ-Lacton-Anordnung sind *in vitro* gegen eine Reihe von gramnegativen Testbakterien (*Brucella, Shigella, Escherichia*) antibakteriell wirksam. Die lokale Anwendung ist jedoch nicht zu empfehlen, da für diese Zwecke bessere Arzneistoffe zur Verfügung stehen.

Unerwünschte Wirkungen. Benediktenkraut enthält Sesquiterpene mit α-Methylen-γ-Lacton-Anordnung, von denen bekannt ist, daß sie Allergien, insbesondere solche vom verzögerten Typ, hervorrufen können. Auch wenn Benediktenkraut-Zubereitungen nur geringe Gehalte aufweisen dürften, sollten sie – bei Vorliegen von Überempfindlichkeit gegen andere Komposten-Arten – zumindest als rezidivauslösend in Betracht gezogen werden.

10.3.2.3.4 Löwenzahnkraut und/oder Löwenzahnwurzel

Herkunft. Der Löwenzahn, *Taraxacum officinale* F. WEB. *sensu latiore* (Familie: *Asteraceae, Compositae*) liefert 2 Drogen:

- die im Herbst gegrabene Löwenzahnwurzel
- die Löwenzahnganzpflanze, bestehend aus Wurzel und Kraut vor der Blüte.

Löwenzahn wächst kosmopolitisch in allen Zonen mit gemäßigtem Klima. Die Pflanze

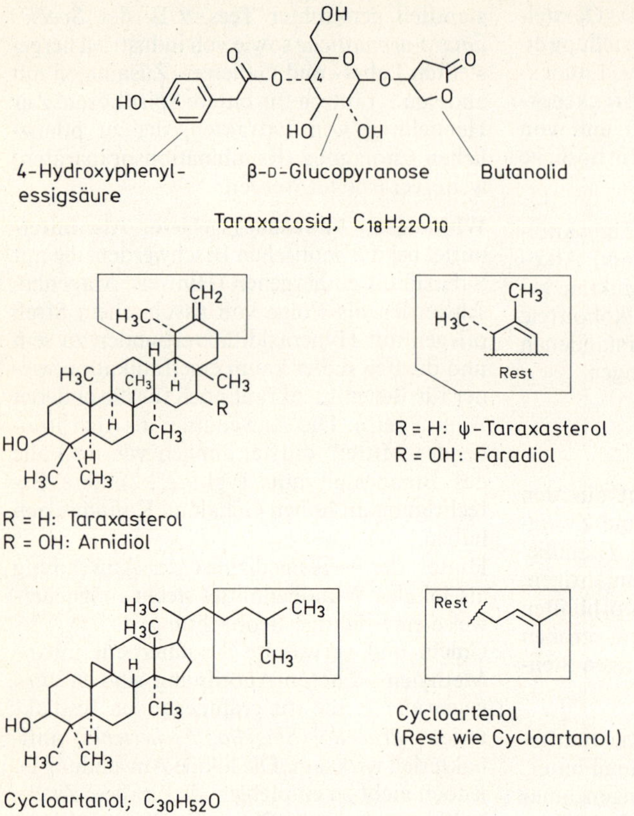

606   10 Sonderkapitel. Arzneistoffe die vorwiegend als Extrakte angewendet werden

4-Hydroxyphenyl-essigsäure — β-D-Glucopyranose — Butanolid

Taraxacosid, $C_{18}H_{22}O_{10}$

R = H: Taraxasterol
R = OH: Arnidiol

R = H: ψ-Taraxasterol
R = OH: Faradiol

Cycloartanol; $C_{30}H_{52}O$

Cycloartenol (Rest wie Cycloartanol)

Abb. 10.28. In den Wurzeln des Löwenzahns kommt Taraxacosid (um 0,1%) vor, ein Inhaltsstoff der bisher in keiner anderen Pflanzenart gefunden wurde: 2-Hydroxybutanolid ist glykosidisch an die D-Glucose gebunden, 4-Hydroxyphenylessigsäure als Ester an 4-OH. Weitere Inhaltsstoffe sind pentazyklische Triterpenalkohole vom α-Amyrintyp sowie tetrazyklische Triterpene vom Cycloartenoltyp, d. h. Biosynthesevorstufen der Steroide. Neben den C_{30}-„Steroiden" kommen auch C_{29}-Steroide vom Sitosterintyp (Phytosterole) in *Taraxacum* vor

hat eine milchsaftreiche, spindelförmige Pfahlwurzel, große Rosetten aus schrotsägeförmigen Blättern und hohle glatte Schäfte mit goldgelben Köpfchen aus lauter Zungenblüten.

Sensorische Eigenschaften. Geruch: Schwach süßlich. Geschmack: Bitter.

Inhaltsstoffe. Die Droge ist sehr unvollständig untersucht.

- Bitterstoffe, und zwar Sesquiterpensäuren mit Esterbindung an β-D-Glucose (Taraxinsäure- und Dihydrotaraxinsäure-glucosid; vgl. Abb. 10.27) sowie das Glucosid des Taraxocolids (ein Eudesmonolid).
- Triterpene in der unterschiedlichsten Ausgestaltung: pentazyklische Triterpenalkohole (vgl. Abb. 10.28) und tetrazyklische Triterpenoide (Cycloartenoltyp, vgl. Abb. 10.28) neben Phytosterolen (Sitosterol, Stigmasterol); Karotinoide.
- Phenolische Verbindungen: Kaffeesäure, Flavonoide.
- Kohlenhydrate: Inulin (im Herbst bis 40%, im Frühjahr etwa 2%), Fruktose.
- Mineralstoffe mit hohem Gehalt an Kaliumsalzen (etwa 5%).

Analytische Kennzeichnung. Deskriptive Fingerprintchromatographie der Triterpenfraktion nach DAC [Cyclohexan: Ether (90+90); mit Anisaldehyd-H_2SO_4 detektieren: violette bis blauviolette Zonen].

Verwendung. Als geschnittene Droge zur Herstellung eines Infuses; zusammen mit anderen Drogen zur Herstellung von Teemischungen, z. B. der *Species cholagogae* ÖAB; zur Herstellung von Fluid, Spissum- und Trockenextrakten, die als Bestandteil von Kombinationspräparaten (Tropfen und Dragees) verwendet werden. Die frische Pflanze ist Ausgangsmaterial zur Herstellung von Löwenzahnpflanzensaft.

Wirkungen, Anwendungsgebiete. Angaben über cholagoge Wirkungen von Taraxacumextrakten fußen auf älteren Arbeiten, die sich nicht reproduzieren ließen. Reflektorische Amarumeffekte wird man Taraxacumpräparationen hingegen nicht absprechen können, sofern es sich um Zubereitungen handelt, die sensorische Reize auslösen können.

Die diuretische Wirkung dürfte auf den hohen Gehalt an Kaliumionen zurückzuführen sein (Rácz-Kotilla et al. 1974). Zur diuretischen Wirkung von Kalium vgl. 9.2.2.

Anwendungsgebiete sind funktionelle Störungen im Bereich der Galle; Befindensstörungen im Bereich von Magen und Darm wie Völlegefühl, Blähungen und Verdauungsbeschwerden.

Unerwünschte Wirkungen. Taraxinsäureglucosid ist ein sehr potentes Kontaktallergen (Hausen 1982). Daß zwar beim Umgang mit der frischen Pflanze Hautekzeme beobachtet wurden (Hausen u. Schulz 1978), allem Anschein nach hingegen bisher nicht bei der Verwendung von Fertigarzneimitteln, hängt möglicherweise mit der großen Unbeständigkeit des Allergens zusammen. Bisher ist Taraxacinsäureglucosid nur in frischer Droge, nicht aber in galenischen Zubereitungen oder Fertigarzneimitteln nachgewiesen worden.

10.3.2.3.5 Bitterholz

Herkunft. Man unterscheidet das Jamaika-Bitterholz, von *Picrasma excelsa* (Sw.) PLANCH. stammend, und das Surinam-Bitterholz, von *Quassia amara* L., beide aus der Familie der *Simaroubaceae*. *Picrasma excelsa* ist ein stattlicher, 15–20 hoch wachsender Baum Westindiens (Jamaika, Martinique, Barbados); *Quassia amara*, ein 2–5 m hoch wachsender Strauch, der in Guayana, dem nördlichen Brasilien und Venezuela heimisch ist. Die Droge besteht aus dem Holz der Stämme.

Sensorische Eigenschaften. Die Hölzer sind hellgelb, leicht spaltbar, geruchlos und schmecken stark und anhaltend bitter.

Inhaltsstoffe. Das Gemisch der Bitterstoffe (0,1–0,2%) wird als Quassin bezeichnet; es besteht aus dem eigentlichen Quassin, dem Neoquassin (vgl. Abb. 10.29) und einigen verwandten Substanzen.

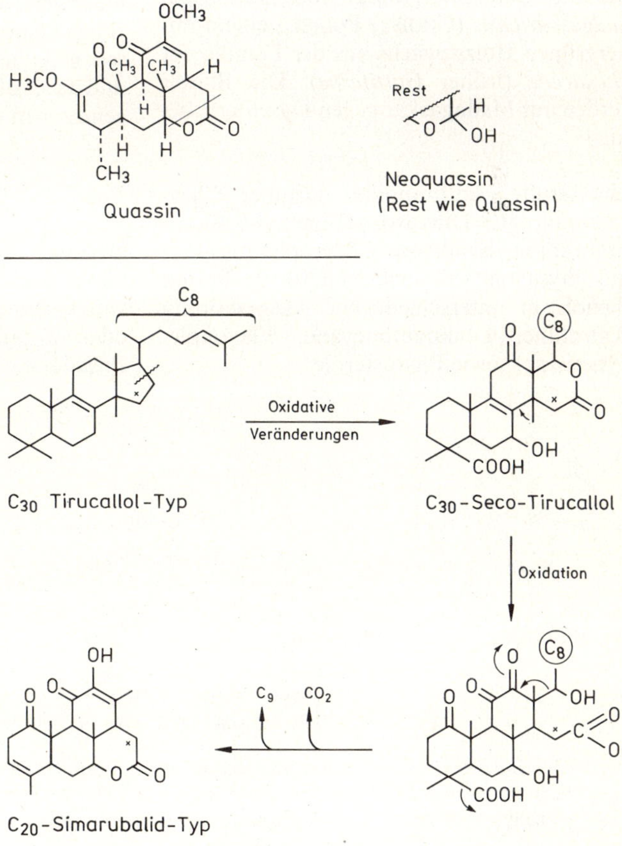

Abb. 10.29. Quassin und Neoquassin, die Bitterstoffe des Quassiaholzes, sind Vertreter der sog. Simarubalide, das sind C_{20}-Laktone mit zahlreichen Sauerstoffunktionen im Molekül. Biosynthetische Untersuchungen führten zu dem Ergebnis, daß die Simarubalide aus tetrazyklischen Triterpenen durch oxidative Veränderungen entstehen. Das Schema zeigt die formal-biogenetischen Beziehungen. Wichtigstes Zwischenprodukt ist ein Seco-Triterpen: Retro-Aldolspaltung führt zur Absprengung eines C_9-Restes; Aufspaltung des Laktons im Seco-Tirucallol ermöglicht Rezyklisierung zum typischen Laktonring C der Simarubalide. Das Symbol × soll die Orientierung beim Verfolgen der Oxidationssequenz erleichtern

Wirkungen, Anwendungsgebiete. Die Quassiabitterstoffe verstärken die Kontraktilität von Organen mit glatter Muskulatur, insbesondere auch die der Gallenblase, so daß die verdauungsfördernde Wirkung von Quassia nicht ausschließlich auf reflektorischem Wege zustande kommt.
Anderen Bittermitteln gegenüber haben Quassiaauszüge (Tinktur, Fluidextrakt) den Vorzug, daß sie keine Gerbstoffe enthalten und daher mit Eisensalzen kombiniert werden können.

Dosierung 10–20 Tropfen (0,2–0,3 g) der Tinktur (1:5), mehrmals täglich.

Unerwünschte Wirkungen. Höhere Dosen reizen den Magen und wirken brecherregend. Systemische Intoxikationen sind nach Einläufen – zur Vertreibung von Eingeweidewürmern – beschrieben (schwacher Puls, schwache Atmung, Bewußtlosigkeit); auch wurden wehenartige Schmerzen beobachtet (nach Leeser 1971, S. 144/II).

10.3.2.3.6 Haronga

Herkunft. Haronga ist eine Kurzbezeichnung für Extrakte aus den Blättern und der Rinde (Stamm- und Zweigrinde) von *Harungana madgascariensis* (CHOISY) POIRET., einem immergrünen Holzgewächs aus der Familie der *Clusiaceae* (früher *Guttiferae*). Die Blätter werden auf Madagaskar gegen Dysenterie benutzt.

Inhaltsstoffe. Anthranoide, darunter Chrysophanol (1,8-Dihydroxy-3-methyl-9,10-anthracendion; Synonym: Chrysophanolsäure) und Physicion (vgl. auch Abb. 10.30). Ferner Phenole in unterschiedlicher Ausgestaltung (Katechine, Leukoanthocyane, Flavonole, Hypericine) sowie Phytosterole.

Verwendung. Blatt und Rinde zur Herstellung einer Tinktur und eines Extrakts. Die Rinde auch allein zu einer *Tinctura Harongae*.

Analytische Kennzeichnung. Die pharmazeutische Qualität der nur als Fertigarzneimittel angebotenen Harongapräparate wird durch den Gehalt an Anthrachinonen (Anthracen-9,10-dionen), berechnet als Chrysophanol, gesichert.

Wirkweise, Anwendungsgebiete. Durch Gaben von Haronga ließ sich experimentell am Menschen die Sekretion von Magensaft, Gallenflüssigkeit und Pankreassekret auslösen (Kemeny 1971). Anwendung als Stomachikum bei Dyspepsien, vergleichbar etwa dem Rhabarber, der ebenfalls Anthranoide enthält (vgl. dazu 6.7.11).

Unerwünschte Wirkungen. Die von anderen Anthranoide enthaltenden Drogen her bekannten unerwünschten Wirkungen sind ebensowenig zu befürchten wie laxierende Effekte, da die Harongapräparate wesentlich niedriger dosiert gegeben werden – die Dosierung entspricht annähernd einem homöopathischen Arzneimittel der Dilutionsstufe D 3 – und da sie überdies auch kaum andauernd eingenommen werden.

10.3.2.3.7 Teufelskrallenwurzel

Herkunft. Die Droge besteht aus den sekundären Speicherwurzeln (Knollen der Seitenwurzeln) von *Harpagophytum procumbens* DC oder *H. zeyheri* DECNE. aus der Familie der *Pedaliaceae* (Ordnung: *Scrophulariales*). In

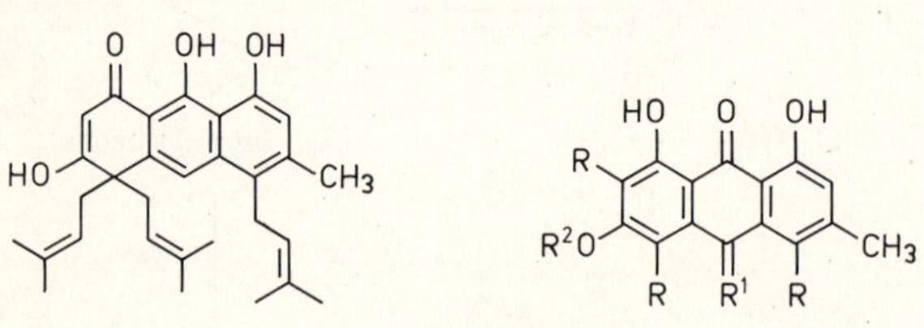

Harunganin		
Physcion	: $R^1 = O$; $R^2 = CH_3$	; $R = H$
Madagascin	: $R^1 = O$; $R^2 = CH_2-CH=C(CH_3)_2$; $R = H$	
Madagascinanthron	: $R^1 = H_2$; $R^2 = CH_2-CH=C(CH_3)_2$; $R = H$	
Haronginanthron	: $R^1 = H_2$; $R^2 = H$; $R = CH_2-CH=C(CH_3)_2$	

Abb. 10.30. *Harungana-madagascariensis*-Blätter und -Rinde enthalten Anthranoide in unterschiedlicher Ausgestaltung: als isoprensubstituiertes Anthracen-8-on (Harunganin), als Anthracen-9-on (Synonym: Anthron, Haronginanthron) und als Anthracen-9,10-dion (Synonym: Anthrachinon; z. B. Madagascin)

getrocknetem Zustand lassen sich die Knollen nur sehr schwer zerschneiden oder pulverisieren; sie werden daher nach dem Graben sofort, noch frisch, zerkleinert, so daß sie für die Verwendung als Tee geeignet werden.

Sensorische Eigenschaften. Aussehen: Bis zu 2 cm lange Stücke, außen gelblichgrau bis hellrosafarben; hart, schwer zu brechen; der Bruch ist glatt, die Bruchstücke hornartig. Ohne auffallenden Geruch. Geschmack: bitter.

Inhaltsstoffe. Iridoidglykoside (0,5–3%; durchschnittlich 0,8%), darunter das bitter schmeckende Harpagosid (vgl. Abb. 10.31). Die Hauptmenge der Extraktivstoffe entfällt auf Zucker (Glukose, Fruktose, Stachyose, Saccharose u. a. m.). Ferner kommen die üblichen Phytosterole, Alkane, Fette und Wachse vor.

Analytische Charakterisierung. Halbquantitative Dünnschichtchromatographie eines methanolischen Drogenauszugs; Nachweis von Harpagosid und weiterer Begleitiridoide (vgl. 4.3.2).

Verwendung. Die geschnittene Droge unter Bezeichnungen wie Teufelskralletee und Harpagotee zur Herstellung eines Infuses. Als Pulverdroge oder in Extraktform zur Herstellung von (meist) Kombinationspräparaten in Kapsel-, Tabletten-, Tropfen-, ja selbst in Salbenform.

Hinweise zur Pharmakokinetik. Zur Pharmakokinetik der Iridoidglykoside liegen keine gesicherten Erkenntnisse vor. Aus ihrem chemischen Verhalten darf man schließen: Sie zersetzen sich im sauren pH- des Magens ganz oder teilweise unter intermediärer Freisetzung reaktionsfähiger Aldehyde (Dialdehydform der Aglykone), die entweder polymerisieren oder mit Nahrungs- bzw. Schleimhautbestandteilen reagieren. Jedenfalls ist es sehr unwahrscheinlich, daß unverändertes Harpagosid in nennenswerter Menge in die Blutbahn gelangt.

Wirkungen, Anwendungsgebiete. Nach älteren pharmakologischen Arbeiten zeigt Harpagosid beim Versuchstier Ratte antiphlogistische, analgetische und spasmolytische Wirkungen (Eichler u. Koch 1970). Die angewandte Dosierung (100 mg/kg KG) sowie die Applikationsart (intravenös oder intraperitonal) sind völlig unrealistisch im Hinblick auf die Anwendung am Menschen (<1 mg/kg KG; perorale Zufuhr). Die Anwendung von *Harpagophytum* bei der Behandlung von rheumatischen Beschwerden hat bisher keine rationale Basis.

Harpagophytumtee und Harpagophytumextrakt enthaltende Präparate sind Bittermittel, die bei dyspeptischen Beschwerden angezeigt sein dürften.

Anmerkung: Harpagophytum gehört, ähnlich wie Ginseng, zu den Drogen, für die sehr hohe Preise verlangt werden.

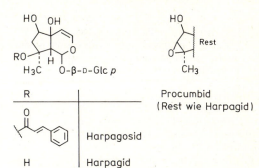

Abb. 10.31. Die charakteristischen Inhaltsstoffe der *Harpagophytum-procumbens*-Wurzel (der sog. afrikanischen Teufelskralle) gehören, gleich wie das Aucubin, in die Gruppe der C_9-Iridoidglykoside (vgl. dazu Abb. 4.7). Harpagosid schmeckt sehr bitter, wohingegen dessen Desacylderivat Harpagid einen schwach süßen Geschmack aufweist

Literatur (zu 10.3.2)

Benigni R, Capra C, Cattorini PE (1964) Piante medicinale – Chimia, farmacologia e terapia. Inverni della Beffa, Milano, S 1165–1169

Berger S, Junior P, Kopanski L (1987) Structural revision of known ester glycosides from condurango cortex and structures of four new compounds. Pharmaceutisch Weekblad Scientific edition 9, 229

Czetsch-Lindenwald H (1945) Pflanzliche Arzneizubereitungen. Verlag der Süddeutschen Apotheker-Zeitung, Stuttgart

Czygan FC, Krüger A, Schier W, Volk OH (1977) Phytochemische Standardisierung von Tubera Harpagophyti. Dtsch Apotheker Ztg 117:1431–1434

Eichholtz F (1942) Lehrbuch der Pharmakologie im Rahmen einer allgemeinen Krankheitslehre, 2. Aufl. Springer, Berlin, S 316–318

Eichler O, Koch Ch (1970) Über die antiphlogistische, analgetische und spasmolytische Wirksamkeit von Harpagosid, einem Glykosid aus der Wurzel von Harpagophytum procumbens. Arzneimittelforsch (Drug Res) 20:107–109

Fischer NH, Olivier EJ, Fischer HD (1979) The biogenesis and chemistry of sesquiterpene lactones. In: Herz W, Griesebach H, Kirby GW (Hrsg) Zechmeister, Fortschritte der Chemie organischer Naturstoffe, Bd 38. Springer, Wien New York, S 47–281

Glatzel H (1968) Die Gewürze. Nicolaische Verlagsbuchhandlung, Herford, S 264–265

Hänsel R, Kartarahardja M, Huang JT, Bohlmann F (1980) Sesquiterpenlacton-β-D-Glucopyranoside sowie ein neues Eudesmanolid aus Taraxacum officinale. Phytochemistry 19:857–861

Harnischfeger G, Stolze H (1983) Bewährte Pflanzendrogen in Wissenschaft und Medizin. Notamed, Bad Homburg Melsungen

Hausen BM (1982) Taraxacinsäure-1'-O-β-D-glucopyranosid, das Kontaktallergen des Löwenzahns (Taraxacum officinale). Derm Beruf Umwelt 30:51–53

Hausen BM, Schulz KH (1978) Allergische Kontaktdermatitis durch Löwenzahn (Taraxacum officinale). Derm Beruf Umwelt 26:198

Kemeny T (1971) Experimentelle Untersuchungen zum Nachweis der verdauungsregulierenden Eigenschaften von Haronga madagascariensis. Arzneimittelforsch (Drug Res) 21:101–104

Leeser O (1971) Lehrbuch der Homöopathie. Spezieller Teil: Arzneimittellehre B/II: Pflanzliche Arzneistoffe. Haug, Heidelberg, S 534/II–535/II

Luckner M (1966) Vorschriften für die chemische, physikalische und biologische Prüfung von Drogen. VEB Fischer, Jena

Polonsky J (1985) Quassinosid bitter principles II. In: Herz W, Griesebach H, Kirby GW, Tamm (eds) Progress in the chemistry of organic natural products, vol. 44. Springer, Wien New York, pp 222–226

Rácz-Kotilla E, Rucz G, Solomon A (1974) The action of Taraxacum officinale extracts on the body weight and diuresis of laboratory animals. Planta Med 26:212–217

Rauwald HW, Huang JT (1985) Taraxacoside. A type of acylated γ-butyrolactone glycoside from Taraxacum officinale. Phytochemistry 24:1557–1559

Schmid W (1966) Zur Pharmakologie der Bittermittel. Planta Med 15[Suppl]:34–41

Stahl E, Schild W (1981) Pharmazeutische Biologie, Drogenanalyse. II: Inhaltsstoffe und Isolierungen. Fischer, Stuttgart New York

Tschesche R, Kohl H (1968) Kondurangoglykoside A, A_1 und C, C_1. Tetrahedron 24:4359–4371

Vanhaelen M, Vanhaelen-Fastré R (1975) Lactonic lignans from Cnicus benedictus. Phytochemistry 14:2709

Weinges K, Müller R, Kloss P, Jaggy H (1970) Isolierung und Konstitutionsaufklärung eines optisch aktiven Dehydrodiconiferylalkohols aus den Samen der Mariendistel Silybum marianum. Liebigs Ann Chem 736:170–172

Zimmermann W, Gaisbauer G, Gaisbauer M (1986) Wirkung von Bitterstoffdrogen auf das darmassoziierte Immunsystem. Zeitschr Phytotherapie 7:59–64

10.3.3 Koffein als leistungssteigerndes Mittel*

Ein Mittel zur raschen kurzfristigen Leistungssteigerung ist das Koffein, dessen Hauptangriffspunkt das Zentralnervensystem ist. Daneben hat es, wie die anderen Xanthinderivate eine Reihe peripherer Wirkungen, welche das Herz, die Gefäße, die Skelettmuskeln und vegetative Funktionen betreffen. Der anregende Effekt des Koffeins wird in dreierlei Anwendungsformen ausgenutzt:

- in Form der Genußmittel Kaffee, Tee und Mate,
- als isolierte Reinsubstanz in Arzneimitteln,
- in Form von Kolapräparaten, bei denen der anregende „Tonikumcharakter" im Vordergrund steht. Ähnliches gilt für Guarana.

10.3.3.1 Kolanuß, Kolanußpräparate

Stammpflanze der Kolanuß – es gibt mehrere „Sorten" von Kolanüssen je nach Herkunft – sind:

- *Cola nitida* (Vent.) SCHOTT et ENDL.,
- *Cola acuminata* (BEAUV.) SCHOTT et ENDL.,
- *Cola verticillata* STAPF (Familie: *Sterculiaceae*).

Es handelt sich um 8–15 m hohe Bäume vom Habitus einer Roßkastanie; die, wie der Kakaobaum, Kauliflorie aufweisen.
Ursprünglich im tropischen westlichen Afrika beheimatet, werden sie heute in vielen weiteren Tropengebieten – auf den Westindischen Inseln, auf Madagaskar, in Südamerika, Indien und Ostasien – angebaut. Die Frucht besteht aus 4–6 sternförmig angeordneten holzigen Balgkapseln, die bis 16 cm lang und 7 cm breit werden und die 3–6 eng aneinanderliegenden Samen enthalten.

---

* Literatur s. S. 612

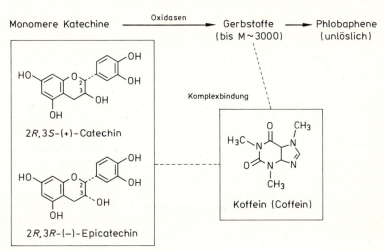

Abb. 10.32. Frische Kolanüsse enthalten reichlich (4–6%) Katechine, hauptsächlich (+)-Catechin und (−)-Epicatechin. Unter dem Einfluß von Enzymen und in Gegenwart von Luftsauerstoff gehen diese Katechine in Gerbstoffe unterschiedlichen Polymerisationsgrades über, die bis zu Molekulargewichten von etwa 3000 Dalton adstringierend schmecken. Mit zunehmender Polymerisation bilden sich unlösliche Phlobaphene („Kolarote"), die ihre adstringierende Wirkung und auch ihre Bindungsfähigkeit an Koffein verloren haben. In der frischen Droge liegt das Koffein an Katechine und an Gerbstoff gebunden vor. Nach Angaben der Literatur soll der Koffein-Katechin-Komplex aus dem Magen-Darm-Kanal besonders schnell und zuverlässig resorbiert werden (Hager, S. 233), eine Angabe, die der Überprüfung bedarf

Die als Kolanuß bezeichnete Droge ist somit keine „Nuß", sondern der Samen, genauer der Samenkern, da die Samenschale bei der Reife aus der Kapsel nicht mit herausfällt. Die frischen Kerne – es handelt sich um die Keimblätter – sind gelblich weiß oder leuchtend rot, verfärben sich aber beim Trocknen braunrot. Ursache dafür ist: Die reichlich vorhandenen Katechine setzen sich enzymatisch (Phenoloxidasen) über wasserlösliches „Kolarot" zu unlöslichen Gerbstoffroten, sog. Phlobaphenen, um.

Sensorische Eigenschaften. Nahezu geruchlos. Geschmack: Zusammenziehend und schwach bitter.

Inhaltsstoffe

- 1,5–2,5% Koffein neben 0,05% Theobromin.
- (+)-Catechin und (−)-Epicatechin; Proanthocyanidine, Gerbstoffe.
- Reservestoffe: Stärke (34–43%), Zucker (3%).
- Eiweiß (7%), Fett (0,5%).
- Mineralstoffe (∼3%).

Anwendung. Zur Herstellung eines Kolafluidextrakts (Alkaloidgehalt nach ÖAB 1,4–1,6%) und eines Kolaextrakts (nach ÖAB 9,75–10,25%). Industriell hergestellte Kolaextrakte werden in Form von Tabletten und Dragees sowie zusammen mit anderen Extrakten als flüssige Tonika angeboten. Kolaextrakt enthaltende Präparate zeigen die zentral anregenden Wirkungen des Koffeins; insofern besteht kein Unterschied gegenüber Kaffe oder Tee. Allerdings wird behauptet (Hager 1976, S. 233), die Koffeinwirkung der Kolanuß sei insofern modifiziert, als die sonst häufig störende Erhöhung der Herzfrequenz nach Koffein abgeschwächt sei. Möglicherweise handelt es sich aber um ein reines Dosisproblem. Koffein wirkt in kleiner Menge durch zentrale Erregung des Vagus pulsverlangsamend; in höherer Dosierung hingegen erhöht es durch direktes Angreifen am Herzen die Schlagfolge.

Anhang: Kolagetränke

Kolagetränke zählen lebensmittelrechtlich zu den Limonaden. Sie enthalten neben Kolaextrakt Extrakte aus aromatischen Drogen wie Ingwer, Tonkabohnen, Limettenschalen und Orangenblüten. Weiterhin werden Johannisbrotextrakt und Zucker (10–13%) sowie (häufig) Phosphorsäure (etwa 0,07%) zugesetzt.

Johannisbrotextrakt fungiert offenbar als Zucker- und als Gerbstofflieferant. Die Phosphorsäure kaschiert geschmacklich den hohen Zuckergehalt.
Die Farbgebung erfolgt durch Zuckercouleur. Vielfach wird der Koffeingehalt durch Koffein anderer Herkunft auf den jeweils gewünschten Gehalt (6,5–25 mg/100 ml) gebracht.

10.3.3.2 Guarana

Herkunft. Guarana wird aus den Samen von *Paullinia cupana* H.B.K. (Familie: *Sapindaceae*) gewonnen. Die Stammpflanze ist ein Kletterstrauch, der im Amazonasgebiet beheimatet ist. Die Pflanze wird in Paraguay, Brasilien und Venezuela auch kultiviert, und zwar wird der Strauch – ähnlich unserem Hopfen – an Stützen hochgezogen. Die haselnußgroßen Früchte stellen eine dreifächerige Kapsel dar, in der sich jedoch in der Regel ein einziger Same befindet. Der Same besteht zur Hauptsache aus den konvexen Kotyledonen. Zur Guaranagewinnung werden die Kotyledonen geröstet, zerkleinert und sodann mit Wasser zu einem Brei angestoßen. Der Brei wird zu Stangen, Kugeln oder Broten geformt und getrocknet.

Inhaltsstoffe. Koffein (4–8%); daneben etwas Theobromin; Saponine; Katechingerbstoffe (~8%); sehr viel Stärke; Mineralstoffe (3–4%) und Wasser (6–8%).

Anwendung. In Brasilien wird Guarana als Tonikum getrunken, indem man 1–2 g der Paste in Wasser aufschwemmt. In einigen europäischen Ländern (Italien, Frankreich) wird die Pasta Guarana als ein Ingredienz von Tonika verwendet. Als Monopräparat wird in Italien auch der Fluidextrakt, eingestellt auf einen Koffeingehalt von 3%, angeboten.

Literatur (zu 10.3.3)

Belitz HD, Grosch W (1985) Lehrbuch der Lebensmittelchemie. Springer, Berlin Heidelberg New York Tokyo, S 508–509
List PH, Hörhammer L (Hrsg) (1976) Springer, Berlin Heidelberg New York (Hagers Handbuch der pharmazeutischen Praxis, Bd. 4)
Heimann W (1976) Grundzüge der Lebensmittelchemie, 3. Aufl. Steinkopff, Darmstadt, S 508–509

10.3.4 Resistenzsteigernde Mittel (Adaptogene)*

10.3.4.1 Einführung, Definitionen

Unter Resistenz wird im folgenden sowohl die Infektresistenz als auch die Resistenz jeder Organzelle gegen Entgleisungen ins Pathologische verstanden.
Organismen besitzen die Fähigkeit der Homöostase; man versteht unter Homöostase die Aufrechterhaltung der Stabilität gegenüber wechselnden inneren oder äußeren Bedingungen. Wirkt ein innerer oder äußerer Faktor (Reiz, Streß) langfristig kontinuierlich auf den Organismus ein, so reagiert dieser mit funktionellen und/oder morphologischen Änderungen, die dem Effekt des Stressors entgegenwirken.

Beispiel: Chronischer Sauerstoffmangel (Leben im Hochgebirge) oder Trainingsbelastung führt u.a. zu einer Erhöhung der Zahl der Erythrozyten, zur Zunahme des 2,3-Diphosphoglycerats in den Erythrozyten, einer Vermehrung des Hämoglobingehalts, in den Muskelzellen zu einer Vergrößerung der Mitochondrien sowie ihrer zahlenmäßigen Zunahme.

Überschreitet der Stressor eine kritische Intensität, so treten Störungen der normalen Adaptation auf. Die spezifische Adaptatbildung, die den Effekt des Stressors auskompensieren könnte, wird zunehmend gehemmt. Eine derartige Dys- oder Fehladaptation kann Ausgangspunkt von Erkrankungen sein (z.B. Magenulkus). Dysadaptationen und ihre Folgen lassen sich verhindern, wenn dem Organismus Zeit gelassen wird, sich graduell nach Art eines Trainingsprogramms an den Stressor anzupassen. Beispielsweise tritt das bei Ratten durch Immobilisierung auslösbare Magenulkus nicht auf, wenn die Tiere schrittweise an die Immobilisation gewöhnt werden. In sehr vielfältigen tierexperimentellen Versuchen wurde gezeigt, daß sich die graduelle Anpassung an einen Stressor ersetzen läßt, wenn den Versuchstieren prämedikativ iterierende Gaben bestimmter Arzneistoffe zugeführt werden. Arzneistoffe, welche, vergleichbar einem spezifischen Adaptionstraining, eine erhöhte Resistenz Stressoren gegenüber induzieren, bezeichnet man als Adaptogene.

Beispiele (nach *Abstracts of Korean Ginseng Studies*, 1975): orale Gaben von Ginseng 0,1 g/kg KG/Tag über einen Zeitraum von 3 Wochen gegeben verhin-

---
* Literatur s. S. 627

dern, daß Infektionen mit Trypanosomen angehen. Bei Kaninchen kommt es nach 3wöchiger Gabe von 0,25 g/kg KG/Tag von Ginseng zu keinem Fieberschub, wenn Typhus- und Paratyphusvakzine i. v. injiziert werden.

Eine Maus muß an einem endlosen Band hochklettern, um einem elektrischen Schlag zu entgehen. Nach Prämedikation mit Ginsengextrakt erweist sich die Laufzeit, ehe Erschöpfung eintritt, als signifikant verlängert.

Die Arzneistoffe vom Typus der Adaptogene sind in dreierlei Hinsicht wenig spezifisch.

- Unspezifität gegenüber dem Stressor: Die Adaptogene hemmen Fehladaptionen und ihre Folgen, gleichgültig, um welchen Stressor es sich handelt.

Demgegenüber ist die physiologische Adaptatbildung spezifisch. Die verschiedenen Qualitäten adaptogener Reize (z. B. Hitze, Kälte, Sauerstoffmangel) führen zu jeweils ganz spezifischen Adaptaten, d. h. die Toleranzentwicklung ist stressorspezifisch: Leben im Hochgebirge (O_2-Mangel) beispielsweise macht nicht widerstandsfähiger gegen Infektionserreger. Allerdings gibt es die Phänomene der positiven und negativen Kreuzadaptation: positive Kreuzadaptation, wenn Adaptation an einen Stressor zugleich eine erhöhte Toleranz für einen anderen Stressor bewirkt (Beispiel: Adaptation an physische Belastung verbessert zugleich die Hypoxieresistenz); negative Kreuzadaptation, wenn Adaptation an einen Stressor zu einer verminderten Toleranz gegenüber anderen Stressoren führt (Beispiel: Kälteadaptation bei Ratten vermindert deren Hypoxieresistenz; beim Menschen vermindert Hochleistungssport die Infektresistenz.

- Unspezifität der Struktur-Wirkungs-Beziehung: Als adaptogen wirksam erwiesen sich eine große Zahl unterschiedlichster Arzneistoffe: Synthetische Verbindungen wie 2-Benzylbenzimidazol (Bendazol) und Methyl-3-(2-chinoxalinylmethylen)-carbazat-N^1, N^4-dioxid (Carbadox; Abb. 10.33); isolierte Naturstoffe wie Rhodiolosid, Ginsenoside, Pangamsäure und Extrakte aus zahlreichen Pflanzen, insbesondere aus *Eleutherococcus-senticosus*-Wurzeln, *Leuzea-carthamoides*-Wurzeln und aus *Serrulata-tinctoria*-Wurzeln.

- Die adaptogene Wirkung ist gewebe- und organ-unspezifisch: Adaptogene wirken panzellulär. Ihre Wirksamkeit setzt aber, da Adaptogene die Regulation von Belastungen regulieren, den intakten, regulationsfähigen Gesamtorganismus voraus.

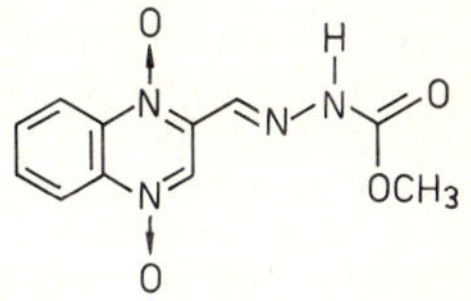

Abb. 10.33. Strukturformel von Carbadox (Fortigro®) 2-(2-Chinoxalinylmethylen)hydrazincarbonsäure-methylester-N^1,N^4-dioxid, einer synthetisch hergestellten Substanz mit bakteriostatischen Eigenschaften. Die Substanz wird in der Tierzucht als wachstumsfördernde Substanz eingesetzt. Nähere Untersuchungen führten zu dem Ergebnis, daß die Substanz nicht nur die Resistenz der Tiere gegen bakterielle Infektionen steigert, sondern daß sie auch ganz allgemein die Belastbarkeit des Organismus gegen eine Vielzahl schädigender Umweltfaktoren erhöht (Schole 1976)

Anabole Wirkung der Adaptogene. Resistenzsteigernde Arzneistoffe vom Typus der Adaptogene haben anabole Eigenschaften, vergleichbar denen der Steroidanabolika. Beispiele:

- Ginsenoside (0,5–1,0 mg/100 g KG, *i.p.*) stimulieren die DNA-, Protein- und Lipoidsynthese im Knochenmark von Ratten (Yamamoto et al. 1978).
- Eleutherococcusextrakte als Fluidextrakt in 1%iger Lösung dem Futter von Ratten zugesetzt, ist wachstumsfördernd, und zwar unter gleichzeitiger Verbesserung der Futterverwertung. Der eiweißanabole Effekt gibt sich auch am Gewichtsverhalten des *Musculus levator ani* zu erkennen (Kaemmerer u. Fink 1980).
- Ecdysterone (*i.p.*, oral) stimulieren die Proteinsynthese in der Leber (Otaka et al. 1968). Ecdysterone kommen in zahlreichen Pflanzen vor, unter anderem in der Wurzel von *Serratula tinctoria* L. und *Leuzea carthamoides* DC., beide *Asteraceae*.

Zusammenhang zwischen der resistenzsteigernden und der anabolen Wirkung von Adaptogenen. Man hatte in der Landwirtschaft empirisch herausgefunden, daß sich durch eine Beifütterung von Antibiotika die Tierhaltung rationeller gestaltet: Die Eiweißstoffe des Futters wurden besser ausgenutzt (anaboler Effekt) und zurückgebliebene und schwächliche Tiere wurden widerstandsfähiger.

Man brachte zunächst diese Effekt mit der antibakteriellen Wirkung der Antibiotika in Zusammenhang. Inzwischen wurden zahlreiche Stoffe entdeckt, die überhaupt keine antibakterielle Wirkung im Sinne der Chemotherapie besitzen, die aber trotzdem resistenzsteigernd und zugleich wachstumsfördernd (anabol) wirken. Als Beispiel für diesen Typus eines „anabolen" Wirkstoffs sei das Fortigro (Carbadox) angeführt (zur Strukturformel vgl. Abb. 10.33), das zur Beifütterung gesetzlich zugelassen ist. Ganz analog zu den Adaptogenen, sind resistenz- und wachstumsfördernde Eigenschaften der Futterzusatzstoffe wenig spezifisch: Eine große Zahl chemisch außerordentlich heterogener Verbindungen weist „anabole" Eigenschaften auf, angefangen von den oberflächenaktiven Verbindungen über aliphatische Diole, Phenole, hydroxygruppentragende Basen der Nukleinsäuren (Orotsäure, Pseudothymin) bis zu zahlreichen Antibiotika, Arsenverbindungen und Cu-Salzen (Schole 1976). Zumindest bei der Ratte erweisen sich auch eine Reihe bekannter Gewürze als anabol wirksam (vgl. Tabelle 10.3).

Soweit die Struktur der Anabolomimetika bekannt ist, handelt es sich stets um Verbindungen mit Elektronen-Donator-Akzeptor-Eigenschaften von einem Potential, das demjenigen der Steroidanabolika vergleichbar ist. Die Wirkweise der anabolen Substanzen auf molekularer Ebene wird als eine Radikalreaktion formuliert, die zur Inaktivierung der Flavinenzyme führt. Die Flavinenzyme sitzen in Membransystemen der Zelle (Mitochondrien, endoplasmatischen Retikulum, Zellkern) und lassen im Rahmen ihrer normalen (energieerzeugenden) Wirkungsweise Semichinonradikale entstehen; die Semichinonradikale beeinflussen, auch wenn das Glutathion-Redoxsystem gleichsam puffernd dazwischengeschaltet ist, den zytoplasmatischen und nuklearen Synthesestoffwechsel negativ, weil alle Synthesezyklen empfindliche SH-Enzyme enthalten. Anabole Hormone und Anabolomimetika reagieren mit den Semichinonradikalen mit dem Ergebnis, daß die Aktivität der radikalbildenden Enzyme eingeschränkt wird: Dies führt zu einer verstärkten Reduktion des Glutathionsystems und damit zu einer gesteigerten Syntheseleistung der Zelle.

Die bisherigen Ausführungen lassen verstehen: Anabole Stoffe wirken wie Störfaktoren, welche die Stoffwechsellage der Zelle in Richtung Anabolismus verschieben. Nicht verständlich ist damit die Beobachtung, daß die Zelle mit zunehmender Einwirkungsdauer anaboler Stoffe einem Zustand optimaler Leistungs- und damit auch maximaler Belastungsfähigkeit zustrebt. Die Erklärung dafür ist nach Schole auf dem Hintergrund der regulatorischen und gegenregulatorischen Mechanismen der Streßhormone insgesamt zu sehen: der Kortikosteroide als kataboler, der Wuchshormone (STH) sowie von Insulin als anaboler Steuerungshormone.

Tabelle 10.3. Gewürze und andere Pflanzenprodukte, in einer Konzentration von 0,02–0,04% dem Futter beigemischt, führen bei Ratten bereits nach 7 Tagen zu einer deutlichen Eiweißsyntheserate in der Leber. Für die Untersuchungen wurden die Ratten (männliche Wistarratten) getötet, die Leber entnommen und der daraus hergestellte Leberzellmikrosomensaft bis 0,25 mg/ml Protein mit einem ^{14}C-Aminosäuregemisch (0,1 ml = 1 Ci) inkubiert. Die Eiweißsyntheserate wird anhand der Einbaurate von ^{14}C-Aktivität aus dem Aminosäuregemisch bestimmt (Kaemmerer u. Dey-Hazra 1980)

Futterzusatzstoff	Konzentration [ppm]	Eiweißsyntheserate [CPM]	Zunahme [%]
Kontrolle	–	555	–
Kümmel	400	592	6,7
Wermutblätter	400	587	5,8
Zwiebelpulver	400	635	14,4
Knoblauch	400	682	22,9
Arekanuß	400	611	10,1
Enzianwurzel	400	661	19,1
Thymian	400	731	31,7
Meerrettich	400	796	43,4
Tormentillwurzel	200	719	29,5

Dabei muß die Mobilisierung dieser endokrinen Faktoren so erfolgen, daß sie im Erfolgsorgan in optimaler Relation zueinander vorliegen. Biosynthesen verlaufen weder bei Energie- noch bei Substratmangel optimal. Wie schon erwähnt, kommt es nach Verabreichung eines anabolen Wirkstoffes zu einer Störung des stationären Stoffwechselzustandes zugunsten der energieverbrauchenden Syntheseprozesse. Diese minimale Störung löst eine Gegenregulation aus, indem Nebennierenrindenhormone mobilisiert werden, deren Aufgabe es ist, die Flavinenzymgruppe aktiv zu erhalten. Damit aber ist die endokrine Antwort auf den „Störfaktor" Anabolikum noch nicht abgeschlossen. Die gegenregulatorisch steigende Kortikosteroidwirksamkeit wird, zeitlich und räumlich gesehen (z.B. im lymphatischen System) durch das Anabolikum nur unvollkommen abgeschirmt: Es werden daher wiederum gegenregulatorisch anabole Hormone der Streßreaktion, somatotrope Hormone (STH = Wachstumshormone), mobilisiert. Ergebnis: Das Endokrinium pendelt sich bei höherer Konzentration anaboler und kataboler Hormone neu ein. Die schleichende Nachstellung des Endkriniums durch iterierende Anabolikumgaben führt im Verlauf von 10–14 Tagen bei höheren Organismen zu seiner maximalen Kapazität. Anabolikagefütterte Tiere wachsen nicht nur besser, sie sind zugleich gegenüber Belastungen aller Art weniger anfällig (Schole et al. 1978).

Praktische Bedeutung der Adaptogene bzw. Anabolomimetika für den Menschen. Daß eine große Zahl von Stoffen unterschiedlichster Herkunft sich im Tierversuch als wachstumsfördernd und resistenzsteigernd erweist, kann nicht bezweifelt werden. Einige dieser Stoffe werden im großen Maßstab in der Tierzucht eingesetzt (z. B. Carbadox). Ob die Anwendung von Adaptogenen – von Ginseng, von Vitamin E, von Eleutherococcus u. a. m. – beim Menschen in analoger Weise zu einer Erhöhung der allgemeinen Leistungsfähigkeit und der Widerstandskraft Noxen gegenüber führt, ist nach wie vor mit Zweifeln belastet, auch wenn zahlreiche Prüfergebnisse am Menschen für eine leistungssteigernde Wirksamkeit zu sprechen scheinen. Der Mensch nimmt mit der täglichen Nahrung, vor allem auch in Form von Gewürzen, von Tee und Kaffee eine Menge von Xenobiotika (Saponine, Flavonoide, Phenole) zu sich, die bei bestimmten Tierarten adaptogen wirksam sind. Anders aber als etwa Schwein, Ratte oder Maus dürfte der Mensch längst an die biochemischen Reize durch Pflanzenstoffe habituiert sein.

10.3.4.2 Ginsengwurzel

Herkunft. Stammpflanze der Droge ist *Panax ginseng* C. A. MEY. (Synonyme: *P. pseudoginseng* WALL., *P. schinseng* TH. NEES) (Familie: *Araliaceae*). *Panax ginseng* ist eine mehrjährige Staudenpflanze, die in den Bergwäldern der Mandschurei und Nordkoreas wild vorkommt. Die in Europa angebotene Handelsware stammt ausschließlich aus Kulturen; Hauptproduzent ist Südkorea. Panax-ginseng-Pflanzen werden etwa 60 cm hoch, der Stengel trägt 3–4 Verzweigungen, die jeweils 4–5 Blätter besitzen, die wie Kastanienblätter angeordnet sind. Die grünlich-gelben Blüten bilden eine Dolde; der Fruchtknoten ist unterständig und entwickelt sich zu einer roten, etwa erbsengroßen Beere, die zwei Samen enthält. Vor der Aussaat der Samen bis zur Ernte der Wurzel liegt ein Zeitraum von 4–6 Jahren. Die Wurzeln sind dann 8 bis maximal 20 cm lang und etwa 2 cm dick; sie weisen Verzweigungen auf. Zur Gewinnung der Ganzdroge werden die dünneren Enden von Haupt- und Nebenwurzeln abgeschnitten. Die abgeschnittenen Teile bilden als *Slender tails* ein eigenes Handelsprodukt.

Handelssorten. Abhängig von der Art der Drogenverarbeitung nach der Ernte unterscheidet man Weißen und Roten Ginseng.

- Weißer Ginseng. Die frisch geernteten Wurzeln werden gewaschen, die Nebenwurzeln entfernt. Nach dem Abschaben und einem Bleichprozeß mit SO_2 erfolgt Trocknen an der Sonne oder auch künstlich bei 100–200 °C. Bei der Prozedur gehen die äußeren dunkelgefärbten Schichten des Korkgewebes verloren. Oft bringt man durch Abbinden und Biegen die Wurzeln in bestimmte, puppenähnliche Form. Eine Wurzel wiegt durchschnittlich 8–10 g.
- Roter Ginseng. Bei dieser Zubereitungsart handelt es sich im Grund um eine uralte, empirisch gefundene Konservierungsmethode. Die geernteten Wurzeln werden noch frisch mit Wasserdampf von 120–130 °C zwei bis drei Stunden lang behandelt und danach getrocknet. Sie erhalten dadurch ein glasiges und rötliches Aussehen. Die Farbentwicklung läßt sich als Maillard-Reaktion deuten.

Man versteht unter Maillard-Reaktion eine Reaktion zwischen reduzierenden Zuckern und Aminosäuren, wenn Lebensmittel (beim Braten von Fleisch, Backen von Brot, Rösten von Kaffee) erhitzt werden. Die Reaktion wird durch eine N-Glykosidbildung eingeleitet; im weiteren Verlauf bilden sich reaktionsfähige Diketone, Furanone und Furane, die zu braunen oder braunroten Substanzgemischen höheren Molekulargewichts weiter reagieren.

Sensorische Eigenschaften. Geruch: Zwar sehr schwach, jedoch charakteristisch erdig. Geschmack: Anfangs bitter, dann süßlich und etwas schleimig; von vielen als unangenehm empfunden.

Inhaltsstoffe

- Primäre Stoffwechselprodukte: Kohlenhydrate, darunter Saccharose (8%), Fruktose (0,5%) und Glukose (0,4%), 3 seltene Trisaccharide, darunter α-Maltosyl-β-D-Fructofuranosid; ferner Polysaccharide, darunter Stärke und Pektine.
- N- im Molekül enthaltene Verbindungen: Aminosäuren, darunter Arginin neben Glutaminsäure, Cystein, Tyrosin und α-Aminobuttersäure;
niedermolekulare Peptide (>1%) und Proteine, Cholin (0,1–0,2%);

Triglyceride neben freien Fettsäuren; Phosphatide.
- Sekundäre Stoffwechselprodukte. In Ether lösliche Bestandteile (Ätherisches Öl, um 0,5%) mit den Sesquiterpenkohlenwasserstoffen β-Elemen und Eremophilen, welche den charakteristischen Geruch mit bedingen; ferner Azetylenalkohole, darunter Panaxydol, Panaxynol (Abb. 10.34) und Falcarinol (Abb. 2.4).
Triterpensaponine (0,5–3%), hauptsächlich vom Dammaroltyp (vgl. Abb. 10.35), die als Ginsenoside (Synonym: Panaxoside) bezeichnet werden (Abb. 10.36 bis 10.38).
- Mineralische Bestandteile (Aschegehalt 6–8%) mit zahlreichen Spurenelementen As, Co, Cu, Ge Mn, Mo, V und Zn.

Wertbestimmende Inhaltsstoffe. Für die pharmakologischen Wirkungen der Ginsengextrakte sind die Ginsenoside (Panaxoside) weitgehend, wenn nicht zur Gänze, verantwortlich. Soweit bisher entsprechende Untersuchungen durchgeführt wurden, lassen sich die mit Gesamtextrakten erzielten Ergebnisse mit der Ginsenosidfraktion gleichermaßen reproduzieren. Die Ginsenoside sind ferner ein Maß für die pharmazeutische Qualität der Ginsengextrakt enthaltenden Fertigarzneimittel: Die qualitative Aufschlüsselung in Verbindung mit der Glykosidkonzentration erlauben Rückschlüsse auf Identität und Menge der zum Arzneimittel verarbeiteten Droge sowie über die Konstanz der Zusammensetzung während der Lagerung (Stabilitätsprüfung).
Weißer Ginseng soll nach DAB 9 einen Mindestgehalt von 1,5% Ginsenoside aufweisen. Durch einen besonders hohen Ginsenosidgehalt zeichnen sich die Seitenwurzeln, die sog. *slender tails* aus. Sie enthalten im Vergleich mit der Hauptwurzel höhere Anteile an Rindenparenchym, in denen die Ginsenoside lokalisiert sind. Eigenartigerweise wurden die Seitenwurzeln in der traditionellen chinesischen Medizin von der Hauptwurzel entfernt; offensichtlich aber nicht aus rationalen Gründen, sondern vermutlich deshalb, um im Sinne der Signaturenlehre die menschenähnliche Gestalt der Hauptwurzel besser zur Geltung zu bringen.
Zur Herstellung von Ginsengextrakten sind die billigen Seitenwurzeln natürlich verwert-

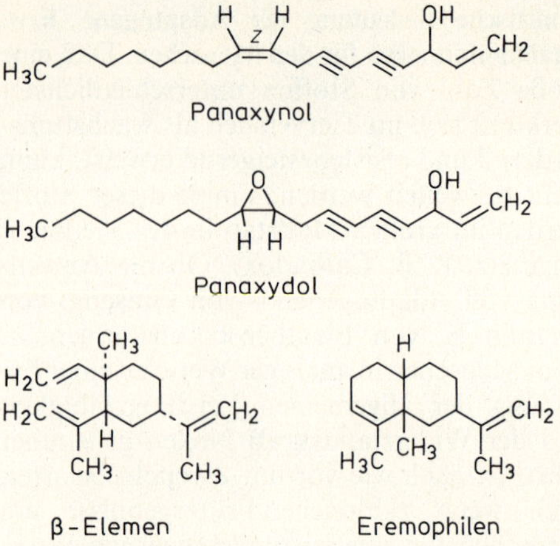

Abb. 10.34. In der lipophilen Fraktion der Ginsengwurzel (Etherextrakt, Wasserdampfdestillation bzw. im „ätherischen Öl") kommen sog. Polyacetylenverbindungen vor, die sich biogenetisch von den Fettsäuren herleiten (vgl. Kap. 2.1.4.1). Panaxynol und Panaxydol gehören in die Gruppe der C_{17}-Acetylenderivate mit einer sekundären Alkoholgruppe im Molekül; sie sind offensichtlich eng mit entsprechenden Acetylenderivaten bestimmter Umbelliferen (Abb. 2.4) verwandt, wie überhaupt die zwischen Araliazeen und Apiazeen bestehende taxonomische Verwandtschaft sich auch in deren stofflichen Zusammensetzung wiederspiegelt. Der der Ginsengwurzel eigentümliche Geruch beruht auf dem Vorkommen von Sesquiterpenkohlenwasserstoffen. Eremophilen und β-Elemen sind „irregulär" gebaut (vgl. Kap. 4.4.1)

bar. Die Hersteller deklarieren allerdings nicht, ob *slender tails* überhaupt verwendet werden und in welchen Anteilen.

Quantitative Bestimmung der Ginsenoside. Es stehen eine Reihe von Methoden zur Verfügung:

- Gesamtsaponinbestimmung (nach Honerlagen u. Tretter, 1979; vom DAB 9 übernommen). Das Prinzip der Methode besteht in der Umsetzung der Saponine mit einem Gemisch aus Essigsäure und konzentrierter Schwefelsäure zu farbigen Produkten, deren Intensität bei 520 nm photometrisch gemessen wird. Zur Anreicherung (vgl. Kap. 4.6.7.3).
- DC-Fluorimetrie (Obermeier 1980): Methanolische Extrakte werden dünnschichtchromatographisch getrennt [Kieselgel; *n*-Butanol-Ethylacetat-Wasser (40:50:10)],

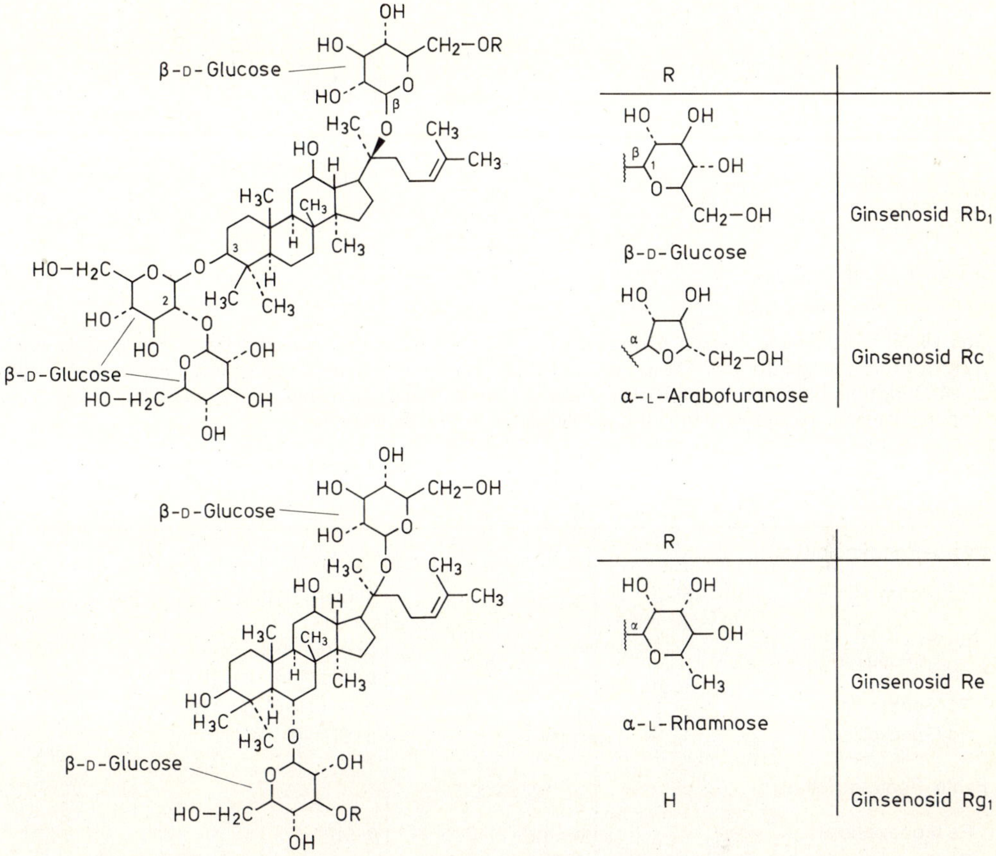

Abb. 10.35. Panax-ginseng-Wurzel enthält 2–3% eines Saponingemischs, das sich aus vielen Einzelkomponenten (bisher konnten 11 Einzelverbindungen identifiziert werden) zusammensetzt. Die Abbildung gibt 4 dieser als Ginsenoside bezeichneten Saponine formelmäßig wieder; es handelt sich um diejenigen Vertreter, welche mengenmäßig dominieren und die daher analytisch – bei der DC oder der HPLC – das Bild bestimmen. Die Ginsenoside gehören zu den tetrazyklischen Triterpenen vom Dammarantyp. Aglykon ist entweder Proto-Panaxadiol oder Proto-Panaxatriol. Bei den vom Proto-Panaxadiol sich ableitenden Saponinen sind Zucker glykosidisch sowohl mit der 3-OH als auch mit der 20-OH verknüpft; ungewöhnlich ist die Stellung der Glykosidbindung bei den Proto-Panaxatriolglykosiden, indem die 3-OH frei bleibt und die Zucker außer am C-20 auch am C-6 hängen

durch Besprühen mit Liebermann-Burchard-Reagenz detektiert (Proto-Panaxadiolreihe → orange-rosa Fluoreszenz; Triolreihe → violett-rosa); die Fluoreszenzintensität wird in Remissionsanordnung ausgewertet.

- HPLC-Trennung und Bestimmung (Sticher u. Soldati 1979): Auch hier handelt es sich um eine Bestimmung der Einzelstoffe, deren Konzentration in den Eluaten UV-spektroskopisch bei 203 nm (Chromophor der isolierten Doppelbindung) gemessen werden.

Analytische Leitstoffe. Art und Mengenverhältnis der Saponine erlauben Rückschlüsse auf eine Verarbeitung minderwertiger oder verfälschter Ginsengdroge in Fertigarzneimitteln: Chromatogramme (GC, DC oder HPLC) einer authentischen Probe werden mit denen der Analysenprobe verglichen (vgl. auch Tabelle 10.4).

- DC-Prüfung auf Identität nach DAB 9. Der ethanolische Drogenauszug wird auf Kieselgel mit einem polaren Fließmittel [Oberphase, Butanol-Ethylacetat-Wasser (100+25+50)] chromatographiert. Sicht-

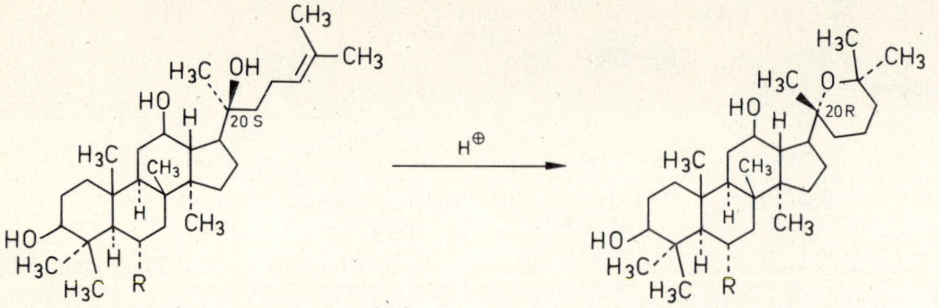

R = H: Proto-Panaxadiol
R = OH: Proto-Panaxatriol

R = H: Panaxadiol
R = OH: Panaxatriol

Abb. 10.36. Die intermediär nach Abspaltung der Zucker aus den Ginsenosiden frei werdenden genuinen Aglyka Proto-Panaxadiol und Proto-Panaxatriol zyklisieren spontan durch Addition der 20-OH an die 23,24-Doppelbindung zum Pyranderivat. Dabei erfolgt Konfigurationsumkehr von der 20S zur 20R-Verbindung. Panaxadiol und Panaxatriol sind folglich als Artefakte aufzufassen

Ginsenosid	Zuckerposition		
	3-OH	6-OH	20-OH
Proto-Panaxadioltyp			
Ra (Panaxosid F)	β-Gl(1→6)-β-Gl(1→6)-β-Gl(1→)	—	β-Gl(1→3)-β-Gl(1→3)-β-Gl(1→)
Rb$_1$ ⎱ (Panaxosid E)	⎱ β-Gl(1→2)- β-Gl(1→)	—	β-Gl(1→6)-β-Gl(1→)
Rb$_2$ ⎰		—	α-Arp(1→6)-β-Gl(1→)
Rc (Panaxosid D)		—	α-Arf(1→6)-β-Gl(1→)
Rd (Panaxosid C)		—	β-Gl(1→)
Proto-Panaxatrioltyp			
Re (Panaxosid B)	—	α-Rh(1→2)-β-Gl(1→)	β-Gl(1→)
Rf	—	β-Gl(1→2)-β-Gl(1→)	—
Rg$_1$ (Panaxosid A)	—	β-Gl(1→)	β-Gl(1→)
Rg$_2$	—	α-Rh(1→2)-β-Gl(1→)	—
20-Gluko-Rf	—	β-Gl(1→2)-β-Gl(1→)	β-Gl(1→)

Abb. 10.37. Position der Zucker bei verschiedenen Ginsenosiden. Abkürzungen: Gl = D-Glucopyranose, Arp = L-Arabinopyranose, Arf = L-Arabinofuranose, Rh = α-L-Rhamnose

Tabelle 10.4. Ginsenosidgehalte sowie prozentuale Verteilung der Ginsenoside in Ginsengdrogen unterschiedlicher Herkunft. Die Seitenwurzeln, welche in der traditionellen Medizin Chinas verworfen werden, zeigen die höchsten Saponingehalte. Auch der als Verfälschung geltende amerikanische Ginseng zeichnet sich durch hohen Saponingehalt aus. Methode: GC-Trennung, Stachyose als externer Standard (E. Bombardelli et al., Fitoterapia 47, 99, 1976)

Sorte	Gesamtgehalt [%]	Prozentuale Verteilung (bezogen auf den Gesamtgehalt)					
		Rg$_1$+Rf	Re	Rd	Ro	Rb$_2$	Rb$_1$
Weißer Ginseng (Korea, Sam Geon Sam)	2,09	18,8	15,4	3,7	13,3	15,6	34,1
Weißer Ginseng (Korea, Kiboshi)	1,86	15,1	37,3	1,6	9,1	9,7	26,9
Roter Ginseng (Korea)	1,02	17,5	7,8	1,7	19,3	24,0	29,6
Weißer Ginseng „slender tails" (Seitenwurzeln)	10,60	4,9	13,0	3,9	22,7	22,8	32,5
Amerikanischer Ginseng	6,01	3,4	18,8	6,3	6,8	0,0	64,7

barmachen: Besprühen mit Anisaldehyd-Schwefelsäure.
- Unterscheidung von Ginseng-Hauptwurzeln und Seitenwurzeln:
Der Gehalt an Ginsenosiden in den Seitenwurzeln (den sog. „slender tails") kann Werte bis zu über 12% erreichen; er liegt damit wesentlich über dem Ginsenosidgehalt der Hauptwurzeln (bis maximal 7%). Das Verteilungsmuster der Hauptginsenoside – Rb_1 und Rb_2 (43%), Re (20%), Rd (12%) – unterscheidet sich nicht signifikant von dem Muster der Hauptwurzel, so daß eine Entscheidung darüber, ob teure Hauptwurzel oder billige Seitenwurzeln zum Fertigarzneimittel verarbeitet worden sind, nicht möglich ist.
- Unterscheidung zwischen weißem und roten Ginseng:
Gesamtmenge und Verteilungsmuster weisen keine sehr großen Unterschiede auf. Unterschiedlich sind die Anteile an Ra; bei der weißen Sorte machen sie prozentual etwa 20%, bei der roten Sorte nur etwa 3% aus. Als für den roten Ginseng charakteristisch tritt zwischen den Ginsenosiden Rf und Rg ein (aus zuckerreichen Vorstufen sich bildendes?) Ginsenosidartefakt auf (Obermeier 1980).
- Kennzeichnung anderer Panax-Arten:
Die Wurzeln von *Panax quinquefolius* L. als amerikanischer, auch als „Kanton-Ginseng" gehandelt, unterscheiden sich im Ginsenosidspektrum nur unwesentlich vom echten Ginseng; allerdings fehlt das Nebenginsenosid Rb_2, es wird anscheinend zugunsten von Rb_1 synthetisiert, dessen Gehalt sehr hoch ist (vgl. dazu Tabelle 10.4).
Panax notoginseng (BURK.) F. H. CHEN, eine in China kultivierte Ginsengart, weist ebenfalls ein dem koreanischen Ginseng ähnliches Ginsenosidspektrum auf, allerdings überwiegt im Gemisch das Ginsenosid Rg_1, wogegen das Oleanolsäuresaponin Ro (vgl. Abb. 10.38) fehlt.
- *Panax japonicus* C. A. MEYER (Synonyme: *Panax pseudoginseng* WALL subspec. *japonicus* (MEYER) HARA, eine in Japan und Südchina wild wachsende Art („Chikusetsu-Ninjin"), enthält an die 20% Saponine, die Chikustsu- und Chikusetsu-Saponine genannt werden. Es handelt sich nur zum Teil um Saponine vom Dammarantyp; der Hauptanteil entfällt auf die im Pflanzenreich ziemlich häufigen Oleanolsäure-Oligoglykoside, darunter das „Ginsenosid Ro" (5,4%; vgk. Abb. 10.38).

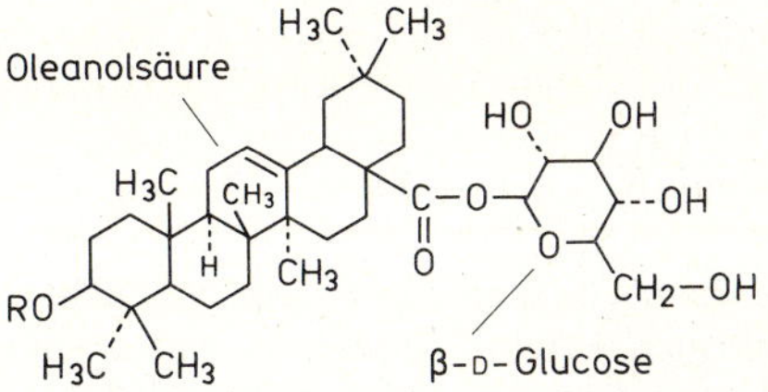

Saponin	R
Ginsenosid Ro	β-D-Glc(1→2)-β-D-Glc(1→)
Chikusetsusaponin IV	α-L-Ara(1→4)-β-D-Glc(1→)

Abb. 10.38. Neben Saponinen von Dammarantyp kommen in *Panax*-Arten Saponine vor, die sich von der Oleanolsäure ableiten. In vielen dieser Glykoside ist eines der Zuckermoleküle esterartig mit dem 28-Carboxyl verknüpft, d. h. es liegen saure bisdesmosidische Saponine vor. Ginsenosid Ro, das auch unter der Bezeichnung Chikusetsaponin V in der Literatur bekannt ist, dominiert mit Gehalten von etwa 5% im japanischen Ginseng von *Panax japonicus* C. A. MEYER. Als Nebensaponin kommt es auch im koreanischen Ginseng vor. Auf Dünnschichtchromatogrammen ist es zwischen den Ginsenosiden Rb und Rc zu finden.

- Prüfung auf schonende Extraktherstellung:
Nur bei schonender Herstellung – geringe Temperaturbelastung – gelangen die genuin in der Droge vorhandenen Ginsenoside in den fertigen Extrakt, der das eigentliche Ausgangsmaterial für die meisten Fertigarzneimittel ist. Es können sich im Zuge des Extraktionsvorganges hydrolytisch Zucker abspalten, was sich analytisch im Auftreten entsprechender Folgeglykoside sowie der Aglykone Protopanaxadiol und Protopanaxatriol bemerkbar macht. Auch die in der Droge vorliegenden Enzyme (Glykosidasen) hydrolisieren die genuinen Glykoside, wenn Wasser oder verdünnter Alkohol zum Extrahieren verwendet wird.

Hinweise zur Pharmakokinetik und Bioverfügbarkeit (Tabelle 10.5). Die Ginsenoside der Triolgruppe (Hauptvertreter: Rg_1) verhalten sich anders als die der Diolgruppe (Hauptvertreter: Rb_1). Beim Versuchstier Ratte werden zwischen 2% und 20% der oral zugeführten Rg_1-Dosis resorbiert. Nach Zufuhr hoher Dosen 100 mg/kg KG per os, wird ein maximaler

Serumspiegel (0,9 µg/ml) nach 30 min erreicht. Vom Blut aus erfolgt annähernd gleichmäßige Verteilung auf alle Organe, ausgenommen das Gehirn. Da die Ginsensoside die Blut-Hirn-Schranke nicht passieren, müssen die nach Ginsengmedikation beobachteten zentralen Effekte indirekter Natur sein (via Hormonbeeinflussung?). Die Ausscheidung von Rg_1 erfolgt zu etwa 30% mit dem Urin und zu etwa 70% mit der Galle (keine Metabolitenbildung).

Die orale Resorptionsquote der Ginsenoside der Diolgruppe vom Typus Rb_1 ist mit 0,11% extrem niedrig; Rb_1 wird mit dem Harn eliminiert, nicht hingegen über die Gallenwege (Odani et al. 1983).

Die nichtresorbierten Anteile von Rg_1 und Rb_1 werden – zumindest bei der Ratte – rasch metabolisiert (Han et al. 1976, 1977; Odani et al. 1983). Es bilden sich dabei unter hydrolytischer Abspaltung von Zuckern stärker lipophile Folgeprodukte. Es erscheint möglich, daß diese kleineren Moleküle besser resorbiert werden und zur Ginsenggesamtwirkung beitragen. Experimentell verifiziert wurde diese Hypothese bisher allerdings nicht.

Die pharmakokinetischen Daten mahnen zur Vorsicht bei der Interpretation vieler pharmakologischen Ginsenguntersuchungen. Die Dosierungen liegen meist im Dosisbereich zwischen 10 und 1000 mg/pro kg KG (intraperitoneal). Zum Vergleich: Bei der Einnahme einer Ginsengeinzeldosis von 2 g *per os* durch den Menschen errechnet sich eine resorbierbare Ginsenosiddosis von maximal 0,2 mg/kg KG (Annahmen: Ginsenosidgehalt der Droge 3%, orales Wirkungsäquivalent 20%).

Wirkung und Anwendung

Vorbemerkung: Ginsengextrakte und Ginsenoside sind pharmakologisch sehr intensiv untersucht worden. Dennoch sind die wenigsten tierexperimentellen Arbeiten geeignet, wenn es darum geht, aus ihnen Rückschlüsse zu ziehen, welchen „therapeutischen Wert" die Ginsengmedikation beim Menschen hat. Mit anderen Worten: die Ergebnisse der Tierversuche lassen sich nicht auf die Situation am Menschen übertragen. Zum Teil sind die Ursachen für die Diskrepanz vordergründig: Um im Tierexperiment eine sofortige und starke Reaktion zu erhalten, wurde unrealistisch hoch dosiert und zudem oft die parenterale Anwendungsroute gewählt.

Tabelle 10.5. Mittlere letale Dosis zweier Ginsenoside in Abhängigkeit von der Applikationsroute (nach H. Saito 1973)

Ginsenosid	Applikationsart	LD_{50} [mg/kg KG]
Rb_1	Oral	>5000
	i.p.	1200
	i.v.	498
Rg_1	Oral	>5000
	i.p.	1600
	i.v.	396

Beispiel: In der unrealistisch hohen Dosis von 70 mg Saponin/kg KG, i.p. wird beim Versuchstier Ratte eine ausgesprochene Alarmreaktion ausgelöst: Wenige Minuten nach der Injektion steigen die ACTH- und 11-Hydrocortison-Konzentrationen im Blutserum dramatisch an (Hiai et al. 1980); im weiteren Verlauf zeigen sich Absinken des Ascorbinsäure- und Cholesterolgehalts in der Nebennierenrinde sowie Abnahme der Anzahl eosinophiler Zellen im peripheren Blut. Mehrmalige Zufuhr von Saponin provoziert eine Hypertrophie der Nebennieren; die im Urin ausgeschiedene Corticoidkonzentration ist entsprechend erhöht (Petkov u. Staneva 1963, 1965).

Zum Vergleich: Ein bloßes Millionstel der Streß auslösenden Dosis (0,4 µg) dem gleichen Versuchstier Ratte appliziert, induziert keine Ausschüttung kataboler Hormone, es wird im Gegenteil die Stoffwechsellage in Richtung anaboler Prozesse verschoben (Schole et al. 1978). Offenbar liegt ein Phänomen vor, das in der Literatur als „Umkehreffekt" bekannt ist.

Der Situation der Ginsengmedikation beim Menschen entsprechen die folgenden Bedingungen:

- orale Anwendungsweise,
- niedrige Dosierung (1–2 mg Gesamtsaponine/kg KG),
- lange Anwendungsdauer (Langzeitmedikation),
- undefinierte „therapeutische Situation".

Die Auswahl der folgenden Versuchsergebnisse erfolgt im Hinblick auf diese Randbedingungen.

Tierversuche

- Erhöhung der körperlichen Leistungsfähigkeit im Schwimmtest: Es wird die Schwimmzeit bis zur Erschöpfung gemessen, diese Zeiten werden mit denen von un-

behandelten Kontrolltieren verglichen. Nach Prämedikation von Ginsengextrakten an Mäusen in Dosen ab 3 mg/kg KG/ pro Tag (*peroral*) zeigen sich signifikante Zunahmen der Schwimmzeiten bis um 50%.
- Toleranzerhöhung gegenüber psychischem Streß: Bei Ratten führt Immobilisation (z. B. durch Fixieren in einem Netz) zu mehrfach erhöhter Ausschüttung von Katecholaminen (nach 5 min: Blutspiegel an Adrenalin 20fach, an Noradrenalin 6fach erhöht). Nach einer bestimmten Zeit kommt es zum Kollaps des Versuchstiers. Vorbehandlung der Ratten mit Ginsengextrakt oder mit Ginsenosiden verlängert die Überlebenszeiten in der psychischen Streßsituation signifikant (Bae 1978, S. 121).
- Rhesusaffen (4 Jahre alt, 12 kg Gewicht), welchen Gelegenheit geboten wird, Ginsengwurzeln *ad libitum* zu sich zu nehmen, verzehrten im Mittel 1,2 g/kg KG, eine im Vergleich zur Normaldosierung beim Menschen extrem hohe Dosis. Die Versuchstiere zeigten sich psychisch hyperaktiv, ähnlich wie nach Einnahme von zentral stimulierenden Stoffen (Siegel 1980).
- Beeinflussung des Glutathionsystems der Rattenleber (Schole et al. 1978). Die äußerst geringe Menge von 0,4 µg Ginsengextrakt (i. v. in die *Vena portae*) führt innerhalb weniger Minuten zu einer Zunahme des reduzierten Glutathions auf Kosten des oxidierten, nach Schole ein Indikator für die größere Belastbarkeit des Gewebes bzw. des Gesamtorganismus. In biochemischer Sicht ist Glutathion eine Schlüsselsubstanz im Zellstoffwechsel; je mehr davon in chemisch reduzierter Form verfügbar ist, desto besser laufen die biosynthetischen Prozesse ab.

Klinische Prüfung
- Verbesserung der physischen Leistungsfähigkeit. Nach Prämedikation mit einem standardisierten Ginsengextrakt (Tagesdosis 200 mg; Zeitraum 9 Wochen) ist bei Beanspruchung durch Leistungen des Spitzensports der Ermüdungsgrad geringer, meßbar am Milchsäurespiegels des Bluts oder in der Sauerstoffaufnahmekapazität (Forgo u. Kirchdorfer 1980).
- Tägliche Gaben von 2mal 200 mg Ginsengextrakt (entsprechend 2mal 1 g Droge) führen zu einer Abschwächung auch der geistigen Ermüdungskurve des Menschen, nachweisbar u. a. durch psychologische Tests (Rechentest, Korrekturlesen, Prüfung der Merkfähigkeit, der Konzentrationsfähigkeit; Literaturübersicht z. B. bei Schöpfer 1976).

Anwendungsgebiete sowie Grundsätze zur Anwendung
- Zur Erleichterung des körperlichen Trainings (Abhärtungs-, und Ausdauertraining sowie rehabilitatives Training).
- Als mildes Stimulans zur besseren Bewältigung von belastenden Situationen, welche mit geistiger Anpassung verknüpft sind.
- Es sind nur protektive, keine kurativen Effekte zu erwarten, daher nicht geeignet zur Behandlung von organischen Krankheiten, allenfalls in der Rekonvaleszenz zur Verkürzung der Erholungsphase sowie
- zur Verminderung der Anfälligkeit gegen banale Infekte (unspezifische Immunstimulierung?); möglichst in Verbindung mit körperlicher Abhärtung anwenden.

Unerwünschte Wirkungen. Bei bestimmungsgemäßem Gebrauch sind unerwünschte Nebenwirkungen durch Ginsengmonopräparate extrem selten. Einnahme hoher Dosen über lange Zeiträume kann zur Symptomatik einer zentralen Übererregbarkeit – Schlaflosigkeit, Niedergeschlagenheit, nervöse Unruhe – führen (Keys 1976).

Wechselwirkungen, Anwendungsbeschränkungen. Die gleichzeitige Anwendung von Koffein enthaltenden Genußmitteln ist nach den Erfahrungen der traditionellen Medizin Chinas eine Gegenindikation (Keys 1976). Möglicherweise beruht das in der Literatur (Siegel 1979) als „Ginsengmißbrauchsyndrom" beschriebene Phänomen – Bluthochdruck, Nervosität, Schlaflosigkeit, morgendliche Diarrhö, Ödeme, Euphorie – auf dem kombinierten Mißbrauch von Ginsengpräparaten und Koffein.
In Ostasien ist bekannt, daß Personen mit hohem Blutdruck Ginseng schlecht vertragen, da sich der Bluthochdruck u. U. verstärken kann. Diese Beobachtung ist zwar in der Literatur nicht dokumentiert; man sollte sie dennoch respektieren und Hypertonikern von der Ginsengeinnahme abraten.

Dosierung. Tagesdosis 1–2 g Droge entsprechend 25–30 mg Ginsenoside bzw. 200–400 mg Ginsengextrakt.

Verarbeitung, Arzneiformen. Roter Ginseng wird in Europa angeboten:

- als Spissumextrakt, mit einem Dosierlöffel versehen,
- als sofortlöslicher Tee (Instanttee) in Portionen abgepackt. Es handelt sich um Ginsengextrakt, der mit Glukose und/oder Laktose vermischt und dann granuliert wird.

Für die Mehrzahl der auf dem Markt befindlichen Fertigarzneimittel ist weißer Ginseng das Ausgangsmaterial. Vermutlich werden aber nicht ganze Hauptwurzeln, sondern auch Seitenwurzeln („slender tails"), Teile der Wurzel und Wurzelrinde zu Ginsengextrakten verarbeitet.

Feinpulverisierte Droge wird direkt zu Kapseln und Dragees verarbeitet. Die meisten Fertigarzneimittel enthalten Trocken- oder Sprühextrakt. Spissum- und Fluidumextrakte eignen sich zur Herstellung von Ginsengwein und anderen Alkohol enthaltenden Tonika.

10.3.4.3 Acanthopanax (Eleutherococcus)

Vorbemerkung. Die zur Familie der Araliazeen zählende Gattung *Acanthopanax* ist botanisch eng mit der Gattung *Panax* verwandt. In der Sowjetunion bevorzugt man die synonyme Bezeichnung *Eleutherococcus*. Abgesehen von der unglücklichen Wortbildung, die Assoziationen zu mikrobiologischen Taxa (*Echinococcus, Streptococcus* u. a. m.) hervorruft, geht die Kennzeichnung der nahen Gattungsverwandtschaft *Panax/Acanthopanax* verloren.

Herkunft. *Acanthopanax senticosus* (RUPR. et MAXIM.) HARMS (Synonym: *Eleutherococcus senticosus* MAXIM.) ist ein 2–3 m, seltener 5–6 m hoch werdender Strauch, dessen Verbreitungsgebiet Zentral- und Nordchina, Nord- und Südkorea, Japan sowie die fernöstlichen Gebiete der UdSSR umfaßt. Die Artbezeichung *senticosus* (lateinisch: dornenreich) nimmt Bezug auf die mit kleinen Dornen besetzten jungen Triebe. Die Art ist polymorph, was bei dem weiten Verbreitungsareal nicht überrascht.

Acanthopanax senticosus liefert 3 Drogen:

- Wurzelrinde: Meist als Pulverdroge gehandelt, aus dem nördlichen China stammend, auch als sibirischer Ginseng bezeichnet. Chinesische Bezeichnung: *Wu chia pi*.
- Wurzel der Pflanze, ebenfalls als Pulvisdroge und unter der Bezeichnung sibirischer Ginseng gehandelt.
- Eleutherococcuswurzel, auch Taigawurzel oder russischer Ginseng genannt, bestehend aus Wurzelstock samt Wurzeln von Pflanzen des Verbreitungsareals Ferner Osten UdSSR (Raum Chabarowsk und Primoski). Allerdings stellt die Droge selbst kein Handelsprodukt dar; Handelsprodukt ist der mit 40%igem Ethanol (v/v) hergestellte Fluidextrakt, *Extractum radicis et rhizomatis Eleutherococcus*.

Sensorische Eigenschaften. Drogenpulver und Eleutherococcusfluidextrakt (1:1) weisen einen schwachen eigenartigen Geruch auf; der Geschmack ist bitter und leicht brennend.

Inhaltsstoffe. In der Droge eine Reihe von als Eleutheroside I, K, L und M bezeichnete Oleanolsäureglykoside, die aber im Eleutherococcusfluidextrakt fehlen (Obermeier 1980, S. 77).

- Einfache Phenylpropane: Coniferylaldehyd, Chlorogensäure, Syringin (Synonyme: 4-Methoxyconiferin, Eleutherosid B).
- Kumarine, insbesondere Isofraxidin und Isofraxidin-7-β-D-glucosid (Synonym: Eleutherosid B_1).
- Lignane: Sesamin (Synonym: Piperobisepoxilignan), (−)-Syringaresinolglucosid (Synonym: Eleutherosid D).
- Weitere Inhaltsstoffe, darunter Daucosterol (Synonym: Sitosterol-glucosid, Eleutherosid A).

Analytische Kennzeichnung. Sie kann dünnschichtchromatographisch erfolgen [Kieselgel, Chloroform-Methanol-Wasser (70+30+4)]. Charakteristische Inhaltsstoffe – Eleutherosid B, Kumarine, Chlorogensäuren – geben sich durch blaue Eigenfluoreszenz zu erkennen. Sowohl im UV-Licht von 254 nm als auch von 365 nm fällt der Fleck des Syringins (Rf-Bereich 0,3–0,4) durch seine Größe und Fluoreszenzintensität auf.

Der Gehalt an Syringin läßt sich photometrisch nach DC-Abtrennung (Markieren, Ab-

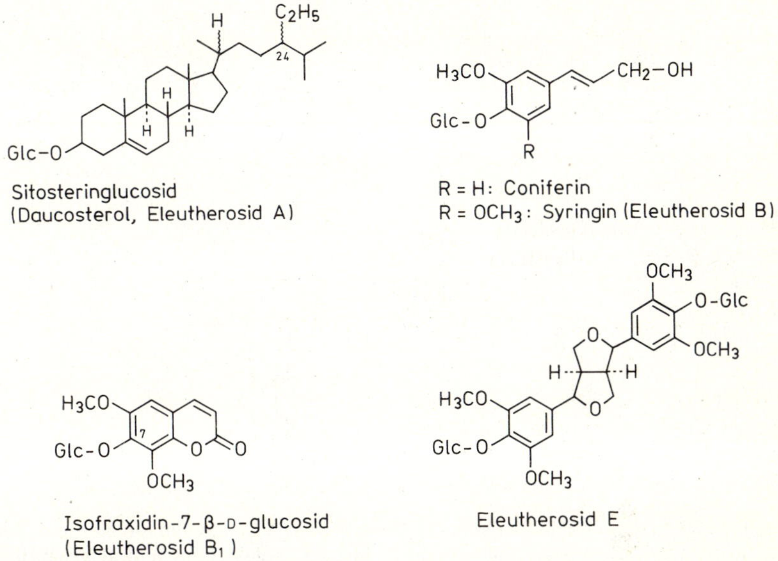

Sitosteringlucosid
(Daucosterol, Eleutherosid A)

R = H: Coniferin
R = OCH$_3$: Syringin (Eleutherosid B)

Isofraxidin-7-β-D-glucosid
(Eleutherosid B$_1$)

Eleutherosid E

Abb. 10.39. Aus Acanthopanax-(= Eleutherococcus)-senticosus-Wurzel wurden bisher nur Stoffe isoliert, die im Pflanzenreich weit verbreitet vorkommen. Eleutherosid A (Synonym: Daucosterol) ist ein Sitosteringlucosid mit bisher nicht festgelegter Stereochemie in der Seitenkette (zur Formelschreibweise Kap. 4.6.5 u. Abb. 4.42). Syringin ist die bei zweikeimblättrigen Pflanzen weit verbreitete Variante des Coniferins. Außer als Monomer kommt Syringin als Baustein zweier diastereoisomerer Lignane vor, als (−)-Syringaresinoldiglucosid (Synonym: Eleutherosid D; Abb. 6.21) und als Eleutherosid E (Die für Eleutherosid E angegebene Konstitutions- und Konfigurationsformel bedarf der Überprüfung)

schaben und anschließende Elution der Zone) ermitteln, wobei eine spezifische Extinktion = 475, gemessen in Methanol bei 250 nm, der Berechnung zugrunde gelegt wird. Eleutherococcusfluidextrakt (1:1) enthält mindestens 0,2 g und maximal 0,31 g Syringin pro 100 ml.

Wirkungen. Prämedikation von 0,5 mg/kg Syringin pro kg KG hemmt bei der Ratte die Auswirkungen von psychischem Streß (Immobilisationstest. Meßparameter: Gewicht von Nebennieren, Thymus, Milz, Schilddrüse; Gehalt an Ascorbinsäure und Cholesterin in den Nebennieren). Eleutherococcusfluidextrakt (1:1), in einer Konzentration von 1% dem Futter zugesetzt, zeigt nach 7 Tagen bei Ratten eiweißanabole Wirkung, nachgewiesen am Gewichtsverhalten des *Musculus levator ani*. Außerdem wird die Eiweißsyntheseleistung von Leberzellmikrosomen (Ratten 7 Tage Futter puls 1% Extrakt→Tötung der Tiere und Gewinnung eines Leberzellmikrosomenbreis→Inkubation mit einem ^{14}C-Aminosäuregemisch→Messung der Einbaurate von ^{14}C-Aktivität) durch Eleutherococcus um 55% erhöht (Kaemmerer u. Fink 1980).

Anwendung. Als Tonikum bei hypochondrischen Zuständen sowie „vegetativer Dystonie"; zur Unterstützung der Anpassungsfähigkeit des Organismus vor belastenden Situationen (körperliche Überanstrengung, beginnende Erkältungskrankheit).

Toxizität. Die akute LD$_{50}$ der Wurzel beträgt bei Ratten und Hunden 31 g/kg KG. Im langfristigen Versuch (Prüfdauer 320 Tage) vertragen Ratten alle 2 Tage Gaben von 5 g/kg KG. *Acanthopanax-senticosus*-Wurzel zeichnet sich durch hohe Verträglichkeit aus.

Gegenanzeigen und Anwendungsbeschränkungen. Fieberhafte Zustände, Hypertonie, Infarkt des Herzmuskels.

Dosierung. Beginnend mit 20 Tropfen Fluidextrakt, eine Dosis, die bei Verträglichkeit bis auf 40 Tropfen gesteigert werden kann. Jeweils morgens einnehmen. Kurmäßig, etwa 7–10 Tage lang einzunehmen; die Kuren müssen unbedingt durch Pausen unterbrochen werden (Astrachanzewa 1977; S. 202).

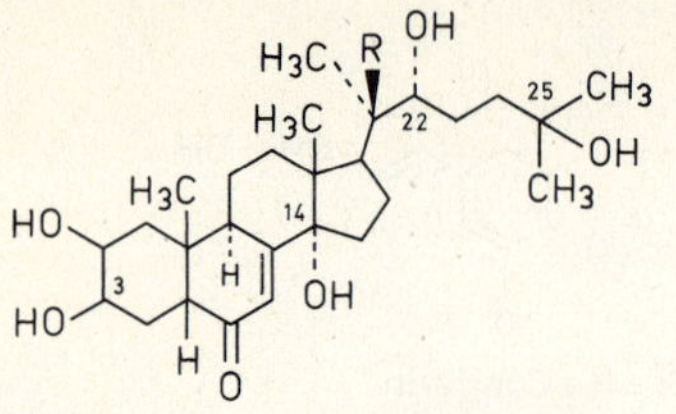

R = H: α-Ecdyson, $C_{27}H_{44}O_6$
R = OH: β-Ecdyson, $C_{27}H_{44}O_7$

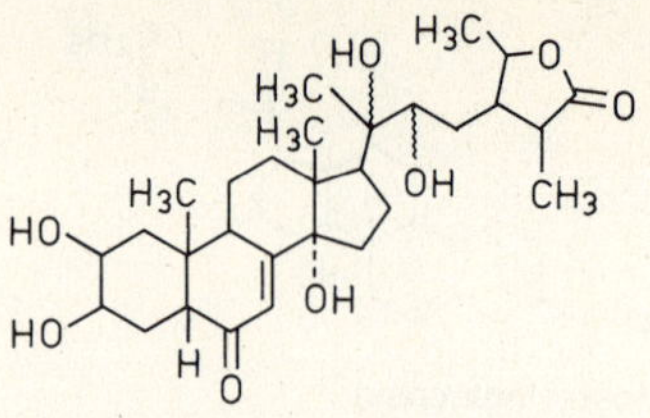

Cyasteron, $C_{29}H_{44}O_8$

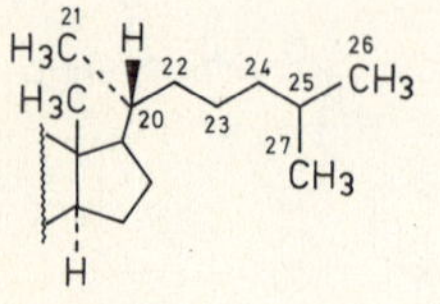

C_8-Seitenkette des Cholesterins

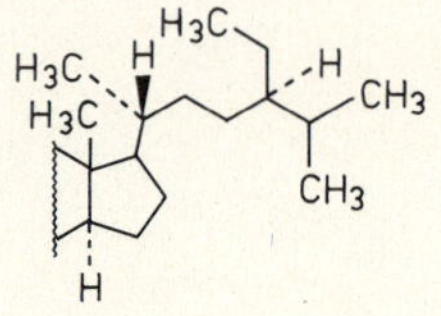

C_{10}-Seitenkette der Sitosterine

Abb. 10.40. Ecdysone sind Derivate des Cholesterins (C_{27}) oder des Sitosterins (C_{29}), deren Seitenkette oxidativ verändert ist. Weitere Eigentümlichkeiten des Molekülbaus sind: Ringe A/B sind *cis*-verknüpft; zwei β-ständige sekundäre alkoholische Gruppen in den Positionen C-2 und C-3; α-OH am C-14, so daß die Ringe C/D *trans*-verknüpft sind; und schließlich das 7-en-6-on-System

10.3.4.4 Leuzea carthamoides

Leuzea carthamoides (WILLD.) D.C. [Synonym: *Rhaponticum carthamoides* (WILLD.) ILJIN], eine mit dem Saflor, *Carthamus tinctorius* L. (Familie: *Asteraceae*) eng verwandte Art ist in der Sowjetunion – in Sibirien und im Altaigebiet – beheimatet.
Wurzeln und Wurzelstöcke enthalten neben Karotinoiden, Inulin, Gerbstoffen und organischen Säuren 20-Hydroxyecdyson (vgl. Abb. 10.40).
Zubereitungen aus Rhizom und Wurzeln, vorzugsweise die Tinktur und der Fluidextrakt, werden in der UdSSR als Tonikum zur Steigerung der Leistungsfähigkeit bei drohender körperlicher und geistiger Erschöpfung eingenommen.
Die Ergebnisse pharmakologischer Arbeiten (Übersicht Müller-Dietz 1960) deuten auf das Vorliegen adaptogener Wirkungsqualitäten:

- Die Schwimmzeit von Mäusen wird nach Prämedikation mit *Leuzea*-Extrakt verlängert.
- Die Wirkung verschiedener Gifte wird abgeschwächt.
- Die immunologische Reaktivität nach Antigengabe (z. B. Milch s.c.) erweist sich als erhöht.

Möglicherweise sind an diesen streßabschirmenden Effekten Inhaltsstoffe beteiligt, die man als Phytoecdysone bezeichnet (s. auch 10.3.4.5).

10.3.4.5 Eiweißanabole Wirkung von Phytoecdysonen

Edyson (Synonym: α-Ecdyson) ist ein C_{27}-Steroidhormon, das bei Insekten die Häutung der Raupe zur Puppe und der Puppe zum Schmetterling bewirkt. Als Hormon wird es von den Tieren in nur geringen Mengen gebildet: Seidenspinnerpuppen enthalten es in einer Konzentration von $5 \cdot 10^{-6}$ %. Es erregte Aufsehen, als man fand, daß bestimmte Pflanzen Stoffe mit Ecdysonwirkung in 100 000facher Konzentration enthalten. Ecdysone, die in Pflanzen vorkommen, bezeichnet man als Phytoecdysone.
Phytoecdysone sind stark hydroxylierte Steroide mit variabler Seitenkettenlänge, entsprechend einer Verwandtschaft zum Cholesterin (C_{27}-Steroid, C_8-Seitenkette), Ergosterin (C_{28}-Steroid, C_9-Seitenkette) oder Sitosterin (C_{29}-Steroid, C_{10}-Seitenkette). Ein weiteres charakteristisches Merkmal ist das 14-α-Hydroxy-7-en-6-on-System, das Basis eines spektralphotometrischen Nachweises für Phytoecdysone ist (vgl. Abb. 10.41).

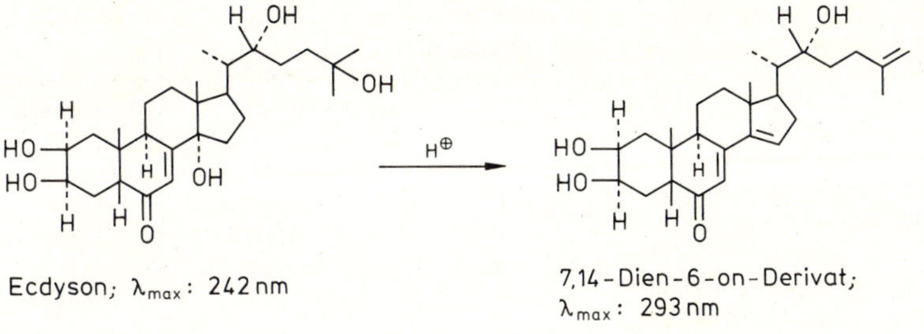

Ecdyson; λ_{max}: 242 nm

7,14-Dien-6-on-Derivat; λ_{max}: 293 nm

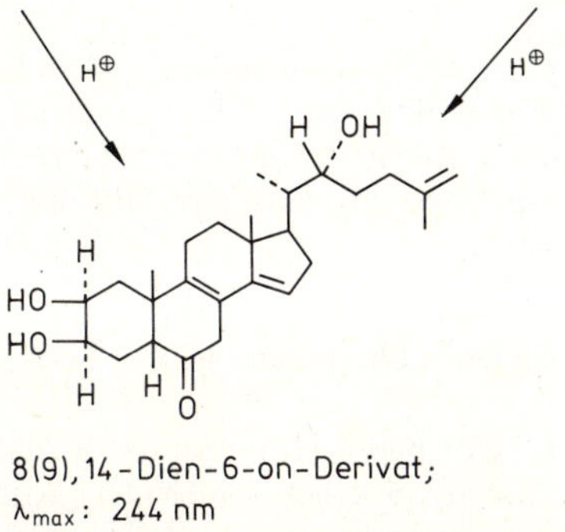

8(9),14-Dien-6-on-Derivat; λ_{max}: 244 nm

Abb. 10.41. Zum UV-spektralphotometrischen Nachweis von Phytoecdysonen. Behandelt man eine Verbindung, die das 14-Hydroxy-7-en-6-on-System enthält, mit Säuren, so bildet sich ein Gemisch zweier isomerer Reaktionsprodukte, die man durch ihre 2 Absorptionsmaxima nachweisen kann. Das konjugierte s-cis-Dienonsystem absorbiert langwellig bei 293 nm; das stabilere Molekül mit einem s-trans-Dienchromophor und dem isolierten Carbonyl absorbiert kurzwellig bei 244 nm. An der Dehydratisierung sind nur die tertiären Hydroxyle 14-OH und 25-OH beteiligt. Verkürzte Formelwiedergabe: —β-CH$_3$; - - -α-CH$_3$

Dünnschichtchromatographie der Phytoecdysone. Kieselgel; Fließmittel: Chloroform-Methanol (8+2); Nachweis: Fluoreszenzlöschung (Enonsystem!) bei 254 nm; mit Vanillin-Schwefelsäure→olivgrün im Tageslicht, bläuliche Fluoreszenzen bei 365 nm.

Wirkungen. Phytoecdysone induzieren Häutung bei Insekten nur, wenn sie direkt in den Kreislauf gebracht werden; das Ausbleiben der Hormonwirkung bei oraler Zufuhr bringt man mit der wahrscheinlich sehr geringen Resorptionsquote aus dem Darm in Zusammenhang.

Bei höheren Tieren stimulieren Phytoecdysone die Proteinbiosynthese in der Leber. Für das β-Ecdyson (Synonym: 20-Hydroxy-ecdyson) errechnet sich für das Versuchstier Maus ein enterales Wirkungsäquivalent von etwa 10%. Orale Gaben von 0,5 mg/100 g KG steigern die Einbaurate der Aminosäuren in Leberprotein um 34%; demgegenüber genügen i.p.-Gaben von 0,05 mg/100 g KG, um den gleichen Effekt auszulösen (Otaka et al. 1968).

Zwischen eiweißanabolen Wirkungen von Stoffen und deren streßabschirmenden Eigenschaften gibt es enge Zusammenhänge, wie man aus entsprechenden veterinärpharmakologischen Untersuchungen weiß; mit eiweißanabolen Stoffen vorbehandelte Tiere zeigen unter Streßbedingungen einen geringeren Plasmagehalt an Streßhormonen (Katecholaminen und Kortikosteron) als nicht vorbehandelte Tiere (Kaemmerer u. Kietzmann 1983). Als Zusatzstoffe zu „Streßfutter" haben eiweißanabole Stoffe seit langem Eingang in die Nutztierzucht gefunden.

Auf diesem Hintergrund ist es möglicherweise kein Zufall, wenn eine ganze Reihe von Drogen, die als Tonika und Roborantia in den traditionellen Medizinen unterschiedlicher Länder verwendet werden, hohe Gehalte an Phytoecdysonen aufweisen. Zu diesen zählen:

- *Achyranthes-rubrofusca*-Wurzel in Japan,
- *Cyathula-capitata*-Wurzel in Japan,
- *Leuzea-carthamoides*-Wurzel in der UdSSR,
- *Serratula-tinctoria*-Wurzel in Ungarn.

Hinweis. Die Wurzel von *Serratula tinctoria* L. enthält 0,2–0,7% Phytoecdysone, vornehmlich 20-Hydroxyecdyson (Báthori u. Szendrey 1982).

10.3.4.6 Pangamsäure

Pangamsäure, irreführend auch als Vitamin B$_{15}$ bezeichnet, findet sich in unterschiedlichsten Materialien, in Pfirsichkernen, Reiskleie, Hefe, Rinder- und Pferdeblut. Besonders hohe Gehalte weisen die in Tabelle 10.6 aufgeführten Samen bzw. Früchte auf.

Pangamsäure fällt in Form einer braun-gelben Masse an, die schwer kristallisiert, da Laktonform und offenkettige Form (Isomere?) nebeneinander vorliegen. Die Natrium- und Kalziumsalze laktonisieren selbstverständlich nicht. Pangamsäure und Pangamate lösen sich in Wasser, nicht aber in Lipoidlösungsmitteln. Auf Dünnschichtchromatogrammen [Kieselgel; n-Propanol-Ethylazetat-Wasser-Ammoniaklösung (5+1+3+1)] kann Pangamsäure nur mit alkalischer Permanganatlösung (2%ig) detektiert werden.

Im Mäuseschwimmtest zeigten die Tiere nach Vorbehandlung (7 bzw. 14 Tage lang) mit 25–100 mg Pangamsäure/kg KG per os eine Zunahme der Schwimmzeit um 15–91% (Atal et al. 1980). Der Milchsäurespiegel im Plasma war bei den vorbehandelten Tieren niedriger als bei den üblichen Kontrollen.

In der UdSSR wird Pangamsäure als Adjuvans angewendet: bei hypoxämischen Zuständen, insbesondere des Myokards, bei Stenokardie, Koronarinsuffizienz; ferner als Tonikum bei physischen Trainingsaufgaben für alte Patienten (nach Astrachanzewa 1977, S. 171).

In den USA bietet man unter der Bezeichnung Pangamsäure die unterschiedlichsten anorganischen und organischen Stoffe an, z. B. Natriumgluconat, Glycin, Dimethylglycin, Diisopropylam, Kalziumchlorid, Dikaliumphosphat, Stearinsäure, Zelluloseprodukte u. a. m. Der Name Pangamsäure ist folglich heute zu einem Synonym für ein therapeutisch nutzloses Phantasieprodukt entartet (Tyler 1982).

Tabelle 10.6. Samen und Früchte mit hohem Pangamsäuregehalt

	Stammpflanze	Gehalte [%]
Erdnüsse	*Arachis hypogaea* L.	0,10
Kichererbse	*Cicer arietinum* L.	0,12
Sojabohnen	*Glycine soja* SIEB et ZUCC.	0,16
Mais	*Zea mays* L.	0,23

10.3.4.7 Pharmaka, die das Lernen erleichtern

Es gibt heute Hinweise dafür, daß der Lernprozeß zu einer dauernden Änderung von Proteinstrukturen in Zellen des Neuronenschaltsystems führt und daß die RNA- und Proteinsynthese bis zu einem gewissen Grade beim Erwerben von Gedächtnisinhalten eine Rolle spielt (nach Ganong 1979, S. 247). Wenn das Gedächtnis mit biochemischen Veränderungen verknüpft ist, so sollte es im Prinzip möglich sein, den Erwerb von Gedächtnisinhalten oder auch seinen Verlust durch Pharmaka zu beeinflussen.

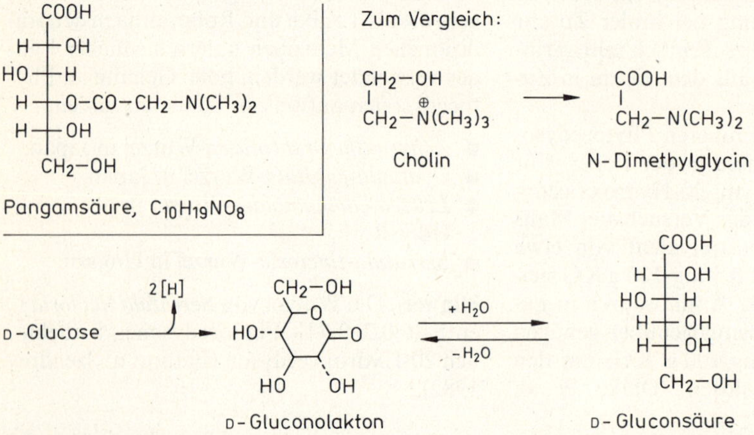

Abb. 10.42. Das Molekül der Pangamsäure besteht aus 2 Teilen, dem N-Dimethylglycin (Synonym: N-Dimethylglykokoll) und der D-Glucuronsäure, die esterartig miteinander verknüpft sind. Beide Komponenten sind wichtige Intermediärprodukte des Cholins, und entsteht u. a. im Zuge wichtiger Transmethylierungsreaktionen. D-Glucuronsäure ist eines der ersten Produkte, die beim oxidativen Abbau der D-Glucose (Pentosephosphatweg) entstehen. Anmerkung: Die für Pangamsäure angegebene Struktur bedarf der Überprüfung. Pangamsäure ist auch ein Sammelname für sehr unterschiedliche, chemisch undefinierte Produkte

Verschiedene Stimulanzien des ZNS verbessern den Lerneffekt, wenn sie Versuchstieren unmittelbar vor oder nach dem Unterricht gegeben werden. Dazu gehören auch Naturstoffe, wie Koffein, Physostigmin und Nikotin. Auch bestimmte krampferregende Substanzen, wie Pikrotoxin und Strychnin, scheinen die Konsolidierung der Gedächtnisspur zu erleichtern (Ganong 1979, S. 248). Keine der genannten Substanzen spielt jedoch eine praktische Rolle, um etwa als „Geriatrikum" bei senilen Personen die allgemeine Aufmerksamkeit zu verbessern.

Literatur (zu 10.3.4)

Astrachanzewa LZ (1977) Geriatrische Pharmakologie. VEB Verlag Volk und Gesundheit, Berlin

Atal CK, Singh GG, Gupta OP (1980) Vitamin B_{15} – for physical vigour, treatment of cardiovascular disorders and other disease conditions. Indian Drugs 17:187–188

Bae HW (ed) (1978) Korean Ginseng. Korea Ginseng Research Institute, Seoul

Báthory M, Szendrei K (1982) Serratula tinctoria, a domestic raw material rich in ecdisteroids. Herba Hungarica 21:157–164

Brekhman II, Dardymov LV (1969) New Substances of plant origin which increase nonspecific resistance. Annu Rev Pharm 9:419–430

Brekhman II (1980) Man and biologically active substances – The effect of drugs, diet and pollution on health. Pergamon Press, Oxford New York

Chinna Ch (1983) Panax Ginseng – eine Übersicht. Österr Apotheker Ztg 37:1022–1027

Forgo I, Kirchdorfer AM (1980) Zur Frage der Beeinflussung des Leistungsvermögens durch biologisch wirksame Substanzen bei Spitzensportlern. Ärztl Prax 33:1784–1786

Ganong WF (1979) Physiologie. Springer, Berlin Heidelberg New York

Han BH, Lee EB, Yoon UC, Woo LK (1976) Metabolism of dammarane glycosides of Korean ginseng. Korean Biochem J 9:21–27

Han BH, Chang IM (1977) Absorption, organ distribution and excretion of ^{3}H-Panax-Saponin. A Korean J Ginseng Sci 2(1):17–33

Harisch G, Schole J (1980) Die Bedeutung des Gluthathionstatus für die experimentelle Medizin. Notabene Medici 9:394–399

Hiai S, Yokoyama H, Oura H (1981) Adrenocorticotropin and corticosterone secretion by ginseng saponin. In: Proceedings of the 3rd international ginseng symposium 1980. The Korean Ginseng Research Institute, Seoul, pp 77–80

Hensel H (1974) Grundbegriffe und neuere Aspekte der physiologischen Adaptation. In: Kolloquien des Sonderforschungsbereiches Adaptation und Rehabilitation (SFB 122), Bd 2, S 1–8, Universität Marburg/Lahn

Honerlagen H, Tretter H-R (1979) Zur routinemäßigen quantitativen Gesamtsaponinbestimmung in Radix Ginseng und Extrakten. Dtsch Apotheker Ztg 119:1483–1486

Kaemmerer K, Dey-Hazra A (1980) In-vivo-/in-vitro-Untersuchungen über die Eiweißsynthese von Lebergewebe mit nutritiven Wirkstoffen. Vet Med Nachrichten 1980:99–112

Kaemmerer K, Fink J (1980) Untersuchungen von Eleutherococcus-Extrakt auf trophanabole Wirkungen bei Ratten. Prakt Tierarzt 61:748–753

Kaemmerer K, Kietzmann M (1983) Untersuchungen über streßabschirmende Wirkungen von oral verabreichtem Zinkbacitracin bei Ratten. Zbl Vet Med A 30:712–721

Kaku T, Miyata T, Uruno T, Jako I, Kinoshita A (1975) Chemico-pharmacological studies on saponines of panax ginseng. Arzneimittelforsch (Drug Res) 25:539–547

Keys JD (1976) Chinese herbs – their botany, chemistry and pharmacodynamics. Tuttle, Rutland, p 86

Kraushaar AE, Schunk RW, Thym HF (1963) Zur Pharmakologie des Diisoproylamins. Arzneimittelforsch (Drug Res) 13:109–117

Liberti LE, Marderosian AD (1978) Evaluation of commercial ginseng products. J Pharmaceut Sci 67:1487–1489

Meerson FZ (1984) Adaptation, Stress und Prophylaxis. Springer, Berlin Heidelberg New York Tokyo

Müller-Dietz H (1968) (Hrsg) Arzneipflanzen in der Sowjetunion, Berichte des Osteuropa-Instituts an der Freien Universität Berlin, 4. Lieferung, S 36–38

Nagasawa T, Oura H, Hiai S, Nishinaga K (1977) Effect of ginseng extract on ribonucleic acid and protein synthesis in rat kidney. Chem Pharm Bull 25:1665–1670

Obermeier A (1980) Zur Analytik der Ginseng- und Eleutherococcusdroge. Dissertation, Universität München

Odani T, Tanizawa H, Takino Y (1983) The absorption, distribution and excretion of ginsenoside Rg_1 in the rat. Chem Pharmaceut Bull 31:292–298; 1059–1066; 3691–3697

Otaka T, Uchiyama M, Okui S, Takemoto T, Hikino H, Ogawa S, Nishimoto N (1968) Stimulatory effect of insect-metamorphosing steroids on protein-synthesis in mouse liver. Chem Pharm Bull 16(12):2426–2429

Oura H, Hiai S, Odaka Y, Yokozaea T (1975) Studies on the biochemical action of ginseng saponin. J Biochem 77:1057–1065

Owen RT (1984) Ginseng – a pharmacological profile. Drugs Today 17,8:343–351
Petkov V, Staneva D (1963) Der Einfluß eines Ginseng-Extraktes auf die Funktionen der Nebennierenrinde. Arzneimittelforsch (Drug Res) 13:1078–1081
Petkov V, Staneva D (1965) The effect of an extract of Ginseng on the adrenal cortex. In: Chem KK, Mukerji B (eds) Pharmacology of oriental plants. Pergamon Press, Amsterdam, pp 39–47
Saito H (1983) Pharmacological properties of Panax ginseng roots. Metabolism (Special edition) 10:556–558
Sandberg F (1972) Two glycoside-containing genera of the Araliaceae family Panax and Eleutherococcus. Planta Med 24:392–396
Sandberg F (1980) Vitality and sensibility – the affects of the ginsenosides on performance. Svensk Farmaceut Tidskr 84,13:499–502
Sawchuk RJ, Chen SE, Staba EJ (1980) Pharmacokinetics of ginsenosides in the rabbit. Eur J Drug Metab Pharmacokinet 5,3:161–168
Schöpfer HJ (1976) Neuestes aus der Ginsengforschung. Dtsch Apotheker Ztg 116:1–7
Schole J (1966) Theorie der Stoffwechselregulation, unter besonderer Berücksichtigung der Regulation des Wachstums. Parey, Berlin
Schole J (1976) Beziehungen zwischen des wachstumsfördernden und resistenzsteigernden Wirkung der Anabolika. Wissenschaftliche Vortragstagung über wirtschaftliche Schweineproduktion. Fortrigo[R] (Carbadox) zwei Jahre im Einsatz. Hannover, Firmenschrift Pfizer GmbH, S 1–26
Schole J, Harisch G, Sallmann HP (1978) Belastung, Ernährung und Resistenz. Parey, Hamburg Berlin
Siegel RK (1980) Ginseng self-administration in monkeys. In: Proceedings of the 3rd International Ginseng Symposium 1980. The Korean Ginseng Research Institute, Seoul, pp 223–236
Shibata S (1977) Saponins with biological and pharmacological activity. In: Wagner H, Wolff P (eds) New natural products and plant drugs with pharmacological, biological and therapeutical activity. Springer, Berlin Heidelberg New York, pp 177–196
Singh J, Handa G, Nandi LN, Manavalan R, Atal CK (1983) D-Gluconodimethylaminoacetic acid from natural sources. Indian Drugs 20:185–189
Singh J, Handa G, Rao PR, Atal CK (1983) Pangamic acid a stamina building, antistress and antihyperlipidemic principle from Cicer arietinum L. J Ethnopharmacol 7:239–242
Sollorz G (1985) Qualitätsbeurteilung von Ginsengwurzeln. Dtsch Apotheker Ztg 125:2052–2055
Sonnenborn U (1987) Ginseng. Neuere Untersuchungen immunologischer, pharmakologischer und endokrinologischer Aktivitäten einer alten Arzneipflanze. Dtsch Apoth Ztg 127:433–441

Sterner W, Kirchdorfer AM (1970) Vergleichende Leistungsprüfungen an Mäusen mit standardisiertem Ginsengextrakt. Z Gerontol 3:307–312
Sticher O, Soldati F (1979) HPLC Trennung und quantitative Bestimmung der Ginsenoside von Panax Ginseng, Panax quinquefolium und von Ginseng-Spezialitäten. Planta Med 36:30–42
Tanaka O, Kasai R (1984) Saponins of Ginseng and related plants. In: Herz W, Griesebach H, Kirby GW, Thamm Ch (Hrsg) Fortschritte der Chemie organischer Naturstoffe, Bd 46. Springer, Wien New York, S 1–66
Tecoma ES, Huey LY (1985) Psychic distress and the immune response. Life Sci 36:1799–1812
Tyler VE (1982) The honest herbal. A sensible guide to the use of herbs and related remedies. Stickley, Washington Philadelphia
Yamamoto M, Masaka M, Yamada K, Hayashi Y, Kumagi A (1978) Stimulating effect of ginsenosides on DNA, protein and lipid synthesis in rat bone marrow and participation of cyclic nucleotides. Arzneimittelforsch (Drug Res):2238–2241

10.3.5 Mittel, die aphrodisisch wirken sollen (Aphrodisiaka)*

10.3.5.1 Definitionen, Übersicht

Unter Aphrodisiaka versteht man Mittel zur Anregung, Steigerung und Stärkung der *Libido sexualis* und der geschlechtlichen Leistungsfähigkeit. In der Regel wird dabei nicht zwischen der Wiederherstellung gestörter Potenz und der Steigerung vorhandener Potenz unterschieden. Die Sexualfunktion des Menschen wird außer von somatischen vor allem auch von psychischen Faktoren beeinflußt. Daher ist es verständlich, daß – stärker als bei anderen Arzneimittelgruppen – Aphrodisiaka die Funktion eines Hilfsmittels der Suggestionstherapie haben. „Die besonders massive Werbung bedient sich eingängiger Schlagworte, die auf gewisse Patienten als Aphrodisiaka wirken können, auch wenn eine pharmakologische Begründung fehlt" (Aphrodisiaka 1970). Mischen kann sich die psychologische Einflußnahme mit der Ausnutzung bestimmter Nebenwirkungen von Pharmaka. In Frage kommen: ZNS-erregende und enthemmende Stoffe sowie Mittel, die das Urogenitalsystem reizen.

Zu den ZNS-wirksamen Arzneistoffen gehören Haschisch, Alkohol und die Solanazeendrogen. Kleine Mengen Alkohol, z. B. Bier, Wein

---
* Literatur s. S. 631

oder Sekt, können libidosteigernd wirken, wobei die periphere Zirkulationssteigerung in Verbindung mit einer zentralen Anregung über Enthemmung am Zustandekommen des Effekts beteiligt ist. Alkoholüberdosierung wirkt potenzmindernd. In ähnlicher Weise können unter Haschischwirkung Schranken sexueller Zurückhaltung leichter niedergerissen werden. Besonders aber Substanzen der Amphetaminreihe können zu einer Stimulierung der Sexualsphäre führen. Über zentrale Nebenwirkungen können auch die Hyoscyamin führenden Solanazeendrogen aphrodisisch wirken. Solanazeen waren Hauptbestandteile der antiken Liebestränke und der mittelalterlichen „Hexensalben". In Form von Asthmaräucherpulvern und Asthmazigaretten wurden Solanazeen bis vor nicht allzu langer Zeit therapeutisch viel verwendet: Exzessives Einatmen (Überdosierung) führte als Nebenwirkung nicht selten zu sexueller Übererregung. In diesem Zusammenhang ist interessant, daß in Indien gepulverte *Datura*-Samen (mit Butter vermischt) innerlich gegen Impotenz genommen werden; die Libido soll auch durch Einreiben der Mixtur in die Genitalgegend gesteigert werden können (Lewis u. Elvin-Lewis 1977, S. 330).

Zu der Drogengruppe mit Arzneistoffen, die das Urogenitalsystem reizen, gehören die berüchtigten spanischen Fliegen (Kanthariden); ferner Apiol und einige, wohl Apiol oder verwandte Phenylpropane führende Arzneidrogen, wie Petersilienfrüchte, Selleriekraut und *Eryngium*-Arten. Wahrscheinlich setzen sie bei der Ausscheidung mit dem Harn Entzündungsprozesse, wodurch die Reizempfindlichkeit der Schleimhäute von ableitenden Harnwegen und Sexualorganen erhöht wird.

Zahlreiche Drogen mit ätherischen Ölen – dazu gehören viele Gewürzdrogen – intensivieren bei entsprechender Dosierung die Blutfüllung der Abdominal- und Sexualorgane, was eine Libidosteigerung zur Folge haben kann. Hierzu zählen Basilikumkraut, Ingwer, Paprika und vor allem Chilli (*Capsici fructus acer*, vgl. 7.3.1), aber auch die in der Volksmedizin als menstruationsfördernde Mittel (Emmenagoga) bekannten Pflanzen: Muskatnuß, Nelken, Rosmarin, Safran, Senf u.a.m. (Glatzel 1968; S. 278). Auch andere Substanzen, welche zu einer Hyperämie der Beckenorgane führen, können eine aphrodisische Nebenwirkung entfalten. Dazu zählen die Anthranoiddrogen (vgl. dazu 6.7), insbesondere aber die Aloe und das Aloin.

Im Sakralmark befindet sich ein parasympathisches Zentrum für die Erektion, das vom zugehörigen Dermatom aus beeinflußbar ist. Von dem bekannten französischen Laienheiler M. Mességué stammt die Rezeptur für eine Salbe mit ätherischen Ölen (u.a. enthaltend *Satureja montana* L., *Heracleum sphondylium* L., *Mentha piperita*), die man in die Steißbeingegend einmassiert. Zusammen mit Fußbädern soll diese Therapie bei weiblicher Frigidität „wahre Wunder wirken" (Lewis u. Elvin-Lewis 1977, S. 331).

10.3.5.2 Yohimbin

Herkunft. Yohimbin ist das Hauptalkaloid der Yohimberinde, das ist die getrocknete Stamm- und Zweigrinde eines in Westafrika (Kamerun) und im Kongogebiet heimischen Baumes *Pausinystalia yohimba* (K. SCHUM.) PIERRE (Synonym: *Corynanthe yohimba* K.

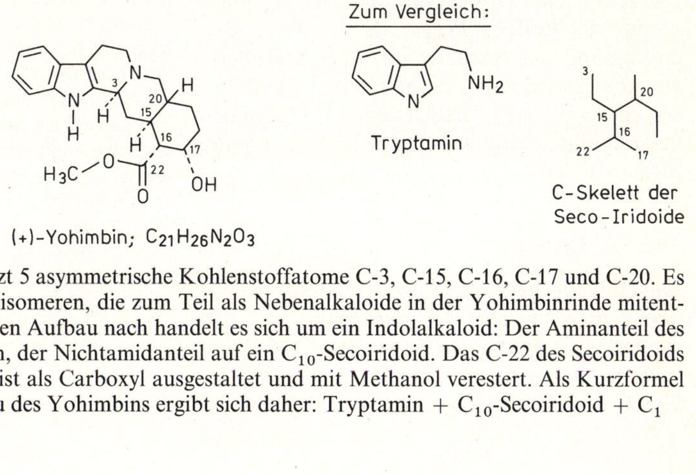

(+)-Yohimbin; $C_{21}H_{26}N_2O_3$

Zum Vergleich:

Tryptamin

C-Skelett der Seco-Iridoide

Abb. 10.43. (+)-Yohimbin besitzt 5 asymmetrische Kohlenstoffatome C-3, C-15, C-16, C-17 und C-20. Es existieren eine Reihe von Stereoisomeren, die zum Teil als Nebenalkaloide in der Yohimbinrinde mitenthalten sind. Dem biosynthetischen Aufbau nach handelt es sich um ein Indolalkaloid: Der Aminanteil des Alkaloids entfällt auf Tryptamin, der Nichtamidanteil auf ein C_{10}-Secoiridoid. Das C-22 des Secoiridoids (Bezifferung wie im Yohimbin) ist als Carboxyl ausgestaltet und mit Methanol verestert. Als Kurzformel für den biosynthetischen Aufbau des Yohimbins ergibt sich daher: Tryptamin + C_{10}-Secoiridoid + C_1

SCHUM.). Der bis 30 m hoch werdende Baum gehört zur Familie der *Rubiaceae*.
Yohimberinde enthält 0,3–1,5% Gesamtalkaloide. Hauptalkaloid ist (+)-Yohimbin. Daneben kommen an die 10 Nebenalkaloide vor, meist Yohimbinisomere, wie z. B. das α-Yohimbin mit unterschiedlicher Verknüpfung der Ringe (vgl. 8.4.3). (+)-Yohimbin wird als Hydrochlorid verwendet.

Eigenschaften des (+)-Yohimbinhydrochlorids. Weißes, geruchloses kristallines Pulver mit einem bitteren Geschmack.

Wirkungen, Anwendungsgebiete. Die Hauptwirkungen bestehen in starker Gefäßerweiterung, was zu einer Hyperämie sämtlicher Abdominalorgane, so auch der Organe des kleinen Beckens führt. Die Wirksamkeit als Aphrodisiakum ist umstritten. Die Mehrzahl der Autoren vertritt die Ansicht, daß der aphrodisische Effekt, wenn überhaupt, erst in toxischen Dosen nachweisbar ist (Hauschild 1956, S. 607); hingegen ist nach Borelli (1970) das Yohimbin die bislang einzige aphrodisierende Substanz mit objektivierbarer Wirkung ohne schwerwiegende Nebenwirkungen.

Unerwünschte Wirkungen. Schweißausbrüche, Schwindel, Herzklopfen, Blutdrucksenkung.

Gegenindikationen. Erkrankungen der Niere oder Leber; Hypotonie; chronische Herzkrankheiten.

10.3.5.3 Strychnin

Zu Herkunft, Eigenschaften sowie Konstitution s. 8.4.8. Strychnin entfaltet seine Hauptwirkung am Rückenmark: Nach Applikation therapeutischer Dosen kommt es zu einer Steigerung der Reflexe. Wegen der positiven Beeinflussung der Sexualsphäre durch Reflexsteigerung wird Strychninnitrat in kleinen Dosen (ED = 0,1 mg) verschiedenen Kombinationspräparaten zugesetzt, welche die *Libido* fördern sollen.

10.3.5.4 Eryngium

Die Gattung *Eryngium* L. (Edeldisteln) ist mit über 220 Arten eine der artenreichsten Gattungen der *Apiazeen* (*Apiaceae* = *Umbelliferae*). *Eryngium*-Arten kommen in allen gemäßigten und wärmeren Klimazonen der Erde vor. Einige spielen in der lokalen Volksmedizin eine Rolle.

Eryngium caeruleum M. B.: Die getrocknete Wurzel wird im Kaschmirgebiet und im nordwestlichen Indien als Aphrodisiakum und als „Nerventonikum" verwendet.

Eryngium planum L., der flachsblättrige Mannstreu, ist von Europa bis Zentralasien weit verbreitet. Zubereitungen aus der Wurzel werden in der Volksheilkunde der Sowjetunion u. a. zur Anregung der Sexualfunktion verwendet (Müller-Dietz et al. 1965).

Eryngium aquaticum L.: Bei der Prüfung an gesunden Probanden zur Ermittlung des homöopathischen Arzneimittelbildes wurden u. a. die folgenden Beobachtungen registriert: Wirkung auf die Harnorgane: Häufiger Harndrang; Harn dunkelgelb und reichlich. Wirkung auf die Sexualorgane: Libido erst unterdrückt, dann erregt (Leeser 1971, S. 345).

Eryngium maritimum L.: Heimisch in Europa, besonders entlang der Küstengebiete. Die im Herbst gesammelte, zerkleinerte und getrocknete Wurzel wird auf den britischen Inseln in der Volksmedizin gegen eine Vielzahl von Leiden angewendet, die von den Harnwegen und der Prostata ihren Ausgang nehmen (u. a. bei Miktionsbeschwerden) (nach British Herbal Pharmacopoeia 1980).

10.3.5.5 Damiana

Damiana besteht aus den getrockneten Blättern eines subtropischen Strauches, *Turnera diffusa* WILLD. var. *aphrodisiaca* URB., der zur Familie der Turnerazeen (*Turneraceae*, Ordnung: *Violales*) gehört. Die Droge solle bereits von den alten Azteken als Aphrodisiakum verwendet worden sein. Um die Jahrhundertwende wurden Damianapräparate in den USA marktschreierisch als Sexualtonika angepriesen, bei denen es sich allerdings um Alkohol enthaltende Kombinationspräparate handelte, die außer Damiana auch Kokablatt und *Nux vomica* enthielten. Nach neueren Angaben soll Damiana, als Tee getrunken oder aber wie Tabak geraucht, entspannend und Libido fördernd wirksam sein. Besonders Frauen sollen auf Damiana ansprechen (Literatur bei Tyler 1982).

Die Droge ist chemisch wenig untersucht. Sie enthält 0,2–0,9% ätherisches Öl, das den eigenartigen Geruch und den bitter-aromatischen Geschmack der Droge bedingt. Zum Geschmack der Droge tragen allerdings auch Bitter- und Gerbstoffe bei. An definierten Stoffen wurde Arbutin (0,2–0,7%) isoliert. Es ist bisher nicht gelungen, im Damianatee pharmakologisch eine Wirkung nachzuweisen, wel-

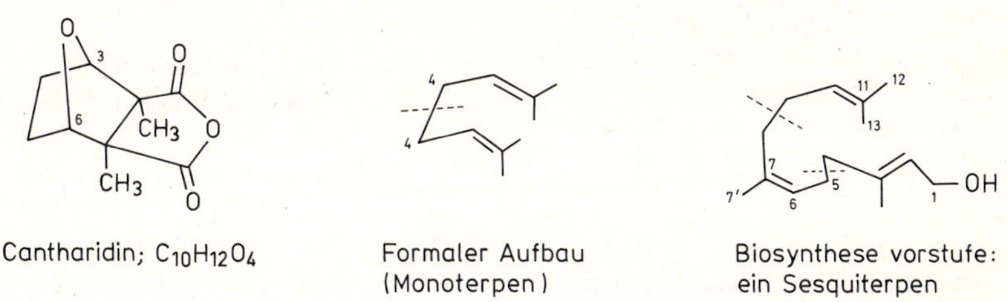

Cantharidin; $C_{10}H_{12}O_4$　　Formaler Aufbau (Monoterpen)　　Biosynthese vorstufe: ein Sesquiterpen

Abb. 10.44. Kantharidin (Cantharidin) ist seiner chemischen Konstitution nach ein Epoxihexahydrophtalsäureanhydrid. Das Kohlenstoffgerüst zeigt einen Aufbau, der einem irregulär verknüpften monozyklischen Monoterpen entspricht. Detaillierte Biosynthesestudien erbrachten jedoch den Beweis, daß die Biosynthese des Kantharidins von einem C-15-Sesquiterpenalkohol ausgeht und daß durch oxidative Veränderungen ein C_5-Element eliminiert wird (Cane 1981). Tracertechnikstudien ergaben, daß von den 15 Kohlenstoffatomen der Sesquiterpenvorstufe die Atome C-1, C-5, C-6, C-7 und C-7' verloren gehen. Zum Mechanismus gibt es keine begründeten Vorstellungen

che die angeblich aphrodisische Wirksamkeit am Menschen erklären könnte. Es dürfte sich beim Menschen um psychogen induzierte Effekte handeln.

10.3.5.6 Muira Puama

Das Potenzholz Muira puama stammt nach Anselmino (1933) von *Ptychopetalum olacoides* BENTH. und *P. uncinatum* ANSELMINO, zwei in Brasilien heimischen Olacazeen. Es besteht aus Holz und Rinde des Stammes und der Wurzel. Von AUTERHOFF und Mitarb. (1968) wurden 0,4–0,5% eines Estergemisches isoliert, das zu $^2/_3$ aus den Behensäureestern des Lupeols – und in wesentlich geringerer Menge – aus denen des β-Sitosterins besteht.
Keiner der im Potenzholz aufgefundenen Stoffe hat eine irgendwie bemerkenswerte physiologische Wirkung. Was die somatische Wirkung anbelangt, so ist allem Anschein nach das Potenzholz wenig potent (Tyler 1982).

10.3.5.7 Anhang: Kanthariden

Die Droge besteht aus den getrockneten, völlig entwickelten „spanischen Fliegen", d. i. *Lytta vesicatoria*, mit einem Cantharidingehalt von mindestens 0,7%. Die Bezeichnung „spanische Fliegen" ist wenig zutreffend, da sie weder auf die Herkunft noch auf die systematische Einordnung hinweist. Die Gattung *Lytta* gehört nicht in die Ordnung der Fliegen (*Diptera*), sondern in die der Käfer (*Coleoptera*); zudem kommen spanische Fliegen nicht nur in Spanien vor, sondern in ganz Süd- und Mitteleuropa sowie in Asien.
Cantharidin (Abb. 10.44) ist ein intensiv wirksames Pharmakon; auf gesunder Haut entwickelt sich eine sehr heftige Entzündung. Da aber Cantharidin nur mit den oberflächlichen Hautschichten in Berührung kommt, heilen die gebildeten Blasen rasch und ohne störende Narben ab. Diese energische, aber oberflächliche Wirkung macht die Kanthariden zu einem brauchbaren Vesikans, das jedoch wegen seiner Toxizität stets mit Vorsicht und unter ärztlicher Kontrolle zur Anwendung kommen soll. Innerlich führen schon geringe Mengen (5 mg Cantharidin) zu schweren Nierenschädigungen, die zu einem völligen Untergang des gesamten Kanälchensystems der Niere führen können. Ferner tritt eine heftige Reizung des Urogenitaltrakts ein; dies erklärt die mißbräuchliche Verwendung von spanischen Fliegen als Aphrodisiakum und als Abortivum, was immer wieder zu Vergiftungen mit tödlichem Ausgang geführt hat.

Literatur (zu 10.3.5)

Aphrodisiaka (1970) Arzneimittelbrief 4:49–51
Auterhoff H, Pankow E (1968) Inhaltsstoffe von Muira puama. Arch Pharmaz 301:481–489
Borelli S (1960) Die Aphrodisiaka. Springer, Berlin Göttingen Heidelberg (Handbuch der Haut- und Geschlechtskrankheiten, Bd IV, Teil 3, S 737–766)
Borelli S (1970) Potenz und Potenzstörungen des Mannes. Hartmann, Berlin
Cane DE (1981) Biosynthesis of sesquiterpenoids. In: Porter JW, Spurgeon SL (eds) Biosynthesis of Isoprenoid Compounds. Wiley, New York Toronto, pp 283–374
Glatzel H (1968) Die Gewürze. Nicolai, Herford

Hauschild F (1956) Pharmakologie und Grundlagen der Toxikologie. VEB Thieme, Leipzig

Leeser O (1971) Lehrbuch der Homöopathie, Bd B/II: Pflanzliche Arzneistoffe. Haug, Heidelberg

Lewis WH, Elvin-Lewis MPF (1977) Medical botany. Plants affecting man's health. Wiley, New York

Müller-Dietz H, Kraus EM, Rintelen K (1965) Arzneipflanzen in der Sowjetunion. 3. Lieferung, S 32–33, Osteuropa-Institut der Freien Universität Berlin

Tyler VE (1982) The honest herbal. A sensible guide to the use of herbs and related remedies. Stickley, Philadelphia

Tyler VE, Brady LR, Robbers JE (1981) Pharmacognosy, 8th edn. Lea & Febiger, Philadelphia, pp 468–502 (Herbs and „health foods")

10.3.6 Mittel als Adjuvanzien gegen Atherosklerose*

10.3.6.1 Allgemeines

Unter Atherosklerose versteht man die der Arteriosklerose zugrundeliegenden chronisch fortschreitenden Veränderungen in der Intima (Innenschicht) sowie in den inneren Schichten der Media der Arterienwand. Die ersten Veränderungen bestehen in der Ansammlung von „Fettstreifen" um Muskelzellen nahe der Intima, die aus Fettsäuren und Cholesterin bestehen; in einem späteren Stadium bilden sich größere Ansammlungen (sog. Plaques) aus, die sich in das Volumen vorwölben und die durch übermäßiges Wachstum neugebildete Muskelzellen entstehen lassen, die durch Cholesterol infiltriert werden. Das Ergebnis ist eine verengte Arterie. In sehr ungünstigen Fällen kann es zu Nekrosen und evtl. auch zu Durchbruch in die Gefäßlichtung kommen.

Das Geschehen, das zu arteriosklerotischen Gefäßveränderungen führt – vorzugsweise betroffen sind Herz, Gehirn und Beine – ist in ätiologischer Sicht multifaktorieller Genese. Zeitlich gesehen, bildet ein Schaden der Intima das Initialereignis: Man denkt dabei an Verschleiß durch eine extrem schnelle oder turbulente Blutströmung an ganz bestimmten Prädilektionsstellen der Gefäße; vor allem hat ein zu hoher Blutdruck eine erhöhte Beanspruchung der Intima großer Gefäße zur Folge. Sobald ein Endotheldefekt vorliegt, kann Blut in die muskuläre Außenwand eindringen. Mindestens 2 Bestandteile des Blutes schädi-

gen nunmehr ihrerseits die Muskelzellen der Gefäßwandungen: die Thrombozyten und das LDL-Cholesterin, die Thrombozyten dadurch, daß sie sich an der vorgeschädigten Gefäßzelle ansammeln und ihren Inhalt, darunter Thromboxan, freisetzen. Thromboxan lockt weitere Blutplättchen an diese Stelle. LDL-Cholesterol stellt ein an einen Eiweißkomplex gebundenes Cholesterol dar; unter der Einwirkung bestimmter Thrombozyteninhaltsstoffe wird es chemisch so modifiziert, daß es von den Muskelzellen bevorzugt aufgenommen wird.

Diese pathophysiologischen Vorstellungen führten zur Anwendung sog. Thrombozytenfunktionshemmer (Acetylsalicylsäure, Dipyridamol) zur Prophylaxe arterieller Thromben. In der Phytotherapie glaubt man, eine rationale Begründung für die beliebte Anwendung von Knoblauchpräparaten sei ähnlich in einer thrombozytenaggregationshemmenden Wirkung zu suchen.

Eine weitere medikamentäse Eingriffsmöglichkeit besteht darin, die Cholesterolkonzentration im Blut zu senken:

- indirekt durch Hemmung der Resorption des mit der Nahrung exogen zugeführten Cholesterols (Beispiel: Sitosterol);
- indirekt durch Mehrausscheidung von Gallensäuren, die dann aus Cholesterol „nachsynthetisiert" werden müssen (Beispiel: Cholestyramin und bestimmte pflanzliche Ballaststoffe, insbesondere Pektine und Guar);
- Senkung des Cholesterinspiegels durch Verkleinerung des Verhältnisses zwischen dem erwünschten (protektiven) HDL ("high density lipoprotein") und dem ungünstigen LDL ("low density lipoprotein"). Die HDL/LDL-Relation läßt sich beispielsweise diätetisch durch Zufuhr polyungesättigter Fettsäuren beeinflussen. Ein Anteil der Diät kann durch polyungesättigte Phospholipide („essentielle Phospholipide") substituiert werden.

Anmerkung: HDL fungiert u.a. als Eliminator des Cholesterols. Es sammelt überflüssiges Cholesterol, schleust es möglicherweise sogar aus den Zellen heraus und transportiert es zurück zur Leber, wo es abgebaut wird. Das LDL hingegen scheint eher als Zulieferer oder Anlieferer von Cholesterin zu fungieren, indem es Cholesterol zunächst aufnimmt und dann in den Zellen ablagert.

---

* Literatur s. S. 639

10.3.6.2 Knoblauch und Knoblauchpräparate

Herkunft. Knoblauch ist eine Kurzbezeichnung sowohl für die Knoblauchpflanze, *Allium sativum* L. (Familie: *Alliaceae*), als auch für die als Gewürz verwendete Knoblauchzwiebel. Knoblauch ist eine ausdauernde Pflanze, die sich u. a. dadurch auszeichnet, daß sie eine von derben weißen Häutchen umhüllte Zwiebel bildet, die jedoch morphologisch völlig anders als die bekannte Küchenzwiebel aufgebaut ist. Während die Küchenzwiebel aus ineinandergeschachtelten Blättern besteht – es handelt sich um eine Schalenzwiebel – umschließt beim Knoblauch ein Hüllblatt jeweils eine ganze Gruppe von kleinen Zwiebeln; die kleine Einzelzwiebel, die sog. Knoblauchzehe, besteht aus einem einzigen röhrenförmigen, fleischig verdickten Blatt (botanisch-morphologisch ein Niederblatt), das am Grunde die hellgrüne Sproßknospe umschließt und von einem zähen trockenen Hüllblatt, der „Zwiebelhaut" umgeben ist.
Pharmazeutisch verarbeitet wird sowohl der frische Knoblauch als auch die geschnittene und getrocknete Droge.

Geschichtliches. Alle berühmten aus der Antike übernommenen medizinischen Werke kennen den Knoblauch als Gewürz- und Arzneipflanze: der ägyptische Papyrus Ebers (etwa 1550 v. Chr.), das *Corpus Hippokraticum* (400 v. Chr.) und die *Materia Medica* des DIOSKURIDES (1. Jahrh. n. Chr.), ein Werk, das bis in die Neuzeit das maßgebliche Therapiebuch der abendländischen Medizin darstellte. Der Katalog der Indikationen ist außerordentlich umfangreich. Mathiolus in seinem Kräuterbuch aus dem Jahre 1626 empfiehlt Knoblauch gegen Magenweh, Flatulenz und Kolik. Heute wird Knoblauch weltweit bei einer Vielzahl von Indikationen verwendet: zur allgemeinen Vorbeugung gegen Altersbeschwerden und Arterienverkalkung und damit für ein längeres Leben, bei Herz- und Kreislaufbeschwerden, zu Erhöhung der Widerstandskraft gegen Infektionen, zur Behandlung von Blähungen, Verdauungsbeschwerden u. a. m. Knoblauch ist die Panazee des 20. Jahrhunderts schlechthin, nicht etwa Ginseng.

Sensorische Eigenschaften. Geruch: Die unverletzte Knoblauchzehe ist geruchlos; erst nach der Verletzung entwickelt sich der scharfe unangenehme, aufdringliche „Knoblauchgeruch". Er verliert sich wieder beim Kochen und Braten. Geschmack: anhaltend brennend, süßlich und schleimig.

Inhaltsstoffe (frische unverletzte Zwiebel)
- Fettsäuren und Phospholipide (0,06%),
- Phenole, darunter Kaffeesäure und Flavone (keine Mengenangaben).
- Schwefel im Molekül enthaltende Verbindungen: Alliin (bis etwa 1%) (Abb. 10.45 bis 10.47), Glutamyl-cysteinpeptide, glykosidische Peptide (Scordinine) vgl. Abb. 10.48.

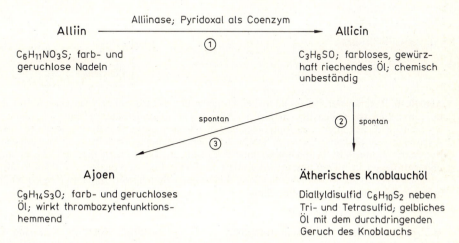

Abb. 10.45. Alliin, als potentielles Substrat, und Alliinase, eine Alkylsulfenatlyase (E.C. 4.4.1.4) liegen in der lebenden Pflanze in getrennten Kompartimenten vor. Erst nach Verletzung der Zellen stoßen Substrat und Enzym aufeinander. Es kommt zur Freisetzung der Sulfensäure, aus der sich als reaktionsfähige Verbindung eine Vielzahl weitere Folgeprodukte bilden. Die Bildungswege ①, ② und ③ dreier Folgeprodukte sind in Abb. 10.46 und 10.47 ausformuliert

Ad ① vom Alliin zum Allicin

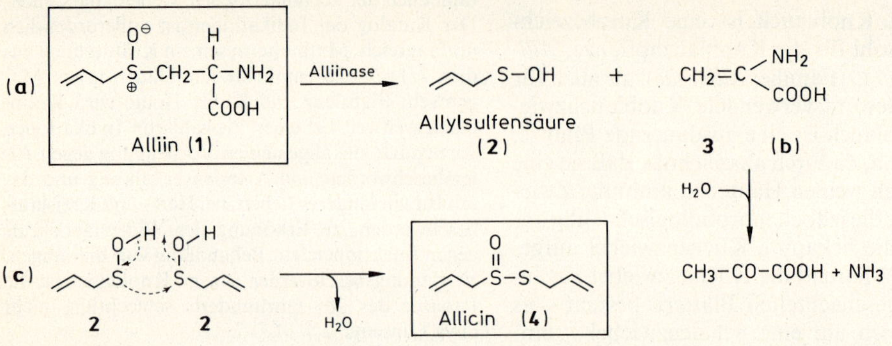

(a) [Alliin (1)] →(Alliinase)→ Allylsulfensäure (2) + (3)

(b) 3 →(H_2O)→ $CH_3-CO-COOH + NH_3$

(c) 2 + 2 → Allicin (4) + H_2O

Ad ② vom Allicin zum Diallyldisulfid

Die Umwandlung zunächst als Summengleichung

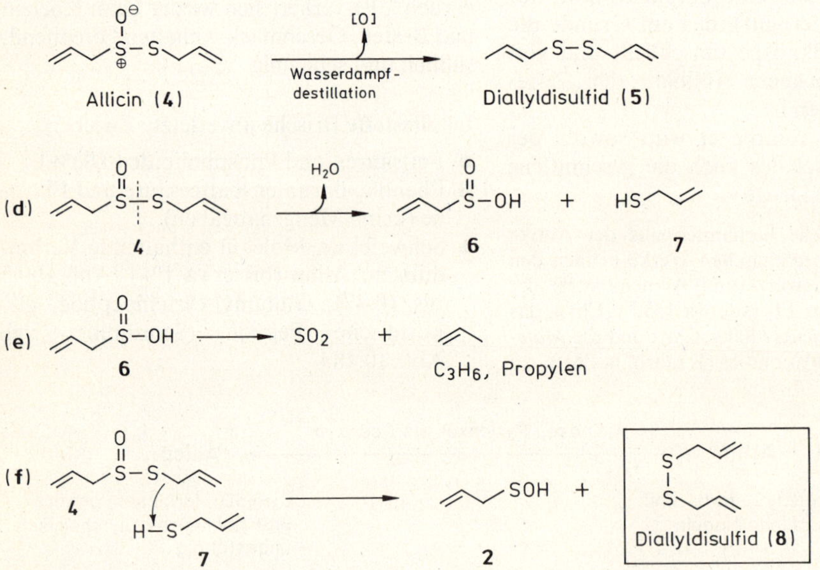

Allicin (4) →[O], Wasserdampfdestillation→ Diallyldisulfid (5)

(d) 4 →(H_2O)→ 6 + 7

(e) 6 → SO_2 + C_3H_6, Propylen

(f) 4 + 7 → 2 + Diallyldisulfid (8)

Abb. 10.46. Reaktionsschritte **a** und **b**: 3-(2-Propenylsufinyl)-L-Alanin (Trivialname: Alliin) zerfällt unter der Einwirkung von Sulfenatlyasen (hier der Alliinase) in Allylsulfensäure (2) und in das unbeständige Dehydroalanin (3), das spontan zu Ammoniak und Brenztraubensäure hydrolysiert. Reaktionsschritt **c**: 2 mol Allylsulfensäure (2) kondensieren zu S-Allyl-2-propenthiosulfinat (Trivialbezeichnung: Allicin=4). Reaktionsschritt **d**: Allicin ist, beispielsweise unter den Bedingungen der Destillation mit Wasserdampf, instabil und hydrolysiert zu Allylsulfinsäure (6) und Allylsulfid (7). Im Reaktionsschritt **f** fungiert Allicin als elektrophiles Reagens zur S-Thiallylierung des Sulfids 7 unter Bildung von Dithiodipropylen (8), dem Hauptbestandteil des ätherischen Knoblauchöls

- Proteine, darunter zahlreiche Enzyme, insbesondere die Alliinase.
- Adenosin (etwa 0,6%).
- Kohlenhydrate (10–20%) darunter inulinähnliche Polyfruktosane und Schleimstoffe.

Anmerkung. Nach enzymatisch induzierter Umwandlung des genuin vorliegenden Alliins enthält Knoblauch die folgenden Schwefel im Molekül enthaltenden Stoffe (Voigt u. Wolf, 1986); Ajoen (etwa 0,1%), 2-Vinyl-1,3-dithiin (etwa 4%), 3-Vinyl-1,2-dithiin (etwa 0,1%),

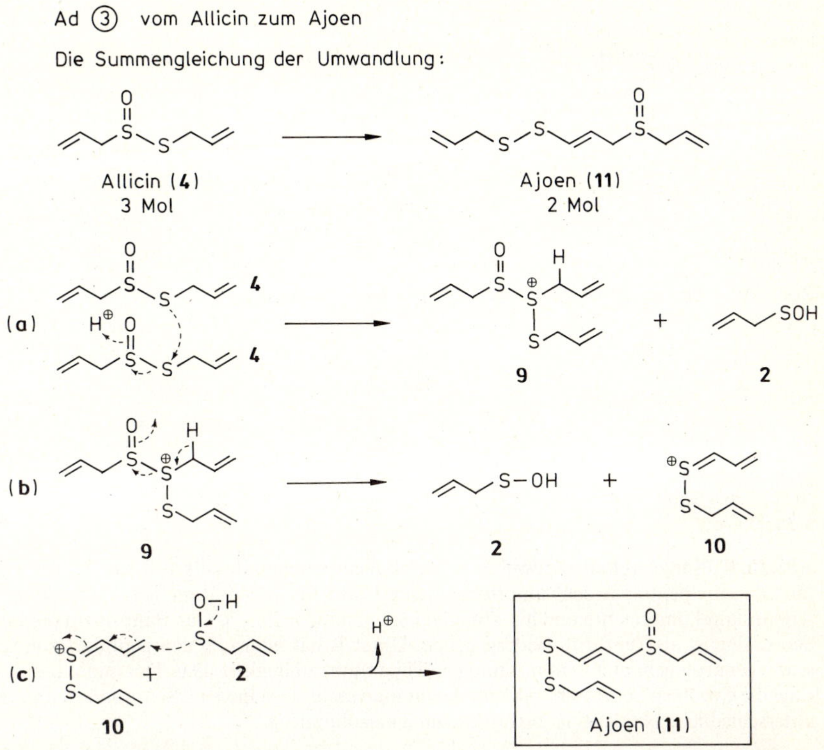

Ad ③ vom Allicin zum Ajoen

Die Summengleichung der Umwandlung:

Allicin (4) → Ajoen (11)
3 Mol   2 Mol

(a), (b), (c) Reaktionsschema

Abb. 10.47. Ajoen, der antithrombotische Faktor des Knoblauchs, bildet sich durch Zerfall des Allicins unter noch nicht hinreichend genau definierten Bedingungen. Nach Block et al. (1984) geht die Umwandlung in 3 Teilschritten vor sich: **a** Thioallylierung von Allicin (**4**), **b** einer sich anschließenden Eliminierungsreaktion vom Cope-Typ und **c** einer Readdition von 2-Propensulfensäure (**2**) unter Bildung von (*E*)-4,5,9-Trithiododeca-1,6,11-trien-9-oxid (Trivialname: Ajoen = **11**)

Diallylsulfid (etwa 0,3%), Allylmethyltrisulfid (etwa 0,1%), Diallytrisulsulfid (etwa 0,03%).

Umwandlung des Allicins während der Verarbeitung des Knoblauchs zu Knoblauch-Fertigarzneimitteln. Frischer Knoblauch ist so gut wie geruchsfrei. Es existiert bisher kein Stabilisierungsverfahren, das es ermöglichen könnte, die nativen Inhaltsstoffe des Knoblauchs unzersetzt in eine Arzneiform zu überführen. Die Reaktionen, die sich bei der Extraktherstellung abspielen, sind in hohem Maße von den äußeren Reaktionsbedingungen abhängig; daher sind auch die verschiedenen Fertigarzneimittel hinsichtlich ihrer Zusammensetzung weder mit dem genuinen Knoblauch selbst noch untereinander ohne weiteres vergleichbar.

Am eingehendsten untersucht wurden die Vorgänge, die sich an die Einwirkung des Enzyms Alliinase auf die Aminosäure Alliin anschließen (vgl. die Abb. 10.45–10.47). Zu den Reaktionsprodukten gehören auch die unangenehm riechenden Diallylsulfide (Di-, Tri- und Tetrasulfide). Warum die zunächst geruchlose Knoblauchzehe nach dem Verletzen den bekannten durchdringenden Geruch ausströmt, ist damit dem chemischen Mechanismus nach geklärt. Ein weiteres Umsetzungsprodukt des Allicins ist das Ajoen, dem eine trombozytenfunktionshemmende Wirkung zukommt.

Analytik. Die Wahl der Methode richtet sich danach, ob das genuin im Knoblauch vorliegende nichtflüchtige Allicin erfaßt werden soll oder auch die nach Einwirkung von Alliinase aus Allicin gebildeten Umsetzungsprodukte (Ajoen, 2-Vinyl-1,3-dithiin, 3-Vinyl-1,2-dithiin, Diallyldisulfid, Allylmethyltrisulfid, Diallyltrisulfid).

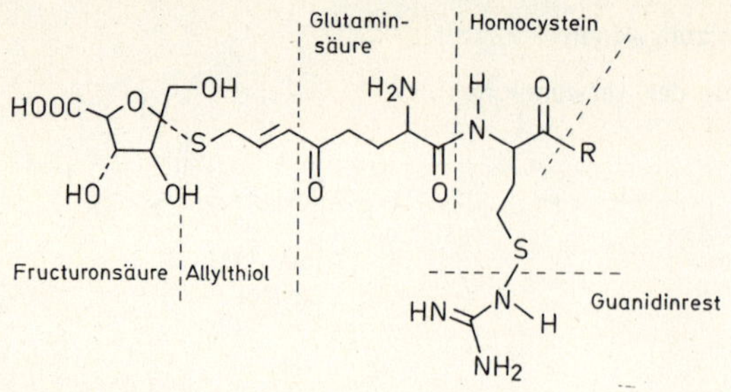

636   10 Sondergebiete. Arzneistoffe, die vorwiegend als Extrakte angewendet werden

Bauprinzip der Scordinine; R = Aminosäure mit Thiazolring

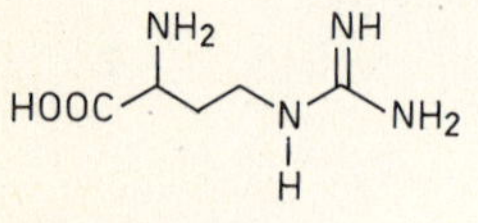

Zum Vergleich:
Arginin mit dem Guanidinrest

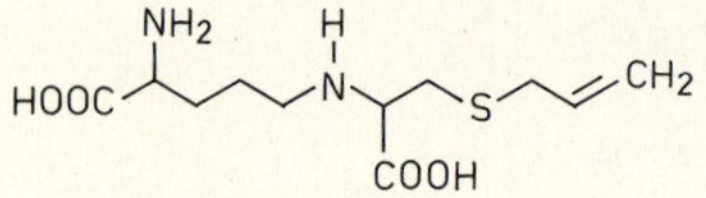

γ - Glutamyl - S - allylcystein

Abb. 10.48. Einige weitere, Schwefel im Molekül enthaltende Inhaltsstoffe des Knoblauchs. Es handelt sich um Glutamylpeptide in sehr unterschiedlicher Form: als Dipeptid mit S-substituiertem Cystein als zweiter Aminosäurekomponente und als Thioglykosid vom Scordintyp. Das Bauprinzip der kompliziert gebauten Scordinine ist als Teilform wiedergegeben. Unter R hat man sich den peptidartig verknüpften Rest einer sehr eigenartig gebauten Aminosäure (= Thiamidin) zu denken. Das Thiamidin besitzt einen Thiazoliumring; die einzelnen Scordinine – bisher kennt man sechs verschiedene Scordinine – unterscheiden sich durch unterschiedliche Nukleotidsubstitution am Thiazoliumring

Der Gehalt an Allicin kann quantitativ mittels Hochdruckflüssigchromatographie (=HPLC) bestimmt werden (Graner, 1984; Miething, 1984). Für die Umsetzungsprodukte der Reaktion Alliin-Alliinase sind Gaschromatographie und HPLC gleichermaßen geeignet (Voigt u. Wolf, 1986).

Knoblauchpräparate

- Knoblauchpulver (nichtstabilisierte). Sie werden aus frischem Knoblauch durch Entwässerung hergestellt, was durch Trocknen an der Sonne oder durch Erhitzen auf Temperaturen bis 105 °C erfolgen kann; schonender ist die Gefriertrocknung (Lyophilisation). Das Trockenpulver wird in der Regel zu Dragees verarbeitet.
- Knoblauchpulver (stabilisierte). Der frische Knoblauch wird vor der Trocknung mit heißen Alkoholdämpfen behandelt. Dadurch werden die Enzyme einschl. der Alliinase inaktiviert, wodurch das Knoblauchpulver die Eigenschaft verliert, bei Berührung mit Wasser die bekannten Folgeprodukte einschl. der unangenehm riechenden Sulfide zu bilden. Stabilisierte Knoblauchpulver sind somit Alliinpräparate.
- Ölemazerate. Frischer Knoblauch wird zerkleinert und mit einem fetten Öl – Sojabohnenöl, Weizenkeimöl, Rüböl – mazeriert oder unter gelindem Erwärmen digeriert. Der von den im Öl unlöslichen Bestandteil befreite Oleosumextrakt wird meist in Weichgelatinekapseln abgefüllt, die sich erst im Dünndarm lösen.
- Knoblauchsäfte. Sie werden durch Wässern, Abpressen und Sterilisieren hergestellt.
- Präparate mit „ätherischem Knoblauchöl". Der zerkleinerte und mit Wasser angerührte Knoblauch wird einige Zeit der Autolyse (Enzymeinwirkung) überlassen. Der Ansatz wird sodann der Wasserdampfdestillation unterworfen. Die Ausbeute an öligem Destillat beträgt durchschnittlich 0,1%. „Ätherisches Knoblauchöl" enthält zum Unterschied vom Oleosumauszug oder dem Knoblauchsaft kein Allicin. Knoblauchöl wird in Gelatinekapseln angeboten. Da sich die Bestandteile des „ätherischen Knoblauchöls" (Diallyl-di-

und -trisulfid) leicht und billig synthetisch darstellen lassen, besteht die Gefahr der Substitution des natürlichen durch das synthetische Produkt. Eine korrekte Deklaration muß gefordert werden.
- Viele der Knoblauch enthaltenden Fertigarzneimittel sind Kombinationspräparate undefinierter Zusammensetzung.

Hinweise zur Bioverfügbarkeit und Pharmakokinetik. Es liegen bisher keine wissenschaftlichen Untersuchungen vor. Zu bedenken ist folgendes: Wer frischen Knoblauch zu sich nimmt, weist in Ausatmungsluft und Schweiß Knoblauchgeruch auf, ein Beweis, daß Knoblauchinhaltsstoffe resorbiert und metabolisiert werden. Von vielen Fertigarzneimitteln wird als Vorteil erwähnt, ihre Einnahme würde zu keiner Geruchsbelästigung führen. Dies wäre ein echter Vorteil, aber erst dann, wenn gezeigt werden könnte, daß Knoblauchwirkstoffe (Allicin, Ajoen, Diallyldisulfid) im Präparat in wirksamer Konzentration vorliegen, während der Magen-Darm-Passage freigesetzt und resorbiert werden.

Wirkungen. Knoblauchextrakte und ätherisches Knoblauchöl wirken gegenüber zahlreichen grampositiven und gramnegativen Bakterien nach *in-vitro*-Prüfungen antibakteriell. Sie wirken nach *in-vitro*-Tests auch antimykotisch gegen *Candida, Cryptococcus, trichophyton, Epidermophyton* und *Microsporium*-Arten.
Im Verlauf von 4 Wochen können 3 g frischer Knoblauch pro Tag bei gesunden Probanden zu einer Senkung des Serumcholesterinspiegels führen (Kerekes et al. 1973).
100–150 mg/kg KG frischen Knoblauchs, das sind 6–10 g pro Person führen nach etwa 1 h zu einer Hemmung der Thrombozytenaggregation, die nach 2–5 h wieder abklingt (Boullin 1981).
Personen, die 50 g Knoblauch pro Woche verzehren, weisen nach einer in Indien durchgeführten epidemiologischen Studie (Sainani et al. 1976) einen niedrigeren Plasmafibrinspiegel auf als die Kontrollgruppe der Knoblauchabstinenzler.
Eine blutzuckersenkende Wirkung von Knoblauch (und auch der Zwiebel) konnte sowohl beim Menschen als auch im Tierversuch (Kaninchen) beobachtet werden. 100 Teile Knoblauchsaft sind annähernd einem Teil Tolbutamid wirkungsäquivalent (Jain et al. 1973).

Anwendungsgebiete
- Zur Unterstützung diätetischer Maßnahmen bei erhöhten Blutfettwerten.
- Unterstützend zu anderen präventiven Maßnahmen, um die Progredienz arteriosklerotischer Gefäßveränderungen zu hemmen.

Für Knoblauchpräparate wird eine intensive Laienwerbung betrieben mit dem Ergebnis, daß sie zu den umsatzstärksten Präparaten überhaupt gehören. Daß mit ihnen tatsächlich eine wirksame Arterioskleroseprophylaxe betrieben werden kann, ist aber keinesfalls bewiesen. Noch immer fehlen klinische Langzeitstudien, die dies eindeutig belegen würden.

Unerwünschte Wirkungen. Toxizität. Knoblauchzubereitungen dürfen nicht an Kinder verabreicht werden; es soll zu sehr ernsten Zwischenfällen kommen können (Reynolds 1982, S. 688). Bei Erwachsenen treten toxische Wirkungen bei Überdosen auf: Bauchschmerzen, Übelkeit bis Erbrechen, u. U. nekrotische Veränderungen an den Schleimhäuten. Mit dem Auftreten von Allergien muß grundsätzlich gerechnet werden (Molina zitiert nach Koch 1985).

Dosierung. Mittlere Einzeldosis des frischen Knoblauchs 3 bis 5 g, entsprechend etwa 2 g der getrockneten Produkte.
Anmerkung. Die industriell hergestellten Knoblauchpräparate enthalten wesentlich weniger Knoblauchäquivalent, von Präparat zu Präparat unterschiedlich zwischen 1 bis etwa 10% der oben angegebenen mittleren Einzeldosis. „Die heilsamen, dem Knoblauch zugeschriebenen Wirkungen lassen sich gegenwärtig am besten mit frischen Knoblauch erzielen" (Block 1984).

10.3.6.3 Pflanzenlezithin (essentielle Phospholipide)

Einleitung. Als Lezithin bezeichnet man Fettbegleitstoffe, die hauptsächlich aus Ölsaaten gewonnen werden, insbesondere aus Sojabohnen und Raps (*Lecithinum vegetabile*), zum kleineren Teil aus Hühnereiern (*Lecithinum ex ovo*). Die wichtigsten Bestandteile von Handelslezithin sind die Phospholipide, die sich aus einem konstanten Teil – Phosphorsäure,

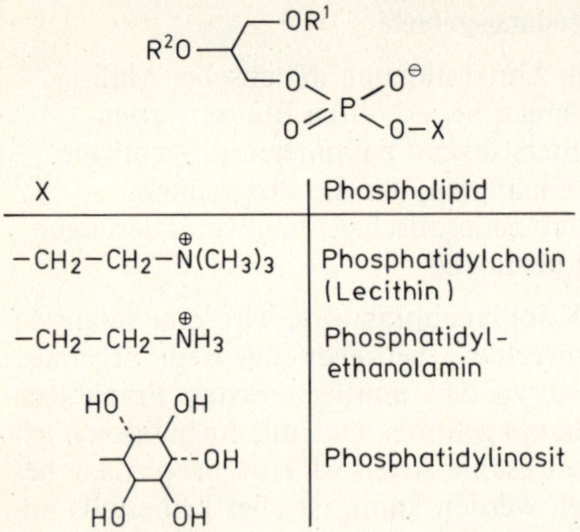

X	Phospholipid
$-CH_2-CH_2-\overset{\oplus}{N}(CH_3)_3$	Phosphatidylcholin (Lecithin)
$-CH_2-CH_2-\overset{\oplus}{N}H_3$	Phosphatidylethanolamin
(Inositol-Ring mit OH-Gruppen)	Phosphatidylinosit

Abb. 10.49. Die Haupttypen von Glycerophospholipiden, die in Lezithinhandelsprodukten pflanzlicher Herkunft (Lecithinum vegetabile) enthalten sind. Im Sojabohnenlezithin kommen die 3 Gruppen zu annähernd gleichen Teilen vor. Sojabohnenlezithin enthält als R^1 und R^2 hohe Anteile an Linolsäure, in Kurzschreibweise 18:2 (9, 12) und Linolensäure 18:3 (9, 12, 15), die beide zur Gruppe der essentiellen Fettsäuren gehören. Im pharmazeutischen Schrifttum findet sich daher auch der Ausdruck „essentielle Phospholipide", obwohl die betreffenden Glycerophospholipide vom Körper biosynthetisiert werden können. Ölsäure 18:1 (9) kommt als weitere Komponente vor

Glyzerin, Fettsäuren – und einem variablen Teil – Aminoalkohole, Serin, oder Inosit – aufbauen (vgl. Abb. 10.49)
Phospholipide mit dem Aminoalkohol Cholin als Komponente bezeichnet man als Lezithine (Lecithine) im (engeren) chemischen Sinne. Der Begriff Lezithin wird damit in zweierlei Bedeutungen gebraucht; einmal als Synonym für die Stoffgruppe der Phosphatidylcholine, zum anderen für Handelsprodukte, die aus vielen Bestandteilen bestehen, darunter auch aus gewissen Anteilen an Phosphatidylcholinen (10–15%).
Die Fettsäuren, die in den Phospholipiden gebunden vorliegen, können zum Typ der essentiellen Fettsäuren gehören. Man spricht dann gelegentlich auch von essentiellen Phospholipiden. Diese Bezeichnung ist wenig treffend: Die Phospholipide selbst sind keine essentiellen Nahrungsbestandteile, sondern können in dem vom Organismus benötigten Ausmaße durch Biosynthese gebildet werden. Mangel an den Bausteinen – an Cholin, Inosit, ungesättigten Fettsäuren – kann daher unter Umständen die Biosynthese der Phospholipide begrenzen.

Gewinnung. Pharmazeutisch verwendet wird in erster Linie Sojabohnenlezithin, ein Nebenprodukt bei der Ölgewinnung aus Sojabohnen. Das roh gepreßte Öl wird mit Wasser versetzt (2–5%); daraufhin setzen sich die Phospholipide in der Grenzschicht Öl/Wasser ab und können im sog. Separator abzentrifugiert werden. Das Rohlezithin fließt mit der wäßrigen Phase („Naßschlamm") ab und wird nach Abdampfen des Wassers als flüssig-ölartiges Produkt erhalten. Ausgehend von diesem Rohprodukt unterwirft man es für die verschiedenen Anwendungsbereiche unterschiedlichen Reinigungsprozeduren. Beispielsweise lassen sich durch Extraktion mit Aceton dem Rohprodukt die Triglyceride entziehen; es resultieren pulver- und granulatförmige Produkte, die sich gut weiter verarbeiten lassen.

Hinweis zur Chemie. Der Fettsäureanteil im Sojabohnenlezithin entfällt zu hohen Anteilen (etwa 70%) auf Linolsäure, neben Linolen- und Ölsäure.

Haltbarkeit. Bei normaler Temperatur sowie bei Licht- und Luftabschluß kann Lezithin über Jahre gelagert werden.

Verwendung. Als Zusatzstoff für zahlreiche Lebensmittel, z.B. zu Schokolade, um die Fließeigenschaften zu verbessern, zur Margarine, um das Spritzen beim Erhitzen zu verhindern, zu Backwaren zur Verbesserung der Wasserbindung.
In der Pharmazie als Emulgator und als Suspensionsstabilisator. Bestandteil von Tonikas; in Kapsel- und Tropfenform als Venenmittel und als Lipidsenker.

Wirkungen. Bei einer Verabreichung von 25–40 g Phospholipiden täglich über einige Monate wurde eine Erniedrigung des Serumcholesterinspiegels festgestellt (s. Rebmann 1974).
Bei 3 von 10 Personen führten tägliche Gaben von 20–30 g Lezithin zur Reduktion der Serumcholesterinkonzentration um 10–18% (s. Reynolds 1982, S. 55).

Anwendungsgebiete, Dosierung. Bestandteil von Kombinationspräparaten zur Behandlung von Hyperlipoproteinämien. Einzeldosis 0,2–0,5 g *per os*.

Anmerkung. Der therapeutische Nutzen von Lezithin ist umstritten (s. *Arznei-Telegramm* Heft 10, 1974).

10.3.6.4 Sitosterin

Sitosterin (= Sitosterol), kommt gemeinsam mit chemisch nahe verwandten Phytosterolen u. a. im sog. unverseifbaren Anteil fetter Öle vor. Beispielsweise fällt Sitosterin neben Stigmasterin in größeren Mengen bei der Herstellung von Seife aus Sojabohnenöl an.
Sitosterin ist ein geruch- und geschmackloses weißes Pulver, das in Wasser praktisch unlöslich ist. Das für medizinische Zwecke verwendete Produkt ist keine chemisch völlig einheitliche Substanz, doch muß der Hauptanteil aus β-Sitosterin und Isomeren bestehen (mindestens 85%; Reynolds 1982, S. 145).
β-Sitosterin hat den gleichen Aufbau wie Cholesterin, es unterscheidet sich lediglich in der Seitenkette durch eine zusätzliche Ethylgruppe am C-24.
β-Sitosterin hemmt – bedingt durch die strukturelle Ähnlichkeit – die Absorption von Cholesterin aus der Nahrung oder aus dem enterohepatischen Kreislauf im Darm, ohne selbst nennenswert absorbiert zu werden; als Folge davon kann es zu einer Senkung der Serumcholesterinspiegel kommen. In erster Linie sprechen Hyperlipidämien vom Typ II an.
Pro Tag müssen, um Wirkungen zu erzielen 3–6 g gegeben werden. Als unerwünschte Wirkungen wurden Übelkeit, schlechter Geschmack, Durchfälle beobachtet. Als Gegenindikation gilt das Auftreten von „β-Sitosterolämie", die dadurch gekennzeichnet ist, daß die Substanz absorbiert und im Organismus in den Gefäßen abgelagert wird.

Literatur (zu 10.3.6)

Airola P (1978) The miracle of garlic. Health Plus, Phoenix
Bader H (1982) Lehrbuch der Pharmakologie und Toxikologie. Verlag Chemie, Weinheim
Becker H (1985) Knoblauch – nur Gewürz oder auch Phytopharmakon? Dtsch Apoth Ztg 125:1677–1680
Block E (1984) Die Chemie von Knoblauch und Zwiebeln. Spektrum Wiss 66–72
Block E, Ahmad S, Jain MK, Crecely RW, Apitzastro R, Cruz MR (1984) Ajoene: a potent antithrombotic agent from garlic. J Am Chem Soc 106:8295–8296
Boullin DJ (1981) Garlic as a platelet inhibitor. Lancet I:776–777
Buck C, Simpson H, Willan A (1979) Ischaemic heart-disease and garlic. Lancet II:104–105
Chutani SK, Bordia K (1981) The effect of fried versus raw garlic on fibrinolytic activity in man. Atherosclerosis 38:417
Graner G (1984) Welcher Aufwand apparativer Analysentechniken ist im Verfahren von Zulassung und Nachzulassung notwendig? In: Eberwein et al. (Hrsg) Pharmazeutische Qualität von Phytopharmaka. Deutscher Apotheker Verlag, Stuttgart, S 64–73
Holland GF (1979) Antihyperlipidemic agents. In: Wolff ME (ed) Burger's medicinal chemistry, 4th edn, Part II, pp 1225–1272
Jain RC, Vyas CR, Mahatma OP (1973) Hypoglycaemic action of onion and garlic. Lancet II:1491
Kerekes MF, Feszt T (1978) Effect of Allium sativum L. on verum cholesterol level. Artery 1:325–326
Kerekes MF, Feszt T (1975) Effect of Allium sativum L. on cholesterol level. Artery 1:325–326
Koch HP (1985) Der Knoblauch, ein wirksames und sicheres Arzneimittel für den Handverkauf und zur Selbstmedikation. Österreich Apotheker Ztg 39:781–787
Koch HP (1987) „Knoblauchpräparate". Eine dringende Klarstellung Dtsch Apoth Ztg 127:367–369
Lutomski J (1980) Die Bedeutung von Knoblauch und Knoblauchpräparaten in der Phytotherapie. Pharmazie in unserer Zeit 9:45–50
Miething GH (1984) Allicin und Öl in Knoblauchzwiebeln - HPLC-Gehaltsbestimmung. Dtsch Apoth Ztg 125:2049–2050
Rebmann H (1978) Lecithin. Verlag Chemie, Weinheim (Ullmans Encyclopädie der technischen Chemie, 4. Aufl, Bd 16, S 105–107)
Reuter HD (1983) Antiarteriosklerotische Wirkung von Knoblauchinhaltsstoffen. Therapiewoche 33:2474–2487
Reynolds JEF (1982) Martindale. The extra pharmacopaeia, 28th edn. Pharmaceutical Press, London
Sainani GS, Desai GB, More KN (1976) Onion, garlic, and atherosclerosis. Lancet I:575–576
Tyler VE (1982) Garlic and other alliums. In: The honest herbal. A sensible guide to herbs and related remedies. Stickley, Philadelphia, pp 101–103
Voigt M, Wolf E (1986) Knoblauch, HPLC von Knoblauchwirkstoffen in Extrakten, Pulver und Fertigarzneimitteln. Dtsch Apoth Ztg 126:591–593
Watanabe T (1974) Garlic therapy. Japan Publications, Tokyo
Whitaker JR (1976) Development of flavor, odor and purgency in onion and garlic. Adv Food Res 22:73–133

10.4 Pflanzliche Mittel zur unspezifischen Therapie*

10.4.1 Pflanzliche Arzneistoffe, welche immunstimulierend wirken sollen

Immunstimulanzien werden in der Absicht gegeben, den Organismus gegenüber Krankheitserregern widerstandsfähiger zu machen oder eine zu schwach reagierende körpereigene Abwehr (z. B. gegen Tumorzellen) auf ein höheres Niveau anzuheben. Ein Immunstimulans kann mehr oder weniger selektiv in Regulation und Leistung des Immunsystems eingreifen (Immunstimulanzien im engen Sinne, wie z. B. Levamisol oder Transferfaktoren), oder es kann eine ganze Reihe von Verstärker- und Effektormechanismen der Immunabwehr aktivieren. Die pflanzlichen resistenzsteigernden Mittel werden rein empirisch angewendet; was sich immunologisch bei ihrer Zufuhr abspielt, ist weitgehend unerforscht. Zum Teil ist unbekannt, ob sie in der therapeutischen Situation immunstimulierend wirken.

Welche Wirkungen eine bestimmte Substanz auf das Immunsystem hervorruft, ist nicht allein eine Eigenschaft des betreffenden Arzneistoffes. Ein- und dieselbe Substanz kann einmal immunstimulierend, in einer anderen Situation immunsuppressiv wirken. Wesentlich ist neben Dosis, Art und Dauer der Anwendung vor allem der Zeitpunkt der Anwendung: ob vor, ob gleichzeitig mit oder ob nach der Antigen-(Pathogen-)einwirkung. Immunstimulanzien können in der prophylaktischen Situation verglichen mit der Wirkung in der therapeutischen Situation entgegengesetzt wirken. Paramunitätsinduktoren sind bevorzugt präventiv wirksam; in der therapeutischen Situation entfalten sie eine Wirkung, die mit der der Immunadjuvanzien vergleichbar ist.

10.4.1.1 Paramunitätsinduktoren und Immunadjuvanzien: Ihre Wirkweise als Modelle für pflanzliche Immunstimulanzien

Paramunität. Seit es in der Medizin die Schutzimpfung gibt, wurde die Erfahrung gemacht, daß es nach einer Impfung neben dem spezifischen Schutz zugleich einen erweiterten, unspezifischen Schutz gibt; z. B. schützte eine Pockenschutzimpfung den Menschen zugleich gegen Herpes-simplex-Infektionen (Jenner, zitiert nach Mayr et al. 1979), beim Meerschweinchen schützte eine vorausgegangene Impfung gegen Rauschbrand zugleich gegen „Bazillen des malignen Ödems" (Roux 1888). Kein Geringerer als Robert Koch entdeckte 1891 das „Interferenzphänomen"; danach geht bei Bestehen einer chronischen Infektionskrankheit, z. B. Tuberkulose, Lepra oder Syphilis, eine Zweitinfektion schwerer an.

In der Folge erkannte man rasch, daß sich die allgemeine Infektabwehr nicht nur durch eine Impfung mit Viren und Bakterien steigern ließ, sondern daß dies auch mit Organextrakten, ja selbst mit anorganischem Material erreicht werden konnte: Vorbehandeln mit Wasserstoffsuperoxid schützte Kaninchen gegen Diphtherie, und Prämedikation von Jodtrichlorid verlieh einen relativen Schutz selbst gegen Tetanus (zitiert nach Schulze 1972).

Bemerkenswert ist schließlich das von Raettig (1982) als sog. „Dreckimmunisierung" beschriebene Phänomen während des zweiten Weltkrieges, das zu einer erstaunlichen, unspezifischen Grundimmunität führte, die ihre Wirksamkeit auch noch viele Jahre später zeigte.

Definition. Den erworbenen nicht erregerspezifischen und nicht antigenspezifischen Schutz von Mensch und Tier gegen Infektionen, Toxine und Antigene bezeichnet man als Paramunität (Mayr et al. 1979).

Immunologische Grundlage der Paramunität. Immunreaktionen sind kooperative Abwehrleistung verschiedener zellulärer und humoraler Systeme. Nur die Auslösung einer Immunreaktion (Antigen-Antikörper-Reaktion) ist ein hochspezifischer Vorgang. Die sich anschließenden Reaktionen hingegen sind im immunologischen Sinne unspezifisch. Im Organismus liegen Resistenzfaktoren – unspezifische Verstärkermechanismen und unspezifische Effektorsysteme – bereit, die nach Auslösung die eigentliche Abwehrleistung vollbringen. Eine immunologische Abwehrreaktion läßt sich somit in 3 Teile gliedern:

- Erkennung: spezifische Antigen-Antikörper-Reaktion (Auslösemechanismus),
- Verstärkung durch unspezifische Verstärkermechanismen,
- Abwehrleistung (Ausführung) durch unspezifische, d. h. auch anderweitig auslös-

---
* Literatur s. S. 659

bare Effektorsysteme („natürliche" Abwehrmechanismen).

Die wichtigsten unspezifischen Effektorsysteme sind:

- das phagozytäre System (Makrophagen und neutrophile Granulozyten),
- das Komplementsystem,
- das Kininsystem und
- die Phospholipidderivate (Prostaglandine, Arachidonsäurekaskade).

Eine immunologische Reaktion bezieht somit eine Vielfalt von Mechanismen ein, die letztlich das Gesamtbild einer Entzündung ausmachen.

Erklärungsversuche für das Phänomen der Paramunität. Die temporäre Erhöhung der Widerstandskraft des Organismus erklärt sich zwanglos wie folgt: Die zur Paramunisierung verwendeten Antigene aktivieren die unspezifischen Effektormechanismen. Versuchen nunmehr in diesem Stadium pathogene Mikroorganismen, sich im Organismus festzusetzen und zu vermehren, so stoßen sie auf einen voll alarmierten, abwehrbereiten Organismus. Paramunisierung ist somit primär eine protektive Maßnahme, die man am ehesten mit der Vaccination in Analogie setzen kann. Therapeutische Effekte wären nur in solchen Fällen zu erwarten, in denen der Erreger das Abwehrsystem „umgeht", so daß es nicht aktiviert wird.

Wirkungen von Paramunitätsinduktoren. Als Paramunitätsinduktoren erwiesen sich im Tierexperiment die folgenden Produkte als wirksam (Herlya, Dissertation München 1972): Organ- und Blutextrakte (z. B. von Thymus und Milz; Embryonalextrakte); pyrogenfreie Bakterien- und Pilzextrakte (z. B. Lipopolysaccharide), Endotoxine, bakterielle Ribosomen, Pflanzenextrakte, Dextrane, Hormone und hormonähnliche Substanzen, Lipide, Proteine und Proteinspaltprodukte, anorganische Substanzen und tierische Gift- und Kampfstoffe. Abhängig vom Antigentyp (Art des Präparats) und der Applikationsform haben Paramunitätsinduktoren eine oder mehrere der folgenden Wirkungen (nach Mayr 1983):

- Steigerung der Mikro- und Makrophagentätigkeit mit verstärkter Freigabe von Mediatoren;
- Stimulierung der für die Immunität verantwortlichen, noch nicht antigenspezifischen Lymphozyten, insbesondere Potenzierung der Lymphozytenproliferation.
- Aktivierung der spontanen, zellvermittelten Zytotoxizität;
- Induktion der Bildung von körpereigenem Interferon;
- Steigerung der Lymphozytenproduktion,;
- Aktivierung humoraler, nicht erregerspezifischer Abwehrfaktoren (z. B. des Komplement-Opsonin-Systems, des „alternative pathway");
- Freisetzung bzw. erhöhte Reaktivität von Lymphokinen und anderen Mediatoren bzw. Aktivatoren;
- Verstärkung der regulatorischen Wirkung von Prostaglandinen.

Anwendungsregeln für Paramunitätsinduktoren. Zur Expositionsprophylaxe mindestens 2–6 h vorher, Dauer des Schutzes 7–12 Tage. Zur Stärkung der allgemeinen Abwehrkraft kurmäßig 1- bis 2mal jährlich. Paramunitätsimmunogene hinterlassen keine „immunologische Gedächtnisspur", doch sind Trainingseffekte („Übung der Abwehrmechanismen") wahrscheinlich. Nur physiologische Funktionen, die laufend trainiert werden, bleiben voll funktionsfähig.

Immunadjuvanswirkung. Immunadjuvanzien sind definiert als unspezifische Verstärker der spezifischen Immunabwehr, d. h. Immunadjuvanzien verstärken die spezifische immunologische Reaktionsfähigkeit. Adjuvanzien werden entweder zusammen mit dem Antigen appliziert – sie können den Effekt von Schutzimpfungen verstärken – oder sie gelangen zeitlich später nach dem Antigen in den Organismus, wenn beispielsweise versucht wird, bei Tumorerkrankungen die unzureichende Immunabwehr zu stimulieren.

Adjuvanzien beeinflussen den Sensibilisierungsprozess indem sie (Jäger 1983, S. 208)

- nichtimmunogene Substanzen zum Immunogen machen,
- bei normalerweise unterschwelligen Antigendosen zur Sensibilisierung führen oder aber den Sensibilisierungsgrad (z. B. den Antikörpertiter) verstärken,
- eine zellgebundene Sensibilisierung durch Antigene ermöglichen, die andernfalls eine humorale Immunantwort induzieren.

Die meisten Paramunitätsindukatoren haben zugleich auch Adjuvanswirkungen. Zu den wirksamsten Präparationen gehören abgetötete Mykobakterien (*M. tuberculosis* oder *M. butyricum*), BCG (= *Bacillus Calmette-Guérin*; bovine Tuberkelbazillen, die auf gallehaltigem Kartoffelnährboden gezüchtet werden), CP (= *Corynebacterium parvum*), Lipopolysaccharide, Zymosan (vgl. auch 10.4.1.2), Levamisol, Saponine, Retinol u.a.m. (s. Tabelle 10.7).

Tabelle 10.7. Übersicht über Präparate, die als Immunstimulanzien (Paramunitätsindukatoren und/oder Immunadjuvanzien) verwendet werden

Präparatetyp	Applikationsart
BGC-Impfstoff	Zur Skarifikation
Bakterienautolysate	Vorzugsweise zur Skarifikation, auch intrakutan und lokal (als Spraylösung)
Deproteinisierte Extrakte aus Kälberthymus	Vorzugsweise als Injektionslösung
Bienen- und Schlangengifte	Epikutan
Mistelextrakte	Vorzugsweise intrakutan
Medizinische Hefe	Peroral
Bryonia-Extrakte	Peroral
Phytolacca-Extrakte	Peroral
Echinaceae-Extrakte	Vorzugsweise *i.v.* oder *i.m.*
Baptisia-Extrakte	Peroral

Die Adjuvanswirkung wird hauptsächlich auf dreierlei Wegen erreicht:

- durch Stimulation von Makrophagen mit gesteigerter Phagozytose und vermehrter Abgabe immunstimulierender Monokine,
- durch polyklonale Lymphozytenaktivierung (Mitogenität),
- durch Stimulation von NK-Zellen ("*natural killer cells"*), welche die Fähigkeit haben, fremde (Tumor-, virusinfizierte) Zellen zu erkennen und zu vernichten.

Wichtige Hinweise

- Unspezifische Immunstimulanzien setzen für ihre Wirksamkeit ein voll funktionsfähiges Immunsystem voraus. Es gibt keine Beweise für die angebliche Wirksamkeit bei Erkrankungen, die Immunschwäche als Grund- oder Begleitnoxe besitzen.
- Immunstimulanzien sind völlig unwirksam zur Behandlung von Immundefektsyndromen oder angeborenen Abwehrschwächen (s. auch Wahn 1985).
- Die Anwendung potenter Immunstimulanzien ist nicht risikolos. Es können allergische Reaktionen (Sohman 1985) und Autoimmunphänomene (Wahn 1985; Drews 1980) ausgelöst werden.
- Bei den völlig risikolosen Immunstimulanzien (z.B. den peroral anzuwendenden Echinaceaepräparaten) besteht der Verdacht, sie könnten auch keine therapeutische Wirkung aufweisen (vgl. dazu Tyler 1982).

10.4.1.2 Medizinische Hefe

Allgemeines über Hefen. Hefen sind in der Natur weit verbreitet. Die Mehrzahl lebt saprophytisch auf Pflanzen, und zwar befallen sie gern zuckerhaltige Früchte. Daneben gibt es aber auch parasitisch lebende Hefen, die schwere Erkrankungen bei Mensch und Tier hervorrufen können. Andere Hefen schließlich trifft man als Symbionten, beispielsweise im Ernährungstrakt von Insekten oder höheren Tieren. Die Hefen bilden noch keine eigenen Fruchtkörper aus wie die Euascomyceten, sondern die Asci sind hier frei, weshalb die Hefe innerhalb der Klasse der *Ascomycetes* (der Schlauchpilze) zur Unterklasse der *Protascales* (der Urschlauchpilze) zählen.

Wenn im vorliegenden Zusammenhang von Hefen die Rede ist, so ist in erster Linie an die Hefen im engeren Sinne gedacht, d.h. an die Arten der Gattung *Saccharomyces*. Physiologisch sind die hierher gehörenden Arten dadurch gekennzeichnet, daß sie aus bestimmten Hexosen, z.B. aus D-Glukose, Ethanol und Kohlendioxid bilden (d.h. sie sind „gärfähig"). Ein weiteres Merkmal ist der Vermehrungsmechanismus durch Sprossung, worunter man eine Form der vegetativen Vermehrung versteht, bei der sich junge Tochterzellen von Mutterzellen ablösen, ohne daß es zuvor zur Ausbildung einer trennenden Zellquerwand gekommen wäre. In den Kulturen bilden die Hefen im engeren Sinne runde, ovale oder mehr langgestreckte Einzelzellen. Zu dieser Gattung gehören die in der Gärungsindustrie verwendeten Hefen wie *Saccharomyces cerevisiae* (Backhefe, Brennereihefe, obergärige Hefe), *Saccharomyces carlsbergensis* (untergärige Bierhefe, medizinische Hefe) und *Saccharomyces vini* bzw. *S. ellipsoideus* (Weinhefe).

Herkunft. Medizinische Hefe besteht aus untergäriger oder obergäriger Bierhefe, die einer besonderen Aufbereitung unterzogen wird. Ob ober- oder untergärige Hefe sich bildet, ist wesentlich ein Problem der Temperatur: Bei den obergärigen Bieren (Bayerisches Weißbier, Kölsch oder Düsseldorfer Altbier, Stout, Pale ale u. a. m.) verläuft die Gärung rasch und stürmisch bei Temperaturen zwischen 12 und 25 °C unter Abscheidung der Hefe als Bodensatz. Untergärige Biere (Pilsener Biere, Dortmunder, Münchner Biere, Bockbiere u. a. m.) entstehen in langsamer Gärung bei Temperaturen zwischen 4 und 10 °C unter Abscheidung der Hefe als Bodensatz. Obergärige Biere zeigen eine wesentlich erhöhte Lagerfähigkeit.

Soweit in den Pharmakopöen medizinische Hefe beschrieben ist, wird in der Regel die untergärige Bierhefe als Ausgangsmaterial gefordert. Die rohe Bierhefe stellt eine klebrige, halbflüssige, schaumige Masse dar, die durch die noch anhaftenden Hopfenbitterstoffe leicht bitter schmeckt. Damit daraus „medizinische Hefe" wird, muß das Rohprodukt gereinigt, entbittert und entwässert (getrocknet) werden. Eine Reinigung der Bierhefe erfolgt über Vibrationssiebe, mit deren Hilfe ein Großteil der mechanischen Verunreinigungen entfernt wird. Durch Behandeln mit 1%iger Sodalösung und anschließendem Waschen (mit gekühltem und hartem Wasser) wird entbittert. Getrocknet wird bei Temperaturen unter 40 °C; am schonendsten ist die Gefriertrocknung. Höhere Trockentemperaturen inaktivieren die Enzyme. Man unterscheidet dementsprechend zwei Arten von Trockenhefen:

- jene, die neben den Vitaminen und anderen Wirkstoffen auch die Enzymaktivitäten behalten haben, also noch Gärkraft und lebende Zellen besitzen, und
- solche Trockenhefen, bei denen die Enzyme und die Gärkraft zwar inaktiviert, die Vitamine, Mineralstoffe, Aminosäuren und v. a. die Immunogene (Zymosan, Hefeglukane) erhalten geblieben sind.

Auf den Trocknungsvorgang folgt das Vermahlen zu einem meist mittelfeinen Pulver.

Sensorische Eigenschaften. Ein gelblich bis bräunlichgelbes Pulver, das charakteristisch riecht. Geschmack: zuerst leicht süßlich, dann etwas salzig; darf höchstens ganz schwach bitter schmecken.

Inhaltsstoffe

- Proteine (etwa 46%), darunter Hydroxylasen (Zymase, Invertase, Maltase, Emulsin, Proteasen) sowie die Enzyme der Glykolyse, des Zitrat- und des Pentosephosphatstoffwechsels; daneben freie Aminosäuren.
- Desoxy- und Ribonukleinsäuren, Nukleotide und Purine.
- Vitamine: B_1 (~0,01%), B_2 (~0,005%), Nikotinsäureamid (0,05–0,080%), B_6 (0,01%), Pantothensäure (0,01–0,02%), hingegen kein Vitamin B_{12}.
- Kohlenhydrate (6–17%), die sich gliedern in Kohlenhydrate der Hefezellwand und des Zellinhalts.

Wirksamkeitsbestimmende Inhaltsstoffe. Wenn Hefe als Vitamintherapeutikum verwendet wird, sind die Vitamine für den Wert des Produkts entscheidend. Im vorliegenden Zusammenhang der Verwendung von Hefe als Immunstimulans stehen die immunogen wirksamen Bestandteile im Vordergrund. Immunstimulierend wirksam sind zwei aus der Hefe darstellbare Produkte: das Zymosan und das Hefeglukan.

Zymosan ist ein Rohprodukt, bestehend aus den Zellwandbestandteilen der Hefezellen, das neben Kohlenhydraten noch Nichtkohlenhydrat-Bausteine gebunden enthält. Zymosan läßt sich in die folgenden Komponenten zerlegen:

- in einen Glukanteil (50–58%),
- einen Mannanteil (17–22%),
- einen Proteinteil (13–17%),
- mineralische Stoffe (um 3%).

Es hat sich herausgestellt, daß die immunstimulierenden Wirkungen des Zymosankomplexes wesentlich auf die Glukanbestandteile zurückzuführen sind. Hefeglukan besteht aus einer Hauptkette von β-1,6-verknüpften Glucopyranosemolekülen, die an zahlreichen Stellen β-1,3-verknüpfte Seitenketten aufweist. Das Molekulargewicht beträgt 6 500 Dalton.

Bei dem Hefemannan besteht die Hauptkette aus α-1,6-verknüpften Mannopyranosen; die Verzweigungen gehen α-1,2-glykosidisch ab.

Verwendung. Medizinische Hefe wird konfektioniert in Pulver- und Tablettenform angeboten. Zur Herstellung eines Hefeextrakts. Als Ausgangsmaterial zur Abtrennung von Zymosan und Glukanen. Beide Präparationen sind nicht auf dem Arzneimittelmarkt erhältlich; sie sind nur für Versuchszwecke zugänglich.

Wirkungen

- Glukan hat stimulierende Wirkung sowohl auf Effektormechanismen der zellvermittelten als auch der humoralen Abwehr. Im Vergleich zu anderen wirksamen Immunstimulanzien ist es weitgehend untoxisch (Schultz et al. 1978; Mansell et al. 1978).
- Glukan ist ein sehr wirksamer Makrophagenaktivator (Hadden et al. 1977).
- Zymosan ist ein wirksames RES-Stimulans (RES = retikuloendotheliales System: alle Zellen eines Wirtsorganismus, die imstande sind, fremde Partikel zu verdauen, Zum RES gehören: mononukleäre Zellen im Bindegewebe, der sessilen Zellen in der Leber, in Milz und Knochenmark; die wandernden Makrophagen im Blut und in den Alveolen der Lunge).
- Zymosan ist ein unspezifischer Aktivator des Komplementsystems (Opferkuch u. Cullmann 1983). Im Tierversuch sinkt nach Gabe von Zymosan zunächst die Widerstandsfähigkeit gegen Infektionen ab, um in der Folge über das Ausgansniveau anzusteigen (Fizpatrick u. DiCarlo 1964).
- Vorbehandlung mit Zymosan steigert die Widerstandskraft von Versuchstieren gegenüber zahlreichen schädigenden Einflüssen (adaptogener Effekt: Literatur bei Fizpatrick u. DiCarlo 1964).
- Orale Gaben von Hefe führen bei Rhesusaffen zu einem signifikanten Anstieg der Abwehr gegenüber respiratorischen und enteritischen Infektionen (Sinai et al. 1974).

Anwendungsgebiete. Zur Steigerung der körpereigenen Abwehr bei Expositionsgefahr. Als Adjuvans bei Akne und Furunkulose. Als Bestandteil der Diätbehandlung (Kostumstellung bei Hautleiden, evtl. auch bei Krebsleiden). Als unspezifische Reiztherapie zur Umstimmung der vegetativen Reaktionslage bei vegetativen Störungen (Clauser 1971; S. 563).

10.4.1.3 Mistelkraut

Herkunft. Mistelkraut besteht aus getrockneten Stengeln, Blättern und gelegentlich auch Früchten von *Viscum album* L. (Familie: *Loranthaceae* oder *Viscaceae*), die in 3 Unterarten vorkommt:

- als Laubholzmistel (subspec. *album*); wächst auf allen europäischen Laubbäumen mit Ausnahme der Buche, besonders gern auf Apfelbäumen, *Prunus*arten und Pappeln;
- als Tannenmistel (subspec. *abietis*), auf *Abies alba* schmarotzend;
- als Kiefernmistel (subspec. *austriacum*), auf *Pinus*- und *Larix*-Arten, selten auf *Picea abies* (der Fichte) wachsend.

Viscum album ist ein immergrüner Halbstrauch, der halbparasitisch lebt. Das Wurzelsystem ist zu Rinden-Saugsträngen mit Senkern umgewandelt und entzieht dem Wirt Wasser und Nährsalze. Die Blätter führen Chlorophyll und sind daher zur Kohlenstoffassimilation befähigt.

Sensorische Eigenschaften. Geruch: sehr schwach, eigenartig; Geschmack: säuerlich, bitter.

Inhaltsstoffe

- Viscumsäure, eine chemisch bisher wenig definierte Polysaccharidfraktion; wurde bisher nur als Bestandteil der Früchte aufgefunden.
- Viscumproteine: Sie bilden eine komplexe Fraktion aus mindestens 10 Einzelproteinen mit einem Molekulargewicht zwischen 14000 und 125000. Die 3 Hauptkomponenten, die über 60% des Gesamtkomplexes ausmachen, liegen im Molekularbereich von 20000. Sie gehören zu den basischen Proteinen und ähneln insofern den Histaminen, mit denen sie auch die Affinität zur Bindung an Nukleinsäuren teilen (Vester 1977).
- Lektine, das sind Glykoproteine mit der Fähigkeit, bestimmte Zucker – im vorliegenden Falle der Mistellektine sind es β-Galaktosylreste – zu binden. Eines der drei bisher abgetrennten Mistellektine, das Mi-

stellektin I, besteht aus 2 Untereinheiten, die über Disulfidbrücken miteinander verbunden sind; es hat eine Molmasse von etwa 60000 und enthält einen Kohlenhydratanteil von 11%.
- Viscotoxine (0,05–0,1%), ein Gemisch zahlreicher Polypeptide; isoliert und näher untersucht sind die Viscotoxine A_2, A_3 und B, die jeweils aus 46 Aminosäuren – aber unterschiedlichen Sequenzen – bestehen; 6 der 46 Aminosäuren sind Cysteinmoleküle, wobei die beiden Cysteine in Position 16 und 26 der Sequenz eine intrachenare Disulfidbrücke ausbilden.
- Weitere Inhaltsstoffe: Phytosterole und Triterpene, darunter Oleanolsäure (0,8%) und β-Sitosterin, Phenolcarbonsäuren, darunter Anis-, Ferula-, Gentisin-, Kaffee-, Protokatechu-, Sinapin-, Syringa- und Vanillinsäure. Flavonole, darunter Quercetin, sowie Mono-, Di- und Trimethylether des Quercetins. Syringin (Synonym: Syringosid), d. h. der in Position 5 methoxysubstituierte Koniferylalkohol. Aminosäuren (etwa 0,02%), darunter mengenmäßig vorherrschend Arginin, Asparaginsäure und Prolin.

Wirkungen
- Die Viscumsäure (Polysaccharidfraktion) stimuliert nach einer initialen Hemmphase die Pinozytoseaktivität von Makrophagen, vergleichbar der Zweiphasen-Wirkung von LPS (Lipopolysaccharid) und Carrageenan (Bloksma et al. 1982).
  Anmerkung: Immunstimulierende Eigenschaften und Antitumorwirksamkeit wurden zunächst für das Zymosan beschrieben; man kennt heute eine große Zahl von Polysacchariden natürlicher Herkunft (Bakterien, Pilze, Flechten und höhere Pflanzen) mit immunstimulierender Aktivität (Übersicht: Lindequist u. Teuscher 1985). Man beachte bei diesen Angaben zur Antitumorwirkung, daß experimentell in der Regel protektive Effekte gemessen wurden, während es bei der klinischen Situation auf kurative (immuntherapeutische) Effekte ankommt (Bagshaw 1973).
- Die Viscotoxine sind in ihrer Wirkung mit dem Bienengift vergleichbar. Nach intrakutaner Injektion kommt es am Injektionsort zu Entzündungen, je nach Dosis von Quaddelbildung bis Nekrose. Die unspezifische Entzündung hat die Aktivierung der zellulären Immunabwehr (insbesondere die Aktivierung von Makrophagen) zur Folge.
- Die Viscumproteine haben im Experiment kanzerostatische Wirkung im Sinne der Chemotherapie, die wahrscheinlich auf einer spezifischen Hemmung der RNS- und DNA-Synthese der Tumorzellen beruht. Die Viscumproteine sind zugleich hochwirksame Antigene, die eine energische Immunantwort hervorrufen: Eine Vorbehandlung mit geringen Dosen hat zur Folge, daß anschließend übertragene Tumoren nicht mehr angehen. Die hohe Antigenität äußert sich u. a. in einer auffallenden Stimulierung der Thymusdrüse (meßbar durch Gewichtszunahme); Dosiserhöhung führt zu Überstimulierung und schließlich zum Zusammenbruch des Immunsystems unter praktischer Auflösung des Thymus (Vester 1977). Ganz offensichtlich läßt sich daher die chemotherapeutische Wirkung der Viscumproteine – etwa durch massive Gaben – nicht voll ausnutzen.
- Mistellektine: Wie mehr oder weniger für alle Lektine typisch, dürften auch Mistellektine an Tumorzellen stärker binden als an gesunde Zellen. Die Differenzen sind jedoch zu gering, als daß sich aus ihnen therapeutische Konsequenzen ergeben hätten.

Anwendungsformen und Anwendungsgebiete. Gereinigte wäßrige Auszüge in Ampullenform sind zur subkutanen, intrakutanen oder intravenösen Anwendung bestimmt. Ihr Hauptanwendungsgebiet sind Arthrosen, Bandscheibenerkrankungen und Ischalgien. Sodann in der Krebsbehandlung: prophylaktisch bei Risikopatienten, postoperativ zur Rezidivprophylaxe (adjuvant) und palliativ bei inoperablen Tumoren (Luther u. Becker, 1987).

Als Indikationsgebiete für die zur peroralen Anwendung bestimmten Präparate (Infus, Tinktur, Pflanzensaft, Dragees) werden angegeben (z. B. British Herbal Pharmacopoeia 1983): arterieller Bluthochdruck, Arteriosklerose, nervöse Tachykardie, Veitstanz (Chorea) und Hysterie. Es gibt keine Beweise dafür, daß die perorale Misteltherapie – von möglicherweise ephemeren Plazeboeffekten abgesehen – auf die Dauer nützlich ist. Selbstverständlich ist es auch unbegründet, Misteltee als Krebsheilmittel anwenden zu wollen.

Unerwünschte Wirkungen. Nach einigen, allerdings nicht näher dokumentierten Beobachtungen können die peroral anzuwendenden Präparate zu allergischen Reaktionen führen. Eine Kräutermedizin mit Mistelkraut soll zu einer Hepatitis geführt haben (nach Reynolds 1982, S. 156).

10.4.1.4 Dionaea-muscipula-Kraut

Dionaea muscipula ELLIS (Familie: *Droseraceae*), die Fliegenfallenpflanze, lebt auf Torfmooren im Südosten Nordamerikas. Sie stimmt in ihrem rosettenartigen Wuchs mit dem einheimischen Sonnentau, *Drosera rotundifolia* L., überein, allerdings ist der „Fangmechanismus" völlig verschieden.

Auf der Spreitenoberseite sitzen jeweils drei borstenförmige Emergenzen (Fühlborsten); sobald ein Insekt eine der Fühlborsten berührt, klappen die Spreitenflügel (Blatthälften) derart plötzlich zusammen, daß das Tier von ihnen eingeschlossen wird.

Verwendet wird der Preßsaft als Adjuvans bei malignen Erkrankungen (in der Bundesrepublik Deutschland nicht mehr zugelassen). In seinen Wirkungen erinnert *Dionaea* an Produkte wie Mistelextrakt, Zymosan und Glukan, welche die körpereigene Abwehr, vorzugsweise die Tätigkeit der Makrophagen anregen, d. h. es könnte eine Immunadjuvanswirkung vorliegen.
Über die chemische Zusammensetzung der *Dionaea*-Extrakte liegen keine brauchbaren Untersuchungen vor. Bei der Injektionsform treten verhältnismäßig häufig unerwünschte Nebenwirkungen – Fieber, Schüttelfrost, allergische Reaktionen – auf.

10.4.1.5 Phytolacca

Herkunft. Die Droge besteht aus dem frischen oder getrockneten Rhizom von *Phytolacca americana* L. (Familie: *Phytolaccaceae*; Ordnung: *Caryophyllales*), einer ausdauernden, 1–3 m hohen krautigen Pflanze. Heimat: die atlantischen Teile Nordamerikas; verschleppt nach Westindien und in die Mittelmeerländer. Auch als Zierpflanze gezogen.

Historische Hinweise. Die Blätter der Pflanze gelten in der amerikanischen Volksmedizin als wirksam gegen Krebs. Tauben und andere Vögel magern ab, wenn sie die violett-schwarzen Beeren fressen, weshalb, ebenfalls zuerst in Amerika, der Saft der Beeren gegen Fettsucht angewendet wurde. Homöopathische Ärzte prüften die aus der Wurzel hergestellte Tinktur: *Phytolacca* ist seitdem ein wichtiges Arzneimittel der Homöopathie. In der Immunologie sind bestimmte Phytolaccafraktionen ein unentbehrliches Reagens, seitdem deren mitogene Wirkung entdeckt wurde ("*Pokeweed-mitogen*"). Zwischen dem homöopathischen Arzneimittelbild der *Phytolacca* und der immunstimulierenden (mitogenen) Wirkung bestehen offensichtlich Zusammenhänge, die es lohnend erscheinen lassen, den therapeutischen Möglichkeiten der Droge erneut Aufmerksamkeit zu schenken.

Sensorische Eigenschaften. Die Wurzeldroge ist ohne auffallenden Geruch. Geschmack: bitter und kratzend. Das trockene Wurzelpulver wirkt stark niesreizend.

Inhaltsstoffe

- 5 Glykoproteine mit mitogener Wirkung ("*pokeweed-mitogens*" = Phytolacca-Mitogene). Ihr Molekulargewicht beträgt etwa 32 000; der Gehalt an Cystein ist mit 29 % sehr hoch; der Kohlenhydratanteil liegt zwischen 4 und 5 %.
- Saponine (Saponoside) vom Typ der pentazyklischen Triterpene (Kap. 4.6.7.6). Das Saponingemisch wird auch als Phytolaccatoxin bezeichnet; Hauptaglykon ist Phytolaccagenin, das seinem chemischen Aufbau nach eine Medicagensäure (Abb. 4.53) darstellt, deren 30-CH_3 zum 30-COOH oxidiert ist.
- Weitere Inhaltsstoffe: Saccharose, Zyklite, Stärke; Mineralstoffe mit hohem Kaliumanteil.

Verwendung. Die frische Wurzel zur Herstellung einer Tinktur (Urtinktur: Phytolacca ⌀) und Verreibungen sowie daraus hergestellte Verdünnungen D1–D4.

Wirkungen

- Mitogen: Dies bedeutet zunächst einmal allgemein, Mitosen hervorrufend; in der Immunologie versteht man unter einem Mitogen eine Substanz, welche Lymphozyten zu aktivieren imstande ist. Die Aktivierung besteht in zwei grundsätzlich unterschiedlichen Prozessen: 1) Die Lymphozyten beginnen zu wachsen und teilen sich schließlich (Proliferation); 2) die Lymphozyten nehmen eine neue Funktion auf (Differenzierung). Es gibt Mitogene, welche

nur B-Lymphozyten stimulieren (wie Lipopolysaccharid, BCG, Dextransulfat), und Mitogene, welche nur T-Lymphozyten stimulieren (Concanavalin A, Phytohämagglutinin): Die Phytolaccamitogene (abgekürzt PWM, *"poke weed mitogens"*) sind Aktivatoren für beide Lymphozytenklassen (Waxdal u. Basham 1974).
- *Phytolacca*-Extrakte wirken antiviral (Rageti 1976).
- *Phytolacca* induziert die Bildung von γ-Interferon (Friedmann u. Copper 1967).
- *Phytolacca* (Wurzelpulver) wirkt lokal hautreizend, je nach Einwirkungsdauer rötend bis blasenziehend.
- Mit den lokal reizenden Eigenschaften dürften auch die nieserregende, die emetische und purgative Wirkung in Zusammenhang stehen.
- *Phytolacca*-Extrakte töten Spermien ab (Shaaban u. Ahmed 1959).

Anwendungsgebiete. Die Homöopathie benutzt *Phytolacca* unter anderem bei akuter Erkältung, bei subakuter und chronischer Tonsillitis, bei *Pharyngitis folliculosis*, bei Muskel- und Gelenkrheumatismus.

Dosierung. Verdünnungsstufen D2–D4, gelegentlich auch D1.

Toxikologie. Die Giftigkeit beruht vornehmlich auf dem Mitogengehalt (Lektingehalt), wie das Vergiftungsbild zeigt. Das Blutbild ist pathologisch charakterisiert durch Plasmazellvermehrung, absolute Esoinophilie, Immunglobulinerhöhung, Phagozytose der Thrombozyten und Thrombozytopenie. Schnitte durch das Gehirn nach tödlich verlaufenden Vergiftungen zeigen perivaskuläre Infiltrate der Gehirngefäße mit zahlreichen atypischen mononukleären Zellen (Lewis u. Elvin-Lewis 1977). Vielleicht wird die Resorption der Mitogene durch die lokal reizenden Eigenschaften der Saponoside verstärkt.

10.4.1.6 Echinacea

Herkunft. Unter der Bezeichnung *Echinacea* sind Präparate aus mehreren Drogen im Handel: Es werden unterschiedliche Stammpflanzen, *Echinacea angustifolia* DC oder *E. purpurea* (L.) MOENCH (Familie: *Asteraceae*) sowie unterschiedliche Pflanzenteile, meist das Kraut, seltener die Wurzel, verwendet.

Geschichtliches. Die Prärie-Indianer Nordamerikas pflegten die Pflanze zwischen Steinen zu zerquetschen und den Pflanzenbrei zum Verbinden von Wunden zu verwenden. Von dieser in der westlichen Medizin unbekannten Pflanzen erlangte ein in Nebraska wirkender Arzt (H.C.F. Meyer) im Jahre 1871 Kenntnis; Meyer verwendete Echinacea als „Blutreinigungsmittel" und behandelte damit alle möglichen Krankheiten einschließlich Rheumatismus, Migräne, Erysipel, Dyspepsie, Wunden, Soor, Ekzeme, Malaria, Diphtherie, Schlangenbisse, Tumoren, Syphilis sowie Hämorrhoiden (Lloyd 1924, zit. nach Tyler 1982).
Im Zeitraum von 1885–1935 verwendete man in den USA Echinaceapräparate bei Infektionskrankheiten, eine Therapie, die dann mit der Entdeckung der Sulfonamide in Vergessenheit geriet. Hauptsächlich in Deutschland in den Jahren 1940–1955 durchgeführte Arbeiten führten zu dem Ergebnis, daß der Echinacea keine nennenswerte direkte antibakterielle und antivirale Wirkungsqualität zukommt, daß sie aber unspezifische Wirkungen auf die Nebennierenrinde aufweist (Ausschüttung von Kortikosteroiden; progressive Transformation der Nebennierenrinde, wie man die Streßreaktion damals nannte; vgl. dazu Piertkien 1955).
In Ländern (z.B. den USA), deren Arzneimittelgesetzgebung strenge Anforderung an die Wirksamkeit der Arzneimittel stellt, sind Echinaceapräparate heute weitgehend außer Gebrauch gekommen.

Sensorische Eigenschaften. Geruch: aromatisch. Geschmack: zunächst süß (Wurzeldroge), später bitter und brennend.

Inhaltsstoffe

- Ätherisches Öl in allen Organen der Pflanze: im Kraut 0,08–0,32%, in der Wurzel (*E. angustifolia*) 0,04–1,3%. Als Bestandteile wurden identifiziert: die Ubiquitisten Humulen, Caryophyllen und Caryophyllenepoxid; Polyine (Acetylenderivate); Amide mit Dien-Diinstruktur (vgl. Abb. 2.1.4.1).
- Phytosterole (darunter β-Sitosterin);
- Fettsäuren (darunter Palmitin- und Linolsäure);
- Polysaccharide, und zwar sowohl Homopolysaccharide (Inulin) als auch Heteropolysaccharide (Heteroxylane und Rhamnogalaktane);
- Phenole, darunter Kaffeesäure, Cichoriensäure und – beschränkt auf die Wurzel von *E. angustifolia* – Echinacosid (Abb. 6.9).

Verwendung. Die Wurzeldroge zur Herstellung eines Infuses oder Dekoktes (etwa 1%ig) zur äußerlichen Anwendung. Preßsaft aus der frischen Herbadroge zur Herstellung von Injektionslösungen und – durch Alkoholzusatz haltbar gemacht – von Liquidumpräparaten. Fluidextrakte und Tinkturen (mit 45%igem Alkohol), bevorzugt aus der Wurzeldroge. Perkolate und Trockenextrakte für Kombinationspräparate in Salben-, Tabletten-, Dragee- und Suppositorienform.

Wirkungen

- Extrakte aus Echinaceakraut wirken lokal hemmend auf die Hyaluronidase und schalten damit die invasive Wirkung der Bakterien aus (Büsing 1952; Koch u. Uebel 1954).
- Lokale Anwendung bewirkt beim Kaninchen beschleunigte Wundheilung (Müller-Dietz et al. 1965).
- Extrakte aus Echinaceakraut wirken in vitro virushemmend (Wacker u. Hilbig 1978; Proksch 1982).
- Eine i.p.-Applikation aktiviert bei Versuchstieren die Phagozytose und andere Effektormechanismen der unspezifischen Immunabwehr (Kuhn 1953; Choné u. Manidakis 1969; Proksch 1982).
- Beim Menschen beobachtet man nach i. v.-Injektion Mehrausscheidung von Kortikosteroiden mit dem Harn (Koch u. Uebel 1954), oft verbunden mit einem mäßigen Temperaturanstieg (Zimmermann 1982). Das Leukozytenverhalten ist das gleiche wie nach einem Entzündungsreiz (Djonlagic u. Feiereis 1975). Die Angaben bedürfen der Überprüfung; möglicherweise handelte es sich nicht um Wirkungen nativer Echinaceastoffe, sondern um Extraktivstoffe aus Mikroorganismen, die auf Echinaceapflanzen leben.

Anwendungsgebiete

Innerlich: Intravenös oder intramuskulär (Ampullen) zur Aktivierung der unspezifischen Abwehr in Prodromal- oder Initialstadien von Infektionskrankheiten.
Per-os-Präparate: Als begleitende Therapie bei Karbunkeln, Abszessen, bei Furunkulose, Nasen-Rachen-Katarrh und *Tonsillitis* (nach British Herbal Pharmacopeoia 1984). Anmerkung: Die Wirksamkeit beim gewöhnlichen viralen Infekt ist umstritten (Wahn 1985).
Äußerlich: Als Umschlag bei Verätzungen, Erfrierungen, leichten Brandwunden; als Salbe bei entzündlichen Hauterkrankungen (trockenen Ekzemen), Sonnenbrand, gegen Herpes simplex.

Dosierung. 0,5–1 g Droge als Infus oder 0,5–1 g Fluidextrakt 3mal täglich.

Unerwünschte Wirkungen. Es liegen keine Angaben vor.

10.4.1.7 Baptisia-tinctoria-Wurzel

Herkunft. Die Droge besteht entweder aus der frischen oder aus der getrockneten Wurzel von *Baptisia tinctoria* (L.) R. Br. (Familie: *Fabaceae*), die im Herbst gegraben wird. Die bis 1 m hohe, stark verzweigte Stammpflanze hat einen kurzen Wurzelstock, einen kahlen Stengel und blaugrüne dreizählige Blätter mit kleinen dornigen Nebenblättern; die Blüten stehen in kurzen wenigblütigen Trauben. Die Hülse ist schwarzblau, fast kugelförmig mit vielen Samen. Beheimatet ist *Baptisia tinctoria* in Kanada und in den östlichen Vereinigten Staaten.

Sensorische Eigenschaften. Geruch: schwach eigenartig. Geschmack: bitter und scharf.

Inhaltsstoffe. Systematische Untersuchungen fehlen.

- Isoflavone, darunter Baptigenin, Pseudobaptigenin, (−)-Maackiain und Formonetin, frei und in glykosidischer Bindung (vgl. Abb. 10.50).
- Chinolizidinalkaloide, darunter Cytisin (0,02%).

Verwendung. Frischer Wurzelstock zur Herstellung der homöopathischen Urtinktur. Getrockneter Wurzelstock zur Herstellung von Tinkturen und Extrakten, die als Bestandteil von Fertigarzneimitteln (Kombinationspräparaten) verwendet werden.

Wirkungen. *Baptisia* in den Verdünnungen D2 und D3 führte bei 11 Versuchspersonen zu einer Veränderung des Blutbilds, gekennzeichnet durch Leukozytenanstieg und Eosinophilie (s. Leeser 1973, S. 42/II).

Anwendungsgebiete. In der Homöopathie ab D2 bis D6 bei akuten Infektionen zur Verbesserung der körpereigenen Abwehr. Ähnlich in allopathischen Arzneimitteln: als immunstimulierendes Begleittherapeutikum bei Infekti-

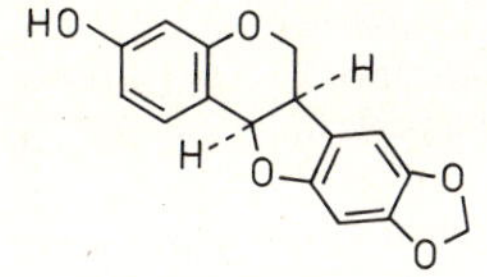

Abb. 10.50. Aglykone der in der *Baptisia-tinctoria*-Wurzel vorkommenden Isoflavone

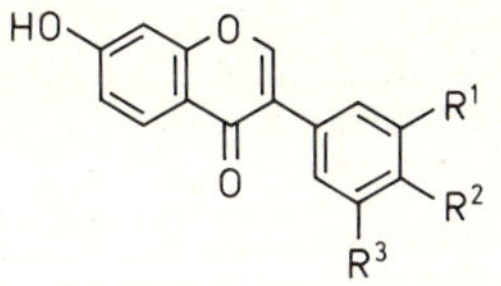

R¹	R²	R³	
OH	OH	OH	Baptigenin
H	O–CH₂–O		Pseudobaptigenin
H	OCH₃	H	Formononetin

(−)-Maackiain

onskrankheiten, insbesondere bei Tonsillitis, *Pharyngitis*, akuter Erkältung, Furunkulose, bei Aphten, bei *Stomatitis* und *Gingivitis* (nach British Herbal Pharmacopoeia 1983). Hauptindikationsgebiet: Infektionen der oberen Luftwege.

Dosierung. 0,5–1,0 g der getrockneten Wurzel als Abkochung. Tinktur 2–5 ml; Fluidextrakt (1:1) in 60%igem Alkohol 0,3–1,3 ml.

Unerwünschte Wirkungen. Bisher keine beschrieben. Der Inhaltsstoff Baptisin (= Baptigenin-rhamnosid) soll laxierend wirken.

10.4.1.8 Aristolochiasäure

Herkunft. Aristolochiasäure gewinnt man durch Extraktion aus den oberirdischen Teilen der Osterluzei, *Aristolochia clematitis* L. (Familie: *Aristolochiaceae*), einer Staude mit herzförmigen Blättern und auffallenden, gelben, röhrenförmigen Blüten, deren Röhre etwa 5 cm lang ist.

Eigenschaften. Ein gelbes Kristallpulver, das bitter schmeckt. Zur chemischen Konstitution siehe Abb. 10.51.

Wirkungen. Orale Gaben stimulieren das retikuloendotheliale System, meßbar durch den Phagozytoseclearancetest. Parallel dazu erhöht sich die Überlebensrate von Mäusen bei sonst tödlich verlaufenden Allgemeininfektionen (z. B. durch Pneumokokken). Neben der Phygozytoseaktivierung wurde in Versuchen an Kaninchen außerdem eine eindeutige Steigerung der Serumbakterizidie nachgewiesen. Die Phagozytosesteigerung durch Gaben von Aristolochiasäure ist dann stärker ausgeprägt, wenn die Abwehrlage unter der Norm liegt, also beispielsweise die körpereigene Abwehr durch Medikamentengabe (Glukokortikoide, Zytostatika, Chloramphenicol, Tetrazyklin) geschädigt wurde.

Klinische Erfahrungen. Daß der geschwächte Funktionszustand des retikuloendothelialen Systems sich

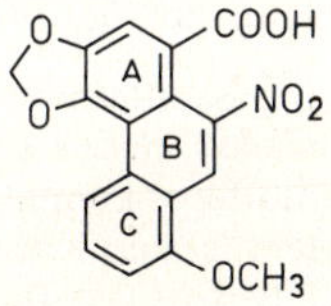

Aristolochiasäure; $C_{17}H_{11}NO_7$ (**1**)

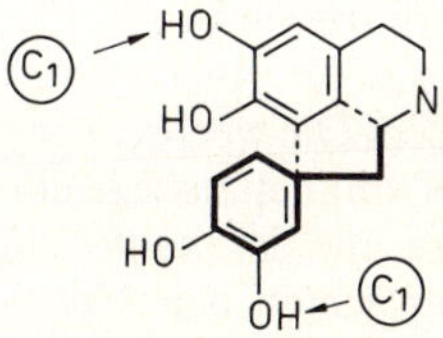

Die Bauelemente (Präkursoren): Dopamin + C_6-C_2 + 2 × C_1

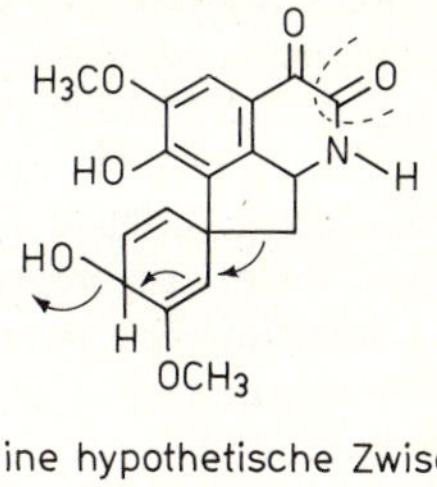

2: Eine hypothetische Zwischenstufe (Orientalinontyp)

Abb. 10.51. Die Aristolochiasäure gehört zu den seltenen Naturstoffen mit einer Nitrogruppe. In phytochemischer Sicht handelt es sich um ein Alkaloid, obwohl die Verbindung weder eine Base darstellt noch ein heterozyklisch gebundenes Stickstoffatom im Molekül enthält. Es handelt sich gleichsam um ein bereits partiell oxidativ metabolisiertes „echtes" Alkaloid vom Orientalintyp **2**. Bemerkenswert ist, daß der Ring C der Aristolochiasäure keine paraständig zu einer Anhaftungsstelle des Aromaten angeordnete O-Funktion besitzt, wie dies für die vom DOPA abgeleiteten Präkursoren typisch ist. Die Eliminierung der *para*-OH kann man sich durch eine Dienol-Benzol-Umlagerung verständlich machen (Abb. 6.3).

durch Aristolochiasäure normalisieren läßt, konnte auch durch Messungen („Lipofundinclearance") am Menschen direkt bewiesen werden (Lemperle u. Reichelt 1973).

Anwendungsgebiet (bis 1981). Bei Infektionen und Wunden zur Aktivierung der unspezifischen Immunabwehr, insbesondere zur Verbesserung der Heilerfolge bei der Antibiotikatherapie; bei chronisch-entzündlichen Erkrankungen (Bronchitis, Sinusitis, Osteomyelitis, Pyelonephritis); bei Sekundärinfektionen (z. B. nach Verbrennungen, Bestrahlungen).

Toxikologie. Die Verwendung wurde im Jahre 1981 in der Bundesrepublik Deutschland verboten, da Tierversuche auf eine eventuelle kanzerogene Wirkung hinwiesen.

10.4.2 Mittel zur unspezifischen Reizkörpertherapie

10.4.2.1 Allgemeines

Im vorliegenden Zusammenhang ist unter einem Reiz immer ein Entzündungsreiz zu verstehen. Entzündungen sind äußere Anzeichen krankhafter Prozesse. Wenn man künstlich lokale Entzündungen erzeugt, um Krankheiten zu beeinflussen, so liegt offenbar ein Therapieprinzip vor: Krankheit contra Krankheit. Daß eine Krankheit eine andere günstig, im Sinne von Besserung und Heilung, beeinflussen kann, ist seit der Antike bekannt. Nach Herodot brannten sich die Skythen und andere barbarische Völker Geschwüre ein, um dadurch die verschiedenartigsten Krankheiten zu heilen. Die wechselseitige Beeinflußbarkeit von Krankheiten bezeichnet man als Syntropielehre; sie ist heute ein hochaktuelles Forschungsgebiet der Nosologie sowie ein Grundelement der praktischen Medizin (Leiber 1970, 1985).

Eine andere Wurzel der heutigen Reizkörpertherapie ist in der Beobachtung zu sehen, daß manche Krankheiten sich nach einer vorübergehenden krisenhaften Verschlechterung zu bessern beginnen. Es scheint nun aber bei Krankheiten mit chronischem Verlauf zu keiner „Krisis" kommen zu können. Durch Reizkörperbehandlung sollen die Abwehrmechanismen im Körper angeregt werden: „Man macht aus langsam verlaufenden chronischen Entzündungen von neuem eine schnell verlaufende Erkrankung, die der Körper mit seinen Abwehrmechanismen leichter überwinden

kann" (Meyer-Camberg 1977). Als Hautausleitungsmethoden spielten sie in der vornaturwissenschaftlichen Ära der Medizin – man denke an die Behandlung der Syphilis mit Glüheisen – eine große Rolle. In moderater Form sind sie auch heute noch Bestandteil der Medizin, insbesondere der Naturheilkunde. Man kennt heute vornehmlich 3 Typen von entzündungserregenden Arzneistoffen:

- hautrötende Mittel (Rubefazienzien),
- blasenerzeugende Mittel (Vesikanzien),
- exanthemerzeugende Mittel (Pustulanzien).

Hautreizende Mittel: Prototypen dieser Mittel sind die sog. Linimente, von denen im DAB 6 noch eine ganze Anzahl aufgeführt war, wie das *Linimentum ammoniatum*, das *L. ammoniato-camphoratum*, das *L. saponato-ammoniatum* und das *L. saponato-camphoratum*. Opodeldok nannte man ein Liniment aus Seifenspiritus, Kampfer, Ammoniak und ätherischen Ölen. Die konfektionierten Linimente heute enthalten keine Schmierseifen mehr, einige immerhin noch Ammoniaklösung, die meisten lokal reizende ätherische Öle, insbesondere Rosmarinöl, Kampfer, Terpentinöl und Paprikaextrakt (vgl. dazu 5.8.2.6).

Zu den Rubefazienzien zählen auch die Senfmehl- und Senfölzubereitungen. Allerdings kommt es bei zu langer Einwirkung bereits zu Blasenbildung.

Blasenziehende Mittel: Hierzu zählt v. a. das Kantharidenpflaster (vgl. 10.3.5.7).

Ein Kantharidenpflaster bewirkt auf der Haut zunächst eine lokale Ausschüttung histaminartiger Stoffe; es kommt zu einer Hyperämie durch Erweiterung der Kapillaren. Später bildet sich durch Übertritt von Blutplasma aus den strotzend gefüllten Kapillaren eine Quaddel, und schließlich bei längerdauernder Einwirkung, nach 6–8 h eine Ansammlung von Transsudat in Hohlräumen zwischen Epidermis und Kapillarschicht der Haut. Bei Entfernung des Pflasters sieht man Blasen, die Brandblasen ähneln und der Nachbehandlung bedürfen. Läßt man das Pflaster noch länger auf der Haut haften, so entstehen tiefgreifende Geschwüre. Als Nachwirkung können sich bleibende braunpigmentierte Flecken bilden, was der Anwender berücksichtigen sollte. Auch kann es zur Resorption von Kantharidin und in der Folge zur Reizung der Harnwege kommen.

Exanthemerzeugende Mittel: Durch Einreiben stark reizender Mittel kann auf der Haut ein künstlicher Ausschlag von Bläschen und Eiterpusteln erzeugt werden. Zu den pustelerzeugenden Mitteln zählen Krotonöl und die schon genannten Kanthariden in Pulver- oder Salbenform.

Künstlich eine Art von Exanthem zu erzeugen, ist als sog. Baunscheidtieren in der Literatur beschrieben, so benannt nach Karl Baunscheidt (1809–1874), der ein Instrument erfand, um damit winzige Wunden in die Haut zu stechen. In die Stielöffnung wurde dann ein „Pustulanzium" eingerieben, dessen Zusammensetzung nicht genau bekannt zu sein scheint; man vermutet, es könne Crotonöl enthalten, ein Produkt mit kokarzinogenen Eigenschaften (vgl. dazu 5.8.3.1), doch sprachen Analysenergebnisse für Kantharidentinktur und Euphorbium als Hauptbestandteile (Ritter 1982, S. 166).

Hautreizmittel werden nicht nur zur Erzielung von Fernwirkungen angewendet, sondern auch zur eher lokalen Therapie: bei Quetschungen und (hautnahen) oberflächennahen Blutergüssen. Die Verfärbungen des Blutergusses entstehen durch Abbau des Blutfarbstoffs. Man kann sich vorstellen, daß durch hyperämisierende Mittel verstärkt Blut in das Areal gezogen und dadurch Resorption und Abtransport der toten Stoffwechselprodukte beschleunigt wird. Populäre Mittel sind Franzbranntwein (vgl. 5.8.2.7) und Arnikatinktur (verdünnt).

Unerwünschte Wirkungen. Bei der Anwendung von Hautreizmitteln muß grundsätzlich mit dem Auftreten allergischer Reaktionen gerechnet werden.

10.4.2.2 Cayennepfeffer

Herkunft. *Capsicum frutescens* L. *sensu latiore* (Familie: *Solanaceae*) ist eine ausdauernde, bis 180 cm hoch wachsende Pflanze mit holzigem Stengel. Cayennepfeffer ist im tropischen Südamerika beheimatet und wird heute in allen tropischen und subtropischen Gegenden der Erde kultiviert. Zu Gewürz- und Arzneizwecken verwendet man die glänzend orangerot bis tief dunkelrot gefärbten Früchte (Trockenbeeren), die entweder getrocknet (z. B. als Peperoni) oder zu Pulver vermahlen in den Handel gelangen.

Die Größe der Früchte variiert je nach Sorte. Die „typische" Sorte besteht aus 1,5–3 cm langen Früchten; einige besonders scharf schmeckende Sorten – so die Chili Pequins (6–8 mm) und die Tabascosorte (unter 2 cm) – sind wesentlich kleiner. Durch Altern und Lagern verlieren die Früchte ihr leuchtendes Rot und verfärben sich bräunlich.

Sensorische Eigenschaften. Cayennepfeffer besitzt einen charakteristischen Geruch und einen scharfen brennenden Geschmack. Als Pulver entwickelt er einen heftig zum Niesen reizenden Staub.

Inhaltsstoffe

- Ätherisches Öl, darunter verschiedene Ester der Butter-, Valerian- und Capronsäure sowie Capsidiol (ein bizyklisches irregulär gebautes Sesquiterpen).
Anmerkung: 2-Methoxy-3-isobutyl-pyrazin, der charakteristische Aromastoff der *Capsicum-annuum*-Früchte, wurde in Chilies bisher nicht entdeckt.
- Scharf schmeckende Capsaicinoide (0,3–1,5%), das sind Vanillylamide verschiedener Säuren mit dem Capsaicin, dem Amid der 8-Methyl-non-6-ensäure als Hauptkomponente (vgl. Abb. 10.52).
- Weitere Inhaltsstoffe: Karotinoide, hauptsächlich Capsanthin (Abb. 4.84); fettes Öl, Zucker, Ascorbinsäure (0,1–0,5%).

Analytische Kennzeichnung

Prüfung auf Identität: Halbquantitative Dünnschichtchromatographie. Die Capsaicinoide sind mit lipophilen Lösungsmitteln ($CHCl_3$) extrahierbar. Vergleichslösung: Capsaicin bekannter Konzentration. Nachweis: a) durch Fluoreszenzminderung (UV mit $\lambda_{max} = 254$ nm); b) durch Umsetzung mit Dichlorchinonchlorimid zu einem Indophenolfarbstoff (vgl. Abb. 10.52).
Anmerkung: Unter den Bedingungen des DAB 9 (Kieselgel; Fließmittel Ether) findet keine Trennung der verschiedenen Capsaicinoide statt; sie erscheinen insgesamt als nur eine Zone.

Gehaltsbestimmung nach DAB 9: Als Säureamide weisen die Capsaicinoide keine basischen Eigenschaften auf, so daß ein Anreicherungsverfahren, wie bei den typischen Alkaloiden üblich, ausscheidet. Nach der DAB 9-Methode erfolgt die Abtrennung dünnschichtchromatographisch; die entsprechenden Zonen werden ausgeschabt, die Capsaicinoide extrahiert und nach Umsetzung mit Dichlorchinonchlorimid (vgl. Abb. 10.52) spektralphotometrisch bestimmt.

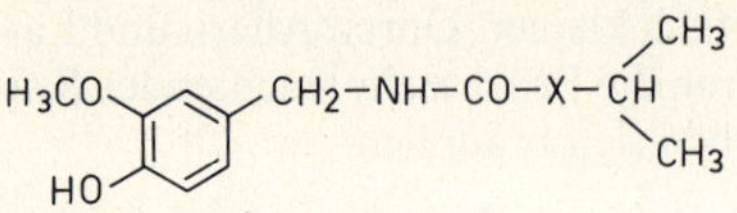

10 Sondergebiete. Arzneistoffe, die vorwiegend als Extrakte angewendet werden

X	
$(CH_2)_4-CH=CH$	Capsaicin
$(CH_2)_5$	Nordihydro-C.
$(CH_2)_6$	Dihydro-C.
$(CH_2)_7$	Homodihydro-C.

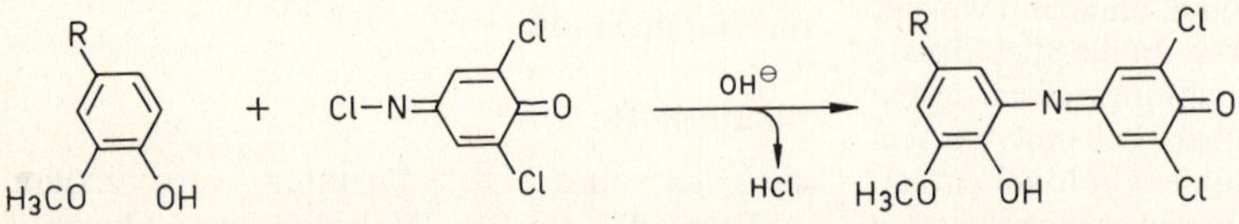

Abb. 10.52. Capsaicinoide nennt man das Gemisch aus Capsaicin 63–77%) als Hauptbestandteil und Dihydrocapsaicin (20–33%) sowie verwandten Derivaten als Begleitkomponenten. Zum Nachweis und zur quantitativen Bestimmung ist die Umsetzung mit 2,6-Dichlorchinonchlorimid zu einem blau gefärbten Indophenolfarbstoff geeignet. Diese Farbreaktion wurde zuerst von Gibbs (1967) zum Nachweis von Phenolen vorgeschlagen, deren *para*-Stellung unsubstituiert ist. Phenole, deren *para*-Stellung besetzt und deren *ortho*-Stellung frei ist, reagieren in der Regel nicht; doch gibt es viele Ausnahmen, zu denen auch die Capsaicinoide zählen

Wirkungen, Anwendungsgebiete. Capsaicin erzeugt auf Haut und Schleimhäuten Hyperämie, Brennen und Schmerzempfindung durch Reizung der Thermo- und Schmerzrezeptoren. Im Gegensatz zu Hautreizmitteln vom Typus des Cantharidins wirkt es nicht nekrotisierend. Äußerlich in Form verschiedener Tinkturen, Linimente und Pflaster lindert Capsaicin rheumatische und Gelenkschmerzen. Man gebraucht es bei *Pleuritis exsudativa,* Myalgien, Frostschäden, Kreislauferkrankungen der Extremitäten, kurz: bei allen Erkrankungen, bei denen das Wesen seiner Wirkung – die nachhaltige lokale Hyperämie – günstig sein kann. In der Kosmetik wird Capsaicin als Komponente in verschiedenen Haarwässern verwendet.

10.4.2.3 Senfsamen

Herkunft. Senfsamen (schwarze Senfsamen) sind die reifen, getrockneten Samen von *Brassica nigra* (L.) W.D.J. Koch (Familie: *Brassicaceae = Cruciferae*). Der schwarze Senf, eine wahrscheinlich im Mittelmeergebiet beheimatete Kulturpflanze, ist einjährig; aus den gelben Blüten entwickeln sich linealische Schoten mit 4–10 kugeligen, kleinen Samen mit dunkelbrauner, netzgrubiger Schale.

Sensorische Eigenschaften. Senfsamen sind geruchlos, schmecken beim Kauen zunächst ölig, dann brennend scharf. Mit Wasser zerstoßen riechen sie nach Allylsenföl.

Inhaltsstoff

- Fettes Öl (etwa 30%), bestehend aus Glyceriden der Erucasäure (13-Docosensäure), der Öl- und Linolensäure, etwa im Verhältnis 5:3:2;
- Eiweiß (etwa 30%);
- Schleimstoffe (geringe Mengen, Unterschied zum weißen Senf);
- Sinapin = Cholinester der Sinapinsäure (3,5-Dimethoxy-4-hydroxyzimtsäure);
- Sinigrin (oder Sinigrosid) = Kaliumallylglucosinolat (1,1–1,2%; zu den Glucosinolaten allgemein vgl. 7.6);
- Ca-Mg-Salz des Phytins (Phytin = Meso-Inosithexaphosphorsäureester; etwa 2%);
- mineralische Bestandteile (4–6%).

Gehaltsbestimmung. Der wertbestimmende Inhaltsstoff der Droge ist das Kaliumallylglucosinolat, das von geringen Mengen verwandter Glucosinolate begleitet ist. Zur Gehaltsbestimmung wird in jedem Fall zunächst aus dem Glykosid das in Wasser nicht mehr lösliche und flüchtige Allylsenföl erzeugt, wobei man sich einer in der Droge vorkommenden spezifischen Thioglucosidase, der Myrosinase, bedient. Für die quantitative Bestimmung des Allylsenföls existieren mehrere Bestimmungsverfahren: Abbildung 10.53 zeigt das jodometrische Verfahren des ÖAB.

Verwendung. Durch Auspressen erhält man aus den vermahlenen Senfsamen fettes Senföl und entfettetes Senfmehl. Entfettetes Senf-

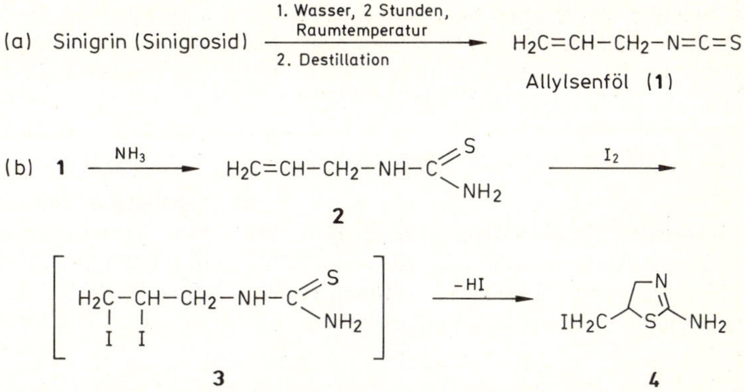

10.4 Pflanzliche Mittel zur unspezifischen Therapie   653

(a) Sinigrin (Sinigrosid) $\xrightarrow[\text{2. Destillation}]{\text{1. Wasser, 2 Stunden, Raumtemperatur}}$ H$_2$C=CH–CH$_2$–N=C=S

Allylsenföl (**1**)

(b) **1** $\xrightarrow{\text{NH}_3}$ H$_2$C=CH–CH$_2$–NH–C$\underset{\text{NH}_2}{\overset{\text{S}}{\diagdown}}$ $\xrightarrow{\text{I}_2}$

2

$\left[\begin{array}{c}\text{H}_2\text{C–CH–CH}_2\text{–NH–C}\underset{\text{NH}_2}{\overset{\text{S}}{\diagdown}}\\ \phantom{\text{H}_2\text{C}}|\phantom{\text{–CH}}|\\ \phantom{\text{H}_2\text{C}}\text{I}\phantom{\text{–CH}}\text{I}\end{array}\right]$ $\xrightarrow{-\text{HI}}$ IH$_2$C$\underset{\text{S}}{\overset{\text{N}}{\diagup\diagdown}}NH_2$

3   **4**

Abb. 10.53. Zur Gehaltsbestimmung von Sinigrin bzw. Allylsenföl in Samen des Schwarzen Senfs. Schritt (a): Durch 2stündiges Einwirkenlassen der pflanzeneigenen Thioglucosidase (Myrosinase) in Gegenwart von Wasser bei Raumtemperatur wird Allylsenföl (**1**) gebildet, das mit Wasserdampf flüchtig ist und abdestilliert wird. Schritt (b): Durch Umsetzung mit konz. NH$_3$ wird Allylsenföl (**1**) in (**2**) Allylthioharnstoff (Thiosinamin) übergeführt, das nach Zusatz von 0,1 N-Iodlösung jodometrisch bestimmt wird. Das Thiosinamin **2** verbraucht in saurer Lösung 2 mol Jod. 1 Atom wird beim Ringschluß zum 5-Jodmethyl-2-aminothiazolin (**4**) addiert, das andere aus dem intermediär sich bildenden **3** als Jodwasserstoff abgespalten. Die Freisetzung von Allylsenföl durch die Myrosinase ist an den Zutritt von Wasser gebunden, welches beide – Enzyme und Substrat – herauslöst und in homogenem Milieu zur Reaktion bringt. In der Droge können Sinigrosid und Myrosinase in ein- und derselben Zelle (sicher jedoch in getrennten Kompartimenten) vorkommen ohne zu reagieren (nach Paris u. Moyse, S. 215)

mehl wird medizinisch verwendet (s. unten). Das fette Senföl wird für technische Zwecke verwendet; es kann aber auch, da es geringe Mengen Allylsenföl enthält, als mildes Hautreizmittel genutzt werden. Entfettetes Senfmehl ist Ausgangsmaterial zur Herstellung des natürlichen Allylsenföles (s. 10.4.2.4).

Wirkungen, Anwendungsgebiete. Senfmehl ist in Form des Senffußbads und der Senfwickel ein im Rahmen physikalischer Therapieverfahren häufig angewandtes Hautreizmittel. Dosierung für Teilbäder: Etwa 30 g Senfmehl pro 10 l Wasser. Man darf kein Wasser mit Temperaturen über 50 °C verwenden, da infolge der Enzyminaktivierung die Bildung von Allylsenföl verhindert wird. Hinweis für den Apotheker: Kein überaltertes Senfmehl abgeben. Entfettetes Senfmehl ist länger haltbar als das nichtentfettete Produkt.
Fußbäder sind indiziert als Zusatztherapie bei Hypertonie, auch bei spastischen Gefäßveränderungen im Bereich der unteren Extremitäten. Gegenindikationen sind: Venenleiden, entzündliche Hauterkrankungen, Verletzungen.
Für Senfwickel und Senfpackungen wird Senfmehl mit lauwarmem Wasser zu einem Brei angerührt, auf eine Mullkompresse ge-

strichen und auf die vom Arzt bestimmte Stelle aufgelegt. Je nach Empfindlichkeit nach etwa 3 min – maximal noch 10–15 min – entfernen und die betreffenden Hautstellen abwaschen. Wird u. a. bei Lungenaffektionen, z. B. trockener Rippenfellentzündung, angewandt. Gegenindikationen: sinngemäß wie für Fußbäder.
Senfpapier ist ein Papier, das mit Senfmehl überzogen ist. Man taucht es in lauwarmes Wasser, ehe man es auf die Haut auflegt. Maximal 15 min auf der Haut belassen! Als Hautreizmittel auf die den zu beeinflussenden inneren Organen entsprechenden Head-Zonen; auch bei Rheuma.

10.4.2.4 Allylsenföl (ätherisches Senföl)

Herkunft. Natürliches Allylsenföl erhält man aus den gemahlenen Samen einiger *Brassica*-Arten, vornehmlich aus Samen von *B. nigra* (L.) W. D. J. KOCH (schwarzer Senf) und *B. juncea* (L) CZERN. (Sarepta- oder indischer Senf). Die Substanz liegt in einer nichtflüchtigen, glykosidischen Vorstufe, dem Sinigrin, vor. Die Senfsamen werden von dem fetten Öl befreit; das entfettete Senfmehl wird, um die enzymatische Hydrolyse des Sinigrins zu er-

654   10 Sondergebiete. Arzneistoffe, die vorwiegend als Extrakte angewendet werden

möglichen, mit Wasser angerührt und mehrere Stunden sich selbst überlassen. Das sich während dieser „Fermentation" unter dem Einfluß der Myrosinase bildende Allylsenföl wird abdestilliert.
Allylsenföl wird auch rein synthetisch gewonnen.

Sensorische Eigenschaften. Eine farblose, bei längerem Aufbewahren sich gelb verfärbende Flüssigkeit von scharfem, zu Tränen reizendem Geruch; auf der Haut blasenziehend.

Chemie. Besteht, von Begleitstoffen wie Allylrhodanid und Allylcyanid abgesehen, zu mindestens 92% (DAB 7) aus Allylisothiocyanat. Die Gehaltsbestimmung kann jodometrisch erfolgen (Verfahren des DAB 7; vgl. Abb. 10.53).

Wirkungen, Anwendungsgebiete. Allylsenföl bzw. ätherisches Senföl wird nur lokal und nur verdünnt (2%ig) – in alkoholischer Lösung (z. B. *Spiritus Sinapis* DAB 6) – angewendet. Örtlich entsteht in den dem Haupt-

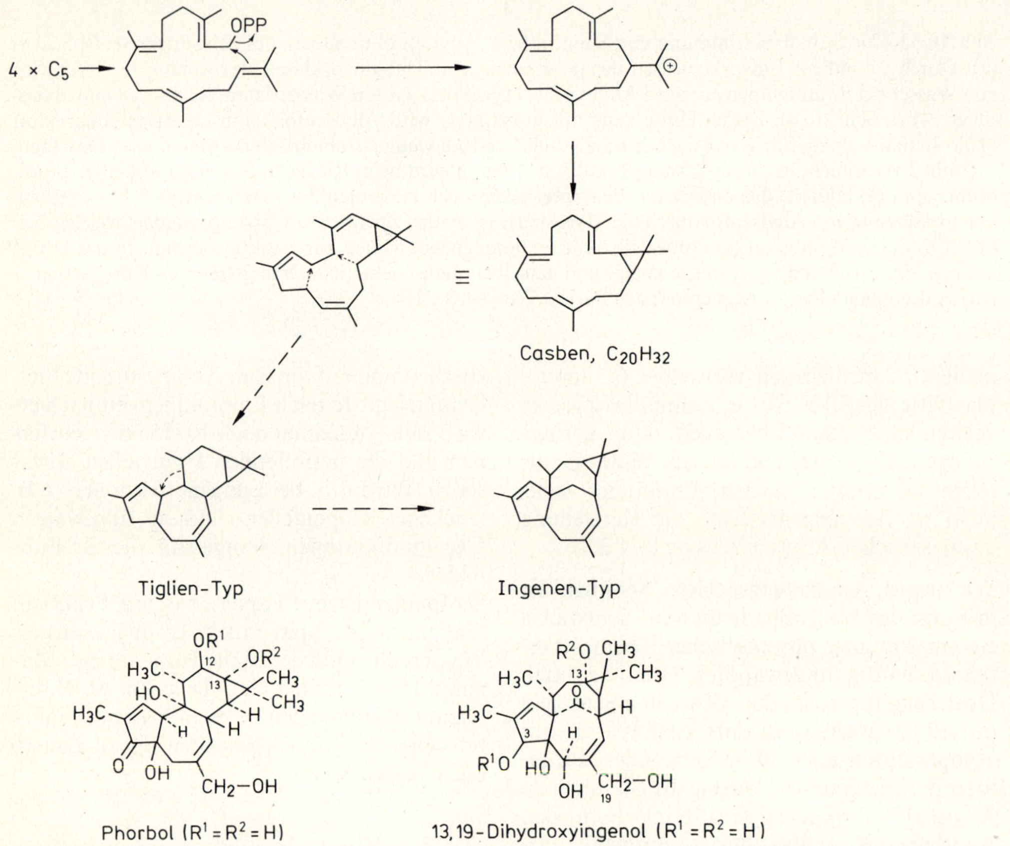

$4 \times C_5 \longrightarrow$

Casben, $C_{20}H_{32}$

Tiglien-Typ   Ingenen-Typ

Phorbol ($R^1 = R^2 = H$)   13,19-Dihydroxyingenol ($R^1 = R^2 = H$)

Abb. 10.54. Im Harz des Samenöls von *Croton tiglium* kommt ein Gemisch verschiedener Fettsäureester des Phorbols vor, die sich durch stark hautreizende sowie kokarzinogene Eigenschaften auszeichnen. Die Esterkomponenten, beispielsweise R^1 oder R^2 können gesättigte Fettsäuren der Kettenlänge C_8, C_{10}, C_{12} oder C_{14} sein oder kurzkettige Säuren wie Essigsäure, Tiglinsäure oder 2-Methylbuttersäure. Phorbol ist ein tetrazyklisches, regulär gebautes Diterpen vom sog. Tiglientyp. Man hat Anhaltspunkte dafür, daß die tetrazyklischen Derivate über makrozyklische Diterpene vom Casbentyp biosynthetisch gebildet werden. Auch andere Wolfsmilchgewächse, wie die europäische Zypressenwolfsmilch, *Euphorbia cyparissias* L. enthält stark irritierende Stoffe. Sie leiten sich chemisch vom Ingenen, einem irregulär gebauten tetrazyklischen Diterpen ab. Die hautreizenden Stoffe sind Diterpenester der polyfunktionellen Grundalkohole 13-Hydroxyingenol oder 13,19-Dihydroxyingenol, z. B. 3-O-(2,3-Dimethylbutyryl)-13-O-isododecanoyl-13-hydroxyingenol. Der eingetrocknete Milchsaft der *Euphorbia resinifera* BERGER wurde früher ausgiebig in Salben und Pflastern als Hautreizmittel verwendet

segment entsprechenden inneren Organen und Geweben eine Hyperämie, welche Exsudate rascher aufsaugt und dadurch Schmerzen mildert.

Die Behandlung mit Senföl enthaltenden Präparaten kann an der Applikationsstelle sehr schmerzhaft sein. Man hat daher die schmerzmindernde Wirkung auf innere Schmerzen als Ablenkung der Aufmerksamkeit durch äußeren Schmerz zu erklären versucht. Schon Eichholtz (1942) verweist demgegenüber auf Tierexperimente: Wird einem Tier Kongorotlösung in die Brusthöhle injiziert, so kann durch eine starke Hautreizung die Resorption des Farbstoffs – offenbar durch Erweiterung der Pleuragefäße – erheblich beschleunigt werden.

Unerwünschte Wirkungen. Senföl gehört zu den stärksten Hautreizmitteln. Bei Anwendung zu hoher Konzentrationen oder bei zu langer Einwirkung kommt es zu unerträglich heftigen Schmerzen und zu irreversibler Schädigung des Gewebes. Auf die Schleimhäute von Auge und Nase wirken allein schon die Dämpfe reizend; bei entsprechend langer Einwirkungsdauer können sich auf der Hornhaut zahlreiche feinste Bläschen bilden (nach Leeser 1973, S. 806).

10.4.2.5 Krotonöl

Krotonöl ist das durch Auspressen von *Croton tiglium* L. (Familie: *Euphorbiaceae*) gewonnene fette Öl. Zu etwa 5% ist im Öl ein Harz enthalten, das aus Estern des Phorbols, eines Diterpenalkohols, besteht. Das braune, dickflüssige Öl besitzt einen schwachen, eigentümlichen, unangenehmen Geruch. Da es neben den Glyceriden von Palmitin-, Stearin-, Laurin-, Valerian-, Butter- und Tiglinsäure freie Fettsäuren enthält, reagiert es sauer. Auf die Haut gebracht erzeugt es Jucken, Brennen und Stechen; es entwickeln sich nach einiger Zeit Blasen und Pusteln. Zu den hautreizenden Inhaltsstoffen s. Abb. 10.54.

Krotonöl wurde früher als Hautreizmittel verwendet und war ursprünglich Bestandteil des „Oleum Baunscheidtii" (zum Baunscheidt-Verfahren s. 10.4.2.1).

10.4.3 Drogen für schweißtreibende Tees

10.4.3.1 Die Rolle der Diaphoretika bei einer Schwitzanwendung

Schwitzverfahren spielten in der vornaturwissenschaftlichen Medizin als „Ableitung auf die Haut" eine große Rolle. Allgemeine Anwendungsgebiete waren: Erkältungskrankheiten, beginnende fieberhafte Erkrankungen (Infektionskrankheiten), hartnäckige chronische Krankheiten wie Rheumatismus; Hautkrankheiten. Von diesen ehemals ausgedehnten Indikationsgebieten hat sich bis heute die Schwitzanwendung bei beginnender Erkältung erhalten.

Außer durch die Wärmezufuhr von außen, wird das Schwitzen durch das Einnehmen von reichlichen Mengen warmer Getränke begünstigt. Die Getränke sollen, um schnell zu wirken, möglichst kochsalzarm sein. Schwarzer Tee oder auch Zitronenwasser können, möglichst heiß getrunken, schweißtreibend wirken. Bewährt haben sich ferner Teeaufgüsse aus folgenden Drogen:

- Holunderblüten,
- Kamillenblüten, s. Kap. 5.4.3.5,
- Lindenblüten, s. Kap. 3.4.10.2,
- Spierblumen,
- Stiefmütterchenkraut.

Die genannten Drogen enthalten keine systemisch wirkenden Prinzipien, die auf pharmakologischem Wege – vergleichbar dem Pilocarpin, Arecolin oder den Antipyretika – schweißtreibend wirken würden. Lindenblüten, Holunderblüten, Kamille und Stiefmütterchenkraut erfüllen lediglich den Zweck, dem heißen Wasser seinen faden Geschmack zu nehmen.

Man hat gelegentlich, die Jaborandiblätter (s. Kap. 8.5) als das einzige echte pflanzlich Diaphoretikum bezeichnet. Zwar wirkt das Reinalkaloid Pilocarpin nach subkutaner Injektion stark schweißtreibend, doch ist die Wirkung nach oraler Applikation unsicher.

Das Schwitzen gelingt am besten in den Nachmittagsstunden, in denen die Körpertemperatur ohnedies etwas anzusteigen beginnt.

Hinweis. Niemals eine Schwitzanwendung mit vollem Magen durchführen.

Gegenindikation: Herz- und Kreislaufkrankheiten, Diabetes, Basedowsche Krankheit.

10.4.3.2 Lindenblüten s. Kap. 3.4.10.2

10.4.3.3 Holunderblüten

Herkunft. Die getrockneten turgdoldigen Blütenstände von *Sambucus nigra* L. (Familie:

Caprifoliaceae). Der schwarze Holunder ist ein bis 6 m hoher Strauch, der über fast ganz Europa und Mittelasien verbreitet ist. Die Äste enthalten ein reinweißes Mark. Die Blätter sind unpaarig gefiedert, die Fiederblätter wenig behaart, am Rande gesägt. Die unangenehm süßlich riechenden, gelblichweißen Blüten bilden dichte Schirmrispen. Die Fruchtstände sind überhängend; die Einzelfrucht ist eine glänzende, schwarze beerenartige Steinfrucht mit tiefrotem, stark färbendem Saft.

Drogengewinnung. Die Blütenstände werden nach dem vollen Aufblühen gesammelt und möglichst rasch, noch mit den Stielen, getrocknet. In den Handel kommen die gerebelten, von den Blütenständen durch Sieben abgetrennten Einzelblüten. Neben der gerebelten Ware werden auch die einfach durch Schneiden zerkleinerten Blütenstände angeboten; nichtgerebelte Holunderblüten enthalten naturgemäß hohe Anteile an Blütenstandachsen.

Sensorische Eigenschaften. Holunderblüten riechen krautig-würzig, honigartig-süß; sie schmecken süß, später etwas kratzend. Durch langes Lagern oder durch unzweckmäßiges Trocknen braun verfärbte Droge sollte in der Apotheke nicht mehr abgegeben werden; ebensowenig eine Ware, die geschmacklich von der Norm abweicht.

Inhaltsstoffe
- Etwa 0,1% wasserdampfflüchtige Stoffe, zur Hauptsache aus freien Fettsäuren und *n*-Alkanen bestehend. Die das Aroma bedingenden Stoffe sind nicht bekannt.
- 1–2% Flavonolglykoside, hauptsächlich Rutin und Isoquercitrin.
- Etwa 3% phenolische Carbonsäuren, insbesondere Chlorogensäure.
- „Gerbstoffe" (Menge unbekannt; nähere Analysen fehlen).
- Triterpensäuren, darunter Ursol-, Oleanol- und 20β-Hydroxyursolsäure.
- Schleimstoffe.
- 8–9% Mineralische Bestandteile mit hohen Anteilen an Kaliumnitrat.

Analytik. Dünnschichtchromatographischer Nachweis von Rutin, Isoquercitrin, Chlorogen- und Kaffeesäure.

Präparate. Die Droge, auch portioniert in Filterbeuteln, zur Herstellung eines Infuses. Bestandteil industriell hergestellter Teemischungen.

10.4.3.4 Spierblumen (Mädesüßblüten)

Die Droge stellt die getrockneten, gerebelten Blüten von *Filipendula ulmaria* (L.) MAXIM. (Familie: *Rosaceae*) dar. Die Stammpflanze ist ein ausdauerndes Kraut; etwa 1 m hoch werdend; mit Fiederblättern, die unterseits silbrig behaart sind; viele kleine, weiße Blüten mit trugdoldigen Blütenständen.

Spierblumen enthalten:

- Ätherisches Öl (etwa 0,2%) mit Salicylaldehyd und Salicylsäuremethylester (Methylsalicylat) neben
- Spuren von Vanillin und Heliotropin, die für den typischen Geruch verantwortlich sind
- Flavonglykoside (etwa 1%), hauptsächlich Spiraeosid (Quercetin-4'-β-D-glucosid)
- Glykoside, die nach Hydrolyse Salicylaldehyd und Methylsalicylat freisetzen (Mengen unbekannt).
- Gerbstoffe (10–15%), die chemisch nicht näher analysiert wurden.

Anwendung. Als Bestandteil von Teemischungen, die als „Grippetee" oder als „Rheumatee" deklariert sind. Die Menge an Salicylsäurederivaten ist aber zu gering, als daß man eine Salicylatwirkung erwarten könnte.

10.4.3.5 Stiefmütterchenkraut

Die weitgefaßte Art, *Viola tricolor* L. *sensu latiore* (Familie: *Violaceae*), ist sehr polymorph und umfaßt Unterarten und Formen, zwischen denen überdies infolge Hybridisierung Übergangsformen existieren. Die Droge besteht aus den getrockneten oberirdischen Teilen vor allem der Subspecies *vulgaris* (KOCH) und der Subspecies *arvensis* (MURR.) GAUD., die in den gemäßigten Klimazonen Europas und Asiens beheimatet sind.
Die Droge riecht schwach eigenartig; sie schmeckt etwas schleimig und süß.

Inhaltsstoffe:

- Derivate der Salicylsäure (0,06 bis etwa 3%), darunter Methylsalicylat und Violutosid (das Glucosidoarabinosid des Salicylsäuremethylesters).

- Flavone (mindestens 0,4%), hauptsächlich Rutin und Glucosylflavone wie Vitexin, Orientin und Isoorientin (s. Abb. 6.35).
- Phenolcarbonsäuren, darunter Kaffeesäure, p-Cumarsäure und Gentisinsäure (jeweils frei und gebunden).
- Cumarine, insbesondere Umbelliferon.
- Schleimstoffe (etwa 10%).

Ob Saponine vorkommen, ist zweifelhaft; allenfalls in Spuren.

Analytik. Quantitativer Nachweis von (a) der Salicylsäure und von (b) der Flavone. Quantitative Bestimmung der Flavonolglykoside.

Anwendung. Als Bestandteil von Teemischungen z. B. in Brusttees (bei Erkältung, auch zum Schwitzen), in *Species depurativae* (zur „Entschlackung" und „Umstimmung" bei Dermatosen), in *Species diureticae* (Nieren- und Blasentee, s. auch Kap. 9.2.2.1).

10.4.4 Umstimmungsmittel

10.4.4.1 Versuch zur Präzisierung des Begriffes

Die beiden Termini „Umstimmung" und „Umstimmungsmittel" werden nicht einheitlich gebraucht. Im allgemeinen versteht man unter Umstimmung die Änderung physiologischer Funktionen, d. h. der Reaktionsweise von Vegetativum und Endokrinium auf einwirkende innerliche und äußerliche Reize, durch langzeitige Aktivierungsmaßnahmen in angemessener Dosierung; meist im Sinne eines Umschlagens in Richtung Vagotonie (Trophotropie); herbeiführbar mit unspezifischen Maßnahmen (Bäder, Diät, Reizkörpertherapie). Dementsprechend wird der Begriff Umstimmungsmittel nahezu als Synonym für Mittel zur unspezifischen Reizkörpertherapie gebraucht.
Nach anderen Autoren (Meyer-Camberg 1977, S. 288) beinhaltet eine Umstimmungsbehandlung auch die seelische Umstimmung durch Beeinflussung der Persönlichkeit mittels Auto- oder Fremdsuggestion, Psychoanalyse und Psychotherapie. Die Änderung der psychischen Reaktionslage setzt die aktive Mitarbeit des Patienten voraus, so daß das Arzneimittel im Therapieplan grundsätzlich keinen Platz hat. Im Gegenteil: Die den vielen Umstimmungsmitteln beiliegenden Symptomenlisten, die Symptomenlisten auch der zahlreichen Kräuterbücher und Gesundheitsberater lassen den Hypochonder vieles finden, worauf er noch nicht selbst gekommen ist. In anderen Fällen wird dadurch die Angst, krank zu werden, gefördert. Wollte man unter Umstimmungsmitteln alle Mittel verstehen, die – bewußt oder unbewußt – Hilfsmittel der Auto- oder Fremdsuggestion sind, so wäre eine Trennlinie hin zu den Plazebos bzw. den unreinen Plazebos (= Pseudoplazebos) nicht möglich.

Einem Vorschlag v. Uexküls (1952) folgend soll im folgenden unter Umstimmung die Änderung eines Organsystems auf Reize hin verstanden werden, die sich in doppelter Weise äußert: objektiv-somatisch in der Ansprechbarkeit des Organismus auf Reize, subjektiv-psychisch in Änderungen der Stimmungslage.

Beispiel: Nach Gabe kleiner, subemetischer Dosen von Apomorphin (0,5 mg/pro Person per os; etwa 0,01 mg/kg KG) ist die Reizschwelle des Herz-Kreislauf-Systems gegenüber Prostigmin und Adrenalin erhöht; die Bereitschaft des Magens zu Säureproduktion und Peristaltik sinkt. Subjektive Folgen der Apomorphingabe sind herabgesetzte Erlebnisbereitschaft, Nachlassen der emotionalen Reaktion, Müdigkeit und Schlafneigung (Neigung zu echtem Schlaf, nicht im Sinne einer Hypnotikawirkung).

Umstimmungsmittel sind folglich Arzneistoffe, die eine verbesserte Stimmung auslösen und evtl. auch fixieren können und die in der Absicht gegeben werden, Krankheitsverläufe auf dem Umweg über die Stimmungslage des Kranken günstig zu beeinflussen. Bisher existiert eine gewisse praktische Erfahrung nur in der „Außenseitermethode" der sog. Dufttherapie (Karsten 1976; Buchbauer u. Hafner 1985). Die Dufttherapie versteht sich als ein Teilelement psychotherapeutischer Maßnahmen.

10.4.4.2 Arzneistoffe zur Dufttherapie

Die Arzneistoffe gelangen dabei über das Riechepithel in die Nase; sie werden über den *Nervus olfactorius* wirksam. Es handelt sich um keine systemische Wirkung.
Anwendungsformen sind:

- Kräuterduftkissen, die über Wasserdampf erwärmt werden;

- Einwirkung von ätherischen Ölen mit Hilfe von Wasser, das verdunstet (z. B. einige Tropfen Öl in einen an dem Heizkörper befestigten Verdunster geben oder in Form eines Badezusatzes);
- Benutzung von Aerosolen.

Tabelle 10.8. Anwendung der Dufttherapie

Duftstoff	Anwendung
Bergamottöl	Angst, nervöse Spannung
Geraniumöl	Beruhigend bei Unruhe, Ängstlichkeit, Schlafstörungen
Hopfen	Beruhigend
Lavendel	„Vegetative Dystonie", Einschlafstörungen
Melisse	Einschlafstörungen, Dyspepsie, nervöse Magenbeschwerden
Pfefferminze	Bei nervösen Magenbeschwerden, Dyspepsie
Rosmarin	Kreislaufanregend, insbesondere bei Hypotonie und davon abhängigen Beschwerden
Wacholder	Zur Anregung des Kreislaufs

Hinweis zur pharmakologischen Wirkung. Mit der Einatmungsluft aufgenommene ätherische Öle zeigen unterschiedliche Wirkungen.

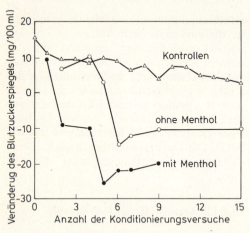

Abb. 10.55. Ein bedingter Reiz ist bedeutend effektiver, wenn der bedingte Reiz – hier Senkung des Blutzuckerspiegels – mit Mentholgeruch gekoppelt ist. Die Konditionierung erfolgte durch Injektion von Insulin. Nach einigen Insulininjektionen verursacht eine Injektion von Ringerlösung allein eine Senkung des Blutzuckerspiegels (Woods et al. 1969; Abbildung aus Angermeier u. Peters 1973)

Unangenehm riechende Öle, wie *Asa foetida* oder Baldrianöl, senken die Lernleistung von Ratten (Macht et al., J. Pharm. Pharmacol. Exp. Ther. 18, 361, 1921). Baldrian- und Melissenöl, in einer Dosierung von 14 µl/l der Einatmungsluft zugesetzt, senkt bei Mäusen die Aktivität, Rosmarin- und Wacholderöl steigert sie signifikant um etwa 225%. Diese Wirkungen sind nur beobachtbar, wenn die Tagesrhythmik der Motilität der Versuchstiere (Maus) beobachtet wird (Ammon, zitiert nach Brüggemann 1984).

Anwendungsgebiete. Unterstützend bei psychosomatischen Erkrankungen, insbesondere bei Schlafstörungen, diffuser Ängstlichkeit, Unruhe, Magen-Darm-Störungen, Menstruationsbeschwerden, Sexualstörungen, Schwitzen u. a. m. (s. Tabelle 10.8).

10.4.4.3 Umstimmungsmittel und bedingte Reaktionen

Viele phytotherapeutische Mittel enthalten zwar pharmakologisch aktive Stoffe, jedoch in viel zu geringer Konzentration, um mit ihrer Zuführung die Wirksamkeit am Menschen erklären zu können.

Beispiel: In einer Tasse Kamillentee (125 ml Infus, 1%ig), bereitet aus Droge bester Qualität – gekennzeichnet durch einen Mindestgehalt an ätherischem Öl von 750 mg% und an Bisabolol von 150 mg% –, sind rund 0,16 mg Chamazulen und 6 mg Bisabolol enthalten. Zum Vergleich: Dosierung für Hydrocortison 20 mg/Tag; und für Papaverinhydrochlorid 100 mg, mehrmals täglich.

Die Differenz zwischen der tatsächlichen und der errechneten Wirksamkeit (aufgrund des pharmakodynamischen Wirkstoffgehalts) ist offensichtlich auf körpereigene Verstärkermechanismen zurückzuführen; diese Mechanismen sind wenig erforscht, es wurde für sie die Sammelbezeichnung Pseudoplazeboeffekte vorgeschlagen (Piechowiak 1981). Im folgenden soll stattdessen von psychodynamischen Wirkungen gesprochen werden.

Eine Teilursache psychodynamischer Wirkungen ist die Ausbildung bedingter Reflexe. Im Tierversuch ist die Ausbildung bedingter Reflexe an die Voraussetzung gebunden, daß das Tier ein pharmakodynamisch aktives Mittel wiederholt einnimmt.

Dazu ein Beispiel: Appliziert man Ratten Saccharin gemeinsam mit Cyclophosphamid, das immunsuppressiv wirkt, so entwickeln die Tiere rasch eine Aversion gegen Süßstoff; nach wenigen Tagen hat auch Saccharin allein eine immunsupressive Wirkung, die allerdings schwächer ist, als wenn Saccharin plus Cyclophosphamid gegeben wird (Ader u. Cohen 1975).

Was im Zusammenhang mit den Umstimmungsmitteln wichtig sein dürfte: Bedingte Reaktionen sind deutlicher ausgeprägt, wenn der bedingte Reiz mit einem sensorischen Duftreiz gekoppelt ist (vgl. Abb. 10.55). Viele, wenn nicht überhaupt die meisten pflanzlichen Arzneimittel zeichnen sich durch auffallenden Geruch und/oder Geschmack aus; die Geruchs- und Geschmacksstoffe dürften an der Ausbildung bedingter Reflexe beteiligt sein.

Anders als im Tierversuch lassen sich beim Menschen psychodynamische Effekte vielfach bereits bei der erstmaligen Anwendung beobachten. Die Konditionierung erfolgt beim Menschen in einer mehr allgemeinen Weise: durch die Vorerfahrung, daß die Einnahme von Medikamenten bestimmte gewünschte Effekte zur Folge hat. Hinzutreten kann eine psychische Bereitschaft, die durch Erfahrung der Mitmenschen, durch die zahlreichen Kräuterbücher und Gesundheitsberater sowie durch direkte Werbung gefördert wird (nach Scheler 1980, S. 694).

Literatur (zu 10.4)

Ader R, Cohen N (1975) Behaviorally conditioned immunsuppression. Psychosom Med 37:333–336
Alexander M, Raettig H (1981) Infektionskrankheiten. Thieme, Stuttgart New York
Angermeier WF, Peters W (1973) Bedingte Reaktionen. Springer, Berlin Heidelberg New York
Aszalos A (1981) Immunostimulators of microbial origin. In: Azalos A (ed) Antitumor compounds of natural origin – chemistry and biochemistry, vol 1. CRC Press, Boca Raton, pp 155–190
Bagshaw KD (1973) Fundamental approaches to cancer chemotherapy-immunotherapy. Karger, Basel (Pharmacology and the future of man. Proc 5th Int. Congr. Pharmacology San Francisco, vol 3, pp 469–478)
Becker H (1982) Gegen Schlangenbiß und Grippe. Verwendung und Inhaltsstoffe von Echinacea angustifolia und Echinacea purpurea. Dtsch Apoth Ztg 122:2320–2323
Bloksma N, Schmiermann P, de Reuver M, Willers J (1982) Stimulation of humoral and cellular immunity by viscum-preparations. Planta Med 45:221–227
Brüggemann W (1984) Aromatherapie. Kneipp-Informationsdienst 14(2):1–3
Buchbauer G, Hafner M (1985) Aromatherapie. Pharmazie in unserer Zeit 14:8–18
Büsing KH (1952) Hyaluronidasehemmung durch Echinacin. Arzneimittelforsch (Drug Res) 2:467–469
Choné B, Manidakis G (1969) Echinacin-Test zur Leukozytenprovokation bei effektiver Strahlentherapie. Dtsch Med Wochenschr 94:1406–1410
Clauser G (1971) Vegetative Störungen und klinische Psychotherapie. In: Kühn HA (Hrsg) Innere Medizin, Bd 2. Springer, Berlin Heidelberg New York, S 507–566
Delaveau P, Lablouette P, Tessier AM (1980) Drogues végétales stimulant l'activité phagocytaire de system réticulo-endothélial. Planta Med 40:49–54
Dinkelaker H, Kass KA (1982) Die Mistel in der Therapie. Haug, Heidelberg
Djonlagič H, Feiereis H (1975) Leukopoese und alkalische Leukozytenphosphatase im Echinacea-Test bei Colitis ulcerosa. Z Gastroenterol 13:19–22
Drews J (1980) Möglichkeiten der Immunstimulation. Sandorama 3:12–15
Drews J (1984) The experimental and clinical use of immune-modulating drugs in the prophylaxis and treatment of infections. Infection 12:157–165
Eichholtz F (1942) Lehrbuch der Pharmakologie, 2. Aufl. Springer, Berlin, S 111
Fitzpatrick FW, DiCarlo FJ (1964) Zymosan. Ann NY Acad Sci 118:235–160
Friedmann RM, Cooper HL (1967) Proc Soc exp Biol Med 125:901–905
Hadden JW, Delmonte L, Oettgen HF (1977) Mechanisms of immunopotentiation. In: Hadden J, Coffey WRG, Soreafico F (eds) Comprehensive Immunology. 3. Plenum Medical, New York London, pp 279–313
Hänsel R (1984) Traditionelle Reizkörpertherapie, gesehen als Immunstimulation. Dtsch Apoth Ztg 124:54–59
Hänsel R (1985) Immunstimulantien. Dtsch Apoth Ztg 125:155–161
Jäger L (1983) Beeinflussung der immunologischen Reaktionsfähigkeit (Immunstimulation und Immunsuppression). In: Jäger L (Hrsg) Klinische Immunologie und Allergologie, Bd 1, 2. Aufl. S 207–136
Karsten H (1976) Der Einfluß der Duft-Farb-Ton-Therapie bei psychosomatischen Erkrankungen. Haug, Heidelberg
Koch FE, Uebel H (1953) Experimentelle Untersuchungen über den Einfluß von Echinacea purpu-

rea auf das Hypophysen-Nebennierenrinden-System. Arzneimittelforsch (Drug Res) 3:133–137
Koch FE, Uebel H (1954) Experimentelle Untersuchungen über die lokale Beeinflussung der Geweberesistenz gegen Streptokokkeninfektion durch Cortison und Echinacin. Arzneimittelforsch (Drug Res) 2:467–469
Kuhn O (1953) Echinacin und Phagocytenreaktion. Arzneimittelforsch (Drug Res) 3:194–200
Leeser O (1973) Lehrbuch der Homöopathie. Spezieller Teil. B/T: Pflanzliche Arzneistoffe. Haug, Heidelberg, S 498–505 (Phytolacca)
Leiber B (1985) Krankheit contra Krankheit: Ein natürliches Therapieprinzip? Physis, Naturwiss Med H 3:20–29
Lemperle G, Reichelt M (1973) Der Lipofundin-Clearance-Test. Med Klin 68:48–52
Lewis WH, Elvin-Lewis MPF (1977) Medical botany. Plants affecting man's health. Wiley, New York, pp 99–100
Lindequist U, Teuscher E (1985) Pflanzliche und mikrobielle Wirkstoffe als Immunstimulatoren. Pharmazie 40:10–16
Louis JA, Lambert P (1980) Lipopolysaccharides. From immunostimulation to autoimmunity. In: Chedid L, Miescher PA, Mueller-Eberhard HJ (eds) Immunostimulation. Springer, Berlin Heidelberg New York, pp 59–72
Luther P, Becker H (1987) Die Mistel: Botanik, Lektine, medizinische Anwendung, Springer, Berlin Heidelberg New York
Mansell PWA, Rowden G, Hammer C (1978) Clinical experiences with the use of glucan. In: Chirios MA (ed) Immune modulation and control of neoplasia by adjuvant therapy. Raven press, New York, pp 255–280
Mayr A (1983) Paramunologie, eine neue Perspektive für die Medizin? Sandorama 1:9–12
Mayr A, Raettig H, Stickl H, Alexander M (1979) Paramunität, Paramunisierung, Paramunitätsinducer. Fortschr Med 97:1159–1165
Meyer-Camberg E (1977) Das praktische Lexikon der Naturheilkunde. Mosaik, München
Meyer-Rohn J (1983) Steigerung der Phagozytose durch unspezifische Reizkörper. Fortschr Med 101:824–827
Müller-Dietz H, Kraus E-M, Rintelen K (1965) Echinacea purpurea. In: Arzneipflanzen in der Sowjetunion, 3. Lieferung. Osteuropa-Institut, Berlin, S 10–11
Neuburger M (1926) Die Lehre von der Heilkraft der Natur im Wandel der Zeiten. Enke, Stuttgart
Opferkuch W, Cullmann W (1983) Komplementsystem. In: Vorlaender KO (Hrsg) Immunologie, 2. Aufl. Thieme, Stuttgart New York, S 72–92
Orinda D, Diedrich J, Wacker A (1973) Antivirale Aktivität von Inhaltsstoffen der Composite Echinacea purpurea. Arzneimittelforsch (Drug Res) 23:1119–1120

Paris RR, Moyse H (1967) Précise de matière médicale, vol II. Masson, Paris
Piechowiak H (1981) Die namenlose Pille. Über Wirkungen und Nebenwirkungen im therapeutischen Umgang mit Placebo-Präparaten. Schweiz Med Wochenschr 111:1222–1232
Pientl A, Rummel-Pitlik F (1984) Hefe – ein vielseitiges Lebens- und Heilmittel. Apotheker J Heft 6:66–71
Piertkin R (1955) Wirkungen von Pharmaka auf die Nebennierenrinde und die Überlebenszeit nach Epinephrektomie. In: Nowakowski H (Hrsg) Stoffwechselwirkungen. Springer, Berlin Göttingen Heidelberg, S 183–186
Proksch A (1982) Über ein immunstimulierendes Wirkprinzip aus Echinacea purpurea (L.) Moench. Dissertation, München
Raettig H (1982) Paramunität nach oraler Antigenapplikation. Fortschr Med 100:792–794
Raettig H (1983) Die lokale Immunisierung mit inaktivierten Mikroorganismen. Zwanzig Jahre Forschungsarbeit im Robert-Koch-Institut. Bundesgesundheitsbl 26:263–276
Rageti HWJ (1976) The mode of action of natural plant virus inhibitors. In: Smith H (ed) Commentary in plant science. Pergamon, Oxford, pp 235–248
Resch K, Gemsa D (1983) Immunsystem. In: Vorlaender KO (Hrsg) Immunologie. Thieme, Stuttgart New York, S 1–42
Ritter U (1982) Naturheilweisen. Sonntag, Regensburg
Roseburg B, Fikentscher R (1977) Klinische Olfaktologie und Gustologie. In: Hermann A, Jakobi H (Hrsg) Hals-Nasen-Ohrenheilkunde, zwanglose Schriftenreihe. Barth, Leipzig
Scheler W (1980) Die Wertung pharmakologischer Wirkungen. In: Scheler W (Hrsg) Grundlagen der Pharmakologie. Fischer, Stuttgart New York, S 678–702
Schmidt C (1977) Unspezifische Steigerung der Phagozytoseaktivitäten von Peritonealmakrophagen nach oraler Gabe verschiedener Hefepräparationen. Dissertation, Freie Universität Berlin
Schonecke W, Herrmann JM (1981) Das funktionelle kardiovaskuläre Syndrom. In: Uexküll T von (Hrsg) Lehrbuch der Psychosomatischen Medizin, 2. Aufl. Urban & Schwarzenberg, München Wien Baltimore, S 464–475
Schultz RM, Papmatheakis JD, Chirigos MA (1978) Tumoricidal effect in vitro of peritoneal macrophages from mice treated with glucan. In: Chirigos MA (ed) Immune modulations and control of neoplasia by adjuvant therapy. Raven, New York, pp 241–248
Shaaban AH, Ahmed ZF (1959) A new spermatocidal principle from Phytolacca americana. Gaz Egypt Soc Gynaecol Obstet 9:27–34
Sinai Y, Kaplun A, Hai Y, Halperin B (1974) Enhancement of resistance to infections disease by

oral administration of brewer's yeast. Infection Immunology 9:781–787 (1974)
Sinai Y, Kaplun A, Hai Y, Halperin B (1974) Enhancement of resistance to infections diseases by oral administration to brewer's yeast. Infection Immunology 9:33–38
Soham J (1985) Specific safety problems of inapprobiate immune responses to immunostimulating agents. Trends Pharmacol Sci 6:178–182
Sorg C (1977) Unspezifische Verstärkerreaktion der Mediatoren zellulärer Immunität. Z Immunforsch Exp Klin Immunol [Suppl.] 2:64–71
Türck M, Schultz JE (1981) Immunstimulanzien. Pharmazie in unserer Zeit 10:33–40
Tyler VE (1982) The honest herbal. Stickley, Philadelphia
Tympner KD (1981) Der immunologische Wirkungsnachweis von Pflanzenextrakten. Z Angew Phytother 2:181–184
Uexküll T von (1952) Untersuchungen über das Phänomen der „Stimmung" mit einer Analyse der Nausea nach Apomorphingaben verschiedener Größe. Z Klin Med 149:132–210
Vester F (1977) Über die kanzerostatischen und immunogenen Eigenschaften von Mistelproteinen. Krebsgeschehen 5:106–114
Wacker A (1981) Interferon induzierende Arzneimittel. Naturwissenschaften 68:334
Wacker A, Hilbig W (1978) Virushemmung mit Echinacea purpurea. Planta Med 33:89–102
Wahn U (1985) Sind Immunstimulanzien sinnvoll? Arzneiverord Praxis 4:43–45
Waksman BH (1980) Adjuvants and immune regulation by lymphoid cells. Springer, Semin Immunopathol 2:5
Waxdal MJ, Basham TY (1974) B and T cell stimulatory activities of multiple mitogens from poke weed. Nature 251:163–164
Woods SC, Makous W, Hutton RA (1969) Temporal parameters of conditional hypoglycemia. J Comp Physiol Psychol 69:301–307
Zimmermann W (1982) Unspezifische Umstimmungs- und Reiztherapie. In: consilium cedip, Naturheilwesen, Handbuch für Diagnose und Therapie. Cedip, München

10.5 Drogen, die schlafanstoßend wirken können*

10.5.1 Pflanzliche Sedativa als Arzneistoffe und als Bestandteile von Kombinationspräparaten

Zahlreiche Stoffe pflanzlicher Herkunft zeigen im Tierversuch nach peroraler oder par-

———
* Literatur s. S. 674

enteraler Applikation dämpfende Wirkung auf das Zentralnervensystem. Viele ätherische Öle – Melissenöl, Lavendelöl, Pfefferminzöl, Baldrianöl – zeichnen sich z. B. dadurch aus, daß sie in kleinen Dosen mehr oder weniger stark erregend, in größeren und toxischen Dosen aber lähmend wirken. Aus einer bei hohen Dosen beobachtbaren sedierenden Wirkung des Lavendelöls auf die „sedierende" Wirkung eines Lavendelblüteninfuses schließen zu wollen, ist deshalb ganz falsch, da im Infus die systemisch wirksame Dosis um mehrere Zehnerpotenzen unterschritten wird. Die schlafinduzierende Wirkung des Lavendelöls beim Menschen kann folglich nicht durch eine direkte narkotische Wirkung auf das Zentralnervensystem zustande kommen: Zu ihrer Erklärung müssen andere Phänomene herangezogen werden, u. a. beispielsweise die Lehre von den bedingten Reflexen (vgl. 10.4.4.3). Wenn bei der Anwendung eines Arzneimittels, dessen Wirksamkeit der Intensität nach wesentlich stärker ist als von der pharmakologischen Wirkung her – der relativ geringen Substanzmenge wegen – zu erwarten wäre, subsummiert der Pharmakologe dieses Arzneimittel unter die „Beinahe-Plazebos" (vgl. dazu Piechowiak 1981; Habermann u. Löffler 1979).

Die nachfolgenden Darlegungen über Wirkung und Anwendung schlafanstoßender Mittel (10.5.2–10.5.9) haben jeweils die entsprechende Droge als Arzneistoff im Auge, der in einer wirksamen Dosierung angeboten wird. Die auf dem Arzneimittelmarkt real angebotenen Fertigarzneimittel sind überwiegend Kombinationen aus mehreren, oft sehr vielen Einzelkomponenten. Eine pharmakodynamisch wirksame Konzentration wird in der Regel nicht erreicht, so daß diese Präparate in der Regel auch „Beinahe-Plazebos" sein dürften. Diese Aussage spricht keineswegs gegen ihre therapeutische Anwendung; nicht zuletzt liegt ihr therapeutischer Nutzen darin, daß damit viele Patienten vom Psychopharmakamißbrauch abgehalten werden. Unwissenschaftlich ist nicht die Anwendung, sondern die Begründung.

10.5.2 Piper-methysticum-Rhizom

Herkunft. Das *Piper-methysticum*-Rhizom, auch als Kawa-Kawa oder Kawarhizom bezeichnet, ist das getrocknete Rhizom des

Rauschpfeffers, *Piper methysticum* FORSTER (Familie: *Piperaceae*). Die Stammpflanze ist ein strauchartiges, 2–3 m hoch werdendes Gewächs; der Stamm ist knotig, die Blätter breitoval bis herzförmig. Beheimatet ist der Rauschpfeffer auf der Inselwelt des Südpazifik, insbesondere in Polynesien.

Sensorische Eigenschaften. Geruch: schwach aromatisch mit erdiger Note. Geschmack: zuerst süßlich, dann brennend und beim Kauen die Zungenspitze anästhesierend.

Volkstümliche Anwendung. Die Polynesier zerschneiden die möglichst frische Droge zunächst in kleine Würfel, die weiter zerkleinert werden: ursprünglich durch Zerkauen, jetzt durch Zerstoßen im Mörser. Das eigentliche Getränk – eine graue, trübe, seifenartig schmeckende Flüssigkeit – stellt im pharmazeutischen Sinne ein Kaltwassermazerat dar. Die Berichte über die Wirkungen des Getränks sind widersprüchlich: die Wirkung sei leicht erfrischend, oder es sei nichts Auffallendes bemerkbar, oder es sei eine wohltuende Entspannung zu spüren. Möglicherweise spielen Dosierung und unterschiedliche Wirkstoffgehalte eine Rolle.

Inhaltsstoffe

- Ätherisches Öl (geringe Mengen);
- Kawapyrone, darunter Kawain (1–2%), Dihydrokawain (Synonym: Marindinin; 0,6–1,0%); Methysticin (1,2–2,0%) und Dihydromethysticin (0,5–0,8%) (vgl. Abb. 10.56);
- Flavonoide, und zwar Chalkone und Flavanone, darunter Flavokawin A;
- Stärke (reichlich).

Analytische Kennzeichnung

Prüfung auf Identität: Etwas Drogenpulver mit Ethanol (96%ig) extrahieren; Extraktrückstand gibt beim Tüpfeln mit konzentrierter Schwefelsäure violette Lösung (Farbreaktion auf Methysticin und Dihydromethysticin).
Gehaltsbestimmung: HPLC (Si-100-Säule; Dioxan-Hexan 18+82; 3,4-Dimethoxybenzaldehyd als innerer Standard) (nach Hänsel u. Lazar 1985).

Verwendung. Zur Herstellung eines *Piper-methysticum*-Rhizomextrakts, der als Bestandteil pflanzlicher Sedativa verwendet wird.

Hinweise zur Pharmakokinetik und Bioverfügbarkeit. Kawain und Dihydrokawain werden als lipoidlösliche Verbindungen aus dem Gastrointestinaltrakt der Versuchstiere innerhalb von 10–15 min annähernd quantitativ resorbiert und innerhalb von 45–60 min weitgehend eliminiert. Methysticin und Dihydromethysticin werden langsamer resorbiert – der maximale Blutplasmaspiegel wird nach 45 min erreicht – und auch langsam eliminiert (Kretzschmar u. Teschendorf 1974). Wegen der sehr geringen Löslichkeit der Kawapyrone in Wasser besteht eine wesentliche Voraussetzung für ihre Absorption darin, daß sie kolloidal gelöst oder zumindest feinst verteilt angeboten werden.

Bei der Ratte wurde die Metabolisierung näher studiert. Wesentlich ist, daß der Laktonring hydrolytisch aufgespalten wird und daß die C_7-Seitenkette durch β-Oxidation bis zur Benzoesäure abgebaut wird (Scheline 1978).

Wirkungen

- In Dosen von 10 mg/kg KG wirken die Kawapyrone bei der Maus antagonistisch gegen experimentell hervorgerufene Krämpfe (Strychninkrampf, Pentatetrazolkrampf, Elektroschock).
- Sie bewirken mit steigender Dosierung zunehmende zentralnervöse Lähmungserscheinungen: Bei niedriger Dosierung kommt es nach einer motorischen Inaktivierung und Erschlaffung der Skelettmuskulatur zum Typ einer aufsteigenden Lähmung, wie sie auch bei den synthetischen, zentral wirksamen Muskelrelaxanzien vom Mephenesintyp gefunden wird.
- Untersuchungen der hirnelektrischen Aktivität: Mittlere muskelrelaxierende Dosen (20 mg/kg KG i. v.) vermehren ähnlich wie Sedativahypnotika die Spindeltätigkeiten sowie die Schwelle für die EEG-Weckreaktion.
- Sie verringern die Erregbarkeit des limbischen Systems, was als Ausdruck einer Dämpfung der emotionalen Erregbarkeit und einer Steigerung der Stimmungslage gilt (Kretzschmar u. Teschendorf 1974).

Anwendungsgebiete. Das den Benzodiazepinen vergleichbare Wirkungsprofil der Kawapyrone macht ähnliche Anwendungsgebiete verständlich: zur Entspannung bei Zuständen von Nervosität und Überreizung; schlafindu-

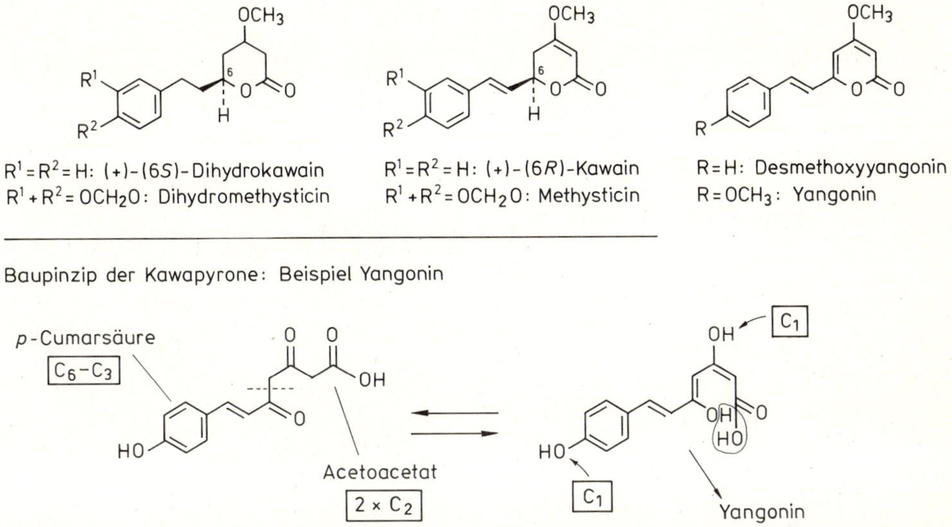

10.5 Drogen, die schlafanstoßend wirken können

$R^1=R^2=H$: (+)-(6S)-Dihydrokawain
$R^1+R^2=OCH_2O$: Dihydromethysticin

$R^1=R^2=H$: (+)-(6R)-Kawain
$R^1+R^2=OCH_2O$: Methysticin

$R=H$: Desmethoxyyangonin
$R=OCH_3$: Yangonin

Baupinzip der Kawapyrone: Beispiel Yangonin

p-Cumarsäure C_6-C_3

Acetoacetat $2 \times C_2$

Yangonin

Abb. 10.56. Im sog. Kawarhizom, dem Rhizom von *Piper methysticum*, kommen mehrere monozyklische Pyrone vor, die in Position C-4 durch eine Methoxyl- und in Positionen C-6 durch eine Styryl- oder Phenylethylgruppe substituiert sind. Das Zentrum an C-6 ist chiral mit den angegebenen Absolutkonfigurationen. Dem biosynthetischen Aufbau nach handelt es sich um Zimtsäuren, die um eine C_4-Kette verlängert sind. Die enolische Gruppe an C-4 ist stets methyliert

zierend bei Einschlafschwierigkeiten infolge geistiger oder körperlicher Überanstrengung.

Dosierung. 1 g Droge bzw. 1 g Fluidextrakt entsprechend 50–70 mg Gesamtpyrone 2- bis 3mal täglich.

Unerwünschte Wirkungen. Die Wirkung von Alkohol, von Barbituraten und Psychopharmaka kann verstärkt werden. Exzessiver Gebrauch von Kawatee (Dosis nicht angegeben), 5- bis 6mal täglich über einen Zeitraum von 6 Monaten getrunken führte zu Ataxie, Appetitlosigkeit, Diarrhö sowie zu Hautläsionen; auch war die Haut möglicherweise infolge Ablagerung von gelb gefärbten Yangoninen in die Keratinschicht gelblich verfärbt. Nach Absetzen des Tees verschwanden diese Symptome weitgehend (Siegel, J. Am. Med. Ass. 236, 437, 1976).

10.5.3 Piscidiawurzelrinde

Herkunft. Die Piscidiawurzelrinde stammt von *Piscidia piscipula* L. (Familie: *Fabaceae = Papilionaceae*), einem 6–8 m hohen Baum, der im tropischen Amerika, in Florida und Mexiko sowie auf den westindischen Inseln vorkommt. Verwendet wird nur die Wurzelrinde, nicht die glatte, helle Rinde des Stammes.

Volksmedizin. Piscidiawurzelrinde wird auf Jamaika und in Mexiko als Schlafmittel und als Analgetikum verwendet; auch gilt sie als Mittel, um Geisteskranke zu beruhigen.

Sensorische Eigenschaften. Geruch: schwach; etwas an Opium erinnernd. Geschmack: bitter und beißend.

Inhaltsstoffe. Nur die Isoflavonfraktion ist hinreichend gut untersucht, und zwar kommen isoprensubstituierte Isoflavone vor, darunter Jamaicin und Ichthynon, ferner Isoflavone vom Rotenontyp (Chromanochromanone), darunter das Rotenon selbst neben Milleton und Isomilleton.

Verwendung. Zur Herstellung eines Fluidextrakts und einer Tinktur; selten als Tee oder als Bestandteil von fertigen Teemischungen.

Wirkung und Anwendungsgebiete. Es liegen nur ältere pharmakologische Untersuchungen vor. Danach wirken Extrakte auf den isolierten Meerschweinchenuterus papaverinartig. Prämedikation schützt Versuchstiere vor Bronchospasmen, welche durch Histamin oder Azetylcholin provoziert werden können.

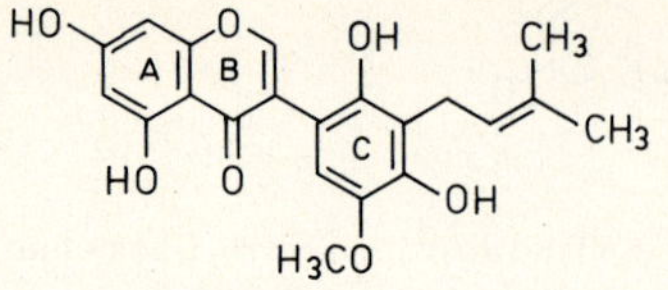

Piscerythron; $C_{21}H_{20}O_7$

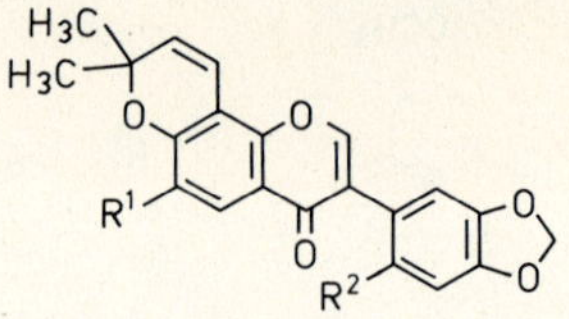

R^1	R^2	
OCH_3	OCH_3	Ichthynon
H	OCH_3	Jamaicin; $C_{22}H_{18}O_6$

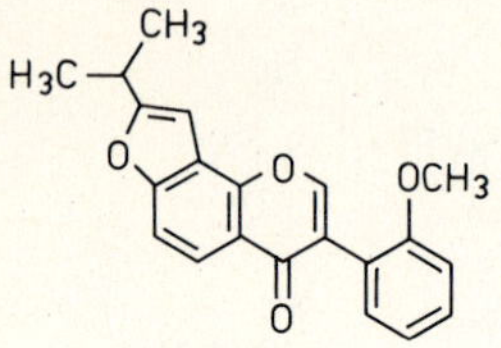

Muneton; $C_{21}H_{18}O_4$

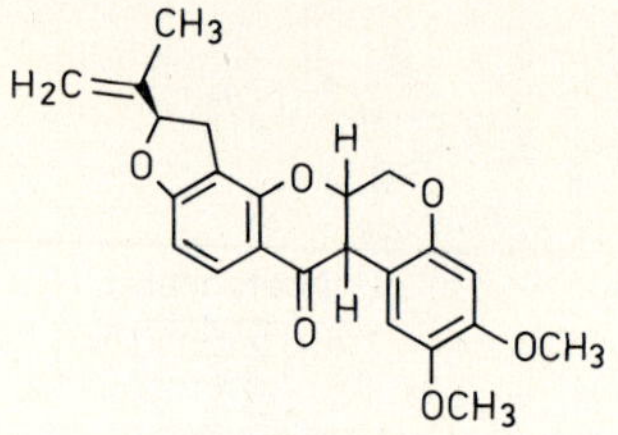

(−)-Rotenon; $C_{23}H_{22}O_6$

Zur biosynthetischen Einordnung des Rotenons

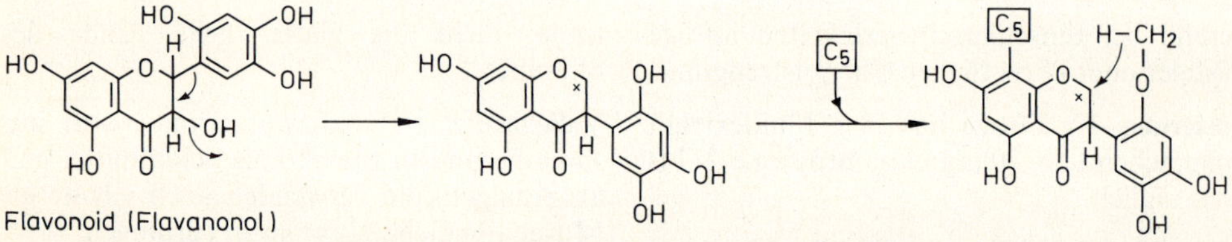

Flavonoid (Flavanonol)

Abb. 10.57. Die *Piscidia*rinde enthält als charakteristische Inhaltsstoffe Isoflavone, die in unterschiedlicher Weise substituiert sind. Im Piscerythron ist der C-Ring C_5-substituiert, in den übrigen Isoflavonen hingegen der A-Ring, und zwar zum Pyranochromon (Jamaicin) oder zum Furanochromon (Muneton) geschlossen. Im Rotenon liegt das Vierringsystem der Chromanochromone vor; der vierte Ring bildet sich durch den Einbau einer C_1-Einheit, indem das orthoständige Methoxyl des Ringes C eine Brücke zum Ring B ausbildet. Die Isoflavonoide entstehen durch Arylwanderung aus Flavonoiden, wahrscheinlich aus 3-Hydroxyflavanonen (= Flavanonolen) als Vorstufe

Die Anwendung gegen Einschlafstörungen ist bisher pharmakologisch nicht begründet.

Anwendungsgebiete. Einschlafstörungen, Neuralgien, Dysmenorrhö (nach British Herbal Pharmacopoeia 1983).

Dosierung. Einnahme 1,0–2,0 g als Dekokt; Fluidextrakt (1:1) 1- bis 2 ml; bis zu 3mal täglich.

Hinweis: Rotenon, ein Bestandteil der Isoflavonfraktion der Piscidiawurzel, ist ein bekanntes Insektizid. Auch ist es, örtlich angewandt, beim Menschen gegen Läuse, Skabies und andere Ektoparasiten wirksam. Der Wirkungsmechanismus ist bekannt: Rotenon ist ein Inhibitor der Atmungskette, und zwar interferiert es mit der NADH-Dehydrogenase. Rotenon und verwandte Stoffe wirken außerdem als Fischgifte; sie hemmen die Sauerstoffaufnahme durch Schädigung des Kiemenepithels.

Unerwünschte Wirkungen. Nach Überdosierung wurde Erbrechen, Speichelfluß, Schweißausbruch, auch Benommensein und Zittern beobachtet. Mit lokalen Reizerscheinungen sollte man bei Überempfindlichkeit rechnen, zumindest liegen für das Rotenon entsprechende Beobachtungen vor (Gilman et al. 1980).

10.5 Drogen, die schlafanstoßend wirken können

Aporphintyp-Alkaloide

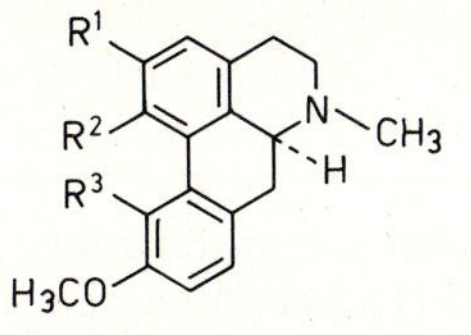

R¹	R²	R³	
OCH$_3$	OH	OCH$_3$	(+)-Corydin
OCH$_3$	OH	OH	(+)-Corytuberin
OCH$_2$O		OH	(+)-Bulbocapnin

Zum Vergleich:

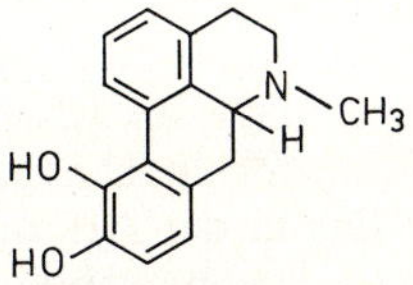

(−)-Apomorphin; C$_{17}$H$_{17}$NO$_2$
Bauplan, vergl. Abb. 8.17

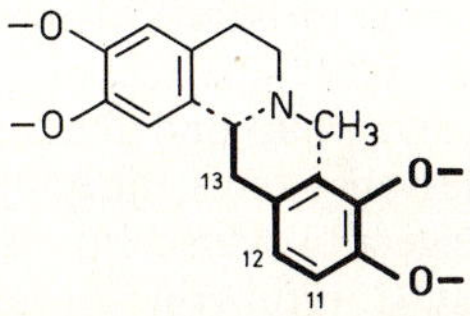

Berberintyp-Alkaloide

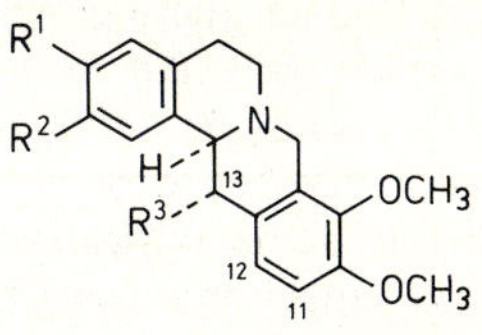

R¹	R²	R³	
OCH$_3$	OCH$_3$	H	Tetrahydropalmatin
OCH$_3$	OCH$_3$	CH$_3$	(−)-Corydalin
OCH$_2$O		H	(−)-Canadin

Bauplan der Berberintyp-Alkaloide:

Dopamin + C$_6$–C$_2$ + C$_1$

Abb. 10.58. Die Alkaloide der *Corydalis*-Arten gehören 3 Alkaloidtypen an, dem Aporphin-, dem Berberin- und dem Protopintyp. Hauptalkaloide sind Bulbocapnin (Aporphintyp) und Corydalin (Berberintyp). Zum Aufbau der Protoberberinalkaloide vgl. 8.3.3.4. Das Corydalin ist, im Unterschied zu den Begleitalkaloiden Canadin und Tetrahydropalmitin, eine Variante der Berberintypalkaloide insofern, als es am C-13 eine „Extra"-Methylgruppe trägt, so daß es eigentlich ein Homoberberin darstellt. Das Apomorphin, von dem die Aporphinalkaloide ihre Gruppenbezeichnung herleiten, ist kein Naturstoff, sondern ein aus Morphin erhältliches partialsynthetisches Alkaloid (vgl. dazu 8.3.4)

10.5.4 Corydalisknollen

Herkunft. Die Droge besteht aus den getrockneten unterirdischen Wurzelknollen von *Corydalis cava* (L) SCHWEIGG. et KOERTE, dem hohlen Lerchensporn, oder von C. SOLIDA (L.) CLAIRV., dem gefingerten Lerchensporn. Beide Arten sind ausdauernde, krautige, 15–30 cm hohe Pflanzen mit tief gespaltenen, fast blaugrünen Blättern und einer endständigen Blütentraube mit roten, rosa oder weißen Blüten. Verwandt mit der bekannten Zierpflanze *Dicentra spectabilis* (L.) LEM. (tränendes Herz). Die Corydalisarten gehören zur Familie der *Fumariaceae*, bei der es sich nach anderen Botanikern lediglich um eine Unterfamilie *Fumaroideae* der *Papaveraceae* handelt.

Sensorische Eigenschaften. Geruchlos; Geschmack bitter.

Inhaltsstoffe. Neben den üblichen Speicherstoffen zahlreiche Alkaloide, deren Menge (etwa 3%) und Mischungsverhältnis sortenabhängig unterschiedlich ist. Charakteristisch ist in jedem Fall das Vorkommen von Blubocapnin und Corydalin (vgl. Abb. 10.58).

Analytische Kennzeichnung. Anreicherung der Alkaloide und DC (Kap. 8.1.4.2 und 8.1.5.2); Nachweis mit Iodplatinatreagenz oder durch Eigenfluoreszenz (Baerheim-Svendsen u. Verpoorte 1983).

Anwendung. Zur Herstellung eines Extrakts, der in subtoxischen und wahrscheinlich auch pharmakodynamisch wenig wirksamen Dosen zu Kombinationspräparaten weiter verarbeitet wird.

Wirkungen und Anwendungsgebiete. Bei der Prüfung von Bulbocapnin, Canadin und Corydalin als Reinsubstanzen konnten sedativ-hypnotische Wirkungen nachgewiesen werden (Hauschild 1956; weitere Literatur bei Nahrstedt 1985). Ohne Beachtung der bei Alkaloiden zutreffenden Dosis-Wirkungs-Beziehungen können diese experimentell-pharmakologischen Arbeiten nicht zur Begründung einer Wirksamkeit der Kombinationspräparate herangezogen werden, die derzeit hauptsächlich mit dem Wirkungshinweis „Tagessedativum" angeboten werden.

Dosierung. Einnahme 0,5–2,0 g des Fluidextrakts als maximale Tagesdosis (keine Angabe über den Alkaloidgehalt).

Hinweis. Als Teedroge nicht geeignet. Bei Überdosierung und/oder bei Langzeitanwendung ist mit Vergiftungserscheinungen zu rechnen. Bulbocapnin hemmt die willkürlichen und reflektorischen Muskelbewegungen, man hat es daher als Reinstoff eine Zeitlang bei *Paralysis agitans* und anderen Erkrankungen des Nervensystems, die mit Hyperkinesien und gesteigertem Muskeltonus einhergehen, angewandt. Corytuberin führte bei Versuchstieren zu tonischen Krämpfen, zu gesteigerter Speichelsekretion, zu Erbrechen, Verlangsamung des Herzschlags und Tod durch Atemstillstand.

10.5.5 Baldrian und Valepotriate

Unter der Deklaration „Baldrian" werden auf dem Arzneimittelmarkt sehr unterschiedliche Präparate angeboten, die in der chemischen Zusammensetzung nicht miteinander vergleichbar sind. Um zwei Grenzfälle zu charakterisieren: Der mit Wasser hergestellte Trokkenextrakt (*Extr. Valerianae aquosum*) enthält nur die polaren Extraktivstoffe der *Valeriana-officinales*-Wurzel, d.h. hauptsächlich die Reservestoffe der Droge (Zucker); das mit Lipoidlösungsmittel aus bestimmten nichtoffizinellen *Valeriana*-Arten hergestellte Baldrianöl enthält die lipophilen Extraktivstoffe, insbesondere die Valepotriate. Hinzu kommt, daß die Dosierung der Fertigarzneimittel innerhalb weiter Grenzen schwankt. Es ist bei dieser Sachlage eigentlich erstaunlich, daß sich alle Typen von Baldrianpräparaten bei der klinischen Prüfung als gleichermaßen wirksam erweisen.

10.5.5.1 Valeriana-officinalis-Wurzel

Herkunft. Baldrianwurzel besteht aus den unterirdischen Organen – Wurzelstock, Wurzeln und Ausläufern – von *Valeriana officinalis* L. (*sensu latiore*).

Valeriana officinalis ist ein mehrjähriges Kraut aus der Familie der *Valerianaceae*. Von einem kurzen, vertikalen Rhizom entspringen nach allen Richtungen zahlreiche Faserwurzeln. Im Frühjahr entwickelt sich zunächst eine Rosette grundständiger, unpaarig gefiederter Laubblätter, im Sommer dann Stengel, deren Nodien dekussierte, unpaarig gefiederte Laubblätter tragen; die hellrosa, seltener weißen Blüten sind zu rispigen Trugdolden vereinigt. Die kleine Einzelblüte besteht aus der fünfzähligen, leicht asymmetrischen Krone, 3 Staub- und Fruchtblättern, wovon aber nur eines fertil ist.

Die Ph. Eur. faßt *Valeriana officinalis* als Sammelart auf; darauf weisen die Buchstaben s. l. (*sensu latiore*) hin. Dies hat folgenden Hintergrund: Die in der Art zusammengefaßten Populationen sind morphologisch und zytologisch ziemlich unterschiedlich, so daß man mehrere Kleinarten unterscheidet: *Valeriana sambucifolia, V. procurrens, V. collina, V. exaltata* und *V. pratensis*. Maßgeblich für diese Untergliederung sind Verbreitungsgebiet, Ansprüche an Boden und Klima, morphologische Merkmale wie Wuchshöhe, Anzahl der Fiederblättchen pro Blatt sowie Frucht- und Blütengröße; ferner zytologische Merkmale: als oktoploid erwiesen sich *V. sambucifolia* und *V. procurrens* ($2n = 56$), als tetraploid *V. collina* ($2n = 28$), als diploid *V. exaltata*.

Nach Beschreibung der Ph. Eur. darf *Valerianae radix* unterirdische Ausläufer enthalten. Auch in der Fähigkeit, Ausläufer zu bilden, zeigt sich die große Variabilität der Sammelart: *V. procurrens* besitzt sowohl ober- als auch unterirdische Ausläufer, und *V. exaltata* erweist sich als ausläuferlos.

In Mittel- und Westeuropa werden zur Zeit hauptsächlich *V. procurrens* und *V. sambucifolia*, letztere vor allem in Frankreich kultiviert. Das ursprüngliche Verbreitungsareal von *V. sambucifolia* reicht von der bayerischen Hochebene über die Sudeten, das Karpatengebiet, Sachsen, die Länder um die Ostsee bis nach Nordnorwegen und Lappland. *Valeriana procurrens* nimmt von allen Valerianakleinarten das westlichste Verbreitungsareal ein: Spanien, Frankreich, die britischen Inseln und das Rheingebiet. Überblickt man das Verbreitungsareal aller Kleinarten, dann läßt sich sagen, daß *V. officinalis* s. l. in Europa

10.5 Drogen, die schlafanstoßend wirken können

und in den klimatisch gemäßigten Teilen Asiens vorkommt.

So wichtig die Untergliederung der Sammelart *V. officinalis* auch sein mag, beispielsweise für den Züchter, pharmazeutisch hat sie so lange keine Relevanz, als sie nicht eindeutig mit signifikanten Unterschieden im Wirkstoffgehalt korreliert ist. Zwar liegen Angaben darüber vor, daß *V. sambucifolia* weniger wirksam sein soll, doch dürfte die Tatsache, daß diese Kleinart in Frankreich angebaut und verwendet wird, für ihre therapeutische Gleichwertigkeit sprechen.

Drogengewinnung. Die Apothekerware stammt zum größten Teil aus Kulturen, von denen für unser Gebiet die belgischen, die holländischen und die fränkischen am wichtigsten sind. Auch in anderen Länder (UdSSR, Japan, USA) wird Baldrian angebaut. Zur Ernte, die im Herbst oder auch im Frühjahr erfolgt, werden die Wurzelstöcke ausgepflügt, aufgelesen, gut abgeklopft und vom Kraut durch Abdrehen mit der Hand befreit. Die Rhizome schneidet man häufig der Länge nach in zwei Hälften: dadurch läßt sich die besonders auch im Rhizomkopf haftende Erde besser entfernen. An das mechanische Reinigen schließt sich ein Waschvorgang an, z. B. durch Abspritzen mit dem Schlauch oder in speziellen Anlagen. Alle diese Prozeduren müssen hinreichend intensiv erfolgen, um keinen zu hohen Anteil an mineralischer Substanz in die spätere Handelsware gelangen zu lassen (nach Ph. Eur. beträgt der zulässige Höchstgehalt an Sulfatasche 13,0%), jedoch darf das Erntegut nicht durch zu intensives Wässern ausgelaugt werden (die Droge muß nach Ph. Eur. noch mindestens 15% Extraktivstoffe enthalten). Das sich anschließende

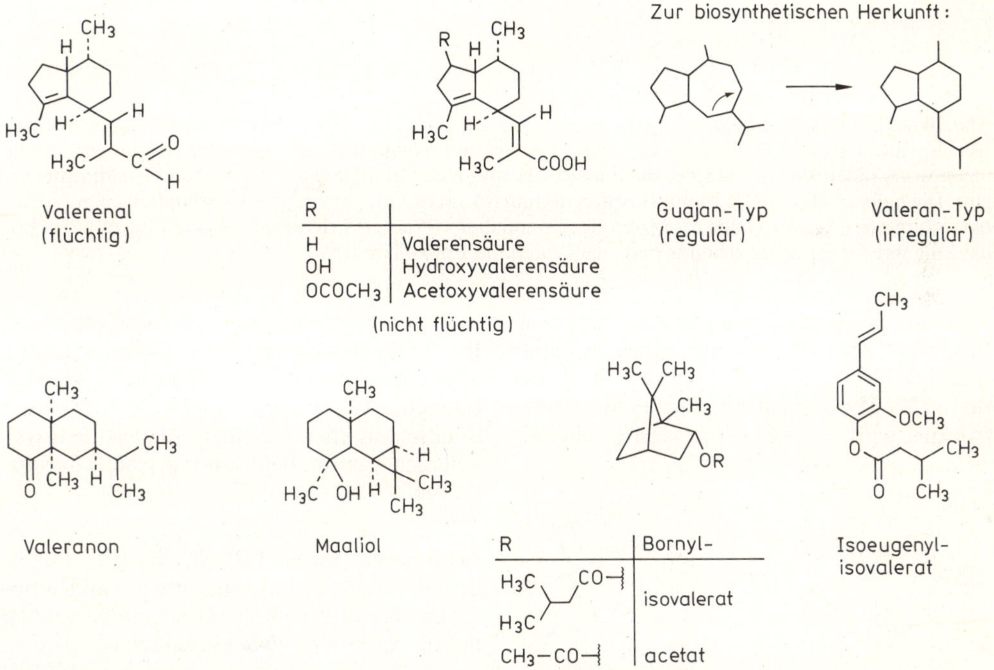

Zur biosynthetischen Herkunft:

	R	
	H	Valerensäure
	OH	Hydroxyvalerensäure
	OCOCH₃	Acetoxyvalerensäure

(nicht flüchtig)

Valerenal (flüchtig)

Guajan-Typ (regulär)   Valeran-Typ (irregulär)

Valeranon   Maaliol

R	Bornyl-	
H₃C–CH(CH₃)–CO–	isovalerat	
CH₃–CO–	acetat	

Isoeugenyl-isovalerat

Abb. 10.59. Einige lipophile Bestandteile von Valeriana-offizinalis-Wurzel, die von analytischem Interesse sind. Valerenal und die Valerensäuren kommen, soweit bisher bekannt, in allen Varietäten und Sorten des europäischen Baldrians vor (0,1–0,3%); die halbquantitative DC oder die quantitative HPLC dient zur Prüfung auf Identität. Valeranon kommt hingegen nur in bestimmten westeuropäischen Baldrianarten vor. Maaliol fehlt im europäischen Baldrian, kommt hingegen im japanischen Baldrian, *Valeriana officinalis* var. *angustifolia* MIQ. (Kessowurzel) vor; Isoeugenolylisovalerat ist wiederum ein Stoff, der für den offizinellen Baldrian kennzeichnend ist. Die beiden Bornylester werden im europäischen und im japanischen Baldrian angetroffen. Borneol liegt in der rechtsdrehenden (1*R-endo*)-Konfiguration vor. (+)-(1*R-endo*)-Isovaleriansäureester ist bei Raumtemperatur eine ölige Flüssigkeit mit dem typischen, unangenehmen Geruch der Baldriandroge; der Geschmack ist kampferähnlich

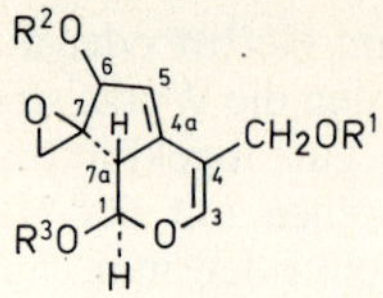

668　10 Sondergebiete. Arzneistoffe, die vorwiegend als Extrakt angewendet werden

	R^1	R^2	R^3
Valtrat (1)	Ac	I.V.	I.V.
Isovaltrat (2)	I.V.	Ac	I.V.
Acevaltrat (3)	Ac	3-Acetoxy-I.V.	I.V.

Didrovaltrat = 4a, 5-Dihydro-**1**

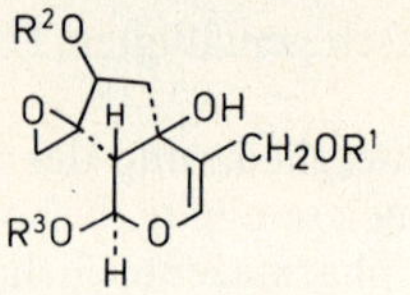

Erklärung der Abkürzungen:

Ac = Acetyl　　CH_3-CO-

I.V. = Isovaleryl

3-Acetoxy-I.V.

2-Isovaleroxy-I.V.

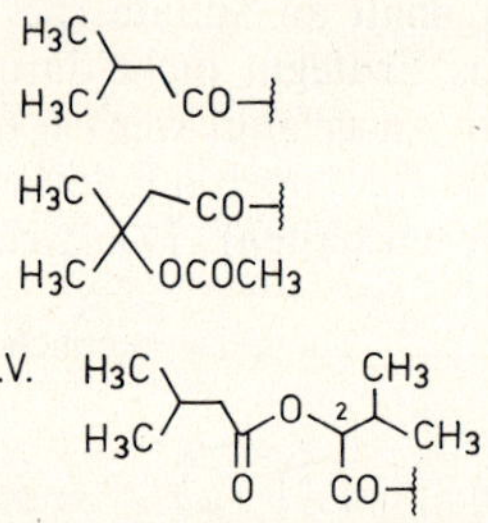

Isovaleroxyhydroxydidrovaltrat (IVHD)
R^1 = 2-Isovaleroxy-I.V.
R^2 = Ac;　R^3 = I.V.

Zum Vergleich: Kohlenstoffgerüst des Iridodials

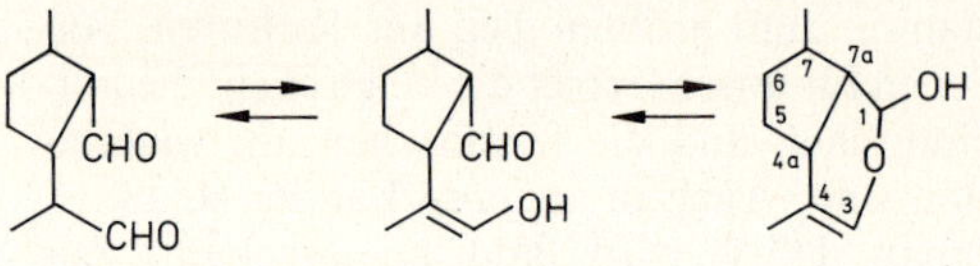

Abb. 10.60. Die *Valeriana-officinalis*-Wurzel enthält 0,5–1,2% Valepotriate, davon etwa 80% Valtrate (Valtrat: Isovaltrat etwa 4:1). Biogenetisch handelt es sich um regulär gebaute Cyclopentanmonoterpene, die oxidativ verändert sind, so daß sich die Enolacetalstruktur der Iridoide (vgl. auch 4.7) als Grundmuster ergibt. Die halbacetalische OH ist mit Isovaleriansäure (IV) verestert; zwei weitere Esterbindungen mit variablen Säureestern kennzeichnen die Moleküle, die von dieser Triester-Struktur in Verknüpfung mit dem Epoxidring ihre Gruppenbezeichnung herleiten (Valeriana-Epoxi-Triester)

Trocknen ist für die chemische Zusammensetzung der späteren Handelsdroge wichtig. Wenn Baldrian bei nicht zu hohen Temperaturen (30–35 °C; nach Ph. Eur. <40 °C) getrocknet wird, erreicht man zweierlei: einmal, daß ein möglichst hoher Anteil an thermolabilen Valepotriaten erhalten bleibt; zugleich aber, daß enzymatische Prozesse ablaufen können, welche der Droge das bekannte dunkle Aussehen verleihen. Zugleich entwickelt sich das für Baldrian typische Baldrianaroma.

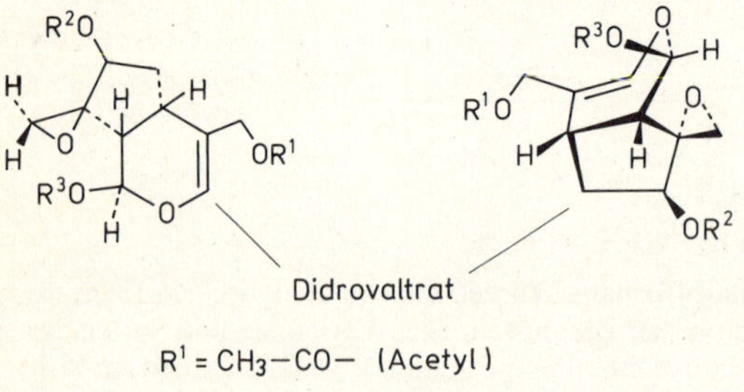

Sensorische Eigenschaften. Geruch: durchdringend nach Isovaleriansäure mit an Kampfer erinnernder Beinote. Geschmack: süßlich mit einem bitteren Nachgeschmack.

Frisch gegrabener Baldrian ist geruchlos. Die Biochemie der Aromastoffbildung ist nicht untersucht. Man vermutet, daß Umesterungsreaktionen, an denen die Valepotriate beteiligt sind, eine Rolle spielen. Verseifungsreaktionen unter Bildung freier Isovaleriansäure, von Isocapronsäure und Buttersäure könnten mit zunehmender Lagerdauer den unangenehmen Geruch der überalterten Droge bedingen. Zu bedenken ist außerdem, daß die Droge einen relativ hohen Gehalt an langkettigen Fettsäuren auf-

Didrovaltrat

$R^1 = CH_3-CO-$ (Acetyl)

$R^2 = R^3 =$ (Isovaleryl)

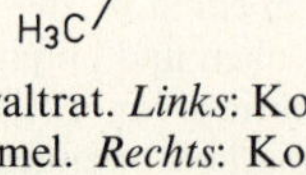

Abb. 10.61. Didrovaltrat. *Links*: Konstitutions- und Konfigurationsformel. *Rechts*: Konformationsformel

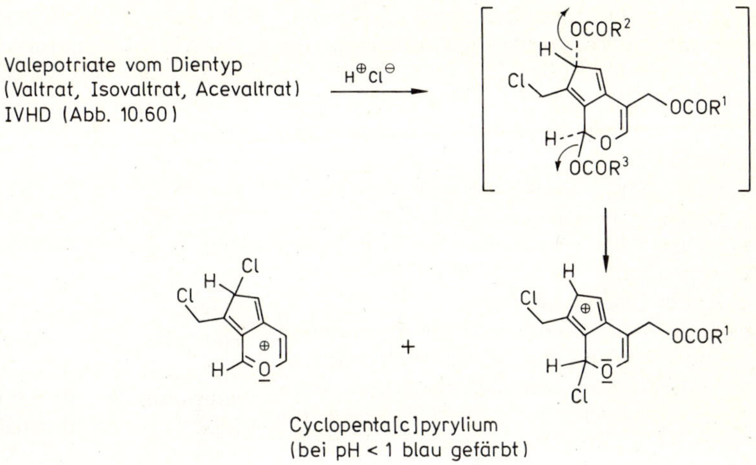

10.5 Drogen, die schlafanstoßend wirken können 669

Valepotriate vom Dientyp
(Valtrat, Isovaltrat, Acevaltrat)
IVHD (Abb. 10.60)

Cyclopenta[c]pyrylium
(bei pH < 1 blau gefärbt)

Abb. 10.62. Aus Valepotriaten mit Dienstruktur (Valtrat, Iso- und Acevaltrat) und aus Valepotriaten, die durch Abspaltung von Wasser leicht in Diene überführbar sind (IVHD-Valtrat) bilden sich in stark saurem Milieu (Salzsäure in Eisessig) intensiv blau gefärbte Cyclopenta(c)pyryliumsalze (Thies 1969). Die Reaktion wird nach Ph. Eur. zur Prüfung der Baldrianwurzel auf Identität herangezogen. Als Nebenprodukte bilden sich Baldrianale (vgl. Abb. 10.63)

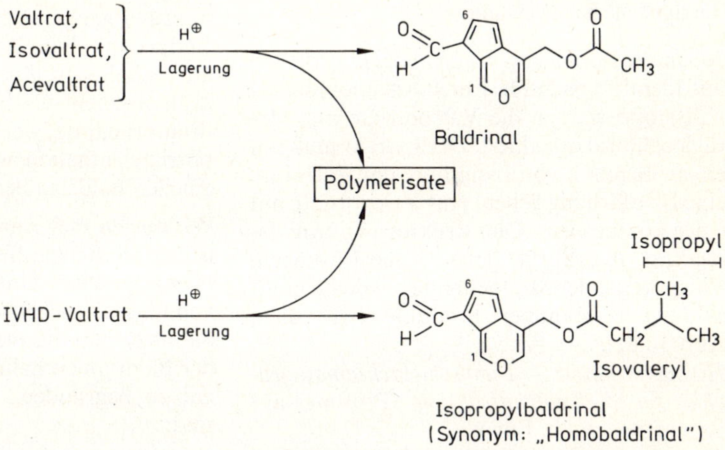

Baldrinal

Polymerisate

Isopropylbaldrinal
(Synonym: „Homobaldrinal")

Abb. 10.63. Die Valepotriate sind thermo-, säure- und alkalilabil. Hauptabbauprodukte sind in jedem Fall undefinierte Polymerisate. Daneben können sich geringe Mengen Baldrinale bilden. Die Baldrinale unterscheiden sich von den Valepotriaten durch den Ersatz der Epoxidgruppe, durch eine Aldehydgruppe und durch Elimination von 2 der 3 Esterseitenketten (Positionen C-1 und C-6) unter Ausbildung zweier Doppelbindungen. Bei längerer Lagerung der Baldrianwurzel, von Tinktur oder von Valepotriate enthaltenden Präparaten entstehen ebenfalls geringe Mengen (Konzentrationsangaben fehlen) von Baldrinalen

weist, die den bekannten oxidativen Veränderungen unterliegen.
Bisher unbekannt ist auch der Duftstoff des Baldrians, der die Katzen und andere Feliden anzieht und exzitiert.

Inhaltsstoffe

- Ätherisches Öl (bis zu 1,5%; durchschnittlich 0,4–0,6%), darunter Ester der Isovaleriansäure, mit der α-Hydroxyisovaleriansäure, mit Eugenol, Isoeugenol, sowie mit (−)-Borneol; Monoterpene, wie α- und β-Pinen, (−)-Camphen, (−)-Limonen und p-Cymol; Sesquiterpene, wie Caryophyllen und β-Bisabolen, insbesondere aber die Sesquiterpen-Carbonyl-Verbindungen Valeranon und Valerenal.

- Schwer flüchtige Sesquiterpencarbonsäuren (0,1–0,3%), insbesondere Valeren- und Acetoxyvalerensäure;
- kurzkettige Carbonsäuren (Butter-, Isovalerian-, Wein-, Bernstein- und Zitronensäure);
- freie Fettsäuren (Öl-, Stearin-, Linol-, Linolen-, Behen- und Arachidonsäure);
- Iridoidester (=Valepotriate; s. Abb. 10.60);
- aromatische Carbonsäuren (Chlorogen-, Kaffee-, Isoferulasäure);
- Aminosäuren, darunter Tyrosin, Glutamin und GABA (Gamma-Aminobuttersäure);
- Alkaloide vom Monoterpentyp (z. B. Actinidin, angeblich unter 0,01%): Die Angabe bedarf der Nachprüfung. Ihr Vorkommen konnte nicht bestätigt werden.
- Kohlenhydrate, darunter Stärke sowie hohe Anteile an Glukose (1,5%), Fruktose (1%), Saccharose (5%) und Raffinose (3%).

Analytische Kennzeichnung

Nachweis chromogener Valepotriate (Prüfung auf Identität nach Ph. Eur.): Als lipophile Inhaltsstoffe werden die Valepotriate mit Methylenchlorid extrahiert. Der Extrakt muß mit einem Gemisch von Essigsäure und Salzsäure eine Blaufärbung geben. Nur Valepotriate mit einer konjugierten Dienstruktur (Valtrat, Isovaltrat, Acevaltrat) geben blaue Lösungen; Valepotriate der Monoenreihe reagieren unter Bildung gelbbrauner Produkte (vgl. dazu Abb. 10.62).

Halbquantitative Dünnschichtchromatographie der Valepotriatfraktion (Prüfung auf Reinheit nach Ph. Eur.):
Anreicherung: Extraktion mit Dichlormethan (CH_2Cl_2).
Referenzsubstanzen: Anisaldehyd mit Laufhöhe ähnlich dem Valtrat; Vanillin ähnlich wie IVHD-Valtrat (Strukturformeln vgl. Abb. 10.60).

Nachweis: Dinitrophenylhydrazin-Salzsäure-Reagens. Die intermediär durch Säurespaltung sich bildenden Aldehyde (Baldrinale, Iridodiale) geben orangefarbene 2,4-Dinitrophenylhydrazone. Die Diene geben blaugrüne Zonen (Mischfarbe aus den orangefarbenen Hydrazonen und dem blauen Pyryliumprodukten).
Es dürfen keine dem Baldrinal und dem Isopropylbaldrinal (Homobaldrinal) entsprechende Zonen erkennbar sein.

Prüfung auf Reinheit nach DAB 9. Extraktion mit Methylenchlorid, Fließmittel: Ethylacetat-Hexan (30+70). Detektion mit Anisaldehydreagenz. Nur Drogenherkünfte von *V. officinalis s. l.* geben eine tiefviolette Zone der Valerensäure mit Rf-Werten zwischen denen der beiden Referenzfarbstoffe Sudanrot G und Aminoazobenzol sowie eine schwachviolette Zone unterhalb von Aminoazobenzol.

Verwendung. Zur Herstellung von Infus, Tinktur, Pflanzensaft und Medizinalwein; zur Herstellung von wäßrigen oder wäßrig-alkoholischen Extrakten, welche ihrerseits Ausgangsprodukte für sehr unterschiedliche Fertigarzneimittel darstellen; für sofortlösliche Tees und für andere Kombinationspräparate in Tabletten-, Kapsel- und Drageeform.

Wichtiger Hinweis. Mit Wasser oder Wasser-Alkohol lassen sich die lipophilen Bestandteile der Droge nur schwer herauslösen, ein Teil der dennoch extrahierten lipophilen Stoffe kann während des Einengungs- und Trocknungsvorgangs verloren gehen, so daß das Endprodukt hauptsächlich aus den im Baldrian enthaltenen Zuckern, Aminosäuren und aromatischen Carbonsäuren besteht. Baldrianpräparate, welche Baldrianöl oder Valepotriate enthalten, werden nicht aus dem offizinellen Baldrian hergestellt (s. 10.5.5.2).

Wirkungen und Anwendungsgebiete. Die mit isolierten Reinstoffen durchgeführten pharmakologischen Untersuchungen sind zwar von wissenschaftlichem Wert, tragen aber wenig dazu bei, die therapeutische Anwendung der Baldrian enthaltenden Arzneimittel rational zu begründen. Die Hauptgründe dafür sind:

- Die Wirkstoffe sind in zu geringer Konzentration oder überhaupt nicht im Arzneimittel enthalten (z. B. die Valerensäuren, das Valeranon, die „Baldrianalkaloide", die Valepotriate in *Valeriana officinalis*).
- Die experimentelle Situation der parenteralen Applikation oder eine *in-vitro*-Versuchsanordnung lassen sich nicht auf den Menschen übertragen. Beispiel: Die als „die Wirkstoffe des Baldrians" geltenden Valepotriate werden bei der peroralen Applikation nicht unzersetzt resorbiert und gelangen daher nicht an den Wirkort.

Nach wie vor gilt: Solange die Wirkstofffrage der Baldrianpräparate nicht geklärt ist, dürfte es nach wie vor sinnvoll sein, für die Wirksamkeit des Baldrians die durch Geruch und Geschmack ausgelösten Reflexe als maßgeblich zu bezeichnen (Schmiedeberg, zitiert nach Hauschild 1956).

Baldrianpräparate, welche sensorische Wirkungen hervorzubringen imstande sind, haben die folgenden Anwendungsgebiete: Einschlafstörungen; nervöse Erregungszustände; nervös bedingte, krampfartige Schmerzen im Magen- und Darmbereich.

10.5.5.2 Valepotriate und Baldrianöl

Ausgangsmaterial zur industriellen Gewinnung der Valepotriate enthaltenden Extrakte sind

- die Wurzeln von *Valeriana wallichii* DC (pakistanischer Baldrian) und
- die unterirdischen Organe mehrerer in Mexiko wild vorkommender *Valeriana*-Arten, darunter *Valeriana mexicana* DC, *V. edulis* NUTT. subspec. *procera* F. G. W. MEY. und *V. sorbifolia* H. B. K.

Die Valepotriatgehalte der beiden Drogen im Vergleich zum Gehalt in offizineller Ware sind, wie folgt (Braun et al. 1983):

V. walichii   5,42 ± 0,16%,
V. mexicana   4,06 ± 0,17%,
V. officinalis 0,97 ± 0,04%.

Valeriana walichii ist in den gemäßigten Klimazonen des Himalaya beheimatet (Kaschmir und Bhutan). Ein Großteil der Droge wird in Afghanistan gesammelt und von dort nach Indien exportiert. Nach Europa gelangen zwei Sorten, die sich in der Valepotriatführung unterscheiden: eine Didrovaltratrasse und eine Valtrat/Acevaltratrasse, je nachdem welche Valepotriate im Gemisch mengenmäßig überwiegen.

Mexikanischer Baldrian (Handelsbezeichnung) zeigt im typischen Fall das folgende Verteilungsmuster: Isovaltrat (ca. 40%), Didrovaltrat (ca. 32%), Acevaltrat (ca. 1%), IVHD-Valtrat (ca. 10%).

Analytische Kennzeichnung der Valepotriate (s. vorhergehende Seite).

Quantitative Bestimmung. Es gibt eine Reihe von Möglichkeiten, in erster Linie die Hochdruckflüssigkeitschromatographie. Sodann spektralphotometrische Bestimmungen nach dünnschichtchromatographischer Abtrennung, nach Abschaben und Extraktion der relevanten Zonen. Für eine Gesamtbestimmung aller Valepotriate mit Epoxidstruktur ist die spektralphotometrische Bestimmung eines blauen Farbstoffes geeignet, der sich durch Umsetzung (Alkylierung) von Nitrobenzylpyridin mit Valepotriaten bildet (Braun et al. 1983).

Hinweise zur Bioverfügbarkeit und Pharmakokinetik. Nach peroraler Applikation werden die Valepotriate in nur sehr geringem Umfang (wahrscheinlich etwa 0,19% der zugeführten Dosis) resorbiert und systemisch verteilt. Nach Experimenten mit ^{14}C-markierten Valepotriaten an Mäusen (Fink 1982) zeigte sich, daß die Hauptmenge als Polymer in der Magenwand sowie im Dünn- und Dickdarm enthalten war. Unveränderte Valepotriate waren mindestens 15 h lang im Mageninhalt nachweisbar. Aber auch in Blut, Leber, Niere, Herz, Lunge und Gehirn erscheinen neben Abbauprodukten kleine Mengen unveränderter Valepotriate.

Über den Metabolismus der Valepotriate liegen keine eingehenden Untersuchungen vor. Man vermutet, daß durch Esterasen die Säuren freigesetzt und veratmet werden. Über das Schicksal des reaktionsfähigen Iridoidteils gibt es keine Hinweise. Denkbar wäre z. B. eine Bindung an Proteine mit dann immunogenen Eigenschaften: Nach Meer und Labadie (zitiert nach Becker 1983) wirken Valepotriate „immunstimulierend".

Toxizität. Studien zur subchronischen und chronischen Toxizität fehlen, obwohl die valepotriathaltigen Präparate für eine Langzeitanwendung bestimmt sind. In Ländern mit strengen Arzneimittelgesetzen sind daher Valepotriate als Arzneimittel nicht zugelassen. Beim Versuchstier Maus beträgt die LD_{50} nach i.p.-Applikation für Valtrat 64 mg/kg KG; nach peroraler Applikation > 4600 mg/kg KG. Über toxische Wirkungen von Valepotriaten auf den Menschen liegen keine gesicherten Angaben vor.

Anwendungsgebiete. Zur Beeinflussung psychovegetativer und psychosomatischer Störungen bei Unruhe, Angst- und Spannungszuständen, gegen Konzentrationsschwäche.

10.5.6 Indische Narde

Herkunft. Man versteht unter Indischer Narde das getrocknete Rhizom von *Nardostachys jatamansi* DC (Familie: *Valerianaceae*). Es handelt sich um eine Gebirgspflanze des Himalaya, die bis in Höhen von 5000 m gedeiht; gesammelt wird sie in Nepal, Bhutan und Sikkim.

Sensorische Eigenschaften. Geruch: an Baldrian erinnernd. Geschmack: aromatisch und bitter.

Inhaltsstoffe

- Bis zu 4% ätherisches Öl, das auch als solches ein Handelsprodukt darstellt: Echtes Nardenöl, im angelsächsischen Raum als "spikenard oil" bezeichnet, mit zahlreichen Sesquiterpenen als Bestandteile, darunter dem Valeranon (1–2% bezogen auf die Droge; Formel vgl. Abb. 10.59);
- wenig flüchtige Sesquiterpene, darunter die Jatamansisäure (bis zu 3%);
- weiter Inhaltsstoffe sind Zucker, Stärke, „Harz" und bitter schmeckende Stoffe.

Indische Narde enthält keine Valepotriate.

Verwendung. Zur Herstellung hydroalkoholischer Extrakte, die wie Baldrianextrakt als Bestandteil pflanzlicher Nervenberuhigungsmittel verwendet werden. Zur Gewinnung eines ätherischen Öls.

Volksmedizinische Verwendung. Jatamansiwurzel wird in Indien als voller Ersatz für die offizinelle Baldrianwurzel verwendet und auch bei vergleichbaren Indikationen (gegen nervöse Beschwerden, gegen Hysterie, als Tonikum für das Herz, als appetitförderndes Mittel).

Wirkungen und Anwendungsgebiete. Valeranon wirkt antikonvulsiv; die mittlere Wirkdosis bei der Maus beträgt 3,15 mg/kg KG nach peroraler Applikation. ZNS-dämpfende Wirkungen werden in Dosen ab 100 mg/kg KG beobachtet. Die LD_{50} (Maus) beträgt 35 mg/kg KG oral. *Nardostachys-jatamansi*-Extrakt wird, wenn auch selten, als Bestandteil pflanzlicher Beruhigungsmittel verwendet.

Unerwünschte Wirkungen. Bisher nicht beschrieben; doch besteht bei Drogen mit ätherischen Ölen grundsätzlich Allergisierungsgefahr.

10.5.7 Passionsblumenkraut

Herkunft. Passionsblumenkraut besteht aus den getrockneten blattreichen Schlingtrieben mit Ranken sowie eventuellen Blüten oder jungen Früchten von *Passiflora incarnata* L., einer tropischen Schlingpflanze aus der Familie der *Passifloraceae*. Die Stammpflanze kommt im südlichen Nordamerika (Florida bis Texas, Virginia, Missouri), in Mexiko, auf den Antillen und auf den Bermudas vor.

Inhaltsstoffe. Flavone, darunter Vitexin (ein C-Glucosylapigenin), Kumarine und Maltol (vgl. Abb. 10.64). Einige Drogensorten enthalten geringe Mengen (maximal 0,05%) Harmanalkaloide.

Wirkungen, Anwendungsgebiete. Passifloraextrakte weisen papaverinähnliche Spasmolyseeffekte auf und senken die motorische Aktivität (Paris 1963; Lutomski et al. 1981). Die Wirkungsstärke des Extrakts ist aber gering, überdies ist die in den fertigen Kombinationsmitteln enthaltene Passifloraextraktmenge niedrig dosiert. Mit Passiflorapräparationen lassen sich im pharmakodynamischen Sinne wirksame Spasmolyse und ZNS-sedierende Wirkungen kaum erreichen, so daß sie unter Praxisbedingungen Plazebopräparate darstellen dürften.

10.5.8 Johanniskraut

Herkunft. Johanniskraut besteht aus den zur Blütezeit geernteten und anschließend getrockneten Zweigspitzen von *Hypericum perforatum* L. (Familie: *Glusiaceae = Guttiferae*).

Sensorische Eigenschaften. Geruch: schwach eigenartig. Geschmack: zusammenziehend.

Inhaltsstoffe

- Ätherisches Öl (0,05–0,2%) mit n-Alkanen als Hauptkomponenten, neben Pinen, Cineol, Myrcen u. a. m.,
- Phytosterine (Phytosterole),
- Phenolcarbonsäuren, darunter Chlorogensäure und Kaffeesäure,
- Flavonoide, und zwar Flavonole, Flavonolglykoside und Biflavone,
- Rote Pigmente vom Typus des Hypericins (etwa 0,1%; vgl. Abb. 10.64),
- Gerbstoffe (Katechingerbstoffe; ca. 10%).

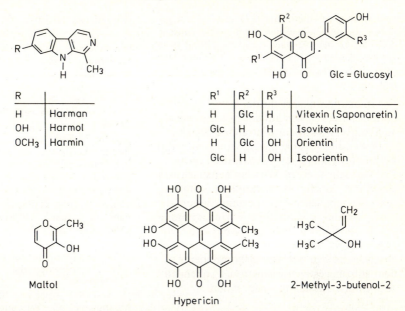

Abb. 10.64. Maltol und Vitexin wurden als Inhaltsstoffe des Passionsblumenkrauts (Passiflora-incarnata-Kraut) identifiziert, welche beide im Tierexperiment motilitätshemmend wirken. Die Wirkungsstärke ist gering. Die Indolalkaloide vom Harmantyp konnten nicht in allen Herkünften gefunden werden. Passiflora ist insgesamt eine Flavondroge. Neben den formelmäßig wiedergegebenen Flavonen kommt auch noch Saponarin vor, das das O-β-D-Glucosid des Saponaretins (= Vitexin) darstellt. Hypericin ist ein roter Farbstoff, der in Hypericumarten vorkommt. Es handelt sich chemisch um ein Naphthobianthronderivat. 2-Methyl-3-butenol-2 kommt als autooxidatives Abbauprodukt der Hopfenbitterstoffe in gealtertem Hopfen vor

Hinweis. In frischen Blüten kommt ein als Hyperforin bezeichnetes tetraprenyliertes Phloruglucinderivat (etwa 3%) vor, das in seinem chemischen Aufbau den Hopfenbitterstoffen, den Humulonen und Lupulonen (Kap. 5.4.1.2 und Abb. 5.22), nahesteht. Hyperforin ist instabil und wird während des Trocknungsvorganges weitgehend zerstört (Berghöfer 1986).

Analytik. Die Prüfung auf Identität in Extraktzubereitungen stützt sich auf den Nachweis des Flavonoidspektrums (Rutin, Hyperosid, Isoquercitrin, Quercitrin, Biapigenin und Quercetin) in Verbindung mit dem analytisch durch seine rote Fluoreszenz (UV 366 nm) auffallenden Hypericin (Berghöfer u. Hölzl 1986). Quantitativ lassen sich die genannten Stoffe am besten mittels HPLC-Analyse bestimmen (Hölzl u. Ostrowski 1987).

Wirkungen, Anwendungsgebiete. Johanniskraut ist in erster Linie eine adstringierend wirkende Gerbstoffdroge, die ähnlich wie die Ratanhia (vgl. S. 409) zum Mundspülen bei Stomatitis und Gingivitis verwendet werden kann (so in der UdSSR nach Müller-Dietz et al. 1965). Innerlich (als Infus) verwendet man sie bei Störungen des Verdauungstrakts. In der Bundesrepublik Deutschland verarbeitet man Extrakte des Johanniskrauts zu pflanzlichen Mitteln, die über eine „Stimmungsaufhellung" zur unterstützenden Behandlung von nervöser Unruhe und nervös bedingten Schlafstörungen nützlich sein sollen. Weder zur Pharmakokinetik, noch zur Wirkungsweise eines potentiell stimmungsaufhellenden Inhaltsstoffes – in Frage kommen die photosensibilisierend wirksamen Hypericine – liegen pharmakokinetische Untersuchungsergebnisse vor.

Die Anwendung von Johanniskraut als „pflanzliches Thymoleptikum" ist eine Art Analogie-Entwicklung zur Anwendung des ebenfalls photosensibilisierend wirkenden Hämatoporpyhrins. Erfahrungsgemäß ist die Stimmungslage bei Sonnenschein gehobener als bei trübem Wetter. Man postulierte nun, daß die stoffliche Ursache für die gehobene Stimmungslage auf die photodynamische Aktivität geringer Mengen endogener Porphyrine zurückzuführen sei. Bei depressiver Stimmungslage sollte durch exogene Zufuhr die Stimmung aufgehellt werden.

Die Indikationsansprüche der Hypericumpräparate erstrecken sich auf das psychovegetative Syndrom. Mit dem Eintreten einer Besserung sei i. allg. erst nach wochen- bis monatelanger Anwendung der Präparate zu rechnen. Bei Versuchen, einen Wirksamkeitsnachweis zu führen, dürfte es methodisch schwierig sein, eine möglicherweise vorhandene somatische Wirkungskomponente – Umstimmung durch iterierend auf die Hypophyse einwirkende neurohormonale Reize – von der psychodynamischen Wirkungskomponente – dem autosuggestiven Element der „übenden" Arzneimittelaufnahme – zu trennen.

10.5.9 Anhang: Hopfenzapfen

Hopfenzapfen sind in erster Linie ein aromatisches Bittermittel und daher an entsprechender Stelle (5.4.1.2) abgehandelt.
Hopfen ist ferner, sofern er in Form der Kräuterkissen, des Hopfenbads oder des einfachen Infuses angewandt wird, ein über die Sensorik wirkendes „Sedativum" im Sinne der Dufttherapie (vgl. dazu 10.4.4.2). Beim Pflücken und Sortieren der zur Bitterung des Biers in großem Umfang gesammelten Hopfendolden wurde der müde machende Einfluß des Hopfenaromas zuerst entdeckt. Es handelt sich möglicherweise um einen bedingten Reflex (körperlich anstrengende Tätigkeit, Müdigkeit und Hopfenduft). Jedenfalls kam zuerst in den Hopfenanbaugebieten die Sitte auf, frische Hopfendolden in das Kopfkissen zu stopfen, um das Einschlafen zu fördern.
Die heute bevorzugte Anwendungsform, Hopfenextrakt in Dragee- oder in Tablettenform verarbeitet, peroral zuzuführen, geht auf eine zutreffende Beobachtung zurück, die aber mißverstanden wurde. In abgelagertem Hopfen kommen zwar geringe Mengen (0,01–0,04%) des sedierend wirkenden 2-Methylbuten-2-ols vor, doch werden in keinem der Fertigarzneimittel auch nur annähernd wirksame Konzentrationen erreicht. Auch der Gehalt an anderen typischen Hopfenstoffen ist in den peroral anzuwendenden Fertigarzneimitteln sehr gering, so daß diese Präparate sich dem Charakter von Plazeboarzneien annähern. Zu betonen ist jedoch, daß bei Hopfenextrakten unerwünschte Nebenwirkungen bisher nicht beobachtet wurden.

Literatur (zu 10.5)

Baerheim-Svendsen A, Verpoorte R (1983) Chromatography of alkaloids. Part. A: thin layer chromatography. Elsevier, Amsterdam Oxford New York, pp 189

Becker H (1983) Baldrian – eine viel bearbeitete Droge mit dennoch vielen ungelösten Problemen. Dtsch Apoth Ztg 123:2470–2473

Berghöfer R (1986) Analytik und Isolierung phenolischer Inhaltsstoffe von *Hypericum perforatum* L. Aus Anbau und Wildvorkommen und Vergleich mit anderen heimischen Hypericum-Arten. Dissertation, Philipps-Universität Marburg, S 95

Berghöfer R, Hölzl J (1986) Johanniskraut (Hypericum perforatum L.) Prüfung auf Verfälschung. Dtsch Apoth Ztg 126:2569–2573

Braun R, Dittmar W, Machut M, Wendland S (1983) Valepotriate – zur Bestimmung mit Hilfe von Nitrobenzylpyridin. Dtsch Apoth Ztg 123:2474–2477

Fink G (1982) Analytik, Pharmakokinetik und pharmakologische Wirkung der Valepotriate unter besonderer Berücksichtigung des Valtrats. Dissertation, Universität Marburg

Gilman AG, Goodman LS, Gilman A (eds) (1980) The pharmacological basis of therapeutics. 6th ed, Macmillan, New York, p 1651

Grossmann W (1979) Schlaf und Pharmaka. Pharmakotherapie 2:214–222

Habermann E, Löffler H (1979) Spezielle Pharmakologie und Arzneitherapie, 3. Aufl. Springer, Berlin Heidelberg New York (Placeboeffekte S 14–15)

Hänsel R, Lazar J (1985) Kawapyrone, Inhaltsstoffe des Rauschpfeffers in pflanzlichen Sedativa. Dtsch Apoth Ztg 125:2056–2058

Hänsel R, Schulz J, Stahl E (1983) Prüfung der Baldriantinktur auf Identität. Arch Pharmaz (Weinheim) 316:646–647

Hauschild F (1956) Sedativa pflanzlicher Herkunft. In: Hauschild F, Pharmakologie und Grundlagen der Toxikologie. Thieme, Leipzig, S 701–705

Hendriks H, Bos R (1984) Die etherischen Öle einiger Baldrianarten. Dragoco Report Heft 1:3–17

Hölzl J, Ostrowski E (1987) Johanniskraut (Hypericum perforatum L.). HPLC-Analyse der wichtigen Inhaltsstoffe und deren Variabilität in einer Population. Dtsch Apoth Ztg 127:1227–1230

Kretzschmar R, Teschendorf H-J (1974) Pharmakologische Untersuchungen zur sedativ-tranquillisierenden Wirkung des Rauschpfeffers (Piper methysticum Forsert). Chemiker Ztg 98:24–27

Leathwood PD, chauffard F (1984) Aqueous extract of valerian reduces latency to fall asleep in man. Planta Med (o Bd):144–148

Lutomski J, Segiet E, Szpunar K, Grisse K (1981) Die Bedeutung der Passionsblume in der Heilkunde. Pharmazie in unserer Zeit 10:45–49

Müller-Dietz H, Kraus EM, Rintelen K (Hrsg) (1965) Arzneipflanzen in der Sowjetunion. Berichte des Osteuropa-Instituts an der Freien Universität Berlin, Berlin, S 134–135
Nahrstedt A (1985) Drogen und Phytopharmaka mit sedierender Wirkung. Paul Werner, Hofheim (Schriftenreihe der Bundesapothekerkammer zur wissenschaftlichen Fortbildung, Bd 12, S 77–101
Paris R (1963) Sur l'action tranquillisante de quelques plants medicinales. Ann Pharm Fr 21:389–397
Piechowiak H (1981) Die namenlose Pille. Schweiz Med Wochenschr 111:1222–1231
Rücker G (1979) Über die „Wirkstoffe" der Valerianaceen. Pharmazie in unserer Zeit 8:78–86
Rücker G, Tautges J, Sieck A, Wenzel H, Graf E (1978) Untersuchungen zur Isolierung und pharmakodynamischen Aktivität des Sesquiterpens Valeranon aus Nardostachys jatamansi D.C. Arzneimittelforsch (Drug Res) 28:7–13
Scheline RR (1978) Mammalian metabolism of plant xenobiotics. Academic Press, London New York San Francisco
Thies PW (1969) Zum chromogenen Verhalten der Valepotriate Arzneimittelforsch (Drug Res) 19:319–322
Thies PW (1970) Stereochemie des Didrovaltratum. Tetrahedron Letters 35:3087–3090

10.6 Adjuvanzien bei Lebererkrankungen*

10.6.1 Vorbehalte

Zu den Leberleiden zählen die Leberentzündung (Hepatitis), die Gallenwegsentzündungen in der Leber, infektiöse Leberkrankheiten, Stoffwechsel- und Speicherkrankheiten (Fettleber, Amyloidosen u.a.m.), toxische und alimentöse Leberschäden – alles sehr schwere Krankheiten, deren medikamentöse Therapie insgesamt wenig erfolgreich ist. Für die vielen pflanzlichen Lebermittel, die meisten davon sind Kombinationspräparate, trifft in besonderem Maße zu, daß sie zumindest keine die Leber belastende Bestandteile enthalten sollten; es sollte beispielsweise selbstverständlich sein, daß keine Alkohol enthaltenden Liquidapräparate angeboten werden. Ob Aloe und andere Laxanzien der Anthrachinonreihe therapeutisch nützlich sind, ist ebenfalls fraglich.
Neben Abführmitteln sind es die Bittermittel, welche als Kombinationspartner von pflanzlichen Lebertherapeutika auftreten, so daß zwischen Leber- und Gallemitteln in der Zusammensetzung kaum Unterschiede bestehen.
Sodann werden Stoffe angewandt, die den Fettabbau in der Leber fördern sollen, was vor allem bei Fettleber wünschenswert wäre. Zu diesen lipotropen Stoffen gehören die Aminosäuren Methionin, Ornithin und Cystein, ferner ungesättigte Fettsäuren, Phospholipide, Cholin. Ein derartiger lipotroper, die Mobilisation von Fett in den Leberzellen fördernder Effekt ist aber nicht bewiesen (Bader 1982, S. 298).
Eine weitere Gruppe von Lebertherapeutika sind die hepatoprotektiven Stoffe (Leberschutzstoffe), zu denen als Prototyp das Silymarin gehört. Prämedikation mit Leberschutzstoffen verhindert im Tierversuch das Eindringen von Lebergiften in die Leberzelle. Ein bereits eingedrungenes Gift zu neutralisieren, ist hingegen nicht möglich.
Die pflanzlichen Lebertherapeutika sind nicht verschreibungspflichtig. Da eine erfolgversprechende Laienbehandlung von Lebererkrankungen nicht möglich ist, kann der Apotheker ihre Anwendung allenfalls bei Gesunden „zur Vorbeugung" empfehlen.

10.6.2 Inosit

Herkunft. Inosit kommt in gebundener Form in der Natur weit verbreitet vor, im Pflanzenreich hauptsächlich als Hexaphosphorsäureester, als sog. Phytinsäure. Rund 80% des gesamten Phosphatgehalts von Zerealien entfallen auf die Phytinsäure, die in einer Konzentration von 0,2–0,3% enthalten ist. Technisch gewinnt man Inosit aus Mais, und zwar aus den sog. *Cornsteep*lösungen (Maisquellwasser), einem Nebenprodukt bei der Stärke- bzw. Zuckergewinnung (Dextrane und Dextrose) aus Mais.

Eigenschaften. Geruchloses, weißes Kristallpulver, das einen süßen Geschmack aufweist.

Pharmakokinetische Hinweise. Inosit wird vom Magen-Darm-Trakt aus langsam resorbiert. Nach Resorption erfolgt beim Menschen Abbau über Glukuronsäure und den Pentosephosphatzyklus. Ein kleiner Teil wird über den Harn unverändert ausgeschieden.

Wirkungen. Für bestimmte Tierarten (z.B. die Maus) hat Inosit Vitamincharakter, nicht

* Literatur s. S. 681

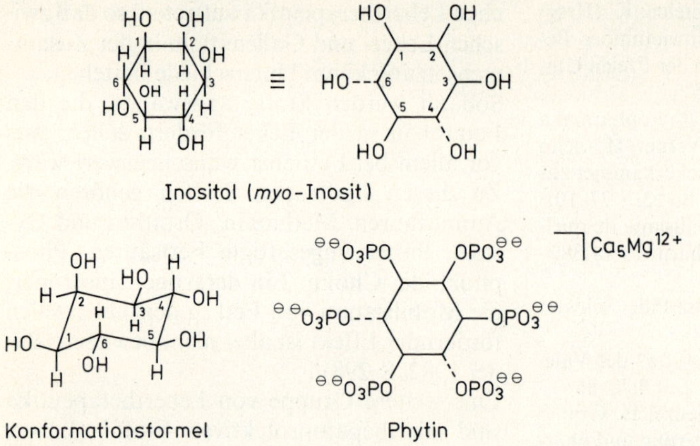

Abb. 10.65. Das Inosit (Synonyma: *myo*-Inosit, Inositose, *meso*-Inosit) kommt sowohl im Tier- wie auch im Pflanzenreich vor. In Zerealien (Weizen, Roggen, Mais) liegt Inosit als Phosphorsäureester – als Speicherform für Phosphat – gebunden an Kalzium und an Magnesium vor. Maisquellwasser ist Ausgangsmaterial zur technischen Gewinnung. Inositol ist chemisch das *cis*-1,2,3,5-*trans*-4,6-cyclohexanhexol. Die Verbindung ist optisch inaktiv, da sich durch das Molekül eine Symmetrieebene (senkrecht zur Richtung C-2 → C-5) legen läßt. Die Konformationsformel läßt erkennen, daß 5 von den insgesamt 6 Hydroxygruppen die energetisch günstigere äquatoriale Lage einnehmen

aber für den Menschen, zumindest konnte das Vorkommen von Mangelphänomenen nicht bewiesen werden.

Bei der Fettleber der Ratte wirkt Inosit lipotrop. Bei der experimentell erzeugten Infiltration der Leber mit Fett und Cholesterin senkt es den Blutcholesterinspiegel.

Anwendung. In Dosen von 1–3 g (oral) wurde Inosit für die Behandlung der Leberzirrhose und der Stoffwechsel- und Speicherkrankheiten der Leber empfohlen. Eine Wirksamkeit konnte nicht belegt werden (Angaben nach Osol et al. 1967).

Toxikologischer Hinweis. Inosit ist praktisch ungiftig. Ratten vertrugen eine tägliche Injektion von 30 g Inosit/kg KG (Versuchdauer 30 Tage; Lang 1979) symptomlos.

10.6.3 Cholin

Vorkommen. Cholin (Strukturformel vgl. Abb. 10.66) ist in pflanzlichem und tierischem Gewebe weit verbreitet. Beispielsweise findet es sich in zahlreichen Drogen, wie den Arnikablüten, den Belladonnablättern, dem Bilsenkraut, dem Andorn oder den Peumus-boldus-Blättern; vor allem aber in Blütenknospen kommt es in hoher Konzentration vor. Das für medizinische und andere Zweeck benötigte Cholin gewinnt man nicht durch Isolierung aus pflanzlichem Material: Cholin steht entweder in gebundener Form, als Lezithin, zur Verfügung (vgl. 10.6.4) oder in Form seiner Salze, die heute synthetisch hergestellt werden.

Eigenschaften. Cholin ist eine viskose, stark alkalisch reagierende Flüssigkeit, die schwer in kristallisierbarer Form herstellbar ist. Cholinchlorid bildet farblose, hygroskopische, an der Luft zerfließende Kristalle von schwachem, aminartigem Geruch.

Hinweise zur Bioverfügbarkeit und Pharmakokinetik. Oral gegeben wird Cholin gut resorbiert; in der Leber wird es entmethyliert oder in Carnitin (γ-Trimethyl-β-hydroxybutyrobetain) umgewandelt.

Wirkungen. Cholin erfüllt im Organismus wesentliche Intermediärfunktionen, und zwar als

- Baustein von Phospholipiden und Sphingomyelinen,
- Methyldonator bei Transmethylierungen,
- Baustein für die Bildung von Acetylcholin.

Bei einer Diät, die arm an Cholin und anderen Methyldonatoren ist, entwickelt sich eine

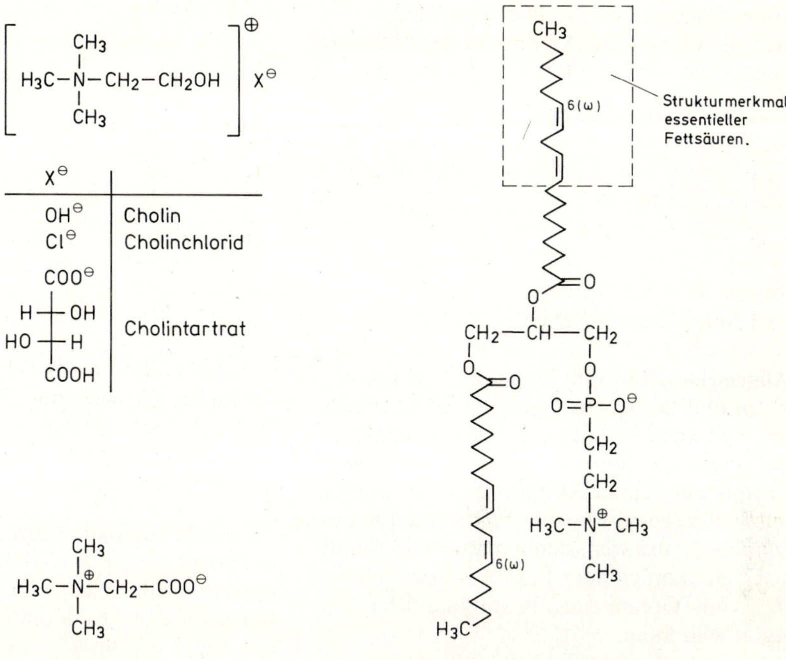

Betain

1,2-Dilinoleoylphosphatidylcholin (ein „essentielles" Phospholipid)

Abb. 10.66. Die Struktur einiger Arzneistoffe mit lipotroper Wirkung. Cholin ist chemisch (2-Hydroxyethyl)-trimethylammoniumhydroxid. Verwendet wird es in der Regel als Cholinchlorid oder als Cholinhydrogentartrat. Betain läßt sich als ein Cholin auffassen, dessen primäre alkoholische Gruppe zur Carboxylgruppe aufoxidiert ist. 1,2-Dilinoleoylphosphatylcholin ist der Prototyp eines mehrfach ungesättigten Phosphatidylcholins. Da am Molekülaufbau essentielle Fettsäuren beteiligt sind, hat man diesen Lezithinbestandteilen den gut klingenden Namen „essentielle" Phospholipide beigelegt. Voraussetzung für die biologische Aktivität als essentielle Fettsäure ist a) das Vorliegen mindestens zweier *cis*-Doppelbindungen, die durch eine Methylengruppe getrennt sein müssen (Divinyl-methan-Gruppen) sowie b) das Merkmal, daß die erste der beiden Doppelbindungen die Positionen Delta-C-6 einnehmen muß, und zwar in einer Zählung, bei der die endständige Methylgruppe (nicht, wie üblich, die Carboxylgruppe) als C-1 genommen wird

hochgradige Verfettung der Leber, die durch Gaben von Cholin verhütet und (zumindest im Tierversuch) rückgängig gemacht werden kann.

Verwendung. Allein oder als Bestandteil von Kombinationspräparaten zur adjuvanten Therapie bei Fettleber und Zirrhosen. Die Wirksamkeit ist umstritten.

Unerwünschte Wirkungen. Bei Zufuhr hoher Dosen kommt es zu gastrointestinalen Störungen, wie Übelkeit, Erbrechen und Durchfall. Eine vorhandene Harninkontinenz kann sich verstärken. Auftreten eines unangenehmfischigen Geruchs (nach Reynolds 1982, S. 1651).

10.6.4 Betain

Vorkommen. Betain im engeren Sinne ist das Glycinbetain (Synonym: Trimethylglykokoll). Ansonsten ist Betain eine Gruppenbezeichnung für die Naturstoffe mit der Konstitution von N-Trimethylaminosäuren. Betain (Glycinbetain) wurde zuerst aus Zuckerrübe, *Beta vulgaris ssp. vulgaris var. altissima* DÖLL (Familie: *Chenopodiaceae*), isoliert, in der es in einer Konzentration bis etwa 0,3% vorkommt. Technisch gewonnen wird es aus der Zuckerrübenmelasse, in der es zu etwa 5% enthalten ist.

Eigenschaften. Ein weißes, kristallines Pulver von süßem Geschmack.

Anwendung. Als Methylgruppendonator ähnlich wie Cholin und Methionin zur unterstützenden Therapie bei Lebererkrankungen.

Unerwünschte Wirkungen. Betain weist innerhalb therapeutisch üblicher Anwendungsdosen (mittlere Einzeldosis: 0,3–6 g/Tag) keine Toxizität auf.

10.6.5 Phospholipide und Sojabohnenlezithin

Tabelle 10.9. Fettsäuregehalt von Phospholipiden

Fettsäure (Kurzschreibweise)	Bezogen auf Gesamtfettsäuren [%]
16:0	12,9
18:0	4,4
18:1	10,5
18:2	66,5
18:3	5,7

Allgemeines. Phospholipide sind in pflanzlichem und tierischem Gewebe weit verbreitet. Sie sind keine essentiellen Nahrungsbestandteile, vielmehr können sie in dem vom Organismus benötigten Maße durch Biosynthese gebildet werden. Phospholipide enthalten essentielle Fettsäuren, deren mangelnde Zufuhr u. U. ein limitierender Faktor bei der Bildung der vom Organismus benötigten Phospholipide sein kann.

Herkunft. Phospholipide, die mehrfach ungesättigte Fettsäuren enthalten, bezeichnet man auch als „essentielle" Phospholipide (vgl. Abb. 10.66). Für medizinische und pharmazeutische Zwecke verwendet man essentielle Phospholipide fast ausschließlich in Form von Sojabohnenlezithin.

Sojabohnenlezithin fällt als Nebenprodukt bei der Gewinnung des fetten Öls an. Zur sog. Entlezithierung wird Wasser zum rohen Sojabohnenöl gegeben, damit sich die Phospholipide in der Grenzschicht Öl/Wasser anreichern können. Die gebildete Emulsion wird im Separator getrennt. Das Rohlezithin fließt mit der wäßrigen Phase ab und wird durch Abdampfen des Wassers im Vakuum in Form eines schmalzhaltigen Produkts gewonnen. Um daraus die für medizinische Zwecke geeigneten „essentiellen" Phospholipide zu machen, schließen sich einige Reinigungsprozeduren an.

Eigenschaften. Die sog. Purissimumpräparate bestehen zu 94–96% aus Phosphatidylcholinderivaten; sie sind wie folgt chemisch gekennzeichnet: P-Gehalt 3,8%, Cholingehalt 14,9%, Fettsäuregehalt 69,0%. Die Fettsäuren verteilen sich wie in Tabelle 10.9 zusammengefaßt (Peeters 1976).

Da Lezithine bzw. „essentielle" Phospholipide ungesättigte Fettsäuren enthalten, sind sie gegen Autoxidation empfindlich. Über Veränderungen, die sich möglicherweise während der längeren Lagerung entsprechender Fertigarzneimittel abspielen, liegen anscheinend keine Untersuchungen vor.

Verwendung. Sojabohnenlipide oder essentielle Phospholipide sind Bestandteil von Roboranzien und „Nervenstärkungsmiteln". Sie werden ferner zu Kombinationspräparaten, bevorzugt in Kapsel- und Liquidumform verarbeitet, die als Lebermittel, als Lipidsenker und auch als Venenmittel angeboten werden.

Hinweise zur Pharmakokinetik. Phospholipide werden nicht ungespalten resorbiert, sie entstehen im Organismus durch Biosynthese. Daher ist der Gehalt der Organe an ihnen oder ihre Konzentration im Plasma unabhängig von den mit der Nahrung, analog natürlich auch unabhängig von den mit pharmazeutischen Präparaten zugeführten Phospholipiden (vgl. Lang 1979, S. 119). Beispielsweise hatte die Verfütterung hoher Dosen von 5 g Sojalezithinen an ein Kaninchen keinen Einfluß auf den Phospholipidspiegel im Blut oder auf die Verteilung auf die einzelnen Phospholipidklassen (Handel zitiert nach Lang 1979).

Wirkungen. Die Zufuhr von 20–30 g Lezithin/Tag führte zu einer Senkung des Serumcholesterins um 10–18%. Der Effekt wird auf den Linolensäuregehalt zurückgeführt (Reynolds 1982, S. 55). Die auf dem deutschen Arzneimittelmarkt befindlichen Präparate offerieren jedoch Einzeldosen, die zwischen 65 und 500 mg liegen.

Es gibt keine Hinweise für eine spezifische Wirkung essentieller Phospholipide als Bestandteil von Lebertherapeutika. Auch diätetisch wirksame Dosen werden nicht erreicht.

10.6.6 Mariendistelfrüchte

Herkunft. Die Droge besteht aus den reifen, vom Pappus befreiten Früchten von *Silybum marianum* GAERTN. Die Stammpflanze, ein distelartiges Gewächs mit großen grün-weiß marmorierten Blättern und purpurfarbenen Röhrenblüten, gehört zum Tribus der *Cynareae* innerhalb der großen Familie der *Asteraceae*. Aus dem befruchteten Blütenstand entwickeln sich die Früchte: hartschalige Achänen mit einem seidigen, weißen Pappus, der aber – im Unterschied zu den sonst ähnlichen Früchten von *Cnicus benedictus* – leicht abgeworfen wird. Die 6–7 mm langen und bis etwa 3 mm breiten Früchte haben eine glänzend braunschwarze oder matt graubraune, dunkel- oder weißgrau gestrichelte Fruchtschale, die den geraden Embryo mit den zwei dicken, fettreichen Kotyledonen umschließt.

Sensorische Eigenschaften. Geruch der frischen Früchte: schwach; geht bei vermahlener Droge in Richtung Kakao. Geschmack: ölig.

Hinweis: Die Droge darf weder ranzig riechen noch schmecken.

Inhaltsstoffe

- Fettes Öl (20–30%) mit hohen Anteilen an Glyceriden der Linolensäure;
- Phytosterole (um 0,6%), darunter Sitosterol, Campesterol und Stigmasterol, sowie Cholesterol;
- Flavonoide vom Typus der 3-Hydroxyflavanone (1,5–3%), darunter Taxifolin (=2,3-Dihydroquercetin) und mehrere Flavonolignane (Silybin, Silydionin, Silicristin; vgl. Abb. 10.68);
- Flavonoide vom Flavonoltyp, hauptsächlich Quercetin und die 2,3-Dehydroderivate der Flavonolignane
- Weitere Phenole: dimere Coniferylalkohole (Dehydrobiconiferylalkohol), Tokopherole (um 0,04%);
- Amine (Tyramin, Histamin);
- Eiweiß (um 25–30%).

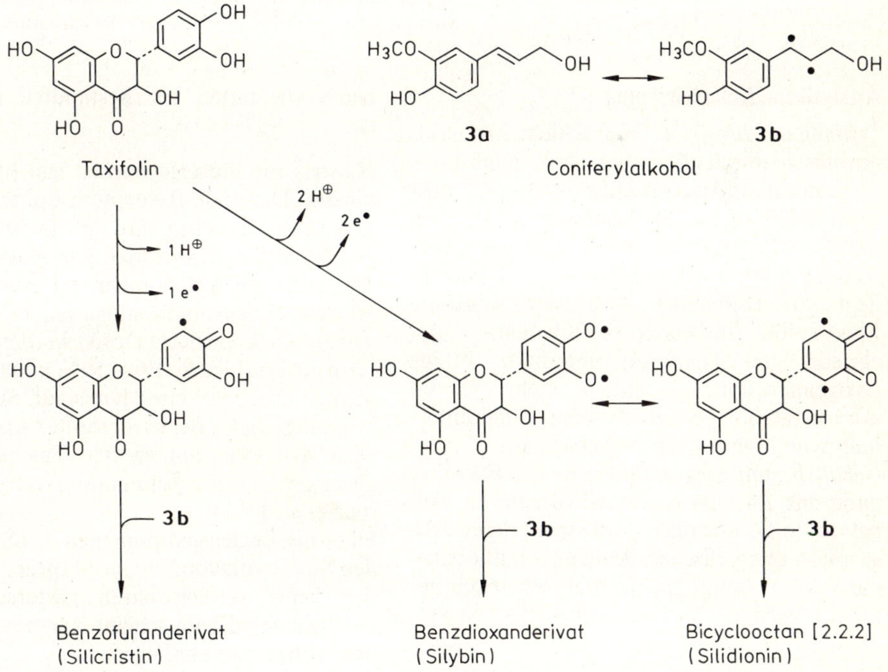

Abb. 10.67. Die in den Früchten von *Silybum marianum* vorkommenden Flavonoide der Silymaringruppe kann man sich durch oxidative Kupplung eines 3-Hydroxyflavanons mit dem Coniferylalkohol entstanden denken. Da es sich offenbar um einen Reaktionstyp handelt, der zu den Lignanen führt, wurde für die ganze Gruppe auch die Bezeichnung Flavonolignane vorgeschlagen. Die beiden Bauelemente sind jeweils unterschiedlich miteinander verknüpft. Beide Bauelemente kommen in der Droge vor, das Taxifolin in freier Form, Coniferylalkohol als Dimerisierungsprodukt (Dehydro-diconiferylalkohol; K. Weinges et al. 1970)

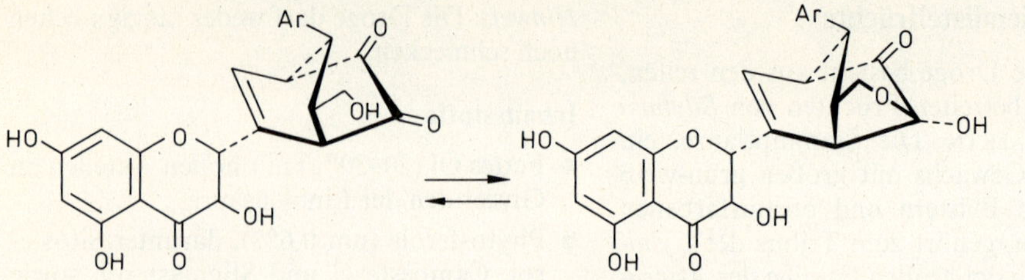

offenkettige Form ⇌ **Halbketal-Form**

Silidionin, ein Bicyclooctan[2.2.2]-Derivat

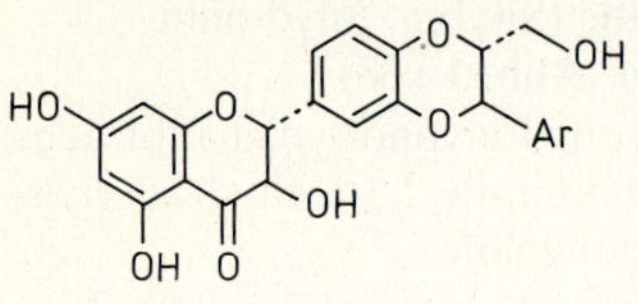

Silybin, ein Benzodioxanderivat

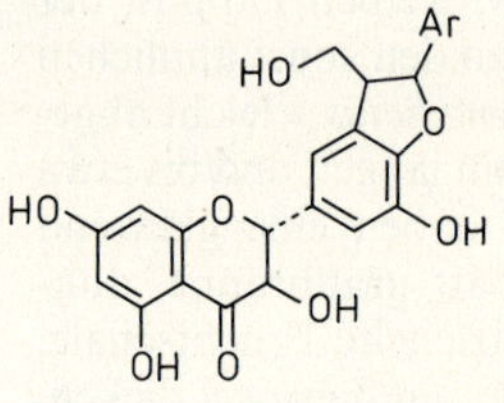

Silicristin, ein Benzofuranderivat

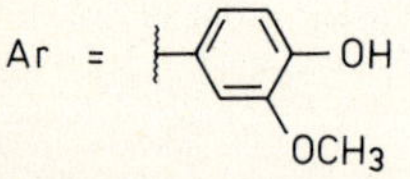

Ar = (3-methoxy-4-hydroxyphenyl, OCH₃ / OH)

Abb. 10.68. Die 3 charakteristischen Inhaltsstoffe Silidionin, Silybin und Silicristin, welche zusammen als Gemisch die Silymaringruppe bilden (Silicristin = Silychristin)

Analytische Kennzeichnung

Prüfung auf Identität: Dünnschichtchromatographisch mit Kaffeesäure als Leitsubstanz. Fließmittel: Ameisensäure-Aceton-Chloroform (8,5+16,5+75). Nachweis: Besprühen mit Polyethylenglykol 400: Gelbgrüne Fluoreszenzen im UV-Licht bei 365 nm. Silybin liegt auf Höhe der Kaffeesäure, weitere Flavonoide (insbesondere Silydanin, Silychristin und Taxifolin) unterhalb. Einige Drogenherkünfte enthalten mehr Silydanin als Silybin, so daß die erste Zone unterhalb von Silybin intensiver erscheint.

Gehaltsbestimmung: Umsetzung der Flavolignane mit 2,4-Dinitrophenylhydrazin zu gelb gefärbten Dinitrophenyldrazonen, deren Absorption in alkalischem Milieu (→bathochrome Verschiebung) spektralphotometrisch gemessen wird.

Verwendung. Zur Gewinnung der als Silymarin bezeichneten Flavolignanfraktion; Silymarin wird als Monopräparat angeboten Zur Herstellung eines alkoholischen bzw. hydroalkoholischen Extrakts, der in den meisten Kombinationspräparaten vom Typ der Leber-/Gallenmittel als Bestandteil enthalten ist.

Hinweis zur Bioverfügbarkeit und Pharmakokinetik. Die orale Resorptionsquote des Silybins beim Menschen wird auf 20–50% der zugeführten Dosis geschätzt. Die Ausscheidung erfolgt hauptsächlich biliär in Form von Sulfat- und Glucuronidkonjugaten; 3–7% (bezogen auf die applizierte Dosis) werden mit dem Urin ausgeschieden. Etwa 10% unterliegen einem enterohepatischen Kreislauf. Silybin akkumuliert nicht: Bei wiederholter Applikation wird spätestens am zweiten Tag das Fließgleichgewicht der Elimination erreicht (Lorenz et al. 1982).

Über die Begleitkomponenten des Silybins in den Silybumflavonoid-Gesamtpräparaten liegen keine vergleichbaren Untersuchungen vor: Das Silydionin scheint einem weitgehenden Abbau zu unterliegen.

Wirkungen, Anwendungsgebiete

- Silybin hebt die schädigenden Effekte verschiedener Lebergifte wie α-Amanitin, Phalloidin, Tetrachlorkohlenstoff, Galactosamin oder Thioacetamid auf, wenn es

früher als das toxische Agens appliziert wird (hepatoprotektiver Effekt).
- Silybin hemmt die Lipidoxidation; es hemmt ferner die Prostaglandinsynthese und mindert damit die Bildung von entzündungserregenden Stoffen im Gewebe.
- Silybin erhöht über die Stimulierung der nukleolären Polymerase I die Synthesegeschwindigkeit von ribosomalen Ribonukleinsäuren. Dadurch kann die Proteinbiosynthese verstärkt und Zellregenerationsprozesse beschleunigt werden (kann als kurativer Effekt gedeutet werden).

Silybumflavone werden als Adjuvans bei Leberkrankheiten eingesetzt, um bei etwaiger Belastung mit potentiell leberschädlichen Stoffen zusätzliche Noxen zu antagonisieren.

Dosierung. 100 mg *Extr. Fructus Cardui mariae*, entsprechend einem Gehalt von etwa 70 mg Flavonoiden der Silymaringruppe bis zu 3mal täglich.

Hinweis: Die Kombinationspräparate enthalten keine im obigen Sinne wirksamen Dosen an Silybumflavonen (Flavolignanen). Die in Form eines Teeaufgusses – 1 g Mariendistelfrüchte auf 1 Tasse Abkochung mehrmals täglich – zugeführten Silybumflavonoide dürften 10–30 mg pro Einzeldosis betragen; die Teemedikation ist somit durchaus der Anwendung in Monopräparaten vergleichbar.

Unerwünschte Wirkungen. Bisher keine bekannt. Die therapeutische Breite ist sehr groß. Im Tierversuch (Maus) läßt sich für die perorale Applikation eine LD_{50} nicht bestimmen; es wurden z. B. 20 g Silymarin (Silybumflavone) pro kg KG reaktionslos vertragen.

10.6.7 Cianidanol

Das rechtsdrehende (+)-Cianidanol-3, bekannter unter seiner Trivialbezeichnung (+)-Catechin, kommt weit verbreitet in der Natur vor, beispielsweise in allen heimischen Obstarten oder im schwarzen Tee, hier in hoher Konzentration von 1–2%.
(+)-Catechin läßt sich technisch am besten durch Extraktion aus Gambir-Catechu gewinnen, einem Produkt, das aus den Blättern von *Uncaria gambir* (HUNTER) Roxb. (Familie: *Rubiaceae*) erhalten wird.
(+)-Catechin verhindert, ähnlich wie Silybin, in Tierexperimenten die durch verschiedene Gifte induzierbaren biochemischen und histochemischen Veränderungen der Leber. Es wurde jahrelang nahezu weltweit als Leberzellschutz verwendet. Diese Therapie wurde aufgegeben, seitdem einige Fälle schwerer Nebenwirkungen (hämolytische Anämien) bekannt geworden sind. Ob und unter welchen näheren Bedingungen künftig auch bei Teetrinkern mit vergleichbaren Zwischenfällen gerechnet werden muß, ist bisher völlig offen.

Literatur (zu 10.6)

Bader H (1982) Lehrbuch der Pharmakologie und Toxikologie. Edition Medizin, Weinheim Deerfield Beach Basel

Bülles H, Bülles J, Krumbiegel G, Mennicke WH, Nitz D (1975) Untersuchungen zur Verstoffwechselung und zur Ausscheidung von Silybin bei der Ratte. Arzneimittelforsch (Drug Res) 25:902–905

Fintelmann V (1979) Ist therapeutischer Nihilsmus bei Leberkrankheiten berechtigt? ZFA 55:333–337

Hänsel R, Schulz J, Pelter A (1972) Structure of silybin: synthetic studies. JCS Chem Comm 195–196

Janiak B, Kessler B, Kunz W, Schnieders B (1973) Die Wirkung von Silymarin auf Gehalt und Funktion einiger durch Einwirkung von Tetrachlorkohlenstoff bzw. Halothan beeinflußten mikrosomalen Leberenzyme. Arzneimittelforsch (Drug Res) 23:1322–1326

Koch H (1980) Leberschutz-Therapeutika. Pharmazie in unserer Zeit 9:33–44, 65–74

Lang K (1979) Biochemie der Ernährung. Steinkopff, Darmstadt

Lorenz D, Mennicke WH, Behrendt W (1982) Untersuchungen zur Elimination von Silymarin bei cholezystektomierten Patienten. Planta Med 45:216–223

Osol A, Farrar GE (eds) (1955) The dispensatory of the United States of America. Lippincott, Philadelphia Montreal, pp 678–680

Peeters H (ed) (1976) Phosphatidylcholine. Springer, Berlin Heidelberg New York

Rauen HM, Schriewer H (1971) Die anthihepatotoxische Wirkung von Silymarin bei experimentellen Leberschädigungen der Ratte durch Tetrachlorkohlenstoff, D-Galaktosamin und Allylalkohol. Arzneimittelforsch (Drug Res) 21:1194–1201

Reynolds JEF (eds) (1982) Martindale. The extra pharmacopoeia, 28th edn. Pharmaceutical Press, London

Thaler H (1982) Leberkrankheiten. Histologie, Pathophysiologie, Klinik. Springer, Berlin Heidelberg New York

Vogel G (1977) Natural substances with effects on the liver. In: Wagner H, Wolff (eds) New natural products and plant drugs with pharmacological, biological or therapeutic activity. Springer, Berlin Heidelberg New York, pp 249–265

10.7 Venenmittel*

10.7.1 Vorbemerkungen. Definitionen

Die meisten Venenmittel enthalten potentiell wirksame Stoffe in nur geringen Mengen; in besonderem Maße trifft dies für die Kombinationspräparate zu, so daß sie in der Regel in nur unterschwelliger Dosierung angeboten werden. Die folgenden Ausführungen gelten nur für Arzneimittel, sofern sie hinreichend hoch dosiert angeboten werden.

Die Bezeichnung „Venenmittel" ist kein wissenschaftlich-pharmakologischer Begriff; vielmehr entstammt er der Praxis. Man versteht darunter pflanzliche Arzneistoffe, die als Adjuvanzien zur Behandlung von „Venenschwäche" und deren Folgekrankheiten verwendet werden. Manifestationsort der Störungen ist in der Regel die Endstrombahn.

Eine ererbte oder erworbene Venenwandschwäche führt zunächst zu knoten- oder sackförmigen Erweiterungen der Venen, wobei die Venenklappen insuffizient werden. In der Folge wird die Wand so weit geschädigt, daß sich kleine Einrisse bilden, die durch bindegewebige Wucherungen heilen: Es entstehen die Krampfadern oder Varizen, die besonders häufig an den Beinen auftreten. Diese Prozesse sind zunächst nur kosmetisch störend, haben primär aber keinen Krankheitswert. Erst die Auswirkungen der chronischen venösen Insuffizienz auf die Endstrombahn lassen die typischen Zeichen der Varikose entstehen: Schweregefühl, Schmerz, Spannung, Ödem und als letzte Phase die Nekrose, das *Ulcus cruris*. Die Symptome bilden sich aus als Folge der Druckerhöhung in den Kapillaren, auf denen wegen Klappeninsuffizienz der unreduzierte hydrostatische Druck ruht.

Die Krampfaderbildung kann nicht auf eine Einzelursache zurückgeführt werden. Erbanlage, krankmachende Lebensbedingungen sowie der natürliche Alterungsprozeß der Gefäße führen „multifaktoriell" zu einem Umbau der Venenwand mit Untergang der Muskelzellen bei gleichzeitiger Neubildung atypischer Formen von Kollagen und Elastin. Mit biochemischen Methoden läßt sich eine Aktivitätssteigerung lysosomaler Enzyme nachweisen. Auch ist der Glukosestoffwechsel variköser Muskulatur, verglichen mit dem gesunder Venen, stark zu Ungunsten des oxidativen Glukoseabbaus verschoben.

Physiologisch sind für das venös bedingte Beinleiden charakteristisch:

- Hypertension (überdehnte Venen),
- Stauungen (Ödeme) und
- Strömungsverlangsamung (mit Thrombosegefahr).

Medikamentös käme es folglich darauf an, die überdehnten Venen zu verengen, die Ödeme auszuschwemmen und die Fließeigenschaften des Blutes zu verbessern.

Morphologische Gefäßwandveränderungen sind irreversibel. Krampfadern können nicht geheilt werden; sie begleiten den Patienten ein Leben lang. Die eigentlichen Therapieziele sind folglich bescheidener: Sie bestehen darin

- die Beschwerden, die von Krampfadern ausgelöst werden, wie Schmerz, Schwere und Spannungsgefühl in den Beinen, zu lindern sowie
- zu verhindern, daß sich Krampfadern im weiteren Verlauf vergrößern und Folgeschäden (Entzündung, Venenthrombose) nach sich ziehen.

An erster Stelle stehen die Maßnahmen der physikalischen Therapie:

- Kompressionsverbände und Stützstrümpfe verhindern, daß sich das Blut während des Tages in den erweiterten schlaffen Venen besonders staut.
- Kaltanwendungen (Hydrotherapie) zur Venentonisierung.
- Bewegungstherapie: Viel gehen (z. B. Waldlauf) trimmt die als „Venenpumpe" wichtige Beinmuskulatur.

Die medikamentöse Therapie ist teils als protektive Therapie für noch nicht befallene Gefäßbezirke anzusehen, teils als Zusatztherapie zu den genannten Maßnahmen der physikalischen Therapie. Zwar erweisen sich die Venenmittel oft als nützlich, doch reichen sie als alleinige Maßnahme nicht aus.

10.7.2 Einteilung und Wirkweise der Arzneistoffe

Nach Felix (1985) lassen sich die Venenmittel in 3 Gruppen unterteilen:

- venentonisierende Arzneistoffe,
- diuretisch wirkende Arzneistoffe,
- Ödemprotektiva.

---
* Literatur s. S. 691

Den Venentonika liegt der Gedanke zugrunde, den Widerstand, den die Gefäßwand dem Innendruck entgegensetzt, zu vergrößern und damit den venösen Gesamtquerschnitt zu reduzieren. Allerdings sollten die *Venulae* in der Muskulatur und in der Haut nicht gleichermaßen tonisiert werden: Ihre Tonisierung begünstigt die Filtration in das Gewebe und folglich ein Ödem. Auch ist es wegen der blutdrucksteigernden Wirkung von Nachteil, wenn die Tonisierung auf die Arteriolen durchschlägt. Aus diesem Grunde sind α-Sympathikomimetika, die über die Freisetzung von Noradrenalin wirken, problematisch. Noch am ehesten selektiv wirkt das Dihydroergotamin (vgl. dazu 7.7.4.2).

Das in einigen Venenmitteln enthaltene Spartein soll, ähnlich wie die Sympatikomimetika, über die Steigerung des Venentonus wirken.

Ein antiödematöser Effekt ist durch die Anwendung systemisch wirkender Diuretika zu erreichen. Wirksame Diuretika finden sich nur unter den synthetischen Arzneistoffen. Bevorzugt werden die schwach wirkenden Benzothiadiazine; aber auch sie dürfen nur unter ganz bestimmten Kautelen und nur kurzfristig gegeben werden (Felix 1984).

Die meisten pflanzlichen Venenmittel enthalten Stoffe mit ödemprotektiver Wirkung. Ihr Wirkort sind die Kapillaren. Sie vermögen die Kapillaren bzw. das Kapillarendothel vor Prozessen zu schützen, welche die Durchlässigkeit der Kapillaren erhöhen und dadurch die Entwicklung eines Ödems auslösen oder begünstigen. Man spricht auch von „kapillarabdichtender" Wirkung.

Das Kapillarendothel ist permeabel für niedermolekulare Stoffe und impermeabel für hochmolekulare Bestandteile wie Proteine, d. h. es wirkt wie eine semipermeable Membran. Die Ionenverteilung zwischen intravasalem Raum und Interstitium erfolgt passiv nach der Donnan-Gibbs-Theorie (vgl. Lehrbücher der physiologischen Chemie).

Für den normalen Flüssigkeitswechsel Arterie → Kapillare → Gewebe → Vene und Arterie → Kapillare → Gewebe → Lymphgefäße → Vene gelten bestimmte, von Starling aufgestellte Gesetzmäßigkeiten (vgl. Lehrbücher der Physiologie). Im vorliegenden Zusammenhang sind die folgenden Überlegungen wichtig:

- Bei der Änderung eines der im Starling-Konzept enthaltenen Faktors kommt es zur Ansammlung von Flüssigkeit im interstitiellen Raum. Eine Zunahme des interstitiellen Flüssigkeitsvolumens wird als Ödem (eine Verminderung als Exsikkose) bezeichnet.
- Eine venöse Abflußstörung führt zu einer vermehrten Flüssigkeitsansammlung im interstitiellen Raum. Als Folge davon steigt der Gewebsdruck an, die Haut der Extremitäten wird durch die Volumenzunahme gespannt (Ödem).
- Eine (krankhafte) Zunahme der Kapillarpermeabilität läßt Eiweiß in den interstitiellen Raum gelangen mit der Folge, daß die normale Differenz zwischen intra- und extrakapillärem Raum kleiner wird; damit nimmt der Nettofiltrationsdruck zu und der onkotische Druck des Blutes ab, d. h. die Kraft, die die Flüssigkeit aus dem interstitiellen Raum in die Kapillaren zurücktreibt, nimmt ab.
- Eine Zunahme der Kapillarpermeabilität findet sich bei allen entzündlichen Prozessen, gleich welcher Ursache (UV-Strahlen, Hitze, Azidose, Hypoxie, Gewebszerfall u. a. m.). Um antiphlogistische Wirkungen zu messen, erzeugt man lokale Entzündungen durch entzündungserregende Stoffe, wie Senföl oder Capsaicin (aus Paprikafrüchten). Die ersten Berichte über pharmakodynamische Wirkungen von Flavonoiden beziehen sich auf Schutzeffekte gegenüber Kapillarschäden, so daß die Flavonoide als Vitamin P (Permeabilitätsvitamin) bezeichnet wurden (zur älteren Literatur vgl. Böhm 1967).
- Die Bedeutung des Lymphabflusses: Auch unter normalen Bedingungen gelangt stets etwas Eiweiß in den interstitiellen Raum, das dann wegen des hohen, nach außen gerichteten Konzentrationsgefälles nicht wieder in die Kapillaren zurückgelangen kann. Dieses in das Interstitium eingedrungene Eiweiß wird von den Lymphkapillaren aufgenommen und über den *Ductus thoracicus* ständig abtransportiert, so daß im interstitiellen Raum stets die gleiche Eiweißkonzentration herrscht. Abflußstörungen der Lymphwege führen somit ebenfalls zu lokalen Ödemen.
- Bei kardialen Ödemen ist Lymphstauung ein begleitender Faktor. Wenn dies der Grund sein sollte, daß eine Reihe von Venenmitteln herzwirksame Glykoside (Strophantinoide vgl. 10.1) enthalten, so ist dies allein schon deshalb wenig sinnvoll, weil die für eine Herzinsuffizienzbehandlung essentielle Dosis-Wirkungs-Relation unbeachtet bleibt.
- Cumarin, enthalten in Melilotusextrakten, soll den Transport der Lymphe beschleunigen. Es wird ihm ein lymphokinetischer Effekt zugeschrieben (Literaturübersicht vgl. Harnischfeger u. Stolze 1983).

Die klinische Wirksamkeit mehr oder weniger aller Venenmittel wird kontrovers beurteilt. Außerhalb der Bundesrepublik Deutschland kommt ihnen ein verhältnismäßig sehr geringer therapeutischer Stellenwert zu. Abwägende Ärzte (May 1983) knüpfen ihre Anwendung an 3 Bedingungen:

- Die Präparate sollen hochdosierte Reinpräparate sein und nicht Kombinationen von 8 oder 10 Substanzen.
- Sie sollen in höchsterlaubter Dosis verwendet werden.
- Sie sollen kurmäßig 2–3 Monate angewandt werden und nicht nur gelegentlich, wenn der Patient Beschwerden hat.

Überdies werden die zu erwartenden Effekte sowie die Indikationsansprüche niedrig angesetzt (May 1980): Leichte Hemmung der Ödembildung sowie Besserung der subjektiven Beschwerden (Schweregefühl beim Stehen, Gefühl des Platzens, Brennen der Beine).

10.7.3 Flavonoide

Als Bestandteile von Venenmitteln werden die folgenden Flavonoide verwendet:

- Zitrusbioflavonoide (Hesperidinkomplex),
- Diosmin,
- Rutin und Hydroxyethylrutinoside.

Herkunft. Zitrusbioflavonoide, auch als Hesperidinkomplex bezeichnet, gewinnt man technisch durch Extraktion von Schalen (Perikarp) der verschiedenen Agrumenfrüchte: Orangen, Zitronen, Mandarinen, Tangerinen und Pampelmusen (Grapefruits). Genuin kommen Flavanolglykoside, insbesondere Hesperidin und Naringin (vgl. Abb. 10.69) vor. Da zum Extrahieren alkalisch reagierendes Menstruum (Wasser oder Mischungen von Wasser und Isopropanol plus NaOH oder KOH) verwendet wird, besteht ein Teil des nach Ansäuern ausfallenden Produkts aus den isomeren Chalkonen. Während reines Hesperidin eine farblose, geruch- und geschmacklose Substanz darstellt, sind die üblichen Handelsprodukte gelb gefärbt. Hesperidinmethylchalkon ist der Name für eine chemisch einheitliche Substanz, die partialsynthetisch durch Methylierung von Hesperidin in alkalischem Milieu erhältlich ist (vgl. Abb. 10.69). Die unter der gleichen Bezeichnung angebotenen Handelsprodukte sind oft uneinheitliche Gemische, die chemisch nicht näher definiert sind.

Diosmin. Diosmin ist das 7-Rutinosid des 3′,5,7-Trihydroxy-4′-methoxyflavons; es läßt sich auch als 2,3-Dehydrohesperidin auffassen. In der Natur kommt es vergleichsweise selten vor, so in einigen *Sophora*-Arten (Familie: *Fabaceae*) und in den Buccoblättern von *Barosma betulina* (Familie: *Rutaceae*). Das für Arzneizwecke benötigte Diosmin wird partialsynthetisch aus Hesperidin hergestellt (vgl. Abb. 10.70).

Rutin. Rutin (Synonym: Rutosid) ist das 3-Rutinosid des Quercetins (vgl. Abb. 10.69). Es gehört zu den im Pflanzenreich sehr häufig anzutreffenden Flavonolglykosiden. Ursprünglich waren Buchweizenkraut *Fagopyrum esculentum* MOENCH und *F. tataricum* (L.) GAERTN. (Familie: *Polygonaceae*) das für die technische Gewinnung bevorzugte Ausgangsmaterial; man bevorzugt heute die bequem zugänglichen Blätter rutinreicher Eukalyptusarten (Familie: *Myrtaceae*).

Rutin ist ein hellgelbes, geruch- und geschmackloses Pulver, das sich schwer in kaltem Wasser löst und das auch in Lipoidlösungsmitteln (Ether, Benzol, Chloroform) praktisch unlöslich ist.

Hydroxyethylrutoside. Wegen der geringen Löslichkeit des Rutins und seiner dadurch bedingten geringen Absorption während der Magen-Darm-Passage stellt man durch Umsetzung mit Ethylenoxid Rutinether her, die bessere Bioverfügbarkeit aufweisen. Die handelsüblichen Präparate sind keine Monosubstanzen, sondern Gemische, die aus dem Tri- und dem Tetrahydroethylrutin (= Troxerutin *INN*) bestehen.

Hinweise zur Bioverfügbarkeit und Pharmakokinetik. Diosmin und vermutlich auch Hesperidin werden im Magen-Darm-Trakt weitgehend resorbiert. Diosmin selbst wird rasch eliminiert, doch scheinen sich nach oraler Langzeitgabe (bisher unbekannte) Metaboliten an die *Tunica vascularis* fest zu binden (Oustrin et al. 1977).

Wirkungen. In zahlreichen „Entzündungsmodellen" zeigen die Flavonoide nach Prämedikation antiödematöse Eigenschaften (Übersichten vgl. Gábor 1975; Felix 1986). Die Dosierungen sind oft (im Hinblick auf die therapeutische Richtdosis) unrealistisch hoch. Beispiele (Gábor 1975, S. 59–80):

- Naringin: 100 mg/kg KG *per os*;
- Hesperidin (gereinigt): 100 mg/kg KG *per os*;

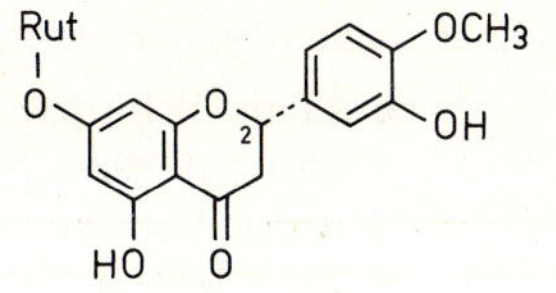

R¹	R²	R³	R⁴	
H	H	H	H	Rutin (Rutosid)
HE	HE	HE	HE	Tetrahydroxyethyl-rutin
H	HE	HE	HE	Trihydroxyethyl-rutin

HE = $-CH_2-CH_2OH$

Abb. 10.69. Strukturformeln einiger Flavone, die ihrer ödemprotektiven Wirkung wegen als Arzneistoffe für „Venenmittel" verwendet werden. Hesperidin gewinnt man durch Extraktion aus Schalen von Agrumenfrüchten. Es liegt nativ in der optisch aktiven linksdrehenden (2S)-Form vor; bei der Extraktion mit alkalischen Lösungsmitteln erfolgt Razemisierung über die offenkettige Chalkonform, so daß die nach diesem Verfahren hergestellten Hesperidine optisch inaktiv sind. Extraktion unter gleichzeitiger Methylierung führt zum Hesperidinmethylchalkon und/oder einem Gemisch stärker methylierter Produkte. Rutin zeigt für einen Arzneistoff vergleichsweise schlechte Löslichkeitseigenschaften. Es ist sowohl schwer löslich in Wasser als auch in Lipoidlösungsmitteln wie Ether, Benzol oder Chloroform. Substitution der phenolischen Gruppen durch Hydroxyethylreste führt zu einem Derivatgemisch, das als Troxerutin INN bezeichnet wird

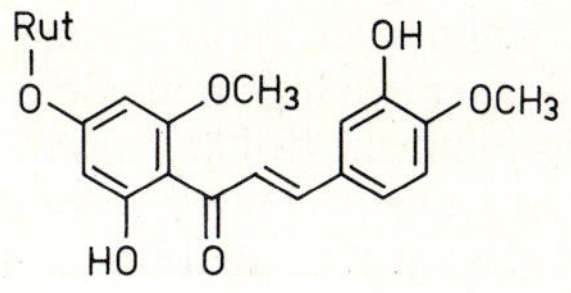

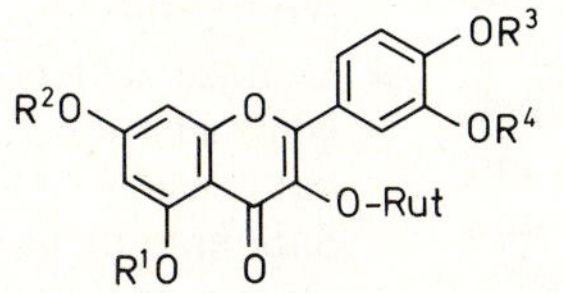

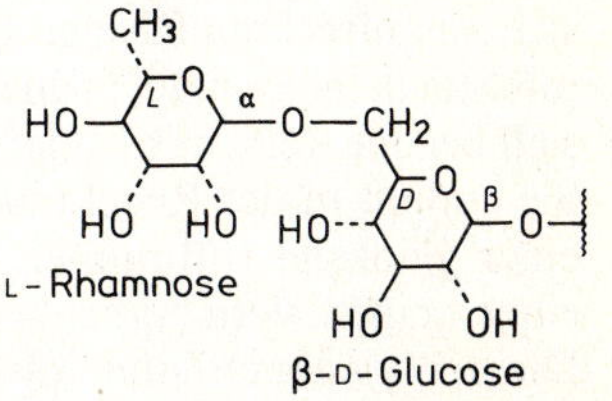

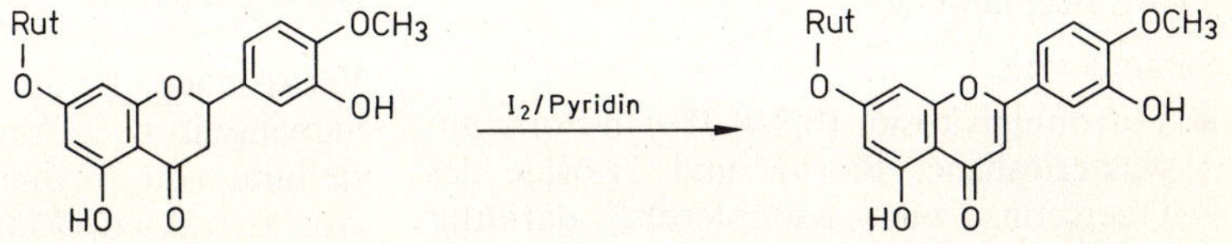

Hesperidin, $C_{28}H_{34}O_{15}$ →I_2/Pyridin→ Diosmin, $C_{28}H_{32}O_{15}$

Abb. 10.70. Diosmin kommt zwar in einigen Pflanzen vor, doch nicht in Konzentrationen, welche die Gewinnung durch Extraktion lohnend erscheinen lassen. In guter Ausbeute ist es durch Dehydrierung mittels I_2 in Pyridin zugänglich (Voigtländer u. Härtner 1981)

- Rutosidkomplex: 1–4 g/kg KG *per os*;
- Rutin: 0,1 g/kg KG *i.v.*

Unerwünschte Wirkungen. Die als Ödemprotektiva verwendeten Flavone, insbesondere die Rutoside, sind auch in hohen Dosen atoxisch. Diosmin ist ebenfalls gut verträglich, abgesehen von sehr seltenen gastrointestinalen oder allergischen Reaktionen (Felix 1986).

10.7.4 Roßkastaniensamen und daraus hergestellte Präparate

Herkunft. Ausgangsmaterial zur Herstellung der verschiedenen Roßkastaniensaponinpräparate sind die reifen getrockneten Samenkerne verschiedener Arten der Gattung *Aesculus* (Familie: *Hippocastanaceae*). Das DAB 9 verlangt, daß es sich bei der Droge um die Samen der gewöhnlichen Roßkastanie, *Aesculus hippocastanum* L. handeln müsse.

Die gewöhnliche Roßkastanie ist auf dem Balkan, im Kaukasus und in Vorderasien beheimatet. Die großen Blätter des 10–20 m hoch werdenden Baumes sind 5- bis 7-zählig gefiedert, die Teilblätter sind am Rande gezähnt. Die Blüten sind zygomorph und vereinigen sich zu aufrechten Rispen. Die Frucht ist eine mit Stacheln besetzte, grüne Kapselfrucht, die sich bei der Reife mit 2 oder 3 Klappen öffnet. Sie enthält in der Regel nur einen Samen mit einer glänzend rotbraunen Samenschale und einer weißen, vom Nabel herrührenden Stelle. Die Kotyledonen sind infolge des Vorkommens von Flavonglykosiden schwach gelblich gefärbt. Für pharmazeutische Zwecke sollen nur die ausgereiften Samen gesammelt werden, am besten nur solche, die von selbst vom Baum fallen.

Sensorische Eigenschaften. Geruch: schwach wahrnehmbar, etwas an den Geruch von Nüssen erinnernd. Geschmack: anfangs mehlig, dann kratzend und anhaltend bitter.

Inhaltsstoffe. Die Samenkerne (hauptsächlich die Kotyledonen darstellend) weichen in ihrer chemischen Zusammensetzung stark von der Samenschale ab. Samenschalen: Proanthocyanidine und Katechingerbstoffe. Die Einlagerung von unlöslichen braunen Pigmenten besteht aus Stoffen, die sich durch Oxidation und durch Polymerisation vorzugsweise aus (+)-Catechin bilden.

Samenkerne:
- Flavonolglykoside (0,2–0,3%) in Form gut wasserlöslicher Bioside und Trioside des Quercetins und Kämpferols, darunter Kämpferol-3-glucosido-xylosido-glucosid.
- Triterpensaponine, und zwar Di-Ester von Penta- und Hexahydroxy-β-Amyrinen (3–6%). Sie bilden ein komplexes Gemisch, das sich in vier Haupttypen einteilen läßt (vgl. Abb. 10.71, 10.72):
  (1) β-Aescin: C-21 und C-28 Diester;
  (2) Kryptoaescin: C-21 und C-22 Diester;
  (3) α-Aescin: das Gemisch (4:6) aus β-Aescin und aus Kryptoaescin;
  (4) Aescinole: Artefakte, die hydrolytisch aus Aescinen entstehen (Aescinol=21, 22,28-Triolderivat).
- Reservestoffe: Stärke, reduzierende Zucker (um 6%), Fett (um 5%), Eiweiß (um 6%);
- Mineralstoffe (3–4%).

Analytische Kennzeichnung
- Beim Schütteln aescinhaltiger Lösungen tritt intensive Schaumbildung auf (allgemeine Saponineigenschaft).
- Bestimmung des hämolytischen Index (vgl. 4.6.7.4), ermöglicht Aussagen über den Gehalt an hämolysierend wirkendem β-Aescin und damit indirekt über die Artefaktbildung.
- Dünnschichtchromatographie (Bedingungen siehe 4.6.7.3). Die DAB-9-Vorschrift hat wenig Aussagekraft, da sich die Saponine nicht auftrennen lassen.
- Drogengesamtauszüge reagieren deutlich positiv bei der Prüfung auf Flavonole: Beim Behandeln mit Zink oder Magnesium in salzsaurer Lösung nimmt die ursprünglich gelbliche Lösung eine rote Färbung an.

Gehaltsbestimmung. Bestimmung der Triterpensaponine, berechnet als Aescin (Schlemmer 1966); (auch DAB 9-Methode). Anreicherung der Saponine: Aufnehmen des Extraktes in 0,1 N und Ausschütteln mit Propanol-Chloroform. Bestimmung: Photometrische Messung eines farbigen Reaktionsprodukts, das sich in Gegenwart von Eisen(III)-chlorid-Schwefelsäure-Reagenz bildet.
Anmerkung: Wünschenswert wäre eine halbquantitative Prüfung auf das Vorkommen von unwirksamem Aescinol. Aescinol wird bei der Aescingehaltsbestimmung nach DAB 9 miterfaßt.

Verwendung. Roßkastaniensamenkerne oder Samenschrot ist Ausgangsmaterial zur Herstellung von β-Aescin und zur Herstellung von Extrakten. Maximale Aescinausbeuten werden durch Extraktion mit Methanol-Wasser-Gemischen (60+40) erzielt (Bogs u. Bremer 1971). Industriell werden auch Perkolate mit Ethanol-Wasser (60–80 Vol.-%) hergestellt.

Aescin enthaltende Präparate werden in Ampullen- und Drageeform angeboten; Roßkastanienextrakte als Bestandteil von Kombinationspräparaten in Tropfen-, Kapsel- und Tablettenform; zur äußerlichen Anwendung als Gel und Salbe.

Hinweise zur Bioverfügbarkeit und Pharmakokinetik (Henschler et al. 1971). Die beiden Aescine (α- und β-) unterscheiden sich in ihrer Wasserlöslichkeit und damit auch in ihrer Re-

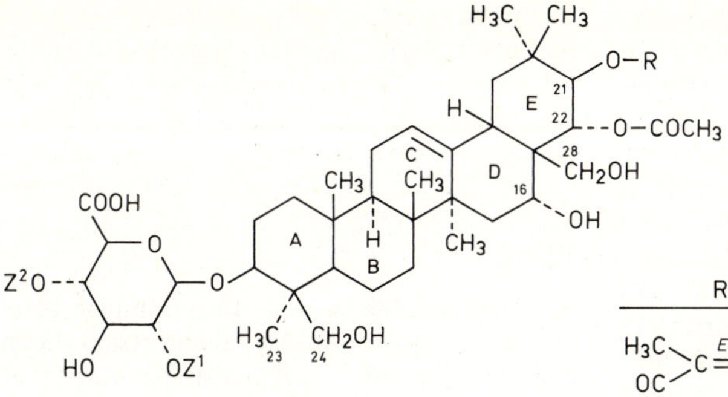

R		% des Gemisches
H_3C-OC\>C=C<^{E}\>$^{CH_3}_H$ Tigloyl		40
H_3C-OC\>C=C<^{Z}\>$^H_{CH_3}$ Angeloyl		33
H_3C-OC\>CH-CH$_2$-CH$_3$ α-Methylbutyryl		15
OC-CH(CH$_3$)$_2$ Isobutyryl		10

Abb. 10.71. Beispiel für ein natives Saponinglykosid der Roßkastaniensamen, das zu etwa 15% in der sog. β-Escinfraktion (dem kristallinen „β-Escin") vorkommt. Das Grundgerüst gehört zu den pentazyklischen Triterpenen des β-Amyrintyps und zwar liegt ein Hexahydroxyderivat vor: die OH-Gruppe an C-3 ist glykosidisch an β-D-Glucuronsäure gebunden, die ihrerseits mt 2 Molekülen β-D-Glucose glykosidisch verknüpft ist. Die OH-Gruppe an C-21 ist mit kurzkettigen Fettsäuren, die OH-Gruppe an C-22 mit Essigsäure verestert. Das beschriebene Glykosid ist begleitet von einer Reihe von Varianten, die durch die folgenden Merkmale gekennzeichnet sind: (1) 21-O-Tigloyl ersetzt durch 21-Angeloyl, 21-O-Methylbutyryl oder 21-Isobutyryl; (2) Z^1 und/oder Z^2 können Galactosyl- oder Xylosylreste sein; und schließlich (3) der 24-CH$_2$-OH-Substituent (Aglykon = Protoaescigenin) kann als 24-CH$_3$ (Aglykon = Barringtogenol C) vorliegen

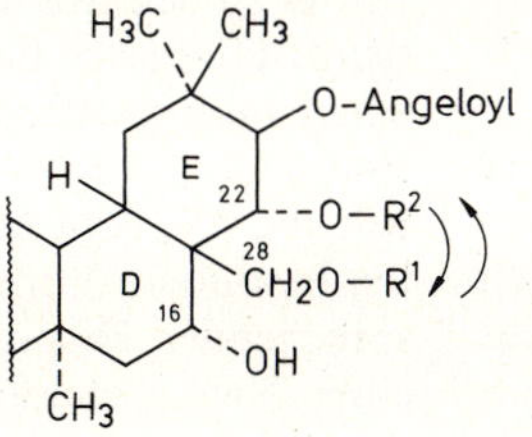

R^1	R^2	H.I.	
H	COCH$_3$	40000	β-Escin
COCH$_3$	H	inaktiv	Kryptoescin

H.I. = hämolytischer Index

β-Escin H.I. 40000 ⇌ Lösung[1] Kryptoescin H.I. = 0

Gemisch (1:1) = α-Escin (H.I. 20000)

[1] Wanderung der Acylgruppen zwischen 22α-OH und 28-OH

Abb. 10.72. Das hämolytisch inaktive Kryptoescin unterscheidet sich von dem hämolytisch wirksamen β-Escin lediglich durch die Stellung der Acetylgruppe am Aglykon. Die Salze des β-Escins und des Kryptoescins erweisen sich in wäßriger Lösung bei erhöhter Temperatur als wenig stabil: β-Escin geht unter Verminderung seiner hämolytischen Aktivität in das beständige α-Escin über, welches ein Gemisch aus β-Escin und Kryptoescin darstellt. Nach Wagner et al. (1970) handelt es sich um einen Isomerisierungsvorgang, der auf einen Austausch (Wanderung) der Acetylgruppe zwischen der 22-α-OH (= β-Escin) und dem 28-OH Kryptoescin beruht, bis ein stabiles Gleichgewicht vorliegt. Das Gemisch beider wird als α-Escin bezeichnet. α-Escin ist amorph, löst sich in Wasser besser als β-Escin und ist in Lösung stabiler

sorptionsquote nach peroraler Zufuhr: α-Aescin wird zu etwa 11%, β-Aescin zu etwa 5% resorbiert (Versuchstier Ratte). Maximale Blutspiegel werden rasch (innerhalb 1 h) erreicht. Ebenso rasch erfolgt die Elimination zu einem Drittel über die Galle und zu zwei Dritteln über die Niere. Dabei ist die Halbwertszeit des α-Aescin, bedingt durch die stärkere Plasma-Eiweiß-Bindung, etwas größer als die des β-Aescins. Eine Anreicherung in bestimmten Geweben außer den Exkretionsorganen konnte nicht beobachtet werden (Henschler et al. 1971). Am Gefäßendothel soll Aescin lange haften (Halbwertszeit etwa 4–5 Tage; Felix 1986).

Wirkungen. Als Saponin hat Aescin lokal entzündungserregende Eigenschaften; es darf daher nie subkutan oder intramuskulär angewendet werden.

Nach Prämedikation zeigt Aescin im Tierversuch an einer Reihe von Modellen entzündungswidrige Eigenschaften. Es beeinflußt vor allem die ersten Phasen entzündlicher Vorgänge (erhöhte Gefäß- und Membranpermeabilität), so daß man die Aescinwirkung als ödemprotektiv bzw. als antiexsudativ charakterisiert hat (Vogel et al. 1970).

Der ödemprotektive bzw. antiödematöse Effekt kommt über eine Minderung der Kapillarpermeabilität für Flüssigkeiten zustande (Vogel et al. 1962, 1968, 1970).

Aescin führt in subhämolytischen Dosen über die Anlagerung an die Erythrozytenmembranen zu einem Anschwellen der Erythrozyten und damit zu einer Viskositätserhöhung des Blutes, verbunden mit einer Zunahme des kolloidosmotischen Drucks (Girerd et al. 1961; Felix 1974).

Über den molekularen Wirkungsmechanismus, der zu einer Minderung der Kapillarpermeabilität führt, ist nichts bekannt. Es ist auch nicht bekannt, ob am Zustandekommen dieses Effekts die Erhöhung des kolloidosmotischen Drucks des Bluts beteiligt sein könnte. Möglich erscheint auch, daß Aescin „kapillarabdichtend" wirkt, indem es den Durchmesser der kleinen Kapillarwandporen vermindert, durch die der Austausch von Wasser erfolgt (Vogel et al. 1970).

Aescin hat natriuretische Wirkung (Vogel et al. 1962). Es führt über die Aktivierung des Systems Hypophyse-Nebennierenrinde zu einer Mehrausschüttung von Kortikosteroiden.

Damit dürfte die Unspezifität des ödemprotektiven Effekts zusammenhängen. Unspezifität bedeutet: Der ödemprotektive Effekt tritt ein, gleichgültig, auf welche Weise die entzündliche Noxe ausgelöst wird; es ist auch gleichgültig, an welcher Struktur (im Tierversuch) die Noxe gesetzt wird (vgl. dazu Felix 1986).

Anwendungsgebiete. Als Anwendungsgebiete für Aescin bzw. Roßkastanienextrakt beim Menschen gelten nach Angaben der Hersteller u. a.: chronische venöse Insuffizienz, posttraumatische Ödeme, *Ulcus cruris,* Brachialgie, Dysmenorrhö und Hämorrhoiden.

Zur Behandlung posttraumatischer Ödeme, z. B. von Sportverletzungen, benutzt man Aescin in Form von Gelen und Salben.

Mit Venenmitteln, die Aescin enthalten, wurden auch Doppelblindversuche durchgeführt, welche eine symptomatische Besserung bei Patienten mit Varikose und chronisch-venöser Insuffizienz belegen (z. B. Fischer 1981; Beobachtungsdauer 20 Tage).

Unerwünschte Wirkungen. Aescin weist als Saponin schleimhautreizende Eigenschaften auf. Daher können nach Einnahme Aescin enthaltender Präparate Magenbeschwerden auftreten. Der Apotheker sollte empfehlen, diese Mittel zu den Mahlzeiten einzunehmen, es sei denn, daß es sich um Kapseln handelt, die mit einem magensaftresistenten Überzug versehen sind.

Für die i. v.-Anwendung durch den Arzt gelten besondere Vorsichtsmaßnahmen: bei entsprechender Disposition besteht die Gefahr einer Nierenschädigung, bei Überdosierung, die Gefahr eine Hämolyse. *Cave*: intraarterielle Applikation:

Dosierung. Einzeldosis 0,02 g für den Erwachsenen, peroral; initial 3mal 0,04 g, dann zurückgehen (Haffner et al. 1984). Roßkastanienextrakt entsprechend dem Aescingehalt, etwa 0,1 g als Einzeldosis peroral.

Hinweis. Viele Kombinationspräparate enthalten wesentlich geringere Aescinkonzentrationen.

10.7.5 Ruscus-aculeatus-Wurzelstock

Herkunft. Die getrocknete Rhizomteile (1–2 cm im Durchmesser) mit den anhängenden

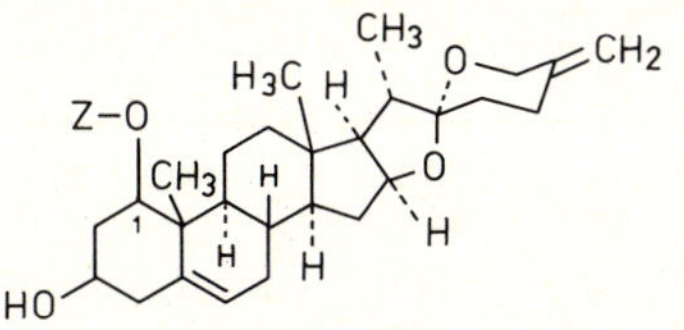

Z = H: Neoruscogenin; $C_{27}H_{40}O_4$

Zum Vergleich:

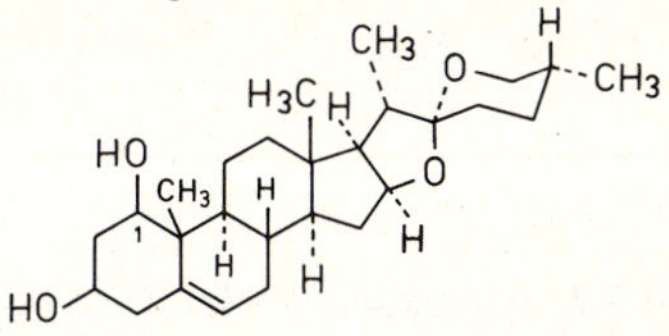

Ruscogenin (1β-Hydroxydiosgenin); $C_{27}H_{42}O_4$

Z = O-β-D-Glc$p$-(1→3)-O-α-L-Rha$p$-(1→2)-O-α-L-Ara$p$-(1→): Ruscin

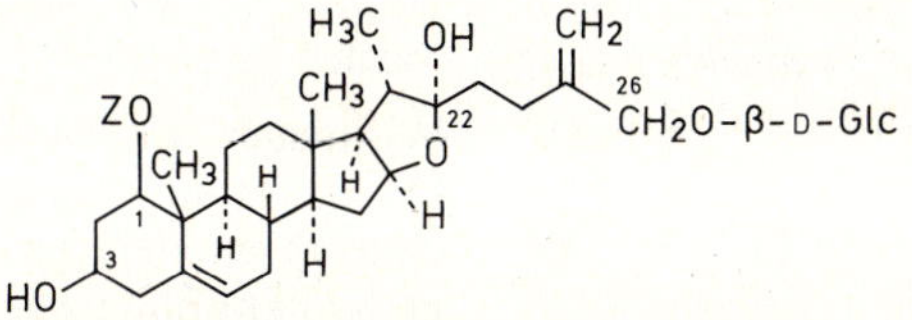

Z = H: Furosta-5,25(27)-dien-26-glucopyranosyloxy-1β, 3β, 22α-triol

Z = Triosid wie im Ruscin: Ruscosid

Abb. 10.73. Die mengenmäßig dominierenden Saponine des *Ruscus-aculeatus*-Rhizoms sind Ruscin und Ruscosid. Beide Glykoside enthalten den Zucker, eine unverzweigte Triose, nicht über das 3-OH sondern über das 1-OH an das jeweilige Genin gebunden. Ruscin ist ein monodesmosidisches Steroidsapogenin vom Spirostanoltyp; begleitet wird es von dem um das endständige Glucosemolekül ärmere Desglucoruscin und von dem monoglykosidischen 1-α-Arabofuranosidoneoruscogenin (Synonym: Desglucodesrhamnosidoruscin). Das zweite Hauptglucosid, das Ruscosid, gehört dem bidesmosidischen Furostanoltyp an. Neben der β-D-Glucopyranose an der primären 26-OH ist das 1-H an dieselbe Triose gebunden, die auch das Ruscin charakterisiert. Enzymatische oder säurehydrolytische Abspaltung der Zucker führt unter Zyklisierung der Seitenkette zum Neoruscogenin, nicht zum freien Furostadientetraol. Daneben kommen Glykoside vor, die Ruscogenin (= 1β-Hydroxydiosgenin; Diosgenin Abb. 4.59) als Aglykon enthalten. Das fermentativ oder säurehydrolytisch erhältliche Gemisch von Neoruscogenin und Ruscogenin wird mit der Kurzbezeichnung „Ruscogenine" belegt

Wurzelteilen (1–2 mm im Durchmesser) von *Ruscus aculeatus* L. (Fam.: *Asparagaceae*). Die Stammpflanze, ein bis 1 m hoch werdender, immergrüner Halbstrauch ist in Frankreich und im Mittelmeergebiet (inklusive Nordafrika) heimisch. Charakteristisch sind die eigentümlich gestalteten, blattförmigen Kurztriebe (Phyllokladien), die in den Achseln stark reduzierter Blätter sitzen und in eine scharfe Spitze auslaufen. Von dieser Eigentümlichkeit leitet sich die botanische Artbezeichnung *aculeatus* = stachelig ab.

Sensorische Eigenschaften. Weder Geruch noch Geschmack der Droge sind bemerkenswert.

Inhaltsstoffe. Gesamtanalysen bzw. systematische Analysen der Droge fehlen. Isoliert wurden Steroidsaponine, wie sie bei den Monokotyledonen und insbesondere bei den *Liliidae* ziemlich weit verbreitet vorkommen. Aglykonkomponente der beiden Hauptsaponine ist das Neoruscogenin (vgl. Abb. 10.73).

Analytische Kennzeichnung. Prinzip: Nachweis der Steroidsaponine in der methanolischen Drogenextraktlösung (nach Rauwald 1983). Kieselgel; Chloroform-Methanol-Wasser (70+130+80 oder 65+35+10; Unterphase); Nachweis durch Besprühen mit Chlorsulfonsäure-Eisessig-Reagens. Im UV-Licht (365 nm) gelb bis gelbgrün fluoreszierende Zonen (18 Zonen sichtbar).

Verwendung. Aus dem *Ruscus-aculeatus*-Rhizom werden 2 Typen von Präparaten hergestellt:

- Trockenextrakte, die Saponine enthalten; sie werden vergleichbar den Roßkastanienextrakten als Venenmittel, meist in Drageeform angeboten.

- Neoruscogenin-Reinstoffpräparate, deklariert als Ruscogenin, die zu Hämorrhoidalsalben- und -zäpfchen weiter verarbeitet werden.

10.7.6 Steinklee-Extrakt

Herkunft. Arzneilich verwendet werden die auf einen bestimmten Kumaringehalt eingestellten Extrakte der beiden gelbblühenden *Melilotus*arten: *M. officinalis* MILL. (echter Steinklee) und *M. altissimus* THUILL. (hoher Steinklee) (Familie: *Fabaceae*). Die Droge, Steinkleekraut, besteht aus den zur Blütezeit gesammelten und getrockneten Blättern und blühenden Zweigen der genannten Arten.

Sensorische Eigenschaften. Die Droge riecht angenehm nach „frischem Heu".

Inhaltsstoffe. Eine systematische Analyse über alle Polaritätsstufen steht noch aus. Bisher wurden gefunden:

- Cumarin (1,2-Benzopyron; $2H$-1-Benzopyran-2-on; 0,4–0,9%) frei und in der offenkettigen glykosidischen Vorstufe Melilotosid (vgl. Abb. 10.74).
- Kumarinderivate: Dihydrocumarin, *o*-Dihydrocumarsäure, *o*-Cumarsäure (=2-Hydroxyzimtsäure), Scopoletin und Umbelliferon;
- Quercetin- und Kämpferolglykoside.

Analytische Kennzeichnung

Dünnschichtchromatographische Prüfung (Kieselgel; Benzol-Chloroform [70+30]) eines methanolischen Auszugs der Droge auf Cumarin. Mit Lauge als Sprühreagens entwickelt sich das intensiv grün fluoreszierende Kaliumsalz der Cumarinsäure (s. Abb. 6.17).

Die quantitative Bestimmung kann spektralphotometrisch erfolgen: Cumarin wird in alkalischer Lösung zu 2-Hydroxyzimtsäure verseift, die, beispielsweise mit diazotiertem *p*-Nitroanilin, zu einem roten Farbstoff kuppelt.

Verwendung. Der auf Cumarin eingestellte Extrakt als Bestandteil von Kombinationspräparaten, die als Venenmittel verwendet werden.

Wirkungen. Im Tierexperiment wirkt Melilotusextrakt in einigen Entzündungsmodellen (Carrageenödemtest) in Dosen von 100 mg/kg KG antiphlogistisch.

Cumarin stimuliert die Proteolyse, die durch Enzyme der Makrophagen hervorgerufen wird, was die Viskosität der Ödemflüssigkeit vermindert.

Cumarin wirkt „lymphkinetisch", d.h. es beschleunigt den Abtransport der Lymphe (nach Felix 1986).

Hinweise zur Pharmakokinetik. Beim Menschen wird nach peroraler Gabe Cumarin rasch resorbiert. Cumarin unterliegt einem sogenannten "first pass effect", d.h. es wird, ehe es an den potentiellen Wirkort gelangt, zu 7-Hydroxycumarin und zu 7-Hydroxycumaringlucuronid metabolisiert und mit einer biologischen Halbwertszeit von 1,5 h über den Urin ausgeschieden. Maximal 4% der oral zugeführten Cumarindosis ist bioverfügbar (Ritschel et al. 1977; 1979).

Unerwünschte Wirkungen. Beim Menschen erzeugen 4 g Melilotusextrakt Übelkeit, Erbre-

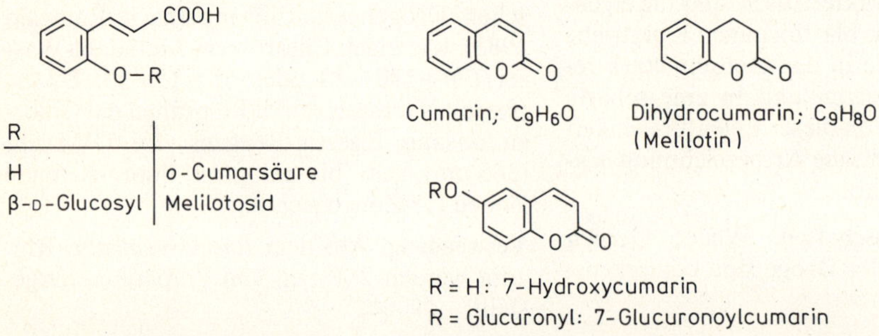

R	
H	*o*-Cumarsäure
β-D-Glucosyl	Melilotosid

Cumarin; C_9H_6O

Dihydrocumarin; C_9H_8O (Melilotin)

R = H: 7-Hydroxycumarin
R = Glucuronyl: 7-Glucuronoylcumarin

Abb. 10.74. Charakteristische Inhaltsstoffe des Steinkleekrauts. In der lebenden Pflanze überwiegt das Melilotosid; in der Droge herrscht das Cumarin (Kumarin) vor. Begleitstoffe sind *trans*-Cumarsäure sowie Dihydrocumarin. Beim Menschen wird nach peroraler Zufuhr Cumarin in der Leber in Position 7 hydroxyliert und rasch, frei und als Glucuronid, ausgeschieden („first pass effect")

chen, Kopfschmerzen und Schwächegefühl. Akute Intoxikationen sind durch Fertigarzneimittel bei bestimmungsgemäßem Gebrauch nicht zu befürchten, da die therapeutische Richtdosis (0,025 g Extrakt) weit unterhalb der Intoxikationsschwelle bleibt.

Nach Cumarinzufuhr soll es zu keiner wesentlichen Änderung des Quicktests kommen (Braun 1979). Die Praxis zeigt dagegen, daß nach längerer Anwendung von „Kräutermedizinen", die u. a. *Melilotus* und Tonkabohnen enthalten, abnorme Blutgerinnungswerte und Blutungen (bei weiblichen Patienten) auftreten können (Hogan 1983; Osol et al. 1955).

Literatur(zu 10.7)

Anonym (1972) Nichtmedikamentöse Behandlung der Veneninsuffizienz („Beinleiden"). Arzneimittelbrief 6:43–44

Anschütz F (1982) Venenerkrankungen und Venenmittel. Dtsch Apoth Ztg 122:230–231

Berde B, Schild HO (Hrsg) (1982) Pharmakologie und klinische Pharmakologie von Dihydergot. Springer, Berlin Heidelberg New York Tokyo

Böhm K (1967) Die Flavonoide. Eine Übersicht über ihre Pharmakologie, Pharmakodynamik und therapeutische Verwendung. Cantor, Aulendorf

Bogs U, Bremer D (1971) Über Roßkastanien und daraus hergestellte Auszüge. Pharmazie 26:410

Braun H (1979) Arzneipflanzenlexikon. Fischer, Stuttgart New York, S 140–141

Felix W (1974) Medikamentöse Therapie bei venösen Abflußstörungen. Therapiewoche 24:3366–3370

Felix W (1984) Medikamentöse Therapie venöser Abflußstörungen. In: Schneider W, Walker J (Hrsg) Kompendium der Phlebologie. Die chronische Veneninsuffizienz in Theorie und Praxis. Wolf & Sohn, München, S 447–461

Felix W (1985) „Venenmittel" pflanzlicher Herkunft. Dtsch Apoth Ztg 125:1333–1335

Felix W, Nieberle J, Schmidt G (1983) Wirksamkeit von O-(β-Hydroxyethyl)-rutosiden bei peroraler Applikation und Unspezifität ihrer protektiven Wirkungen. In: Voelter W, Jung G (Hrsg) O-(β-Hydroxyethyl)-rutoside – neue Ergebnisse in Experiment und Klinik. Springer, Berlin Heidelberg New York, S 65–74

Felix W, Schneider E, Schmidt A, Grimm G (1984) Vasoaktive Wirkungen von α-Aesin. In: Fischer H (Hrsg) Ergebnisse Angiologie: Chronische Veneninsuffizienz. Pathogenese und medikamentöse Therapie. Schattauer, Stuttgart New York, S 93–103

Fischer H (Hrsg) (1981) Venenleiden. Urban & Schwarzenberg, München Wien

Fischer H (1985) Phytotherapie der Venenerkrankungen. Phytother 6:33–38

Földi M, Zoltan ÖT, Piukovich I (1970) Die Wirkung von Rutin und Cumarin auf den Verlauf einer experimentellen Thrombophlebitis. Arzneimittelforsch. (Drug Res) 20:1629–1630

Gábor M (1960) Die pharmakologische Beeinflussug der Kapillar-Resistenz und ihre Regulationsmechanismen. Ungarische Akademie der Wissenschaften, Budapest

Gábor M (1975) Abriß der Pharmakologie von Flavonoiden unter besonderer Berücksichtigung der antiödematösen und antiphlogistischen Effekte. Ungarische Akademie der Wissenschaften, Budapest

Girerd RJ, DiPasquale G, Steinetz BG, Beach VL, Pearl W (1961) The anti-edema properties of aescin. Arch inter Pharmacodyn Thév 133:127–137

Haffner F, Schultz OE, Schmid W (1984) Normdosen gebräuchlicher Arzneistoffe und Drogen, 7. Aufl. Wissenschaftliche Verlagsgesellschaft, Stuttgart

Harnischfeger G, Stolze H (1983) Bewährte Pflanzendrogen in Wissenschaft und Medizin. Notamed, Bad Homburg/Melsungen

Heid H (1979) Sprechstunde: Venenerkrankungen. Gräfe & Unzer, München

Henschler D, Hempel K, Schultze B, Maurer W (1971) Zur Pharmakokinetik von Aescin. Arzneimittelforsch (Drug Res) 21:1682–1692

Hogan RP (1983) Hemorrhagic diathesis caused by drinking an herbal tea. JAMA 249:2679–2680

Kovach AGB, Földi M, Erdélyi A, Kellner M, Fedinai L (1960) Die Wirkung eines Melilotusextraktes und des reinen Cumarins auf die Blutversorgung des Kopfes, des Koronargebietes und der hinteren Extremität beim Hunde. Ärztl Forsch 14:469–472

May R (1980) Erkrankungen der Venen. In: Losse H, Gerlach U, Wetzels E (Hrsg) Rationelle Therapie in der inneren Medizin, 2. Aufl. Thieme, Stuttgart New York, S 62–72

May R (1983) Die Therapie der Varizen. Therapiewoche 33:77–84

Mensen H (1980) Kneipptherapie peripherer arterieller und venöser Durchblutungsstörungen. In: Brüggemann W (Hrsg) Kneipp-Therapie. Ein Lehrbuch. Springer, Berlin Heidelberg New York, S 270–307

Mislin H (1971) Die Wirkung von Cumarin aus Melilotus officinalis auf die Funktion des Lymphangioms. Arzneimittelforsch (Drug Res) 25:852–853

Mussgnug G (1969) Zur Biochemie der Entzündung und Ödembildung sowie der Pharmakokinetik des Aescins. Arzneimittelforsch (Drug Res) 19:1588–1593

Osol A, Farrar G (eds) (1955) The dispensatory of the United States of America, 25th ed, Lippincott, Philadelphia Montreal pp 398

Oustrin J, Fauran MJ, Commanay LA (1977) Pharmacokinetic study of ^{3}H-diosmine. Arzneimittelforsch (Drug Res) 27(II):1688–1691

Preziosi P, Manca P (1965) Die Antiödem- und die antiinflammatorische Wirkung von Aescin und ihre Beziehung zur Hypophysen-Nebennieren-Achse. Arzneimittelforsch (Drug Res) 15:404–413

Rauwald J-W (1983) Beiträge zur chemischen Kennzeichnung von Arzneipflanzen der Gattungen, Aloe, Rhamnus und Ruscus. Habilitationsschrift, Freie Universität Berlin

Ritschel WA, Brady ME, Tan HSI, Hoffmann KA, Yiu IM, Grummich KW (1977) Pharmacocinetics of coumarin and its 7-hydroxy-metabolites upon intravenous and peroral administration of coumarin in man. Europ J Clin Pharmacol 12:457–461

Ritschel WA, Brady ME, Tan HSI (1979) First pass effect of coumarin in man. Int J Clin Pharmacol Biopharm 17:99–103

Schlemmer W (1966) Zur quantitativen Bestimmung von Aescin. Dtsch Apoth Ztg 106:1315–1320

Schlemmer W, Bosse J (1963) Zur quantitativen Bestimmung von Triterpenverbindungen mit Hilfe der Eisenchlorid-Reaktion. Arch Pharm 296:785

Shimonura J, Takaori S, Simamoto K (1965) Effects of melilotus extract on the increased capillary permeability and endema caused by phlogistic agents in the rabbit and rat. Acta Med Univ Kioto 39:170–179

Vaupel P (1985) Physiologie und Pathophysiologie des venösen Systems. Pharmazeut Z 130:2159–2165

Vogel G, Marek M-L (1962) Zur Pharmakologie einiger Saponine. Arzneimittelforsch (Drug Res) 12:815–825

Vogel G, Marek M-L, Oertner R (1968) Zur Frage der Wertbestimmung antiexsudativ wirkender Pharmaka. Arzneimittelforsch (Drug Res) 18:426–429

Vogel G, Marek M-L, Oertner R (1970) Untersuchungen zum Mechanismus der therapeutischen und toxischen Wirkung des Roßkastanien-Saponins Aescin. Arzneimittelforsch (Drug Res) 20:699–703

Wagner J (1964) Über Inhaltsstoffe des Roßkastaniensamens, III. Untersuchungen an Flavonolen. Hoppe Seilers Z Physiol Chem 335:232

Wagner J (1967) Über Inhaltsstoffe des Roßkastaniensamens, IV. Untersuchungen an Flavonolen. Arzneimittelforsch (Drug Res) 17:546

Wagner J, Hoffmann H, Löw I (1970a) Über Inhaltsstoffe des Roßkastaniensamens VIII. Die Acylglyka des Kryptoaescins und α-Aescins. Hoppe Seylers Z Physiol Chem 351:1133

Wagner J, Schlemmer W, Hoffmann H (1970b) Über Inhaltsstoffe des Roßkastaniensamens. IX. Struktur und Eigenschaften der Triterpenglykoside. Arzneimittelforsch (Drug Res) 20:205

Wurm G, Baumann J, Geres U (1982) Beeinflussung des Arachidonsäurestoffwechsels durch Flavonoide. Dtsch Apoth Ztg 122:2062–2068

10.8 Drogen, die als Antiseptika der Harnwege Anwendung finden*

10.8.1 Stellung in der Therapie heute

Die Anwendung der Harnantiseptika oder Harndesinfizienzien stammt aus einer Zeit, in der Chemotherapeutika und Antibiotika unbekannt waren. Heute haben sie ihre therapeutische Bedeutung verloren. Die hierher gehörenden Arzneistoffe sind überwiegend ätherische Öle mit lokal reizenden Eigenschaften. Zumindest bei der akuten Zystitis dürften sie eher kontraindiziert sein. Ob sie bei chronischen Prozessen (chronischer Zystitis) im Sinne einer Reizkörpertherapie wirken könnten, erscheint denkbar, ist aber bisher nicht gezielt überprüft worden.

Die symptomatische Begleittherapie der akuten Zystitis besteht in der Schmerzbekämpfung durch Wärmeapplikation. Von seiten der Phytotherapie kommen Badezusätze (z. B. Kamillenblüten) zu Sitzbädern in Frage. Wichtig sind reichliche Trinkmengen. Kräutertees zum Durchspülen sind empfehlenswert; allerdings sollte die Teerezeptur möglichst keine lokal reizenden Stoffe enthalten. Andere Stoffe, wie Ascorbinsäure oder Benzoesäure, als Bestandteil von Preißelbeer- oder Heidelbeersaft (vgl. Abb. 10.75), können in größeren Dosen genossen werden, um einen sauren, bakteriostatisch wirksamen Urin zu erhalten.

10.8.2 Benzylsenföl

Herkunft. Benzylsenföl erhält man durch Fermentation und anschließender Wasserdampfdestillation des Krauts von *Tropaeolum majus* L. (Familie: *Tropaeolaceae*).

Tropaeolum ist eine typische Gattung aus der Familie der *Tropaeolaceae*. Die Gattung setzt sich aus etwa 80 Arten zusammen, die ursprünglich aus Süd-

---
* Literatur s. S. 699

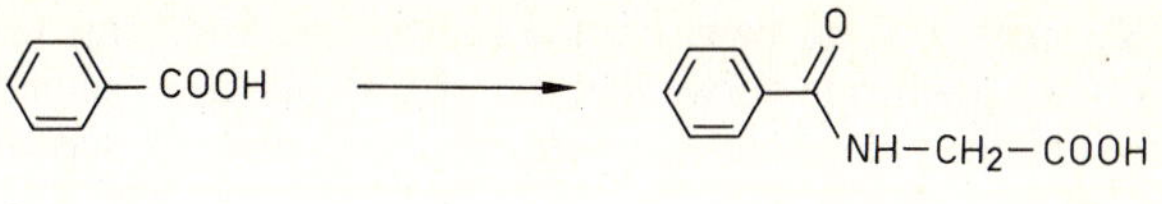

10.8 Drogen, die als Antiseptika der Harnwege Anwendung finden

Benzoesäure → Hippursäure

Abb. 10.75. Preißelbeeren, Moos- und Heidelbeeren enthalten freie und gebundene Benzoesäure. Werden größere Mengen entsprechender Fruchtsäfte getrunken, so führt dies zur Ansäuerung des Harns durch die Bildung von Hippursäure (N-Benzoylglycin), wodurch der Harn bakteriostatische Eigenschaften erhält

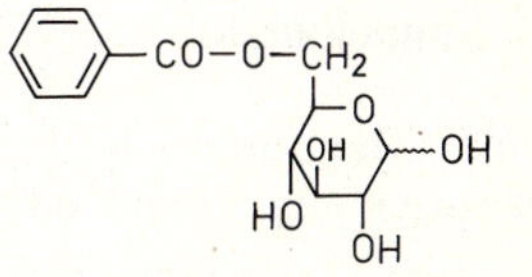

Vaccinin (= Glucose-6-benzoat)

amerika stammen, heute aber überall viel in Gärten als Zierpflanzen gezogen werden. Es handelt sich um Kräuter, charakterisiert durch saftige, kresseartig scharf schmeckende Blätter und kletternde Stengel, durch gespornte, lebhaft gelb und rot gefärbte Blüten und dreiteilige Spaltfrüchte. Wegen des kresseartigen Geschmacks aller Pflanzenteile nennt man sie Kapuziner- oder Blumenkressen.

Hinweis. Benzylsenföl kann auch synthetisch hergestellt werden. Daher sollte in der Deklaration zwischen dem natürlichen und dem synthetischen Benzylsenföl (Benzylisothiocyanat) unterschieden werden.

Eigenschaften. Eine ölartige Substanz mit scharfem Geschmack; unlöslich in Wasser, löslich in Alkohol.

Hinweise zur Pharmakokinetik. Da das freie Senföl lokale Reizwirkung auf die Schleimhäute von Mund und Magen ausübt, appliziert man es in Form magensaftresistenter, dünndarmlöslicher Kapseln. Als lipophile Substanz wird Benzylsenföl im Dünndarm rasch resorbiert; in der Leber erfolgt eine Umsetzung mit Glutathion; das Tripeptidkonjugat wird zum Cysteinkonjugat abgebaut, am Cystein-N acetyliert und dann mit dem Harn als entsprechende Merkapturonsäure ausgeschieden (vgl. Abb. 10.76). Ein Teil des Benzylsenföls wird anscheinend unverändert mit der Atemluft ausgeschieden.

Wirkungen, Anwendung. Das Wirkungsspektrum von Kapuzinerkresseöl und von Benzylsenföl ist breit und umfaßt grampositive und gramnegative Bakterien einschließlich *Escherichia coli, Proteus vulgaris* usw., Sproßpilze der Soorgruppe und zahlreiche Hautpilze.

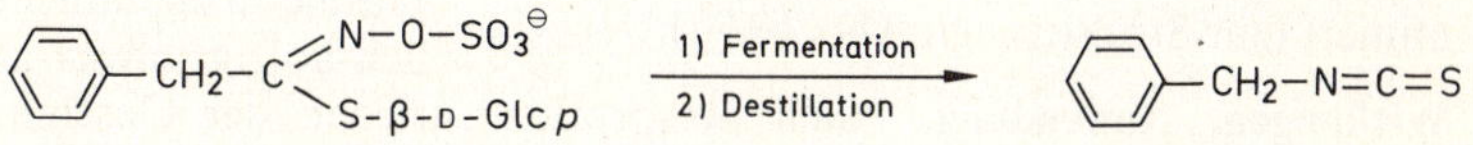

Kaliumbenzylglucosinolat (Glucotropaeolin) — 1) Fermentation 2) Destillation → Benzylsenföl (flüchtig)

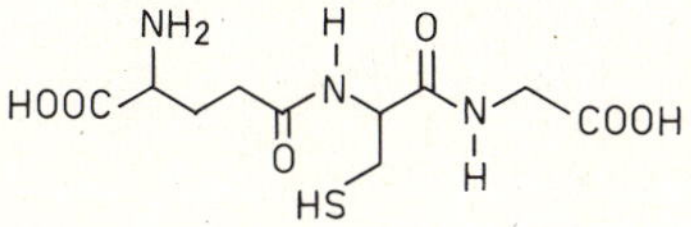

Glutathion (γ-Glutamyl-cysteinyl-glycin)

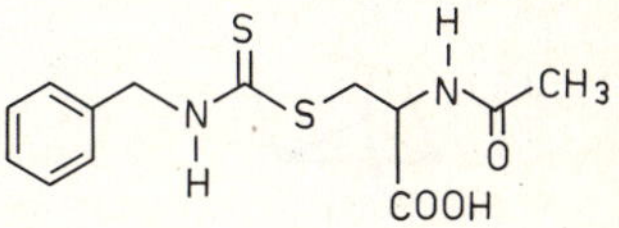

N-Acetylcysteinylkonjugat des Benzylsenföls

Abb. 10.76. Ganz analog wie bei den Glucosinolaten der Senfsamen (vgl. 7.6) wird bei der Fermentation (Ansetzen mit Wasser) durch ein pflanzeneigenes Enzym β-D-Glucose hydrolytisch abgespalten. Das Aglykon ist instabil und zerfällt spontan in Sulfat und in Benzylisothiocyanat nach Umlagerung (vom Lossen-Typ). In der Leber reagiert Benzylisothiocyanat sowohl spontan als auch enzymatisch katalysiert mit Glutathion unter Bildung eines Tripeptidkonjugats. Das Konjugat spaltet Glutamat und Glycinat ab; das verbleibende Cysteinylkonjugat erscheint als N-Acetylderivat im Harn (G. Brüsewitz et al. Biochem J 162:99–107; 1977)

Kapuzinerkresse bzw. daraus hergestellte Industriepräparate verwendet man bei Bronchitiden, grippalen Infekten und Harnwegsinfektionen.

10.8.3 Sandelholzöl

Herkunft. Man unterscheidet zwei Haupthandelssorten von Sandelholzölen:

- australisches Sandelholzöl aus dem Holz der in Westaustralien vorkommenden *Eucarya spicata* (R. BROWN) SPRAGUE et SUMMERH.,
- ostindisches Sandelholzöl aus dem Kernholz von *Santalum album* L.

Beide Pflanzen gehören zur Familie der *Santalaceae*. Das australische Sandelholzöl gewinnt man durch Extraktion des Holzes mit Petrolether und anschließende Vakuumdestillation; das ostindische Öl mittels Wasserdampfdestillation. Beide Öle haben ähnliche Zusammensetzung und ähnliche Geruchsqualitäten.

Eigenschaften. Leicht viskose, fast farblose bis gelbliche Flüssigkeit von süßem, holzigen und anhaftenden Geruch. Der Geschmack ist kratzend, bitter.

Inhaltsstoffe. Das ostindische Sandelholzöl besteht zu 90% aus den beiden Sesquiterpenkohlenwasserstoffen α-Santalol und β-Santalol, wobei die α-Verbindung mengemäßig dominiert (zur Struktur vgl. Abb. 10.77).

Wirkungen, Anwendung. Nach Resorption werden die Santalolalkohole, nach Bindung an Glukuronsäure, durch die Nieren ausgeschieden, wobei der Harn eine gewisse antiseptische Wirkung erhält.

Unerwünschte Wirkungen. Es können dyspeptische Beschwerden mit Magenschmerzen auftreten (lokale Reizwirkung des Öles).

Dosierung. 15–20 Tropfen, bis 3mal täglich. Hinweis: 1 g entspricht 42 Tropfen.

10.8.4 Kopaivabalsam

Herkunft. Kopaivabalsam gewinnt man aus den Stämmen verschiedener im Amazonasgebiet heimischer *Copaifera*Arten (z.B. *C. reticulata* DUCKE), die zur Familie der *Caesalpiniaceae* gehören. Holz und Mark der Bäume sind von einem Netz mächtiger schizolysigener Exkretgänge durchzogen, in denen sich der Balsam – oft in Mengen bis zu 50 l – ansammelt. Sind die Extraktkanäle übervoll, so kann der Balsam freiwillig austreten; die technische Gewinnung besteht jedoch darin, den Baum in geeigneter Weise zu verletzen. Man haut in den Stamm ein Loch bis ins Kernholz, in das man eine Rinne steckt, und fängt den austretenden Balsam in Gefäßen auf. Die Handelsware kommt gegenwärtig aus Brasilien. Je nach Handelssorte schwankt das Mengenverhältnis ätherisches Öl zu Harz im Copaivabalsam innerhalb weiter Grenzen.

Eigenschaften. Der Balsam stellt eine goldbraune sirupähnliche Flüssigkeit dar, die süßlich-holzig, etwas an Perubalsam erinnernd, riecht; der Geschmack ist leicht bitter und kratzend. Die flüchtigen Anteile des Balsams,

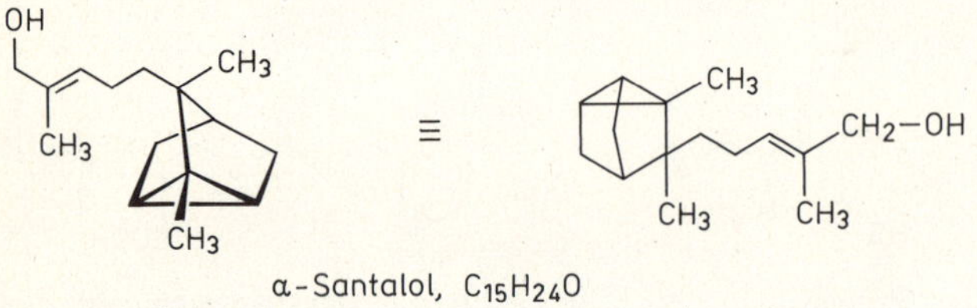

α-Santalol, $C_{15}H_{24}O$

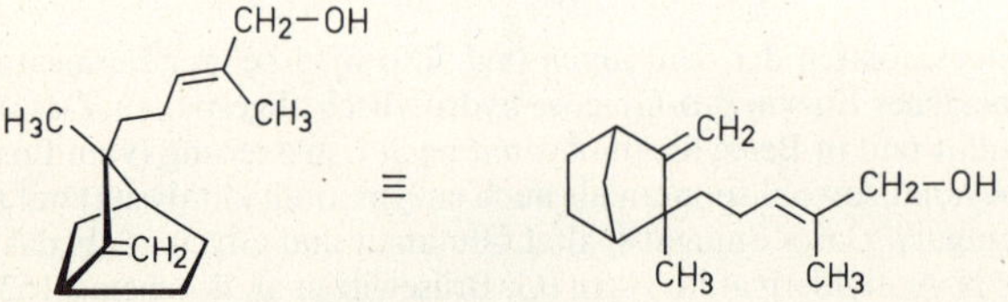

β-Santalol, $C_{15}H_{24}O$

Abb. 10.77. Die beiden isomeren Sequiterpenalkohole α-Santalol (trizyklisch) und β-Santalol (bizyklisch) sind die Hauptbestandteile des Sandelholzöls

das Kopaivabalsamöl bildet ein eigenes Handelsprodukt.

Inhaltsstoffe. Kopaivabalsamöl besteht zur Hauptsache aus Sesquiterpenkohlenwasserstoffen, darunter aus über 50% Caryophyllen. Die Harzfraktion enthält „Harzsäuren" vom Diterpentyp.

Anwendung. Bei chronischer Zystitis in Kapseln oder als Emulsion (0,5–1 g; 3mal tgl.). Wahrscheinlich kommt weniger die antiseptische Wirkung als vielmehr die eines Reizkörpertherapeutikums zum Tragen.

Unerwünschte Wirkungen. Es kann zur Reizung der Schleimhäute im Gastrointestinaltrakt kommen.
Kopaivabalsam und Kopaivabalsamöl spielen eine bedeutende Rolle in der Parfümerie, vor allem als Fixiermittel bei der Seifenparfümierung.

10.8.5 Buccoblätter

Herkunft. Die Buccoblätter können von mehreren *Barosma*-Arten abstammen. Die Gattung *Barosma* gehört in die Familie der *Rutaceae* und umfaßt 20 Arten von niedrigen Sträuchern, deren Heimat Südafrika (Kapland) ist. Die Blätter dieser Pflanzen sind am Rand fein gesägt, die Blattoberfläche erscheint wegen des Vorkommens großer schizolysigener Ölräume im Mesophyll drüsig punktiert. Bei den einzelnen Arten unterschiedlich ausgebildet ist die Form der Blätter, auf die sich eine Einteilung der Drogen in *Folia Bucco rotunda* (breite Buccoblätter) und in *Folia Bucco longa* (schmale Buccoblätter) gründet. Wertvoller ist die Rotundaware, die gegenwärtig fast ausschließlich gehandelt wird; sie stammt von *Barosma crenulata* (L.) HOOKER, *B. crenatum* (L.) KUNZE und *B. betulina* (BERG.) BARTL. et H. L. WENDL. ab.
Anmerkung: Der Gattungsname *Barosma* leitet sich vom griechischen „baros" = stark und „osmé" = Geruch ab und nimmt Bezug auf den auffallenden Geruch der zur Gattung zählenden Pflanzenarten.

Sensorische Eigenschaften. Geruch: fruchtig, an schwarze Johannisbeeren erinnernd. Geschmack: aromatisch-kampferartig, etwas bitter.

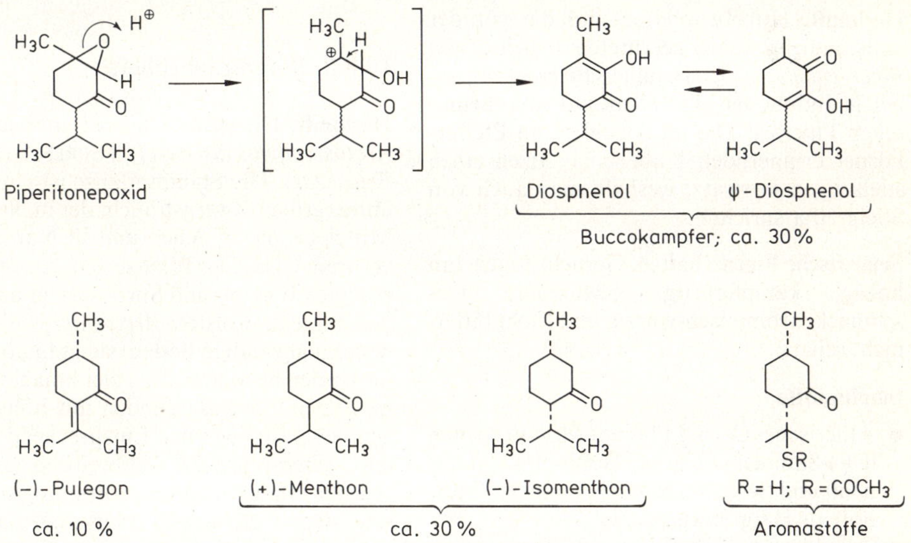

Abb. 10.78. Die charakteristischen Bestandteile des Buccoblätteröls leiten sich formal vom Menthon ab. Die beiden bifunktionellen Diosphenole, auch Buccokampfer genannt, kommen nicht genuin in der lebenden Pflanze vor; sie stellen Artefakte dar, die sich erst bei der Destillation mit Wasserdampf aus Piperitonepoxid bilden, und zwar $H^{\oplus}$-katalysiert infolge der Einwirkung pflanzeneigener Säuren. Der den charakteristischen fruchtigen (an schwarze Johannisbeeren erinnernden) Geruch verursachenden Inhaltsstoffe sind die beiden 8-Thiolderivate des (−)-Isomenthons

Inhaltsstoffe

- Ätherisches Öl (1–2%) mit Inhaltsstoffen, die sich vom Menthon herleiten (vgl. Abb. 10.78).
- Flavone: Diosmin (7-Rutinosid des 3′,5,7-Trihydroxy-4′-methoxyflavons) und Hesperidin (2,3-Dihidrodiosmin; vgl. Abb. 10.70).

Verwendung. Therapeutisch als Bestandteil von industriell hergestellten Nieren- und Blasentees; zur Durchspülung der ableitenden Harnwege, wobei die leicht antiseptische Wirkung der Diosphenole eine erwünschte Begleiterscheinung ist. Auf mögliche Reizerscheinungen von seiten des Magen-Darm-Trakts ist zu achten.

Bedeutung haben Blattextrakte und ätherisches Buccoblätteröl heute vor allem in der Fruchtessenzenindustrie. Da das Bucco-Aroma dem Aroma der schwarzen Johannisbeere verwandt ist, wird es zur Herstellung entsprechender Essenzen herangezogen. In der Parfümerie ist Bucco Bestandteil bestimmter Typen von Kölnisch Wasser.

10.8.6 Kubeben

Herkunft. Kubebenpfeffer sind die vor der vollständigen Reife geernteten Früchte von *Piper cubeba* L. f. (Familie: *Piperaceae*), einer in Indonesien, vor allem auf Java heimischen Piperart. Die im Aussehen an Pfefferkörnern erinnernden Kubeben besitzen einen stielartigen Fortsatz, weshalb man auch von Stielpfeffer spricht.

Sensorische Eigenschaften. Geruch: angenehm holzig, kampferartig, gewürzhaft. Geschmack: aromatisch-würzig und leicht bitter, nicht scharf.

Inhaltsstoffe

- Ätherisches Öl (6–11%) mit Monoterpenen [(+)-Sabinen, 4-Caren, Terpinol-4, 1,4-Cineol] und Sesquiterpenen (Cadinene, Cadinol) als Hauptbestandteile;
- Cubebin (ca. 2,5%; Abb. 10.79);
- Stärke (30–40%), fettes Öl (etwa 2%), Eiweiß (keine Mengenangaben);
- mineralische Bestandteile (5–8%).

Analytische Kennzeichnung. Mit 80%iger Schwefelsäure färbt sich das Drogenpulver oder ein mit Lipoidlösungsmitteln hergestellter Drogenauszug kirschrot. Verantwortlich für diese Farbreaktion ist das Cubebin und eine als Cubebensäure bezeichnete Substanz unbekannter Konstitution.

Im Dünnschichtchromatogramm eines Methylenchloridauszugs (Fließmittel: Dichlormethan-Ethylazetat [80+20]; Detektion: Anisaldehyd-Schwefelsäure) fallen durch Intensität der Zonen auf: Cubebin ($R_f \sim 0,4$), Cadinol ($R_f \sim 0,6$)k, Cadinene ($R_f \sim 0,9$).

Verwendung. In Kapseln oder emulgiert wurde das Öl als Harndesinfiziens und als Expektorans verwendet. Die expektorierende Wirkung kommt wie bei anderen Gewürzen auch reflektorisch über eine Reizung der Magennerven zustande.

10.8.7 Piper-methysticum-Rhizom
(vgl. 10.5.2)

Anwendungsgebiete (in Ergänzung zu 10.5.2). Chronische Entzündungen des Urogenitaltrakts.

Dosierung. 2–4 g Droge als Abkochung. Fluidextrakt: $^1/_2$ Teelöffel; bis 3mal täglich.

10.8.8 Bärentraubenblätter

Herkunft. Die getrockneten Laubblätter von *Arctostaphylos uva-ursi* (L.) SPRENG. (Familie: *Ericaceae*). Die Stammpflanze ist ein kleiner, immergrüner Zwergstrauch, der in Nord- und Mitteleuropa, in Asien und in Nordamerika verbreitet ist. Die Pflanze hat ein reich verzweigtes Wurzel- und Sproßsystem und bildet daher kleine Polster. *Arctostaphylos uva-ursi* bevorzugt sandige Böden, steigt in nördlichen Gegenden bis weit in die Täler hinab, während im Süden Gebirgsgegenden mit höheren Lagen bevorzugt werden. Entsprechend der weiten geographischen Verbreitung existieren von der Pflanze mehrere morphologische Rassen, denen chemische Merkmale korreliert sein dürften. Insbesondere betreffen sie einen unterschiedlichen Gehalt an Arbutin und Methylarbutin. Die Droge stammt ausschließlich aus Wildvorkommen.

Sensorische Eigenschaften. Die Ganzdroge ist fast geruchlos; die frisch pulverisierte Droge

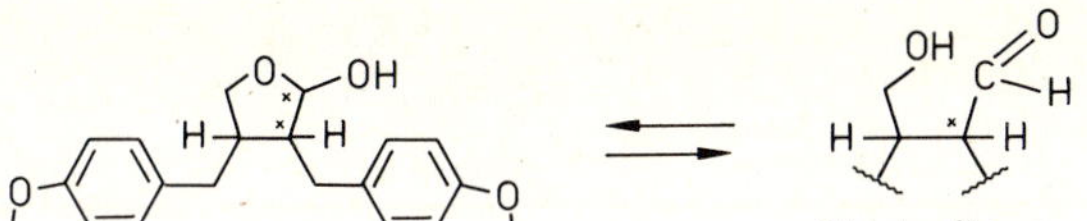

10.8 Drogen, die als Antiseptika der Harnwege Anwendung finden

Cubebin (Halbacetalform); $C_{20}H_{20}O_6$
(Stereochemie Abb. 6.22)

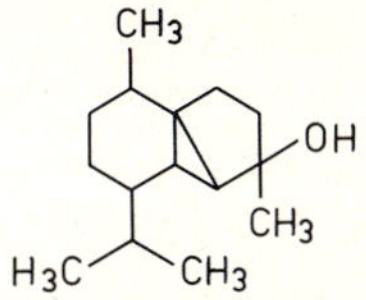

Aldehydform

Kubebenkampfer; $C_{15}H_{26}O$
(Stereochemie ungeklärt)

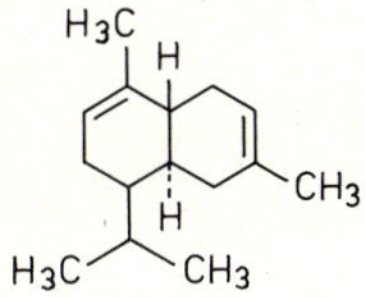

β-Cadinen

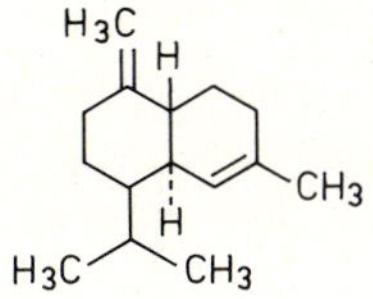

γ-Cadinen

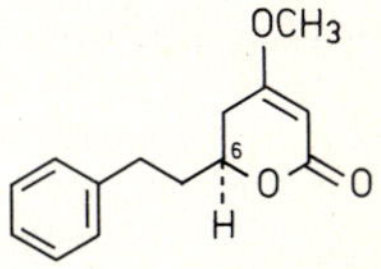

(+)-(6S)-Marindinin; $C_{14}H_{16}O_3$

Abb. 10.79. Cubebin, (Kubebin), Kubebenkampfer und Piperin sind Inhaltsstoffe der Kubebenfrüchte. Kubebin gehört zu den Lignanen (dimere Phenylpropane). Es liegt kristallin in der zyklischen Halbacetalform vor. Kubebenkampfer ist der leicht kristallisierende Bestandteil des ätherischen Öls; es handelt sich um einen trizyklischen Sesquiterpenalkohol vom Cadinentyp. Begleitet wird Kubebenkampfer von einem als Cadinen bezeichneten Gemisch isomerer Cadinene, die sich durch die Lage der Doppelbindung unterscheiden. Morindinin (Synonym: Dihydrokawain) kommt neben einer Reihe verwandter α-Pyrone im Kawarhizom von *Piper methysticum* vor (vgl. 10.5.2). Marindinin wirkt fungistatisch und lokalanästhesierend

riecht schwach aromatisch, etwas an schwarzen Tee erinnernd. Der Geschmack ist adstringierend und schwach bitter.

Inhaltsstoffe

- Iridoidglykosid (Monotropein);
- Triterpene (0,4–0,8%), darunter die Ursolsäure, eine pentazyklische Triterpensäure (Abb. 4.80), und der entsprechende Alkohol Uvaol;
- Phenole vom Typus des Hydrochinons, insbesondere Arbutin = Arbutosid (~6%) und Methylarbutin = Methylarbutosid (Abb. 10.80);
- Flavonolglykoside (1–2%), darunter Quercetin-3-glucosid und -3-galactosid (Synonym: Hyperosid);
- Gerbstoffe (10–20%), hauptsächlich vom Typus der Gallotannine (Penta- bis Hexa-O-galloylglucose).

Hinweise zur Pharmakokinetik und Bioverfügbarkeit. Arbutin wird nach oraler Zufuhr vermutlich nur zum geringen Teil resorbiert; es kommt in den unteren Darmabschnitten in Kontakt mit β-Glukosidasen der Intestinalflora, was die Hydrolyse in Aglykon (Hydrochinon) und Glukose zur Folge hat. Nach der Resorption erfolgt die Entgiftung durch die Bindung an Glucuron- und Schwefelsäure und die Ausscheidung mit dem Harn. Das Mengenverhältnis Glucuronat zu Sulfat ist von Tierspezies zur Tierspezies unterschiedlich: Für die Katze wurde der Faktor 3:9, für das Kaninchen 4:3 ermittelt. Für den Menschen liegen keine Meßwerte vor. Weder Glucuronid noch Sulfatester des Hydrochinons haben antibakterielle Eigenschaften. Alkalisch reagierender Harn (pH über 8) führt zu partieller Verseifung der Konjugate, vor allem des Schwefelsäureesters: Erst das unmittelbar gebildete Hydrochinon wirkt antibakteriell.
Die für die Wirksamkeit des Arbutins notwendige Alkalität des Harns läßt sich durch eine „alkalotische" Kost – bestehend aus Milch, Gemüse, besonders Tomaten, Früchten, Kartoffeln, Fruchtsäften – erreichen. Verstärken läßt sich diese alkalotische Wirkung der Kost durch 6–8 g Natriumhydrogencarbonat/Tag. Ein alkalisches Milieu im Harn für eine längere Dauer aufrecht zu erhalten, ist in der Praxis undurchführbar. Daraus folgt, daß Arbutin kein ideales Mittel ist.

Wirkungen, Anwendungsgebiete. Das „antibiotische" Wirkungsspektrum des Arbutins erstreckt sich auf zahlreiche Stämme der Gattungen *Citrobacter, Enterobacter, Escherichia,*

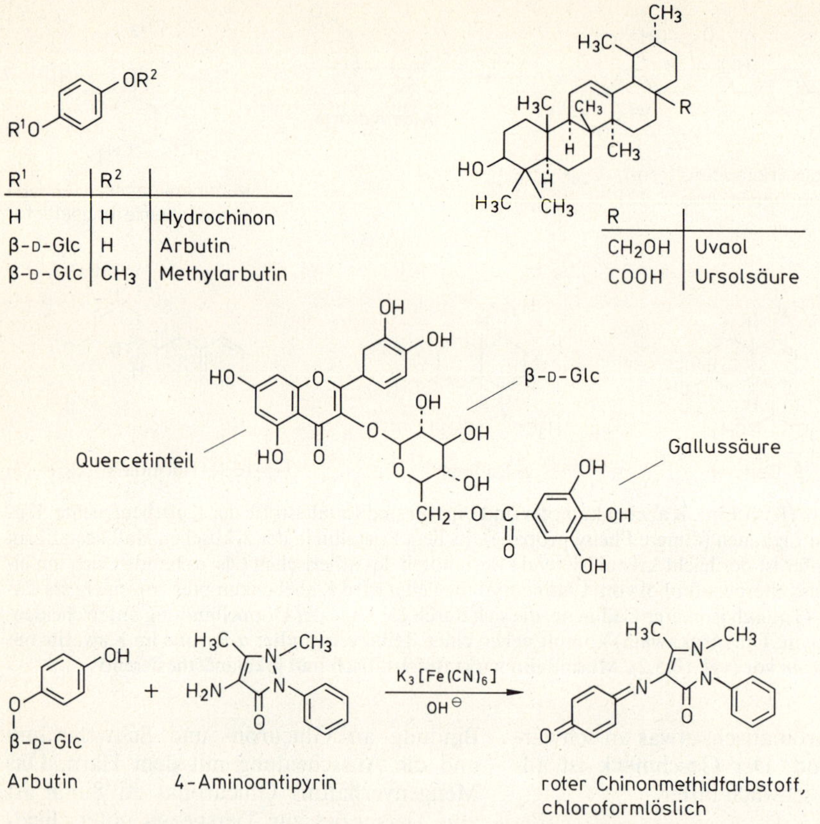

Abb.10.80. Einige charakteristische Inhaltsstoffe der Bärentraubenblätter. Mengemäßig herrschen Gallotannine vor, darunter Penta- und Hexagalloylglucose (vgl. 6.6 u. Abb. 6.46). Aber selbst Flavonolglykoside können, wie die Formel zeigt, im Zuckerteil mit Gallussäure verestert sein. Ursolsäure und Ursol erhielten ihren Namen vom Vorkommen in Bärentraubenblättern (genauer vom Artnamen *Uva-ursi*), da sie in dieser Droge erstmalig entdeckt worden sind. Im unteren Teil der Abbildung ist die Emerson-Reaktion formuliert, auf der die photometrische Gehaltsbestimmung des Arbutin in Bärentraubenblättern nach DAB 9 beruht

Klebsiella, Proteus, Pseudomonas und *Staphylococcus*.
Bärentraubenblätter können als Adjuvans bei Blasen- und Nierenbeckenkatarrhen nützlich sein.

Unerwünschte Wirkungen, Toxizität. Trinken von Bärentraubenblättertee über längere Zeiträume kann zur chronischen Hydrochinonvergiftung führen (Wirth u. Gloxhuber, S. 227). Akute Unverträglichkeiten sind hauptsächlich auf den hohen Gerbstoffgehalt der Droge zurückzuführen. Bereits nach Zufuhr therapeutischer Dosen können Übelkeit, Brechreiz und Erbrechen auftreten. Bei längerer Anwendung kann die stopfende Wirkung lästig sein. Nach tierexperimentellen Studien wird ein Teil oral applizierter Gerbsäuren resorbiert. Wegen der noch ungeklärten Toxikologie der Gerbstoffe empfiehlt es sich, die Dauer einer Bärentraubenblätterkur möglichst kurz zu bemessen. Auch sollen Bärentraubenblätterzubereitungen nicht während der Schwangerschaft angewandt werden.

Dosierung. 2,0 g Droge pro Tasse als Infus oder Kaltansatz, 3- bis 4mal täglich. Mit dieser Dosierung werden bei einem durchschnittlichen Gehalt von 8% Arbutin eine Tagesdosis von mindestens 0,5 Arbutin eingenommen. Diese Dosierung kann als Richtdosis zur Bewertung der verschiedenen Mischtees und anderer Industriefertigarzneimittel dienen. Der Vergleich zeigt, daß die industriell hergestellten Präparate stark unterdosiert sind und wesentlich mehr kosten.

Analytische Kennzeichnung

Prüfung auf Identität: Nach DAB 9 sowohl mikrochemisch als auch dünnschichtchromatographisch. Mikrochemisch: Das in der Drogenprobe vorliegende Arbutin wird durch Erhitzen mit verdünnter Salzsäure hydrolysiert, das Gemisch nach dem Erkalten ausgeethert und der Rückstand der Etherphase sublimiert. Das aus Kristallnadeln bestehende Sublimat wirkt reduzierend auf ammoniakalische Sibernitratlösung.

Die dünnschichtchromatographische Prüfung zielt auf die Erfassung einer blauen Arbutinzone, die nur unvollständig von der graugrünen Hyperosidzone getrennt ist, auf Gallussäure (graubraun) und auf Hydrochinon (nachweisbar durch Dichlorchinonchlorimid).

Gehaltsbestimmung. Die DAB-9-Methode beruht auf der Umsetzung der phenolischen Inhaltsstoffe mit 4-Aminoantipyrin und Kaliumhexacyanoferrat (III) in NH_3-Lösung zu rotgefärbten Chinoniminen (Emerson-Reaktion). Es reagieren neben Arbutin auch die übrigen Phenole, vor allem auch die Gerbstoffe; die Arbutin-Aminoantipyrinfarbstoffe sind aber im Unterschied zu den Gerbstoffreaktionsprodukten in Chloroform löslich, so daß nach Ausschütteln der wäßrigen Reaktionslösung mit Chloroform nur Arbutinfarbstoff zur Messung gelangt.

Verwendung. Bärentraubenblätter dienen zur Herstellung von Tinkturen und Extrakten, die zu Kombinationspräparaten in Liquidum- oder in Drageeform weiterverarbeitet werden. Die kleingeschnittene Droge ist Bestandteil industriell hergestellter Teemischungen (Nieren- und Blasentee, *Species Urologicae*).

Literatur (zu 10.8)

Bergmann M, Lipsiky H, Glawogger F (1966) Ein Antibiotikum aus der Kapuzinerkresse bei Harnwegsinfektionen. Med Klin 61:1469–1472

Harnischfeger G, Stolte H (1981) Bärentraube. Notabene Medici 11:2–5

Kedzia B, Worcinski T (1975) Evaluation of antibacterial action of some medicinal plants and their treatment of urinary infections. Herb Poloniae 20(2):201–212

Kedzia B, Wrocinski T, Mrugasiewicz K, Gorecki P, Grezwinska H (1975a) Antibacterial action of urine containing arbutine metabolic products. Med Dosw Mikrobiol 27:305–314

Kedzia B, Worcinski T, Mrugasiewicz K, Gorecki P, Grzewinska H (1975b) The action of arbutin metabolic products against microorganisms inducing urinary tract infections. Abstr of a paper presented on V. Congress of the Polish Pharmacological Society, Szezecin

Röder E (1982) Nebenwirkungen von Heilpflanzen. Dtsch Apoth Ztg 122:2081–2092

Thieme H (1979) Die Phenolglykoside der Ericaceae. Pharmazie 26:235–243; 419–424

Wirth W, Gloxhuber Ch (1981) Toxikologie für Ärzte, Naturwissenschaftler und Apotheker. Thieme, Stuttgart New York S 227

10.9 Mittel bei prämenstruellen Spannungen*

10.9.1 Allgemeines

Den Komplex typischer Symptome im somatischen und psychischen Bereich, der 8–10 Tage vor der Menstruation einsetzt und mit Regelbeginn abklingt, bezeichnet man als prämenstruelles Syndrom. Wenn es sich um leichtere Formen handelt, spricht man von prämenstruellen Spannungen. Das Beschwerdebild ist sehr vielfältig. Im körperlichen Bereich überwiegen schmerzhafte Brustschwellung mit Spannungsgefühl, Völlegefühl im Unterleib mit Blähungen und Obstipation sowie Ödeme an Fußknöcheln, um die Augen und an den Händen; die mittlere Gewichtszunahme durch extrazelluläre Wasserretention beträgt 600 g. Psychische Veränderungen können sich in Reizbarkeit, Aggressivität, Leistungsabfall sowie in seelischer Verstimmung äußern.

Zu den Ursachen, die zum Auftreten des Beschwerdebilds führen, bestehen im wesentlichen 3 Hypothesen:

- Ungleichgewicht zwischen Östrogenen und Progesteron: Progesteronmangel würde die typische Wasser-Salz-Retention bewirken, da Progesteron normalerweise eine Antialdosteronwirkung ausübt.
- Überhöhte Ausschüttung von Prolaktin: Behandlung mit Prolaktinhemmern führt in einigen Fällen zu Besserung.
- Es handle sich primär nicht um eine endokrine, sondern um eine „psychoreaktive" Störung (Bleuler 1975); der psychischen Komponente würde die dominierende Rolle im Auslöseprozeß zukommen.

---

* Literatur s. S. 709

Daß man bei der Häufigkeit des Syndroms schon lange nach Mitteln gesucht hat, die diese Beschwerden lindern, ist verständlich. In der alten Medizin spielten dabei die menstruationsfördernden Mittel eine große Rolle. Diese als *Emmenagoga* bezeichneten Mittel dienten nicht nur der Herbeiführung einer verzögert eintretenden und der Verstärkung einer zu schwachen Regelblutung; sie waren darüber hinaus Mittel zur Allgemeinbehandlung bei den unterschiedlichsten Erkrankungen der Frau, ob Hautleiden, Asthma, Kreislaufstörungen, seelische Störungen u. a. m.

10.9.2 Phytotherapeutische Mittel

Die bei prämenstruellen Spannungen angewendeten pflanzlichen Mittel lassen sich aus heutiger Sicht in 3 Gruppen einteilen:

- Arzneistoffe, die reflektorisch bei stärkerer Reizung des Kolons zu einer Blutüberfüllung im kleinen Becken führen (Aloe, Sennesblätter, Apiol und ätherische Öle);
- Arzneistoffe, die antiödematös wirken (Roßkastanienextrakte);
- Mittel, deren emmenagoge Wirkweise unbekannt ist und die möglicherweise bevorzugt psychodynamisch wirken (*Agnus-castus*-Früchte, *Cimicifuga*-Wurzel, *Pulsatilla*-Kraut).

10.9.2.1 Äußere Mittel zur Menstruationsförderung

Nach der alten Erfahrungsheilkunde kommen in erster Linie warme Anwendungen in Frage: heiße Sitzbäder, Moorbäder, und Fußbäder – die Fußbäder evtl. mit Zusatz von Senfmehl (vgl. 10.4.2.3).

10.9.2.2 Emmenagog wirkende ätherische Öle und Ätherischöldrogen

Arzneistoffe, die in niedriger Dosis emmenagog wirken, können in hohen, toxischen Dosen abortiv wirken. Die Kenntnisse über derart emmenagog-abortiv wirkende Drogen waren in Zeiten, die keine Empfängnisverhütung im heutigen Sinne kannten, im Volk weit verbreitet. Zu diesen Drogen zählten in erster Linie Pflanzen mit giftigen ätherischen Ölen, insbesondere die thujonhaltigen Pflanzen (Lebensbaum, *Thuja occidentalis* L.; Sadebaum *Juniperus sabina* L.; Rainfarn *Chrysanthemum vulgare* (L.) BERNH.). Populär war das Petersilienöl (*Apiol*). Als abortiv galten außerdem hoch dosierte Gewürze wie Muskatnuß (vgl. 5.5.2.2), Gewürznelken (vgl. 5.8.5), Zimtrinde (vgl. 5.3.10) und Safran (vgl. 4.7.7.3).

10.9.2.2.1 Petersilienfrüchte und Apiol

Herkunft. Petersilienfrüchte stammen von *Petroselinum crispum* (MILL.) NYM. (Familie: *Apiaceae* = *Umbelliferae*), einer sehr variablen Art; die Droge darf sowohl von der Knollenpetersilie *ssp. tuberosum* als auch von der Varietätengruppe der Blattpetersilie *ssp. crispum* stammen.

Namenserklärung: Der Gattungsname *Petroselinum* geht ebenso wie das deutsche Wort Petersilie auf das griechische „pedron" (Stein) und „selimon" (Sellerie) zurück; die Pflanze soll wild im Mittelmeergebiet, bevorzugt an felsigen Orten gedeihen.

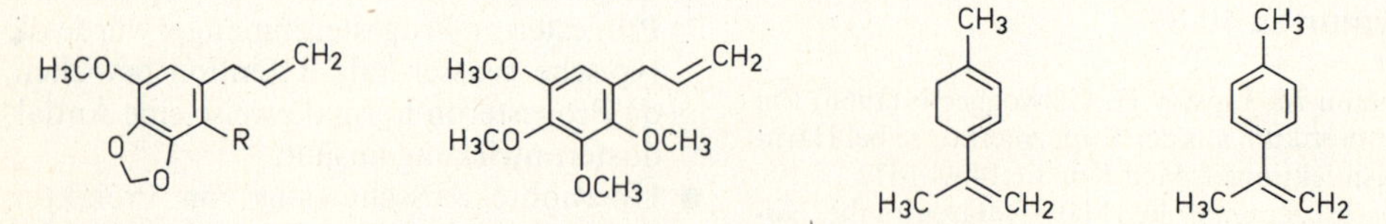

R	
H	Myristicin
OCH$_3$	Apiol

Allyltetramethoxybenzol

1,3,8-Menthatrien

1-Methyl-4-isopropenylbenzol

Abb. 10.81. Die Hauptbestandteile des Petersiliensamenöls sind hoch methoxylierte Phenylpropane, bei denen die C_3-Seitenkette als Allylrest ausgestaltet ist. Das Samenöl erinnert kaum an den typischen Geruch des Petersilienkrautes, da die typischen Petersilienaromastoffe („*characteristic impact compounds*") – das 1,3,8-Menthatrien und das 1-Methyl-4-isopropenylbenzol – offenbar nur im Blatt, nicht aber im Samenöl vorkommen

Sensorische Eigenschaften. Geruch und Geschmack „charakteristisch" würzig, jedoch nur ganz entfernt an Geruch und Geschmack der Petersilienblätter erinnernd.

Inhaltsstoffe

- Ätherisches Öl (2–6%) wechselnder Zusammensetzung mit Apiol, Myristicin oder 1-Allyl-2,3,4,5-tetramethoxybenzol als den Hauptkomponenten. Der Apiolgehalt, bezogen auf die Früchte, variiert zwischen 1,9 und 3,7%.
- Fettes Öl (etwa 20%).
- Apigenin-7-apiosylglucosid (Apiin).

Verwendung. Als Bestandteil industrieller und auf Rezept hergestellter Teemischungen. Als Ausgangsmaterial zur Gewinnung eines mittels Wasserdampfdestillation herstellbaren ätherischen Petersiliensamenöls; die Öle dienen in der Nahrungsmittelindustrie zum Würzen von Fleischwaren und Fertigsoßen. Der durch Extraktion mit Ethanol aus den Früchten herstellbare Extraktrückstand wird als Apiol bezeichnet. Mit dem Namen Apiol hat man zwei unterschiedliche Produkte belegt: einmal eine chemisch einheitliche kristalline Substanz (vgl. Abb. 10.81) und dann den erwähnten Extrakt, der in Form eines grün gefärbten, unangenehm schmeckenden, öligen Produkts anfällt, und der neben dem Apiol zahlreiche weitere Begleitstoffe, darunter auch Terpene (α- und β-Pinen, Sesquiterpene) enthält.

Wirkungen, unerwünschte Wirkungen, Toxizität. Petersilienfruchtöl und Petersilienextrakt („Apiol") wirken nach oraler Gabe irritierend auf die Schleimhäute des Magen-Darm-Trakts. Es kommt, nach Zufuhr entsprechender Dosen, zu einer Hyperämie im kleinen Becken. Dies kann die in der Volksmedizin bekannten emmenagogen und aphrodisischen Effekte auslösen.

Die Reizung der Schleimhäute, an der vermutlich die Begleitterpene beteiligt sind, begünstigen die Resorption von Apiol und Myristicin in die Blutbahn. Bei der Ausscheidung der Ölbestandteile mit dem Harn kommt es auch zu Irritationen des Nierenepithels, womit sich die „diuretische" Wirkung erklären läßt. Es handelt sich somit um keinen saluretischen Effekt: Eine zugeführte Flüssigkeitsmenge wird unter der Einwirkung der nierenepithelreizenden Stoffe lediglich rascher ausgeschieden.

Teile des resorbierten Apiols und Myristicins gelangen auch – es handelt sich um lipophile Stoffe – in das Zentralnervensystem; nach Zufuhr toxischer Dosen kommt es zu Erregungszuständen und zu Krämpfen.

Dosierung. Apiol das heute außer Gebrauch ist, wurde früher in Kapseln à 300 mg angeboten; dies entspricht einer Zufuhr von mindestens 50 g Petersilienfrüchten. Die heute empfohlene Einzeldosis von 1 g Petersilienfrüchten als Infus ist hinreichend niedrig, so daß Vergiftungserscheinungen nicht zu befürchten sind.

10.9.2.2.2 Poleiminze

Herkunft. Die Poleiminze besteht aus den getrockneten oberirdischen Teilen von *Mentha pulegium* L. (Familie: *Lamiaceae = Labiatae*). Die etwa 30 cm hoch werdende lilarot blühende Minzenart ist in Europa, Nordafrika und Westasien verbreitet.

Inhaltsstoffe. Ätherisches Öl (1–2%) mit einem Mindestgehalt von 85% (+)-Pulegon daneben (−)-Menthon, etwas (−)-Menthol, Thymol u. a. m. Ansonsten ist die Droge wenig untersucht.

Hinweise zur Analytik. Die Droge muß mindestens 15% mit Wasser extrahierbare Bestandteile enthalten (British Herbal Pharmacopoeia 1983).

Wirkungen, Anwendungsgebiete, Toxizität. Das durch Wasserdampfdestillation erhältliche Poleiöl wirkt, wie andere ätherische Öle auch, auf Haut- und Schleimhäute irritierend. In der Folge kommt es zu Hyperämie des kleinen Beckens. Bei der Ausscheidung werden Harnwege und Genitalsystem gereizt; daher dürften „diuretische" und aphrodisische Wirkungen auftreten. Poleiöl gilt als ziemlich giftig. Todesfälle sind nach mißbräuchlicher Verwendung als Abortivum beschrieben. Zunächst kommt es zu Krämpfen, später zu Lähmungserscheinungen. Poleiöl wird ähnlich wie Pfefferminzöl zum Aromatisieren von Mundpflegemitteln verwendet.

Die Droge, das Poleiminzkraut, wirkt emmenagog und karminativ. Anwendungsgebiete sind prämenstruelle Beschwerden; aufgrund von Erkältung oder besonderer psychischer Belastung verspätet einsetzende Menstruation, dyspeptische Beschwerden.

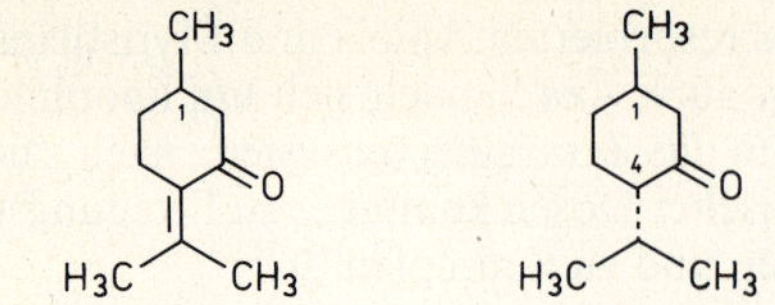

702   10 Sondergebiete. Arzneistoffe, die vorwiegend als Extrakt angewendet werden

(+)-Pulegon; $C_{10}H_{16}O$

(−)-Menthon; $C_{10}H_{18}O$

Poleiöl

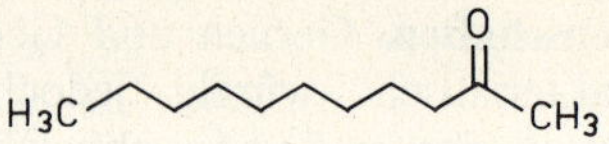

Methylnonylketon

$H_3C-(CH_2)_n-CH-CH_3$
                         |
                         OR

n	R	
6	H	Methylheptylcarbinol
6	COCH$_3$	-„- -acetat
8	H	Methylnonylcarbinol
8	COCO$_3$	-„- -acetat

Rautenöl

Abb. 10.82. Die Hauptbestandteile des Poleiöles (Oil of Penny-Royal) von *Mentha pulegium* sind monozyklische Monoterpenketone. Die charakteristischen Inhaltsstoffe des Rautenöles (Oil of Rue) von *Ruta graveolens* sind aliphatische Ketone und deren Reduktionsprodukte (Alkohole). Biogenetisch lassen sie sich als β-Keto- bzw. β-Hydroxyfettsäuren auffassen, die ihr endständiges Carboxyl abgegeben haben

Anwendungsbeschränkung. Nicht während einer Schwangerschaft anwenden.

Dosierung. Anwendungsform. 1–4 g Droge auf 1–2 Tassen Wasser als Infus. Vom Fluidextrakt (1:1) 1–4 ml.

10.9.2.2.3 Rautenkraut

Herkunft. Rautenkraut besteht aus dem getrockneten Kraut der Gartenraute *Ruta graveolens* L. (Familie: *Rutaceae*), einem in Südeuropa beheimateten Halbstrauch mit bläulichgrüner Färbung. Die aufrechten Sproßachsen tragen etwas dickliche, gestielte fiederspaltige Blätter, die mit punktförmigen, durchscheinenden Öldrüsen durchsetzt sind.

Sensorische Eigenschaften. Geschmack: brennend, leicht bitter. Geruch: intensiv krautig-fruchtig.

Inhaltsstoffe

- Ätherisches Öl (0,2–0,7%) mit Methylnonylketon und homologen Ketonen (vgl. Abb. 10.82) sowie deren Carbinolen und Carbinolacetaten als auffallenden Inhaltsstoffen;
- Furanokumarine, darunter Bergapten und Psoralen (vgl. Abb. 10.9);
- Flavonolglykoside, darunter Rutin und Quercetin;
- Alkaloide (0,4–1,4%) vom Furanochinolintyp, darunter Kokusaginin, Rutamarin und Skimmianin.

Wirkungen. Sowohl die Alkaloide als auch die Furanokumarine wirken spasmolytisch auf Organe mit glatter Muskulatur. Das ätherische Öl hat entzündungserregende und emmenagoge Eigenschaften.

Anwendung. Gegen prämenstruelle Beschwerden. Bei Amenorrhö, die durch psychische Belastung bedingt ist.

Unerwünschte Wirkungen. Das ätherische Öl ist stark hautreizend; die Furanokumarine sind phototoxisch wirksame Substanzen. Bereits das Berühren des Krauts kann auf der äußeren Haut eine juckende und brennende Dermatitis hervorrufen, welche nur sehr zögernd abheilt. Bei oraler Zufuhr des unverdünnten Pflanzensafts oder Öls kommt es zur Anschwellung der Zunge, Speichelfluß, Gastroenteritis und Reizung der Genitalorgane; eine Hyperämie der Beckenorgane bedingt die emmenagoge bis abortive Wirkung. Schwere Vergiftungen können tödlich enden.

Anwendungsbeschränkungen. Auf keinen Fall während der Schwangerschaft anwenden.

Dosierung. 0,5 g Droge als Infus 2mal täglich. Als Fluidextrakt (0,5 ml) 2mal täglich; maximale Tagesdosis 1,0 g.

10.9.2.3 Weitere lokal reizende Stoffe mit emmenagoger Wirkung

Hierher gehören die dünn- und dickdarmreizenden Laxanzien der Cucurbitacin- und der

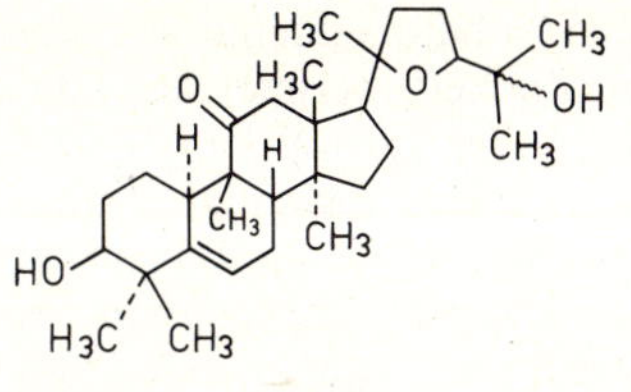

Gratiogenin; $C_{30}H_{48}O_4$
Gratiosid: Gratiogenindiglucosid

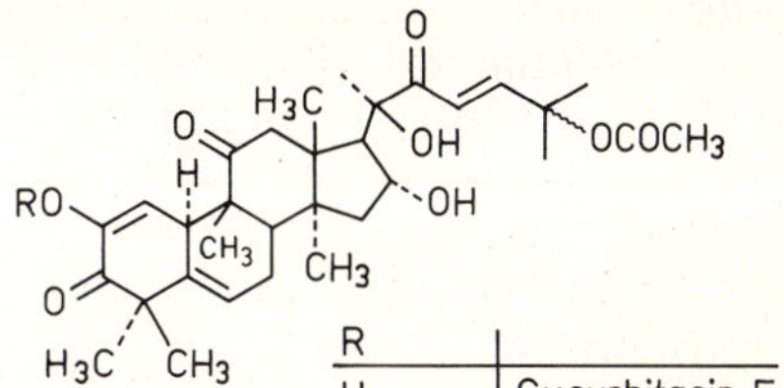

R	
H	Cucurbitacin E
β-D-Glc	Elaterinid

Abb. 10.83. Gottesgnadenkraut von *Gratiola officinalis* enthält zwei Typen von C_{30}-Triterpenen: tetrazyklische C_{30}-Steroide vom Cucurbitacintyp und pentazyklische Triterpene vom β-Amyrintyp. Kennzeichnend für die Cucurbitacine ist die 9-β-CH_3-Gruppe, welche bei den Steroiden und auch bei den eigentlichen Triterpenen als Substituent an C-10 gebunden wird. Charakteristisch für die Cucurbitacine ist ferner ihr hoher Oxidationsgrad. Cucurbitacine schmecken bitter, sie wirken drastisch abführend und sie sind in höherer Dosierung toxisch (Kap. 4.6.6). Gratiogenin und Gratiosid sind untoxisch und nicht bitter schmeckend

Anthranoidreihe, insbesondere das Gottesgnadenkraut, Aloe und Sennesblätter.

10.9.2.3.1 Gottesgnadenkraut

Herkunft. Die Droge besteht aus den zur Blütezeit gesammelten und getrockneten oberirdischen Teilen von *Gratiola officinalis* L. (Familie: *Scrophulariaceae*), einem in Eurasien beheimateten ausdauernden Kraut: 15–30 cm hoch wachsend; zygomorphe weiß oder rötlich gefärbte Rachenblüte mit gelblicher Röhre.

Sensorische Eigenschaften. Geschmack: widerlich, scharf, bitter.

Inhaltsstoffe. Systematische Gesamtuntersuchungen fehlen.

- Pentazyklische Triterpene (etwa 0,15%), darunter Gratiogenin und Gratiolosid;
- tetrazyklische Triterpene der Cucurbitacinreihe (0,1%; vgl. Abb. 10.83).

Wirkungen. Toxizität. Infus und alkoholischer Auszug wirken örtlich stark reizend. Bei Überdosierung Übelkeit, Speichelfluß, Erbrechen, Koliken, Nierenreizung, Brennen in den Harnwegen, bei Schwangeren Abort. Nach Resorption erst zentral erregend, später lähmend. Wirkungen und Vergiftungsbild sind durch das Vorkommen der Cucurbitacine bestimmt.

Anwendung und Dosierung. Gottesgnadenkraut wird heute nur noch selten angewandt. Als emmenagog wirksamer Tee hat sich nach Weiss (1982) die folgende Rezeptur bewährt: Gottesgnadenkraut, Rautenkraut, Sennesblätter, Fenchelfrüchte (āā 25,0). Infus; morgens nüchtern im Verlauf einer Stunde trinken.

Anwendungsbeschränkung. Auf keinen Fall während der Schwangerschaft anwenden.

Anhang. Die in *Gratiola officinalis* vorkommenden Cucurbitacine kommen in mehreren Drogen bzw Arzneipflanzen vor, die als sogenannte Drastica bezeichnet werden. Dazu zählen die in Tabelle 10.10 zusammengestellen Drogen, deren Stammpflanzen alle zur Familie der Kürbisgewächse (*Cucurbitaceae*) gehören.

Tabelle 10.10. Drastica-Drogen

Droge	Stammpflanze
Zaunrübenwurzel	*Bryonia alba* L. und *Bryonia cretica* L. (Synonym: *B. dioica* JACQ.)
Elaterium (eingedickter Fruchtsaft)	*Ecballium elaterium* (L.) A. RICH.
Koloquinten	*Citrullus colocynthis* (L.) SCHRAD.
Luffafrüchte	*Luffa operculata* (L.) COGN.

10.9.2.3.2 Anthranoiddrogen

Die Drogen werden an anderer Stelle ausführlicher vorgestellt (vgl. 6.7).

Aloe ist unter den örtlich entzündungserregenden Abführmitteln vom Anthranoidtyp die wirksamste Droge; sie führt zu besonders starker Blutüberfüllung im kleinen Becken. Bei funktioneller Amenorrhö (*cave* Schwangerschaft) 2mal täglich 0,1 g in Pillen, als Dragee oder Tinktur.

Sennesblätter. Offensichtlich wegen ihrer Wirkung auf die weiblichen Geschlechtsorgane erhielten die Sennesblätter den volkstümlichen Namen „Mutterblätter". Ein emmenagog wirksamer „Frauentee" besteht im einfachsten Fall aus gleichen Teilen Sennesblätter und Fenchel.

10.9.2.4 Iridoiddrogen

Die charakteristischen Inhaltsstoffe der folgenden 3 Drogen gehören zur Gruppe der Iridoidglykoside; dies sind Glykoside mit einem Cyclopenta[c]pyrangerüst (vgl. auch 4.3.2). Die Glykoside selbst sind stabile Verbindungen; sobald jedoch der glykosidisch gebundene Zucker – beispielsweise durch die β-Hydrolasen der Darmflora – abgespalten wird, entstehen intermediär labile und reaktionsfreudige Dialdehyde. Auffallend ist, daß viele Iridoide laxierend wirken; Iridoide wie das Verbenalin und Plumierid sind laxativ wirksam. In ihrer Wirkungsstärke erreichen sie zwar nicht die der Sennoside (beim Versuchstier Maus sind 7 Teile Verbenalin einem Teil Sennosid wirkungsäquivalent), doch setzt die Wirkung wesentlich rascher, bereits innerhalb einer Stunde ein.

10.9.2.4.1 Eisenkraut

Herkunft. Die getrockneten, während der Blütezeit gesammelten Blätter und oberen Stengelabschnitte von *Verbena officinalis* L. (Familie: *Verbenaceae*). Die Stammpflanze, ein ein- oder mehrjähriges Kraut, kommt in allen gemäßigten Zonen der Erde vor. Der Stengel der 30–60 cm hoch werdenden Pflanze ist vier-

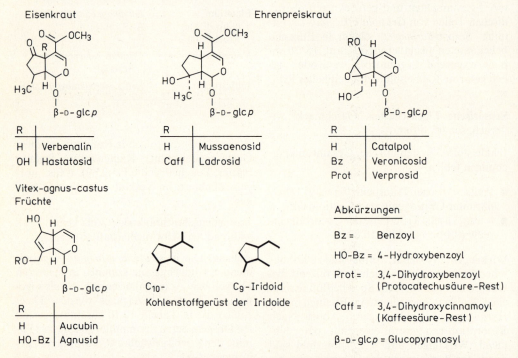

Abb. 10.84. Im Verbenenkraut wurden bisher nur C_{10}-Iridoide gefunden. Im Ehrenpreiskraut kommen beide Iridoidtypen (C_{10} und C_9) nebeneinander vor. Aucubin, ein auffallender Inhaltsstoff der Vitex-agnus-castus-Früchte, ist der am häufigsten vorkommende Vertreter der C_9-Gruppe und findet sich in einer Reihe weiterer Pflanzen, wie z. B. in *Aucuba japonica* THUNB. (Familie: *Cornaceae*). Iridoide, unter ihnen das Verbenalin, wirken im Tierversuch laxierend. Verbenalin potenziert die Wirkung der Prostaglandine der E-Reihe, worauf seine emmenagoge Wirkung beruhen könnte

kantig; die gegenständig angeordneten Blätter sind fiederartig gespalten (am unteren Teil der Pflanze); die blaßlila, manchmal weißen Blüten stehen in endständigen, lockeren Ähren.

Sensorische Eigenschaften. Geruch: kaum wahrnehmbar. Geschmack: bitter-herb.

Inhaltsstoffe. Systematische Untersuchungen fehlen.

- Ätherisches Öl (geringe Mengen);
- Iridoidglykoside (0,2–0,5%) wie Verbenalin und Hastatosid;
- Verbascosid (etwa 0,5%) (Abb. 6.9);
- Adenosin (geringe Mengen);
- β-Carotin (geringe Mengen).

Wirkungen, Anwendungsgebiete. Verbenalin soll nach Transport in die tieferen Darmabschnitte in D-Glucose und Verbenalol (Aglykon) gespalten werden, welches über einen noch unbekannten Mechanismus laxierende Eigenschaften entfaltet. Ein Teil des Verbenalins scheint in den Blutkreislauf zu gelangen; es liegen Angaben vor, wonach Eisenkrautextrakte beim Menschen synergistische Effekte zu Prostaglandin E_2 aufweisen (ref. in *Chemical Abstracts* 1975, 82, 149650). Diese Wirkungen erinnern an die Ricinolsäure: sie wirkt lokal laxierend und stimuliert nach Resorption die Biosynthese von Prostaglandinen der E-Reihe, womit die bekannte Uteruswirkung des Rizinusöls eine plausible Erklärung finden würde. (Eine halbe Tasse Rizinusöl einnehmen zu lassen war früher die Methode der Wahl, um zur Geburtseinleitung die Wehentätigkeit auszulösen.)
Anwendung findet Eisenkrauttee als Emmenagogum bei unregelmäßiger Menstruation und bei funktioneller Amenorrhö.

Anwendungsbeschränkungen. Nicht während der Schwangerschaft verwenden.

Dosierung. Innerlich 1,5 g pro Tasse als Aufguß bis zu 3mal täglich. Fluidextrakt (1:1) analog 1,5 g.

Unerwünschte Wirkungen. In therapeutischer Dosierung bisher keine bekannt.

10.9.2.4.2 Vitex-agnus-castus-Früchte

Herkunft. Die getrockneten Steinfrüchte (Steinbeeren) von *Vitex agnus-castus* L. (Familie: *Verbenaceae*). Die Stammpflanze ist ein 3–5 m hoher Strauch, der im Mittelmeergebiet und in Asien bis nach Nordwestindien verbreitet ist. Die Blätter sind gestielt und 5- bis 7zählig handförmig geteilt; sie verfärben sich postmortal auffallend schwarz. Die meist fliederfarbenen Blüten sind in einem dichten, endständigen Blütenstand zusammengefaßt. Die Früchte sind etwa 0,5 cm große, schwarze, kugelige Steinbeeren mit 4 Samen. Das Exokarp ist mit kurzgestielten Drüsenhaaren besetzt, die unter dem Mikroskop an die Drüsenköpfchen der Labiaten erinnern.

Sensorische Eigenschaften. Geruch: aromatisch. Geschmack: scharf, etwas pfefferartig, und aromatisch.

Inhaltsstoffe

- Ätherisches Öl (etwa 0,5%) nicht näher bekannter Zusammensetzung;
- Monoterpenglykoside vom Typus der C_9-Iridoide, insbesondere Aucubin und Agnusid (Aucubin-4-hydroxybenzoesäureester);
- fettes Öl (keine Mengenangaben, jedoch hohe Gehalte);
- lipophile Flavone, hauptsächlich Casticin (5,3'-Dihydroxy-3,6,7,4'-methoxyflavon).

Verwendung. Die Droge wird zum gegenwärtigen Zeitpunkt ausschließlich in Form von alkoholischen Auszügen angeboten, die zu Fertigarzneimitteln in Tropfenform konfektioniert werden. Mono- und Kombinationspräparate stehen zur Auswahl. Die Konzentration an Extraktivstoffen ist gering und entspricht in etwa den homöopathischen Dilutionen D 2–D 4.

Wirkungen, Anwendungsgebiete. Nach älteren Angaben sollen alkoholische Auszüge im Tierversuch die Produktion des follikelstimulierenden Hormons im Hypophysenvorderlappen hemmen, die Ausschüttung von luteinisierendem Hormon und von Prolactin hingegen stimulieren. Diese Angaben bedürfen der Nachprüfung. Es gibt jedenfalls keine Beweise dafür, daß sich bei der Frau nach Gaben von *Vitex-agnus-castus*-Präparaten der Hormonspiegel verändern würde. Zieht man noch in Betracht, in welch niedriger Konzentration die Droge angeboten wird, ferner auch die Vielfalt der Indikationsansprüche, dann läßt dies an eine psychodynamische Wirkung denken.

Indikationsansprüche. Prämenstruelles Syndrom, zur Steigerung der Stilleistung, Hyper- und Polymenorrhö.

Unerwünschte Wirkungen. Keine bekannt.

10.9.2.4.3 Ehrenpreiskraut

Herkunft. Das getrocknete, während der Blütezeit gesammelte Kraut von *Veronica officinalis* L. (Familie: *Scrophulariaceae*). Wald-Ehrenpreis kommt in gebirgigen Gegenden, besonders an sonnigen Waldrändern, in Europa, Vorderasien und Nordamerika vor. Die Pflanze überwintert mit einer spindelförmigen Wurzel, aus der im Frühjahr 10–60 cm lange, niederliegende, sich bewurzelnde Stengel hervorgehen. Laubblätter verkehrt eiförmig mit gesägtem Rand, sehr kurz gestielt. Die kleinen blaßlila, selten weiß gefärbten Blüten in aufrechten, ährenähnlichen Blütenständen.

Sensorische Eigenschaften. Schwach eigenartiger Geruch und herb-bitterer Geschmack.

Inhaltsstoffe

- Ätherisches Öl (Spuren);
- Monoterpenglykoside vom Typus der C_{10}-Iridoide, darunter Mussaenosid und Ladrosid, sowie der C_9-Iridoide, darunter Catalpol, Veronicosid und Verprosid (vgl. Abb. 10.84);
- Phenolcarbonsäuren, darunter Chlorogen- und Kaffeesäure (geringe Mengen);
- Flavone, hauptsächlich Luteolin (geringe Mengen);
- β-Sitosterin (wenig).

Wirkungen, Anwendungsgebiete. Experimentell-pharmakologische sowie auch klinisch-pharmakologische Untersuchungen fehlen. Teezubereitungen gelten aufgrund älterer Erfahrungen als wirksam vor allem bei klimakterischen Beschwerden, bei Hitzewallung als geradezu spezifisch (nach Lindemann 1979). Ansonsten wird Ehrenpreiskraut in der Volksmedizin als Expektorans bei Bronchitis und Asthma bronchiale empfohlen.

Dosierung. 1,5 g pro Tasse Tee als Infus.

Unerwünschte Wirkungen. Keine beschrieben.

10.9.2.5 Roßkastaniensamen

Die Droge sowie daraus hergestellte Präparate sind in 10.7.4 beschrieben.

Beim prämenstruellen Syndrom (PMS) können sehr verschiedenartige Symptome auftreten. Ein relativ häufig vorkommendes Syndrom ist die prämenstruelle Wasserretention. Man findet sie bei 45% der Frauen, die an dem Syndrom leiden. Die Gewichtszunahme im Prämenstruum kann bis auf 4 kg ansteigen.

Die Verordnung von synthetischen Diuretika, insbesondere von Furosemid und Chlortalidon hat in der Behandlung speziell dieser Formen des PMS eine rationale Basis.

Da als die hervorstechendste Wirkung von Aescin dessen antiödematöse Wirkung angesehen wird, überrascht es nicht, daß auch Roßkastanienpräparate zur Behandlung des PMS empfohlen werden. Bei der Auswahl der Präparate ist es besonders wichtig, auf die Wirkstoffkonzentration zu achten.

10.9.2.6 Nachtkerzenöl

Das in den Samen der Nachtkerze *Oenothera biennis* L. (Familie: *Oenotheraceae = Onagraceae*) vorkommende fette Öl ist ein in Aussehen, Geruch und Geschmack dem Mohnöl vergleichbares Produkt. In England wird es auch als "*evening primrose oil*" bezeichnet. („primrose", eigentlich Schlüsselblume, *Primula veris*; der Name wird volkstümlich auf die ebenfalls gelb blühende Nachtkerze übertragen).

Nachtkerzenöl ist reich an ungesättigten Fettsäuren. Bisher einzigartig ist dabei das Vorkommen von γ-Linolensäure als Acylkomponente. Die γ-Linolensäure ist eine C_{18}-Fettsäure mit naher biosynthetischer Verwandtschaft zur Arachidonsäure (vgl. Abb. 10.85). Der Gehalt an γ-Linolensäure beträgt durchschnittlich 9%.

In Großbritannien wird Nachtkerzenöl als Kapselpräparat angeboten. Besserung der Symptome, vor allem der prämenstruellen Brustschmerzen, soll nach kurmäßigem Gebrauch über mehrere Monate zu erwarten sein.

Die Vorstellungen zur möglichen Wirkweise sind spekulativ. Die γ-Linolensäure könne als Vorstufe von Prostaglandin E_1 fungieren; Prostaglandin E_1 wiederum weise „komplizierte Interaktionen mit Prolaktin und den Sexagenen auf."

10.9.2.7 Mittel, die der Homöopathie entlehnt sind

10.9.2.7.1 Cimicifuga

Herkunft. Die Droge, *Cimicifuga-racemosa*-Rhizom, besteht aus dem im Herbst grabenen und getrockneten Wurzelstock von *Cimi-*

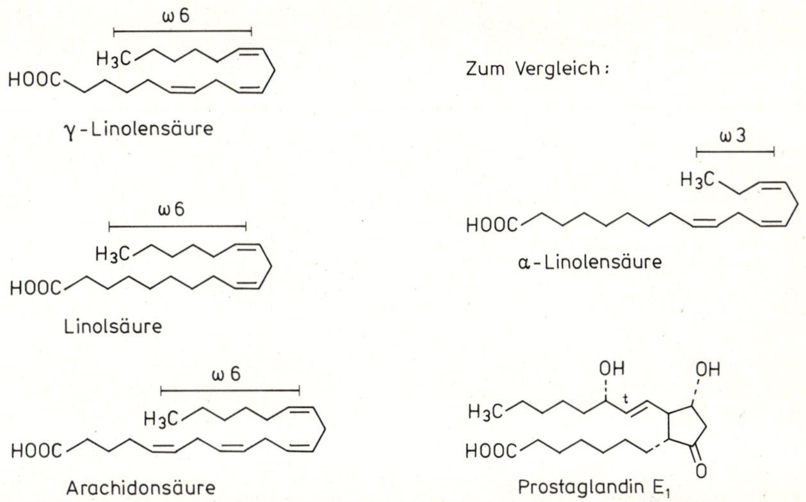

Abb. 10.85. Das Nachtkerzenöl, das aus den Samen der Nachtkerze, *Oenothera biennis* L., erhältliche fette Öl, zeichnet sich nicht nur durch das Vorkommen von ungesättigten Fettsäuren aus: die dreifach ungesättigte γ-Linolensäure ist für das Nachtkerzenöl in besonderer Weise kennzeichnend, da es bisher in keinem weiteren fetten Öl entdeckt wurde. Die γ-Linolensäure gehört zur sogenannten ω-6-Familie der Fettsäuren; dies besagt, daß vom Ende der Fettsäure an gezählt, die erste *cis*-Doppelbindung nach dem sechsten C-Atom angetroffen wird. Auch die Arachidonsäure, die Vorstufe der Prostaglandine im tierischen und menschlichen Organismus, gehört zur ω-6-Familie, nicht aber die im Pflanzenreich häufig vorkommende α-Linolensäure

cifuga racemosa (L.) NUTT. (Familie: *Ranunculaceae*). Gelegentlich wird in der pharmazeutischen Literatur auch die synonyme Bezeichnung *Actaea racemosa* L. benutzt.
Cimicifuga racemosa ist in den lichten Wäldern im östlichen Teil des nordamerikanischen Kontinents beheimatet. Die 1–2 m hohe krautige Pflanze besitzt große, langgestielte, 3fach geteilte und grob gesägte Blätter. Die kurzgestielten, unangenehm riechenden, weißen Blüten stehen in langer, schlanker zusammengesetzter Traube. Im Herbst entwickeln sich jeweils etwa 0,5 cm lange, dickovale, lederartige Balgkapseln.

Geschichtliche Hinweise: *Cimicifuga-racemosa*-Wurzel ist eine alte Arzneidroge der Indianer Kanadas, Wisconsins und Missouris, die sie gegen die Folgen von Schlangenbissen und zur Geburtserleichterung gebrauchten; daher die volkstümlichen Bezeichnungen „snakeroot" und „squawroot". Die deutsche Bezeichnung Wanzenkraut und die auf Linné zurückgehende Gattungsbezeichnung *Cimicifuga* nehmen Bezug auf den abstoßenden Geruch der Blütenstände.
In der Medizin des 19. Jahrhunderts galt sie eine Zeitlang als ein Art Wundermittel zur Behandlung von fieberhaftem Rheumatismus. Sie geriet in der Schulmedizin bald in Vergessenheit. Ihren Ruf, ein wichtiges Stimulans bei Funktionsstörungen der weiblichen Geschlechtsorgane zu sein, erhielt sie auf dem Umweg über die Prüfung des homöopathischen Arzneimittelbildes.

Sensorische Eigenschaften. Geruch: unangenehm. Geschmack: bitter-scharf.

Inhaltsstoffe. Systematische Gesamtanalysen liegen nicht vor. In kristalliner Form isoliert wurden mehrere Triterpenglykoside vom Cycloartenoltyp, darunter das Actein und das Cimicifugosid (vgl. Abb. 10.86).

Verwendung. Zur Herstellung von Tinkturen, Perkolaten und Extrakten, die zu Fertigarzneimitteln weiter verarbeitet werden.

Anwendungsgebiete. Prämenstruelle und klimakterische Beschwerden.

Unerwünschte Wirkungen, Toxizität. Bei bestimmungsgemäßem Gebrauch bisher keine unerwünschten Wirkungen beobachtet. Große Gaben (Mengenangaben fehlen) verursachen heftigen Kopfschmerz, Steifheit und Zittern der Glieder und starken Priapismus. Auf Hand und Schleimhäuten wirkt der Extrakt lokal irritierend (nach Madaus).

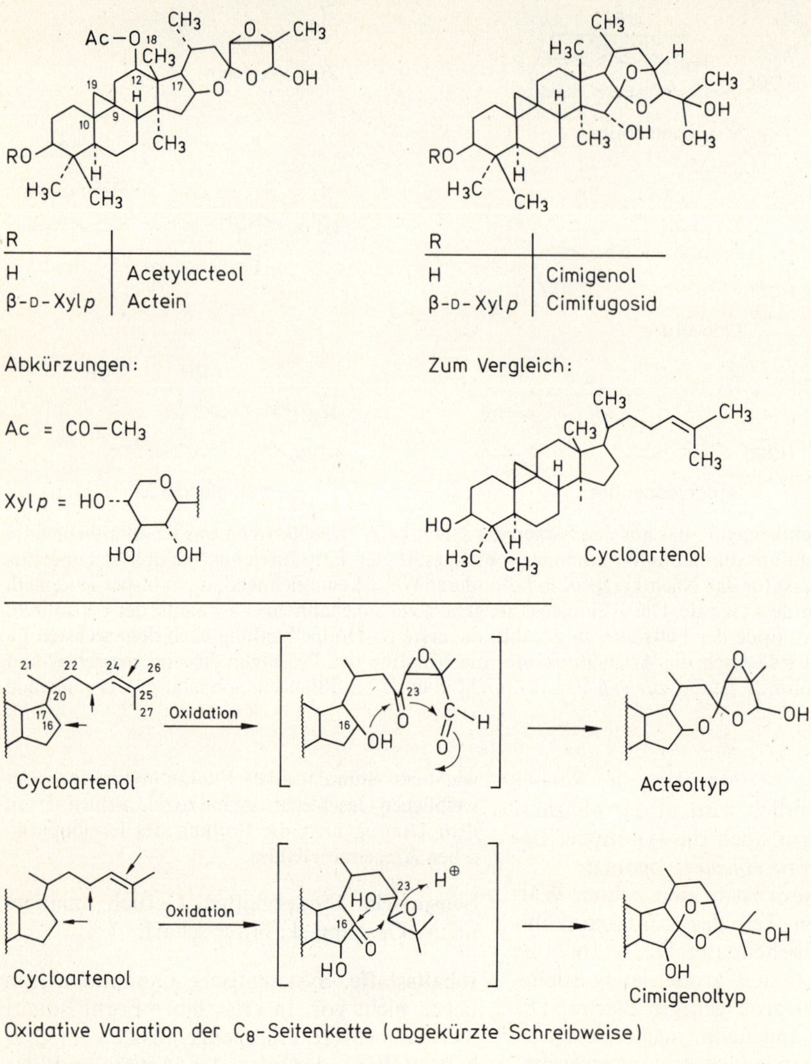

R	
H	Acetylacteol
β-D-Xyl*p*	Actein

R	
H	Cimigenol
β-D-Xyl*p*	Cimifugosid

Abkürzungen:

Ac = CO—CH$_3$

Xyl*p* = (Struktur)

Zum Vergleich:

Cycloartenol

Oxidative Variation der C$_8$-Seitenkette (abgekürzte Schreibweise)

Abb. 10.86. Die charakteristischen Inhaltsstoffe des Cimicifuga-racemosa-Rhizoms (Synonym: Actaea-racemosa-Rhizom) sind C$_{30}$-Steroide, genauer Abkömmlinge des Cycloartenols, einer unmittelbaren Vorstufe aller pflanzlichen Steroide. Charakteristisch für das Cycloartenol ist der Cyclopropanring, der durch die Kohlenstoffatome 9, 10, und 19 gebildet wird. Oxidation an den mit ↓bezeichneten Stellen sowie Epoxidierung der 24,25-Doppelbindung führt zu Zwischenstufen, welche zu Spiroketalgruppierungen führen, wie sie das Actein und verwandte Inhaltsstoffe auszeichnen. Im Acteol führt das C-23-Carbonyl, im Cimigenol das C-16-Carbonyl zum Spiroketal

10.9.2.7.2 *Caulophyllum*

Herkunft. Der Wurzelstock von *Caulophyllum thalictroides* MICHX. (Familie: *Berberidaceae*). Heimat: Nordamerika. Die Stammpflanze ist ein 40–80 cm hohes, ausdauerndes Kraut mit kriechendem Wurzelstock, einem glatten Stengel mit langgestielten dreiteiligen Blättern mit zwei- oder dreilappigen Blättchen. Die Pflanze ist zur Reifezeit eigentümlich blaugrün gefärbt; auch wegen der dunkelblau gefärbten Früchte wird sie in Amerika „blauer Cohosh" genannt. (Als Cohosh bezeichneten die Indianer jede medizinisch genutzte Pflanze).

Geschichtliches: Die Droge wurde zuerst in den USA benutzt, wo sie im Jahre 1813 Peter Smith, ein indianischer Kräuterdoktor, eingeführt hat. Die Indianer sollen den „blauen Cohosh" gegen Rheumatismus, Wassersucht, Koliken, Halsschmerzen, Epilepsie, Hysterie sowie bei allen Frauenleiden benutzt haben. Seit Peter Smith kam die Droge bevorzugt als Uterusmittel in Gebrauch: als menstruationsauslösendes Mittel; zur Wehenanregung, als Antispasmodikum bei spastischen Nachwehen und als Antidysmenorrhoikum (Tyler 1982).

In Europa wurde die Droge als homöopathisches Mittel bekannt. Auch nach dem homöopathischen Arzneiwirkungsbild handelt es sich bei Caulophyllum um ein „Frauenmittel". Zusätzlich wird Rheumatismus der kleinen Gelenke als Indikation genannt.

Sensorische Eigenschaften. Geruch: schwach eigenartig; wirkt nieserregend. Geschmack: bitter und kratzend.

Inhaltsstoffe

- Ätherisches Öl (wenig, etwa 4 mg%) furfurolhaltig;
- fettes Öl (Menge unbekannt) mit Phytosterinen;
- Saponine (0,1%) mit Hederagenin als Aglykonkomponente, darunter Caulosaponin (ein Diglucosid; Strukturformel des Hederagenins vgl. 6.4);
- Chinolizidin-Alkaloide, insbesondere N-Methylcytisin (Synonym: Caulophyllin), etwa 0,3% neben Baptifolin.

Analytische Kennzeichnung. Dünnschichtchromatographie der Alkaloidfraktion (vgl. 8.1.5.2). Fließmittel: Aceton-Methanol (69+40); Sichtbarmachen mit Dragendorff-Reagens; 3 Zonen mit der Hauptzone bei Rf ~ 0,15.

Anwendung. Zur Herstellung einer Tinktur und eines Fluidextrakts (mit 70%igem Ethanol) der zu Fertigarzneimitteln (Kombinationspräparaten) weiterverarbeitet wird. Die homöopathische Urtinktur ist aus dem frischen Wurzelstock herzustellen.

Wirkungen, Anwendungsgebiete. N-Methylcytisin hat nikotinartige Wirkungen – es wirkt u. a. blutdrucksteigernd, anregend auf Darmmotilität und atmungsstimulierend –, ohne aber dessen Toxizität zu erreichen, die nur etwa $1/40$ beträgt. Caulosaponin wirkt im Tierversuch herzkranzgefäßverengend und daher (in höheren Dosen) auf den Herzmuskel toxisch; auf die Darmmuskulatur wirkt es krampferregend.

Anwendung. Bei prämenstruellem Syndrom. In der Homöopathie (D 2–D 6). Alle Formen der Wehenschwäche, Dysmenorrhö, postpartale Störungen (verlängerte Nachwehen).

Anwendungsbeschränkung. Nicht während der ersten drei Schwangerschaftsmonate anwenden.

Dosierung. 0,1–0,3 g als Abkochung bis 3mal täglich; Fluidextrakt (1:1) 0,5–1,0 ml.

Literatur (zu 10.9)

Becker H (1983) Das Öl der Nachtkerze Oenothera biennis, eine Quelle therapeutisch und diätetisch interessanter Fettsäuren. Z Phytother 4:531–536

Bleuler R (1975) Lehrbuch der Psychiatrie, 13. Aufl, neubearb v. Bleuler. Springer, Berlin Heidelberg New York

Gmelin R (1967) Wirkstoffanalyse von Gratiola officinalis L. Arch Pharm 300:234–240

Inoye H et al. (1974) Purgative activities of iridoid glucosides. Planta Med 25:285–288

Lauritzen Ch (1984) Das prämenstruelle Syndrome. Med Prax 79:16–20

Leeser O (1973) Cimicifuga. In: Lehrbuch der Homöopathie, Spezieller Teil, Arzneimittellehre B/I. Haug, Heidelberg, S 595–608

Lindemann G (1979) Klimakterische Beschwerden. In: Teerezepte. Marczell, München, S 143–145

Madaus G (1938) Lehrbuch der biologischen Heilmittel. Thieme, Leipzig, S 983–987

Meites J, Nicoll CS, Talwalker PK (1963) The central nervous system and the secretion and release of prolactin. In: Advances in neuroendocrinology. University of Illinois Press, Urban, pp 238–288

Rimpler H (1984) Pharmazeutische und biologische Bedeutung von Iridoiden. Dtsch Apoth Ztg 124:1940–1941

Schölkens BA, Getwing D, Schlotte V, Weithmann K (1982) Evening primrose oil, a dietary prostaglandin precursor, diminishes vascular reactivity to renin and angiotensin II in rats. Prostaglandin Leucotrienes Med 8:273

Tyler VE (1982) Blue Cohosh. In: The honest herbal. A sensible guide to herbs and related remedies. Stickley, Philadelphia, pp 40–41

Weiss RF (1982) Frauenkrankheiten. In: Lehrbuch der Phytotherapie, 5. Aufl. Hippokrates, Stuttgart, S 348–363

Wolff F (1985) Risikoarme Therapiemöglichkeit des prämenstruellen Syndroms. Apoth J Heft 10:83

11 Topisch anzuwendende pflanzliche Arzneistoffe*

11.1 Drogen für heiße Kataplasmen

11.1.1 Einleitung

Unter einem Kataplasma versteht man einen „Breiumschlag" mit pastenartigen Mitteln, von denen es zwei Gruppen gibt: die Peloide und die Kataplasmen auf pflanzlicher Basis.

Peloide (griechisch: pelos = Schlamm) sind durch geologische Vorgänge entstandene Produkte, die aus anorganischen oder organischen Stoffen bestehen und die entweder bereits von Natur aus feinkörnig vorliegen oder vor der Anwendung fein zerkleinert werden. Häufiger verwendete Peloide sind Torf, Heilerden, von denen Ton, Lehm, Mergel, Löß und vulkanischer Tuff unterschieden werden, sowie Fango, ein Mineralschlamm vulkanischen Ursprungs aus heißen Quellen.

Wie ein Kataplasma auf pflanzlicher Basis anzuwenden ist, lernt man am einfachsten am Beispiel des Kartoffelbreisacks nach Kneipp kennen. Kartoffeln (½ kg) werden in der Schale gekocht, noch heiß in ein Säckchen gefüllt oder in ein Tuch eingeschlagen, sodann zerquetscht, so daß keine groben Stücke mehr fühlbar sind. Noch gut warm (richtige Temperatur an der Oberfläche zwischen 38 °C und 40 °C; **cave** Verbrennungen) auf die dafür bestimmten Hautstellen auflegen. Zwischen 45 und 90 min dort belassen. Die Behandlung mit heißen Umschlägen zwingt meist zu Bettruhe.

Anwendungsgebiete. Bei oberflächlich gelegenen Entzündungsherden und Eiterungen. Die Wärmeapplikation steigert die Rötung, die lokale Durchblutung sowie die Lymphdurchströmung der Haut. All dies versetzt die Gewebszellen in die Lage, Abbauprodukte rascher an das Blut abzugeben, das sie abtransportiert.

Auflegen auf Furunkel und Karbunkel. Auch können durch Fremdkörper (Splitter, Fäden) und chemische Substanzen bedingte Entzündungen kupiert werden: Infektiöse Entzündungsherde wachsen zunächst, werden schmerzhafter und können (seltener) resorbiert werden; häufig erweichen sie und werden für Durchbruch oder Schnitt geeigneter (Winternitz 1930).

Auflegen auf bestimmte Hautareale (Headsche Zonen) bei den verschiedensten inneren Erkrankungen, z. B. bei chronischen Entzündungen innerer Organe (Milz 1984); auch können so ziemlich alle internen Funktionsstörungen über ihre reflektorischen Zonen beeinflußt werden.

Bei Erkrankungen des rheumatischen Formenkreises, ausgenommen akute Schübe. Bei Neuralgien. Nach Unfall- und Sportverletzungen.

Unerwünschte Wirkungen. Werden Kataplasmen zu heiß appliziert, so verursacht dies nicht nur Schmerzen; es können rote Flecken mit brauner Pigmentierung zurückbleiben.

Gegenanzeigen. Venenleiden, Ekzeme, akute rheumatische Stadien.

11.1.2 Heublumen

Herkunft und Gewinnung. Heublumen gewinnt man aus Heu

- durch Zusammenfegen der im Frühjahr auf den Heuböden übriggebliebenen Heureste und Absieben von Staub (Kräuterstaub, Spelzenhaare, Pollenkörner, Milben usw.), oder besser
- durch Herausschütteln der Infloreszenzen aus dem Heu und anschließendes Absieben von Staub und Sand und groben Partikeln (Stengel, Halme).

Heublumen bestehen aus Blüten, Samen, kurzen Stengeln und gebrochenen Blättern des Heus. Welche Pflanzenarten vertreten sind, hängt von der Lage der Wiese ab, von der das Heu geerntet wurde (Moorwiese, Gebirgswiese, Tieflandwiese, gedüngt oder nicht gedüngt). Auffälliger Bestandteil des Heus sind die Spelzen der Gräser; doch soll im Durchschnitt auf die Gräser (*Poaceae* = *Gramineae*) nur etwa die Hälfte des Heugewichts entfal-

---

* Literatur s. S. 724

len; die andere Hälfte soll aus zweikeimblättrigen Wiesenpflanzen (Dikotyledonen) bestehen. Von den einheimischen Wiesengräsern sind die folgenden häufig vertreten:

- *Agropyron repens* L. (Synonym: *Elymus repens* [L.] GOULD), die gemeine Quecke;
- *Anthoxanthum odoratum* L., das Ruchgras, das sich durch einen hohen Kumaringehalt (~1%) auszeichnet;
- *Bromus mollis* L., die weiche Trespe;
- *Festuca*-Arten darunter *F. pratensis* HUDS., der Wiesenschwingel;
- *Lolium perenne* L., das englische Raygras;
- *Poa pratensis* L., das Wiesenrispengras, eines der besten Futtergräser.

Sensorische Eigenschaften. Heublumen sollen angenehm, nicht muffig riechen.

Chemische Zusammensetzung. Die chemische Zusammensetzung ist an und für sich ohne Belang, da die Droge als Vehikel zur Aufnahme von Wasser und Wärme dient (Peloideffekt). Allenfalls ist als Geruchsträger das Kumarin von Interesse, das in der lebenden Pflanze in einer geruchlosen, glykosidischen Vorstufe vorliegt und erst beim Welkeprozeß enzymatisch frei gesetzt wird. Frisch gemähtes Gras riecht kaum im Unterschied von frischem Heu.

Prüfung auf Reinheit. Heu ist ein geradezu idealer Lebensraum für zahlreiche Mikroorganismen, darunter von Arten, welche Mykotoxine bilden, sowie von Kleinlebewesen, vor allem Milbenarten.
Heublumen sollten daher den Anforderungen der Aflatoxin-Verordnung entsprechen; der Gehalt an Milben sollte einen noch festzulegenden Grenzwert nicht überschreiten (100 pro Gramm?).

Anwendungsweise. In Form eines Heublumensacks (möglichst aus grobem Leinen), welcher in der Größe der zu behandelnden Stelle entspricht. Es gibt heute gebrauchsfertige Heublumensäcke. Zur Anwendung verfährt man wie folgt:

- Man übergießt mit soviel kochendem Wasser, daß der Sack geradezu bedeckt ist, läßt 5 min ziehen (nicht aufkochen), gießt das Wasser ab und läßt den Sack unter Ausdrücken mit durch kalte Waschlappen geschützten Händen gut abtropfen.

- Oder man feuchtet den Heusack nur etwas an und läßt ihn in einem Kartoffeldämpfer ca. 1 h durchdampfen.

Bei einer Temperatur von etwa 42 °C auflegen (die Toleranzgrenze der Haut liegt bei 44 °C) gut mit Tüchern abdecken und 0,5–1 h auf der Stelle belassen.
Hinweis: Nie auf offene Hautpartien auflegen!

Gegenanzeigen. Heublumen nicht bei Allergikern anwenden: Pilzsporen, Milben, Pollenkörner sowie der Heustaub selbst sind potentielle Allergene und bilden somit für den Allergiker eine Gefahrenquelle.
Eine Gegenanzeige bilden ferner alle akuten Infektionskrankheiten wie überhaupt akut entzündliche Prozesse sowie Hautkrankheiten, vor allem Ekzeme.

11.1.3 Leinsamen

Zur Droge siehe 3.4.10.8. Zu Kataplasmen verwendet man die Droge in gepulverter Form oder als (ölarmes) Preßkuchenmehl. Die besondere Eignung für heiße Umschläge beruht wesentlich auf dem Schleimgehalt der Droge.

11.1.4 Bockshornsamen

Herkunft. Die Droge besteht aus den getrockneten Samen von *Trigonella foenum-graecum* L. (Familie: *Fabaceae = Papilionaceae*). Die Stammpflanze ist ein einjähriges Kraut mit einem 20–50 cm hohen Stengel und dreizähligen, verkehrt-eiförmigen Blättern und blaßgelben Schmetterlingsblüten. Die Frucht ist eine dünne, trockene Hülse mit vielen Samen. Die Samen sind rhombisch vierseitige oder flach rautenförmige 3–5 mm lange Gebilde mit sehr harter Schale von hellbrauner oder rötlichgrauer Farbe.

Sensorische Eigenschaften. Der Geruch der Droge erinnert etwas an den Geruch von Fleischbrühe; diese von vielen als unangenehm empfundene Geschmacksnote wandelt sich beim Kochen in ein angenehmes Aroma um, so daß die Droge viel als Gewürz verwendet wird. Der Geschmack (beim Zerkauen der Samen) ist ölig, schleimig-mehlig und bitter.

Inhaltsstoffe. Flüchtige Stoffe (ca. 0,015%) mit dem typischen Bockshornkleegeruch. Schleimstoffe 30–38%, die aus D-Galactose und D-Mannose im Verhältnis 5:6 aufgebaut sind (sog. Leguminosenschleime); Proteine (20–28%), fettes Öl (6–10%); Steroidsaponine, darunter Dioscin; Flavonoide; Trigonellin (N-Methylnikotinsäure, etwa 0,4%).

Anwendungsweise. Das Drogenpulver wird mit Wasser zu einem Brei angerührt, bis zum Aufkochen erhitzt und dann in einem Mulläppchen auf die erkrankte Stelle aufgelegt; man beläßt es dort etwa 30 min lang.

Anwendungsgebiete. Bei Furunkeln und Abszessen zur Beschleunigung der Einschmelzung und Abstoßung. „Wer einmal den schnellen und sicheren Effekt dieser Maßnahme erlebt hat, wird sie sicher immer wieder anwenden" (Früchte 1986).

11.2 Mittel bei leichten Quetschungen und Verstauchungen

11.2.1 Einführung

Kommt es infolge der Einwirkung stumpfer Gewalt – Fall, Stoß, Schlag – zu einer Weichteilverletzung und bleibt dabei die äußere Haut unversehrt, spricht man von einer Quetschung. Wenn dabei Gefäße und Nerven unter der Hautoberfläche zerreißen, bildet sich ein schmerzhafter Bluterguß mit blauvioletter Verfärbung der Haut. Die Umgebung dieser Hämatose kann anschwellen und sehr druckempfindlich sein (Ödembildung). Es dauert Tage, oft Wochen, bis das alte Blut vom Körper wieder absorbiert wird. Bei der Verstauchung (= Distorsion) werden Kapsel und Bänder eines Gewebes gezerrt und überdehnt; Folgen sind örtliche Schwellung, Druckschmerz, Blutung in die Gelenkhöhle und abnorme Beweglichkeit.

Ruhigstellung und Hochlagerung des betroffenen Gliedes, feuchte Verbände, evtl. Eis, gehören zu den Behandlungsmethoden. Zur Beeinflussung der Ödeme verwendet man in der Schulmedizin Antiphlogistika; zur besseren Durchblutung und damit rascheren Einschmelzung der Blutabbauprodukte nimmt man heute in erster Linie wohl Präparate, die Heparin oder Heparinoide enthalten. In der europäischen Volksmedizin spielt seit jeher die Arnikatinktur eine große Rolle.

11.2.2 Arnikablüten

Herkunft. Die Droge besteht nach DAB 9 aus den getrockneten, köpfchenförmigen Blütenständen von *Arnica montana* L. oder von *A. chamissonis* LESS ssp. *foliosa* (NUTT.) MAGUIRE oder von beiden Arten (Familie: *Asteraceae*). *A. montana* stammt aus Wildvorkommen in Jugoslawien, Spanien und Italien. Sie gehört zu den geschützten Pflanzen und wird daher zunehmend durch die kultivierbare Unterart *foliosa* der Nordamerikanischen Wiesenarnika (*A. chamissonis*) ersetzt.

A. montana ist ein 20–25 cm hohes, ausdauerndes Kraut mit einem alternierenden Wachstumszyklus. Im ersten Jahr entwickelt sich aus dem Wurzelstock eine Grundrosette von 4–8 breit-eiförmigen Blättern. Im zweiten Jahr bildet sich ein 30–60 cm langer, unverzweigter Stengel mit jeweils 2 gegenständig angeordneten Blättern; durch diese Eigenheit unterscheidet sich *Arnica montana* von anderen als Verwechslung in Frage kommenden gelben Kompositenarten. Blüten goldgelb mit Röhren- und Zungenblüten.

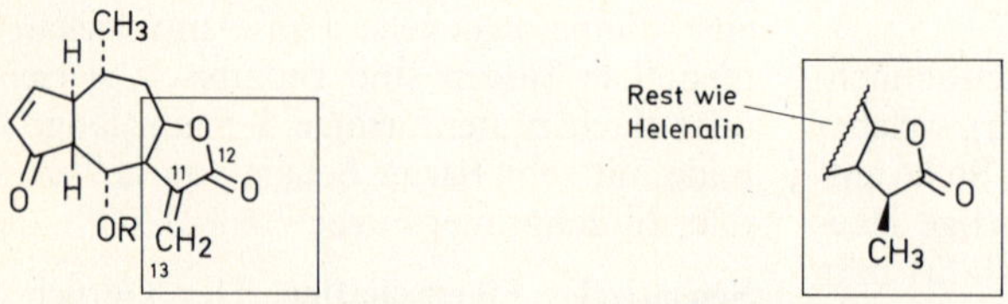

R = H: Helenalin; $C_{15}H_{18}O_4$ 11,13-Dihydrohelenalin

Abb. 11.1. Arnikablüten enthalten etwa 0,2% Sesquiterpenlaktone vom Pseudoguaianolidtyp, und zwar Helenalin und Dihydrohelenalin (R = H) sowie Ester dieser beiden Laktone: R = Acetyl-, Isobutyryl-, α-Methylacryloyl-, Tiglioyl-, Isovalerly- oder 2-Methylbutyryl-Rest. Zum Nachweis eignet sich 1,3-Dinitrobenzol in Natriumhydroxidlösung (Zimmermann-Reagenz). Die reaktive Stelle ist wahrscheinlich das vinylog zum Carbonyl des Cyclopentenonrings stehende und daher acide Methinproton am C-1 (Willuhn, 1988)

Sensorische Eigenschaften. Geruch: schwach aromatisch. Geschmack: herb-bitter, etwas scharf.

Inhaltsstoffe
- Ätherisches Öl (0,2–0,3%), zur Hauptsache (etwa 50%) aus Fettsäuren und Alkanen bestehend, neben Sesquiterpenen und Polyacetylenen.
- Sesquiterpenlaktone vom Pseudoguianolidtyp (etwa 0,2%), insbesondere Helenalin und Dihydrohelenalin, beide frei und verestert (vgl. Abb. 11.1).
- Blütenfarbstoffe vom Karotinoidtyp (Xanthophylle).
- Phenolcarbonsäuren, darunter Chlorogensäure (etwa 0,05%), Kaffeesäure (etwa 0,04%) neben weniger
- Ferulasäure und Cymarin.
- Kumarine (Scopoletin und Umbelliferon, keine Mengenangaben, wohl sehr wenig).
- Flavone (0,4–0,6%), darunter Quercetin-3-glucosid (Isoquercitrin), Kämpferol-3-glucosid (Astragalin) und Luteolin-7-glucosid.

Analytische Kennzeichnung
Prüfung auf Identität. Sie basiert auf dem Nachweis von ketonischen Sesquiterpenen mit acidem C-H mittels Dinitrobenzol (Zimmermann-Reaktion). Der Rückstand des Hexanextrakts färbt sich langsam braungelb bis braunschwarz (nach DAB 9). Hinweis: Wenn Helenalin oder Helenalinderivate in reiner Form vorliegen, fällt die Farbreaktion violett aus; so sind beispielsweise nach dc-Trennung die Helenaline nach Besprühen mit Zimmermannreagenz als violette Zonen sichtbar.
Prüfung auf Reinheit. Sie basiert auf dem dc-Nachweis der Phenolcarbonsäuren (Chlorogen- und Kaffeesäure) und des Flavonglykosid-Tripletts (Luteolin-7-glc., Isoquercitrin und Astragalin). Diese Phenolcarbonsäure- und Flavonoidzonen sind für beide offizinellen Drogenherkünfte typisch, allerdings mit der Einschränkung, daß Astragalin in der von *A. chamissonis* ssp. *foliosa* stammenden Droge nur in Spuren vorkommt. Wichtig ist: Im unteren Rf-Bereich, d. h. im Bereich zwischen der Rutosid- und der Chlorogensäurezone, dürfen keine gelben oder orangegelben Zonen auftreten, was auf Verunreinigungen mit Ringelblumenblüten oder mit mexikanischer Arnica (von *Heterotheca inuloides* CASS.) hindeuten würde.

Eine quantitative Erfassung der Einzelkomponenten ist mit der HPLC-Methode möglich (Wandel u. Willuhn 1984).

Wirkungen. Helenalin verhindert in Dosen von 2,5 mg/kg KG i. p. das Auftreten einer Entzündung, wenn 30–180 min später ein Entzündungsreiz durch Carrageenan gesetzt wird (protektiver Effekt).
Die durch *Mycobacterium butyricum* induzierte Gelenkanschwellung (Adjuvansarthritis) der Ratte wird durch Tagesgaben von 2,5 mg/kg/Tag i. p. bei einer Versuchsdauer von 18 Tagen um 77% reduziert (Hall et al. 1980).

Anwendungsgebiete. Nur äußerlich anzuwenden! Als 2%iger Aufguß für Umschläge. Die Tinktur – 1 Eßlöffel voll auf 0,25 l Wasser – zu Umschlägen bei Quetschungen, Verstauchungen und Blutergüssen (nie unverdünnt anwenden!). Ölige Auszüge, inkorporiert in Salbengrundlagen, als Arnikasalben bei den gleichen Indikationen.

Unerwünschte Wirkungen. Droge und Tinktur wirken auf Haut und Schleimhäute reizend, in hohen Konzentrationen und/oder bei langer Einwirkungsdauer entzündungserregend bis hin zu nekrotischen Veränderungen.

Dieser Widerspruch, der darin besteht, daß Arnika phlogistische und zugleich antiphlogistische Wirkungsqualitäten aufweist, ist bisher nicht geklärt.

Arnikablüten und Arnikazubereitungen können Kontaktallergien auslösen (Hausen 1980) (s. 4.4.3).
Anmerkung: Es gibt pharmazeutische Firmen, welche heleninarme Arnikasorten auswählen, so daß bei der Anwendung dieser Fertigarzneimittel das Auftreten von Kontaktallergien bisher nicht beobachtet wurde. Heleninarm sind *Arnica-montana*-Sorten spanischer Provenienz (Wandel u. Willuhn 1984).

11.2.3 Beinwellwurzel

Herkunft. Die Droge besteht aus dem getrockneten Wurzelstock samt Wurzeln von *Symphytum officinale* L. (Familie: *Boraginaceae*), einem ausdauernden Kraut mit kurzem Wurzelstock, von dem ein Bündel kräftiger, außen schwarzer, innen weiß gefärbter Wurzeln ausgeht. Die Pflanze wird zwischen 50 und

Abb. 11.2. Allantoin kommt in Mengen um die 1% in der Beinwellwurzel vor. In reiner Form stellt es ein weißes, geruch- und geschmackloses, kristallines Pulver dar. In biochemischer Sicht ist Allantoin ein Endprodukt des Purinstoffwechsels. Unmittelbare Vorstufe ist Harnsäure, die durch das Enzym Uricase unter oxidativer Eliminierung des 6-CO zu Allantoin abgebaut wird

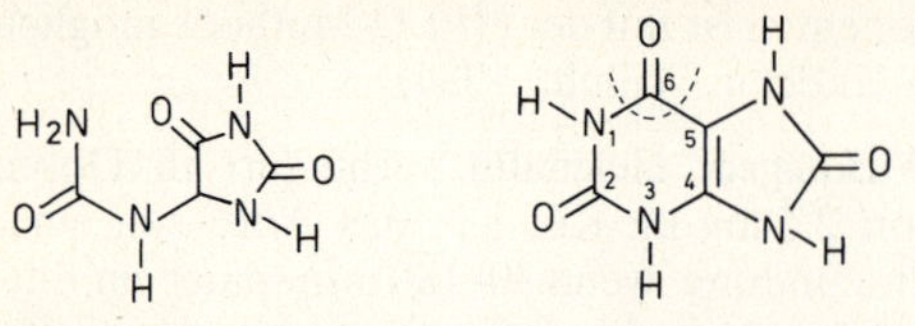

100 cm hoch; sie zeichnet sich durch einen rauhaarigen Stengel mit großen, ebenfalls behaarten Blättern aus. Die rötlich-violetten, manchmal gelblich-weißen Blüten stehen in Doppelwickeln angeordnet.

Sensorische Eigenschaften. Die Droge ist geruchlos. Geschmack: schleimig, etwas süßlich und schwach adstringierend.

Inhaltsstoffe

- Triterpene (Isobaurenol) und Phytosterole (Sitosterin) (keine Mengenangaben).
- Phenolische Verbindungen, darunter nicht näher charakterisierte „Gerbstoffe", Kaffeesäure, Chlorogensäure und Kaffeesäurederivate vom Typus der Lithospermsäure (s. Abb. 6.8)
- Schleimstoffe (etwa 30%), wohl zur Hauptsache Polyfruktosane.
- Weiter Kohlenhydrate: Stärke sowie reduzierende Zucker (Fruktose, Saccharose).
- Allantoin (bis zu 1,5%; vgl. Abb. 11.2).
- Pyrrolizidinalkaloide (0,02–0,07%; vgl. dazu 8.2.3).

Analytische Kennzeichnung. Dünnschichtchromatographischer Nachweis des Allantoins. Droge mit Ethanol-Wasser (7+3) extrahieren; Fließmittel: Methanol; Detektion: Dimethylaminobenzaldehydlösung → Gelbfärbung; Allantoin als Vergleichssubstanz (Cochromatographie).

Wirkungen. Schleimstoffe wirken lokal reizmildernd; sie binden Wasser, wodurch sie als Träger wärmespeichernder Umschläge geeignet sind.

Allantoin fördert die Wundheilung und beschleunigt die Zellregeneration. Allantoin gehört zu den osmotisch wirksamen Stoffen, ähnlich wie Harnstoff, Traubenzucker oder Honig, deren wundheilende Wirkung darauf beruht, daß aus der Wundfläche ein Flüssigkeitsstrom hervorgelockt wird; auf diese Weise werden Bakterien und bakterielle Zersetzungsprodukte verdünnt und mechanisch weggespült; die lokale Durchblutung wird angeregt, und es werden somit auch die Voraussetzungen zur örtlichen Abwehr verbessert.

Anwendungsgebiete. Die Behandlung offener Wunden mit Beinwellpräparationen ist heute obsolet. Drogenpulver und wäßrige Extrakte werden zusammen mit hyperämisierend wirkenden ätherischen Ölen zu Fertigarzneimitteln in Pastenform verarbeitet. Indikationen sind stumpfe (unblutige) Verletzungen, Verrenkungen, Prellungen und Blutergüsse.

Unerwünschte Wirkungen. Die in *Symphytum officinale* vorkommenden Pyrrolizidinalkaloide haben sich an Ratten als hepatotoxisch, kanzerogen und mutagen erwiesen (Röder 1984; Peterson u. Calvenor 1983). Die Droge ist daher als potentiell genotoxisches Kanzerogen für den Menschen einzustufen. In praxi dürfte das Risiko vermutlich sehr gering sein, da die Konzentration an toxischen Alkaloiden vergleichsweise niedrig ist, bei äußerlicher Anwendung die „Resorptionsquote" gering ist und in der Regel die Umschläge nur kurzfristig angewendet werden. Einschränkend sei bemerkt: Schleimstoffe und Allantoin stehen als Reinsubstanz zur Verfügung, so daß man sich fragen darf, ob der bloßen Tradition zuliebe, problematische Begleitstoffe der Ganzdrogenauszüge in Kauf genommen werden müssen.

11.2.4 Aescin

Über Herkunft, Eigenschaften und Anwendung des Aescin vgl. 10.7.4. Als die hervorstechende Eigenschaft des Aescins gilt seine antiödematöse Wirkung. Einfache und unblutige Verletzungen – Prellungen, Kontusionen, Verstauchungen, Quetschungen – haben zur Folge, daß die betroffenen Gewebepartien anschwellen und ödematös werden. Daher lag es nahe, Aescin auch zur lokalen antiödematösen Behandlung heranzuziehen. Allerdings verwendet man es in der Regel als Bestandteil von Kombinationspräparaten, häufig zusammen mit

Heparin oder Heparinoiden, auch mit hyperämisierend wirkenden Stoffen. Bevorzugte Arzneiformen sind Gele und Salben.

11.2.5 Heparin und Heparinoide

Heparin. ist kein pflanzliches Produkt; es ist jedoch das Modell für die partialsynthetischen Heparinoide gewesen.
Heparin ist ein in tierischen Geweben vorkommendes Mukolpolysaccharid mit einem Molekulargewicht von 7000–20000 Dalton. Das aus biologischem Material herstellbare Heparin ist keine einheitliche Substanz; vielmehr handelt es sich um inhomogene Gemische aus Stoffen unterschiedlicher Kettenlänge und mit unterschiedlichem Sulfatierungsgrad. Heparin ist α-1,4-glykosidisch aus äquimolaren Mengen von D-Glucosamin und einer Uronsäure aufgebaut, wobei D-Glucuronsäure und L-Iduronsäure alternieren. Ausgangsmaterial zur technischen Gewinnung sind Leber, Lunge und Darmmukosa von Schlachttieren, hauptsächlich Rinderlunge.
Genuin liegt Heparin in Mastzellen ional an basisches Eiweiß und an Histamin gebunden vor; um es zu isolieren, bedarf es daher ziemlich drastischer Methoden. Die verschiedenen Herstellungsverfahren beruhen im Prinzip darauf, die Ausgangsmaterialien (s. oben) der Autolyse zu unterwerfen oder durch Zusatz von Verdauungsfermenten abzubauen; den Ansätzen entzieht man das Heparin mittels Alkali und schlägt es aus dem Filtrat, nach Abtrennung zahlreicher Begleitstoffe, als schwerlösliches Bariumsalz nieder. Die Ausbeuten betragen 100–200 mg aus 1 kg Organsubstanz.
Heparinpräparate werden in internationalen Einheiten (IE) standardisiert. 200 IE heben die Gerinnungsfähigkeit von 150 ml menschlichem Blut für 2 h auf.
Heparin wird vom Magen-Darm-Trakt nicht absorbiert und muß deshalb, wenn es als Antithrombotikum die Blutgerinnung hemmen soll, parenteral (i. v., i. m. oder s. c.) appliziert werden. Hohes Molekulargewicht und Polarität (Hydrophilie) sind in der chemischen Natur des Heparins liegenden Gründe dafür, daß es Lipoidmembranen nicht zu penetrieren vermag. Die nämlichen Stoffeigentümlichkeiten verhindern ein rasches Eindringen durch die Haut, wenn es in Salben- oder Gelform äußerlich auf die Haut eingerieben wird.

Heparinoide. Sulfatisierung pflanzlicher Polysaccharide führt zu halbsynthetischen Produkten mit einer dem Heparin vergleichbaren, wenn auch schwächer ausgeprägten Wirkung. Praktische Verwendung finden aus Alginsäure, aus Pektinen und aus Dextranen hergestellte Polysulfate. Ähnliche Produkte erhält man aus den tierischen Chondroitinschwefelsäuren, das sind hochmolekulare (M etwa 25 000) wasserlösliche Mukopolysaccharide, die den Hauptbestandteil des Knorpelgewebes bilden.
Da die therapeutische Breite der Heparinoide geringer ist als die des Heparins, verwendet man sie kaum noch parenteral, hingegen lokal in Form von Salben und Gelen.
Heparinoide enthaltende Salben und Gele wirken antiödematös, antiexsudativ und resorptionsbeschleunigend. Sie dienen zur perkutanen Behandlung von Prellungen, Zerrungen und Verstauchungen. Nützlich sind sie auch zur Narbenbehandlung.

11.3 Bestandteile von Wund- und Heilsalben

In der klinischen Wundbehandlung spielen pflanzliche Arzneimittel, sofern man die Antibiotika ausnimmt, keine Rolle. Anders ist die Situation in der Behandlung kleiner Schnittverletzungen, leichter Schürf- und Kratzwunden sowie von Insektenstichen; zwar würden diese leichten Verletzungen in der Regel von selbst heilen, doch scheinen bestimmte „wundheilungsfördernde Mittel" diesen Prozeß zu beschleunigen. Stoffe mit leicht lokal reizender Wirkung verstärken die Blutzufuhr und intensivieren die Leukozytentätigkeit, so daß pathologische Sekrete rascher eingeschmolzen werden. Zu den lokalreizenden resorptionsfördernden Stoffen zählen die alten Wundbalsame (besonders Perubalsam und Myrrhe), ätherische Öle, Alkohol und Stoffe, die auf osmotischem Wege wirken (Traubenzucker, Honig und Allantoin). Die osmotisch wirksamen Stoffe wirken, indem sie einen Flüssigkeitsstrom aus der Wundfläche hervorlocken, zudem wundreinigend. Eine zu starke Sekretion von Wundsäften kann andererseits unerwünscht sein; man hat früher, bevor man sich der unerwünschten Nebenwirkungen von Tanninen auf die Leber bewußt wurde, durch gerbende Stoffe eine Verminderung der Wundsekretion zu erzielen versucht. Von der ehemals ausgiebigen Gerbstoffbehandlung hat sich bis heute die Verwendung von Hamamelisextrakt (gegen Hämorrhoiden) und von Eichenrinde (für Bäder gegen Frostbeulen) gehalten.
Über die Wirkweise der vielen, über Jahrhunderte ausprobierten Pflanzenextrakte ist wenig Exaktes bekannt. Soweit man sich die Mühe machte, im Experiment Wirkungen nach-

zuweisen, wurden die alten Erfahrungen oft erhärtet. So erwies sich der Kollagengehalt nach lokaler Anwendung bestimmter Pflanzensäfte – von *Helianthus annuus*, von *Vernacia ceneria* und von *Jasminum auriculatum* – im Wundgewebe bei Ratten deutlich erhöht (Deshdande et al. 1965). Wundheilungsfördernde Arzneistoffe werden als Salbe oder Gel oder als Lösung (für feuchte Umschläge) angeboten. Oft erweisen sich feuchte Umschläge Salbenverbänden gegenüber als überlegen. Nach einem Wundverschluß, der die Wundoberfläche feucht erhält, verlief die Epithelisierung bei Wunden besser als bei analogen luftgetrockneten Wundoberflächen (Hernández-Richter u. Struck 1970). Bei turpiden, schmierig belegten Wunden sowie bei chronischen Ulzerationen erweist sich Digitalistinktur (10 g auf 1 l Wasser) als sehr wirksam (Weiss 1982).

Bei Schürfwunden ist es in der Regel am besten, sie offen zu lassen und dem Luftsauerstoff den Zutritt zu ermöglichen. Generell ist im Auge zu behalten: Wund- und Heilsalben können die Wundheilung u. U. sogar verzögern.

11.3.1 Echinacea

Zur Herkunft der Droge, über Inhaltsstoffe und weitere Anwendungsgebiete vgl. 10.4.1.6
Lokale Wirkungen (s. Koch u. Uebel 1954)

- Präventiv-protektive Wirkung: s. c.-Injektion eines Echinaceaextraktes mit Extraktivstoffen aus etwa 0,1 g Echinacea-purpurea-Kraut verhindert, daß eine Infektion angeht, wenn 24 h danach hämolysierende Streptokokken in dieselbe Stelle (der Bauchhaut von Meerschweinchen) injiziert werden.
- Kurative Wirkung: Eine künstliche Streptokokkeninfektion wird an der weiteren Ausbreitung gehindert, wenn am 3., 5. und 7. Tage nach Infektion jeweils Echinaceaextrakt (entsprechend etwa 0,1 g Echinaceakraut) in die Umgebung der Infektionsstelle injiziert wird.

Wirkungsweise. Echinaceaextrakte hemmen die von den Erregern gebildete Hyaluronidase (Bonadea et al. 1971); sie wirken stimulierend auf die Neubildung von Fibroblasten, was die Lokalisierung des Infektionsprozesses begünstigt.

Zur Wirkstofffrage. Einer als Echinacin B bezeichneten Polysaccharidfraktion konnte die Antihyaluronidasewirkung zugeordnet werden (Bonadea et al. 1971).

Meßanordnung: Spreadingtest beim Meerschweinchen. Man injiziert unter genau festgelegten Bedingungen eine Farbstofflösung (z. B. Trypanblau) mit und ohne Hyaluronidase in die Haut und mißt nach einer bestimmten Zeit die Größendifferenz der beiden Farbflecke.

Interpretation: Die häufigste Ursache einer örtlichen Wundheilungsstörung ist die Infektion der Wunde infolge einer Verunreinigung mit Keimen. Die Virulenz der Keime hängt von zahlreichen Faktoren ab; ein Faktor ist die von den Mikroorganismen ausgeschiedene Hyaluronidase, ein Enzym, das Hyaluronsäure, Chondroitin- und Mukoitinsulfate depolymerisiert, was eine Strukturauflockerung des Bindegewebes zur Folge hat und wodurch die Ausbreitung der Mikroorganismen und ihrer Toxine erleichtert wird. Die Hyaluronidase zu hemmen bedeutet folglich Hemmung der bakteriellen Invasion. Außer durch Echinacin B wird das Enzym vor allem durch Adrenalin, durch Cortison, durch einige Flavonoide und – kompetitiv – durch Heparin und Heparinoide gehemmt. Wahrscheinlich sind alle sauren Polysaccharide Hemmstoffe der Hyaluronidase.

Anwendung. Extrakte, mit abgekochtem Wasser verdünnt, zum Spülen von Wunden oder zu Umschlägen; in Salbenform bei nicht sezernierenden Wunden, auch bei Verbrühungen, Sonnenbrand und Erfrierungen.

11.3.2 Asiaticosid

Herkunft. Asiaticosid gewinnt man durch Extraktion aus dem getrockneten Kraut von *Hydrocotyle asiatica* L. (Synonym: *Centella asiatica* [L.] URBAN), einer in tropischen Teilen Asiens (besonders Indiens und Indonesiens) sowie auf Madagaskar heimischen Umbellifere (Familie: *Apiaceae*).

Das immergrüne, kriechende Kraut hat einen auf dem Boden liegenden Stengel, der an den Knoten wurzelt; etwa 15 cm große, gestielte,

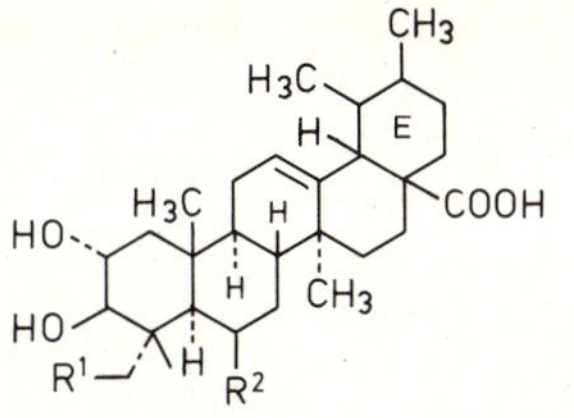

11.3 Bestandteile von Wund- und Heilsalben

	R^1	R^2
Asiatsäure	OH	H
Madasiatsäure	H	OH
Madecassiasäure	OH	OH

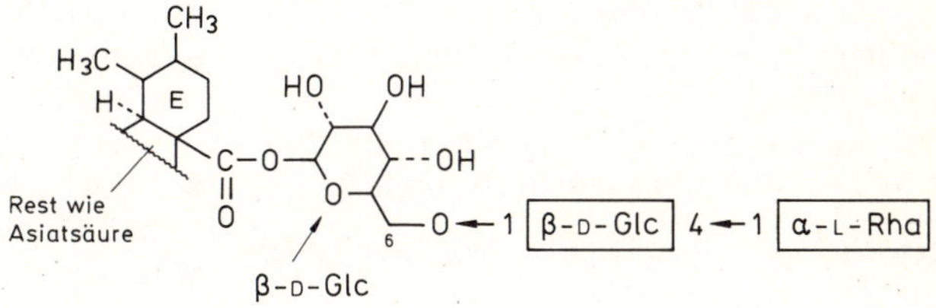

Asiaticosid

Abb. 11.3. Aus der auf Madagaskar heimischen Varietät von *Hydrocotyle asiatica* (Synonym: *Centella asiatica*) läßt sich ein Triterpensäuregemisch, bestehend aus Triterpensäuren und Esterglykosiden, isolieren, das topisch als wundheilförderndes Mittel angewendet wird. Die Triterpene gehören zur Gruppe der pentazyklischen Triterpene vom α-Amyrintyp

nierenförmige Blätter; eine gestielte Blütendolde mit kleinen, hellvioletten Doldenblüten.

Geschichtliche Anmerkung: Hydrocotyle-asiatica-Kraut wurde auf Madagaskar zur Behandlung lepröser Wunden verwendet; in Indien außerdem gegen Syphilis. Man verwendete den frischen Pflanzensaft innerlich und äußerlich. Asiaticosid wurde 1940 von Bontemp in reiner Form isoliert; die Konstitutionsaufklärung gelang ebenfalls einer französischen Arbeitsgruppe um J. Polonsky (1953–1959).

Wirkungen. Asiaticosid soll direkt in den Vernarbungsprozeß eingreifen und regulierend auf die Bildung neuen Gewebes so einwirken, daß das Entstehen unschöner Narben verhindert wird (nach Angaben von Herstellern). Die Umwandlung von Granulations- in Narbengewebe innerhalb des Gesamtprozesses der Wundheilung geht mit einer immer dichteren Lagerung der Kollagenfibrillen einher; bei der Ausbildung sog. „hypertropher" Narben scheint die Bindegewebsbildung gleichsam über das Ziel hinauszuschießen. Ob Asiaticosid mit der Bindung von Prolin und Alanin an die m-RNA interferiert und damit die Kollagenbiosynthese hemmt, wurde zwar diskutiert, ohne jedoch adäquate experimentelle Hinweise dafür vorzulegen.
Asiaticosid wirkt lokal antimykotisch gegen Trichophyton-Arten.

Anwendung. Äußerlich als Bestandteil von Salben (0,5- bis 1%ig) zur Förderung des Vernarbungsprozesses, bei Störungen der Wundheilung, bei leichten Verbrennungen, bei Ekzemen und Geschwüren.

Anmerkung. Für äußerliche Zwecke wird Asiaticosid in der Regel nicht als Reinstoff, sondern als Bestandteil eines gereinigten Trockenextrakts verwendet. Begleitstoffe sind u. a. Hydroxy-Asiaticosid, Madecassia- und Madasiat-Säure.

11.3.3 Kamillenöl, Bisabolol und Guajazulen

Herkunft. Kamillenöl ist das aus der echten Kamille, *Matricariae flos* (s. 5.4.3.5) durch Destillation mit Wasserdampf gewonnene Öl. Seine entzündungshemmenden Eigenschaften beruhen wesentlich auf dem Gehalt an (−)-α-Bisabolol und an Chamazulen. Da Kamillenöl für die äußerliche Anwendung – zumal wenn es sich um Kosmetika handelt – viel zu teuer ist, werden den beiden Wirkstoffen nahestehende synthetische Stoffe als preiswerter Ersatz angeboten.
rac.-Bisabolol erhält man durch säurekatalytische Zyklisierung von Farnesol oder von Nerolidol.

Da offenbar für das Chamazulen eine einfache Darstellung bisher nicht bekannt ist, wird an dessen Stelle das sehr ähnlich Guajazulen verwendet. Guajazulen gewinnt man partialsynthetisch aus Guajol, dem Hauptbestandteil des Guajakholzöls. Guajakholzöl wiederum ist durch Wasserdampfdestillation des zerkleinerten Holzes von *Bulnesia sarmienti* LORENTZ (Familie: *Zygophyllaceae*), bis 20 m hohe Bäume der Gran Chaco-Gebietes (Südamerika), zugänglich.

Auch aus Caryophyllen, einem Bestandteil des Nelkenöls ist Guajazulen zugänglich.

Eigenschaften. Kamillenöl: Tiefblaue oder bläulichgrüne Flüssigkeit, deren Farbe bei Luft- und Lichteinfluß in braun übergeht, von süß-krautigem Geruch und bitter-aromatischem Geschmack.

Bisabolol $C_{15}H_{26}O$, *rac.*-2-Methyl-(4-methyl-3-cyclohexenyl)-6-hepten-2-ol, ist eine farblose, luftempfindliche Flüssigkeit mit schwach blumigem Geruch.

Guajazulen, 7-Isoprophyl-1,4-dimethylazulen, $C_{15}H_{18}$, ist kristallin in Form dunkelblauer Kristalle erhältlich; Handelsprodukte sind meist flüssig oder stellen Mischungen aus festen und flüssigen Anteilen dar. Guajazulen ist nahezu geruchlos.

Wirkungen. Experimentell erzeugte Entzündungen – Senfölchemosis am Kaninchenauge; durch UV-Licht erzeugtes Lichterythem der menschlichen Rückenhaut – werden durch Kamillenöl, durch Azulene und Bisabole gehemmt. Die Wirkungsstärke ist allerdings wohl nicht sehr erheblich.

Anwendung. Äußerlich in Hautcremes, in Hautölen oder als Bestandteil von Badezusätzen bei Entzündungen der Haut; auch in Mundwässern, Zahnpasten, Schminken und Shampoos.

11.3.4 Calendulaöl

Herkunft. Calendulaöl ist ein unter Verwendung eines Pflanzenöls hergestellter Auszug aus *Calendula-officinalis*-Blüten (Ringelblumenblüten). *Calendula officinalis* L. (Familie: *Asteraceae*), eine alte Kulturpflanze (Zierpflanze) Mittel- und Südeuropas, wird etwa 30 cm hoch; sie hat breit-lanzettliche Blätter. Blüten, gelb bis orange, in etwa 5 cm großen Blütenköpfen mit vielen Zungen- und wenigen Röhrenblüten.

Zusammensetzung. Calendulaöl enthält die lipoidlöslichen Bestandteile der Calendulablüten. Aus der Blütendroge wurden die folgenden hydrophoben Inhaltsbestandteile isoliert:

- ätherisches Öl (wenig; 0,02%);
- Karotinoide, darunter Lycopin, Citroxanthin, Flavochrom, Flavoxanthin und Violaxanthin (zur Struktur s. 7.4);
- Cholinester von Laurin-, Myristin- und Palmitinsäure;
- die Triterpenalkohole Arnidiol und Faradiol;
- Paraffinkohlenwasserstoffe.

In welcher Konzentration die aufgezählten Stoffe in der Zubereitung Calendulaöl enthalten sind, ist bisher nicht näher untersucht worden.

Anwendung. Wegen der dem Calendulaöl nachgesagten wundheilenden, granulationsfördernden und epithelisierenden Wirksamkeit wird es als Komponente rein öliger oder emulgierter Präparate gegen aufgesprungene und rissige Haut sowie gegen Sonnenbrand und Ekzeme verwendet.

11.3.5 Johanniskrautöl

Johanniskrautöl ist ein unter Verwendung eines Pflanzenöls (in der Regel nimmt man Olivenöl) hergestellter Auszug aus den frischen blühenden Zweigspitzen von *Hypericum perforatum* L. (Familie: *Clusiaceae,* früher *Guttiferae*). Das Öl enthält die lipophilen Bestandteile, insbesondere das aus *n*-Alkanen bestehende ätherische Öl sowie Hypericin und hypericinähnliche Stoffe. Eigentliche Analysen des Öls liegen aber nicht vor. Anwendungsgebiete sind: Vorbeugung von Wundliegen (Lomagno u. Caramiello-Lomagno 1979), zur Pflege von Amputationsstellen und zur Pflege unreiner und spröder Haut.

11.3.6 Aloe-barbadensis-Gel

Die Volksmedizin Mittelamerikas kennt das Verfahren, Aloeblätter auf Brandwunden aufzulegen; die Schmerzen sollen rasch nachlassen und die Wunden schnell abheilen. Dieses Verfahren wird von der kosmetischen Industrie imitiert, die Aloeextrakte (= „Aloegel") nicht genau bekannter Herstellungsweise zur Verwendung in zahlreichen Kosmetika heranzieht: als „wirksamer Bestandteil" von Sonnenschutz-, After-sun- und Aknepräparaten, in Hand- und sog. Nachtcremes.

Nach Hoffenberg (1979) baut man für kosmetische Zwecke *Aloe barbadensis* MILLER (Synonym: *Aloe vera* TOURNEFORT *ex* L.), die in Amerika als *Aloe vera* bezeichnet wird, in großen Plantagen an. Die Blätter werden von Hand geschält und das im Blattinnern befindliche Gel „herausgelöst" (vermutlich durch Extraktion mit heißem Wasser und Ausfällen in der Kälte). Es resultiert eine durchsichtige, beinahe farblose, viskose Masse, die jedoch thixotrope Eigenschaften hat und sich beim Rühren stark verflüssigt. Der chemischen Zusammensetzung nach handelt es sich um ein saures Heteropolysaccharid, das hauptsächlich aus D-Glucose und D-Mannose besteht. Daneben sind Spuren anderer Stoffe, darunter auch Aloin und Aloe-Emodin enthalten. Von diesen Produkten läßt sich jedoch keinesfalls eine Wirkung erwarten, wie sie vom frischen Blattsaft der genannten *Aloe*-Arten bekannt ist. Der nach Abschneiden eines Aloeblattes aus der Schnittstelle austretende Aloesaft enthält, in Wasser gelöst Zucker, Polysaccharide, Aminosäuren, anorganische Salze, geringe Mengen von Vitaminen sowie zahlreiche Anthranoide, darunter das bekannte Barbaloin und Chrysophansäure. Von Anthranoiden ist bekannt, daß sie bakteriostatisch und antimykotisch wirken.

Auch andere Anthranoide führende Drogen, wie die bekannten *Cassia-alata*-Blätter („Ringworm Senna") verwendet man volksmedizinisch hauptsächlich gegen infektiöse Hautkrankheiten.

Frischer Aloesaft zeigt eine sehr interessante Eigenschaft: er fördert das Wachstum menschlicher Zellen in Zellkulturen; ferner heilen künstlich verletzte Gewebe rascher als ohne Zusatz von Aloesaft zum Nährmedium. Die in der Kosmetik verwendeten Aloegele erwiesen sich in diesen Tests nicht nur als unwirksam, sondern sogar als die Zellreparation hemmend (Winters et al. 1981).

11.4 Epikutane Warzenmittel, lokal antivirale Mittel

11.4.1 Podophyllin

Herkunft. Podophyllin ist ein harzartiges Produkt, das aus den unterirdischen Organen von *Podophyllum peltatum* L. (Familie: *Berberidaceae*) gewonnen wird. Der Herstellungsprozeß besteht im Extrahieren des pulverisierten Podophyllumwurzelstocks mit Ethanol, Eingen des alkoholischen Extraktes und Fällen mit Wasser, das meist mit Salzsäure leicht angesäuert ist. Das ausfallende Harz wird mit Wasser gewaschen, getrocknet und pulverisiert.

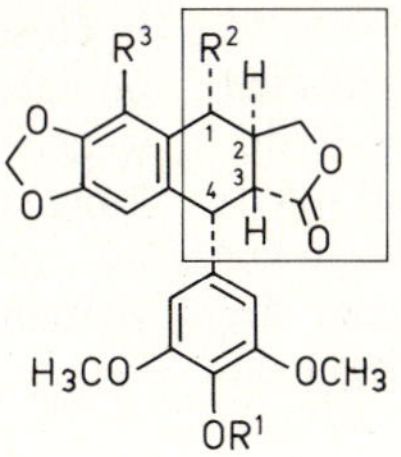

	R^1	R^2	R^3
Podophyllotoxin	CH_3	OH	H
Demethylpodophyllotoxin	H	OH	H
α-Peltatin	H	H	OH
β-Peltatin	CH_3	H	OH

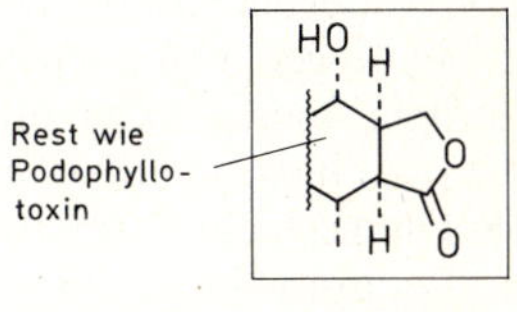

Abb. 11.4. Die drei lokal reizenden und antimitotisch wirksamen Prinzipien des *Peltatum*-Podophyllins. Es handelt sich um Lignanolide des Tetrahydronaphthalintyps; charakteristisch ist sodann der *trans*-Laktonring. Bereits im schwach basischen Milieu erfolgt Epimerisierung am C-3 unter Ausbildung der thermodynamisch stabilen *cis*-Laktone, was von einer starken Wirkungseinbuße begleitet ist. Beispielsweise lagert sich das antimitotisch und laxierende (schleimhautreizende) Podophyllotoxin in das unwirksame Pikropodophyllin um

Pikropodophyllin

Podophyllum peltatum L., eine niedrige schattenliebende Staude, ist in den Laubwäldern der östlichen USA und Kanadas heimisch. Kennzeichnend sind u. a. der bis 1 m lange, horizontal-kriechende Wurzelstock, zwei große schildförmige Blätter mit handförmiger Lappung und – an der Gabelung des kurzen Sprosses – eine große, weiße Blüte.

Sensorische Eigenschaften. Podophyllin stellt ein amorphes, hellbraun bis grünlichgelb gefärbtes Pulver dar. Es riecht eigenartig; der Geschmack ist leicht bitter.

Hinweis. Podophyllin reizt die Haut und Schleimhäute aufs heftigste; beim Umgang mit dem Produkt ist daher besondere Sorgfalt angezeigt.

Inhaltsstoffe. Peltatum-Podophyllin enthält zwei Gruppen von Inhaltsstoffen: Flavone, darunter Quercetin, und Lignanolide vom Tetrahydronaphthalintyp (s. Abb. 11.4), darunter

- Podophyllotoxin (etwa 20%),
- α-Peltatin (etwa 10%),
- β-Peltatin (etwa 5%).

Die Podophyllotoxingruppe unterscheidet sich von der Peltatingruppe durch das Vorkommen einer sekundären OH-Gruppe in Position 1.

Anmerkung: In der lebenden Pflanze dürften die Lignanolide überwiegend als Glykoside vorliegen; sie werden, zumindest zum Teil, postmortal bei der Drogenaufbereitung hydrolytisch gespalten. Die im Podophyllwurzelstock noch vorliegenden Glykoside gelangen, da sie gut wasserlöslich sind, nicht in die Harzfraktion und gehen somit verloren.

Analytische Kennzeichnung. Die Analytik zielt darauf ab, das amerikanische *Peltatum*-Podophyllin von dem indischen *Emodi*-Podophyllin zu unterscheiden. *Emodi*-Podophyllin weist zwar hohe Gehalte an Lignanoliden der Podophyllotoxinreihe auf, hingegen liegen die Peltatingehalte unter 1%.

- Farbreaktion. Versetzt man die alkoholische Lösung mit einigen Tropfen einer konzentrierten Kupferacetatlösung, so tritt bei Vorliegen von *Peltatum*-Podophyllin eine tiefgrüne Färbung auf; *Emodi*-Podophyllin gibt einen braunen Niederschlag.
- Dünnschichtchromatographie: Im Emodi-Podophyllin ist die β-Peltatinzone nicht oder nur sehr schwach sichtbar.

Wirkungen. Podophyllin wirkt zellteilungshemmend, und zwar greift es sowohl in der M-Phase (Mitosephase) als auch in der S-Phase (DNA-Synthesephase) ein. Die Mitosen blokkiert Podophyllin ähnlich wie Colchicin in der Metaphase, indem durch Reaktion mit dem Tubulin die Ausbildung des mikrotubulären Spindelapparats unterbunden wird.

Anwendung. Lokal zur Behandlung der *Condylomata acuminata*, meist in 25%-Suspensionen in Paraffinum subliquidum (Stüttgen u. Schaefer 1974).

Das spitze Kondylom oder die Feigwarze ist eine Abart der gewöhnlichen Warze, es wird ebenfalls durch ein Virus der Papovagruppe hervorgerufen, tritt aber vorzugsweise in der After-/Geschlechtsgegend auf und wird häufig durch Geschlechtsverkehr übertragen.

Die gewöhnlichen Warzen, *Verrucae vulgares*, werden durch Podophyllin nicht beeinflußt, da die Wirkstoffe die äußeren Keratinschichten anscheinend nicht durchdringen können.

Unerwünschte Wirkungen. Selbst bei äußerlicher Anwendung kann es zu ernsten Vergiftungen dann kommen, wenn größere Hautpartien behandelt werden, Podophyllin in Salbenform aufgetragen wird und der Überschuß nicht innerhalb von 30–60 min nach dem Auftragen wieder entfernt wird.

Gelangen Staubpartikel von Podophyllin ins Auge, so kommt es zu schwerer Konjunktivitis und Keratitis.

Von der peroralen Anwendung Podophyllin enthaltender Arzneimittel – sie wurden früher in Dosen von 8–15 mg als drastisches Laxans und als Choleretikum verwendet – wird heute wegen der stark schleimhautreizenden Wirkung abgeraten. Auf keinen Fall dürfen sie während der Schwangerschaft genommen werden.

11.4.2 Chelidonium, Thuja, Sabina

Schöllkraut und Thujatinktur sind Beispiele für die volksmedizinische Behandlung von gewöhnlichen Warzen (*Verrucae vulgares*). Warzen sind umschriebene, virusbedingte gutartige Wucherungen auf der Haut (Akanthome), besonders auf dem Handrücken und im Gesicht. Ihre Behandlung gilt als die *Crux medi-*

corum, da Rezidive sehr häufig sind. Andererseits verschwinden Warzen manchmal von selbst. Ungeklärt ist das Phänomen, warum die suggestive Behandlung – das „Besprechen der Warzen" – oft erfolgreich ist. Ob die Behandlung mit einfachen pflanzlichen Mitteln weiter nichts als eine Variante der Suggestivtherapie ist oder ob eine somatische Wirkweise vorliegt, ist bisher nicht bekannt.

Chelidonium. Schöllkraut, *Chelidonium majus* L. (Familie: *Papaveraceae*), ist eine 30–100 cm hohe, ausdauernde Ruderalpflanze, die in den gemäßigten und subtropischen Zonen der Erde vorkommt. Blätter fiederteilig bis fiederspaltig; Blüten gelb, radiär. Die Pflanze führt in allen ihren Organen in gegliederten Milchröhren einen gelbroten Milchsaft.

Die Warzenbehandlung besteht darin, den frischen Milchsaft auf die Warzen aufzutragen und ihn eintrocknen zu lassen. Der Behandlungsversuch soll längere Zeit fortgesetzt werden.

Als Ersatz für den frischen *Chelidonium*-Milchsaft eignet sich die *Chelidonium*-Urtinktur. Eigenschaften der Tinktur: Goldgelb gefärbte Lösung, von leicht bitterem Geschmack und ohne besonderen Geruch; Gesamtalkaloidgehalt 0,07–0,1%. Zum chemischen Aufbau der Chelidoniumalkaloide s. Abb. 8.22.

Thuja. *Thuja occidentalis* L. (Familie: *Cupressaceae*), ein immergrüner, bis zu 20 m hoher Baum von pyramidenförmigen Wuchs, ist u.a. gekennzeichnet durch horizontal abstehende Äste mit nadelartigen, später schuppen-, dachziegelartigen sich deckenden Blättern, welche Exkretbehälter aufweisen.

Nach der Vorschrift des homöopathischen Arzneibuchs wird die Tinktur aus den zur beginnenden Blütezeit geernteten frischen Zweigspitzen hergestellt: eine grüne bis grünlichbraune Lösung, die angenehm aromatisch riecht und stark bitter schmeckt. Sie enthält mindestens 0,2% ätherisches Öl mit Thujon (α und β), α-Pinen, (−)-Kampfer, (−)-Fenchon und Bornylacetat als Hauptkomponenten; Flavonolglykoside, darunter die 3-Rhamnoside des Kämpferols, Quercetins und Myricetins.

Man bepinselt die Warzen einige Wochen hindurch täglich morgens und abends mit der Tinktur (Weiss 1982). Von der Zusammensetzung der Thujatinktur her ist eine Beeinflussungsmöglichkeit der Warzen und Viren nicht vorstellbar. Wahrscheinlich liegt eine Verwechslung mit der Sadebaumtinktur vor.

Sabina. Die Sadebaumtinktur (*Sabina* Ø) wird aus frischen, beblätterten Zweigspitzen von *Juniperus sabina* L. (Familie: *Cupressaceae*) hergestellt: eine grünbraune Flüssigkeit mit eigenartig harzigem Geruch und widerlich bitterem Geschmack.

Der Sadebaum ist in der Regel ein niederliegender Strauch mit mehreren Metern Durchmesser. Die Zweige haben in der Jugend (bis etwa zum 10. Jahr) nadelförmige, auf der Oberseite bläuliche Blätter; später jedoch schuppenförmige Blättchen, die sich dachziegelartig überdecken. Beim Zerreiben riechen sie unangenehm durchdringend. Die Früchte sind blaubereifte erbsengroße Beerenzapfen. Sadebaumspitzen enthalten ätherisches Öl (3–5%) mit (+)-Sabinen, (+)-Sabinol und (+)-Sabinolacetat als Hauptbestandteile. Außerdem Lignanolide, insbesondere Podophyllotoxin (0,2%) und Savinin (s. Abb. 11.5).

Auszüge und Zubereitungen aus Sadebaumspitzen wirken äußerlich auf Haut und Schleimhäute – je nach Dosis und Einwir-

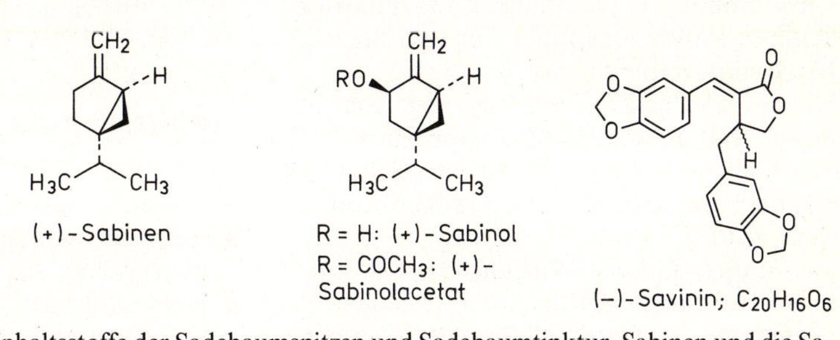

Abb. 11.5. Charakteristische Inhaltsstoffe der Sadebaumspitzen und Sadebaumtinktur. Sabinen und die Sabinole machen bis zu 80% des ätherischen Öls aus neben Myrcen, Cadinen, α-Pinen u. a. Das (−)-Savinin wird vom Podophyllotoxin begleitet (zur Struktur des Podophyllotoxins s. Abb. 11.4)

kungsdauer – lokal reizend, blasentreibend bis nekrotisierend. Lange bevor die Schulmedizin von der antimitotischen Wirkung des Podophyllotoxins etwas wußte, empfahl Schulz (1921) eine Salbe mit Sadebaumspitzenextrakt zur Behandlung von Feigwarzen (Condylomata acuminata). Es ist gut denkbar, daß gerade die in Sabina vorliegende Kombination von irritierend wirkendem ätherischen Öl mit Podophyllotoxin auch die gewöhnlichen Warzen beeinflußt.

Hinweis: Bei der Behandlung größerer Hautpartien sind die gleichen Vorsichtsmaßnahmen zu beachten, die für Podophyllin gelten. Die perkutane Resorption wird oft unterschätzt; daher keine Selbstmedikation. Vor der innerlichen Anwendung ist zu warnen. Tagesmaximaldosis: 1 g Droge, Zubereitungen entsprechend.

11.5 Lokale Psoriasismittel

11.5.1 Chrysarobin und Anthralin

Anthralin (Dithranol, Cignolin) ist eine synthetische Substanz, die in der Psoriasisbehandlung nach wie vor wichtig ist. Das Vorbild zur Synthese des Wirkstoffs lieferte das Naturprodukt Chrysarobin, das bereits im Jahre 1878 in die Therapie eingeführt wurde. Chrysarobin besteht aus den durch Umkristallisieren aus Benzol gereinigten Ausscheidungen aus Höhlungen im Kernholz des brasilianischen Baums *Andira araroba* AGUIAR (Familie: *Fabaceae* = *Papilionaceae*). Zur Gewinnung des Rohprodukts werden die Bäume gefällt und aus den Höhlungen die pulverartige Substanz herausgekratzt. Chrysarobin ist ein orangegelbes mikrokristallines Pulver, das auf Haut und Schleimhäute stark reizend wirkt.

Der chemischen Zusammensetzung nach handelt es sich um ein Gemisch von Anthronen, Anthrachinonen und Bianthronen, Hauptbestandteil ist das Chrysophanolanthron (s. Abb. 11.6).

Die antipsoriatische Wirkung des Chrysarobins beruht nicht auf den lokal reizenden Eigenschaften, sondern auf der zellteilungshemmenden Wirkung. Für das Anthralin wurden zahlreiche weitere Wirkungen entdeckt, die

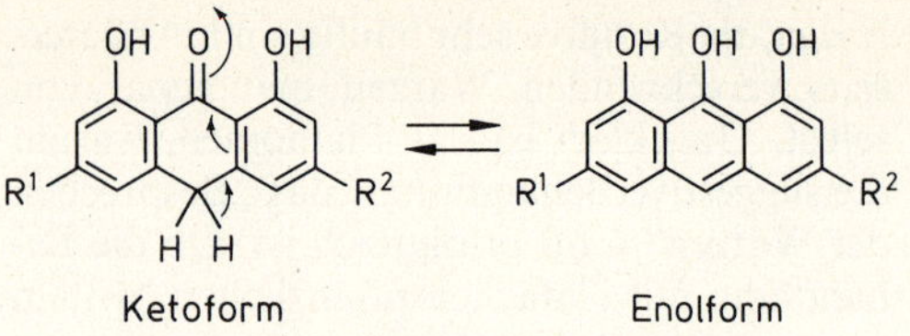

	R^1	R^2
Chrysophanolanthron	H	CH_3
Physcionanthron	OCH_3	CH_3
Dithranol	H	H

Abb. 11.6. Chrysophanolanthron und Physcionanthron sind die beiden Hauptkomponenten des Chrysarobins. Als Anthrone sind sie oxidationsempfindlich, so daß – je nach Alter und Lagerbedingungen – wechselnde Mengen an Oxidationsprodukten (Bianthrone, Anthrachinone) im Chrysarobin enthalten sind. Das synthetische Dithranol weist die gleichen biologischen Eigenschaften wie die Naturstoffe auf, so daß man es heute fast ausschließlich verwendet. Die freien Anthrone liegen in Lösung in zwei tautomeren Formen vor

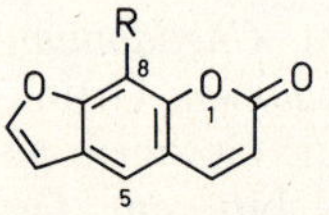

R = H: Psoralen
R = OCH_3: Xanthotoxin
(8-Methoxypsoralen)

Abb. 11.7. Psoralen ist der Grundkörper der sog. linear kondensierten Furanokumarine, zum Unterschied von den Varianten mit Anheftung des Furanringes in den Positionen 7 und 8. Abkömmlinge des Psoralens, wie das Xanthotoxin, werden auch Psoralene genannt. Der historisch an sich berechtigte Trivialname Xanthotoxin wird im medizinischen Schrifttum gemieden, offenbar, um bei der therapeutischen Anwendung keine Assoziationen zu den Toxinen (Endotoxinen) wach zu rufen. Die allgemeine (systemische) Toxizität des Xanthotoxins ist nicht sehr groß: Bei der Ratte beträgt die LD_{50} i.p. 470 ± 30 mg pro kg KG (nach Merck 1983)

gleichermaßen für die Anthronbestandteile von Chrysarobin zutreffen:

- Proliferationshemmung,
- Enzymhemmung (Glykolyse, Pentosephosphatzyklus),
- Hemmung der Bildung von zyklischem Guanosinmonophosphat,
- Hemmung von Neutrophilenfunktionen,
- Hemmung der Lipoxygenase,

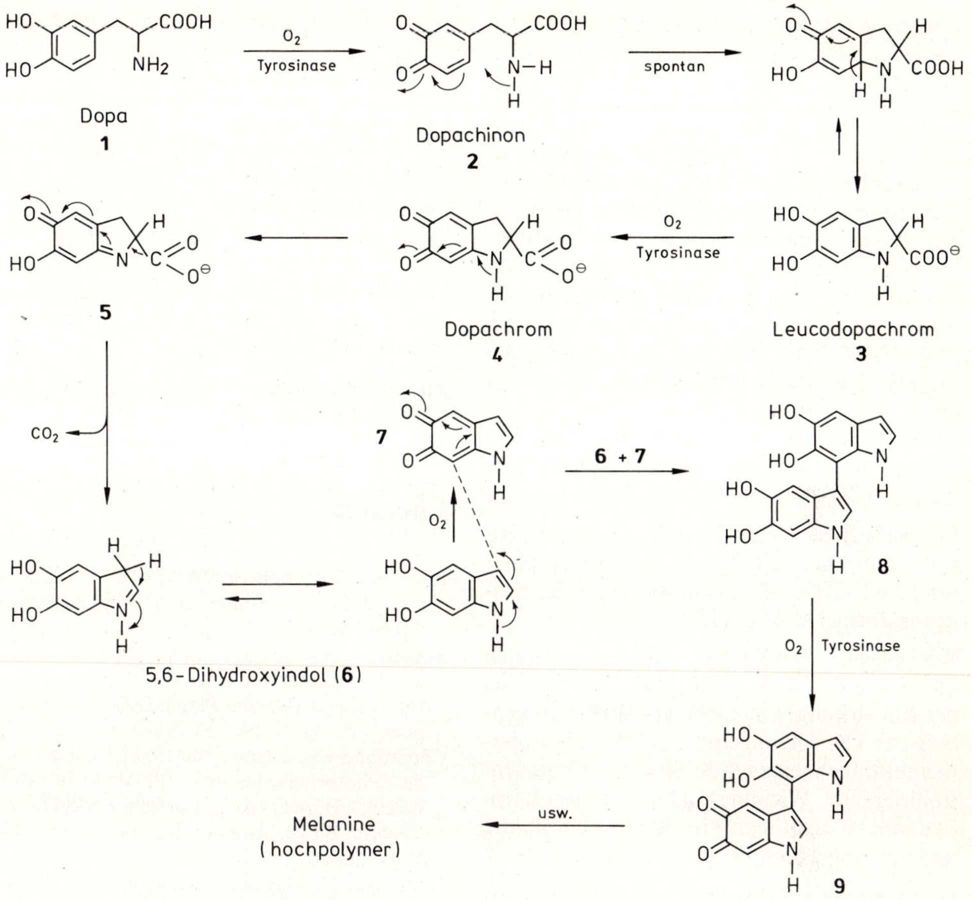

11.5 Lokale Psoriasismittel

Abb. 11.8. Hypothetischer Biosynthesemechanismus der Melaninbildung (Leuthart 1977; Metzler 1977). Eine Lösung von Dopa (**1**) wird in Gegenwart von Luftsauerstoff rasch dunkel, eine Reaktion, die durch das Enzym Tyrosinase wesentlich beschleunigt wird. In tierischen Organismen kommt Tyrosinase nur in ganz bestimmten Organellen, den Melanosomen vor, die ihrerseits innerhalb ganz bestimmter, auf die Melaninproduktion spezialisierter Zellen, den Melanozyten, lokalisiert sind. Die Pigmentbildung besteht aus einer Reaktionsfolge, die enzymatisch katalysierte und spontan ablaufende Reaktionen umfaßt. Auf die Oxidation des Dopa (**1**) zum Dopachinon (**2**) folgt eine intramolekulare Additionsreaktion und eine Tautomerisierung zum Indolderivat **3**. Eine zweite Oxidation führt nach Decarboxylierung und Tautomerisierung zum 5,6-Dihydroxyindol (**6**), das in einer dritten tyrosinasekatalysierten Reaktion zum Chinon **7** oxidiert wird. Kupplung von **6** und **7** liefert ein Dimer **8**, das nach Oxidation zu **9** weitere Moleküle von **6** unter Bildung des polymeren Melanins addiert

- Hemmung der Funktion bestimmter Epidermiszellen der Haut (der sog. Langerhans-Zellen). (Zusammenstellung nach Ring. u. Fröhlich 1985).

Anwendung: Äußerlich als Antipsoriatikum (0,2–2%ig) in Vaseline oder in Wachsalkoholsalbe.

Entgegen einigen Angaben in der Literatur gibt es keine Belege für eine nierenschädigende Wirkung (Stüttgen u. Schaefer 1974). Zu den unerwünschten Wirkungen zählen: irritative Wirkungen auf die Haut – Brennen, Rötung, Schwellung und Abblättern der Haut.

11.5.2 Xanthotoxin (8-Methoxypsoralen, Methoxsalen)

Xanthotoxin (= Methoxypsoralen, Abkürzung: MOP) wird zwar in der Regel systemisch angewendet; da aber in bestimmten

Fällen die lokale Anwendung überlegener ist, kann der Arzneistoff hier nicht unberücksichtigt bleiben.

Herkunft. Durch Extraktion aus den Früchten der in Ägypten beheimateten *Ammi majus* L. (Familie: *Apiaceae* = *Umbelliferae*). Die Isolierung fußt darauf, daß Xanthotoxin als Neutralstoff lipoidlöslich ist, mit wäßriger Laugenlösung aber (unter Öffnung des Laktonrings) als Alkalisalz der 3-(6-Hydroxy-7-methoxy)acrylsäure in die Wasserphase übergeht. Nach dem Neutralisieren scheidet sich die Substanz nach Relaktonisierung wieder ab.
Ammi-majus-Früchte unterscheiden sich äußerlich kaum von den *Ammi-visnaga*-Früchten (s. 10.2.3).

Eigenschaften. Weiße bis cremefarbene Kristalle. Ohne Geruch. Geschmack bitter, später prickelnd. Gegen Licht unbeständig. Konstitutionsformel s. Abb. 11.7.

Wirkungen, Anwendung. Methoxypsoralen zeichnet sich durch die Eigenschaft aus, bei der Einwirkung von Licht des Wellenlängenbereichs 320–400 nm eine reversible Hautphotoempfindlichkeit zu induzieren (= photosensibilisierende Wirkung). Die erhöhte Empfindlichkeit zeigt sich als Ödem, Schuppung und nachfolgende Hyperpigmentation.

Das Primärereignis besteht in einer lichtkatalysierten 1,4-Cycloaddition von MOP an Pyrimidine der DNA. Die der Lichteinwirkung ausgesetzten epidermalen Zellen werden somit geschädigt. Warum sich als Folge der Schädigung eine Hyperpigmentation einstellt, ist vorerst theoretisch nicht ableitbar. Jedenfalls beobachtet man in der Folge:

- eine Vermehrung der Zahl aktiver Melanozyten,
- eine Vermehrung der Melanosomen innerhalb der Melanozyten.
- eine Aktivierung der Tyrosinaseaktivität und vermehrte Melaninbildung.

Zum biochemischen Mechanismus der Melaninbildung s. Abb. 11.8.

Angewendet wird MOP bei all jenen Hautkrankheiten, bei denen die Erfahrung gezeigt hat, daß sie durch Sonnenlicht günstig beeinflußt werden, in erster Linie bei Psoriasis und bei der idiopathischen Vitiligo.
MOP kann *per os* appliziert werden – es gelangt offenbar nach Absorption in die Haut – oder auch topisch. Eigenartigerweise reagiert nach topischer Anwendung die Haut gegen UV-Licht mit einer verstärkten, nach oraler Gabe hingegen mit einer verminderten Erythembildung.

Unerwünschte Wirkungen. Bei nicht sachgemäßer Anwendung kann es zu Verbrennungserscheinungen mit Blasenbildung kommen. Vorzeitige Alterung der Haut gilt als ein möglicher Langzeiteffekt. Hingegen wurde Angaben einiger Autoren widersprochen, wonach vermehrt das Auftreten bestimmter Hauttumoren beobachtet wurden (Christophers u. Reusch 1983).

Anwendungsformen. 1%ige Lotionen für die örtliche Anwendung.

Literatur

Boiteau P, Ratsimamanga AR (1956) L'asiaticoside isolé de Centella asiatica et ses emplois thérapeutiques. Thérapie 2:125–150

Bonadeo I, Bottazzi G, Lavazza M (1971) Echinacina B: polisaccaride attivo dell' Echinacea. Riv Ital. Essence Profumi Piante Officin. Aromi, Saponi, Cosmet Aerosol 53:281–295

Christophers E, Reusch M (1983) Heutiger Stand der Photochemotherapie (PUVA). In: Braun-Falco O, Burg G (Hrsg) Fortschr prakt Dermatol Venerol, Bd 10. Springer, Berlin Heidelberg New York Tokyo S 67–74

Danninger Th, Hagemann U, Schmidt V, Schönhofer PS (1983) Zur Toxizität pyrrolizidin-haltiger Arzneipflanzen. Pharmazeut Ztg 128:289–302

Deshpande PJ, Pathak SN, Shankaran PS (1965) Healing of experimental wounds with helianthus annuus. Indian J Med Res 53:539–541

El Mofty AM (1968) Vitiligo and Psoralens, Pergamon Press, Oxford

Fey H, Otte I (1985) Wörterbuch der Kosmetik, 2. Aufl. Wissenschaftliche Verlagsgesellschaft, Stuttgart

Fröhlich HH, Müller-Limmroth W (1975) Physikalische Untersuchungen zur thermotherapeutischen Wirkung des Kneippschen Heusacks. MMW 117:443–448

Früchte J (1986) Möglichkeiten der Kneipptherapie in der Großstadt. In: Brüggemann W (Hrsg) Kneipptherapie, ein Lehrbuch, 2. Aufl. Springer, Berlin Heidelberg New York Tokyo, S 448–449

Gloor M (1982) Pharmakologie dermatologischer Externa. Springer, Berlin Heidelberg New York Tokyo

Hall IH, Stranes CO Jr, Lee KH, Waddell TG (1980) Mode of action of sesquiterpene lactones as anti-inflammatory agents. J Pharmaceut Sci 69:537–543

Hausen BM (1980) Arnikaallergie. Hautarzt 31:10–17
Heeger EF, Peothke W (1954) Gemeine Quecke, Ruchgras und Heublumen – Gewinnung, Inhaltsstoffe, Verwendung. Pharmazie 9:131–138
Hentschel HD (1986) Kneipptherapie bei rheumatischen Krankheiten. In: Brüggemann (Hersg) Kneipptherapie, 2. Aufl. Springer, Berlin Heidelberg New York, Tokyo, S. 352–374
Hernández-Richter HJ, Struck H (1970) Die Wundheilung. Theoretische und praktische Grundlagen. Thieme, Stuttgart
Hoffenberg P (1979) Aloe vera. Eine alte Heilpflanze – neu für die Kosmetika. Seifen-Öle-Fette-Wachs 105:499–502
Koch FE, Uebel H (1954) Experimentelle Untersuchungen über die lokale Beeinflussung der Geweberesistenz gegen Streptokokkeninfektion durch Cortison und Echinacin. Arzneimittelforsch (Drug Res) 4:551–560
Kucera LS, Herrmann EC Jr. (1967) Antiviral substances in plants of the mint family. Tannin of Melissa officinalis. Proc Soc Exp Bio Med 124:865
Leuthardt F (1977) Intermediärstoffwechsel. De Gruyter, Berlin New York, S 637
Lewis WH, Elvin-Lewis MPF (1977) Medical botany. Plants affecting man's health. Wiley, New York, pp 336–354
Lomagno P, Caramiello-Lomagno R (1979) Efficacia dell' olio di iperico nel trattamento dell piaghe da decubita nel' anzinao. Fitoterapia (Milano) 50:201–206
Merck (1983) The Merck index. An encyclopedia of chemicals, drugs and biologicals, 10th edn. Rahway (USA)
Metzler DE (1977) Biochemistry. The chemical reactions of living cells. Academic Press, New York San Francisco London, pp 860–863
Milz H (1984) Wärmepackungen und ihre Wirkungen. Der Allgemeinarzt 6:791–792
Pahlow M (1985) Heublumen. Ein vernachlässigtes Phytotherapeutikum der Volksmedizin. Dtsch Apoth Ztg 125:1172–1173
Perlik F, Masek K (1974) The effect of N(2-hydroxyethyl)-palmitamide on inflammatory processes in animal and man. In: Velo GP, Willoughby DA, Giroud JP (eds) Future trends in inflammation. Piccin, Padova London
Peterson JE, Culvenor CCJ (1983) In: Keeler RF, Tu AT (eds) Handbook of natural toxins. Marcel Dekker, New York Basel, pp 637–671
Ring J, Fröhlich HH (1985) Wirkstoffe in der dermatologischen Therapie. Springer, Berlin Heidelberg New York Tokyo
Röder E (1984) Wie verbreitet und wie gefährlich sind Pyrrolizidinalkaloide? Pharmazie in unserer Zeit 13:33–38
Schilcher H (1987) Die Kamille – Handbuch für Ärzte, Apotheker und andere Naturwissenschaftler, Wissenschaftliche Verlagsgesellschaft, Stuttgart
Schulz H (1921) Vorlesungen über Wirkung und Anwendung der deutschen Heilpflanzen, 2. Aufl. Thieme, Leipzig
Stüttgen G, Schaefer H (1974) Funktionelle Dermatologie. Springer, Berlin Heidelberg New York
Thiel KD, Helbig B, Klöcking R, Wutzler P, Sprössig M, Schweizer H (1981) Vergleich der in-vitro-Wirksamkeit von Ammoniumhumat und enzymatisch oxidierter Chlorogen- und Kaffeesäure gegenüber Herpes virus hominis Typ 1 und 2. Pharmzie 36:50–53
Voigtländer V (1986) Phytopharmaka in der Dermatologie. Ärztez Naturheilverf 27:9–14
Wandel C, Willuhn G (1984) Die quantitative Bestimmung der Sesquiterpene in Arnica flos DAB 8. Vortrag Jahrestagung der Gesellschaft für Arzneipflanzenforschung, Antwerpen
Weiss RF (1982) Lehrbuch der Phytotherapie, 5. Aufl. Hippokrates, Stuttgart, S 373
Wiedenfeld H, Röder E (1984) Pyrrolizidinalkaloide. Struktur und Toxizität. Dtsch Apoth Ztg 124:2116–2122
Willuhn G (1988) Persönliche Mitteilung
Willuhn G, Herrmann HD (1978) Dünnschichtchromatographische Identifizierung der Arnikablüten und Arnikatinktur (DAB 7) anhand ihrer Sesquiterpenlactone. Pharm Ztg 123:1803–1808
Willuhn G, Kresken J, Merfort I (1983) Identitäts- und Reinheitsprüfung der Arnikablüten anhand ihrer Sesquiterpenlactone und Flavonoide. Dtsch Apoth Ztg 123:2431–2434
Willuhn G, Kresken J (1983) Zur Frage des Vorkommens von Pyrrolizidinalkaloiden in Arnika. Pharm Ztg 128:515
Winterniz R (1930) Die allgemeine Therapie der Haut. In: Jadassohn J (Hrsg) Handbuch der Haut- und Geschlechtskrankheiten, Bd. 5, Teil 1, S 578–718
Winters WD, Benavides R, Clouse WJ (1981) Economic botany 35:89–95, zit bei Tyler VE in: The Honest Herbal. A sensible guide to herbs and related remedies. Stickley, Philadelphia, pp 23–24

Anhang 1

Synonym-Verzeichnis der pflanzlichen Arzneidrogen

Deutscher Drogenname	Neue lateinische Bezeichnung	Alte lateinische Bezeichnung(en)	Andere Bezeichnung(en)
Adoniskraut	Adonidis herba	Herba Adonidis	Adonis-vernalis-Kraut
Eingestelltes Adonispulver	Adonidis pulvis normatus	Pulvis Adonidis normatus	
Alantwurzelstock	Helenii rhizoma	Rhizoma Helenii	Inhula-helenium-Wurzelstock
Curaçao-Aloe	Aloe barbadensis	Aloe barbadensis	Barbados-Aloe
Kap Aloe	Aloe capensis	Aloe capensis	Aloe
Eingestellter Aloeextrakt	Aloes extractum siccum normatum		
Ammi-visnaga-Früchte	Ammeos visnagae fructus	Fructus Ammi visnagae	Visnagafrüchte, Khella
Andornkraut	Marrubii herba	Herba Marrubii	Marrubium-vulgare-Kraut
Angelikawurzel	Angelicae radix	Radix Angelicae	Angelica-archangelica-Wurzel (Archangelica-officinalis-Wurzel)
Anis	Anisi fructus	Fructus Anisi	Pimpinella-anisum-Früchte
Anisöl	Anisi aetheroleum	Oleum Anisi	Pimpinella-anisum-Fruchtöl
Apfelschalen	Mali sylvestris pericarpium	Pericarpium Piri mali	Apfelfruchtschalen, Malus-sylvestris-Fruchtschalen (Pyrus-malus-Fruchtschalen)
Arnika-Blüten	Arnicae flos	Flores Arnicae	Arnikablüte
Arnikawurzel	Arnicae radix	Radix Arnicae	Arnica-montana-Wurzel, Wohlverleihwurzel
Augentrostkraut	Euphrasiae herba	Herba Euphrasiae	Euphrasia-rostkoviana-Kraut (Euphrasia-stricta-Kraut)
Bärentraubenblätter	Uvae ursi folium	Folia Uvae ursi	Arctostaphylos-uva-ursi-Blätter
Baldrianwurzel	Valerianae radix	Radix Valerianae	Valeriana-officinalis-Wurzel
Basilikumkraut	Basilici herba	Herba Basilici	Ocimum-basilicum-Kraut
Belladonnablätter	Belladonna folium	Folia Belladonnae Folium Belladonnae	Atropa-Bella donna-Blätter, Tollkirschenblätter
Beifußkraut	Artemisiae herba	Herba Artemisiae	Artemisia-vulgaris-Kraut
Beinwellwurzel	Symphyti radix	Radix Symphyti	Radix Consolidae, Symphytum-officinale-Wurzel
Belladonnablätter	Belladonnae folium	Folia Belladonnae	Atropa-Belladonna-Blätter, Tollkirschenblätter

Deutscher Drogenname	Neue lateinische Bezeichnung	Alte lateinische Bezeichnung(en)	Andere Bezeichnung(en)
Eingestelltes Belladonnapulver	Belladonnae pulvis normatus	Pulvis Belladonnae normatus	Eingestelltes Tollkirschenblatt
Benediktenkraut	Cnici benedicti herba	Herba Cardui benedicti	Bitterdistelkraut, Cnicus-benedictus-Kraut, Herba Cnici benedicti, Kardobenediktenkraut
Benzoe	Benzoe tonkinensis	Benzoe	Benzoe Siamensis, Siambenzoe, Styrax-tonkinensis-Harz
Berberitzenrinde	Berberidis radicis cortex	Cortex Berberidis Radicis	Berberis-vulgaris-Wurzelrinde, Sauerdornwurzelrinde
Bergamottöl	Bergamottae aetheroleum	Oleum Bergamottae	Citrus-aurantium ssp. bergamia-Fruchtschalenöl
Besenginsterkraut	Sarothamni scoparii herba	Herba Sarothamni scoparii	Cytisus-scoparius-Kraut (Genista-scoparia-Kraut, Sarothamnus-scoparius-Kraut), Herba Cytisi scoparii, Herba Genistae scopariae, Herba Spartii scoparii
Bibernellwurzel	Pimpinellae radix	Radix Pimpinellae	Pimpinella-major und/oder Pimpinella-saxifraga-Wurzel
Bilsenkrautöl	Hyoscaymi oleum	Oleum Hyoscyami	
Birkenblätter	Betulae folium	Folia Betulae	Betula-pendula und/oder Betula-pubescens-Blätter
Birkenteer	Betulae pix	Pix betulina	Betula-pendula und/oder Betula-pubescens-Holzteer, Oleum Rusci, Oleum Betulae empyreumaticum
Bitterholz	Quassiae lignum	Lignum Quassiae	Picrasma-excelsa-Holz
Bitterklee	Trifolii fibrini folium	Folia Trifolii fibrini	Folium Menyanthis, Bitterkleeblatt
Bittersüßstengel	Dulcamarae stipes	Stipites Dulcamarae	Solanum-dulcamara-Stengel
Blasentee		Species urologicae	
Bockshornsamen	Foenugraeci semen	Semen Foenugraeci	Bockshornkleesamen, Griechisch-Heusamen, Trigonella-foenum-graecum-Samen
Bohnenhülsen	Phaseoli pericarpium	Fructus Phaseoli sine Semine	Bohnenschalen, Pericarpium Phaseoli, Phaseolus-vulgaris-Hülsen (ohne Samen)
Boldoblätter	Boldo folium	Folia Boldo	Peumus-boldus-Blätter
Brechnußsame	Strychni semen	Semen Strychni	Strychnos-nux-vomica-Samen
Breitwegerichkraut	Plantaginis majoris herba	Herba Plantaginis majoris	Plantago-major-Kraut
Brennesselkraut	Urticae herba	Herba Urticae	Urtica-dioica- und/oder Urtica-urens-Kraut
Brennesselwurzel	Urticae radix	Radix Urticae	Urtica-dioica- und/oder Urtica-urenswurzel

Deutscher Drogenname	Neue lateinische Bezeichnung	Alte lateinische Bezeichnung(en)	Andere Bezeichnung(en)
Brombeerblätter	Rubi fruticosi folium	Folia Rubi fruticosi	Rubus-fruticosus-Blätter
Bruchkraut	Herniariae herba	Herba Herniariae	Herniaria-glabra und/oder Herniaria-hirsuta-Kraut
Brusttee	Species pectorales	Species pectorales	
Carnaubawachs	Cera carnaubae	Cera Carnauba	Copernicia-cerifera-Blätterwachs
Cascararinde	Rhamni purshiani cortex	Cortex Rhamni purshianae	Cortex Cascarae sagradae, Rhamnus-purshiana-Rinde, Sagradarinde
Cayennepfeffer	Capsici fructus acer	Fructus Capsici frutescentis	Capsicum-frutescens-Früchte
Catharanthuswurzeln			Catharanthus-roseus-Wurzeln, Vinca-rosea-Wurzeln
Chinarinde	Cinchonae cortex	Cortex Chinae	Cinchona-pubescens-Rinde
Chrysarobin		Chrysarobinum	Gereinigtes Goapulver
Cimicifugawurzelstock	Cimicifugae rhizoma	Rhizoma Cimicifugae	Cimicifuga-racemosa-Wurzelstock, Zimizifugawurzelstock
Citronellöl	Citronellae aetheroleum	Oleum Citronellae	Cymbopogon-winterianus-Krautöl, Melissenöl, Oleum Melissae indicum, Oleum citronellae javanicum, Ätherisches Zitronellöl
Citronenöl	Limonis aetheroleum	Oleum Citri	Citrus-Fruchtschalenöl, Aetheroleum Citri, Ätherisches Citronenöl
Collodium	Collodium	Collodium	Kollodium
Condurangorinde	Condurango cortex	Cortex Condurango	Marsdenia-condurango-Rinde, Kondurangorinde
Digitalis-lanata-Blätter	Digitalis lanatae folium	Folia Digitalis lanatae	Wollfingerhutblätter, Folium Digitalis lanatae
Eingestelltes Digitalis-lanata-Pulver	Digitalis lanatae pulvis normatus	Pulvis Digitalis lanatae normatus	Folium Digitalis lanatae titratum
Digitalis-purpurea-Blätter	Digitalis purpureae folium	Folia Digitalis purpureae	Blatt des Roten Fingerhutes
Eingestelltes Digitalis-purpurea-Pulver	Digitalis purpureae pulvis normatus	Pulvis Digitalis purpureae normatus	Folium Digitalis purpureae titratum
Dostenkraut	Origani herba	Herba Origani	Origanum-vulgare-Kraut
Eberwurzel	Carlinae radix	Radix Carlinae	Carlina-acaulis-Wurzel, Silberdistelwurzel
Ehrenpreiskraut	Veronicae herba	Herba Veronicae	Veronica-officinalis-Kraut
Eibischblätter	Althaeae folium	Folia Althaeae	Althaea-officinalis-Blätter, Eibischblatt
Eibischwurzel	Althaeae radix	Radix Althaeae	Althaea-officinalis-Wurzel

Deutscher Drogenname	Neue lateinische Bezeichnung	Alte lateinische Bezeichnung(en)	Andere Bezeichnung(en)
Eichenrinde	Quercus cortex	Cortex Quercus	Quercus-petraea- und/oder Quercus-robur-Rinde
Eisenhutknollen	Aconiti tuber	Tubera Aconiti	Aconitum-napellus-Knollen
Eisenkraut	Verbenae herba	Herba Verbenae	Verbena-officinalis-Kraut
Eleutherococcus			Radix bzw. Cortex Eleutherococci, Taigawurzel, Eleutherokokk
Enzianwurzel	Gentianae radix	Radix Gentianae	Gentiana-lutea-Wurzel
Ephedrakraut	Ephedrae herba	Herba Ephedrae	Ephedra-shennungiana- und/oder Ephedra-sinica-Kraut, Ma Hung
Erdbeerblätter	Fragariae folium	Folia Fragariae	Fragaria-vesca-Blätter
Erdnußöl	Arachidis oleum	Oleum Arachidis	Arachis-hypogaea-Samenöl
Erdrauchkraut	Fumariae herba	Herba Fumariae	Fumaria-officinalis-Kraut
Eschenblätter	Fraxini folium	Folia Fraxini	Fraxinus-exelsior-Blätter
Eucalyptusblätter	Eucalypti folium	Folia Eucalypti	Eucalyptus-globulus-Blätter
Eucalyptusöl	Eucalypti aetheroleum	Oleum Eucalypti	Eucalyptus-Arten-Blattöl, Aetheroleum Eucalypti, Ätherisches Eucalyptusöl
Faulbaumrinde	Frangulae cortex	Cortex Frangulae	Rhamnus-frangula-Rinde
Fenchel	Foeniculi fructus	Fructus Foeniculi	Foeniculum-vulgare var. vulgare-Früchte
Fenchelöl	Foeniculi aetheroleum	Oleum Foeniculi	Foeniculum-vulgare var. vulgare Fruchtöl, Ätherisches Fenchelöl
Fichtennadelöl	Piceae atheroleum		Abies-sibirica-Nadelöl
Flohsamen	Psyllii semen	Semen Psyllii	Plantago-afra- und/oder Plantago-arenaria-Samen (Plantago-psyllium- und/oder Plantago-indica-Samen)
Indische Flohsamen	Plantaginis ovatae semen	Semen Plantaginis ovatae	Ispaghulasamen, Plantago-ovata-Samen
Indische Flohsamenschalen	Plantaginis ovatae testa	Testa Plantaginis ovatae	Ispagulasamenschalen, Plantago-ovata-Samenschalen
Frauenmantelkraut	Alchemillae herba	Herba Alchemillae	Alchemilla-xanthochlora-Kraut (Alchemilla-vulgaris-Kraut)
Gänsefingerkraut	Anserinae herba	Herba Anserinae	Potentilla-anserina-Kraut
Galgant	Galangae rhizoma	Rhizoma Galangae	Alpinia-officinarum-Wurzelstock
Galläpfel	Galla	Gallae	Eichengallen, Gallae Quercus, Nux Gallae, Quercus-infectoria-Wucherungen
Gallentee	Species cholagogae	Species cholagogae	

Deutscher Drogenname	Neue lateinische Bezeichnung	Alte lateinische Bezeichnung(en)	Andere Bezeichnung(en)
Gamanderkraut	Teucrii herba	Herba Teucrii	Katzenkraut, Herba Mari veri, Teucrium-Arten-Kraut
Javanische Gelbwurz	Curcumae xanthorrhizae rhizoma	Rhizoma Curcumae xanthorrhizae	Javanische Curcuma, Curcumazanthorrhiza-Wurzelstock, Javanischer Gelbwurzwurzelstock, Rhizoma Curcumae javanicae, Temoe lawak
Gewürznelken	Caryophylli flos	Flores Caryophylli	Syzygium-aromaticum-Blütenknospen (Jambosa-caryophyllus-Blütenknospen) Flos Caryophylli, Gewürznelke
Gewürzsumachwurzelrinde	Rhois aromaticae radicis cortex	Cortex Rhois aromaticae Radicis	Rhus-aromatica-Wurzelrinde
Ginkgoblätter	Ginkgo folium		Ginkgo-biloba-Blätter
Ginsengwurzel	Ginseng radix	Radix Ginseng	Panax-ginseng-Wurzel, Panaxschinseng-Wurzel
Goldrutenkraut	Virgaurea herba	Herba Virgaureae	Solidago-virgaurea-Kraut
Goldrutenkraut	Solidaginis herba	Herba Solidaginis	Solidago-serotina- und Solidago-canadensis Kraut
Guajakholz	Guaici lignum	Lignum Guajaci	Guajacum-officinale- und/oder Guajacum-sanctum-Holz
Arabisches Gummi	Acaciae gummi	Gummi arabicum	Acacia-senegal-Gummi
Sprühgetrocknetes Arabisches Gummi	Acaciae gummi dispersione desiccatum		
Hagebutten	Cynosbati fructus cum semine	Fructus Cynosbati	Rosa-canina-Früchte (mit Samen)
Entkernte Hagebutten	Cynosbati fructus sine semine	Fructus Cynosbati sine semine	Rosa-canina-Früchte (ohne Samen)
Hagebuttensamen	Cynosbati semen	Semen Cynosbati	Rosa-canina-Samen
Hagebuttenschalen	Rosae pseudofructus	Fructus Cynsobati sine semine	Entkernte Hagebutten
Hamamelisblätter	Hamamelidis folium	Folia Hamamelidis	Hamamelis-virginiana-Blätter
Hamamelisrinde	Hamamelidis cortex	Cortex Hamamelidis	Hamamelis-virginiana-Rinde
Haronga		Cortex et Folia Harongae	Harongarinde und Harongablätter
Hauhechelwurzel	Ononidis radix	Radix Ononidis	Ononis-spinosa-Wurzel
Medizinische Hefe	Faex medicinalis	Faex medicinalis siccata	Backhefe, Bierhefe, Trockenhefe, Preßhefe
Heideblüten	Ericae flos	Flores Ericae	Calluna-vulgaris-Blüten, Flores Callunae
Heidelbeerblätter	Myrtilli folium	Folia Myrtilli	Vaccinium-myrtillus-Blätter
Heidelbeeren	Myrtilli fructus	Fructus Myrtilli	Vaccinium-myrtillus-Früchte

Deutscher Drogenname	Neue lateinische Bezeichnung	Alte lateinische Bezeichnung(en)	Andere Bezeichnung(en)
Herbstzeitlosensamen	Colchici semen	Semen Colchici	Colchicum-autumnale-Samen, Zeitlosensamen
Herzgespannkraut	Leonuri cardiacae herba	Herba Leonuri cardiacae	Leonurus-cardiaca-Kraut (Leonurus-villosus-Kraut)
Heublumen	Graminis flos	Flores Graminis	
Hibiscusblüten	Hibisci flos	Flores Hibisci	Hibiscus-sabdariffa-Blüten, Karkade, Malventee, Roselle, Sabdariff-Eibisch
Himbeerblätter	Rubi idaei folium	Folia Rubi idaei	Rubus-idaeus-Blätter
Hirtentäschelkraut	Bursae pastoris herba	Herba Bursae pastoris	Capsella-bursa-pastoris-Kraut
Hohlzahnkraut	Galeopsidis herba	Herba Galeopsidis	Galeopsis-segetum-Kraut (Galeopsis-ochroleuca-Kraut)
Holunderblüten	Sambuci flos	Flores Sambuci	Fliederblüten, Fliedertee, Sambucus-nigra-Blüten, Flos Sambuci
Gereinigter Honig	Mel depuratum	Mel depuratum	
Honig	Mel	Mel	Bienenhonig
Hopfendrüsen	Lupuli glandula	Glandulae Lupuli	Humulus-lupulus-Drüsen
Hopfenzapfen	Lupuli strobulus	Strobuli Lupuli	Humulus-lupulus-Blütenstände
Huflattichblätter	Farfarae folium	Folia Farfarae	Tussilago-farfara-Blätter, Folium Tussilaginis, Huflattichblatt
Huflattichblüten	Farfarae flos	Flores Farfarae	Tussilago-farfara-Blüten
Hydrastis-rhizom	Hydrastis rhizoma	Rhizoma Hydrastis	Hydrastis-canadensis-Wurzelstock, Kanadische Gelbwurz
Hyoscyamusblätter	Hyoscyami folium	Folia Hyoscyami	Bilsenkrautblätter, Hyoscyamus-niger-Blätter, Folium Hyoscyami, Bilsenkrautblatt
Eingestelltes Hyoscyamuspulver	Hyoscyami pulvis normatus	Pulvis Hyoscyami titratus	Folium Hyoscyami titratum, Eingestelltes Bilsenkrautblatt
Ingwer	Zingiberis rhizoma	Rhizoma Zingiberis	Zingiber-officinale-Wurzelstock, Radix Zingiberis, Ingwerwurzel
Immergrün		Herba Vincae pervincae	Immergrün, Vinca-minor-Kraut
Eingestelltes Ipecacuanhapulver	Ipecacuanhae pulvis normatus	Pulvis Ipecacuanhae titratus	Radix Ipecacuanhae titrata
Ipecacuanhawurzel	Ipecacuanhae radix	Radix Ipecacuanhae	Cephaelis-ipecacuanha- und/oder Cephaelis-acuminata-Wurzel, Brechwurzel

Deutscher Drogenname	Neue lateinische Bezeichnung	Alte lateinische Bezeichnung(en)	Andere Bezeichnung(en)
Irländisches Moos	Carrageen	Carrageen	Chondrus-crispus und/oder Gigartina-stellata-Thallus, Carrageen, Irländische Alge
Isländisches Moos	Cetrariae lichen	Lichen islandicus	Cetraria-islandica-Thallus, Isländische Flechte
Jaborandiblätter	Jaborandi folium	Folia Jaborandi	Pilocarpus-jaborandi- und/oder Pilocarpus-pennatifolius-Blätter
Jalapenharz	Jalapae resina	Resina Jalapae	Ipomoea-purga-Wurzelknollenharz (Exogonium-purga-Wurzelknollenharz)
Brasilianisches Jalapenharz	Jalapae brasiliensis resina	Resina Jalapae brasiliensis	Ipomoea-operculata und/oder Merremia-tuberosa-Wurzelknollenharz
Brasilianische Jalapenknollen	Jalapae brasiliensis tubera	Tubera Jalapae brasiliensis	Ipomoeae-operculatae-radix, Ipomoea-operculata- und/oder Merremia-tuberosa-Wurzelknollen, Radix Jalapae brasiliensis
Jalapenwurzel	Jalapae tuber	Tubera Jalapae	Ipomoea-purga-Wurzelknollen (Exogonium-purga-Wurzelknollen)
Johannisbrot	Ceratoniae fructus	Fructus Ceratoniae	Ceratonia-siliqua-Früchte
Johanniskraut	Hyperici herba	Herba Hyperici	Hypericum-perforatum-Kraut
Johanniskrautöl	Hyperici oleum	Oleum Hyperici	Johannisöl
Kakaobutter	Cacao oleum	Oleum Cacao	Theobroma-cacao-Samenfett, Butyrum cacao, Oleum Cacao
Kalmus	Calami rhizoma	Rhizoma Calami	Acorus-calamus-Wurzelstock, Kalmuswurzel, Radix Calami
Römische Kamille	Chamomillae romanae flos, Anthemidis flos	Flores Chamomillae Romanae	Chamaemelum-nobile-Blüten (Anthemis-nobilis-Blüten), Flos Chamomillae romanae, Blüte der Großen Kamille
Kamillenblüten	Matricariae flos	Flores Chamomillae	Chamomilla-recutita-Blüten (Matricaria-chamomilla-Blüten), Flos Chamomillae vulgaris, Blüte der Kleinen Kamille
Kamillenöl	Matricariae aetheroleum	Oleum Chamomillae	Chamomilla-recutita-Blütenöl, Aetheroleum Chamomillae, Ätherisches Kamillenöl
Kardamomen	Cardamomi fructus	Fructus Cardamomi	Elettaria-cardamomum-Samen
Kartoffelstärke	Solani amylum	Amylum Solani	Solanum-tuberosum-Knollenstärke

Deutscher Drogenname	Neue lateinische Bezeichnung	Alte lateinische Bezeichnung(en)	Andere Bezeichnung(en)
Kiefernnadelöl	Pini aetheroleum	Oleum Pini silvestris	Pinus-sylvestris-Nadelöl, Schwedisches Fichtennadelöl
Klatschmohnblüten	Rhoeados flos	Flores Rhoeados	Papaver-rhoeas-Blüten
Klettenwurzel	Bardanae radix	Radix Bardanae	Arctium-lappa- und/oder Arctium-minus und/oder Arctium-tomentosum-Wurzel
Knoblauchzwiebel	Allii sativi bulbus	Bulbus Allii sativi	Allium-sativum-Zwiebel
Kolasamen	Colae semen	Semen Colae	Cola-nitida-Samen (Cola-vera-Samen), Kolanuß, Semen Colae, Colasamen
Kolombowurzel	Colombo radix	Radix Colombo	Jateorhiza-palmata-Wurzel (Jatrorhiza-palmata-Wurzel)
Korianderfrüchte	Coriandri fructus	Fructus Coriandri	Coriandrum-sativum-Früchte, Korianderfrucht
Kornblumenblüten	Cyani flos	Flores Cyani	Centaurea-cyanus-Blüten
Krauseminzblätter	Menthae crispae folium	Folia Menthae crispae	Mentha-spicata var. crispa-Blätter
Krauseminzöl	Menthae crispae aetheroleum	Oleum Menthae crispae	Mentha-aquatica var. crispa- und/oder Mentha-longifolia var. crispa-Blattöl
Bitteres Kreuzblumenkraut	Polygalae amarae herba cum radice	Herba Polygalae amarae cum Radicibus	Polygala-amara-Ganzpflanze
Krotonöl	Corotonis oleum	Oleum Crotoni	Coroton-tiglium-Samenöl, Krotonsamenöl
Kümmel	Carvi fructus	Fructus Carvi	Carum-carvi-Früchte
Kümmelöl	Carvi aetheroleum	Oleum Carvi	Carum-carvi-Fruchtöl, Aetheroleum Carvi, Ätherisches Kümmelöl
Kürbissamen	Cucurbitae semen	Semen Cucurbitae	Cucurbita-maxima- und/oder Cucurbita-moschata- und/oder Cucurbita-pepo-Samen
Latschenkiefernöl	Pini pumilionis aetheroleum	Oleum Pini pumilionis	Pinus-mugo ssp. pumilio-Nadelöl, Aetheroleum Pini pumilionis, Ätherisches Latschenkiefernöl
Lavendelblüten	Lavandulae flos	Flores Lavandulae	Lavandula-angustifolia-Blüten (Lavandula-spica-Blüten)
Lavendelöl	Lavandulae aetheroleum	Oleum Lavandulae	Lavandula-angustifolia-Blüten(stand)-öl, Aetheroleum Lavandulae, Ätherisches Lavendelöl
Leinöl	Lini oleum	Oleum Lini	Linum-usitatissimum-Samenöl
Leinsamen	Lini semen	Semen Lini	Linum-usitatissimum-Samen, Leinsame

Deutscher Drogenname	Neue lateinische Bezeichnung	Alte lateinische Bezeichnung(en)	Andere Bezeichnung(en)
Lerchensporn		Rhizoma Corydalidis	Lerchenspornwurzel, Rhizoma Aristolochiae cavae, Radix Aristolochiae rotundae vulgaris
Liebstöckelwurzel	Levistici radix	Radix Levistici	Levisticum-officinale-Wurzel
Lindenblüten	Tiliae flos	Flores Tiliae	Tilia-cordata- und/oder Tilia-platyphyllos-Blüten, Lindenblüte, Flos Tiliae
Lobelienkraut	Lobeliae herba	Herba Lobeliae	Lobelia-inflata-Kraut
Löwenzahn	Taraxaci radix cum herba	Radix Taraxaci cum Herba	Taraxacum-officinale-Ganzpflanze
Löwenzahnwurzel	Taraxaci radix	Radix Taraxaci	Taraxacum-officinale-Wurzel
Lungenkraut	Pulmonariae herba	Herba Pulmonariae	Pulmonaria-officinalis-Kraut
Märzenveilchenwurzelstock	Violae rhizoma	Rhizoma Violae	Viola-odorata-Wurzelstock
Maiglöckchenkraut	Convallariae herba	Herba Convallariae	Convallaria-majalis-Kraut
Eingestelltes Maiglöckchenpulver	Convallaria pulvis normatus	Pulvis Convallariae normatus	
Maisstärke	Maydis amylum	Amylum Maydis	Zea-mays-Karyopsenstärke
Majorankraut	Majoranae herba	Herba Majoranae	Origanum-majorana-Kraut (Majorana-hortensis-Kraut)
Malvenblätter	Malvae folium	Folia Malvae	Malva-neglecta- und/oder Malva-sylvestris-Blätter, Folium Malvae
Malvenblüten	Malvae flos	Flores Malvae	Malva-sylvestris-Blüten, Flos Malvae
Mandelöl	Amygdalae oleum	Oleum Amygdalarum	Prunus-dulcis var. amara- und var. dulcis-Samenöl, Oleum Amydalae
Manna	Manna	Manna	Fraxinus-ornus-Rindensaft, Mannaesche-Rindensaft
Mariendistelfrüchte	Cardui mariae fructus	Fructus Cardui Mariae	Marienkörner, Silybum-marianum-Früchte
Mastix	Mastix	Mastix	Gummi-Lentisci, Gummi Mastix, Pistacia-lentiscus-Harz, Resina Mastix
Mateblätter	Mate folium	Folia Mate	Ilex-paraguariensis-Blätter
Meerzwiebel	Scillae bulbus	Bulbus Scillae	Urginea-maritima-Zwiebel (weiß)
Eingestelltes Meerzwiebelpulver	Scillae pulvis normatus	Pulvis Scillae titratus	
Meisterwurzwurzelstock	Imperatoriae rhizoma	Rhizoma Imperatoriae	Peucedanum-ostruthium-Wurzelstock
Melissenblätter	Melissae folium	Folia Melissae	Melissa-officinalis-Blätter, Folium Melissae

Deutscher Drogenname	Neue lateinische Bezeichnung	Alte lateinische Bezeichnung(en)	Andere Bezeichnung(en)
Minzöl	Menthae arvensis aetheroleum	Oleum Menthae arvensis	Menthae-arvensis var. piperascens-Krautöl
Mistelkraut	Visci herba	Herba Visci albi	Viscum album, Viscum-album-Kraut
Muskatblüte	Myristicae arillus	Macis	Arillus Myristicae, Myristica-fragrans-Samenmantel
Muskatnuß	Myristicae semen	Semen Myristicae	Myristica-fragrans-Samen, Nux moschata
Ätherisches Muskatöl	Myristicae aetheroleum	Oleum Myristicae aetheroleum	Myristica-fragrans-Samenöl, Oleum Macidis, Ätherisches Muskatnußöl, Aetheroleum Myristicae
Mutterkorn	Secale cornutum	Secale cornutum	Claviceps-purpurea-Sklerotium
Myrrhe	Myrrhe	Myrrha	Comiphora-molmol-Gummiharz, Gummi Myrrhae, Gummiresina Myrrhae
Nelkenöl	Caryophylli aetheroleum	Oleum Caryophylli	Aetheroleum Caryophylli
Nerventee	Species sedativae	Species sedativae	
Niaouliöl	Niaouli aetheroleum	Oleum Melaleucae	Melaleuca-viridiflora-Blätteröl
Odermennigkraut	Agrimoniae herba	Herba Agrimoniae	Agrimonia-eupatoria-Kraut
Oleanderblätter	Oleandri folium	Folia Oleandri	Folia Nerii, Nerium-oleander-Blätter
Eingestelltes Oleanderpulver	Oleandri pulvis normatus	Pulvis Oleandri normatus	
Olivenblätter	Oleae folium	Folia Oleae	Ölbaumblätter, Olea-europaea-Blätter
Olivenöl	Olivae oleum	Oleum Olivarum	Olea-europaea-Fruchtöl, Oleum Olivae
Opium	Opium	Opium	Papaver-somniferum-Fruchtmilchsaft (getrocknet), Rohopium
Eingestelltes Opium	Opii pulvis normatus	Pulvis Opii normatus	Opium titratum
Orangenblüten	Aurantii flos	Flores Aurantii	Citrus-aurantium ssp. aurantium- und Citrus-sinensis-Blüten, Pomeranzen- und Apfelsinenblüten
Orthosiphonblätter	Orthosiphonis folium	Folia Orthosiphonis	Orthosiphon-spicatus-Blätter (Orthosiphon-stamineus-Blätter)
Osterluzei		Aristolochia clematitis	Aristolochia

Deutscher Drogenname	Neue lateinische Bezeichnung	Alte lateinische Bezeichnung(en)	Andere Bezeichnung(en)
Passionsblumen-kraut	Passiflorae herba	Herba Passiflorae	Passiflora-incarnata-Kraut
Perubalsam	Balsamum peruvianum	Balsamum peruvianum	Myroxylon-balsamum var. pereirae-Balsam
Petersilienfrüchte	Petroselini fructus	Fructus Petroselini	Petroselinum-crispum-Früchte (Petroselinum-hortense-Früchte)
Petersilienwurzel	Petroselini radix	Radix Petroselini	Petroselinum-crispum-Wurzel (Petroselinum-hortense-Wurzel)
Schwarzer Pfeffer	Piperis nigri fructus	Fructus Piperis nigri	Piper nigrum, Piper-nigrum-Früchte
Weißer Pfeffer	Piperus fructus albus	Fructus Piperi albi	Piper-nigrum-Früchte (geschält)
Pfefferminzblätter	Menthae piperitae folium	Folia Menthae piperitae	Mentha-piperita-Blätter, Pfefferminzblatt
Pfefferminzöl	Menthae piperitae aetheroleum	Oleum Menthae piperitae	Mentha-piperita-Krautöl, Aetheroleum Menthae piperitae, Ätherisches Pfefferminzöl
Pfingstrosenblüten	Paeoniae flos	Flores Paeoniae	Paeonia-officinalis-Blüten, Päonienblüten
Pfirsichkernöl	Pruni persicae oleum	Oleum Persicarum	Prunus-armenica- und/oder Prunus-persica-Samenöl
Piment	Pimentae fructus	Fructus Pimentae	Fructus Amomi, Pimenta-dioica-Früchte (Pimenta-officinalis-Früchte)
Piscidiawurzelrinde	Piscidiae radicis cortex	Cortex Piscidiae Radicis	Piscidia-piscipula-Wurzelrinde (Piscidia-erythrina-, Erythrina-piscipula-Wurzelrinde)
Indische Podophyllwurzel	Podophylli indici rhizoma	Rhizoma Podophylli indici	Podophyllum-hexandrum-Wurzelstock (Podophyllum-emodi-Wurzelstock)
Podophyllwurzelstock	Podophylli rhizoma	Rhizoma Podophylli	Podophyllum-peltatum-Wurzelstock
Unreife Pomeranzen	Aurantii fructus immaturus	Fructus Aurantii immaturus	Citrus-aurantium ssp. aurantium-Früchte (unreif)
Pomeranzenblüten	Aurantii flos	Flores Aurantii	Citrus-aurantium ssp. aurantium-Blüten, Orangenblüte, Flos Aurantii
Pomeranzenblütenöl	Aurantii floris aetheroleum	Oleum Aurantii Floris	Citrus-aurantium ssp. aurantium-Blütenöl, Neroliöl, Oleum Neroli, Aetheroleum Aurantii floris, Orangenblütenöl

Deutscher Drogenname	Neue lateinische Bezeichnung	Alte lateinische Bezeichnung(en)	Andere Bezeichnung(en)
Pomeranzen-schale	Aurantii pericarpium	Pericarpium Aurantii	Citrus-aurantium ssp. aurantium-Fruchtschale, Cortex Aurantii Fructus, Pericarpium Aurantii amari, Bitterorangenschale
Preiselbeerblätter	Vitis idaei folium	Folia Vitis Idaei	Vaccinium-vitis-idaea-Blätter, Preiselbeerblatt, Folium Vitis-idaeae
Primelwurzel	Primulae radix	Radix Primulae	Primula-veris- und/oder Primula-elatior-Wurzel, Schlüsselblumenwurzel
Quebrachorinde	Quebracho cortex	Cortex Quebracho	Aspidosperma-quebracho-blanco-Rinde
Queckenwurzelstock	Graminis rhizoma	Rhizoma Graminis	Agropyron-repens-Wurzelstock
Quendel	Serpylli herba	Herba Serpylli	Feldthymiankraut, Thymus-serpyllum-Kraut
Rainfarnkraut	Tanaceti herba	Herba Tanaceti	Chrysanthemum-vulgare-Kraut (Chrysanthemum-tanacetum-, Tanacetum-vulgare-Kraut)
Ratanhiawurzel	Ratanhiae radix	Radix Ratanhiae	Krameria-triandra-Wurzel
Rauschpfeffer		Rhizoma Kava-Kava	Kawawurzel, Piper-methysticum-Wurzelstock
Rautenkraut	Rutae graveolentis herba	Herba Rutae	Ruta-graveolens var. vulgaris-Kraut
Rauwolfiawurzel	Rauwolfiae radix	Radix Rauwolfiae	Rauwolfia-serpentina-Wurzel (Rauvolfia-serpentina-Wurzel)
Reisstärke	Oryzae amylum	Amylum Oryzae	Oryza-sativa-Karyopsenstärke
Rhabarberwurzel	Rhei radix	Rhizoma Rhei	Rheum-palmatum- und/oder Rheum-officinale-Wurzel, Radix Rhei, Rhabarberwurzel
Ringelblumenblüten	Calendulae flos	Flores Calendulae sine Calycibus	Calendula-officinalis-Blüten, Flores Calendulae
Rizinusöl	Ricini oleum	Oleum Ricini	Ricinus-communis-Samenöl
Hydriertes Rizinusöl	Ricini oleum hydrogenatum		Gehärtetes Rizinusöl
Raffiniertes Rizinusöl	Ricini oleum raffinatum	Oleum Ricini raffinatum	Ricinus-communis-Samenöl (raffiniert)
Rosenblütenblätter	Rosae flos	Flores Rosae	Rosa-centifolia- und/oder Rosa-gallica-Blütenblätter
Rosenöl	Rosae aetheroleum	Oleum Rosae	Rosa-Arten-Kronblätteröl
Rosmarinblätter	Rosmarini folium	Folia Rosmarini	Rosmarinus-officinalis-Blätter

Deutscher Drogenname	Neue lateinische Bezeichnung	Alte lateinische Bezeichnung(en)	Andere Bezeichnung(en)
Rosmarinöl	Rosmarini aetheroleum	Oleum Rosmarini	Rosmarinus-officinalis-Blätteröl, Aetheroleum Rosmarini, Ätherisches Rosmarinöl
Roßkastaniensamen	Hippocastani semen	Semen Hippocastani	Aesculus-hippocastanum-Samen
Rüböl	Rapae oleum	Oleum Rapae	Brassica-Arten-Samenöl
Ruhrkrautblüten	Stoechados flos	Flores Stoechados	Helchrysum-arenarium-Blüten, Gelbe Katzenpfötchenblüte, Strohblumenblüten
Sadebaumspitzen	Sabinae herba ad usum veterenarium	Summitates Sabinae ad usum veterenarium	Juniperus-sabina-Zweigspitzen, Summitates Sabinae
Safran	Croci stigma	Crocus	Crocus-sativus-Narben, Flos Croci
Wilder Safran	Carthami flos	Flores Carthami	Carthamus-tinctorius-Blüten Saflorblüten
Dreilappiger Salbei	Salviae trilobae folium	Folia Salviae trilobae	Griechische Salbeiblätter, dreilappiges Salbeiblatt
Salbeiblätter	Salviae folium	Folia Salviae	Salvia-officinalis-Blätter, Folium Salviae, Salbei
Salbeiöl	Salviae aetheroleum	Oleum Salviae	Salvia-officinalis-Blätteröl
Salep	Salep tuber	Tubera Salep	Orchis-Arten-Knollen
Rotes Sandelholz	Santali lignum rubri	Lignum Santali rubrum	Pterocarpus-santalinus-Kernholz
Sarsaparille	Sarsaparillae radix	Radix Sarsaparillae	Smilax-regelii-Wurzel (Smilax-utilis-Wurzel)
Sassafrasholz	Sassafras lignum	Lignum Sassafras	Sassafras-albidum var. molle Wurzelholz (Sassafras-officinale-Wurzelholz)
Sauerdornbeeren	Berberidis fructus	Fructus Berberidis	Berberis-vulgaris-Früchte
Schachtelhalmkraut	Equiseti herba	Herba Equiseti	Ackerschachtelhalmkraut, Equisetum-arvense-Kraut, Zinnkraut
Schafgarbenblüten	Millefolii flos	Flores Millefolii	Achillea-millefolium-Blüten
Schafgarbenkraut	Millefolii herba	Herba Millefolii	Achillea-millefolium-Kraut
Schlehdornblüten	Pruni spinosae flos	Flores Pruni spinosae	Flores Acaciae, Prunus-spinosa-Blüten, Schlehenblüten
Schlüsselblumenblüten	Primulae flos	Flores Primulae sine Calycibus	Flores Primulae, Primelblüten, Primula-veris-Blüten
Schöllkraut	Chelidonii herba	Herba Chelidonii	Chelidonium-majus-Kraut
Seifenrinde	Quillaiae cortex	Cortex Quillaiae	Panamarinde, Quillaja-saponaria-Rinde
Rote Seifenwurzel	Saponariae rubrae radix	Radix Saponariae	Saponaria-officinalis-Wurzel, Seifenkrautwurzel, Seifenwurzel

Deutscher Drogenname	Neue lateinische Bezeichnung	Alte lateinische Bezeichnung(en)	Andere Bezeichnung(en)
Senegawurzel	Senegae radix	Radix Senegae	Polygala-senega-Wurzel
Weißer Senfsame	Erucae semen	Semen Erucae	Sinapis-alba-Samen
Schwarzer Senfsamen	Sinapis nigrae semen	Semen Sinapis	Brassica-nigra-Samen, Senfsame
Sennesblätter	Sennae folium	Folia Sennae	Cassia-senna- und/oder Cassia-angustifolia-Blätter
Alexandriner-Sennesfrüchte	Sennae fructus acutifoliae	Folliculi Sennae	Cassia-senna-Früchte (Cassia-acutifolia-Früchte), Fructus Sennae acutifoliae
Tinnevelly-Sennesfrüchte	Sennae fructus angustifoliae	Folliculi Sennae	Cassia-angustifolia-Früchte, Fructus Sennae angustifoliae
Sesamöl	Sesami oleum	Oleum Sesami	Seamum-indicum-Samenöl
Mexikanisches Skammoniaharz	Scammoniae mexicanae radix	Resina Scammoniae mexicanae	Ipomoea-orizabensis-Wurzel
Mexikanische Skammoniawurzel	Scammoniae mexicanae radix	Radix Scammoniae mexicanae	Ipomoea-orizabensis-Wurzel
Sonnenblumenöl	Helianthi oleum	Oleum Helianthi	Helianthus-annuus-Fruchtöl
Sonnenhutwurzel	Echinaceae angustifoliae radix		Echinacea-angustifolia-Wurzel
Sonnenhutkraut		Herba Echinaceaea	Echinacea-purpurea- oder Echinacea-angustifolia-Kraut
Sonnentaukraut	Droserae herba	Herba Droserae	Drosera-rotundifolia-Kraut, Herba Rorellae
Spierblumen	Spiraeae flos	Flores Spiraeae	Filipendula-ulmaria-Blüten
Spitzwegerichblätter	Plantaginis lanceolatae folium	Folia Plantaginis lanceolatae	Plantago-lanceolata-Blätter
Spitzwegerichkraut	Plantaginis lanceolatae herba	Herba Plantaginis lanceolatae	Plantago-lanceolata-Kraut
Steinklee	Meliloti herba	Herba Meliloti	Melilotus-altissima- und/oder Meliotus-officinalis-Kraut
Stiefmütterchenkraut	Violae tricoloris herba	Herba Violae tricoloris	Viola-tricolor-Kraut
Stockrosenblüten	Malvae arboreae flos	Flores Malvae arboreae	Alcea-rosea-Blüten (Althaea-rosea-Blüten)
Stramoniumblätter	Stramonii folium	Folia Stramonii	Datura-stramonium-Blätter, Folium Stramonii, Stechapfelblatt
Eingestelltes Stramoniumpulver	Stramonii pulvis normatus	Pulvis Stramonii normatus	Folium Stramonii titratum, Eingestelltes Stechapfelblatt
Strophanthussame	Strophanthi grati semen	Semen Strophanthi grati	Strophanthus-gratus-Samen
Strophanthussamen Kombé	Strophanthi kombé semen	Semen Strophanthi kombé	Strophanthus-kombé-Samen
Süßholzwurzel	Liquiritiae radix	Radix Liquiritiae	Glcyrrhiza-glabra-Wurzel, Lakritzenwurzel

Deutscher Drogenname	Neue lateinische Bezeichnung	Alte lateinische Bezeichnung(en)	Andere Bezeichnung(en)
Geschälte Süßholzwurzel	Liquiritiae radix sine cortice	Radix Liquiritiae sine Cortice	Glycyrrhiza-glabra-Wurzel (geschält), Süßholzwurzel
Tang	Fucus	Fucus vesiculosus	Blasentang, Fucus-vesiculosus-Thallus
Weiße Taubnesselblüten	Lamii albi flos	Flores Lamii albi	Lamium-album-Blüten
Tausendgüldenkraut	Centaurii herba	Herba Centaurii	Centaurium-erythraea-Kraut (Centaurium-minus, Centaurium-umbellatum, Erythraea-centaurium-Kraut) Tausendguldenkraut
Abführender Tee	Species laxantes	Species laxantes	
Blähungstreibender Tee	Species carminativae	Species carminativae	Windtreibender Tee
Harntreibender Tee	Species duireticae	Species diureticae	Species aquareticae
Schweißtreibender Tee	Species diaphoreticae	Species diaphoreticae	
Templinöl		Oleum Templini	Edeltannenzapfenöl
Terpentinöl	Terebinthinae aetheroleum	Oleum Terebinthinae	Pinus-Arten-Terpentinöl
Gereinigtes Terpentinöl	Terebinthinae aetheroleum rectificatum	Oleum Terebinthinae rectificatum	Pinus-Arten-Terpentinöl (gereinigt) Aetheroleum Terebinthinae rectificatum, Gereinigtes ätherisches Terpentinöl
Teufelskrallenwurzel	Harpagophyti radix	Radix Harpagophyti	Harpagophytum-procumbens-Wurzel
Thymian	Thymi herba	Herba Thymi	Thymus-vulgaris- und/oder Thymus-zygis-Blätter und Blüten
Thymianblatt	Thymi folium	Folia Thymi	Thymus-vulgaris-Blätter, Folium Thymi
Thymianöl	Thymi aetheroleum	Oleum Thymi	Thymus-vulgaris- und/oder Thymus-zygis-Blütenöl, Aetheroleum Thymi, Ätherisches Thymianöl
Tolubalsam	Balsamum tolutanum	Balsamum tolutanum	Myroxylon-balsamum var. balsamum-Balsam
Tormentillwurzel	Tormentillae rhizoma	Rhizoma Tormentillae	Blutwurz-Wurzelstock, Potentilla-erecta-Wurzelstock (Potentilla-silvestris, Potentilla-tormentilla-Wurzelstock)
Tragant	Tragacantha	Tragacantha	Astragalus-gummifer-Gummi, Traganth
Veilchenwurzel	Iridis rhizoma	Rhizoma Iridis	Iris-florentina und/oder Iris-germanica- und/oder Iris-pallida-Wurzelstock

Deutscher Drogenname	Neue lateinische Bezeichnung	Alte lateinische Bezeichnung(en)	Andere Bezeichnung(en)
Vogelbeeren	Sorbi fructus	Fructus Sorbi	Sorbus-aucuparia-Früchte
Vogelknöterichkraut	Polygoni avicularis herba	Herba Polygoni avicularis	Polygonum-aviculare-Kraut
Wacholderbeeren	Juniperi fructus	Fructus Juniperi	Juniperus-communis-Beeren
Wacholderbeeröl	Juniperi aetheroleum	Oleum Juniperi	Juniperus-communis-Beerenzapfenöl, Aetheroleum Juniperi, Ätherisches Wacholderöl
Waldmeisterkraut	Asperulae herba	Herba Asperulae	Galium-odoratum-Kraut (Asperula-odorata-Kraut) Herba Matrisilvae
Walnußblätter	Juglandis folium	Folia Juglandis	Juglans-regia-Blätter
Wegwartenwurzel	Cichorii radix	Radix Cichorii	Cichorium-intybus-Wurzel, Zichorienwurzel
Weidenrinde	Salicis cortex	Cortex Salicis	Salix-Arten-Rinde
Weißdornbeeren	Crataegi fructus	Fructus Crataegi	Crataegus-monogyna- (und/oder Crataegus laevigata)-Früchte, Crataegus-monogyna(und/oder Cr.-oxyacantha)-Früchte
Weißdornblätter	Crataegi folium	Folia Crataegi	Crataegus-laevigata- und/oder Crataegus-monogyna-Blätter
Weißdornblätter mit Blüten	Crataegi folium cum flore	Folia Crataegi cum Floribus	Crataegus-monogyna- und/oder Crataegus-laevigata Zweigspitzen mit Blüten
Weißdornblüten	Crataegi flos	Flores Crataegi	Crataegus-monogyna- und/oder Crataegus-laevigata-Blüten
Weizenstärke	Tritici amylum	Amylum Tritici	Triticum-aestivum-Karyopsenstärke
Wermutkraut	Absinthii herba	Herba Absinthii	Artemisia-absinthium-Kraut
Wollblumen	Verbasci flos	Flores Verbasci	Königskerzenblüten, Verbascum-densiflorum (thapsiforme)- und/oder Verbascumphlomoides-Blüten, Flos Verbasci
Zimtrinde	Cinnamomi cortex	Cortex Cinnamomi	Ceylonzimt, Cinnamomun ceylanicum-Rinde, Cortex Cinnamomi ceylanici, Ceylonzimtrinde
Zimtöl	Cinnamomi zeylanici aetheroleum	Oleum Cinnamomi	Ceylonzimtöl, Cinnamomi-zeylanicum-Rindenöl, Aetheroleum Cinnamomi, Ätherisches Zimtöl
Zitwerblüten	Cinae flos	Flores Cinae	Artemisia-cina-Blüten
Zitwerwurzel	Zedoariae rhizoma	Rhizoma Zedoariae	Curcuma-zedoaria-Wurzelstock

Anhang 2

Abkürzungen der Botanikernamen (Autoren der Pflanzennamen)

Ach.	Acharius, E., schwedischer Arzt und Flechtenforscher 1757–1819
Afzel.	Afzelius, Adam, schwedischer Botaniker, 1750–1835
Agardh	Agardh, Jakob Georg, schwedischer Botaniker, 1813–1901
Aguiar	Aguiar, José Margarido de, zeitgenössischer portugiesischer Botaniker
Ait.	Aiton, William, englischer Botaniker, 1731–1793
All.	Allioni, Carlo, italienischer Botaniker, 1728–1804
Andr.	Andrews, Henry C., englischer Botaniker, 1770–1830
Anselmino	Anselmino, Elisabeth, deutsche Botanikerin
Aschers.	Ascherson, Paul Friedrich August, deutscher Botaniker 1834–1913
Aubl.	Aublet, Jean Baptiste Christoph Fusée, französischer Botaniker, 1720–1778
Baehni	Baehni, Charles, Schweizer Botaniker, 1906–1964
Baill.	Baillon, Henri Ernst, französischer Botaniker, 1827–1895
Bak.	Baker, John Gilbert, englischer Botaniker, 1834–1920
R. H. Bak.	Baker, Rollin H., zeitgenöss. nordamerikanischer Naturwissenschaftler
R. T. Bak.	Baker, Richard Thomas, englischer Botaniker, 1854–1941
Balf.	Balfour., John Hutton, schottischer Botaniker, 1808–1884
Bartl.	Bartling, Friedrich Gottlieb, deutscher Botaniker, 1798–1875
Bartr.	Bartram, William, nordamerikanischer Botaniker, 1739–1823
Batt.	Battandier, Jules Aimé, französischer Botaniker und Arzt, 1848–1922
Bees	Bees, Ltd., englischer Gärtner, 20. Jhr.
Benn.	Bennett, John Joseph, englischer Botaniker, 1801–1876
Benth.	Bentham, George, englischer Botaniker, 1800–1884
Berg	Berg, Otto Carl, deutscher Botaniker und Pharmazeut, 1815–1866
Berger	Berger, Alwin, deutscher Gärtner und Botaniker, 1871–1931
Bernh.	Bernhardi, Johann Jakob, deutscher Botaniker, 1774–1850
Bertol.	Bertolini, Antonio, italienischer Botaniker, 1775–1869
Bertoni	Bertoni, Moisés Santiago, paraquaischer Botaniker, 1857–1929
Bl.	Blume, Carl Ludwig, holländischer Botaniker, 1796–1862
Blake	Blake, Sidney Fay, nordamerikanischer Botaniker, 1892–1959
Blanco	Blanco, Francisco Manuel, spanischer Geistlicher und Botaniker, 1778–1845
Boiss.	Boissier, Eduard Pierre, Schweizer Botaniker, 1810–1885
N. E. Br.	Brown, Nicholas Edward, englischer Botaniker, 1849–1934
R. Br.	Brown, Robert, englischer Botaniker, 1773–1858
Brot.	Brotero, Felix de Avellar, portugiesischer Botaniker, 1801–1876
Bruch	Bruch, Philipp, nähere Daten unbekannt, 1781–1847
B.S.P.	Britton Nathaniel Lord, Sterns, Emerson Ellick, Poggenburg Justus Ferdinand. Gemeinsame Hrsg. eines Kataloges von Pflanzen, die im Umkreis von 100 Meilen von New York vorkommen, 1888
Buchh.	Buchholz, John Theodore, nordamerikanische Botaniker, 1888–1951
Buch.-Ham.	Buchanan, Francis, später Lord Hamilton, schottischer Botaniker 1762–1829

Bullock	Bullock, Arthur Allman, englischer Botaniker, 1906–1980
Bull.	Buillard, Jean Baptiste Francois dit. Pierre, französischer Botaniker 1752–1793
Bunge	Bunge, Aleksander Andreevic von, russischer Arzt und Botaniker 1803–1890
Burk.	Burkill, Isaac Henri, englischer Botaniker, 1870–1965

Cass.	Cassini, Alexandre-Henri Gabriel Comte de, französischer Botaniker und Jurist, 1781–1832
Cav.	Cavanilles, Antonio José, spanischer Botaniker, 1745–1804
Čelak.	Čelakovsky, Ladislav Josef, böhmischer Botaniker, 1834–1902
Choisy	Choisy, Jaques Denis, Schweizer Pfarrer, Philosoph, Botaniker, 1799–1859
Clairv.	Clairville, Joseph Philippe de, Schweizer Botaniker, 1742–1830
E. D. Clarke	Clarke, Edward Daniel Sir, englischer Botaniker, 1779–1822
Cogn.	Cogniaux, Célestin Alfred, belgischer Botaniker, 1841–1916
J. G. Cooper	Cooper, James Graham, nordamerikanischer Arzt, Botaniker, Zoologe, 1830–1902
Coult.	Coulter, Thomas, irischer Arzt, 1793–1843
Cov.	Coville, Frederick Vernon, nordamerikanischer Botaniker, 1867–1937
Craib	Craib, William Grant, nordamerikanischer Botaniker, 1882–1933
Crantz	Crantz, Heinrich Johann Nepomuk von, österreichischer Arzt und Botaniker, 1722–1797
Czern.	Czernajew, V. M., russischer Botaniker, 1796–1871

Danert	Danert, Siegfried, deutscher Botaniker, 1926–1973
Daniell	Daniell, William, englischer Chirurg, 1818–1865
DC.	De Candolle, Augustin Pyramus, Schweizer Botaniker, 1778–1841
Decne.	Decaisne, Joseph, belgischer Botaniker, 1807–1882
Del.	Delile, Alire Raffenau, französischer Botaniker, 1778–1850
Desf.	Desfontaines, René Louiche, französischer Botaniker, 1750–1833
Desr.	Desroussaux, Louis Auguste Joseph, französischer Botaniker, 1753–1838
Diels	Diels, Friedrich Ludwig Emil, deutscher Botaniker, 1874–1945
Döll	Döll, Johann Christoph, deutscher Botaniker, 1808–1885
G. Don	Don, George, englischer Botaniker, 1798–1856
Dougl.	Douglas, David, englischer Pflanzensammler, 1798–1834
Druce	Druce, George Claridge, englischer Botaniker, 1850–1932
Dryand.	Dryander, Jonas Carlsson, schwedischer Botaniker, 1748–1810
Ducke	Ducke, Adolpho, brasilianischer Botaniker, 1876–1959
Dun.	Dunal, Michel Félix, französischer Botaniker, 1789–1856

Ehrh.	Ehrhart, Friedrich, deutscher Apotheker und Botaniker, 1742–1795
Ellis	Ellis, Stephen, nordamerikanischer Bankier und Botaniker, 1771–1830
Endl.	Endlicher, Stephan Ladislaus, österreichischer Botaniker, 1804–1849
Engelm.	Engelmann, Georg, nordamerikanischer Arzt und Botaniker, 1809–1884
Engl.	Engler, Heinrich Gustav Adolph, deutscher Botaniker, 1844–1930
Eversm.	Eversman, Eduard Friedrich, deutsch-russischer Botaniker, 1794–1860

Farw.	Farwell, Oliver Atkins, nordamerikanischer Botaniker, 1867–1944
Fisch.	Fischer, Friedrich Ernst Ludwig von, deutsch-russischer Botaniker, 1782–1854
Forb.	Forbes, James, englischer Gärtner, 1773–1861
Forsk.	Forsskål, Pehr, finnischer Naturwissenschaftler, 1732–1763

G. Forst	Forster, Johann Georg Adam, deutscher Naturwissenschaftler und Schriftsteller, 1754–1794
Fries	Fries, Elias Magnus, schwedischer Botaniker, 1994–1878
Fröhner	Fröhner, S., deutscher Botaniker, 1941–
Franch.	Franchet, Adrein René Pezou, französischer Botaniker, 1834–1900
Gams	Gams, Helmut, österreichischer Botaniker, 1893–1976
Gaertn.	Gaertner, Joseph, deutscher Arzt und Botaniker, 1732–1791
Gal.	Galeotti, Henri Guilleaume, belgischer Botaniker, 1814–1858
Gars.	Garsault, Francois Alexandre Pierre de, französischer Polyhistor, 1691–1778
Gaud.	Gaudin, Jean Francois Philippe, Schweizer Botaniker, Prediger, 1766–1833
Gilib.	Gilibert, Jean Emanuel, französischer Botaniker, 1741–1814
C. C. Gmelin	Gmelin, Carl Christian, deutscher Arzt und Botaniker, 1762–1837
Goldie	Goldie, Hugh, schottischer Missionar und Pflanzensammler, 19. Jhrh.
Graebn.	Graebner, Peter Paul, deutscher Botaniker, 1873–1933
Gray	Gray, Asa, nordamerikanischer Botaniker, 1810–1888
Greene	Greene, Peter Shaw, englischer Botaniker, 1926–
Guill.	Guillemin, Jean Baptiste Antoine, französischer Botaniker, 1796–1842
Guss.	Gussone, Giovanni, italienischer Botaniker, 1787–1866
Hall	Hall, William, englischer Botaniker, 1743–1800
Hallier, f.	Hallier, Hans Gottfried, deutscher Botaniker, 1868–1932
Hance	Hance, Henry Fletcher, englischer Botaniker, 1827–1886
Hara	Hara, Hiroshi, japanischer Botaniker, 1911
Harms	Harms, Hermann August Theodor, deutscher Botaniker, 1870–1942
Hayne	Hayne, Friedrich Gottlob, deutscher Botaniker, 1763–1832
H. B. K.	Humboldt, F. A., deutscher Naturforscher, 1769–1859, und A. J. A. Bonpland, 1773–1858, und C. S. Knuth, 1788–1850
Hemsl.	Hemsley, William Botting, englischer Botaniker, 1843–1924
Herd.	Herder, Ferdinand Gottfried Maximilian Theobald von, deutscher Botaniker, 1828–1896
Hieron.	Hieronymus, Georg Hans Emmo Wolfgang, deutscher Botaniker, 1846–1921
Hochst.	Hochstetter, Christian Ferdinand, deutscher Botaniker, 1787–1860
Hoffm.	Hoffmann, Georg Franz, deutscher Arzt und Botaniker, 1761–1826
Holmboe	Holmboe, Jens, norwegischer Botaniker, 1880–1943
Holmes	Holmes, Edward Morell, englischer Botaniker, 1843–1930
Hook.	Hooker, William Jackson Sir, englischer Botaniker, 1785–1865
Houtt.	Houttuyn, Maarten, holländischer Arzt und Botaniker, 1720–1795
Hu	Hu, Hsen-Hsu, chinesischer Botaniker, 1894–
Huds.	Hudson, William, englischer Apotheker und Botaniker, 1734–1793
Hull	Hull, John, englischer Arzt und Botaniker, 1761–1843
Hunter	Hunter, Alexander, englischer Arzt, 1729–1809
Iljin	Iljin, M. M., russischer Botaniker, 1889–1967
Jacq.	Jacquin, Nicolaus Joseph, österreichischer Arzt und Botaniker, 1727–1817
Jungh.	Junghans, Philipp Casper, 1738–1797
Karst.	Karsten, Gustav Karl Wilhelm, deutscher Botaniker, 1817–1908
Kill.	Killip, Elsworth Paine, nordamerikanischer Botaniker, 1890–1968

Kit.	Kitaibel, Pal, ungarischer Arzt und Botaniker, 1757–1817
W. D. J. Koch	Koch, Wilhelm Daniel Joseph, deutscher Botaniker und Arzt, 1771–1849
C. König	König, Carl Dietrich Eberhard, deutsch-englischer Mineraloge und Botaniker, 1771–1851
Koerte	Koerte, Franz, deutscher Botaniker, 1782–1845
Knuth	Knuth, Reinhard Gustav Paul, deutscher Pädagoge und Botaniker, 1874–1957
O. Kuntze	Kuntze, Carl Ernst Otto, deutscher Botaniker, 1843–1907
Kunze	Kunze, Gustav, deutscher Botaniker, 1793–1851
Kurz	Kurz, Wilhelm Sulpiz, deutscher Botaniker, 1834–1878
L.	Linné, Carl von, schwedischer Naturforscher, Arzt und Botaniker, 1707–1778
L. f.	Linné, Carl von, schwedischer Botaniker, 1741–1783
Labill.	La Billardière, Jaques Julien Houtton de, französischer Botaniker, 1755–1834
Lawr.	Lawrence, George, englischer Gärtner
Ledeb.	Ledebour, Carl Friedrich von, deutscher Botaniker, 1785–1851
Lem.	Lemaire, Charles Antoine, belgischer Gärtner und Botaniker, 1801–1871
Lesch.	Leschenault, Louis Theodore de la Tour, französischer Gelehrter und Reisender, 1773–1826
Less.	Lessing, Christian Friedrich, deutscher Arzt und Botaniker, 1810–1862
Lewin	Lewin, Louis, deutscher Pharmakologe, 1850–1929
Liebl.	Lieblein, Franz Kaspar, deutscher Botaniker, 1744–1810
Lind.	Linden, Jean Jules, belgischer Gärtner und Reisender, 1817–1898
Lindm.	Lindman, Carl Axel Magnus, schwedischer Botaniker, 1856–1928
Link	Link, Heinrich Friedrich, deutscher Botaniker, 1767–1851
Lorentz	Lorentz, Paul Günther, 1835–1881
Maguire	Maguire, Basset, 1904–
Maire	Maire, René Charles Joseph Ernest, französischer Botaniker, 1878–1949
Markgr.	Markgraf, Friedrich, deutscher Botaniker, 1897–
Marsh.	Marshall, Humphry, nordamerikanischer Botaniker, 1722–1801
Mart.	Martius, Karl Friedrich Philipp von, deutscher Botaniker, 1794–1868
Maton	Maton, William George, englischer Botaniker, 1774–1835
Matsum.	Matsumura, Jinzo, japanischer Botaniker, 1856–1928
Mattuschka	Mattuschka, Heinrich Gottfried von, deutscher Botaniker, 1734–1779
Maxim.	Maximowicz, Karl Johann, russischer Botaniker, 1827–1981
Mayr	Mayr, Heinrich, deutscher Forstmann und Botaniker, 1856–1911
M. B.	Bieberstein, Friedrich August Marschall von, deutsch-russischer Botaniker, 1768–1826
Medik.	Medikus, Friedrich Kasimir, deutscher Botaniker, 1736–1808
Merr.	Merrill, Elmer Drew, nordamerikanischer Botaniker, 1876–1956
C. A. Mey.	Meyer, Carl Anton von, russischer Botaniker, 1795–1855
G. F. W. Mey.	Meyer, Georg Friedrich Wilhelm, deutscher Botaniker, 1782–1856
Michx.	Michaux, André, französischer Botaniker, 1746–1802
Miers	Miers, John, englischer Botaniker, 1789–1879
Mill.	Miller, Philipp, englischer Gärtner und Botaniker, 1691–1771
Miq.	Miquel, Friedrich Anton Wilhelm, holländischer Botaniker, 1811–1871
Moench	Moench, Conrad, deutscher Botaniker und Chemiker, 1744–1805
Moens	Moens, J. C. Berthelot, holländischer Botaniker, 1837–1886
Mol.	Molina, Juan Ignacio, italienischer Jesuit, Missionar, Botaniker, 1737–1829
H. E. Moore	Moore, Harold Henry, nordamerikanischer Botaniker, 1917–
J. W. Moore	Moore, John William, nordamerikanischer Botaniker, 1901–
S. Moore	Moore, Spencer, englischer Botaniker, 1850–1931

Mort.	Morton, Conrad Vernon, nordamerikanischer Botaniker, 1905–1972
F. v. Muell.	Müller, Ferdinand Jakob, Heinrich Sir, deutsch-australischer Botaniker, 1825–1896
Muell. Arg.	Müller, Jean (Arg. = Argoviensis = aus dem Aargau), Schweizer Botaniker, 1828–1896
Murr.	Murray, Johan Andreas, schwedisch-deutscher Botaniker, 1740–1791
Nakai	Nakai, Takenoshin, japanischer Botaniker, 1882–1952
Neck.	Necker, Noel Joseph de, deutscher Arzt und Botaniker, 1730–1793
Nees	Nees, Christian Gottfried Daniel, deutscher Botaniker, 1776–1858
Th. Nees	Nees, Theodor Friedrich Ludwig von Esenbeck, deutscher Botaniker, 1787–1837
Nutt.	Nuttall, Thomas, englischer Botaniker, 1786–1859
Nym.	Nyman, Carl Fredrik, schwedischer Botaniker, 1820–1893
Oliv.	Oliver, Daniel, englischer Botaniker, 1830–1837
Opiz	Opiz, Philipp Maximilian, böhmischer Forstbeamter und Botaniker, 1787–1858
P. Beauv.	Palisot de Beauvois, Ambroise Marie Joseph, französischer Botaniker, 1752–1820
Pall.	Pallas, Peter Simon, deutsch-russischer Botaniker, 1741–1811
Pau	Pau, Carlos y Español, spanischer Botaniker, 1857–1937
Pav.	Pavon, José Antonio, spanischer Botaniker, 1750–1844
Pellet.	Pelletier, Pierre Joseph, französischer Apotheker und Chemiker, 1824–1883
Perkins	Perkins, John Russell, 1868–
L. M. Perry	Perry, Lily May, nordamerikanische Botanikerin, 1895–
Pers.	Persoon, Christiaan Hendrik, holländisch-deutscher Arzt und Botaniker, 1761–1836
Petim.	Petimengin, Marcel Georges Charles, französischer Botaniker, 1881–1908
Pierre	Pierre, Jean Baptiste Louis, französischer Botaniker, 1865–1877
Planch.	Planchon, Jules Emile, französischer Botaniker, 1823–1888
Plowman	Plowman, Timothy Charles, nähere Daten unbekannt, 1944–
Poir.	Poiret, Jean Louis Marie, französischer Botaniker, 1755–1834
Prain	Prain, Sir David, englischer Botaniker, 1857–1944
Presl	Presl, Karl Boriwog, böhmischer Botaniker, 1794–1852
Raeusch.	Räuschel, Ernst Adolph, deutscher Botaniker, gest. 1797
Rafn	Rafn, Carl Gottlieb, dänischer Botaniker, 1826–1890
Rauschert	Rauschert, Stephan, deutscher Botaniker, 1931–
Rchb.	Reichenbach, Heinrich Gottlieb Ludwig, deutscher Botaniker, 1793–1879
Rchb. f.	Reichenbach, Heinrich Gustav, deutscher Botaniker, 1824–1889
Regel	Regel, Eduard August von, deutscher Gärtner und Botaniker, 1815–1892
Rendle	Rendle, Alfred Barton, englischer Botaniker, 1865–1938
Retz.	Retzius, Anders Jahan, schwedischer Botaniker, 1742–1821
A. Rich.	Richard, Achille, französischer Botaniker, 1794–1852
L. C. Rich.	Richard, Louis Claude Marie, französischer Botaniker, 1754–1821
Rosc.	Roscoe, William, englischer Botaniker, 1753–1831
Roth	Roth, Albrecht Wilhelm, deutscher Arzt und Botaniker, 1757–1834
Rothm.	Rothmaler, Werner Hugo Paul, deutscher Botaniker, 1908–1962
Roxb.	Roxburgh, William, schottischer Arzt und Botaniker, 1751–1815
Royle	Royle, John Forbes, englischer Arzt und Botaniker, 1798–1858

Ruiz	Ruiz, Lopez Hipólito, spanischer Botaniker, 1754–1815
Rupr.	Ruprecht, Franz Joseph, deutsch-russischer Botaniker, 1814–1870
Rusby	Rusby, Henry Hurd, nähere Daten unbekannt, 1855–1940

Salisb.	Salisbury, Richard Anthony, englischer Botaniker, 1761–1829
Salm-Dyck	Salm-Reifferscheidt-Dyck, Joseph Maria Franz Anton Hubert Ignaz Fürst zu, deutscher Amateurbotaniker, 1773–1861
Sarg.	Sargent, Charles Sprague, nordamerikanischer Botaniker, 1841–1927
Scherb.	Scherbius, J., deutscher Botaniker, 1769–1813
Schltr.	Schlechter, Friedrich Rudolf Richard, deutscher Botaniker, 1872–1925
Schlechtend.	Schlechtendahl, Diederich Franz Leonhard von, deutscher Botaniker, 1794–1866
Schneid.	Schneider, Camillo Karl, deutscher Botaniker, 1876–1951
Schott	Schott, Heinrich Wilhelm, österreichischer Botaniker und Gärtner, 1794–1865
Schrad.	Schrader, Heinrich Adolph, deutscher Arzt und Botaniker, 1767–1836
Schrenk	Schrenk, Alexander Gustav von, russischer Botaniker, 1816–1876
Schultz Bip.	Schultz genannt Schultz Bipontinus Carl Heinrich, deutscher Arzt und Botaniker, 1805–1867
K. Schum.	Schumann, Karl Moritz, deutscher Botaniker, 1851–1904
Schweigg.	Schweigger, August Friedrich, deutscher Botaniker, 1783–1821
Scop.	Scopoli, Giovanni Antonio, österreichischer Naturwissenschaftler, 1723–1788
Sendtn.	Sendtner, Otto, deutscher Botaniker, 1814–1859
Sieb.	Siebold, Philipp Franz von, deutsch-holländischer Arzt und Botaniker, 1796–1866
Silva Manso	Silva Manso, Antonio Luiz da, brasilianischer Arzt
Sm.	Smith, James Edward Sir, englischer Botaniker, 1759–1828
Speg.	Spegazzini, Bairo Ivrea, italienisch-argentinischer Botaniker, 1858–1926
Sprague	Sprague, Thomas Archibald, englischer Botaniker, 1877–1958
Spreng.	Sprengel, Kurt Polycarp Joachim, deutscher Botaniker und Arzt, 1766–1833
Sole	Sole, William, englischer Arzt und Botaniker, 1741–1802
Stackh.	Stackhouse, J., englischer Botaniker, 1740–1819
Stapf	Stapf, Otto, österreichisch-englischer Botaniker, 1857–1933
Steud.	Steudel, Ernst Gottlieb, deutscher Arzt, 1783–1856
Stev.	Steven, Christian, finnischer Botaniker in Rußland, 1781–1863
Summerh.	Summerhayes, Victor Samuel, englischer Botaniker, 1897–1974
Sw.	Swartz, Olof Peter, schwedischer Botaniker, 1760–1818
Sweet	Sweet, Robert, englischer Gärtner und Botaniker, 1783–1835

Taub.	Taubert, Paul Hermann Wilhelm, deutscher Botaniker, 1862–1897
Thuill.	Thuillier, Jean Louis, französischer Botaniker, 1757–1822
Thunb.	Thunberg, Carl Peter, schwedischer Botaniker, 1734–1828
Timm	Timm, Joachim Christian, deutscher Botaniker, 1734–1805
Torr.	Torrey, John, nordamerikanischer Botaniker, 1796–1873
Tourn.	Tournefort, J. P., französischer Botaniker, 1656–1708
Trimen	Trimen, Henry, englischer Botaniker, 1843–1896
Tul.	Tulasne, L. R., französischer Botaniker, 1815–1885
Turra	Turra, Antonio, italienischer Botaniker, 1730–1796

Urb.	Urban, Ignatz, deutscher Botaniker, 1848–1931

Vahl	Vahl, Martin, dänischer Botaniker, 1749–1804
Val.	Valeton, Theodoric, holländischer Botaniker, 1855–1929
Vel.	Velenovský, Joseph, tschechischer Botaniker, 1858–1949
Vent.	Ventenat, Etienne Pierre, französischer Botaniker, 1757–1808
Voss	Voss, Andreas, deutscher Gartenbauschriftsteller, 1857–1924
Wahlenb.	Wahlenberg, Göran, schwedischer Botaniker, 1780–1851
Waldst.	Waldstein, Franz de Paula Adam Graf von, österreichischer Botaniker, 1759–1823
Wall.	Wallich, Nathaniel, dänisch-englischer Arzt und Botaniker, 1786–1854
Wallr.	Wallroth, Carl Friedrich Wilhelm, deutscher Arzt und Botaniker, 1792–1857
Walp.	Walpers, Wilhelm Gerhard, deutscher Botaniker, 1816–1853
Warb.	Warburg, Otto, deutscher Botaniker, 1859–1938
W. Wats.	Watson, William, englischer Gärtner, 1858–1925
F. Web.	Weber, Friedrich, deutscher Botaniker, 1781–1823
Webb	Webb, Philipp Barker, englischer Botaniker, 1793–1854
D. A. Webb	Webb, David Allardice, irischer Botaniker, 1912–
Wedd.	Weddell, Hugh Algernon, englischer Botaniker, 1819–1877
Wendl.	Wendland, Johann Christoph, deutscher Gärtner, 1755–1828
A. White	White, Alain Campbell, südafrikanischer Botaniker, 1880–
Willd.	Willdenow, Karl Ludwig, deutscher Botaniker, 1765–1812
Willk.	Willkomm, Heinrich Moritz, deutscher Botaniker, 1821–1895
Wimm.	Wimmer, Christian Friedrich Heinrich, deutscher Pädagoge und Botaniker, 1803–1868
Winter	Winter, N. A., 1898–1934
Wright	Wright, Charles, nordamerikanischer Naturwissenschaftler, 1864–1941
Wulf.	Wulfen, Franz Xaver von, österreichischer Mathematiker, Physiker, Botaniker, 1728–1805
Zucc.	Zuccarini, Joseph Gerhard, deutscher Botaniker, 1797–1848

Sachverzeichnis

Die Klammersymbole haben in Verbindung mit der Seitenzahl die folgende Bedeutung:

(A) = Abbildung als Hinweis, daß dort die Struktur- oder Konformationsformel einer Verbindung zu finden ist;
(L) = Legende zu einer Abbildung als Hinweis, daß auch die Legende eine wichtige Information zum gesuchten Stichwort enthält;
(T) = Tabelle; das gesuchte Stichwort ist auch in die Tabelle aufgenommen.

Die Schreibung von Trivialnamen chemischer Verbindungen und medizinischer Fachwörter ist bis jetzt noch nicht allgemein gültig und für alle deutschsprachigen Länder verbindlich geregelt. Die eindeutschende Schreibweise (als k/z statt c und ä, ö, ü statt ae, oe, ue) wird bevorzugt, es sei denn, daß es sich um echte Termini der chemischen, pharmazeutischen oder medizinischen Fachsprache handelt. Das führt zu Inkonsequenzen, wie z. B. umgangssprachlich Glukose, aber β-D-Glucose in chemischem Kontext; ähnlich Ethanol und Diethylether, aber ätherisches Öl. Dem Benutzer des Sachverzeichnisses wird daher empfohlen, einen Gegenstand gegebenenfalls unter verschiedenen Stichwörtern aufzusuchen, z. B. Escin = Aescin = Äscin oder Kolombowurzel = Colombowurzel u. a. m. Die Arzneibücher der deutschpragigen Länder stimmen nicht in der Namensgebung der Drogen überein. Das Lehrbuch handelt die einzelnen Drogen unter ihren im DAB 9 aufgeführten deutschen Namen ab. Synonyma sowie lateinische Bezeichnungen sind im Anhang 1 zusammengestellt.

Abführmittel, s. Laxanzien
–, und Kaliumversorgung 563
Abführwirkung
–, drastische 68
–, mittels Rizinusöl 59
Abies alba 328
Abies sibirica 328
Abies-Arten 328
Abietinsäure 177(A)
Abietinsäurederivate
–, als Allergen 28
Abkochungen 5
Abortiva
–, Chinin 24
Abortivwirkung 274
Abrus precatorius 491
Abscissinsäure 245(A)
Absinthii herba, s. Wermutkraut
Absinthin 296(A)
–, Bitterwert 297
–, Toxizität 297
Acacia catechu 407(T)
Acacia senegal 114
Acacia suma 407(T)
Acacia-Gummi 114
Acanthopanax 622ff
Acanthopanax senticosus 622
Acerolakirsche 149
Acetat-Malonatweg 368(A)
Aceteugenol (Acetyleugenol) 359(A)

8-Acetoxyartabsin 318
Acetoxyvalerensäure 667, 669
Acetlacteol 708(A)
Acetylcholin 449(A), 582
Acetylcholinesterase
–, Bicuculin, Hemmung 525
α-Acetyldigitoxin 234(A)
β-Acetyldigitoxin 234(A)
3-O-Acetyldigitoxose 233(A), 235(A)
4-O-Acetyldigitoxose 233(A), 235(A)
α-Acetyldigoxin 234(A), 235(A)
β-Acetyldigoxin 234(A), 235(A)
Acetylenderivate 36, 605
–, Aethusa cynapium 38
–, Cicuta virosa 38
–, Daucus carota 38
–, der Ginsengwurzel 616
–, Echinacea-Arten 38
–, im Schafgarbenkraut 318(A)
–, Oenanthe crocata 38
–, Panaxydol 616(A)
–, Panaxynol 616(A)
–, Spiroketale 309(A), 311(A)
N-Acetylglucosamin 96
Acevaltrat 668(A)
–, Toxizität 163
Achalasie 130
Achäne, Fruchtform 4
Achillea millefolium 317, 379

–, div. Unterarten 317(A)
–, proazulenhaltige Sorten 318
–, subspec. collina 317(A)
Achillicin 317(A), 318
Achyranthes rubrofusca 625
Acid-dye-Methode 546
Acocanthera ouabaio 238
Aconin 183
Aconiti tubera 2
Aconitin 181(A), 182(A)
Aconitum
–, Fruchtform 4
Aconitum napellus 181
Acoragermacron 289, 290(A)
Acoron 289, 290(A)
Acorus calamus 25, 289
Acrylsäure 604(A)
–, Derivate 604(A)
Actaea racemosa 707
Actein 707(A), 708(A)
Actinidia chinensis 164
Actinidia polygama 164
Actinidiaceae 164
Acylglykoside
–, des Sitosterols 194(A)
Adaptogene 612ff
–, anabole Wirkung 613
Adaptogene Drogen 474
Adenin 582
Adenosin 582, 634
Adhumulon 287(A)

Adlupulon 287(A)
Adonidis herba, s. Adoniskraut
Adonis vernalis 228, 574
Adonis-Arten 87
Adoniskraut 4, 574
Adonispulver 13(T)
Adonit 87
Adonitol, s. Adonit
Adonitoxigenin 574(A)
Adonitoxin 574(A)
Adrenalin 450(L)
Adstringenswirkung
–, Proanthocyanidine 404
Adstringenzien
–, Wirkwertbestimmung 408
Adynerigenin 576(L)
Adynerin 575
Aerosole, zur Dufttherapie 657
Aescin 202(T), 203(T)
α-Aescin 686(L), 687(L)
β-Aescin 686(A), 687(A)
–, Farbreaktion 187
–, topische Anwendung 714
Aescinol 202(T)
Aescinole 686
Aesculetin 377(A)
Aesculin 377(A)
Aesculus hippocastanum 202, 686
Aethusa cynapium 38
Aethusin 37(A)
Aflatoxinbildung 18
Agar 135
–, Geleigenschaften 136
–, Gewinnung 135
–, Vorkommen 134(T)
Agar-Agar, s. Agar
Agaropektin 135
Agarose 133(A), 135
Agavaceae
–, Yucca mohavensis 204
Agnosterin 64
Agnus-castus-Früchte 161(T)
Agnusid 160(A), 704(A)
Agranulozytose 536
Agropyren 37(A), 111
Agropyron repens 111, 566
Agrostemma githago 202
Agrumen-Öle 376
Agrumenöle 258, 264
Ahnfeldia-Arten 134(T)
Ailanthus altissimus 515
Ajmalicin 547
Ajmalin 543, 544(A), 545, 547
Ajoen 633(A), 635(A)
Ajowanfrüchte 346
Ajugose 91(A)
Akazie
–, Allergenquelle 489
Akebia quinata 206

Akebosid 206
Akeepflaume 440
Akne
–, Hefe als Adjuvans 644
Alanin 442(A), 448(T)
Alanin-Racemase
–, D-Cycloserin (Hemmung) 443
Alantolakton 172(A)
Alantwurzelstock 173
Albumine 483
Alcea rosea 125
Alchemilla xanthochlora 407(T)
Alcuronium 552(A)
Aleuronkörner 56
–, Phytin, in 84
Alexandriner-Sennesfrüchte 425
Alfalfa 247
Algenfett
–, Arachidonsäure 36
Algenpolysaccharide
–, Brenztraubensäure als Baustein 1331(A)
–, monomere Bausteine 133(A)
Alginate 138
–, Anwendungsgebiete 139
–, Aufbau 139(A)
–, Gelbildung 99(A)
–, Gewinnung 138
–, Wirkungen 138
Alginsäure 138
–, Vorkommen 134(T)
Alginsäure, s. Alginate
Alkalicellulose 103(A)
Alkalikrankheit 570
Alkaloide 12, 498
–, Artefaktbildung 502
–, Basenstärke 500(T)
–, Cyclopenta(c)pyridinderivate 130
–, Definition 500
–, Dünnschicht-C 503
–, Fällungsreaktionen 503
–, falsch-positive Reaktion 504
–, Farbreaktionen 503
–, Fluoreszenzen 504(T)
–, Fraktionierungsgang 501(A)
–, Gewinnung 514
–, Isolierung 505
–, Komplexe mit Gerbstoff 10(T)
–, Nomenklatur 506
–, Quantitative Bestimmung 504
–, Wirkungen 506(T)
Alkaloidgewinnung
–, aus Mutterkorn 480
Alkane 359

n-Alkane 718
–, in Wachsen 62(A)
Alkene
–, in Wachsen 62(A)
Alkenylbenzole 25
–, karzinogene Wirkung 25
Alkenylphenolether 367(T)
Alkohol 628
Alkylpyrazine 280(A)
Allantoin 567, 714(A)
–, in Wundsalben 715
Allergen
–, Chinin(salze) 556
–, Methylsalicylat 347
Allergene
–, Arnikablüten 359, 713
–, Bromelain als 491
–, Chinaalkaloide 603
–, Citronellöle 324
–, Glykoprotein 537
–, Helenalin 359
–, Heublumen 711
–, im Benediktenkraut
–, im Knoblauch 637
–, Ipecacuanhawurzel 537
–, Korianderfrüchte 278
–, Minzöl 342
–, Nobilin 295(A), 395(A)
–, Pfefferminzöl 340
–, Pollenproteine 489
–, Schafgarbenkraut 319
–, Taraxinsäureglucosid 607
–, Terpentinöl 353
–, 3-Caren 327, 353
Allergene Potenz
–, Abnahme bei Drogenalterung 173
–, Dextrane 141
Allergien 26–30
Allergische Reaktionen
–, durch Tragant 118
–, Karayagummi 118
–, nach Mistel (peroral) 646
allergisierende Wirkung 278
Allgewürz 283
Alliaceae 28
–, Allium sativum 633
Allicin 633–635(A)
Alliin 633(A), 634(A)
Alliinase 633(A), 634(A)
Allium cepa 563
–, Glutamylpeptide 474(A)
–, Protocatechusäure 372
Allium sativum 633
Allium schoenoprasum 275
Alloaromadendren 330(A)
Alloferin 552(A)
D-Allomethylose 86(T)
D-Allose
–, Formelwiedergabe 71(A)

Sachverzeichnis 751

Allylbenzole 263(A)
Allylglucosinolat 467, 470
Allylisothiocyanat 654
Allylsenföl 262, 468, 652(A), 653(A)
–, im Rüböl 60
Allyltetramethoxybenzol 700(A)
Aloe 428, 629, 704
–, Curaçao-Aloe 429
–, drastisch wirkend 423
–, Gehaltsbestimmung 419(T)
–, Gewinnung 429
–, Inhaltsstoffe 429(A), 430(A)
–, Kap-Aloe 429
Aloe africana 429
Aloe barbadensis 429, 719
Aloe candelabrum 430(L)
Aloe ferox 429
Aloe spicata 429
Aloe vera 719
Aloe-barbadensis-Gel 718
Aloe-Emodin 414(A)
Aloeemodin 433
Aloeemodin-8-glucosid 427(A)
Aloeextrakt 419(T)
Aloegel 719
Aloenin 419(A), 420(A)
Aloeresin B 418
Aloeresine 419(A)
–, Aloesin A 420(A)
–, Aloesin B 420(A)
Aloeresine, s. Aloesine
Aloesine 419(A)
Aloin 629
Aloin A 429(A), 430(A)
Aloin B 429(A), 430(A)
Aloinoside 429
Alpinia officinarum 276
Altersherz
–, und Digitaloide 572
Althaea officinalis 125
Althaea rosea 125
Alzheimer Krankheit
–, und Physostigmin 455
Amanita muscaria 445
Amanita pantherina 445
Amanita phalloides 475
Amanita verna 475
Amanita virosa 475
α-Amanitin 476(A), 477(A)
Amantin 483
Amararanthaceae
–, Achyranthes (=Iresine) rubrofusca 625
–, Cyathula rubrofusca 625
Amarogentin 596(A)
Amaropanin 596(A)
Amaroswerin
Amarum-Aromatikum

–, Schafgarbenkraut 319
Amarylidazeenalkaloide
–, DOPA als Vorstufe 444
Amatoxine
–, Nachweis im Organismus 467
–, Wirkweise 476
–, Zeitungspapiertest 475
Ambrosanolide 166(A)
Amentoflavon 394(A)
Amerikanische Faulbaumrinde 431
Amerikanischer Ginseng 619
–, Ginsenosidmuster 618(T)
Ames-Test 23
Amine
–, Farbreaktionen 367
3-Amino-3-carboxypyrrolidin 445
2-Aminobuttersäure 443(A)
4-Aminobuttersäure 443(A)
1-Aminocyclopropanol 445
Aminoethanol 448(L)
D-4-Aminoisoxazolidin-3-on 443
Aminosäure
–, Antagonisten, toxische 440
–, Dinitrophenylierung 440(A), 442(A)
–, lathyrogene 443
–, nichtproteinogene 440
–, seltene 440
Aminosäuren
–, der Ginsengwurzel
–, heterozyklische 445
–, Kurzschreibweise 472(T)
–, neurotoxische 444
–, oxalylsubstituierte 433(A)
Aminosäuresequenz
–, Phalloidin 475(A)
–, Actinomycin D 486(A)
–, α-Amanitin 476(A)
–, Bacitracin A 485(A)
–, Dactinomycin 486(A)
–, Gramicidin S 485(A)
–, Viscotoxine 484(A)
Aminozucker
–, Baustein von Polysacchariden 96
Ammi majus 379, 381, 724
Ammi-majus-Früchte 377
Ammi visnaga 584
Ammi-visnaga-Früchte 377, 584, 584(L), 585(L)
Ammoidin 381
Amöbenruhr 538
Amomum aromaticum 313
Amphetamin
–, aphrodisisch wirkend 629

–, Bulbocapnin, antagonistisch 525
Amygdalin 58, 463(A), 465(A)
–, Kompartimentierung 465(L)
–, Laetrile 465
Amylasen 107
Amylomais 106
Amylopektin 97, 106f
Amylose 97, 106f
–, Modifikationen 100(A)
Amylum maydis 108(T)
Amylum oryzae 108(T)
Amylum solani 108(T)
Amylum tritici 108(T)
β-Amyrin 185(A), 186(A)
Anabole Effekte
–, Saponine 206
Anabolomimetika 614
Anacamptis pyramidalis 131
Anacardiaceae 28
–, Rhus-Arten 413
–, Schinus molle 281
Anacida
–, Verwendung von Alginat 139
Anadenanthera colubrina 454
Anadenanthera peregrina 454
Anagyrin 24
Analgetikum
–, Morphinhydrochlorid 533
Analytik
–, Absinthin, Eisenhydroxamat 297
–, Acarongehalt, Brechungsindex 289
–, Ajmalin 547
–, Aldehyde, Prüfung auf 329
–, Amatoxine, einfacher Test auf 475
–, Anthranoiddrogen, Gehalt 418
–, ätherische Öle 270
–, Capsaicin, Gehalt 451(A), 459(A)
–, Ecdysone, spektralphotometrischer Nachweis 624(A), 625(A)
–, Emerson-Reaktion, Thymolbestimmung 332
–, Farbreaktionen, Steroide 184
–, Farbreaktionen, Triterpene 184
–, Flavonolgehalt in Drogen 397
–, Gehaltsbestimmung, Bufadienolide 239, 240
–, Gehaltsbestimmung, Cardenolide 232
–, Gerbstoffe, Hautpulvermethode 408

Analytik
–, herzwirksame Glykoside 227(A)
–, Menthofuran, Prüfung auf 342
–, Methylendioxygruppe, Chromotropsäure 283
–, Nicotin in Tabak 521
–, Oximtitration, Eukalyptusöl 329
–, Phenolgehalt, Thymian 332
–, Proanthocyanidine 405, 406, 408
–, Rauwolfiawurzel, Farbstoffmethode 546
–, Rhamnus-purshianus-Rinde 432(A)
–, Süßholzwurzel 190
–, Vincetoxicum in Primelwurzel 211
–, von Iridoiddrogen 158
–, von Saponindrogen 199
Anamirta cocculus 169
Ananas comosus 490
Anaphylaktoide Reaktion
–, durch Dextrane 141
Anatto 249
Andira araroba 414, 722
Andorn
–, Cholin 676
Andornkraut 603
Androcymbin 534(A), 535(A)
Andromeda-Arten 180
Andromedotoxin 180(A)
Anethol 305(A), 306(A), 308(T), 322, 334
trans-Anethol 305(A), 306(A)
–, Biotransformation 273(A)
–, süßer Geschmack 307
–, Toxizität 305
Anethum graveolens 275
Angelica archangelica 378(L)
Angelicin 380(A)
Angelikasäurebutylester
–, Öl der römischen Kamille 293
Angelikawurzel 377
Anhalonium lewinii, s. Lophophora williamsii
Anhydrohurindigenin 240(A)
Anhydroniumbasen 545(A)
Anis 304
–, DC 367(T)
–, (+)-Fenchon 308(T)
–, Fruchtform 4
Anisi aetheroleum 306(L)
Anisi fructus
–, Fruchtform 4
Anisketon 305
Anisöl 322

–, direkter Expektoranseffekt 328
–, Erstarrungspunkt 269(A)
–, expektorierende Wirkung 306
–, in Spirituosen 305
–, unerwünschte Wirkungen 306
Anissäure 305(A), 306(A)
Anisum vulgare 304
Anthecotulid 310(A)
Anthemis nobilis 24, 293
Anthemis-cotula-Lakton 174(A)
Anthocyane
–, aus Flavan-3,4-diolen 403(A)
–, Farben, abhängig vom pH 402(A)
–, in Hibiskusblüten 148
Anthocyanfarbstoffe
–, in Malvenblüten 125
Anthocyanidin 391(A), 401
Anthocyanoside 400
Anthoxanthum odoratum 382
9(10H)-Anthracene 414
Anthrachinonglykoside
–, Metabolisierung 422, 423
Anthrachinonmonoglykoside 433
Anthraglykosiddrogen
–, in Teezubereitungen 7
Anthraglykoside 414
Anthralin 722
Anthranilsäure 486(A)
Anthranilsäuremethylester 292(A)
Anthranoide 12, 413
–, Analytik 417
–, Biosynthese 415(A), 416(A)
–, Definition 414
–, emmenagoge Wirkung 703
–, in Haronga 608
–, Metabolisierung 423
–, Molekülvariationen 417
–, unerwünschte Wirkungen 423
Anthriscus cerefolium 275
Anthriscus silvestris 562
Antiaris toxicaria 223
Antidiabetikum-Tee 443
Antidiarrhoikum 132
–, Johannisbrotkernmehl 112
–, Uzarawurzel 579
Antidysenterikum
–, Kolombowurzel 178
Antidyspeptika 595ff
Antihyaluronidasewirkung
–, Echinacea 716
Antihypertensivum
–, Forskolin 178

Antihypertonikum
–, Rauwolfiaextrakt 547
–, Reserpin 547
Antihypoxidotika 579ff
Antihysterika 286
Antikörper
–, dextranreaktive 28
Antineoplastische Indolalkaloide 549ff
Antioxidanswirkung
–, der Tokopherole 592(A)
Antioxidanzien
–, Nordihydroguaiaretsäure 389
–, und pathologische Lipidperoxidation 591(L)
Antiphlogistika
–, Saponine 206
Antipruriginosa 356
Antitumorwirkung 534
Äpfel 89
Apfelpektin
–, L-Arabinose 83
Apfelpektine 119(L)
Apfelquitten 131
Apfelsäure 142(A), 143, 148
Apfeltrester 119
Aphrodisiaka 628ff
Aphrodisiakum
–, Aspidospermarinde 548
Aphrodisisch wirkende Mittel 628ff
Apiacaeae
–, Ferula asa-foetida 306
Apiaceae 28, 999
–, Acetylenderivate 37(L)
–, Acetylene 37
–, Ammi majus 379, 724
–, Ammi visnaga 584
–, Anethum graveolens 275
–, Angelica archangelica 378, 379
–, Anthriscus cerefolium 275
–, Bupleurum falcatum 206
–, Carum carvi 313
–, Centella asiatica 716
–, Coriandrum sativum 278
–, Daucus carota 247
–, Eryngium-Arten 630
–, Exkretbehälter 261
–, Ferula-Arten 373
–, Foeniculum vulgare 307
–, Heracleum sphondylium 378(T)
–, Hydrocotyle asiatica 206, 716
–, Levisticum officinale 275, 379
–, Pastinaca sativa 378, 379
–, Petroselinum crispum 275

–, Peucedanum oreoselinum 378(L)
–, Peucedanum ostruthium 378(L)
–, Pimpinella anisum 304
–, Pimpinella major 336, 378(T)
–, Pimpinella saxifraga 275, 336, 378(T)
–, Trachyspermum copticum 346
Apigenin
–, spasmolytische Wirkung 312
Apiogalakturane 87
Apiol 24, 700(A)
Apiose
D-Apiose 87(T)
–, Baustein im Kamillenflavon 312
Apis mellifera 65
Apoatropin (Apo-Atropin) 511, 514
Apocynaceae
–, Acocanthera ouabaio 238
–, alkaloidführend 498
–, Aspidosperma quebracho-blanco 548
–, Catharanthus roseus 548, 549
–, herzwirksame Glykoside 228
–, Lochnera rosea 549
–, Nerium oleander 575
–, Rauwolfia-Arten 544
–, Strophanthus gratus 237
–, Strophanthus kombe 239
–, Vinca minor 548
–, Vinca rosea 549
Apocynum cannabinum 228
Apokarotinoide 248
Apomorphin 526(A)
Aporphin
–, Bezifferung 526(A)
Aporphinalkaloide 522, 525
–, Aporphintyp 523
–, Bezifferung 526(A)
–, Boldin 298
–, Boldoblätter 298
Appetitlosigkeit
–, Bittermittel, gegen 595
–, Schafgarbenkraut bei 319
Aprikosen 58
Aqua Foeniculi 259
Aqua Menthae piperitae 259
Aqua Rosarum 259
Aquae aromaticae 259
Arabane 150
α-L-Arabinofuranose
β-D-Arabinofuranose
–, Konformation 73(A)
Arabinogalaktan
–, in Eibischschleim 126

Arabinogalakturonane
–, in Malvazeenschleimen 125
α-L-Arabinopyranose 73(A)
β-D-Arabinopyranose
–, Konformation 73(A)
L-Arabinose
–, gebundene 81
–, im Leinsamenschleim 128
–, Weizenkleie 105
Araceae
–, Acorus calamus 289
–, ätherisches Öl 261
Arachidonsäure 35(A)
–, Vorkommen 36
Arachin 483
Arachinsäure 34, 34(T)
–, im Erdnußöl 56
Arachis hypogaea 56, 626(T)
Arachis-hypogaea-Öl 34
Aralia mandshurica 206
Araliaceae
–, Acanthopanax senticosus
–, Acetylene 37
–, Aralia mandshurica 206
–, Eleutherococcus senticosus 622
–, Hedera helix 206f
–, Panax ginseng 615
–, Panax japonicum 205
–, Saponine 206
Arbutin 696(A), 698(A)
–, in Damianablättern 630
Archangelicin 378, 379
Arctigenin 605
Arctostaphylos uva-ursi 372, 696
Arecaceae
–, Cocos nucifera 55
–, Copernicia prunifera 63
–, Elaeis guineensis 55
–, Metroxylon sagu 108
–, Phytelephas macrocarpa 112
Arecanuß
–, Mannane, in 112
Arekanuß 614(T)
Arginin 442(A), 567
Argininstoffwechsel
–, kompetitive Hemmung 442, 443
Arillus 323
–, der Akeepflaume 441
Aristolochia clematitis 649
Aristolochiaceae
–, Asarum europaeum 334
Aristolochiasäure 649(A)
Armoracia rusticana 23(T)
Arnica chamissonis 172, 173, 712f
Arnica chamissonis ssp. foliosa 359, 712

Arnica montana 172, 173, 359, 712
Arnicae flos 3
Arnidiol 606(A)
Arnika 28
Arnikablüten 3, 173, 245, 712f
–, Betainvorkommen 457
–, Chlorogensäure 373
–, Cholin in 449
–, Cholingehalt 676
–, Destillate zu Wundsalben 259
Arnikablütenöl 8, 332(L), 351
Arnikatinktur 359, 651
Aromadendren 330(A)
Aromafehler 259
–, Pflanzensäfte 260
–, Teezubereitungen 260(L)
–, Ursachen 260
Aromastoff
–, des Paprikas 280(A)
Aromastoffe
–, aus Diterpenen 176
–, Baldrianwurzel 668
–, Buccoblätter 695(A)
–, Cayennepfeffer 651
–, Citronellal 316
–, Definition 259
–, der Iriswurzel 252
–, der Kardamomen 313
–, des Hopfens 286
–, des Korianders 278(L)
–, des Safrans 249(A)
–, durch Abbau von Karotinoiden 243(A), 250(T)
–, Geranial 315
–, Grapefruitnote 260(A)
–, Neral 315
–, Parfums 261
–, Petersilie 700(L)
–, Primelwurzel 211
–, Pyrazin-3-methoxy-2-isobutyl- 651
–, Pyrazine 148
–, Tamarinden 148
–, Terpennote 260(A)
–, Thiole des Isomenthons (Johannisbeeraroma) 695(L)
–, Waldmeisterkraut 383
Aromatherapie 9
Aromatische Wässer 259, 262
Aromatisieren 251
Aromatisierte Weine 294
Arrhythmien
–, Chinidin, bei 556
–, Sparteinsulfat, bei 558
Arrowroot 108
Arsen 569
Artabsin 296(A), 318

Artefakte 502
–, übelriechende 264
Artemetin 395(A)
Artemisetin 395(A)
Artemisia absinthium 8, 295, 297
Artemisia annua 168
Artemisia dracunculus 275
Artemisia pontica 8, 296f
Artemisiaketon 317(A)
Artemisiifolin 604(L)
Artemisinin 168(A)
Arthritis
–, Chaparral-Tee gegen 389
Arthrosen
–, Mistelpräparate bei 645
Artischocke 28
Artischockenkraut mit Wurzeln 603
Arzneibuch 14
Arzneiformen zum Lutschen 335
Arzneiliche Öle 8
Arzneimittel
–, essentielle 20(A), 21(A)
–, homöopathische 22
–, traditionelle 20(A), 21(A)
–, Vertriebswege 19(A)
Arzneimittelverkehr 19
Arzneispezialität 19
Arzneispirituosen
–, Franzbranntwein 355
Arzneistoff 1
–, Definition 1
–, pflanzlicher 1
Asa foetida 306, 658
Asa-foetida-Öl 264(L)
Asaron 25
α-Asaron 291(A), 334
β-Asaron 289(A), 291(A)
Asaron (cis) 25
Asarum europaeum 334
Ascaridol 298(A), 299(A)
Asche
–, physiologische 18
–, salzsäureunlösliche 18
Aschebestimmung 18
Aschegehalt 562
Asclepiadaceae
–, Cynanchum vincetoxicum 241
–, Gomphocarpus 579
–, herzwirksame Glykoside 228
–, Marsdenia condurango 601
–, Pachycarpus lineolatus 86
–, Pachycarpus schinizianus 579
–, Pachycarpus = Gomphocarpus 579
–, Vincetoxicum hirundinaria 241

Ascomycetes 642
Ascophyllum-Arten 138
Ascorbinsäure 144, 564
–, Barbadoskirsche 149
–, Biosynthese 145(A)
–, Hagebutten 149
–, in Tamarinden 148
–, Jaboticafrucht 149
–, Sanddornbeeren 149
–, Spontanoxidation 146(A)
–, und Myrosinase 468
Asiaticosid 206, 716(A), 717(A)
Asiatsäure 199(A), 717(A)
Askariden
–, und Santonin 167
Askosporenbildung
–, Claviceps purpurea 479
Asparagaceae
–, Ruscus aculeatus 698
Asparagin 567
–, im Süßholz 190
Aspergillus fumigatus 382(L)
Aspergillus oryzae 61
Asperula odorata 382
Asperulosid 160(A)
Asphodelaceae 428
–, Aloe barbadensis 719
–, Aloe vera 719
Aspidosperma quebracho-blanco 548
Aspidospermin 548(A)
Asteraceae 28
–, Acetylene 37
–, Achillea millefolium 317
–, alkaloidführend 498
–, Ambrosia-Arten 489
–, Anthemis cotula 174
–, Anthemis nobilis 293
–, Arnica chamissonis 173
–, Arnica montana 172, 173, 712f
–, Artemisia absinthium 295
–, Artemisia annua 168
–, Artemisia pontica 296f
–, Atractylis gummifera 177, 178
–, Carlina acaulis 301
–, Carthamus tinctorius 36, 61, 392
–, Centaurea cyanus 401(L), 402(L)
–, Chamaemelum nobile 293
–, Chrysanthemum parthenium 172, 173
–, Chrysanthemum vulgare 175
–, Cichorium intybus 373
–, Cnicus benedictus 605
–, Cynara scolymus 603
–, Drüsenschuppen 261
–, Echinacea-Arten 111

–, Eupatorium-Arten 518
–, Helenium autumnale 248
–, Helenium-Arten 171
–, Helichrysum arenarium 392
–, Heterotheca inuloides 713
–, Inula helenium 172, 173
–, Inula-Arten 110
–, Leuzea carthamoides 613
–, Matricaria parthenium 173
–, Parthenium hysterophorus 172(A)
–, Petasites albus 127
–, Petasites hybridus 127
–, Petasites spurius 127
–, Petasites-Arten 175(L), 518
–, Pyrrolizidinalkaloide 518
–, Samenfett 36(T)
–, Senecio-Arten 518
–, Serratula tinctoria 613
–, Silybum marianum 679
–, Solidago-Arten 565
–, Stevia rebaudiana 181
–, Tagetes-Arten 248
–, Tanacetum parthenium 173
–, Tanacetum vulgare 172(A)
–, Taraxacum officinale 172(A), 186(A), 605
–, Trilisa odoratissima 382
–, Tussilago farfara 127
–, Tussilago-Arten 518
–, Zinia elegans 498
Asthma-Räucherpulver 517
Asthmaräucherpulver 452f, 629
Asthmazigaretten 629
Astragalus gummifer 116
Astragalus kurdicus 116
Astragalus microcephalus 116
Astragalus-Gummi 116
Athamantin 378, 379
Ätherische Öle 258
–, Allergene in Kosmetika 274
–, als Abortiva 24
–, als Allergene 27
–, Anwendung 273
–, chemische Zusammensetzung 262
–, Eigenschaften 262
–, expektorierende Wirkung 321, 328
–, Extrahierbarkeit 9
–, Extraktionsöle 258
–, für Externa 350
–, Identitätsprüfung 269
–, in Einreibungen 350
–, in Haarwässern 358
–, in Lutschtabletten 335
–, in tassenfertigen Tees 7
–, Intoxikation (Kümmelöl) 314
–, künstliche Öle 258

–, Lagerung 271
–, mikroverkapselt 259
–, Mikroverkapslung 115
–, naturbelassene Öle 258
–, naturidentische 258
–, natürliche Öle 258
–, optische Drehung 269(T)
–, Pharmakokinetik 272
–, physikalische Kennzahlen 269
–, phytogene Öle 258
–, Prüfung auf Reinheit 270
–, Reinheitsprüfung 269
–, saluretischer Effekt 563
–, sensorische Eigenschaften 262
–, Stabilisierung mit Xanthan 142
–, Streckung 267
–, terpenfreie Öle 258
–, und Flimmerepithel 321
–, Unerwünschte Wirkungen 274
–, Verfälschung 267
–, volumetrische Bestimmung 271
–, Vorkommen 258
–, Wirkungen 271, 273
–, zur Dufttherapie 657
–, zur Inhalation 322
Ätherisches Knoblauchöl 633(A)
Ätherisches Öl
–, Citrus sinensis 38
–, in Lindenblüten 124
Ätherischöldrogen 259
Atherosklerose
–, Adjuvans bei 632
Atractylin 177, 178
Atractylis gummifera 177, 178
Atractylogenin 177(L)
Atractylosid 177(A)
Atropa bella-donna 512, 515
Atropa belladonna
–, Putrescin in 448(T)
Atropamin 514
Atropasäure 511(A), 512(A)
Atropin 500, 506, 511, 514
Atropini sulfas 514
Aubergin 24
Aubergine 454
Aucuba japonica 704(L)
Aucubin 157, 160(A), 281, 704(A)
–, in Flohsamen 130
Aufgüsse 5
Aufstoßen
–, Galgant gegen 595
–, Zitwerwurzel gegen 595
Augentrostkraut 161(T)

Autoxidation
–, Ablagern der Faulbaumrinde 424
–, Anthronradikale 622(L)
–, ätherischer Öle 262
–, Bildung von Methylbutenol 288(A)
–, des Humulons 287(A)
–, Limonen 260(A)
–, Physostigmin 455
Avenalin 484(T)
Avenin 484(T)
Azaleen 180
Azasteroide 219
Azetidin-2-carbonsäure 440(A), 442(A)
Azomethinreaktion 424

Bacillus macerans 104
Bacitracin 473(A), 485(A)
Backhefe 643
Badeöl 320, 322
Badeöle 52, 258
Badesalz 320, 322
Badesalze 258
Badezusatz
–, Kamille 312
Badezusätze 8
–, Eichenrinde 410
–, Latschenkiefernöl 328
–, perkutane Resorption 272
Bakterienlysate 642(T)
Balchanolid 318
Baldrian 666ff
–, japanischer 667(L)
–, Kesso 671(L)
–, mexikanischer 671
–, pakistanischer Didrovaltratrasse 671
–, Valtrat/Acevaltratrasse 671
Baldrianöl 658, 661, 671
Baldriantinktur 1
–, Chromatographie 17(A)
Baldrianwurzel 11, 161(T), 666ff
–, Analytik 670
–, Anwendungsgebiete 670
–, Drogengewinnung 667
–, Extraktgehalt 18f
–, Herkunft 666
–, Inhaltsstoffe 669
Baldrinal 163, 669(A)
Balg (Fruchtform) 4
Ballaststoffe 12
Balsame 325
Balsaminaceae
–, Samenfett 36(T)
Balsamterpentinöl 325
Bananen 563
–, Serotonin in 454

Bandeirea simplicifolia 444
Bandeiraea simplicifolia
–, Lektin 492(T)
Bandscheibenerkrankungen
–, Mistelpräparate bei 645
Bandscheibenvorfall
–, Chymopapain A 490
Baptigenin 648(A), 649(A)
Baptigeninrhamnosid 649
Baptisia tinctoria 648
Baptisia-Extrakt 642(T)
Baptisia-tinctoria-Wurzel 648
Baptisin 649
Barbadoskirsche 149
Barbaloin 429
Barbasco 218
Bärenklau 379
Bärentraubenblätter 372, 412(L), 696
Barosma betulina 684, 695
Barosma crenulata 695
Barringtogenole 198(A)
Basilikum 275
Basilikumkraut 629
Bassorin 116, 117
Bassorinpasten 117
Baumwolle 101
Baumwollsaatöl 55
–, teilgehärtetes 53
–, Tokopherolgehalte 588(T)
–, vollhydriertes 53
–, zur Sitosterolgewinnung 193
Baumwollsamenöl
–, Linolsäure 36
Baunscheidtieren 651
Bayöl 359
BCG 647
–, als Immunadjuvans 642
Bedingte Reaktionen
–, olfaktorische Reize 658(A)
–, Umstimmungsmittel 658
Beere, Fruchtform 4
Begoniaceae
–, Cucurbitacine 195
Behensäureester 631
Beifuß 28
Beinwellwurzel 519, 713f
Beizenfarbstoffe 413
Belladonnablätter 515
Belladonnae folium 3
Belladonnae folium
–, Spaltöffnungstypen 16
Belladonnaextrakt 13(T)
–, Kumarinführung 377
Belladonnapulver 13(T)
Belladonnatinktur 1
–, Farbstoffmethode 505
Belladonnin 514
Bendazol 579, 613
Benediktenkraut 605

Benediktenkraut 28, 605
Benzochinolizidine 536(A)
Benzochinone
–, als Kontaktallergen 28
Benzodioxole 385(L)
Benzoe 348
Benzoesäure 335, 349, 693(A)
Benzoesäurecinnamylester 349(A)
Benzoesäureconiferylester 349(A)
Benzophenanthridinalkaloide 527(A), 528(A)
Benzoylaconin 183
Benzoylecgonin 508(A)
Benzylbenzoat 335
Benzylcinnamat 335
Benzylisochinolin
–, Alkaloidtyp 523(A)
Benzylisochinoline 522(A), 523(A)
Benzylisothiocyanat 693
Benzylsenföl 469, 692(A), 693(A)
Berberidaceae
–, alkaloidführend 498
–, Caulophyllum thalictroides 708
–, Podophyllum emodi 387
–, Podophyllum peltatum 386, 719
Berberin 500, 506(T), 526(A), 527(A)
–, Alkaloidtyp 523(A)
Berberinsulfat 526(A)
Berberinwirkung 527
Berberis vulgaris 527
Berberitze 499
Berberitzenwurzelrinde 527
Bergamottin 378(A)
Bergamottöl 658(T)
–, optische Drehung 269(T)
Bergapten 264, 376, 377(A), 380(A), 585(A)
Bergaptol 380(A)
Berloque-Dermatitis 379
Besenginsterkraut 558
–, Flavone 400(T)
Beta vulgaris 92, 563, 677
Beta vulgaris var. altissima 206
Betain 457(A), 677(A)
Betainhydrochlorid 457
Betonica-Arten 457
(−)-Betonicin 457, 457(A)
Betula lenta 346
Betula pendula 564
Betula verrucosa 564
Betulaceae 412(L)
–, Betula lenta 346
Betulin 186(A)

Bianthrone
–, im Chrysarobin 722(L)
Bianthronglykoside 433
–, Metabolisierung 422(A)
–, Wirkweise 423
Bibernelle 275
Bibernellwurzel 336, 378(T)
Bicucculin 524, 525
Bicucullin 506(T)
Bienengift 642(T)
Bienenwachs 63, 65
Biflavone 588(T)
Bilobalid 11, 586, 587
Bilobetin 588(T)
Bilsenkraut 513
Bingelkraut 448(T)
Biogene Amine 446
–, Brennesselhaare 565
–, Cadaverin 447(A), 447(T), 448(T)
–, Muscimol 446(A)
–, Nachweisreaktionen 447
–, Putrescin 447(A), 447(T), 448(T)
–, Spermidin 447(A), 448(A)
–, Spermin 447(A), 448(A)
–, i-Amylamin 447(T), 448(T)
–, Colamin 448(T), 449(A), 548(A)
Biomembranen
–, Hydroxperoxidbildung 591(A)
Biosynthese
–, Acetylene aus Fettsäuren 301(A)
–, Apiose aus Glucuronsäure 87(A)
–, Aromaten aus aromatischen Aminosäuren 263(A)
–, Ascorbinsäure, in grünen Pflanzen 145(A)
–, Ascorbinsäure, in tierischen Organismen 145(A)
–, Bianthrone aus Anthronen 515(A)
–, Biogene Amine aus Aminosäuren 447(A)
–, Cantharidin 631(A)
–, Cardenolide aus Cholesterol 225(A)
–, Cocaalkaloide 509(L)
–, Cyanogene Glykoside 462(A), 463(A)
–, Dextran aus Saccharose 140
–, Ecgoninon 509(A)
–, Galactose durch Epimerisierung aus Glucose 82(A)
–, Gluconsäure aus Glucose 78(A)
–, Glucosinolate 466(A)

–, Glucuronsäure aus Glucose 82(A)
–, Hydroxylierungsreaktionen 147
–, Indolalkaloide 543(A)
–, Inosit aus Glucose 79(A)
–, Kohlenhydrate aus Fett 48
–, Melanine aus DOPA 723(A)
–, Pentosephosphatzyklus 81(A)
–, Shikimiatweg 369(A)
–, Terpenkohlenwasserstoffe (Übersicht) 156(A)
–, Theanin 461
–, Triglyceride aus Stärke 46
–, Weinsäure aus Ascorbinsäure 144(A)
–, Weinsäure aus Gluconsäure 144(A)
–, Xylose aus Glucuronsäure 87(A)
Biosynthetischer Aufbau
–, Acetylene aus Fettsäuren 301(A), 318(A)
–, Aconitin 182(A)
–, Allylbenzolderivate 263(A)
–, Angelikasäure aus Isoleucin 294(A)
–, Anthranoide 415(A), 416(A)
–, Berberin 523(A)
–, Bianthronglykoside 415(A)
–, Capsaicinoide 458(A), 459(A)
–, Chelidoniumalkaloide 527(A)
–, Chinolinalkaloide 555(A)
–, Cimigenol 708(A)
–, Colchicin 533(A), 534(A)
–, Columbin 179(A)
–, Cucurbitacine 196(A)
–, Cumarin 382(A)
–, Diterpentypen 176(A)
–, Ellagsäure 368(A), 370(A)
–, Emodine 415(A)
–, Ephedrin aus Phenylalanin 452(A)
–, Fenchon aus α-Pinen 309
–, Flavonoide 391(A)
–, Flavonolignane 679(A)
–, Forskolin 179(A)
–, Furanocumarine 380
–, Gentisinsäurederivate 597(A)
–, Ginkgolide 587(A)
–, Guaiantypen 167(A)
–, Hirundigenin 240(A)
–, Ipecacuanhaalkaloide 537(A)
–, Isobutylamin aus Valin 282(A)
–, Isochinolinalkaloide 523(A)

Sachverzeichnis

–, Isoflavone 664(A)
–, Lignane 385(A)
–, Lysergsäure 540(A)
–, Marrubiin als Labdan 603(A)
–, Methacrylsäure aus Valin 294(A)
–, Nicotin 522(A)
–, Oleuropein 162(T)
–, Phenole, Aufbau 368(A)
–, Phytoecdysone 624(A)
–, Pilocarpin 557(A)
–, Propenylbenzolderivate 263(A)
–, Protoberberin 523(A)
–, Pyranocumarine 380
–, Pyrazine, Bildung aus Aminosäuren 280(A)
–, Pyrrolizidinalkaloide 519(A)
–, Rhapontigenin, als Flavonvariante 434(A)
–, Salicylsäuremethylester 347
–, Sesquiterpene, Typen 165(A)
–, Sesquiterpenlactone 166(A)
–, Steroidsapogenine 214(A)
–, Tokopherole 589(A)
–, Triterpengrundkörper 185(A)
–, Tropasäure 512(A)
–, Yangonin 663(A)
–, Quassin 607
–, C_{20}-Simarubalide 607(A)
Biotin 25
Biotransformation
–, 147
–, Arbutin 697
–, Benzylsenföl 693(A)
–, Capsaicin 459
–, Cholin 676
–, Cocain 509
–, Coprin, Bildg. von Aminocyclopropanol 445
–, Corticosteroide, Hemmung des Abbaus 206
–, Cumarin 690
–, Cyanogene Glykoside 464, 465, 471
–, Dihydrokawain 662
–, Ergopeptidalkaloide 481
–, Eukalyptusöl 329
–, Ginsenoside im Magensaft 214
–, Glucosinolate 469, 471
–, Harn, Veilchengeruch 329
–, Inosit 675
–, Isothiocyanate 469
–, Karotinoide 246
–, Kawain 662
–, Monoterpene 272(A)
–, Nicotin 521

–, Oxalat aus Ascorbat 147
–, Papaverin 522
–, Pentosane im Kolon (Abbau) 106
–, Pharmaka in der Leber
–, Phenole, Enthydroxylierung 371(A)
–, Phenylpropane 273(A)
–, Quercetin, Darmflora 399
–, Sennoside, Caecum 622(A)
–, Serotonin 454
–, Tokopherole 589
–, Trigonellin, unveränderte Ausscheidung 457
–, Valepotriate 671
Bioverfügbarkeit
–, Aescin 688
–, Cholin 676
–, Diosmin 684
–, Ginsenoside 619
–, Hydroxyethylrutoside 684
–, Iridoide 609
–, Khellin 585
–, Meerzwiebel 578
–, Proanthocyanidine 583
–, Silybin 680
–, Sojalezithin 678
–, Tokopherole 589
Biphensäure, s. Diphensäure
Birkenblätter 564
–, Chlorogensäure 373
–, Flavone 400(T)
β-Bisabolen 277
Bisaboloide 309
Bisabolol 11, 166, 309, 717
α-Bisabolol 263(A)
(–)-α-Bisabolol 310(A)
–, spasmolytische Wirkung 312
(–)-α-Bisabololoxid A 310(A)
(–)-α-Bisabololoxid B 310(A)
Bisdesmethoxycurcumin 299(A)
Bisepoxylignane 383
Bisisochinolinalkaloide 533
Bisulfatester (Flavonol) 395(A)
Bittere Mandeln 465(A)
–, Cyanogene Glykoside 463(T)
Bitterfenchel 307
Bittergeschmack
–, Acoron im Kalmus 289
–, Ajmalin 547
–, Alkaloidsalze 514
–, Aloe 426, 431
–, Berberin 525
–, Bierhefe, Entbitterung 643
–, Bittere Mandeln
–, Bittermittel 595–609
–, Bittersüßstengel 222
–, Brucin 550
–, Carnosol 260

–, Cascararinde 431
–, Cascarillin 291(A)
–, Chinin(salze) 556
–, Cocablatt 507
–, Cocainhydrochlorid 509
–, Colchicin 36(T)
–, Columbin 178(A)
–, Cucurbitacine 195
–, Cumarin 383
–, Cyanogene Glykoside 463
–, der Reismeldesamen 204
–, Digitaloiddrogen 572
–, Drogen mit herzwirksamen Glykosiden 40, 233, 235, 238
–, Entbitterung 464
–, Gentianose 597
–, Gentiobiose 597
–, Ginkgolide 586
–, Gottesgnadenkraut, Cucurbitacine 703
–, graue Chinarinde 553
–, Hopfen 286(A), 287(A)
–, Humulone 287(L)
–, Hydrastisrhizom 525
–, Iridoidglykoside 157
–, Kamille 309
–, Kaskarillarinde 291
–, Katblätter 453
–, Lignane 383
–, Lupulone 287(L)
–, Lycopodin 499(L)
–, Minzöl (Entbitterung) 340
–, Morphinhydrochlorid 532
–, Myrrhe 348
–, Naringin 292(A)
–, Neo- u. Kryptoacoron 289
–, Neohersperidin 292(A)
–, Neohesperidose 292(A)
–, Nobilin 293(A), 295(A)
–, Noscapinhydrochlorid 524
–, Opium 529
–, Pikrotoxin 169
–, Quillajasaponin 209
–, Rauwolfiawurzel 544
–, Rhabarberwurzel 433
–, Römische Kamille 293
–, Salbei 260
–, Saponine 197
–, Schafgarbenkraut 317
–, Secoiridoide 161
–, Sennesblätter 426
–, Sesquiterpene, oxidierte 165
–, Solanazeendrogen 515f
–, Strychnin 550
–, Trisacharid 597
–, Übertönung durch Eriodictyol 393(L)
–, Uzarawurzel 578, 579
–, Wermutkraut 295

Bittergeschmack
–, Fenchel 307
–, (+)-Fenchon 307
Bitterholz 607
Bitterklee 599
Bittermittel
–, appetitanregende 595ff
Bittersäuren 11
α-Bittersäuren 287(L)
β-Bittersäuren 287(L)
Bitterstoffe
–, Absinthin 296(A)
–, Anabsinthin 296(A)
–, Pomeranzenschale 292(A)
–, Wermutkraut 96(A), 296(A)
Bittersüßstengel 221
Bitterwert
–, Centaurium minus 599
–, Enzianwurzel 596
–, Naringin 292(L)
–, Neohesperidin 292(L)
–, Wermut 297
Bitterwerte
–, von Reinstoffen 161(T)
Bixa orellana 248
Bixaceae 248
Bixin 248(A), 249(A)
Blähende Speisen 304
Blähungen 294f, 298
–, ätherische Öle bei 351
–, Kümmel bei 314
Blasentang 569
Blasentees 563ff
Blasenziehende Mittel 650
–, Thapsigargin 168(A)
Blattaldehyd 39(A), 587
Blattalkohol 39(A)
Blattdrogen 3
Blauer Cohosh 708
Blausäure 464
Blighia sapida 440
Blumenkohl
–, Glucobrassicin 471
Blutcholesterinspiegel, s. Serumcholesterinspiegel
–, Carrageenan, senkende Wirkung 112
–, Pektin, senkende Wirkung 121
–, und Weizenkleie 106
Blütendrogen 3
Blütenhonig 78
Blütenöle 258
–, konkrete 258
–, Phytosterine 258
Blütenwachse 64
Blütenwässer 259
Blütenwasseröle 259
Blutextrakte 641
Blutgruppendiagnostik

–, und Lektine 492
Blutreinigungstee 428
Blutstillende Mittel
–, Verwendung von Alginat 139
Blutwurz 409
Bockshornkleesamen 131
–, Saponinvorkommen 204
Bockshornsamen 711
–, Trigonellin 457
Boehmeria-Arten 99
Bohnenhülsen 567
Bohnenkraut 275
Boldin 525(A), 526(A)
Boldoblätter 298
Boraginaceae 562
–, Borago officinalis 275
–, Cynoglossum-Arten 518
–, Lithospermum ruderale 374
–, Pyrrolizidinalkaloide 518
–, Symphytum officinale 111, 713
–, Symphytum-Arten 518
Borago officinalis 275
Borneol 320(A), 329
(1R,2S)-Borneol 327(A)
(1S,2R)-Borneol
–, in Rosmarinölen 355(T)
Bornträger-Reaktion 413, 431
–, Verfälschung mit Rumex 598
Bornylacetat 327f, 355, 667(A)
Bornylformiat 327
Bornylisovalerat 667(A)
Borretsch 275
β-Boswelliasäure 186(A)
Botogenin 218
Brachalgie
–, Roßkastanienextrakt bei 688
Brasilianische Jalapenharz 66
Brasilianische Jalapenknollen 66
Brassica cernua 470
Brassica integrifolia 470
Brassica juncea 653
Brassica nigra 470, 652
Brassicaceae
–, Ascorbinsäure 146
–, Brassica cernua 470
–, Brassica integrifolia 470
–, Brassica napus 60, 467(T)
–, Brassica nigra 467(T), 470
–, Brassica rapa 60
–, Crambe abyssinica 469(L)
–, Cucurbitacine 195
–, Glucosinolate 467
–, herzwirksame Glykoside 228
–, Lepidium sativum 467(T)
–, Nasturtium officinale 467(T)
–, Sinapis alba 467(T), 470
Brassicafaktoren 471
Brassicasterol 193(A)

Braunalgen 138
Braunfärbung 294
–, Römische Kamille 294
Bräunung
–, enzymatische, Opium 530
Bräunung, enzymatische 368
Bräunungsmittel
–, Canthaxanthin als 246
Bräunungspille 381
Bräunungsreaktion
–, Bananenschalen, Tyramin 449
–, enzymatische 444
Brechreflex 538
Brechwurzel
–, allergene Wirkung 27
Brennereihefe 643
Brennessel
–, pruritogene Wirkung 356f
Brennesselhaarwasser 360
Brennesselkraut 245, 565
–, Acetylcholin im 449
Brennesselwurzel 565
Brombeerblätter 412(A)
Brombeergeist 8
Bromelain 490
Bromeliaceae 490
Bronchialsekretion, Stimulation 538
Bronchialtee 336
Bronchitis
–, Andornkraut bei 603
–, Latschenkiefernöl bei 328
Bruchkraut 202, 205, 213, 377
Brucin 550(A), 551(A)
Brucinhydrochlorid
–, Bitterwert 161(T)
Brunnenkresse 467(T)
Brust- und Hustentee 125, 133
Brustbalsame
–, Muskatöl in 323(A)
Brusttee 336
Bryonia alba 703(T)
Bryonia cretica 197(T), 703(T)
Bryonia dioica 197(T), 703(T)
Bryonia-Extrakte 642(T)
Buccoblätter 684, 695
Buccokampfer 695(A)
Bufadienolidreihe 577(L)
5β,14β-Bufanolid 223(A)
Bufo vulgaris 454
Bufotenin 454
Bulbocapnin 525(A), 526(A), 665(A)
Bulbocapninwirkung 525
Bulbus Scillae 576
Bulbusdrogen 3
Bulnesia sarmienti 718
Bupleurum falcatum 206
Burseraceae 348

Bürzeldrüsenfett 63
3-Butenylglucosinolat 467(T)
Buttersäure
–, Baldriangeruch 668
Butyraldehyd 329(A), 330(A)
Buxaceae 63

Cactaceae
–, Ariocarpus-Arten 63
–, Lophophora williamsii 450
Cadaverin 282(A)
Cadinan 165(A)
β-Cadinen 697(A)
γ-Cadinen 697(A)
δ-Cadinen 290(A)
Caesalpinia cariaria 413(A)
Caesalpinia spinosa 114
Caesalpiniaceae
–, Caesalpinia cariara 413(L)
–, Caesalpinia spinosa 114
–, Cassia acutifolia 426
–, Cassia angustifolia 426
–, Cassia auriculata 428
–, Cassia senna 426
–, Ceratonia siliqua 112
–, Copaifera reticulata 694
–, Tamarindus indicus 147
Caffeoylchinasäure 374(A)
Cajeputöl 331
Calabar semen
–, Fruchtform 4
Calebassen-Curare 551
Calendula
–, als Badezusatz 8
Calendula officinalis 206, 210, 718
–, Lycopinführung 245
–, organgeblühende Sorte 245
Calendulaöl 718
Calendulasaponine 2210
Calenduloside
–, Lactose 93
Calluna vulgaris 562
Camellia sinensis 461
–, Blattaldehyd 38
Campesterol 194(A)
Camphen 323(A), 324(A)
–, inhalativ wirkend 324
Campher
–, äußere Anwendung 353
–, unerwünschte Wirkungen 354
Camu-camu 149
Canadin 665(A)
Canavalia ensiformis 492(T)
L-Canavanin 442(A)
Cannabaceae 286
–, Humulus lupulus 407(T)

Cantharidin 631(A)
Canthaxanthin 241, 241(A), 247
Caprinsäure 55
–, für mittelkettige Triglyceride 56
Capronaldehyd 329(A), 330(A)
n-Capronsäure 35
Capronsäureester 35
Caprylsäure 55
–, für mittelkettige Triglyceride 56
Capsaicin 280, 457(A), 458(A), 500, 652(A)
–, Gehaltsbestimmung 459
–, Isolierung 458
–, Lokalisation 458
–, Toxizität 460
–, und Gibbs Reagenz 367
–, Wirkungen 460
Capsaicinoide 355, 457(A), 458(A), 651
–, Lokalisation 280
Capsanthin 243, 243(A), 245, 280, 651
Capsarubin 245
Capsiamid 280, 458(A)
Capsici fructus acer 629
–, Fruchtform 4
Capsicosid 280
Capsicum annuum 279
Capsicum frutescens 355, 458, 651
Carabron 174(A)
Caracurin 552(A)
Carbadox 613(A)
Carbamizol 471(A)
Carbenoxolon 188(A)
Carbocromen 585(A)
Carboxymethylcellulose-Natrium 104
Carcinogene, s. Karzinogene
Cardamon 313
5β,14β-Cardanolid 223(A)
Cardenolide 12
–, herzinaktive 575
–, 5β-Typ (Uzarigenine) 575
Cardenolidglykoside 10(T)
Cardia-Spasmus
–, und Atropin 517
Carduben 585(A)
Cardui mariae fructus 15
–, Fruchtform 4
3-Caren 320(A), 326, 327
Carica papaya 488f
Caricaceae
–, Carica papaya 488f
Carlina acaulis 301
Carlinaoxid 37, 301(A)
–, Schwedenkräuter 302

Carnaubapalme 63
Carnaubawachs 63
Carnosol 260(A), 344(A), 345(A)
Carnosolsäure 260(A), 343, 344(A), 345(A)
Carotatoxin 37(A)
α-Carotin 241(A), 280
β-Carotin 154(A), 246f, 250
Carotine, s. auch Karotine
Carotinoide, s. Karotinoide
Carpesterol 194(A), 195
Carrageen 136
–, Vorkommen 134(T)
Carrageenan 136
Carrageenate 136
Carragene
–, Gelbildung 99(A)
Carthamin 392(L)
Carthamon 392(L)
Carthamus tinctorius 61, 392(L)
–, Saflatöl 36
Carthamuschalkon 392(A)
Carubin 112
Carum carvi 313, 563
Carum-carvi-Früchte
–, Mannane, in 112
Carvacrol 332(A)
–, volumetrische Bestimmung 271
Carveol 260(A)
(+)-(cis)-Carveol 315(A)
Carvon 260(A), 302(T), 322
(–)-Carvon 342(A)
(S)-(+)-Carvon 314, 315(A)
(+)-Carvon 342(A)
–, in Agropyron repens 111
Caryophyllaceae 562
–, Gypsophila arrosti 208
–, Gypsophila paniculata 201, 207
–, Herniaria glabra 213
–, Herniaria hirsuta 213
–, Saponaria officinalis 209
–, Saponine 207
Caryophyllan 165(A)
Caryophyllen 166, 288(A), 316(A), 359(A), 695
Caryophyllenepoxid 359(A)
Caryophyllenepoxid, s. auch Caryophyllenoxid
Caryophyllenoxid
–, Leitstoff im Sternanisöl 305
Caryophylli flos 3
Casben 654(A)
Cascararinde 431
–, Gehaltsbestimmung 419(T)
Cascarilla 291
Cascarillin 291(A)

Cascaroside 431(A), 432(A)
Cassain 506
Cassava
–, Cyanogene Glykoside 463(T)
Cassia acutifolia 426
Cassia angustifolia 426
Cassia auriculata 428
Cassia auriculata (Blatt) 403, 404
Cassia senna 426
Cassia-alata-Blätter 719
Cassia-angustifolia-Blatt 240(A)
Cassia-senna-Bianthrone
–, Biosynthese 415(A)
Cassia-senna-Blatt 420(A)
Cassia-Zimt 285
Casticin 395(A), 705
Catalpol 160(A), 704, 706
Catechin 391(A)
(+)-Catechin 406(A)
–, als Allergen 27
–, 2R,3S-(+)-Catechin 611(A)
–, 2R,3R-(−)-Epicatechin 611(A)
Catecholamine
–, DOPA als Vorstufe 444
Catecholoxidase 410(L)
Catechu, s. Katechu
Catha edulis 1, 453
Catharanthin 543(A), 549
Catharanthus roseus 548, 549
Cathinon 1
(−)-Cathinon 453, 454
Caulophyllin 709
Caulophyllum 708f
Caulophyllum thalictroides 708
Cayennepfeffer 355, 651
–, Fruchtform 4
Celastraceae
–, Catha edulis 453
–, makrozyklische Peptide 478(A)
Cellobiose 91(A), 92(T), 100
Cellulasen 100(L)
Cellulose 99(A), 100(A)
Cellulosum ligni depuratum 103(A)
Cembrantyp 176(A)
Centapikrin 596, 599
Centapikrosid 596, 599
Centaurea cyanus 401(L), 402(L)
Centaurium erythraea
–, Phenolcarbonsäuren 373
Centaurium minus 599
Centella asiatica 716
Cephaelin 10(T), 537(A), 538(A)
Cephaelinium-Kation 539(A)

Cephaelis acuminata 536
Cephaelis ipecacuanha 536
Cephaloctroton cordofanus 54
Cera alba 65
Cera flava 65
Ceralien
–, Phytinsäure, in 84
Ceramium-Arten 135
Ceratonia siliqua 112
Ceratoniae fructus 112
Ceratoniae semen 112
Ceresin 63
Cerotinsäure 61
Cesalpiniaceae
–, Cassia auriculata 403, 404
Cetraria ericetorum 132
Cetraria islandica 132
Cetraria tenuifolia 132
Cetraria-Arten 132
Cetrarsäure 132
Cetylalkohol 63
Cetylesterwachse 63
Cetylstearylalkohol 63
Ceylon-Zimt 285
Chaconin 220(A)
Chalkone 390(A), 391(A)
–, Xanthohumol 288(A)
Chamaemelum nobile 293, 373
Chamazulen 170(A), 295, 311(A), 318, 717
Chamazulencarbonsäure 311(A)
Chamomilla recutita 308
Chaparral-Tee 389
Chasmanthin 178
Chaulmoograsäure 36(T), 37(A)
Chavicol 283, 306, 307, 359, 360
Cheiranthus cheiri 228
Chelatkomplexe der Flavonole 396(A), 398(A)
Chelerythrin 528(A)
Chelidonin 527(A), 528(A)
Chelidoninwirkung 527
Chelidonium 720
Chelidonium majus 1, 721
Chelidoniumalkaloide 522
Chelidonsäure 531(A), 575, 578
Chemonucleolysis 490
Chenopodiaceae
–, Beta vulgaris 92, 677
–, Chenopodium quinoa 204
–, Chenopodium vulvaria 449(L)
–, Spinacia oleracea 207
Chenopodium quinoa 204
Chenopodium vulvaria 449(L)
Chikusetsu-Ninjiin-Ginseng 619

Chikusetsu-Saponine 619(A)
Chikusetsuginseng 205
Chili Pequins 651
Chilli 629
Chillies 275
Chinaalkaloide
–, Fluoreszenzverhalten 556
Chinagras 99
Chinarinde
–, als Bittermittel 601ff
Chinarinden
–, Apothekerrinden 553
–, Sorten 552f
Chinarindenalkaloide
–, Artefaktbildung 502, 503
–, Bindungen an Gerbstoff 500
Chinasäure 337, 601
(−)-Chinasäure 374(A)
Chinawein 8
Chinidin 506, 554(A), 555(A), 556, 601
–, als Allergen 27
Chinidinsulfat 556
Chinin 500, 506, 554(A), 555(A), 601
–, als Allergen 27
–, teratogenes Risiko 24
Chininhydrochlorid 556
–, Bitterwert 161(T)
Chininsulfat 553
Chinolinsäure 522(A)
Chinolizidin 558(L)
Chinolizidin-Alkaloide
–, in Caulophyllum 709
Chinolizidinalkaloide 24
–, Baptisia tinctoria 648
Chinovasäure 199(A), 602(A)
Chinovose 85(A), 602(A)
D-Chinovose 86(T)
–, in Glykoretinen 67(L)
Chlorogensäure 373(A), 374(A), 444
–, DC 367(T)
–, in Lindenblüten 124
–, und Magensaftsekretion 316
Chlorophyll 565
Cholagoga 286, 297f
–, Kalmus 290
–, und Laxanzien 424, 428
Cholecalciferol
–, Farbreaktion mit Antimon-(III)-chlorid 187
Cholekinetika 298
Choleretika 298, 525
Cholestan-3,5,6-triol 64
Cholesterin
–, im Wollwachs 64
–, Komplex mit Digitonin 216
–, Komplexe mit Saponinen 197

Cholesterin, s. Cholesterol
Cholesterol 193(A)
Cholesterol, s. Cholesterin
Cholestyramin 632
Choletyramin 121
Cholezystopathie
–, Schöllkraut bei 529
Cholin 449(A), 567, 582, 676(A), 677(A)
Chondocurarin 533(A)
Chondocurin 533(A)
Chondrodendron tomentosum 533
Chondroitin-4-sulfat 567
Chondrus canaliculatus 134(T)
Chondrus crispus 134(T)
Chondrus-Arten 135, 136
Chromogene Reagenzien
–, Indolalkaloide für 547(T)
Chromonglucosyle 430(A)
Chromotropsäure 283(A), 529
Chrysanthemum parthenium 172(A)
Chrysanthemum vulgare 700
Chrysanthemum-parthenium-Blatt 173
Chrysanthemumcarbonsäure 267(A)
Chrysarobin 722
Chrysophanol 414(A), 433
Chrysophanolanthron 722(A)
Chymopapain 489
Cianidanol 681
–, als Allergen 27
Cicer arietinum 443, 626(T)
Cichoriensäure 647
Cichorin 377(A)
Cichorium intybus 110, 373, 563
Cichorium-Arten 28
Cichoriumsäure 373(A), 374(A)
Ciclamiretin A 199(A)
Cicuta virosa 38
Cicutol 38
Cicutoxin 37(A), 38
Cimicifuga 706
Cimicifuga racemosa 707
Cimicifugosid 707(A), 708(A)
Cimigenol 708(A)
Cinae flos 11(T)
Cincholsäure 602(A)
Cinchona calisaya 553
Cinchona ledgeriana 553
Cinchona pubescens 553, 601
Cinchona succirubra 553, 601
Cinchona-Alkaloide 552ff
Cinchonae tinctura composita 598
Cinchonidin 554(A), 555(A), 601

Cinchonin 554(A), 555(A), 601
Cineol 299(A)
1,4-Cineol 320(A)
1,8-Cineol 329, 329(A), 330, 332, 343, 355
Cinnamomum camphora 353
Cinnamomum verum 285
–, aromaticum 285
–, burmanii 285
–, loureirii 285
–, zeylanicum 285
Cinnamoylcocain 507(A), 508(A)
Cinnamoylechinoxanthon 174(A)
Cinnamoylethylamin 453(A)
Citral 277, 293
–, expektorierende Wirkung 271
–, schädigt Gefäßendothel 274
–, unerwünschte Wirkungen 317
Citral A 315(A), 316(A)
Citral B 315(A), 316(A)
β-Citraurin 243(A), 245, 248
Citronellal 324
(R)-(+)-Citronellal 316(A)
–, Mutagenitätstest 23(T)
Citronellöle 324
Citronellylacetat 277
Citropten 376, 377(A)
Citrullus colocynthis 197(T), 703(T)
Citrus aurantium 563
Citrus aurantium ssp. amara 291
Citrus aurantium ssp. aurantium 291
Citrus limon 23(T)
Citrus reticulata 449
Citrus-Arten
–, als Allergene 27
Citrus-Früchte 167
Citrus-Öle 376
Citrusbioflavonoide, s. Zitrusbioflavonoide 684
Claviceps paspali 540
Claviceps purpurea 479
–, Fettspeicherung 46
–, Honigtau 78
Clavinalkaloide 540
Clift, s. Meproscillaridin 239, 240
Clionasterol 193(A)
Clostridium-botulinum-Sporen
–, im Honig 79
Clusiaceae
–, Harungana madagascariensis 608
–, Hypericum perforatum 672

Clusterbean 112
Cnicin 604(A)
Cnicus benedictus 605
Coca-Alkaloide 507, 508
–, Bauprinzip 506(A), 507(A)
–, Ornithinvorstufe 507(A)
–, Prolinteil 507(A)
Cocablatt 507
Cocain 506(T), 507(A), 508(A)
–, (–)-Cocain 510
Cocainhydrochlorid 509
Cocainismus 510
Cocain, s. auch Kokain
Cocaismus 510
Cocakauen 510
Cocamin 507(A), 508(A)
Cocarcinogene, s. Ko-Karzinogene
Coca, s. auch Koka
Cocos nucifera 55
Codein 500(T), 530, 533
Coffea-Arten
–, Atractylin 178
–, Chlorogensäure 373
Coffein 10(T), 506(T)
–, Bindung an Gerbstoff 611(A)
–, in Kakaomasse 57
Cohumulon 287(A)
Cola acuminata 610
Cola nitida 610
Cola verticillata 610
Colae extractum, s. Kolaextrakt
Colae semen
–, Fruchtform 4
Colaextrakt, s. Kolaextrakt
Colagetränke 510
Colamin 448(A), 448(T), 449(A)
Colasamen
–, Phlobaphene 411
Colchicaceae 534
Colchicein 536(A)
Colchicin 23(T), 500(T), 534(A), 535(A), 549
–, Artefaktbildung 502, 503
Colchicosid 534, 536
Colchicum autumnale 534
Colchicum-Alkaloide 534
Colchicumalkaloide 522
Coleus forskohlii 178
Colocynthidis fructus
–, Fruchtform 4
Colombowurzel, s. Kolombowurzel
Colon irritabile
–, und Pfefferminzöl
–, und Stinkasant 307
Columbamin 526(A)
Columbin 178(A), 179(A)

Colupulon 287(A)
Commifora schimperi 348
Commiphora abyssinica 348
Commiphora molmol 348
Compositae 28
Compositae, s. Asteraceae
Concanavalin A 492
Concanavalin A, mitogen wirksam 647
Condurangin, s. Kondurangin
Condylomata acuminata
–, Podophyllin 720
–, Sadebaumspitzen 722
Coniferin 385(A)
Coniferylaldehyd 622
Coniferylalkohol 263(A), 383, 385(A)
–, Flavonolignane, Baustein 679(A)
Coniin 24
Conium maculatum 24
Conjunctivitis simplex
–, Berberinsulfat bei 527
Conocybe-Arten 455
Convallamarogenintriglykosid 202(T)
Convallamarosid 202(T)
Convallaria keiskei 574
Convallaria majalis 228, 574
–, Azetidin-2-carbonsäure in 440
–, Blüten als Niespulver 205
Convallariaceae
–, Convallaria keiskei 575
–, Convallaria majalis 574
–, Polygonatum odoratum 440
–, Polygonatum officinale 440
Convallatoxin 575(A)
–, und Hypoxietoleranz 579
Convallatoxol 575(A)
Convallosid 575(A)
Convolvulaceae 542
–, Convolvulus scammonia 66(T)
–, Exogonium purga 66(T)
–, Ipomoea orizabensis 66(T)
–, Ipomoea purga 66(T)
–, Ipomoea tuberosa 66(T)
–, Ipomoea turpethum 66(T)
–, Merremia tuberosa 66(T)
–, Operculina macrocarpa 66(T)
–, Operculina turpethum 66(T)
–, Rivea corymbosa 542
Convolvulazeenharze 65
Convolvuline 66
Convolvulus scammonia 66(T)
α-Copaen 291
Copaifera-Arten 694
Copernicia prunifera 63

Coprin 445
Coprinus atramentarius 445
Coriandrol 278(A)
Coriandrum sativum 278, 563
Corilagin 413(A)
Cornsteeplösung 675
Correlogenin 218
Cortexdrogen 2
Corticosteroide 147
–, Saponine hemmen Abbau 206
Corydalin 665(A)
Corydalis cava 527(A), 665
Corydalis-cava-Rhizom 525
Corydalisknollen 665
Corydin 665(A)
Corynanthe yohimba 629
Corynebacterium parvum
–, als Immunadjuvans 642
Corytuberin 665(A)
Costunolid 172(A)
Cotarnin 506
Cotinin 506, 522(A)
Coumarouna odorata 382
CP 642
Crataegolsäure 582
Crataegus azarolus 580
Crataegus laevigata 580
Crataegus monogyna 580
Crataegus nigra 580
Crataegus oxyacantha 580
Crataegus pentagyna 580
Crataegus-Arten
–, Proanthocyanidine 407(T)
–, i-Butylamin in Blüten 448(T)
Crataegusextrakt 12
Crataeguspräparate 580ff
Crocetin 248(L), 249, 251
Croci Stigma 3
Crocin 249(A)
Crocus sativus 249
Croton eluteria 291
Croton tiglium 357, 655
Crotonöl 357
Cruciferae, s. Brassicaceae
Cubebin 384(A), 386(A), 696(A), 697(A)
Cucumis sativus
–, Aromabildung 39(A)
Cucurbita maxima 445
Cucurbita moschata 445
Cucurbita pepo 445, 563
Cucurbitaceae
–, Bryonia cretica 197(T)
–, Bryonia dioica 197(T)
–, Citrullus colocynthis 197(T)
–, Citrullus lanatus 474(L)
–, Cucurbita maxima 445
–, Cucurbita moschata 445
–, Cucurbita pepo 445

–, Cucurbitacin 195
–, Ecballium elaterium 197(T)
–, Glutamylpeptide 474(A)
–, Luffa operculata 197(T)
–, Luffa purgans 197(T)
Cucurbitacin E 703(A)
Cucurbitacine 195
–, Chemische Eigenschaften 195(A), 196(A)
–, emmenagoge Wirkung 702
–, Vergiftungsbild, akutes 703
–, Vorkommen 195
5,24-Cucurbitadien-3β-ol 185(A), 186(A)
Cucurbitin 443(A), 445
p-Cumaralkohol 263(A)
Cumarin 376f, 382f, 690(A)
–, Toxizität 383
Cumarine, s. auch Kumarine
–, enzymatische Bildung 382
–, Furanocumarine 380(A)
–, Pyranocumarine 380(A)
Cumarinsäure 382(A), 690
p-Cumaroyl-feruloylmethan 300(T)
o-Cumarsäure 347(A), 372(A), 373, 376(A), 382(A), 690(A)
p-Cumarsäure 263(A), 372(A)
Cumarsäureglucosid 376, 382(A)
Cuminalkohol 342(A)
Cupressaceae 319
Curaçao-Aloe 420(A)
Curare 533
Curarealkaloide 500
Curcuma domestica 299
Curcuma-domestica-Rhizom 275
Curcuma-longa-Rhizom 13
Curcuma-longa-Wurzelstock 175
Curcuma xanthorrhiza 13, 300
Curcuma-xanthorrhiza-Rhizom 11, 13
ar-Curcumen 277, 300(A)
(−)-β-Curcumen 300(A)
Curcumin 299(A), 300
Curcuminoide 11
Currypulver 275
Curzerenon 348(A)
Cuscohygrin 508
Cutinsäuren, s. Kutinsäuren
Cyamopsis tetragonoloba 112
Cyanidin 401(A), 402(A)
Cyanidin-3-xyloglucosid 148
Cyanidin-Kation 403(A)
Cyanogene Glykoside 462(A), 463(A)
–, Biosynthese 463(A)

Sachverzeichnis

–, in Leinsamen 128f
–, Rhodanidbildung 129
–, Toxikologie 464
–, Verbreitung 462
Cyanwasserstoff 464
Cyasteron 624(A)
Cyathula capitata 625
Cycas circinalis 25
Cycas revoluta 25
Cycasin 25
Cyclamen europaeum 202(T), 203(T)
Cyclamin 199(T), 203(T)
Cyclite 588
–, Baustein von Gallotanninen 411
Cyclite, s. Cyclitole
Cyclitole
–, Biosynthese 79(A)
–, Konfigurationssymbole 83
Cycloartanol 606(A)
Cycloartenol 185(A), 186(A), 606(A), 708(A)
Cycloartenoltyp 192(A)
Cyclolignane 384(A)
Cyclopentanmonoterpene 156
Cyclopentanring 36(T)
–, in Fettsäuren 36(T)
Cyclopropanring 36(T)
–, in Fettsäuren 36(T)
Cycloserin 442(A)
D-Cycloserin 443
Cydonia oblonga 131
Cydonia vulgaris 131
Cymarin 13(T), 238, 239, 574(A)
Cymbopogon nardus 324
Cymbopogon winterianus 324
Cymbopogon-Arten 23(T)
p-Cymen 278(A), 322, 332(A)
Cynanchum vincetoxicum 241
Cynara scolymus 603
Cynarin 373(A), 374(A), 604
Cynaropikrin 604(A)
Cynoglossum
–, Pyrrolizidinalkaloide 518
Cynosbati semen 4, 148
Cytisin 648

Dahlien 28
Damascenon 250(A)
α-Damascon 250(A)
β-Damascon 250(A)
Damiana 630
Dammarenol 185(A), 186(A)
Dänischer Agar
–, Vorkommen 134(T)
Daphnetin 377(A)
Datiscaceae
–, Cucurbitacine 195

Dattelfrüchte (Mannane) 112
Datteln 563
Datura metel 513
Datura stramonium 513
–, Datura fastuosa 513f
–, Datura metel 513f
–, Duboisia leichardtii 514
–, Duboisia myoporoides 514
–, Putrescin in 448(T)
–, Scopolia carniolica 514
–, Varietäten 513
Datura-Samen 629
Daucosterol 622(A), 623(A)
Daucus carota 247
Daueranwendung 23
4,7-Decadienal 289
Decanal 278(A), 292(A)
trans-Decenal 278(A)
Decocta 5
Decosenester
–, im Jojobaöl 64
Decubitus
–, Franzbranntwein bei 356
Dehydroascorbinsäure 145(A)
Dehydrobiconiferylalkohol 679
Dehydrocatechine 404
Dehydrocostuslakton 172(A)
Dehydromatricariaester 318(A)
Dehydromatricariasäure 318(A)
16-Dehydropregnenolon 219, 221
5,6-Dehydrosolasodin 222
5,6-Dehydrotomatidin 222
Dekubitus
–, Kamille bei 312
–, Papain bei 489
Delphinidin 401(A), 402(A)
Delphinidin-3-xyloglucosid 148
Demecolcin 534, 536
Depside 373(L), 374(L)
Depsipeptide
–, Definition 473
Dermatansulfat 567
Desacetylchamissonolid 172(A)
Desacetylcholchicin 535(A)
Desglucocheirotoxin 575(A)
Desmethoxycurcumin 299(A)
Desmethoxyyangonin 663(A)
Desmethylanethol 263(A)
4'-Desmethylpodophyllotoxin 387(A)
Desmethylsterine 192(A)
Desodorans
–, Kamille 312
Desoxyloliolid 250(A)
Desoxypodophyllotoxin 387(A)
Desoxyxanthohumol 392(A)
Desoxyzucker 84

2-Desoxyzucker
–, Nachweis mit Keller-Kiliani-Reagens 228
–, Nachweis mit Xanthohydrol 228
–, Vorkommen 85(T)
Dextran
–, klinisches 28
Dextrane 140
–, als Paramunitätsinduktoren 641
Dextransulfat
–, mitogen wirksam 647
Dextrine 110
Dextrinum 110
Dextrose, s. Glukose 75
Dextrosum anhydricum ad usum parenterale 76
Dextrosum monohydricum ad usum parenterale 76
De(s)methylpodophyllotoxin 719(A)
Dhurrin 463(T)
Diabetes mellitus
–, Diättherapie mit Guar 113
Diabetikertee
–, toxische Pyrrolizidine 521
Diallyldisulfid 633(A), 634(A)
Diallylnortoxiferiniumchlorid 552
Dianthrone, s. Bianthrone
Diaphoretika 655
Diarrhö 536
–, Chaparral-Tee gegen 389
–, Glukosegabe 76
–, Opium bei 532
–, Pektine, gegen 121
–, Santoninintoxikation 168
–, unerwünschte Wirkung nach Proscillaridin 240
Diarylheptanoide 276
Diastase 110
Diät, kochsalzarme 275
Diatomeen 566
Diazomethanbildner 25
Diazoniumsalze
–, Phenolreagenz 367
1,3-Dicaffeoylchinasäure 374(A)
Dicentra cucullaria 525
Dicentra spectabilis 525, 665
Dickextrakte 7
Dicumarol 381(A), 382(A)
Didesoxyzucker
–, in herzwirksamen Glykosiden 225
Didrovaltrat 668(A)
–, Toxizität 163
Dienol-Benzol-Umlagerung 649(A)

Diferuloylmethan 300(T)
Digenea simplex 445
Diginatigenin 223(A)
Diginose 224(A)
D-Diginose 86(T)
Digiprolakton 250(A)
Digitalinum verum 576(L)
Digitalis lanata 233
Digitalis purpurea 203(T), 235
–, Saponine 216
Digitalis purpureae folium
–, Spaltöffnungstypen 16
Digitalis-lanata-Blätter 233
Digitalisextraktpräparate 572
Digitalistinktur
–, Wundbehandlung 716
Digitaloid-Extraktpräparate
–, und minimaler Wirkspiegel 232(L)
Digitaloide 572ff
D-Digitalose 86(T), 224(A)
Digitalose (β-D-) 576(A)
Digitanol 240(A)
Digitogenin 215, 216
Digitoxigenin 223(A), 576(A)
–, Biosynthese 225(A)
–, Konformation 224(A)
Digitoxin 202(T), 203(T), 237
–, als Allergen 27
–, Farbreaktion (Liebermann-Burchard) 187
–, lokal als Zellgift 483
–, saponinartige Wirkung 197
D-Digitoxose
–, Kurzschreibweise 86(T)
–, 3-Acetyl- 86
Digoxigenin 223(A)
Digoxin 13(T)
–, Farbreaktion (Liebermann-Burchard) 187
–, Isolierung 234
–, saponinartige Wirkung 197
–, Struktur u. Konfiguration 234(A)
Dihomomethionin 467(T)
Dihydroactinidiolid 250(A)
Dihydroagnosterin 64
Dihydrocapsaicin 458(A), 652(A)
Dihydrocarveol 342(A)
(+)-Dihydrocarveol 315(A)
Dihydrocumarin 690(A)
3,4-Dihydrocumarin 381
o-Dihydrocumarsäure, s. Melilotsäure
Dihydrocuminalkohol 342(A)
Dihydroergocristin 481
Dihydroergotamin 481, 683
Dihydroergotoxin 481
Dihydroflavonol 391(A)

Dihydrofoliamenthin 599
Dihydrohelenalin 358(A), 712, 713
Dihydrokawain 662(A), 663(A)
Dihydrolanosterin 64
Dihydromethysticin 662(A), 663(A)
Dihydropiperin 282(A)
Dihydrosamidin 585(A)
Dihydrositosterin
–, im Maiskeimöl 57
Dihydroxyingenol 654(A)
Dihydroxyphenylalanin 444
Dihydroxyphenylbrenztraubensäure 523
Dijodthyronin 569(A)
Dill 275
Dilution, homöopathische 5
3,5-Dimethoxyphenylpropionsäure 371(A)
Dimethylallyldiphosphat 156(A)
Dingilöl, afrikanisches 54
Dinitrophenylierung, Aminosäuren 440
Dionaea muscipula 646
Dionaea-muscipula-Kraut 646
Dioscin 217
Dioscorea alata 218
Dioscorea bulbifera 218
Dioscorea cayennensis 218
Dioscorea esculenta 218
Dioscorea floribunda 218
Dioscorea villosa 218f
Dioscorea-villosa-Wurzel
–, bei rheumatischer Arthritis 219
Dioscoreaceae
–, Dioscorea composita 218
–, Dioscorea floribunda 218
–, Dioscorea villosa 218
–, Dioscorea-Arten 218
Dioscoreophyllum cumminsii 486
Diosgenin 215, 218
–, Farbreaktion 187
–, Gewinnung 217(A)
–, Konformation 221(A)
–, zur Gewinnung von Hormonen 218(A), 219(A)
Diosmin 684f, 696
–, Bioverfügbarkeit 399
Dioson 219(A)
Diosphenol 695(A)
Dioxymethylengruppe, s. Methylendioxygruppe
o-Diphenole 444
Diphensäure 411
Dipteryx odorata 382
Disulfide 264(A)

Disulfiram 443(L)
Diterpene
–, lipophile 176
–, polare 176
Dithranol 722(A)
Diuretika
–, und Kaliumversorgung 563
Diuretische Wirkung
–, ätherischer Öle 701
–, von Drogen 563ff
Divinylmethananordnung 34
Dodecanal 292(A)
trans-Dodecenal 278(A)
Dolichos biflorus
–, Lektin 492(T)
DOPA 444, 723(A)
L-DOPA 444(A), 446(A)
Dopachinon 723(A)
Dopachrom 723(A)
Dopamin 147, 449(A), 450(A), 522(A), 523(A)
Dost 336
Dostenkraut 336
Dragendorff-Reagenz 503(T)
Drastika 67
drastische Abführwirkung 197(T)
–, Convolvulazeenharze 67
–, Jalapenharz 68
Dreilappiger Salbei 295
Driman 165(A)
Drimantyp
–, Polygodial 169
Droge 1
–, Definition 1
–, Extrakt aus 1
–, Feuchtigkeitsgehalt 18
–, Konservierung 2
Drogen
–, azelluläre 11
–, diuretisch wirkende 563
–, Extraktgehalt 17
–, Konsistenz 15
–, Lagerdauer 19
–, mikroskopische Merkmale 16
–, Normierung 13
–, Prüfung auf Identität 16
–, Prüfung auf Reinheit 17
–, Qualität 13
–, Standardisierung 13
–, Untersuchung nach Arzneibuch 14
Drogenauszüge
–, alkoholische 7
–, wäßrige 7
Drogeninhaltsstoff 1
Drogenmonographie 14
Droseraceae
–, Dionaea muscipula 646

–, Drosera rotundifolia 646
Drosophila melanogaster 23
Drug 1
Drüsenhaare 16
Duboisia leichardtii 513
Duboisia myoporoides 513
Duftkompositionen 258
Dufttherapie 657
–, Hopfenkissen 674
Dulcamarae stipites 15
Dulcamarae stipites 221
Dünnschichtchromatographie
–, Alkaloide, allgemein 503
–, Allantoin 714
–, Ammi visnaga 585
–, Anisfrüchte 305
–, Anthocyane 401
–, Anthranoide 417
–, Arnikablüten 713
–, Baldrianwurzel 670
–, Bärentraubenblätter 372
–, Beinwellwurzel 714
–, Betaine 457
–, Bockshornsamen 457
–, Capsaicinoide 458, 651
–, Caryophyllenoxid,
    Melissenöl 316
–, Caulophyllum 709
–, Cayennepfeffer 651
–, Chinarinde 602
–, Chininsulfat 555
–, Chinolizidinalkaloide 709
–, Chlorogensäure 373
–, Cinchonaalkaloide, diastereo-
    mere 555
–, der Iridoide 158
–, Digitalis-purpurea-Blatt 236
–, Digitaloiddrogen 573
–, Eleutherococcusextrakt 622
–, Enzianwurzel 598(A)
–, Ephedrine 451
–, Eukalyptusöl 329
–, Faulbaumrinde 425
–, Fenchel 307
–, Flavone 397
–, Gallussäure 372
–, Ginkgolide, Ginkgoblatt 588
–, Ginsengwurzel 616, 617
–, Glykoalkaloide 220
–, Herbstzeitlosensamen 536
–, Iridoiddrogen 158
–, Kaffeesäure 373
–, Kamillenblüten 309
–, Karotinoide 244
–, Kondurangorinde 601
–, Kubeben 698
–, Kurkumawurzel 300
–, Lignane 383
–, Löwenzahn 606
–, Mariendistelfrüchte 680

–, Mutterkornalkaloide 481
–, Myrrhe 348
–, Nelkenöl 360
–, Ninhydrin als Sprühreagenz
    451
–, Opium 531
–, Palustrinführung, Equisetum
    462
–, Pfefferminzblätter 302, 303
–, Pfefferminzöl 338
–, phenolische Verbindungen
    366
–, Phytoecdysone 625
–, Pilocarpin 558
–, Podophyllum 387
–, Pomeranzenschale 393
–, Primelwurzel 211
–, Proscillaridin, Reinheitsprü-
    fung 240
–, Pyrrolizidinalkaloide 518
–, Quendel 334
–, Rauwolfiawurzel 546
–, Rhamnus-purshianus-Rinde
    432
–, Rosmarinöl 355
–, Ruscus-aculeatus-Wurzel-
    stock 689
–, Safran, Identität, Reinheit
    251
–, Salbei 334(L), 345(L)
–, Saponindrogen 200
–, Schöllkraut 528
–, Sennesblätter 428
–, Syringin 622
–, Thymian 332
–, Triacylglyceride 43f
–, Tropanalkaloide 515
–, Valeriansäure 670
–, Verbascosid 375
–, Wacholderbeeren 319
–, Weißdornblätter mit Blüten
    582, 583
–, Wermutkraut 297
–, Zimtrinde 285
Durchblutungsstörungen
–, arterielle, Gingko bei 588
–, Vincamin bei 548
Durchfallerkrankungen
–, Adstringenzien bei 408
Durchspülung
–, bei Harnwegsinfektionen 564
Dyschezie 54
Dysmenorrhö
–, ätherische Öle bei 351
–, Berberitzenwurzelrinde bei
    527
Dysmenorrhö
–, Chaparral-Tee gegen 389
Dysmenorrhö
–, Roßkastanienextrakt bei 688

Dyspepsie 286, 289, 294f
Dyspeptische Beschwerden
–, Bromelain bei 491
–, Papain bei 489
–, Pfefferminztee 303
–, Schafgarbenkraut bei 319
–, Wacholderbeeren 321

Eberwurz 301
Ecballium elaterium 197(T),
    703(T)
α-Ecdyson 624(A)
β-Ecdyson 624(A)
Ecdysterone
–, anabole Wirkung 613
Ecgoin 512(L)
–, weckaminartige Wirkung
    511
Ecgoninderivate 507
Ecgoninon 509
Echema-Arten 135
Echimidin 518(A), 520(A)
Echinacea 647
Echinacea angustifolia 647
Echinacea purpurea 647
Echinacea-Arten 111
–, Acetylenderivate 38
Echinacea-Arten
–, Cichoriumsäure 373
Echinacea-Extrakte 642(T)
Echinacea-purpurea-Wurzel
–, Verfälschungen 174
Echinaceae purpurea
–, Lokale Wirkungen 716
Echinaceapräparate 642
Echinacosid 375, 376, 647
Echinocystsäure 198(A), 211
Echtblausalz B 367
Ecklonia cava 134(T)
Edestin 484(T)
Efeu
–, Falcarinolvorkommen 29(A)
Efeublatt 207
Efeublätter 205
Ehrenpreiskraut 161(T), 706
Eibischsirup 126
Eibischwurzel 125
–, Betain, in 457
–, Mazerat aus 6
Eichenrinde 409, 715
–, Proanthocyanidine 407(T)
Eicosadiensäure 49(A)
Eikosanoide 51f
Eicosapentaensäure 49(A)
Eicosatriensäure 49(A)
Eicosenester
–, im Jojobaöl 64
Einreibungen
–, hyperämisierende 351

Einteilung, Kohlenhydrate 70
Eisenhutknollen 181
Eisenkraut 161(T), 704
Eiweiß
–, in Kleie 105
Eiweißsynthese
–, Steigerung durch Gewürze 614(T)
Elaeagnaceae 149
Elaeis guineensis 55, 247
Elaterinid 703(A)
Elaterium 703(T)
Eleman 165(A)
Elemanolide 166(A)
Elemicin 264(A)
Eleosacchara 335
Elettaria cardamomum 313
Elettaria major 313
Eleutherococcus 622, 622ff
Eleutherococcus senticosus 386(L)
Eleutherococcus-senticosus-Rhizom 385
Eleutherococcusextrakt
–, anabole Wirkung 613
Eleutherosid A 622(A), 623(A)
Eleutherosid B 622(A), 623(A)
Eleutherosid B_1 622(A), 623(A)
Eleutherosid E (Epi-Eleutherosid D) 622(A), 623(A)
Eleutherosid M 208(A)
Eleutheroside 622
Ellaggerbstoffe 336
Ellagitannine 411(A), 413(A)
–, in Fagazeen 410
Ellagsäure 370(A), 411(A)
Elymus repens 111, 566
Embryotoxizität 24
Emerson-Reaktion 699
Emetan, Bezifferung 536(A)
Emetikumwirkung 538
Emetin 10(T), 506, 537, 538(A)
–, 2,3-Dehydro- 539
Emetinhydrochlorid 538
Emmenagoga 700
Emodin 425(A), 433
Emodin-8-β-glucosid 424(A), 425(A)
Emodinanthrone 414(L), 415(L)
Emodindrogen 413
–, Aloe 428
–, Cascararinde 431
–, Faulbaumrinde 424
–, Gehaltsbestimmung 419(A), 421(A)
–, Kreuzdornbeeren 425
–, nichtanthranoide Begleitstoffe 419(A)
–, Rhabarberwurzel 433

–, Sennesblätter 425
–, Sennesfrüchte 425
–, unerwünschte Wirkungen 423
–, Wirkweise 423
Emodine 414(A)
–, Biosynthetischer Aufbau 415(A)
–, Definition 414
Emodingentiobiosid 425(A)
Emodinmonoglucosid 425(A)
Emolliens
–, Definition 60
Emulgator
–, Glyzerinmonostearat 53
–, Sorbitanfettsäureester 53
Emulgiermittel
–, Pektine 121
Emulsin 464(L), 465(L)
Endocrocin 415(L)
Endotoxine 641
Engelwurz 378(L), 379
Entamoeba histolytica 538
Enteritis 56, 128
Entzündungen der Kiefernhöhlen
–, ätherische Öle 350
–, Wasserdampfinhalation 350
Entzündungen der Mundschleimhaut 345
–, Adstringenzien bei 408f
Enzian 431
Enzianbranntwein 598
Enzianwurzel 595, 614(T)
Enzyme
–, der Hefe 643
–, Mucunain 357
Ephedra-Arten 450
Ephedrakraut 450
Ephedrin 451(A), 506(T)
–, Base 452
–, Hemihydrat 452
–, hydrochlorid 452
–, Niespulver 205
–, und Zilienbewegung 205
–, N-Methyl- 451(A)
(–)-Epicatechin 406(A)
Epicubebin 386(A)
Epidermis, Haarbildungen 3
(–)-Epigallocatechin 406(A)
Epimerisierung
–, UDP-Galaktose 82(A)
–, UDP-Glucose 82(A)
–, α-D-Xylopyranose 84(A)
–, β-L-Arabinopyranose 84(A)
Epiprostaglandin A_2 51(A)
5,8-Epoxilutein 242(A)
trans-Epoxy-Ocimen 296
Epoxylignane 384(A)
Epoxytropin 511

Equisetaceae 568
Equisetum arvense 461, 568
Equisetum hiemale 461
Equisetum palustre 461
Erbse
–, Lektine 491(T), 492(T)
Erdbeerblätter
–, Proanthocyanidine 407(T)
Erdnüsse 563
–, als Allergene 27
–, Geschmacksträger 280(L)
–, Pangamsäure 626(T)
–, Proteinaseinhibitoren in 488
–, Saponinvorkommen 204
Erdnuß
–, Lektine 491(T), 492(T)
Erdnußglobulin 483
Erdnußöl 56
–, allergene Wirkung 27
–, für Injektionszwecke 52
–, gehärtetes 53
Eremophilanolide 166(A)
Ergin 541(A)
–, Hydroxyethyl- 541(A)
Ergobasin 541(A)
Ergocornin 479(A)
Ergocristin 479(A)
α-Ergokryptin 479(A)
β-Ergokryptin 479(A)
Ergometrin 541(A)
Ergometrinhydrogenmaleat 541
Ergonovin 541(A)
Ergosin 479(A)
Ergosterol 193(A)
Ergostin 479(A)
Ergot 478
Ergotamin 479(A)
Ergotamintartrat 481
Ergotismus 478
Erica tetralix 562
Ericaceae
–, Arctostaphylos uva-ursi 696
–, Azalea pontica 181
–, Calluna vulgaris 562
–, Erica tetralix 562
–, Gaultheria procumbens 346
–, Iridoide 157
–, Kalmia latifolia 180
–, Rhododendron luteum 180
–, Vaccinium mytillus 403(T), 407(T)
Eriocitrin 393
Eriodictyol 393(L)
Eriodictyon californicum 393(L)
Erkältung
–, Baptisia bei 649
–, Chaparral-Tee bei 389
–, Echinacea bei 648

–, Phytolacca bei 646
–, und Ascorbinsäure 147
Erkältungsbalsam
–, unerwünschte Wirkungen 354
Erkältungsbalsame 322f
Erkältungssalben 322
Erucasäure 36(T), 37(A)
–, Toxikologie 60
Erucasäureglyceride
–, im Rüböl 60
Eryngium aquaticum 630
Eryngium caeruleum 630
Eryngium maritimum 630
Eryngium planum 630
Erythraea centaurium 599
Erythrophleum-Alkaloide 506
Erythrose-4-phosphat 81(A)
Erythroxylaceae 57, 507
–, alkaloidführend 498
–, E. Coca 507
–, E. novogranatense 507
–, E. truxillense 507
Erythroxylon coca 507
–, var. spruceanum 507
Escin s. Aescin 8
Escinol, s. Aescinol
Escin, s. Aescin
Escin, s. auch Aescin
Eserolin 456(A)
Essence concrète 258
Essentielle Fettsäuren 677, 678
Essigsäure
–, als Ester im Pfefferminzöl 339(A)
–, Ester mit Thujylalkohol 296(A)
–, gebunden im Salepschleim 131
–, in Glykoretinen 67(L)
–, in Kakaokernen 9
–, Phorbolester, Komponente 654(L)
Estolide 337
Estragol 308(A)
Estragon 28, 275
Ethylamin 448(T)
Ethylcinnamat 148
Etopsid 387(A), 388(A)
Eucalyptol, s. auch Cineol
–, Bestimmung in Eukalyptusöl 270
Eucalyptus fruticetorum 329
Eucalyptus globulus 329
–, Phenolcarbonsäuren 373
Eucalyptus polybractea 329
Eucalyptus viridis 329
Eucarya spicata 694
Euchema-Arten 136
Eudesman 165(A)

Eudesmanolide 166(A)
–, Alantwurzelstock 173
Eugenia caryophyllata 360
Eugenol 25, 263(A), 264(A), 283, 285, 359, 360
–, als Allergen 27
–, volumetrische Bestimmung 271
Eugenolacetat 360
Eugenolacetat, s. Acetyleugenol
Eukalyptol 283, 329(A), 330, 331, 343
–, in Rosmarinölen 355(T)
–, inhalative Anwendung 330
–, Spanischer Salbei 295
Eukalyptusblätter 336
Eukalyptusöl 351
–, als Rhinologika 350
–, direkter Expektoranseffekt 328
–, Gehaltsbestimmung 270
–, optische Drehung 269(T)
–, unerwünschte Wirkungen 274
–, zur Inhalation 322
Eupatorium
–, Pyrrolizidinalkaloide 518
Euphorbia cyparissias 654(L)
Euphorbia resinifera 654(L)
Euphorbiaceae 28
–, Cephaloctroton cordofanus 54
–, Croton eluteria 291
–, Croton tiglium 357, 655
–, Cucurbitacine 195
–, Cyanogene Glykoside 462
–, Euphorbia cyparissias 654(L)
–, Euphorbia resinifera 654(L)
–, Lektinvorkommen 491
–, Manihot esculenta 108, 463f
–, Ricinus communis 58
–, Samenfett 36(T)
Euphorbium 651
Euphrasia officinalis 161(T)
Euxanthinsäure 371(A)
Exanthemerzeugende Mittel 650f
Exkretbehälter 261
Exogonium purga 66, 66(T)
Exogonsäure 67
Expektoranzien
–, als Badezusatz 329
–, ätherische Öle 321
–, in Arzneiformen zum Lutschen 329
–, Saponine 205
–, zum Einreiben 329
–, α-Asaron 334
Exsudate aus Hölzern 114

Externa
–, Badeöle 52
–, Öl enthaltende 52
Extracta aquosa 6
Extracta fluida 7
Extracta sicca 7
Extracta spissa 7
Extractum Colae, s. Kolaextrakt
Extractum condurango fluidum 601
Extractum Fructus Cardui mariae 681
Extrait 261
Extrakt 1
–, gereinigter 10
–, Totalextrakt 10
–, Wirkstoffpräparat 10
Extrakte
–, aus Ätheröldrogen 259
–, gereinigte 10f
–, Totalextrakte 10
Extraktionsöle 258
Extraktivstoffe
–, pflanzliche 9
–, ubiquitäre Bestandteile 9
Extraktivstoffe, lipophile 7

Fabaceae
–, Abrus precatorius 492
–, alkaloidführend 498
–, Andira araroba 414, 722
–, Arachis hypogaea 56
–, Astragalus gummifer 116
–, Astragalus kurdicus 116
–, Astragalus microcephalus 116
–, Baptisia tinctoria 648
–, Canavalia ensiformis 442
–, Cicer arietinum 443
–, Coumarouna odorata 382
–, Cyamopsis tetragonoloba 113
–, Cyanogene Glykoside 462
–, Dipteryx odorata 382
–, Galega officinalis 443
–, Glycine max
–, Glycyrrhiza glabra 189
–, Lathyrus sativus 443
–, Lupinen 558(L)
–, Medicago sativa 247
–, Melilotus altissima 381
–, Melilotus officinalis 381
–, Mucuna mutisiana 444
–, Mucuna pruriens 357
–, Myroxolon balsamum 334
–, Ononis spinosa 565
–, Phaseolus linatus 463, 464
–, Phaseolus-Arten 567
–, Physostigma venenosa 455

Fabaceae
–, Piscidia piscipula 663
–, Proteinaseinhibitoren 488
–, Pterocarpus marsupium 407(T)
–, Samenfette 36(T)
–, Sarothamnus scoparius 558
–, Sophora-Arten 684
–, Trifolium pratense 444
–, Trigonella foenum-graecum 131, 711
–, Vicia faba 444
Fagaceae 417(L)
–, Quercus petraea 407, 409
–, Quercus pubescens 407(T)
–, Quercus robur 407, 409
–, Quercus sessiliflora 409
–, Quercus suber 186(A)
–, Quercus tinctoria 389
–, Quercus velutina 389
Fagopyrum esculentum 684
Fagopyrum tataricum 684
Falcarinol 29(A), 37(A)
Fällungsreagenzien
–, für Alkaloide 503(T)
Faradiol 606(A)
Färbereiche 389
Färbermaulbeerbaum 389
Färberwau 389
Farbreagenzien
–, für Indolalkaloide 547(T)
Farbreaktion
–, auf Kumarin mit Lauge 285
–, Azomethinbildung 424
Farbreaktionen 16
–, auf Absinthin und Artabsin 297
–, auf Alkaloide 503(T), 504(T)
–, auf Alkylamine 451
–, auf Amatoxine 475
–, auf Carnosol mit Lauge 344
–, auf Colchicin mit HCl 535
–, auf Cubebin 385
–, auf Ellagitannine 412
–, auf Flechtensäuren 133
–, auf Gallotannine 412
–, auf Karotinoide mit Antimon(III)-chlorid 244
–, auf Lignane 384
–, auf oxidierende Stoffe 389
–, auf Pentosen mit Phloruglucin-Salzsäure 74
–, auf Phloroglucinderivate 391
–, auf Proanthocyane mit Vanillin-Salzsäure 407, 408
–, auf Proanthocyanidine 405(A)
–, auf Resorcinderivate 391
–, auf Spirostene und Spirostane 218

–, auf Strychnin mit Kaliumchromat 550
–, auf Triterpene nach Zlatkis-Zak 187
–, auf vic. Trihydroxybenzole 412
–, Berliner Blau (cyanogene Glykoside) 464
–, Bornträger-Reaktion 417, 431
–, Capsaicinoide, Dichlorchinonchlorimid 652(A)
–, Carr-Price-Reaktion 244
–, Coralynreaktion 522
–, diazotierte Sulfanilsäure 538
–, diazotierte Sulfanilsäure auf Phenole 367
–, Dichlorinonchlorimid auf Phenole 367
–, Dragendorff 447
–, Ehrlichs Reagenz auf Furane 348
–, Eisen(III)-chlorid auf Phenole 367
–, Emodinanthrone mit 4-Nitrosodimethylanilin 417(L), 432(L)
–, Emodine mit Magnesiumacetat 417
–, Flavone mit naszierendem H_2 396(A)
–, Frödes Reagenz 504(T)
–, Gibbs-Reagenz auf Phenole 367
–, Helenalin 712
–, histochemisch auf Schleim 123
–, Jodplatinat-Reagenz 504
–, Keller, Mutterkornalkaloide 481(A), 482(A)
–, Keller-Kiliani-Reaktion 74
–, Kobaltthiocyanat, Coca 510
–, Kreis-Test 43(A), 44(A)
–, Liebermann-Burchard 64, 187(A), 617
–, Meconsäure mit FeCl(III) 531(L)
–, mit Antimon(III)-chlorid 187
–, mit aromatischen Aldehyden und auf Triterpene 184
–, mit Bromwasser auf Aloe 430
–, mit Schwefelsäure und Acetanhydrid 186
–, Molischprobe 74
–, Murexidreaktion 504(T)
–, nach Mattocks 520(A)
–, nach Seliwanoff 74
–, α-Naphtol-Schwefelsäure 11
–, Natriumtetraborat auf Aloe 430

–, Ninhydrinreaktion 440(A), 441, 447
–, Phlobaphenbildung 407
–, Phosphormolybdatreagenz auf Phenole 367
–, Physostigmin mit NH_3 455(A), 456(A)
–, Physostigminblau 504(T)
–, Podophyllin, Cu-acetat 720
–, Procter-Praesler-Reaktion 412
–, Proscillaridin mit Liebermann 240
–, Protopanaxadiol 617
–, Protopanaxatriol 617
–, Pyrrolizidinalkaloide 520(A)
–, Reaktion nach Baudouin 43
–, Reaktion nach Halphen 43
–, Reaktion nach Hauchecorne 43
–, Reaktion nach Helch 504(T)
–, Riminireaktion, biogene Amine 447
–, Rubremitin-Reaktion 537(A), 539(A)
–, Safran mit Schwefelsäure 251
–, Säurebehandlung von Absinthin (Azulen) 297
–, Shinoda auf Flavanone 393
–, SO_2-Nachweis mit Kaliumjodatpapier 126
–, g-Strophanthin mit Schwefelsäure 238
–, Thiobarbitursäuretest 43(A), 44(A)
–, Valepotriate mit Nitrobenzylpyridin 671
–, Valepotriate mit Säuren 669, 670
–, van Urk 504, 540, 546
–, van Urk, Mutterkornalkaloide 481(A), 482(A)
–, Vanillin-Salzsäure auf Phenole 367
–, Vitali-Reaktion 515(A)
–, Wolframatophosphorsäure 407
–, Zeitungspapiertest (Amatoxine) 475
–, Zimmermann-Reagenz 712, 713
Farbreaktionen, Herzglykoside
–, Baljetreaktion 227
–, Keddereaktion 227(A)
–, nach Jensen-Kny auf Cardenolide 228
–, nach Keller-Kiliani 227
–, nach Tattje 233

Sachverzeichnis 769

–, Rosenheimreagenz auf Steroide 228
Farbstoffe
–, Anthocyane 401(A), 402(A)
–, Chalkone 390
–, des schwarzen Tees 410
–, gelbe Färberdrogen 389
–, Hibiskusblüten 148
–, in Blütenölen 258
–, Karotinoide 247
–, Safran 251
Farbstoffmethode 546
–, Alkaloidbestimmung 505
Farnesan 165(A)
Farnesol
–, in Lindenblüten 124
–, isomere Formen 163(A)
Farnesyldiphosphat 156(A)
Faulbaumrinde 424
–, Gehaltsbestimmung 419(T)
–, mildwirkend 423
Feigen 563
Fenchel 307
–, als Allergen 27
Fenchelalkohol 309(A)
Fenchelhonig 79
Fenchelöl 308, 351
–, zur Inhalation 322(A)
Fenchon
–, biogenetische Einordnung 309(A)
Feoniculin 306, 307
Fermentation
–, Allylsenföl, natürliches 654
–, bei der Diosgeningewinnung 217(A)
–, Ephedrin mittels gärender Hefe 451
–, Gewinnung von Dextran 140
–, Gewinnung von Xanthan 141
–, Gewinnung von Zitronensäure 144
–, Gibberellinsäure 179
–, Lysergsäure, saprophytisch 540
–, mittels Aspergillus niger 144
–, Mutterkorn, saprophytische Kultur 480
–, Submersverfahren mit Gibberella fujikuroi 179
–, Teefermentation 410
–, Canthaxanthingewinnung 247
–, β-Carotin mittels Blakeslea 247
Fermentieren
–, Freisetzung von Aromastoffen 176
–, Fruchtsaftherstellung 150

Fermentierung
–, Allylsenföl aus Senfsamen 468
–, ätherisches Knoblauchöl 636
–, Bildung von Dicumarol 381(A), 382(A)
–, Carotinkonzentrate mittels Saccharomyces 247
–, Rauchopium, Mucorarten 532
–, Schwarzer Pfeffer 281
–, Sennosidbildung nach der Ernte 427
–, Vanille 283
Fermentierung, s. auch Fermentation
Fertigarzneimittel 20
Ferula asa-foetida 306
Ferula foetida 306
Ferula gummosa 264(L)
Ferula-Arten 373
Ferulasäure 263(A), 307(L), 372(A), 434
cis-Ferulasäure 307(A)
trans-Ferulasäure 307(A)
–, cis-trans-Isomerie 373
Fetotoxizität 24
Fett
–, Biologische Eigenschaften 49
–, Eindringungsvermögen in die Haut 52
–, in Kleie 105
–, Umwandlung in Kohlenhydrate 48
–, unverseifbarer Anteil 39
Fettbäume 46
Fettbegleitstoffe 39
Fette
–, Bildung aus Stärke 46
–, Farbreaktionen 43
–, fette Öle zur lokalen Anwendung 54
–, Gewinnung 54
–, halbsynthetische 53
–, Hydroxylzahl 42
–, in Kakaokernen 9(T)
–, Iodzahl 42
–, Kakaobutter 41
–, Orte der Speicherung 46
–, Peroxidzahl 43
–, pharmazeutische Verwendung 52
–, Prüfung auf fremde Öle 45
–, Prüfung auf Verdorbenheit 44(A)
–, Rindertalg 41
–, Sauerwerden 42
–, Säurezahl 42
–, synthetische 53

–, therapeutische Verwendung 54
–, trocknende 41
–, unverseifbarer Anteil 43
–, Verseifungszahl 42
Fettfreie Salben 117
Fetthärtung 53
Fettsäure
–, ungewöhnliche Struktur 36
Fettsäurederivate
–, Exogonsäure 67(A), 68(A)
–, Hydroxyfettsäureglykoside 65
–, Monoketone 62(A)
–, β-Diketone 62(A)
–, sekundäre Alkohole 62(A)
–, ω-Hydroxy 62(A)
Fettsäuren 34
–, Abbauprodukte 36
–, Biosynthese aus Acetat 46
–, Desaturasereaktion 47
–, Einteilung 34
–, Elongation 47
–, essentielle 51
–, freie im Crotonöl 357
–, Isobutylfettsäuren 64
–, Isopropylfettsäuren 64
–, kurzkettige als Helenalinester 358, 359
–, Kurzschreibweise 34
–, Peroxidbildung 42
–, sensorische Eigenschaften 35
–, ungewöhnliche 483
–, ω6-Typ 49(A)
–, ω9-Typ 49(A)
Fettverderb 41f
Feuchtigkeitsgehalt
–, von Drogen 18
Fichtennadelfranzbranntwein 328
Fichtennadelgeruch 327
Fichtennadelöl 258, 356
Fichtennadelöle 327(L)
–, Bornylacetat als Geruchsträger 328
–, direkter Expektoranseffekt 328
–, inhalativ wirkend 322
Ficus carica 379, 563
Fieberklee 599
Fieberkleeblätter 161(T)
Filipendula ulmaria 656
Filum lini sterile 104
Fingerprintchromatogramm 16
Fischgift 218
Fischgifte
–, Saponine 197
Fischöle
–, Arachidonsäure 36
–, essentielle Fettsäuren 51

Fischölkonzentrate 51
Flachs 104
Flacourtiaceae
–, Ryania speciosa 184
–, Samenfett 36(T)
Flavan-3,4-diol 391(A), 403, 404
Flavanon 391(A)
–, Flavanon-Chalkon-Isomerie 393(A)
Flavanoncyclase 393(L)
Flavanone 392
–, Flavonolignane 679
–, Hesperetin 303
–, Hesperidin 685, 696
–, Hydrazonbildung 393
–, Isoxanthohumol 288(A)
–, Naringin 292(A)
–, Neohesperidin 292(A)
–, Pomeranzenschale 292(A)
–, Silicristin 679(A), 680(A)
–, Silidianin, s. Silidionin
–, Silidionin 679(A), 680(A)
–, Silybin 679(A), 680(A)
–, Silychristin, s. Silicristin
–, Taxifolin 679
–, Thuja 721
3-Flaven-3-ol 403(A)
Flavon-3-ol 391(A)
Flavonaglyka
–, DC 367(T)
Flavondrogen 399f
Flavone 389(A), 390(A)
–, Apigenin 34(A), 293, 309, 394(T), 400(T)
–, Apigenin-7-glucosid 312(A)
–, Bioverfügbarkeit 399
–, Chelate 398(A)
–, Diosmetin 394(A)
–, Diosmin 684, 696
–, Genkwanin 344
–, Isoorientin 395(T), 400(A), 673(A)
–, Isorhoifolin 303
–, Luetolin-7-rhamnoglucosid 303
–, Luteolin 293, 309, 332, 334, 344(A), 394(T), 400, 713
–, Menthosid 303
–, Nevadensin 394(A)
–, Nobiletin 394(A)
–, Orientin 395(T), 400, 657(A), 673(A)
–, Pentamethoxyflavon (3,4,5,6,7) 566
–, Rhamnosylvitexin 581(A)
–, Salvigeninmethylether 345(A)
–, Schaftosid 581(A)
–, Scoparosid 395(A)

–, Scutellarein 334
–, Sinensetin 394, 566
–, Vicenin-2 581(A)
–, Vitexin 395, 574, 657, 672(A), 673(A)
–, Wirkungen 397
Flavonglykoside 10(T), 400(T)
Flavonglykosyle 400(T)
Flavonglyoside
–, DC 367(T)
Flavonoide 11, 389, 444
–, als Venentherapeutika 684
–, Bauprinzip 389(A), 390(A)
–, saluretischer Effekt 563
Flavonoide, Vorkommen
–, Arnikablüten 359
–, Belladonnablätter 515
–, Besenginsterkraut 400(T)
–, Birkenblätter 400(T), 564
–, Buccoblätter 696
–, Cocablatt 508
–, Eukalyptusblätter 336
–, Galgant 276
–, Ginkgoblatt 588(T)
–, Hibiscusblüten 148
–, Holunderblüten 656
–, Hopfen 288
–, Hyoscyamusblätter 516
–, Kamillenblüten 309(A), 312(T), 400(T)
–, Lakritze 191
–, Lespedeza capitata 400(T)
–, Lindenblüten 400(T)
–, Mistelkraut 645
–, Oleanderblatt 576
–, Orthosiphonblätter 566
–, Passionsblumenkraut 400, 672
–, Pfefferminze 303
–, Rautenkraut 702
–, Rhamnus-fallax-Rinde 424, 425
–, Römische Kamille 293(T), 400(T)
–, Salbei 334
–, Sanddornbeeren 149
–, Schachtelhalmkraut 568
–, Spierblumen 656
–, Stiefmütterchenkraut 400, 657
–, Stramoniumblätter 516
–, Süßholz 190
–, Vitex-agnus-castus-Früchte 705
–, Weißdornblätter mit Blüten 400(A), 581(A)
–, Wollblumen 400(T)
Flavonoidester
–, Ginkgo biloba 375
Flavonol 391(A)

Flavonole 288
–, Artemetin 395(A)
–, Artemisetin 296(A), 395(A)
–, Astragalin 276, 394(T), 400(T), 565, 713
–, Bioverfügbarkeit 399
–, Casticin 395, 705
–, Chrysosplenetin 312(A)
–, Cosmiosid 293
–, Galangin 276(A), 395(A)
–, Galangin-3-methylether 276
–, Gehaltsbestimmung 397
–, Gossypetin 395(A)
–, 3-Hydrogensulfatester 584
–, Hyperosid 394(T), 400, 564, 582
–, Isoquercitrin 394(T), 400, 508, 565, 656, 713
–, Isorhamnetin 395(A), 395(T), 400, 584
–, Kämpferid 276
–, Kämpferol 381, 394(A), 395, 565, 568, 584, 686
–, Kämpferol-cumaroylglucorhamnosid 588(T)
–, Kämpferol-3-gentiotriosid 395(A)
–, lipophile 269, 309
–, Morin 395(A)
–, Myricetin 395(T), 400, 568
–, Nachweis auf DC 397
–, Quercetin 293, 381, 387, 394(A), 395, 568, 584, 645, 679, 686, 702, 3362
–, Quercimeritrin 394
–, Quercitrin 288, 293, 336, 394(T), 400, 564, 565
–, Quercetingalloylglucosid 698(A)
–, Rhamnetin 425
–, Rhamnocitrin 425
–, Rutin 303, 336, 394(T), 400, 508, 516, 565, 576, 582, 656, 657, 684, 702
–, Rutosid, s. auch Rutin 394
–, Spiraeosid 394, 656
–, Xanthorhamin(e) 424, 425
–, Wirkungen 397
Flavonolglykoside
–, in Lindenblüten 124
Flavour 260
Flavoxanthin 242(A)
Flechten
–, Methylamin in 448(T)
Flechtensäuren 132
Flohsamen 129
Floresdrogen 3
Flos 3
Flos Croci 3
Fluidextrakte 7

Fluoreszenz
–, der Kumarine 377
Foeniculum vulgare 307, 563
Foetor ex ore 337
Foetor ex ore
–, Kamillenblüten bei 312
Folgeglykoside 224(L)
Foliadrogen 3
Foliamenthin 599(A), 600(A)
Formononetin 566(A), 648, 649(A)
16-Formylgitoxigenin 235(A), 236(A)
Forskolin 178(A), 179(A)
Fragaria vesca 407(T)
Frangula purshiana 431
Frangula-Emodin 431
Frangulaemodin 414(A)
Frangulaemodinanthron 425
Frangulaemodinbianthron 425
Frangulanin 478(A)
Frangulin A 425(A)
Frangulin B 87, 425(A)
Franguline 424
Franzbranntwein 328, 355, 651
Fraxetin 377(A)
Fraxinus ornus 87, 89
Friedelin 186(A)
Frischpflanzen 1, 5
Fruchtaromen 35
Fruchtdrogen 3
Fruchtkonzentrate 151
Fruchtnektar 150
Fruchtpulver 151
Fruchtsäfte 121, 149
Fruchtsäuren 142
–, alkalisierend im Organismus 150
–, im Johannisbrot 112
Fruchtsirupe 151
Fruchtzucker, s. auch D-Fructose
Fructane, s. Fruktane
α-D-Fructofuranose 77(A)
β-D-Fructofuranose 77(A), 90(A)
–, Konformation 73(A)
α-D-Fructopyranose 77(A)
β-D-Fructopyranose 77(A)
–, Konformation 73(A)
Fructosane 566
Fructosane, s. auch Fruktosane
D-Fructose 566
–, Baustein von Fruktosanen 77
–, in Oligosacchariden 76
–, Kohlenhydratquelle für Diabetiker 77
Fructose-6-phosphat 81(A)
β-Fructosidasen 93
Fructusdrogen 3

Frühstückstee 424
–, und Laxanzien 424
Fruktane 91, 95
–, in Algen 134
–, Triticin 111
Fruktane, s. auch Fructane
Fruktosane 110
–, Meerzwiebel 578
Fruktose
–, im Honig 78
–, in Früchten 76(T)
Fruktose, s. auch Fructose 76
Fuchsisenecionin 520(A)
D-Fucose 86(T)
L-Fucose
–, in Glykoretinen 67(L)
–, Komponente in Senegin 212
Fucoxanthin 242, 244
Fucus serratus 569
Fucus vesiculosus 569
Fucus-Arten 86
Fumariaceae 665
Fumarsäure 530
Furanochromone 584(L), 585(L)
Furanoelemantyp 167(A)
Furanoeudesma-1,3-dien 348(A)
Furanoeudesmantyp 167(A)
Furanogermacrantyp 167(A)
Furcellaria fastigiata 134(T) 140
Furcelleran 140
–, Vorkommen 134(T)
Furfurol 360
Furoguiacin 388, 389
Furunkulose 217
–, Baptisia bei 649
–, Echinacea bei 648
–, Hefe als Adjuvans 644

GABA 443(A), 670
–, Theanin als Antagonist 461
GABA, Bicucculin, antagonistisch 525
β-D-Galactopyranose-4-sulfat 133(A)
4,6-(Carboxyethyliden)-β-D-Galactose 133(A)
D-Galactose
–, Formelwiedergabe 71(A)
–, im Leinsamenschleim 128
β-Galactosidase 95
Galacturonsäure 80f
D-Galacturonsäure 80
α-D-Galacturonsäure
–, im Leinsamenschleim 128
–, im Tragant 116(A)
Galaktomannane 111

Galaktose
–, mit Schwefelsäure verestert 133f, 135f
Galaktose, s. auch Galactose
β-D-Galakturonsäure
–, Konfiguration 83(A)
–, Konformation 83(A)
Galanga 276
Galangin 276, 395(A)
Galangin-3-methylether 276
Galanthamin 506(T)
Galbanum 264(L)
Galega officinalis 443
Galegin 443(A)
Galenika 2
Galeopsis ochroleuca 567
Galeopsis segetum 567
Galeopsis-Arten 457
Galgant 276
Galium odoratum 161(T), 383
Galläpfel 412(A)
Gallen
–, chinesische 413
–, türkische 412
Gallenwegstherapeutika
–, und Laxanzien 424, 428
(+)-Gallocatechin 406(A)
Gallotannine 411
–, Tormentillwurzel 409
1-Galloyl-β-D-Glucose 411
Gallusgerbsäure 413
Gallussäure 372(A), 411(A)
Gallussäuredepside 411
Gambir 407(T)
Gambir-Catechu 681
Garciniasäure 150(A)
Gargarismen 337
Gärprobe 74
Gartenbohne 567
Gartenkresse 467, 469
Gartenraute 379
Gastritis 128
Gastrotonikum 594
Gaultheria procumbens 346
Gazania-Arten 242(L)
Gazaniaxanthin 242(L)
Geburtsblutungen
–, Ergometrin bei 542
Gehaltsbestimmung 19
–, Aescin, Roßkastaniensamen 686
–, Allylsenföl 653(A)
–, Anthranoiddrogen 418(T), 419(A), 421, 432(A)
–, Arbutin mit 4-Aminoantipyrin 698, 699
–, Chinarinde, Alkaloide 602
–, Chromone, Ammi visnaga 584
–, Flavonoide, Crataegus 583

Gehaltsbestimmung
–, Flavonolignane 680
–, Mariendistelfrüchte 680
–, Schöllkraut 529
–, Sinigrin 653(A)
Gelbe Katzenpfötchen 392
Gelbholz 390(A)
Gelbbildner
–, Alginate 139
–, Furcelleran 140
–, Quittenschleim 131
–, Xanthan 142
Gelbildung
–, der Alginate 138f
Gelbwurz, javanische 299f
–, Konsistenz 15
Gele, thixotrope 135
Gelenkrheumatismus, Phytolacca bei 647
Gelidium amansii 134(T)
Gelidium carneum 134(T)
Gelidium cartilagineum 134(T)
Gentiana asclepiadea 596
Gentiana lutea 596
Gentiana pannonica 596
Gentiana punctata 596
Gentiana purpurea 596
Gentiana-lutea-Wurzel 111
Gentianaceae
–, Gentiana lutea 111
–, Gentiana-Arten 596
–, Iridoide 157
–, Swertia chirata 599
Gentianae Radix 2
Gentianin 502(A), 597(A), 598(A)
Gentianose 90(A), 597
Gentiobiose 90(T), 92(T)
–, Komponente im Crocin 249
Gentiopikrosid 502(A), 596(A), 598, 599
Gentiosid 597(A)
Gentisin 597(A)
Gentisinsäure 372(A), 597(A)
Geranial 315(A), 316(A)
Geraniol 263(A), 324
–, in Lindenblüten 124
Geraniumöl 658(T)
Geranyldiphosphat 156(A), 263(A)
Geranylgeraniol 176(A)
Geranylgeranyldiphosphat 156(A), 263(A)
Geranyllinalool 176(A)
Gerbstoffdrogen
–, in Mundwässern 338
Gerbstoffe
–, als Badezusatz 9
–, in Badezusätzen 9
–, in Huflattich 127

–, Johanniskraut 673
–, Labiatengerbstoff 295, 303
–, nichthydrolysierbare 404
Gereinigter Honig 77
Gereinigtes Terpentinöl 325, 353
–, inhalatives Expektorans 327
Geriatrika 594ff, 627
Germacran 165(A), 167(A)
Germacranolide 166(A), 604(L)
Germacren 295(A)
Gerstenglucane 132
Geruch
–, aminartiger 452
–, Beschreibung 268
–, Extraktionsöle 259
–, fischartiger 447
–, Krauseminze 342, 343
–, nach Maiglöckchen 278(L)
–, nach Spermien 448
–, Primärqualitäten 269(T)
–, spiegelbildisomerer Nootkatone 167
–, terpentinfreier Öle 258
–, wanzenähnlicher 278
Geruchskorrigens 308
Geruchskorrigenzien
–, Quendel 334
–, Thymian 333
Geruchsnote 261f
–, Aloe 430
–, enantiomerer Borneole 327(L)
–, enantiomerer Carvone 342(L)
–, enantiomerer Menthole 357
–, Fichtennadel 327
–, Kalmus 289
–, Koniferen 328
–, medizinische des Thymians 333
–, Menthofuran 339
–, Nelkenöl 360
–, Opium, unterschiedlich 529
–, Schwarzer Tee 410(L)
Geruchsprobe 14, 261, 268
Geruchsstoffe
–, Pyrazine 264(A)
–, schwefelhaltige 264(A)
Gerüststoffe 9
Geschmack
–, saurer, Maskierung 487
Geschmackskorrigens 278, 308
Geschmackskorrigenzien
–, ätherische Öle 335f
–, in Lutschtabletten 335
–, Krauseminzöl 343
–, Pfefferminzöl 340
–, Quendel 334
–, Thymian 333

Geschmacksqualitäten 15
Getreidekeimöle 56
Gewürzallergie 27
Gewürze
–, allergene Wirkung 26
–, als Auslöser von Allergien 274
–, anabolomimetische Wirkung 614(T)
Gewürzextrakte 258
–, als Allergene 27
Gewürzfenchel 307
Gewürzkörner 283
Gewürzmischungen 275
Gewürznelken 3, 276, 700
Gewürzpulver 275
Gewürzzubereitungen 275
Gibberella fujikuroi 179
Gibberellantyp 176(A)
Gibberelline 179
Gibberellinsäure GA_3 180(A)
Gichtanfall, Colchicin bei 535
Giftkräuter 1
Giftsumach 26, 30
–, Uroshenolvorkommen 29(A)
Gigartina avicularis 134(T)
Gigartina intermedia 134(T)
Gigartina pacifica 134(T)
Gigartina pistillata 134(T)
Gigartina radula 134(T)
Gigartina stellata 134(T)
Gigartina-Arten 136
Gingerole 277
Gingivitis
–, Baptisia bei 649
–, Kamillenblüten bei 312
Ginkgetin 588(T)
Ginkgo biloba 376, 586
Ginkgobaum 586
Ginkgoextrakt 11
Ginkgoflavone 375(A)
Ginkgolide 11, 587(A)
–, Ginkgolid A 586(A)
–, Ginkgolid B 586(A)
Ginseng 612
Ginsengextrakt
–, und Glutathionstatus 474
Ginsengsaponine 213
–, Resorption 204
Ginsengwurzel 615ff
–, Amerikanische 618, 619
–, Anwendung 620
–, Anwendungsbeschränkungen 621
–, Arzneiformen 622
–, Ginsenoside, Pharmakokinetik 619
–, Handelssorten 615
–, Inhaltsstoffe 617(A), 618(A)
–, Kanton-Ginseng 619

Sachverzeichnis 773

–, Lokalisation der Saponine 207
–, Quantitative Bestimmung 616
–, Roter Ginseng 615
–, Slender Tails 615, 622
–, Unerwünschte Wirkungen 621
–, Weißer Ginseng 615
–, wertbestimmende Inhaltsstoffe 616
–, Wirkungen 620
Ginsenoside 613
–, anabole Wirkung 613
–, Nomenklatur 213
–, quantitative Bestimmung 616f
–, Ra 618(A)
–, Rb$_1$ 617(A)
–, Rc 617(A), 618(A)
–, Re 617(A), 618(A)
–, Resorptionsquoten 213
–, Rf 618(A)
–, Rg$_1$ 617(A)
–, Rg$_2$ 618(A)
–, Ro 619(A)
Gipskraut 208
Gitaloxin 234(A)
Gitiformat 236
Gitonin 216
Gitoxigenin 223(A), 235(A), 236(A), 576(A)
Gitoxin 234(A)
–, Farbreaktion (Liebermann-Burchard) 187
Gladiolus-Arten 146
Glaucin 526(A)
Glaukom
–, Physostigmin bei 455
–, Pilocarpin 558
Gleiopeltis-Arten 136
Gliadin 484(T)
Gliadine
–, induzieren Sprue 488
Globulol 330(A)
D-Glucit 148, 150
D-Glucitol 88(A)
Glucobrassicin 467(A), 468(A)
–, strumigene Wirkung 471
Glucofrangulin A 425(A)
Glucofrangulin B 425(A)
Glucofranguline 424
Glucogalaktane
–, Meerzwiebel 578
Glucolakton 626(A)
β-D-Glucomethylose 85(T), 86(T)
Gluconasturtiin 467(T)
Gluconobacter suboxidans 144(L)

D-Gluconolacton 145(A)
α-Gluconolakton 78(A)
Gluconsäure 78(A), 626(A)
–, im Honig 78
Glucorapin 467(T)
Glucosamin, s. auch Glukosamin
Glucoscillaren 240
D-Glucose
β-D-Glucose
–, Bildung von Hydroxymethylfurfural 75(A)
–, Formelwiedergabe 71(A)
–, Gewinnung 76
–, Glucosemonohydrat 76
–, in Glykoretinen 67(L)
–, Konformation 73(A)
–, Weizenkleie 105
Glucose-6-phosphat 79(A)
Glucosemonohydrat für Injektionszwecke 76
Glucoseoxidase
–, im Honig 79
Glucoseutilisation, Yohimbin, Einfluß 544
α-Glucosidasen 93
β-Glucosidasen
–, und Iridoide 157
Glucosidosaccharasen 93
Glucosinolate 466(A), 467(A)
–, im Rüböl 60
10-Glucosylanthrone
–, Biosynthese 416(A)
–, Metabolisierung 423
Glucotropaeolin 693(A)
Glucotropäolin 467(T)
D-Glucuronsäure
β-D-Glucuronsäure
–, Bildung aus D-Glucose 82(A)
–, Konfiguration 83(A)
–, Konformation 83(A)
Glukan
–, der Hefe, Aufbau 643
–, mitogen wirksam 647
Glukane
–, Protopektine 119
Glukomannane 112
Glukosamin 96
Glukose
–, Abbau zu Acetyl-CoA 46
–, Anwendung 76
–, im Honig 78
–, im Süßholz 190
–, in Früchten 76(T)
D-Glutamin
–, N-(1-Hydroxycyclopropyl)- 445
Glutaminsäure 507(A)
–, semialdehyd 507(A)
–, 5-N-Ethyl- 461

Glutamyl-cysteinpeptide 633(A), 636(A)
Glutamylpeptide 474(A), 636(L)
Glutardialdehyd 558(A)
Glutathion 473(A)
Glutathionperoxidase 570
Glutathionstatus 474
Glutathionsystem
–, Ginsenoside, Einfluß 621
–, und Anabolomimetika 614
Gluteline 483
Gluten-Enteropathie 488
Glutenin 484(T)
Glycerin, s. Glyzerin
Glycerol, s. Glyzerin
Glycin 448(T)
Glycinbetain 457(A), 677
Glycine max 61
Glycine max 492(T)
Glycine soja 626(T)
Glycinin 483
Glycyrrhetinsäure 188, 189
–, codeinartige Wirkung 191
Glycyrrhiza glabra 189
Glycyrrhizin 188(A), 203(T)
–, hemmt Corticosteroidabbau 206
Glykane 95
–, Konformation 98(A)
–, Sekundärstruktur 96(A)
–, Tertiärstruktur 97(A)
Glykoalkaloide 219
Glykogen 97
Glykolipide
–, der Convolvulazeen 66
Glykoproteine
–, aus Ragweedpollen 489
–, Bindung an Protopektine 119
–, der Brechwurzel 27
–, in Algenzellwänden 134
–, in Kleie 105
–, in Phytolaccawurzel 646
–, Lektine 492
–, mitogen wirksame 646
–, Pollenallergene 489
Glykoresine 65
Glykoretine 65
–, chemischer Aufbau 67(A)
Glykosidasen, Ginsengwurzel 619
Glykoside
–, mit Hydroxyfettsäuren 65
Glykosidgehalt
–, äquieffektiver 573
Glykosidierung
–, des Anthronmoleküls 416(A)
Glykosidspektrum 572
Glyoxalsäure, s. Glyoxylsäure

Glyoxylsäure 482(L)
Glyzerin 87
Glyzerinmonostearat 53
Goitrin 469(A)
Goitrogene 471
Goldrutenkraut 205, 565
–, Flavone 400(T)
Goratensidin 403(T), 428
Gossypetin 395(A)
Gossypetin-3-glucosid 148
Gossypium arboreum 101
Gossypium depuratum 101
Gossypium herbaceum 101
Gossypium hirsutum 101
Gossypium vitifolium 101
Gossypium-Arten 99, 101
Gossypol 55
Gottesgnadenkraut 195, 703
Gracilaria-Arten 135
Gracillin 218
Gramicidin 473(A), 485(A)
Gramineae, s. Poaceae
Gratiogenin 703(A)
Gratiola officinalis 195, 703
Gratiolosid 703(A)
Grayanotoxin I 180(A)
Grayanotoxin III 180(A)
Griffonia simplicifolia Baill, s. Bandeiraea simplicifolia
Grippetee 656
Guadeloupe-Jaborandi 557
Guaiaconsäure 388(A)
Guaiacum officinale 387
Guaiacum sanctum 387
Guaiakblau 388(A)
Guaianolid
–, Thapsigargin 168(A)
Guaianolide 166(A), 604(L)
Guaianolide, s. auch Guajanolide
(−)-Guaiaretsäure 388, 389
Guajacum-Arten 170
Guajakharz 387
Guajan 165(A), 167(A)
Guajanolide
–, Kamillenblüten 309
Guajanolide, s. Guaianolide
Guajaretsäure 384(A)
Guajazulen 170(A), 717
–, Ersatz für Chamazulen 718
–, partialsynthetisch 718
Guajol 170(A), 718
Guanidin
–, N-3,3-dimethylallyl- 443
Guar 632, 1121
Guaran 113
Guarana 612
Guarbohne 112
Guarkernmehl 112
L-Gulit 88(A)

Gulomethylose 575(A)
L-Gulonsäure 145(A)
α-L-Gulopyranosyluronsäure 133(A)
α-L-Gulopyranosyluronsäuren 138
Gulose
L-Gulose 88(A)
–, 6-Desoxy- 575(A)
D-Guluronsäure 80
α-L-Guluronsäure
–, Konfiguration 83(A)
–, Konformation 83(A)
Gummen 114
–, Guluronsäure 80
Gummi arabicum 114, 335
–, in Lutschpastillen 93
–, zur Mikroverkapslung 115
Gummi arabicum desenzymatum 114
Gummipastillen 335
Gummosis 114
Gurgeltropfen 338
Gurgelwässer 337
Guttiferae, s. Clusiaceae
Gypsogenin 209(A)
Gypsogensäure 198(A)
Gypsophila paniculata 201
Gypsophila-Arten 202(T), 203(T), 205, 208
Gypsosid
–, Lactose als Komponente 93
Gypsosid A 203(T), 208(A), 209(A)

Haarausfall
–, Chininhydrochlorid, lokal 556
–, Schachtelhalmkraut, gegen 568
Haarwässer
–, Chininhydrochlorid 556
–, Pilocarpin 558
Haarwässer, Capsaicin in 652
Hafer
–, Phytinsäure 84
Haferglucane 132
Haferschleim 123
Hagebutten 3, 148
Halochromie 391
.Hamamelidaceae 413
Hamamelis virginiana 372, 413
Hamamelis-Arten 87
Hamamelisextrakt 715
Hamamelisextrakte
–, Geruchsnote 38
–, trans-2-Hexenol 38
Hamamelisrinde 372, 413

Hamamelistannine 412(L)
Hamameliswasser 259
Hamamelose 413
D-Hamamelose 87(T)
Hämatoporphyrin 673
Hämodilution
–, Dextrane 140
Hämolyse
–, beim Ertrinken 201
–, immunologische 201
–, mechanische 200
–, Membranhämolyse 201
–, osmotische 201
Hämolysegifte 201
hämolytischer Index 201
Hämorrhoidalbeschwerden 106
Hämorrhoiden
–, Hamamelis bei 413
–, Roßkastanienextrakt bei 688
–, Ruscogenine bei 690
Hanfsamen
–, Trigonellin 457
Haptene 26
Harmala-Alkaloide 506(T)
Harman 673(A)
Harmin 506(T), 673(A)
Harnantiseptika 692ff
Harnausscheidung
–, Förderung 565f
Harnsäure 582, 714(A)
Harnsteine 564
Harnwegsinfektionen 564, 694
Haronga 608
Haronginanthron 608(A)
Harpagid 609(A)
Harpagophytum procumbens 161(T), 608
Harpagosid 160(A), 609(A)
–, antiphlogistische Wirkung 158
Harpagotee 609
Hartparaffin 63
Harungana madagascariensis 608
Harunganin 608(A)
Harze
–, Convolvulazeenharze 65
Harzsäuren 65, 177(L)
Haschisch 628
Haselnüsse
–, als Allergene 27
Hastatosid 704, 705
Hauhechelwurzel 565
Hauptvalenzgel 121(A)
Haustee 124
Hautleiden
–, Anwendung von Bittersüßstengeln 222
Hautpulvermethode 408
Hautreinigungstee 428

Sachverzeichnis 775

Hautreize 352(L)
Hautreizende Mittel 650
Hautreizmittel
–, Capsaicin, unerwünschte Wirkungen 460
–, Crotonöl 357
–, Franzbranntwein 356
–, Gewinnung 357
–, Menthol 358
–, Oleum Baunscheidtii 357
–, Paprikaextrakt als 355
–, Senfmehl 470
–, Wirkweise 358
HDL 632
Headsche Zonen 351(A), 352(A), 710
Hecogenin 215(A)
Hedera helix 202(T), 203(T)
Hederacosid B 208(A)
Hederacosid C 208(A)
Hederae helix folium 207
Hederagenin 198(A), 208(A)
Hederasaponin C 207
α-Hederin 202(T), 203(T), 207(A), 208(A)
β-Hederin 208(A)
Hefe 625
–, Anwendungsgebiete 644
–, Fettsäureelongation 47
–, medizinische 643
–, Wirkungen 644
Hefe, obergärige 643
Hefe, untergärige 643
Hefeextrakt 456(A)
Hefeglukan 643
Hefen 642ff
Hefepolysaccharide 141
Heftpflaster, hypoallergene 29
Heidehonig 78
Heidelbeeren 693(L)
–, Anthocyane 401(T)
Heidelbeeren, Fruchtform 4
Heilkräuter 1
Heilsalben 715
Helenalin 171, 172(A), 358(A), 712, 713
–, als Hapten 29(A)
Helenanolide 166(A)
Helenien 247
Helenium autumnale 248
Helenium-Arten 171
Helianthus annuus 562, 716
Helianthus tuberosus 110, 563
Helleborus niger 228, 577
Helleborus viridis 228
Hemizellulosen 9, 99
–, in Flohsamen 130
Heparansulfat 567
Heparin 715
–, Iduronsäure 80

Heparinoide 715
Hepatica-Ware (Aloe) 429
Heptadecansäure 34(T)
Heptaketide 419(A), 420(A)
Heptansäure 34(T)
Heptulose 531(L)
Heracleum sphondylium 378(T), 562, 629
Heracleum-Arten 379
Herba Matrisilvae 383
Herba Palo ondo 389
Herbadrogen 4
Herbstzeitlosensamen 536
Herniaria glabra 205, 213
Herniaria hirsuta 205, 213
Herniaria-Saponine (I u. II) 213(A)
Herniarin 377(A)
Herpes genitalis
–, Thymol bei 346
Herpes labialis
–, Melissenphenole bei 316
Herzbeschwerden
–, nervös-funktionelle 572, 576, 584
–, psychogen bedingte 559
Herzgespannkraut 161(T)
Herzglykoside, s. herzwirksame Glykoside
Herzinfarkt
–, Strophanthin zur Prophylaxe 238
Herzinsuffizienz
–, Kartoffeldiät bei 564
Herzsalben 351
Herzsyndrom
–, ätherische Öle bei 315
Herzwirksame Glykoside
–, Biosynthese 225(A)
–, chemischer Aufbau 223
–, Eliminationshalbwertszeiten 231
–, Farbreaktionen 227
–, Gehaltsbestimmung 232
–, Geschichtliches 222
–, in Venenmitteln nicht sinnvoll 683
–, kardiotoxischer Wirkungsmechanismus 230
–, Konformation der Zucker 225(A)
–, Lanataglykoside 233(A), 234(A)
–, Löslichkeit in Wasser 231
–, partialsynthetische Glykoside 234
–, Polaritätsgrad und Resorptionsquote 230
–, Purpureaglykoside 234(A), 236(A)

–, toxischer Wirkspiegel 232(A)
–, Umlagerungen 226(A)
–, unerwünschte Laxanswirkung 230
–, Verbreitung im Pflanzenreich 228
–, Verteilungskoeffizienten 231(A)
–, Vollwirkspiegel 232(A)
–, Wirkungen auf biochemischer Ebene 230
–, Wirkungsverlust bei pH-Änderung 226(A)
–, Zuckerteil 225
Hesperidin 685(A), 696
Hesperidin-methylchalkon 685(A)
Heterobianthrone 427
Heteroglykane 96
Heteropolysaccharide 80
Heterotheca inuloides 713
Heteroyohimbantyp 545(A)
Heublumen 710
Hexacosansäure 61
n-Hexadecanfettsäure 35
Hexahydroxybiphensäure 411(A)
Hexahydroxydiphensäure 370(A)
Hexaketide 419(A), 420(A)
Hexenal 587
trans-2-Hexenal 39(A)
cis-3-Hexenol 39(A)
Hexensalben 629
Hexit 87(L), 88(L)
Hexitole, s. Hexit 87
HGH-Sekretion, Yohimbin, Hemmung 544
Hibisci flos 3
Hibiscin 148
Hibiscus sabdariffa 148
Hibiscus-Blüten
–, Anthocyane 401(T)
Hibiscusblüten 3
Hibiscussäure 148(A), 150(A)
Hibiskusblüten 148
–, zahlreiche Synonyme 731
Hierochloe odorata 382
Hilfsstoffe der Technologie
–, Agar 136
–, Alginate 139
–, Arzneiformen zum Lutschen 335
–, Carboxymethylzellulose 104
–, Farbstoffe 247
–, Geruchs- u. Geschmackskorrigenzien 260, 274
–, Gummi arabicum 115
–, Johannisbrotkernmehl 112

Hilfsstoffe der Technologie
-, Milchzucker 95
-, NDGA als Antioxidans 389
-, Pektin 121
-, Quillajasaponin, Suspensionsstabilisator 210
-, Rohrzucker 93
-, Tamarindenpolyose 113
-, Tragant 117
-, Verdünnungsmittel, Inhalate 322
-, Xanthangummi 142
Himbeerblätter 412(A)
Himbeergeist 8
Himbeersaft 151
Hippocastanaceae
-, Saponine 207
Hippophae rhamnoides 149
Hippursäure 693(A)
Hirnleistungsstörungen
-, Ginkgo bei 588
Hirundigenin 240(A)
Histamin 356, 456(A), 679
Histidin 456(A)
Histidinol 456(A)
Hohlzahnkraut 567
Hollundermark 100
Holunderblüten 373, 655
-, Flavone 400(T)
Holz 5, 100
Homobaldrinal 669(A)
Homobianthrone 427
Homocapsaicin 458(A)
Homodihydrocapsaicin 458(A), 652(A)
Homogentisinsäure 589(A)
Homoglykane 96
Homomethionin 467(T)
Homonataloine 430(A)
Homophenylalanin 467(T)
Homopipericid 282(A)
Homoprotocatechusäure 371(A)
Honig 77
-, Azaleenhonig 181
-, Honigarten 78
-, in Wundsalben 715
-, oxidierende Eigenschaften 78, 79
-, Tollhonig 181
-, unerwünschte Wirkungen 79
-, Zusammensetzung 78
Honigtau
-, durch Claviceps purpurea 479
Honigtauhonig 78
Hopfen 658(T)
-, als Badezusatz 8
Hopfenaroma 674
Hopfenbittersäuren 11

Hopfenbitterstoffe
-, Instabilität 10(T)
Hopfenblüten
-, Instabilität 271
Hopfenextrakt 258
Hopfenpflückerkrankheit 289
Hopfenzapfen 286, 391(A), 392(A), 674
-, Proanthocyanidine 407(T)
Hopfenzapfen, s. Hopfenblüten
Huflattich
-, als Badezusatz 8
Huflattichblätter 18, 126
-, Chlorogensäure 373
-, Pyrrolizidinalkaloide 521
Hülse (Fruchtform) 4
Hulupone 287(A)
Humulan 165(A)
Humulen 288(A), 359(A)
-, humulenreiche Hopfensorten 286(L), 288(L)
Humulon 287(A)
Humulus lupulus 286, 407(T)
Hundspetersilie 38
Hustenbonbon 335
Hustentee 336
Hyacinthaceae
-, Scilla (Gattung) 576
-, Urginea maritima 576
Hydrastin 506, 524, 525
Hydrastinin 506
Hydrastinwirkung 525
Hydrastis canadensis 525
Hydrastisrhizom 525
Hydrochinon
-, Bärentraubenblätter 698
-, chronische Vergiftung 698
Hydrocotyle asiatica 206, 213(L), 716
Hydrokolloide 112
-, in Arzneiformen zum Lutschen 335
-, in Flechten 132
-, in Meeresalgen 133
-, in zellulären Drogen 122
Hydrolysierbare 411
Hydroperoxidradikal
-, Bildung 590(A)
6'-Hydroxy-2',4'-dimethoxychalkon 392(A)
3-Hydroxy-γ-Carotin 245
5-Hydroxyaloin A 430(A)
5-Hydroxyaloin B 430(A)
7-Hydroxyaloine 430(T)
2-Hydroxyanethol-methylbuttersäureester
-, im echten Anisöl 305
-, Struktur 306(A)
Hydroxyanthacenderivate 414
1-β-Hydroxyarbusculin A 175

p-Hydroxybenzaldehyd 284(A)
2-Hydroxybenzoesäure 347(A)
3-Hydroxybenzoesäure 597(A)
p-Hydroxybenzoesäure 372(A)
p-Hydroxybenzylglucosinolat 467(T)
p-Hydroxybenzylmethylether 284(A)
4-Hydroxycumarin 382(A)
20-Hydroxyecdyson (β-Ecdyson) 624
Hydroxyethylrutoside 684(A), 685(A)
Hydroxyfettsäuren
-, in Wachsen 61
-, Reizwirkung auf den Darm 54
Hydroxygalegin 443(A)
16-Hydroxygitoxin 237
Hydroxylamin 467(A)
-, aus Glucosinolaten 467, 468
16-Hydroxymedicagensäure 198(A)
6-Hydroxymusicinglucosid 419(A), 420(A)
Hydroxynitril 464
Hydroxynitril-Lyasen 464(L), 465(L)
19-Hydroxyoleanolsäure 349
4-Hydroxyphenylalanin 444
m-Hydroxyphenylessigsäure 371(A)
p-Hydroxyphenylessigsäure 371(A)
-, Metabolit aus Quercetin 399(A)
Hydroxysafranal 250
3-Hydroxytropan 511
5-Hydroxytryptophan 444(A), 446(A)
Hydroxyzellulose 104
Hydroxyzimtsäuren
-, Häufigkeit des Vorkommens 372
o-Hydroxyzimtsäure, s. o-Cumarsäure
Hydroxyzitronensäure 148
Hygrin 506, 508
Hygrinderivate 508
Hyoscin 511
Hyoscini hydrobromidum 514
Hyoscyami folium 11(T)
Hyoscyamin 1, 10(T), 11(T), 506(T), 511(A), 512(A)
-, Gewinnung 514
-, Konformation 513(A)
Hyoscyaminblätter
-, Geruch 15
Hyoscyamini sulfas 514
Hyoscyaminsulfat 514

Hyoscyamus muticus 513
Hyoscyamus niger 513, 516
Hyoscyamusblätter 516
Hyperämie
–, durch ätherische Öle 351
–, lokale, Cayennepfeffer 652
Hyperforin 673
Hypericin 672(A), 673(A), 718
Hypericum perforatum 672, 718
Hyperkarotinämie 246
Hyperlipidämien
–, Sitosterin bei Typ II 639
Hyperlipoproteinämien
–, Phospholipide bei 638
Hyperosid 581(A)
Hyperthyreosen
–, Chinarinde, adjuvant 603
Hyperthyreosis factitia 569
Hypertonie
–, Rauwolfiaextrakt bei 547
–, und Kaliumversorgung 563
Hypoglycin A 440(A), 442(A)
Hypothyreosen
–, Blasentang 569
Hypoxietoleranz 579
Hysterie 289

Iatrorrhizin 526(A)
Ibotensäure 445(A), 446(A)
Ichthynon 663(A), 664(A)
Identitätsprüfung
–, der Xanthone 597(L)
L-Idose
α-D-Idose
–, Formelwiedergabe 71(A)
–, Konformation 73(A)
L-Iduronsäure 80
–, Konfiguration 83(A)
–, Konformation 83(A)
Ileostomie, Opium nach 532
Illicium verum 305
Imidazolylglycerinphosphat 557(A)
Immunabwehr
–, Effektorsysteme, unspezifische 641
Immunadjuvanswirkung 641
Immunadjuvanzien 641
Immunkomplex 28
Immunologische Reaktivität
–, Leuzea, Steigerung 624
Immunstimulans
–, Quillajasaponin 209
Immunstimulanzien 640ff
Immunstimulation
–, durch Hefepolysaccharide 142
Imperatorin 378(A), 585(A)

1,2,3-Indantrionmonohydrat 441(L)
Index, sensibilisatorischer 26
Indische Flohsamen 130
Indische Narde 672
Indischer Senf 653
Indisches Melissenöl 324
Indisches Podophyllin 387
Indolalkaloide
–, monoterpenoide 542ff
Indolbasen 545(A)
Indole
–, Farbreaktionen 367
3-Indolylmethylglucosinolat 467(A), 468(A)
Industriepräparate, pflanzliche 2
Inermin 563(A)
Infektionen
–, enteritische, Hefe gegen 644
–, respiratorische, Hefe bei 644
Infusa 5
Ingenen-Typ 654(A)
Ingwer 275, 276, 629
–, als Allergen 27
–, in Kolagetränken 611
Inhalation 322
Inhalationsallergene 26
Inhaltsstoff 1
Inhaltsstoffe
–, taxoncharakteristische 9
–, wirksamkeitsbestimmende 12
Injectabilia
–, Triglyceride als Hilfsstoff 52
Inosit 567, 675f
meso-Inosit 83
myo-Inosit 83
–, Hexaphosphorsäureester 84
chiro-Inositol 85(A)
muco-Inositol 85(A)
myo-Inositol 85(A)
scyllo-Inositol 85(A)
L-(−)-chiro-Inositol
–, Konfiguration 85(A)
–, Konformation 85(A)
Inositole, s. Cyclitole
Inositose 676(L)
Inosit(ol) 676(A)
Insektizide Wirkung, Rotenon 664
Instant-Produkte 6(A)
Intensain 585(A)
Interferenzphänomen
–, Paramunität 640
Interferon, Phytolacca induziert 647
Inula helenium 172, 173
Inula-Arten 110
Inulin 110, 606
–, in Huflattich 127

Invertzucker
–, der Eibischwurzel 126
–, im Johannisbrot 112
Iodtrichlorid
–, Paramunitätsinducer 640
Iod, s. auch Jod 568
Ionenpaar(extraktion), Alkaloidbestimmung 546f
α-Ionon 250(A), 261
β-Ionon 250(A)
Ionone 251
Ipatropiumbromid 517
Ipecacuanha-Alkaloide 522, 536
Ipecacuanhae radix, s. auch Brechwurzel
Ipecacuanhaextrakt 13(T)
Ipecacuanhapulver 13(T)
Ipecacuanhawurzel 536
Ipecosid 537
Ipomoea orizabensis 66(T)
Ipomoea purga 66, 66(T)
Ipomoea tuberosa 66(T)
Ipomoea turpethum 66(T)
Iresan 165(A)
Iridaceae
–, Ascorbinsäure 146
–, Crocus sativus 249
–, Iris-Arten 252
Iridea-Arten 136
Iridiomyrmecin 163, 164
Iridiomyrmex humilis 164
Iridiomyrmex-Arten 156
Iridodial 156(A), 159(A)
Iridoiddrogen 161(T)
–, bei menstruellen Spannungen 704ff
Iridoide 156
–, als Indikator für Qualität 158
–, als Signalstoffe 164
–, Analytische Kennzeichnung 158
–, Einteilung 157
–, im Bitterklee 599
–, Iridoidglykoside 157(A), 159(A), 160(A)
–, Pharmakokinetik 158
–, Valepotriate 162
–, Verbreitung im Pflanzenreich 157
–, Wirkungen 158
Iridoidester 670
Iridoidglykoside 157, 609
–, in Flohsamen 130
Iris florentina 252
Iris germanica 252
Iris pallida 252
Iris-Arten 146
Irisch-Moos-Extrakt 136

Iriswurzel 252
–, allergene Wirkung 27
Irone 251, 251(A), 252
Ischalgien
–, Mistelpräparate bei 645
Isländisches Moos 132
Iso-Amylamin
–, Vorkommen 448(T)
Iso-Butylamin 447(T), 448(T)
Isoalkane
–, in Wachsen 62(A)
Isoamylalkohol 293
cis-Isoasaron 289
trans-Isoasaron 334
Isoasarone
–, cis-trans-Isomerie 291(A)
Isobergapten 377(A), 380(A)
Isobianthrone, s. Homobianthrone
Isoborneol 327(A)
Isobuttersäure
–, im Johannisbrot 112
–, in Glykoretinen 67(L)
–, Öl der römischen Kamille 293
Isobutylamin 282(A)
Isobutylpropenyldisulfid 307(A)
Isocapronsäure
–, in Kakaokernen 9
Isocapronsäure, Baldriangeruch 668
Isocardanolid 226(A)
Isochavicin 282(A)
Isochinolinalkaloide
–, Aristolochiasäure, biogenetisch verwandt 649(A)
–, Biogenetische Typen 523(A)
–, DOPA als Vorstufe 444
–, Orientalinontyp 649(A)
Isococamin 508(A)
(−)-Isodihydrocarveol 315(A)
Isoelemicin 264(A)
Isoeugenol 264(A)
Isoeugenylisovalerat 667(A)
Isoferulasäure 372(A), 373, 670
Isoflavone 648(A), 649(A), 663(A), 664(A)
–, der Hauhechelwurzel 566
Isofraxidin 622
Isofraxidin-7-β-D-glucosid 622(A), 623(A)
Isogentisin 597(A)
Isoginkgetin 588(T)
Isohumulone 287(A)
Isolichenine 132
Isolierung
–, Calebassen-Curare 551
–, quarternäre Ammoniumbasen 551

Isolinolsäure 49(A)
Isoliquiritin 190, 391
Isoliquiritosid 391(A), 392(A)
Isolysergsäure 539(A)
–, Derivate 540
–, spezifische Drehung 539(L)
–, Trivialnamen 540
(+)-Isomenthol 339(A), 356(A)
(+)-Isomenthon 339, 341
Isomilleton 663
Isomyristicin 264(A)
Isooctansäure 483
Isoorientin 395(T), 400(T), 673(A)
Isopentenyldiphosphat 156(A)
Isopetasin 175(A)
Isopilocarpin 557(A)
Isopimpinellin 377(A), 380(A)
Isopren 154(A)
Isoprenoide 154
–, Vorkommen 155
Isoprenregel 154
Isopropylbaldrinal 669(A)
Isopulegol 341
(−)-Isopulegol 340(A)
Isorhamnetin 395(A)
Isorhamnosylvitexin 581(A)
Isosalipurposid 392(A), 393(A)
Isosapogenine 214(A), 215(A)
Isoschaftosid 581(A)
Isothiocyanate 466(A), 467(A)
–, Benzyl- 469
–, 2-Hydroxy-(=Progoitrin) 469(A)
–, Allyl- 468
–, 4-Hydroxybenzyl- 469(A), 470(A)
Isothujon 295(A), 296(A)
(+)-Isothujon 344(A)
Isovaleriansäure 286
–, als Menthylester 338
–, aus Atractylosid 177(L)
–, Baldriangeruch 668
–, Ester mit Thujylalkohol 296(L)
Isovaleroxyhydroxydidrovaltrat 668(A)
Isovaltrat 668(A)
Isovanillinsäure 372(A)
Isovitexin 395(A), 673(A)
Isoxanthohumol 288

Jaborandiblätter 124, 556ff
Jaboticafrucht 149
Jalapenharz 66
Jalapenknollen, brasilianische 66
Jalapenwurzel 66
Jalapenwurzelknolle 66

Jalapine 66
Jamaicin 663(A), 664(A)
Jamaika-Bitterholz 607
Japanwachs 35
Jasminum auriculatum 716
Jasminum grandiflorum 340(L)
Jasmon 340(A)
Jatamansiwurzel 672
Jateorhiza palmata 178, 527
Javanische Gelbwurz 175, 299
–, DC 367(T)
Jervintyp 24
Jod
–, als Reagenz 101
–, Speicherung, Algen 568
Jod führende Pflanzen 568ff
Jodisation 468(L)
Jodkali (Reagenz) 123
Jodschwefelsäure (Reagenz) 123
Jodthyronine 569
Jod, s. auch Iod
Johannisbrotextrakt
–, in Kolagetränken 611
Johannisbrotkernmehl 112, 142
Johannisbrotsamen 112
Johanniskraut 672
–, Gerbstoffdroge 673
Johanniskrautöl 8, 718
Jojobaöl 63
Juckreizstillende Mittel 356
Juglandaceae 412(L)
Juglandis folium 3
Juglansin 483
Juniperus communis 319
Juniperus sabina 24, 700, 721

Kaffee
–, Geschmacksträger 280(L)
–, teratogenes Risiko 24
Kaffeebohne
–, Mannane, in 112
Kaffeebohnen
–, Trigonellin 457
Kaffeesäure 373, 444
–, in Lindenblüten 124
–, peptidartig gebunden 313
–, und Magensaftsekretion 316
Kaffeesäure 372(A)
Kaininso 445
Kainsäure 167
Kakaobutter 57
–, Zusammensetzung 41
Kakaofett 57
Kakaokerne 9
Kakaoschalen 57
Kalabarbohnen 455
Kälberthymus
–, deproteinisiert 642(T)

Kaliumallylglucosinolat 652
Kaliumgehalt 563ff
–, artabhängig 562
Kaliumhydrogensulfatester
–, des Luteolins 395(A)
Kaliumionen
–, diuretischer Effekt 564
Kaliumsalze, Weißdorn 582
Kaliumtartrat 564
Kalium/Natriumquotient 562
Kalmia-Arten 180
Kalmusöl 289
Kalmuswurzel 289
–, Konsistenz 15
Kalmuswurzelstock 25
Kalorienarme Ernährung
–, mit Johannisbrotkernmehl 112
–, mit Leinsamen 129
–, mit Weizenkleie 105
Kaltmazerat 19
Kamille 28
–, als Badezusatz 8
–, römische 293
Kamille, Römische 24
Kamillenblüten 308, 313
–, allergene Potenz 313
–, Aufguß, Ölgehalt 312
–, Azulenbildner 170
–, bei Entzündungen der Kiefernhöhlen 350
–, bei Mundgeruch 312
–, Destillate zu Wundsalben 259
–, Flavone 400(T)
–, Kumarine in 377
Kamillendampfbad 312
Kamillenöl 717f
–, Acetylene 37
–, Farbe 262
Kampfer 258, 278(A), 351, 650
–, als Geruchsstoff 261
–, äußere Anwendung 353, 356
–, direkter Expektoranseffekt 328
–, in Herzsalben 351
–, in Rosmarinölen 355(T)
–, Konfiguration 354(A)
–, unerwünschte Wirkungen 354
Kampfergeist 354
Kämpferid 276
Kampferöl 354
Kämpferol 395(A)
Kämpferol-β-D-glucosid 124
Kämpferolglykoside
–, in Huflattichblättern 127
–, in Lindenblüten 124
Kampferspiritus 354
Kanthariden 631

Kantharidenpflaster 650
Kantharidentinktur 651
Kantharidin 631(A)
–, Zellgift 483
Kanton-Ginseng 619
Kanzerogene 24
Kapillarpermeabilität
–, und Flavone 399
Kapillarresistenz
–, und Flavone 399
Kapillarviskosimeter 122
Kapuzinerkresse 467, 469
Kardamomen 276, 313
–, Fruchtform 4
Kardiaspasmus 130
Kardiotonikum 594
Kardobenediktenkraut 175
Karkade, s. Hibiskusblüten
Karmelitergeist 278, 316, 324
Karminativa 286, 304
Karoben 112
Karobenkaffee 112
Karotine
–, Definition 241
Karotinoide
–, Analytik 244
–, Apokarotinoide 248
–, Definition 241
–, Farbreaktionen 244
–, in Drogen 245f
–, in tierischen Organismen 246
–, oxidativer Abbau 250(L)
–, Stabilität 243(A)
–, unerwünschte Wirkungen 246
Karotten 563
–, als Allergen 27
–, Falcarinolvorkommen 29(A)
Kartoffelbreisack 710
Kartoffeldiät 564
Kartoffeln 563
Kartoffelstärke 108, 109
Karypopse, Fruchtform 4
Kaskarillarinde 291
Kataplasmen 710
Katechingerbstoffe
–, DOPA als Vorstufe 444
Katechu 407(T)
Katemfe 487
Kat(h) 453(A)
Katstrauch 1
Katzenmelisse 164
Katzenpfötchenblüten 392
Kauliflorie 57, 149, 610
Kaurantyp 176(A), 180(A)
Kawa-Kawa 661
Kawain 662(A), 663(A)
Kawapyrone 662
Kawarhizom 392(A), 661

Keimzahl
–, in Mazeraten 6
Keimzahllimit 19
Kerbel 275
Kessobaldrian 667(L)
2-Keto-L-gulonolacton 145(A)
α-Ketobuttersäure
–, in Kakaokernen 9
Khella 584
Khellin 584(A), 585(A)
Khellol 585(A)
Kichererbse
–, Pangamsäure 626(T)
Kichererbsen 443
Kiefernmistel 644
Kiefernsprosse 337
Kienöl 325
Kieselalgen 566
Kieselsäure 18, 205, 567
Kieselsäuredrogen 567ff
Kieselsäurepflanzen 567ff
Kieselsäuretee 569
Kieselsäureverkrustung 567
Kindermehl 110
Kino 407(T)
Kirchererbse, deutsche 447
Kirschen 58
–, wachsartige Überzüge 63
Klatschmohnblüten
–, Anthocyane 401(T)
Klimakterium virile, Yohimbin 544
Knoblauch 614(T), 633ff
–, als Allergen 27
–, Glutamylpeptide 474(A)
–, Selengehalt 570
Knoblauch, Ölmazerate 8
Knoblauch-Ölmazerat 636
Knoblauchpräparate 636
–, Analytik 635
–, Aromaqualitäten 260
Knoblauchpulver 636
Knoblauchsäfte 636
Knollen 2
Knollenblätterpilz
–, als Hämolysegift 201
Knollenblätterpilze 474
Ko-Karzinogene 25
Kodein, s. auch Codein 533
Koffein 610, 627
–, in Kakaokernen 9(T)
Koffein, s. auch Coffein
Kohlenhydrate
–, Bildung aus Fett 48
–, Definition 70
Kohlenhydrat(e)
–, essentielles 146
Kohlrabi 467(T)
Kokablatt
–, in Sexualtonika 630

Kokablattextrakte, alkaloid-
  freie 510
Kokainismus 510
Kokainproduktion, illegale 509
Kokainsucht 510
Kokapaste 509
–, Geruchsprobe auf 510
Kokosfett 55
–, für halbsynthetische Fette 53
Kokosnüsse
–, als Allergene 27
Kokosnuß
–, Geruchsträger 36
Kokosnußöl
–, n-Capronsäure 35
Kokospalme 55
Kolaextrakt 611
Kolafluidextrakt 611
Kolagetränke 611
Kolanuß 610
Kolarote (Phlobaphene) 611(L)
Kollagen 147
Kolloquinthenextrakt 67
Kölnisch Wasser 376, 379
Kolombowurzel 527
Kolopanaxsaponin 208(A)
Kolophonium 177(L), 325
–, Allergene 28
Koloquinten 196, 703(T)
–, Cucurbitacine 196
–, rote Zaunrübe 196
Koloquinthen
–, Fruchtform 4
Kolostomie, Opium nach 532
Kompartimentierung
–, Emulsin u. Amygdalin
  465(L)
–, Myrosinase u. Glucosinolate
  468
Komplementsystem
–, Aktivierung durch Hefe 644
Kondensierte Catechingerbstof-
  fe 404
Kondensierte Proanthocyanidi-
  ne 404
Konditionierung
–, und olfaktorische Reize
  658(A)
Kondurangin 600(L)
Kondurangin A 600(A)
Kondurangoglykosid A_1
  600(A)
Kondurangorinde 601
Kondurangowein 601
Kongorot (Reagenz) 123
Konidien
–, Claviceps purpurea 479f
Koniferen 328
Kontaktallergien 28
Kontaktdermatitis 26

–, durch Benzoe 350
–, durch Papain 489
–, durch Vogelknöterich 568
Kontaktekzem 171
Kontamination
–, chemische 18
–, mikrobiologische 18
Kopaivabalsam 694
Kopra 55
Koriander 275
–, als Allergen 27
Korianderfrüchte 278
Korkeiche 186(A)
Kornblumenblüten
–, Anthocyane 401(T)
Koronare Herzkrankheit
–, und Vitamin E 592
Koronarinsuffizienz
–, Weißdorn bei 584
Kortikosteroide
–, aus Diosgenin 219
Kortikosteroide, s. auch Corti-
  costeroide
Krameria triandra 407, 409
Krameriaceae 407, 409
Krampfgift
–, Cicutoxin 38
Krampfgifte
–, Bicucculin 525
Krauseminze 343
Krauseminzöl 342
–, optische Drehung 269(T)
Krautdrogen 4
Kräuterdragees 19
Kräuterduftkissen 657
Kräuterkissen 274
Kräuterwein 8
Krebsbehandlung
–, Mistel, adjuvante 645
–, unorthodoxe mit Laetril 465
Kreosotstrauch 389
Kreuzadaptation 613
Kreuzallergie 28
Kreuzdornbeeren 425
Kreuzkraut 519, 521
Kropfbildung
–, Hemmung durch Thymol
  346
–, und Brassicafaktoren 471f
Krötengifte 577
Krötensekrete 454
Krotonöl 655
Krotonöl, s. Crotonöl
Kryptaescin 686(A), 687(A)
Kryptoacoron 289
Kryptochlorogensäure 374(A)
Kubeben 696
Küchenzwiebel 633
–, Glutamylpeptide 474(A)
Kugelviskosimeter 122

Kukoamin A 462(A)
Kumarin
–, Heublumen 711
Kumarinaglyka
–, DC 367(T)
Kumarine
–, als Kontaktallergen 28
–, Analytik 378
–, Anisfrüchte 305
–, Anreicherung 377
–, Herniarin 309(A), 377(A)
–, in Jalapenharz 66
–, Kamillenblüten 309
–, lichtsensibilisierende 378
–, Scopoletin 305, 359(A), 377,
  381, 515
–, Scopolosid 294
–, Umbelliferon 305, 309,
  359(A), 377, 381
–, Aesculetin 377(A)
–, Aesculin 377(A)
–, Ammi-majus-Früchte 585
–, Analytik 377
–, Arnikablüten 713
–, Belladonnablätter 515
–, Belladonnaextrakt 378
–, Cichoriin 377(A)
–, Cumarin 376, 376(A),
  382(A), 690(A)
–, Daphnetin 377(A)
–, Dihydrocumarin 690(A)
–, Eleutherococcusextrakt 622
–, Eleutherosid B_1 622
–, Fluoreszenz 377(L)
–, Fraxetin 377(A)
–, 7-Hydroxycumarin 309
–, in Citrus-Arten 376
–, Isofraxidin 622
–, isoprensubstituierte 378(A)
–, Kümmelfrüchte 313
–, lichtsensibilisierende 379
–, lipophile 376
–, Pyranocumarine 380(A)
–, Rautenkraut 702
–, Steinkleekraut 381
–, Stiefmütterchenkraut 656
Kumarine, s. auch Cumarine
Kümmel 313, 614(T)
–, als Allergen 27
Kümmelöl
–, Inhaltsstoffe 315(A)
–, optische Drehung 269(T)
Kurare, s. Curare
Kürbiskerne 445
Kürbissamen
–, Selengehalt 570
Kurkuma 276
Kurkumawurzel 299
Kurkumawurzelstock 299
Kurkuminoide 299(A), 300

Kurkuminoide, s. Curcuminoide
Kurukraut 161(T)
Kutikula 63
Kutikularsubstanzen 63
Kutikularwachse 62, 63
Kutinsäuren 62(A)

Labdan 603(A)
Labdantyp 176(A)
Labiatendrüsenschuppen 3
Labiatengerbstoff 295, 303
Lactase 95
Lactone 194(A), 223(A), 376
Lactose 92(T), 93(A), 94, 95
α-Lactose 94(A)
β-Lactose 94(A)
–, Komponente im Gypsosid 209(A)
Lactuca-Arten 28
Lactulose 94, 95
Ladrosid 160(A), 704(A)
Laetrile 465
Lagerung
–, von Drogen 19
Lakritze 191
Lakritzenwurzel 391
Laktonring
–, in Fettsäuren 36
Laktose, s. Lactose
Lamiaceae
–, ätherisches Öl 261
–, Coleus forskohlii 178
–, Drüsenschuppen 261
–, Galeopsis ochroleuca 567
–, Galeopsis segetum 567
–, Iridoide 157
–, Majoranus hortensis 278
–, Marrubium vulgare 603
–, Melissa officinalis 275, 314
–, Mentha arvensis 340
–, Mentha piperita 302
–, Mentha pulegium 701
–, Mentha spicata 303
–, Mentha spicata var. crispa 342
–, Mentha x piperita 275
–, Nepeta cataria 164
–, Ocimum basilicum 275
–, Origanum vulgare 336
–, Orthosiphon aristatus 566
–, Orthosiphon spicatus 566
–, Rosmarinus officinalis 354
–, Salvia lavandulifolia 343
–, Salvia officinalis 343
–, Salvia triloba 343
–, Satureja hortensis 275
–, Teucrium marum 164
–, Thymus pulegoides 333
–, Thymus serpyllum 333
–, Thymus vulgaris 332, 345

–, Thymus zygis 332, 345
Lamina 3
Laminaria-Arten 134(T), 138
Lanatosid A 233(A), 234(A)
Lanatosid B 234(A)
Lanatosid C 233(A), 234(A)
Lanette 63
Langzeitanwendung 23
Langzeiteffekt 583, 584
Lanostane 64
Lanosterin 64
Lanugo cellulosi absorbens 104
Lanugo gossypii absorbens 101
Lanugo ligni depuratum 103(A)
Larix-Arten 328
Larrea-tridentata-Kraut 389
Larreaharz 389
Lathyrismus 443
Lathyrogene Aminosäuren 443
Lathyrus sativus 443, 447
Latschenkiefernöl 327, 356
–, inhalativ wirkend 322
Laubholzmistel 644
Laudanosin 531
Lauraceae 298
–, ätherisches Öl 261
–, Cinnamomum camphora 353
–, Cinnamomum-Arten 284f
–, Laurus nobilis 172(A), 175
Lauri fructus
–, Fruchtform 4
Laurinsäure
–, Gewinnung 55
–, Partialester mit Sorbit(ol) 55
–, Vorkommen 55
Laurus nobilis 172(A)
Lavandulol 267(A)
Lavendel 658(T)
Lavendelblüten 3, 377
Lavendelblütenwasseröl 259
Lavendelöl 661
–, optische Drehung 269(T)
Lavandulae flos 3
Lävopimarsäure 29(A)
Laxanswirkung
–, Fruchtsäfte 150
–, Tamarinden 148
Laxanzien 423
Laxativa 525
LDL 632
LDL-Cholesterol 632
Lebensbaum 24, 700
Leberschutzmittel
–, Betainhydrochlorid als 457
Lebertherapeutika 675ff
–, und Laxanzien 424
Lebertumoren
–, und Pyrrolizidinalkaloide 519

Lecanora affinis 132
Lecanora esculenta 132
Lecanora-Arten 132
Lecithin
–, aus Sojabohnen 54
–, in der Sojabohne 61
Lecithinum vegetabile 637
Lecithin, s. auch Lezithin
Leckhonig 78
Lein 99, 104
Leinöl 34, 57
–, essentielle Fettsäuren 51
Leinsamen 128
–, als Allergen 27
–, als Kataplasmen 711
–, Cyanogene Glykoside 463, 465
–, Glutamylpeptide 474(A)
Leinsamenöl
–, Linolsäure 36
Leinsamenpreßkuchen 128
Leinsamenpulver, entölt 128
Leishmaniosen
–, Berberinsulfat bei 527
Leitstoff 10
Leitstoffe 161(T)
–, Phenole als 366
Leitsubstanzen
–, quantitative Erfassung 19
Lektine 491, 644
Lemna minor 87
Lemongrasöl 23(T), 316
Leonurid 160(A)
Leonurus-cardiaca-Kraut
–, Kaffeesäureglucosid 375(A)
Lerchensporn 665
Lespedeza-capitata-Blatt
–, Flavone 400(T)
Leucaena glauca 442
Leucenol 442
Leucin 442(A), 447(A), 567
–, Pyrazinbildung 280(A)
Leucoanthocyane 404
Leuconostoc dextranicum 140
–, zur Dextranherstellung 140
Leuconostoc mesenteroides 140
(+)-Leucorobinetidin 403(A)
Leucothoe-Arten 180
Leukoanthocyanidine
–, Birkenblätter 564
Leukodin 318
Leukosin 484(T)
Leukotriene
–, LTB_4 aus Linolsäure 50(A)
–, LTB_5 aus Linolsäure 50(A)
Leurocristin 549(A), 550(A)
Leuzea carthamoides 613, 624
Levamisol 642
Levisticum officinale 275, 379
Levodopa 444

Lezithin 637, 638
Libido sexualis 628
Libidosteigerung, Yohimbin 544
Lichen islandicus 132
Lichenin 92(T)
Lichenine 132
Lichteinwirkung
–, Abbau von Karotinoiden 243f
Liebermann-Burchard-Reagenz
–, Protopanaxadiol 617
–, Protopanaxatriol 617
Liebermann-Burchard-Reaktion 64
Liebestränke 629
Liebstöckel
–, als Allergen 27
Liebstöckl 275, 379
Lignane 368, 382(A), 384(A)
Lignanolide 384(A), 605, 720, 721
Lignin 99, 366
Lignine 9
Lignocerinsäure 36(T), 37(A)
–, im Erdnußöl 56
Lignumdrogen 3, 5
Lilagenin 218
Liliaceae
–, Ascorbinsäure 146
Liliaceae (s. l.)
–, herzwirksame Glykoside 228
Liliaceae (Smilacaceae)
–, Smilax aristolochiifolia 217
–, Smilax febrifuga 217
–, Smilax regelii 217
–, Smilax sieboldi 217
Limettin 377(A)
Limonen 260(A), 278(A), 308(T), 322f
(R)-$(+)$-Limonen 315(A)
$(+)$-Limonen 292, 293
Linaceae 57, 104, 128
–, Cyanogene Glykoside 462
$(+)$-Linalool 278(A)
Linamarase 128, 464
Linamarin 128f, 463(T)
Linatin 128f, 474(A)
Linde
–, Allergenquelle 489
Lindenblüten 3
–, als Badezusatz 8
–, Flavone 400(T)
–, Proanthocyanidine 400(T)
Lindenblüter
–, Proanthocyanidine 407(T)
Lini semen
–, Fruchtform 4
Linimente 650

Linimentum ammoniato-camphoratum 650
Linimentum ammoniatum 650
Linimentum saponato-camphoratum 650
Linolensäure 34(T)
α-Linolensäure 35(A)
γ-Linolensäure 35(A), 706(A), 707(A)
–, hohe Gehalte im Sojabohnenöl 61
–, Hydroperoxidabbau 38(A), 39(A)
–, Sojabohnenlezithin 638(L)
α-Linolensäurefamilie 51(A)
Linolensäureglyceride
–, im Leinöl 58
–, im Rüböl 60
–, im Safloröl 61
–, im Weizenkeimöl 57
Linolsäure 34(T), 35(A)
–, Sojabohnenlezithin 638(L)
–, Vorkommen 36
–, Vorstufe für Eicosapentaensäure 49(A)
Linolsäurefamilie 51(A)
Linolsäureglyceride
–, im Mandelöl 58
–, im Olivenöl 58
–, im Rüböl 60
–, im Safloröl 61
–, im Sesamöl 61
–, im Sojabohnenöl 61
–, im Weizenkeimöl 57
–, in Flohsamen 130
Linsen
–, Lektine 491(T), 492(T)
Linum angustifolium 128
Linum usitatissimum 34, 57, 128
Linum usitatissimum, s. auch Lein
Linustatin 463(T)
Lipidperoxidation
–, pathologische 591(A)
–, ungesättigte Membranlipide 590(A)
Lipopolysaccharide
–, Immunadjuvanzien 642
Lipoxygenase
–, Abbau von Karotinoiden 243
Liquiritigenin 396(A)
Liquiritin 190
Liquor carbonis detergens 210
Lithospermum rurale 374
Lithospermumsäure 374(A), 714
Lobelin 506(T)
Lochnerin 549

Locust beans 112
Loganiaceae
–, alkaloidführend 498
–, Iridoide 157
Loganiceae
–, Strychnos castalnei 551
–, Strychnos crevauxii 551
–, Strychnos nux-vomica
–, Strychnos toxifera 551
Loganin 157, 160(A), 599(A), 600(A)
Loganinsäure 162(A)
Lokundjosid 575(A)
Loliolid 250(A)
Lophophora williamsii 450
Loranthaceae 482, 644
Lorbeerfrüchte 175
–, Fruchtform 4
Lorbeeröl 175
Lotaustralin 128, 463(T)
Löwenzahn 28
Löwenzahnkraut 245, 605
Löwenzahnkraut mit Wurzel 175
Löwenzahnwurzel 605
LSD 541(A)
Lucida-Ware (Aloe) 429
Luffa operculata 197(T), 703(T)
Luffa purgans 197(T)
Luffafrüchte 703(T)
β-Lumicolchicin 502(A)
Lupamin 24
Lupinen 24, 558(L)
Lupulon 287(A)
Lutein 242, 244, 247
Lutschbonbons 126
Lutschpastillen 123
Lutschtabletten 335
–, Alginat als Basis 139
Lycergsäurediethylamid 455
Lycium chinense 462(A)
Lycopersicon lycopersicum 219
–, Putrescin in 448(T)
Lycopin 241(A), 250
–, in Calendula-officinalis-Blüten 245
Lycopodin 499(A)
Lycopodium complanatum 499(A)
Lycopodium-Arten 498
Lyergsäure 539(A)
–, Amide 540(A), 541, 542
–, Biosynthetischer Aufbau 540
–, diethylamid 541
–, Epimerisierung 481
–, Farbreaktionen 540
–, spezifische Drehung 539(L)
Lysergsäure 479(A), 506(T)
Lysergsäurediethylamid 541(A)

Sachverzeichnis

Lysergsäuren
–, Epimerisierung 502(A), 503
Lysin 447(A), 567
–, Spartein, Bauelement 558(A)
Lysozym
–, im Papain 489
Lytta vesicatoria 631

Maackiain 648(A), 649(A)
Maaliol 667(A)
Macerata 5
Macrocystis pyrifera 134(T), 138
Macrocystis-Arten 138
Madagascin 608(A)
Madagascinanthron 608(A)
Madasiatsäure 199(A), 717(A)
Madecassiasäure 199(A), 717(A)
Mädesüßblüten 656
Magen- und Darmstörungen, unspezifische 125
Magenbitter 276
Magensaft
–, Hyperazidität und Bittermittel 605
–, Subazidität 605
Magentonika 251, 286
Magniferin 371(A)
Magnoliaceae
–, ätherisches Öl 261
–, Illicium verum 305(A)
Maiglöckchenkraut 10(T), 574
Maikurtee 424
Maillard-Reaktion 280(L), 615
Mais
–, Pangamsäure 626(T)
Maiskeimöl 57
–, essentielle Fettsäuren 51
–, Linolsäure 36
–, Tokopherolgehalte 588(T)
Maisöl
–, für Injektionszwecke 52
Maisquellwasser 675
Maisstärke 108, 109
Maiwein 383
Majoran 276, 278
–, als Allergen 27
–, wilder 336
Majoranus hortensis 278
Malaria
–, Chininsulfat, gegen 555
–, Swertia als Adjuvans 599
–, und Artemisinin 168
Maleinsäure
–, in Kakaokernen 9
Malondialdehyd
–, Fettabbau 44(A)
Malpighia emarginata 149
Malpighia punicifolia 149

Maltol 672(A), 673(A)
Maltose 94(A)
–, im Honig 78
Maltosetyp 90
Malva sylvestris 124, 562
Malvaceae
–, Alcea rosea 125
–, Althaea officinalis 125
–, Althaea rosea 125
–, Gossypium-Arten 99, 101
–, Malva mauritiana 124
–, Malva neglecta 124
–, Malva sylvestris 124
Malvenblätter 125
Malvenblüten
–, Anthocyane 401(T)
Malvidin 402(A)
Malvin 125
Malzextrakt 110
Mandeln
–, als Allergene 27
Mandelöl 58
–, für Injektionszwecke 52
Mandelsäurenitril 465(A)
Mandragora officinarum 514
Manihot esculenta 108, 463f
Mannaesche 87, 89
Mannane 111
–, der Hefe 644
Mannit 87(A), 88, 89, 305
–, in Jalapenharz 66
D-Mannitol 89
Mannitol, s. Mannit
Mannopyranuronsäuren 138
D-Mannose
–, Formelwiedergabe 71(A)
Mannuronsäure 80
D-Mannuronsäure 80f
β-D-Mannuronsäure
–, im Leinsamenschleim 128
–, Konfiguration 83(A)
–, Konformation 83(A)
Maranham-Jaborandi 557
Maranta arundinacea 108
Marantaceae
–, Thaumatococcus daniellii 487
Margarine 55
Margarinsäure 34(T)
Mariendistelfrüchte 393, 679–681
–, DC 367(T)
–, Fruchtform 4
Marindinin 662(A), 663(A), 697(A)
Marrubiin 603(A)
Marrubium vulgare 603
Marsdenia condurango 601
Maskuri 445
Massa cacaotina 57

Masticadienonsäure 186(A)
Mastix 29, 186(A)
Mastkuren 76
Matatabilakton 163, 164
Matricaria chamomilla 308
Matricaria recutita 308
Matricariae flos 717
Matricarin 309
Matricin 170(A), 309, 310(A), 311(A)
Mayers-Reagenz 503(T)
Mazerate 5
Meconsäure 530(A), 531(A)
Medicagensäure 198(A), 213(A)
Medicago sativa 247
Medigoxin 234
Medizinische Hefe 642(T)
Medizinische Weine 8
Meerrettich 23(T), 276, 469
Meerschweincheneinheit 573
Meerzwiebel 3, 576
Meerzwiebelpulver 13(T)
Meisenheimer Komplex 227(A)
Mekonsäure, s. Meconsäure
Mel depuratum 77
Mel rosatum 79
Melaleuca-viridiflora-Öl 330(L)
Melanin
–, DOPA als Vorstufe 444
Melaninbildung 723(A)
Melanine 281, 723
Melanozyten 723(L)
Melilolotin 690(A)
Melilotosid 376(A), 381, 690
Melilotsäure 347(A)
Melilotus altissima 381, 690
Melilotus officinalis 381, 690
Melissa officinalis 275, 314
Melisse 658(T)
–, als Allergen 27
Melissenblätter 314
–, Rosmarinsäure 374
Melissengeist 8, 316
–, und Alkoholwirkung 317
Melissenöl 23(T), 661
–, indisches 324
–, zur Inhalation 322(A)
Menispermaceae
–, alkaloidführend 498
–, Anamirta cocculus 169
–, Chondrodendron-Arten 533
–, Dioscoreophyllum cumminsii 486
–, Jateorhiza palmata 178, 527
–, Stephania tetrandra 534
Menstruationsbeschwerden 251, 658
Mentha aquatica 302
–, Elter der Pfefferminze 302

Mentha arvensis var. piperascens 340
Mentha piperita 302, 338, 629
Mentha pulegium 701
Mentha spicata var. crispa 342
Mentha x piperita 275
Menthae piperitae folium
–, Spaltöffnungstypen 16
Menthiafolin 599(A), 600(A)
Menthofuran 302(T), 303, 338(A), 340, 341
Menthol 302–304, 338, 341, 351
(−)-Menthol 339(A), 701
(+)-Menthol 356(A)
–, als Rhinologika 350
–, Geruch in Kombination 261
–, in Franzbranntwein 356
–, juckreizstillend 357
Menthole
–, diastereoisomere 356(A)
–, unterschiedliche Kühleffekte 356(L)
(−)-Menthon 338(A), 339, 341, 701(A), 702(A)
Menthylacetat 338, 341
Menyanthaceae 599
–, Iridoide 157
Menyanthes trifoliata 599
Meproscillarin 239, 240
Mercurialis perennis 448(T)
Merremia tuberosa 66(T)
Merrettich 614(T)
Mescalin 449(A), 450(A), 506(T)
Metabolisierung
–, Atractylin des Kaffees 178
Meteloidin 511(A), 512(A)
Meteorismus
–, nach Inulin 111
–, nach Weizenkleie 106
Methoxsalen 723
2-Methoxy-3-isobutylpyrazin 280(A)
5-Methoxy-7-geranoxycumarin 376(A), 378(A)
p-Methoxyacetophenon 306(A)
2-Methoxyfuranodien 348(A)
8-Methoxypsoralen 379, 381, 722, 723
–, Toxizität 722(L)
2-Methoxystypandron 418, 420(A)
6-Methyl-3,5-Heptadien-2-on 250(A)
Methylamin 448(T)
Methylamylketon 360
Methylarbutin 696(A), 698(A)
Methylbenzoat 360
2-Methylbutadien 154

Methylbutenol 288(A), 673, 674
Methylbuttersäure
–, Phorbolester, Komponente 654(L)
Methylchavicol 305–307, 308(A)
2-Methylcrotonsäure 511
β-Methyldigoxin 234(A)
Methylecgonin 508(A)
Methylenblau (Reagenz) 123
2-Methylencyclopropylglycin 442(A)
Methylendioxygruppe
–, Bestimmung von Piperin 283(A)
Methylengruppen, aktive
–, Farbreaktionen 367
Methyleugenol 264(A)
3-O-Methylfucose 224(A)
Methylheptylcarbinol 702(A)
Methylheptylketon 360
Methylhydrochinon 589(A)
Methylisoeugenol 264(A), 334
Methylnonylcarbinol
Methylnonylketon 702(A)
6-Methyloctansäure 483
4'-Methylproscillaridin 240
Methylpsychotrin (O-Methyl-) 537
Methylsalicylat 148, 212, 353, 508, 656
Methylsalicylat, s. auch Salicylsäuremethylester
4-Methylsterine 192(A)
Methylzellulose 104
Methylzellulosen 113
Methysticin 662(A), 663(A)
Metroxylon sagu 108
Mevalonsäurediphosphat 156(A)
Mexikanische Skammoniawurzel 66
Migräne
–, Dihydroergotoxin bei 481
–, Ergotamin bei 481
Mikrotubuli 549
Miktionsbeschwerden
–, Brennesselwurzel bei 565
Milchsäure 530
–, in Kakaokernen 9
Milchzucker 13(T), 93
Millefin 318
Milleton 663
Milzextrakte 641
Mimosa pudica 442
Mimosaceae
–, Acacacia suma 407(T)
–, Acaccia nilotica 114
–, Acacia catechu 407(T)

–, Acacia senegal 114
–, Acacia seyal 114
–, Anadenanthera colubrina 454
–, Anadenanthera peregrina 454
–, Leucaena glauca 442
–, Mimosa pudica 442
–, Piptadenia colubrina 454
–, Piptadenia peregrina 454
L-Mimosin 442(A)
Mineralische Inhaltsstoffe 562ff
–, Benediktenkraut 605
–, Brom, isländisches Moos 136
–, Cadmium, Leinsamen 128
–, Glycyrrhizin als Salz 188(L)
–, Hollunderblüten(L)
–, Huflattichblätter 127
–, in Gewürzen 275
–, Kaliumgehalte, hohe 127, 606
–, Löwenzahn 606
–, Zinkionen 127
–, Zymosan 643
Mineralstoffe
–, in Kakaokernen 9(T)
–, in Kleie 105
Minorfettsäuren 34
Minzöl 340
–, bei Schnupfen 350
–, optische Drehung 269(T)
Miotika
–, Pilocarpin 558
Miraculin 487
Mistel
–, Acetylcholin 449
–, Syringaresinoldiglucosid 386
Mistelextrakte 642(T)
Mistelkraut 644
Mistellektine 644
Misteltherapie
–, perorale Applikation 645
Mitcham-Minze 302
Mitogene 493
–, Pokeweed 493
–, Toxizität 493
Mitopodozid 388(A)
Mohn
–, Fruchtform 4
Mohnöl
–, Linolsäure 36
Mollusca contagiosa
–, Podophyllin bei 387
Monellin 486
Monimiaceae 298
Monosaccharide 70
–, abgekürzte Schreibweise 74
–, Anomerie 72(A)

Sachverzeichnis

–, chromatographische Trennung 75
–, Gärprobe 74
–, Konformationsformeln 74(A)
–, Nachweisreaktionen 74
–, Prüfung nach Luff-Schorl 74
Monoterpenalkaloide
–, in Flohsamen 130
Monoterpene
–, irreguläre 267(A)
–, sekundäre Reaktionen 265(A)
Monotropein 697
Monotropitosid 347
Moosbeeren 693(L)
Moraceae 286
–, Antiaris toxicaria 223
Morin 395(A)
Morning glory seeds 542
Morphin 11(T), 13(T), 500, 506(T), 530, 532
Morphinandienontyp 530(A)
Morphinhydrochlorid 532
Morus tinctoria 389
Mucilaginosum
–, verbessern Gleitfähigkeit von Kathetern 117
Mucopolysaccharide 80
Mucuna mutisiana 444
Mucuna pruriens 357
Mucunain 357
Muira puama 631
Mundbad
–, Ausführung 312
Mundbäder
–, mit Kamillenblüten 312
Mundgeruch
–, Gewürznelken bei 595
–, Kardamomen bei 313
–, Zimt bei 595
Mundsprays 337
Mundspülungen
–, Römische Kamille 294
Mundwässer 337
Muneton 664(A)
Muscarinrezeptoren 517
–, atropinartige Substanzen 517
Muscazon 445(A), 446(A)
Muscimol 446(A)
Muskatbutter 323
Muskatnuß 276, 323, 629, 700
–, als Allergen 27
Muskatnußfett 35
Muskatnußgewächse
–, Myristinsäurevorkommen 34
Muskatöl
–, inhalativ wirkend 322
Muskelkater
–, Melissengeist bei 317

Muskelrelaxans
–, peripher angreifendes 552
Muskelrelaxanzien
–, Tubocurarin 533
Muskelrheumatismus, Phytolacca bei 647
Mussaenosid 160(A), 704, 706
Mutagenitätsprüfung 23
Mutterkorn 480
–, Cadaverin in 448(T)
–, Entwicklungszyklus 478
–, fettes Öl 46
–, Peptidalkaloide 478
–, Produktion 480
–, Saprophytische Kultur 480
–, Tyramin in 449(L)
Mutterkornalkaloide 539
Myalgien
–, Kampfer bei 354
Mydriasis
–, Atropin 517
Mykobakterien
–, als Immunadjuvans 642
Myopathie 636
Myrcaria cauliflora 149
Myrcaria jabotica 149
Myrcaria paraensis 149
Myrcen
–, myrcenreiche Hopfensorten 286(L), 288(L)
Myricetin 395(A)
Myristica fragrans 24, 323
Myristicaceae
–, Myristica fragrans 323
–, Viola calophylla 454
–, Viola calophylloidea 454
Myristicin 264(A), 323, 700(A)
Myristinsäure 34(T), 35, 55, 323
Myristinsäureglyceride
–, im Mandelöl 58
Myrosinase 467, 468, 652(L), 653, 654
Myroxylon balsamum 334
Myrrhe 348, 715
–, Extraktgehalt 18
Myrtaceae
–, ätherisches Öl 261
–, Eucalyptus fruticetorum 329
–, Eucalyptus globulus 329
–, Eucalyptus polybractea 329
–, Eucalyptus viridis 329
–, Eugenia caryophyllata 360
–, Melaleuca leucadendra 331
–, Melaleuca quinquenervia 331
–, Myrcaria cauliflora 149
–, Myrcaria jabotica 149
–, Myrcaria paraensis 149
–, Myrtus communis 331

–, Pimenta dioica 283
–, Pimenta racemosa 359
–, Syzygium aromaticum 360
Myrtazeenöle 331
Myrtenol 329, 330(A)
Myrtilli fructus
–, Fruchtform 4
Myrtol 331
Myrtus communis 331

Nachtkerzenöl 706
–, essentielle Fettsäuren 51
Nährmalzextrakt 110
Nahrungsmittelallergie 27
Nährzwieback 110
Nancatl 455
Naphthalin 250
Naphtochinone
–, als Kontaktallergen 28
Narcotin 500(T), 506, 531
Narcotin, s. auch Noscapin 522
Nardenöl 672
Nardostachys jatamansi 672
Naringenin 393(A)
Naringenin-5-glucoside
–, diastereomere 392
Nativdextrane 140
Natrium-Carboxymethylzellulose 104
Natriumalginat 138
Natriumgehalt
–, Verhältnis zum Kaliumgehalt 562
Natriumlaurylsulfat 55
Naturzwirn 104
NDGA, s. Nordihydroguaiaretsäure 389
Nebenhöhlenentzündung
–, Kamillendampfbad bei 312
Nebenvalenzgel 121(A)
Nelken 629
Nelkenaroma 360
Nelkenblüten
–, Phlobaphene 411
Nelkenblütenöl 360
Nelkenöl 262, 323, 360
–, optische Drehung 269(T)
Nelkenpfeffer 283
Nelkenstielöl 360
Neoacoron 289
Neobotogenin 218
Neochlorogensäure 374(A)
(+)-Neodihydrocarveol 315(A)
Neodiosgenin 218
Neohesperidose 92(T), 292(A), 581(A)

Neohesperidosylapigenin 583
(+)-Neoisomenthol 339(A), 356(A)
Neolinustatin 463(T)
(+)-Neomenthol 339(A), 356(A)
Neoquassin 607(A)
Neoruscogenin 218, 689(A)
Neosapogenine 214(A), 215(A)
Neoxanthin 242, 244
Neoyuccagenin 218
Nepeta cataria 164
Nepetalakton 163, 164
Neral 315(A), 316(A)
Nerium oleander 228, 575
Nerol 316(A)
Nervenberuhigungsmittel 252
Nervenschmerzen
–, Melissengeist bei 317
Nervensystem
–, und Alkaloide 506
Neryldiphosphat 263(A)
Netzmittel
–, Polysorbate 54
Neugewürz 283
Neuralgien
–, Aconitwirkung 183
–, Kampfer bei 354
–, Paprikaextrakt bei 355
Nevadensin
–, Bioverfügbarkeit 399
Niauli-Öl 330, 331
Niauli-Öl, s. Niauli
Nicotiana tabacum
–, Putrescin in 448(T)
Nicotiana-Arten 23(T)
Nicotin 500, 515, 521(A), 523(A)
Nieren- und Blasentee 699
Nieren-Blasentees 563ff
Nikotin 23(T), 627
Nikotin, s. auch Nicotin 506(T)
Nikotinsäure 600(L)
Nikotinsäureamid
–, in Hefe 643
Ninhydrinreaktion
–, mit Aminosäuren 440(A), 441(A)
–, mit biogenen Aminen 447
–, mit Ketonen 441(L)
–, mit Laktonen 441(L)
Nitrile 466(A), 467(A)
Nitrobenzylpyridin
–, Valepotriatnachweis 671
Nitrosamine
–, in Pflanzen 447
Nitrosodimethylanilin
–, Reagens auf Anthrone 417, 432

Nitrosoverbindungen
–, kanzerogene aus Ephedrin 452
Nobilin 293(A), 295(A)
Nonahydroxytriphensäure 411(A)
Nonalacton 36(A), 37(A)
Nonanal 278(A), 292(A)
Nonansäure 34(T)
Nootkaton 166, 260(A)
Nor-Atropin 511
Noradrenalin 147, 449(A), 450(A)
Norbixin 248(A), 249(A)
Nordamerikanische Wiesenarnika 173
Nordihydrocapsaicin 458(A), 652(A)
Nordihydroguaiaretsäure 388, 389
Norephedrin 451(A), 453(A)
Norlaudanosolin 523
Normierung 14
–, Opium 531
–, Opiumextrakt 531
–, Opiumtinktur 531
Norpseudoephedrin 451(A), 453(A)
Nortrachelosid 605
Noscapin 524(A)
–, Alkaloidtyp 523(A)
Noscapinhydrochlorid 524
Nukleotidzucker 80
Nuß, Fruchtform 4
Nux vomica
–, in Sexualtonika 630
Nux-vomica-Extrakt 551

Ochrea 3
Ocimum basilicum 275
3-Octanon 359, 360
Ödemprotektive Arzneistoffe 683
Oenanthe crocata 38
Oenothera biennis 706(L), 707(L)
Oenotheraceae
–, Samenfett 36(T)
Öffnungsfrüchte 4
Oktaketide 419(A)
Öle
–, ätherische 258
–, hydrierte 53
–, Tokopherolgehalte 588(T)
Öle, arzneiliche 8
Öle für Injektionszwecke 52
Olea europaea 58
Oleaceae 58
–, Iridoide 157

–, Jasminum grandiflorum 340(L)
–, Mannitvorkommen 89
Oleanderblätter 575
Oleandrigenin 576(A)
Oleandrin 575
L-Oleandrose 86(T)
Oleandrose (β-D-) 576(A)
Oleandrosid 576(L)
Oleanolsäure 198(A), 208(A)
–, in Calendulasaponinen 210
Oleoresin
–, aus Paprika 355, 359
Oleoresina Capsici 355
Oleoresinate 325
Oleum Arachidis hydrogenatum 53
Oleum Arachidis neutralisatum 52
Oleum Baunscheidtii 655
Oleum Cacao 57
Oleum Melissae indicum 324
Oleum neutralisatum 2(T)
Oleuropein
–, Struktur 162(A)
–, Wirkungen 161
Oleyl-SCoA
–, Bildung aus Stearinsäure 47(A)
Oleylis oleas 63
Oleyloleat 63
Öle, s. Fette
Ölgänge 261
Oligomere Proanthocyanidine 404–409
–, Bioverfügbarkeit 408
Oligopeptide 472
Oligosaccharide 89
–, der Kondurangorinde 91(A)
–, Maltosetyp 91
–, Saccharosyl 91(L)
–, Sucrosyl 91(L)
–, Trehalosetyp 90
Olivae fructus 4
Oliven
–, Fruchtform 4
Olivenöl 58
–, für Injektionszwecke 52
–, Gehalt an freien Fettsäuren 42
–, Squalen 188
Ololiuqui 542
Ölpalme 55
Ölsäure 34(T), 35, 35(A)
–, Vorstufe für mehrfach ungesättigte Säuren 49(A)
Ölsäurefamilie 51(A)
Ölsäureglyceride
–, im Leinöl 58
–, im Mandelöl 58

–, im Olivenöl 58
–, im Rüböl 58
–, im Weizenkeimöl 57
–, in der Kakaobutter 57
Ölsäureglykoside
–, in Flohsamen 130
Önanthsäure 34(T)
α-Onocerin 563(A)
Ononin 566(A), 569(A)
Ononis spinosa 565
Operculina macrocarpa 66
Operculina turpethum 66, 67
Opium 11(T), 529
–, eingestelltes 13(T)
Opiumextrakt 531
Opiumtinktur 13(T), 531
Opodeldok 650
Orangensaft
–, Putrescin, Vorkommen in 447
Orangenschalenöl
–, bitteres 292(L)
Orchidaceae
–, Vanilla planifolia 283
Orchis mascula 131
Orchis militaris 131
Orchis morio 131
Ordealgift 455
Oregano 276
Organextrakte 641
Orientalinontyp 649(A)
Orientin 395(A), 673(A)
Origanum vulgare 279, 336
Oriza sativa 108(T)
Orizabaharz 67
Ornithin 447(A), 507(A)
Orthosiphon aristatus 566
Orthosiphon spicatus 566
Orthosiphonblätter 566
–, DC 367(T)
Oryzenin 484(T)
Osmotherapie
Ostruthin 378(A)
Otonecin 519(A)
Ouabain 237(A)
Oxalsäure 147
–, in Kakaokernen 9
Oxazolidin-2-thion 469, 471
–, 5-Ethyl- 471(A)
–, 5-Vinyl- 471(A)
Oxidative Kupplung 427
–, des Coniferylalkohols 385(A)
Oxidative Phenolkupplung 368(A), 370(A)
N-Oxidbildung 447
Oxim-Titration
–, ketonhaltiger Terpene 270
Oximtitration
–, Bestimmung der Exogonsäure 68(A)

Oxitropiumbromid 517
Oxygenase, mischfunktionelle 25
Ozokerit 63

Pachybiose 91(A)
Pachycarpus lineolatus 86
Pachycarpus schinizianus 579
D-Pachymonose 86(T)
Paeonia officinalis 403
Palmae, s. Arecaceae
Palmarin 178
Palmatin 526(A)
Palmitinsäure 34(T), 35
–, Ester mir Karotinalkoholen 243
–, Ester mit Sitosterol 194(A)
–, Ester mit Thujylalkohol 296(L)
Palmitinsäureglyceride
–, im Olivenöl 58
–, im Sojabohnenöl 61
–, in der Kakaobutter 57
Palmitoleinsäurefamilie 51(A)
Palmkernfett 55
Palmkernöl 35
–, für halbsynthetische Fette 53
Palmöl 247
Palustrin 461(A), 462(A)
Panax ginseng 213, 615
Panax japonicum 205
Panax japonicus 619
Panax pseudoginseng 615, 619
Panax quinquefolius 619
Panax schinseng 615
Panaxoside 616
Panaxynol 615(A)
Pangamsäure 613, 625(A), 626(A)
–, undefiniertes Produkt 626
Pankreashyperplasie
–, durch Sojamehl 488
Pantothensäure
–, in Hefe 643
Päonidin 402(A)
Papain 489
Papaver rhoeas 401
Papaver setigerum 498
Papaver somniferum 498, 529
Papaveraceae
–, alkaloidführend 498
–, Chelidonium majus 528
–, Papaver rhoeas 401
–, Papaver somniferum 529
Papaveraveae
–, Chelidonium majus 721
Papaverin 500, 506, 522(A), 524(A)
Papayafrucht
–, Proteinaseinhibitor 488

Papilionaceae, s. Fabaceae
Paprika 275f, 279, 629
–, Karotinoidabbau beim Lagern 243(A)
Paprikaextrakt 355
Paprikafrüchte
–, Pyrazine 264(L)
Paraguay-Jaborandi 557
Paramunitätsinduktoren 640ff
–, Wirkweise 641
Parfüms 258, 261
Parillin 202(T), 216(A)
Parinarsäure 36(T), 37(A)
Parkinsonkrankheit
–, und Tropanalkaloide 517
Parmunität 640
Parthenin 172(A)
Parthenium hysterophorus 172(A)
Parthenolid 172(A)
Paspalsäure 541
Paspalum dilatatum 540
Passiflora incarnata 672
Passifloraceae 672
–, Cyanogene Glykoside 462
Passionsblumenkraut 672
–, Flavone 400(T)
Pasta Guarana 612
Pasteurisierung 5
Pastinaca sativa 378(T)
Pastinak 379
Patternostererbse
–, Lektine 491
Paullinia cupana 612
Pausinystalia yohimba 542, 629
Pedaliaceae 61
–, Harpagophytum procumbens 161(T), 608
Pektate 120
Pektinasen 120, 150
Pektinate 120
Pektine 9, 11, 99, 113, 119(A), 121, 632
–, aus Apfeltrester 119(L)
–, Gelbildung 99(A)
–, im Johannisbrot 112
–, in Hagebutten 148
–, in Obstsäften 150
–, in Tamarinden 148
–, und Fruchtsäfte 150
–, L-Arabinose als Hydrolyseprodukt 81
Pektinesterasen 120
Pektinsäuren 120
Pektinstoffe 120
Pelanolide 296
Pelargonidin 401(A), 402(A)
Pelargonsäure 34(T)
Pelletierin 506
Peloide 710

α-Peltatin 387(A), 719, 720
β-Peltatin 387(A), 719, 720
Pengitoxin 236f
Penicillin 11(T)
Penicillium jensenii 382(L)
Pentadecansäure 34(T)
Pentamethylendiamin 448(T)
Pentansäure 34(T)
Pentosan
–, Weizenkleie 105(A)
Pentosane
–, Abbau durch die Symbiontenflora 106
–, in Kleie 105
Pentosen
–, Prüfung mit Phloruglucin-Salzsäure 74
Pentosephosphatzyklus
–, Teilreaktionen 81(A)
Peperoni 651
Peptidanabolika 483
Peptide 472
–, der Ginsengwurzel 615
–, Linatin der Leinsamen 128
Peptolide
–, Beispiel Actinomycin 486(A)
–, Definition 473
Perillasäure-8,9-diol 272(A)
Pernambuco-Jaborandi 557
Peroxidradikal
–, Bildung 590(A)
Perubalsam 715
Pestwurzblätter 175
Petasin 175(A)
Petasites
–, Pyrrolizidinalkaloide 518
Petasites albus 127
Petasites hybridus 127
Petasites spurius 127
Petasites-Arten 127, 175(L)
Petersilie 24, 275
Petersilienfrüchte 700
Petersilienfruchtöl 701
Petersilienöl 700
Petersilienwurzel 37(L)
Petiolus 3
Petroselini aetheroleum 24
Petroselinum crispum 275, 700
Petunidin 402(A)
Peucedanum oreoselinum 378(L)
Peucedanum ostruthium 378(L)
Peumus boldus 298
–, Cholinvorkommen 676
Peyote, s. Pcyotl 449
Pfeffer 275f, 282
–, als Allergen 27
–, grüner 461
Pfefferminzblätter 302

–, Rosmarinsäure 374
Pfefferminze 658(T)
–, als Gewürzkraut 275
–, Geruchsprobe 14
Pfefferminzöl 302, 337f, 351, 661
–, Anwendung bei Reizkolon 304
–, bei Schnupfen 350
–, Bestimmung des Mentholgehaltes 270
–, lokal reizende Wirkung 304
–, optische Drehung 269(T)
–, unerwünschte Wirkungen 274, 342
–, Verwendung 340
–, Zusammensetzung 338
Pfefferminzspiritus 304
Pfefferminztee
–, als koffeinfreies Getränk 303
–, bei überladenem Magen 595
Pfingstrosenblüten
–, Anthocyane 401(T)
Pfirsiche 58
Pfirsichkerne 625
Pflanzengallen 412
Pflanzengummen
–, als Allergen 27
Pflanzenlezithin 637, 638
Pflanzenöle
–, lokale Anwendung 54
Pflanzensäfte 5, 444
Pflanzenschleime
–, D-Xylose als Bestandteil 81
–, L-Arabinose als Bestandteil 81
Pflanzenstoffe
–, fetotoxische 24
–, Teratogenität 24
Pflanzliche Arzneistoffe 1
Pflaumen 58
–, wachsartige Überzüge 63
Phaephyceae 138
Phalloidin 473, 475(A)
Phallotoxine 475
Pharyngitis 125, 127
–, Adstringenzien bei 408
–, Pfefferminzöl bei 340
Phaseolin 483
Phaseolus aborigeneus 567
Phaseolus lunatus
–, Lektin 492(T)
Phaseolus vulgaris 567
–, Samenlektin 492(T)
Phellandren 322
β-Phellandren 263(A)
Phellandrene
–, Prüfung auf Abwesenheit 329

Phenanthroindolizidine
–, Bauelemente 506
Phenolcarbonsäuren 11, 372–376
–, Artischocke 604
–, Baldrianwurzel 667
–, Baustein in Bitterstoffen 597(A)
–, Beinwellwurzel 714
–, Chinarinde 601
–, choleretische Wirkung 316
–, Echinacea 376, 647
–, Echinacosid 375(A)
–, Eleutherococcusextrakt 622
–, Glucoseester 293
–, Goldrutenkraut 565
–, Holunderblüten 656
–, in Lindenblüten 124
–, Johanniskraut 672
–, Mistelkraut 644
–, Römische Kamille 293
–, Stiefmütterchenkraut 656
–, und Magensaftsekretion 316
–, Vogelknöterich 586
–, Weißdorn 582
Phenole 366ff
–, als Kontaktallergen 28
–, Anreicherung 366
–, Fällung mit Bleiacetat 232, 366
–, Farbreaktionen 366
–, Gehaltsbestimmung in ätherischen Ölen 271
–, glykosidische 366
–, lipophile 366
–, physikalische Eigenschaften 366
–, Enthydroxylierung, metabolische 371(A)
–, oxidative Kupplung 368(A), 370(A)
–, dc-Trennsysteme 367(T)
Phcnolgehalt
–, des Nelkenöls 360
–, volumetrische Bestimmung 360
Phenolkoeffizient
–, Eukalyptusöl 329
Phenylbrenztraubensäure 512(A)
Phenylessigsäure
–, in Kakaokernen 9
2-Phenylethanol 250
Phenylethylamin
–, 2,5-dimethoxy-3-brom- 450
Phenylethylglucosinolat 467(T)
Phenylpropane
–, des Pfeffers 281
Phleintyp 110
Phlobaphene 366, 409f, 602

Phloracetophenonderivat
–, im Cajeputöl 331
Phloroglucin 287(A)
Phorbol 654(A)
Phorbolester 357, 654, 655
Phosphatide
–, in Leinsamen 128
–, in Ölen 39
Phosphatidylcholin
–, in Handelslezithin 678
6-Phosphogluconat 81(A)
Phosphoglycerolipide
–, in Speiseölen 39
Phospholipide 637(A), 638(A), 677, 678
–, essentielle 632
–, *meso*-Inosit 83
Phosphorsäure
–, in Kolagetränken 611
Photodermatitis 379
Phthalidisochinolinalkaloide 524
Phyllokladien 689
Phyllophora-Arten 135
Physcion 414(A), 433, 608(A)
Physcionanthron 722(A)
Physciongentiobiosid 433
Physeter catadon 65
Physostigma venenosa 455
Physostigmin 455(A), 456(A), 506(T), 627
Physostigminblau 456(A)
Phytagglutinine 491
Phytelephas macrocarpa 112
Phytin 84, 676(A)
Phytinsäure 84, 675
Phytoekzematogene 171
15-*cis*-Phytoen 156(A)
Phytol 176(A), 177(A)
Phytolacca americana 493, 515, 646
–, Toxikologie 647
Phytolacca-Arten
–, Lektine 491
Phytolacca-Extrakte 642(T)
Phytolacca-Mitogene 646
Phytolaccaceae 646
Phytolaccagenin 646
Phytosterine
–, in Blütenölen 358
–, in Jalapenharz 66
Phytosterole, s. auch Phytosterine
Phytosterole, s. Phytosterine
–, Konfiguration 192(A)
–, Variation der Seitenkette 193(A)
–, Vorkommen 193
Phytotherapeutika 572ff
–, Langzeitanwendung 23

–, Pseudoplacebos 22
Picea glauca 238
Picea mariana 328
Picea nigra 328
Picea-Arten 328
Picis lithantracis liquor 210
Picrasma excelsa 607
Picrosid I u. II 160(A)
Pigmente
–, Bildung, dunkler 281
Pikrocrocin 249f
Pikropdophyllin 719(A)
Pikrosalvin 260(A), 344(A), 345(A)
Pikrotoxin 38, 169(A), 627
Pilocarpin 124, 456(L), 556(A), 557(A)
Pilocarpinhydrochlorid 557
Pilocarpinnitrat 557
Pilocarpus jaborandi 557
Pilocarpus microphyllus 557
Pilocarpus pennatifolius 557
Pilocarpus racemosus 557
Pilzextrakte 641
Pimarsäure 177(A)
Piment 275, 283
Pimenta dioica 283
Pimenta racemosa 359
Pimpinella anisum 304
Pimpinella major 336, 378(T)
Pimpinella saxifraga 275, 336, 378(T)
Pimpinellin 377(A), 380(A)
Pinaceae
–, ätherisches Öl 261
α-Pinen 308(T), 309(A), 320, 322
β-Pinen 320, 323
(–)-β-Pinen 326(A)
(+)-α-Pinen 326(A)
–, in Rosmarinölen 355(T)
–, inhalativ wirksam 322
Pinit 588
D-(+)-Pinitol 85(A)
Pinoresinol 383
Pinus elliotti 325
Pinus montana 327
Pinus mugo 327
Pinus palustris 325
Pinus pinaster 325
Pinus sylvestris 328, 337
Piper cubeba 696
Piper longum 282
Piper methysticum 662
Piper nigrum 281
Piper-cubeba-Früchte 385
Piper-methysticum-Rhizom 661
Piperacea
–, Piper cubeba 696

Piperaceae
–, ätherisches Öl 261
–, Piper chaba 282
–, Piper longum 282
–, Piper methysticum
–, Piper nigrum 281
Piperanin 282(A)
Piperettin 282(A)
Pipericid 282(A)
Piperidein 282(A)
Piperin 281(A), 282(A), 500(T)
–, Toxizität 460
–, und Bioverfügbarkeit 461
–, Wirkungen 460
Piperitenon 339(A)
(–)-Piperiton 339(A)
Piperobisepoxilignan 622
Piperolein A 282(A)
Piperonal 281, 284(A)
Piperylin 282(A)
Piptadenia colubrina 454
Piptadenia peregrina 454
Piscerythron 664(A)
Piscidia erythrina, s. P. piscipula
Piscidia piscipula 663
Piscidiawurzelrinde 663
Placeboeffekte 21
Plantaginaceae
–, Iridoide 157
–, Plantago afra 129(T)
–, Plantago albicans 129(T)
–, Plantago arenaria 129(T)
–, Plantago ovata 129, 130
–, Plantago psyllium 129(T)
Plantago arenaria 129
Plantago ovata 129
Plantago psyllium 129
Plantago-lanceolata-Blätter
–, Verbascosid 375
Planteose 91(A), 130
Plasmaersatzmittel
–, Dextrane 140
Plasmodium falciparum 555
Plättchenaggregation
–, Yohimbin, Hemmung 544
Plazeboeffekt 289
Plazeboeffekte
–, Beinaheplazebo 661
–, Pseudoplazebo 658
Plexaura homomalla 51(L)
Poaceae
–, Agropyron repens 111, 566, 711
–, Anthoxanthum odoratum 382, 711
–, Bromus mollis 711
–, Cyanogene Glykoside 462
–, Cymbopogon nardus 324
–, Cymbopogon winterianus 324

Poaceae
–, Elymus repens 566, 711
–, Festuca pratensis 711
–, Heublumen 710
–, Hierochloe odorata 382
–, Lolium perenne 711
–, Oriza sativa 108(T)
–, Paspalum dilatatum 540
–, Poa pratensis 711
–, Saccharum officinarum 92
–, Triticum sativum 108(T)
–, Zea mays 57, 108(T)
Podophyllin 67, 386, 719f
Podophyllotoxin 387(A), 549, 719f, 720f
Podophyllum emodi 387
Podophyllum peltatum 386, 719f
Podophyllumlignane 383
Pokeweed, s. Phytolacca
Pokeweed Mitogen 493, 646
Poleiminze 701
Poleiöl 701
Pollenallergie
–, durch Kamille 313
Polyacetylene 36
Polyamine 582
Polyfruktosane
–, im Knoblauch 634
Polygala senega 212
Polygala tenuifolia 205
Polygalaceae
–, Polygala senega 212
–, Polygala tenuifolia 205
–, Saponine 207
Polygalasäure 198(A)
Polygodial 169(A)
Polygonaceae
–, Fagopyrum esculentum 684
–, Fagopyrum tataricum 684
–, Polygonum aviculare 568
–, Polygonum hydropiper 169
–, Rheum emodi 434
–, Rheum officinale 433
–, Rheum palmatum 433
–, Rheum webbianum 434
–, Rumex acetosa 275
Polygonatum odoratum 440
Polygonatum officinale 440
Polygonum aviculare 568
Polygonum hydropiper 169
Polyine 36
Polypeptide 472
Polyphenole
–, Ausfällung 150
Polyploidie, Colchicin 534
Polyploidisierung, Mechanismus, Colchicin 535
Polysaccharide 95
–, als Oberflächenantigene 28

–, Aufbau 95
–, Aufbautypen 138
–, aus Pilzen 140
–, bakterieller Herkunft 140
–, bandförmige Konformation 97(A), 120(A)
–, carboxylgruppenhaltige 97
–, der Eibischwurzel 126
–, des Huflattichs 127
–, Doppelhelices 100(A)
–, Egg box type 120(A)
–, Gelbildung 99(A)
–, Hefepolysaccharide 142
–, helicale Konformation 97(A)
–, hollow helix type 97(A)
–, Hyaluronidasehemmer 716
–, in Echinacea 647
–, Konformation 98(A)
–, perfekt linearer Typ 97, 140
–, periodische Sequenzen 99, 138
–, Salepmannane 131
–, Sekundärstruktur 96(A)
–, Tertiärstruktur 97(A)
–, unperiodische Sequenzen 99, 138
–, verdrehte Konformation 97(A)
–, verzweigter Typ 97
–, Wasserbindungsvermögen 99
Polysaccharide
–, α-Glucane
–, β-Glucane 132
Polysorbate 53f, 89
Polyuronide 80
Pomeranzenschale 291
–, ätherisches Öl mit Citral 293
–, Orangenmarmelade 293
Pomeranzenschalenöl 292(L)
Pomeranzentinktur 8
Ponticaepoxid 318(A)
Porella-Arten (Moose) 169
Potentilla erecta 407, 409
Potentilla tormentilla 409
Potenzholz 631
Potenzsteigerung, Yohimbin 544
Pottwal 65
Prämenstruelles Syndrom 699
Preiselbeeren 693(L)
Prellungen
–, Kampfer bei 354
Presenegin 198(A), 212(A)
Preßhonig 78
Primärextrakte 10
Primärglykoside 224(L)
Primelblüten 245, 395(L)
Primelwurzel 202, 205, 210
Primin 29(A)

Primula elatior 203(T), 210(L), 211(L)
Primula officinalis 210
Primula veris 210(L), 211(L)
Primulaceae 28, 210, 562
–, Saponine 207
Primulagenin A 198(A)
Primulagenin D 198(A)
Primulasaponin 203(T), 210
Primulasäure A 211(A)
Primverose 92(T), 597(L)
Priverogenin A 198(A)
Priverogenin B 199(A)
Priverogenin-A-16-acetat 211
Priverogenin-B-22-acetat 211
Proanthocyanidin B-1 582(A)
Proanthocyanidin B-2 582(A)
Proanthocyanidine 368, 404(A), 406(A), 686
–, Anwendung 408
–, Bioverfügbarkeit 409
–, Birkenblätter 564
–, Farbreaktionen 405, 407
–, in Lindenblüten 124
–, Kolanuß 611
–, kondensierte 404
–, Wirkungen 408
Proazulene 309
–, in der Schafgarbe 318
Prochamazulen 318
Procter-Praesler-Reaktion
–, auf Ellagitannine 412
Procumbid 609(A)
Procyanidin B-1 582
Procyanidin B-2 582
Procyanidine
–, in Wacholderbeeren 319
Progoitrin 469(A)
Prolamine 483, 488f
Prolin 440(A), 442(A), 507(A)
–, und Ascorbinsäure 146
Propenylbenzole 263(A)
Propionsäure
–, in Kakaokernen 9
Proresid 388(A)
Proscillaridin 13(T), 239, 240
Proscillaridin A 577, 578
Prostaglandin E_1 707(A)
Prostaglandin E_2 51(A)
Prostaglandine
–, Iridoide zur Partialsynthese 158
–, Partialsynthese aus Iridoiden 158
–, Synergismus von Verbenalin 158
Prostatabeschwerden 564
Protascales 642
Proteinaseinhibitoren 488
–, Sojabohneninhibitor 488

Proteinasen 489
Proteine 483
–, Ausfällung durch Tannin 150
–, Eiweiß in Flohsamen 130
–, im irländischen Moos 136
–, im Johannisbrot 112
–, in Guarbohne 113
–, in Leinsamen 128
–, süße 485
Proteinogene Aminosäuren 440
Proto-Yamogenin 222(A)
Protoaescigenin 198(A)
Protoberberin 506
Protoberberinalkaloide 522, 525
Protocatechusäure 372(A)
Protocetrarsäure 132
Protoescigenin, s. Protoaescigenin
Protopektinasen 120
Protopektine 119
Protoprimulagenin A 199(A)
Prüfungen
–, sensorische 14
Prunasin 22, 463(A), 464(A)
Prunus cerasus 150
Prunus domestica 150
Prunus dulcis 58
Prunus dulcis var. amara 464
Prunus-Arten
–, Cyanogene Glykoside 463(T)
Pruritus
–, Menthol bei 358
–, Thymol bei 357
Psalliota campestris 475
Pseudobaptigenin 648(A), 649(A)
Pseudodiosgenin 219(A)
Pseudoephedrin 451(A)
–, N-Methyl- 451(A)
Pseudofructus 3
Pseudoguajan 165(A)
Pseudoguianolide 173
Pseudomonas aeruginosa 499(A)
Pseudoplacebo 22
Pseudoplazebos 658
Pseudosapogenine 215(L)
Psilocin 455(A), 456(A), 506(T)
Psilocybe-Arten 455
Psilocybin 455(A), 456(A)
Psoralen 722(A)
Psoralene 379(A), 380(A)
Psoriasis 217
–, Ammoidin bei 381
Psoriasismittel 722–724
Psychosomatische Erkrankungen 658
Psychotrin 537

Psychovegetatives Syndrom 673
–, Johanniskraut 673
Pterocarpus marsupium 407(T)
Ptychopetalum olacoides 631
Ptychopetalum uncinatum 631
Pudergrundlage 35
Pulegon 302(T)
(+)-Pulegon 339(A)
(+)-Pulegon 701(A), 702(A)
Pumiliotoxin C 499(A)
Purpureaglykosid A 234(A), 236(A)
Purpureaglykosid B 234(A), 236(A)
Purpureaglykosid E 234(A), 236(A)
Pustulanzien 650
PWM 647
Pycnogenole 582
Pyocyanin 499(A)
Pyranokumarine 584(L), 585(L)
Pyrazine 148, 264(L), 280(A)
–, Bildung aus Cathinon 453(A)
Pyridin 515, 516
Pyridinderivate
–, Gentianin 598(A)
Pyridoxyl, als Coenzym 633(A)
Pyronderivate
–, Oxoniumsalze 584
Pyrrolderivate
–, Rubremitinum 539(L)
Pyrrole
–, Farbreaktionen 367
Pyrrolidein 282(A)
Pyrrolin
–, N-Methyl- 515f
Pyrrolizidin 23(T)
Pyrrolizidinalkaloide 25, 518, 714
–, der Huflattichblätter 127
–, hepatotoxische 25(A)
Pyrrolizidine
–, Bauelemente 506

Qinghao 168
Qinghaosu 168(A)
Quaddel, nach Vesicanswirkung 650
Quaddelbildung
–, Viscotoxine (i.c.) 645
Qualität
–, pharmazeutische 13, 19
Quarternäre Basen 501(A)
Quassia amara 607
Quassin 607(A)
Queckenwurzel 37(L), 566
Queckenwurzelstock 111, 205

Quellungsfaktor, s. Quellungszahl
Quellungszahl 122
–, der Eibischwurzel 126
–, der Huflattichblätter 127
–, der Leinsamen 128
Quellvermögen 122
Quendel
–, als Badezusatz 8
Quendelkraut 334
Quendelöl 334(T)
Quercetin 395(A)
–, Metabolisierung 399(A)
Quercetin-galloylglucosid 698(A)
Quercetinglykoside
–, in Huflattichblättern 127
–, in Lindenblüten 124
Quercus infectoria 412(A)
Quercus petraea 409(L)
–, Proanthocyanidine 407(T)
Quercus pubescens
–, Proanthocyanidine 407(T)
Quercus robur
–, Proanthocyanidine 407(T)
Quercus sessiliflora 409
Quercus suber 186(A)
Quercus tinctoria 389
Quercus velutina 389
Quetschungen 712
Quillaja saponaria 204
–, in der Getränkeindustrie 204
Quillajarinde 202
Quillajasaponine 209
Quillajasäure 209
Quittensamen 131
Quittenschleim
–, L-Arabinose 83

Radikalbildung
–, als Streßantwort 590(A)
Radioaktive Metallionen
–, Resorptionshemmung durch Alginat 138
Radiostrontium
–, Resorptionshemmung durch Alginat 138
Radix Aconiti 182
Radixdrogen 2
Raffination
–, fetter Öle 54
Raffinose 91(A)
Rainfarn 700
Rainfarnkraut 175
Ranunculaceae
–, Aconitum napellus 181
–, Actaea racemosa 707
–, Adonis vernalis 574
–, Cimicifuga racemosa 707
–, herzwirksame Glykoside 228

Ranunculaceae
–, Hydrastis canadensis 525
–, Paeonia officinalis 403
Raps 467(T), 637
Rapsöl 60
Ratanhiatinktur 356
Ratanhiawurzel 407(T), 409, 411
–, Gehaltsbestimmung 408
Raubasin 544(A), 545, 547
Rauchopium 532
Rauschbrand 640
Rauschpfeffer 662
Rauschpilz, mexikanischer 455
Raute 24
Rautenkraut 702
Rauvolfia, s. Rauwolfia
Rauwolfia canescens 544
Rauwolfia serpentina 544
Rauwolfia tetraphylla 544
Rauwolfia vomitoria 544
Rauwolfia-Alkaloide 544ff
Rauwolfiaalkaloide
–, Lichtempfindlichkeit 503
Rauwolfiae radix 11(T)
Rauwolfiawurzel 544ff
–, Alkaloide, Übersicht 545(A)
–, Asche 18
–, Gehaltsbestimmung 505
Reaktionen, bedingte 658, 659, 674
Reflexe
–, kuti-viszerale 352(L)
Reflexe, bedingte
–, Cholagoga 298
Reflexerregbarkeit
–, aphrodisisch 551
–, Steigerung durch Strychnin 551
Reflexexpektorans
–, Primelwurzel 211
Reflexexpektoranzien
–, Meerzwiebel 578
Reflexsekretion
–, durch Bittermittel 599
Refluxösophagitis
–, Verwendung von Alginat 139
Regeneratzellulose 103
Reinstoffe 11
Reisekrankheit
–, Scopolamin bei 517
Reiskleie 625
Reisstärke 108, 109
Reizblase 564
Reizhusten 123, 133
Reizkolon
–, und Pfefferminzöl 304
–, und Stinkasant 307
Reizkörpertherapie 650ff
–, Mistelpräparate 483

Reizschwelle
–, Herabsetzung durch Strychin 594
Reiztherapie 594
Remijia-Arten 555(L)
RES
–, Hefe als Stimulans 644
Rescinnamin 545(A)
Reseda luteola 389
Reserpin 11(T), 500(T), 544, 547
–, Konformationsformel 545(A)
–, photometrische Bestimmung 505
Reserpsäure 547
Resinoide 258
Resistenzsteigernde Mittel 612ff
Resorptionsförderung 204
Reticulin 523, 530, 531
Retinol 642
Retrogradation 97
Retronecin 518(A), 519(A)
Reynosin 172(A)
Reynosin 175
Rhabarber 431, 608
–, Asche 18
–, Phenolcarbonsäuren 373
Rhabarberrhizom
–, Galloylester 412(A)
Rhabarberwurzel 433
–, Gehaltsbestimmung 419(T)
Rhagaden
–, an Lippen 601
Rhamnaceae
–, Frangula purshiana 431
–, Rhamnus cathartica 425
–, Rhamnus fallax 424
–, Rhamnus frangula 424
–, Rhamnus purshianus 431
–, Zizyphus jujuba 205
Rhamnazeenpeptide 477
Rhamni purshiani cortex 431
Rhamnogalakturonane
–, in Eibischschleim 126
L-Rhamnose 86(T)
–, Biosynthese 86(A)
–, im Leinsamenschleim 128
–, in Glykoretinen 67(L)
Rhamnosylvitexin 581(A)
Rhamnus cathartica 425
Rhamnus fallax 424
Rhamnus frangula 424
Rhamnus purshianus 431
Rhamnus-catharicus-Rinde 420(A)
Rhamnus-fallax-Rinde 418(A), 420(A)
Rhamnus-frangula-Rinde 418

–, Peptidvorkommen 477
Rhaponticin 434
Rhaponticum carthamoides 624
Rhaponticum carthamoides, s. Leuzea carthamoides
Rhapontigenin 434
Rhein 414(A), 433
Rheinanthron-8-glucosid 427(A)
Rheum officinale 433
Rheum palmatum 433
Rheumatee 656
Rheumatische Arthritis 219
–, Diosorea bei 219
Rheumatische Beschwerden
–, und Harpagophytum 609
Rheumatische Schmerzen
–, Kampfer bei 354
Rheumatismus 217
–, Anwendung von Bittersüßstengeln 222
Rheumemodin 414(A)
Rhizomdrogen 2
Rhizome 2
Rhodanase 128, 464
Rhodanid 466(A), 468, 468(L), 471
–, und Jodaufnahme 471
Rhodanidbildung 464(A), 468(A)
Rhodiolosid 613
Rhododendron-Arten 180
Rhoeadan
–, Alkaloidtyp 523(A)
Rhus succedanea 35
Rhus toxicodendron 30
Rhus verniciflua 35
Rhus-Arten 28, 413
Ribonuclease 473
Ribose-5-Phosphat 81(A)
Ribulose-5-phosphat 81(A)
Ricin 492
Ricini semen
–, Fruchtform 4
Ricinolsäure 36(T), 37(A)
–, glyceride 59
Ricinus communis 58
–, Lektin 492
Riechfläschchen 274
Rindendrogen 2
Ringelblume 28
–, Flavone 400(T)
Ringelblumen 245
Ringworm-Senna 719
Risiko, allergologisches 25
Rizinusöl 705
–, allergene Wirkung 27
–, Analytik 59
–, Anwendung 59f

–, für Injektionszwecke 52
–, vollhydriertes 53
–, Wirkungen 59
–, zur Wehenverstärkung 556
Rizinussamen
–, allergene Wirkung 27
–, Lektin 492
Robinie 403(A)
Roboranzien
–, Lezithin in 678
Rodentizid
–, Dicumarol 381
Roehmheld-Syndrom
–, Kümmel bei 314
Roggen
–, Phytinsäure, in 84
Rohfaser 9
Rohrzucker 92
–, der Eibischwurzel 126
–, Gewinnung 93
–, Handelsformen 93
Römische Kamille 175, 284, 293, 373
–, Flavone 400(T)
Römischer Fenchel 307
Rosa canina 3, 148
Rosa centifolia 403(T), 407(T)
Rosa gallica 403(T), 407(T)
Rosaceae
–, Alchemilla xanthochlora 407(T)
–, Ascorbinsäure 146
–, Crataegus azarolus 407(T), 580
–, Crataegus laevigata 407(T), 580
–, Crataegus monogyna 407(T), 580
–, Crataegus nigra 580
–, Crataegus oxyacantha 580
–, Crataegus pentagyna 407(T)
–, Cyanogene Glykoside 462
–, Cydonia oblonga 131
–, Cydonia vulgaris 131
–, Filipendula ulmaria 656
–, Fragaria vesca 407(T)
–, Gazania-Arten 242(L)
–, pentagyna 580
–, Potentilla erecta 407, 409
–, Potentilla tormentilla 409
–, Prunus cerasus 151
–, Prunus domestica 150
–, Prunus dulcis 58
–, Prunus dulcis var. amara 464
–, Quillaja saponaria 209
–, Quittenschleim 83
–, Rosa canina 148
–, Rosa centifolia 403(T), 407(T)
–, Rosa gallica 403(T), 407(T)

–, Rosa pendulina 148
–, Samenfette 36(T)
–, Sorbus aucuparia 89
Rosazeenhaare 3
Roselle, s. Hibiskusblüten
Rosenwasseröl 259
Rosen(blüten)blätter
–, Anthocyanidine 401(T)
–, Proanthocyanidine 407(T)
Rosmarin 276, 629, 658(T)
Rosmarinblatt 345(L)
Rosmarinöl 354, 354(L), 355, 650
–, gestrecktes 268
–, in Herzsalben 351
Rosmarinsäure 279, 295, 303, 332, 336, 344, 373(A), 374(A), 444
Rosmarinus officinalis 354, 373
Roßkastanienextrakt 11
Roßkastaniensamen 685–688
–, Analytik 686
–, bei prämenstruellem Syndrom 706
–, Herkunft 685
–, Inhaltsstoffe 686(A), 687(A)
–, Mannane, in 112
–, Unerwünschte Wirkungen 688
–, Wirkungen 688
Rotalgen 247
Rote Beete
–, Saponinvorkommen 204
rote Seifenwurzel 205, 209
Rotenon 663(A), 664(A)
Roter Ginseng 615
Rubefaciens
–, Cajeputöl 331
–, Niauliöl 331
Rubefacientia 351
Rubefazienzien 650
Rubiaceae
–, alkaloidführend 498
–, Asperula odorata 382f
–, Cinchona calisaya var. ledgeriana 553
–, Cinchona ledgeriana 553
–, Cinchona officinalis 553
–, Cinchona pubescens 553
–, Cinchona succirubra 553
–, Coffea arabica 178
–, Coffea robusta 178
–, Galium odoratum 161(T), 383
–, makrozyklische Peptide 478(A)
–, Pausinystalia yohimba 542, 629
–, Remijia-Arten 555(L)
–, Uncaria gambir 407(T), 681

Rubixanthin 242(A)
Rüböl 60
Rubremitinium-Kation 539(A)
Ruhrkrautblüten 392
Rumex acetosa 275
Ruscin 689(A)
Ruscogenin 215, 216, 689, 690
Ruscogenine 689(L)
Ruscosid 689(A)
Ruscus aculeatus 689
Ruscus-aculeatus-Wurzelstock 688
Ruta graveolens 24, 379, 702
Rutaceae 28
–, alkaloidführend 498
–, Barosma betulina 684, 695
–, Barosma crenulata 695
–, Citrus aurantium 291
–, Citrus reticulata 449
–, Iridoide 157
–, Pilocarpus jaborandi 557
–, Pilocarpus-Arten 557
–, Ruta graveolens 702
Rutheniumrot (Reagenz) 123
Rutin 684
Rutinose 92(T), 292(A)
Ryania speciosa 184
Ryanodin 183(A)
Ryanodol 183(A)

Saatplatterbsen 443
Sabinen 279(A), 320(A)
(+)-Sabinen 340(A), 721(A)
Sabinenhydrat 279(A)
(+)-trans-Sabinenhydrat 340, 341
(+)-Sabinol 721(A)
(+)-Sabinolacetat 721(A)
Saccharasen 93
Saccharomyces carlsbergensis 643
Saccharomyces cerevisiae 643
Saccharomyces ellipsoideus 643
Saccharomyces vini 643
Saccharose 90(A), 92(A), 92(T), 94(A)
–, im Honig 78
–, im Süßholz 190
–, in Früchten 76(T)
Saccharum lactis 93
Saccharum officinarum 92
Sadebaum 24, 700
Sadebaumtinktur 721
Saflorblüten 392
Safloröl 61
–, essentielle Fettsäuren 51
–, Linolsäure 36
–, Tokopherolgehalte 588(T)

Safran 3, 149, 431, 629, 700
–, Toxikologie 251
Safranbitter 249
Safranin (Reagenz) 123
Safranol 249
Safranrebendolde 38
Safrol 25, 148, 281
Sago 108
Sago, falscher 25
Sagradarinde 431
Saikosaponin 203, 206
Salbei 276, 343
–, als Allergen 27
–, als Badezusatz 8
–, chemische Unterschiede 344
–, dreilappiger 295
–, spanischer 295
–, Verwendung 345
Salbeiblätter 295
–, Rosmarinsäure 374
–, Zusatz für Inhalationen 350
Salbeiöle 343
Salepknolle 2
Salepknollen 131, 132
Salicylaldehyd 656
Salicylsäure 372(A)
Salicylsäuremethylester 347(A)
Salipurposid 393(A)
Salomonsiegel 440
Salonitenolid 604(A)
Saluretika
–, und Kaliumversorgung 563
Salutaridin 530(A)
Salvia lavandulifolia 343
Salvia officinalis 343
–, ssp. lavandulifolia 295
–, 2-Aminobuttersäure, in 444
Salvia triloba 343
Salvigenin 344(A), 345(A)
Salvigeninmethylether 344(A), 345(A)
Sambucus nigra 373, 655
–, biogene Amine in Blüten 448(T)
Sambucus-Arten
–, Cyanogene Glykoside 463(T)
Sambunigrin 463(A), 464(A)
Samendrogen 4
Samenendosperm
–, Hydrokolloide, in 112
Samidin 585(A)
Samin 45(A)
Sanddornbeeren 149
Sandelholzöl 694
Sanguinarin 506
Santalaceae 694
α-Santalol 694(A)
β-Santalol 694(A)
Santalum album 694
Santamarin 172(A)

Santonin 11(T), 154(A), 166(A)
Sapindaceae
–, Blighia sapida 440
–, Paullinia cupana 612
–, Samenfette 36(T)
–, Saponine 207
Sapogenin 198
Saponaretin 673(A)
Saponaria officinalis 209
Saponarin 673(L)
Saponarosid D 209(A)
Saponasid D 209(A)
Saponine 10(T), 11
–, als Immunadjuvanzien 642
–, Analytik 199
–, Bisdesmoside 198
–, Einteilung 198
–, Estersaponine 199
–, expektorierende Wirkung 205
–, Extrahierbarkeit 9
–, Furostanoltyp 575
–, Hämolyse 200
–, hämolytischer Index 201
–, in Gemüsen 204
–, Ipecacuanhawurzel 537
–, lokal als Zellgift 483
–, Maiglöckchenkraut 575
–, Monodesmoside 198
–, neutrale 198
–, ödemprotektive Wirkung 206
–, Pharmakokinetik 203
–, Phytolacca americana 646
–, saluretischer Effekt 563
–, saure 198
–, Steroidalkaloidsaponine 219
–, Steroidsaponine 214
–, Stoffwechselwirkung 206
–, Strukturspezifität der Hämolyse 202
–, Toxizität (Kiementiere) 201
–, Triterpensaponine 207
–, Wirkungen 204
–, zelltoxische Wirkungen 197
Saponinum album 207
Saponosid 198
Sapotaceae
–, Saponine 207
–, Synsepalum dulcificum 487
Sarcosin 486(A)
Sareptasenf 653
Sargassum-Arten 134(T)
Sarmentose (β-D-) 576(A)
Sarothamnus scoparius 558
–, Cadaverin in 448(T)
–, Tyramin in 449
Sarsaparillosid 202(T), 203(T), 216(A)
–, Oligosaccharidteil 91(A)

Sarsapogenin 215(A)
Sassafras albidum 25
Sassafras-Öl 25
Satureja hortensis 275
Satureja montana 629
Sauerampfer 275
Sauerstoffmangel
–, Tokopherole 591
Säureamide 457
–, Basenstärke 500
–, Colchicin 534
–, des Pfeffers 281
Säuren
–, in Kakaokernen 9
(−)-Savinin 721(A)
Saxitoxin 499(A)
Schachtelhalm
–, als Badezusatz 8
Schachtelhalmkraut 18, 205, 568
–, Prüfung auf Palustrin 461, 462
Schafgarbe 28, 379
–, als Badezusatz 8
Schafgarbenkraut 175, 317
–, Betain, in 457
Schaftosid 581(A)
Scharfstoffe 277
Schaumprobe 200
Schaumstoffe (Saponine) 209
Scheiblers Reagenz 503(T)
Scheinakazie 403(A)
Scheinarzneien 21
Schilddrüse
–, Einfluß von Thymol 346
Schilddrüsenhormone 570(A)
Schinus molle 281
Schlangengift 642(T)
Schlankheitsmittel
–, und Anthranoiddrogen 424
Schleimdrogen
–, in Bockshornkleesamen 131
–, in Eibischwurzel 125
–, in Flohsamen 129
–, in Huflattichblättern 125
–, in Indischem Flohsamen 130
–, in Leinsamen 128
–, in Lindenblüten 123
–, in Malvenblättern 125
–, in Malvenblüten 124
–, in Quittensamen 131
–, in Salepknollen 131
–, Wertbestimmung 122
Schleime
–, Guluronsäure 80f
Schleimgehalt
–, Meerzwiebel 577
Schleimstoffe
–, der Bockshornkleesamen 131

–, der Eibischwurzel, Aufbau 126(A)
–, der Huflattichblätter 127
–, der Leinsamen 128
–, Galaktomannoglykane 131
–, histochemischer Nachweis 123
–, im irländischen Moos 136
–, im Johannisbrot 112
–, im Queckenwurzelstock 111
–, in der Epidermis 128–131
–, in Hibiskusblüten 148
–, in Lindenblüten 124
–, Kamillenblüten 309
–, Myrrhe 348
–, Plantaginazeenschleime 130(T)
–, Salepmannane 131
Schleuderhonig 78
Schließfrüchte 4
Schließlein 128
Schneeballrinde
–, Biapigenin, in der 394(A)
Schnittlauch 275
Schokolade 57
Schöllkraut 527, 528
Schöllkraut, s. Chelidonium majus
Schwalbenwurz 241
Schwarzer Senf 467, 468, 470
Schwarzwurzel 28
Schwedenkräuter 428
Schwedentropfen 431
Schwefel
–, in Naturstoffen 264(A)
Schwefeln von Drogen
–, Eibischwurzel 126
Schweißtreibende Tees 655ff
Schwermetall-Ionen 10(T)
Schwertbohnen
–, Lektine 492(T)
Scillabiose 92(T)
Scillae bulbus 3, 576
Scillaglykoside
–, Farbreaktion nach Rosenheim 228
–, Resorptionsquote 578
Scillaren A 577, 578
Scillarenase 239, 240
Scillarenin 239(A), 577(A)
–, Farbreaktion (Liebermann-Burchard) 187
Scillarosid
–, Farbreaktion (Liebermann-Burchard) 187
Scillicyanosid 577(A)
Scilliglaucosid 577(A)
Scillirosid 577(A)
Scillirosidin 577(L)
Scillirubrosid 577(A)

Scillirubrosidin 577(L)
Scoparosid 395(A)
Scopin 511
Scopolamin 10(T), 511(A), 512(A)
–, aus Datura fastuosa 513
–, Gewinnung 514
–, Konformation 513(A)
Scopolamini hydrobromidum 514
Scopoletin 377(A)
–, in echtem Jalapenharz 67
–, in Jalapenharz 66
Scopolia carniolica 514
Scopolia japonica 514
Scopolosid 377
Scordinine, Knoblauch 636(L)
Scrophulariaceae
–, Cucurbitacine 195
–, Digitalis lanata 233
–, Digitalis purpurea 235
–, Euphrasia officinalis 161(T)
–, Gratiola officinalis 195, 703
–, herzwirksame Glykoside 228
–, Iridoide 157
–, Mannitvorkommen 89
–, Picrorhiza kurrooa 161(T)
–, Verbascum densiflorum 161(T)
–, Veronica officinalis 161(T), 706
Secale cornutum 478
Secale-Peptidalkaloide 478
–, Lumiderivate 481
Secalin 484(T)
Secalinin 484(T)
Secoiridoide
–, Alkaloide, Bauelement 543(A)
–, Emetin, Bauelement 537(A)
Secoiridoidbitterstoffe 598
Secoiridoide 158(A), 159(A)
–, im Bitterklee 599
–, Wirkungen 161
Secoiridoidglykoside 158
Secologaninsäure 162(A)
Sedativa, pflanzliche 661
Seduheptulose 81(A)
Seifenrinde 202
Seifenwurzel 202
Sekretagoger Effekt 595
Sekretbehälter, s. Exkretbehälter
Sekretverflüssigung
–, Brusttee zur 336
–, durch Wasser 336
Sekundärglykoside 224(L)
Selen 570
Selencystathionin 571(A)
Selenmangelsyndrom 570
Selenmethionin 571(A)

Selinan 165(A)
Semen Cydoniae 131
Semen Cynosbati, s. Cynosbati semen
Semen Myristicae 24
Seminadrogen 4
Sempervirin 506(T)
Senecio nemorensis 521
–, Pyrrolizidinalkaloide 518
Senecio-Alkaloide 518
Senecionin 518(A), 520(A)
Seneciosäure 518(A)
Senegawurzel 202, 205
Senegin II 212(L)
Senegin III u. IV 212(A)
Senf 470, 629
–, allergisierende Wirkung 274
Senffußbad 653
Senfmehl 470
–, entfettetes 652
–, fetthaltiges 653
Senföle 468f
Senfölglykoside, s. Glucosinolate
Senfpapier 653
Senfsamen
–, als Allergen 27
Senfsamen, schwarze 652
Senfwickel 653
Senkirkin 127, 518(A), 520(A)
Sennae folium
–, isolaterales Blatt 3
–, Spaltöffnungstypen 16
Sennae fructus acutifoliae 426
Sennae fructus angustifoliae 426
Sennesblätter 367(T), 425, 704
–, Bianthrone, Metabolisierung 422(A)
–, Gehaltsbestimmung 419(T)
–, Inhaltsstoffe 427(A)
–, sortenkundliche Unterschiede 426
Sennesfrüchte 425
–, Fruchtform 4
–, Gehaltsbestimmung 419(T)
Sennoside 427(A), 428(A)
Sensibilisierung
–, Gummi arabicum 114
Sequoytol 588
Serendipity berries 487
Serin 448(T)
Serotonin 356, 444, 454
Serpentin 544(A), 545, 548
Serratula tinctoria 613, 625
Serumcholesterin
–, Senkung durch Sitosterin 195
Serumcholesterinspiegel
–, Saponinwirkung 206

Serumcholesterinspiegel
–, Senkung durch Alginat 138
Sesamin 45(A), 383(A), 384(A), 622
(−)-Sesamin 386(A)
Sesamol 45(A)
Sesamöl 61, 383
–, für Injektionszwecke 52
Sesamose 91(A)
Sesamum indicum 61
Sesquiphellandren 277(A), 290(A)
Sesquiphellandrol 277
Sesquiterpene
–, Einteilung 164
–, Sesquiterpenglykoside 165
–, Typen 165(A)
–, Zyklisierungstypen 266(A)
Sesquiterpenketone
–, Acorus-calamus-Rhizom 290(A)
Sesquiterpenlakton
–, mit exozyklischem Methylen 295
–, Nobilin 295(A)
Sesquiterpenlaktone
–, als Kontaktallergen 28
–, Auslöser von Kontaktekzemen 171
–, Reaktion mit SH-Gruppen 172(A)
Sexuelle Potenz
–, und Vitamin E 592
Shikimate 390(A)
Shikimisäure 337, 587
Shikimisäureweg 368(A), 369(A)
Shogaole 277
Shoju-Soße 61
Shyobunon 290(A)
Siambenzoe 186(A), 349
Siaresinolsäure 186(A), 198(A)
α-Siaresinolsäure 349
Signaturenlehre, Ginseng 616
Silibininhydrogensuccinat 477(L)
Silicristin 679(A), 680(A)
Silizium 567
Silybin 393, 477, 679(A), 680(A)
Silybum marianum 679
–, Tyramin in Früchten 449
Silychristin, s. Silicristin
Silydianin, s. Silydonin
Silydonin 679(A), 680(A)
Silymarin(gruppe) 680(L)
Simaroubaceae
–, Ailanthus altissimus 515
–, Picrasma excelsa 607
–, Quassia amara 607

Simarubaceae
–, Samenfett 36(T)
Simarubalide 607(A)
Simmondsia chinensis 63
Sinalbin 467(T), 470(A)
Sinapin 652
Sinapinalkohol 385(A)
Sinapinsäure 371(A), 372(A), 470(A)
–, Colchicin, Bauelement 535(A)
Sinapis alba 470, 563
Sinapis semen
–, Fruchtform 4
Sinigrin 23(T), 467(T), 470, 652(A), 653(A)
Sinigrosid 652(A), 653(A)
Sirupus Rubi idaei 151
Sirupus simplex 110
β-Sisterol 193(A), 194(A)
β-Sistosterin, s. auch β-Sitosterol
Sitosterin 193
–, Eigenschaften 639
–, in der Mistel 645
–, in Muira puama 631
–, therapeutische Verwendung 639
Sitosterine
–, im Maiskeimöl 57
γ-Sitosterol 193(A)
Sitosterolglucosid 194(A)
Sitosterolpalmitat 194(A)
Sitosterol, s. Sitosterin
Sitoster(in)olglucosid 622(A), 623(A)
Skammoniawurzel 66
Skatol 262
Smilagenin 215(A)
Smilax-Arten 203(T)
Smilax-Saponine 216
Sofortlösliche Tees
–, Aucubingehalt 158
Soja hispida 61
Sojabohne
–, Betain, in 457
–, Lektine 491(T), 492(T)
Sojabohnen 637
–, Pangamsäure 626(T)
Sojabohnenlezithin 638(L), 678
Sojabohnenöl 61
–, Entlezithinierung 678
–, essentielle Fettsäuren 51
–, Linolsäure 36
–, Tokopherolgehalte 588(T)
Sojamehl
–, und Pankreashyperplasie 488
Sojaöl, s. Sojabohnenöl
Sojasapogenole 198(A)
Soladulcidin 222

Solanaceae 511
–, Atropa bella-donna 512f, 514f
–, Capsicum annuum 279
–, Capsicum frutescens 458, 651
–, Hyoscyamus muticus 513f
–, Hyoscyamus niger 513, 516
–, Lycium chinense 462(A)
–, Lycopersicon lycopersicum 219
–, Mandragora officinarum 514
–, Nicotiana rustica 521
–, Nicotiana tabacum 521
–, Nicotiana-Arten 498
–, Putrescin, Vorkommen 447
–, Scopolia japonica 514
–, Solanum aviculare 206, 221
–, Solanum dulcamara 222
–, Solanum khasianum 221
–, Solanum laciniatum 221
–, Solanum lycopersicon 203(T)
–, Solanum marginatum 221
–, Solanum melongena 454
–, Solanum tuberosum 108(T)
–, Withania somnifera 195
Solanazeenalkaloide 10(T)
Solanazeendrogen 628
Solanidantyp 219(L), 220(L)
Solanidin 220(A), 221(A)
Solanin 220(A)
Solanum aviculare 206, 221
Solanum dulcamara 15, 222
Solanum khasianum 221
Solanum laciniatum 221
Solanum lycopersicon 203(T)
Solanum lycopersicum 219
Solanum marginatum 221
Solanum melongena 24, 454
Solanum tuberosum 108(T), 562, 563
Solanum-Arten 86
Solanum-dulcamara-Stengel 221
Solasodin 22(A), 206, 220(A), 221(A)
–, im Hamstertest 24
Solasonin 220(A)
Solayamocinosid 222(A)
Solidago canadensis 565
Solidago gigantea 565
Solidago virgaurea 565
Solidago-Arten
–, und Pollinosis 489
Somatostatin, Yohimbin, Einfluß 544
Sonnenblume 28
Sonnenblumenöl
–, essentielle Fettsäuren 51
–, Linolsäure 36

Sachverzeichnis

Sonnenschein Reagenz 503(T)
Sophora-Arten 684
Sophorose 92(T)
Sorbit 87, 148, 150
D-Sorbit 89
L-Sorbit 88(A)
Sorbitanfettsäureester 53, 55
Sorbitanhydride 89
Sorbitol, s. Sorbit
L-Sorbose 88(A)
Sorbus aucuparia 89
–, *i*-Butylamin in Blüten 448(T)
Sorbus-Arten 87
Sorgenin 419(A)
Sorghumhirse
–, Cyanogene Glykoside 463(T)
Sortenkundliches 430(T)
Spaltöffnungen 3
Spaltöffnungstypen 16
Spanische Fliegen 631
Spargel
–, Saponinvorkommen 204
Spartein 500(T), 558(A), 683
Sparteinsulfat 558
Spathulenol 309
Species amaricantes 598f
Species amaro-aromaticae 599, 605
Species antiasthmaticae 548
Species cholagogae 603
Species depurativae 657
Species diureticae 566, 657
Species emollientes 381
Species nervinae 316
Species urologicae 699
Speiseöle, raffinierte 39
Speisesenf 275f, 470
Spermidin 582
Sphaceliastadium
–, Claviceps purpurea 480
Spheroides rubripes 499(A)
Sphondin 377(A), 380(A)
Spierblumen 656
Spikenard oil 672
Spinacia oleracea 207
Spinat
–, Saponinvorkommen 204
Spiraea-Arten
–, biogene Amine in Blüten 448(T)
Spiraeosid 581(A)
Spirituosa medicata 8
Spirituosen
–, Kümmelöl in 314
–, mit Anisöl 305
–, mit Wacholderbeeröl 320
Spirituosen, arzneiliche 8
Spiritus Citronellae compositus 316

Spiritus medicatus
–, Franzbranntwein 355
–, Karmelitergeist 316, 324
–, Melissengeist 316
–, Spiritus Citronellae compositus 316
Spiritus Melissae 8
Spiritus Melissae compositus 323
Spiritus Sinapis 654
Spiritusse, aromatische 8
Spiroäther, s. auch Spiroether
Spiroether 309(A), 311(A)
Spirosolantyp 219(L), 220(L)
Spirost-5-ene 217
Spissumextrakte 7
Spitzwegerichblätter 161(T)
Spitzwegerichinfus 158
Spreadingtest 716
Springlein 128
Sprühreagenzien 16
Squalen 156(A), 185, 188
–, Vorkommen im Olivenöl 58
Stachydrin 457(A)
Stachyose 91(A)
Stachys-Arten 457
Standardisierung 13
–, biologische 573
–, Heparin 715
Stärke 106
–, Abbau zu Glukose 46
–, Bestandteil von Curry 275
–, Gewinnung 108
–, im Süßholz 190
–, im Tragant 117
–, in Gewürzen 281, 300, 313, 323
–, in Kleie 105
–, Verkleisterung bei Kurkuma 299
–, Verwendung 109
Stärkebäume 46
Stärkemehl 106
Stärkesirup 110
Stärkeverzuckerung 76
Stärkezucker, s. Glukose 75
Stearinsäure 34(T)
Stearinsäureglyceride
–, in Kakaobutter 57
Stearyl-SCoA
–, Substrat für Desaturase 47(A)
Stearylalkohol 63
Steatorrhöe 56
Stechapfel 513
Steinfrucht, Fruchtform 4
Steinklee-Extrakt 690
Steinkleekraut 377, 381
Stenokardische Beschwerden
–, Crataegus bei 584

Stephania tetrandra 534
Sterculiaceae
–, Cola-Arten 610
–, Samenfett 36(T)
–, Theobroma cacao 57
Sterculiasäure 36(T), 37(A)
Stereochemie (Cocain) 510
Steriler Leinenfaden 104
Sterine
–, in Blütenölen 258
Steroidalkaloidsaponine
–, Resorption 204
Steroide
–, im Wollwachs 64
–, mit C_{21}-Grundgerüst
Steroidsaponine 214
–, Bockshornklee 712
–, Dioscin 712
–, Furostantyp 214(A)
–, Isosapogenine 215(A)
–, Konfiguration 214
–, Neosapogenine 215(A)
–, Spiroketal 214(A)
–, Spirostantyp 214(A), 215(A)
–, Verbreitung im Pflanzenreich 214, 215
Stevia rebaudiana 181
Steviosid 181(A)
Stiefmütterchenkraut 205, 245, 656
Stigmasterin 195
–, Farbreaktion 187
Stigmasterol 193, 195
Stinkasant 264(L), 306
Stipulae 3
Stockrosenblüten 125
–, Anthocyane 401(T)
Stoffwechseltee 428
Stomachika 8, 286
Stomachikum 276
Stomatitis
–, Baptisia bei 649
–, Kamillenblüten bei 312
–, Ratanhiatinktur bei 409
k-Stophanthin-β 238(A)
Streptose 87
k-Strophanthidin 574(A)
Strophanthin
g-Strophanthin 237(A)
k-Strophanthin 238, 239
–, Autoxidation 239
–, Farbreaktion (Liebermann-Burchard) 187
–, und Hypoxietoleranz 579
Strophanthinoide 572
Strophanthintherapie, perorale 238
k-Strophanthosid 238(A)
Strophanthus
–, Fruchtform 4

Strophanthus gratus 237
Strophanthus kombe 239
Strophanthussamen
–, Trigonellin 457
Stropharia-Arten 455
Strychni semen
–, Fruchtform 4
Strychnin 38, 500(T), 506(T), 550(A), 551(A), 627, 630
–, als Tonikum 594
–, und Pikrotoxin 170
Strychninwirkungen 551
Strychnos castalnei 551
Strychnos crevauxii 551
Strychnos nux-vomica 550
Strychnos toxifera 551
Stuhlverhalten 54
Styracaceae 349
Styrax benzoin 349
Styrax tonkinensis 349
Sudorifikum
–, Cajeputöl 331
–, Niauliöl 331
Sulfatasche 18
Sulfattransferase 128
Sumatrabenzoe 350
Suppositorienmasse 53
Surinam-Bitterholz
Suspensionsstabilisator
–, Xanthan 142
Süßer Fenchel 307
Süßer Geschmack
–, Cyclite 83
–, Erkennungsschwellenwert 486
–, Fruktose 77
–, Glukose 76
–, Honigtauhonige 78
–, Mannit 89
–, Saccharose 76
–, Sorbit 89
–, Steviosid 181
–, strukturelle Voraussetzungen 486
–, Süßholz 191
–, Thaumatin, Strukturdomänen 487
–, Xylit 89
Süßholz 391
Süßholzextrakte 191
Süßholzfluidextrakt 191
Süßholzwurzel 185, 189
–, Extraktgehalt 18
–, Farbstoffe der 391(A), 392(A)
–, Geruchsnote 38
Süßorange
–, Geruchsnote 38
Sweet clover disease 381
Swerosid 596, 599

Swertia chirata 599
Swertiamarin 596, 599
–, Bitterwert 161(T)
–, ZNS-dämpfende Wirkung 161
Symbiontenflora
–, Abbau der Pentosane 106
–, Abbau von Pektin 121
–, Iridoidglykoside 158
Symphytum
–, Pyrrolizidinalkaloide 518
Symphytum officinale 111, 713
Symphytum-Arten 23(T)
Synephrin 449(A), 450(A)
Synsepalum dulcificum 487
Syntropielehre 650
Syringaalkohol 383
Syringaresinol 385
Syringaresinoldiglucosid 383(A), 386(A)
(–)-Syringaresinolglucosid 622(A), 686(A)
Syringasäure 372(A)
Syringin 385(A), 622(A), 623(A), 645
Syzygium aromaticum 360

Tabak 521
–, Aromaträger 176
Tabakentwöhnungsmittel 521
Tabasco 651
Tabletten
–, Alginat zur Herstellung 139
Tagetes-Arten 248
Taigawurzel 622
Tamarindenkernmehl 113
Tamarindenmus 147
Tamarindenpolyose 113(A), 114(A)
Tamarindus indicus 147
Tanacetum vulgare 172(A)
Tange 133
Tannenmistel 644
Tannin 413
Tannine 11
Tanninlösung
–, Fällungsreaktion 503(T)
Tapioka 108
Tara-Gum 114
Tarakernmehl 114
Taraxacolidglucosid 604(A)
Taraxacosid 606(A)
Taraxacum officinale 172(A), 186(A), 562, 605
Taraxasterol 186(A), 606(A)
Taraxinsäureglucosid 172, 173, 604
Taririnsäure 36(T), 37(A)

Taroconin 506
Tassenfertige Tees 6
Tauböcktest auf Flavonole 396
Taumelkrankheit 461
Tausendgüldenkraut
–, Phenolcarbonsäuren 373
Tausengüldenkraut 599
Tausenkorngewicht
–, der Leinsamen 128
Tee
–, Catechingehalt 681
–, Ethylamin, Vorkommen 448(T)
–, Saponinvorkommen 204
Tee (Camellia sinensis)
–, Ascorbinsäure 146
Tee (Teestrauch) 407(T)
Teeaufgußpulver 336
Tela gossypii absorbens 102
Temoe Lawak 300
Teniposid 387(A), 388(A)
Tenside 55
Tenulin 29(A)
Teonanácatl 455
Teratogenität 24
–, Hypoglycin A 441
Terebenthen 326(A)
Terebinthina 325
Terpene 154
–, als Bestandteile ätherischer Öle 262(A), 263, 264
–, als Kontaktallergen 28
–, Artefaktbildung 260
–, Biosynthese 156(A)
–, hochoxidierte Triterpene 184
–, Iridoide 156
–, irreguläre Verknüpfung 267(A)
–, Isoprenregel 154, 264
–, Karotinoide 241
–, lipophile Diterpene 176
–, lipophile Triterpene 184
–, Lokalisation i. d. Pflanze 157(A)
–, Monoterpene 265(A)
–, Muttersubstanzen 156(A)
–, Phytosterine 191
–, polare Diterpene 176
–, Secoiridoide 158
–, Sesquiterpene 164(A), 266(A)
–, Terminologie 154
–, Terpenoid 155
–, Übersicht 155(A), 157(A)
–, Valepotriate 162
–, Verknüpfungsweise der Isoprene 154, 262, 267
–, Vorkommen 155
Terpenoide 154
Terpentin 325

Terpentinöl 325, 351, 650
–, als Hautreizmittel 353
–, direkter Expektoranseffekt 328
–, optische Drehung 269(T)
γ-Terpinen 278(A)
1-Terpinen-4-ol 279(A)
Terpineol 265
α-Terpineol 277
(–)-α-Terpineol 331
(+)-α-Terpineol 331
–, inhalativ wirksam 322
Terpinolen 339(A)
n-Tetradecansäure 35
Tetragonolobus purpureus
–, Samenlektin 492(T)
Tetrahydropalmatin 665(A)
Tetramethylendiamin 448(T)
Tetrandrin 506, 533, 534
Tetraterpene
–, chemischer Aufbau 241
–, Nomenklatur 241(L)
Tetrodotoxin 499(A)
Teucriumlakton 163, 164
Teucrosid 375(A)
Teufelskralle 161(T)
Teufelskrallenwurzel 608
Thapsia garganica 168, 168(A)
Thapsigargin 168(A)
Thaumatine 487
Thaumatococcus daniellii 487
Theaflavine 410(A)
Theanin 461(A), 462(A)
Thearubigene 410(A)
Theaspiron 250(A)
Thebain 530(A)
–, Alkaloidtyp 523(A)
Theobroma cacao 57
Theobromin
–, Guarana 612
–, in Kakaokernen 9(T)
–, in Kakaomasse 57
–, Kolanuß 611
Theophyllin 506(T)
L-Thevetose 86(T)
Thiocyanat 128, 464(A), 466(A)
Thioglucosidase 467(L), 652
–, im Rüböl 60
Thiohydroximsäure 466(A)
Threonin 486(A)
Thromboxane
–, Bildung aus Linolensäure 50(A)
–, Bildung aus Linolsäure 50(A)
Thrombozytenaggregation
–, Forskolin 178
Thuja occidendalis 344(L)
Thuja occidentalis 24, 700, 721

(+)-Thujan 340(A)
(+)-Thujanol-4 340(A)
3-Thujanon 344(L)
Thujon 296(A), 343
α-Thujon 291, 344(A)
β-Thujon 344(A)
(–)-Thujon 344(A)
–, Abortivwirkung 24
–, Spanischer Salbei 295
–, Wermutkraut 295
Thujon (α, β) 721
Thujylalkohole
–, diastereomere 296(A)
Thymi herba, s. Thymian
Thymian 4, 276, 332, 614(T)
–, Rosmarinsäure 374
Thymianfluidextrakt 271, 333
Thymianöl 345
–, Gehaltsbestimmung 271
Thymol 154(A), 258, 322, 332(A), 346, 368
–, Gehaltsbestimmung im Thymianöl 271
Thymolmethylether 332, 358, 359
Thymus pulegoides 333
Thymus serpyllum 333
Thymus vulgaris 332, 345
Thymus zygis 332, 345
Thymusextrakte 641
Thyronin 569(A)
Thyroxin 569(A)
Tiglien-Typ 654(A)
Tiglinsäure 511
–, in Glycoretinen 67(L)
–, Phorbolester, Komponente 654(L)
Tigogenin 215, 216
Tigonin 216
Tilia cordata 123, 407(T)
Tilia platyphyllos 123, 407(T)
Tilia-Arten
–, als Verfälschung für Lindenblüten 124
Tiliaceae 123
–, Tilia cordata 407(T)
–, Tilia platyphyllos 407(T)
Tiliae flos 3
Tilirosid 124, 375–377
Tinctura aromatica 313
Tinctura Asinthii composita 598
Tinctura carbonis detergens 210
Tinctura Gentianae 598
Tinctura Harongae 608
Tinctura Strophanthi 238
Tinctura amara 598f
Tinkturen 7
–, homöopathische 5

Tinnevellinglykosid 419(A), 420(A)
Tinnevelly-Sennesfrüchte 425
Tintlinge 445
Tirucallol 607(A)
Tocopherole
–, im Sesamöl 61
–, in Kleie 105
Tocopherole, s. auch Vitamin E
Tocopherole, s. Tokopherole
Tokopherole 570, 588(A), 589(A)
–, Antioxidanswirkung 592(A)
–, Anwendung 592
–, unerwünschte Wirkungen 592
Tokopherolgehalte 588(T)
Tokopheronolakton 591
Tokopheronsäure 591
Tokotrienole 588(A), 589(A)
Tollhonig 181
Tollkirsche 512
Tolubalsam 322, 334
Tomaten
–, Geruchsnote 38
Tomatidin 220(A), 221(A)
Tomatin 203(T), 220(A)
Tonika 8, 22, 594ff
Tonikum
–, Dicentra-Arten 525
Tonkabohnen 382
–, in Kolagetränken 611
Tonsillitis
–, Baptisia bei 649
–, Echinacea bei 648
–, Phytolacca bei 646
Topinambur 110
Tormentillwurzel 407(T), 409, 411, 614(T)
Tormentsäure 199(A)
Totalextrakte 10f
Toxicodendron 30
C-Toxiferin 551
Toxiferin I 551(A), 552(A)
Toxizität 22
–, chronische 23
–, subakute 23
Tracheitis 125, 127
Tracheloganin 605
Trachyspermum copticum 346
Tragacantha 116
Tragacanthin 116, 117
Tragant 116
–, in Lutschpastillen 93
Tragent 113
Trauben
–, wachsartige Überzüge 63
Traubenkernöl 54
Traubenzucker
–, in Wundsalben 715

Traubenzucker, s. Glukose 75
Trehalosetyp 90
n-Triacontan 359
Triacylglyceride
–, Anzahl, Berechnung 39
–, chemische Eigenschaften 39
–, Einteilung 38
–, gemischtsäurige 39
–, Hilfsstoffe in der Technologie 52
–, Konformationen 41(A)
–, mit essentiellen Fettsäuren 49
–, Modifikationen 39
–, Nomenklatur 38
–, Schmelzpunkte 40
Triacylglyceride, s. auch Triglyceride
Trichostachin 282(A)
trans-Tridecen-2-al 278
Trifolirhizin 566(A), 569(A)
Trifolium pratense 444
m-Trigallussäure 411(A)
Trigeminusneuralgien
–, Aconitinwirkung 183
Triglycerida mediocatenalia 55
Triglyceride
–, Biosynthese 48(A)
–, mittelkettige 55
Triglyceride, s. auch Triacylglyceride
Trigonella foenum-graecum 131, 711
–, Saponinvorkommen 204
–, Steroidsapogenine 215
Trigonella-foenum-graecum-Samen 275
Trigonellin 457(A), 567, 712
Trijodthyronin 569(A)
Trilisa odoratissima 382
Trillonsäure 411(A)
Trimethoxybenzoesäure 547
3,4,5-Trimethoxyphenylethylamin 449
Trimethylamin-N-oxid 447
3,5,5,-Trimethylcyclohexenon 251
Trimethylglycin 457
Trimethylglykokoll 677
Triolein 39
Tripalmitin 39
Trisaccharide
–, der Ginsengwurzel 615
Tristearin 39
Triterpene
–, in Flohsamen 130
Triterpensaponine 207
–, Dammaroltyp 616
–, der Ginsengwurzel 616–618(A)

–, Ginsenoside 616–618(A)
Triticin 111, 566
Triticum sativum 108(T)
Trockenextrakte 7
–, Tinkturenherstellung 7
Trocknungsverlust 18
Tropacocain 507
Tropaeolaceae
–, Glucosinolate 467
–, Tropaeolum majus 467(T)
Tropaeolum majus 692
Tropanalkaloide
–, Anwendung 516
–, Bauelemente 506
–, Identität und Reinheit 514
–, in Cocablättern 507
–, in Solanazeen 511
–, Toxizität 517
–, Tropacocain 507
–, Valerin 509(A)
–, Wirkungen 516
Tropeine 511
Tropin 511(A), 512(A)
Tropinalkaloide 511
Tropinderivate 507
Tropolon 534(A)
Troxerutin 685(L)
α-Truxillin 508(A)
β-Truxillin 508(A)
α-Truxillsäure 508(A)
β-Truxillsäure 508(A)
Tryptamin 454, 456(A)
–, 4-Hydroxy-N,N-dimethyl- 455
–, 6-Hydroxy- 454
–, N,N-Dimethyl- 454(A), 456(A)
–, N-Methyl- 454(A), 456(A)
Tryptaminderivat
–, in Mucana pruriens 357
Tschandu 532
Tuber Aconiti 182
Tubera 2
Tubocurare 533
Tubocurarin 506(T), 533(A)
Tubulin
–, Vinblastin 549
–, Vincristin 549
Tubulin, Colchicin, Anlagerung 535, 536
Tuliposid 29(A)
(+)-Turicin 457(A)
Turmeron 299(A)
ar-Turmeron 299(A)
Turnera diffusa 630
Turneraceae 630
Turpethwurzel 67
Tusche (als Reagenz) 123
Tussilagin 520(A)
Tussilago farfara 127

–, Pyrrolizidinalkaloide 521
Tussilago-farfara-Blätter 175(L)
Tyramin 449(A), 450(A), 679
Tyrosin 442(A)
Tyrosinase 371

Ubichinone 589(L)
Ulex europaeus
–, Samenlektin 492(T)
Ulkustherapie
–, Carbenoxolon 189
Ultra-Kurzzeit-Hocherhitzung 5
Ulucus cruris
–, Roßkastanienextrakt bei 688
Umbelliferae, s. Apiaceae
Umbelliferon 377(A)
Umbelliferose 91(A)
Umbelliprenin 378(A)
Umkehreffekt 321
Umkehrtee 428
Umstimmungsmittel 657ff
Unbedenklichkeit 22
Uncaria gambir 407(T), 681
Undecalacton 36(A), 37(A)
Undecatriene, in Galbanum 264(A)
Unedosid 157
Unerwünschte Wirkungen 431
–, Digitaloiddrogen 574
Ungesättigte Fettsäuren
–, radikalische Oxidation 590(A)
Unspezifische Mittel 594
Unspezifische Reizkörpertherapie 650ff
Unspezifische Therapie 640ff
Unspezifische Wirkungen 613
Uperisation 5
Urginea maritima 228, 576
Uronsäuren 80
–, Decarboxylierung 81
Uroshenol 29(A)
Uroshiole 30
Ursolsäure 199(A), 337, 698(A)
Urtica dioica 247, 356, 360, 565
Urtica urens 247, 356, 360, 565
Urticaceae 562
–, Boehmeria-Arten 99
–, Urtica dioica 565
–, Urtica urens 565
Urtikaria
–, Menthol bei 358
Urtinkturen 5
Uterus
–, Dauerkontraktion 542
Uvae-ursi folium
–, dorsiventraler Blattbau 3
Uvaol 698(A)

Uzarawurzel 579
Uzarigenin 576(A)
–, Konformationsformel 578

Vaccinin 693(A)
Vaccinium myrtillus 403(T), 407(T)
Valencen 260(A)
Valepotriate 162, 666ff
–, chemische Eigenschaften 163
–, chemischer Aufbau 162(A), 163(A)
–, Nitrobenzylpyridin, blauer Farbstoff 671
–, Pharmakokinetik 163
–, quantitative Bestimmung 671
–, Toxizität 163, 671
Valeraldehyd 329(A), 330(A)
Valeranon 667, 669, 672
Valerenal 667, 669
Valerensäure 11, 171, 263(A), 667, 669
Valeriana officinalis 666
–, Isoferulasäure 373
–, Tinktur 17(A)
Valeriana-edulis-Wurzel 13
Valeriana-officinalis-Wurzel 13
–, GABA in 444
Valeriana-wallichii-Wurzel 13, 161(T)
Valerianaceae
–, Iridoide 157
–, Nardostachys jatamansi 672
–, Valeriana edulis 671
–, Valeriana mexicana 671
–, Valeriana officinalis 161(T), 666
–, Valeriana procurrens 666
–, Valeriana sambucifolia 666
–, Valeriana sorbifolia 671
–, Valeriana wallichii 161(T), 671
Valeriansäure 34(T)
–, in Glykoretinen 67(L)
Valerin 509
Valerosidatum 160(A)
Valin 282(A), 447(T), 448(T)
Valonsäure 411(A)
Valtrat 668(A)
–, Toxizität 163
Van Urk Reaktion 481(A), 482(A)
Vanilla planifolia 283
Vanille 283
–, als Allergen 27
–, Fruchtform 4
Vanillin 258, 284(A), 349, 360
Vanillinsäure 372(A)
–, in Kakaokernen 9

Vanillol 284(A)
Vanillolosid 284(A)
Vanillosid 284(A)
Vanillylaceton 277
Vanillylalkohol 284
Vanillylamin 458
Variabilität
–, Alkaloide und Chinarinden 554(T)
–, der Glykosidführung 573
Variabilität von Inhaltsstoffen
–, in Thymus pulegoides 333
–, in Thymus vulgaris 332
Varrucae vulgares 720f
Vegetabilisches Elfenbein 112
Vegetative Dystonie
–, Eleutherococcusextrakt bei 623
Vegetative Störungen
–, Hefe als Adjuvans 644
Veilchengeruch
–, des Harns 329
Veilchenwurzel 252
Venenmittel 682ff
Venenverödung, mittels Glukose 76
Venöse Insuffizienz
–, Roßkastanienextrakt bei 688
Veratrum-Alkaloide 24, 506
Verbandmull 101(A), 103(A)
Verbandwatte 101(A), 103(A)
–, aus Zellstoff 104
Verbandzellstoff 103(A)
Verbascogenin 210(A)
Verbascose 91(A)
Verbascosid 375(A)
Verbascum densiflorum 10
Verbascum phlomoides 210(L)
Verbascum-Arten
–, Vorkommen glykosidierter Karotinoide 244
Verbena officinalis 704
Verbena-officinalis-Kraut 375
–, Verbascosid 375
Verbenaceae
–, Drüsenschuppen 61
–, Verbena officinalis 161(T), 704
–, Vitex agnus-castus 161(T), 705
Verbenalin 157(A), 160(A), 704, 705
–, und Prostaglandin E_2 704, 705
–, Uteruswirkung 705
–, wehenauslösende Wirkung 158
Verbenalol 157, 705
Verbenon
–, in Rosmarinölen 355(T)

Verdauungsstörungen 595
–, Anwendung von Pfefferminzöl 304
–, Pfefferminztee 303
Verderben, der Fette 41
Verdorbenheit
–, sensorische Prüfung 15
Vergiftung
–, durch Safran 251
Vernacia ceneria 716
Vernolopin 29(A)
Vernolsäure 36(T), 37(A)
Veronica officinalis 706
Veronicosid 160(A), 704, 706
Verprosid 160(A), 704, 706
Verruca vulgaris 1
Verstauchungen 712
Vesicans (Vesikans) 631
Vesicanzien 650
Viburnum-Arten
–, biogene Amine in Blüten 448(T)
Viburnum-prunifolium-Rinde
–, Biflavonvorkommen 394(L)
Vicenin-2 581(A)
Vicia faba
–, Bräunung 444
Vinblastin 549(A), 550(A)
Vinca minor 548
Vinca rosea 549
Vincaleukoblastin 549(A), 550(A)
Vincamin 543(A), 548ff
Vincetoxicum hirundinaria 241
Vincetoxin 241
Vincristin 549(A), 550(A)
Vindolin 543(A), 548(L), 549, 550(A)
Vinum Chinae 8
Viola calophylla 454
Viola calophylloides 454
Viola tricolor 656
Violaxanthin 244(A), 245(A), 280
Violutosid 656
Viridiflorol 330, 331, 344
(+)-Viridiflorol 340, 341
Viscaceae 482, 644
Viscose 103, 104
Viscotoxine 482, 645
Viscum album 482, 644
–, Lektine 492(T)
Viscumproteine 644
Viscumsäure 644
Viskoseverfahren 103
Viskositätsmessung 122
Visnadin 379, 584(A), 585(A)
Visnagin 377, 585(A)
Vitaceae
–, Vitis vinifera 54

Vitali-Reaktion 515(A)
–, falsch positive 524
Vitamin B_1 251
–, in Hefe 643
Vitamin B_{12} 11(T)
Vitamin B_{15} 625
Vitamin B_2 251
Vitamin C, s. Ascorbinsäure
Vitamin E 57, 588ff
–, Mißbrauch 22
Vitamin-B_2-Antagonist 474(A)
Vitaminpräparate 22
Vitex agnus-castus 161(T)
–, Casticin 395(A)
–, Flavonol 395(L)
Vitex-agnus-castus-Früchte 705f
Vitexin 395(A), 673(A)
Vitexinrhamnosid 583
Vitiligo
–, Ammoidin bei 381
Vitis vinifera
–, Traubenkernöl 54
Vogelknöterich 568
Völlegefühl 294, 298
–, Kümmel bei 314
–, Wacholderbeeren bei 321
Vorratshaltung
–, von Drogen 19

Wacholder 658(T)
Wacholderbeeren 319
Wacholderbeeröl 258, 319(A), 320(A), 351, 356
Wachs
–, Diterpene 176
–, Wachsschicht grüner Pflanzen 176
Wachse 11
–, Bienenwachs 65
–, Blütenwachse 64
–, Definition 61
–, in Blütenölen 258
–, javanisches Pflanzenwachs 64
–, Jojobaöl 63
–, rekonstruierte 63
–, tierische 64
Wachsester 62(A)
Wachstumshormon, Yohimbin, Einfluß 544
Wachsüberzug
–, bei Pflanzen 62(L)
Wadenkrämpfe, nächtliche
–, Chininsulfat, gegen 555
Waldmeisterkraut 161(T), 382, 383
Walnüsse 563
Walnußglobulin 483
Walrat 63, 65

Walratersatz 64
Wanzenkraut 707
Warzen 1
–, Chelidonium gegen 721
–, Podophyllin gegen 387
–, Sabina gegen 721
Warzenmittel 719
Wasserdiurese 563
Wasserfreie Glukose für Injektionszwecke 76
Wasserschierling 38
Wehenverstärkung 556
Weidenrinde
–, als Badezusatz 8
Weihrauch 186(A)
Weine, medizinische 8
Weinhefe 643
Weinsäure 12, 143(A), 144(A)
–, Kaliumtartrat 564
Weißdornblätter 407(T)
–, Cholin in 449
Weißdornblätter mit Blüten
–, Chlorogensäure 373
–, DC 367(T)
–, Flavone 400(T)
–, Proanthocyanidine 407(T)
Weißdornblüten 407(T)
–, Spermidinderivat 462(L)
Weißdornfrüchte 89
–, Cholin in 449
Weißdornpräparate 580ff
Weißer Ginseng 615
Weißer Senf 467f, 469f
Weißmuskelkrankheit 570
Weizen
–, Phytinsäure, in 84
Weizenkeimöl 56
–, essentielle Fettsäuren 51
–, Tokopherolgehalte 588(T)
Weizenkleie 105
–, Betain, in 457
Weizenlektin 492
Weizenstärke 108(T)
Wermut 614(T)
Wermutkraut 5, 295
Wermutwein 8, 297
Wertbestimmung
–, Opium 532
–, Paprikafrüchte 280
Wetterfühligkeit 576
Wicken
–, neurotoxisches Peptid 474(A)
Wiesendermatitis 379
Wilder Majoran 336
Wintergrünöl 346, 351
Wirkäquivalent 14
Wirksamkeit, Definition 20
Wirkstoff 1
–, Arzneistoff 1

–, spezifischer 1
Wirkstoffe
–, Isolierung 12
–, spezifische 9(T), 10(T)
Wirkstoffpräparate 10f
Wirkung
–, laxierend 89, 95
Wirkungen
–, adrenolytisch 525
–, adstringierend 408
–, allergisierend 94, 274, 278, 310(L)
–, als Antimalariamittel 168
–, als Insektizid 184
–, als Kontaktallergen 173(A), 175(A)
–, als Lockstoffe 164
–, als Tanslocasehemmer 177
–, als Wurmmittel 167
–, amöbizid 527
–, anabolomimetische 623
–, antianginöse 585, 586
–, antibakteriell 302
–, antibakterielle 158
–, antidiarrhoische 121
–, antiemetisch 277, 517
–, antiexsudativ 688
–, antiexsudative 203
–, antigonadotrope 374
–, Antihyaluronidase 716
–, antihypertensive 161, 178, 181
–, antihypertone 563
–, Antimalariamittel 555
–, antimikrobiell (ätherische Öle) 273
–, antimikrobielle 350
–, antimitotisch 527, 535, 549
–, antimykotisch 280, 717
–, antimykotisch, Knoblauch 637
–, antioxidative 350
–, antiphlogistisch 312, 713, 718
–, antiphlogistische 109, 158, 171, 189, 206, 221, 534
–, antipruriginös 354
–, antipsoriatisch 722, 724
–, antipyretisch 534
–, antiseptisch 346
–, antitussive 524
–, antiviral 647
–, antivirale 315
–, aphrodisisch 284, 313
–, appetitanregend 274–276, 281, 313, 321
–, Ausschaltung sensibler Nerven 183
–, bakteriostatisch 308
–, bakteriostatische 469
–, beruhigend 274

–, beruhigende 205
–, blasenziehende 168
–, blutdrucksenkend 251, 534, 548
–, blutdrucksteigernd 452, 525, 542
–, blutgerrinnungshemmend 488
–, blutzuckersenkend (Galegin) 443
–, bronchospasmolytisch 452
–, cholagog 595, 599, 605
–, cholagoge 431
–, cholekinetisch 301
–, choleretisch 305
–, choleretische 316
–, desodorierend 312f
–, diaphoretische 124
–, diuretisch 701
–, diuretische 205
–, drastisch abführend 196
–, embryotoxisch 387
–, entzündungshemmend 373
–, entzündungshemmende 128, 170, 189
–, expektorierend 251, 271, 273, 282, 538
–, expektorierende 205, 211
–, Fibrinolyse aktivierend 471
–, fungizide 346
–, gefäßerweiternd 548
–, gefäßkonstriktorisch 525
–, granulationsfördernd 717f
–, haarwuchsfördernd 558
–, hämolysierende 200
–, hydrocholeretisch 373
–, hyperämisierend 314
–, immunstimulierend 470, 492
–, immunstimulierende 142
–, insektizide, Fliegenpilz 446
–, kanzerogene 289
–, Kapillarpermeabilität vermindernd 399
–, Kapillarresistenz steigernd 399
–, katatonigen 525
–, kortisonähnliche 221
–, krampflösend 400
–, laxierend 387
–, laxierende 95, 111, 148, 150, 158
–, Lipoxygenase hemmend 373
–, lokal 360
–, lokal analgetisch 353, 361
–, lokal reizend 273
–, lokal reizende 168f
–, lokalanalgetisch 334
–, lokalanästhesierende 509
–, lokalanästhetisch 517
–, lokalhämostatisch 408

–, mitogene 491f, 646
–, neurotoxisch (C-Fasern), Capsaicin 460
–, neurotoxisch, Glutamylcyanoalanin 474(A)
–, ödemprotektiv 399, 688
–, ödemprotektive 206
–, östrogene 288
–, oxytozisch, s. ozytozisch
–, ozytozisch 525
–, parasympathikomimetisch 455
–, peripher analgetische 183
–, pflanzlicher Arzneimittel 20
–, positiv inotrop 583
–, pruritogene 356
–, psychodynamische 289, 658, 659
–, psychosomatische 274
–, psychotrope, Muscimol 446
–, Quaddelbildungen 483
–, Reflexerregbarkeit steigernd 551
–, sekretvermindernd 321
–, serumcholesterinsenkend 252
–, serumcholesterinsenkende 112, 121, 138, 194
–, sialagoge 212
–, spasmolytisch 294, 305, 312, 517
–, Speichelsekretion fördernd, s. auch sialagog 212
–, Stimulierung der Magensaftsekretion 297f
–, Stimulierung des Gallenflusses 297f
–, strumigene 471
–, sympathikomimetisch 452, 454
–, unspezifische 613
–, Uterus kontrahierend 252
–, vasokonstriktiv 509
–, vasokonstriktorisch 452
–, wehenauslösend 541
–, wehenauslösende 158
–, zellteilungshemmend 720
–, zentralanregend, Cola 611
–, ZNS-dämpfend 161, 171
–, zytotoxisch 549
Wirkungskumulation, Langzeiteffekt 583, 584
Wirkwertbestimmung 19
–, Digitaloiddrogen 573
Wirsingkohl 467, 471
Withaferin A 194, 195
Withania somnifera 195
Wollblumen 161(T), 245
–, Flavone 400(T)
Wollwachs 63, 64
Wollwachsalkohole 64

Wundsalben 715
–, mit Destillaten 259
Wurmmittel
–, Kainsäure 445
–, Kürbiskerne als 445
Wurzeldrogen 2
Wurzelstöcke, Definition 2
Wurzelterpentinöl 325

Xanthalongin 174(A)
Xanthan 141(A), 165(A)
Xanthanolide 166(A)
Xanthinderivate, Weißdorn 582
Xanthohumol 288(A), 390(A), 392(A)
Xanthomonas campestris 141
Xanthonderivate 597, 598
Xanthontyp
–, der Gentianazeen 597(A)
Xanthophylle 565
–, Definition 241
Xanthopsie 167
Xanthorrhizol 300(T), 368(A)
Xanthotoxin 377(A), 379, 380(A), 381, 585(A)
Xanthotoxol 380(A)
Xanthoxin 245(A), 248
Xylane 89, 134
Xylit 87
Xylitol, s. Xylit 88(A)
α-L-Xylofuranose
β-D-Xylofuranose
–, Konformation 73(A)
α-D-Xylopyranose
–, Biosynthese aus D-Glucuronsäure 84
D-Xylose 89
–, gebundene 81
–, im Leinsamenschleim 128
–, Komponente in Senegin 212
–, Weizenkleie 105
6-Xylosylcatalpol 160(A)
L-Xylulose 89
Xylulose-5-phosphat 81(A)
Xynthotoxin 722, 723
–, Toxizität 722(L)
Xysmalobium undulatum 579

Yamogenin 218
Yangonin 663(A)
Yerba santa 999(L)
Yohimberinde 629
Yohimbin 542(A), 543, 544, 544(A), 548, 629ff
(+)-Yohimbin 629(A)
Yohimbinhydrochlorid
Yucca mohavensis 204

Zackengallen 413
Zahnfleischblutungen
–, Adstringenzien bei 408
Zahnfleischentzündungen
–, Ratanhiatinktur bei 409
Zahnprothesen
–, Haftpulver 117f
Zahnstocherammei 584
Zaunrübenwurzel 703(T)
Zea mays 57, 108(T), 626(T)
Zeanin 484(T)
Zeaxanthin 242(A), 250
Zein 484(T)
Zellmembran
–, Schädigung durch freie Radikale 590(A), 591(A)
Zellstoff 102
Zellstoffwatte 103
Zellulose 9(T), 92(T), 96
–, im Tragant 117
–, in Kleie 105
–, regenerierte 103
Zellulosen
–, partialsynthetisch abgewandelte 104
Zellulosepulver 102
Zellulosexanthogenat 103
Zellulose, s. auch Cellulose
Zellwolle 103(A)
Zilientätigkeit
–, und ätherische Öle 350
–, und rhinologische Arzneiform 350
Zimmermann-Reagenz 712, 713

Zimmermann-Verbindung 227(A)
Zimt 275, 284
Zimtaldehyd 148, 285
Zimtöl 262, 323
–, Gehaltsbestimmung 271
Zimtrinde 700
–, Phlobaphene 411
Zimtsäure 335, 434
–, volumetrische Bestimmung 271
Zimtsäurecinnamylester 349(A)
Zimtsäureconiferylester 349(A)
Zimtsäureester 284
Zimtsäurephenylpropylester 349(A)
Zingeron 277
Zingiber officinale 276
Zingiberaceae
–, Alpinia officinarum 276
–, ätherisches Öl 261
–, Curcuma domestica 299
–, Curcuma xanthorrhiza 300
–, Elettaria cardamomum 313
–, Elettaria major 313
–, Zingiber officinale 276
Zingiberen 277(A)
(–)-Zingiberen 299(A)
Zinia elegans 498
Zitronellaöle 324
Zitronellöl 323
Zitronenmelisse 314
–, als Gewürzkraut 275
Zitronenöl 23(T)
–, direkter Expektoranseffekt 328

–, optische Drehung 269(T)
Zitronensäure 8, 12, 143(A)
–, in Kakaokernen 9
Zitrusarten 258
Zitrusbioflavonoide 684
Zitrusfrüchte
–, Pektine 119(L)
Zitwerwurzel 276, 431
Zizyphus jujuba 205
Zöliakie
–, und Prolamine 488
Zucker, verzweigtkettige 87
Zuckeralkohole 87
Zuckeraustauschstoff
–, Xylit 89
Zuckerrohr
–, zur Stitosterolgewinnung 193
Zuckerrübe 206, 677
–, Betain, in 457
Zwiebeldrogen 3
Zwiebelpulver 614(T)
Zygophyllaceae 170
–, Bulnesia sarmienti 718
–, Guaiacum officinale 387
–, Guaiacum sanctum 387
–, Larrea tritentata 389
Zygophyllazeenharze 387
Zyklite 337
Zyklite, s. Cyclitole
Zykloplegie
–, Atropin 517
Zymosan 142, 642, 643
zytostatische Wirkung
–, Cucurbitacine 196